SANDRITTER · BENEKE
Allgemeine Pathologie
Lehrbuch für Studierende und Ärzte
2. Aufl.

Studienausgabe

SANDRITTER – BENEKE

Allgemeine Pathologie

Lehrbuch für Studierende und Ärzte

Von

Prof. Dr. W. SANDRITTER, Freiburg i. Br.

Unter Mitarbeit von

C. P. ADLER, W. ENGEL, S. v. KLEIST, C. MITTERMAYER, D. MÜLLER,
U. N. RIEDE, R. ROHRBACH, E. SEIDLER und C. THOMAS

Zweite, völlig neu bearbeitete Auflage

Mit 478 meist mehrfarbigen Abbildungen und 252 Tabellen

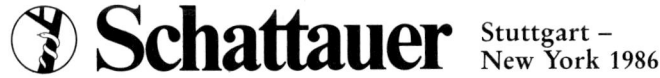 **Schattauer** Stuttgart –
New York 1986

Nachdruck 1986
als Studienausgabe

CIP-Kurztitelaufnahme der Deutschen Bibliothek

Sandritter, Walter:
Allgemeine Pathologie : Lehrbuch für Studierende u. Ärzte / Sandritter-Beneke. Von W. Sandritter.
Unter Mitarb. von C. P. Adler... – 2., völlig neu bearb. Aufl. – Stuttgart ; New York : Schattauer, 1981.
   ISBN 3-7945-0771-1

NE: Beneke, Günter [Begr.]

Sandritter-Beneke,...

Satz und Druck: Mayr Miesbach, Druckerei und Verlag GmbH, Miesbach, Oberbayern.

ISBN 3-7945-0771-1

Zum Gedächtnis an
Ludwig Aschoff
1866–1942

Lernen ist wie Rudern
gegen den Strom,
sobald man aufhört,
treibt man zurück.

B. BRITTEN
(1913–1976)

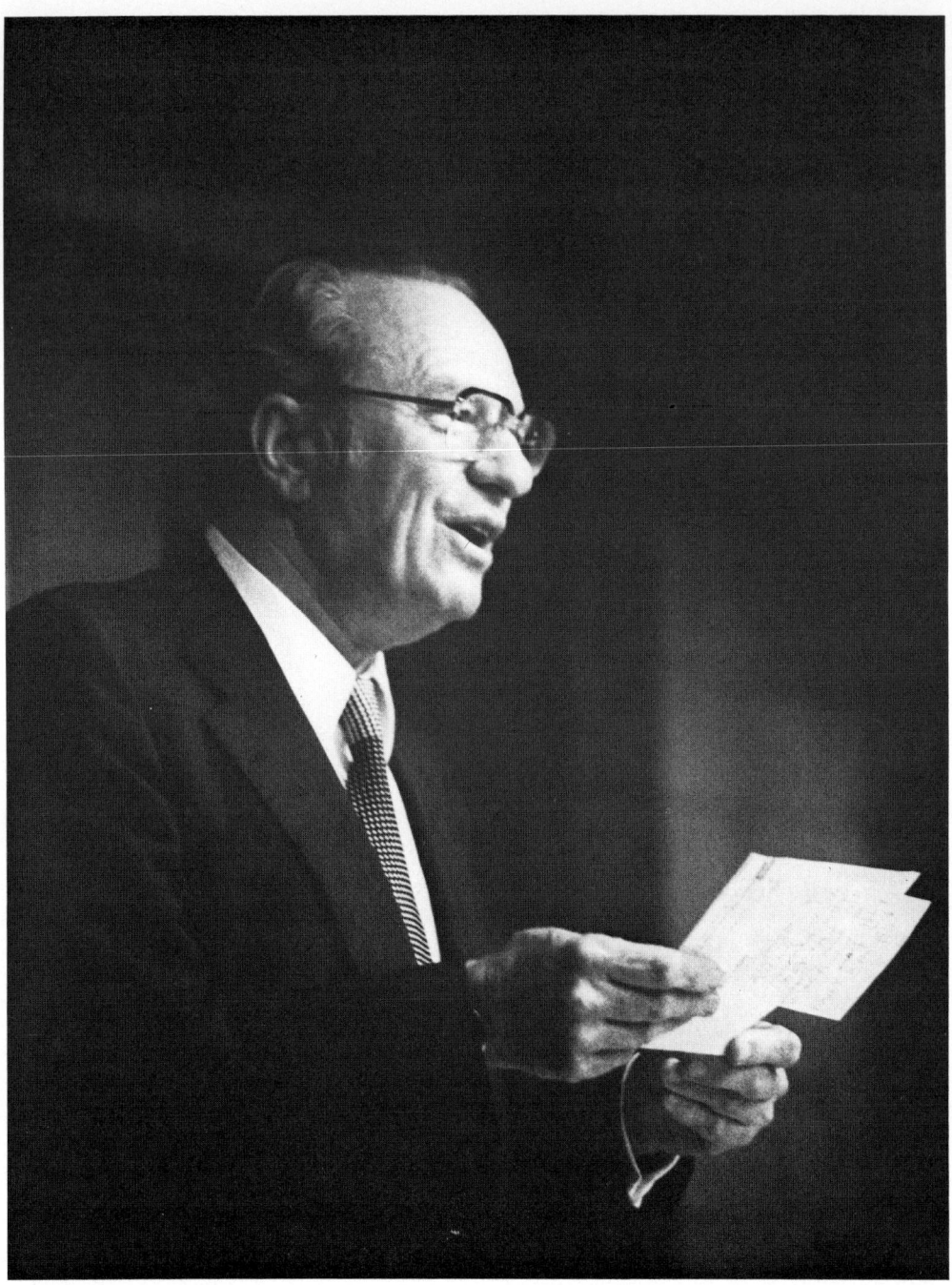

Foto: R. Mächler

WALTER SANDRITTER
7. 7. 1920–12. 11. 1980

Vorwort zur 2. Auflage

»Ohne beständige Neuheit und Fortschritt gibt es kein Denken und daher auch keine Lust« (LEIBNIZ, Confessio, 1673).

Nach Abschluß der Vorbereitungen für eine Neuauflage der »Allgemeinen Pathologie« ist man fast geneigt, »Neuheit und Fortschritt« zu beklagen, denn die Wissensexplosion auf dem naturwissenschaftlichen Sektor der Medizin ist enorm. Zum Denken angeregt zu werden, ist aber »*Lust*«, so daß die *Last* des Fortschritts aufgewogen wird.

Sechs Jahre nach der ersten Auflage war eine Neubearbeitung notwendig. Das Grundkonzept ist erhalten geblieben: ein Lehrbuch, das auf anspruchsvolle Leser hofft, die es auch heute noch unter den Medizinstudenten gibt, trotz der Verführung durch Kurzfassungen (Paperbacks u. a.). Wer Medizin studieren will, hat die Pflicht, sich mit den Grundlagen des Faches intensiv auseinanderzusetzen. Bücher, die einzig und allein dem Lernzielkatalog gehorchen, taugen dazu nicht.

Die sogenannte Reform des Medizinstudiums in der BRD hat nicht nur »Barfußärzte« in der praktischen Ausbildung (R. FLÖHL, FAZ, 30. 8. 1978) erzeugt, sondern meines Erachtens auch die theoretische Ausbildung sträflich deformiert. Desto notwendiger ist es, den Leser mit anspruchsvollen Büchern zu konfrontieren.

Die Aufgabe, allgemeine Pathologie kompetent darzustellen, kann heute von einem Autor allein nicht mehr geleistet werden. Leider ist GÜNTHER BENEKE, der kongeniale Freund, schon kurz nach Fertigstellung der 1. Auflage gestorben. So war es ein Glück, daß die Mehrzahl der Mitarbeiter aus dem Kreis der eigenen Schüler und dem eigenen Institut stammt. Das Buch war dadurch »homogen« zu gestalten, das jahrelange Miteinander in Lehre und Forschung hat eine einheitliche Haltung geprägt.

Dank zu sagen habe ich vielen Medizinstudenten, die das Buch mit bewundernswertem Eifer und hoher Sachkenntnis gelesen haben. Ihre Kritik war immer willkommen. Frau H. EHRET und Frau A. MÖLLER gebühren Dank für unermüdliche Mitarbeit. Den Herren des Verlages, Herrn Professor Dr. med. Dr. med. hc. P. MATIS, Herrn Direktor PH. REEG sowie Herrn N. RUPP und dem Zeichner, Herrn H. TSCHÖRNER, sei für ihre stets bereite Hilfestellung gedankt.

Freiburg, 7. Juli 1980   W. SANDRITTER und die Autoren

*

Als ich WALTER SANDRITTER an seinem 60. Geburtstag in Freiburg gratulierte, übergab er mir das Manuskript für die 2., völlig neu bearbeitete Auflage seiner »Allgemeinen Pathologie«. Ich empfand dies symbolhaft für unsere persönliche Freundschaft und eine während zweier Jahrzehnte gewachsene enge Zusammenarbeit.

Während der den Druck vorbereitenden Arbeiten ist WALTER SANDRITTER am 12. November 1980 für uns ganz unerwartet verstorben. Der Verlag hat Herrn Professor U. N. RIEDE gebeten, die abschließende redaktionelle Betreuung zu übernehmen.

So hat Herr RIEDE dankenswerterweise die schematischen Abbildungen nach didaktischen Gesichtspunkten formal und farblich vereinheitlicht sowie die »Allgemeine Pathologie« mit den beiden anderen großen, im Schattauer Verlag erschienenen Lehrbüchern W. SANDRITTERS, der »Makropathologie« und der »Histopathologie« insoweit abgestimmt, als durch Anmerkungen das Auffinden der entsprechenden Abbildungen in diesen Farbatlanten erleichtert wird.

Daneben wurden in einem Register Hinweise auf den Gegenstandskatalog (GK 2) zusammengestellt – ergänzt durch Hinweise auf die »Histopathologie« und die »Makropathologie«.

Autoren und Verlag präsentieren dankbar die »Allgemeine Pathologie« WALTER SANDRITTERS als wesentlichen Teil seines wissenschaftlichen Anliegens und Vermächtnisses.

Stuttgart, September 1981   P. MATIS – F. K. Schattauer Verlag GmbH

Vorwort zur 1. Auflage

Allgemeine Pathologie bedeutet allgemeine Krankheitslehre. Sie ist das Fundament jeder ärztlichen Ausbildung. Die tragenden Säulen sind Ätiologie (Ursache) und kausale und formale Pathogenese (warum und wie!) von Krankheiten, die sich als strukturelle (Allgemeine Pathomorphologie) und funktionelle (Allgemeine Pathophysiologie, Allgemeine Pathobiochemie) Veränderungen von Zellen, Geweben und Organen manifestieren.

Eine Allgemeine Pathologie soll die Grundprinzipien von Krankheiten darstellen. Dies ist überhaupt nur möglich, weil der Organismus auf eine Vielzahl verschiedener »Reize« nur mit einer begrenzten Zahl von »Antworten« reagieren kann. Trotzdem ist die Darlegung einer Allgemeinen Pathologie immer ein Wagnis, denn »es ist fast unmöglich, in Worten das Wirkungsgefüge eines Systems darzustellen, in dem jeder Teil mit jedem anderen in einem Verhältnis wechselseitiger ursächlicher Beeinflussung steht« (K. Lorenz: Das sogenannte Böse, S. XI). Darüber hinaus liegen die Schwierigkeiten einer Darstellung der Allgemeinen Pathologie in der Tatsache begründet, daß der Zuwachs an Kenntnissen durch die Entwicklung der Naturwissenschaften und Technik einerseits enorm angewachsen ist, andererseits die »Lebenszeit« anerkannten Wissens immer kürzer wird. Einfacher gesagt: Was heute richtig ist, kann morgen falsch sein, und umgekehrt. Trotzdem hat jede Generation die Verpflichtung, das Wissen aus ihrer Sicht immer wieder neu darzustellen; »all that has been done has yet to be done and done again« (James Joyce: Finnegans Wake; nach P. Dustin: Leçons d'anatomie pathologique général, Brüssel 1969).

Bei der Fülle sich wandelnder Erkenntnisse und der Schwierigkeit, das Wirkungsgefüge eines Systems zu beschreiben, kann ein Lehrbuch der Allgemeinen Pathologie nur als ein Leitfaden für die Erkennung der Probleme einer Krankheitslehre verstanden werden. Die Grundmechanismen, die zu Krankheiten führen, sind seit alters her die gleichen, der Einstieg zu ihnen kann aber von verschiedenen Ansatzpunkten aus versucht werden. Die vorliegende Darstellung geht von den gestörten Grundfunktionen des lebenden Organismus aus.

Bei der Darstellung der Sachverhalte für den Lernenden muß vereinfacht und der Versuch gewagt werden, Wesentliches zu betonen, Unwesentliches entfallen zu lassen. Die Entscheidung, was wesentlich und was unwesentlich ist, ist nicht einfach und kann für die Allgemeine Krankheitslehre nicht nur an der Handlungswirklichkeit des praktischen Arztes überprüft werden. Einmal fordert die Ausbildung zum Arzt nach der neuen Approbationsordnung den Nachweis von Kenntnissen über allgemeine Ätiologie, Pathogenese und allgemeine pathobiologische Reaktionsweisen des Organismus. Denn nur so erhält der Arzt die Grundlage, auf der eine spätere »lebenslange« sinnvolle Weiterbildung ermöglicht und aufgebaut werden kann. Zum anderen wird eine Allgemeine Pathologie in Zukunft auch für andere Studiengänge (Humanbiologie, Theoretische Medizin, Biomedizinische Technik) eine Bedeutung erlangen. Die Krankheit motiviert eben erfahrungsgemäß sehr stark zur Erforschung auch physiologischer Lebensvorgänge.

Der Stoff sollte in einem Lehrbuch so vorgelegt werden, daß das Lernen erleichtert wird. Aus diesem Grunde wurden dem Text einfache Schemata, schematische Zeichnungen und Tabellen gegenübergestellt, die das Geschriebene leichter verständlich machen und die Möglichkeit geben, das Wesentliche hervorzustellen. Bewußt wurde auf Originalabbildungen verzichtet, damit der Lernende sich nicht in Einzelheiten verliert (siehe Histopathologie und Makropathologie).

Die Autoren haben mannigfachen Dank für die Hilfe bei der Literaturbeschaffung, der Herstellung und Durchsicht der Manuskripte abzustatten (Frau Dr. H. Müller, Basel, Frau Dr.

G. STEFFAN, Frau I. BÜHLER, Frau A. MÖLLER, Freiburg, Frau G. MARTIN, Ulm). Besonderer Dank gilt Herrn G. DEGENER (Manuskriptredaktion) und dem Zeichner, Herrn H. TSCHÖRNER, für hervorragende Übertragung der Rohzeichnungen in entsprechende Schemata, sowie Herrn Prof. Dr. P. MATIS und Herrn Direktor PH. REEG vom Schattauer Verlag für stete Hilfsbereitschaft bei allen Schwierigkeiten, weitsichtige Planung und großzügige Unterstützung.

Freiburg und Ulm, März 1974   W. SANDRITTER
                                                      G. BENEKE

Inhaltsverzeichnis

Anmerkung

Die Verweise **Ma.** bzw. **Hi.** im Text beziehen sich auf Abbildungen in: Makropathologie, von W. SAND-RITTER und G. THOMAS, 6. A., und Histopathologie, von W. SANDRITTER u. Mitarb., 9. A. Beide Bücher sind im F. K. Schattauer Verlag, Stuttgart – New York erschienen.

Autorenverzeichnis

Prof. Dr. C. P. Adler
: Pathologisches Institut der Universität,
7800 Freiburg im Breisgau, Albertstraße 19

Prof. Dr. W. Engel
: Direktor des Instituts für Humangenetik der Universität,
3400 Göttingen, Nikolausberger Weg 5a

Prof. Dr. Dr. S. v. Kleist
: Direktorin des Institutes für Immunbiologie der Universität,
7800 Freiburg im Breisgau, Stefan-Meier-Straße 8

Prof. Dr. C. Mittermayer
: Direktor der Abteilung Pathologie der Rheinisch-Westfälischen Technischen Hochschule Aachen,
5100 Aachen, Goethestr. 27/29

Prof. Dr. D. Müller
: Leiter der Abteilung für Experimentelle Pathologie, Ciba-Geigy A.G.,
CH 4000 Basel

Prof. Dr. U. N. Riede
: Pathologisches Institut der Universität,
7800 Freiburg im Breisgau, Albertstraße 19

Prof. Dr. R. Rohrbach
: Pathologisches Institut der Universität,
7800 Freiburg im Breisgau, Albertstraße 19

Prof. Dr. W. Sandritter
: Direktor des Pathologischen Instituts der Universität,
7800 Freiburg im Breisgau, Albertstraße 19

Prof. Dr. E. Seidler
: Direktor des Instituts für Geschichte der Medizin der Universität,
7800 Freiburg im Breisgau, Stefan-Meier-Straße 26

Prof. Dr. C. Thomas
: Direktor des Pathologischen Instituts der Universität,
3550 Marburg/Lahn, Robert-Koch-Str. 5

A. Prinzipien und Methoden der Pathologie

Von E. SEIDLER und W. SANDRITTER

1. Prinzipien der Pathologie

1.1. Historische Prinzipien der Pathologie

Die Frage nach dem Standort der Pathologie im methodischen und praktischen System der heutigen Medizin ist untrennbar verknüpft mit der Deutungsweise von Krankheit und Gesundheit. Alle Versuche, Krankheitslehren zu entwerfen, haben von einer prinzipiellen Auffassung von Kranksein bzw. Krankheit ihren Ausgang genommen. Damit steht auch der heutige methodische Ansatz von Pathologie in engem Zusammenhang mit der *zeitspezifischen* Art und Weise, Gesundheit und Krankheit wissenschaftlich und soziokulturell zu umschreiben. Die eigentliche Aufgabe der Pathologie, die Entstehung und den Ablauf von Krankheit und Leiden aufzuklären und zu beschreiben, ist daher ein Fundamentalauftrag der Medizin mit zeitspezifisch wechselnden Frage- und Antwortmöglichkeiten.

1.1.1. Krankheit als Sinneserfahrung und Bedrohung

Einige *Grundphänomene* bestimmen das Gesamtbefinden »krank« und damit auch das Verhältnis zu »gesund«. Von ihnen kann angenommen werden, daß sie zu grundsätzlichen Befindensweisen des Menschen gehören, von denen es prinzipiell gleichgültig ist, wann, wo und von wem sie erlebt werden. Alle Reaktionsweisen auf das eigene oder andere Kranksein haben ein solches Grunderleben zum Ausgangspunkt; hierauf bezieht sich auch jede Kultur- und Epochenspezifität. Hierzu gehört, daß ein Mensch etwas nicht mehr kann, was er vorher vermocht hat – er kann nicht mehr aufstehen, nicht mehr essen, nicht mehr reden, sich nicht mehr freuen, sich nicht mehr in gewohnter Weise zurechtfinden und helfen. Das Maß für seine Hinfälligkeit und Hilflosigkeit ist die eigene Leiblichkeit; die Empfindung gestörter Vitaläußerungen, das Erleben von Schwäche und Verlust, von Drücken oder Lasten bedeuten gegenüber vorher etwas erklärbar oder unerklärbar Anderes.

Unsere Kenntnisse über frühe Entwicklungsstufen der Menschheit wie auch Beobachtungen des Gegenwartsverhaltens zeigen auf, daß der Mensch zur Befriedigung seiner normalen und gestörten *Grundbedürfnisse* ein pragmatisches System von Aktionen und Reaktionen entwickelt. Hunger und Durst, Gebären und Sterben, Bluten und Schwitzen, Erbrechen und Durchfall erzwingen Hilfeleistungsformen, die allen Menschen zur mitteilbaren Erfahrung werden. Gebärhilfe und Unfallhilfe, die allgemeine Schwäche des Kranken, des Kindes, des Greises lassen ein vorrationales Schon- und Pflegeverhalten entstehen, das über die Sinne läuft. Es wird bereitgestellt für die spätere Einarbeitung in rationale Konzepte; es überdauert aber auch als *Empirie,* als vorrationaler Erfahrungsschatz zur Bewältigung der einfachen Entgleisungen des menschlichen Alltags.

Wo die natürliche Erfassung der Phänomene mit den Sinnen nicht ausreicht, erhält das Primärleben einer Störung den Charakter von etwas Unheimlichem, Bedrohlichem und zugleich Fremdem, es entsteht *Angst.* Schmerzen, Atemnot, Engegefühle sind Beispiele für solche Körpersensationen, die darüber hinaus als etwas auf unerklärliche Weise Hinzugekommenes empfunden werden. Der vorrationale bzw. geängstigte Mensch verknüpft dies mit Mächten (Götter, Dämonen, übernatürlicher Zauber), die stärker sind als er und die Krankheit schicken: Mensch und Krankheit sind zwei Dinge. Diese älteste und nachhaltigste Deutungsweise von Krankheit findet sich in vielen sprachlichen Ausdrucksweisen des Patienten: Krankheit kann »kommen«, sie kann einen »erwischen«, man kann sie sich unversehens »holen« und sie geht »nicht mehr weg«. Die Angst im primären Erleben von leiblichen Störungen spielt auch eine bedeutsame Rolle bei der Entwicklung von Seelenvorstellungen, Ahnenkult und Bestattungsritualen, wie auch für die Entstehung der Heilberufe (Abb. 1).

1.1.2. Modelle der Krankheitserklärung

1.1.2.1. Die Pathologie der funktionellen Entgleisung

Der erste entscheidende Schritt zur Entstehung von Krankheitskonzepten geschieht in der Ablösung der nur sammelnden Empirie durch die Frage nach den Gesetzen, welche die Natur beherrschen und ordnen. Von einem bestimmten Punkt des Weltverständnisses an läßt sich dies in allen Hochkulturen nachweisen; für unseren Kulturkreis ist der Ausgangspunkt die *ionische Naturphilosophie* Griechenlands im 7. Jahrhundert v. Chr.

Aus der Zusammenschau materieller und philosophischer Probleme entsteht die erste große systematische Konzeption zum Verständnis der

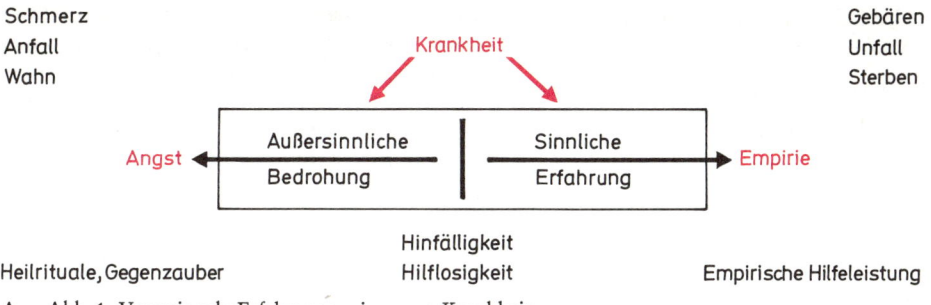

Schmerz		Gebären
Anfall	Krankheit	Unfall
Wahn		Sterben

Angst ← | Außersinnliche Bedrohung | Sinnliche Erfahrung | → Empirie

Hinfälligkeit
Heilrituale, Gegenzauber   Hilflosigkeit   Empirische Hilfeleistung

A. – Abb. 1. Vorrationale Erfahrungsweisen von Krankheit.

Lebenserscheinungen: die *Mikrokosmos-Makro-kosmos-Idee.* Sie besagt, daß sich die Ordnung des Gesamtkosmos im Menschen wiederholt, daß die Elemente des Makrokosmos Welt im Mikrokosmos Mensch wiederkehren. Der Mensch wird damit zum Zentrum eines umfassenden Systems von Beziehungen.

EMPEDOKLES von Agrigent (~ 495–435 v. Chr.) erklärt die Phänomene der Natur aus einer fortwährenden, dynamischen Trennung und Vereinigung der vier Grundelemente Feuer, Wasser, Luft und Erde. Die Medizin, vor allem die Hippokratiker, übernimmt dieses Schema in die Vorstellung der Körperorganisation, dessen Materie ebenfalls als aus diesen vier Elementen zusammengesetzt erklärt wird. Diesen entsprechen bestimmte Qualitäten (warm, feucht, trocken, kalt) sowie die Kardinalsäfte gelbe Galle, Schleim, Blut und die hypothetische schwarze Galle. Grundlage der Körperverfassung ist die Mischung (Temperamentum) der Säfte mit ihren Eigenschaften (→ Choleriker, Phlegmatiker, Sanguiniker, Melancholiker) (Abb. 2).

PYTHAGORAS von Samos (~ 580–500 v. Chr.) hatte darüber hinaus die Zahl bzw. die *Harmonie* zum philosophischen Grundprinzip erhoben: Welt und Mensch werden von einem Maß, einer Norm, einem Gesetz bestimmt; die Grundverfassung des Natürlichen ist das harmonische Gleichgewicht.

Gesundheit ist folgerichtig vollkommen, wenn sich die Körpersäfte hinsichtlich Zusammensetzung, Wirkung und Quantität im richtigen Gleichgewicht befinden und richtig gemischt sind (Eukrasia).

Krankheit ist die Entgleisung aus dem harmonischen Gleichgewicht durch eine qualitative oder quantitative Störung bzw. Veränderung des Säftegemisches (Dyskrasia). Die Störung der Mischungsdynamik führt zu Reaktionen des Körpers, die sich lokal (Entzündung) oder allgemein (Fieber) äußern können. Die Tendenz der eingeborenen Heilkraft (Physis) geht dahin, das normale Gleichgewicht durch kritische oder lytische Ausscheidung der Noxe wiederherzustellen.

Grundlegend für den Krankheitsablauf ist die individuelle Körperverfassung (Temperamentum = Konstitution) des Betroffenen sowie seiner äußeren, nur für ihn spezifischen Umweltbedingungen (Klima, Jahreszeit, Wohnort

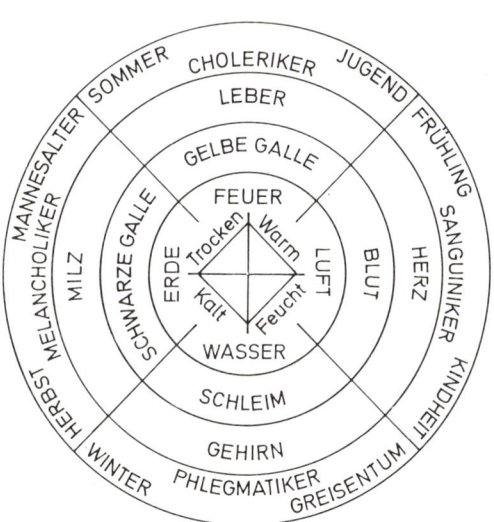

Humoralpathologie
Schema der antiken Elementen- und Säftelehre

Die Elemente der Natur (Makrokosmos) wiederholen sich im Menschen (Mikrokosmos)

Krankheit = Entgleisung aus dem Gleichgewicht (Dyskrasie)

A. – Abb. 2. Schema der abendländischen Humoralpathologie.

usw.): jedes Leiden äußert sich bei jedem Kranken in verschiedener Weise.

Diese dynamisch gedachte, aus der Elementenlehre hervorgegangene *Humoralpathologie* ist die Grundlage des medizinischen Denkens und aller pathologischen Theorien bis zum Anfang des 19. Jahrhunderts. Als Medizin der Entgleisung ist sie vornehmlich eine Pathologie des Befindens; die Krankheitserscheinungen sind symptomatischer Ausdruck der gestörten Gesamtverfassung. Abstrahierende Krankheitseinheiten können in diesem individualpathologischen System nur schwer gedacht werden, das Bedürfnis nach morphologischer Ursachenforschung stellt sich praktisch nicht.

Gleichsinnige Systeme entstehen auch in anderen Kulturbereichen. So basiert auch heute die traditionelle asiatische Medizin auf einer *5-Elementen-Lehre.* Innerhalb des westlichen Kulturkreises lebt diese dynamische Pathologie z. B. in den Entwürfen der *anthroposophischen* Medizin und der sog. *Naturheilkunde* weiter.

1.1.2.2. Die Pathologie der bewegenden Prinzipien

Zur Aufrechterhaltung des lebendigen Gleichgewichtes zieht sich durch die gesamte Problemgeschichte der Medizin die Vorstellung von einer treibenden Kraft, welche z. B. die Körpersäfte aus Nahrung erzeugt, sie in Bewegung hält, sie vermischt, ein Zuviel ausscheidet und ein gestörtes Gleichgewicht wiederherstellt. An oberster Stelle steht hier die *Physis* als die allumfassende, ihren eigenen Gesetzen folgende Natur oder im engeren Sinne die *Heilkraft des Körpers,* welche mit Zweckmäßigkeit die Körpervorgänge lenkt.

Korrelate zur Physis im Körper werden immer neu postuliert. Hierzu gehört etwa der Calor innatus, die eingepflanzte Wärme in der linken Herzkammer; sie wird gespeist durch die Zufuhr von Luft oder Pneuma sowie der Nahrung in Form von Speisen und Getränken. GALEN (129–199) unterscheidet zusätzliche bewegende Kräfte in der Leber (physisches Pneuma), im Herzen (Lebenspneuma) und im Gehirn (psychisches Pneuma). Weiterhin werden immaterielle oder materielle Seelenkräfte diskutiert.

Weitere Konzepte entstehen aus der Vorstellung, daß den chemischen Eigenschaften des Organismus die Hauptrolle für Gesundheit und Krankheit zufällt *(Iatrochemie);* Hauptvertreter dieser Ansicht sind etwa PARACELSUS

(1493–1541) und J. B. VAN HELMONT (1579–1644). Einen gegensätzlichen Standpunkt vertreten die sog. *Iatrophysiker,* die in allen Äußerungen des Organismus den Ausdruck mathematisch-physikalischer Prinzipien erkennen; hierzu gehören z. B. RENÉ DESCARTES (1596–1650) und SANTORIO SANTORIO (1561–1636).

In neuerer Zeit tritt vor allem im 18. Jahrhundert das Bedürfnis zutage, Grundkräfte des Lebendigen zu systematisieren und ihr Versagen für Krankheit verantwortlich zu machen. G. E. STAHL (1659–1734) läßt Leben, Krankheit und Tod von den Kräften einer »empfindenden Seele«, der »*Anima*« abhängen, die jeden Teil des Organismus bewohnt und die Lebensprozesse lenkt. FRIEDRICH HOFFMANN (1660–1742) erklärte die biologischen Phänomene als Folge mechanischer Bewegung, die ihrerseits durch eine hypothetische Nervenflüssigkeit angeregt und unterhalten wird. ALBRECHT VON HALLER (1708–1777) bewies experimentell die Haupteigenschaften von Muskel- und Nervengewebe und legte damit den Grund für das pathogenetische Grundprinzip von Irritabilität und Sensibilität.

Auf der Basis von STAHL und HALLER sowie des philosophisch-psychologischem *Sensualismus* legt das späte 18. Jahrhundert den Schwerpunkt des lebendigen Geschehens auf das Nervensystem, dessen Kraft durch Reize gesteigert (Spasmus) oder herabgesetzt (Atonie) werden kann (WILLIAM CULLEN, 1710–1790). JOHN BROWN (1735–1788) erweiterte diese Ansicht, indem er die Hauptbedeutung dem äußeren und inneren Reiz zuschob; das ganze Leben ist ein durch Reize erzwungener und nur durch Reize unterhaltener Zustand. Es gibt folglich nur zwei Arten von Krankheiten, die Sthenie (Überreizung) und Asthenie (Schwäche). Andere Versuche, bestimmten Organsystemen auf dem Wege über die Konsensualität den Primat für die Krankheitsentstehung zuzuordnen, betrafen u. a. das Gastrointestinalsystem (F. J. v. BROUSSAIS, 1772–1838). Letzte Oberbegriffe in diesen Versuchen, Gesundheit und Krankheit aus einem übergeordneten Prinzip zu erklären, sind wiederum »Natur« und »Lebenskraft« als Schlagworte des *Vitalismus* des 18. u. 19. Jahrhunderts.

1.1.2.3. Krankheit als morphologische Strukturstörung (Läsion)

Der für die heutige Aufgabe der Pathologie entscheidende methodische Schritt geschieht da, wo die bisher beschriebenen dynamisch gedachten Krankheitskonzepte abgelöst werden von der lokalistischen Suche nach dem morphologischen Korrelat von Krankheit im Organischen.

Dieses Umdenken wird vorbereitet durch einen neuen Wissenschaftsbegriff, der sich im Abendland seit dem 15./16. Jahrhundert zu entfalten beginnt: Die Wende zu den *Prinzipien der Naturwissenschaften* Physik und Chemie verschiebt das Schwergewicht von der bewertenden Deutung auf die Seite der wertfreien, aber möglichst genauen und überprüfbaren Kenntnis kausal erfaßbarer Gesetzmäßigkeiten. Für die Medizin resultiert hieraus erstmals eine kritische, beobachtend-beschreibende Beschäftigung mit der Form (ANDREAS VESAL: De humani corporis fabrica libri septem[1], 1543), die messende, wägende und zunehmend experimentierende Erweiterung der Anatomie in physiologische Funktionsprobleme (WILLIAM HARVEY: De motu cordis[2], 1628) sowie die zunächst sammelnde Beschreibung zahlloser Einzelbefunde, besonders unter wachsender Zuhilfenahme des Mikroskopes.

1.1.2.4. Pathologische Anatomie

Die Pathologie als Lehr- und Forschungsfach in ihrer heutigen Struktur entsteht aus der *Vereinigung von Anatomie und klinischer Beobachtung.* Grundlegend ist hierzu GIOVANNI BATTISTA MORGAGNI (1682–1771) mit seinem fünfbändigen Werk: De sedibus et causis morborum[3] (1761). Das neue Programm deutet bereits der Titel an: Nicht mehr das Säftesystem ist der Träger des Krankheitsgeschehens, sondern die Krankheit erhält einen Sitz im *veränderten Organ,* das Krankheitssymptom bleibt mit dem Organ verknüpft. Die Krankheit wird folglich durch das befallene Organ und seine anatomischen Veränderungen bestimmt. Krankheit charakterisiert sich durch den *Befund,* der durch sein wiederholtes Auftreten bei verschiedenen Betroffenen statistische Beweiskraft erhält und damit normgebend wird.

MORGAGNI hat damit den entscheidenden Schritt zur Verdrängung der alten Theorien eingeleitet; mit der Erforschung des Sitzes der Krankheit im materiellen Substrat war gleichzeitig auch die Suche nach den letzten Elementen der Form eingeleitet. Die große Ära der klinisch-pathologischen Anatomie (Paris, Wien, Berlin)

verschafft der heutigen Medizin ihren vorläufig letzten theoretischen Unterbau:

Hatte MORGAGNI das Organ in seiner Gesamtheit mit der Erkrankung in Beziehung gesetzt, so sah XAVIER BICHAT (1771–1802) die in allen Organen wiederkehrenden *Gewebeformen* als letzte Einheit für Physiologie und Pathologie an. Die verbesserte Optik des Mikroskopes erlaubte THEODOR SCHWANN (1809–1885) und MATTHIAS SCHLEIDEN (1804–1881) den Beweis, daß tierische und pflanzliche Organismen aus *Zellen* aufgebaut sind. Die Erkenntnis, daß diese Zellen das eigentliche Formelement des Körpers darstellen und daß eine Zelle nur aus einer Zelle entstehen kann, wurde hierauf aufbauend im Jahre 1854 von RUDOLF VIRCHOW (1821–1902) vorgetragen.

In diesem System der *Zellularpathologie* ist Krankheit nichts anderes als eine »Zellentätigkeit unter abnormalen Umständen« (VIRCHOW); ihre Erforschung hat sich auf die physikalisch-chemischen Veränderungen der Zelle oder des Zellverbandes zu konzentrieren.

VIRCHOWS zunächst streng morphologische Lehre gestattete die Ordnung einer überwältigenden Menge an Einzelerkenntnissen. Sie wurde die Grundlage aller medizinischen Basiswissenschaften und dominiert bis heute auch ihre kritischen Erweiterungen in die Pathologie der Ultrastrukturen und der Mikrochemie. Sie ist damit auch mitverantwortlich für die Prädominanz des naturwissenschaftlichen Krankheitsbegriffes im System der heutigen Medizin (Abb. 3).

Parallel zur Entwicklung der Zellularpathologie und auf ihrer Basis entstehen weiterführende Bemühungen, auch die Funktionsweisen des Organismus zu systematisieren. Die *klinische* und die *experimentelle Physiologie* erarbeiten funktionelle Konzepte, in denen Krankheiten als Störung des Stoffwechsels, des Transportes, der Entwicklung, des Wachstums usw. beschrieben werden konnten. Hier stehen die *Prinzipien der Regulationen* und *Dysregulationen* im Organismusgefüge im Vordergrund; großangelegte Systeme z.B. der Neurophysiologie und -pathologie (PAWLOW), der Konstitutionsbiologie und der Biochemie charakterisieren diese Betrachtungsweise und erweitern den morphologischen Ansatz zur Deutung von Gesundheit und Krankheit (Abb. 4).

---

[1] Vom Bau des menschlichen Körpers in sieben Büchern. – [2] Von der Bewegung des Herzens. – [3] Von dem Sitz und den Ursachen der Krankheiten.

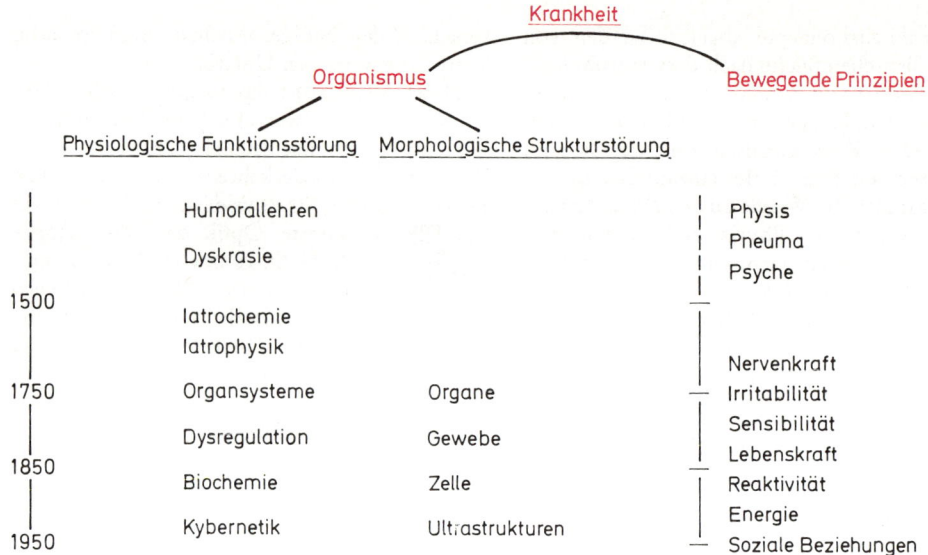

A. – Abb. 3. Schema der theoretischen Denkweisen in der Pathologie.

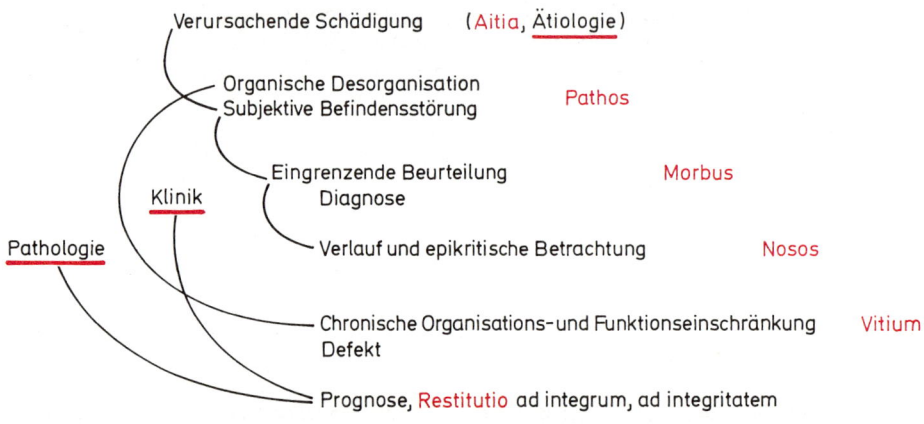

A. – Abb. 4. Schema zur Krankheitslehre.

1.1.2.5. Konzepte einer sozialen Pathologie

Vor allem der Pathomorphologe VIRCHOW hat auf der Basis seiner Idee vom Organismus als Zellenstaat an die soziale Bedingtheit des Krankheitsgeschehens erinnert und auf entsprechende historische Modelle hingewiesen. Die großen Volksseuchen des Mittelalters und der Neuzeit (Pest, Syphilis usw.) riefen eine Fülle von sozialen Maßnahmen hervor, die gleichermaßen vorsorgender wie fürsorgender Natur waren. Die Korrelation von Krankheit und Armut sowie die Armenpflege sind zentrale Themen vor allem seit der Entwicklung der Stadtkulturen. Mit dem Zeitalter der Aufklärung und dem Beginn der Industrialisierung wurden die Umweltbeziehungen des Menschen in neuer Weise zu systematisieren versucht. Zunächst als Teil eines öffentlichen Gesundheitswesens begriffen (J. P. FRANK), wurden *Sozialhygiene* und *Präventivmedizin* zur politischen Aufgabe der Heilkunde erklärt (VIRCHOW). Mit der Einführung des sozialen Versicherungswesens erweiterten sich die Bedingungsfaktoren von Gesundheit und Krankheit folgerichtig auch zum außermedizinischen Problem.

*

Jede Analyse von Patientenaussagen weist auf, daß es sich bei den dargestellten Konzeptionen von Krankheit und Gesundheit nicht nur um eine wissenschaftliche Entwicklung handelt, bei der die Modelle historisch aufeinanderfolgen. Jeder Kranke drückt auch in der Gegenwart ebensosehr das empirische Erleben und Erfahren, das vorrationale Wissen und die Angst aus, wie er auch vom gestörten Gleichgewicht spricht und nach dem Befallensein von Organen forscht; er artikuliert ebensosehr die Suche nach lokalisierbarer Abnormität wie das subjektive Betroffensein und die soziale Abhängigkeit.

Gerade die historischen Modelle lehren also, daß wir in den Erlebnis- und Deutungsweisen von Krankheit und Gesundheit die ganze Vielfalt von Erklärungsversuchen wiederfinden und in Rechnung stellen müssen, die den Menschen als Patient und Partner im Laufe der Zeit geprägt haben. Es wäre ebenso falsch, ihn nur nach objektivierbaren Abweichungen der Organnorm zu beurteilen, wie man es sich auch nicht leisten könnte, die subjektive und soziale Hilflosigkeit und das emotionale Erleben ausschließlich in den Vordergrund zu stellen.

Literatur

GARRISON, F. H., L. T. MORTON: A medical bibliography. 3. Aufl. A. Deutsch. Ltd., London 1970.

NEUBURGER, M.: Die Lehre von der Heilkraft der Natur im Wandel der Zeiten. Enke, Stuttgart 1926.

RIBBERT, H.: Die Lehre vom Wesen der Krankheiten in ihrer geschichtlichen Entwicklung. Bonn 1899.

ROTHSCHUH, K. E.: Konzepte der Medizin in Vergangenheit und Gegenwart. Hippokrates, Stuttgart 1978.

SCHIPPERGES, H., E. SEIDLER, P. U. UNSCHULD (Hrsg.): Krankheit, Heilkunst, Heilung. Alber, Freiburg – München 1978.

SEIDLER, E.: Geschichte der Pflege des kranken Menschen. 5. Aufl., Kohlhammer, Stuttgart 1980.

1.2. Heutige Prinzipien der Pathologie

1.2.1. Allgemeines zu den Prinzipien

Die pathologische Anatomie basiert heute wie zu Zeiten MORGAGNIS und VIRCHOWS auf der Naturwissenschaft, deren Erkenntnisse methodisch durch die Analyse des Befundes (Objekt) gewonnen werden (s. S. 9). Alle Prinzipien unterliegen auch modischen »Strömungen«. Man kann feststellen, daß meist in Abständen von 5–10 Jahren in der Medizin eine bestimmte Ansicht über die Pathogenese von Krankheiten in den Vordergrund rückt, meist von einem der »Peers« der medizinischen Wissenschaften in die Welt gesetzt, die dann wieder verschwindet oder in den wahren Stellenwert ihrer Bedeutung zurückgestuft wird.

Der *Vorteil* der Aufstellung eines Prinzips in der Krankheitslehre liegt auf der Hand: Man schafft sich dadurch eine Plattform, von der aus die Fülle der Erscheinungen von krankhaften Prozessen zu deuten ist und in ein gemeinsames Gebäude eingeordnet werden kann. Die »Antworten«, die man aus der Beobachtung erhält, werden scheinbar klarer, gleichzeitig wird aber der Gesichtswinkel eingeengt. Man kann also von einer Pathologie, die auf einem Prinzip beruht, nur einen Teil der Wahrheit erwarten. Als Denkansatz können solche Prinzipien außerordentlich fruchtbar wirken und die weitere Forschung stimulieren. Solche Prinzipien werden oft von großen Persönlichkeiten vertreten, mit breiter Wirkung auf die Zeitgenossen; Weiterentwicklungen sind dadurch oft gehemmt worden. Werden solche Theorien gar noch zur Untermauerung einer Weltanschauung verwendet, wie dies in geschlossenen »Systemen«, d. h. in manchen Ländern, der Fall war oder ist, so können daraus gravierende Fehlentwicklungen resultieren.

1.2.2. Spezielle Prinzipien (Tab. 1)

RUDOLF VIRCHOW erkannte in der Zelle die letzte Einheit des Organismus. Krankheit ist nach diesem Konzept »Zellentätigkeit unter abnormalen Umständen« *(Zellularpathologie).*

Die *neurale Pathologie (kortiko-viszerale Pathologie)* geht auf den genialen I. P. PAWLOW zurück. Im Mittelpunkt der Lehre steht die Relation der Hirnrinde zu den inneren Organen (BYKOW, 1966). Stark weltanschaulich bedingt sind Strömungen, die Krankheiten allein unter einem bestimmten Aspekt, wie etwa der sozialen Umwelt des Menschen, sehen wollen *(Sozialpathologie),* wobei nicht bestritten werden soll, daß dies ein wichtiger Teilaspekt von Krankheiten sein kann, denn die Weltgesundheitsorganisation definiert Gesundheit »als körperliches, seelisches und soziales Wohlbefinden«.

Die *humorale Pathologie* hatte in den fünfziger Jahren durch die Forschungen SELYES einen besonderen Aufschwung genommen. Er stellte die Pathologie des »Streß« in den Vordergrund mit einer Fehladaptation, die besonders auf eine Überproduktion von Gluco- oder Mineralocorticoiden beruhen soll.

A. – Tab. 1. Heutige Prinzipien der Pathologie.

Zellularpathologie	VIRCHOW
Neuralpathologie (kortiko-viszerale Pathologie)	PAWLOW
Pathologie der sozialen Umwelt	
Humorale Pathologie	SELYE
Permeabilitätspathologie	EPPINGER
Pathologie des Sauerstoffmangels	BÜCHNER
Molekulare Pathologie	GARROD »inborn errors«
Pathologie der Zellorganellen	
Pathologie der Lysosomen	DE DUVE
Immunpathologie (Autoaggressionskrankheiten)	

Längere Zeit standen auch der Blutkreislauf und die *Permeabilität* der Blutgefäße im Vordergrund pathogenetischer Prinzipien (EPPINGER: *Permeabilitätspathologie;* BÜCHNER: *Pathologie des Sauerstoffmangels),* während heute die *molekulare Pathologie* mit der Fehlregulation der Informationssysteme, die Pathologie der *Zellorganellen* und das *Immunsystem* besonders in den Mittelpunkt getreten sind.

Die *molekulare Pathologie* verdankt ihre Entstehung den Fortschritten der Biochemie. Diese Forschungen haben z.B. den Mechanismus der »inborn errors of metabolism« aufgedeckt, aber auch die heute so weitverzweigten Kenntnisse des Zellstoffwechsels bei den verschiedensten Erkrankungen. In diesem Zusammenhang ist auch der aus der Technik stammende Begriff der »Steuermannskunst« = Kybernetik zu sehen, der nicht nur für Steuerung und Regelung innerhalb der Zelle Anwendung findet, sondern auch für die Erklärung der Regelsysteme der endokrinen Organe, des Blutdrucks usw. herangezogen wird.

Die *Pathologie der Zellorganellen* (vgl. S. 184 ff.) ist heute durch die breite Anwendung des Elektronenmikroskopes in den Vordergrund gerückt und hat die Chance, sich zu einer Pathologie zu entwickeln, in der Struktur und Funktion als Einheit gesehen werden können. Aber auch hier beginnen sich schon einzelne Systeme abzuzeichnen, wie etwa eine *Pathologie der Lysosomen* (vgl. S. 202) oder der *Membranen.* Gerade die Lysosomen mit ihren vielfältigen Wirkungen und ihrer Beteiligung an fast allen Krankheitsprozessen sind ein ausgezeichneter Kandidat für eine »Prinzipien«-Pathologie.

Die vielfältigen Verknüpfungen von Krankheiten mit dem *Immunsystem* haben in den letzten 10 Jahren dazu geführt, daß man bei fast allen Krankheiten mit ungeklärter Genese immunpathologische Prozesse ins Spiel gebracht hat, wobei insbesondere der *Autoaggressionsmechanismus* als pathogenetisches Prinzip eine große Rolle spielt. Aber auch die Theorien über Altern, Kanzerogenese u.a. mit der »Surveillance«-Funktion[1] der Lymphozyten finden in der Immunpathologie eine wesentliche Stütze.

Im allgemeinen kann man feststellen, daß es mit dem Fortschreiten der naturwissenschaftlichen Erkenntnisse zunehmend schwieriger wird, allgemeine Prinzipien der Krankheitslehre auf-

---

[1] Surveillance (engl., franz.) Überwachung.

zustellen, da die Fülle der Tatsachen eine Überschau fast unmöglich werden lassen und dementsprechend eine einheitliche Theorie der Krankheiten nicht mehr zuzulassen scheinen. Dieser Schritt kann auch von einer ausschließlich naturwissenschaftlich orientierten Medizin nicht erwartet werden. Die Naturwissenschaft kann uns den Menschen und seine Krankheit nicht voll erklären, da sie nur den somatischen Aspekt des Menschen erfassen kann. Zur Zeit stehen wir allerdings noch mitten im Aufbau einer naturwissenschaftlich orientierten Medizin. Die Kenntnis und die Anwendung ihrer Ergebnisse sind heute die Pflicht jeden Arztes, denn mit diesem Wissen kann er helfen, lindern oder heilen. Vernachlässigt er aber andererseits die sozialen und psychischen Aspekte der Krankheit, so wird er zum »Gesundheitsingenieur« in einer »unmenschlichen« Medizin.

»Wer Medizin studieren will, soll sich fragen, ob die Heilkunde mit ihm persönlicher, menschlicher werden könne oder nicht.«

Literatur

BÜCHNER, F.: Die allgemeine Pathologie des Blutkreislaufs. In: Handb. der Allgemeinen Pathologie. Hrsg. F. BÜCHNER, E. LETTERER u. F. ROULET. Bd. 5, 1. Teil, S. 791–954. Springer, Berlin, Göttingen, Heidelberg 1961.

BYKOW, K. M., I. T. KURZIN: Kortiko-viszerale Pathologie. Verl. Volk und Gesundheit, Berlin 1966.

EPPINGER, H.: Die seröse Entzündung. Eine Permeabilitäts-Pathologie. Springer, Wien 1935.

ROTHSCHUH, K. E.: Konzepte der Medizin in Vergangenheit und Gegenwart. Hippokrates, Stuttgart 1978.

SELYE, H.: Einführung in die Lehre vom Adaptationssyndrom (The story of the adaptation syndrome). Thieme, Stuttgart 1955.

2. Methoden der Pathologie

2.1. Die naturwissenschaftliche Methodik

Die Allgemeine Pathologie und die Pathologische Anatomie (spezielle Pathologie) bedienen sich bei der Aufklärung von Krankheiten der naturwissenschaftlichen Methodik (Abb. 5). Am Anfang steht die Auseinandersetzung des *Subjekts* (des Arztes, des Forschers) mit dem *Objekt*, dem krankhaft veränderten Organ, dem Gewebe, der Zelle bzw. dem kranken Patienten (Abb. 5). Das Objekt wird *analysiert*, indem man *beobachtet*. Instrumente der Beobachtung sind das Sehen, Hören, Messen, Wägen, Palpieren, Riechen usw. Diese Beobachtung sollte

ohne Voraussetzungen geschehen. Die Erfahrung ist aber gerade in der Medizin ein wesentlicher Teil der Beobachtung: Man sieht, was man kennt. Nur das »Genie« sieht mehr bzw. zieht andere Schlüsse aus der Beobachtung.

Das Ergebnis der Beobachtung wird in einem **Befund** niedergelegt, der so objektiv wie möglich sein soll und keine Deutungen oder Schlüsse enthalten darf. Ein Befundbericht muß heute wie in 100 Jahren noch »richtig« sein – die Deutung des Befundes unterliegt dem Wandel durch den Erkenntnisstand der Medizin (Beispiel: LAENNECS Beschreibung einer Leberzirrhose ist heute noch gültig, LAENNECS Schluß, daß es sich um einen Tumor handelt, falsch (s. Ma. S. 150).

Aufgrund des Befundes kann man unter Einführung von *Begriffen* zur *Synthese* kommen. Begriffe sind Werkzeuge des Denkens. Sie erlauben uns eine unterscheidende Beurteilung. Häufig verwendete Begriffe sind z. B. Entzündung, Tumor usw.

Methode der Analyse und Synthese

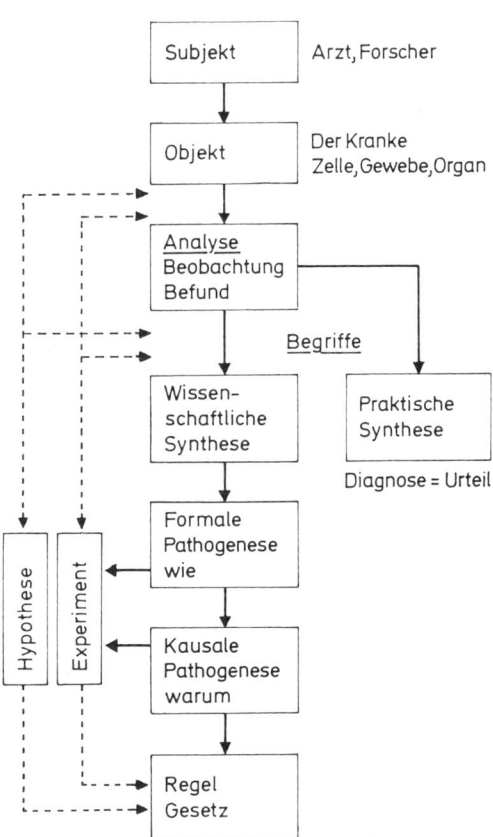

A. – Abb. 5. Methode der Analyse in der Pathologie.

In der Medizin muß die Synthese auf zwei Ebenen vollzogen werden. Es ist notwendig, zu einer praktischen Synthese zu kommen, deren Ergebnis die *Diagnose* ist, denn der Arzt muß handeln können – häufig sofort. Die Diagnose ist also ein Handlungsinstrumentarium. Der Arzt kann nicht abwarten, bis die wissenschaftliche Medizin das Wesen einer Krankheit aufgeklärt hat. Aufgrund der Diagnose wird eine bestimmte *Therapie* eingeleitet, und aus der Diagnose ergibt sich auch die *Prognose*. Sie ist also ein Urteil.

Die **Diagnose** stellt die Einordnung der Befunde in ein durch Übereinkunft und Erfahrung entstandenes zweckdienliches Begriffssystem dar, in das auch die Hypothese und die Kenntnisse der wissenschaftlichen Medizin eingehen. Die Diagnose ist demnach eine *Vereinbarung* unter Ärzten, sie ist auf ein Ziel hin gerichtet, also final, nämlich auf den kranken Menschen hin.

Bestes Beispiel dafür ist der bösartige Tumor. Dem Tumor als naturwissenschaftlichem Phänomen kommt nicht die Qualität gut oder böse zu. Er wächst aus uns noch unbekannten Gesetzmäßigkeiten infiltrierend und setzt Absiedlungen (Metastasen), die den Menschen töten.

Ein anderes Beispiel ist der Begriff Entzündung. Der Befund einer pathologischen Hyperämie, Exsudation, Emigration von Granulozyten und Wucherung von Granulationsgewebe liegt sowohl beim Herzinfarkt wie bei einer bakteriell bedingten eitrig-abszedierten[1] Myokarditis vor. Vereinbarungsgemäß bezeichnen wir aber die »entzündliche« Reaktion beim Herzinfarkt nicht als Myokarditis, sondern stellen die Nekrose als Infarkt in den Vordergrund der Diagnose. Dies geschieht auch aus rein praktischen Gründen: Ein Infarkt bedarf einer anderen Therapie als die Myokarditis. Naturwissenschaftlich betrachtet müßte man demnach den Entzündungsbegriff aufgeben. Als Ärzte können wir aber nicht handeln ohne diese Begriffe. Wir sollten allerdings immer der Unschärfe und Bedeutung dieser Begriffe eingedenk bleiben.

Die *wissenschaftliche Synthese* muß sich ebenfalls der Begriffe bedienen, um aufzuklären, auf welche Weise (**formale Pathogenese** – *wie*) und *warum* (**kausale Pathogenese**) Krankheiten entstehen. Das Ergebnis einer wissenschaftlichen Synthese kann einmünden in eine Regel oder in einen Satz, eine Regel oder ein Gesetz (s. S. 5, 7).

Man geht bei der wissenschaftlichen Synthese meist von einer *Hypothese* aus, die auf der Beobachtung beruhend eine Erklärung der Zusammenhänge versucht. Prüfstein für die Richtigkeit einer Hypothese ist das *Experiment*, in dem man die Natur nötigt, auf Fragen zu antworten. Dazu schränkt man bewußt die Bedingungen ein, um eine möglichst klare Antwort zu erhalten. Das Experiment hat den Vorteil, daß es variierbar ist, und es sollte auf eine Ja- oder Nein-Antwort hin angelegt sein. Es muß unabhängig von Ort und Zeit *wiederholbar* sein.

Es darf in diesem Zusammenhang nicht vergessen werden, daß die Natur uns häufig Experimente vormacht. Eine scharfe Beobachtung kann daraus Zusammenhänge erkennen und zu den gleichen Schlüssen kommen wie bei einem künstlich angelegten Experiment.

Hypothese und Experiment haben sich mit der *formalen* und *kausalen Pathogenese* von Krankheiten zu beschäftigen. Die Schwierigkeit der Aufklärung der formalen Pathogenese liegt für den Morphologen darin, daß die Krankheit in der Dimension Zeit abläuft. Wir können aber immer nur ein Augenblicksbild erfassen oder einen Endzustand, z. B. bei einer Leichenöffnung, und sind gezwungen, den Ablauf aus einer Serie von Momentaufnahmen zu rekonstruieren. Wir sind also in der Situation eines Filmregisseurs, der aus einem ihm unbekannten und in viele Einzelteile zerschnittenen Film einen Handlungsablauf rekonstruieren soll. Erfahrung und Experiment können als Hilfsmittel zur Aufklärung eingesetzt werden. Bei der Rekonstruktion einer Krankheit des Menschen, wie sie z. B. von Gutachten über die Frage eines Zusammenhangs zwischen einer Berufserkrankung oder einem Arbeitsunfall und dem Tod des Patienten gefordert wird, steht man hier oft vor großen Schwierigkeiten.

Schon die Aufklärung des Vergangenen ist also ein schwieriges »Puzzle«, die *Voraussage*, wie sich eine Krankheit in der Zukunft entwickeln wird, also eine **Prognose** zu stellen, ist eine mindestens ebenso große Herausforderung für den Arzt. Als Pathologe wird man täglich mit der Aufgabe konfrontiert, mit der Diagnose auch eine Prognose abzugeben. Das Urteil kann aufgrund der Erfahrung und innerhalb einer gewissen statistischen Wahrscheinlichkeit abgegeben werden. Eine absolute Sicherheit gibt es nicht. Als Beispiel sei hier die Beurteilung einer

---

[1] Abscessus (lat.) Weggang.

präkanzerösen Veränderung des Portioepithels angeführt. Selbst bei einem Carcinoma in situ der Portio, mehr noch für Vorstadien, die man als Dysplasien bezeichnet, kann kein absolut gültiges Urteil abgegeben werden, denn auch ein Carcinoma in situ kann sich in einem gewissen Prozentsatz der Fälle zurückentwickeln und nicht zum invasiven Karzinom führen.

Die Aufklärung der **Ursache**, d. h. der kausalen Pathogenese, ist eng mit dem Problem der Verhütung von Krankheiten verknüpft. Auf diesem Gebiet hat die Medizin in den letzten 100 Jahren mit der Aufklärung der Ursache von Infektionskrankheiten große Fortschritte verzeichnen können. Man denke nur an die Seuchenverhütung durch Schutzimpfungen. Andererseits ist bei vielen Krankheiten die Ursachenforschung noch in vollem Gange, etwa auf dem Gebiet der Krebsforschung oder bei den chronisch fortschreitenden Erkrankungen, wie z.B. der chronischen Glomerulonephritis oder der primär-chronischen Polyarthritis. Das *experimentelle Modell* steht bei diesen Erkrankungen im Mittelpunkt. Manche Erkrankungen sind aber spezifisch an den Menschen gebunden und im Tierversuch nicht zu erzeugen, so daß erst neue Techniken einen Fortschritt erhoffen lassen.

Als Schlußstein der beschriebenen Analysekette kann eine *Regel* oder ein *Gesetz* abgeleitet werden. In der Medizin ist die Aufdeckung von Gesetzmäßigkeiten schwierig. Beispiele sind die Mendelschen Erbgesetze, die die Grundlage der Humangenetik bilden, oder die einfache Regel, daß z.B. Sauerstoffmangel unter bestimmten Bedingungen zu einer Nekrose führt und diese wiederum ganz bestimmte Reaktionen (entzündliche Reaktion, Granulationsgewebe, Narbe) nach sich zieht.

2.2. Die speziellen Methoden der Pathologie

Im Mittelpunkt der Methodik des Pathologen steht die **Morphologie** im *makroskopischen, lichtmikroskopischen* und *elektronenmikroskopischen* Bereich.

Krankheiten bedingen Änderungen der Funktion und der Struktur. In einer falsch verstandenen Weise führte dies zu der strengen Trennung von organischen Krankheiten (mit strukturellen Organveränderungen) und funktionellen Krankheiten (ohne strukturelle Organveränderungen), wobei letztere meist unterbewertet wurden. Die meisten funktionellen Störungen rufen aber auch, wenn sie lange genug bestehen, strukturelle Veränderungen hervor. Umgekehrt lösen viele strukturelle Veränderungen Störungen der Funktion aus.

Jeder Arzt ist verpflichtet, die Möglichkeiten der morphologischen Untersuchungsverfahren zu kennen, um sie an richtiger Stelle in seinem diagnostischen Repertoir einzusetzen. Die wichtigsten Methoden sind die **Zytodiagnostik,** die **Histopathologie** (Biopsie[1], Probeexzision). **Leichenöffnungen** (Autopsie[2], Obduktion[3]) sind notwendig, um einen Krankheitsverlauf a posteriori zu rekonstruieren, den Lernprozeß von Ärzten ständig in Gang zu halten und die Qualität der Medizin zu sichern.

2.2.1. Zytodiagnostik

Das Verfahren wurde von G. PAPANICOLAOU 1949 für die *Krebsfrüherkennung* in Vaginal- und Zervixabstrichen (Portiokarzinom) sowie die Diagnostik des hormonell gesteuerten Zyklus eingeführt *(Exfoliativzytologie)*. Einzelne, auf Glasobjektträger ausgestrichene Zellen oder Zellgruppen werden lichtmikroskopisch beurteilt. Der Anwendungsbereich hat sich über die Vaginalzytologie hinaus in den letzten Jahren stetig erweitert und umfaßt heute die Zytodiagnostik von *Flüssigkeiten der Körperhöhlen* (Aszites) sowie von Organen *(Punktionszytologie)*. Die Punktionsnadel des Arztes erreicht heute jedes Organ.

Exfoliativzytologie[4]**:** Das Wesen der Exfoliativzytologie besteht darin, daß von einer Schleimhautoberfläche Zellen gewonnen werden, aus deren mikroskopisch nachweisbaren strukturellen Veränderungen Schlüsse auf zugrundeliegende Erkrankungen gezogen werden können. Die Zellen können entweder durch spontane Entleerung (Sputum, Urin), Spülungen (Bronchialschleimhaut, Magenschleimhaut) oder durch Abstriche (Magenschleimhaut, Dickdarmschleimhaut, Portioschleimhaut) gewonnen werden. Dieses Material wird auf Objektträger ausgestrichen (z.B. bei Sputum, aber auch Einbet-

---

[1] Bios (gr.) Leben; opsis (gr.) sehen. – [2] Aut-opsie (gr.) Selbstschau. – [3] Obductio (lat.) Leichenöffnung. –
[4] Exfoliare (lat.) abstoßen, abschilfern, abblättern.

tung in Paraffin und Herstellung von Paraffinschnitten möglich), und nach Färbung werden die Ausstriche mikroskopisch untersucht. Die Exfoliativzytologie ist in erster Linie bei folgenden Fragestellungen einzusetzen:

Nachweis von Tumoren: Bronchialkarzinom, Magenkarzinom, Dickdarmkarzinom, Zervixkarzinom, Harnblasenkarzinom.

Besonders wichtig ist die Tatsache, daß auch prämaligne Veränderungen erfaßt werden können (Dysplasien der Portio, Carcinoma in situ) und damit eine echte Frühdiagnose möglich ist.

Nachweis von parasitären Erkrankungen: z.B. Trichomonadeninfektion der Vagina.

Nachweis des hormonell gesteuerten Funktionszustandes (sog. *Funktionszytologie*): Vaginalepithel.

Zytologie von Körperhöhlenflüssigkeiten: Zytologische Untersuchungen können auch an Körperhöhlenflüssigkeiten (Pleuraergüsse, Aszites, Gelenkergüsse, Liquor) durchgeführt werden. Die zytologische Untersuchung von Körperhöhlenflüssigkeiten kann zu folgenden Zwecken eingesetzt werden:

Differentialdiagnose der Ergüsse: Aus dem Differentialzellbild können Anhaltspunkte gewonnen werden, ob ein Erguß entzündlicher oder nichtentzündlicher Natur ist. Durch den Nachweis von bestimmten Kristallen (Uratkristalle, Pyrophosphatkristalle) in der Gelenkflüssigkeit kann auf das Vorliegen bestimmter Erkrankungen (Gicht, Pseudogicht) geschlossen werden. Durch immunfluoreszenzmikroskopische Untersuchungen können immunpathologische Vorgänge am Zustandekommen des Ergusses nachgewiesen werden.

Nachweis von Tumorzellen: Pleura- und Peritonealkarzinose verschiedenster Karzinome (Pleura- und Peritonealflüssigkeit), Hirntumoren (Liquor), Einwachsen von Knochentumoren in das Gelenk (Synovia).

Punktionszytologie: Zytologische Untersuchungen können auch an inneren Organen oder Gewebebestandteilen durchgeführt werden. Die Punktion wird zu diesem Zweck mit einer feinen Punktionsnadel an einer oder mehreren Stellen des betreffenden Organs durchgeführt. Der Vorteil gegenüber der Probeexzision ist die geringere Belastung des Patienten. Von dem aspirierten Material werden auf Objektträgern Ausstrichpräparate hergestellt, die nach Fixierung und Färbung der mikroskopischen Untersuchung zugeführt werden können. Die Punktionszytologie, die noch eine relativ junge morphologischdiagnostische Methode ist, kann für folgende Zwecke eingesetzt werden (s. Hi. S. 338ff.):

Nachweis von Tumorzellen: Prostata, Schilddrüse, Mamma, Lymphknoten.

Analyse des Differentialzellbildes: Lymphknoten und Knochenmark zur Differentialdiagnose verschiedener Erkrankungen.

Die diagnostische **Treffsicherheit** der Zytodiagnostik ist erstaunlich hoch und wird bei der gynäkologischen Zytologie mit 95% angegeben und bei der Sputumzytologie mit über 80%.

Literatur

BENEKE, G., W. MOHR: Zytologie der Gelenkflüssigkeit. Verh. dtsch. Ges. Path. *57:* 112 (1973).

KOSS, L. G.: Diagnostic cytology and its histopathologic bases. Second Edition, Pitman Medical Publishing Co., Ltd., London, J. B. Lippincott Co., Philadelphia 1968.

FRANZEN, S., G. GIERTZ, J. ZAJICEK: Cytological diagnosis of prostatic tumours by transrectal aspiration biopsy. Brit. J. Urol. *32:* 193–196 (1960).

PAPANICOLAOU, G. H.: Cytologic diagnosis of uterine cancer by examination of vaginal and uterinal secretions. Amer. J. clin. Path. *19:* 301 (1949).

ZACH, J.: Die Zytologie der serösen Höhlen. Internist *11:* 401–412 (1970).

2.2.2. Histopathologie

Den zytologischen Untersuchungsverfahren sind die histologischen gegenüberzustellen (Abb. 6).

Für diese Methode müssen *zusammenhängende Gewebeproben* entnommen werden, die nach Fixierung in Paraffin eingebettet werden. Von dem eingebetteten Material werden mikroskopische Schnitte hergestellt, die verschiedenartig gefärbt werden (vgl. Histopath.). Die histologischen Untersuchungen tragen ganz wesentlich zur Sicherung klinischer Diagnosen bei. Sie stehen gleichrangig neben den Tests des klinischen Laboratoriums. Man sollte sich in diesem Zusammenhang aber auch klar werden, daß z.B. die Diagnose eines Tumors bis heute nur vom Morphologen gestellt werden kann. Eine molekulare oder biochemische Krebsdiagnostik gibt es nicht. Im Interesse des Patienten muß jedes aus therapeutischen Gründen entnommene Gewebe- oder Organteil morphologisch untersucht werden. Dies ist nicht nur für die Bestätigung

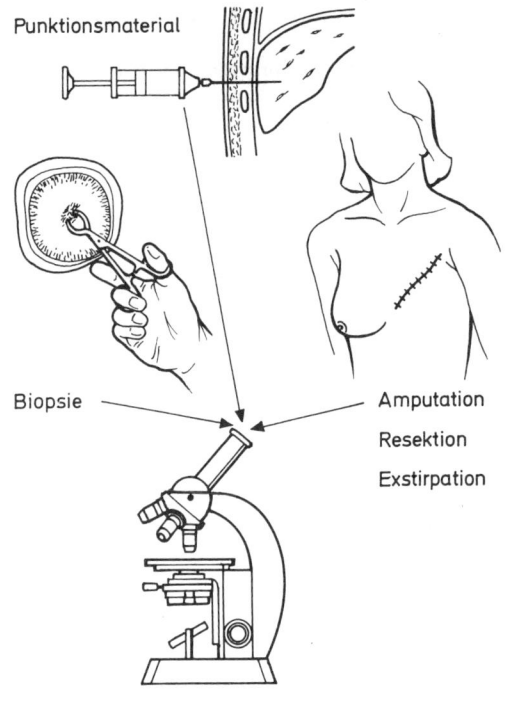

Punktionsmaterial

Biopsie

Amputation

Resektion

Exstirpation

Diagnose   =   Krankheitserkennung

Prognose   =   Verlaufsvorhersagen

Behandlungshinweise

A. – Abb. 6. Die feingewebliche Untersuchung (nach DEN VRIES).

der bereits gestellten Diagnose notwendig. Oft wird aber auch erst durch die histologische Untersuchung die richtige Diagnose gestellt. *Unterbleibt die morphologische Untersuchung eines aus therapeutischen Gründen entnommenen Gewebes oder Organteiles, kann dies als ein ärztlicher Kunstfehler angesehen werden. Es liegt im eigenen Interesse des Arztes, jede Gewebsprobe histologisch untersuchen zu lassen (Kunstfehlerprozesse!).*

Biopsien: Als Biopsien werden Gewebeproben bezeichnet, die durch Punktion oder mit speziellen Instrumenten entnommen werden.

Punktionszylinder können durch Stanzung mit Punktionskanülen entweder unter Sicht (z. B. bei Laparoskopie) oder blind (sog. Blindpunktionen) gewonnen werden. Punktionszylinder (Stanzzylinder) können aus folgenden Organen und Geweben entnommen werden: Leber, Niere, Prostata, Milz, Pleura, Gelenkkapsel, Knochen (Beckenkamm).

Die Untersuchung der Punktionszylinder dient folgenden Zwecken:

Differentialdiagnose verschiedener nicht-tumoröser Erkrankungen: Differentialdiagnose einer vermuteten Leber- (z. B. Leberzirrhose, Hepatitis, Fettleber, Cholangitis, Cholestase) oder Nierenerkrankung (Glomerulonephritis, nephrotisches Syndrom). Differentialdiagnose von Erkrankungen des hämatopoetischen Systems. Differentialdiagnose von Gelenkerkrankungen.

Diagnose von Tumoren oder tumorösen Systemerkrankungen: Prostata, Knochenmark, Leber.

Biopsien können aber auch mit speziellen Instrumenten (z. B. Gastroskop, Rektoskop, Bronchoskop) entnommen werden. Mit dieser Methode werden Schleimhautstückchen gewonnen: Kehlkopfschleimhaut, Bronchusschleimhaut, Ösophagusschleimhaut, Magenschleimhaut, Dünndarmschleimhaut, Dickdarmschleimhaut, Rektumschleimhaut.

Von der Untersuchung solcher Biopsien kann folgendes erwartet werden:

Differentialdiagnose der verschiedenen Formen entzündlicher Erkrankungen dieser Schleimhäute: Formen der Bronchitis, der Gastritis, der Kolitis.

Nachweis von Tumoren dieser Organe: Stimmbandpolypen, Magenschleimhautpolypen, Dickdarm- bzw. Rektumpolypen, Larynxkarzinom, Bronchialkarzinom, Magenkarzinom, Rektumkarzinom.

Nachweis einer generalisierten Amyloidose: Rektumschleimhautbiopsie.

Probeexzisionen: Als Probeexzision bezeichnet man die chirurgische Entnahme einer Gewebeprobe zum Zwecke einer mikroskopisch-diagnostischen Untersuchung. Das entnommene Gewebe wird wie die Biopsien für die mikroskopische Untersuchung vorbereitet. Der chirurgischen Probeexzision sind heute praktisch alle Organe und Gewebe des menschlichen Organismus zugänglich.

Ein besonderes Verfahren der Untersuchung von Probeexzisionen ist die *Schnellschnittuntersuchung.* Sie wird anhand von Gefrierschnitten durchgeführt. Dadurch läßt sich ein mikroskopisches Präparat in sehr kurzer Zeit (5–10 min) herstellen. Die Schnellschnittuntersuchung dient nahezu ausschließlich der intraoperativen Bestätigung oder dem Ausschluß eines bösartigen Tumors, weil dadurch das operative Vorgehen entscheidend bestimmt wird. Die Aussagekraft von Schnellschnitten ist allerdings geringer als die von fixierten Paraffinschnitten.

Literatur

BUCHBORN, E., J. EIGLER, E. RENNER: Klinische Wertigkeit der Nierenbiopsie. Internist *11:* 383–392 (1970).

BURCKHARDT, R.: Knochenbiopsie. Internist *11:* 351–358 (1970).

DEHNER, L. P., J. ROSAI: Frozen-section-examination in surgical pathology. Minn. Med. *60:* 83–94 (1977).

KOCH, H., P. DEYHLE, W. RÖSCH, M. CLASSEN: Die Biopsie des Magen-Darm-Kanals. Internist *11:* 359–364 (1970).

LANGLEY, F. A.: Quality control in histopathology and diagnostic cytology. Histopathology *2:* 3–18 (1978).

MÜRTZ, R., H. BEGENAT: Die Lungenbiopsie und ihre diagnostische Wertigkeit. Internist *11:* 392–401 (1970).

OEHLERT, W.: Klinische Pathologie des Magen-Darm-Traktes, Schattauer, Stuttgart – New York 1978.

THALER, H., J. JAVITZ: Leberbiopsie, Internist *11:* 364–374 (1970).

THOMAS, C., W. SANDRITTER: Verläßlichkeit und Fehlbeurteilung der histopathologischen Tumordiagnostik. Z. allg. Med. *53:* 898–902 (1977).

2.2.3. Histologische Untersuchungsverfahren

Das entnommene Gewebe muß weiterverarbeitet werden, um Gewebeschnitte zu erhalten, die eine Beurteilung durch den Pathologen ermöglichen (Abb. 7). Der *erste Schritt* besteht in der Fixierung des Gewebes. Für einige spezielle Untersuchungsverfahren ist allerdings jede Fixierung zu vermeiden. Der *zweite Schritt* besteht bei einigen Untersuchungsmethoden in der Einbettung des fixierten Gewebes, wobei grundsätzlich die Möglichkeit der Einbettung in Kunststoff oder Paraffin gegeben ist. Für die meisten Untersuchungen ist die Paraffineinbettung die Methode der Wahl. Von dem Gewebe werden dann entweder Gefrierschnitte, konventionelle Paraffinschnitte, Semidünnschnitte oder

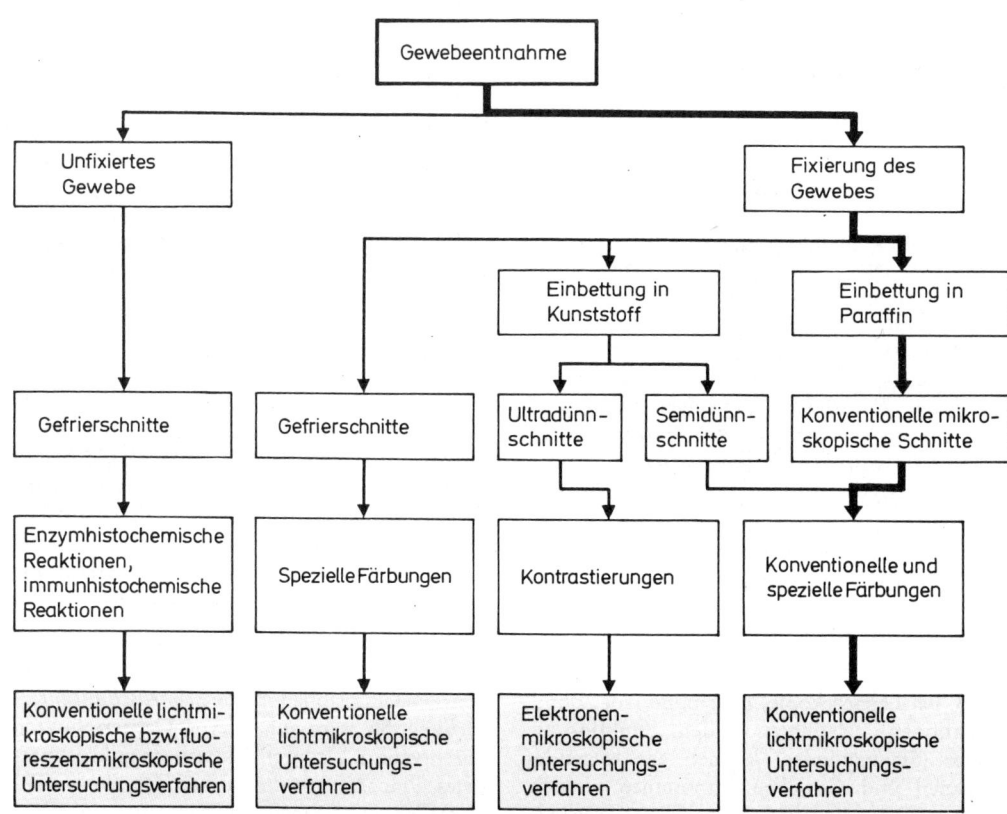

A. – Abb. 7. Methoden für die Weiterverarbeitung von Geweben.

Ultradünnschnitte hergestellt. Das *weitere Verfahren* besteht darin, daß die Schnitte gefärbt (konventionelle lichtmikroskopische Untersuchungen) oder kontrastiert (elektronenmikroskopische Untersuchungen) bzw. histochemische Reaktionen vorgenommen werden.

Für die überwiegende Mehrzahl der diagnostisch-morphologischen Untersuchungen ist folgendes *Verfahren* ausreichend: Fixierung des Gewebes in Formalin. Damit ist das entnommene Gewebe auch versandfähig. Einbettung in Paraffin, Herstellung von Paraffinschnitten, die für die lichtmikroskopische Beurteilung gefärbt werden. Für die meisten anderen komplizierten morphologischen Untersuchungen ist, je nach Fragestellung, vor der Gewebeentnahme eine Beratung und Absprache mit dem Untersucher notwendig.

Literatur

BANCROFT, D. J., A. STEVEN: Theory and practice of histological techniques, Churchill Livingstone, Edinburgh 1977.
KENNEDY, A.: Basic techniques in diagnostic histopathology, Churchill Livingstone, Edinburgh 1977.
PEARSE, A. G. E.: Histochemistry. Churchill, London 1968 u. 1972.
ROMEIS, B.: Mikroskopische Technik. Oldenburg, München/Wien 1968.

2.2.4. Andere Methoden

Für Routine und Forschung werden häufig auch spezielle mikroskopische Systeme, wie das *Phasenkontrastmikroskop* (Untersuchung ungefärbter Zellen und Gewebe), das *Fluoreszenzmikroskop* (z. B. für den Nachweis fluoreszenzmarkierter Antikörper bei Glomerulonephritis) oder das *Interferenzmikroskop* (Bestimmung der Trockenmasse) eingesetzt. *Mikrophotometrische Systeme* (Mikroskop-Photometer) erlauben Mengenbestimmungen von einzelnen Zellen oder Zellbestandteilen, z. B. von DNS, in der Größenordnung von 10^{-12} g. Auch *Röntgenstrahlen* (Röntgenhistoradiographie) für den Nachweis von Elementen können Verwendung finden.

Mit der *Histotopochemie*, d. h. dem chemischen Nachweis von Substanzen im Gewebe, hat die morphologische Wissenschaft einen weiteren Zuwachs an Methoden erfahren, die einen engen Anschluß an die Biochemie erlauben. Mit der Histochemie können Fermente, Kohlenhydrate, Eiweißkörper, Nucleinsäuren u. a. im Gewebe oder in Zellen lokalisiert nachgewiesen werden (PEARSE).

Die Erweiterung der lichtmikroskopischen Dimension gelang mit dem *Elektronenmikroskop*, das heute schon fast als Routinemethode anzusehen ist. Der Brückenschlag von der Struktur zur Funktion gelingt hier mit der elektronenmikroskopischen Histochemie.

Eine spezielle Technik der Histochemie stellt die *Autoradiographie* dar. Nachdem es gelungen war, Substanzen mit Isotopen zu markieren, konnten die Stoffwechselwege z. B. von Aminosäuren oder Nucleinsäurevorläufersubstanzen untersucht werden. In der Autoradiographie weist man die Isotopen nach Exposition eines über das Gewebe gezogenen Filmes in Form von geschwärzten Silberkörnchen nach. Die Aufklärung des Zellzyklus (G_1-, S-, G_2-Phase) verdanken wir dieser Methode.

Alle genannten Methoden können für die Diagnostik von Erkrankungen des Menschen eingesetzt werden oder dienen als Hilfsmittel in der Forschung bei *Tierexperimenten* oder bei Modellversuchen an Zellen der *Gewebskultur*. Gewebe- oder Organkulturen erlauben eine weitere Einschränkung experimenteller Bedingungen, wie sie am ganzen Tier als komplexem System kaum möglich sind. Besonders die Virologie (zytopathogener Effekt von Viren, maligne Transformation von Zellen), aber auch die Genetik (Diagnostik von Erbkrankheiten, Zellhybridisierung[1]) und Krebsforschung haben von dieser Entwicklung profitiert.

3. Pathologie in der Ausbildung von Ärzten

Der Arzt soll sagen, was vorher war, erkennen, was gegenwärtig ist, voraussagen, was zukünftig sein wird.
HIPPOKRATES, Epidemien I, 11.

Medizinstudenten werden heute wie ehedem in Europa in Universitäten unterrichtet, nicht wie in den USA in Medical »Schools«. Hier deutet sich schon in der Nomenklatur ein feiner

---

[1] Hibrida (lat.) Mischling, Bastard.

Riß an, der bei näherem Zusehen zur Kluft wird. Die Medical School ist eine straff organisierte Ausbildungsstätte mit regelmäßigen, oft wöchentlichen Prüfungen, in denen Theorie und Praxis abgefragt werden. Dahinter steht kein Bildungsideal, sondern die pragmatische Forderung, bestmöglich ausgebildete Ärzte für kranke Menschen zu »produzieren«.

Die deutsche Universität hat zu Beginn des 19. Jahrhunderts ein Bildungsideal aufgestellt, das kein spezielles Ziel beinhaltet, sondern den Erwerb einer kritischen Urteilsfähigkeit durch Wissenschaft zu allen Problemen der Welt vermitteln wollte. Der gebildete »Universalgelehrte« war ihr Ziel, die Entfaltung der Persönlichkeit der Weg zur Vervollkommnung des Menschen. Demgegenüber stand schon immer die Tendenz oder Forderung des Staates, aus den Universitäten Spezialschulen für die verschiedenen Fächer des Staatsdienstes zu machen. Die Regierung der Bundesrepublik versucht in ihrem Orientierungsrahmen für die Hochschulausbildung, dieser doppelten Forderung von Bildung und Ausbildung gerecht zu werden.

»Studium war seit jeher mehr als nur Vermittlung beruflich verwertbarer Fähigkeiten und Fertigkeiten. Bildung hat auf allen Stufen ihren Eigenwert auch darin, daß sie zur Selbsterkenntnis und Selbstfindung, zum Verständnis der Umwelt sowie zur Verständigung und zum gemeinsamen Handeln mit anderen beiträgt. Die Hochschule erfüllt ihren besonderen, über die bloße Berufsvorbereitung hinausreichenden Bildungsauftrag durch die Vermittlung wissenschaftsorientierter Einstellungen und Verhaltensweisen: Vorurteilslosigkeit und Toleranz, Fähigkeit zur Kritik und selbstkritischer Reflexion, Offenlegung von Prämissen und Grenzen, Zielstrebigkeit und Beharrlichkeit, Mut zur Selbständigkeit und zum Eingeständnis von Fehlschlägen, Immunität gegen Selbstüberschätzung auch im Erfolg und Respekt vor dem Unerforschten.« (Der Bundesminister für Bildung und Wissenschaft, Bonn).

Ein hohes Ziel wird hier angesteuert. Die harte Realität sieht zumindest in der Bundesrepublik anders aus. Die auferlegten Zwänge sind: Eine zu *große Zahl* von Studenten, die nach einem schematisierten *Lernzielkatalog* mit dem Endziel einer zentralen schriftlichen Prüfung unterrichtet werden sollen. Noch nicht einmal eine gute Berufsvorbereitung scheint gewährleistet (»Barfußärzte« FLÖHL) – von Bildung durch Wissenschaft kann wohl kaum die Rede sein.

Im Wandel der Zeiten und Auffassungen bleibt das Ziel einer medizinischen Ausbildung der Arzt. Der Arzt soll Kenntnisse haben, kranken Menschen zu helfen, Leiden zu mindern und Gesundheit zu erhalten. Wie kann er die dazu notwendigen Fähigkeiten erlernen oder gar die Gunst gewinnen, Heil*kunst* zu erwerben? Der Weg geht durch eine unprosaische Landschaft, der Erwerb der *Kunst* des Heilens kann durch keine Medizinschule vermittelt werden.

Der Anfänger in der Medizin sieht sich einer Fülle harter Tatsachen gegenüber: Nach Physik, Chemie, Biologie, Anatomie, Physiologie und Biochemie sieht er sich nach dem zweiten Jahr seiner Studien in eine Welt geworfen, in der das bisher Gelernte im Hintergrund zwar noch als Basis gilt, in der aber neue Dimensionen auftauchen, mit denen er schwer fertig wird. Er tritt einem kranken Menschen gegenüber mit einer Vielfalt von Symptomen, das »Objekt« ist naturwissenschaftlich nicht mehr zu begreifen. Nichts ist mehr sicher, schon die Interaktion mit dem Patienten ändert den Standpunkt. Das Gebäude, dem sich der junge Medizinstudent gegenübersieht, ist riesig und vielfältig.

Wo anfangen, wie sich zurechtfinden, welches Ziel soll man ansteuern? Man muß das Wollknäuel an irgendeiner Stelle fassen und aufspulen. An welchem Punkt man einsteigt, wird der Neigung, der Begabung oder dem Zufall überlassen bleiben. Der eine wird von einem kranken Patienten her motiviert sein und in einem Lehrbuch versuchen, sich Klarheit zu schaffen, also den Einstieg von der klinischen Pathologie her versuchen, der andere wird nicht motiviert sein und die nach dem Studiengang geforderte Ausbildung über sich ergehen lassen. Rezepte für einen Einstieg in das Gebäude der Medizin gibt es nicht. Fingerzeige können gegeben werden. Ob man vom Speziellen zum Allgemeinen vorstößt oder umgekehrt, ist eine Sache der persönlichen Anlage, der Struktur der Persönlichkeit und der Neigung.

In der Tradition der deutschen Pathologie steht die Allgemeine Pathologie, die allgemeine Krankheitslehre, am Anfang des klinischen Studiums. Sie bietet ein Panorama der Krankheitslehre, das der Anfänger nur schwer übersehen kann. Er sollte es als Panorama an sich vorüberziehen lassen und sich daraus ein Handwerkszeug schmieden, das zu diesem Zeitpunkt der Ausbildung noch vorwiegend theoretisch ist, das ihm aber einen allgemeinen Überblick verschafft. Die gleichzeitige und parallel laufende Konfrontation mit einem histologischen Kurs oder der Beschäftigung im Sektionssaal wird zu einer stärkeren Herausforderung führen und die

Lücken im allgemeinen Gebäude langsam füllen. Nach dem Studium der Spezialfächer in den großen und sog. »kleinen« Kliniken wird der junge Mediziner merken, welchen Stellenwert die Allgemeine Pathologie einnimmt. Man wird einsehen, daß im Besonderen das Allgemeine liegt, »im Allgemeinen aber das eigentliche Fundament des Krankheitsverständnisses« (F. BÜCHNER).

Jeder Studierende sollte sich aber bewußt bleiben, daß das *Studium nur der Anfang der Fortbildung* sein kann, die ein Leben lang notwendig ist. Die Halbwertszeit unseres Wissens beträgt heute 5–7 Jahre. Die Irrtümer von heute sind die Wahrheit von morgen. Deshalb ist ständige Fortbildung Pflicht.

Zur *Technik des Studiums* kann man nach unseren Erfahrungen keine allgemeingültigen Rezepte anbieten. Wir haben seit mehreren Jahren den Stoff der Allgemeinen Pathologie in Vorlesung, audio-visuellen Kursen, Gruppenunterricht und im Eigenstudium angeboten. Es zeigte sich, daß es jeweils Gruppen von Studenten gibt, die ein spezielles Angebot bevorzugen. Es gibt auch bei einem vielfach gefächerten Angebot immer noch eine große Zahl von Studenten, die die *Vorlesung* bevorzugen. Vielleicht steht hier die Bindung an den Lehrer im Vordergrund der Motivation. Die *audio-visuellen Kurse* bieten gegenüber der Vorlesung den Vorteil, daß die Lerngeschwindigkeit selbst bestimmt werden kann und nicht verstandene Passagen öfter repetiert werden können. Auch die zeitliche Unabhängigkeit wird als Vorteil geschätzt. Allerdings verführen Audiovisomaten zur Passivität. Die Programme müssen durch Aufforderungen zum Handeln (Mikroskopie, Nachlesen) unterbrochen werden (vgl. SANDRITTER u. BERTRAM; SANDRITTER u. SAID).

Gruppenunterricht wird heute von vielen Studenten gewünscht. Den meisten Studenten ist nicht klar, daß eine unter gruppendynamischen Gesichtspunkten durchgeführte Erarbeitung von Themen aktive Mitarbeit erfordert, u. a. auch Vorbereitung auf das Thema. Unsere Versuche haben gezeigt, daß Studenten, wenn überhaupt, sich maximal 30 Minuten bis 1 Stunde pro Woche auf den Gruppenunterricht vorbereiten. Mit den damit gewonnenen Kenntnissen kann keine Gruppendiskussion zustandegebracht werden. Hinzu kommen Schwierigkeiten, wie die Angst, sich zu blamieren, insbesondere, wenn in der Gruppe kenntnisreichere und evtl. noch vorlaute Kollegen sitzen. Außerdem ist das Volumen des erarbeiteten Stoffes oft viel geringer als beim Eigenstudium oder bei der Vorlesung.

Einige Studenten ziehen das *Eigenstudium* vor. Die Schwierigkeiten für den Anfänger beim Eigenstudium liegen offenbar darin, in den Lehrbüchern das Unwesentliche vom Wesentlichen trennen zu lernen. (Übersicht siehe: BERTRAM und SANDRITTER, 1979).

Wesentlich am Lernprozeß scheint mir zu sein, daß man mit Aufmerksamkeit die Dinge verfolgt und die Lücken sieht. Hier muß man bereit sein nachzulesen und wissen, wo man Aufklärung finden kann. Die Vertiefung des Wissens muß durch Übung erfolgen, auch durch das Gespräch mit Kollegen.

Literatur

BERTRAM, E., W. SANDRITTER: »So lernt der Medizinstudent.« Schattauer, Stuttgart – New York 1979.

FLÖHL, R.: Barfußärzte in Deutschland. Frankf. Allg. Zeitung 30. 8. 1978.

Der Bundesminister für Bildung und Wissenschaft. »Hochschulausbildung« 1978.

SANDRITTER, W., E. BERTRAM: Didacta Medica *1:* 22 (1970).

SANDRITTER, W., L. N. SAID: Beitr. Path. *147:* 207 (1972).

Zum Studium empfohlen:

DAHMER, J.: Ausbildungsziel: Arzt. Thieme, Stuttgart 1973.

ENGELMEIER, M. P., B. POPKES: Leitbilder des modernen Arztes. Thieme, Stuttgart 1971.

SCHIPPERGES, H.: Ausbildung zum Arzt von morgen. Thieme, Stuttgart 1971.

B. Krankheit (Ätiologie)

Von E. Seidler, D. Müller und W. Sandritter

1. Wesen, Definition und Häufigkeit von Krankheiten

1.1. Wesen und Definition von Krankheit

Die Bezeichnung »krank« beschreibt eine bestimmte menschliche Existenzweise und beinhaltet eine Fülle von historisch gewachsenen Wert- und Bedeutungsvorstellungen. Etymologisch entstammt »Krankheit«, »kränkeln« derselben Wurzel wie »kringeln« und leitet sich von einem westgermanischen Wortstamm ab, der das Zusammenkrümmen eines Verwundeten meint, der im Kampf niederstürzt (vgl. auch »sich kringelig lachen«, hinfällig sein, englisch »to crankle«, sich winden). Das Adjektiv »krank« tritt dabei erst im späten Mittelalter an die Stelle von »siech« in der Bedeutung von »elend« (vgl. auch Seuche, Sucht).

In der Umgangssprache haben »krank« und »gesund« mehrere Bedeutungsebenen: das subjektive Erleben von Kranksein, die Bezeichnung eines Komplexes beobachtbarer Tatbestände etwa durch den Arzt, den Hinweis Versorgungsbedürftigkeit seitens der Gesellschaft bzw. Abstrakta zur Kennzeichnung auch außermedizinischer Sachverhalte (»gesundes« Wirtschaftswachstum, »krankes« Staatsgefüge). Der Sprachgebrauch ist also außerwissenschaftlich und ungeregelt (ROTHSCHUH). Die Verwendung der Begriffe im wissenschaftlichen Bereich ist dementsprechend umstritten und reicht von deutlicher Skepsis (»Die Begriffe Gesundheit und Krankheit haben für die praktische und wissenschaftliche Medizin keinerlei normative Bedeutung«, F. HARTMANN, 1959) bis zum immer wiederholten Versuch, ihnen für die medizinische und juristische Praxis charakteristische Merkmale beizumessen. Diese orientieren sich meist an den drei Ebenen des *objektiven Tatbestandes*, des *subjektiven Befinden* und des *sozialen Verhaltens* (Abb. 1). Alle Versuche, Krankheit konkret zu definieren, scheitern jedoch an der sachlichen Schwierigkeit, Befund, Befinden und Prozeß in einer Zusammenschau zu fassen. Sowohl die Umschreibungsversuche von Gesundheit als auch von Krankheit sind daher letztlich *Zweckdefinitionen* und abhängig davon, ob sie vom Arzt, vom Kranken oder der Gesellschaft bzw. zum Zwecke der Beschreibung, Benennung oder Abgrenzung formuliert werden.

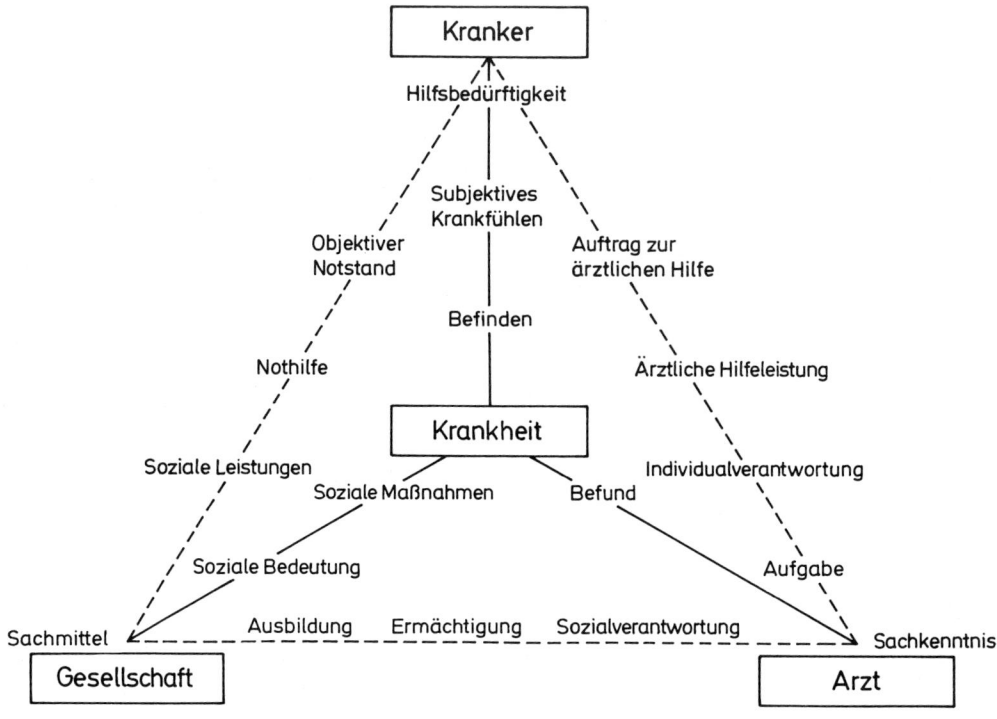

B. – Abb. 1. Zusammenhang zwischen Krankheit, Krankem, Arzt und Gesellschaft (mod. nach ROTHSCHUH, 1972).

Der gegenwärtig offizielle Definitionsversuch von *Gesundheit* entstammt der »Constitution of the World Health Organization« (WHO) und bezeichnet sie als »Zustand vollkommenen körperlichen, geistigen und sozialen Wohlbefindens, und nicht allein das Fehlen von Krankheit und Gebrechen«. Die definitorische und methodische Unbrauchbarkeit dieser Formulierung ist vielfach konstatiert worden; ihr somatisch-technischer Denkansatz wird durch die WHO-Empfehlung unterstrichen, die Sterblichkeit, die Lebenserwartung und die proportionalen Mortalitäten zu Maßkriterien der Gesundheit einer Bevölkerung zu nehmen.

Auch die Versuche, Krankheit zu definieren, spiegeln das Unvermögen, alle individuellen, sozialen und wissenschaftlichen Elemente zusammen zu sehen. ROTHSCHUH (1978) hat daher vorgeschlagen, daß im Gegensatz zu Krankheitskonzepten (Theorien von den Krankheitsentscheidungen) und Krankheitsvorstellungen (Auffassungen über die konkreten Veränderungen) von einem Krankheitsbegriff nur im Sinne der Festlegung gesprochen werden kann, »welcher Mensch als krank, welcher als gesund gelten soll«. ROTHSCHUH empfiehlt hierfür als Definition: »Krank ist der Mensch, der wegen des Verlustes des abgestimmten Zusammenwirkens der physischen oder psychischen oder psychophysischen Funktionsglieder des Organismus subjektiv (oder/und), klinisch (oder/und) sozial hilfsbedürftig wird.« Andere Definitionen betonen die naturwissenschaftlichen Kriterien der Abnormität, der Regelwidrigkeit, des Versagens der funktionellen Anpassung oder des Absinkens der objektiven Leistung.

So definiert z. B. R. RÖSSLE (1919): »Wir verstehen unter Krankheit die Gesamtheit aufeinanderfolgender abnormer Reaktionen eines Organismus oder seiner Teile auf einen krankmachenden Reiz, die Krankheit ist also kein Zustand, sondern ein Vorgang mit länger dauernder Störung der Lebensvorgänge, wobei der Gesamtorganismus oder seine Teile geschädigt wurden«; F. LENZ (1927): »Krankheiten sind... Lebensvorgänge an der Grenze der unserem Organismus möglichen Anpassung«; F. HOFF (1953): »Krankheit ist die Störung dieses harmonischen Gleichgewichtes mit verminderter Leistungsfähigkeit, Herabsetzung des Lebensgenusses und seelischer Belastung«; GOTTSCHICK (1963): »Krankheit ist Leben bei herabgesetzter Regelungs- und Steuerungsfähigkeit«.

Allen diesen Definitionsversuchen gemeinsam ist die Tatsache, daß sie den jeweiligen methodischen Standort des Autors aufzeigen, jedoch in ihrer Verallgemeinerung unbrauchbar sind.

Krankheit im Sinne der heutigen medizinischen Denkweise meint eine *objektiv und subjektiv veränderte Situation des betroffenen Menschen*. Um zu beschreiben, ob er als krank oder gesund zu bezeichnen ist, müssen daher folgende objektive und subjektive Urteilskriterien herangezogen werden.

1.1.1. Normalität und Abweichung

Die Vorstellungen von Krankheit und Gesundheit im naturwissenschaftlichen Konzept sehen den menschlichen Organismus als »gesetzlich arbeitendes, determiniertes, kausal-gesetzlich funktionierendes physikalisch-chemisches System« (ROTHSCHUH, 1978). Durch die Übertragung der Denk- und Arbeitsweisen der *Naturwissenschaften* auf die Krankheitslehre im 19. und 20. Jahrhundert werden alle diese Interpretationsformen zu physiologischen bzw. pathophysiologischen Naturprozessen. Gesundheit wird zum regelrechten, Krankheit zum regelwidrigen, abnormen Zustand, die Kategorien der Norm und der Regel werden zu statistischen Durchschnittswerten. Dies betrifft gleichermaßen Form, Funktion und Verhalten, die mit den Kriterien von Grenz- bzw. Schwellenwerten ein quantitativ und qualitativ meß- und beschreibbares System von Normalität und Abweichung ergeben (CANGUILHEM, 1977). Für die Krankheitslehre bedeutet dies, daß Krankheit als Verbindung wissenschaftlich gesicherter Details zu einem möglichst objektiven Faktum wird, das praktisch losgelöst vom Betroffenen diskutiert werden kann. Krankheit in engerem Sinne der naturwissenschaftlichen Pathologie ist folglich *Befund*, d. h. das Vorliegen objektivierbarer Abweichungen von einer konventionell oder wissenschaftlich festgelegten Norm. Dies ist jedoch nur so weit möglich, als Abnormitäten meßbar sind. Diese können im Krankheitsfalle fehlen und andererseits auch ohne Krankheit vorliegen. Die Abnormität ist daher ein mögliches Maß von Krankheit, nicht aber selber Krankheit. Gleiches gilt auch für den klinischen Ablauf; hier treten zum pathologischen Befund bestimmte bzw. typische Symptome und Verlaufsformen hinzu, die zu Erkenntnis-, Verständigungs- und Lehrzwecken ebenfalls begrifflich objektiviert werden. Sie ermöglichen jedoch für sich allein ebenfalls keine Definition von Krankheit.

Im Bereich einer so verstandenen Normenproblematik liegen auch die *rechtlichen* Aspekte von Gesundheit und Krankheit, da die meisten Menschen »im Falle der Krankheit« einen Rechtsanspruch auf zahlreiche, meist finanziell recht aufwendige Leistungen der Gesellschaft haben (SCHAEFER, 1976). Mangels der Unmöglichkeit, gesund, krank und deren Übergänge als beschreibbare Zustände in einer Legaldefinition zu fassen, wurde in den verschiedenen Fassungen der Reichsversicherungsordnung (RVO) die bereits 1885 in einem Urteil erlassene Formulierung immer wieder variiert: »Krankheit ist ein regelwidriger körperlicher oder geistiger Zustand, der die Notwendigkeit der Heilbehandlung oder die Arbeitsunfähigkeit oder beides zur Folge hat.« Ganz im Hinblick auf eine praktische Handhabung, auf die Gewährung von Sozialleistung und Feststellung von Arbeitsfähigkeit definiert der Bundesgerichtshof: »Krankheit ist jede Störung der normalen Beschaffenheit oder der normalen Tätigkeit des Körpers, die geheilt, d. h. beseitigt oder gelindert werden kann« (BGH 21. 3. 1958). Trotz der undefinierten theoretischen und juristischen Voraussetzungen normieren vor allem Krankenversicherung und Rentenversicherung die Begriffe Behandlungsbedürftigkeit und Arbeitsunfähigkeit, um für ihr Handeln gesetzliche Grundlagen zu finden.

1.1.2. Verhalten und Befinden

In diese Ebene fließen bestimmende Aspekte eines sozialen bzw. personalen Gesundheits- und Krankheitsbegriffes ein, wie sie vor allem innerhalb der Psychopathologie und der medizinischen Anthropologie diskutiert wurden. Dabei kann *Verhalten* für sich allein begrifflich nicht gefaßt werden, sondern läßt sich nur durch die Möglichkeit zur Verhaltensänderung näher bestimmen. Sowohl für den psychischen als auch für den sozialen Bereich gilt dabei, daß die Fähigkeit, sich zu verhalten, gleichzeitig mit wechselnden normativen und idealen Wertvorstellungen des »richtigen«, »üblichen«, »erwünschten« und damit »normalen« Verhaltens belegt wird (KINDT, 1978). Verhalten, Sich-zu-etwas-Verhalten und damit auch Fehlverhalten sind folglich ohne ein zugehöriges Bezugssystem, innerhalb dessen reagiert, beobachtet und bewertet wird, nicht zu beurteilen.

Im engeren sozialen Bereich werden letztlich die soziokulturellen Bedingungen für das Entstehen von Krankheit und das spezifische Krankheitsverhalten des Betroffenen in unmittelbarem Zusammenhang gesehen.

Die Ebene des *Befindens* umgreift das personale Erleben der subjektiven Not unter Einbeziehung aller Besonderheiten der individuellen Bedingungen, des persönlichen und sozialen Betroffenseins, des Leidens und der Angst. Hier steht rational, emotional und sozial das Erleben und Erleiden von Krank-sein im Vordergrund; Befinden steht dabei primär im Gegensatz zu Befund. Die Prägung der subjektiven Leidenswelt hängt jedoch stark davon ab, inwieweit der Betroffene seine Befindlichkeit akzeptiert oder ablehnt, verstärkt oder bagatellisiert. Auf die zunehmende Bedeutung sog. »Subjektiver Daten« für die praktische Feststellung von Krankheit hat SCHAEFER (1977) hingewiesen: »Dem Naturwissenschaftler kann allein schon wegen der enormen meßtechnischen Empfindlichkeit aller Sinnesorgane nicht verwunderlich sein, daß in der (subjektiven) Empfindung sich von der Norm (also insbesondere vom bisherigen Lebensablauf) abweichende Lebensprozesse subjektiv zuerst kundgeben müssen. Daraus allein folgt, wie unwissenschaftlich es sein muß, den sog. »Befunden« ein solches Übergewicht über Abweichungen des »Befindens« zu geben, wie das die klassische Medizin getan hat.« Befinden allein kann jedoch ebenfalls keinen verbindlichen Krankheitsbegriff konstituieren, da Befindensstörungen ohne faßbaren Befund ebenso üblich sind wie bereits bedrohliche Erkrankungen (z. B. Krebs) ohne Beeinträchtigung des Befindens.

Abschließend muß sowohl die historische Analyse als auch die Erörterung der Gegenwartsproblematik zeigen, daß selbst mit der Zusammenschau aller dieser Aspekte keine brauchbare Definition von Krankheit und Gesundheit möglich ist. Befund, Befinden und Verhalten wären nur dann zu einer verallgemeinerungsfähigen Formel zusammenzubringen, wenn sie sich mit faßbarer Gesetzmäßigkeit jeweils auseinander erklären ließen. Dem stehen besonders entgegen:

- die wechselnden Normensysteme von Wissenschaft, Individuum und Gesellschaft,
- die Vielbedingtheit von Gesundheitsverhalten und Krankheitsentstehung, Krankheitsverlauf und Krankheitsbewältigung,
- besonders die Grenzsituationen des »nicht-mehr-gesund« bzw. des »noch-nicht-krank«, deren Erleben und Bewerten in besonders hohem Maße von der Motivation aller Beteiligten abhängt, einem Zustand oder Prozeß Gesundheits- oder Krankheitswert zuzuerkennen.

Gesundheit und Krankheit sind daher begrifflich und inhaltlich *Konventionssysteme*, für deren Handhabung in letzter Instanz ausschließlich die physische, psychische und soziale Harmonie bzw. Beeinträchtigung des jeweiligen Betroffenen bzw. Patienten maßgeblich sein kann.

Literatur

CANGUILHEM G.: Das Normale und das Pathologische. Ullstein, Frankfurt – Berlin – Wien 1977.

KINDT H.: Fehlverhalten: Normabweichung oder psychische Krankheit? Medizin, Mensch, Gesellschaft *3:* 133–137 (1978).

PLÜGGE H.: Wohlbefinden und Mißbefinden. Niemeyer, Tübingen 1962.

ROTHSCHUH K. E.: Konzepte der Medizin in Vergangenheit und Gegenwart. Hippokrates, Stuttgart 1978.

SCHAEFER H.: Der Krankheitsbegriff. In: Handbuch der Sozialmedizin. Hrsg. BLOHMKE et al., Bd. III, 15–31, Enke, Stuttgart 1976.

SEIDLER E.: Krankheit und Gesundheit. In: Wörterbuch medizinischer Grundbegriffe 172–182. Herder, Freiburg – Basel – Wien 1979.

1.2. Häufigkeit und Panoramawandel von Krankheiten

Krankheiten sind keine unveränderlichen Größen. Sie unterliegen zeitlichen und örtlichen Häufigkeitsschwankungen, die der Arzt kennen muß, denn häufige Krankheiten wird man öfter sehen als seltene. An die seltenen Krankheiten muß man aber immer auch denken (Beispiel aus der »Praxis« des Pathologen: 2 Fälle von tuberkulöser Meningitis wurden trotz eindeutiger Symptomatik nicht erkannt, da heute extrem selten).

Krankheitsstatistiken geben Aufschluß über die *Morbidität*, d. h. die Häufigkeit einer Krankheit (Neuerkrankte und Alterkrankte) bezogen auf 100 000 Menschen einer Population (Abb. 2).

Als *Inzidenz* wird die Neuerkrankungsziffer in einem Jahr und als *Prävalenz* die Zahl der an einer bestimmten Krankheit leidenden an einem Stichtag bezeichnet.

Häufige Krankheiten in der BRD (etwa gleiche Zahlen gelten für die gesamten Industrieländer) sind die Erkrankungen des Kreislaufsystems

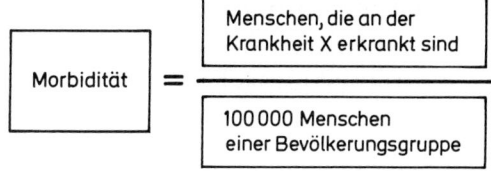

B. – Abb. 2. Definition der Morbidität.

(etwa 50%: Herzinfarkte, Hirninfarkte), *bösartige Tumoren* machen etwa 22% aus (*Männer:* Bronchialkarzinom 28%, Magenkarzinom 16%, Prostata 10%. *Frauen:* Mammakarzinom 16%, Magenkarzinom 14%, Dickdarmkarzinom 12%).

Ein *Panoramawandel* der Morbidität von Krankheiten hat sich insbesondere bei den Infektionskrankheiten seit der Jahrhundertwende (Triumph der Bakteriologie, Antibiotika, Schutzimpfungen) abgezeichnet (z. B. Diphteriemorbidität 1930:5, 1960:0,08. Poliomyelitis gleiche Zeit von 5 zu 0,01. Bekannt sind auch die Zunahme von Diabetes in Zeiten guter Ernährungslage, in Hungerperioden findet man einen Rückgang (s. a. Thrombose und Lungenembolie S. 350). Der Anstieg der Fälle von Bronchialkarzinom nach dem Zweiten Weltkrieg wird mit dem erhöhten Zigarettenkonsum und der zunehmenden Luftverschmutzung in Zusammenhang gebracht.

Örtliche Verschiedenheiten hängen weitgehend von äußeren Umständen ab. Hunger bzw. Folgen der Unterernährung dürften heute nicht nur die häufigsten Erkrankungen dieser Welt sein, sie sind auch beschränkt auf die Länder der Dritten Welt. Tuberkulose nimmt in den Entwicklungsländern zu, ebenso wie Poliomyelitis. Japan hat eine enorm hohe Rate von Magenkarzinomen (Ernährung?, Aflatoxine?).

Auch *Berufskrankheiten* können örtlich gebunden gehäuft auftreten (Silikose – Bergleute. Uranabbau – Bronchialkarzinom. Anilinarbeiter – Harnblasenkarzinom).

Literatur

PEERY, T. M.: The new and old diseases. A study of mortality trends in the United States, 1900–1969. Amer. J. clin. Path. *63:* 453–474 (1975).

2. Die Entstehung von Krankheiten: Äußere Krankheitsursachen

2.1. Allgemeine Begriffsbestimmungen

Für das Verständnis der Entstehung von Krankheiten hat eine Reihe von Begriffen Bedeutung erlangt: Ätiologie, kausale Pathogenese, formale Pathogenese, äußere Krankheitsursachen, innere Krankheitsursachen.

Die Begriffe *Ätiologie* und *kausale Pathogenese* einer Krankheit werden häufig gleichsinnig gebraucht, was jedoch den Begriffsbestimmungen nicht gerecht wird.

Ätiologie ist die Lehre von der eine Krankheit auslösenden Ursache, wobei unter Ursachen nur das eine Krankheit unmittelbar auslösende Moment verstanden werden soll. (Beispiel: Mycobacterium tuberculosis für Tuberkulose).

Unter **Pathogenese** versteht man allgemein den Entstehungsprozeß einer Krankheit. Es hat sich als sinnvoll erwiesen, hier eine Unterscheidung zwischen *kausaler Pathogenese* und *formaler Pathogenese* einzuführen. So versteht man unter kausaler (warum?) Pathogenese (im Gegensatz zu Ätiologie) den gesamten Entstehungsprozeß einer Krankheit, der sich zwangsläufig bei vorgegebenen äußeren und inneren Krankheitsbedingungen ergibt, der mit einer initialen Störung (Ätiologie) einsetzt und mit nachfolgenden Reaktionen seinen Fortgang nimmt.

Beispiel für die *kausale Pathogenese* einer Krankheit, bei der verschiedene Faktoren das Ursachen-Wirkungs-Gefüge bestimmen:

Für die Auslösung einer bestimmten Krankheit ist die Infektion mit einem Bakterium eine unbedingte Voraussetzung. Die Entstehung der Infektion hängt zunächst davon ab, ob ein Mensch Gelegenheit hat, infiziert zu werden. Diese Möglichkeit kann durch soziopathogenetische Faktoren der Umwelt gefördert werden (z. B. schlechte Wohn- und Lebensverhältnisse). Nach erfolgter Infektion hängt die Entstehung der Krankheit von der Krankheitsbereitschaft (Disposition, s. S. 133 ff.), des infizierten Organismus, also von inneren Krankheitsbedingungen ab. Das Abwehrsystem kann durch genetische Faktoren (genetischer Defekt des Abwehrsystems), durch passagere Funktionsänderungen in bestimmten Lebensaltern, durch Funktionsstörungen (z. B. Unterernährung) oder durch andere bestehende Krankheiten gemindert sein.

Formale Pathogenese bedeutet die Feststellung bzw. Beschreibung der strukturellen und funktionellen Änderungen an den in das Krankheitsgeschehen einbezogenen Organen bzw. Organsystemen unter besonderer Berücksichtigung des zeitlichen Ablaufes. Obgleich Struktur und Funktion einander bedingen, also eine Einheit darstellen, unterscheidet man wegen der unterschiedlichen Methoden, mit denen die Veränderungen im Ablauf einer Krankheit nachzuweisen sind, eine *formale strukturelle Pathogenese* von einer *formalen funktionellen Pathogenese*. Beide zusammen ergeben aber erst ein annähernd vollständiges Bild vom Ablauf einer Krankheit.

2.2. Äußere Krankheitsursachen im einzelnen

Als *äußere Krankheitsursachen* werden alle aus der Umwelt auf den Organismus einwirkenden Faktoren bezeichnet, die unter bestimmten Bedingungen (kausale Pathogenese) Krankheiten auslösen können. Äußere Krankheitsursachen können entweder als von außen wirkende Störgröße die Regelbreite der Regelsysteme des Organismus überfordern oder können selbst die Regelsysteme des Organismus wirkungsvoll schädigen (z. B. des Abwehrsystems) und damit die Entstehung anderer Krankheiten begünstigen.

Beispiel: Ionisierende Strahlen können einerseits eine lokale Schädigung z. B. der Haut hervorrufen. Die physiologischen Regelsysteme sind dieser Störgröße gegenüber überfordert, es tritt eine funktionelle und strukturelle Schädigung der Haut auf. Ionisierende Strahlen (z. B. bei Ganzkörperbestrahlung) können andererseits das Abwehrsystem des Organismus (Knochenmark, lymphatisches System) derartig schädigen, daß eine wirkungsvolle Abwehr nicht mehr möglich ist und nunmehr andere Faktoren der Umwelt, die bei intaktem Abwehrsystem keine krankheitsauslösenden Störgrößen darstellen (z. B. als Saprophyten[1] im Organismus lebende Bakterien und Pilze), eine Krankheit bedingen.

---

[1] Sapros (gr.) faul; phyton (gr.) Gewächs.

Zu den äußeren Krankheitsursachen gehören alle Bedingungen der Umwelt, die im Rahmen der kausalen Pathogenese an der Entstehung von Krankheiten beteiligt sind. Dies sind:

1. *Faktoren aus der natürlichen Umwelt* des Menschen. Dazu gehören alle Faktoren, die unabhängig von der Zivilisation des Menschen aus der äußeren Umwelt als potentielle Krankheitsursachen einwirken.
2. *Die durch die Zivilisation des Menschen veränderten Bedingungen der natürlichen Umwelt.* Diese erlangen eine immer mehr zunehmende Bedeutung.

Beispiel: In Japan wurde eine Krankheit beobachtet, die Minamatá-Krankheit (benannt nach einer fischreichen Bucht, in deren Umgebung die Krankheit zunächst auftrat) genannt wurde. Es handelt sich dabei um eine Quecksilbervergiftung (S. 131), die nach dem Genuß von Fischen auftritt. In den Fischen hatte sich Quecksilber angereichert, das in den ins Meer geleiteten Abwässern von Industriebetrieben enthalten war.

Schließlich können äußere Krankheitsursachen auch aus der *sozialen Umwelt des Menschen* hergeleitet werden (Soziopathogenese von Krankheiten). Bestimmte äußere Krankheitsursachen entstehen nur im Zusammenhang mit der sozialen Struktur des Menschen. Dieses gilt z. B. für einen Teil der Berufskrankheiten (sog. *Soziopathogenese*).

Beispiel: Die Gelegenheit zum Einatmen krankheitsauslösender Mengen bestimmter silikathaltiger Stäube und damit die Möglichkeit für den Erwerb einer Silikose ist nur bei der Verrichtung bestimmter beruflicher Tätigkeiten möglich. In der natürlichen Umwelt des Menschen sind diese Bedingungen nicht gegeben.

Ursache von Krankheiten können Lebewesen unserer Umwelt (belebte äußere Krankheitsursachen) oder physikalische bzw. chemische Einwirkungen (unbelebte äußere Krankheitsursachen) auf den Organismus sein.

2.2.1. Belebte äußere Krankheitsursachen

Die auf der Oberfläche unseres Planeten anzutreffenden Lebewesen sind in ihrem Dasein miteinander verflochten, häufig sogar aufeinander angewiesen. Auch der Mensch zieht Nutzen aus dieser Tatsache oder muß sich mit sich

hieraus ergebenden Nachteilen bewußt oder unbewußt auseinandersetzen.

Eine Ansiedlung fremder Lebewesen läßt der menschliche Organismus im allgemeinen lediglich an seiner Oberfläche zu. Dazu gehören die Haut als *äußere Oberfläche* und die Schleimhäute der sich nach außen öffnenden großen Hohlräume und Kanalsysteme als *innere Oberfläche*. Von Geburt an gewährt der Mensch auf diesen Oberflächen bzw. in dem diesen auflagernden toten Material einer großen Anzahl von Mikroorganismen, gelegentlich auch Makroorganismen, Unterkunft. Diese Organismen werden, sofern sie als harmlos anzusehen sind, als »Saprophyten« bezeichnet.

Unter dem »Inneren« des menschlichen Organismus sind jene Organe bzw. Gewebe unter den Oberflächen zu verstehen, die durch Haut und Schleimhäute gegen die Außenwelt abgeschirmt sind. In diesem Bereich spielen sich die wesentlichen Lebensvorgänge ab; er ist anderen Lebewesen im allgemeinen verschlossen.

Mitunter dringen belebte Organismen oder deren Absonderungen in das Innere des menschlichen Organismus ein und greifen auch in den Ablauf der Lebensvorgänge ein. In derartigen Fällen können sie Krankheiten verursachen; sie werden sodann als »*pathogen*«, als »*Parasiten*« oder »*Krankheitserreger*« bezeichnet.

Folgt dem Eindringen von Parasiten eine Vermehrung im Organismus, so spricht man von einer *Infektion*[1]. Dringen hingegen Mikro- oder auch Makroorganismen in den Organismus ein, ohne sich zu vermehren, so spricht man von *Infestation*[2] oder *Invasion*[3].

Zu trennen sind die beiden Begriffe »*Infektion*« und »*Infektionskrankheit*«. Ursache einer Infektionskrankheit ist die Infektion. Eine Infektionskrankheit ist die *Folge* einer Infektion. Einer Infektion muß jedoch nicht unmittelbar eine »Infektionskrankheit« folgen; eine Infektion kann »*stumm*« bleiben. Andererseits ist zu berücksichtigen, daß zwischen dem Eindringen der Erreger, der Infektion, und dem Auftreten der Krankheit eine gewisse Zeit verstreichen kann.

Krankheitserreger können auf verschiedenen Wegen in das Innere unseres Körpers gelangen. Hier kommen in erster Linie die *natürlichen Körperöffnungen* in Betracht. Bei der Nahrungs-

---

[1] Inficere (lat.) hineintun, anstecken. – [2] Infestare (lat.) angreifen. – [3] Invadere (lat.) eindringen.

mittelaufnahme können Parasiten in den Magen-darm-Trakt gelangen; in Form von Staubpartikeln oder auf diese aufgelagert, ferner in Flüssig-keitströpfchen *(Tröpfcheninfektion)*, können die Erreger in den Respirationstrakt gelangen. Eine weitere Eintrittspforte bieten die Öffnungen des Urogenitaltraktes. Schließlich können *Parasiten* durch Schweiß- und Talgdrüsen in das Innere des Körpers gelangen.

Neben diesen natürlichen Öffnungen stellen *Wunden* und *Verletzungen der Haut* bzw. *der Schleimhaut*, Eintrittspforten dar *(Wundinfek-tionen)*. Ein weiterer Infektionsweg kann während der Schwangerschaft gegeben sein. Es kann eine Übertragung von Krankheitserregern von der erkrankten Mutter *über die Plazenta* auf den Fetus erfolgen. Obgleich die Plazenta normaler-weise ein sehr gutes Filter darstellt, können Krankheitserreger dieses Filter gelegentlich pas-sieren.

Dringen mehrere Arten von Krankheitserre-gern gleichzeitig in den Körper ein, so ist von einer »*Mischinfektion*« zu sprechen. Von einer »*Superinfektion*« ist die Rede, wenn ein neuerli-ches Eindringen der Erreger gleicher Art erfolgt. Sofern die Krankheit bereits abgeheilt ist, kann es bei einem erneuten Eindringen der Parasiten zu einer »*Reinfektion*« kommen. Eine »*Sekun-därinfektion*« liegt hingegen dann vor, wenn Keime einer anderen Art zu der Erstinfektion hinzutreten. Durch sekundäre Infektionen und durch Mischinfektionen kann der Verlauf der Krankheiten kompliziert werden. Andererseits kann eine Sekundärinfektion die primäre Infek-tion günstig beeinflussen.

Verschiedene **Parasiten** sind in ihrer Existenz nicht auf den Menschen beschränkt, sondern können ebenso in Tieren leben. Darüber hinaus gibt es Beispiele dafür, daß der Aufenthalt in einem anderen Organismus, einem sog. »*Zwi-schenwirt*«, Voraussetzung für den normalen Ablauf der Entwicklung ist. Dabei kann der Parasit zwar für den einen Wirt pathogen sein, für den anderen jedoch einen harmlosen Sapro-phyten darstellen. In anderen Fällen kann der Parasit für beide Wirte (Tier und Mensch) pa-thogen sein. Durch derartige Parasiten verur-sachte Krankheiten werden als »*Zooanthropono-sen*«[1] bezeichnet.

Von den zu behandelnden Parasiten gehören zum Tierreich verschiedene *Arthropoden, Wür-*mer und *Einzeller (Protozoen)*, zum Pflanzen-reich die Pilze. Weder dem Tier- noch dem Pflanzenreich gehören hingegen die *Bakterien*, die *Viren* sowie die diesen nahestehenden *Rik-kettsien* an.

2.2.1.1. Vielzellige Organismen

Verschiedene vielzellige tierische Organismen können Krankheiten hervorrufen, wenn sie in den Organismus des Menschen eingedrungen sind. Dazu gehören verschiedene Arten der *Helminthen* und der *Arthropoden.*

a) Helminthen (Würmer)

Für die meisten der hier zu besprechenden Helminthen ist charakteristisch, daß sie in ver-schiedenen Stadien ihrer Entwicklung auf *be-stimmte Gewebe eines Wirtes* angewiesen sind. Ferner sind sie mitunter auf Gewebe *verschiede-ner Wirte* angewiesen; ein *Wirtswechsel* ist für diese Parasiten also lebensnotwendig.

Die *humanpathogenen parasitären* Würmer sind in ihrer Entwicklung nicht lediglich auf die Gewebe des Menschen angewiesen; sie können sich ebenso in entsprechenden Geweben anderer Tierarten vermehren.

Der Wechsel von einer Tierart zur anderen bzw. vom Menschen zum Tier geschieht durch die *Aufnahme von Eiern bzw. Larven*, die mit dem *Kot* ausgeschieden werden.

Die Kenntnis des Entwicklungsweges einer Wurmart ist insofern von besonderer Bedeu-tung, als dieser an bestimmten Stellen des aufein-anderfolgenden Wirts- bzw. Gewebswechsels unterbrochen werden kann.

Die *Schädigungen*, die Würmer im Wirtsor-ganismus bewirken und die Krankheitserschei-nungen, die sie hervorrufen, sind in Abb. 3 dargestellt.

Das Ausmaß des Wurmbefalles der Bevölke-rung ist außerordentlich wechselhaft im Hin-blick auf Zeit, Ort und Lebensverhältnisse. Es gibt Gebiete, in denen nahezu jeder Mensch von derartigen Parasiten befallen ist. Der Wurmbe-fall muß jedoch nicht zu Erkrankungen führen. Häufig werden bei einer Infestation die Würmer überhaupt nicht bemerkt. Das einzige erfaßbare Symptom kann sodann in einer leichten *Blut-eosinophilie* bestehen.

---

[1] Zoon (gr.) Lebewesen, Tier; anthropos (gr.) Mensch; nosos (gr.) Krankheit, Seuche.

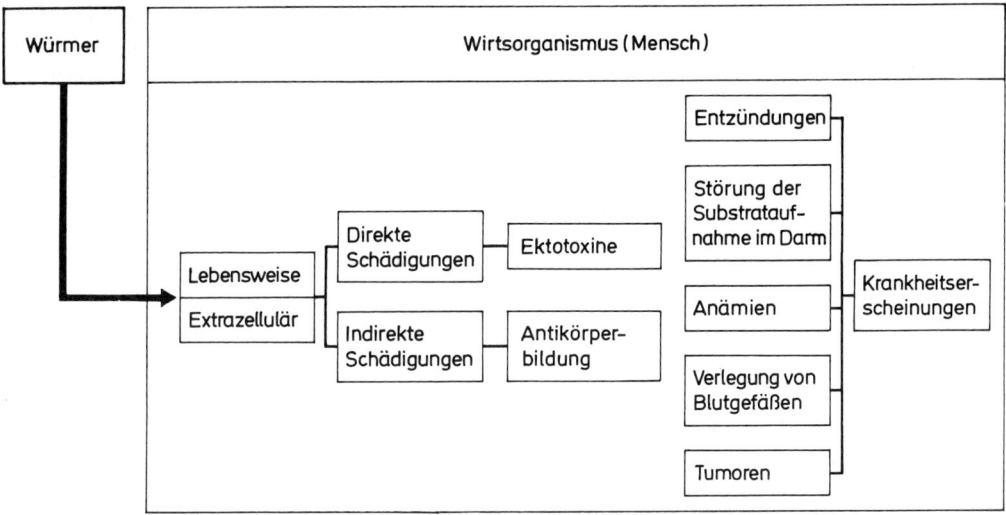

B. – Abb. 3. Wirkung von Würmern auf den Wirtsorganismus.

Die Helminthen sind in verschiedene Klassen einzuteilen, in *Trematoden* (Saugwürmer), *Zestoden* (Bandwürmer) und *Nematoden* (Rundwürmer).

α) *Trematoden*[1] *(Saugwürmer)*

Die Trematoden gehören zu den *Plathelminthen*[2] oder *Plattwürmern*. Ihr Körper ist unsegmentiert, meist abgeplattet, besitzt Saugnäpfe und einen Darmkanal ohne Afteröffnung. Die Trematoden sind im allgemeinen Hermaphroditen.

Die als Parasiten des Menschen in Betracht kommenden Saugwürmer entwickeln sich im Hinblick auf *Generations- und Wirtswechsel* nach dem gleichen Schema. Die ins Freie geratenen Eier müssen zur Weiterentwicklung ins Wasser gelangen. Hier entwickelt sich im Ei die Wimpernlarve (Miracidium)[3], die schließlich ausschlüpft und bestimmte Süßwasserschnecken als Zwischenwirt aufsucht. Hier erfolgt eine Weiterentwicklung bis zu den *Zerkarien*[4]; diese sind kaulquappenähnlich, mit Saugnäpfen und Ruderschwanz ausgerüstet. Die Zerkarien gelangen nun auf verschiedene Weise in den Endwirt: Sie dringen aktiv in den Wirt ein (z. B. Schistosoma haematobium und japonicum, Erreger der Bilharziose), sie enzystieren sich im Wasser oder auf Wasserpflanzen und gelangen mit infiziertem Wasser oder infizierter Pflanzenkost in den Endwirt (z. B. Fasciola hepatica, großer Leberegel); schließlich können die enzystierten Zerkarien über einen Hilfs- oder Transportwirt, z. B. mit dem Süßwasserkrebs, passiv zum Endwirt gelangen.

Schistosomen[5] *(Pärchenegel):* Zu der Gattung der Schistosomen gehören Sch. haematobium, Sch. japonicum und Sch. mansoni. Die Schistosomen sind bis zur Eiablage paarig vereint, was ihnen den Namen Pärchenegel eingetragen hat. Die geschlechtsreifen Bilharzien leben in den *Blutgefäßen*. Sie, wie auch die von ihnen abgelegten Eier, verursachen mannigfache und charakteristische Schädigungen. Die o. g. Schistosomenarten sind die Erreger der *Bilharziose*[6], wobei die einzelnen Arten aufgrund ihrer Affinität zu bestimmten Organen die eigentümlichen Bilharzioseformen auslösen.

Schistosoma haematobium[7] (Bilharzia capensis sive haematobia[8]) (Tab. 1): Der Parasit hat besonders in warmen Ländern eine Bedeutung für den Menschen (Afrika, Ägypten, Naher Osten und Indien). Die geschlechtsreifen Schistosomen leben in den Venen, insbesondere im

---

[1] Trematodes (gr.) durchlöchert, mit vielen Löchern ausgestattet. – [2] Platys (gr.) platt, breit; helminthos (gr.) Wurm. – [3] Meirakion (gr.) Jüngling. – [4] Kerkos (gr.) Schwanz. – [5] Schistos (gr.) gespalten; soma (gr.) Körper. – [6] Theodor Bilharz (1825–1862), dtsch. Arzt. – [7] Haima (gr.) Blut; bios (gr.) Leben. – [8] Capensis (lat.) kapländisch (südwestl. Afrika).

B. – Tab. 1. Eigenschaften der Schistosoma haematobium.

Schistosoma haematobium
Morphologie: ♂ 8–16 mm, mit einer Bauchrinne ausgestattet, ♀ 15–20 mm. ♂ blattförmig, jedoch aufgerollt und daher zylindrisch wie das Weibchen. Weibchen wird in Bauchrinne des Männchens aufgenommen.
Zwischenwirt: Schnecke Wirt: Mensch
Infektionskrankheit bzw. Symptome: Bilharziose (Schistosomiasis). Chronische Entzündung der Schleimhaut vorwiegend des Rektums und der Harnblase (etwa 10% Karzinom als Folge).

Bereich der Pfortader. Die Weibchen wandern zur Eiablage in die kleineren Blutgefäße der Harnblase und der übrigen Harnwege ab. Die Eier (150 × 60 μ) sind mit einem endständigen Stachel versehen. Es entstehen Zirkulationsstörungen, die zum Platzen der Gefäße führen, wodurch die Eier schließlich in die Wand und in die Lichtung der Harnblase bzw. des Rektums gelangen. Hier erzeugen sie in den Schleimhäuten eine chronische Entzündung, die Blasen- oder *Urogenitalbilharziose*. Diese kann zur Entstehung eines Karzinoms führen.

Schistosoma mansoni[1] (Tab. 2): Die geschlechtsreifen Tiere leben in der Pfortader oder in deren Verästelungen, wo sie auch ihre Eier ablegen. Sch. mansoni ist der Erreger der *Darmbilharziose*. Die Eier bohren sich in die Wand des Dickdarmes ein, wo leicht blutende, polypenartige Wucherungen entstehen; mitunter gelangen die Eier auch auf dem Blutwege in die Leber. Dadurch kann eine Leberzirrhose mit Pfortaderhochdruck und Splenomegalie hervorgerufen werden.

Schistosoma japonicum (Tab. 3): Diese kleinste der drei Schistosomenarten lebt im Venensystem und in den Lungenarterien des Menschen und einiger Tiere. Die frei im Wasser schwimmenden Zerkarien dringen aktiv durch die Haut in den Körper ein. Die pathogene Bedeutung von Sch. japonicum beruht auf der Eiablage insbesondere in den *Mesenterialgefäßen;* von hier aus gelangen die Eier in die Leber, ferner

auch in die Lunge. Das Krankheitsbild wird aufgrund der im Vordergrund stehenden Symptome der Leber- und Milzvergrößerungen als *splenohepatische Bilharziose* bezeichnet.

Fasciola[2] *hepatica (Großer Leberegel)* (Tab. 4):

Der aus dem Ei schlüpfende Embryo entwickelt sich zunächst in einem Zwischenwirt, einer kleinen Schlammschnecke. Als Wirte kommen insbesondere Rinder, Schafe und Ziegen, seltener der Mensch in Betracht. Die Wirte nehmen das enzystierte Entwicklungsstadium mit pflanzlicher Nahrung auf.

Dieser weltweit verbreitete Parasit ist Erreger der »*Fasziolose*« (Leberdiastomose), die vorwiegend in nassen Sommern auftritt. Er siedelt sich insbesondere in den Gallengängen und nachfolgend im Leberparenchym an, wo er entzündliche Veränderungen verursacht.

β) Zestoden[3] (Bandwürmer)

Die Bandwürmer gehören ebenso wie die Trematoden zu den *Plattwürmern*, den *Plathel-*

B. – Tab. 2. Eigenschaften der Schistosoma mansoni.

Schistosoma mansoni
Morphologie: Entspricht in Größe und Gestalt Sch. haematobium.
Zwischenwirt: Schnecke Wirt: Mensch
Infektionskrankheit bzw. Symptome: Bilharziose (Schistosomiasis). Chronische Entzündung der Darmschleimhaut, dort polypenartige Wucherungen, Leberzirrhose, Pfortaderhochdruck, Splenomegalie.

B. – Tab. 3. Eigenschaften der Schistosoma japonicum.

Schistosoma japonicum
Morphologie: ♂ 9–12 mm, ♀ 12–15 mm, ansonsten ähnlich dem Sch. haematobium.
Zwischenwirt: Schnecke Wirt: Mensch, freilebende und domestizierte Tiere
Infektionskrankheit bzw. Symptome: Bilharziose (Schistosomiasis). Leber- und Milzvergrößerung.

---

[1] Sir PATRICK MANSON (1844–1922), engl. Arzt. [2] Fasciola (lat.) Bündelchen. – [3] Kestos (gr.) Gürtel, bandartiges Gebilde.

B. – Tab. 4. Eigenschaften der Fasciola hepatica.

Fasciola hepatica
Morphologie: ♂ und ♀ 2–3 cm lang, abgeplattet, blattförmig, vorn breiter als hinten. 2 Saugnäpfe.
Zwischenwirt: Schnecke
Wirt: Mensch, Pflanzenfresser (Schaf, Rind, Ziege)
Infektionskrankheit bzw. Symptome: Fasziolose (Leberdiastomose). Ansiedlung in Gallengängen und im Leberparenchym, dort entzündliche Veränderungen.

minthen. Der Körper der meisten Bandwurmarten ist bis zu mehreren Metern lang und ähnelt einem Bande, was dieser Gattung den Namen eingetragen hat. Folgende Anteile sind am Bandwurm voneinander zu unterscheiden:

1. Der *Skolex[1]* oder Kopf. Er ist mit *Saugnäpfen* und bisweilen mit einem Rostellum (Rüssel) ausgerüstet, das mit *Haken* versehen ist. Mit den Saugnäpfen und Haken vermag sich der Wurm in der Darmschleimhaut festzuhalten.

2. Der dünne, nicht segmentierte Hals. Er stellt die *Proliferationszone* für die nachfolgenden Glieder *(Proglottiden)* dar.

3. Die *Bandwurmkette* oder *Strobila[2]*, die artabhängig aus mehr oder weniger zahlreichen

Proglottiden (Abb. 4) besteht. Die Zestoden sind Hermaphroditen, und die Proglottiden enthalten zugleich die männlichen und weiblichen Geschlechtsorgane. Reichliche Einlagerung von Kalkkörnchen (Calciumcarbonat) verleihen den Proglottiden eine weißliche Farbe.

Die Bandwürmer durchlaufen einen *Entwicklungszyklus*, wobei sie sich in mehreren Wirten entwickeln bzw. vermehren können. Sie können sowohl im geschlechtsreifen Zustand als Tänien als auch im Finnenstadium Parasiten des Menschen sein; der Mensch kann *sowohl Zwischenwirt als auch Endwirt* sein. Der Befall des Menschen mit diesen Entwicklungsstadien wird als *Täniose[3]* bzw. *Zystizerkose[4]* bezeichnet.

Täniose: Vorhandensein des geschlechtsreifen Bandwurms im *Darm.*

Zystizerkose: Erkrankung, die durch das Vorhandensein von Finnen im menschlichen Organismus ausgelöst wird. Da die *Finnen in nahezu allen Organen* in Erscheinung treten können, ist die Zahl der Symptome und Reaktionen groß.

Im Hinblick auf *Entwicklung und Vermehrung* gilt für die Bandwürmer allgemein: Der geschlechtsreife Bandwurm lebt im *Dünndarm.* Hier entwickelt er im Verlauf von Monaten mehrere hundert Glieder. Die gebildeten Eier gelangen entweder frei oder noch in den Proglottiden eingeschlossen ins Freie. Eine für den

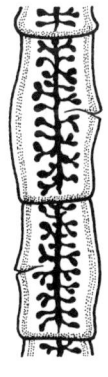 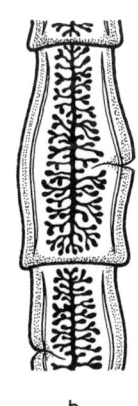 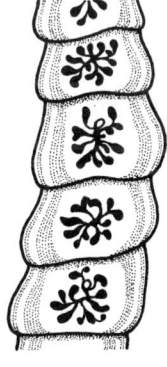

a b c

B. – Abb. 4. Beim Menschen als Tänien auftretende Zestoden (Proglottiden): a) Taenia solium, b) Taenia saginata, c) Diphyllobotrium latum (aus HAMPERL).

---

[1] Skolex (gr.) Wurm. – [2] Strobilos (gr.) Wirbel, Kreisel. – [3] Tainia (gr.) Band. – [4] Kystis (gr.) Blase; kerkos (gr.) Schwanz.

Menschen bedeutsame Ausnahme besteht beim *Schweinebandwurm.* Die Eier oder die eierhaltigen Proglottiden können durch peristaltische Bewegungen in Magen oder Mund gelangen, wodurch eine Zystizerkose ausgelöst werden kann. (Selbstinfektion, siehe unten).

Das mit 2 oder 3 Hüllen versehene Ei enthält einen vollständig ausgebildeten Embryo, die beschalte *Onkosphäre[1].* (Abweichend sind die Verhältnisse bei Diphyllobotrium latum, worauf speziell eingegangen wird). Die Onkosphäre (= Sechshakenlarve) schlüpft erst aus dem Ei, wenn sie im Magen eines geeigneten Wirtes angelangt ist. Die Onkosphäre hat einen Durchmesser von etwa 20 µm. Mit Hilfe ihrer Haken durchbohrt sie die Darmwand und gelangt direkt oder über das Blut- und Lymphgefäßsystem in Organe bzw. Gewebe, in denen sie sich weiterentwickeln kann. Hier wächst sie heran und erreicht ein Larvenstadium, das als *Finne* bezeichnet wird.

Das *Finnenstadium* ist bei den verschiedenen Arten unterschiedlich bezeichnet. Die Finnenstadien können sich mehr oder weniger lange Zeit im Zwischenwirt halten; sie können sich hier jedoch nicht in geschlechtsreife Tiere verwandeln. Voraussetzung hierfür wäre, daß sie mit ihrem Wirt oder mit Teilen desselben verschluckt werden. Dann erst zerreißt die Hülle, und jeder darin enthaltene Skolex kann sich zu einem geschlechtsreifen Bandwurm entwickeln.

Taenia solium[2] (Tab. 5):

Die auch als *Einsiedlerbandwurm* oder *Schweinebandwurm* bezeichnete Taenia solium tritt beim Menschen einerseits im geschlechtsreifen Zustand im *Dünndarm* auf; sie verursacht also eine *Täniose.* Sie kann beim Menschen andererseits auch eine *Zystizerkose* verursachen; der Mensch dient in diesem Falle also als Zwischenwirt.

Taenia solium wird vom Menschen durch Genuß finnenhaltigen Schweinefleisches inkorporiert. Daraufhin wächst im Dünndarm eine Taenie heran. Die Wurmeier gelangen mit den Fäzes ins Freie und können in den Magen des Schweines gelangen, das als Zwischenwirt dient. Die Onkosphären durchbohren die Magen- und Darmwand des Schweines und werden durch den Blutstrom u.a. in die Muskulatur verschleppt, wo sie sich zur Finne *(Cysticercus cellulosae)* abkapseln. Beim Verzehr des Fleisches dieser Tiere gelangen die Finnen in den menschlichen Magen, wonach sich im Dünndarm wiederum Tänien entwickeln können. Zweck der Fleischbeschau ist die Verhinderung der Infektion des Menschen.

Der Mensch kann jedoch zugleich *Wirt und Zwischenwirt* der Tänie sein. Gelangen die im Darm freigewordenen Eier wiederum in den Magen des Menschen, so entwickeln sich in gleicher Weise wie beim Schwein Zystizerken, die in die Blutbahn gelangen. Es besteht also eine *Zystizerkose.* Am häufigsten erfolgt diese *Selbstinfektion* durch antiperistaltische Bewegungen des Darmes, wodurch die Bandwurmeier in den Magen und Mund gelangen können.

Die Zystizerken können *in allen Organen,* z.B. im Auge, im Gehirn auftreten; sie treten jedoch bevorzugt in der Muskulatur in Erscheinung. Im Bereich der Hirnbasis kommt es mitunter zur Entwicklung traubenartig angeordneter, mehr oder weniger rasch zerfallender Blasen *(Cysticercus racemosus[3]).*

Taenia saginata[4] (Tab. 6):

Taenia saginata, der *Rinderbandwurm* oder *unbewaffnete Bandwurm,* findet sich beim Menschen nur als Tänie, also in geschlechtsreifer Form, verursacht also eine *Täniose.* Wirt dieser Tänie ist ausschließlich der Mensch, bei dem sie im *Dünndarm* lebt. Zwischenwirt ist das Rind, in dem sich die Finne entwickelt *(Cysticercus*

B. – Tab. 5. Eigenschaften der Taenia solium.

Taenia solium
Morphologie: Länge 2–3 m, maximal 8 m. Kopf: Stecknadelgroß, rund, mit 4 Saugnäpfen und in 2 Reihen angeordneten Haken. 700–1000 Glieder, die sich meist in Zweier- oder Dreiergruppen lösen. Rechteckige Proglottiden, 10–12 mm lang, 5–6 mm breit, Uterus mit wenigen dicken, baumförmig verzweigten Seitenästen.
Zwischenwirt: Schwein und Mensch
Wirt: Mensch
Infektionskrankheit: Täniose, Zystizerkose

---

[1] Onkos (gr.) Krümmung, Haken; sphaira (gr.) Kugel. – [2] Tainia (gr.) Band; solen (gr.) Rinne, Röhre. – [3] Racemosus (lat.) traubenartig. – [4] Saginata (lat.) gemästet.

B. – Tab. 6. Eigenschaften der Taenia saginata.

Taenia saginata
Morphologie: Länge 4–10 m. Kopf: Viereckig, etwa 2 mm breit, mit 4 elliptischen Saugnäpfen, kein Hakenkranz. 1200–2000 Glieder, reife Glieder haben Kürbiskernform, sind 16–20 mm lang und 4–7 mm breit. Uterus mit 20–30 dichotomisch verzweigten Seitenästen.
Zwischenwirt: Rind
Wirt: Mensch
Infektionskrankheit: Täniose

bovis). Die Entwicklung entspricht weitgehend jener von Taenia solium. Die *Übertragung* auf den Menschen erfolgt vorwiegend durch den Genuß rohen Fleisches.

Echinococcus granulosus[1] (Taenia echinococcus) (Tab. 7):

Der Echinococcus granulosus oder *Hundebandwurm* ist eine der kleinsten Tänien. Wirte dieser Tänie sind Wolf, Kojote und verwandte Arten, insbesondere jedoch der Hund, was in epidemiologischer Hinsicht bedeutsam ist. Die Eier mit den Onkosphären haften an der Schnauze und am Fell des Tieres und können somit leicht auf den Menschen übertragen werden. Als Zwischenwirte kommen außer dem Menschen nahezu alle Warmblüter in Betracht. Die von den Hunden abgesetzten Eier werden meist von Schafen aufgenommen, in denen sich wiederum Finnen entwickeln. Der Echinokokkus ist daher vorwiegend in Gegenden anzutreffen, in denen Schafzucht betrieben wird.

B. – Tab. 7. Eigenschaften des Echinococcus granulosus.

Echinococcus granulosus
Morphologie: Länge 3–6 mm. Kopf: < 1 mm, mit 4 Saugnäpfen und vorstülpbarem Rostellum mit etwa 40 Haken. 3–4 Glieder, von denen nur das letzte reife Eier enthält.
Zwischenwirt: Alle Warmblüter, insbesondere Pflanzenfresser, Mensch.
Wirt: Hund, Wolf, Kojote
Infektionskrankheit: Hydatide Echinokokkose

Beim Menschen und den anderen Zwischenwirten führt die Inkorporation zu der Erkrankung, die als *hydatide[2] Echinokokkose* bezeichnet wird. Die Eier oder Embryophoren werden bis zu 36 μm lang. Ihre Hüllen werden im Magen des Zwischenwirtes verdaut und die sog. Sechshakenlarven schlüpfen aus. Sie durchbohren die Magen- und Dünndarmwand, gelangen in die Lymph- oder Blutbahn und weiter über die Pfortader in die *Leber,* wo sie sich festsetzen können. Ein Teil der Parasiten erreicht den *Lungenkreislauf* und wird dort ansässig. Weitere können nach Passage des Lungenkreislaufes an die verschiedensten Orte im Organismus gelangen (s. Ma. S. 161).

In der Leber oder in anderen Organen verwandelt sich die Larve in eine Finne. Aufgrund ihrer morphologischen Eigenarten (Abb. 5) wird diese als *Blasenwurm, Hydatide* oder *Echinokokkus* bezeichnet. Die sich entwickelnden Blasen können Kopfgröße erreichen. Deren Wand besteht aus einer äußeren, konzentrisch geschichteten Chitinmembran und einer inneren Parenchymschicht. Im Inneren entwickeln sich zahlreiche Skolizes, wobei sich von der Wandung der Blase aus nach innen zu Tochterblasen entwickeln. Derartige Hydatiden sind vorwiegend in der *Leber* und in der *Milz* anzutreffen, gelegentlich jedoch auch in *anderen Organen,* wie Lunge, Gehirn, Milz und Niere. Gefährliche *Komplikationen* können sich bei Einbruch der Blasen in die freie Bauchhöhle ergeben. Die Skolizes sterben nach einiger Zeit ab. Die Hydatiden werden sodann von einer derb-fibrösen Kapsel umhüllt, und ihr Inhalt nimmt eine gelatinöse oder kreidig-kalkige Beschaffenheit an. Im Inhalt dieser Kapseln finden sich mitunter gefaltete Membranreste oder Haken der Skolizes (s. Hi. S. 332).

Echinococcus multilocularis[3] (E. sibiriensis)[4] (Tab. 8):

Der Echinococcus multilocularis ist dem E. granulosus nahe verwandt, und die Tänien beider Zestoden gleichen sich in Größe und morphologischer Beschaffenheit weitgehend. Wirte sind der Hund und der Fuchs. Als Zwischenwirte für die Finnen kommen neben dem Menschen nahezu alle Nagetiere in Betracht.

Die Infestation erfolgt durch orale Aufnahme der Eier. Die Verbreitung im menschlichen Or-

---

[1] Echinos (gr.) Igel; kokkos (gr.) Kern; granulosus (lat.) körnig, gekörnt. – [2] Hydatis (gr.) Wasserblase. – [3] Multilocularis (lat.) vielkammerig. – [4] Sibiria = Teil der UdSSR, Sibirien.

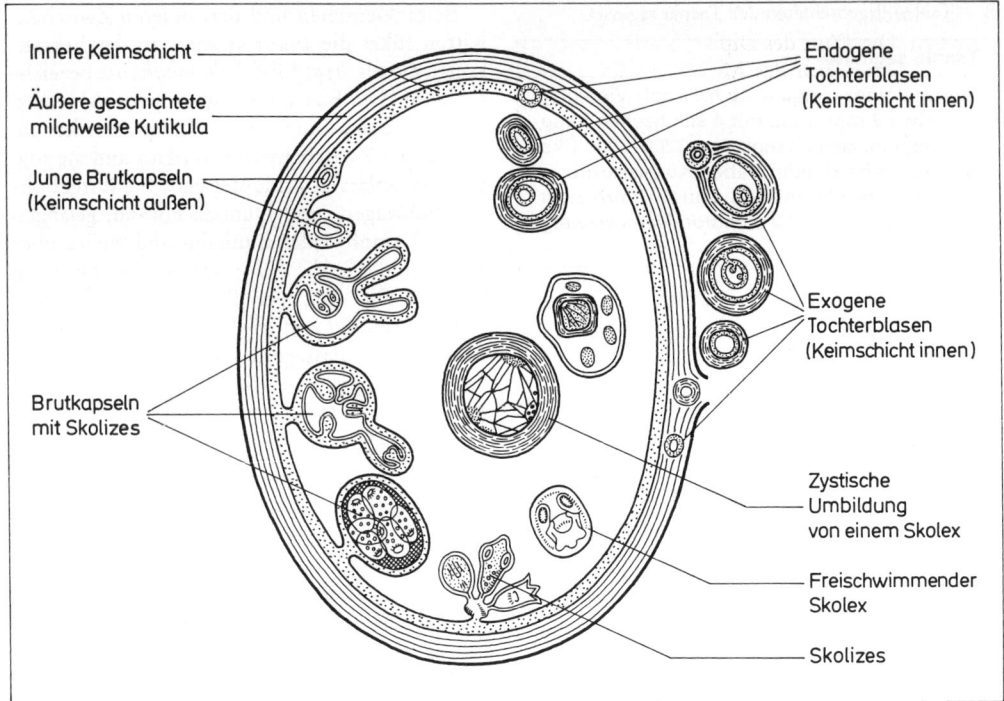

Innere Keimschicht

Äußere geschichtete
milchweiße Kutikula

Junge Brutkapseln
(Keimschicht außen)

Brutkapseln
mit Skolizes

Endogene
Tochterblasen
(Keimschicht innen)

Exogene
Tochterblasen
(Keimschicht innen)

Zystische
Umbildung
von einem Skolex

Freischwimmender
Skolex

Skolizes

B. – Abb. 5. Echinokokkusblase oder Hydatide (Echinococcus granulosus) (aus BRUMPT u. Mitarb.). NEVEU-
LEMAI.

ganismus entspricht weitgehend jener von
E. granulosus.

Ebenso wie bei E. granulosus entwickeln sich
die Finnen in Blasen. Charakteristisch für den
E. multilocularis ist jedoch die *Ausbildung neuer
Blasen nach außen* hin (multilocularis!), die
infiltrierend und *zerstörend* in das betroffene
Gewebe, insbesondere in die *Leber*, eindringen.
Aufgrund der morphologischen Gegebenheiten

bezeichnet man die Erkrankung als *alveoläre
Echinokokkose*. Die sich entwickelnden Blasen
haben eine schwammige Struktur und enthalten
keine Hydatidenflüssigkeit.

Diphyllobothrium latum[1] *(Bothriocephalus latus)*
(Tab. 9):

Das infektiöse Larvenstadium entwickelt sich
in den *Fischen*. Die Infestation des Menschen

B. – Tab. 8. Eigenschaften des Echinococcus multilocularis.

Echinococcus multilocularis
Morphologie: Länge 1–3 mm. Kopf <1 mm, 3–5 Glieder. Gleicht Echinococcus granulosus.
Zwischenwirt: Insbesondere   Nagetiere, Mensch
Wirt: Hund und Fuchs
Infektionskrankheit: (Echinococcus alveolaris) Echinokokkose

B. – Tab. 9. Eigenschaften des Diphyllobotrium latum.

Diphyllobotrium latum
Morphologie: Länge 3–8 m, maximal 12 m. Kopf spatelförmig, 1–5 mm mit 2 längli-chen Saugspalten. 3000–4000 Glieder, breiter als lang, reife Glieder fast quadra-tisch.
Zwischenwirt: 1. niedere Krebse, 2. Fische
Wirt: Mensch, Hund, Katze und andere Tiere
Infektionskrankheit: Täniose, Anämie

---

[1] Di-(gr.) zwei (fach); phyllon (gr.) Blatt; bothrion (gr.) kleine Grube; latus (lat.) breit.

kann durch den Genuß rohen Fischfleisches erfolgen. Die Tänie des Diphyllobothrium latum lebt im *Dünndarm* des Menschen. Durch Absonderung von Toxinen sowie insbesondere durch die Bindung des Vitamins B_{12} verursacht sie eine charakteristische *Anämie*.

γ) Nematoden[1] (Fadenwürmer)

Die Nematoden gehören zu den *Rundwürmern* (Nemathelminthen). Sie haben eine zylindrische Form, sind meist von weißlicher Farbe und von einer *Keratinkutikula* umgeben. Die Tiere sind *getrenntgeschlechtlich*. Ihre Größe ist außerordentlich verschieden (< 1 mm bis > 1 m).

Die im Menschen parasitierenden Nematoden werden im Darm, in der Muskulatur und im subkutanen Bindegewebe sowie auch in Lymph- und Blutgefäßen angetroffen. Sie sind ovipar und vivipar, das heißt, sie legen Eier ab oder gebären Junge. Einige Arten entwickeln sich in nur einem einzigen Wirt, andere parasitieren aufeinanderfolgend in zwei verschiedenen Wirten. Die parasitischen Nematoden durchlaufen niemals im Körper ihres Wirtes den gesamten Entwicklungszyklus. Ihre geschlechtsreifen Eier können sich nicht innerhalb des Wirtes vermehren. Ein Teil ihrer Entwicklung vollzieht sich in einem Zwischenwirt oder in der Außenwelt.

Der Mensch infiziert sich mit den verschiedenen Fadenwurmarten auf verschiedenen Infektionswegen, indem er larvenhaltige Eier direkt oder mittels eines Zwischenwirtes oder aber infektionsfähige Larven ohne Beteiligung eines Zwischenwirtes aufnimmt.

Ascaris lumbricoides[2] (Spulwurm) (Tab. 10):

Dieser Fadenwurm ist die einzig medizinisch wichtige Askaridenart. Der geschlechtsreife Nematode hält sich beim Menschen vorzugsweise im *Dünndarm* auf, von wo aus er sowohl in die Gallenwege als auch in Magen, Schlund, Mundhöhle und Nase vordringen kann.

Die befruchteten, mit dem Kot ausgeschiedenen Eier entwickeln sich in feuchter Umgebung zu Larven. Die Infestation erfolgt durch Aufnahme verunreinigter pflanzlicher Nahrung oder mit dem Trinkwasser. Die Larven legen im menschlichen Organismus während etwa 10 Tagen einen bestimmten Weg zurück, ehe sie zum

B. – Tab. 10. Eigenschaften des Ascaris lumbricoides.

Ascaris lumbricoides
Morphologie: ♂ 15–17 cm lang, 3 mm dick, ♀ 20 bis 25 cm lang, 5 mm dick. An den Enden spitz auslaufend. Beim Männchen ein Ende krummstabähnlich gebogen.
Zwischenwirt: Kein Zwischenwirt, Entwicklung der Larven im Freien. Wirt: Mensch
Infektionskrankheit bzw. Symptome: Ergibt sich aus der Körperwanderung der Larven: Darmwand, Leber, Lunge; flüchtige eosinophile Infiltrate und Bronchopneumonien.

ausgewachsenen Wurm heranreifen. Sie durchbohren zunächst die Darmwand und gelangen mit dem Blut in die *Leber*, die sie durchsetzen. Von hier aus erreichen sie wiederum auf dem Blutwege die *Lungen*, wo sie in den Kapillaren steckenbleiben. Hier können sie zur Ursache flüchtiger *eosinophiler Infiltrate* oder von *Bronchopneumonien* werden. Schließlich brechen die Larven in die Alveolarlichtungen ein und gelangen durch den Flimmerstrom und durch Eigenbewegung in die Trachea und in den Larynx. Von hier aus nehmen sie den Weg als fast ausgereifte Würmer wieder über die Speiseröhre in den *Darmtrakt*.

Auf dem gesamten Weg ihrer Wanderung können die Larven zugrundegehen. Sie werden dann vom Organismus abgekapselt, und es bilden sich kleine Kalkknötchen, die mitunter in der Leber oder in der Darmwand beobachtet werden können.

Enterobius (Oxyuris) vermicularis[3] (Pfriemenschwanz) (Tab. 11):

Enterobius vermicularis ist die einzige medizinisch wichtige Oxyurenart. Man nennt sie *Spring-, Kinder-, Maden-* oder *Afterwurm*. Der Körper des Wurmes endet in einem dünnen Schwanz, was zur Bezeichnung Oxyure (= Pfriemenschwanz) geführt hat.

Der Wurm lebt zunächst im Dünndarm und wandert weiter in das Zökum und den Wurmfortsatz und in den unteren Dickdarm. Die Weibchen treten insbesondere unter dem Einfluß der Bettwärme durch die Analöffnung, wo

---

[1] Nema (gr.) Faden. – [2] Ascaris (gr.) Spulwurm; lumbricus (lat.) Regenwurm. – [3] Enteron (gr.) Eingeweide; bios (gr.) Leben; oxys (gr.) spitz; ura (gr.) Schwanz; vermicularis (lat.) wurmartig.

B. – Tab. 11. Eigenschaften des Enterobius vermicularis.

Enterobius vermicularis
Morphologie: ♂ 2–4 mm lang, ♀ 8–10 mm lang. Konisch, im letzten Viertel dünner Schwanz.
Zwischenwirt: Kein Zwischenwirt
Wirt: Mensch
Infektionskrankheit bzw. Symptome: Pruritus ani, Stuhlzwang, nervöse Störungen.

B. – Tab. 12. Eigenschaften des Ankylostoma duodenale.

Ankylostoma duodenale
Morphologie: ♂ 8–10 mm lang, ♀ 10–18 mm lang. Konisch, zylinderförmig, im vorderen Ende leicht verjüngt, beim Männchen glockenartiger Schwanz.
Zwischenwirt: Kein Zwischenwirt. Entwicklung der Larven im Freien.
Wirt: Mensch, Affe, Schwein, Hund, Katze.
Infektionskrankheit bzw. Symptome: Ankylostomiasis. Befall mit geringer Zahl gegebenenfalls symptomlos. Mehrere tausend: Ausgedehnte Geschwürbildungen im Dünndarm, Blutungen, Anämie.

sie im Bereich des Afters Juckreiz hervorrufen. Beim Mädchen können die Oxyuren aus dem Anus in die Vagina, in den Uterus, weiter in die Tuben und schließlich in die Bauchhöhle gelangen.

Die legereifen Weibchen legen ihre Eier in der Nähe der Afteröffnung ab und gehen nach der Eiablage zugrunde. Die Infektion kann somit erlöschen. Die Eier enthalten einen Embryo, der sich bei Körpertemperatur innerhalb von 6 Stunden zu einer Wurmlarve entwickeln kann. Daher ist eine *Autoinfektion* (Abb. 6) insbesondere bei

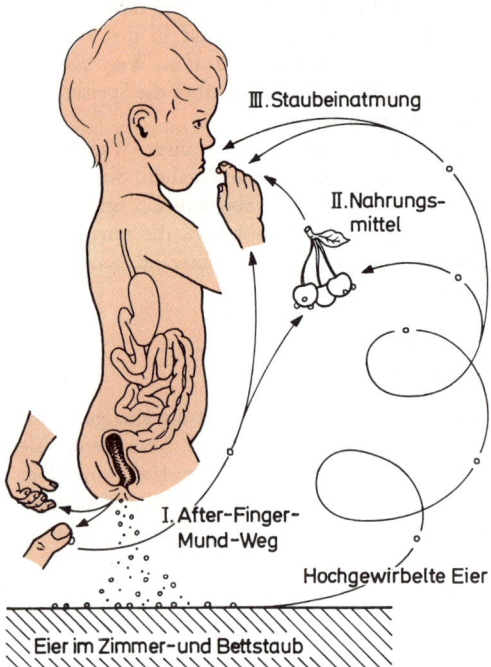

III. Staubeinatmung

II. Nahrungsmittel

I. After-Finger-Mund-Weg

Hochgewirbelte Eier

Eier im Zimmer- und Bettstaub

B. – Abb. 6. Schematische Darstellung der Möglichkeiten einer Infestation des Madenwurms (aus REPLOH u. OTTE nach BRUMPT u. Mitarb.).

Kindern leicht möglich (After-Finger-Mund-Weg). Andererseits finden sich Oxyureneier im Staub von Räumen, in denen Oxyurenträger verkehren; sie können inhaliert werden.

Gelangen die *Eier* in *Magen* oder *Dünndarm*, so verwandeln sie sich hier rasch in geschlechtsreife Tiere.

Ankylostoma[1] duodenale (Grubenwurm) (Tab. 12):

Als *Wirte* des Haken- oder Grubenwurmes kommen vorzugsweise Mensch, Affe, Schwein, Hund und Katze in Betracht. Der Wurm wird vorwiegend in warmen Ländern beobachtet. In Europa wird er beim Menschen beobachtet, die in Ziegeleien, im Tunnelbau oder in Bergwerken arbeiten. Das hat dem Parasiten die Bezeichnung Grubenwurm eingetragen.

Die im Darm abgelegten, ins Freie gelangten Eier entwickeln sich binnen 24 Stunden zu Larven. Nach einer zweiten Häutung sind die Larven infektionsfähig. Sie dringen durch die Haut, seltener durch den Mund ein. Nachdem sie den Blutkreislauf erreicht haben, gelangen sie in die *Lunge*, von hier aus über den Rachen in den *Verdauungstrakt*. Hier verwandeln sie sich nach mehreren Häutungen zu geschlechtsreifen Würmern, die sich vorwiegend im Duodenum und Ileum aufhalten.

Die durch den Grubenwurm verursachte Erkrankung wird als *Ankylostomiasis* bezeichnet. Eine Anzahl von 500 Würmern in einer Person kann bei günstigen Lebensverhältnissen noch als harmlos gelten. Eine größere Anzahl (5000–6000) kann zu schweren, mitunter tödlichen Erkrankungen führen.

---

[1] Ankylos (gr.) gekrümmt; stoma (gr.) Mund.

Die Würmer saugen sich in der Darmschleimhaut fest, die sie verdauen und aufzehren. Es kommt zu ausgedehnten *Geschwürsbildungen*, andauernden *Blutungen* und *Anämie*.

Trichinella spiralis[1] *(Trichine)* (Tab. 13):

Die geschlechtsreifen, mit bloßem Auge kaum sichtbaren Fadenwürmer leben im *Dünndarm* von Mensch, Schwein, Hund, Fuchs, Ratte und anderen Tieren; sie werden als *Darmtrichinen* bezeichnet. Nach der Begattung bohren sich die Weibchen in die Darmwand, gelegentlich auch in das Mesenterium und die Mesenteriallymphknoten ein. In der Submukosa gebären sie sog. Jungtrichinen. Diese wandern meist in die Lymphgefäße ein und gelangen teils aktiv, teils passiv durch den Ductus thoracicus in das rechte Herz, weiter über den Lungenkreislauf und die linke Herzkammer in den großen Kreislauf. Sie setzen sich fast ausschließlich in der *Skelettmuskulatur* fest. Hier bohren sie sich in die Muskelfasern ein und entwickeln sich zu sog. *Muskeltrichinen*. Sie rollen sich spiralig auf und versehen sich mit einer hyalinen Kapsel. (Siehe Histopath.) Die Muskeltrichinen sind mit freiem Auge sichtbar. Ihre Längsachse liegt in der Richtung der Muskelfasern. Sie können über Jahrzehnte hinweg lebensfähig bleiben, jedoch nie im gleichen Wirt geschlechtsreif werden.

B. – Tab. 13. Eigenschaften der Trichinella spiralis.

Trichinella spiralis
Morphologie: ♂ 1,5 mm lang, ♀ 3–4 mm lang, zylindrisch, Enden konisch. Trichinen: 400 μm lang, 250 μm breit, zitronenförmig, aufgerollt in einer hyalinen Kapsel liegend.
Zwischenwirt: Kein Zwischenwirt. Für die Entwicklung jedoch Wirtswechsel erforderlich.   Wirt: Mensch, Schwein, Hund, Fuchs, Ratte u. a.
Infektionskrankheit bzw. Symptome: Trichinose, schwere Erkrankung bei Massenbefall. 1. Stadium: (8.–12. Tag) Darmentzündung, Diarrhoe, Fieber. 2. Stadium: (2.–8. Woche) Einwanderung in die gestreifte Muskulatur: Hohe Eosinophilie, Muskelschmerzen, Muskelsteifigkeit, Kreislaufstörungen. 3. Stadium: (10 bis 30 Jahre) rheumatische Beschwerden, Anämie.

Gelangen die Muskeltrichinen in den Magen-Darm-Trakt eines anderen Tieres und werden von ihrer Kapsel befreit, so entwickeln sie sich schließlich zu geschlechtsreifen Würmern weiter. Durch den Genuß trichinellenhaltigen Fleisches, z. B. vom Schwein, gelangt der Parasit auch in den Darm des Menschen. Die Trichinose ist bei Massenbefall eine schwere Erkrankung (siehe Tab. 13).

Trichuris trichiura[2] *(Peitschenwurm)* (Tab. 14):

Der mit bloßem Auge ohne weiteres sichtbare und mit anderen Würmern nicht zu verwechselnde Peitschenwurm bohrt sich mit seinem dünnen Anteil in die *Schleimhaut des Darmes* ein. Durch seine eigenen Verdauungssäfte löst er die Schleimhaut auf und resorbiert diese.

Als Wirt kommt vorzugsweise der Mensch in Betracht. Das Ei entwickelt sich erst nach der Ablage; es wird erst infektionsfähig, wenn es die Larve enthält. Die Infestation geschieht durch kontaminiertes Wasser oder durch erdverschmutzte Hände. Die inkorporierte Larve entwickelt sich im Darm direkt zum geschlechtsreifen Wurm.

Die Infestation wird meist nicht bemerkt. Sie kann die Ursache unklarer Abdominalbeschwerden sein oder Symptome wie bei Appendizitis, Appetitlosigkeit, Verdauungsstörungen und Gewichtsverlust hervorrufen. Stärkere Infestationen bewirken Diarrhöen und Anämie.

b) Arthropoden[3] (Gliederfüßler)

Arthropoden können eine *Infektion* hervorrufen, indem sie andere Infektionserreger (z. B. Viren, Rickettsien, Bakterien, Protozoen, Ne-

B. – Tab. 14. Eigenschaften der Trichuris trichiura.

Trichuris trichiura
Morphologie: ♂ 3,5–4,5 cm, ♀ 5 cm. Vorderes Drittel lang und fadenförmig; hinteres Drittel verdickt, ca. 1 mm Durchmesser, peitschenähnlich.
Zwischenwirt: Kein Zwischenwirt. Entwicklung der Larven im Freien.   Wirt: Mensch
Infektionskrankheit bzw. Symptome: Unklare Abdominalbeschwerden. Bei stärkerer Infestation Diarrhö und Anämie.

---

[1] Trichinos (gr.) aus Haaren; spiralis (lat.) gewunden. – [2] Thrix, Gen. trichos (gr.) Haar; ura (gr.) Schwanz. –
[3] Arthron (gr.) Glied, Gelenk; pus, Gen. podos (gr.) Fuß.

matoden) übertragen. Dieses gilt vor allem für die Gruppe der Arachnida und Insecta. Andere Arthropoden lösen aber auch dadurch eine Entzündung aus, indem sie Stoffe in das menschliche Gewebe einbringen *(Toxine)*, die dann eine Gewebsschädigung hervorrufen, der eine entzündliche Reaktion folgt (z.B. Mücken-, Bienen-, Wespenstich).

Literatur

MARKELL, E. K., M. VOGE: Medical parasitology. 3. Aufl., Saunders, Philadelphia, London, Toronto 1971.

PIEKARSKI, G.: Medizinische Parasitologie in Tafeln. 2., revidierte und erweiterte Auflage. Springer, Berlin, Heidelberg, New York 1973.

2.2.1.2. Protozoen (tierische Einzeller)

Krankheitserregende Protozoen treten in *Hohlorganen* des Menschen, deren Wandungen sie invadieren können oder im *Blut* und in den *Geweben* des Menschen auf. Die Protozoen können sich im Wirtsorganismus stark vermehren. Sie können durch direkte Einflüsse die Zellen oder Gewebe, in die sie eingedrungen sind, schädigen und dadurch z.B. eine entzündliche Reaktion auslösen. Die Protozoen sind für den Wirtsorganismus auch *Antigene* und rufen

B. – Tab. 15. Eigenschaften des Trypanosoma gambiense und des Trypanosoma rhodesiense.

Trypanosoma gambiense und T. rhodesiense
Wirte: Rind, Schwein, Antilope
Überträger: Stechfliegen, Glossinen (Tsetsefliege)
Infektionskrankheit: Afrikanische Schlafkrankheit
Verlauf und Symptome:
1. Nach Inokulation örtlich Induration und Schwellung (Trypanosomenschanker).
2. Nach 7–10 Tagen: Erreger gelangen in die Blutbahn.
3. Nach einigen Wochen: Reaktive Schwellung der Lymphknoten (insbesondere Nackenregion).
4. Nach 6 Monaten: Meningoenzephalitische Phase. Verlauf subakut bzw. chronisch.

die *Bildung von Antikörpern* hervor. Die Antikörperspezifität betrifft allerdings nicht eine bestimmte Spezies, sondern lediglich jeweils einen Stamm innerhalb einer Spezies.

Protozoen als Krankheitserreger *im Gastrointestinaltrakt:* Entamoeba histolytica, Giardia intestinalis und Balantidium coli.

Protozoen als Krankheitserreger *im Urogenitaltrakt:* Trichomonas vaginalis kommt in der Vagina und in der männlichen Harnröhre vor und kann Vaginitis bzw. Urethritis hervorrufen.

Protozoen im Blut bzw. in den Geweben: Die Trypanosomen, die Leishmanien, die Plasmodien und die Toxoplasmen. Ein Teil dieser Protozoen sind fakultativ intrazelluläre Parasiten (Pneumozystis, Toxoplasma, Leishmania, Trypanosoma), während andere obligat intrazellulär leben (Plasmodia).

a) Mastigophora[1] (Flagellaten[2]) (Geißeltierchen)

α) *Trypanosoma gambiense und Trypanosoma rhodesiense*[3] (Tab. 15)

Diese beiden Trypanosoarten sind die Erreger der *afrikanischen Schlafkrankheit.* Am hinteren Ende dieser 15–35 μm langen, flexiblen Flagellaten ist ein Zellkern sowie ein ebenso färbbarer, kleinerer Kinetoplast zu sehen. Am vorderen Ende befindet sich eine Geißel und an der Seitenkante eine wellenförmige Membran.

Der Erreger befällt vorzugsweise den Menschen. Das Rind und andere Mammalier stellen ein Erregerreservoir dar. Die Übertragung erfolgt durch die *Tsetsefliege,* eine Glossine (Zungenfliege).

Nach der Inokulation entsteht eine unterschiedlich stark ausgeprägte Schwellung und Induration. Die Schwellung kann furunkelartige Beschaffenheit annehmen. Die örtlichen Veränderungen werden als Trypanosomenschanker bezeichnet. Nach 7–10 Tagen gelangen die Erreger in die *Blutbahn,* wo ein großer Teil durch Antikörper vernichtet wird. Nach einigen Wochen tritt eine Vergrößerung der lymphatischen Organe auf; besonders häufig ist eine Vergrößerung der *Lymphknoten in der Nackenregion.* Ihr entscheidendes Stadium erreicht die Erkrankung nach etwa 6 Monaten bei *Befall des ZNS.* In einer sog. meningoenzephalitischen Phase treten

---

[1] Mastix (gr.) Geißel; phero (gr.) tragen. – [2] Flagellum (lat.) Geißel. – [3] Trypanon (gr.) Bohrer; soma (gr.) Körper; Gambia = Fluß in Westafrika; Rhodesia = Republik im südöstl. Afrika.

Wesensveränderungen des Betroffenen, Schlaflosigkeit oder unwiderstehliches Schlafbedürfnis auf. Der Verlauf nach Infektion mit *Trypanosoma rhodesiense* ist stürmischer und führt schneller zum Tode (etwa 1 Jahr), indessen nach Infektion mit *T. gambiense* ohne Behandlung eine Krankheitsdauer von 2–6 Jahren überstanden wird.

Im Zusammenhang mit den genannten Symptomen treten mitunter Ergüsse im Pleura- und Peritonealraum sowie im Herzbeutel, gelegentlich auch eine Myokarditis auf.

β) *Trypanosoma cruzi*[1] (Tab. 16)

Dieser Flagellat ist der Erreger der in Mittel- und Südamerika auftretenden *Chagas*[2]-*Krankheit*. Er wird von *Raubwanzen* auf den Menschen übertragen. Ähnlich wie der Erreger der Schlafkrankheit verursacht er eine lokale entzündliche Schwellung am Ort der Inokulation mit der Folge einer akuten regionären *Lymphadenitis*. Erfolgt eine Invasion in die Konjunktiven, so entsteht eine ausgeprägte *Konjunktivitis* mit regionärer Lymphknotenbeteiligung. Die in den Blutkreislauf gelangten Erreger dringen vorwiegend in die *Zellen des RES* sowie in die *Skelett-* und *Herzmuskulatur* ein. Die Flagellaten vermehren sich ausschließlich in den Zellen, in die sie eingedrungen sind. Von hier aus gelangen sie innerhalb bestimmter Zyklen wieder in das Blut und verbreiten sich weiter. Auf diese Weise wird ein latenter, chronischer Infektionszustand mit einer intermittierenden Parasit-

ämie aufrechterhalten. Bei Kindern verläuft die Erkrankung mit kräftigen akuten Reaktionen.

Die Infektion hat häufig eine Myokarditis und plötzlichen Herztod zu Folge. Die bei der Infektion auftretenden Toxine können zu einer Zerstörung der Ganglienzellen des ZNS und peripherer Ganglien führen. Hierin ist die Ursache des mitunter bei dieser Erkrankung auftretenden Megaösophagus und Megakolons zu sehen.

γ) *Leishmania donovani*[3], *L. tropica*, *L. brasiliensis* (Tab. 17).

Die Erreger sind vorwiegend runde, 2–3 μ große Gebilde, die neben dem Zellkern einen Chromatinkörper enthalten. Sie werden durch *Stechmücken (Phlebotomus)* übertragen. Das Erregerreservoir ist bei Hund, Katze, Fuchs und Schakal zu suchen.

Diese Protozoen verursachen verschiedene Formen der sog. *Leishmaniasis*, viszerale, kutane bzw. mukokutane Formen. Sie treten vorwiegend in Vorderasien, Indien, Afrika (L. donovani und L. tropica) sowie im tropischen Amerika (L. brasiliensis) auf.

B. – Tab. 16. Eigenschaften des Trypanosoma cruzi.

Trypanosoma cruzi
Wirte: Mensch und Säugetiere
Überträger: Raubwanzen
Infektionskrankheit: Chagas-Krankheit
Verlauf und Symptome:
Örtlich: Konjunktivitis oder lokale entzündliche Schwellung am Ort der Inokulation mit akuter regionärer Lymphadenitis. Allgemein: Chronisch latenter Infektionszustand. Myokarditis. Schädigung der Ganglienzellen → Megakolon und Megaösophagus.

B. – Tab. 17. Eigenschaften der Leishmanien.

Leishmania-Arten
Wirte: Mensch, verschiedene Säugetiere, insbesondere Hund, Katze, Fuchs, Schakal, Eichhörnchen
Überträger: Stechmücken (Phlebotomen), sofern Infektion nicht durch Kontakt geschieht.
Infektionskrankheiten: Viszerale Leishmaniasis, Kala-Azar (Leishmania donovani). Kutane Leishmaniasis, Aleppobeule, Orientbeule (Leishmania tropica). Mukokutane Leishmaniasis (Leishmania brasiliensis).
Verlauf bzw. Symptome:
L. donovani: Befall des RES, Hepatosplenomegalie, Lymphadenopathie, Anämie, Bronchitis, Kolitis, septisches Fieber. L. tropica: Einzelne oder multiple Geschwüre. L. brasiliensis: Entzündliche Infiltrate, starke beulenartige Schwellung vorwiegend in der Schleimhaut des Mundes und der Nase.

---

[1] Oswaldo Cruz (1872–1917), brasilian. Hygieniker. – [2] Carlos Chagas (1879–1939), brasilian. Bakteriologe und Hygieniker. – [3] Sir William Boog Leishman (1865–1926), engl. Militärarzt; Charles Donovan (1863–1951), irischer Tropenarzt.

δ) *Giardia intestinalis*[1] *(Lamblia intestinalis)*[2] (Tab. 18)

Dieses weltweit verbreitete Protozoon gehört gleichfalls zu den Flagellaten. Es ist birnenförmig, 10–18 μm groß, besitzt zwei Kerne und ist mit 8 Geißeln ausgestattet. Es tritt im Dünndarm des Menschen, mitunter auch in den Gallengängen auf. Gelegentlich ruft es keine Symptome hervor, meist jedoch ist es pathogen. Die Giardien liegen der Schleimhaut auf. Sie verursachen leichte Entzündungen. Symptome verursachen sie jedoch insbesondere durch *Verhinderung der Fettresorption;* es treten Zöliakie, Sprue bzw. Dyspepsie auf. Ihr Vorhandensein in den Gallenwegen kann zu Entzündungen Anlaß geben.

B. – Tab. 19. Eigenschaften der Entamoeba histolytica.

Entamoeba histolytica
Infektionsquelle: Kontaminiertes Wasser, kontaminierte Lebensmittel, insbesondere Salate
Eintrittspforte: Magendarmtrakt
Infektionskrankheit: Amöbiasis
Verlaufsformen bzw. Symptome: Minima-Form symptomlos, Symptome nur durch Magna-Form. Intestinale Amöbiasis: Nekrosen der Dickdarmschleimhaut, Ulzera. Rezidivierende, schleimig-blutige Diarrhoen. Extraintestinale Amöbiasis: Leberabszesse, Eiteransammlungen in der Peritoneal- und Pleurahöhle sowie im Herzbeutel.

B. – Tab. 18. Eigenschaften der Giardia intestinalis.

Giardia intestinalis (Lamblia intestinalis)
Infektionskrankheit: Lambliasis bzw. Giardiasis
Symptome: Leichte Entzündungen der Dünndarmschleimhaut bzw. der Gallenwege. Zöliakie, Sprue, Dyspepsie infolge Störung der Fettresorption.

b) Rhizopoda[3] (Wurzelfüßler)

α) *Entamoeba*[4] *histolytica* (Tab. 19)

Eine weitere Gruppe der Protozoen bilden die Rhizopoden, denen Entamoeba histolytica angehört. Hierbei handelt es sich um einen polymorphen Einzeller mit körnigem Protoplasma und einem hellen Randsaum.

Dieser Parasit tritt in 2 *verschiedenen vegetativen* Formen auf.
1. In der *Minutaform* (12–18 μm),
2. in der *Magnaform* (20–30 μm), die auch als Gewebeform bezeichnet wird.

Neben den frei beweglichen Formen kann dieser Erreger eine Zystenform annehmen, die vielkernig ist. Diese ist gegen Umwelteinflüsse besser geschützt und ermöglicht eine Weiterübertragung.

Die Durchseuchung des Menschen wechselt von Land zu Land sehr stark (0,5–60%). Sie ist in Afrika, Asien und Lateinamerika häufiger als in Nordamerika und Europa. Entamoeba histolytica ist der Erreger der *Amöbiasis* auch Amöbendysenterie, Amöbenruhr oder tropische Ruhr genannt. Die in der Minutaform im Dickdarm anzutreffende Entamoeba histolytica verursacht keine Beschwerden. Unter bisher unbekannten Voraussetzungen vermag sich diese Form in die Magnaform umzuwandeln, die Krankheitserscheinungen verursacht. Zu unterscheiden sind die *intestinale* und die *extraintestinale* Amöbiasis.

Bei der *intestinalen Amöbiasis* entstehen chronisch-rezidivierende Diarrhöen oder Dysenterien mit blutig-schleimigen Stühlen. Sie sind die Folge der Zerstörung der Schleimhaut. Diese kommt durch das aktive Eindringen der Erreger in die Zellen der Schleimhaut zustande, die sich durch Einwirkung von Stoffwechselprodukten (histoloytica!) auflösen. Es entstehen ausgedehnte, unterminierte, auf die Schleimhaut beschränkte Nekrosen (s. Hi. S. 332).

Mitunter kann der Parasit in den Blutstrom gelangen und sich in anderen Organen ansiedeln. Bei dieser *extraintestinalen Amöbiasis* kommt es u.a. zur Entstehung von Leberabszessen, zu Eiteransammlung in Pleura- und Peritonealhöhle sowie im Herzbeutel.

---

[1] ALFRED GIARD (1846–1908), franz. Biologe. – [2] W. D. LAMBL (1824–1895), tschech. Arzt. – [3] Rhizoma (gr.) Wurzel; pus, Gen. podos (gr.) Fuß. – [4] Amoibos (gr.) wechselnd.

c) Sporozoa[1] (Sporentierchen)

α) Plasmodien (Tab. 20)

Zu den wichtigsten Sporozoenarten gehören die Plasmodien, die das *Wechselfieber*, die *Malaria*[2], hervorrufen (Pl. vivax, Pl. malàriae, Pl. ovale und Pl. falciparum). Die Malaria gehört auch heute noch zu den bedeutendsten Infektionskrankheiten. Wirte der Plasmodienarten sind der Mensch und Mücken der Gattung Anopheles. Die Erhaltung der Art hat sowohl einen Wirts- als auch einen Generationswechsel zur Voraussetzung (vgl. S. 206).

Die *Vermehrung* geschieht sowohl auf ungeschlechtlichem als auch auf geschlechtlichem Wege. Die ungeschlechtliche Vermehrung, die Schizogonie, vollzieht sich im Leberparenchym und in den Erythrozyten. Die geschlechtliche Vermehrung oder Sporogonie beginnt in den Erythrozyten des Menschen und wird in einer *Anophelesmücke*[3] abgeschlossen.

Der *Wirts- und Generationswechsel* vollzieht sich in der in Abb. 7 dargestellten Weise.

β) Toxoplasma gondii[4] (Toxoplasma homines) (Tab. 21)

Dieses Protozoon zeichnet sich durch eine charakteristische, bogige Form aus. Es ist ein Saprophyt der verschiedensten Säugetiere und Vögel, kann jedoch auch auf den Menschen übertragen werden. Es ist der Erreger der *Toxoplasmose*. Diese ist vorrangig eine Zoonose; erst in neuerer Zeit hat sie als Infektionskrankheit des Menschen Beachtung gefunden. Die Durchseuchung variiert zwischen 4 und 94%. Sie ist in warmen Ländern stärker verbreitet, und sie nimmt mit steigendem Lebensalter zu. Die Infektion verläuft meist symptomlos oder mit uncharakteristischen Symptomen und wird meist nicht erkannt.

B. – Tab. 20. Eigenschaften der Plasmodien.

Plasmodienarten
Plasmodium vivax, Pl. malariae, Pl. ovale, Pl. falciparum
Wirt, Zwischenwirt, Eintrittspforte: Siehe Abb. 7
Infektionskrankheit: Malaria Verlaufsformen und Symptome:
Plasmodium vivax: Benigne Malaria tertiana, gutartiges Dreitagefieber. Fieberschübe in 3tägigem Abstand. Phagozytose der Erythrozyten durch Zellen des RES. Milz- und Lebervergrößerung. Hämosiderose. Ablagerung schwarzen Malariapigmentes.
Plasmodium malariae: Malaria quartana. Viertagefieber. Fieberschübe in 4tägigem Abstand.
Plasmodium ovale: Verlauf ähnlich Malaria tertiana, jedoch milder.
Plasmodium falciparum: Maligne Malaria, nur ein Merozoitenschub. Massiver Zerfall von Erythrozyten. Mikroembolien durch geschädigte Erythrozyten. Schwarzwasserfieber. Gelegentlich Hirnpurpura und Malariaenzephalitis.

B. – Tab. 21. Eigenschaften der Toxoplasma gondii.

Toxoplasma gondii
Wirte: Mensch und Säugetiere (z. B. Hund, Rind, andere Haustiere)
Infektionsquelle: Erregerhaltiges rohes Fleisch, allgemein infizierte Tiere
Eintrittspforte: Vorwiegend Mundschleimhaut, Intestinaltrakt. Diaplazentare Übertragung auf Fetus
Infektionskrankheit: Toxoplasmose Verlaufsformen und Symptome:
a) Pränatale bzw. konnatale Toxoplasmose, Totgeburt oder Frühgeburt. Meningitis mit den Folgen: Verkalkungsherde und Hydrozephalus. Chorioretinitis.
b) Bei erworbener, konnataler Toxoplasmose. Glanduläre Form: Lymphadenitis vorwiegend zervikal, einschließlich submandibular. Augentoxoplasmose: Lymphoplasmazelluläre Iridozyklitis, Chorioretinitis. Zentralnervöse Form: Enzephalitis, Verkalkungsherde, Zystenbildung. Viszerale Form: Interstitielle Pneumonie, Myositis einschließlich Myokarditis, Hepatitis.

---

[1] Spora (gr.) Saat, Samen, Sporen; zoon (gr.) Lebewesen, Tier. – [2] Mala aria (ital.) schlechte Luft. – [3] Anopheles (gr.) schädlich. – [4] Toxon (gr.) Bogen; plasma (gr.) Gebilde; Gundi = afrikan. Nager (Ctenodactylus gondii) »Kammfinger«.

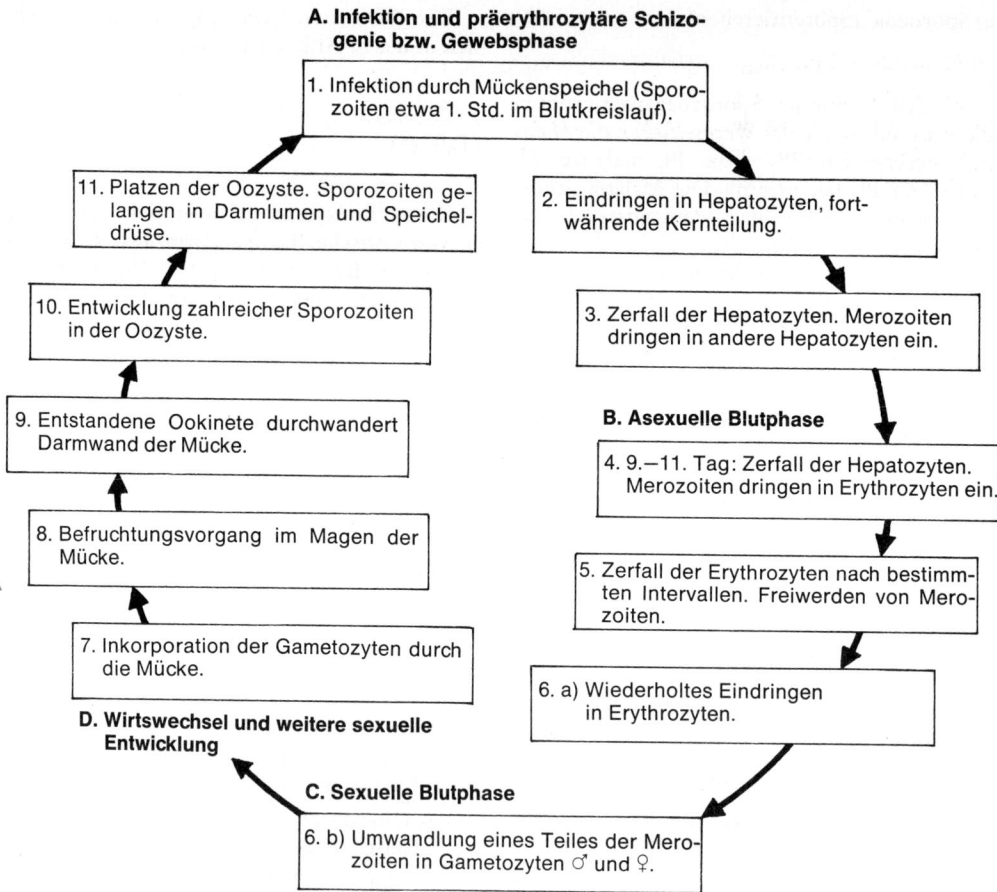

A. Infektion und präerythrozytäre Schizogenie bzw. Gewebsphase

1. Infektion durch Mückenspeichel (Sporozoiten etwa 1. Std. im Blutkreislauf).

11. Platzen der Oozyste. Sporozoiten gelangen in Darmlumen und Speicheldrüse.

2. Eindringen in Hepatozyten, fortwährende Kernteilung.

10. Entwicklung zahlreicher Sporozoiten in der Oozyste.

3. Zerfall der Hepatozyten. Merozoiten dringen in andere Hepatozyten ein.

9. Entstandene Ookinete durchwandert Darmwand der Mücke.

B. Asexuelle Blutphase

4. 9.–11. Tag: Zerfall der Hepatozyten. Merozoiten dringen in Erythrozyten ein.

8. Befruchtungsvorgang im Magen der Mücke.

5. Zerfall der Erythrozyten nach bestimmten Intervallen. Freiwerden von Merozoiten.

7. Inkorporation der Gametozyten durch die Mücke.

6. a) Wiederholtes Eindringen in Erythrozyten.

D. Wirtswechsel und weitere sexuelle Entwicklung

C. Sexuelle Blutphase

6. b) Umwandlung eines Teiles der Merozoiten in Gametozyten ♂ und ♀.

B. – Abb. 7. Entwicklungszyklus der Plasmodien.

Beim Erwachsenen treten verschiedene Infektionsformen auf. Am auffälligsten sind die entzündlichen Veränderungen bei der *Infektion des Auges* sowie die sog. *glanduläre Form* der Toxoplasmose, die mit einer Lymphknotenschwellung im Bereich des Halses und des Unterkiefers einhergeht. Dabei besteht eine unspezifische Lymphadenitis mit kleinherdiger Epitheloidzellreaktion.

Gelangen die Erreger schließlich in das Blut, so können sie Veränderungen in den verschiedensten Organen verursachen. Nach der Art der Ausbreitung sind verschiedene Verlaufsformen zu trennen. Entweder stehen Schädigungen des Zentralnervensystems, *Enzephalitis* mit nachfolgender Ausbildung von Verkalkungsherden oder multiplen Zysten im Vordergrund, oder es erfolgt eine Ausbreitung in die *Muskulatur* mit *Myositis, Myokarditis,* ferner *Hepatitis* sowie *interstitielle Pneumonie.*

Der Erreger kann intrauterin von der Mutter auf den *Feten* übertragen werden. In der Folge stirbt die Frucht entweder bereits im Mutterleib ab, oder aber es kommt zu einer schweren, meist tödlichen Erkrankung des Neugeborenen. Betroffen sind von den Infektionen insbesondere das Gehirn und seine Häute. Hier treten kleine Herde auf, die zahlreiche Parasiten teils extra-, teils intrazellulär enthalten. Abheilende Herde können verkalken. Wird die Erkrankung überstanden, so sind *bleibende Veränderungen im zentralen Nervensystem* zu erwarten, wie Hydrozephalus und Mikrozephalus. Ferner kommt es infolge einer Erkrankung des Auges zu einer Beeinträchtigung des Sehvermögens (Chorioretinitis pigmentosa).

γ) Pneumocystis[1] carinii (Tab. 22)

Bei diesen Sporozoen handelt es sich um rundliche, unregelmäßig geformte Körper von 1 µm Durchmesser. In der Sporenform finden sich jeweils 8 Keimlinge in einem Sporoblasten (Durchmesser etwa 7–10 µm). Die Infektion erfolgt *per inhalationem.*

Gefährdet sind insbesondere Frühgeborene im Alter von 3–6 Monaten und schwächliche Säuglinge sowie Erwachsene mit bösartigen Erkrankungen und bei Behandlung mit Zytostatika oder Corticosteroiden. Der Erreger verursacht eine *interstitielle Pneumonie,* wobei in den Alveolarsepten dichte Infiltrate vorhanden sind. Sie bestehen aus Lymphozyten, Histiozyten und Plasmazellen. In Ausstrichpräparaten können die Erreger als Sporoblasten nachgewiesen werden.

B. – Tab. 22. Eigenschaften der Pneumocystis carinii.

Pneumocystis carinii
Wirte: Mensch, Hund, Katze, Nager
Eintrittspforte: Atmungsorgane (Tröpfcheninfektion)
Infektionskrankheit: Pneumozystose, interstitielle Pneumonie

d) Ciliophora[2] (Ziliaten, Wimpertierchen)

α) Balantidium[3] coli (Tab. 23)

Balantidium coli ist ein 30–150 µ langer Ziliat von ovaler Gestalt, der mit einem Wimpernkranz versehen ist. Es wird vorwiegend beim Schwein angetroffen; gelegentlich ist es jedoch auch im Dickdarm des Menschen zu finden. Die Übertragung erfolgt durch Aufnahme der Zystenform des Erregers *mit der Nahrung.* Balantidium coli kann im Darmlumen vorkommen, ohne merkliche Symptome zu verursachen. Andererseits kann der Erreger in die Darmwand eindringen und ausgedehnte Entzündungen und Geschwürsbildungen verursachen.

Das Krankheitsbild wird als *Balantidienruhr* oder *chronische Dysenterie* bezeichnet. Dringen die Erreger tief in die Darmwand ein, so kann die Erkrankung einen fatalen Ausgang nehmen.

B. – Tab. 23. Eigenschaften des Balantidium coli.

Balantidium coli
Wirt: Schwein
Eintrittspforte: Oral
Infektionskrankheit: Balantidienruhr oder chronische Dysenterie
Verlauf bzw. Symptome: Keine Symptome oder Eindringen in die Darmwand. Entzündung und Geschwürsbildung. Zerstörung der Darmmuskulatur, Perforation.

Es kommt zu einer Zerstörung der Darmmuskulatur und zur Perforation (s. Hi. S. 332).

Literatur

MARKELL, E. K., M. VOGE: Medical parasitology. 3. Aufl., Saunders, Philadelphia, London, Toronto 1971.

PIEKARSKI, G.: Medizinische Parasitologie in Tafeln, 2., revidierte und erweiterte Auflage. Springer, Berlin, Heidelberg, New York 1973.

2.2.1.3. Eumyzeten[4] (Pilze)

Allgemeines: Die Eumyzeten (= Pilze) werden im allgemeinen dem Pflanzenreich zugeordnet. Ebenso wie die Bakterien besitzen sie jedoch kein Chlorophyll. Die Eumyzeten können als *Einzeller* oder in *hochorganisierten Zellverbänden* auftreten. Man kann sie einteilen nach botanisch-morphologischen, physiologischen oder pathogenen Eigenschaften.

Im Hinblick auf die Pathogenität sind die *apathogenen* sowie die *obligat-* und *fakultativpathogenen* Pilze voneinander abzugrenzen.

Obligat-pathogene Eumyzeten verursachen Krankheitsbilder, die im Hinblick auf Verlauf und Symptomatologie klassischen Infektionskrankheiten entsprechen (Coccidioides immitis, Histoplasma capsulatum, Blastomyces brasiliensis, Blastomyces dermatitidis und Sporotrichum schenckii).

Die *fakultativ-pathogenen* Pilze indessen werden nur gelegentlich zu Krankheitserregern; als prädisponierende Faktoren gelten andere Grundkrankheiten, wie Diabetes mellitus, bösartige Tumoren und Tuberkulose, sowie ferner

---

[1] Pneuma (gr.) Hauch, Luft; kystis (gr.) Blase. – [2] Cilium (lat.) Augenlid, Plur. Augenwimpern, Zilien. – [3] Balantidion (gr.) Beutelchen. – [4] Eu (gr.) gut, wohl, recht, schön; mykes (gr.) Pilz.

Gravidität, angeborene oder therapeutisch bedingte Immundefekte und langzeitige Antibiotikabehandlung.

Weitere Bedingungen sind traumatische Schädigungen der Schleimhaut (z. B. Zahnextraktion, Tonsillektomie) und allgemeine Minderungen der Abwehrmechanismen des Organismus durch schwere Erkrankungen und durch therapeutische Maßnahmen (Bestrahlungen, Steroidtherapie, immunsuppressive Therapie, zytostatische Therapie).

Zu den fakultativ-pathogenen Pilzen gehören Sproßpilze wie die Candida-Arten, Torulopsis glabrata und Cryptococcus neoformans sowie Schimmelpilze wie Aspergillus fumigatus und Mukorarten. Unter den erwähnten Voraussetzungen verursachen diese Eumyzeten Krankheitsbilder, wie sie auch von Bakterien verursacht werden können, nämlich Lungen- und Harnwegsinfektionen, Meningitis, Endokarditis und Sepsis. Während früher *System-* und *Organmykosen* sehr selten waren, haben sie durch die oben erwähnten modernen therapeutischen Maßnahmen zugenommen. Besonders gefährdet sind Patienten mit den erwähnten prädisponierenden Grundkrankheiten, die zudem in der Folge dieser Erkrankungen einer immunsuppressiven oder zytostatischen Therapie ausgesetzt sind. So fanden sich bei Leukämie-Patienten im Verlaufe zytostatischer Therapie in 14–40% der Fälle *tiefe Mykosen* (Organmykosen, Sepsis, Endokarditis, Pneumonien usw.), bei Patienten nach Organtransplantationen in etwa 25% der Fälle. Bei unausgewählten Autopsien waren hingegen nur in etwa 2% Mykosen nachweisbar. Auch die *Häufigkeit der Pilzsepsis* variiert bei den Patientengruppen. So waren bei Kindern bis zu 14 Jahren nur 1% aller Sepsisfälle durch Pilze bedingt, bei Säuglingen 3%, dagegen bei Patienten mit Leukämie 5–10%, bei Rauschgiftsüchtigen 15% und bei Patienten mit intravenösen Dauerkathetern sogar 20% der Sepsisfälle durch Pilze bedingt.

Das *Eindringen der Pilze in den Organismus* geschieht auf verschiedenen Wegen. Einige Pilzarten dringen durch die Lunge in den Organismus ein (Coccidioides immitis, Cryptococcus neoformans, Histoplasma capsulatum, Blastomyces dermatitidis und Blastomyces brasiliensis).

Andere Pilze (Sporotrichum schenckii) können in die Haut inokuliert werden (Verletzungen, Punktionen). Einige Pilze (Aspergillus) siedeln sich bevorzugt in normalen (äußerer Gehörgang) oder in pathologischen Hohlräumen (bronchiektatische Kavernen, tuberkulöse Kavernen) an und invadieren nur unter bestimmten Bedingungen das angrenzende Gewebe. Schließlich leben einige (z. B. Candida-Arten) als Saprophyten auf Haut und Schleimhäuten und dringen auch erst unter bestimmten Bedingungen in die Schleimhäute und damit in das Gewebe ein.

a) Hyphomyzeten[1]

α) *Dermatophyten* (Tab. 24)

Die Dermatophyten sind *keratinophile Hyphomyzeten* und sind in den meisten Fällen die Erreger der *Dermatomykosen*. Bei den Dermatomykosen sind 3 Hauptarten zu unterscheiden, die *Trichophytie*, die *Mikrosporie* und die *Epidermophytie*. Die dabei beteiligten Arten führten zur Namengebung der jeweiligen Erkrankungen. In der Regel befallen die Trichophytenarten Haut, Haare und Nägel, die Mikrosporumarten Haut und Haare, die Epidermophytonarten Haut und Nägel, jedoch nicht die Haare. Die Dermatomykosen führen zu unterschiedlich ausgeprägten morphologischen Veränderungen. Ein superfizieller Pilzbefall der Anhangsgebilde kann ohne jegliche entzündliche Veränderungen der Haut bleiben, andererseits können schwerste entzündliche Veränderungen der Haut auftreten, die schwere *Narbenbildungen* und *Verlust der Hautanhangsgebilde* zur Folge haben.

β) *Schimmelpilze* (Tab. 25 u. Abb. 8)

Drei Gattungen von Schimmelpilzen führen zu bemerkenswerten *Mykosen*.

B. – Tab. 24. Eigenschaften der Dermatophyten.

Dermatophyten
Infektionskrankheiten: Dermatomykosen
a) Trichophytie (Haare, Haut, Nägel)
b) Mikrosporie (Haare und Haut)
c) Epidermophytie (Haut und Nägel)
Symptome: Bei oberflächlichem Befall keine entzündlichen Veränderungen. Bei Eindringen in die Kutis schwerste entzündliche Veränderungen, Narbenbildung, Verlust der Hautanhangsgebilde.

---

[1] Hyphe (gr.) Gewebe; mykes (gr.) Pilz.

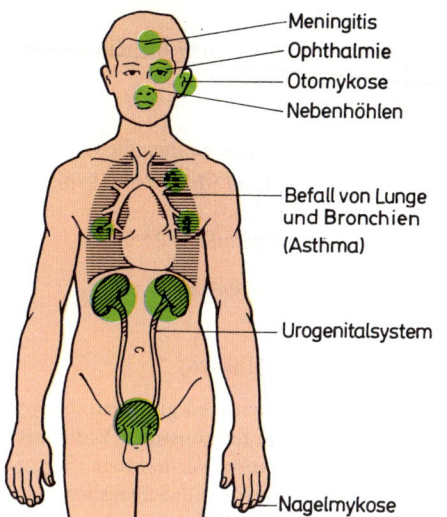

- Meningitis
- Ophthalmie
- Otomykose
- Nebenhöhlen

- Befall von Lunge und Bronchien (Asthma)

- Urogenitalsystem

- Nagelmykose

B. – Abb. 8. Lokalisationen der Schimmelpilzerkrankungen (nach SCHABINSKI).

B. – Tab. 25. Eigenschaften der Schimmelpilze.

Schimmelpilze
Pathogen nur unter besonderen Umständen. Sekundärinfektionen.
Aspergillusarten:
Infektion: Exogen
Infektionskrankheit: Aspergillose
a) Lungenaspergillose
b) Lungenaspergillom
c) Otomykosen
d) Invasive Aspergillose
e) Infektionen der Nasennebenhöhlen, des Skelettsystems und der Meningen (sehr selten)
Symptome: Granulierende Entzündungen
Penicilliumarten:
Infektion: Exogen
Infektionen der   a) Lunge   b) Nägel } selten
Symptome: Granulierende Entzündungen
Mukorarten:
Infektion: Exogen
Infektionskrankheit: Mukormykose (seltene, aber gefährliche Erkrankung).
Symptome: Akute entzündliche Veränderungen der Lunge, Einbrüche in die Blutgefäße, Thrombenbildung und Metastasen.

Aspergillusarten: Am häufigsten tritt *Aspergillus fumigatus*[1] als Krankheitserreger in Erscheinung. Er ist *ubiquitär* und kann als *Saprophyt* gelten. Er kann *granulierende Entzündungen* im äußeren Ohr und in den Nasennebenhöhlen hervorrufen.

In der Lunge verursacht er 2 voneinander zu unterscheidende Krankheitsformen
1. die *Lungenaspergillose*, die ein der produktiven Lungentuberkulose ähnliches Bild liefert;
2. das abgekapselte *Aspergillom*.

Gelegentlich werden von Infektionen das Skelettsystem, die Meningen, die Herzklappen und die Nieren betroffen. Aspergillusinfektionen überlagern häufig andere Krankheitsursachen.

Ferner kommt der allergischen Bronchusaspergillose Bedeutung zu, die sich z. B. als Bronchialasthma äußern kann.

Penicilliumarten[2]*:* Die verschiedenen Penicilliumarten können *Lungenmykosen, Nagelmykosen, Otomykosen* und *Maduromykosen*[3] auslösen.

Mukorarten[4]*:* Die Mukorarten sind weltweit verbreitet und ubiquitär. Sie können zu akuten entzündlichen Veränderungen führen, wobei vorwiegend die Lungen betroffen sind. Im weiteren Verlauf kommt es zu Einbrüchen in die Blutgefäße mit Thrombenbildung oder zu *metastatischen Entzündungen* in anderen Organen, insbesondere im Gehirn.

b) Sproßpilze

α) *Candidaarten*[5] (Tab. 26)

Die *Candidamykosen* sind weltweit verbreitet. Sie werden durch verschiedene Candidaarten hervorgerufen. Diese hefeartigen Erreger finden sich meist als *Saprophyten* auf der Haut und auf den Schleimhäuten und können unter besonde-

---

[1] Aspergillum (spätlat.) Weihwasserwedel, Gefäß zum Besprengen; fumigare (lat.) rauchen, dampfen. –
[2] Penicillium, Dimin. zu peniculus (lat.) Pinsel. – [3] Madurai = indische Stadt. – [4] Mucus (lat.) Schleim. –
[5] Candidus (lat.) weiß.

B. – Tab. 26. Eigenschaften der Sproßpilze.

Sproßpilze
Pathogen nur unter besonderen Umständen; mit Ausnahme der Hautmykosen nur sekundäre Erkrankungen.
Candidaarten
Infektion: Überwiegend endogen
Infektionskrankheit: Candidiasis a) der Lunge b) der Haut c) der Schleimhaut d) sowie generalisierte Formen
Symptome: Akute, subakute oder chronische Entzündungen. Abszedierende Entzündung, Granulombildung.
Geotrichiumarten
Infektion: Endogen
Infektionskrankheit: Geotrichose (Sehr seltene Erkrankung der Lunge, des Mundes und des Intestinaltraktes)
Cryptococcus neoformans
Infektion: Exogen
Infektionskrankheit: Kryptokokkose a) der Lunge b) der Meningen c) der Haut und des Skeletts (sehr selten).
Symptome: Meist chronische Verlaufsformen, variierend von leichten Entzündungen bis zu typischen Granulombildungen.

ren Bedingungen *akute, subakute* und *chronische Infektionskrankheiten* auslösen. Da diese Arten auch im gesunden Organismus leben und nur unter besonderen Bedingungen pathogen werden, bezeichnet man die entstehenden Erkrankungen als *endogene Mykosen*. Die Candidaarten bilden im Gewebe ein *Pseudomyzel*, einige auch ein *echtes Myzel* und breiten sich dabei *interzellulär* aus. Candidamykosen treten sekundär auf, wenn die Invasion der Erreger durch Grundkrankheiten gefördert ist.

Im Hinblick auf die Ausbreitung sowie auf den Verlauf der Infektionskrankheit unterscheidet man (s. Ma. S. 105):

a) die *Organmykosen*,

b) die *generalisierten Mykosen* mit chronischer Verlaufsform,

c) die *Candidasepsis*.

Nach ihrer Lokalisation können die Candidamykosen in *4 große Gruppen* (Tab. 26) eingeteilt werden.

1. Die *bronchopulmonalen Mykosen*,
2. die *Hautmykosen*,
3. die *Schleimhautmykosen*,
4. die *Systemmykosen*.

β) Geotrichiumarten[1] (Tab. 26)

Die Geotrichiumarten sind gleichfalls Saprophyten und können unter günstigen Voraussetzungen *endogene* Mykosen verursachen. Betroffen werden insbesondere die Schleimhaut der Bronchien sowie die Lungen, seltener die Schleimhaut des Mundes und des Intestinaltraktes.

γ) Cryptococcus neoformans[2] (Tab. 26)

Dieser Erreger ist ein weltweit verbreiteter *Saprophyt*. Er kommt im Boden und häufig in den Fäzes der Vögel vor. Die Infektion erfolgt meist durch Inhalation. Die durch Cryptococcus neoformans hervorgerufene Erkrankung wird als *Kryptokokkose* bezeichnet. Sie tritt selten in akuter, meist in chronischer Verlaufsform auf. Betroffen sind vorwiegend die Lungen, ferner des ZNS, das Skelett und mitunter auch die Haut. Die relative Häufigkeit von Lungenkryptokokkosen spricht dafür, daß ein Befall anderer parenchymatöser Organe, insbesondere des ZNS, von der Lunge ausgeht.

δ) Torulopsis glabrata

Dieser Sproßpilz zählte lange Zeit zu den apathogenen Hefen. Er hat sich heute als der zweithäufigste Erreger der *Vaginalmykose* erwiesen und ist der Erreger auch anderer Schleimhautmykosen und von Systemmykosen.

c) Dimorphe Pilze (Tab. 27)

Diese Pilze werden als dimorph bezeichnet, da sie in *2 morphologischen Varianten* auftreten. Das Auftreten der jeweiligen Variante ist von den Kulturbedingungen, insbesondere von der Temperatur, abhängig. Sie wachsen bei 22° C in der *Myzelphase*, bei 37° C in der *Hefephase*. Im

---

[1] Ge (gr.) Erde; thrix, Gen. trichos (gr.) Haar. – [2] Kryptos (gr.) versteckt; kokkos (gr.) Kern; neos (gr.) neu; formare (lat.) bilden, formen.

Untersuchungsmaterial sowie in histologischen Schnitten findet man daher stets die Hefeform. Die dimorphen Pilze verursachen vorwiegend *primäre Mykosen.* Eine besondere Disposition ist also nicht Voraussetzung für die Entstehung derartiger Mykosen. Die Erkrankungen sind vorwiegend auf bestimmte Endemiegebiete beschränkt. In Europa entstehen, mit Ausnahme der Sporotrichose, durch dimorphe Pilze verursachte Mykosen selten; sie werden jedoch im Reiseverkehr aus Endemiegebieten eingeschleppt. Auch Laborinfektionen kommen als Ursache dieser Mykosen in Betracht.

α) *Sporotrichum schenckii*[1] (Tab. 27)

Die durch diesen Erreger verursachte Erkrankung wird als *Sporotrichose* bezeichnet. Der Pilz hat seinen natürlichen Standort auf Pflanzen, Sträuchern und Bäumen. Sporotrichuminfektionen rühren daher vorwiegend von Verletzungen durch Holzsplitter und Dornen mit Erdverschmutzungen her. Die Sporotrichose ist eine *chronische, granulomatöse Mykose,* die sich in den tieferen Schichten der Haut und im subkutanen Gewebe ausbreitet (Abb. 9). Es entstehen Geschwüre, Gummen, knötchenförmige oder ausgedehnte Infiltrate. Eine weitere Ausbreitung erfolgt auf dem Lymphwege, gelegentlich auch hämatogen.

β) *Histoplasma capsulatum* (Tab. 27)

H. capsulatum ist ein typischer Bodenbewohner. Er findet sich vorzugsweise in den Fäzes von Vögeln, aber auch von Hund, Katze und Mensch. Die Infektion erfolgt vermutlich vorwiegend durch Einatmen sporenhaltigen Staubes.

H. capsulatum ist der Erreger der *Histoplasmose.* Er hat eine besondere Affinität zum retikuloendothelialen System. In Knochenmarksausstrichen, Lymphknotenquetschpräparaten oder Milzpunktaten ist der hefeähnlich geformte Erreger im Zytoplasma von Phagozyten sichtbar (s. Hi. S. 328). Bei *Kindern* hat die Infektion mit Histoplasma capsulatum häufig eine Hepatosplenomegalie und Anämie zur Folge; bei *Erwachsenen* treten zunächst meist grippeähnliche Symptome und anschließend ein Lungenbefall auf, der einer Lungentuberkulose sehr ähnlich ist. In der überwiegenden Mehrzahl verläuft die Histoplasmose als gutartige subkli-

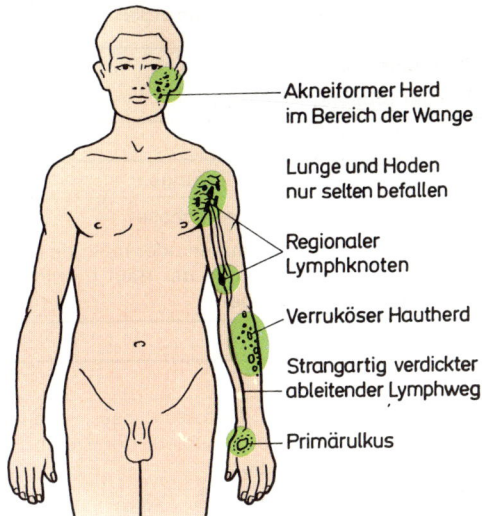

B. – Abb. 9. Lokalisationen der Sporotrichose (aus SCHABINSKI).

Akneiformer Herd im Bereich der Wange

Lunge und Hoden nur selten befallen

Regionaler Lymphknoten

Verruköser Hautherd

Strangartig verdickter ableitender Lymphweg

Primärulkus

nische Erkrankung. In leichten Fällen tritt eine Ausheilung und Verkalkung der Entzündungsherde ein. In schweren Fällen können andere Organe, insbesondere Nieren, Knochenmark, Milz und ZNS, betroffen sein. Gelegentlich werden Ulzerationen im Bereich der Nase und des Ohres beobachtet.

Endemiegebiete finden sich vor allem im Missisippi- und Ohio-Becken, aber auch in Südafrika, Mittel- und Südamerika sowie Asien. Hier ist die Bevölkerung bis zu 80% durchseucht (s. Hi. S. 328).

γ) *Blastomyces*[2] *dermatitidis* (Tab. 27)

Der Erreger kann einerseits bei Hautverletzungen durch Verschmutzung eingetragen werden; andererseits ist die Infektion durch Inhalation möglich. Die Erkrankungen treten endemisch auf in Kanada, Nord- und Mittelamerika; sie kommen sporadisch in Tunesien, Zentral- und Südafrika vor. Die Erkrankung tritt vorwiegend bei Männern im Alter von 20–40 Jahren auf, wobei die Infektion jedoch Jahre zurückliegen kann (s. Hi. S. 328).

Es sind *2 Hauptformen* der Erkrankung zu unterscheiden:
1. die *Hautmykose* und
2. die *Systemblastomykose.*

---

[1] Spora (gr.) Saat, Samen; BENJAMIN ROBINSON SCHENCK (1872–1920), amer. Gynäkologe. – [2] Blastos (gr.) Sproß, Trieb; mykes (gr.) Pilz.

B. – Tab. 27. Eigenschaften der dimorphen Pilze.

Dimorphe Pilze
Erreger primärer Mykosen
Sporotrichum schenkii
Infektion: Durch Hautverletzungen
Infektionskrankheit: Sporotrichose
Symptome: Ulzera, Gummen oder Infiltrate in den tieferen Schichten der Haut und im subkutanen Gewebe.
Histoplasma capsulatum
Infektion: Inhalation
Infektionskrankheit: Histoplasmose (beschränkt auf Endemiegebiete, dort Durchseuchung bis zu 80%).
Symptome: Befall des RES. Grippeähnliche Symptome mit anschließend Tbc-ähnlichem Lungenbefall. Meist Ausheilung der Herde mit Verkalkung. In schwereren Fällen Erkrankung der Nieren, des Knochenmarkes, der Milz und des ZNS.
Blastomyces dermatitides
Infektion:
a) Atmungsorgane (Inhalationsinfektion)
b) Haut (Schmutzinfektion von Hautverletzungen)
Infektionskrankheit: Nordamerikanische Blastomykose, beschränkt auf Endemiegebiete. Überwiegender Befall von Männern zwischen 20 und 40 Jahren.
Verlaufsformen:
a) Systemmykose: Infektion der Atmungsorgane. Ausbreitung auf Knochenmark, Leber, Niere und Milz.
b) Hautmykose: Initialherde an der oberen Gesichtshälfte, an Händen, Füßen, Ellenbogen. Erscheinungen ähnlich der verrukösen Hauttuberkulose.

Blastomyces brasiliensis
Infektion: Unbekannt
Infektionskrankheit: Südamerikanische Blastomykose, beschränkt auf Endemiegebiete.
Verlaufsformen:
a) lymphangiitische Form
b) Schleimhautmykose (Mundhöhle, Nase)
c) viszerale Form (Leber, Milz, Darm, Lunge)
d) Mischform
Coccidioides immitis
Infektion: Atmungsorgane (Inhalationsinfektion)
Infektionskrankheit: Coccidioidomykose, beschränkt auf Endemiegebiete.
Symptome: 60% der Infektionen symptomlos, sonst Bild einer Bronchopneumonie. Generalisierte chronische Form nur bei 1% der Infektionen, Erscheinungsbild ähnlich der produktiven Lungentuberkulose, Hauterscheinungen ähnlich Erythema nodosum. (Endokarditis sowie Meningitis sehr selten).

Bei der *Hautmykose* sind Initialherde am häufigsten im Bereich der oberen Gesichtshälfte, an Händen, Füßen und Ellbogen zu finden. In seinem Verlauf und aufgrund der auftretenden Veränderungen ähnelt das Krankheitsbild der verrukösen Hauttuberkulose.

Die *Systemmykose* geht im allgemeinen von einer Infektion der Atmungsorgane aus. Von hier aus erfolgt eine Ausbreitung auf das Knochenmark und parenchymatöse Organe, wie Leber, Niere und Milz.

δ) *Blastomyces brasiliensis* (Tab. 27)

Die von Blastomyces brasiliensis hervorgerufene Erkrankung wird als *Südamerikanische Blastomykose* bezeichnet. Der Infektionsweg ist bisher unbekannt. Die Erkrankung tritt überwiegend in Südamerika, in geringerem Maße in Mittelamerika auf. Von dort kann sie durch den Reiseverkehr eingetragen werden. Angehörige der weißen und orientalischen Rasse werden häufiger befallen als die schwarzen.

Es sind *4 Verlaufstypen* zu unterscheiden:
1. die *lymphangiitische Form*, die sich meist in der Hals-, Sternoklavikular- oder Axillarregion ausbreitet und mit knotigen Schwellungen der Lymphdrüsen einhergeht;

2. die *Schleimhautmykose* im Bereich von Mundhöhle und Nasenschleimhaut mit Beteiligung der regionären Lymphknoten;

3. die *viszerale Verlaufsform*, bei der die parenchymatösen Organe, insbesondere Leber, Milz, Darm und Lunge, befallen sind. Sie geht stets von einer Infektion des Magendarmka-

nals aus, jedoch stehen die entzündlichen Veränderungen der Lunge dabei im Vordergrund;

4. die sog. *Mischform*, bei der Erscheinungen der sog. Verlaufstypen auftreten und das Bild der Mykose sehr mannigfaltig gestalten.

ε) *Coccidioides immitis*[1] (Tab. 27)

Die Infektion erfolgt vorwiegend durch Einatmung sporenhaltigen Staubes. Erkrankungen treten endemisch insbesondere im Südwesten der USA (Kalifornien) sowie in Argentinien auf. Das Myzel dieses Pilzes, der vorwiegend im Erdreich zu finden ist, zerfällt leicht in Arthrosporen, die hochinfektiös sind. 60% der Infektionen bleiben symptomlos. Erkrankungen manifestieren sich in den meisten Fällen als *akute Bronchopneumonien*. Bei etwa 1% der Infektionen entwickelt sich eine generalisierte chronische Form, die mit Erscheinungen ähnlich der produktiven Lungentuberkulose einhergeht. Gleichzeitig treten dabei Hauterscheinungen ähnlich dem Erythema nodosum auf. Bei Verschleppung auf dem Blutwege können eine *Endokarditis* sowie eine fast stets tödlich verlaufende *Meningitis* entstehen (s. Hi. S. 326).

Literatur

KOCH, H.: Leitfaden der Medizinischen Mykologie. VEB Gustav Fischer, Jena 1973.

LARONE, D. H.: Medically important fungi. A guide to identification. Harper & Row, New York, San Francisco, London 1976.

SCHOLER, H. J.: Stellung und Bedeutung der Mykosen unter den menschlichen Infektionskrankheiten. Path. Microbiol. *41:* 199–231 (1974).

2.2.1.4. Schizomyzeten[2] (Bakterien)[3]

Die Schizomyzeten besiedeln die *Haut* und den *Intestinaltrakt*. Diese Mikroorganismen sind als *Saprophyten* zu bezeichnen. Sofern sich diesen jedoch geeignete Voraussetzungen bieten, dringen sie in das Innere des Körpers ein und werden zu Krankheitserregern. Einige Mikroorganismen, die der normalen Darmflora angehören, leben in *Symbiose* mit dem Menschen; der Mensch ist auf ihre Anwesenheit angewiesen. So kann ihre Ausrottung sogar zu Mangelerscheinungen (z.B. Vitamin-K-Mangel) führen. Jedoch auch diese *Symbionten* können unter für

sie geeigneten Bedingungen in das Innere des Organismus eindringen und zu Infektionskrankheiten führen. Letztlich gibt es eine Reihe von Schizomyzeten, die weder den Symbionten noch den Saprophyten zuzuordnen sind; sie sind also in ihrer Beziehung zum Menschen ausschließlich als Krankheitserreger anzusehen.

Die normalen Besiedler der menschlichen Schleimhaut befinden sich im allgemeinen zueinander in einem quantitativen Gleichgewicht. Eine Störung dieses Gleichgewichtes kann eintreten, wenn durch therapeutische Maßnahmen, wie Sulfonamid- oder Antibiotikatherapie, gewisse Arten dezimiert oder ausgerottet werden. Sodann können die nun in überwiegender Zahl auftretenden Arten die ansonsten ausreichenden Abwehrschranken durchbrechen und akut zu Krankheitserregern werden.

In den Organismus eingedrungene Schizomyzeten werden im allgemeinen *phagozytiert*. Entscheidend für das Geschehen nach der Infektion sind einerseits sowohl die *Zahl der Erreger* als auch deren *Virulenz*[4] und andererseits der Allgemeinzustand des Menschen. Daher sind Begriffe wie *Infektion* und *Infektionskrankheit* nicht gleichzusetzen.

Infektionen und die sich ergebenden Reaktionen (= Entzündung) können einerseits *örtlich begrenzt* sein; sie können sich andererseits auf den *Gesamtorganismus* oder gewisse *Teilbereiche* erstrecken.

Bestimmend für den Krankheitsverlauf ist die Wechselwirkung zwischen Bakterien und Wirtsorganismus, die teilweise von den funktionellen Leistungen der Bakterien abhängt.

Bakterien können das Gewebe, in das sie eingedrungen sind, in vielfältiger Weise durch ihre Produkte schädigen (Abb. 10).

Gewebsschädigung durch Ektotoxine:

Ektotoxine sind *Proteine*, die von den Bakterien gebildet und abgegeben werden, wobei die Bakterien selbst weiter erhalten bleiben. Ektotoxine werden hauptsächlich von *grampositiven Bakterien* gebildet; eine Ausnahme stellt das gramnegative Bakterium Shigella dysenteriae dar. Durch die Wirkung der Ektotoxine können schwere Zell- und Gewebsschäden entstehen. Allgemein ausgedrückt sind die Ektotoxine *bakterielle Enzyme oder Hemmstoffe, die in den Stoffwechsel des Wirtsorganismus eingreifen.*

---

[1] Coccidium (lat.) Verkleinerungsbildung von kokkos (gr.) Kern; immitis (lat.) unsanft. – [2] Schizo (gr.) spalten; mykes (gr.) Pilz. – [3] Bakterion (gr.) Stab, Stock. – [4] Virus (lat.) Schleim, Saft, Gift.

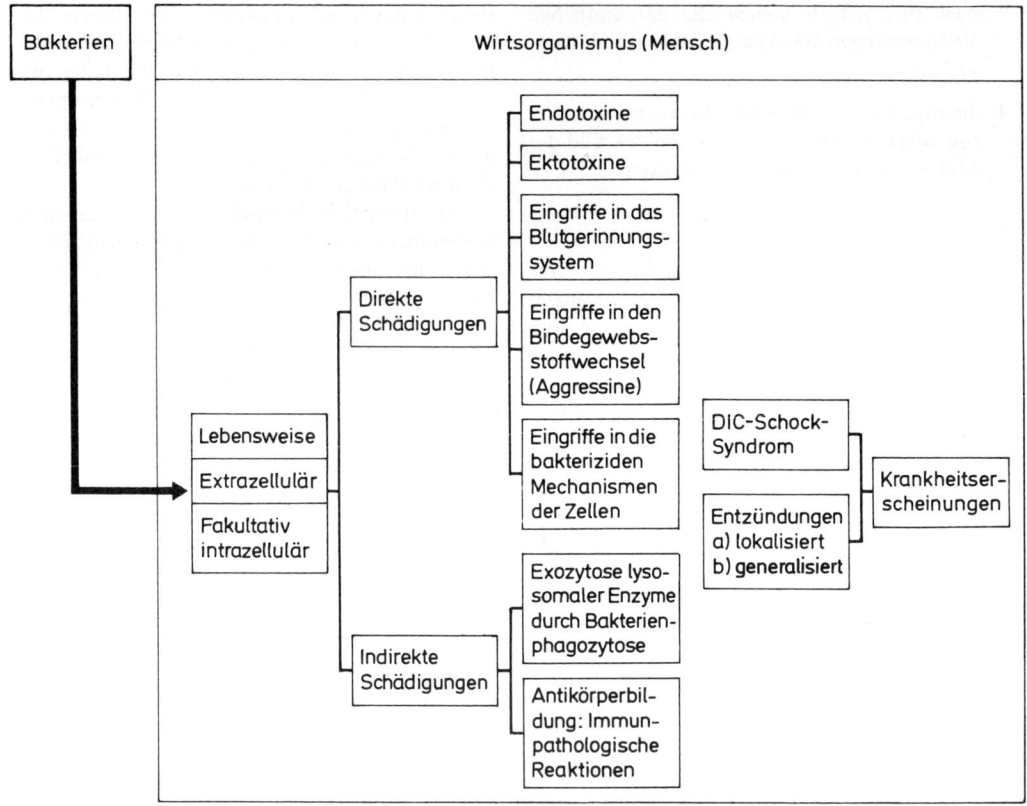

B. – Abb. 10. Wirkung von Bakterien auf den Wirtsorganismus.

Clostridium welchii (Gasbrand) erzeugt ein Ektotoxin (sog. α-Toxin), das seinem Wesen nach eine Phospholipase ist. Es spaltet in den Zellmembranen und in den Membranen der Zytoplasmaorganellen Lecithin in Diglycerid und Phosphorylcholin, wodurch die Membranfunktionen schwer gestört werden. Ein anderes Enzym (Toxin), das diese Organismen produzieren, baut das Glykogen in den Muskelzellen unter Gasbildung ab (Gasbrand).

Das Ektotoxin von *Clostridium botulinum* entfaltet seine Wirkung an den cholinergischen Nervenfasern in der Muskulatur und im Rückenmark. Es verhindert dort die Freisetzung von Acetylcholin, wodurch die Muskulatur gelähmt wird (Botulismus).

Tetanustoxin *(Clostridium tetani)* wirkt an den Synapsen der Nervenfasern. Durch seine Wirkung entstehen konvulsive Spasmen.

Das Ektotoxin von *Corynebacterium diphtheriae* wirkt besonders auf Schleimhautzellen, Herzmuskelzellen und myelinisierte Nervenfa-

sern (Zerstörung der Lipoproteine enthaltenden Myelinscheiden) toxisch. Man nimmt an, daß das Diphtherietoxin in die Proteinsynthese der Wirtszellen eingreift.

Streptococcus pyogenes bildet Ektotoxine (Streptolysin O, Streptolysin S), die einmal zytotoxisch (z. B. auf Granulozyten) wirken und damit den Zelltod herbeiführen; zum anderen können sie auch die Kontraktilität der Herzmuskelfasern irreversibel hemmen.

Gewebsschädigung durch Endotoxine:

Endotoxine sind Substanzen, die *Protein, Lipide* und *Polysaccharide* enthalten. Sie sind *Baubestandteile der Bakterienzelle* (vorwiegend *gramnegative* Bakterien) und können daher erst freigesetzt werden, wenn die Bakterien im Wirtsorganismus zerfallen. Endotoxine können einen *Kreislaufschock* (bakterieller Schock, Endotoxinschock) mit Blutgerinnungsstörungen [Verbrauchskoagulopathie (Disseminated Intravascular Coagulopathy), DIG-Syndrom] auslösen (vgl. Kap. D, S. 359).

Bakterielle Wirkungen auf das
Gerinnungssystem des Wirtsorganismus:

Staphylococcus aureus produziert ein Enzym *(Koagulase)*, das in den infizierten Geweben eine Thrombose auslösen kann. Dadurch können Nekrosen entstehen, die sekundär zu *Abszessen* eingeschmolzen werden. Bei Entzündungen kommt es zur Exsudation von Fibrinogen, das zu Fibrin gerinnt. Im Entzündungsgebiet hat es die Aufgabe, eine Art Schutzwall gegen die bakterielle Invasion und die Bakterien zu bilden und die Bakterien zu fixieren. Einige Bakterien (z. B. *Staphylokokken*) können Enzyme *(Fibrinolysin)* produzieren, die das Fibrin auflösen. Andere Bakterien *(Streptokokken)* bilden einen Aktivator *(Streptokinase)* für das fibrinolytische System, wodurch körpereigenes Plasmin aktiviert wird, das Fibrin abbaut. Diese Mechanismen begünstigen die Ausbreitung der Bakterien im Gewebe und tragen u. a. zur Entstehung der *Phlegmone* bei.

Bakterielle Wirkungen auf das Bindegewebe des
Wirtsorganismus:

Bakterien sind in der Lage, durch eigene Enzymsysteme, sog. *Aggressine*, die extrazellulären Bestandteile des Bindegewebes abzubauen. Auch hierdurch wird die Ausbreitung im Gewebe gefördert (vgl. Kap. F, S. 461).

Einige Bakterien (z. B. Brucella melitensis, Streptococcus pyogenes) produzieren eine *Hyaluronidase,* womit sie die Mucopolysaccharide der Proteoglykane im Bindegewebe abzubauen vermögen. Vor allem Klostridien bilden bakterielle Kollagenase, womit natives Kollagen abgebaut werden kann.

Bakterielle Wirkungen auf die Bakterizidität der
Zellen, des Wirtsorganismus und die
intrazelluläre Lebensweise von Bakterien:

Einige Bakterien sind *fakultativ intrazelluläre Parasiten.* Das bedeutet, daß diese Bakterien außerhalb von Zellen des Wirtsorganismus leben können, sich aber vornehmlich intrazellulär vermehren, was dann zur Zellschädigung führen kann. Neisseria meningitidis und Neisseria gonorrhoeae vermehren sich in *Granulozyten,* wodurch diese sehr schnell mit Diplokokken angereichert werden. Beim Zerfall der Bakterien wird *Endotoxin* frei, und die Granulozyten werden nekrotisch. Das Mycobacterium tuberculosis

vermehrt sich in *mononukleären Makrophagen* (Epitheloidzellen). Die Fusion dieser Zellen (mehrkernige Riesenzellen) deutet jedoch bereits auf Veränderungen der Zelloberflächen hin. Später sterben die Makrophagen ab und werden zum Bestandteil der *käsigen Nekrose.*

Die phagozytierenden Wirtszellen können durch im zelleigenen Stoffwechsel gebildete *Peroxide* die phagozytierenden Bakterien abtöten. Einige intrazellulär lebende Bakterien (z. B. Mycobacterium tuberculosis) bilden große Mengen des Enzyms *Katalase,* bauen dadurch die Peroxide der Wirtszelle ab und verhindern somit, daß sie selbst durch die bakteriziden Mechanismen der phagozytierten Wirtszelle abgetötet werden.

Gewebsschädigung durch lysosomale Enzyme
bei Phagozytose der Bakterien:

Bei der Phagozytose von Bakterien können lysosomale Enzyme der phagozytierenden Zellen nach außen abgegeben werden *(Exozytose)* oder bei Zerfall dieser Zellen frei werden (s. S. 207). Auch diese *hydrolytischen Enzyme* sind in der Lage, die ortsständigen Zellen bzw. die Interzellularsubstanz abzubauen bzw. zu schädigen.

Gewebsschädigung durch immunpathologische
Mechanismen:

Eine bakterielle Infektion löst die Bildung von *Antikörpern* aus. Daher kann auch durch pathologische Reaktionen eine Gewebsschädigung herbeigeführt werden.

Bakterien können im Gewebe durch spezielle Färbeverfahren, durch histoserologische Reaktionen oder im mikroskopischen Bild zur Darstellung gebracht werden.

a) Kokken

α) *Staphylokokken*[1] (Tab. 28)

Nach ihrer Fähigkeit, das Enzym Koagulase zu bilden, unterscheidet man *St. aureus* von *St. epidermidis.* Dem St. aureus kommt in pathogener Hinsicht die größte Bedeutung zu. Er bildet Toxine, die Erythrozyten *(Hämolysine)* oder auch Gewebe *(Nekrotoxine)* aufzulösen vermögen. St. aureus ist der *häufigste Eitererreger.* Der Staphylokokkeneiter hat eine gelbliche, rahmige Beschaffenheit. Bei Erwachsenen verursacht St. aureus im allgemeinen nur örtliche,

---

[1] Staphyle (gr.) Weintraube; kokkos (gr.) Kern.

B. – Tab. 28. Eigenschaften der Staphylokokken.

Staphylokokken
Saprophyten auf der äußeren Haut und in der Nasenschleimhaut
Eintrittspforten: Haarfollikel, Schweißdrüsen, Wunden
Infektionskrankheit: Eitrige Entzündung mit Gewebseinschmelzung. Häufigster Eitererreger! Eiter: gelb, rahmig. Ausbreitung: Örtlich: Vorwiegend in der Haut, im subkutanen Gewebe, Beteiligung der regionären Lymphknoten. Bei Erwachsenen: Abszesse, Furunkel, Mastitis. Bei Neugeborenen: Pemphigus neonatorum. Septiko-Pyämie: Selten, metastatische Abszesse, u. a. Osteomyelitis.

umschriebene eitrige Entzündungen der Haut. Bei Neugeborenen verursacht der Erreger hingegen häufiger flächenhafte Entzündungen, den *Pemphigus neonatorum*[1] bzw. die *Dermatitis exfoliativa (Ritter)*.

Sieht man vom begleitenden Fieber ab, so sind bei einer Staphylokokkeninfektion die Reaktionen meist lokaler Natur und beschränken sich auf Lymphgefäße und regionäre Lymphknoten. Ein Einbruch in die Venen mit der Folge einer Ausbreitung auf dem Blutwege (Pyämie) ist selten. Bei einer *Pyämie* können *metastatische Absiedlungen* und *Abszeßbildungen* in inneren Organen, z.B. in den Nieren, auftreten. Treten Abszesse in großer Zahl auf, so kann der Tod infolge der Toxinwirkung eintreten. Metastatische Eiterungen können nach Abheilung des primären Entzündungsherdes weiterbestehen und sich ausbreiten. Der primäre Infektionsherd kann verborgen oder unbekannt bleiben (z.B. bei der *Osteomyelitis*) (s. Ma. S. 201).

Unter den pathogenen Staphylokokken gibt es einige Stämme, die ein *hitzestabiles Enterotoxin* bilden. Sie sind eine häufige Ursache von *Lebensmittelvergiftungen*.

Staphylococcus epidermidis kommt ubiquitär in der Natur vor. Er ist meist apathogen, kommt jedoch gelegentlich als Erreger von Harnwegsinfektionen und oberflächlichen Hautläsionen vor.

β) *Streptokokken*[2] (Tab. 29)

Die Einteilung erfolgt in sog. Serogruppen nach LANCEFIELD. Die humanpathogenen Streptokokken gehören überwiegend den *serologischen Gruppen A, B, D* und *G* an. Nach ihren hämolysierenden Eigenschaften unterteilt man grob in *α-, β-* und *γ-hämolysierende Streptokokken.*

Streptokokken verschiedener Arten kommen normalerweise als *Saprophyten* in der Mundhöhle, im Rachen und im Darmtrakt vor. Sie bilden eine Reihe von Toxinen, die bei Vermehrung der Erreger im Organismus auch für die Diagnose der durch sie verursachten Krankheiten Bedeutung haben. Die β-Streptokokken bilden das Hämolysin *Streptolysin O;* der Organismus wiederum bildet einen gegen dieses Streptolysin gerichteten Antikörper, das *Antistreptolysin,* dessen Nachweis im Blut ein wichtiges diagnostisches Hilfsmittel darstellt. Ein anderes Toxin

B. – Tab. 29. Eigenschaften der Streptokokken.

Streptokokken
Saprophyten in Mundhöhle, Rachen, Darmtrakt
Eintrittspforten: Äußere Verletzungen, Zahnextraktion, Tonsillektomie
Infektionskrankheit: Eitrige Entzündung, Angina, Scharlach, Sepsis lenta
Besondere Eigenschaften des Erregers: Toxinbildung a) Hämolysin (α- und β-Streptokokken). b) Dick-Toxin → Gefäßlähmung. Ausbreitung: Örtlich: In den Lymphspalten, phlegmonöse Entzündung, Erysipel Angina In den Körperhöhlen: Eitrige Entzündung ohne Fibrin
Bakteriämie: Scharlach Sepsis lenta Endocarditis lenta
Allgemeine Symptome bei örtlicher oder allgemeiner Infektion: Anämie, weiche Milzschwellung.
Nachkrankheiten: Rheumatismus, Glomerulonephritis als allergische Geschehnisse.

---

[1] Pemphix (gr.) Hauch, Odem, Blase auf der Haut, Brandblase; neonatus (lat.) der Neugeborene. – [2] Streptos (gr.) gedreht, geflochten, Halsband, Halskette; kokkos (gr.) Kern.

(DICK-Toxin) führt zu *Gefäßlähmungen* und damit zu einer Hyperämie der Haut, wie sie z. B. bei *Scharlach* deutlich in Erscheinung tritt. Die β-Streptokokken bilden ferner das Enzym *Fibrinolysin* oder *Streptokinase*, das Fibrin aufzulösen vermag. Letztlich bilden sämtliche Streptokokkenarten noch den sog. *spreading factor«*, die *Hyaluronidase* sowie die *Streptodornase*, ein die Nucleinsäuren depolymerisierendes Enzym.

Nach kleinsten Verletzungen können sich die Streptokokken im Gewebe weiter ausbreiten, und es können *phlegmonöse Entzündungen* entstehen. Dringen die Erreger in die großen Körperhöhlen ein, so entstehen eitrige Entzündungen ohne besondere Fibrinbeimengungen. Allgemeine Reaktionen des Organismus bei der Streptokokkeninfektion sind die *Anämie* und die *weiche Milzschwellung*.

Gelangen α-Streptokokken, die als harmlose Saprophyten in der Mundhöhle vorkommen, in den Blutkreislauf (z. B. Zahnextraktion, Tonsillektomie), so können sie am Endokard Entzündungen hervorrufen. Der bekannteste Erreger derartiger subakuter bzw. chronischer Infektionen, der *Sepsis lenta*[1] und der *Endocarditis lenta* ist der *St. viridans*[2].

Die größte Bedeutung aller Infektionen durch Streptokokken der Gruppe A kommt hinsichtlich deren Häufigkeit und Folgen der *Streptokokkenangina* zu. Ein weiteres charakteristisches, β-Streptokokken zuzuordnendes Krankheitsbild ist das *Erysipel*. Es handelt sich um eine fieberhafte akute Infektionskrankheit, die durch eindringende Erreger in kutane Lymphwege ausgelöst wird.

Die Streptokokken der Gruppe A sind vermutlich die Erreger des *Scharlachs*. Zumindest sind sie am Zustandekommen dieser Erkrankung beteiligt. Die Erkrankung beginnt regelmäßig mit einer Entzündung des Rachens bzw. der Tonsillen. Das erste typische Symptom besteht in einer starken *Hautrötung* als Folge der durch ein Toxin verursachten *Gefäßlähmung*. Etwa 5 Tage später treten in den betroffenen Hautpartien Leukozyten auf, und es kommt schließlich zu einer Abschuppung der Epidermis. An der Zunge sind Veränderungen entsprechender Art und eine Schwellung der Papillen zu beobachten; man spricht von der *Himbeerzunge*. Nach einer Scharlacherkrankung können sog. *Nach-*

B. – Tab. 30. Eigenschaften der Pneumokokken.

Pneumokokken
Saprophyten in Mundhöhle und oberen Luftwegen
Eintrittspforte: Schleimhaut der oberen Luftwege. (Schleimhaut wird durchbrochen bei Verminderung der natürlichen Resistenz.)
Infektionskrankheiten: Bronchitis, Bronchopneumonien, lobäre Pneumonie. Weitere örtliche Erkrankungen: Otitis media, Mastoiditis. Pyämie: (gelegentlich) → Meningitis, bei Kindern auch Peritonitis.

krankheiten auftreten; dazu gehören u. a. Eiterungen im Mittelohr und in den Nasennebenhöhlen. Auch die vermutlich allergisch bedingte, nach 3–4 Wochen auftretende *Glomerulonephritis* und der *akute fieberhafte Rheumatismus* (rheumatisches Fieber) gehören zu diesen Nachkrankheiten.

γ) Pneumokokken (= Diplococcus[3] pneumoniae) (Tab. 30)

Die Pneumokokken sind als *Saprophyten* regelmäßig in der Mundhöhle und in den *oberen Luftwegen* anzutreffen. Sie können eitrige Entzündungen in der Lunge wie *Bronchitis* und *Bronchopneumonien* hervorrufen. Das klassische Bild der Pneumokokkeninfektion jedoch bietet die *lobäre Pneumonie*. Die Erreger können ferner die Ursache einer *Otitis media*, einer *Mastoiditis* sowie von Entzündungen der Nebenhöhlen sein. Gelangen sie in den Blutstrom, so können sie u. a. eine *Meningitis,* bei Kindern mitunter eine *Peritonitis* verursachen. Dabei bleibt die Eintrittspforte des Erregers meist unbekannt (s. Ma. S. 79; Hi. S. 110).

δ) Neisseria[4] meningitidis (Tab. 31)

Die von Leukozyten phagozytierten Bakterien sind im Zytoplasma deutlich sichtbar.

Neisseria meningitidis kann neben anderen Diplokokkenarten (z. B. Neisseria catarrhalis) vorübergehend im Nasenrachenraum vorkommen, ohne Symptome hervorzurufen. Andererseits kann er hier harmlos erscheinende *exsudative Entzündungen* verursachen und gegebenen-

---

[1] Lentus (lat.) lange dauernd, lange anhaltend, schleppend. – [2] Viridare (lat.) grün sein. – [3] Diploos (gr.) zwiefach, doppelt; kokkos (gr.) Kern. – [4] ALBERT NEISSER (1855–1916), dtsch. Dermatologe.

B. – Tab. 31. Eigenschaften der Neisseria meningitidis.

Neisseria meningitidis
Infektionskrankheit: Meningitis cerebrospinalis epidemica, epidemische Genickstarre
Vorkommen: Im Nasenrachenraum entweder: symptomlos oder: harmlos erscheinende Entzündungen
Bakteriämie: Möglich Folge: Hohes Fieber, Kapillarschädigung, Blutungen in Haut und Gelenken
Bei massiver Infektion: Blutungen in den Nebennieren   (Waterhouse-Friderichsen-Syndrom)

falls in die Blutbahn gelangen. Eine *Bakteriämie* geht mit hohem Fieber und Kapillarschädigungen einher, wobei Blutungen in Haut und Gelenken auftreten. Besonders schwerwiegend sind die bei massiven Infektionen auftretenden Blutungen in den Nebennieren *(Waterhouse-Friderichsen-Syndrom)* (s. Ma. S. 243).

Die gewöhnliche Komplikation bei Bakteriämie, die jedoch erst zu einem späteren Zeitpunkt auftritt, ist die *eitrige Meningitis*. Sie setzt mit starken Kopfschmerzen, Nackensteifigkeit und Erbrechen ein und führt in wenigen Stunden

B. – Tab. 32. Eigenschaften der Neisseria gonorrhoeae.

Neisseria gonorrhoeae
Eintrittspforte: Unverletzte Schleimhaut der Geschlechtsorgane
Infektionskrankheit: Gonorrhö
Symptome: Eitrig-katarrhalische Entzündung der Schleimhaut. Erreger werden von Epithelzellen und Leukozyten phagozytiert und können durch Gramfärbung sichtbar gemacht werden.
Ohne Behandlung: Weitere Ausbreitung beim Manne: auf Prostata, Harnblase, Ureteren, Samenblasen, Ductus deferens und Epididymis. Folgen: Sterilität infolge Narbenbildung. bei der Frau: Bartholinische Drüsen, Uterus, Tuben. Folgen: Sterilität infolge Narbenbildung.
Bakteriämie: Möglich; Endokardnekrosen am rechten Herzen, Arthritis (Knie, Ellenbogen), Tendovaginitis.

zum Koma. Neisseria meningitidis ist der Erreger der *epidemischen Meningitis* (s. Ma. S. 323).

ε) Neisseria gonorrhoeae[1] (Tab. 32)

Die Infektion erfolgt beim Geschlechtsverkehr, weshalb vorwiegend die Schleimhäute der Genitalorgane betroffen sind. Von der an Gonorrhö erkrankten Mutter können bei Durchtritt durch den Geburtskanal die Erreger auf die Konjunktiven des Kindes übertragen werden und zur Erblindung führen.

Der Ablauf der Infektion mit Neisseria gonorrhoeae ist relativ gutartig. Die Krankheit kann von selbst ausheilen; es können jedoch *Narben* und *Verwachsungen* entstehen. Als Folgen treten daher beim Mann u. a. narbige Stenosen der Harnröhre sowie eine Verödung der Samenwege auf; bei der Frau kann der narbige Verschluß der ampullären Tubenenden zur Ursache von *Sterilität* werden.

b) Enterobacteriaceae

α) Escherichia[2] coli (Tab. 33)

E. coli ist das am weitesten verbreitete Bakterium. Es findet sich im Intestinaltrakt der Tiere und des Menschen, in Abwässern und in kontaminierten Lebensmitteln. Es gelangt nach der Geburt in den Darmtrakt. Hier stellt es den *Hauptanteil der normalen intestinalen Flora* und leistet einen Beitrag zur normalen Funktion und Ernährung des Organismus (z.B. Produktion von Vitamin K). Da der Mensch auf E. coli

B. – Tab. 33. Eigenschaften von Escherichia coli.

Escherichia coli
Symbiont
Infektionskrankheiten: Wundinfektionen, Zystitis, Pyelonephritis, beteiligt an allen entzündlichen Veränderungen im Bereiche des Darmes und seiner Anhangsorgane, z.B. Cholezystitis, Appendizitis → Peritonitis.
Bakteriämie: Möglich Dabei Ausscheidung durch die Nieren in den Harn. → bei Harnstauungen: Absteigende Harnwegsinfektion.
Dyspepsiecoli: Spezielle Typen von E. coli; verursachen infektiöse Enteritis der Säuglinge, mitunter auch Meningitis.

---

[1] Gonorrhoia (gr.) Samenfluß. – [2] THEODOR ESCHERICH (1857–1911), dtsch. Pädiater.

angewiesen ist, ist er nicht als Saprophyt, sondern als *Symbiont* zu bezeichnen.

Bei Entzündungen oder Verletzungen kann
E. coli jedoch in die Schleimhaut eindringen; er
kann sodann die Darmwand durchsetzen und
möglicherweise eine *Peritonitis* verursachen. Bei
allen im Bereich des Darmes und seiner An-
hangsorgane sich abspielenden entzündlichen
Veränderungen ist E. coli beteiligt. Das trifft u. a.
für Entzündungen der Gallenwege, des Pankreas
und des Wurmfortsatzes zu.

E. coli kann auch in die Blutbahn gelangen
und so eine *Colisepsis* verursachen.

Der Erreger kann auch in die ableitenden
Harnwege eindringen und bis zur Niere gelangen, was bei der Frau infolge der anatomischen
Gegebenheiten häufiger ist als beim Manne *(aufsteigende Harnwegsinfektion)*. E. coli ist häufig
der Erreger einer *Pyelonephritis*.

Serologisch können verschiedene Typen von
E. coli unterschieden werden. Einige dieser Typen *(Dyspepsiecolitypen)* verursachen die *infektiöse Enteritis der Säuglinge,* die mitunter in
Krankenhäusern epidemisch auftritt. E. coli
kann bei Säuglingen auch eine *Meningitis* hervorrufen, wenn der Erreger auf dem Blut- oder
Lymphwege zu den weichen Hirnhäuten gelangt.

β) Enterobacter aerogenes[1] (Tab. 34)

Dieser Erreger wurde früher als Klebsiella[2]
aerogenes bezeichnet. Er ist ebenso wie coli in
der Natur weit verbreitet. Enterobacter aerogenes lebt im Intestinaltrakt von Mensch und Tier
als normaler *Saprophyt*. Er verursacht *Harnwegsinfektionen* und ist neuerdings als Ursache
von *Allgemeininfektionen* bekannt geworden,
wobei er ähnliche Erscheinungen wie E. coli
hervorzurufen vermag.

γ) Proteus vulgaris[3] (Tab. 35)

Proteus vulgaris lebt als *Saprophyt* im Darm
des Menschen. Hier verursacht er mitunter Ei-
weißfäulnis.

Proteus vulgaris ist insbesondere in nekrotischem Gewebe, in eitrigen Wunden und Abszessen mit anderen Fäulnisbakterien vergesellschaftet anzutreffen; hier verursacht er einen typischen Fäulnisgeruch und eine grau-grüne Verfärbung des nekrotischen Materials.

B. – Tab. 34. Eigenschaften von Aerobacter aerogenes.

Enterobacter aerogenes
Saprophyt im Intestinaltrakt
Infektionskrankheiten: Weitgehend entspre-chend E. coli

B. – Tab. 35. Eigenschaften von Proteus vulgaris.

Proteus vulgaris
Saprophyt im Intestinaltrakt
Infektionskrankheiten: Als Erreger meist mit anderen Fäulnisbakterien in nekroti-schem Gewebe: Fäulnisgeruch, grau-grü-ne Verfärbung.
Als selbständiger Erreger: Infektion der Harn-wege. Sommerdiarrhöen der Kinder.

Als selbständiger Entzündungserreger tritt er
häufig im Harntrakt auf. Bei den vorzugsweise
im Sommer bei Kindern auftretenden sog. *Som-
merdiarrhöen* ist er besonders reichlich im Stuhl
auffindbar, weshalb ihm eine ursächliche Rolle
zugeschrieben wird.

δ) Salmonella typhi[4] (Tab. 36)

Die Infektion erfolgt durch kontaminiertes
Wasser oder durch kontaminierte Lebensmittel.
Im Gegensatz zu E. coli kann S. typhi durch die
völlig intakte Schleimhaut des Dünndarmes eindringen. Die Erreger gelangen über die regionären Lymphknoten und den Ductus thoracicus
rasch in die Blutbahn. Sie sind daher bereits
meist vor dem Auftreten enteritischer Symptome im Blut nachweisbar.

Die Anwesenheit von S. typhi im lymphoretikulären Gewebe führt zu einer raschen Proliferation der Retikulumzellen. Diese runden sich
ab, und es entstehen die sog. *Rindfleisch-Zellen*
(s. Hi. S. 146; Ma. S. 135).

S. typhi kann auf dem Blutwege in alle Organe gelangen und sich dort ansiedeln. Als Folge
dessen treten in der 1. Krankheitswoche als erste
Erscheinungen *Roseolen*[5] im Bereich der Bauchhaut auf, die auf örtlichen Gefäßerweiterungen
beruhen. Schließlich kommt es zu einer Schädigung der Retikulumzellen des Knochenmarkes
und zu einer Behinderung der Proliferation der

---

[1] Aer (gr.) Luft. – [2] EDWIN KLEBS (1834–1913), dtsch. Pathologe. – [3] Proteus = griech. Meergott; vulgaris (lat.)
gewöhnlich. – [4] D. E. SALMON (1850–1914), amer. Pathologe; typhos (gr.) Nebel. – [5] Roseola, Dimin. von rosa
(lat.) Rose.

B. – Tab. 36. Eigenschaften von Salmonella typhi.

Salmonella typhi
Infektionsquelle: Wasser, kontaminierte Lebensmittel
Eintrittspforte: Dünndarm → Lymphweg → Blutbahn
Infektionskrankheit: Typhus
Besondere Eigenschaft des Erregers: Affinität zum RES, Endotoxin.
Folgen: Darm: Markige Schwellung der Solitärfollikel und der Peyerschen Plaques (nach 10 Tagen).
Nekrosen, Schorfbildung (etwa 2.–3. Woche).
Geschwürsbildung (3. Woche).
Narbige Abheilung (4. Woche).
Knochenmark: Behinderung der Proliferation → Leukozytopenie.
Möglich: Posttyphöse Osteomyelitis.
Milz: Typhusknötchen und Splenomegalie.
Leber: Typhusknötchen.
Skelett- und Herzmuskel: Endotoxinwirkung. Degeneration der Muskelzellen (insbesondere M. rectus abdominis).

weißen Blutzellen mit der Folge einer *Leukozytopenie*. Die Ansiedelung von S. typhi im Knochenmark kann hier zur eitrigen Entzündung, zur (posttyphösen) *Osteomyelitis* führen. Die stark vergrößerte Milz enthält vermehrt Retikulumzellen, in denen häufig phagozytierte Erythrozyten anzutreffen sind. In der Leber führt die Proliferation retikulärer Elemente zu einer Kapillarverlegung, die örtliche Nekrosen und Zellansammlungen zur Folge hat; es entstehen hier die charakteristischen *Typhusgranulome* (s. Ma. S. 135).

Beim Zerfall der in den Organismus gelangten S. typhi werden *Endotoxine* frei, die zu einer Schädigung parenchymatöser Organe, des Herzmuskels und des Skelettmuskels führen können. Im Skelettmuskel kann dabei eine Homogenisierung der Zellen, die sog. *Zenkersche Degeneration*, beobachtet werden. In erster Linie wird dabei der M. rectus abdominis betroffen. Ein großer Teil der Todesfälle bei Typhus ist die Folge der schweren toxischen Schädigungen. Den bei bestehenden Darmgeschwüren auftretenden Blutungen kommt eine geringere Bedeutung zu. Die toxische Schädigung des *zentralen Nervensystems* führt zu der charakteristischen

Benommenheit, die dem Krankheitsbild den Namen gab (Typhos = Nebel).

S. typhi siedeln sich in der Gallenblase an, wo sie sich vermehren. Sie sind von der 2. Woche an im Stuhl nachweisbar. Nach überstandener Krankheit und erworbener Immunität können S. typhi über lange Zeit hinweg in der Gallenblase verbleiben und im Stuhl ausgeschieden werden, weshalb die Betroffenen eine Gefahr für ihre Umgebung darstellen.

Von der 2. Woche an werden *Antikörper* nachweisbar; sie haben eine besondere diagnostische Bedeutung (Widalsche Probe), wenn der Erregernachweis nicht gelingt.

ε) Salmonella paratyphi (Tab. 37)

Serologisch werden unterschieden: *S. paratyphi A, B und C*. Die Infektion geschieht wie bei S. typhi durch kontaminiertes Wasser oder kontaminierte Lebensmittel. S. paratyphi A, B und C sind für den Menschen *obligat pathogen*. Sie können durch die unverletzte Darmschleimhaut in das Gewebe eindringen.

Im menschlichen Organismus kommt es nach einer Infektion zu ähnlichen Krankheitserscheinungen wie nach einer Infektion nach S. typhi; jedoch verlaufen die Erkrankungen im allgemeinen leichter. Während S. paratyphi *A* vorwiegend typhusähnliche Krankheitsbilder verursacht, führt eine Infektion mit S. paratyphi *B* fast ebenso häufig zu gastroenteritischen Erscheinungen. Salmonella paratyphi *C* verursacht ein typhusähnliches Krankheitsbild, bei dem die auf einer Sepsis beruhenden Symptome im Vordergrund stehen. Die Bakterien dieser Gruppe können gleichfalls bei Erkrankten und Dauerausscheidern im Stuhl nachgewiesen werden.

B. – Tab. 37. Eigenschaften von Salmonella paratyphi.

Salmonella paratyphi
Infektionsquelle: Kontaminiertes Wasser und kontaminierte Lebensmittel
Infektionskrankheit: Akute Gastroenteritis bzw. typhusähnliches Krankheitsbild
S. paratyphi A: Typhusähnliches Krankheitsbild
S. paratyphi B: Gastroenteritische Erscheinungen
S. paratyphi C: Typhusähnliches Krankheitsbild. Die auf Sepsis beruhenden Symptome stehen im Vordergrund.

ζ) *Salmonella typhi-murium*[1] (Tab. 38)

S. typhi-murium ist ein weitverbreitetes Bakterium, das insbesondere bei Kälbern, Kühen, Schweinen, Enten und Hühnern anzutreffen ist. Die Infektion des Menschen erfolgt durch Nahrungsmittel.

S. typhi-murium ist einer der häufigsten Erreger von sog. *Nahrungsmittelvergiftungen.* Es verursacht mit Fieber einhergehende Gastroenteritiden; sepsis- oder typhusähnliche Krankheitsbilder treten dabei jedoch nur selten auf.

B. – Tab. 38. Eigenschaften von Salmonella typhimurium.

S. typhi-murium
Infektionsquelle: Nahrungsmittel
Infektionskrankheit: Verursacht Gastroenteritiden bei sog. Nahrungsmittelvergiftungen.

η) *Shigellen*[2] (Tab. 39)

Es ist eine größere Anzahl von Shigellenarten bekannt, die hier gemeinsam betrachtet werden sollen. Zu nennen sind: *Sh. dysenteriae 1, Sh. dysenteriae 2, Sh. boydii, Sh. flexneri* und *Sh. sonnei.* Die Shigellen sind im Stuhl erkrankter Personen nachweisbar. Die Übertragung erfolgt vorwiegend durch kontaminiertes Wasser oder kontaminierte Lebensmittel. Natürliche Wirte der Shigellen sind der Mensch und andere Primaten. Die Shigellen bilden ein *Endotoxin,* das bei deren Zerfall frei wird; Sh. dysenteriae 1 bildet außerdem ein *Ektotoxin.*

Sh. dysenteriae 1 ist der Erreger der schweren epidemischen Dysenterie, der *Ruhr,* deren Vorkommen jedoch auf tropische Länder und Ostasien beschränkt ist. Die durch diesen Erreger ausgelösten Erkrankungen sind sehr ausgeprägt, insbesondere durch die dabei bestehende *Toxämie.* In Europa ist am häufigsten Sh. sonnei anzutreffen. Diese ist der Erreger der sog. *E-Ruhr,* die vor allem Kinder befällt. In den USA ist Sh. flexneri der häufigste Erreger dieser Erkrankung (s. Hi. S. 144).

Die Shigellentoxine führen zu einer *Schädigung der Darmschleimhaut* insbesondere des unteren Teiles des Ileums sowie des Kolons. Es

B. – Tab. 39. Eigenschaften der Shigellen.

Shigellen
Infektionsquelle: Kontaminiertes Wasser und kontaminierte Lebensmittel
Eintrittspforte: Darmschleimhaut

Infektionskrankheit: Dysenterie
    Sh. dysenteriae 1: Erreger der schweren epidemischen Ruhr (Dysenterie) in tropischen Ländern und in Ostasien
 	
    Sh. sonnei: Erreger der sog. E-Ruhr, insbesondere in Europa
 	
    Sh. flexneri: Erreger der vorwiegend in den USA auftretenden Ruhr
Besondere Eigenarten des Erregers: Endotoxinbildung Sh. dysenteriae 1, außerdem Exotoxin

Symptome: Örtlich: Insbesondere im unteren Ileum sowie Kolon Schleimhautnekrosen, Ulzera, Pseudomembranen
Allgemein: Toxinwirkung
Bakteriämie: Selten; degenerative Veränderungen an den parenchymatösen Organen

kommt zu einer Nekrose, zu oberflächlichen Geschwüren, Blutungen und zur Bildung einer Pseudomembran, bestehend aus Fibrin, Leukozyten und Zelldetritus. Die Erreger gelangen im allgemeinen nicht in die Blutbahn, weshalb eine reaktive Milzschwellung fehlt und der Agglutinationstiter meist nur eine geringe Höhe erreicht. Im Blute befindliche Toxine können jedoch degenerative Veränderungen an parenchymatösen Organen herbeiführen.

ϑ) *Klebsiella*[3] *pneumoniae* (= *Kl. Friedländer*) (Tab. 40)

Kl. pneumoniae ist morphologisch durch eine Schleimkapsel charakterisiert. Er ist regelmäßig als *Saprophyt* in den oberen Luftwegen anzutreffen. Durch Kl. pneumoniae werden etwa 2% aller Pneumonien verursacht. Diese werden als *Friedländer-Pneumonien* bezeichnet. Es handelt sich um *hämorrhagische Pneumonien,* bei denen zugleich ein charakteristisches, schleimiges, fadenziehendes Exsudat auftritt. Die Mortalität beträgt bei unbehandelten Erkrankungen 40–90%. Akute Erkrankungen gehen mitunter mit einer Bakteriämie einher. Der Erreger kann

---

[1] Mus, Gen. muris (lat.) Maus. – [2] KIJOSCHI SHIGA (1870–1957), japan. Bakteriologe. – [3] EDWIN KLEBS (1834–1913), dtsch. Pathologe.

B. – Tab. 40. Eigenschaften von Klebsiella pneumoniae.

Klebsiella pneumoniae
Saprophyt in den oberen Luftwegen
Eintrittspforte: Schleimhaut der Atemwege
Infektionskrankheit: Friedländer-Pneumonie (hämorrhagische Pneumonie mit einem fadenziehenden Exsudat) Mortalität: Wenn unbehandelt 40–90% Bakteriämie: Gelegentlich; Osteomyelitis oder Meningitis

auch eine *Osteomyelitis* oder eine *Meningitis* hervorrufen.

ι) *Klebsiella rhinoscleromatis*[1] (Tab. 41)

Der Erreger ist im Nasen-, Rachen- und Kehlkopfschleim infizierter Personen nachweisbar. Er ruft eine charakteristische Erkrankung hervor, die als *Rhinosklerom* bezeichnet wird. Diese ist durch starre Infiltrate und ein Granulationsgewebe im Bereich der Nase und der Lippen gekennzeichnet. Die Infiltrate sind reich an Plasmazellen, und als eigentümliche Zellart sind sog. *Mikulicz-Zellen* (s. Hi. S. 336) zu beobachten; dabei handelt es sich um große, helle Zellen, deren Zytoplasma phagozytierte Klebsiellen enthält. In den Plasmazellen sind *Russellsche Körperchen* (s. S. 197) zu beobachten. Bei narbiger Schrumpfung des Granulationsgewebes können beträchtliche Einengungen der oberen Luftwege entstehen.

κ) *Yersinia*[2] *(Pasteurella*[3]*) pestis*[4] (Tab. 42)

Der Erreger ruft bei Nagetieren, insbesondere bei der Ratte, tödliche Erkrankungen hervor.

B. – Tab. 41. Eigenschaften von Klebsiella rhinoscleromatis.

Klebsiella rhinoscleromatis
Eintrittspforte: Schleimhaut der Nase und der Lippe
Infektionskrankheit: Rhinosklerom
Symptome: Starre Infiltrate und Granulationsgewebe im Bereich der Nase und der Lippen

B. – Tab. 42. Eigenschaften von Yersinia pestis.

Yersinia pestis
Infektionsmodus: a) Flohbiß, Eindringen durch Haut- und Schleimhautwunden b) Tröpfcheninfektion
Infektionskrankheit: Pest Verlaufsformen: Entsprechend Infektionsmodus a) Bubonenpest regionäre Lymphknoten geschwollen (Bubonen), hämorrhagischer Zerfall b) Lungenpest hämorrhagische Pneumonie c) Septikämische Form, hämorrhagische Entzündung und Nekrosen in Lunge, Leber und Milz

Die Übertragung von Tier zu Tier erfolgt durch Flohbiß oder durch Kannibalismus. Yersinia pestis kann auch auf den Menschen übertragen werden. Einige Stämme sind derart virulent, daß bereits die Infektion mit einem einzigen Keim zur tödlichen Erkrankung führen kann. Infektionen mit Yersinia pestis breiten sich außerordentlich rasch aus und können zu ausgedehnten Epidemien führen.

Die *Infektion des Menschen* kann auf verschiedenen Wegen erfolgen. Durch die Art der Infektion wird zugleich das Bild der Erkrankung bestimmt. Der Erreger kann durch Flohbiß übertragen werden, durch kleine Hautwunden oder durch die Schleimhäute eindringen. Es folgt eine rasche Ausbreitung auf dem Lymphwege, wobei die regionären Lymphknoten anschwellen und hämorrhagisch zerfallen. Die so veränderten Lymphknoten werden als *Bubonen*[5] bezeichnet. Sie sind das auffälligste Symptom bei diesem Infektionsmodus, weshalb dieses Krankheitsbild als *Bubonenpest* bezeichnet wird.

Durch Tröpfcheninfektion können primär die Lungen befallen werden, wobei sich sehr rasch eine hämorrhagische Pneumonie entwickelt. Es kommt zur Expektoration hochinfektösen, blutigen und nekrotischen Materials. Bei derartigem Krankheitsverlauf spricht man von *Lungenpest*.

---

[1] Rhis, Gen. rhinos (gr.) Nase; skleroma (gr.) Verhärtung. – [2] A. E. YERSIN (1863–1943) schweiz. Bakteriologe u. Tropenarzt. – [3] LOUIS PASTEUR (1822–1895), franz. Chemiker und Mikrobiologe; pestis (lat.) ansteckende Krankheit, Seuche, Pest. – [4] Früher Pasteurella pestis. – [5] Bubon (gr.) Leiste, Schamgegend; geschwollene Drüse der Leistengegend.

B. – Tab. 43. Eigenschaften von Yersinia pseudotuberculosis.

Yersinia pseudotuberculosis
Eintrittspforte: Darm
Infektionskrankheit: Pseudotuberkulose
Verlaufsformen:
1. septisch-typhöse Form
2. appendizitische Form

Bei einem raschen Übertritt von Y. pestis in die Blutbahn entsteht eine *septikämische Form der Pest*, wobei sich in den parenchymatösen Organen, insbesondere in Lunge, Leber und Milz, hämorrhagische Entzündungen und Nekrosen entwickeln. Es entstehen serös-blutige Ergüsse im Pleura- und Peritonealraum sowie im Herzbeutel.

λ) *Yersinia (Pasteurella) pseudotuberculosis*[1] (Tab. 43)

Y. pseudotuberculosis ist eine Infektionskrankheit der Vögel, der Nagetiere, insbesondere des Meerschweinchens, sowie der Haustiere. Eine Übertragung auf den Menschen ist selten.

Die Infektion erfolgt meist auf *enteralem Wege*. In der Darmschleimhaut und in den parenchymatösen Organen entstehen kleine entzündliche Herde mit nekrotischem Zentrum. Histologisch haben diese eine gewisse Ähnlichkeit mit tuberkulösen Veränderungen, lassen jedoch Riesen- oder Epitheloidzellen vermissen. Die mesenterialen Lymphknoten sind meist in den Entzündungsprozeß einbezogen. Die Erkrankung heilt spontan aus. Septische Verlaufsformen sind selten. Nach Verlauf und Art der Symptome werden eine *septisch-typhöse* und eine *appendizitische Form* unterschieden.

B. – Tab. 44. Eigenschaften von Yersinia enterocolitica.

Yersinia enterocolitica
Eintrittspforte: Luftwege, Darm

Infektionskrankheit: Enteritis
    Allergisch-hyperergische Verlaufsformen
    mit Polyarthritis und Erythema nodosum
    bzw. exsudativum multiforme

μ) *Yersinia enterocolitica* (Tab. 44)

Die dritte Spezies der Yersinien, Y. enterocolitica, ruft pathologisch-anatomische *Veränderungen am lymphoretikulären System* hervor. In dieser Hinsicht wie auch hinsichtlich des klinischen Erscheinungsbildes bestehen Ähnlichkeiten bei Infektion mit Y. pseudotuberculosis und Y. enterocolitica. Außer den enteritischen Symptomen treten gelegentlich Erkrankungen der oberen Luftwege auf. Bei geschwächten Patienten sind septische Erkrankungen zu beobachten. Allergisch-hyperergische Verlaufsformen können sich in einer *Polyarthritis* oder in einer *Erythema nodosum* bzw. *Erythema exsudativum multiforme* äußern.

c) Andere gramnegative Stäbchen

α) *Francisella*[2] *tularensis*[3] (Tab. 45)

F. tularensis ist vorwiegend ein *Parasit der Nagetiere*. Besonders häufig wird er bei Hasen und Kaninchen angetroffen. Der Umgang mit diesen Tieren kann zur unmittelbaren Infektion führen. Der Erreger ist ebenso ein Parasit der Wasserratten. Von diesem Tier wird F. tularensis auf Feldmäuse übertragen, die in Nachbarschaft der Wasserratte leben. Die Feldmäuse sind die

B. – Tab. 45. Eigenschaften von Francisella tularensis.

Francisella tularensis
Infektionsquelle: Kontaminiertes Wasser und   kontaminierte Lebensmittel
Eintrittspforten: Haut, Konjunktiven, Mundschleimhaut, Atemwege, Intestinaltrakt
Infektionskrankheit: Tularämie
Symptome: Örtlich: Ulzerierende Papel und   eitrige Lymphadenitis bilden sog. »Primärkomplex«.
Formen: Bestimmt durch Eintrittspforte:
1. kutan-glanduläre Form
2. okulo-glanduläre Form
3. oral-glanduläre Form
4. thorakale Form
5. abdominale Form
Bakteriämie: Möglich, Nekrosen und Granulombildung in den parenchymatösen Organen

---

[1] Früher Pasteurella pseudotuberculosis. – [2] FRANCIS VON DOROFEJEV 1947. – [3] Tulare = Landstrich in Kalifornien.

wichtigsten Überträger der Erkrankung auf frei-
lebende Tiere wie auch auf den Menschen.

F. tularensis kann in die Haut oder in die
Schleimhäute eindringen, wo es nur kleine,
kaum in Erscheinung tretende ulzerierende Papeln verursacht. Dieser Infektion folgt eine Ausbreitung auf die regionären Lymphknoten, die
sich vergrößern und schließlich auch eitrig einschmelzen können. Damit besteht ein sog. *Primärkomplex* ähnlicher Art wie bei der Tuberkulose. Die Eintrittsstelle des Erregers bestimmt
Ausbreitung und Verlauf der Erkrankung.

Es sind zu unterscheiden:

1. *kutanoglanduläre Form* (Hautinfektion),
2. *okuloglanduläre Form* (Infektion des Auges),
3. *oralglanduläre Form* (Infektion im Bereich
   der Mundhöhle),
4. *thorakale Form* (Tröpfcheninfektion),
5. *abdominale Form* mit typhus- oder ileusarti-
   gem Verlauf (Infektion durch verunreinigte
   Nahrungsmittel).

β) Brucella[1] abortus (Tab. 46)

Bedeutungsvoll sind die Infektionen der
Haustiere, wie Kuh, Ziege und Schwein, bei
denen sie seuchenartig auftreten können. Charakteristisch ist hierbei das Verwerfen, der *Abort*, tragender Tiere, die dabei jedoch nicht
zugrunde gehen. Tragende Tiere sind besonders
empfänglich für Brucellainfektionen, da die fetalen Membranen vieler Tiere *Erythritol*, einen
Wachstumsfaktor für Brucella abortus, enthalten.

Die Infektionen mit Brucella abortus rufen
beim Menschen die *Bangsche[2] Krankheit* oder
Brucellose hervor.

Die gewöhnlichen *Infektionswege sind:*

1. der Intestinaltrakt bei Aufnahme infizierter
   Milch,
2. die Schleimhaut der Atemwege bei Tröpfcheninfektion und
3. die Haut bei Kontakt mit infiziertem tierischen Gewebe.

Der letztgenannte Infektionsmodus ist besonders häufig bei Landwirten und Tierärzten, die
erkrankten Tieren bei der Geburt helfen.

Die Erreger gelangen über die *Lymphbahnen*
in die regionären Lymphknoten und über den
Ductus thoracicus in die Blutbahn. Sie rufen

B. – Tab. 46. Eigenschaften von Brucella abortus.

Brucella abortus

Eintrittspforten:
    1. Intestinaltrakt
    2. Atemwege (Tröpfcheninfektion)
    3. Haut

Infektionskrankheit: Bangsche Krankheit oder Brucellose
Ausbreitung: → regionäre Lymphknoten → Ductus thoracicus → Blutbahn → Septikämie
Folgen: Tuberkelähnliche Granulome in Leber, Lymphknoten und Knochenmark

entzündliche Veränderungen insbesondere in
der Leber, den Lymphknoten und im Knochenmark hervor. Dabei entwickeln sich tuberkel-
ähnliche Granulome mit zentraler Koagulationsnekrose und umgebendem Granulationsgewebe
mit Epitheloid- und Riesenzellen. Es bestehen
keine Hinweise dafür, daß B. abortus auch bei
Menschen zum Abort führt.

γ) Haemophilus influenzae[3] (Tab. 47)

H. influenzae gehört zur *normalen Flora* in
den Schleimhäuten der oberen Luftwege. Er
kann zur Ursache eitriger Entzündungen im
Bereich des Respirationstraktes werden und dort
Pharyngitis, *Laryngitis* und *Tracheitis* hervorrufen. Dabei treten häufig schwere Hyperämie und
Schwellung insbesondere der Epiglottis auf, die
eine Verlegung der Luftwege zur Folge haben
kann. Bei Kindern ist H. influenzae mitunter die

B. – Tab. 47. Eigenschaften von Haemophilus influenzae.

Haemophilus influenzae
Saprophyt in der Schleimhaut der oberen Luftwege
Infektionskrankheiten: Eitrige Entzündungen der Atemwege, Konjunktivitis, Meningitis (Vorwiegend bis 3. Lebensjahr)

---

[1] DAVID BRUCE (1855–1931), engl. Arzt. – [2] BERNHARD BANG (1848–1932), dän. Arzt. – [3] Haima (gr.) Blut;
philos (gr.) lieb, Freund; influenza (ital.) Einfluß, Influenza, Grippe; influere (lat.) hineinfließen, sich
einschleichen.

Ursache einer *Otitis* sowie einer hämatogen entstandenen eitrigen *Meningitis*. Jenseits des Alters von 3 Jahren ist das Blut meist stark bakterizid gegenüber H. influenzae, und Infektionen sind selten.

δ) *Bordetella[1] pertussis[2]* (Tab. 48)

B. pertussis ist der Erreger des *Keuchhustens*. Am häufigsten erkranken hieran Kinder in den ersten 5 Lebensjahren. Der Erreger wird vorwiegend durch *Tröpfcheninfektion* übertragen. Seine *Endotoxine* rufen zunächst katarrhalische Symptome hervor. Später werden die tieferen Epithelschichten in Mitleidenschaft gezogen, wobei es zu einer leukozytären Entzündung kommt. Die entzündlichen Veränderungen sind die Ursache der charakteristischen Hustenanfälle.

Die Entzündung kann auf die größeren und kleineren Bronchien übergreifen und sich auch auf die Alveolen ausdehnen. Dabei entsteht eine peribronchiale Herdpneumonie, die zum Tode führen kann. Mitunter tritt eine Enzephalopathie auf.

ε) *Haemophilus ducreyi[3]* (Tab. 49)

H. ducreyi ruft eine Geschlechtskrankheit, den weichen Schanker, auch als *Ulcus molle[4]* oder *Schankeroid* bezeichnet, hervor. Der Erreger dringt durch oberflächliche Wunden an den Geschlechtsorganen ein. Durch oberflächliche eitrige Einschmelzung entsteht rasch ein Geschwür mit rauhem, weichem Grund, dessen Ränder unterminiert sind. Der Erreger breitet sich bis zu den regionären Lymphknoten aus, die gleichfalls eitrig einschmelzen und mitunter

B. – Tab. 49. Eigenschaften von Haemophilus ducreyi.

Haemophilus ducreyi
Infektionskrankheit: Weicher Schanker oder Ulcus molle oder Schankroid
Symptome: Oberflächliche, eitrige Einschmelzung an der Schleimhaut der Geschlechtsorgane. Ausbreitung zum regionären Lymphknoten

durch die Haut durchbrechen können. Andere Organe werden nicht befallen.

ζ) *Pseudomonas mallei[5]* (Tab. 50)

Dieses Bakterium verursacht die vorwiegend bei Pferden zu beobachtende *Rotzkrankheit*. Die Infektion des Menschen erfolgt meist durch bakterienhaltiges Sekret der Pferde, wobei die Erreger durch Wunden oder durch die Schleimhäute eindringen. An der Eintrittsstelle ruft Pseudomonas mallei nur kleine Geschwüre hervor, breitet sich jedoch in den Lymphgefäßen bis zu den regionären Lymphknoten aus, wobei die sich verhärtenden Lymphgefäße und Lymphknoten deutlich tastbar sind. Der Erreger kann in die Blutbahn einbrechen und abszeßartige Eiterungen in den inneren Organen verursachen.

η) *Fusobacterium fusiforme[6]*

Das Bakterium wird in übelriechenden Nekrosen angetroffen, wo es zusammen mit anderen Keimen vorkommt. Gemeinsam mit der Spirochätenart Treponema vincenti ruft es die *Plaut-Vincentsche Angina* hervor.

B. – Tab. 50. Eigenschaften von Pseudomonas mallei.

Pseudomonas mallei
Infektionsquelle: Sekret erkrankter Tiere (Pferd)
Eintrittspforte: Hautwunden oder Schleimhäute
Infektionskrankheit: Rotzkrankheit
Symptome: Örtlich kleines Ulkus, regionäre Lymphangiitis und Lymphadenitis
Bakteriämie: Möglich, abszeßartige Eiterungen in parenchymatösen Organen

B. – Tab. 48. Eigenschaften von Bordetella pertussis.

Bordetella pertussis
Infektionskrankheit: Keuchhusten (vorwiegend bis 5. Lebensjahr)
Symptome: Folge der Endotoxinwirkung.
Zunächst katarrhalische, später eitrige Entzündung der Trachea und Bronchien (Hustenreiz).
Peribronchiale Pneumonie.
Spätfolgen: Bronchiektasen

---

[1] JULES J. B. V. BORDET (1870–1961), belg. Bakteriologe. – [2] Tussis (lat.) Husten; per (lat.) drückt hier ein Übermaß aus. – [3] AGOSTO DUCREY (1860–1940), ital. Dermatologe. – [4] Ulcus (lat.) Geschwür; mollis (lat.) weich. – [5] Aktis, Gen. aktinos (gr.) Strahl; bacillus (lat.) Stäbchen; malis (gr.) Rotz. – [6] Fusus (lat.) Spindel.

ϑ) *Pseudomonas aeruginosa*[1] (Tab. 51)

Pseudomonas aeruginosa lebt als harmloser *Saprophyt* auf der Haut und im Intestinaltrakt. Der Erreger ist nur dann pathogen, wenn die Keime an Orte gelangen, an denen die normalen Abwehrmechanismen nicht intakt oder mit anderen Erregern an Mischinfektionen beteiligt sind. Durch Bildung eines *blaugrünen Pigmentes* verleihen sie dem Eiter eine charakteristische Farbe. Der Eiter hat einen typischen süßlichen Geruch.

ι) *Vibrio comma*[2] (Tab. 52)

Dieses gramnegative, kommaförmige, mit einer polaren Geißel versehene und lebhaft bewegliche Stäbchen ist der Erreger der *Cholera*[3]. Vibrio comma ist *nur für den Menschen pathogen*. Es wird von erkrankten Personen, mitunter auch von solchen, die keinerlei Symptome zeigen, in großen Mengen ausgeschieden. Die Infektion erfolgt durch direkten Kontakt, durch kontaminiertes Wasser und kontaminierte Nahrungsmittel. Im Darm setzt eine sehr rasche Vermehrung ein. Die Erreger gelangen nicht in die Blutbahn. Bei ihrem Zerfall wird ein sehr wirksames *Ektotoxin* frei, das rasch auftretende, schwere *katarrhalische*, mit Geschwürsbildung einhergehende *Entzündungen* der Darmschleimhaut verursacht. Dabei werden große Flüssigkeitsmengen und Salze in die Darmlichtung abgeschieden und als sog. *Reiswasserstühle* ausgeschieden. Es kommt zu einer *Dehydration* und

B. – Tab. 51. Eigenschaften von Pseudomonas aeruginosa.

Pseudomonas aeruginosa
Saprophyt: Auf der Haut, im Intestinaltrakt (ubiquitär!)
Pathogenität: Gemeinsam mit anderen Erregern oder wenn Abwehrmechanismus gestört. Eitererreger! Blaugrüner Eiter mit süßlichem Geruch
Infektionskrankheit: Enteritis, Pharyngotracheitis, Entzündung der Harnwege
Bakteriämie: Tödliche Sepsis
Besonders gefürchtet: Infektionen von Brandwunden sowie Augenverletzungen

B. – Tab. 52. Eigenschaften von Vibrio comma.

Vibrio comma
Infektionsquelle: Kontaminierte Nahrungsmittel
Eintrittspforte: Gastrointestinaltrakt
Besondere Eigenschaften des Erregers: Rasche Vermehrung im Darm, Zerfall und Freiwerden eines Endotoxins
Infektionskrankheit: Cholera
Symptome: Schwere katarrhalische und ulzerierende Enterokolitis. Reiswasserstühle, Dehydratation, Azidose!
Letalität: Unbehandelt 50%, behandelt 1%

Azidose; der transmembrane Transport ist gestört. Die Letalität unbehandelter Fälle liegt bei 50%, die behandelter Fälle unter 1%.

d) Grampositive Stäbchen

α) *Corynebacterium diphtheriae*[4] (Tab. 53)

Das Corynebacterium diphtheriae kommt als harmloser *Saprophyt* auf der äußeren Haut und im Nasenrachenraum vor. Die hier zu findenden Formen sind jedoch meist apathogen.

B. – Tab. 53. Eigenschaften des Corynebacterium diphtheriae.

Corynebacterium diphtheriae
Saprophyt auf äußerer Haut und im Nasenrachenraum (jedoch apathogene Formen!)
Besondere Eigenschaften des Erregers: Dringt nicht ins Gewebe ein Bildung eines Ektotoxins
Infektionskrankheit: Diphtherie a) Rachendiphtherie b) Wunddiphtherie
Symptome: Örtlich: Pseudomembranöse Entzündung Einengung der Luftwege Hämorrhagische Entzündung und Nekrose regionärer Lymphknoten
Fernwirkung: Degenerative Veränderungen der Herzmuskelfasern (Myocarditis diphtherica), Schädigung peripherer Nerven: Lähmung des Gaumensegels

---

[1] Aeruginosus (lat.) voller Grünspan, wie mit Grünspan überzogen. – [2] Komma (gr.) Einschnitt, Abschnitt. – [3] Cholera (gr.) Dachrinne (Symbol für die Stärke des Durchfalls). – [4] Koryne (gr.) Keule; diphthera (gr.) Haut.

Der Erreger siedelt sich vorwiegend im Rachen, insbesondere im Bereiche der Rachentonsillen und im übrigen Atmungstrakt an. Bei Kleinkindern ist die Nasenschleimhaut bevorzugt. Das *Ektotoxin* dieser Bakterien wird von der Schleimhaut resorbiert und verursacht Schleimhautschädigungen und ausgeprägte *Fibrinausschwitzungen.* Es besteht eine fibrinöse oder fibrinös-nekrotisierende Entzündung. Bei der leichten Form der Entzündung (fibrinöse Entzündung) bilden sich leicht abstreifbare, grauweiße, zusammenhängende *Pseudomembranen;* diese liegen anstelle des zerstörten Epithels dem unveränderten Bindegewebe auf. Bei den schweren Formen *(fibrinöse-nekrotisierende Entzündung)* sind Epithel und Bindegewebe nekrotisch und von Fibrin durchsetzt. Die Schleimhäute sind von einer fibrinösen Membran überzogen, die fest mit dem nekrotischen Gewebe verbunden ist (s. Hi. S. 104). Die Bildung derartiger Pseudomembranen kann zu einer Einengung im Bereich der Stimmritzen führen und Erstickung zur Folge haben.

Das reichlich gebildete fibrinöse Exsudat kann auch über nicht toxingeschädigte Schleimhaut abrinnen und erstarren. Die so entstandenen Beläge sind ablösbar, ohne daß dabei Blutungen entstehen; sie werden als *kruppöse Pseudomembranen* bezeichnet. Fließt Fibrin in die Trachea und in die Bronchien hinab, so spricht man von *deszendierendem Krupp*[1]. Die dabei entstehenden Membranen können sich ablösen und ausgehustet werden, wobei sie einen Abdruck der Bronchialverzweigungen liefern.

Bei einer Infektion der Rachenschleimhaut kommt es zu einer Schädigung der regionären Lymphknoten des Halses, die vergrößert und von Blutungen und Nekrosen durchsetzt sind. Gleichzeitig kann die Milz vergrößert sein, wobei mitunter Follikelnekrosen beobachtet werden. Bemerkenswert ist, daß das Toxin an den Herzmuskelfasern angreift und zu degenerativen Veränderungen führt. Es entsteht eine *interstitielle »degenerative« Myokarditis* (s. Hi. S. 69). Diese Myokarditis kann auch längere Zeit nach Abheilen der örtlich entstandenen Veränderungen im Nasenrachenraum auftreten und einen sog. Spättod verursachen.

Das Diphtherietoxin kann auch zu *Schädigungen der peripheren Nerven* führen; es kommt zu einer Schwellung der Achsenzylinder und einem Zerfall des Myelins, in deren Folge Lähmungen entstehen. Besondere Bedeutung kommt in diesem Zusammenhang der Lähmung des Gaumensegels zu, wodurch beim Schluckakt die Luftwege mangelhaft abgeschlossen werden und Aspirationspneumonien entstehen können. Letztlich kann das Toxin auch eine *Nierenschädigung* bewirken. Hier werden mitunter eine trübe Schwellung der Tubulusepithelien und eine zellige Infiltration beobachtet.

Das Corynebacterium diphtheriae kann auch in äußere Wunden eindringen, die sodann in ähnlicher Weise wie die Schleimhaut des Respirationstraktes von den charakteristischen Pseudomembranen bedeckt werden. Die abgeschiedenen Ektotoxine können die gleichen Veränderungen an den inneren Organen hervorrufen wie bei einer Infektion des Nasenrachenraumes.

β) Erysipelothrix insidiosa[2] (Tab. 54)

Erysipelothrix insidiosa ist ein weitverbreiteter Krankheitserreger. Er findet sich in mit faulenden organischen Substanzen angereichertem Boden. Er ist bei zahlreichen Tieren, insbesondere bei Haustieren, ferner bei Insekten und Fischen anzutreffen, bei denen er als *Parasit* lebt. E. insidiosa ruft beim Schwein den *Schweinerotlauf,* bei der Maus die *Mäuseseptikämie* hervor.

Beim Menschen verursacht Erysipelothrix insidiosa das *Erysipeloid*. Die Übertragung erfolgt meist durch Kontakt mit erkrankten Tieren oder tierischen Produkten. Die Eintrittspforten sind Hautverletzungen oder Bisse von Tieren. Nach einer Inkubationszeit von 1–5 Tagen entsteht eine scharf begrenzte, rote bis blaurote Schwellung, das Erysipeloid. Gelegentlich schreitet die

B. – Tab. 54. Eigenschaften der Erysipelothrix insidiosa.

Erysipelothrix insidiosa
Infektionsquelle: Erkrankte Tiere, tierische Produkte
Eintrittspforte: Hautverletzungen, Tierbisse
Infektionskrankheit: Erysipeloid
Symptome: Örtlich: Scharf begrenzte, blaurote Schwellung, Entzündung örtlicher Lymphknoten Abheilung nach 2–3 Wochen
Bakteriämie: Selten; Folgen: Endokarditis, Meningitis, Arthritis

---

[1] Croup (engl.) heiseres Sprechen (charakterisiert die eigentümliche Stimme der Kranken). – [2] Erysipelas (gr.) rot aussehende Hautentzündung, Wundrose; thrix (gr.) Haar; insidiosus (lat.) heimtückisch.

Entzündung bis zu den regionären Lymphknoten fort. Die örtliche Erkrankung heilt nach 2–3 Wochen ab. Nur selten gelangen die Erreger in die Blutbahn, wonach sie eine Meningitis, Arthritis oder Endokarditis verursachen können.

e) Listeria[1] monocytogenes (Tab. 55)

Listeria monocytogenes verursacht die als *Listeriose* bezeichnete Erkrankung. Die Infektion erfolgt durch direkten Kontakt mit infizierten Tieren (Tierärzte und Landwirte) oder durch infizierte Frauen, die infizierte Kinder gebären und die Erreger mit den Lochien ausscheiden (Hebammen, Pflegepersonal). Bei Übertragung auf den Menschen können vielgestaltige Krankheitsbilder entstehen. Schwere Verlaufsformen werden vorzugsweise bei Neugeborenen und bei älteren Menschen beobachtet. Bei diesem Perso-

nenkreis liegt die Sterblichkeit auch heute noch bei 70%.

Mitunter verlaufen Listerieninfektionen unter dem Bilde einer *Angina mit Lymphknotenschwellungen* und täuschen eine infektiöse Mononukleose vor, was dem Erreger das Adjektiv monocytogenes eingetragen hat. Diese Verlaufsformen können ohne weitere Komplikationen abklingen.

Durch direkten Kontakt mit infektiösem Material kommt es häufig zu *Hautinfektionen*, wobei eitrige Pustelbildungen auftreten. Die Infektion schreitet auf dem Lymphwege fort und kann zur Sepsis führen.

Zunehmend häufiger werden Infektionen beobachtet, die zunächst unter Erscheinungsbildern ähnlich dem Typhus oder der Pneumonie verlaufen. In der Folge kommt es sodann zu einem *septischen Verlauf.* Mitunter wird eine *Endokarditis* beobachtet. In der Leber und Milz sind häufig zahlreiche Nekrosen zu beobachten. Besonders schwerwiegend sind Infektionen des Zentralnervensystems. Die durch Listeria monocytogenes verursachte *Enzephalitis* verläuft meist tödlich. Die Listeriameningitis steht hinsichtlich ihrer Häufigkeit an 3. Stelle nach der Coli- und Meningokokkenmeningitis. Auch bei Behandlung beträgt die Letalität 40–50%. Bei Kindern mitunter auftretende subakute Verlaufsformen der Meningitis haben häufig Spätschäden zur Folge.

Infektionen während der Schwangerschaft können *Abort* oder *Frühgeburt* zur Folge haben. Listeria monocytogenes kann diaplazentar auf den Feten übertragen werden. Die intrauterine Infektion hat eine hohe Letalität (>90%) der Feten oder Neugeborenen zur Folge. Das zu beobachtende Krankheitsbild wird als *Granulomatosis infantiseptica* bezeichnet. Betroffen sind neben anderen parenchymatösen Organen und der Haut insbesondere die Leber und das Zentralnervensystem. In der Leber finden sich miliare, zentral nekrotische, sog. Pseudotuberkel.

f) Bacillaceae[2]

α) *Clostridium tetani*[3] (Tab. 56)

Clostridium tetani hält sich im Darm pflanzenfressender Tiere, insbesondere des Pferdes, als harmloser *Saprophyt* auf. Mit den Fäzes gelangt er in das Erdreich. Der Bazillus bildet Sporen, die jahrelang lebensfähig bleiben kön-

B. – Tab. 55. Eigenschaften der Listeria monocytogenes.

Listeria monocytogenes
Infektionsquelle: Infizierte Tiere, Produkte infizierter Tiere, infizierte gebärende Frauen
Eintrittspforte: Hautverletzungen, Schleimhäute
Infektionskrankheit: Listeriose
Weltweite Verbreitung, zunehmende Tendenz
Verlaufsformen:
Angina mit Lymphknotenschwellung
(Vortäuschung einer infektiösen Mononukleose!)
Bei Schwangerschaft: Frühgeburt und Abort
Konjunktivitis } Fortschreiten auf dem Lymphwege, Bakteriämie
Hautinfektion }
Typhusähnliche Verlaufsformen
Pneumonieähnliche Verlaufsformen
Bei Bakteriämie: Endokarditis
Nekrose in Milz und Leber
Enzephalitis (hohe Letalität)
Meningitis (an 3. Stelle aller Meningitiden)
Neugeborene: Granulomatosis infantiseptica.

---

[1] Lord Joseph Lister (1827–1912), engl. Chirurg. – [2] Bacillus (lat.) Stäbchen. – [3] Kloster (gr.) Spindel; tetanos (gr.) Spannung.

B. – Tab. 56. Eigenschaften des Clostridium tetani.

Clostridium tetani
Eintrittspforte: Wunden
Besondere Eigenarten des Erregers: Anaerobier, bildet ein Ektotoxin
Infektionskrankheit: Tetanus
Krankheitsverlauf: Ausschließlich Folge der Toxinwirkung; Ektotoxin gelangt auf dem Wege der Nerven zu motorischen Ganglienzellen des ZNS. → Krämpfe

B. – Tab. 57. Eigenschaften des Clostridium botulinum.

Clostridium botulinum
Verursachte Erkrankung: Botulismus Keine Infektion, sondern Intoxikation durch infizierte Lebensmittel
Toxinwirkung: An den neuromuskulären Synapsen
Folge:
Lähmung der Augenmuskeln Dysphagie Atemlähmung, Herzstillstand

nen. Die Infektion des Menschen geschieht durch Wunden, in die infolge Verschmutzung Tetanusbazillen oder -sporen eingetragen werden.

Clostridium tetani ist ein *Anaerobier* und vermehrt sich dementsprechend nur unter geeigneten Bedingungen. Diese sind z. B. gegeben, wenn andere sauerstoffzehrende Bakterien an der Infektion beteiligt sind oder der Außenluft nicht zugängige Wundtaschen bestehen. Günstig für die Vermehrung ist auch *nekrotisches Gewebe infolge der darin herabgesetzten Sauerstoffspannung.* Die Vermehrung kann noch viele Jahre nach der Infektion erfolgen.

Die Bazillen bleiben an Ort und Stelle und dringen nicht weiter in das Gewebe vor. Besondere Bedeutung kommt dem von Clostridium tetani produzierten *Ektotoxin* zu. Dieses gelangt auf dem Wege der Nerven sowie auf dem Blutwege an die motorischen Ganglienzellen des Rückenmarkes und schließlich auch des Gehirns, an denen es degenerative Veränderungen verursacht. Ein besonderes Symptom sind die dabei ausgelösten *Krämpfe.*

β) *Clostridium botulinum*[1] (Tab. 57)

Der Bazillus ruft beim Menschen die als *Botulismus* bezeichnete Erkrankung hervor. Dabei handelt es sich nicht um eine Infektion, sondern um eine *Intoxikation.* Cl. botulinum kann sich nur unter *streng anaeroben Bedingungen* vermehren. Mitunter gelangen Bazillen oder ihre Sporen in konservierte Speisen, wo sich die vegetative Form vermehrt und ein *Ektotoxin* ausscheidet. Die Speisen werden dadurch nicht sichtbar verändert. Nach Aufnahme der Speisen

wird das Ektotoxin resorbiert, und es gelangt an die neuromuskulären Synapsen. Die Folgen sind zunächst Lähmungen der Augenmuskeln, Aphasie und eine Dysphagie sowie schließlich *Atemlähmung* und *Herzstillstand.*

γ) *Clostridium perfringens*[2] (Tab. 58)

Clostridium perfringens, ein *Anaerobier,* kommt im Darm des Menschen und der Tiere als harmloser *Saprophyt* vor. Nach dem Tode kann er sich von hier ausbreiten, die Organe durchsetzen, wobei Gasblasen entstehen. Der Bazillus ist die Ursache der Entstehung der sog. *Schaumorgane* und des *Fäulnisemphysems* bei Leichen. Cl. perfringens ist der Erreger des *Gasbrandes.* Bei Infektion wird er meist gemeinsam mit verwandten anaeroben Bazillen *(Cl. novyi[3], Cl. histolyticum)* angetroffen. Die Ausbreitung des Erregers erfolgt meist von verunreinigten Wunden mit ausgedehnten Gewebszerstörungen

B. – Tab. 58. Eigenschaften des Clostridium perfringens.

Clostridium perfringens
Saprophyt im Darmtrakt
Eintrittspforte: Wunden
Besondere Eigenarten des Erregers: Anaerobier, bevorzugt kohlenhydratreiche Organe (Muskulatur). Gasbildner
Infektionskrankheit: Gasbrand
Symptome: Rasche Ausbreitung der Infektion in der Muskulatur, Verflüssigung des Gewebes, Gasbildung

---

[1] Botulus (lat.) Wurst. – [2] Perfringere (lat.) zerbrechen, zerschmettern. – [3] FREDERICK GEORGE NOVY (1864–1957) amer. Bakteriologe.

aus. Infektionen können auch von den Harn- und Verdauungswegen ausgehen oder bei subkutanen und intramuskulären Injektionen entstehen. Das betroffene Gewebe zeigt zumeist eine bläuliche oder grünliche Verfärbung, ist nekrotisch mit Gasblasen durchsetzt (Gasbrand!) und übelriechend. Der Bazillus breitet sich insbesondere in kohlenhydratreichem Gewebe, namentlich in der Muskulatur aus. Das Muskelgewebe nimmt dabei eine lachsfleischartige Beschaffenheit an und wird verflüssigt. Der Erreger spaltet die im Gewebe vorhandenen Kohlenhydrate und bildet Gas.

Bei *örtlicher Ausbreitung* besteht zugleich eine Allgemeininfektion unter dem Bilde einer schweren Intoxikation und mit hohem Fieber und Schocksyndrom.

δ) Bacillus anthracis[1] (Tab. 59)

B. anthracis ist der Erreger des *Milzbrandes*. Die Infektion geht meist vom Material erkrankter Tiere aus. Die Infektion kann durch die *Haut*, durch die *Atemwege* oder durch den *Intestinaltrakt* erfolgen. Die dabei entstehenden Krankheitsbilder sind unterschiedlich. In allen Fällen jedoch kommt es zu einer ausgeprägten Gefäßschädigung mit Blutstauung, Ödem sowie zu Blutungen, wobei Fibrinbildung fehlt.

Die Haut ist die häufigste Eintrittspforte. Hier entwickelt sich die sog. *maligne Pustel*, die

im Zentrum nekrotisch zerfällt. Bei Infektion der Luftwege entsteht die *Hadernkrankheit*. Gelangen die Bazillen oder Sporen in den Intestinaltrakt, so kann eine *hämorrhagische Darmentzündung* die Folge sein. Die vegetativen Formen gelangen unter rascher Vermehrung auf dem Lymphwege in die Blutbahn. Als besonderes Charakteristikum gehören die starke Vergrößerung und dunkelrote Verfärbung der *Milz* zum Krankheitsbild.

g) Mycobacteriaceae

α) Mycobacterium tuberculosis[2] (Tab. 60)

Das Mycobacterium tuberculosis ist ein *strikter Parasit*, der vorwiegend beim Menschen zu finden ist. Es können 3 *verschiedene Typen* dieses Mykobakteriums unterschieden werden: der *Typus humanus*, der *Typus bovinus* und der *Typus gallinaceus*. Es handelt sich um *grampositive*, unbewegliche Stäbchen, die entweder gerade oder leicht gekrümmt sind. Mit einer Spezialfärbung, der *Ziehl-Neelsen*-Färbung, können sie auch im Gewebe dargestellt werden.

Das Mycobacterium tuberculosis der verschiedenen Typen, insbesondere jedoch des Typus humanus, ist der *Erreger der Tuberkulose* des Menschen. In gleicher Weise ist das Mykobakterium auch für Meerschweinchen, Rind, Kaninchen und Maus pathogen.

Die Übertragung erfolgt vorwiegend durch *Tröpfcheninfektion* oder Staub über die Lunge, wobei meist der Typus humanus im Spiele ist. Weiterhin kommt eine Infektion über den *Inte-*

B. – Tab. 59. Eigenschaften des Bacillus anthracis.

Bacillus anthracis
Infektionsquelle: Material erkrankter Tiere (z. B. Felle)
Eintrittspforte: Hautwunden, Atemwege, Intestinaltrakt
Infektionskrankheit: Milzbrand
Verlaufsformen: Bestimmt durch Eintrittspforte a) Haut: Maligne Pustel b) Atemwege: Hadernkrankheit c) Intestinaltrakt: Hämorrhagische Enterokolitis
Bakteriämie: Erreger gelangen auf Lymphweg in die Blutbahn
Besonderes Charakteristikum: Splenomegalie, dunkelrote Verfärbung der Milz

B. – Tab. 60. Eigenschaften des Mycobacterium tuberculosis.

Mycobacterium tuberculosis
Erregertypen: Typus humanus Typus bovis Typus gallinaceus
Eintrittspforten: Lunge (Staub- oder Tröpfcheninfektion): vorwiegend Typus humanus; Intestinaltrakt: vorwiegend Typus bovis
Besondere Eigenarten des Erregers: Grampositives, unbewegliches, leicht gekrümmtes Stäbchen Anfärbbarkeit: Ziehl-Neelsen-Färbung, im Gewebe sichtbar zu machen
Infektionskrankheit: Tuberkulose

---

[1] Anthrax (gr.) Kohle. – [2] Tuberculum (lat.) Höckerchen, Knötchen.

stinaltrakt in Betracht; diese geschieht meist durch Genuß roher Milch erkrankter Rinder, bei denen vorwiegend der Typus bovinus zu beobachten ist.

β) *Mycobacterium leprae* [1] (Tab. 61)

Das Mycobacterium leprae ist morphologisch und hinsichtlich seiner Anfärbbarkeit dem Mycobacterium tuberculosis sehr ähnlich. Meist ist es in Form sog. *Globi* [2] in Bündeln gelagert. In erkranktem Gewebe können mitunter auch die Abbauprodukte des Erregers als säurefeste, hyaline Massen, sog. *Gloae* [3], nachgewiesen werden. Sie finden sich als Einschlüsse in Fremdkörperriesenzellen.

Das Mycobacterium leprae ist der Erreger der *Lepra* des Menschen, des *Aussatzes*. Die Übertragung von Mensch zu Mensch erfolgt durch intensiven, direkten Kontakt. Die Inkubationszeit beträgt mehrere Monate bis zu 30 Jahre. Die Erkrankung ist in Europa in kleineren Bereichen, in Skandinavien, auf dem Balkan, auf der Iberischen Halbinsel, in Polen, Rußland und im Baltikum zu beobachten. In Afrika, Asien und Südamerika tritt sie in einer größeren Verbreitung auf (vgl. S. 488).

B. – Tab. 61. Eigenschaften des Mycobacterium leprae.

Mycobacterium leprae
Infektion von Mensch zu Mensch durch direkten, intensiven Kontakt
Eigenschaften des Erregers: Mycobacterium tuberculosis ähnlich, in Bündeln gelagert. Im Gewebe in Fremdkörperriesenzellen eingeschlossen
Infektionskrankheit: Lepra, sog. Aussatz
Krankheitstypen: Macula simplex. Nichtentzündlich infiltrierte Flecken der Haut mit Pigment- und Sensibilitätsverlust. Ausdruck früher Generalisierung
Tuberkuloide Lepra: Befallen sind Haut und Nerven
Folge: Trophische Störung mit Extremitätenverunstaltungen (Lepra mutilans)
Lepromatöse Lepra: Rasche und drastische Verlaufsform. Betroffen sind Haut und Nerven sowie innere Organe. Geschwulstartige Ausbreitung von Granulationsgewebe (sog. Leprom).

Die Infektion führt in Abhängigkeit von der spezifischen Immunität und der individuellen Resistenz zu verschiedenen *Krankheitstypen*:

1. *Macula simplex:* Dabei handelt es sich um einfache, nicht infiltrierende Flecken in der Haut, die mit Pigmentverlust und Verminderung der Sensibilität einhergehen. Diese Form ist der Ausdruck einer frühen Generalisierung im Anschluß an eine erste Infektion.

2. *Die tuberkuloide Lepra:* Sie geht aus der Macula simplex hervor. Befallen werden insbesondere Haut sowie Nerven, an denen knötchenförmige Verdickungen und Zerstörungen der Fasern zu beobachten sind. Sensibilitätsstörungen und trophische Veränderungen an den Extremitäten sind die Folge. Die dabei entstehenden Verunstaltungen haben zu der Bezeichnung *Lepra mutilans* geführt.

3. *Die lepromatöse Lepra:* Diese geht gleichfalls von der Macula simplex aus. Ihr Verlauf ist jedoch rasch und drastisch. Betroffen sind insbesondere die Haut und die Nerven *(Lepra lepromatosa mixta)* sowie innere Organe wie Leber, Hoden, Kehlkopf und das lymphatische Gewebe. Das Granulationsgewebe *(Lepra tuberosa)* wächst geschwulstartig, weshalb es auch als Leprom bezeichnet wird. Das Leprom ist charakterisiert durch das Auftreten von *Virchow-Zellen*, die zuerst von VIRCHOW als *Schaumzellen* bezeichnet wurden.

h) Actinomycetaceae [4]

α) *Actinomyces israelii* (Tab. 62)

Der Actinomyces israelii ist der Erreger der sog. *Strahlenpilzkrankheit*, der *Aktinomykose*. Da er zuweilen Verzweigungen zeigt, hielt man ihn früher für einen Pilz. Daher wurde der Begriff Mykose für die Erkrankung übernommen.

Der Erreger ist ein *Anaerobier* und normaler *Saprophyt* menschlicher Schleimhäute. Er ist häufig in der Mundhöhle anzutreffen. In der Außenwelt wird er nicht gefunden. Actinomyces israelii kann durch kleine Läsionen der Haut oder Schleimhaut in tiefere Gewebsschichten eindringen. Bei den so entstehenden Infektionen handelt es sich um Mischinfektionen. Es entstehen Abszesse mit zentraler Nekrose, die von Granulationsgewebe und Bindegewebe umgeben

---

[1] Lepra (gr.) Aussatz, Krätze, Räude; lepros (gr.) rauh, schuppig. – [2] Globus (lat.) Kugel. – [3] Gloios (gr.) klebrige Feuchtigkeit, bes. Harz. – [4] Aktis, Gen. aktinos (gr.) Strahl; mykes (gr.) Pilz.

B. – Tab. 62. Eigenschaften des Actinomyces israelii.

Actinomyces israelii
Saprophyt, vorwiegend in der Mundhöhle
Eintrittspforten: Verletzungen der Haut oder Schleimhaut, vorwiegend Zahnfleisch, Kieferschleimhaut
Infektionskrankheit: Aktinomykose oder Strahlenpilzkrankheit
Folgen: Eindringen in tiefere Gewebsschichten (meist Mischinfektion). Abszesse mit zentraler Nekrose, umgeben von Granulationsgewebe und Bindegewebe.
Formen: Bestimmt durch Eintrittspforte a) zervikofaziale Form (am häufigsten) b) kutane Form c) abdominale Form

sind. Im Eiter finden sich meist sog. *Aktinomyzesdrusen* (s. Hi. S. 325).

Häufigste Eintrittspforten sind das Zahnfleisch und die Schleimhaut der Kiefer, von wo aus sich die Veränderungen auf Hals und Gesicht weiter ausbreiten. Diese Form der Ausbreitung wird als *zervikofaziale Form* bezeichnet. Ein Eindringen durch die Darmwand oder durch die Haut verursacht die sog. *abdominale* bzw. *kutane Form*. Eine Verbreitung des Erregers auf dem Blutwege und eine Verschleppung in entfernte Organe sind selten.

β) *Nocardia asteroides*[1] (Tab. 63)

Dieser grampositive Erreger bildet ein mehr oder weniger verzweigtes Fadengeflecht, das häufig granuliert erscheint, säurefest ist und sich schlecht anfärbt. Er lebt als *Saprophyt* an Getreide und Gräsern sowie im Wasser und im Boden. Nocardia asteroides ist der Erreger der *Nocardiose*, bei der, ähnlich wie bei der Aktinomykose, chronische Entzündungen mit *Abszeßbildungen* auftreten. Dabei finden sich charakteristische *fädige Drusen* in einem fistelnden Granulationsgewebe.

Die Infektion tritt entweder *lokalisiert oder generalisiert* auf. Bei lokalen Infektionen bestehen chronische Eiterherde im subkutanen Gewebe sowie im Knochen, wobei häufig aus Fistelgängen Eiter abgesondert wird. Derartige

B. – Tab. 63. Eigenschaften der Nocardia asteroides.

Nocardia asteroides
Eintrittspforten: Verletzungen von Haut und Schleimhaut
Infektionskrankheit: Nocardiose
Entzündungsformen: Ähnlich Aktinomykose Lokale Infektionen: Subkutanes Gewebe, Knochen Generalisierte Formen: Infiltrate und Eiterherde in den Lungen. Weitere Ausbreitung in Meningen und Gehirn

Infektionen sind meist am Fuß lokalisiert und führen zu einer fortschreitenden Deformierung (sog. *Madurafuß*)[2]. Bei generalisierten Formen finden sich häufig Infiltrate und Eiterherde in den Lungen. Die Infektion breitet sich auf dem Blutwege in die Meningen, das Gehirn und andere Organe aus.

i) Treponemen und Leptospiren[3]

α) *Treponema vincentii*[4] (Tab. 64)

Treponema vincentii kommt in der Mund- und Rachenhöhle des Menschen als harmloser *Saprophyt* vor. Gemeinsam mit dem Fusobacterium fusiforme ist es der Erreger der *Plaut-Vincentschen Angina*. Er verursacht an der Oberfläche des Rachens eine *ulzeröse* oder *pseudomembranöse Entzündung*, die meist als *einseitige Tonsillitis* auftritt.

β) *Leptospira icterohaemorrhagiae* (Tab. 65)

Der Erreger ist im Darm und in der Niere insbesondere von Nagern (Ratte und Maus), aber auch von Schweinen, Rindern und Pferden zu finden. Er wird mit den Fäzes und mit dem Urin ausgeschieden.

B. – Tab. 64. Eigenschaften der Treponema vincentii.

Treponema vincentii
Saprophyt in Mund- und Rachenhöhle
Infektionskrankheit: Plaut-Vincentsche Angina (gemeinsam mit Fusobacterium fusiforme)

---

[1] E. J. E. NOCARD (1850–1903), franz. Tierarzt; aster (gr.) Stern. – [2] Madurai = indische Stadt. – [3] Leptos (gr.) fein, dünn, zart; speira (gr.) das Gewundene. – [4] JEAN HENRY VINCENT (1862–1950) franz. Internist.

B. – Tab. 65. Eigenschaften der Leptospira ictero-haemorrhagiae.

Leptospira icterohaemorrhagiae
Infektionsquelle: Kontaminierte Nahrungs-mittel
Infektionskrankheit: Leptospirose oder Weil-sche Krankheit
Symptome: (1–2 Wochen nach Infektion) Leber: Degenerative Veränderungen, Gelbsucht
Niere: Degenerative Tubulusveränderun-gen (Erhöhung des Rest-N)
Skelettmuskulatur: Degenerative Verän-derungen einzelner Fasern
Haut: Blutungen
ZNS: Meningitis (Verlaufsform entspre-chend benigner, aseptischer Meningitis)

B. – Tab. 66. Eigenschaften des Treponema pallidum.

Treponema pallidum
Eintrittspforte: Intakte Schleimhaut
Infektionskrankheit: Syphilis (harter Schanker) Krankheitsverlauf:
1. Primäraffekt (3–4 Wochen nach Infektion). Hartes Infiltrat, Papel (harter Schanker!) und regionäre Lymphade-nitis
2. Sekundärreaktion (nach 7–9 Wochen): Makulopapulöses Exanthem (wieder-holtes Auftreten möglich!)
3. Tertiäres Stadium
a) Gummen (granulomatöse Herde) in Haut, Knochen und Leber
b) Degenerative Veränderungen am ZNS, Paralyse, Tabes
Besonderheit: Syphilis connata
Hutchinsonsche Trias:
Keratitis parenchymatosa
Sattelnase
Hutchinsonsche Zähne

Leptospira icterohaemorrhagiae ist der Erreger der *Weilschen*[1] *Krankheit.* Die Infektion des Menschen erfolgt vorwiegend durch kontaminiertes Wasser oder kontaminierte Nahrungsmittel. Der Erreger dringt auch durch kleinste Hautwunden, vorzugsweise jedoch beim Baden durch die Schleimhäute des Auges ein. Nach 1–2 Wochen ist der Erreger in den Blutkreislauf gelangt und siedelt sich in den parenchymatösen Organen, insbesondere Leber und Niere, an. Es treten degenerative Veränderungen des Leberparenchyms mit Ikterus sowie Nekrosen der Tubulusepithelien mit nachfolgenden interstitiellen Entzündungen auf. Ferner können an der Skelettmuskulatur neben Blutungen hyaline Veränderungen der Muskelfasern sowie Hautblutungen beobachtet werden. Gelegentlich tritt eine *benigne aseptische Meningitis* auf.

k) Treponema pallidum[2] (Tab. 66)

Der Erreger lebt ausschließlich im Menschen, kann jedoch auch in der Kaninchenleber in vitro kultiviert werden. Er ist der Erreger der *Syphilis.* Die Infektion erfolgt durch den Geschlechtsverkehr oder durch engen Kontakt.

Treponema pallidum kann durch die intakte Schleimhaut eindringen. Hier entwickelt sich gelegentlich an der Infektionsstelle eine kleine Erosion, die vorübergehend abheilt. Nach 3–4 Wochen entsteht eine umschriebene, harte Infiltration, eine *Papel (harter Schanker).* Außerdem kommt es zu einer entzündlichen Schwellung der regionären Lymphknoten. Das entzündliche Geschehen der Schleimhaut und im regionären Lymphknoten wird als *Primäraffekt* bezeichnet. Die Entzündung ist durch das Vorherrschen von Lymphozyten und Plasmazellen gekennzeichnet. 5–7 Wochen nach der Infektion können spezifische, gegen Treponema pallidum gerichtete *Antikörper* nachgewiesen werden *(Nelson-Test).*

Im allgemeinen werden 7–9 Wochen nach der Infektion die sog. *Sekundärreaktionen* sichtbar. Diese bestehen in einem makulopapulösen Exanthem und feuchten blasigen Papeln *(Kondylome),* die vorwiegend im anogenitalen Bereich, in den Achselhöhlen und im Mund auftreten. Sowohl die primären als auch die sekundären Läsionen sind hochinfektiös. Noch innerhalb der ersten 5 Jahre können gelegentlich Läsionen auftreten. Das *1.* wie auch das *2. Stadium* können symptomlos und unbemerkt verlaufen; dennoch können bei den betroffenen Personen tertiäre Veränderungen auftreten.

Das *tertiäre Stadium* ist durch die Entwicklung granulomatöser Herde, sog. *Gummen,* ge-

---

[1] AD. WEIL (1848–1916), Arzt in Dorpat. – [2] Trepo (gr.) drehen; nema (gr.) Faden; pallidum (lat.) blaß.

kennzeichnet, die in der Haut, im Knochen und in der Leber auftreten, ferner durch degenerative Veränderungen im zentralen Nervensystem (*Paralyse, Tabes*[1]) und kardiovaskuläre Läsionen. Diese Gewebsveränderungen sind auf eine Überempfindlichkeitsreaktion gegenüber dem Erreger zurückzuführen (s. Ma. S. 290).

Besteht bei einer Schwangeren eine syphilitische Erkrankung, so kann Treponema pallidum auf den Feten übertragen werden. Die Folgen sind Abort, Totgeburt oder die Geburt eines Kindes mit charakteristischen Veränderungen; dazu gehören interstitielle *Keratitis, Hutchinsonsche Zähne, Sattelnase* und verschiedene Anomalien des ZNS. Diese in utero erworbene Erkrankung wird als *Syphilis connata* bezeichnet (nicht S. congenitalis; denn sie ist nicht in den Genen verankert!) (s. Ma. S. 161; Hi. S. 158).

Literatur

BERGEY's Manual of determinative Bacteriology. 8. Aufl. Williams and Wilkins, Baltimore 1974.

BERNARD, D. D., R. DULBECCO, H. N. EISEN, H. S. GINSBERG, W. B. WOOD jr.: Microbiology. 2. Aufl. Harper & Row, New York, Evanston, San Francisco, London 1973.

BEYER, S.: Yersinia enterocolitica. Med. Klin. *74:* 830–833 (1979).

COWAN and STEEL's Manual for the Identification of Medical Bacteria. 2. Aufl. University Press, Cambridge 1974.

2.2.1.5. Bakterienähnliche Mikroorganismen

a) Chlamydien

Die Chlamydien wurden ursprünglich wegen ihrer Kleinheit und, da sie sich *nur in Wirtszellen reproduzieren,* den Viren zugeordnet. Wegen verschiedener Eigenschaften jedoch sind sie eher in der Nähe der Bakterien einzuordnen. So enthalten sie sowohl *DNS* als auch *RNS,* vermehren sich durch *Zweiteilung* und besitzen *Zellwände* ähnlich jenen freilebender gramnegativer Bakterien.

Die Chlamydien ändern im Verlaufe ihres Entwicklungszyklus die Gestalt. Die sog. *Elementarkörperchen* haben eine Größe von 300 nm; sie leben *extrazellulär* und sind *infektiös. Intrazellulär,* in eine infizierte Zelle eingedrungen, reorganisieren sie sich zu *retikulären Körperchen;* diese haben eine Größe bis zu 1000 nm und sind nicht mehr infektiös. Innerhalb von 40 bis 60 Stunden vermehren sich diese durch fortwährende Zweiteilung innerhalb einer im Zytoplasma liegenden Vakuole. Diese Vakuole liegt dem Zellkern helmartig auf und ist lichtmikroskopisch erkennbar. Nach Reorganisation zu infektiösen Elementarkörperchen kommt es zur Ruptur der Wirtszelle und damit zur Freisetzung der Erreger.

Aufgrund ihrer antigenen Eigenschaften, ihrer Wirtsbeziehungen, ihrer Virulenz und ihrer pathogenen Eigenschaften konnten ursprünglich verschiedene Stämme voneinander getrennt werden. Die Chlamydien werden jedoch heute zweckmäßig aufgrund ihrer Empfindlichkeit gegenüber Sulfonamiden und hinsichtlich des Typs der von ihnen hervorgerufenen zytoplasmatischen Einschlußkörperchen in den infizierten Zellen in *zwei Gruppen,* Chlamydia trachomatis (Gruppe A) und Chlamydia psittaci (Gruppe B) eingeteilt.

α) *Chlamydia trachomatis* (Tab. 67)

Ch. trachomatis ist ein weltweit verbreiteter Krankheitserreger. Er hat eine hohe Wirtsspezifität und ist mit einer Ausnahme *nur* beim Menschen anzutreffen. Bei der Maus verursacht er eine Meningopneumonitis. Beim Menschen ruft er verschiedene Infektionskrankheiten, das *Trachom,* die *Einschlußkonjunktivitis* und das *Lymphogranuloma inguinale,* hervor. Ausschlaggebend für die jeweilige Ausprägung des Krankheitsbildes nach Infektion mit Ch. trachomatis dürfte sehr wahrscheinlich der jeweilige Infektionsmodus, die Massivität, in der eine Infektion erfolgt, die Virulenz des Erregers sowie die Disposition des Betroffenen sein.

Das *Trachom* (griech. = rauh), auch *Körnerkrankheit* oder *Granulokonjunktivitis* genannt, tritt in den trockenen Regionen Afrikas und Asiens auf. Es handelt sich um die am häufigsten vorkommende Infektionskrankheit auf der Welt, von der ca. 400 Millionen Menschen betroffen sein dürften, davon sechs Millionen mit der Folge totaler Erblindung. Die Krankheit entsteht nach mittelbarer Übertragung von Auge zu Auge, z.B. durch Handtücher, Ameisen oder Fliegen.

Die Frühsymptome des Trachoms bestehen in Tränenfluß und Hyperämie der Konjunktiven, denen eine ausgeprägte Konjunktivitis mit schleimig-eitriger Sekretion folgt. Schließlich

---

[1] Tabes (lat.) allmähliches Vergehen, Auszehrung.

B. – Tab. 67. Eigenschaften von Chlamydia trachomatis.

Chlamydia trachomatis
Infektionskrankheit: Trachom, Körnerkrankheit, Granulakonjunktivitis
Infektionsmodus: Mittelbar von Auge zu Auge

Verlauf und Symptome:
  1. Tränenfluß und Hyperämie der Konjunktiven, schleimig-eitrige Sekretion
  2. Hypertrophie der Follikel, Granulabildung, später Liddeformation
  3. Entzündliche Infiltration und Vaskularisierung des Limbus → Pannusbildung
Spätfolgen: Erblindung

Infektionskrankheit: Einschlußkonjunktivitis, Einschlußblennorrhö, Paratrachom, Neugeborenen- oder Schwimmbadkonjunktivitis
Infektionsmodus: Geschlechtsverkehr, Übertragung in Schwimmbädern
Symptome: Bei Erwachsenen: Konjunktivitis (mitunter Keratitis) mit Beteiligung präaurikulärer Lymphknoten, Sponatenheilung. Bei Kindern: Akute eitrige Konjunktivitis, insbesondere der Unterlider. Spontanheilung.
Infektionskrankheit: Lymphogranuloma inguinale, Lymphogranuloma venerum oder Nicolas-Favresche-Erkrankung
Infektionsmodus: Bei Geschlechtsverkehr

Verlauf und Symptome:
  1. Primärläsion auf Schleimhaut der Geschlechtsorgane oder der Analregion: Papel → Vesikula → Ulkus
  2. Ausbreitung der Entzündung auf regionäre Lymphknoten der Leiste und des Beckens mit starker Schwellung (Einschmelzung und Fistelbildung möglich). Gleichzeitig Fieber und Exanthem.
  3. Tertiärstadium: Urethro-Genito-Perineal-Syndrom, Strikturen, Fistelbildung, Elephanthiasis der Geschlechtsorgane

Komplikationen: Arthritis, Konjunktivitis, Meningoenzephalitis

kommt es zu einer Hypertrophie der Follikel mit Bildung kleiner Granulome, die den Konjunktiven eine rauhe Beschaffenheit geben (Name: Trachom, Körnerkrankheit). *Liddeformierungen* sind die weitere Folge. Im weiteren Verlauf kommt es zu entzündlicher Infiltration und Vaskularisierung des Limbus conjunctivae, die sich bis in die Kornea hinein fortsetzt. Diese Veränderung wird als *Pannusbildung*[1] bezeichnet. Meist ist *Erblindung* die Folge dieser Veränderungen. Örtliche bakterielle Superinfektionen können den Verlauf komplizieren.

Die *Einschlußkonjunktivitis,* auch *Paratrachom, Einschlußblennorrhö, Neugeborenenkonjunktivitis* oder *Schwimmbadkonjunktivitis* genannt, ist weltweit zu beobachten. Diese Infektionskrankheit entsteht nach Übertragung durch verunreinigtes Wasser, vorwiegend in Schwimmbädern. Es handelt sich um eine im Vergleich zum Trachom gutartige Erkrankung des Auges. Beim Erwachsenen entwickelt sich eine Konjunktivitis, bei der es zu einer deutlichen Ausbildung der Follikel kommt. Mitunter tritt eine geringfügige Keratitis auf. Der Verlauf ist gutartig, und nach 1–3 Monaten tritt meist Spontanheilung ein. Bei Neugeborenen hingegen verursacht die Infektion eine akute eitrige Konjunktivitis. Die Erscheinungen treten im allgemeinen zwischen dem 5. und 12. Lebenstage auf.

Das *Lymphogranuloma inguinale,* auch *Lymphopathia venerea* oder *klimatischer Bubo*[2] genannt, tritt vorwiegend in den Tropen und in den Hafenstädten auf. Die Übertragung erfolgt vorwiegend beim Geschlechtsverkehr. Wenige Tage nach der Ansteckung bildet sich auf den Schleimhäuten der Geschlechtsorgane oder in der Analgegend eine *Primärläsion* mit einer kleinen Papel aus, die in wenigen Tagen vesikulär wird, aufbricht und in ein Ulkus übergeht. Diese Erscheinung wird als *lymphogranulomatöser Schanker* bezeichnet; sie bleibt mitunter unbemerkt. Diese Entzündung heilt entweder aus oder geht nach etwa 2 Wochen in ein *Sekundärstadium* über. Es folgt eine Lymphadenitis der regionären Lymphknoten mit einer ausgeprägten Schwellung der Lymphknoten. Es kann zur eitrigen Einschmelzung der Lymphknoten und zu Fistelbildungen kommen. Diese Erscheinung hat zu der Bezeichnung *Lymphogranuloma inguinale* geführt. In diesem Stadium treten Fieber, Gewichtsverlust, Nackensteifigkeit,

---

[1] Pannus (lat.) Stückchen Tuch, Lappen. – [2] Bubon (gr.) Leiste, Schamgegend; geschwollene Drüse der Leistengegend.

Kopfschmerzen und ein flüchtiges Exanthem auf. Gelegentlich werden gleichzeitig eine Arthritis, Konjunktivitis oder auch eine Meningoenzephalitis beobachtet. Mitunter kommt es zu einer generalisierten Lymphknotenschwellung.

Das *Tertiärstadium* der Erkrankung ist durch das sog. *Urethro-Genito-Perineal-Syndrom* gekennzeichnet. Dabei bilden sich infolge der chronischen Entzündung Strikturen und Fisteln insbesondere des Rektums aus, oder es treten Veränderungen im Sinne einer *Elephantiasis* im Bereich der Geschlechtsorgane auf.

β) Chlamydia psittaci (Tab. 68)

Ch. psittaci ruft die sog. *Papageienkrankheit* oder *Psittakose* oder *Ornithose*, eine Infektionskrankheit der Vögel, hervor. Die Infektion mit diesem weltweit verbreiteten Erreger erfolgt durch Inhalation von verstäubtem Kot infizierter Vögel oder als Tröpfcheninfektion, wobei auch eine direkte Übertragung von Mensch zu Mensch möglich ist. Die Erkrankung beginnt mit Fieber, Kopfschmerzen und influenza- oder typhusähnlichen Symptomen. Während der ersten Krankheitswoche ist der Erreger meist im Blut nachweisbar. Nach Auftreten der ersten klinischen Erscheinungen kann er auch im Sputum nachgewiesen werden.

Charakteristisch für die Psittakose sind vorzugsweise in den Unterlappen und hilusnah lokalisierte, scharf abgegrenzte *pneumonische*

B. – Tab. 68. Eigenschaften der Chlamydia psittaci.

Chlamydia psittaci
Wirte: Vögel, Mensch
Infektionsmodus: Per inhalationem
Infektionskrankheit: Papageienkrankheit, Psittakose oder Ornithose

Verlauf und Symptome:
  1. Uncharakteristische Symptome, influenza- oder typhusähnlich.
  2. Hilusnahe, scharf abgegrenzte pneumonische Infiltrate.

Komplikationen: Meningitis, bakterielle Superinfektion → Bronchopneumonien
Morphologie: Lunge, zytoplasmatische Einschlußkörperchen in den abgelösten Alveolarzellen. Leber und Milz: Kleinste Nekroseherde

Infiltrate. In den abgelösten Alveolarzellen sind 0,25–0,5 μm große, Giemsa-anfärbbare *zytoplasmatische Einschlußkörperchen* sichtbar. Mitunter kann auch eine Meningitis oder Enzephalitis auftreten. Die Letalität bei unbehandelten Fällen von Ornithose beträgt etwa 30%.

Literatur

NICHOLS, R. L., W. A. BLITH: Chlamydiae. In: B. D. DAVIS et al.: Microbiology, 2. Aufl., pp. 915–927. Harper & Row, Hagerstown, Maryland (1973).

b) Rickettsien[1]

Die Rickettsien sind *Parasiten der Arthropoden,* ohne bei diesen krankhafte Veränderungen hervorzurufen. Die meisten Rickettsienarten werden von Arthropoden auf den Menschen übertragen. Die beim Menschen verursachten Erkrankungen werden als *Rickettsiosen* bezeichnet. Die Rickettsien sind bakterienähnliche, pleomorphe, bis 2 μm große gramnegative Organismen, die sich intrazellulär vorzugsweise in den Endothelien kleiner Blutgefäße vermehren. Die Vermehrung geschieht durch *Zweiteilung* in den Zellen. Die Rickettsien enthalten *DNS, RNS, Muraminsäure* sowie *komplette Enzymsysteme.* Das Reservoir der meisten Rickettsien sind Mammalier.

α) Rickettsia prowazekii[2] (Tab. 69)

R. prowazekii ist der Erreger des *epidemischen Fleckfiebers* oder *Typhus exanthematicus,* im englischen Sprachgebrauch als »*typhus fever*« oder »*jail[3] fever*« bekannt. Rickettsia prowazekii ist weltweit verbreitet. Sein Überträger ist die *Körperlaus.* Epidemische Erkrankungen treten von Zeit zu Zeit auf der ganzen Welt auf, Australien ausgenommen. In den letzten Jahrzehnten sind Fleckfieberepidemien infolge umfangreicher Vernichtung von Arthropoden seltener geworden.

Die Erreger vermehren sich in den Endothelien der Gefäße, insbesondere der Kapillaren, Arteriolen und Venen. Dabei sind die Gefäße der *Haut,* des *ZNS* und des *Myokards* bevorzugt. Die intrazelluläre Vermehrung führt nach bestehender Endothelzellvergrößerung schließlich zu einer Zellzerstörung, wonach die Erreger neue, unversehrte Zellen aufsuchen. Als eine Folge der *Gefäßläsionen* kommt es zur Bildung von *Thromben* und zu *Blutextravasaten.*

---

[1] H. T. RICKETTS (1871–1910), amer. Pathologe. – [2] STANISLAUS PROWAZEK, EDLER VON LANOW (1875–1915), Bakteriologe in Hamburg. – [3] Jail, goal (engl.) Gefängnis, Kerker.

B. – Tab. 69. Eigenschaften der Rickettsia prowazekii.

Rickettsia prowazekii
Überträger: Körperlaus
Infektionskrankheit: Epidemisches Fleckfieber, Typhus exanthematicus
Verlauf und Symptome: 1. Vermehrung der Erreger in den Endothelzellen der Gefäße. Zunächst symptomlos. 2. Klinische Manifestation mit plötzlichem Fieberanstieg (Continua 1–2 Wochen), Benommenheit, Lähmungen. 3. 4–7 Tage nach Fieberbeginn: Exanthem, beginnend am Rumpf mit zentrifugaler Ausbreitung. Petechiale Blutungen in Haut und Schleimhäuten. Enzephalitis. Myokarditis.
Komplikationen: Pneumonien, Nephritiden
Morphologie: Gefäßläsionen vorzugsweise in der Haut, im Myokard und ZNS. Perivaskuläre lympho- und leukozytäre Infiltrate; Thrombenbildung; Blutextravasate. ZNS: Gliawucherung.

Nach starker Vermehrung der Erreger im Organismus kommt es abrupt zur klinischen Manifestation mit plötzlichem Fieberanstieg mit einer Continua von 1–2 Wochen. 4–7 Tage nach Fieberbeginn wird als Folge der Gefäßschädigungen ein charakterisitisches Exanthem sichtbar, das zuerst am Rumpf auftritt und sich sodann auf die Extremitäten ausbreitet. Gesicht sowie Palmar- und Plantarflächen sind ausgespart. Gelegentlich entstehen ausgedehnte *petechiale Blutungen* in Haut und Schleimhäuten. Die im Verlaufe der Erkrankung auftretende Benommenheit sowie das charakteristische Exanthem haben gemeinsam zu der Bezeichnung *Typhus exanthematicus* (typhos = Nebel) geführt. Todesursache sind in den meisten Fällen eine schwere diffuse *Myokarditis* oder eine *Enzephalitis* (s. Hi. S. 312).

β) Rickettsia rickettsii (Tab. 70)

R. rickettsii verursacht die als *Amerikanisches Felsengebirgsfleckfieber* (Rocky mountains spotted fever) bezeichnete Infektionskrankheit. Diese tritt sporadisch in weiten Teilen der USA, ferner in Kanada, Mexiko, Brasilien und in Kolumbien auf. Überträger von R. rickettsii sind

B. – Tab. 70. Eigenschaften der Rickettsia rickettsii.

Rickettsia rickettsii
Überträger: Zecken
Infektionskrankheit: Amerikanisches Felsengebirgsfleckfieber.
Verlauf und Symptome: Entsprechen weitgehend jenen beim epidemischen Fleckfieber. Papulöses, später petechiales und hämorrhagisches Exanthem, beginnend an Hand- und Fußgelenken, zentripetale Ausbreitung.
Morphologie: Schwere Gefäßschädigungen, Nekrosen, Blutungen, perivaskuläre Entzündung vorwiegend in Haut, Subkutis, Muskulatur, Testes.

ausschließlich *Zecken*. Das Reservoir von R. rikkettsii ist bei den Waldzecken, Hundezecken, ferner bei wildlebenden Tieren und bei Haustieren zu suchen.

Es handelt sich um eine *schwere Allgemeinerkrankung* mit einer Fieberdauer von 15–20 Tagen. Im Hinblick auf die Pathogenese, die klinischen Erscheinungen und die pathologisch-anatomischen Veränderungen besteht weitgehende Übereinstimmung mit dem durch R. prowazekii hervorgerufenen Typhus exanthematicus. Das *Exanthem* beginnt jedoch an Hand- und Fußgelenken und breitet sich *zentripetal* aus. Auch Handflächen und Fußsohlen sind einbezogen. Schädigungen des ZNS treten nur gelegentlich auf.

γ) Rickettsia conori[1] (Tab. 71)

Rickettsia conori ist der Erreger des *Mittelmeerfiebers*, auch *Zeckenbißfieber* genannt. Die Erkrankung tritt sporadisch auf, vorwiegend in der Umgebung des Mittelmeeres, ferner in Südafrika, Kenia und Indien. Die Inkubationszeit beträgt 5–9 Tage. Die Erreger sind insbesondere beim Hund und bei Nagern nachzuweisen sowie bei verschiedenen Zeckenarten, die zugleich die Überträger sind.

Charakteristisch ist zunächst das Auftreten einer als »*tache noir*«[2] bezeichneten *Primärläsion* an der Zeckenbißstelle. Hier entwickeln sich kleine *Granulome*, die in *Ulzerationen* übergehen. Es folgt eine entzündliche Schwellung der regionären Lymphknoten. Die sodann auftretende Allgemeinerkrankung stellt gewisserma-

---

[1] ALFRED CONOR (*1870), franz. Parasitologe, Tunis. – [2] Tache noir (franz.) schwarzer Fleck.

B. – Tab. 71. Eigenschaften der Rickettsia conori.

Rickettsia conori
Überträger: Zecken
Infektionskrankheit: Mittelmeerfieber, Zecken-bißfieber

Verlauf und Symptome:
  1. Primärläsion an der Zeckenbißstelle (»tache noir«). Kleine Granulome → Ulzerationen. Schwellung der regionären Lymphknoten.
  2. Allgemeinerkrankung. Fieberdauer 1–2 Wochen. 3–5 Tage nach Fieberbeginn papulöses Exanthem, beginnend an den Extremitäten, zentripetale Ausbreitung.

Die Erkrankung stellt im wesentlichen eine mildere Verlaufsform des Amerikanischen Felsengebirgsfleckfiebers dar.

ßen eine milde Form des sog. Felsengebirgs-fleckfiebers dar; ihr Verlauf ist im allgemeinen gutartig. Die Fieberdauer beträgt etwa 1–2 Wochen. 3–5 Tage nach Fieberbeginn wird ein charakteristisches *papulöses Exanthem* sichtbar, das jedoch in der Regel schwächer entwickelt ist als beim Felsengebirgsfleckfieber und nicht hämorrhagisch wird. Das Exanthem tritt zunächst an den Extremitäten in Erscheinung und breitet sich zentripetal aus.

δ) *Coxiella burnetii*[1] (Tab. 72)

Coxiella burnetti ist der Erreger des *Queensland-Fiebers*, auch *Q-Fieber*[2] oder *Balkangrippe* genannt. Der Erreger ist weltweit verbreitet; er ist besonders häufig in Gegenden mit Rinderzucht zu finden. Das Reservoir von Coxiella burnetii sind Haustiere, ferner Nager, Vögel und Zecken. Die Infektion erfolgt durch Inhalation von Partikeln getrockneter Sekrete von Tieren.

Die Erkrankung beginnt abrupt mit Fieber. Die Symptome entsprechen zumeist jenen einer Influenza mit Lungenbeteiligung. Die Fieberdauer beträgt 9–14 Tage. Der Verlauf ist meist gutartig. Im Vordergrund stehen Lungenveränderungen, *atypische Pneumonien* mit Ödem. Bei tödlich verlaufenden Fällen sind ferner herdförmige entzündliche Infiltrate in den Hoden, eine Hyperplasie des Knochenmarkes sowie Blutextravasate im ZNS zu finden.

B. – Tab. 72. Eigenschaften der Coxiella burnetti.

Coxiella burnetii
Infektionsmodus: Durch Inhalation von Staub in Umgebung von Rinderställen
Infektionskrankheit: Queensland-Fieber, Q-Fieber, Balkangrippe.
Verlauf und Symptome: Meist gutartiger Verlauf. Symptome entsprechend Influenza mit Lungenbeteiligung.
Morphologie: Atypische Pneumonie mit Ödem, in schweren Fällen entzündliche Infiltrate im Hodenparenchym, Knochenmarkshyperplasien, Blutextravasate im ZNS

ε) *Rickettsia akari*[3] (Tab. 73)

Rickettsia akari ist der Erreger der *Rickettsienpocken*, einer sporadisch vorwiegend in den USA, in Rußland und in Zentralafrika auftretenden Erkrankung. Das Reservoir von Rickettsia akari sind Mäuse. Überträger sind die *Milben*.

Nach einer *papulösen Primärläsion* entwickelt sich abrupt bei gleichzeitigem Beginn eines 8–10 Tage dauernden Fiebers ein *makulopapulöses Exanthem*, das rasch in ein *vesikuläres Exanthem* übergeht und den Windpocken ähnlich ist.

Literatur

MOULDER, J. W.: Rickettsiae. In: B. D. DAVIS et al.: Microbiology, 2. Aufl., S. 897–913. Harper & Row, Hagerstown, Maryland 1973.

B. – Tab. 73. Eigenschaften der Rickettsia akari.

Rickettsia akari
Überträger: Mäuse und Milben
Infektionskrankheit: Rickettsienpocken

Verlauf und Symptome:
  1. Papulöse Primärläsion an der Eintrittspforte
  2. Nach 5–6 Tagen: Makulopapulöses Exanthem → vesikuläres Exanthem (windpockenähnlich)
  3. Lymphknotenschwellung, regionär mitunter generalisiert, Leukozytopenie

---

[1] HERALD REA COX (*1907), amer. Immunologe und Bakteriologe; Sir FRANK MACFARLANE BURNET (*1899), austral. Arzt und Virologe. – [2] Q- von query (engl.) Frage, Zweifel; bezweifeln, in Frage stellen. – [3] Akari (gr.) Milbe.

c) Mykoplasmen

Mykoplasmen sind die *kleinsten freilebenden Mikroorganismen*. Sie sind ebenso wie die Viren *filtrierbar*, jedoch nicht wie diese zur Vermehrung auf lebende tierische Zellen angewiesen. Sie verfügen über *eigene Enzymsysteme, die ihnen eine autonome Reproduktion* ermöglichen. Die Mykoplasmen sind pleomorph und verformbar und haben einen Durchmesser von nur 150–300 nm. Von den Bakterien unterscheiden sie sich dadurch, daß sie nicht über eine Zellwand, sondern lediglich über eine *Zytoplasmamembran* verfügen. Alle Mykoplasmaarten, von denen bisher ca. 25 eingeordnet sein dürften, besitzen eine *hohe Spezies- sowie Organ- bzw. Gewebsspezifität.*

α) *Mycoplasma pneumoniae* (Tab. 74)

M. pneumoniae dürfte der wichtigste Erreger dieser Gattung sein, dessen humanpathogene Bedeutung gesichert ist. Dieser Mikroorganismus ist der Erreger der *»primär-atypischen Pneumonie«*, die endemisch in Erscheinung tritt und an der Schulkinder sowie Erwachsene insbesondere im Alter zwischen 20 und 40 Jahren erkranken. Die Erkrankung beginnt mit trockenem Husten und hohem Fieber; sie beeinträchtigt den Allgemeinzustand schwer, hat jedoch eine günstige Prognose. Die Pneumonie wird als atypisch bezeichnet, da sie nach ihrem klinischen Verlauf nicht den bekannten Pneumonien bakterieller Ursache zuzuordnen ist. Es bestehen kleinfleckige bis segmental ausgebildete Infiltrate, die vorwiegend hilusnah angeordnet sind. Neben einem intraalveolären serösen Exsudat sind peribronchial interstitielle kleinzellige Infiltrate vorhanden.

Literatur

THOMAS, L.: Mycoplasmas and L forms. In: B. D. DAVIS et al.: Microbiology, 2. Aufl., S. 929–944. Harper & Row, Hagerstown, Maryland 1973.

2.2.1.6. Viren[1]

Viren sind alle jene Infektionserreger, die *bakterienundurchlässige Filter* passieren, *keine eigenen Enzyme* für einen internen Stoffwechsel besitzen und nur eine der beiden Nucleinsäureklassen, entweder *DNS oder RNS, als Träger genetischer Information* aufweisen. Da die Viren

B. – Tab. 74. Eigenschaften von Mycoplasma pneumoniae.

Mycoplasma pneumoniae
Infektionsmodus: Tröpfcheninfektion
Infektionskrankheit: Primär atypische Pneumonie. Trockener Husten, Fieber, starke Beeinträchtigung des Allgemeinzustandes, günstige Prognose. Kleinfleckige bis segmentale, hilusnahe Infiltrate.

nicht über eigene Enzyme verfügen, sind sie in ihrem Replikationsstoffwechsel von *Wirtszellen* abhängig und lassen sich demnach auch nicht auf zellfreien Nährböden züchten. Das Fehlen eigener Enzyme ist zugleich die *Ursache der Resistenz gegenüber allen Antibiotika*, die gegen Bakterien wirksam sind.

Als **Virion** (Plural: Viria) bezeichnet man das vollausgebildete, infektiöse Virus. Die verschiedenen Virusarten haben sehr unterschiedliche Größen mit Durchmessern von 18 bis 300 nm. Sie unterscheiden sich weiter durch die Art ihrer Nucleinsäure, die Eigenart der Proteinhülle *(Kapsid)*, das Vorhandensein einer Außenhülle sowie durch Ätherempfindlichkeit, die auf den Gehalt von Lipiden in der Außenhülle beruht.

Das Virion (Abb. 11 u. 12) besteht aus der *Nucleinsäure* sowie der sie umschließenden Proteinhülle, dem *Kapsid.* Dieses ist aus gleichartigen, morphologisch definierbaren Proteinuntereinheiten, den *Kapsomeren*, zusammengesetzt. Die Morphologie des Virus wird in besonderem Maße durch die Eigenart dieses Kapsids bestimmt. Nucleinsäuren und Kapsid bilden zusammen das sog. *Nucleokapsid.* Das Nucleokapsid hat entweder eine schraubenförmige, helikale Struktur (Abb. 11), oder aber die Form eines regelmäßigen Polyeders, meist eines Ikosaeders (Schema Abb. 12).

Sog. *»einfach gebaute Viren«* bestehen lediglich aus der Nucleinsäure und dem Kapsid, also aus dem Gesamtkomplex Nucleokapsid. Komplizierter gebaute Viren sind zusätzlich mit einer das Nucleokapsid umgebenden Außenhülle versehen (Abb. 11 u. 12), die u.a. aus Lipiden und Kohlenhydraten sowie mitunter aus Proteinen besteht.

---

[1] Virus (lat.) Schleim, Saft, Gift.

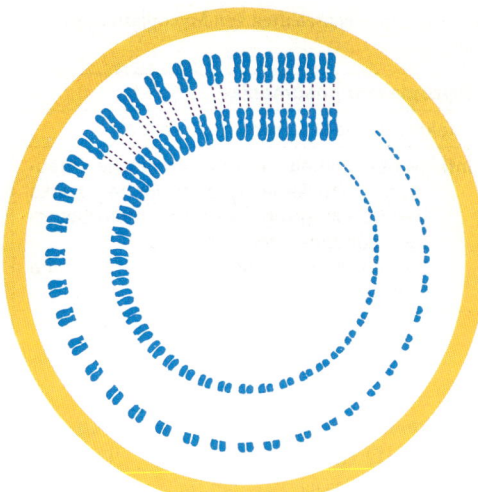 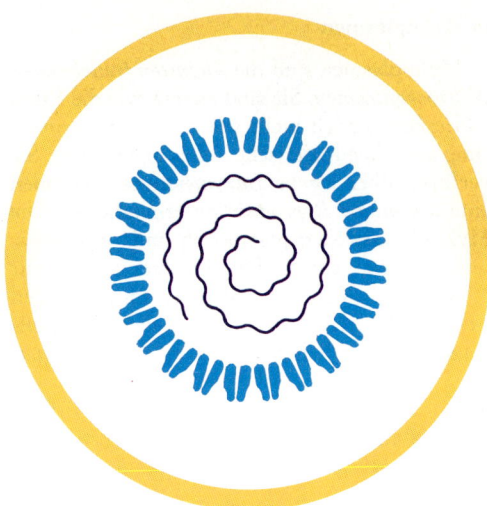

B. – Abb. 11. Schematische Darstellung eines Virions mit helikalem Nukleokapsid. Gelb: Außenhülle (Lipide, Kohlenhydrate), blau: Proteinhülle (Kapsid), bestehend aus Struktureinheiten (Kapsomeren), violett: Nucleinsäure (nach CASPAR u. Mitarb.).

B. – Abb. 12. Schematische Darstellung eines Virions mit ikosaedrischem Nukleokapsid. Gelb: Außenhülle (Lipide, Kohlenhydrate), blau: Proteinhülle (Kapsid), bestehend aus Struktureinheiten (Kapsomeren), violett: Nucleinsäure (nach CASPAR u. Mitarb.).

Die Viren sind *obligate Zellparasiten*. Bei ihrer Reduplikation sind sie auf die Enzyme der Zellen, die von der Zelle unter der Wirkung der infizierten Virusteilchen gebildet werden, angewiesen. Die *Pathogenität der Viren* ergibt sich aus der *irreversiblen Störung des Stoffwechsels der infizierten Zellen*.

Die **Virusvermehrung** geschieht mit einer gewissen Gesetzmäßigkeit; jedoch kann ein allgemeingültiges Schema des Vermehrungsvorganges nur in grober Weise skizziert werden (Abb. 13). Bereits bei dem Vorgang des Eindringens der Viren in die Zellen sind Unterschiede bei den verschiedenen Virusarten zu erkennen. So heften sich z. B. kleine RNS-Viren wie Poliomyelitisviren an rezeptorähnliche Substanzen der Zelloberfläche und desintegrieren ihre Nucleinsäure und ihr Protein. Das DNS-haltige Pockenvirus hingegen wird offenbar vollständig von der Zelle aufgenommen, und die Freisetzung der Nucleinsäure von dem umgebenden Protein findet erst innerhalb der Zelle statt.

Die **Virusreplikation** *läuft in 5 Phasen ab:*

1. Absorptionsphase: Das Virus heftet sich an Zellrezeptoren an. Da die verschiedenen Zellarten jeweils über Rezeptoren verfügen, die nur für bestimmte Virusarten spezifisch sind, ist das Wirtsspektrum der einzelnen Virusarten begrenzt.

2. Penetrationsphase: Das komplette Virus oder lediglich die Virusnucleinsäure gelangt durch Pinozytose in die Zelle.

3. Organisationsphase: Sofern nicht lediglich die Virusnucleinsäure desintegriert wurde, wird diese von der umgebenden Hülle entkleidet (Striptease). Die Struktur des Virions geht verloren, und bis zur Bildung neuer Viren ist das infizierende Virus in der Zelle nicht nachweisbar. Es befindet sich in der *Eklipse*[1]. In diesem Stadium ist es nicht infektiös. Die freie Nucleinsäure übernimmt das Management in der Zelle. Der Bau und der Energiestoffwechsel der Zelle werden auf die Synthese von Virusnucleinsäure und Virusprotein umgeschaltet. Es werden Proteine synthetisiert, die für das infizierende Virus spezifisch sind. So kommt es u. a. zur Bildung von Proteinen, die den normalen Zellstoffwechsel hemmen können. Die Virusvermehrung beginnt mit der Synthese spezifischer Enzyme für die Replikation der Virusnucleinsäure sowie der Synthese der Hüllproteine.

---

[1] Eklipse (gr.), das Verlassen, Ausbleiben.

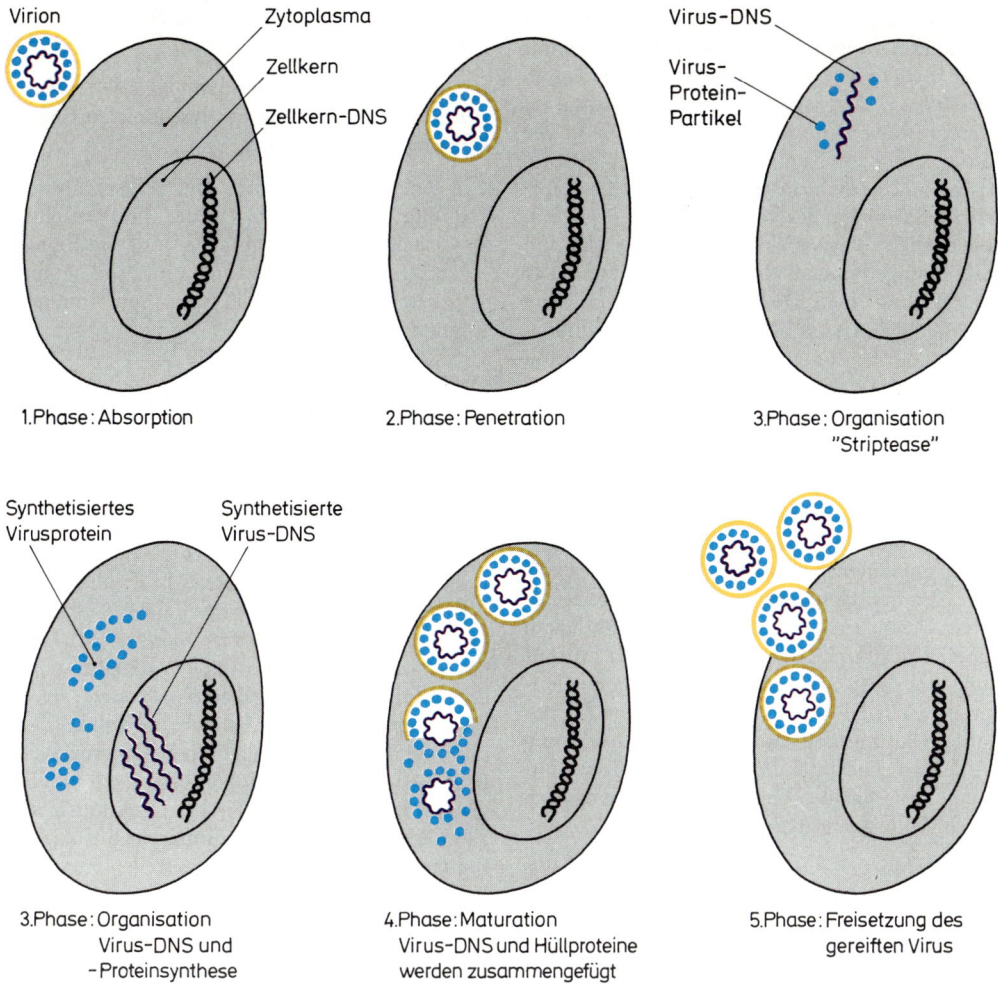

B. – Abb. 13. Phasen der Virusvermehrung (DNS).

Die Vermehrung von *RNS-Viren* findet in der Regel im *Zytoplasma*, die Vermehrung von *DNS-Viren* hingegen im *Kern* statt.

4. Maturations[1]*-Phase:* Die Virusnucleinsäure und das Hüllprotein werden zusammengefügt. Virusarten mit Außenhüllen werden beim Durchtritt durch intrazelluläre Membranen mit diesen Hüllen ausgestattet. Die Außenhüllen bestehen z.T. aus zelleigenen, z.T. aus virusspezifischem Material.

5. Phase der Freisetzung der gereiften Viren. Die Freisetzung erfolgt entweder durch eine kontinuierliche Ausschleusung oder in massiver Form.

Der menschliche Organismus verfügt über *zwei* **Abwehrmechanismen** gegen Virusinfektionen. Er bildet

1. *neutralisierende Antikörper* gegen Viren (siehe Kapitel F, Abwehrmechanismen des Körpers). Er bildet

2. *Interferon,* einen niedermolekularen Eiweißkörper, der als faßbare Substanz der Ausdruck eines gegen Viren gerichteten Abwehrsystems ist (s. S. 410).

Viren rufen im Wirtsorganismus *direkt* oder *indirekt* **Schädigungen** verschiedener Art her-

---

[1] Maturitas (lat.) Reife.

vor (Abb. 14). In der Folge einer unmittelbaren Interaktion zwischen Viren und Zellen kommt es zu *zytopathogenen Effekten, intrazellulären Einschlüssen, Nekrosen, Mißbildungen* sowie zu *neoplastischen Zelltransformationen.* Die in der Entwicklung von Tumoren mündenden neoplastischen Zelltransformationen werden im Kapitel H, »Störungen des Wachstums« (s. S. 669 ff.), abgehandelt. Virusinfektionen als Ursache von Mißbildungen sind im Kapitel G, »Störungen der Entwicklung« (s. S. 575 ff.) dargestellt. Indirekte Schädigungen treten in der Folge von Antikörperbildung als immunpathologische Reaktion auf, die zu eigenständigen Krankheitsbildern führen.

Ein »*zytopathogener Effekt*« tritt nach Infektion mit verschiedenen Virusarten in Erscheinung. Die mit geeigneten Rezeptoren für die in Frage kommende Virusart ausgestatteten und somit empfänglichen Zellen bestimmen dabei den Ort des Geschehens. Der zytopathogene Effekt kann sich in verschiedenen Varianten äußern. So führen Adenovirusarten zur Abrundung und zu traubenartigen Zusammenballungen der Zellen. Polioviren bewirken eine Abrundung, Schrumpfung und schließlich Auflösung der Zellen. Die Infektion mit Respiratory-syncytial-Virus hat die Entstehung von Synzytien durch Zellfusion zur Folge.

Die *Ursachen eines zytopathogenen Effektes* können u. a. gesehen werden in:

1. Der *Hemmung der RNS- und Proteinsynthese für die zelleigenen Bedürfnisse,*

2. in einer *Verletzung der lysosomalen Membranen* und Freisetzung der lysosomalen Enzyme in das Zytoplasma,

3. in einer *Veränderung der Zellmembranen* infolge Einbaus viruseigener Hüllproteine, wonach die Zellmembranen antigene Eigenschaften der Viren gewinnen und sodann mit virusspezifischen Antikörpern oder Immunlymphozyten reagieren.

Die bei Virusinfektionen auftretenden Entzündungen sind die Folge der *Zellnekrosen* an Ort und Stelle sowie der Bildung von *Antikörpern,* die gegen die als Antigene wirkenden, freigewordenen Hüllproteine der Viren gerichtet sind.

Intrazelluläre Einschlüsse: Als Ausdruck der Virusinfektion können intrazelluläre *Einschlüsse* auftreten, die entweder *intranukleär* (bei Herpes-simplex-, Herpes-zoster-, Varizellen-, Poliomyelitis-, Zytomegalieviren) oder *intrazytoplasmatisch* (hauptsächlich bei Infektionen mit Variola- und Vaccinia-Viren (Guarnierische Körperchen), bei Infektion mit Rabiesviren (Negrische Körperchen) sowie bei Infektionen mit Zytomegalie- und Molluscum-contagiosum-Viren entstehen. Die Einschlüsse stellen entweder Viruskolonien (*basophile* Einschlüsse) dar oder

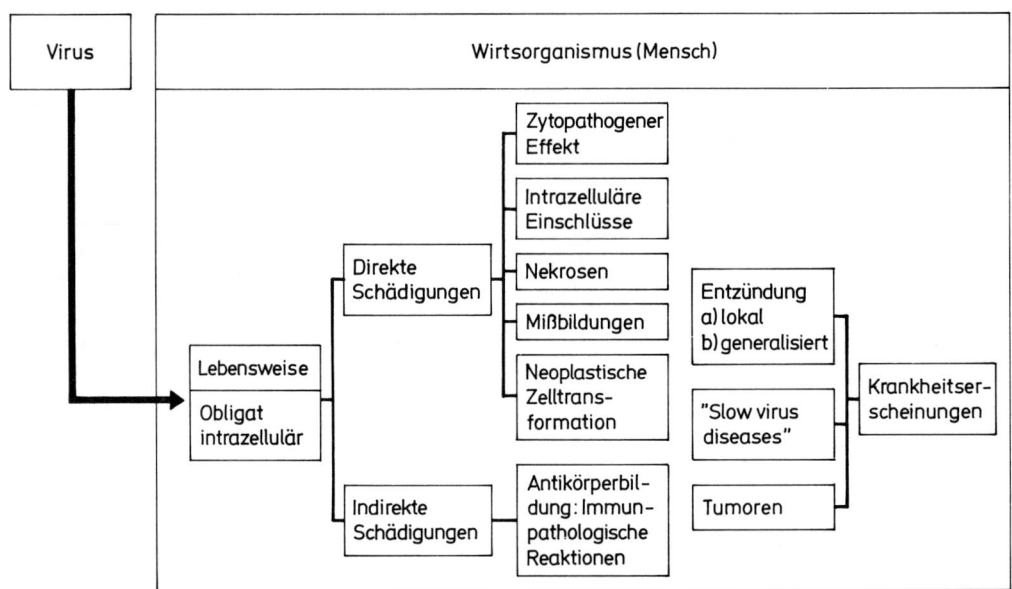

B. – Abb. 14. Schädigungen des Wirtsorganismus durch Viren.

solche Regionen, in denen die Virusreplikation komplettiert wird (*azidophile* Einschlüsse).

Im Zusammenhang mit den virusbedingten Erkrankungen ist der »*Slow virus infection*« bzw. deren sichtbarem Resultat als »*Slow virus disease*« Beachtung zu schenken. Das Adjektiv »*slow*« ist dabei nicht in Beziehung zu setzen zu Virus oder Infektion, sondern vielmehr zu »*disease*«. Nicht etwa die Virusvermehrung vollzieht sich langsam, sondern der Krankheitsprozeß entwickelt sich träge über lange Zeiträume, Monate oder Jahre, hinweg. Es kann erwartet werden, daß den bisher bekannten »Slow virus diseases« in Zukunft eine Reihe anderer Krankheitsbilder zugeordnet werden muß. Die primär betroffenen Organe sind nach bisherigen Beobachtungen das Gehirn bei Erkrankungen des Menschen und verschiedener Tierarten sowie Lunge, Niere, Leber und RES bei verschiedenen Tierarten.

Den **Slow virus diseases** können heute *vier Erkrankungen* des Menschen zugeordnet werden:

1. *Kuru,* eine bei den unter Steinzeitbedingungen lebenden Kannibalen Neuguineas verbreitete Erkrankung des Kleinhirns, die innerhalb von 1–2 Jahren zum Tode führt.
2. Die *subakute sklerosierende Panenzephalitis.*
3. Die *progressive multifokale Leukenzephalopathie,* eine vorwiegend bei Tumorpatienten zu beobachtende Entmarkungserkrankung.
4. Die *Jakob-Creutzfeldtsche Krankheit,* die durch präsenile Demenz gekennzeichnet ist.

Durch bekannte Viren werden hervorgerufen die o. g. progressive multifokale Leukenzephalopathie (Papova-Viren), die subakute sklerosierende Panenzephalitis (durch ein dem Masernvirus identisches oder nahe verwandtes Virus) sowie die Meningoenzephalomyelitis *(Vizna)* der Schafe. Kuru und die Jakob-Creutzfeldtsche Krankheit sind bisher noch nicht bekannten Erregern zuzuordnen. Es wird vermutet, daß Erkrankungen wie die *amyotrophische Lateralsklerose* und die *Multiple Sklerose* sowie auch nicht-neurale degenerative Systemerkrankungen wie die chronische Polymyositis den Slow-virus-diseases zuzuordnen sind.

Schließlich können Viren durch *Induktion von Antikörperbildung immunpathologische Reaktionen* auslösen. Namentlich chronische Virusinfektionen kommen als Ursache von *Immunkomplex-Erkrankungen* in Betracht. Die diesen

Erkrankungen zugrundeliegenden Mechanismen können an Tiermodellen eindrücklich dargestellt werden. So werden z. B. mit LCM-Virus *(Lymphozyten-Choriomeningitis)* infizierte junge Mäuse zu chronischen Trägern dieses Virus; der Organismus dieser Tiere toleriert jedoch diese Infektion nicht. Es kommt zu einer fortwährenden Produktion großer Mengen anti-viraler Antikörper, ohne daß hierdurch der Infektionszustand beseitigt wird. Die dabei fortwährend entstehenden *Virus-Antivirus-Komplementkomplexe* sind die Ursache einer fortschreitenden Nierenerkrankung mit entzündlichen Gefäßveränderungen und Ablagerungen in den Glomerula. Derartige Erkrankungen konnten ebenso nach Infektion mit anderen Virusarten (Mäuseleukämievirus, Coxsackie-Virus B) demonstriert werden. Ähnliche Veränderungen sind bei Nerzen als Folge einer neonatalen Infektion zu beobachten, bei der sog. *Aleuten-Krankheit der Nerze,* die mit einer hohen Mortalitätsrate belastet ist. Diese Immunkomplexerkrankung der Nerze *(nekrotisierende Virusantigen-Antikörperkomplex-Glomerulonephritis)* wird gemäß ihrem protrahierten Verlauf ebenfalls den Slow-virus-diseases zugeordnet.

a) Picorna-Viren[1]

Die Picorna-Viren sind die *kleinsten RNS-haltigen Viren.* Ihr Name ergibt sich aus: pico = sehr klein und RNA. Den Picorna-Viren werden aufgrund epidemiologischer Gemeinsamkeiten sowie wegen gleichartiger biologischer, chemischer und physikalischer Eigenschaften die *Polioviren,* die *Coxsackie-Viren* und die *ECHO-Viren* zugeordnet. Ursprünglich faßte man diese drei Virusarten unter dem Namen Enteroviren zusammen. Dieser Oberbegriff erwies sich jedoch als nicht gerechtfertigt, da Coxsackie- und ECHO-Viren auch akute Infektionskrankheiten des Respirationstraktes verursachen können. Wegen chemischer und physikalischer Eigenschaften ordnete man der Familie der Picorna-Viren die Rhinoviren später als vierte Gruppe zu. Polio-, Coxsackie- und ECHO-Viren sind im Intestinaltrakt zu finden und werden mit den Fäzes ausgeschieden. Die Rhinoviren finden sich in den Sekreten der Nase und des Rektums, jedoch nicht in den Fäzes.

α) Polioviren[2] (Tab. 75)

Die Polioviren sind die Erreger der *Poliomyelitis anterior acuta,* der *spinalen oder übertragba-*

---

[1] Picorna, Kunstwort aus pico (ital.) klein und ribo-*n*ucleic-*a*cid (engl.) Ribonucleinsäure. – [2] Polios (gr.) grau.

B. – Tab. 75. Eigenschaften der Polioviren.

Polioviren
Eintrittspforte: Nasopharynx oder Magen-darmtrakt
Infektionsablauf: 1. Virusvermehrung im Nasopharynx oder Dünndarm 2. Virämie 3. Eindringen der Viren in das ZNS, Befall der motorischen Vorderhornzellen
Infektionskrankheit: Poliomyelitis anterior acuta, spinale Kinderlähmung, Heine-Medinsche Krankheit Mögliche Folgen der Infektion: 1. Inapparenter Verlauf 2. Uncharakteristischer Krankheitsverlauf ohne Lähmungen 3. Typisches Bild der Poliomyelitis anterior acuta mit Lähmungen
Krankheitsverlauf: 1. Phase: Uncharakteristische Symptome 2. Phase: Sog. präparalytische Phase, meningeale Symptome, Reflexab-schwächung, Muskelschwäche, Liquor-druckerhöhung, Zellvermehrung im Liquor 3. Phase: Paralyse
Morphologie: In den Vorderhörnern des Rük-kenmarkes: 1. Ödem, Hyperämie, perivaskuläre ent-zündliche Infiltrate 2. Quellung, fettige Degeneration der Ganglienzellen, Leukozyteninfiltrate 3. Phagozytose nekrotischer Ganglienzel-len, Gliawucherung, Lymphozyteninfil-trate 4. Glianarben, Verkleinerung der Vorder-hörner
Besonderheiten: 1. Polioenzephalitis: Ausdehnung des Prozesses auf Medulla oblongata, Pons und zentrale Ganglien 2. Aufsteigende Paralyse mit Lähmung des Atemzentrums (Landrysche Para-lyse) 3. Myokarditis (etwa 30% der Fälle)
Spätfolgen: Irreversible schlaffe Lähmungen → Nerven- und Muskelatrophien → Kon-trakturen in abnormen Stellungen

ren *Kinderlähmung*, auch *Heine-Medinsche Krankheit* genannt. Es können *drei serologische Typen* unterschieden werden.

Wirte des Virus sind der Mensch sowie Affen, die in ähnlicher Weise wie der Mensch erkranken. Das Virus wird vom Menschen entweder oral oder per inhalationem aufgenommen. Bei Infizierten ist das Virus über lange Zeit im Rachensekret und im Stuhl nachweisbar.

Die Poliomyelitis anterior acuta läuft in *drei Schritten* ab:
1. Befall des Oropharynx und des Dünndarmes mit einer raschen Virusvermehrung,
2. Virämie,
3. Eindringen des Virus in das ZNS mit Befall der motorischen Vorderhornzellen, in deren Folge schlaffe Lähmungen auftreten.

Der größte Teil der Infektionen verläuft sub-klinisch und abortiv. In 80% der Fälle dürfte die Infektion lediglich Erscheinungen im Sinne eines grippalen Infektes und bei etwa 20% der Infizierten nur rasch vorübergehende meningitische Symptome auslösen. Nur in einem kleinen Prozentsatz dieser Fälle kommt es gleichzeitig zu einer Poliomyelitis anterior. Epidemien sind nur in etwa 1–2% der Fälle aufgrund klinischer Symptome zu diagnostizieren.

Die *Symptomatologie* der Poliomyelitis anterior acuta reicht von *nichtparalytischen Formen* bis zu *schlaffen Lähmungen* ausgedehnter Muskelgruppen. Namentlich bei Kindern verläuft die Erkrankung in 2 sichtbaren Phasen. In der *1. Phase* während der ersten 2–3 Tage nach der Exposition treten nur uncharakteristische Krankheitssymptome auf. In der *2. Phase* entwickeln sich nach einer Latenzperiode von etwa 3–4 Tagen bei einem erneuten Fieberanstieg meningeale Symptome mit allgemeiner Muskelschwäche sowie mit Abschwächung der Auslösbarkeit der Reflexe, mit Tremor, Druckanstieg und Zellvermehrung im Liquor. Dieser kurzen paralytischen Phase folgt die Paralyse während des Fieberabfalles. Bei Erwachsenen ist der Beginn in der Regel gradueller und verläuft mit vagen Symptomen.

Die *pathologisch-anatomischen Veränderungen* sind vorwiegend in den motorischen Vorderhornganglienzellen des Rückenmarkes lokalisiert. Die Erkrankung wird als Poliomyelitis bezeichnet, da sich die entzündlichen Veränderungen in der grauen Substanz (polio = grau) ausbreiten. In den frühen Stadien ist die Substanz der Vorderhörner ödematös aufgelockert, hyperämisch, von Blutungen durchsetzt und perivaskulär zellig infiltriert. Gleichzeitig sind regressive Veränderungen, Quellung, Trübung und fettige Degeneration der Ganglienzellen festzustellen. Die nekrotischen Ganglienzellen werden durch Leukozyten und wuchernde Gliazellen, sog. Mikroglia, aufgelöst und phagozytiert. Perivaskulär sind Lymphozyteninfiltrate sichtbar. Mitunter sind zelluläre Infiltrate auch in der sensiblen Substanz, also den Hinterhörnern, ferner in der Leptomeninx und auch im Gehirn nachweisbar. In der Folge des Auftretens von Glianarben kommt es zu einer Verkleinerung der Hinterhörner. Bei Ausdehnung der Veränderungen in die Medulla oblongata, den Pons und auf die zentralen Ganglien spricht man von *Polioenzephalitis* (s. Hi. S. 312).

Das *Resultat der Zerstörung* der motorischen Ganglienzellen sind *irreversible schlaffe Lähmungen*, denen *ausgedehnte Nerven-* und *Muskelatrophien* und später *Kontrakturen* mit abnormer Stellung der Extremitäten folgen. Die während des akuten Stadiums der Erkrankung auftretenden Lähmungen sind ausgedehnter als jene, die definitiv bleiben. Die im akuten Stadium auftretenden Lähmungen sind nicht nur durch einen Ganglienzellausfall, sondern durch ausgedehnte, entzündliche Veränderungen bedingt.

Bei raschem Verlauf kann das *Atemzentrum* erfaßt werden, was den Tod zur Folge hat. Die *Landrysche[1] akute aufsteigende Paralyse* stellt kein eigenständiges Krankheitsbild dar; es ist vielmehr ein Syndrom, das auch bei anderen Erkrankungen auftreten kann.

Neben dem Zentralnervensystem können auch andere Organe, insbesondere die Skelett- und Herzmuskulatur, betroffen werden. In etwa 30% der Fälle besteht gleichzeitig eine *Myokarditis*.

Die Infektion hat eine *Antikörperbildung* zur Folge, und es bleibt eine *dauernde Immunität* bestehen. Das ist auch dann der Fall, wenn

B. – Tab. 76. Eigenschaften der Coxsackieviren.

Coxsackie-Viren
Infektionskrankheiten: Viren der Gruppe A: Aseptische Meningitis und Herpangina Viren der Gruppe B: Myokarditis der Neugeborenen und Bornholmsche Krankheit

keinerlei Krankheitserscheinungen auftreten (sog. *stille Feiung*). Diese natürliche Immunität wird von nahezu 100% der Erwachsenen bis zum Alter von 50 Jahren erworben. Den besonders gefährdeten Kindern und Jugendlichen kann diese Immunität jedoch rechtzeitig durch eine *Schluckimpfung* verliehen werden.

β) *Coxsackie-Viren[2]* (Tab. 76)

Die Coxsackie-Viren werden in die *Gruppen A und B* eingeteilt. Sie führen in gemäßigten Zonen vorwiegend in den Sommer- und den frühen Herbstmonaten zu Infektionskrankheiten. Die Ansteckung erfolgt insbesondere durch Kontakt.

Die Inkubationszeit beträgt im allgemeinen 3–5 Tage. Die Symptomatik der Coxsackie-Infektion ist sehr vielseitig. Ein großer Teil verläuft asymptomatisch. Kinder zeigen bei Infektionen häufiger Reaktionen als Erwachsene.

Die hauptsächlichen durch *Coxsackie-Viren A* hervorgerufenen Erkrankungen sind die *aseptische Meningitis* sowie die *Herpangina*. Die Herpangina ist eine akute Erkrankung mit plötzlichem Fieberanstieg, Meningismus und Schluckbeschwerden. Pathognomonisch sind der Vorderseite der Gaumenbögen aufsitzende Bläschen, die sich zu flachen Ulzera entwickeln.

Die *Coxsackie-Viren der Gruppe B* sind die Erreger der *Myokarditis der Neugeborenen* sowie der *Bornholmschen Krankheit*. Die Myokarditis der Neugeborenen ist eine akut verlaufende, durch herdförmige Nekrosen gekennzeichnete Entzündung (nekrotisierende Myokarditis, siehe Mi.), die häufig zum Tode führt. Mitunter treten gleichzeitig herdförmige Nekrosen in der Skelettmuskulatur sowie in der Leber und anderen parenchymatösen Organen auf. Die Myokarditis ist häufig kombiniert mit einer *Enzephalomyelitis*.

Die *Bornholmsche Krankheit*, auch als *epidemische Pleurodynie* oder *epidemische Myalgie* bezeichnet, ist eine akute, fieberhafte Erkrankung mit plötzlichen Schmerzen im Thorax und in der Skelettmuskulatur. Betroffen sind vorzugsweise Kinder und Jugendliche.

γ) *ECHO-Viren* (Tab. 77)

Die Bezeichnung ECHO-Viren ist eine Abkürzung von »*enteric cytopathogenic human orphan*«. Ursprünglich sollte ausgedrückt wer-

---

[1] J. B. O. LANDRY (1826–1865), franz. Arzt. – [2] Coxsackie = Ort in den USA.

B. – Tab. 77. Eigenschaften der ECHO-Viren.

ECHO-Viren
Infektionskrankheiten:
1. Kinderdiarrhö
2. Sporadische oder epidemische aseptische Meningitis

den, daß sich diese Viren im menschlichen Darmtrakt vermehren, in Gewebskulturen zytopathologische Veränderungen hervorrufen, jedoch beim Menschen als Krankheitserreger eine untergeordnete Rolle (orphan = Waisenkind) spielen. Inzwischen konnten die ECHO-Viren einer Reihe von Erkrankungen des Respirations- und des Verdauungstraktes zugeordnet werden. Die wichtigsten Infektionskrankheiten dürften die Kinderdiarrhö sowie die sporadische oder epidemische aseptische Meningitis sein.

δ) Rhinoviren[1] (Tab. 78)

Die Übertragung der Rhinoviren erfolgt durch Tröpfcheninfektion. Sie siedeln sich in den Schleimhäuten der Nase und des Halses an. Die Rhinoviren vermehren sich ausschließlich im menschlichen Respirationstrakt. Die von ihnen verursachte Infektionskrankheit ist der *akute Schnupfen* oder die allgemein als Erkältung bezeichnete Erkrankung, im englischen Sprachbereich *»common cold«* genannt. Bei Kindern können neben dem Schnupfen Bronchitis und Bronchopneumonie hinzutreten. Das von verschiedenen Serotypen verursachte Krankheitsbild ist einheitlich. Andere Viren, die entsprechende Syndrome verursachen können, sind Influenza- und Parainfluenzaviren.

b) ARBO-Viren

Die Bezeichnung ARBO-Viren ergibt sich aus der Abkürzung von *»arthropod borne«*. Die Virustypen dieser Gruppe wurden aufgrund

B. – Tab. 78. Eigenschaften der Rhinoviren.

Rhinoviren
Infektionskrankheit: Akuter Schnupfen, sog. Erkältung (engl.: »common cold«)
Besonderheiten: Bei Kindern außerdem Bronchitis und Bronchopneumonien

ihres ökologischen Lebenszyklus zusammengefaßt. Es handelt sich um *kleine RNS-Viren.* Diese Viren machen einen Wirtswechsel durch. Zwischenwirte sind *Arthropoden*, in denen sie sich vermehren, ohne diese Tiere zu schädigen. Wirte sind der Mensch sowie Säugetiere und Vögel, die nach der Infektion erkranken. Die Infektion erfolgt durch Biß oder Stich der Arthropoden. ARBO-Virus-Erkrankungen treten insbesondere in tropischen und subtropischen Gebieten auf, in denen günstige Lebensbedingungen für die Arthropoden gegeben sind.

α) Gelbfiebervirus (Tab. 79)

Das Virus verursacht das *Gelbfieber*, das endemisch in tropischen Gebieten von Zentralafrika, Zentral- und Südamerika auftritt. Es handelt sich um eine durch *Moskitos* übertragene, akute, fieberhafte Krankheit. Nach einem Mückenstich vermehrt sich das Virus in den regionären Lymphknoten; dann folgt Virämie. Betroffen werden insbesondere Leber, Milz, Niere, Herz, Knochenmark und Lymphknoten.

B. – Tab. 79. Eigenschaften des Gelbfiebervirus.

Gelbfiebervirus
Wirte: Mensch und Säugetiere
Überträger: Moskitos
Infektionskrankheit: Gelbfieber
Verlauf:
1. Virusvermehrung in den regionären Lymphknoten
2. Virämie
3. Befall parenchymatöser Organe, insbesondere Leber, Niere
Symptome: Hämorrhagische Diathese und Ikterus
a) Hyperämie des Gesichtes, der Lippen und der Konjunktiven
b) Magenschleimhautblutungen → »schwarzes Erbrechen«
c) Ekchymosen
d) Schwerer Ikterus
Morphologie: Leber: Hyaline Degeneration, »Councilman bodies«
Niere: Verfettung
Intranukleäre Einschlußkörperchen in betroffenen Organen

---

[1] Rhis, Gen. rhinos (gr.) Nase.

Tödliche Erkrankungen haben zumeist ihre Ursache in einer starken Schädigung der Leber und der Niere. In der Leber treten insbesondere in der Intermediärzone Einzelzellnekrosen auf, wobei Gallepigment-enthaltende, sog. *Councilman bodies* (s. Hi. S. 180), und azidophile Einschlußkörperchen in den Kernen zu beobachten sind. Im Vordergrund der Symptome stehen die *hämorrhagische Diathese* und *schwerer Ikterus*. Häufig treten dabei Blutungen in der Magenschleimhaut auf, wonach es zum sog. *schwarzen Erbrechen* kommt. Die Nierenschädigung kann eine *Oligurie* oder auch eine *Anurie* zur Folge haben.

β) Dengue[1]-Viren (Tab. 80)

Diese Viren sind die Erreger des *Fünftagefiebers* oder des *Siebentagefiebers*. Sie werden durch *Moskitos* übertragen, deren Verbreitungsgebiete bis zum 40. Breitengrad beiderseits des Äquators liegen. Aus diesen Gebieten sind jedoch die Verbreitungsgebiete des Gelbfiebers ausgespart.

An der Infektionsstelle kommt es zu einem Ödem und Erythem von etwa 4 cm Durchmesser. Hier findet eine starke Virusvermehrung statt, der Virämie mit hohen Viruskonzentrationen folgt. Histologisch können in den kleinen Blutgefäßen des gesamten Organismus perivaskuläre Ödeme und mononukleäre Infiltrate beobachtet werden. Charakteristisch sind in der akuten Phase starke Kopf-, Rücken- und Gliederschmerzen und *skarlatiniforme* (scharlachartige) und *makulopapulöse Hautausschläge*. Bei Kindern kann die Erkrankung einen fatalen Ausgang nehmen. Bei gleichzeitig bestehendem Fieber treten als Folge der Gefäßläsionen ausgedehnte Blutungen in der Haut, der Muskulatur und in den parenchymatösen Organen auf.

B. – Tab. 80. Eigenschaften der Dengue-Viren.

Dengue-Viren
Überträger: Moskitos
Infektionskrankheit: Fünftagefieber bzw. Siebentagefieber
Symptome: Skarlatiniformes und makulopapulöses Exanthem
Morphologie: Perivaskuläre Ödeme und mononukleäre entzündliche Infiltrate

B. – Tab. 81. Eigenschaften der Enzephalitisviren.

Enzephalitisviren
Wirte: Säugetiere, Vögel, Mensch
Überträger: Mücken, Zecken, Milben
Infektionskrankheit: Enzephalitis
Verlauf:
1. Phase: Uncharakteristische Symptome
2. Phase: Enzephalitis mit entsprechenden neurologischen Symptomen

γ) Enzephalitisviren (Tab. 81)

Es ist eine ganze Reihe von ARBO-Viren bekannt, die enzephalitische Prozesse verursachen. Diese sind entweder in die *Gruppen A oder B* eingereiht, teilweise jedoch nicht klassifiziert. Die durch diese Viren verursachten Krankheitsbilder ähneln sich weitgehend, und offenbar ist auch die Pathogenese in den meisten Fällen identisch. Die Erreger unterscheiden sich lediglich in immunologischer Hinsicht.

Die Infektion erfolgt durch den Stich infizierter Insekten. Der Krankheitsverlauf ist *zweiphasisch:* In der *1. Phase* treten allgemeine Reaktionen auf; in der *2. Phase* wird das ZNS betroffen, wobei die neurologischen Symptome in typischer Weise jenen einer Enzephalitis entsprechen. Die Letalität ist mitunter sehr hoch. Bei Heilung bleiben zuweilen neurologische Defekte zurück.

δ) Pappataci-Virus[2] (Tab. 82)

Dieses Virus ist der Erreger des sog. *Pappataci-Fiebers*, *Phlebotomusfiebers*, auch *»sandfly fever«* oder *Dreitagefieber* genannt. Die Bezeichnung Pappataci ist abgeleitet von dem Überträger des Virus, der *Sandfliege* Phlebotomus papatasii. Die Hauptverbreitungsgebiete

B. – Tab. 82. Eigenschaften des Pappataci-Virus.

Pappataci-Virus
Überträger: Sandfliege, Phlebotomus papatasii
Infektionskrankheit: Pappataci-Fieber, Phlebotomusfieber, »sandfly fever«, Dreitagefieber

---

[1] Dengue (span.) Ziererei (wegen des eigentümlichen Ganges der Kranken). – [2] Pappataci (ital.) Stechmücke, Moskito.

sind die Länder in der Umgebung des Mittelmeeres sowie China, Indien und Teile Rußlands.

Die durch den Erreger verursachte Erkrankung hat einen milden Verlauf. Nach der Virämie treten Fieber, Kopfschmerzen, allgemeines Krankheitsgefühl, Brechreiz, Konjunktivitis und Leibschmerzen auf. Der Verlauf ist gutartig.

c) Myxoviren[1]

Die Myxoviren sind *große RNS-Viren*. Sie sind von einer ätherempfindlichen Hülle umgeben. Die Bezeichnung Myxoviren weist auf die besondere Affinität zu den *Mucoproteinen* in der Wand der Wirtszelle hin. Nachdem bekannt wurde, daß weitere Viren diese Eigenschaften besitzen, wurden diese der Untergruppe der Paramyxoviren (siehe unten) zugeteilt.

α) *Influenzaviren*[2] (Tab. 83)

Die Influenzaviren sind die Erreger der *Influenza* oder *Grippe*, der sich am raschesten als Epidemie ausbreitenden Infektionskrankheit. Immunologisch werden *drei Virusgruppen, A, B, und C*, unterschieden. Der *Typ A* verursacht in Abständen von 2–3 Jahren ausgedehnte Epidemien mit unterschiedlicher Morbidität. Die Intervalle zwischen den Epidemien sind bei *Typ B* größer, und die Morbidität ist geringer. Der *Virustyp C* verursacht meist nur milde Erkran-

B. – Tab. 83. Eigenschaften der Influenzaviren.

Influenzaviren
Infektionsmodus: Tröpfcheninfektion
Infektionskrankheit: Influenza, Grippe
Verlaufsformen: Sehr   unterschiedlicher Schweregrad! Rhinitis und leichte Tracheobronchitis Schwere Tracheobronchitis und bakterielle Superinfektionen (Grippepneumonie) Toxische Grippe mit hämorrhagischem Lungenödem Herz- und Kreislaufversagen
Morphologie: Hämorrhagische Nasopharyngitis, hämorrhagische Laryngitis und Tracheobronchitis, sog. »bunte Grippepneumonie« bei Superinfektion. Toxische   Grippe: Hämorrhagisches Lungenödem

kungen des Respirationstraktes. Die Infektion erfolgt in der Regel als *Tröpfcheninfektion* über die Atmungsorgane. Die Inkubationszeit beträgt 1–2 Tage.

Die Viren verursachen in den Schleimhäuten der Luftwege ausgedehnte Zerstörungen des Epithelbelages. Es tritt eine *Tracheobronchitis* auf. Die Virusinfektion kann durch *bakterielle Superinfektionen* mit Pneumokokken, Streptokokken, Haemophilus influenzae und anderen Bakterien kompliziert werden, wodurch eine sog. *bunte Grippepneumonie* entstehen kann (s. Ma. S. 179; Hi. S. 113).

Pathologisch-anatomisch sind objektivierbar eine starke Hyperämie der Schleimhaut des Nasenrachenraumes, eine hämorrhagische Laryngitis sowie eine *hämorrhagische* oder eine *nekrotisierende Tracheitis* und *Bronchitis*.

Gelegentlich treten Epidemien mit schweren Verlaufsformen und hoher Letalität auf. Herz- und Kreislaufkranke sind dabei besonders gefährdet. Die Mortalität ist insbesondere bei älteren Personen infolge Herz-Kreislauf-Versagens oder Auftretens sekundärer Pneumonien hoch. Besondere Bedeutung kommt der *toxischen Grippe* zu, die in wenigen Stunden zum Tode führen kann. Dabei tritt ein *entzündliches hämorrhagisches Ödem der Lunge* auf. Es handelt sich um eine reine Virusinfektion ohne Superinfektion.

d) Paramyxoviren[3]

Zur Bezeichnung Paramyxoviren siehe bei Myxoviren. Die Paramyxoviren sind *große RNS-Viren*.

α) *Mumpsvirus* (Tab. 84)

Dieses Virus ist der Erreger der *Parotitis epidemica*, auch *Ziegenpeter* oder *Mumps* genannt. Von dieser weltweit verbreiteten Infektionskrankheit werden vorwiegend Kinder betroffen. Die Infektion erfolgt durch Inhalation *(Tröpfcheninfektion)*. Die erste Virusvermehrung erfolgt in den Epithelien der Mundschleimhaut, worauf eine Virämie folgt.

Die Erkrankung ist durch entzündliche Veränderungen der *Ohrspeicheldrüse* gekennzeichnet. Diese kann ein- oder beidseitig auftreten. Die Gl. submandibularis und Gl. sublingualis

---

[1] Myxa (gr.) Schleim. – [2] Influenza (ital.) Einfluß; Influenza, Grippe. – [3] Para (gr.) neben, durch, gegen; myxa (gr.) Schleim.

B. – Tab. 84. Eigenschaften des Mumpsvirus.

Mumpsvirus
Infektionsmodus: Tröpfcheninfektion
Infektionskrankheit: Parotitis epidemica, Ziegenpeter, Mumps (Allgemeininfektion)
Symptome: Ausgeprägte, schmerzhafte, entzündliche Schwellung der Ohrspeicheldrüse
Besonderheiten: Beteiligung anderer Organe: ZNS (Meningoenzephalitis), andere Speicheldrüsen, Ovar, Hoden (meist einseitig, daher keine Sterilität als Folge)
Morphologie: Speicheldrüse: Starke Hyperämie und starkes Ödem, geringe zellige Infiltration. Restitutio ad integrum

sind nicht selten beteiligt. Die Entzündung bildet sich nach einigen Tagen vollständig zurück. Es können auch andere Organe, insbesondere der Hoden, das Ovar, das Pankreas sowie das ZNS in Mitleidenschaft gezogen werden. Eine *Orchitis* tritt mitunter jenseits der Pubertät auf; sie ist meist einseitig und hat deshalb keine Sterilität zur Folge. Häufig ist eine *Meningoenzephalitis* die Folge der allgemeinen Virusinfektion. Diese verläuft jedoch nur selten tödlich.

β) Parainfluenzaviren (Tab. 85)

Es werden *vier antigene Typen* unterschieden. Insbesondere die Typen 1 und 3 verursachen endemisch in den Städten während des ganzen Jahres, vorwiegend jedoch während der kalten Monate, *akute entzündliche Erkrankungen der Atmungsorgane.* Das Parainfluenzavirus ruft insbesondere bei Kindern eine *Laryngo-Tracheo-Bronchitis*, den sog. *infektiösen Krupp*, hervor oder ist die Ursache von *Bronchopneumonien.* Bei Kindern kann durch das Virus eine *Rhinitis* oder auch eine *Meningitis* ausgelöst werden. Bei Erwachsenen verursachen die Viren

B. – Tab. 85. Eigenschaften der Parainfluenzaviren.

Parainfluenzaviren
Infektionskrankheiten: Bei Erwachsenen: Akute entzündliche Erkrankungen der Atmungsorgane (harmlose Erkältungskrankheiten). Bei Kindern: sog. infektiöser Krupp, Bronchopneumonien, gelegentlich Meningitis.

im allgemeinen lediglich harmlose Erkältungskrankheiten, nur selten Bronchitiden und Bronchopneumonien.

γ) Masernvirus (Tab. 86)

Dieser Erreger wurde nach der durch ihn verursachten Infektionskrankheit, den *Masern*, benannt. Das Virus ist weltweit verbreitet. Die Masern oder *Morbilli*[1] stellen eine der wichtigsten *exanthematischen Viruserkrankungen* dar. Die Erkrankung tritt sporadisch während des ganzen Jahres auf, auf der nördlichen Erdhalbkugel vorwiegend in den Monaten Januar bis Mai. In dicht besiedelten Gebieten kommt es zu Endemien. Ansteckungsquelle ist der infizierte Mensch. Bei den Masern handelt es sich um eine hochgradig ansteckende Krankheit, welche die höchste Manifestationsrate aufweist. Die Infektion erfolgt vorwiegend *per inhalationem.* Bei überstandener Erkrankung besteht lebenslängliche Immunität.

Im *Prodromalstadium* der Masern tritt neben einer *Rhinitis* und *Konjunktivitis* eine leichte *Bronchitis* auf. Die besonderen Charakteristika dieser Infektionskrankheit sind die Veränderungen der Haut, das *Exanthem*[2], sowie der Schleimhäute, das *Enanthem.*

B. – Tab. 86. Eigenschaften des Masernvirus.

Masernvirus
Infektionsmodus: Durch Kontakt oder per inhalationem (hochkontagiöse Infektionskrankheit!)
Infektionskrankheit: Masern oder Morbilli
Verlauf und Symptome: Prodromalstadium: Rhinitis, Konjunktivitis, Bronchitis.
1. Typisches Symptom: Enanthem; sog. Kopliksche Flecke, kleine graugelbe Herde mit rötlichem Rand.
2. Typisches Symptom: Exanthem; zunächst am Kopf, Ausbreitung über den gesamten Körper, makulös bis makulopapulös, gelegentlich hämorrhagisch.
Komplikationen: Bronchopneumonien, Otitis media, Masernenzephalitis
Morphologie: Enanthem, Exanthem Innere Organe: Vielkernige Riesenzellen im lymphoretikulären Gewebe, in Bronchien und Lungenalveolen Kleinknotige peribronchiale Pneumonien

---

[1] Morbilli, Verkleinerungsbildung zu morbus (lat.) Krankheit. – [2] Antheo (gr.) hervorsprießen, blühen.

Auch an den *inneren Organen* können krankhafte Veränderungen festgestellt werden.

Das Exanthem ist in der Regel zunächst am Kopf, insbesondere hinter den Ohren, zu beobachten. Von hier aus breitet es sich weiter über den gesamten Körper aus. Im allgemeinen wird es als *makulös* bzw. *makulopapulös* bezeichnet. Mitunter sind jedoch auch *hämorrhagische Exantheme* zu finden. Das *Enanthem* tritt in Form der typischen *Koplikschen Flecken* in Erscheinung. Dabei handelt es sich um kleine graugelbe Herde mit rötlichem Rand. Dieses Enanthem tritt zeitlich bereits vor dem Exanthem auf, und ihm kommt eine besondere diagnostische Bedeutung zu. In den inneren Organen finden sich mitunter vielkernige Riesenzellen im lymphoretikulären Gewebe der Tonsillen und der Appendix sowie ferner im Epithel der Bronchien und der Lungenalveolen. Im Zusammenhang mit einer prodromal auftretenden Bronchitis und Bronchiolitis kommt es mitunter zu einer Entzündung des peribronchialen Gewebes und der anliegenden Alveolen in Form einer sog. peribronchialen Herdpneumonie. Daneben kommen als weitere Komplikationen *Enzephalitis* sowie *Otitis media* in Betracht. Die Letalität bei der Masernenzephalitis beträgt 10%. Wird diese Enzephalitis überstanden, so bleiben häufig neurologische Schäden bestehen.

δ) »Respiratory syncytial«-(RS-)Virus (Tab. 87)

Die Bezeichnung dieses Virus ergibt sich aus zwei seiner Eigenarten, 1. durch seine besondere Affinität zum Respirationstrakt, 2. durch die Ausbildung typischer *Synzytien* bei Züchtung dieses Virus in Zellkulturen. Das Virus ist weltweit verbreitet. Wirte sind der Mensch und andere Primaten.

Das Virus verursacht insbesondere in der kalten Jahreszeit Atemwegserkrankungen, wobei insbesondere Kleinkinder gefährdet sind.

Das Virus dürfte die häufigste Ursache entzündlicher Erkrankungen des Respirationstraktes im Kleinkindes- bzw. Kindesalter, von *Bronchitis, Bronchiolitis, Krupp* bzw. *Bronchopneumonien*, sein. Bei Erwachsenen verläuft die durch das RS-Virus hervorgerufene Infektionskrankheit in der Regel harmlos mit katarrhalischen Entzündungen im oberen Teil des Respirationstraktes.

ε) Rubellavirus[1] (Tab. 88)

Das Rubellavirus oder *Rötelnvirus* ist der Erreger der gleichnamigen Infektionskrankheit. Die Röteln sind eine der häufigsten *exanthematischen Infektionskrankheiten* im Kindesalter. Die Infektion erfolgt vermutlich per inhalationem.

Die wichtigsten *Symptome* der Infektionskrankheit im Kindes- und Kleinkindesalter sind katarrhalische Entzündungen im Bereich der oberen Luftwege, eine entzündliche Anschwellung vorwiegend der zervikalen Lymphknoten sowie ein charakteristisches Exanthem. Das *Exanthem* beginnt im Bereich des Kopfes und breitet sich von hier aus über den gesamten Körper aus; es ist anfänglich *makulös*, gelegentlich auch *skarlatiniform*. Die Lymphknotenschwellungen bleiben mitunter mehrere Monate nach Abklingen der Infektionskrankheit bestehen.

B. – Tab. 87. Eigenschaften des RS-Virus.

»Respiratory syncytial«-(RS-)-Virus
Infektionskrankheiten: Bei Erwachsenen: Harmlose katarrhalische Entzündungen der oberen Luftwege
Bei Kindern, insbesondere bei Kleinkindern: Bronchitis, Bronchiolitis, Krupp, Bronchopneumonien
RS-Virus ist häufig Ursache entzündlicher Erkrankungen des Respirationstraktes bei Kindern und insbesondere bei Kleinkindern.

B. – Tab. 89. Eigenschaften des Herpes-simplex-Virus.

Rubellavirus
Infektionsmodus: Per inhalationem
Infektionskrankheit: Röteln
Verlauf und Symptome: Katarrhalische Entzündung der oberen Luftwege
Entzündliche Schwellung der zervikalen Lymphknoten
Exanthem: Anfänglich makulös, später skarlatiniform, ausgehend vom Kopf, Ausbreitung über den gesamten Körper
Besonderheiten: Übertragung auf den Feten im 1. und 2. Trimenon der Schwangerschaft → Mißbildungen: Herzfehler, Katarakte, Zahndefekte, Innenohrschädigungen

---

[1] Rubellus, Dimin. von ruber (lat.) rot.

Besondere Bedeutung kommt der Infektion während des *1. und 2. Trimenons der Gravidität* zu. Das Virus wird transplazentar auf den Fetus übertragen, wo die Virusvermehrung zur Ursache von *angeborenen Mißbildungen*, wie Herzfehlern, Katarakten, Zahndefekten und Schäden im Bereich des Innenohres, werden kann. Bei einer Infektion der Mutter im *1. Trimenon* der Gravidität treten bei 10–15% der Neugeborenen, bei einer Infektion im *2. Trimenon* etwa in 1–3% der Fälle Mißbildungen der Neugeborenen auf. (Siehe auch Kapitel G: »Störungen der Entwicklung«, S. 577.)

e) Herpesviren[1]

Die Herpesviren sind *mittelgroße DNS-Viren*. Sie sind von einer lipidhaltigen Hülle umgeben und sind ätherempfindlich.

α) *Herpes-simplex-Virus* (Tab. 89)

Herpes-simplex-Erkrankungen treten entweder nach *primärer Infektion* oder als *rekurrierende Erscheinungen* auf. Die primäre Infektion erfolgt meist bereits im Kindesalter und verläuft häufig inapparent; sie führt nur gelegentlich zu einer Allgemeininfektion, kann jedoch auch tödlich verlaufen. Im Anschluß an eine primäre Infektion ist eine *Antikörperbildung* nachweisbar. Die Antikörper bewirken jedoch nicht die Eliminierung des Virus, sondern es entwickelt sich gewissermaßen ein *Modus vivendi* zwischen Viren und Antikörpern. Wird das bestehende Gleichgewicht gestört, z. B. durch fieberhafte Erkrankungen, Menstruation, Sonnenbestrahlung, psychische und andere Traumen, so treten Rezidive auf.

Die wichtigste Form der primären Herpessimplex-Infektion ist die *herpetische Gingivostomatitis*, einer vorzugsweise bei Kleinkindern auftretenden Allgemeinerkrankung. Es kommt zu einer schmerzhaften entzündlichen Schwellung der Mundschleimhaut mit später in Ulzera übergehenden Bläschen, sog. *Aphten*. Dabei besteht eine schmerzhafte Schwellung der regionären Lymphknoten.

Bei *generalisierten Herpesvirusinfektionen* von Neugeborenen entstehen *herdförmige Nekrosen* in den inneren Organen, insbesondere in der Leber. Dabei finden sich vorwiegend aus mononukleären Zellen bestehende Infiltrate und *intranukleäre Einschlußkörperchen*. Im Vordergrund stehen ausgedehnte degenerative Veränderungen der Nebennierenrinde.

Rekurrierende Erkrankungen bei Herpessimplex-Infektion äußern sich in Erscheinungen wie *Herpes simplex, Herpes labialis, Herpes facialis* oder *Herpes febrilis*. Bevorzugte Lokalisationen sind mukokutane Übergangsstellen. Es treten Gruppen von stecknadelkopf- bis linsengroßen Bläschen auf gerötetem, leicht geschwollenem Untergrund auf, die nach einigen Tagen unter Krustenbildung abheilen. Mitunter sind die regionären Lymphknoten beteiligt.

Beim *Herpes urogenitalis* handelt es sich zumeist um eine primäre Auseinandersetzung mit dem Virus. Der *Herpes traumaticus* stellt eine Herpesvirusinfektion von traumatisch geschädigten Hautpartien dar. Besondere Bedeutung kommt der *Keratoconjunctivitis herpetica* zu, bei der eine ernste Gefährdung für die Sehkraft des betroffenen Auges besteht. Eine seltenere Verlaufsform dieser Infektionskrankheit stellt die

B. – Tab. 88. Eigenschaften des Rubellavirus.

Herpes-simplex-Virus
Infektionskrankheiten: Bei Neugeborenen: Generalisierte Herpes-simplex-Infektionen
Bei Kindern (vorwiegend 1.–3. Lebensjahr): Herpetische Gingivostomatitis
Vorwiegend bei Erwachsenen: Herpes simplex, Herpes labialis, Herpes facialis oder Herpes febrilis
Herpes urogenitalis, Herpes traumaticus, Keratokonjunktivitis
Meningoencephalitis herpetica
Besonderheiten: Primärer Infektion folgt Antikörperbildung. Es besteht Modus vivendi zwischen Viren und Antikörpern. Bei Störung des Gleichgewichtes treten Rezidive auf.
Morphologie: Degenerative Veränderungen der Epidermisschichten; intranukleäre, azidophile Einschlußkörperchen. Generalisierte Herpesvirusinfektion bei Neugeborenen: Herdförmige Nekrosen in den inneren Organen, vorzugsweise in der Leber. Intranukleäre Einschlußkörperchen. Mononukleäre Zellinfiltrate. Degenerative Veränderungen der Nebennierenrinde.

---

[1] Herpes (gr.) schleichender Schaden, Hautgeschwür.

Meningoencephalitis herpetica dar, die zumeist unter dem Bilde einer bakteriellen Meningitis oder einer akuten Enzephalitis verläuft.

β) Varizellenvirus[1], Herpes-zoster[2]-Virus (Tab. 90)

Das Varizellenvirus ist mit dem Herpes-zoster-Virus identisch. Weitere Bezeichnungen sind: *Windpockenvirus, Wasserpockenvirus, Schafblatternvirus* bzw. *Gürtelrosenvirus.* Einziger Wirt dieses weltweit verbreiteten Erregers ist der Mensch. Die durch dieses Virus hervorgerufene Infektionskrankheiten, die *Windpocken* (= Varizellen) und die *Gürtelrose* (= Herpes

B. – Tab. 90. Eigenschaften des Varizellen- bzw. Herpes-zoster-Virus.

Varizellenvirus, Herpes-zoster-Virus
Infektionskrankheiten:
1. Windpocken (= Varizellen)
2. Gürtelrose (= Herpes zoster)
Varizellen sind eine Kinderkrankheit. Sie hinterlassen eine bleibende, jedoch bedingte Immunität. Herpes zoster ist eine Erkrankung Erwachsener. Sie ist wahrscheinlich Folge einer lokalisierten Reinvasion oder einer Reaktivierung bei latent bestehender Infektion.
Varizellen: Verlauf und Symptome: Innerhalb weniger Stunden Ausbildung eines jukkenden Exanthems → erythematöse, stecknadelkopfgroße Flecken → flache Papeln → vesikuläres und pustulöses Exanthem. Schubweises Auftreten. Zentripetale Ausbreitung. Hände und Füße nicht betroffen. Nach 1–2 Wochen Eintrocknung; keine Narben.
Besonderheiten: Enanthem, hämorrhagische und gangränöse Verlaufsformen.
Herpes zoster: Uni- oder bilaterale Eruptionen im Innervationsgebiet eines oder mehrerer benachbarter Spinalganglien. Entzündliche Veränderungen an Spinalganglien und dorsalen Nervenwurzeln. Effloreszenzen in den zugehörigen Hautpartien.
Besonderheiten: Schädigung der Kornea bei Befall des Ramus ophthalmicus.
Zoster generalisatus.
Ausbreitung auf motorische Wurzeln → passagere oder permanente Paresen.

zoster), treten in zwei verschiedenen klinischen Bildern auf.

Die *Varizellen* sind eine ausgesprochene Kinderkrankheit von sehr hoher Kontagiosität. Eintrittspforten des Erregers sind die Schleimhäute des Respirationstraktes und die Konjunktiven. Die Inkubationszeit beträgt 14–17 Tage. Die Varizellen treten epidemisch mit endemischen Intervallen auf. Sie werden hauptsächlich im Winter und im Frühjahr beobachtet. Sie hinterlassen eine bleibende, offenbar jedoch nur *bedingte Immunität.*

Der *Herpes zoster* ist hingegen eine Erkrankung Erwachsener, die mit zunehmendem Alter häufiger zu beobachten ist. Herpes-zoster-Fälle treten sporadisch auf, und Epidemien sind nicht zu beobachten. Die Inkubationszeit beträgt nur 7–14 Tage. Die Erkrankung ist wahrscheinlich die Folge einer lokalisierten *Reinvasion* mehr oder weniger immuner Individuen oder aber stellt eine *Reaktivierung* einer mehr oder weniger geheilten, jedoch latent bestehenden Virusinfektion dar.

Die Ansteckung durch an Varizellen Erkrankte mit der Folge des Auftretens von Herpes zoster und auch umgekehrt kann als erwiesen gelten. Das Virus hat vermutlich eine besondere Affinität zu den Abkömmlingen des *Ektoderms,* der *Haut* und dem *ZNS.*

Bei den *Windpocken* entsteht meist innerhalb weniger Stunden ein *juckendes Exanthem.* Es bilden sich erythematöse, stecknadelkopfgroße Flecken aus, die sich weiter zu flachen Papeln und schließlich zu einem *vesikulären und pustelösen Exanthem* mit bis erbsgroßen, tautropfenähnlichen, nicht genabelten, einkammerigen Blasen entwickeln. Während 2–5 Tagen treten schubweise immer neue Effloreszenzen auf, so daß alle Stadien der Effloreszenzen nebeneinander zu beobachten sind. Die dünnwandigen, mit klarer Flüssigkeit gefüllten Varizellenbläschen trocknen rasch ein und fallen nach 1–2 Wochen ohne Narbenbildung ab.

Mitunter treten auch *Enantheme* im Nasenrachenraum, in der Mundhöhle, im Ösophagus, im Kehlkopf, in den Bronchien, an den Genitalien und Konjunktiven auf, wobei die Bläschen zu aphtenartigen Erosionen mazerieren. *Viszerale Formen,* bei denen vorzugsweise die Pleura betroffen ist, können einen ungünstigen Verlauf nehmen.

---

[1] Varicella, Verkleinerungsbildung zu variola (lat.) Pocken, Blattern. – [2] Zoster (gr.) Gürtel.

Der *Herpes zoster* ist charakterisiert durch meist unilaterale Eruptionen im Innervationsgebiet zumeist eines *Spinalganglions*. Entzündliche Veränderungen spielen sich in den *dorsalen Nervenwurzeln* und Spinalganglien sowie in den entsprechenden Hautpartien ab. Die auftretenden Schmerzen sind die Folge der entzündlichen Vorgänge in den dorsalen Nervenwurzeln und Spinalganglien. In den zugehörigen Hautpartien kommt es zur Blasenbildung. In den Epidermiszellen finden sich dabei charakteristische Einschlußkörperchen.

γ) *Zytomegalievirus*[1] (Tab. 91)

Das Zytomegalievirus ist der Erreger der *Riesenzell-Einschlußkörperchen-Erkrankung* (*»cytomegalic inclusion body disease«*), im deutschen Sprachgebrauch meist kurz als *Zytomegalie* bezeichnet. Der Infektionsweg ist unbekannt. Die *Infektion* kann bereits *in utero* erfolgen. Die intrauterine Infektion kann zu *Fruchtschädigungen* führen (z. B. Mikrozephalie, intrazerebrale Verkalkungen). Infektionen werden zumeist bei Kleinkindern bemerkt, wenn sie konnatal vorliegen.

Bei älteren Kindern und besonders bei Erwachsenen verlaufen die Infektionen meist unerkannt. Von 5jährigen Kindern dürften 4%, von 25jährigen etwa 50% und von 35jährigen etwa 80% mit Zytomegalievirus infiziert sein. Im späteren Kindesalter und bei Erwachsenen ist die Infektion meist lokalisiert, auf die Speicheldrüsen beschränkt und bleibt völlig unerkannt (nicht selten auftretend nach Nierentransplantationen!). Bei Routineautopsien von Kindern werden in 10–30% der Fälle Zytomegalievirus-Infektionen nachgewiesen.

Bei Neugeborenen und Kleinkindern kommt es hingegen meist zu einer *generalisierten Infektionskrankheit*. Betroffen sind auch hier in erster Linie die Speicheldrüsen, daneben jedoch Lunge, Leber, der Gastrointestinaltrakt, Nieren, endokrine Drüsen, insbesondere Schilddrüse und Nebennieren. Bei Neugeborenen und Kleinkindern kann die Erkrankung einen tödlichen Ausgang nehmen.

Histologisch sind in den betroffenen Organen, insbesondere in den Speicheldrüsen, *epitheliale Riesenzellen* zu finden, die z. T. in den Lichtungen der Ausführungsgänge liegen. Die Riesenzellen enthalten kleine *zytoplasmatische* sowie große *intranukleäre Einschlußkörperchen*, die den Zellen ein Eulenaugen-artiges Aussehen verleihen (**s. Hi. S. 30**).

δ) *EB-Virus* (Tab. 92).

Dieses den Herpesviren zuzuordnende Virus wurde von EPSTEIN und BARR isoliert und ist dementsprechend unter der Bezeichnung EB-Virus bekannt. Das Virus ist der Erreger der *infektiösen Mononucleose*, auch *Pfeiffersches Drüsenfieber* genannt. Dem Virus wird ferner eine onkogene Eigenschaft zugeschrieben (s. S. 678); es soll Ursache für die Entstehung des *Burkitt-Lymphoms* (**s. Hi. S. 36**) sowie von nasopharyngealen Karzinomen, insbesondere bei den Südchinesen, sein.

Die infektiöse Mononukleose ist eine *fieberhafte akute Infektionskrankheit*, bei der das

B. – Tab. 91. Eigenschaften des Zytomegalievirus.

Zytomegalievirus
Infektionskrankheit: Riesenzell-Einschlußkörperchen-Krankheit, Zytomegalie
Infektion in utero: Fruchtschädigung möglich (Mikrozephalie, intrazerebrale Verkalkungen)
Infektion bei Neugeborenen (auch konnatal) und bei Kleinkindern: Generalisierte Infektionskrankheit, mitunter tödlich.
Insbesondere betroffene Organe: Speicheldrüsen, Lunge, Leber, Niere, Gastrointestinaltrakt, endokrine Drüsen
Bei Erwachsenen: Meist inapparent
Morphologie: Insbesondere in Speicheldrüsen und Nieren: Epitheliale Riesenzellen, z. T. in den Lichtungen liegend. Kleine zytoplasmatische und große intranukleäre Einschlußkörperchen, eulenaugenartiges Aussehen.

B. – Tab. 92. Eigenschaften des EB-Virus.

EB-Virus
Infektionsmodus: Tröpfcheninfektion
Infektionskrankheit: Infektiöse Mononucleose oder Pfeiffersches Drüsenfieber.
Symptome: Generalisierte Lymphknotenschwellung, Milz- und Leberschwellung, Monozytenangina, Leukozytose mit reichlich atypischen Lymphozyten.

---

[1] Kytos (gr.) Höhlung, Wölbung, Zelle; mega(lo) (gr.) groß.

gesamte lymphatische Gewebe betroffen ist. Sie ist gekennzeichnet durch generalisierte Lymphknotenschwellungen mit bis kirschgroßen, beweglichen, derben Lymphknoten, durch Milz- sowie Leberschwellung sowie ferner durch eine sog. *Monozytenangina* mit pseudo-membranös-nekrotisierender Tonsillitis. Charakteristisch für das Krankheitsbild ist eine ausgeprägte *Leukozytose* mit starker Lymphozytose und Vorkommen *atypischer Lymphozyten* (s. Hi. S. 130).

f) Variola-major-Virus[1] (Tab. 93)

Das Variola-major- oder Pockenvirus ist ein *DNS-Virus*. Die DNS hat im Gegensatz zu jener anderer Viren ein hohes Molekulargewicht. Das Virus ist ellipsenförmig und hat eine Größe von 200 × 300 nm. Es ist gegen Austrocknung besonders resistent.

Das Variola-major-Virus ist der Erreger der *Pocken oder Variola major*, einer vorwiegend *epidemisch* auftretenden akuten Infektionskrankheit. Infektionsquelle ist der erkrankte Mensch vom Beginn des Initialstadiums an bis zum Abfallen der letzten Krusten. Austrittswege der Viren sind zu Beginn der Erkrankung Mund und Nase *(Tröpfcheninfektion)*, anschließend zusätzlich die Haut bzw. kontaminierte Wäsche. Die Infektion erfolgt per inhalationem. Nach überstandener Erkrankung besteht lebenslängliche Immunität. Die Letalität Nichtgeimpfter beträgt bis zu 50%.

Nach Untersuchungen der WHO wurden 1965 noch etwa 50000 Pockenfälle registriert, von denen die Mehrzahl in Afrika und im asiatischen Subkontinent auftrat. Nach heutiger Einschätzung dürfte die Erkrankung nahezu ausgerottet sein.

Einer stummen Periode mit *Virämie, Infektion der Zellen des RES* und einer zweiten Vermehrungsphase folgt eine *intensive Virämie*. Das Initialstadium dauert 2–3 Tage und beginnt mit hohem Fieber, schwerem Krankheitsgefühl, *grippeähnlichen Symptomen*. Mitunter werden insbesondere im Schenkeldreieck und in den Achselhöhlen Exantheme beobachtet (*Purpura*[2] oder *Petechien*[3]). In der nach 2–3 Tagen auftretenden Eruptionsphase sinkt das Fieber ab. Die *Pockeneruption* beginnt meist im Gesicht, greift sodann über auf Arme, Rumpf und untere

B. – Tab. 93. Eigenschaften des Variola-major-Virus.

Variola-major-Virus
Infektionsmodus: Austrittsweg zu Beginn der Erkrankung: Mund und Nase (Tröpfcheninfektion), später verkrustende Effloreszenzen und kontaminierte Wäsche (Staubinfektion per inhalationem)
Infektionskrankheit: Variola oder Pocken
Infektionsverlauf und Symptome: 1. Vermehrung in den regionären Lymphknoten der oberen Atemwege. 2. Virämie und allgemeine Infektion der Zellen des RES mit erneuter Virusvermehrung. 3. Intensive Virämie. Beendigung der klinisch stummen Periode. 4. Klinisches Initialstadium (2–3 Tage). Hohes Fieber, schweres Krankheitsgefühl, grippeähnliche Symptome. Purpura und Petechien in Achselhöhle und Schenkeldreieck. 5. Fieber sinkt ab, Pockenruption beginnt, ausgehend vom Gesicht, übergreifend auf Rumpf und Extremitäten (Handflächen und Fußsohlen bevorzugt). Zwischen 5. und 10. Tag: Makulöses → papulöses → vesikuläres → pustulöses Stadium. Pusteln verkrusten innerhalb 8–10 Tagen. Narbenbildung. In Schleimhäuten von Nase, Mund und Rachen Erosionen und Ulzerationen.
Morphologie: Im Bereich der Eruptionen Proliferationen der Stachelzellschicht. Ballonierende Degeneration der Epithelzellen. Intrazytoplasmatische Einschlußkörperchen, sog. Guarnierische Körperchen. Mononukleäre Zellinfiltrate in der Subkutis.

Gliedmaßen. Bevorzugt sind die belichteten Körperpartien, Gesicht und Extremitäten, wobei eine besondere Häufung an Handflächen und Fußsohlen zu beobachten ist. Innerhalb von 5–10 Tagen entwickeln sich die Eruptionen über ein *makulöses, papulöses, vesikuläres und* schließlich *pustulöses Stadium*. Die sich aus mehrkammerigen Bläschen entwickelnden Pusteln haben einen eitrigen Inhalt und sind von einem ödematösen Hof umgeben. Etwa 3–4 Ta-

---

[1] Variola (lat.) Pocken, Blattern, Dimin. von varus (lat.) Flecken; major, maius (lat.) der, die, das Größere. – [2] Purpura (lat.) Purpurschnecke, Purpurfarbe; Blutfleckenkrankheit. – [3] Petecchie (ital.) punktförmige Blutungen; peticula (lat.) Fleckchen.

ge nach der Pustelbildung setzt die *Verkrustung* ein. Nach dem Abfallen der Krusten bleiben *Narben* zurück. Die Schleimhäute des Nasenrachenraumes und der Mundhöhle sind stets gleichfalls betroffen, wobei es zu ausgeprägten Erosionen und Ulzerationen kommt.

Histologisch ist im Bereich der Eruptionen eine deutliche Proliferation der Stachelzellschicht festzustellen. Die Zellen lassen deutlich eine ballonierende Degeneration erkennen. Hier kann man intrazytoplasmatische *Einschlußkörperchen*, sog. Guarnierische Körperchen, nachweisen. In der Subkutis finden sich entzündliche Infiltrate mit mononukleären Zellen.

g) Adenoviren[1] (Tab. 94)

Die Adenoviren sind *DNS-haltig.* Sie haben einen Durchmesser von 60–80 nm. Wirte dieser Adenoviren sind der Mensch, bei dem bisher mehr als *30 verschiedene Serotypen* nachgewiesen werden konnten, sowie verschiedene Säugetiere und Hühner. Die Adenoviren sind weltweit verbreitet. Ihre Übertragung erfolgt durch *Tröpfcheninfektion.* Eine Infektion hinterläßt im allgemeinen bleibende Immunität. Prädilektionsstellen bei Infektion sind die Schleimhäute insbesondere des Atemtraktes, ferner des Gastrointestinaltraktes und die Konjunktiven. In lymphatischen Organen (z. B. Gaumen- und Rachenmandeln) können die Adenoviren über Jahre hinweg latent persistieren.

B. – Tab. 94. Eigenschaften der Adenoviren.

Adenoviren
Infektionskrankheiten: Akute uncharakteristische Erkrankungen des Respirationstraktes
Symptome: Grippeähnliches Bild. Katarrhalische Nasopharyngitis, katarrhalische Tracheobronchitis mit Bronchopneumonien. Pharyngokonjunktivalfieber (epidemisch bei Kindern)
Symptome: Pharyngitis, Tonsillitis, Bronchitis, uni- oder bilaterale Konjunktivitis. Zervikale und präaurikuläre Lymphadenitis
Keratonjunktivitis
Symptome: Bilaterale Ödeme der Konjunktiven und des periorbitalen Gewebes. Seröse oder seromuköse Konjunktivitis. Keratitis

Die Adenoviren verursachen eine Reihe mehr oder weniger charakteristischer *Symptome* oder Erkrankungen. Unter den durch Adenoviren hervorgerufenen Erkrankungen dürften die *akuten Erkrankungen des Respirationstraktes* (»acute respiratory disease«, ARD) die häufigsten sein. Sie treten zumeist im Winter auf und zeigen ein grippeähnliches Bild. Die Symptome können von einer banalen katarrhalischen Nasopharyngitis bis zu einer ausgeprägten katarrhalischen Tracheobronchitis mit dem Auftreten von Bronchopneumonien reichen.

Ein besonders durch Adenoviren hervorgerufenes Krankheitsbild ist das *Pharyngokonjunktivalfieber,* das vorwiegend in den Sommermonaten beobachtet wird und epidemisch bei Kindern auftritt. Neben einer Pharyngitis, Tonsillitis und Bronchitis steht eine uni- oder bilaterale Konjunktivitis im Vordergrund. Dabei besteht meist eine ausgeprägte zervikale und präaurikuläre Lymphadenitis.

Eine weitere Adenoviruserkrankung ist die vorwiegend bilateral auftretende *Keratoconjunctivitis.* Meist besteht dabei eine präaurikuläre Lymphadenitis.

h) Nicht klassifizierte Viren

α) Hepatitisvirus A (Tab. 95)

Das Hepatitisvirus A ist der Erreger der sog. *infektiösen Hepatitis,* auch *Virushepatitis A, katarrhalische oder epidemische Gelbsucht* genannt.

Das *Hepatitisvirus A* wurde bisher ausschließlich beim Menschen nachgewiesen. Es ist weltweit verbreitet. Die Virushepatitis A tritt besonders häufig im Mittelmeerraum und im Mittleren Osten auf. In den gemäßigten klimatischen Zonen werden Erkrankungen vorwiegend im Herbst und im Winter beobachtet. Sie treten sowohl sporadisch als auch epidemisch auf. Betroffen werden vorwiegend Kinder unter 15 Jahren, aber auch Erwachsene. Die Infektion erfolgt insbesondere oral, gelegentlich auch durch Blut- oder Plasmatransfusionen. Die Inkubationsperiode beträgt in der Regel 28 Tage, im weiteren Zeitraum von 10 bis 45 Tage.

Die Erkrankung beginnt mit einer *präikterischen Phase,* die etwa 5 Tage dauert. Diese präikterische Phase beginnt entweder rasch oder graduell mit Anorexie, mäßigem Fieber, Übel-

---

[1] Aden, Ge. adenos (gr.) Drüse.

B. – Tab. 95. Eigenschaften des Hepatitisvirus A.

Hepatitisvirus A
Wirt: Offenbar ausschließlich der Mensch
Infektionsmodus: Orale Aufnahme oder Übertragung bei Transfusion
Infektionskrankheit: Akute Virushepatitis, Virushepatitis A, katarrhalische oder epidemische Gelbsucht
Verlauf und Symptome: Präikterische Phase (etwa 5 Tage), Fieber, Anorexie, Oberbauchbeschwerden. Häufig auch influenzaartige Symptome. Splenomegalie, zervikale Lymphknotenschwellungen. Afebrile ikterische Phase (1–10 Wochen). Hepatosplenomegalie. Allgemeiner Ikterus. Verstärkte Oberbauchbeschwerden.
Immunologischer Nachweis: Australia-Antigene negativ (siehe bei Hepatitisvirus B).

keit und Oberbauchbeschwerden. Sie wird sehr häufig von influenzaartigen Symptomen im Bereich des oberen Respirationstraktes begleitet. In dieser präikterischen Phase besteht keine Vergrößerung der Leber; jedoch werden nicht selten eine *Splenomegalie* und *zervikale Lymphknotenschwellungen* beobachtet. Es folgt schließlich eine *afebrile ikterische Phase* mit einer Dauer von 1–10 Wochen. In dieser Zeit tritt ein zunehmender Ikterus der Skleren, der Haut und der Schleimhäute auf, wobei die abdominalen Symptome, die Anorexie und Schmerzen im rechten oberen Quadranten oder im Epigastrium verstärkt sind und schließlich eine *Hepatosplenomegalie* folgt.

Im akuten Stadium ist die Leber geschwollen. *Histologisch* sind verbreiterte und zellig infiltrierte Periportalfelder zu sehen. Die Infiltrate bestehen vorzugsweise aus Lymphozyten; sie durchbrechen mitunter die Grenzmembranen der Leberläppchen und greifen auf das Parenchym über. Im Parenchym sind degenerative Veränderungen und Nekrosen von Einzelzellen zu beobachten. In späteren Stadien treten die degenerativen Veränderungen zurück. Die akute Hepatitis kann entweder ausheilen oder in eine *rezidivierende*, eine *chronisch-persistierende* oder eine *chronisch-aggressive Hepatitis* übergehen (s. Hi. S. 162).

Die *Prognose* der Erkrankung ist im allgemeinen gut; die Letalität liegt unter 1%. In etwa 10% der Fälle wird ein Übergang in eine *chronische Hepatitis* beobachtet. Mitunter verläuft die Erkrankung anikterisch. Die Diagnose ist so-

dann durch Leberfunktionsproben möglich. Das Krankheitsbild ähnelt mitunter jenem bei infektiöser Mononukleose, Typhus, Paratyphus.

β) Hepatitisvirus B (Tab. 96)

Das Hepatitisvirus B ist der Erreger der sog. *Serumhepatitis.* Es wurde ausschließlich beim Menschen nachgewiesen.

Die Serumhepatitis tritt sporadisch auf. Betroffen werden insbesondere Erwachsene. Die Infektion erfolgt häufig bei Blut-, Plasma- und Serumtransfusionen bei Verwendung unzureichend sterilisierter Transfusionsbestecke. Die Inkubationszeit der Serumhepatitis liegt zwischen 45 und 150 Tagen.

Die *Symptome* der Serumhepatitis ähneln weitgehend jenen bei der durch das Hepatitisvirus A hervorgerufenen sog. infektiösen Hepatitis. Der Beginn ist graduell, und meist besteht nur niedriges Fieber. Häufig wird die Erkrankung von einem Pruritus eingeleitet oder begleitet.

Die Erkrankung dauert im allgemeinen länger und verläuft schwerer als nach Infektion mit Hepatitisvirus A. Bei Serumhepatitis B ist bereits im Inkubationsstadium der Nachweis von *korpuskulären Antigenen* (Hüllproteinen) möglich, was bei infektiöser Hepatitis nicht der Fall ist. Diese Tatsache wird zugleich als Beweis für die Existenz zweier nicht identischer Hepatitis-Viren herangezogen. Das nachweisbare Antigen *(HAA = hepatitis-associated antigen)* wird auch als *Australia-Antigen* oder *SH-Antigen* (Serumhepatitis-Antigen) oder *HB-Antigen* (Hepatitis-B-Antigen) bezeichnet (s. S. 198). Neuerdings wurde noch ein *Non-A/Non-B*-Virus beschrieben, das ebenfalls Hepatitis erzeugt (s. Hi. S. 30).

B. – Tab. 96. Eigenschaften des Hepatitisvirus B.

Hepatitisvirus B
Wirt: Offenbar ausschließlich der Mensch
Infektionsmodus: Vorzugsweise parenteral, bei körperlichem Kontakt möglich
Infektionskrankheit: Serumhepatitis
Verlauf und Symptome: Länger dauernd und schwerer als bei Infektion mit Hepatitisvirus A Präikterische Phase 2–3 Wochen mit langsamen Beginn und leichtem Fieber
Immunologischer Nachweis: SH-Antigene, auch Australia-Antigen oder HB-Antigen genannt.

γ) Tollwutvirus (Tab. 97)

Dieser Erreger ist nach der von ihm verursachten Infektionskrankheit, der *Tollwut* oder *Rabies*[1], benannt. Es handelt sich um ein *RNS-Virus*, das weltweit verbreitet ist und für alle Warmblüter pathogen ist. Überträger sind insbesondere Wolf, Schakal, Kojote, Hund, Fuchs und Katzen.

Die Ansteckung erfolgt durch den Biß eines infizierten Tieres. Die Inkubationszeiten liegen im allgemeinen zwischen 20 und 30 Tagen. Das Virus wandert von der Bißstelle entlang den peripheren Nerven zum *ZNS*, wo es schwere entzündliche und degenerative Veränderungen verursacht. Am schwersten werden dabei das der Bißwunde entsprechende Segment, ferner das Mittel- und Zwischenhirn sowie häufig die Medulla oblongata und der Pons betroffen.

Die Erkrankung beginnt mit geringen entzündlichen Veränderungen im Wundgebiet; weitere Symptome sind Übelkeit, Kopfschmerz, Nervosität und Ängstlichkeit. Die Veränderungen im Wundgebiet sind das wichtigste *diagno-*

B. – Tab. 97. Eigenschaften des Tollwutvirus.

Tollwutvirus
Wirte: Alle Warmblüter
Infektionsmodus: Durch Biß infizierter Tiere
Infektionskrankheit: Tollwut, Lyssa oder Rabies
Inkubationszeit: 20–30 Tage, abhängig von Entfernung zwischen Bißstelle und ZNS. Das Virus wandert entlang den peripheren Nerven zum ZNS.
Verlauf und Symptome: 1. Geringe entzündliche Veränderungen im Wundgebiet, Übelkeit, Nervosität 2. Erregungsphase, Hydrophobie (Besserung vorübergehend möglich) 3. Krampfattacken, progressive tödliche Paralyse (1–12 Tage nach ersten Symptomen)
Morphologie: Entzündliche Veränderungen an den Speicheldrüsen. Pathognomonisch: Degenerative Ganglienzellveränderungen mit zytoplasmatischen Einschlußkörperchen , längliche bis runde, 2–10 μm große, eosinophile, sog. Negrische Körperchen. Hauptfundort: Ammonshorn des Hippokampus

stische Frühsymptom. In einer anschließenden Erregungsphase dominieren Schluckbeschwerden mit charakteristischer *Hydrophobie.* Der Tod tritt meist während der 1. Krampfattacke ein. Wird dieses Stadium überstanden, so kommt es nach vorübergehender Besserung zu einer *progressiven, tödlichen Paralyse.*

Neben den entzündlichen Vorgängen im Wundgebiet sind Veränderungen an den Speicheldrüsen zu beobachten. Im Vordergrund der pathologisch-anatomischen Erscheinungen stehen jedoch die entzündlichen und degenerativen *Veränderungen am ZNS.* In vielen Fällen finden sich im Zytoplasma der Ganglienzellen des ZNS die für diese Infektionskrankheit pathognomonischen *Negrischen Körperchen.* Dabei handelt es sich um längliche, ovale oder runde, eosinophile *Einschlußkörperchen* mit einem Durchmesser von 2–10 μm, in denen wiederum feine basophile Granula sichtbar sind. Diese Negrischen Körperchen werden besonders häufig im *Ammonshorn des Hippokampus* gefunden.

Literatur

DAVIS, B. D., R. DULBECCO, H. N. EISEN, H. S. GINSBERG, W. B. WOOD Jr.: Microbiology, 2. Aufl.. Harper & Row, Hagerstown, Maryland 1973.

2.2.2. Unbelebte Krankheitsursachen

2.2.2.1. Ernährungsschäden

Allgemeines: *Kohlenhydrate, Fette* und *Eiweiße* dienen einerseits zur Erhaltung des *Betriebsstoffwechsels;* sie dienen andererseits zum Aufbau von Körpersubstanzen und zur Erhaltung des *Baustoffwechsels* (siehe »Störung des Energiestoffwechsels«, S. 376 ff., und »Stoffwechselstörungen«, S. 273 ff.). Außer Nährstoffen benötigt der Organismus *Vitamine, Mineralien* und *Spurenelemente.* Kohlenhydrate, Fette und Eiweiße können sich vertreten. Das gilt jedoch vorwiegend in kalorischer Hinsicht, also in bezug auf den Betriebsstoffwechsel; das trifft nur in begrenztem Maße im Hinblick auf die Bedürfnisse des Bau- und Erhaltungsstoffwechsels zu.

a) Reduzierte Nahrungsaufnahme (Tab. 98)

Als Maß für den ernährungsphysiologischen und klinischen Gebrauch der verschiedenen

---

[1] Rabies (lat.) Wut, Tollheit.

B. – Tab. 98. Folgen einer reduzierten Nahrungsaufnahme.

Unterernährung bzw. völliger Nahrungsentzug
Folgen: Energetische und substantielle Fehlbilanz
1. Stufe: Verbrauch des Glykogens
2. Stufe: Verbrauch des Fettgewebes (Abmagerung)
3. Stufe: Eiweißabbau, beginnend an Organen mit regem Stoffwechsel
Gewichtsverluste: Leber: bis 30% Herz: bis 25% Niere und Gehirn: bis 10% Hungerödeme Endzustand: Inanition

Grundnährstoffe dient die *Verbrennungswärme* der Nährstoffe. Danach liefern 1 g Kohlenhydrat 17,2 kJ (4,186 kJ = 1 kcal; J = Joule), 1 g Fett 38,9 kJ, 1 g Eiweiß 17,2 kJ. Die Energieumsätze im Organismus sind im wesentlichen auf die *oxidativen Prozesse* zurückzuführen. Den *assimilatorischen* und *anaeroben Prozessen*, wie sie sich z.B. beim Stoffwechsel der Muskulatur abspielen, kommt in der Gesamtbilanz nur eine untergeordnete Bedeutung zu. Daher stellt auch der O_2-Verbrauch eine verwertbare *Meßgröße* zur Bestimmung der Größe des Energieumsatzes dar.

Im Hinblick auf die Ernährungsbedürfnisse ist nicht lediglich der kalorische Wert der Nahrung zu berücksichtigen, sondern es müssen auch einzelne *essentielle Faktoren, organische Verbindungen* und *Mineralstoffe* als mögliche Ursachen von Nahrungsmangelsituationen in Betracht gezogen werden. Hier sollen zunächst der allgemeine, *exogen* bedingte, quantitative Nahrungsmangel und dessen Folgen ohne besondere Berücksichtigung einzelner Grundnahrungsstoffe und essentieller Substanzen betrachtet werden. Bei *unzureichender Nahrungszufuhr* oder bei *völligem Nahrungsentzug (Hunger)* sind die spezifischen Voraussetzungen für die Erhaltung des Energie- und Strukturstoffwechsels nicht mehr gegeben. Die Folge ist eine *energetische* und *substantielle Fehlbilanz*, die den Organismus zum Verbrauch seiner energetischen Reserven und schließlich auch zum Abbau von Organsubstanz zwingt.

Die *Folgen* eines exogen bedingten Nahrungsmangels können allerdings auf das gleiche

Bild hinauslaufen wie endogen bedingte Störungen. Eine negative Bilanz kann ihre Ursachen haben:

1. in *unzureichender* exogener Nahrungszufuhr,

2. in einer *Störung der Aufspaltung* aufgenommener Nährstoffe bzw. deren Resorption,

3. in einer *Störung des Transportes* der Nährstoffe und

4. in einer *mangelhaften Verwertung* der Nährstoffe.

Eine negative Bilanz kann jedoch ebenso hervorgerufen werden durch *Verluste* des Körpers an Eiweiß, Fetten oder Kohlenhydraten, z.B. infolge lang dauernder Eiterungen und Exsudatbildungen, durch Glykosurie, Albuminurie, Stearrhö, Diarrhö, durch Blutverluste sowie durch Laktation. Auch außergewöhnliche *körperliche Belastungen* ohne adäquate Energiezufuhr können eine negative Bilanz verursachen.

Die *morphologisch faßbare Folge* des quantitativen Nahrungsmittelmangels ist die *Auszehrung* oder *Inanition*. Unter Inanition versteht man Schwund der Körpermasse verbunden mit völliger Entkräftung und Erschöpfung als Folge unzureichender Ernährung. Die Intensität und Art der Veränderungen hängt von der Dauer und dem Ausmaß des Nahrungsentzuges ab. Individuelle, konstitutionelle und arteigene Anpassungsfähigkeiten sind hierbei von Bedeutung.

Im Zusammenhang mit Abmagerung wird der Begriff *Kachexie* verwendet. Unter Kachexie versteht man einen starken Kräfteverfall des Körpers als Begleiterscheinung schwerer Krankheiten (z.B. die tumorbedingte Kachexie, siehe Kapitel H, »Tumoren«, S. 645 ff.) (s. Ma. S. 219).

Der *vollkommene Nahrungsentzug* und die *Unterernährung* haben ähnliche Folgen. Unter vollkommenem Nahrungsentzug ist der Entzug aller Nährstoffe bei Zufuhr von Wasser und Sauerstoff zu verstehen. Der in diesem Zusammenhang gebrauchte Begriff *Hunger* ist nicht gleichbedeutend mit vollkommenem Nahrungsentzug oder Unterernährung, sondern kennzeichnet ein Gefühl, nämlich das Bedürfnis oder das starke Verlangen nach Nahrung. Unter »chronischem« Hungerzustand ist der Zustand des Unterernährtseins als Folge eines längere Zeit bestehenden vollkommenen Nahrungsentzuges oder von Unterernährung zu verstehen.

Bei *Unterernährung* erstrecken sich die Folgen im Gegensatz zum vollkommenen Nahrungsentzug über größere Zeiträume; die Inanition[1] entwickelt sich langsamer. Auch vermag sich der Organismus in gewißem Maße an die verringerte Kalorienzufuhr anzupassen. Bei länger dauerndem Nährstoffmangel sind die an den Organen bei Inanition auftretenden Veränderungen ausgeprägter als bei vollkommenem Nahrungsentzug. Zunächst kommt es zu einem Verbrauch des leicht verbrennbaren *Glykogens*, sodann wird das *Fettgewebe* aufgebraucht und der Hungernde magert ab. Gut genährte Menschen können daher Hunger länger aushalten als schlecht genährte. Das *Eiweiß* wird zunächst von dem Abbau verschont und erst in einer späteren Phase verbrannt. Von einem Abbau werden zuerst die Organe mit regem Stoffwechsel betroffen. Der Hungerzustand führt schließlich unter dem Bilde der Inanition zum Tode.

Infolge des Eiweißmangels bzw. der Zufuhr nicht vollwertigen Eiweißes kommt es zu Flüssigkeitsansammlungen in den Geweben, zu sog. *Hungerödemen*.

b) Übermäßige Nahrungsaufnahme

Die übermäßige Zufuhr von Fett, Kohlenhydraten und Eiweiß, also *Überernährung* oder *Luxuskonsumption,* führt zu vermehrtem Fettansatz, bezeichnet als *Obesitas*[2] oder *Adipositas*[3] (s. S. 280).

c) Mangel und Überschuß von Grundnahrungsstoffen

α) *Wasser* (Tab. 99)

Das Gesamtwasser des menschlichen Körpers macht 50–70% seines Gewichtes aus; die Größe dieses Anteiles ist altersabhängig und bei beiden Geschlechtern unterschiedlich groß. Der Wassergehalt des fettfreien Organismus beträgt *73%*. Das Wasser verteilt sich auf Zellen, Zwischengewebe und Blutflüssigkeit. In diesen durch semipermeable Membranen voneinander getrennten Räumen wird das Wasser durch *hydrostatische* und *osmotische Kräfte* gehalten, wobei dem *Salzgehalt* eine besondere Bedeutung zukommt. Die Änderung des Wassergehaltes in einem der genannten Räume zieht auch Änderungen des Gehaltes in den anderen Räumen nach sich.

Die verschiedenen Organe und Gewebe weisen einen unterschiedlich großen Wassergehalt auf. Das *wasserreichste Organ ist die Lunge,* das

wasserärmste Gewebe ist das Fettgewebe. Die *Hauptwasserdepots* sind *Muskulatur* und *Haut* mit $^1/_3$ bzw. $^1/_{10}$ des gesamten Körperwassers. Die Muskulatur kann 10–15% ihres Wassergehaltes abgeben, ohne an Leistungsfähigkeit einzubüßen. 30–40% des Gesamtwassers sind *intrazellulär,* 20% *extrazellulär* verteilt.

Für die *Regulation des Wasserhaushaltes* gelten bestimmte Gesetzmäßigkeiten. So ist die Konstanterhaltung des osmotischen Druckes in den Körperflüssigkeiten, also den extrazellulären Flüssigkeiten, der Konstanterhaltung des Volumens übergeordnet. Die Konstanterhaltung des Volumens der intrazellulären Flüssigkeiten und des strömenden Blutes ist der Erhaltung des Volumens extrazellulärer Flüssigkeiten übergeordnet. Die Regulation des Wasserhaushaltes ist von entscheidender Bedeutung zur Aufrechterhaltung der Stoffwechselvorgänge, die sich nur in einem wäßrigen Medium abspielen können.

Der *Wasserbedarf* steht in einem bestimmten Verhältnis zum *Nährstoffumsatz;* er beträgt ungefähr 0,2 ml pro Kilojoule (kJ). Der durchschnittliche *tägliche Wasserbedarf pro 100 kJ* wird durch Aufnahme von ca. 13 ml Wasser (Nahrung und Trinken) und durch ca. 2,3 ml Oxidationswasser gedeckt. Dabei werden ca. 10 ml/100 kJ mit Harn und Fäzes ausgeschieden. Der sog. unsichtbare Wasserverlust beträgt ca. 8,2 ml/100 kJ.

Der *Wasserbedarf des Körpers* wird noch durch andere *Faktoren* beeinflußt; dazu gehören:
1. die Wärmeerzeugung des Körpers,
2. die Belastung der Körperflüssigkeiten durch gelöste Stoffe,
3. die Konzentrierungsfähigkeit der Nieren und
4. die Wasserverluste infolge Transpiration.

Die *Wasserabgabe* erfolgt durch die Haut, Schleimhäute, Niere, den Darm und die Atemluft, wobei das Ausmaß von der Wasseraufnahme, der Ventilationsgröße, der Körpertemperatur und der relativen Luftfeuchtigkeit abhängig ist. Die permanente Wasserabgabe durch die Haut, die sog. *Perspiratio insensibilis*[4], ist von der sporadisch auftretenden *Transpiration* zu unterscheiden.

Wassermangel oder völliger Wasserentzug zieht zunächst eine weitgehende Einschränkung der Wasserabgabe nach sich (etwa 1200 cm^3 in

---

[1] Inanis (lat.) = leer. – [2] Obsedere (lat.) fressen. – [3] Adeps (lat.) Fett. – [4] Lat., unmerkliche Atmung (durch die Haut).

B. – Tab. 99. Verteilung des Wassers, Bedarf an Wasser, Aufgaben des Wassers, Regulation des Wasserhaushaltes und Folgen des Wassermangels.

Wasser

Verteilung: Räume, die durch semipermeable Membranen voneinander getrennt sind: Zellen, Zwischengewebe und Blutflüssigkeit.

Regulation der Verteilung durch hydrostatische und osmotische Kräfte.

Gesetzmäßigkeiten der Regulation des Wasserhaushaltes (Rangordnung):

    Konstanz des osmotischen Drucks in den extrazellulären Flüssigkeiten
    ↓
    Konstanz des Volumens der extrazellulären Flüssigkeiten

    Konstanz des Volumens intrazellulärer Flüssigkeiten und des strömenden Blutes
    ↓
    Konstanz des Volumens der extrazellulären Flüssigkeiten

Folgen der Änderung des osmotischen Druckes: Wasserverschiebungen zwischen extrazellulärem und intrazellulärem Raum.

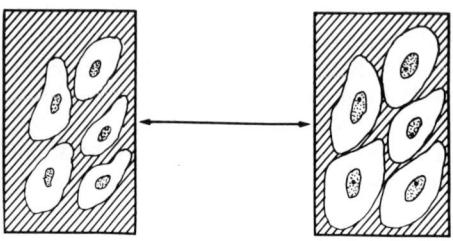

Zweck: Wiederherstellung der osmotischen Konstanz.

Absinken des osmotischen Druckes der extrazellulären Flüssigkeit → vermehrte Wasserabscheidung durch die Niere und die Haut.

Ansteigen des osmotischen Druckes → Wasserabscheidung durch die Niere gebremst (antidiuretisches Hormon, ADH), Durst.

Wassergehalt des menschlichen Körpers

	Prozent des Körpergewichtes
Mann	58,1
Frau	50,1
Kind	79,0
6 Wochen alter Embryo	97–98

Funktionelle Aufgaben des Wassers:

  1. Baustein, als Quellungswasser

  2. Lösungsmittel: Voraussetzung für die in der Zelle ablaufenden Reaktionen.

Durch die im Wasser gelösten Stoffe können Eiweiße und andere makromolekulare Substanzen in optimalem Zustand gehalten werden.

  3. Dielektrikum

  4. Transportmittel

  5. Regulation des Wärmehaushaltes

Wasserbedarf: 0,2 ml/Kilojoule (beim Erwachsenen)

Wasseraustausch/100 Kilojoule:
    Wasseraufnahme: 17 ml (Nahrung und Trinken)
    Oxydationswasser: 2,3 ml
    Ausscheidung mit Harn und Fäzes: 10 ml
    Unsichtbarer Wasserverlust: 8,2 ml
Hauptwasserdepots:
    Muskulatur: $1/3$ des Körperwassers
    Haut: $1/10$ des Körperwassers

Folgen des Wassermangels:

  Abnahme des extrazellulären Wasserbestandes

  Abnahme des intrazellulären Wasserbestandes

  Erhöhung der Viskosität des Blutes

  Erhöhung der Viskosität der Gewebe

  Austrocknung der Haut und der Schleimhäute

  Speichelfluß, Harn- und Schweißsekretion versiegen

  Rest-N-Steigerung

  Abnahme der Pulsfrequenz und des Blutdruckes

  Allgemeine Störung der Stoffwechselvorgänge

  Tod durch Verdursten (bei Verminderung des Gesamtwassergehaltes um etwa 15–20%)

---

24 Stunden), deren Ausmaß jedoch wiederum u. a. von der Außentemperatur, vom Kalorienverbrauch und in besonderem Maße von der Luftfeuchtigkeit abhängt. Gleiche Folgen wie eine verminderte Wasserzufuhr hat auch eine *übermäßige Wasserabgabe* (z. B. bei Cholera). Bei einer Einschränkung der Wasserabgabe kommt den Rückresorptionsmechanismen und insbesondere dem antidiuretischen Hormon *Adiuretin* (= ADH) Bedeutung zu. Eine verminderte Adiuretinproduktion führt andererseits zu einer übermäßigen Wasserausscheidung, einer *renalen Polyurie*.

Wassermangel hat zunächst eine *Abnahme des extrazellulären, später des intrazellulären Wasserbestandes zur Folge.* Zunächst kommt es zu einer *erhöhten Viskosität des Blutes,* sodann auch der *Gewebe,* insbesondere der Muskulatur. Die Haut wird trocken und faltig; die Schleimhäute trocknen aus; die Augen erscheinen eingesunken; der Speichelfluß wird vermindert, und der Speichel ist dickflüssig. Die Harn- und Schweißsekretion sind stark reduziert und können schließlich völlig unterbleiben.

Die Zunahme des Trockengehaltes des Blutes führt zu einer *Steigerung des Rest-N.* Der Blutdruck und die Pulsfrequenz sind vermindert; die Alkalireserven nehmen mehr und mehr ab. Es treten *Erregungszustände* und *Krämpfe* auf. Die Störung der Stoffwechselvorgänge hat schließlich den Tod zur Folge. Der Tod durch Verdursten tritt bei einer Verminderung des Gesamtwassergehaltes um etwa 15–20% ein.

Die Widerstandsfähigkeit gegenüber einer Austrocknung ist bei den *verschiedenen Rassen* unterschiedlich groß und auch von der Konstitution abhängig. So ist die Mortalität bei Farbigen höher als bei Weißen; fettleibige Weiße sind anfälliger. Ein 2–3 Tage dauernder Wasserentzug kann ohne nachhaltige Wirkungen überstanden werden. Jüngere Menschen überstehen eine Austrocknung besser als ältere Menschen.

Eine *übermäßige Wasserzufuhr* in gewissen Grenzen ist insofern unbedeutend, als das Wasser rasch durch die Nieren wieder ausgeschieden wird. Da jedoch gleichzeitig auch größere Mengen von Salzen abgegeben werden, bedeutet eine übermäßige Wasserzufuhr zugleich einen Eingriff in den Mineralhaushalt.

β) Eiweiß (Tab. 100, siehe auch »Stoffwechsel«, S. 376)

Die Eiweiße sind sehr heterogene Substanzen mit vielseitigen Funktionen. Sie haben eine besondere Bedeutung als *Strukturelemente der Zellen und der extrazellulären Bestandteile,* als *Träger der Lipide,* als *Antikörper* und als *Enzyme.*

Das Eiweiß kann im Stoffwechsel zwar als Vorstufe der Kohlenhydrate und Fette dienen. Umgekehrt ist jedoch eine *vollwertige Eiweißsynthese aus anderen Stoffen nicht möglich,* da der Organismus eine Reihe von Aminosäuren, die sog. *essentiellen Aminosäuren* (Valin, Leucin, Isoleucin, Threonin, Methionin, Phenylalanin, Tryptophan, Lysin und Histidin), nicht zu synthetisieren vermag. Diese müssen folglich mit

B. – Tab. 100. Bedeutung der Eiweiße für den Stoffwechsel und Folgen einer Eiweißmangelernährung.

Eiweiß
Funktionen: Strukturelemente, Träger der Lipide, Antikörper, Enzyme u.a.
Stoffwechsel: Vollwertige Eiweißsynthese aus anderen Stoffen nicht möglich, essentielle Aminosäuren müssen zugeführt werden.
Halbwertszeiten: Bei Enzymen: Stunden
Bei Plasmaproteinen: Tage bis Wochen
Bei Strukturproteinen: Monate
Bedarf: 1 g hochwertiges Eiweiß mit essentiellen Aminosäuren/kg Körpergewicht/Tag
Mangelsymptome: Entleerung und gallertige Umwandlung der Fettdepots
Atrophie der parenchymatösen Organe, besonders auffällig an Herz und Leber mit Braunfärbung infolge Lipofuszineinlagerung
Verkleinerung der Einzelzellen (Atrophie)
Reduzierte Blutbildung → Anämie
Schädigung des Darmepithels → Resorptionsstörungen
Leber: Fähigkeit zum Abbau von Stoffwechselprodukten und Schadstoffen ist eingeschränkt
Antikörpermangel

der Nahrung zugeführt werden. Aminosäuren *können auch nicht gespeichert* und müssen daher ständig mit der Nahrung zugeführt werden.

Wie bei allen anderen Substanzen mit Ausnahme der DNS besteht auch bei den Proteinen ein *dynamisches Gleichgewicht* zwischen Auf- und Abbau. Die *Halbwertszeit* der verschiedenen Eiweißkörper ist sehr unterschiedlich; sie schwankt zwischen Stunden bei manchen Enzymen, Tagen bis Wochen bei Plasmaproteinen und Monaten bei Strukturproteinen. Um ein Gleichgewicht zwischen Eiweißabbau und -aufbau zu erhalten, ist eine *tägliche Zufuhr von 1 g hochwertigen Eiweißes/kg Körpergewicht* erforderlich. Die Zufuhr von Eiweiß in ungenügender Menge oder von Eiweiß mit einer nicht ausreichenden Menge essentieller Aminosäuren führt zu einer *Aminosäurenimbalanz.* Eine solche Aminosäurenimbalanz kann ebenso nach großen Eiweißverlusten, z.B. bei schweren Verbrennungen und bei erhöhtem Eiweißkatabolismus infolge fieberhafter Erkrankungen, auftreten.

Die *Eiweißabbauprodukte* werden ausschließlich im *Harn* ausgeschieden. Das Ausmaß des Eiweißabbaues ist daher mit der *Stickstoffausscheidung im Harn* meßbar. Unzureichende Eiweißzufuhr führt zu einer veränderten Einstellung des Stickstoffgleichgewichtes. Werden dabei auch keine anderen Nahrungsstoffe zugeführt, so tritt anfänglich eine erhöhte Stickstoffausscheidung durch die Nieren auf. Nach länger anhaltender Fastenperiode wird der Eiweißabbau reduziert, und die Stickstoffausscheidung ist vermindert. Der erhöhte Eiweißabbau führt gleichzeitig zu einer *Ketoazidose.* Das Verhältnis von Harnstickstoff zu Ammoniakstickstoff, das unter normalen Bedingungen 10:1–20:1 beträgt, ändert sich in einer Hungerperiode bis zu dem Verhältnis 1:1 oder 1:2.

Bei *mangelnder Eiweißzufuhr* treten *generalisierte Eiweißstoffwechselstörungen* auf. Das ist ebenso bei Resorptionsstörungen, vermehrtem Eiweißabbau, Eiweißverlusten oder bei einer Hemmung der Eiweißsynthese der Fall. Die morphologisch faßbaren Folgen bestehen in einer Entleerung der Fettdepots, die meist eine charakteristische *gallertige Umwandlung* erfahren (siehe Makropath.). Die abgelagerten Fetttropfen werden durch Wasser ersetzt. Sodann entwickelt sich eine zunehmende *Atrophie der parenchymatösen Organe.* Diese tritt am auffälligsten am Herzmuskel und an der Leber in Erscheinung, wobei in diesen Organen gleichzeitig das braune Abnützungspigment *Lipofuscin* eingelagert wird und den Organen einen typischen schokoladeähnlichen Farbton verleiht. Der Gewichtsschwund der Organe beruht auf einer *Verkleinerung der Einzelzellen,* in die auch die Zellkerne einbezogen sind. In extremen Fällen wird z.B. das Lebergewicht von durchschnittlich 1500 g auf etwa 500–600 g reduziert. Damit wird zugleich ein Zustand erreicht, bei dem die Proteinsynthese in der Leber stark beeinträchtigt ist, was sich wiederum auf andere Gewebe und Organe auswirkt.

Ferner ist die Blutbildung im Knochenmark reduziert, und es treten *Anämien* auf. Typisch sind ferner Schädigungen des Darmepithels, die *Sekretions- und Resorptionsstörungen* zur Folge haben. Hierdurch ist wiederum die Eiweißresorption eingeschränkt und ein *Circulus vitiosus* gegeben.

Die infolge mangelnder Eiweißzufuhr *atrophierten Organe* sind in erhöhtem Maße empfindlich gegenüber anderen Schädlichkeiten. Das trifft insbesondere für die *Leber* zu, deren Fähigkeit, Stoffwechselprodukte und Schadstoffe ab-

zubauen, stark eingeschränkt ist. So ist z.B. auch eine Zunahme des Auftretens der *Gynäkomastie* bei Eiweißmangel und Hungerzuständen zu verstehen; diese beruht auf einer Unfähigkeit der Leber, Östrogene abzubauen.

Weitere Folgen des Eiweißmangels äußern sich in einer Leistungseinschränkung des *Herzmuskels* sowie in einer Atrophie der *innersekretorischen Drüsen.* Bei länger dauerndem Eiweißmangel tritt auch ein zunehmender Schwund der *Skelettmuskulatur* auf. Schließlich wird die *Immunglobulinproduktion* in den Plasmazellen eingeschränkt, und es kommt zum *Antikörpermangel,* der wiederum eine erhöhte *Anfälligkeit gegenüber Infektionskrankheiten* bedingt. Ausgehungerte Menschen fallen daher Infektionen häufiger zum Opfer.

γ) Fette (Tab. 101) (s.a. S. 376)

Den *Fetten* oder *Lipiden* sind in erster Linie die *Triglyceride,* die *freien Fettsäuren,* die *Phospholipide* und das *Cholesterin* zuzurechnen. Der Organismus kann Glycerin sowie gesättigte und ungesättigte Fettsäuren *selbst synthetisieren.* Hochungesättigte Fettsäuren, wie Arachidonsäure und Linolsäure, sind sog. *essentielle Fettsäuren.* Sie müssen mit der Nahrung zugeführt werden. Gerade diesen ungesättigten, essentiellen Fettsäuren kommt sehr wahrscheinlich eine besondere Bedeutung bei der *Normalisierung des Cholesterinstoffwechsels* zu. Cholesterin vermag der Organismus selbst zu synthetisieren, jedoch wird etwa die Hälfte des Bedarfs durch Aufnahme mit der Nahrung gedeckt.

Das Nahrungsfett ist ein wesentlicher *Kalorienträger;* die Lipide bilden wichtige Energiereserven des Organismus. Das Nahrungsfett ist unentbehrlich als *Lösungsmittel der fettlöslichen Vitamine A, D, E und K.* Eine besondere Bedeutung kommt den Lipiden als *Bestandteil der zellulären Membransysteme* zu.

Im Plasma werden die Lipide zusammen mit den spezifischen *Apoproteinen* als *Lipoproteine* transportiert. Der *Serumlipidgehalt* ist von einer Reihe von Faktoren abhängig wie Ernährung, Alter, Geschlecht, Hormonhaushalt und körperlicher Belastung. Bei einem allgemeinen alimentären *Überangebot* tritt zunächst eine *alimentäre Hyperlipoproteinämie,* d.h. eine abnorme Anreicherung des Blutes mit Neutralfetten, auf. Bei der alimentär bedingten Retentionslipämie finden sich Fettablagerungen insbesondere in der Leber in Form einer feintropfigen *Verfettung der Läppchenperipherie.* Diese kann sich nach Abklingen der Verdauungsphase wieder auf-

B. – Tab. 101. Bedeutung der Fette für den Stoffwechsel und Folgen eines Fettüberangebots.

Fette
Synthese: Körpereigene Synthese von Glyzerin, gesättigten und ungesättigten Fettsäuren sowie Cholesterin ist möglich. Hochungesättigte, sog. essentielle Fettsäuren müssen mit der Nahrung zugeführt werden.
Funktionen: Bestandteile zellulärer Membransysteme Energiereserve des Organismus Vehikel für die fettlöslichen Vitamine A, D, E und K.
Überangebot: Alimentäre Hyperlipoproteinämie, Leber: Verfettung in der Läppchenperipherie Fettablagerungen auch in verschiedenen Organen, Lipoidose der Arterienintima.
Störungen des Stoffwechsels: Hyperlipoproteinämien, sekundäre: als Begleitsymptome anderer Erkrankungen, (Analbuminämie, nephrotisches Syndrom, Hypothyreose, Alkoholismus, Diabetes mellitus) primäre: verschiedene Formen nach Vererbungsmodus und qualitativen Merkmalen der Blutzusammensetzung. Positive Korrelation zum Risiko einer Arteriosklerose.

B. – Tab. 102. Bedeutung der Kohlenhydrate für den Stoffwechsel und Folgen einer Kohlenhydratmangelernährung bzw. einer übermäßigen Kohlenhydratzufuhr.

Kohlenhydrate
Rasch mobilisierbarer Energieträger!
Speicherungsfähigkeit: 300–400 g in Form von Glykogen bei 80 kg Körpergewicht
Mangel: Vorrat ist nach 18stündiger Hungerperiode erschöpft → Bilanzausgleich durch Glucoseneubildung aus anderen Vorstufen
Übermäßige Zufuhr: Vermehrte Glykogenspeicherung in der Leber

lösen. Andernfalls kommt es auch in anderen Geweben zu einer Ablagerung von Neutralfetten.

Störungen des Stoffwechsels, die mit einer Erhöhung der Lipoproteine im Plasma einhergehen, werden als *Hyperlipoproteinämien* bezeichnet. Deren Ursachen sind vielschichtig. Neben einseitiger, fettreicher Diät kommen Hyperlipoproteinämien *sekundär* als Begleitsymptome anderer Erkrankungen vor (z.B. Analbuminämie, nephrotisches Syndrom, Hypothyreose, Alkoholismus, Diabetes mellitus). Sie treten jedoch auch als erblich bedingte Störungen des Stoffwechsels als »*primäre Hyperlipoproteinämien*« auf. Aufgrund des Vererbungsmodus, von qualitativen Merkmalen der Blutlipidzusammensetzung sowie der Hauptsymptome können verschiedene Formen der primären Hyperlipoproteinämien unterschieden werden (siehe auch Kapitel C.2.6).

δ) *Kohlenhydrate* (Tab. 102)

Die Kohlenhydrate haben besondere Bedeutung als *rasch mobilisierbarer Energieträger.* Ihre

Bedeutung für den Stoffwechsel ergibt sich bereits aus der Konstanz, mit welcher der *Blutglucosespiegel um 80 mg%* gehalten wird. Die *Speicherungsfähigkeit* für Kohlenhydrate ist gering; sie beträgt beim Erwachsenen nur 300–400 g in Form von Glykogen, womit der Kalorienbedarf eines Tages auch bei Ruhenüchternumsatz nicht gedeckt werden kann. Die tatsächlichen Glykogenvorräte sind bereits nach 18stündiger Hungerperiode erschöpft. Danach muß eine Glucoseneubildung aus verschiedenen anderen Vorstufen erfolgen. Bei akuten Hungerzuständen verarmen Leber und Muskulatur als Glykogenspeicher besonders rasch. Übermäßige körperliche Belastungen führen schnell zu Kohlenhydratmangelzuständen.

Übermäßige Kohlenhydratzufuhr führt zur *Kohlenhydratmast.* Diese stellt allerdings einen seltenen morphologischen Befund dar, da im Übermaß zugeführte Kohlenhydrate rasch in Fett umgewandelt werden. Bei rascher und intensiver Zufuhr von Kohlenhydraten kann eine *Glykogenspeicherung in der Leber* beobachtet werden.

Störungen des Kohlenhydratstoffwechsels können zu einer vermehrten Speicherung von Glykogen in den Zellen führen. Dabei ist entweder die Mobilisierung oder die Utilisation des abgelagerten Glykogens beeinträchtigt. Den *Glykogenspeicherkrankheiten* (s. S. 274) liegt eine Störung der Mobilisierung des Glykogens zugrunde. Beim *Diabetes mellitus,* der auf einer Störung der Utilisation der Kohlenhydrate bei bestehendem Insulinmangel beruht, kann es zu Glykogenablagerungen vorzugsweise in der Niere wie auch in der Leber und im Zusammenhang mit konsekutiven Störungen des Lipid-

und Eiweißstoffwechsels zu Lipidablagerungen in diesen Organen kommen (s. S. 274).

Literatur

Documenta Geigy: Wissenschaftliche Tabellen, 7. Ausgabe, Thieme, Stuttgart 1975.
MEHNERT, H., H. FÖRSTER: Stoffwechselkrankheiten. Biochemie und Klinik. Thieme, Stuttgart 1970.

ε) Vitamine

Vitamin A (Tab. 103): Das Vitamin A und seine als *Karotine* bezeichneten *Provitamine* sind *fettlöslich, wasserunlöslich* und *leicht oxidierbar.* Für ihre Resorption ist *Galle* erforderlich. Die Resorption wird durch das Vorhandensein von Fett gefördert. Das Vitamin A wird in der *Leber* und die Karotine werden vorwiegend im *Fettgewebe* gespeichert. In der Leber finden sich etwa 90% des Vitamin-A-Vorrates der Körpers, womit der Vitamin-A-Bedarf etwa für ein Jahr gedeckt werden könnte. Dieser Vorrat kann jedoch bei Infektionen, Intoxikationen und fieberhaften Erkrankungen rascher abgebaut werden.

Dem Vitamin A kommt eine besondere Bedeutung bei der Zellneubildung, namentlich der Epithelien, zu. Es wird daher als *Epithelschutzvitamin* bezeichnet. Das Vitamin A hat fernerhin Bedeutung für die *Reproduktionsfähigkeit,* für ein normales Wachstum sowie für den *Sehvorgang.*

Eine *A-Hypovitaminose* kann ihre Ursache in einem alimentären Mangel, einer Beeinträchtigung der Resorption, einer Behinderung der Umwandlung von Karotinen in Vitamin A oder in einem raschen Abbau des Körpervorrates haben, Resorptionsstörungen treten auf bei Zöliakie, Sprue, zystischer Pankreasfibrose, Colitis ulcerosa, nach Pankreatektomie, bei Obstruktion der Gallenwege und bei Leberzirrhose. Die Umwandlung der Karotine in Vitamin A kann bei Diabetes mellitus und bei Hyperthyreoidismus gestört werden.

Typische *Vitamin-A-Mangelerscheinungen* sind Nachtblindheit, Atrophie oder Verhornungen verschiedenster Epithelarten sowie die Bildung minderwertigen Knochengewebes und Dentins während des Wachstums.

Die *Nachtblindheit* oder *Hemeralopie*[1] oder *Tagessichtigkeit* ist die Folge unzureichender Bildung von *Sehpurpur.* Sie ist ein auffälliges

B. – Tab. 103. Bedeutung von Vitamin A für den Stoffwechsel und Folgen einer Vitamin-A-Hypovitaminose bzw. eines Vitamin-A-Überangebotes.

Vitamin A = Epithelschutzvitamin
Provitamine: Karotine
Quellen: Fischtran, Leber, Milch, Fett, Eidotter, grünes Gemüse, Karotten
Mangelursachen: Rascher Vorratsabbau bei Infektionen und Intoxikationen, alimentärer Mangel, Behinderung der Resorption
Mangelerscheinungen: Nachtblindheit = Hemeralopie = Tagessichtigkeit
Xerophthalmie
Atrophie, Plattenepithelmetaplasie und Verhornung verschiedenster Epithelarten: Verschiebung der Schleimhautgrenzen an Nase und Mund
Verhornungen der Schweiß- und Talgdrüsen sowie Hyperkeratose der Haarfollikel (Krötenhaut)
Plattenepithelmetaplasie in der Trachea → Infektionen
Kolpokeratose
Beim Heranwachsenden: Wachstumsstörungen
Kongenitale Mißbildungen: Augenmißbildung, Gaumenspalten, Störungen der Knochen- und Zahnentwicklung
Überdosierung: Bei Säuglingen und Kleinkindern: Liquorüberproduktion, Hydrozephalus
Bei Erwachsenen: Akut: Erhöhung des Liquordruckes; Chronisch: Hypoprothrombinämie → Nasenbluten, periostale Knochenneubildung → Knochenschmerzen, Haarausfall, Brüchigkeit der Fingernägel, Rhagadenbildung an den Lippen

Symptom des Vitamin-A-Mangels. Das Vitamin-A-Aldehyd bildet die prosthetische Gruppe der lichtempfindlichen Sehpigmente in den Stäbchen *(Nachtsehen)* und den Zapfen *(Tages-* bzw. *Farbsehen)* der Retina. Bei Lichtabsorption findet eine Isomerisierung statt, wodurch eine Potentialdifferenzierung induziert und die Übertragung visueller Eindrücke von Stäbchen und Zapfen zum Gehirn ausgelöst wird.

Besondere Bedeutung kommt der *Xerophthalmie*[2] zu, die noch heute in Ländern Südamerikas, Asiens und Afrikas eine häufige Ursache

---

[1] Hemera, (gr.) Tag; ops, (gr.) das Sehen. – [2] Xerox (gr.) trocken, Xcrophthalmie: trockenes Auge.

von *Erblindung bei Kindern* ist. Die Hornhaut wird vaskularisiert und mit Plattenepithel überzogen, das verhornt, nicht mehr benetzbar ist und schließlich eintrocknet. Auch in den Konjunktiven tritt eine Verhornung auf, und die Sekretion der Tränendrüsen ist reduziert. Schließlich kommt es zu Entzündungen und Ulzerationen, die zur *Keratomalazie*[1] und zum völligen Verlust des Auges führen können.

Atrophie, Plattenepithelmetaplasie und *Verhornung der verschiedensten Epithelarten* treten in einer gewissen Reihenfolge auf: Trachea, Bronchien, Nierenbecken. So können Veränderungen der Schleimhäute ein Hinweis auf bestehenden Vitamin-A-Mangel sein. Die Schleimhautgrenzen der Nase und der Lippen rücken nach innen vor. Die Nasenschleimhaut wird trocken und rissig; es treten gehäuft *Stomatitiden* auf. Das *Riechvermögen* ist gelegentlich beeinträchtigt. Plattenepithelmetaplasien in der Trachea begünstigen Infektionen, und Bronchitiden und Bronchopneumonien treten vermehrt auf. Weitere Mangelerscheinungen sind Verhornungen der Schweiß- und Talgdrüsen und eine Hyperkeratose der Haarfollikel mit Ausbildung der sog. *Krötenhaut*. Veränderungen des Epithels führen ebenso zu Schädigungen an inneren Organen. Die Sekretion der Speicheldrüsen kann nachlassen, die Salzsäuresekretion der Magenschleimhaut kann vermindert sein, in den Gallenwegen besteht eine erhöhte Tendenz zur Entstehung von Gallensteinen, Pankreasnekrosen können bei Einengung der Ausführungsgänge auftreten, auch am Urogenitaltrakt führen die Epithelveränderungen zur Konkrementbildung. Gleichermaßen sind Epithelveränderung an den Tuben, im Uterus und in der Vagina zu beobachten (*Kolpokeratose*).

Vitamin-A-Mangel während der *Gravidität* führt zu *kongenitalen Mißbildungen*, insbesondere zu Augenmißbildungen und Gaumenspalten, ferner zu Störungen der Knochen- und Zahnentwicklung.

Eine *A-Hypervitaminose* äußert sich beim *Heranwachsenden* in *Wachstumsstörungen*, Gewichtsverlust und fortschreitender Kachexie. Die Tätigkeit der Osteoklasten ist vermehrt, diejenige der Osteoblasten vermindert (siehe auch Kapitel I, S. 717, »Störungen der Fortbewegungsorgane«). Charakteristische Symptome der Vitamin-A-Hypervitaminose sind *Spontanfrakturen, subkutane und intramuskuläre*

Hämorrhagien, trophische Störungen der Haut, Epithelverdickungen, Brüchigkeit der Fingernägel, lokalisierter Haarausfall sowie Entzündungen der Schleimhäute, wie *Konjunktivitis, Rhinitis* und *Enteritis. Knochenmarksschädigungen* äußern sich in einer *hypochromen Anämie* und Bildung eines hyperplastischen Knochenmarkes.

Bei *Kleinkindern* und *Säuglingen* äußert sich eine A-Hypervitaminose in einer *Überproduktion von Liquor* und der Entstehung eines *Hydrozephalus* mit Vorwölbung der Stirnfontanelle. Auch bei Erwachsenen tritt eine vermehrte Liquorbildung auf, und es kommt zur Entstehung eines Überdruckes.

Vitamin D (Tab. 104): Vitamin D ist eine *kristalline, fettlösliche, wasserunlösliche* Substanz. Es wird einerseits mit der Nahrung aufgenommen; es entsteht andererseits unter dem Einfluß der *Sonnenbestrahlung* in der Haut aus den Vorstufen. Für die Resorption des Vitamins im Darm ist *Galle* erforderlich.

Bei *Erwachsenen* sind Zufuhr und Eigenproduktion im allgemeinen ausreichend. Bei starkem *Skelettwachstum* sowie in der *Schwangerschaft* und während der *Laktation* ist neben dem Kalziumbedarf auch der Vitamin-D-Bedarf erhöht.

Die *Wirkung des Vitamins D* ist eng mit der des *Parathormons* verknüpft, zu dem es eine *antagonistische Wirkung* hat. Es ist für die *normale Knochenentwicklung* von größter Bedeutung. Das Vitamin D stimuliert die intestinale Absorption des Calcium und trägt damit wesentlich zur *Erhaltung des normalen Kalziumspiegels* bei, womit zugleich eine wichtige Voraussetzung für die normale Kalzifikation des Knochens gegeben ist. Eine direkte Wirkung des Vitamin D auf die Knochenmineralisation und die Kalziumausscheidung durch die Nieren ist heute umstritten.

Eine *D-Hypovitaminose* kann einerseits als Folge unzureichender Zufuhr bzw. mangelhafter Resorption oder infolge ungenügender Sonnenbestrahlung entstehen; sie kann andererseits die Folge einer sog. *Vitamin-D-Resistenz* sein, die *primär kongenital* oder *sekundär* auftreten kann. Die *Phosphatausscheidung im Harn* ist dabei stark erhöht (*Phosphatdiabetes*). Die *sekundäre* Vitamin-D-Resistenz tritt im Rahmen allgemeiner renaler Ausscheidungsstörungen bei Niereninsuffizienz auf.

---

[1] Keras, (gr.) Horn, Genitiv: keratos; malakos, (gr.) weich.

B. – Tab. 104. Bedeutung von Vitamin D für den Stoffwechsel und Folgen einer Vitamin-D-Hypovitaminose bzw. eines Vitamin-D-Überangebotes.

Vitamin D
Quellen: Besonders reichlich in Leber von Thunfischen. Synthese in der Haut photochemisch unter dem Einfluß von Sonnenbestrahlung aus Vorstufen (Ergosterin, Cholesterin)
Funktion: Antagonistische Wirkung zum Parathormon. Setzt Kalzium- und Phosphatausscheidung durch die Nieren herab, erhöht Kalzium- und Phosphatspiegel des Blutes. Besondere Bedeutung für normale Knochenentwicklung
Mangelursachen: Unzureichende Zufuhr, mangelhafte Resorption, ungenügende Sonnenbestrahlung, primäre oder sekundäre Vitamin-D-Resistenz
Mangelerscheinungen: Störung der Mineralisierung des Knochens Beim Kind: Rachitis Manifestation vorwiegend im Epiphysenbereich, Osteoid bleibt unverkalkt Auftreibung der Knochen-Knorpel-Grenze Symptome: Rosenkranz, Kyphoskoliose, Tibiaverbreiterung, Beckenverformung (Kartenherzbecken), Kraniotabes Beim Erwachsenen: Langsame Entmineralisierung des gesamten Skeletts → Osteomalazie
Symptome: Gliederschmerzen, Verbiegung der Röhrenknochen, Verdickungen der Rippenchondrosen, Verbreiterung und Desorganisation der Epiphysenplatte
Hypervitaminose: Mobilisierung des im Knochen eingelagerten Kalziums → Erhöhung des Plasmakalziumspiegels → Kalziumeinlagerungen in Gefäßwänden (Arterien), Herzmuskel, Lunge. Kalkmetastasen in der Niere. Tod als Folge von Niereninsuffizienz

Bei Vitamin-D-Mangel ist der Plasmakalziumspiegel gering und der Plasmaphosphatspiegel stark erniedrigt. Eine *D-Hypovitaminose* tritt bei Kindern als *Rachitis*, bei Erwachsenen als *Osteomalazie* in Erscheinung. In beiden Fällen ist die *Mineralisierung des Knochens gestört:* beim Kind ist die Mineralisierung des wachsenden Knochens reduziert oder unterbleibt; beim Erwachsenen kommt es zu einer Entmineralisierung des Skeletts. Die Rachitis

manifestiert sich besonders im Bereich der Epiphysen, wo das Knochenwachstum besonders ausgeprägt ist. Die primär unverkalkt angelegte Knochengrundsubstanz, das *Osteoid*, nimmt keine Kalziumsalze auf und *bleibt unverkalkt.* Es kommt zu einer Auftreibung an der Knochen-Knorpel-Grenze. Das wird ebenso an den Rippen deutlich, wo diese Auftreibung zur Bildung des sog. *Rosenkranzes*, eines charakteristischen Symptoms der Rachitis, führt. Weitere Symptome sind die *Kyphoskoliose*, die *Verkrümmung der Tibia* und die Verformung des Beckens; es entsteht ein sog. *Kartenherzbecken.*

Die *Entmineralisierung der Knochen* beim Erwachsenen betrifft das ganze Skelett. Sie führt zu *Osteomalazie*, die sich meist langsam und diffus entwickelt (siehe auch Kapitel I, S. 736 Störungen der Fortbewegungsorgane).

Erhöhte Vitamin-D-Zufuhr kann zur *Hypervitaminose* führen. Das im Skelett gebundene Calcium wird mobilisiert, wodurch der Plasmakalziumspiegel beträchtlich erhöht und die Phosphat- und Kalziumausscheidung vermehrt sein kann. Das mobilisierte Calcium wird insbesondere in den Gefäßwänden (Arterien!), ferner im Herzmuskel und in der Lunge abgelagert. In der Niere entstehen sog. *Kalkmetastasen;* von den Hauptstückepithelien werden verkalkte Mukoproteingranula in die Tubuluslichtungen abgestoßen. An den Basalmembranen der Glomerula und an den Gefäßen kommt es zu Kalkablagerungen. Der Tod tritt meist als Folge einer *Niereninsuffizienz* ein.

Vitamin E (Tab. 105): Das Vitamin E ist keine einheitliche Substanz; es umfaßt die Gruppe der *Tokopherole*, visköse, gelbliche Öle. Einen besonders hohen Tokopherolgehalt weisen pflanzliche Öle, Weizenkeimlinge, Getreide und Eier auf. Für die Resorption des Vitamins ist *Galle* erforderlich. Vitamin E wird vorzugsweise in der *Leber* und im *Fettgewebe* gespeichert.

Die Tokopherole wirken als *Antioxidanzien.* Ihre biologische Wirkung beruht auf dem Schutz

B. – Tab. 105. Folgen einer Vitamin-E-Hypovitaminose.

Vitamin E = Gruppe der Tokopherole
Mangelursachen: Fettresorptionsstörungen
Hypovitaminose: Beim Erwachsenen: Ceroideinlagerungen in der glatten Muskulatur Bei Neugeborenen: Makrozytäre Anämie, hämolytische Anämie

verschiedener Substanzen (z.B. ungesättigte Fettsäuren, Vitamin A, Karotine, Thiolgruppen) vor der Oxidation. Es wird als wahrscheinlich angesehen, daß Vitamin E die einzige Substanz ist, welche die *Integrität des NADH-Cytochrom-C-Reduktasesystems* gewährleistet.

Der *Vitamin-E-Mangel* ist bei verschiedenen Spezies unterschiedlich ausgeprägt. Bei Nagern äußern sich Mangelerscheinungen in *Reproduktionsstörungen* und in einer Resorption der Feten, worauf auch die biologische Bestimmung des Vitamins E beruht (Antisterilitätstest). Beim Menschen treten Tokopherol-Mangelerscheinungen vorwiegend als *Folge von Fettresorptionsstörungen* auf und werden insbesondere bei Sprue, Zöliakie, biliärer Zirrhose, Pankreatitis und vor allem bei zystischer Pankreasfibrose beobachtet. Bei erniedrigtem Tokopherolspiegel des Serums werden *Einlagerungen von Ceroidpigment* (s. S. 301) in der glatten Muskulatur (Gastrointestinaltrakt) und eine erhöhte Hämolyse in vitro nachgewiesen. Bei Neugeborenen, insbesondere bei Frühgeborenen, findet sich häufig ein niedriger Serumspiegel. Der Tokopherolmangel wird als Ursache der *makrozytären Anämie* bzw. *hämolytischen Anämie* bei Säuglingen angesehen. – Eine *E-Hypervitaminose* ist nicht bekannt.

Vitamin K (Tab. 106): Das Vitamin K ist *fettlöslich* und *wasserunlöslich*. Es wird unter Lichteinwirkung in Grünpflanzen sowie von einigen Darmbakterien synthetisiert. Für eine optimale Resorption des Vitamins ist *Galle* er-

B. – Tab. 106. Bedeutung von Vitamin K für den Organismus und Folgen einer Vitamin-K-Hypovitaminose.

Vitamin K
Funktion: Koagulations- oder Gerinnungsvitamin. Mitverantwortlich für Prothrombinbildung in der Leber
Mangelursachen: Bei Kindern: Unzureichende Zufuhr bzw. nicht ausreichende Synthese bei unvollkommener Ausbildung der Darmflora. Bei Erwachsenen: Erkrankungen des Darmes und der Gallenwege. Unterdrückung der Darmflora bei Antibiotika- und Sulfonamidtherapie
Mangelerscheinungen: Schwere, unstillbare Blutungen. Bei Neugeborenen tödliche Blutungen in den Nebennieren, subkapsuläre Hämatome der Leber mit Blutung in den Peritonealraum, Blutungen im Schädelinnenraum

forderlich. Bei Einnahme von Vitamin K in Mengen, die üblicherweise in der Nahrung enthalten sind, erfolgt *keine Speicherung* im Gewebe.

Vitamin-K-Mangel tritt vorzugsweise *bei Neugeborenen* in Erscheinung. Die Ursache besteht dabei vermutlich in einer unvollkommenen Ausbildung der Intestinalflora und folglich unzureichender Vitamin-K-Synthese bei gleichzeitig unzureichender Vitamin-K-Einnahme mit der Milch. Bei Erwachsenen kann Vitamin-K-Mangel die Folge verschiedener Darmerkrankungen, die mit schwerer Diarrhö oder Steatorrhö einhergehen, sein. Mangelerscheinungen treten ferner auf bei Fehlen von Galle (Gallenfistel, Obstruktion der Gallenwege) sowie infolge einer Unterdrückung der Darmflora bei lang dauernder Antibiotika- oder Sulfonamidtherapie.

Das Vitamin K ist unentbehrlich für eine Reihe von *Blutfaktoren*, namentlich für das Prothrombin. Es wird als *Koagulations-* oder *Gerinnungsvitamin* bezeichnet. Unter seinem Einfluß erfolgt in der Leber die *Prothrombinbildung*. Bei *Vitamin-K-Mangel* treten schwere, *unstillbare Hämorrhagien* (s. S. 337) auf. Besonders bei Neugeborenen kommt es zu schweren meist *tödlichen Blutungen in die Nebennieren*. Ferner werden *subkapsuläre Hämatome der Leber* mit tödlicher Verblutung in den Peritonealraum sowie *Blutungen im Schädelinnenraum* bei kleinen Tentoriumrissen beobachtet. Bei Neugeborenen auftretende Hämorrhagien können durch Vitamin-K-Gabe beeinflußt werden. In den ersten Lebenstagen beträgt die Prothrombinaktivität des Plasmas nur 10–50% derjenigen der Erwachsenen.

Vitamin B₁ (Tab. 107): Das Vitamin B_1 wird auch als *Thiamin* oder *Aneurin* bezeichnet. Es ist *wasserlöslich*. Vitamin B_1 ist in Getreidekörnern enthalten. Der Vitamin-B_1-Bedarf wird bei normaler Ernährung völlig gedeckt. Das Vitamin B_1 ist das *Koferment der Carboxylase*, der im Kohlenhydratstoffwechsel bei der oxidativen Decarboxylierung der Brenztraubensäure und der α-Ketoglutarsäure eine besondere Bedeutung zukommt.

In Europa und in den USA tritt *Vitamin-B₁-Mangel* vorwiegend infolge des *Alkoholismus*, in den Tropen infolge *Ernährung mit poliertem Reis* auf. Durch die Polierung werden mit der Spelze und der Keimanlage die Vitamin-B_1-Depots entfernt.

Bei Vitamin-B_1-Mangel sind die *Symptome* über längere Zeit meist lediglich subjektiver Art.

Die ausgeprägte B_1-Hypo- bzw. -Avitaminose äußert sich in einem charakteristischen Krankheitsbild, das unter der Bezeichnung *Beriberi*[1] bekannt ist. Beriberi bedeutet Unfähigkeit, körperliche Bewegungen auszuführen. Die Ursache sind *Nervenschädigungen*. Beriberi ist jedoch vermutlich der Ausdruck einer *komplexen Avitaminose*, da nicht alle Symptome der Beriberi durch Verabreichung von Thiamin behoben werden können.

Beeinträchtigt sind in erster Linie *das zentrale und periphere Nervensystem* sowie das Herz. Im Gehirn findet man symmetrisch im Bereich der Corpora mamillaria im Thalamus und in den Kernen des Zwischenhirnes Gefäßerweiterungen und Blutungen sowie herdförmige Gliawucherungen. Diese Erscheinungen werden unter dem Begriff *Polioencephalitis haemorrhagica superior Wernicke* zusammengefaßt. Am peripheren Nervensystem werden Symptome einer *Polyneuritis* beobachtet. Es tritt ein Schwund der Schwannschen Scheiden und der Myelinscheiden auf. Folge sind *Lähmungen* und *sensorische Ausfallerscheinungen*.

Im Herzen führt eine *Anhäufung von Brenztraubensäure und Milchsäure* zur Entstehung einer *diffusen Muskelfibrose*. Deren Folgen sind eine ausgeprägte Dilatation der rechten Herzkammer mit schwerer peripherer Blutstauung.

Bei *unzureichender Zufuhr von Thiamin* treten u. a. folgende Symptome auf: Herabsetzung der Magensaftsekretion, Anorexie, Gewichtsverlust, Muskelschwäche, Wadenkrämpfe, EKG-Veränderungen, Müdigkeit, Konzentrationsunfähigkeit, schlechte Merkfähigkeit, Reizbarkeit, Depressionen und Angstzustände.

Nicotinsäure (Tab. 108): Nicotinsäure ist in besonders reicher Menge in Hefe, Leber, Fleisch, Erdnüssen und Hülsenfrüchten enthalten. Der Mensch und die Tiere vermögen es aus *Tryptophan* zu synthetisieren, wodurch ein Teil ihres Bedarfes gedeckt werden kann. Wahrscheinlich erfolgt auch im Intestinaltrakt eine Nicotinsäuresynthese aus Tryptophan durch die *Darmflora*.

Aktive Formen der Nicotinsäure sind die Nicotinamidnucleotide; diese sind *Coenzyme zahlreicher Dehydrogenasen* und haben eine Bedeutung bei der Glykolyse und bei anderen

B. – Tab. 107. Bedeutung von Vitamin B_1 für den Stoffwechsel und Folgen einer Vitamin-B_1-Hypovitaminose.

Vitamin B_1 = Thiamin = Aneurin
Funktion: Koferment der Carboxylase; oxidative Decarboxylierungen im Kohlenhydratstoffwechsel
Mangelursachen: Alkoholismus, Ernährung mit poliertem Reis
Hypovitaminose: Zunächst über längere Zeit subjektive Symptome Ausgeprägtes Krankheitsbild: Beriberi (vermutlich komplexe Avitaminose) Nervenschädigungen → Muskelschwäche ZNS: Polioencephalitis haemorrhagica superior Wernicke Peripheres Nervensystem: Polyneuritis Herz: Diffuse Muskelfibrose → Dilatation → periphere Blutstauung → Rechtsherzhypertrophie, ferner Bradykardie.

B. – Tab. 108. Bedeutung von Nicotinsäure für den Stoffwechsel und Folgen eines Nicotinsäuremangels.

Nicotinsäure
Quellen: Hefe, Leber, Fleisch, Erdnüsse, Hülsenfrüchte z. T. Synthese aus Tryptophan
Funktionen: Aktive Formen sind die Nicotinamidnucleotide = Coenzyme zahlreicher Dehydrogenasen: Wasserstofftransport in der Zelle, Glykolyse u. a. Funktionen
Mangelursachen: Alimentär bedingt, insbesondere, wenn Mais Hauptnahrungsmittel ist. Chronischer Alkoholismus, Leberzirrhose, chronische Diarrhöen, Diabetes mellitus
Mangelerkrankung: Pellagra Symptome: Dunkelrotes Erythem (vorwiegend an den der Luft ausgesetzten Körperpartien) → Keratinisierung → Ablösung des Koriums → Ulzerationen. Chronisch-entzündliche Schleimhautveränderungen in Mund, Rachen und Darmtrakt → Kolitis → Diarrhöen Schwarze oder rote Haarzunge ZNS: Delirien, Halluzinationen, Verwirrtheitszustände, Demyelinisierung in den dorsalen und lateralen Säulen

---

[1] Beriberi (singhalesisch) kann nicht.

Reaktionen. In hohen Konzentrationen hemmt die Nicotinsäure die Lipid- und Cholesterinsynthese.

Nicotinsäuremangel führt zu der *Pellagra*[1] genannten Erkrankung. Ein alimentär bedingter Nicotinsäuremangel tritt insbesondere in Gegenden auf, in denen Mais Hauptnahrungsmittel ist. Der Mais enthält einen metabolischen Antagonisten der Nicotinsäure. Auch chronischer Alkoholismus, Leberzirrhose, chronische Diarrhöen und Diabetes mellitus können Ursache von Pellagra sein.

Die Pellagra äußert sich zunächst in einem dunkelroten *Erythem*, das sich symmetrisch an den der Luft ausgesetzten Regionen ausbreitet, zunächst an den Extremitäten, später an Gesicht und Hals. Die Haut wird trocken, rissig und bräunlich pigmentiert. Es bestehen eine Atrophie der oberflächlichen Koriumschichten und eine Gefäßdilation. Später kommt es zu einer *Keratinisierung der Epidermis* und zu einer Ablösung des Koriums. An belichteten Stellen treten *Ulzerationen* auf.

Auch die Schleimhäute können betroffen sein. Es kommt zu chronisch-entzündlichen Veränderungen im Bereich des Mundes, des Rachens und des Verdauungstraktes; die Salzsäureproduktion des Magens ist vermindert. Ein charakteristisches Symptom ist die sog. *rote oder auch schwarze Haarzunge*. Bei ausgeprägten Mangelzuständen können eine *ulzeröse Kolitis*

B. – Tab. 109. Bedeutung von Vitamin B_2 für den Stoffwechsel und Folgen einer Vitamin-B_2-Hypovitaminose.

Vitamin B_2 = Riboflavin = Laktoflavin
Quellen: Milch und Molke Synthese durch Darmflora
Funktionen: Aktive Formen sind das Flavinmononucleotid und das Flavinadenindinucleotid = Wirkstoffgruppe der Flavoproteine: Redoxkatalysatoren, Beteiligung am gelben Atmungsferment
Mangelursachen: Resorptionsstörungen, Lebererkrankungen
Mangelerscheinungen: Mundwinkelrhagaden, Cheilosis, Atrophie der Zungenschleimhaut, Rötung und Schuppenbildung in der Umgebung von Auge und Nase, Dystrophie der Fingernägel

und *blutige Diarrhöen* auftreten. Schwerer Nicotinsäuremangel führt auch zu *Schädigungen des ZNS* mit Delirien und Halluzinationen. Morphologisch sind herdförmige, degenerative Veränderungen der Hirnrindenzellen sowie *Demyelinisierung an den dorsalen und lateralen Säulen* zu beobachten.

Vitamin B_2 (Tab. 109): Das Vitamin B_2, auch *Riboflavin* oder *Laktoflavin* genannt, ist eine orangegelbe, *wasserlösliche* Substanz. Es wird von Bakterien, Pilzen, Hefen und Pflanzen synthetisiert. Der Mensch nimmt das Vitamin mit der Nahrung auf; ein Teil seines Bedarfes wird von der *Darmflora synthetisiert*. Das Riboflavin ist in besonders reicher Menge in der Milch bzw. in der Molke enthalten.

Die aktiven Formen des Vitamins, das *Flavinmononucleotid* und das *Flavinadenindinucleotid* bilden die Wirkstoffgruppe der *Flavoproteine*. Dabei handelt es sich um Enzyme, die wichtige Funktionen im Rahmen biologischer Funktionen ausüben *(Redoxkatalysator)* und am Aufbau des *gelben Atmungsfermentes* beteiligt sind.

Beim Menschen werden leichte *Vitamin-B_2-Mangelzustände*, sog. *Ariboflavinosen*, relativ häufig beobachtet. Die Ursache hierfür ist in *Resorptionsstörungen* zu sehen. Auch Lebererkrankungen können Ursache einer B_2-Hypovitaminose sein. Typische Symptome einer Ariboflavinose sind *Mundwinkelrhagaden, Cheilosis*[2], *Atrophie der Zungenschleimhaut, Rötung und Schuppenbildung der Haut* in der Umgebung von Auge und Nase, Rötung und Schwellung der Lippenschleimhaut sowie eine *Dystrophie der Fingernägel*, die glanzlos und brüchig werden.

Vitamin B_6 (Tab. 110): Das Vitamin B_6 oder *Pyridoxin* ist in nahezu allen pflanzlichen und tierischen Nahrungsmitteln enthalten; besonders vitamin-B_6-reich sind Hefe, Leber und Getreide. Das Vitamin B_6 kann auch durch die *Darmflora synthetisiert* werden.

Der Bedarf an Vitamin B_6 ist von der inkorporierten Proteinmenge abhängig. Ein erhöhter Bedarf besteht vermutlich bei der Schwangerschaft.

Das Vitamin B_6 und seine Verwandten werden vorzugsweise in *Gehirn, Leber, Muskulatur* und den *Nieren gespeichert* und dort in Phosphate übergeführt. Die eigentlichen Träger der

---

[1] Pella (ital.) Haut; agro (ital.) scharf, rauh. – [2] Cheilos (gr.) Lippe.

B. – Tab. 110. Bedeutung von Vitamin B$_6$ für den Stoffwechsel und Folgen einer Vitamin-B$_6$-Hypovitaminose.

Vitamin B$_6$ = Pyridoxin
Quellen: Nahezu alle pflanzlichen und tierischen Nahrungsmittel, insbesondere Hefe, Leber, Getreide Synthese durch die Darmflora
Funktion: Träger der Vitaminaktivität sind die Phosphate des Vitamins und seiner Verwandten. Coenzym: Transaminierungs- und Decarboxylierungsreaktionen. Beteiligt an Tryptophanstoffwechsel und Synthese der Tetrahydrofolsäure
Mangelerscheinungen: Seborrhoische und desquamative Dermatitis an Mund und Augen, ferner an Kopfhaut, Hals- und Beckenregion. Intertrigo mammae und inguinalis. Stomatitis und Glossitis ZNS: Reizbarkeit, Depressionen, Nausea, Wahrnehmungsstörungen

B. – Tab. 111. Bedeutung von Vitamin B$_{12}$ für den Stoffwechsel und Folgen einer Vitamin-B$_{12}$-Hypovitaminose.

Vitamin B$_{12}$ = Zyanokobalmin
Quellen: Milch, Fleischkost, vorwiegend Leber und Nieren. Synthese durch Darmflora
Resorption: Voraussetzung ist das Vorhandensein von «intrinsic factor»
Funktion: Beteiligung an der Regeneration der Tetrahydrofolsäure → Desoxiribonucleotidbildung
Mangelursachen: Ungenügende orale Zufuhr, insbesondere bei extremen Vegetariern Mangelhafte Resorption Mangel an »intrinsic factor« sowie Antikörperbildung gegen »intrinsic factor«
Mangelerscheinungen: Perniziöse Anämie, Glossitis und Stomatitis, funikuläre Myelose

Vitaminaktivität sind die *Phosphate*. Das Vitamin B$_6$ ist als Coenzym an zahlreichen enzymatischen Reaktionen, insbesondere an *Transaminierungs- und Decarboxylierungsreaktionen*, beteiligt. Das Pyridoxalphosphat greift ferner bei verschiedenen Reaktionen des *Tryptophanstoffwechsels* ein; es wirkt als Coenzym bei der *Übertragung von Einkohlenstoffeinheiten* von Serin auf Tetrahydrofolsäure und ist ferner für die *Antikörperbildung* von Bedeutung.

Vitamin-B$_6$-Mangelzustände beim Menschen äußern sich in sehr unterschiedlicher Weise, vorzugsweise jedoch in einer *seborrhoischen* und *desquamativen Dermatitis* an Mund und Augen, die sich auch auf Gesicht, Kopfhaut, Hals und Becken ausbreiten kann. Bei der Frau führt sie mitunter zu einer *Intertrigo mammae und inguinalis*. Ferner treten mitunter eine *Stomatitis* und *Glossitis* auf. Von einer B$_6$-Hypovitaminose kann auch das Zentralnervensystem betroffen werden, was sich in Reizbarkeit, Depressionen, Schläfrigkeit, Nausea und Wahrnehmungsstörungen äußert. Periphere Neuritiden treten nur selten auf.

Vitamin B$_{12}$ (Tab. 111): Das Vitamin B$_{12}$, das *Zyanokobalmin* ist ebenso wie dessen Verwand-

te eine *kobalthaltige, kristalline, wasserlösliche* Substanz. Es wird von zahlreichen Bakterienarten und vermutlich auch im tierischen Gewebe synthetisiert. Die besten Vitamin-B$_{12}$-Quellen sind Leber, Nieren, Fleisch und Milch. Den größten Teil des benötigten Vitamins synthetisieren jedoch die *Bakterien im Enddarm*. Vegetarier sind ebenso wie pflanzenfressende Tiere ausschließlich auf diese Vitaminquelle angewiesen.

Für die im Ileum stattfindende Resorption des Vitamin B$_{12}$ ist der sog. »intrinsic factor« [1], ein im Magensaft enthaltenes Mucoprotein, erforderlich, an das es gebunden wird. Außerdem findet eine passive Diffusion durch die Darmwand statt. Die *Speicherung* des Vitamins im Körpergewebe erfolgt wahrscheinlich in Form des Coenzyms. Die Körperreserven des Menschen dürften genügen, um das Auftreten klinischer Mangelerscheinungen für 3–8 Jahre zu verhindern.

Das Vitamin B$_{12}$ ist ein *Coenzym*. Es ist in nicht näher bekannter Weise am Proteinstoffwechsel, wahrscheinlich auch am Lipid- und Kohlenhydratstoffwechsel beteiligt. Seine Beteiligung an der Methioninbildung ist Voraussetzung für die Regenerierung der Tetrahydrofolsäure. Ganz besondere Bedeutung kommt dem Vitamin B$_{12}$ für die *Hämatopoese* zu, insofern es

---

[1] Intrinsic factor (engl.) von innen wirkender Faktor.

direkt oder indirekt über die Folsäure an der *Bildung von Desoxyribonucleotiden aus Ribonucleotiden* teilnimmt.

Die *Ursachen eines Vitamin-B$_{12}$-Mangels* liegen in einer ungenügenden oralen Zufuhr, wie sie z.B. bei extremen Vegetariern besteht, ferner in einer unzureichenden oder fehlenden »intrinsic factor«-Sekretion sowie schließlich·in einer Antikörperbildung gegen den »intrinsic factor« im Magensaft. Weitere Ursachen sind ungenügende Resorption im Ileum, z.B. beim Malabsorptionssyndrom, bei Ileitis und nach Resektionen.

Folgen eines Vitamin-B$_{12}$-Mangels sind in erster Linie die *perniziöse[1] Anämie, Glossitis* und *Stomatitis* sowie eine *funikuläre Myelose* mit einem fortschreitenden Zerfall der Markscheiden und Achsenzylinder der Rückenmarkneuronen.

Als Ursache der *perniziösen Anämie* des Erwachsenen sind möglicherweise *Autoimmunprozesse* anzusehen, die zur Atrophie der Magenschleimhaut führen. Die Folge ist eine mangelhafte oder fehlende Sekretion von Magensaft einschließlich des »intrinsic factor«. Bei vielen Patienten finden sich im Serum gegen den »intrinsic factor« gerichtete Antikörper. Bei Kindern hingegen kann bei perniziöser Anämie die Säuresekretion normal sein, die Produktion des »intrinsic factor« jedoch fehlen, was vermutlich genetisch bedingt ist.

Folsäure (Tab. 112): Die Folsäure ist eine orangegelbe, *kristalline, wasserlösliche* Substanz. Dieses Vitamin wird von höheren Pflanzen, von Mikroorganismen, einschließlich jener der Intestinalflora, sowie von tierischen Geweben synthetisiert. Folsäurereiche Nahrungsmittel sind Leber, Niere, dunkelgrünes Blattgemüse und Hefe. Der Körpervorrat von etwa 7 mg dürfte genügen, um das Auftreten klinischer Mangelerscheinungen für 4–5 Monate zu verhindern.

Folsäure wird zu Dihydrofolsäure und Tetrahydrofolsäure umgebaut. Die Tetrahydrofolsäure ist ein wichtiger *Überträger von Einkohlenstoffeinheiten*, die zur *Synthese von Purinen* und *Methionin* verwendet werden. Damit kommt der Folsäure eine besondere Bedeutung für die *Nucleinsäuresynthese* und zugleich für die *Zellteilungsvorgänge*, also für die Proliferation, insbesondere für die *Erythozytenreifung* zu.

Folsäuremangel kann seine Ursache in ungenügender Zufuhr haben, was mitunter bei Säuglingen der Fall ist. Folsäuremangel wird ferner beobachtet bei Alkoholikern, bei Leberzirrhose, bei intestinalen Resorptionsstörungen, z.B. beim Malabsorptionssyndrom, nach Jejunumresektion, bei einem nicht gedeckten vermehrten Bedarf, z.B. bei Schwangerschaft, bei chronischer hämolytischer Anämie und bei malignen Erkrankungen. Folsäuremangel kann weiterhin die Folge von Störungen des Folsäurestoffwechsels sein.

Alle bei Folsäuremangel auftretenden Erscheinungen dürften ihre *Ursache* in der *Störung der Nucleinsäuresynthese* und damit also der *Zellproliferation* haben, Mangelerscheinungen äußern sich vor allem in einer *Störung der Blutbildung*, wobei eine *Megaloblastose des Knochenmarkes, makrozytäre Anämie, Leukozytopenie, Hypersegmentierung der Leukozyten, Thrombozytopenie* zu beobachten sind. Ferner sind Veränderungen an anderen Organen mit rasch proliferierenden Geweben zu finden: Es kommt zu einer Reduktion der Zellteilung des Darmepithels, namentlich in den Lieberkühnschen Krypten. Deren Folgen sind *Enterokolitiden* mit oberflächlichen Nekrosen des Darmepithels. Auch die *Glossitis* ist ein typisches Symptom des Folsäuremangels.

B. – Tab. 112. Bedeutung von Folsäure für den Stoffwechsel und Folgen eines Folsäuremangels.

Folsäure
Quellen: Hefe, dunkelgrünes Blattgemüse, Leber, Niere. Synthese durch Darmflora
Funktion: Folsäure → Dihydrofolsäure → Tetrahydrofolsäure. Tetrahydrofolsäure: Überträger von Einkohlenstoffeinheiten bei Methionin- und Purinsynthese. Purinsynthese ist Voraussetzung für Nucleinsäuresynthese und Zellproliferation
Mangelursachen: Ungenügende Zufuhr (vorwiegend bei Säuglingen). Alkoholismus, Leberzirrhose, intestinale Resorptionsstörungen, chronische hämolytische Anämie Verabreichung von Folsäureantagonisten
Mangelerscheinungen: Folge gestörter Nukleinsäuresynthese. Störung der Blutbildung (Megaloblastose des Knochenmarkes, makrozytäre Anämie, Leukozytopenie, Hypersegmentierung der Leukozyten, Thrombozytopenie) Glossitis, Enterokolitiden

[1] Perniciosus (lat.) bösartig, verderblich, gefährlich.

Ein Folsäuremangel mit den entsprechenden Symptomen kann ebenso nach Verabreichung von *Folsäureantagonisten* (Karzinostatika) hervorgerufen werden. – Eine *übermäßige Zufuhr von Folsäure* führt nicht zur Hypervitaminose.

Biotin (Tab. 113): Das Vitamin wird in Pflanzen und von verschiedenen Mikroorganismen synthetisiert. Biotinreiche Nahrungsmittel sind insbesondere Leber, Nieren, Hefe, Eigelb, ferner Gemüse, Nüsse und Getreide. Für den Menschen ist die Hauptvitaminquelle vermutlich das in großen Mengen von der *Darmflora synthetisierte* Biotin. Das Biotin stellt die *prosthetische Gruppe karboxylierender Enzyme* dar. *Mangelerscheinungen* äußern sich beim Menschen in erster Linie in *nervösen Störungen* sowie in *seborrhoischer Dermatitis*.

Pantothensäure (Tab. 114): Das Vitamin ist in allen Gemüsen, in Getreide sowie in tierischen Nahrungsmitteln, besonders Leber, Niere, Herz sowie Hefe enthalten. Das Vitamin wird von Bakterien, u. a. von Escherichia coli, synthetisiert, und vermutlich wird ein Teil des Bedarfs von dem durch *Darmbakterien synthetisierten* Vitamin gedeckt.

Die Pantothensäure ist ein *Bestandteil des Coenzyms A,* dessen Aufgabe die Acylübertragung ist. Sie ist u. a. beteiligt an der Bildung von Citrat aus Oxalacetat und Acetat, an der Oxidation von Pyruvat, an der Oxidation und Synthese von Fettsäuren, Triglyceriden, Phospholipiden und Cholesterin. Die Pantothensäure hat eine besondere Bedeutung für die *Nebennierenrindenaktivität*, da die Corticosteroide aus dem mittels Coenzym A gebildeten Cholesterin entstehen.

Ein *Mangel an Pantothensäure* äußert sich beim Menschen in Ermüdbarkeit, Kopfschmerzen, Nausea, Koordinationsstörungen, ferner in epigastrischen Krämpfen, Extremitätenparästhesien und Muskelkrämpfen.

B. – Tab. 113. Bedeutung von Biotin für den Stoffwechsel und Folgen eines Biotinmangels.

Biotin
Quellen: Leber, Niere, Hefe, Eigelb, Nüsse, Getreide. Synthese durch Darmflora
Funktion: Prosthetische Gruppe karboxylierender Enzyme
Mangelerscheinungen: Seborrhoische Dermatitis, nervöse Störungen

B. – Tab. 114. Bedeutung von Pantothensäure für den Stoffwechsel und Folgen eines Pantothensäuremangels.

Pantothensäure
Quellen: Gemüse, Getreide, tierische Nahrungsmittel. Synthese durch Darmbakterien
Funktionen: Bestandteile des Coenzyms A → Acylübertragung, Beteiligung an Oxidation und Synthese von Fettsäuren, Triglyceriden, Phospholipiden, Cholesterin Cholesterinsynthese → Nebennierenrindenaktivität!
Mangelerscheinungen: Kopfschmerzen, Ermüdbarkeit, Nausea, Koordinationsstörungen, epigastrische Krämpfe, Extremitätenparästhesien

B. – Tab. 115. Bedeutung von Vitamin C für den Stoffwechsel und Folgen einer Vitamin-C-Hypovitaminose.

Vitamin C = Ascorbinsäure
Quellen: Zitrusfrüchte, Kohlgemüse, Spinat, Pfefferschoten, Tomaten, Johannisbeeren, Kartoffeln, Leber
Funktionen: Reaktionen, die Oxidation von Ascorbinsäure bedingen; Hydroxylierungsreaktionen, die molekularen Sauerstoff benötigen
Mangelursachen: Unzureichende Zufuhr
Mangelerscheinungen: Anfänglich Erweiterung und Keratose der Haarbälge Ausgeprägtes Krankheitsbild: Skorbut Skorbutflecken mit flächenhaften Blutungen unter der Haut Zahnfleischblutungen, Blutungen in die Muskulatur, in das Fettgewebe, in die Gelenke Störung der Bindegewebsbildung des Knochenaufbaues und der Knochenentwicklung, verzögerte Wundheilung In schweren Fällen: Geschwüriger Zerfall des Zahnfleisches, Ausfall der Zähne Bei Säuglingen: Möller-Barlowsche Krankheit. Blutungen an Knochen-Knorpel-Grenzen mit Epiphysenablösungen, Gelenkblutungen, subperiostale Blutungen → Nekrosen

Vitamin C (Tab. 115): Das Vitamin C, die *Ascorbinsäure*, ist eine weiße, *kristalline, wasserlösliche* Substanz. Sie ist sehr empfindlich gegenüber Sauerstoff und Lichteinwirkung. Es wird insbesondere von Pflanzen, aber auch von Tieren, mit Ausnahme der Primaten und des Meerschweinchens, synthetisiert.

Ascorbinsäurequellen sind in erster Linie Zitrusfrüchte, ferner Kohlgemüse, Spinat, Pfefferschoten, Tomaten, Johannisbeeren, Kartoffeln und Leber. Die *Resorption* geschieht auf die gleiche Weise wie bei den Kohlenhydraten. Die *Ausscheidung* erfolgt durch die Nieren.

Die *Funktion der Ascorbinsäure* und auch der Dehydroascorbinsäure besteht in der *Bildung eines Redoxsystems mit sog. Semihydroascorbinsäure* als Zwischenstufe. Bei nahezu allen Stoffwechselprozessen, deren Störung zu *Vitamin-C-Mangelsymptomen* führen, handelt es sich um Reaktionen, welche die Oxidation von Ascorbinsäure zur Voraussetzung haben. Von besonderer Bedeutung sind dabei die ascorbinsäureabhängigen Hydroxylierungsreaktionen, die molekularen Sauerstoff benötigen.

Die Bildung und Erhaltung von *Kollagen* ist von einem normalen Ascorbinsäurespiegel abhängig. Die bei Ascorbinsäuremangel auftretenden Störungen der Bindegewebsbildung beruhen ebenso wie die auftretenden Blutungen auf einer *Störung der Kollagenbildung* (s. S. 221). Die ascorbinsäureabhängige Hydroxylierung von Prolin zu Hydroxyprolin, einem Bestandteil des Kollagens, ist gestört, ebenso wie der Einbau von Sulfat und Glycin in das Kollagen. *Mucopolysaccharide* werden in ungenügender Menge in die Basalmembranen der Kapillaren eingebaut. Auch die bei Vitamin-C-Mangel zu beobachtende verzögerte Wundheilung findet so ihre Erklärung.

Eine weitere ascorbinsäureabhängige Hydroxylierungsreaktion ist die Hydroxylierung der Seitenkette von *Dopamin* zu *Noradrenalin*. Der Ascorbinsäure als Elektronendonator kommt ferner eine besondere Bedeutung bei der Überführung der Folsäure in Tetrahydrofolsäure zu. Hier ist ein Zusammenhang zwischen dem Auftreten der makrozytären Anämie und dem Skorbut zu sehen.

Die *Abnahme der sauren Mucopolysaccharide* führt zu einer Verminderung der Knochenproliferation. Es entsteht eine verbreitete präparatorische Verkalkungszone. Die Osteoidbildung bleibt aus, und es wird keine neue primäre

Spongiosa gebildet. Die Markräume enthalten ein lockeres, fibrillenfreies Markgewebe, ein sog. Gerüstmark. Folgen dieser Störungen sind Infraktionen und Frakturen sowie eine periostale Hyperostose. Die Zahnbildung ist gestört.

Bei *ascorbinsäurefreier Ernährung* kommt es bei Erwachsenen an der Haut zunächst zu einer *Erweiterung und Keratose* der *Haarbälge*. Bei ausgeprägtem Vitamin-C-Mangel entsteht schließlich die Krankheit *Skorbut*[1]. Hiervon ist auch die Bezeichnung Ascorbinsäure abgeleitet (a bedeutet Verneinung, scorb = Abkürzung für Säure). Skorbut ist die am längsten bekannte Mangelkrankheit (»Armeekrankheit«, »Geißel der Meere«). Charakteristische Ascorbinsäuremangelsymptome sind die durch Blutungen hervorgerufenen *Skorbutflecken* sowie alle Folgen einer *Beeinträchtigung der Bindegewebsneubildung*. Es kommt zu starken *Blutungsneigungen* mit flächenhaften Blutungen unter der Haut, in das Zahnfleisch, in die Muskulatur und in das Fettgewebe, in die Gelenke und in die inneren Organe. Beeinträchtigungen der Bindegewebsbildung äußern sich vornehmlich in einer *Störung des Knochenwachstums oder des Knochenaufbaues*. Nach etwa 120 Tagen völligen Vitaminmangels zeigen sich schließlich die typischen Veränderungen an der Gingiva; es kommt zum *geschwürigen Zerfall des Zahnfleisches* und zum *Ausfallen der Zähne*.

Bei Säuglingen und bei Kleinkindern tritt der Ascorbinsäuremangel in besonders unheilvoller Weise als *Möller-Barlowsche Krankheit* in Erscheinung. Es kommt zu Blutungen im Bereich der kapillarreichen Knorpel-Knochen-Grenzen und zu *Epiphysenlösungen*, und es treten charakteristische *Trümmerfeldzonen* auf, die über den Rand der Metaphyse in die Weichteile hineingequetscht werden. Ferner sind *Gelenkblutungen* sowie *subperiostale Blutungen* zu beobachten, die schließlich zu einer Ablösung des Periosts und zur Nekrose der Diaphase führen können.

Literatur

AYKROYD, W. R., V. N. PATHWARDHAN, H. A. P. C. OOMEN, K. E. MASON, V. RAMAJINGASWAMI, P. HANDLER, D. S. McLAREN: Hypovitaminosis A. Fed. Proc. 17: 103–143 (1958).

Documenta Geigy: Wissenschaftliche Tabellen, 7. Ausgabe, Thieme, Stuttgart 1975.

ELLENBOGEN, L., D. R. HIGHLEY: Intrinsic factor. Vitamin. and Horm. 21: 1–49 (1963).

---

[1] Niederdtsch. Scheurbuik, rissiger, wunder Mund.

FOLLIS, R., Jr.: Deficiency disease, S. 125. Charles C. Thomas, Springfield, Illinois, 1958.

GRASBECK, R., R. GORDIN, I. KANTERO, B. KUHL-BÄCK: Selective vitamin B_{12} malabsorption and proteinuria in young people: a syndroma. Acta med. scand. *167*: 289–296 (1960).

VAN LANCKER: J. L.: Molecular and cellular mechanisms in disease. Springer, Berlin, Heidelberg, New York 1976.

2.2.2.2. Physikalische Ursachen

a) Mechanische bzw. traumatische Ursachen

Bereits *pränatal* besteht für den Menschen die Gefahr einer Schädigung durch mechanische Einwirkungen. So können *amniotische Stränge* zur Ursache von Verstümmelungen werden; *Nabelschnurumschlingungen* können den vorzeitigen Tod der Frucht herbeiführen. Auch *perinatal* ist die Gefahr der mechanischen Schädigung gegeben. Das *Geburtstrauma* mit *Hirnblutung* oder *Nebennierenblutung* hat häufig den Tod des Neugeborenen zur Folge. Als bleibende Folgen eines Geburtstraumas sind *Hydrozephalus, Porenzephalie* und *Idiotie* zu nennen.

Mechanische Einwirkungen führen je nach ihrer Art zu unterschiedlichen Verletzungen (Tab. 116). Jede Verletzung setzt einen Schaden oder führt darüber hinaus zum Verlust von Geweben oder Organen. Als Folge der Eröffnung kleiner oder größerer Gefäße kommt als unmittelbare Verletzungsfolge die Blutung hinzu. Hierdurch kann einerseits die Gewebsschädigung verstärkt werden, andererseits kann infolge des Blutverlustes und der Anämie der gesamte Organismus in Mitleidenschaft gezogen werden. Mittelbar können Kreislaufstörungen zu schweren Schädigungen anderer Organe führen (Schock!).

Bei den Folgen *akuter mechanischer Einwirkungen* ist zwischen *unmittelbaren und mittelbaren Schädigungen* zu unterscheiden (Tab. 116). Dabei sind einerseits die Qualität und die Quantität der mechanischen Einwirkung und andererseits die Wertigkeit der betroffenen Körperteile oder Organe von Bedeutung.

Für das Ausmaß der entstehenden Schädigung ist die physikalische Beschaffenheit der betroffenen Gewebe bestimmend. Bindegewebe und Muskulatur können Zug und Druck leichter nachgeben als Knochen. Lockeres Bindegewebe ist gegen Zug und Druck widerstandsfähig, straffes Bindegewebe hingegen, z. B. Gelenkkapsel, kann bei Zug leicht einreißen. Die meisten

B. – Tab. 116. Arten und Folgen mechanischer Gewalteinwirkung.

Arten mechanischer Einwirkungen

Scharfe Verletzungen: (Offene Verletzungen!)
    Schnitt (Inzision)
    Hieb
    Stich

Stumpfe Verletzungen: (Geschlossene oder auch offene Verletzungen!)
    Druck (Compressio)
    Erschütterung (Commotio)
    Quetschung oder Prellung (Contusio)
    Bruch (Fraktur)
    Verrenkung (Distorsio)
    Verzerrung (Distensio)
    Zerreißung (Laceratio)
    Zertrümmerung und Zermalmung

Schußverletzungen: Sie stehen in der Mitte zwischen scharfen und stumpfen Verletzungen: z. T. scharfe Durchtrennungen, z. T. Quetschung, Zerreißung, Bruch, Zermalmung

Folgen mechanischer Einwirkungen:
    Unmittelbar: Tod bei Ausschaltung lebenswichtiger Organe (Herz, Lunge, verlängertes Mark)
    Blutung → Blutverlust → Anämie
 	
    Mittelbar: Kreislaufstörung, Schock
    Gerinnungsthrombose → Embolie
    Luftembolie
    Fettembolie
    Wundinfektion, örtlich → Sepsis

Ausgang mechanischer Einwirkungen:
    Abhängig von der Wertigkeit des betroffenen Organes oder Körperteils
    Abhängig vom möglichen Einfluß mittelbarer Folgen (z. B. Wundinfektion)
    Wiederherstellung (Restitutio)
    Ausflickung (Reparatio)
 	
    Ausgleich oder Anpassung bei Verlust eines Organes oder Körperteils
 	
    Ausgleich oder Anpassung nur bedingt → Leiden

parenchymatösen Organe sind empfindlich gegen Druck oder Zug; sie reißen leicht ein (Milzruptur, Leberzerreißung). Da Flüssigkeiten nicht kompressibel sind, kommt es bei Druck auf Herz und Gefäße leicht zu Zerreißungen (Herzruptur, Aortenabriß). Nervengewebe hält Dehnungen weitgehend ohne Schädigung stand; Druck auf das Nervengewebe führt hingegen zu sofortigen Funktionsstörungen.

Der Ausgang der Verletzung wird bestimmt durch die *Wertigkeit des betroffenen Organs oder Körperteils.* Er kann fernerhin durch mittelbare Folgen, z. B. Wundinfektionen, beeinflußt werden. Nach Verletzungen ist entweder eine *Wiederherstellung (Restitutio)* oder aber eine *Ausflickung (Reparatio)* möglich. Ein bleibender Verlust muß durch *Ausgleich* oder *Anpassung* ausgeglichen werden. Ist das nicht möglich, so bleibt ein Leiden zurück. Für andere Organe oder Körperteile (z. B. Verlust einer Niere oder einer unteren Extremität) ergibt sich eine vermehrte Belastung. Hier ist entscheidend, in welchem Ausmaß eine Anpassung an die erhöhte funktionelle Belastung möglich ist (vgl. S. 628 ff.).

Chronische mechanische Einwirkungen können zu Veränderungen im Sinne einer *Degeneration oder einer Atrophie* führen. So bedingt z. B. ein ständig lastender Druck auf die Haut oder die Schleimhaut lokale Kreislaufstörungen, die schließlich Nekrosen zur Folge haben (Dekubitus). Ein Aortenaneurysma kann durch fortdauernden Druck auf die Wirbelsäule Ursache einer Druckatrophie sein. Die Entstehung von Zwerchfellfurchen der Leber ist auf gleiche Weise erklärbar.

Literatur

FATTEH, A. V.: Handbook of forensic pathology. 349, Lippincott 1973.

TEDESCHI, G., L. C. TEDESCHI, W. G. ECKERT: Forensic medicine: A Study in trauma and environmental hazards Vol. 3, 774, Saunders, Philadelphia 1977.

b) Elektrischer Strom

Die Wirkung des künstlich erzeugten elektrischen Stromes (Tab. 117) ist abhängig von seiner Art *(Gleich- oder Wechselstrom)*, seiner *Spannung* (Volt) und seiner *Stärke* (Ampere). Bei Wechselstrom ist auch dessen *Frequenz* von Bedeutung. Die Stromstärke ergibt sich aus der Spannung und aus dem Widerstand, der dem Stromfluß, hier beim Übergang auf den menschlichen Körper, entgegensteht.

Die Stromstärke ist dem Widerstand umgekehrt proportional. Je kleiner also der Widerstand ist, desto größer ist demnach die Stromstärke und damit die Gefährlichkeit. Ein kleiner Widerstand ist z. B. bei guter Ableitung durch Nässe gegeben. Elektrischer Strom kann, abhängig von seiner Art, Frequenz, Spannung und Stärke, *örtliche Schädigung* bewirken oder den *Tod* herbeiführen.

Sogenannter *schwacher oder mittlerer elektrischer Strom* (Spannung 120–500 Volt) hat im

B. – Tab. 117. Schädigungen durch elektrischen Strom.

Elektrischer Strom
Wirkung abhängig von:
1. Art des Stromes, Gleich- oder Wechselstrom (Frequenz)
2. Spannung (Volt)
3. Widerstand Geringer Widerstand bei guter Ableitung → besonders gefährlich!
Stromstärke (A) $= \dfrac{\text{Spannung (V)}}{\text{Widerstand (R)}}$
Schwacher oder mittlerer elektrischer Strom (120–500 V): Geringe örtliche Wirkung Tod durch Lähmung des Atemzentrums (Wiederbelebung möglich) Tod durch Herzstillstand 75 mA bis 4 A: Kammerflimmern > 4 A: Herzstillstand
Starkstrom (> 1000 V): Örtlich: Strommarken (Verbrennungen und Verkohlungen) Tetanische Muskelkontraktion → Kontraktionsbänder Bei Entstehung eines Flammenbogens: Temperaturen etwa 3000° C → Verkohlungen Bei Stromdurchfluß: Verkochungen Tod durch Herzstillstand
Schwacher Gleichstrom und niedrigfrequenter Wechselstrom: Elektrolyse an den Polen: Anode: Säuerung: → Koagulation Kathode: Alkalische Reaktion → Kolliquation
Blitzschlag: Kurzfristige Einwirkung sehr hoher Spannungen: → Verbrennungen und elektrolytische Gewebszersetzung → Blitzfiguren Lähmung des Atemzentrums → Tod

allgemeinen nur geringfügige örtliche Wirkungen zur Folge. Dennoch kann er tödlich wirken, wenn der Stromstoß durch den Kopf oder den gesamten Rumpf verläuft und sofern eine gute Ableitung und damit geringer Widerstand besteht, der Stromstoß also stark ist. Der Tod kann durch *Lähmung des Zentralnervensystems*, insbesondere des Atemzentrums, eintreten. Sofern nicht gleichzeitig ein Herzstillstand besteht, haben Wiederbelebungsversuche (künstliche Beatmung) Hoffnung auf Erfolg. Todesursache kann jedoch ebenso ein Herzstillstand sein. Stromstärken von *75 mA* bis *4 A* führen zum Kammerflimmern. Stromstärken über *4 A* haben sofortigen Herzstillstand zur Folge.

Sogenannte *Starkströme* mit Spannungen über 1000 Volt führen zu *schweren örtlichen Schädigungen;* verursachen sog. *Strommarken.* Diese sind gelegentlich nur wenige Millimeter groß. Es bestehen *Hautverbrennungen oder Verkohlungen,* die tief in das Gewebe hineinreichen und meist von einem wallartigen Rand umgeben sind. Diese Strommarken sind insbesondere an den Händen oder Fußsohlen zu finden, können jedoch auch unter der Kleidung verborgen sein. Mitunter können Metallteilchen der berührten Leitung in das Gewebe eingeprägt sein. Die Stromeinwirkung verursacht starke *tetanische Muskelkontraktionen,* die charakteristische Veränderungen in Form sog. *Kontraktionsbänder* zurücklassen. In den Blutgefäßen kommt es zur Stase, zu Blutzerstörungen und Ausbildung von Hämoglobinzylindern. Unter der Einwirkung von Starkstrom tritt der Tod meist infolge von *Herzlähmung* ein.

Bei Berührung von Starkstromleitungen kann es zur Entstehung eines *Flammenbogens* kommen, wobei Temperaturen bis 3000° C auftreten und zu *Verkohlungen* führen. Bei Durchströmung des Gewebes können sich rasch hohe Temperaturen (Joule-Wärme) entwickeln. Die Wärmeentwicklung ist nach dem Jouleschen Gesetz proportional der Zeit, dem Widerstand und dem Quadrat der Stromstärke. Da Flüssigkeiten geringeren Widerstand bieten, erfolgt der Stromfluß vorwiegend durch flüssige Medien. Die Wärmeentwicklung in den durchströmten Geweben kann *Verkochungen* zur Folge haben. *Schwacher Gleichstrom und schwacher, niederfrequenter Wechselstrom* führen zu einer Elektrolyse an den Polen, also an den Berührungsstellen. So kommt es an der Anode zu einer Säuerung mit *Koagulation* und an der Kathode durch alkalische Reaktion zu einer *Verflüssigung des Gewebes.*

Eine natürliche Einwirkung der Elektrizität auf den Körper ist beim *Blitzschlag* gegeben. Dabei werden über sehr kurze Zeit Ströme sehr hoher Spannung wirksam. Sie entsprechen Kondensatorentladungen. Dabei können verschiedene Grade einer *Verbrennung* an der Haut entstehen und ebenso *elektrolytische Gewebszerset-*

zungen auftreten, die sich z. B. in einer *Linsentrübung* äußern. An den Leichen vom Blitz Getroffener sind sog. *Blitzfiguren* sichtbar, die auf örtlichen Gefäßschädigungen beruhen. Die Blitzeinwirkung führt zu einer *Lähmung der Hirnzentren,* insbesondere des *Atemzentrums.* Das morphologische Substrat entspricht daher jenem des Erstickungstodes; u. a. sind Schädigungen der Ganglienzellen zu beobachten. Wird der Blitzschlag überlebt, so können dauernde Lähmungen bestehenbleiben.

Literatur

BÖHM, E.: Zum Nachweis des Stromtodes. Beitr. gerichtl. Med. *33:* 154–159 (1975).

c) Luftdruck und Luftzusammensetzung

Der menschliche Organismus ist an einen nahezu konstanten Luftdruck von etwa 1 Atmosphäre adaptiert. Durch Gegenregulationen können geringe Schwankungen innerhalb kürzester Frist ausgeglichen werden; es kann auch eine Gewöhnung an ständig erhöhten oder erniedrigten Luftdruck innerhalb gewisser Grenzen erfol-

B. – Tab. 118. Schädigungen durch Änderungen des Luftdruckes.

Luftdruck und Luftzusammensetzung
Steigerung des Luftdruckes: Erträglich bis etwa 7 atü, z. B. in Tauchkammern, sog. Caissons (10 m Wassertiefe entsprechen 1 atü)
Folge erhöhten Drucks: Stickstoff und Kohlensäure werden vermehrt im Blut und Gewebe gelöst.
Druckabfall: Bei zu raschem Auftauchen aus großen Wassertiefen → Caissonkrankheit Bei zu raschem Aufsteigen in große Höhen → Höhen-Taucher-Krankheit Folgen: Gelöste Gase ($^4/_5$ N, $^1/_5$ CO$_2$) werden schlagartig frei → sog. Stickstoffembolie mit Verlegung der Gefäße → Zentralnervöse Erscheinungen, Gelenkbeschwerden (Nekrosen in betroffenen Organen) → Tod Spätschäden: Aseptische Knochennekrosen
Verminderung des Luftdruckes: Langsame Verminderung → Höhenkrankheit, Bergkrankheit (Sauerstoffmangel) Weitgehende Anpassung möglich

gen. Eine Steigerung oder eine Verminderung des Luftdruckes (Tab. 118) kann jedoch auch zu Schädigungen führen oder gar lebensbedrohlich sein. Das ist abhängig von der Geschwindigkeit, mit der die Änderung des Luftdruckes erfolgt, sowie von dem Ausmaß der Luftdruckänderung. Eine Verminderung des Luftdrucks führt gleichzeitig zu einem Sauerstoffmangel, der daher in diesem Zusammenhang zu besprechen ist.

α) Steigerung des Luftdrucks

Der menschliche Organismus kann eine Steigerung des Luftdrucks bis etwa *7 Atmosphären Überdruck* (atü) ertragen, sofern diese Steigerung langsam erfolgt. Bei erhöhtem Luftdruck kann auch Arbeit verrichtet werden, obwohl die Atemfähigkeit erschwert ist. Derartige Bedingungen bestehen z. B. in *Tauchkammern,* sog. *Caissons[1],* in denen gearbeitet wird. Es handelt sich um Stahlglocken, die in größere Wassertiefen hinabgelassen werden und in die vom Boden her unter Druck Wasser einströmt. Der im Inneren der Glocke bestehende Luftdruck entspricht dabei der jeweiligen Wassertiefe, also z. B. bei 50 m Wassertiefe 5 atü.

Eine besondere Gefahr ist jedoch dann gegeben, wenn der *Übergang* von erhöhtem zu niedrigem, also auch zu normalem Luftdruck plötzlich oder zu rasch erfolgt. Der Übergang von erhöhtem zu niedrigem Luftdruck muß langsam (20 min/atü) erfolgen. Im anderen Falle kommt es zur sog. *Druckfallkrankheit oder Caissonkrankheit.*

Unter erhöhtem Druck werden in verstärktem Maße *Stickstoff* und *Kohlensäure im Blut und in den Geweben gelöst.* Bei plötzlichem Druckabfall werden diese Gase (etwa $^4/_5$ N, etwa $^1/_5$ CO_2) frei. Sie können schlagartig zu einer Verstopfung der Gefäße, zur sog. *Stickstoffembolie* in den verschiedensten Geweben, im ZNS, in der Lunge, den Koronararterien und der Synovialis führen. Diese Gefäßverlegungen wirken sich besonders verhängnisvoll aus, wenn sie im ZNS oder in der Lunge auftreten. Sie können den *plötzlichen Tod* bewirken; anderenfalls haben sie *zentralnervöse Erscheinungen* und *Gelenkbeschwerden* zur Folge. Das morphologische Substrat dieser Stickstoffembolien besteht in herdförmigen *Zell-* und *Gewebsuntergängen* in den verschiedensten Organen, insbesondere im ZNS. *Spätschäden* bei Caissonarbeiten sind *aseptische Knochennekrosen* **(s. Ma. S. 198).**

Plötzlicher Überdruck, Schockwellen infolge von Explosionen bzw. ihr nachfolgender Sog, führt zu *Alveolarblutungen,* zu *Ekchymosen* und *Milzrupturen.* Plötzlicher Überdruck wirkt sich besonders deutlich an Schwimmern bei unter Wasser erfolgenden Explosionen aus.

β) Verminderung des Luftdrucks

Bei einem schnellen Übergang vom Normaldruck auf niedrigen Luftdruck können die gleichen Erscheinungen auftreten wie bei einem zu raschen Übergang von Überdruck auf Normaldruck. Das ist z. B. bei sehr raschem Aufstieg mit Flugzeugen in große Höhen der Fall. Man spricht von *Höhen-Taucher-Krankheit.*

Eine langsame Verminderung des Luftdrucks führt zur sog. *Berg-* oder *Höhenkrankheit,* die weniger die Folge des verringerten Luftdrucks als der *verminderten Sauerstoffspannung* ist. Diese ist die Ursache einer verringerten Sauerstoffsättigung des Blutes und nachfolgend auch der Gewebe, der sog. *Hypoxydose.* Die dabei auftretenden Erscheinungen können durch Kälte und körperliche Erschöpfung potenziert werden. Kondition und Disposition sind für die Überwindung dieses Zustandes von besonderer Bedeutung.

Andere Bedingungen sind bei Bewohnern großer Höhen, z. B. bei den Andenbewohnern, gegeben, die in 4000 m Höhe leben. Sie haben sich an die Verhältnisse angepaßt. Bei ihnen besteht eine *Polyglobulie.*

γ) Sauerstoffmangel

Eine Unterbrechung der Sauerstoffzufuhr oder eine unzureichende Zufuhr von Sauerstoff kann ihre Ursache in einer Veränderung der Atmosphäre oder in einer Behinderung an den verschiedensten Stellen auf dem Wege zum Gewebe haben. Die bei einem Sauerstoffmangel gleich welcher Ursache in den Geweben auftretenden Veränderungen werden als *Hypoxydose* oder auch als *Anoxydose* bezeichnet. Die Oxidationsvorgänge in der Stoffwechselperipherie sind allgemein herabgesetzt, und es besteht gleichzeitig eine *Azidose.* Die Hypoxydose hat mehrere Ursachen, wonach man verschiedene Formen unterscheiden kann (Tab. 120).

Es soll hier lediglich die *hypoxische Hypoxydose* näher betrachtet werden (Tab. 119). Ihre Ursache besteht in einer Verminderung der Sauerstoffspannung, die bis zur Anoxie reichen

---

[1] Caisson (franz.) Kastenwagen, Senkkasten.

B. – Tab. 119. Folgen der Hypoxydose, ausgelöst durch Verminderung der Sauerstoffspannung in der Außenluft.

Sauerstoffmangel = hypoxische Hypoxydose
Gegenregulation:
a) Vertiefung der Atmung und Erhöhung der Atemfrequenz
b) Steigerung des Herzminutenvolumens durch Erhöhung der Schlagfrequenz und Vergrößerung des Schlagvolumens
c) Bei längerem Aufenthalt in großen Höhen: Erythropoesesteigerung
Folgen: 2500–5000 m: Ohrensausen, Müdigkeit, allgemeine Reflexverminderung, Schwindel. EKG → entsprechend Koronarinsuffizienz
5000–8000 m: Lähmung vasomotorischer Zentren, ausgeprägte Reflexstörungen, Krämpfe
8000 m und höher: Tod
Morphologie: Herz: Trübe Schwellung, vakuoläre und fettige Degeneration, Nekrosen
Leber: Verfettung und zentrale Läppchennekrose
Niere: Vakuolige Degeneration

kann. Ein Aufstieg in Höhen von 2500–5000 m bzw. ein Aufenthalt in einer Unterdruckkammer äußert sich in der bereits erwähnten Höhenkrankheit. Erste Zeichen der hypoxischen Hypoxydose sind *Ohrensausen, Tachykardie, Müdigkeit, Schlafsucht, Schwindel, allgemeine Reflexverminderung* und *Erbrechen*. Im EKG treten *Veränderungen im Sinne einer Koronarinsuffizienz* in Erscheinung. Ein Aufstieg in Höhen bis zu 8000 m führt zu *Krämpfen*, zu einer *Lähmung des vasomotorischen Zentrums* und zu ausgeprägten Reflexstörungen. Ein Anstieg in noch größere Höhen von 8500–10000 m hat Krämpfe und den *unmittelbaren Tod* zur Folge. Eine ähnliche Symptomatologie ist auch bei den anderen genannten Formen der Hypoxydose gegeben.

Gegenregulationen bei hypoxischer Hypoxydose bestehen in einer Vertiefung der Atmung und einer Erhöhung der Atemfrequenz. Das Herzminutenvolumen wird durch eine Erhöhung der Frequenz und eine Vergrößerung des Schlagvolumens erhöht. Es tritt eine Entleerung der Blutdepots auf. Ein länger dauernder Sauer-

stoffmangel ist von einer *Erythropoesesteigerung* gefolgt. Im weiteren Verlaufe kommt es zu einer *sekundären Plethora*, einer Vermehrung des Flüssigkeitsvolumens.

Die *Folgen der Hypoxydose* sind weitgehend abhängig vom Sauerstoffbedarf des Gehirns, des Herzens, der Leber und der Niere. Eine Hypoxydose *während der intrauterinen Entwicklung* hat *Mißbildungen* zur Folge. Ein morphologisches Substrat der Hypoxydose ist in erster Linie am Herzmuskel, an der Leber und der Niere zu finden. Am Herzen ist eine *Mitochondrienschwellung*, die sich in einer *trüben Schwellung* äußert, zu beobachten. Es kommt zu einer vorwiegend *perinukleären vakuolären Degeneration* und weiterhin zur *fettigen Degeneration* und *Nekrose* vorwiegend im Bereich der venösen Schenkel. In der *Leber* kommt es zum *Glykogenschwund* und zu *fettiger Degeneration*, und schließlich treten *zentrale Läppchennekrosen* auf. An der *Niere* ist eine *vakuolige Degeneration* zu beobachten (vgl. S. 266).

Literatur

ALTMAN, P. L., D. S. DITTMER: Respiration and Circulation. Fed. Amer. Soc. exp. Biol. 1971.

FULTON, J. F.: Decompression sickness. Saunders, Philadelphia 1951.

LUFT, U. C.: Die Höhenanpassung. Ergebn. Physiol. *44:* 256 (1942).

OPITZ, E.: Über akute Hypoxie. Ergebn. Physiol. *44:* 315 (1942).

THEWS, G.: Die theoretischen Grundlagen der Sauerstoffzunahme in der Lunge. Ergebn. Physiol. *53:* 42 (1963).

d) Thermische Faktoren (Hitze und Kälte)

Sowohl Wärme als auch Kälte können krankheitsauslösende Ursachen sein. Die pathogenetische Wirkung kann dabei entweder eine örtliche sein oder sie kann sich auf den gesamten Körper erstrecken.

α) Hohe Temperaturen

Allgemeine Einwirkungen: Eine allgemeine Erhöhung der Umgebungswärme wirkt auf den *Kreislauf* und den *Wasserwechsel* ein. Die Wärmeeinwirkung kann durch vermehrte Wärmeabgabe, durch Erweiterung der Hautgefäße und durch Transpiration ausgeglichen werden. Ein Aufenthalt bei einer Temperatur von 60–70° C, vorübergehend auch bis 100° C (Sauna), ist möglich. Trockene, heiße Luft gestattet eine stärkere Abdunstung als feuchte Luft und wird daher besser vertragen. Bei einer Erhöhung der

B. – Tab. 120. Formen der Hypoxydose.

Formen der Hypoxydosen			
Hypoxämische Hypoxydose	Blut enthält zu wenig Sauerstoff	Verminderung des O_2-Partialdruckes in der Außenluft	Höhenkrankheit, Atmung eines sauerstoffarmen Luftgemisches
		Ventilationsstörung	Lähmung der Atemmuskulatur: Hirnstammschädigung Erkrankung des Rückenmarkes: Poliomyelitis Lähmung der neuromuskulären Synapsen: Curare
			Verlegung der Atemwege: Erwürgen, Erdrosseln, Erhängen, Glottisödem, aspirierter Fremdkörper, Diphtheriemembranen, Ertrinken, Lungenödem, Pneumonie
		Diffusionsstörung	Hyaline Membranen, interstitielle Lungenfibrosen verschiedenster Ursache
		Perfusionsstörung	Blutstauung der Lungen bei Linksherzinsuffizienz, Lungenembolie, Lungenemphysem, Schocklunge
		Verminderung der O_2-Bindung im Blut	Anämien
			Blockierung des Hämoglobins: CO-Vergiftung, Methämoglobinvergiftung
			Änderung der Hämoglobindissoziation: Unterkühlung
Ischämische Hypoxydose	Gewebe erhalten zu wenig Blut	Allgemeine Blutkreislaufstörung	Schock
		Lokale Kreislaufstörung	Arterienstenosen Arterienverschlüsse
Histotoxische Hypoxydose	Energiebildendes System der Zellen ist gestört	Blockierung oder Hemmung zellulärer Enzyme	Vergiftungen

Außentemperatur kann sich, insbesondere wenn die Außentemperatur die normale Körpertemperatur übersteigt, eine *Hyperthermie* entwickeln. Das ist insbesondere dann der Fall, wenn infolge hoher Luftfeuchtigkeit die *Regulationsmöglichkeiten* durch Abdunsten von Wasser durch Haut und Atemwege nicht gegeben sind.

Die Körpertemperatur kann bei einer allgemeinen Erhöhung der Umgebungswärme bis auf über 40° C ansteigen und einen *Hitzschlag* zur Folge haben. Die Belastung durch Wärmeeinwirkung kann durch Ermüdung, ungeeignete Kleidung und Muskelarbeit verstärkt werden.

Beim *Hitzschlag* tritt der Tod infolge einer Lähmung des Atemzentrums ein. Der pathologisch-anatomische Befund gleicht jenem bei der Erstickung.

Unmittelbare Hitzeeinwirkung, z. B. bei intensiver Besonnung, kann zu Zirkulationsstörungen im Gehirn führen und einen *Sonnenstich* zur Folge haben. Morphologisch finden sich in derartigen Fällen zahlreiche, bereits mit bloßem Auge wahrnehmbare Blutpunkte, die histologisch kleinen *Ringblutungen* um kapilläre Blutgefäße entsprechen und als *hämorrhagische Enzephalitis* bezeichnet werden.

Lokale Einwirkungen (Tab. 121): Die Verbrennung als Folge lokaler Hitzeeinwirkung zeichnet sich durch verschiedene Merkmale aus. Diese werden bestimmt durch die *Intensität* und die *Dauer* der Einwirkung, den *Temperaturgrad* sowie durch den *Aggregatzustand* und die *Art des einwirkenden Mediums*. So führen Wasser, Wasserdampf und heiße Flüssigkeiten zu *Ver-*

B. – Tab. 121. Folgen lokaler Hitzeeinwirkung.

Lokale Hitzeeinwirkung = Verbrennung oder Verbrühung
Auswirkung abhängig von: a) Intensität der Einwirkung b) Temperaturgrad c) Dauer der Einwirkung d) Aggregatzustand des Mediums

Grade der Verbrennung
1. Grad: Gefäßerweiterung, Hyperämie → Rötung
2. Grad: Gefäßwandschädigung → Exsudation → Blasenbildung (seröse Entzündung)
3. Grad: Nekrose
    a) Mittelbare Folge bei Gefäßschädigung (Stasis)
    b) Unmittelbare Folge der Hitzeeinwirkung → Koagulation (> 50° C)
4. Grad: Verkohlung

Sekundärerscheinungen und weitere Folgen:
a) Allgemeine Intoxikation
    durch Proteine, Proteasen, gefäßaktive Zerfallsstoffe
    Erbrechen, Delirien, Benommenheit
    Gewebsschädigungen an parenchymatösen Organen, u. a. Niere → Spättod, Urämie
b) Schock
c) Infektion → Sepsis

brühungen, die Einwirkung heißer Gase, offener Flammen, flüssiger Körper (z. B. Metall) und die Berührung fester Körper zu *Verbrennungen.* Die Auswirkungen können dabei zwischen einem einfachen, sich wieder verflüchtigendem Erythem bis zur Verkohlung des Gewebes reichen. Es können *4 Grade der Verbrennung* unterschieden werden: *Rötung* (Hyperämie), *Blasenbildung* (seröse Entzündung), *Nekrose* und *Verkohlung.* Verbrennungen 1. und auch 2. Grades, Erythem und Blasenbildung werden mitunter auch als Folgen intensiver Sonnenbestrahlung beobachtet.

Verbrennungen *1.* und *2. Grades,* Erythem und Blasenbildung, können ohne bleibende Schädigung abheilen. Verbrennungen *1. Grades* führen zu Gefäßerweiterungen und vermehrtem Zustrom in den kleinen Gefäßen; es besteht eine aktive Hyperämie mit auffälliger Rötung. Bei

Verbrennungen *2. Grades* besteht eine stärkere Schädigung des Kreislaufes mit Gewebsschädigungen. Die Gefäßwandschädigung bringt eine Exsudation und damit eine Blasenbildung mit sich. Verbrennungen *3. Grades* liegen vor, wenn Nekrosen auftreten. Die Nekrose kann mittelbare Folge der Kreislaufstörung (Stasis) oder die unmittelbare Folge der Hitzegerinnung (Koagulation) sein. Nach Abstoßung der untergegangenen Gewebspartien bleiben häufig *Verbrennungsgeschwüre* zurück. Von einer Verbrennung *4. Grades* spricht man, wenn das Gewebe unter besonders starker Hitzeeinwirkung verkohlt ist.

Die Schädigung eines Gewebes durch Hitze hängt von der *Dauer* der Hitzeeinwirkung und der *Höhe* der einwirkenden Temperatur ab. Eine Temperatur von 44° C ist die geringste, die zu einer irreversiblen Gewebsschädigung führen kann; sie muß, um diesen Effekt zu erreichen, 6 Stunden einwirken. Für jeden Grad Temperaturerhöhung reduziert sich die erforderliche Zeit um jeweils etwa die Hälfte, so daß bei 51° C die Einwirkungszeit nur noch etwa 3 min betragen muß.

Die Hitzeeinwirkung ruft an den Zellen *3 Grundveränderungen* hervor: *Denaturierung oder Koagulation der Proteine, Desintegration der Lipoproteinmembranen* sowie eine *Dissoziation der anabolen und katabolen Stoffwechselvorgänge.* Diese entsteht, da die katabolen Enzyme weniger hitzeempfindlich sind als die anabolen Enzyme. Bei einer Temperatur zwischen etwa 50° C und 60° C überwiegen demnach die katabolen Stoffwechselvorgänge, was zu einem vermehrten Abbau und zur Entstehung relativ kleiner Moleküle führt mit der Folge einer Verstärkung des osmotischen Druckes (Zellschwellung, vgl. S. 196).

Morphologisch können am Ort der Hitzeeinwirkung (abhängig von Temperaturhöhe und Dauer der Einwirkung) als Effekt der primären Schädigungen *3 verschiedene Formen der Veränderungen* entstehen: *partiell geschädigtes Gewebe, koaguliertes Gewebe, karbonisiertes Gewebe.*

In der *Zone der Koagulation* werden die Zellen in ihrer Struktur durch die Hitzeeinwirkung sofort fixiert und zeigen daher keine lichtmikroskopischen Strukturveränderungen.

Alle Formen der Verbrennung sind von *Sekundärerscheinungen* gefolgt und von den verschiedensten Reaktionen des Organismus begleitet. Besonders gefährliche Folgen stellen der *Schock* und die *allgemeine Intoxikation* dar. Aus dem verbrannten Gebiet werden Proteine, insbesondere Enzyme wie Proteasen sowie gefäßaktive Zerfallsstoffe frei. Es kommt zu einer Serumdiapedesis mit der Folge eines *hypovolämischen Schocks*. Bereits bei Verbrennungen 1. Grades kann von den verbrannten Körperteilen eine allgemeine Schädigung ausgehen. Dabei treten Erbrechen, Delirien und Benommenheit, Blutdrucksenkung (Kollaps) und in schweren Fällen ein Schock auf. Es können schwere Schädigungen an der Nebennierenrinde, dem Herzmuskel, an der Skelettmuskulatur sowie an den Kapillaren zahlreicher Organe beobachtet werden.

Bei Verbrennungsschäden kommt die Gefahr des Eindringens pathogener Keime in das geschädigte, nekrotische Gewebe mit der Folge örtlicher oder allgemeiner Infektionen hinzu. Infizierte Verbrennungswunden können Ausgangspunkt einer *septischen Allgemeininfektion* mit tödlichem Ausgang sein.

Ursache des *Spättodes* zwischen dem 6. und 10. Tag ist meist eine Nierenschädigung mit Urämie.

Weniger entscheidend als der Grad der Verbrennung ist deren *Oberflächenausdehnung*. Verbrennungen, die mehr als ¼ oder ⅓ der Gesamtoberfläche betreffen, sind lebensbedrohlich. Modernste therapeutische Maßnahmen ermöglichen allerdings die Rettung Betroffener mit Verbrennungen noch größerer Ausdehnung. Zur raschen Bestimmung des prozentualen Anteils der von Verbrennungen betroffenen Hautpartien an der Gesamtoberfläche bedient man sich der *Neunerregel* (siehe Schema in Abb. 15).

Die Heilung einer Verbrennung schwereren Grades hat eine *Demarkation des nekrotischen Gewebes* zur Voraussetzung. Nicht selten entsteht dabei ein *Keloid[1]*, eine besondere Form der Bindegewebswucherung der Haut (s. Kap. H: »Störungen des Wachstums«). Die Überhäutung großflächiger und tiefgreifender Gewebsdefekte ist schwierig. Bleiben Hautanhangsgebilde (Haarbälge, Schweißdrüsen) erhalten, so kann eine *Reepithelisierung* von hier aus erfolgen. Gelegentlich können als Folge von Verbrennungen entstandene Gewebsdefekte *Ausgangspunkte eines Karzinoms* sein.

Die nach ausgedehnten Verbrennungen zurückbleibenden Narben wirken nicht nur entstellend, sondern können darüber hinaus zu *Kontrakturen* führen, die bewegungseinschränkend wirken und zusätzliche Operationen notwendig machen.

β) Niedrige Temperaturen: Erfrierung

Allgemeine Einwirkungen: Die pathogenetische Wirkung der Kälte beruht entweder auf einem allmählich oder schnell erfolgenden Wärmeentzug. Der *Wärmeentzug* wird durch Nässe und starke Luftbewegung gefördert. Die *Unterkühlung* kann dabei entweder den gesamten Organismus oder einzelne exponierte Teile, besonders die Extremitäten, betreffen. Gegen eine allgemeine Verminderung der Umgebungswärme besteht eine *bessere Anpassungsfähigkeit* des Menschen als gegen große Hitze. Voraussetzung hierfür ist eine ausgleichende Wärmebildung durch Muskelarbeit, reichliche Ernährung sowie zweckmäßige Kleidung. Einer Unterkühlung wirken *die physikalische und die chemische Wärmeregulation* entgegen. Unter *physikalischer* Wärmeregulation hat man die Ableitung des Blutes von der Körperaußenfläche und damit

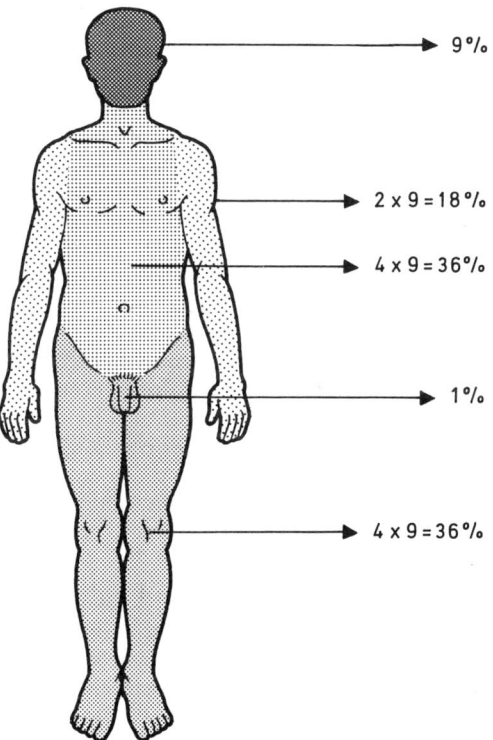

B. – Abb. 15. »Neunerregel«.

---

[1] chelius (gr.) Narbe.

eine Herabsetzung der Wärmeabstrahlung zu verstehen, unter *chemischer* Wärmeregulation die Steigerung des Grundumsatzes, d. h. die vermehrte Bildung von Körperwärme.

Versagt der Ausgleich und gelingt es dem Organismus bei intensiver Kälteeinwirkung nicht mehr, mit Hilfe dieser Mechanismen die allgemeine Körpertemperatur aufrechtzuerhalten, so kommt es zur *Hypothermie,* zur Unterkühlung. Ein *kritischer Wert* ist der Temperaturbereich von 20–26° C. Bei einem Absinken der Temperatur auf 24–26° C sind Wiederbelebungen möglich. Der *Erfrierungstod* tritt bei Absinken der Blutwärme auf 20° C ein.

Morphologisch und *klinisch* beobachtet man bei Unterkühlung in erster Linie eine Anzahl regulatorischer Erscheinungen, später Hinweise auf einen Zusammenbruch des Stoffwechsels. Zunächst kommt es zu einem Darniederliegen des peripheren Kreislaufes. Später ist die Herz- und Atemtätigkeit herabgesetzt. Es treten Bewußtlosigkeit und Pupillenerweiterung ein. Bei einem allgemeinen Sauerstoffmangel kommt es schließlich zu einem Erlöschen des Stoffwechsels. Die Widerstandsfähigkeit verschiedener Zell- und Gewebsarten gegenüber starken Temperaturerniedrigungen erweist sich dabei als auffallend groß.

Zunächst werden regelmäßig die *Glykogenreserven* in Leber und Skelettmuskulatur reduziert. Es tritt eine Entspeicherung der Schilddrüse und ein Lipoidverlust der Nebennierenrinde auf. Hält die Kältewirkung über längere Zeit an, so kann sich die Schilddrüse im Sinne einer Basedowifizierung umbilden, und die Nebennierenrinde vergrößert sich im Rahmen des *Adaptationssyndroms.* Den beginnenden Zusammenbruch des Stoffwechsels zeigen schwere Verfettungen der Leber, der Niere, des Herzmuskels und der Skelettmuskulatur an. Dabei handelt es sich allerdings nicht um spezifische Folgen der Kälteeinwirkungen, sondern um den Ausdruck einer *allgemeinen Oxidationshemmung,* dem schließlich der gesamte Organismus zum Opfer fällt.

Lokale Einwirkung (Tab. 122): Beschränkt sich die Kälteeinwirkung auf einzelne, besonders exponierte Körperbezirke, so können Schäden in Gestalt *örtlicher Erfrierungen* entstehen. Betroffen sind infolge ungünstiger Oberflächenverhältnisse in erster Linie die Akren, wie Extremitäten, Nase, Ohren, sowie andere unzureichend geschützte Weichteile. Bereits bei Außentemperaturen über dem Gefrierpunkt können örtliche Kälteschädigungen auftreten. Voraussetzung

B. – Tab. 122. Folgen lokaler Kälteeinwirkung.

Lokale Kälteeinwirkung → Erfrierungen
1. Grad: Nach Wiedererwärmung Erythem
2. Grad: Gefäßwandschädigung → Ödem und Blasenbildung der Haut
3. Grad: Irreversible Gefäßlähmung → Stasis und Thrombosierung → Frostgangrän
4. Grad: Völlige Gewebsvereisung → Nekrose
Spätfolgen: Endangiitis → Nekrosen

hierbei ist eine gegenüber dem vom Blut zugeleiteten Wärmestrom größere Wärmeabgabe.

In ähnlicher Weise wie bei der Verbrennung entwickeln sich auch bei örtlichen Erfrierungen *Erscheinungen verschiedenen Grades.* An der Haut treten nacheinander Rötung, Blasenbildung sowie schließlich Nekrosen unter dem Bild des feuchten oder trockenen Brandes auf. Die akuten Gewebsschädigungen bei Erfrierungen werden daher in *4 Grade* unterteilt. *1. Grad:* Die Gefäße bleiben nach Wiedererwärmung weit, so daß die geschädigten Gewebspartien über längere Zeit hinweg blutüberfüllt und blaurot erscheinen. *2. Grad:* Bei Wiedereinsetzen der Blutströmung erweisen sich die Gefäßwände als durchlässig für das Plasma; die Folge ist eine starke Flüssigkeitsdurchtränkung des Gewebes und Blasenbildung der Haut. *3. Grad:* Es besteht eine irreversible Gefäßlähmung mit Stase und Thrombosierung, woraufhin sich eine Frostgangrän der Haut und tiefer gelegener Gewebe entwickelt. *4. Grad:* (sehr selten!): Er ist durch völlige Gewebsvereisung gekennzeichnet; Gewebe und Gewebsflüssigkeit sind eingefroren.

Charakteristische und besonders folgenschwere Veränderungen sind an den *Blutgefäßen* kältegeschädigter Gewebe zu beobachten. Die vorübergehenden Ernährungsstörungen der Gefäßwände führen zu erheblichen *Intimaverdikkungen* an Venen und Arterien mit entzündlichen Infiltraten, und es bleiben Einengungen der Gefäßlichtung zurück. Die Durchblutung der betroffenen Gewebsbezirke ist hierdurch herabgesetzt, und es besteht eine erhöhte Anfälligkeit gegenüber weiterer Kälteeinwirkung. Auch können infolge einer fortschreitenden *Endangiitis* noch längere Zeit nach der Erfrierung herdförmige Nekrosen auftreten oder ganze Extremitätenteile absterben.

e) Strahleneinwirkungen

Die energiereichen Strahlen sind in *2 Klassen* einzuteilen:
1. die *korpuskulären Strahlen,* die aus kleinsten Teilchen, Bauelementen der Atome, bestehen und sich mit unterschiedlicher Geschwindigkeit fortpflanzen;
2. die *elektromagnetischen Strahlen,* die sich mit Lichtgeschwindigkeit ausbreiten (Tab. 123).

Die *kinetische Energie* der *korpuskulären Strahlung* ist bestimmt durch die Masse der Teilchen, deren elektrische Ladung und deren Geschwindigkeit. Beim Durchgang durch die Materie ändern die Teilchen ihre Richtung und verlieren Energie. Der Weg, den sie bis zur völligen Energieabgabe zurücklegen, wird als Reichweite bezeichnet. Zu den Korpuskularstrahlen gehören die *Elektronen (β-Strahlen),* die *Protonen,* die *α-Strahlen* (= Atomkerne des Heliums) und die *Neutronen.*

Die *elektromagnetischen Strahlen* oder *Photonenstrahlen* oder elektromagnetischen Wellen lassen sich, ähnlich wie der elektrische Wechselstrom, als sinusförmige Kurve darstellen. Sie entstehen bei der Änderung elektrischer Felder. Ihre Ausbreitungsgeschwindigkeit (c) beträgt 299 800 km/sec (= Lichtgeschwindigkeit). Die

B. – Tab. 123. Spektrum der elektromagnetischen Wellen.

Wellenlänge (cm)	Frequenz (MHz)	Energie des Einzelquants	Benennung	Verwendung	
10^6	0,03	$1,24 \times 10^{-10}$ eV	Lange Wellen		Elektrische Wellen
10^5	0,3	$1,24 \times 10^{-9}$ eV	Mittelwellen		
10^4	3	$1,24 \times 10^{-8}$ eV		Diathermie	
10^3	30	$1,24 \times 10^{-7}$ eV	Kurzwellen	Kurzwellentherapie	
10^2	300	$1,24 \times 10^{-6}$ eV			
10	3000	$1,24 \times 10^{-5}$ eV	Ultra-kurzwellen		
1	3×10^4	$1,24 \times 10^{-4}$ eV			
10^{-1}	3×10^5	$1,24 \times 10^{-3}$ eV	Wärme-(Infrarot-)Strahlen		UV-, Licht- und Wärmestrahlen
10^{-2}	3×10^6	$1,24 \times 10^{-2}$ eV		Infrarottherapie Infrarotphotographie	
10^{-3}	3×10^7	$1,24 \times 10^{-1}$ eV		Lichttherapie	
10^{-4}	3×10^8	1,24 eV	Sichtb. Licht		
10^{-5}	3×10^9	12,4 eV	Ultraviolette Strahlen		
10^{-6}	3×10^{10}	124 eV			
10^{-7}	3×10^{11}	1,24 KeV	Grenzstrahlen		Röntgen- und Gamma-strahlen
10^{-8}	3×10^{12}	12,4 KeV		Grenzstrahltherapie	
10^{-9}	3×10^{13}	124 KeV	Röntgen-strahlen	Rö.-Diagnostik und Oberflächentherapie Tiefentherapie	
10^{-10}	3×10^{14}	1,24 MeV	Gamma- und ultraharte Röntgen-strahlen	Radiumtherapie Therapie mit ultraharten Röntgenstrahlen	
10^{-11}	3×10^{15}	12,4 MeV			
10^{-12}	3×10^{16}	124 MeV			

elektromagnetische Strahlung ist charakterisiert durch die Wellenlänge (λ), die Amplitude oder Schwingungshöhe sowie durch die Frequenz (ν), die Zahl der Perioden in der Zeiteinheit (sec). Wellenlänge und Frequenz sind reziproke Werte. Danach ergibt sich $c = λ · ν$.

Die Ausstrahlung elektromagnetischer Wellen erfolgt in kleinen Portionen, sog. *Energiequanten*. Daher spricht man auch von *Quantenstrahlung*. Die Quanten werden auch als *Photonen* bezeichnet. Die Energie eines Photons (E) ist nach der von PLANCK begründeten Quantentheorie proportional der Frequenz. $E = h · ν$. Dabei ist h die sog. *Plancksche Wirkungskonstante*.

Die Energie des Einzelquants wird in eV (= Elektronenvolt), einer Einheit der elektrischen Energie, angegeben (keV = Kiloelektronenvolt, MeV = Megaelektronenvolt). 1 eV = $1,6 · 10^{-19}$ J (Joule). 1 eV entspricht der Energie eines Elektrons nach Durchlauf einer Potentialdifferenz von 1 Volt.

Das *Spektrum* der elektromagnetischen Strahlung reicht von den langwelligen elektrischen Wellen bis zu den ultraharten Röntgenstrahlen (s. links). Eine wichtige Grenze im Hinblick auf die biologische Wirkung stellt die Energie von *34 Elektronenvolt* (eV) dar. Strahlen dieser Mindestenergie ionisieren Materie; die auftreffenden Quanten lösen Elektronen aus der Hülle elektrisch ungeladener Atome. Es entstehen also aufgeladene Atome (= Ionen).

Über eine *pathogenetische Wirkung* langwelliger Strahlen ist nichts bekannt. Sog. Mittel- und Kurzwellen werden für therapeutische Zwecke verwandt. Eine besondere Betrachtung im Hinblick auf ihre pathogenetische Bedeutung erfordern die Lichtstrahlen unter Einschluß der Infrarot- und Ultraviolettstrahlen sowie insbesondere die ionisierenden Strahlen.

α) Lichtstrahlen, Infrarot- und Ultraviolettstrahlen (Tab. 124)

Die Strahlen des sichtbaren Lichtes, Infrarotstrahlen sowie Ultraviolettstrahlen dringen durch die äußere Oberfläche des Körpers, durch Haut und Schleimhäute ein und werden im Gewebe biologisch wirksam. Die lang dauernde Einwirkung von Infrarotstrahlen, wie sie z.B. bei Glasbläsern, Eisenarbeitern und Schmelzern gegeben ist, führt zur Entstehung des sog. *Glasbläser- oder Feuerstars*.

Die Einwirkung des sichtbaren Lichtes in normaler Menge kann, sofern bestimmte Krankheitsbedingungen gegeben sind, zu schweren

B. – Tab. 124. Folgen der Einwirkung von Lichtstrahlen, Infrarotstrahlen und UV-Strahlen.

Infrarotstrahlung
Bei länger dauernder Einwirkung (Glasbläser, Schmelzer) → Glasbläser- oder Feuerstar

Sichtbares Licht
Schädigung bei bestimmten Krankheitsbedingungen: Xeroderma pigmentosum: Rötung, nachfolgend braune Pigmentierung an unbekleideten Stellen → Atrophie der Haut → Warzenbildung, Karzinom

Ultraviolettstrahlen
UV-A: 400–315 nm: Besonders maßgebend für die direkte Pigmentierung UV-B: 315–280 nm: Erythemauslösende Wirkung, Dermatitis solaris. Antirachitische Wirkung: Maximum bei 280 nm (sog. Dornostrahlung) UV-C: Bakterizide Wirkung (Maximum bei 265 nm).
Chronische Einwirkung: Pigmentvermehrung, Hyperplasie der Epidermis, Hyperkeratose → (Landmannshaut), (Seemannshaut) mit fleckiger Hyper- und Depigmentierung, Teleangiektasien, aktinischer Elastosis (= Präkanzerose) → Keratosis senilis → Spinozelluläres Karzinom
Wirkung bei lichtbeeinflußbaren Dermatosen: Porphyrindermatose Lupus erythematodes Pellagra

Krankheitserscheinungen führen. Hier ist *Xeroderma pigmentosum* zu nennen (siehe auch S. 678).

Für die *biologische Wirkung des Lichtes* sind der *Anteil des UV-Lichtes* und insbesondere die *Wellenlänge* des anteiligen UV-Lichtes bedeutsam. Bei den an lichtexponierten Hautarealen nach Lichteinwirkung auftretenden Veränderungen sind zu unterscheiden:

1. Die *Lichtdermatosen*; es handelt sich um lichtbedingte Dermatosen, die durch überstarke Lichtintensitäten verursacht werden, die ausschließlich an lichtexponierten Hautarealen auftreten und die nach Ausschaltung der Lichteinwirkung abheilen.

2. Die *lichtbeeinflußbaren Dermatosen;* das sind Hauterkrankungen, die durch Lichteinwirkung provoziert oder verschlimmert werden.

Die bekannteste Lichtdermatose ist die *Dermatitis solaris, der Sonnenbrand.* Für dessen Entstehung ist der Anteil des UV-Lichtes und dessen Wellenlänge von Bedeutung. Das *UV-A-Licht* (Wellenbereich 400 nm bis 315 nm) führt zu einer Pigmentierung ohne ein vorangehendes Erythem. Das *UV-B-Licht* (Wellenbereich 314 nm bis 280 nm) verursacht die Dermatitis solaris (Sonnenbrand). Diese äußert sich zunächst in einer *Erythembildung,* der schließlich auch eine *Pigmentierung* (s. S. 299) nachfolgt. Bei zu intensiver Bestrahlung kommt es zu ädematöser Schwellung und Blasenbildung, also zu Verbrennungen 1. und 2. Grades.

Die *chronische Einwirkung ultravioletter Strahlung* führt zu einer Pigmentvermehrung und darüber hinaus zu einer relativen Verdickung der Hornschicht, zur *Hyperkeratose* sowie zu einer *Hyperplasie.* Bei einer über Jahre gehenden Lichtexposition kommt es zu *fleckigen Hyper- und Depigmentierungen,* zur Ausbildung von *Teleangiektasien* und *aktinischer Elastosis.* Die Summe dieser Veränderungen führt zu Erscheinungen, die man als *Seemanns- oder Landmannshaut* bezeichnet (solare Keratose).

Aufgrund klinischer Erfahrungen sind diese Veränderungen *Präkanzerosen* zuzuordnen. An den lichtexponierten Hautstellen entstehen bevorzugt *Hauttumoren* wie Basaliome, Plattenepithelkarzinome und maligne Melanome. (Beispiel: Australien: Weiße Bevölkerung unter intensiver Sonne: Hohe Inzidenz von Hauttumoren.)

Den lichtbeeinflußbaren Dermatosen ist eine größere Zahl von Hauterkrankungen zuzuordnen: Eine besondere Empfindlichkeit gegenüber UV-Licht besteht bei der *Porphyrie*[1], einer Störung des Hämoglobinaufbaues. Unter Lichteinwirkung entstehen Hautblasen, die schließlich vereitern und zu schweren Entstellungen führen können. Eine Empfindlichkeit gegenüber Lichteinwirkung besteht auch bei der durch Nicotinsäuremangel verursachten *Pellagra* sowie bei *Lupus erythematodes.*

β) Ionisierende Strahlen
Allgemeine biologische Wirkung

Ionisierende Strahlen stellen eine Gefahr dar. Sie können frei werden bei friedlicher Nutzung der Kernenergie und beim Einsatz nuklearer Waffen. Ionisierende Strahlen treffen den Menschen als kosmische Strahlung aus dem Weltraum. Der medizinische Anwendungsbereich stellt nur einen kleinen Ausschnitt des Gesamtbereiches der Strahlengefahr dar. In der Medizin werden ionisierende Strahlen sowohl in der Diagnostik als auch in der Therapie angewandt. Hier treten Strahlenschäden als sog. Therapieschäden auf. Die Anwendung ionisierender Strahlen in der Diagnostik stellt einen *Risikofaktor* dar, bei dem Spätschäden nicht ausschließbar sind. Der Gebrauch ionisierender Strahlen in der Diagnostik und Therapie setzt stets eine *Abschätzung des Risikos* voraus.

Langwellige Röntgenstrahlen werden als *weich* bezeichnet; sie dringen weniger in die Tiefe, haben jedoch eine *starke lokale Wirkung.* Röntgenstrahlen kleinerer Wellenlänge werden hingegen als *harte Strahlen* bezeichnet; sie dringen stark *in die Tiefe* ein. Hinsichtlich ihrer Intensität sind die Strahlenarten nach dem *Quantum der produzierten Ionenpaare* pro durchdrungener Volumeneinheit zu unterscheiden. Diese ist bei den α-Strahlen am größten, bei den γ-Strahlen am geringsten. Die *Penetrationstiefe* dieser Strahlen ist genau umgekehrt.

In biologischen Systemen ist die Wirkung der ionisierenden Strahlen das Ergebnis einer Reaktionskette. Am Anfang dieser Reaktionskette stehen *physikalisch-chemische Primärvorgänge,* zu denen Ionisationen und Anregungen von Atomen und Molekülen der Zelle gehören. Die ionisierenden Strahlen wirken in der Zelle entweder als direkter Treffer oder aber auf dem Umwege über radiochemische Zwischenprodukte. Es werden aggressive *chemische Radikale und Peroxide* frei, die einen zerstörenden Einfluß auf die biologisch wichtigen Makromoleküle haben und somit den Schädigungsbereich in der Zelle vergrößern. Am Ende dieser Reaktionskette stehen schließlich die sichtbaren biologischen Wirkungen.

Die biologische Wirkung aller genannten ionisierenden Strahlen beruht auf den gleichen Vorgängen. Verschiedene Strahlenarten rufen jedoch bei gleicher Dosis unterschiedliche biologische Wirkungen hervor. Das führte zur Einführung des Begriffes »relative biologische Wirksamkeit« (RBW).

Kennzeichnend für die verschiedenen Strahlenarten ist die pro Mikrometer Weglänge eines ionisierenden Teilchens absorbierte Energie.

---

[1] Porphyra (gr.) Purpurschnecke, Purpur.

Dieser *Energieverlust* (LET = *»linear energy transfer«* = *linearer Energieverlust*) ist für die verschiedenen Strahlenarten unterschiedlich. Der Effekt einer Strahlung mit hoher LET (α- oder Neutronenstrahlen) ist größer als jener einer Strahlung mit niedriger LET (Röntgenstrahlen oder γ-Strahlen).

Die Beziehungen zwischen dem biologischen Effekt und der Strahlendosis werden jedoch nicht nur von der Strahlenart und Energie, sondern auch von den physikalischen Eigenarten des bestrahlten biologischen Objektes bestimmt. So weisen überwässerte Gewebe eine höhere Strahlenempfindlichkeit auf als Gewebe mit geringerem Wassergehalt. Ferner besteht eine Abhängigkeit der Strahlenwirkung auch von der *zeitlichen und räumlichen Dosisverteilung*.

Zu unterscheiden ist ferner zwischen der Strahlenwirkung von außen her und den Verhältnissen, die bei der *Inkorporation radioaktiver Nuklide* gegeben ist. Dabei wird die Wirkung sowohl von dem *räumlichen und zeitlichen Muster der Dosisverteilung* als auch von den chemischen und physikalischen Eigenschaften der inkorporierten radioaktiven Substanz und ihrer Verteilung im Organismus bestimmt.

Strahlenempfindlichkeit der Zellen, Gewebe und Organe (Tab. 125):

Die Empfindlichkeit der Zellen, Gewebe und Organe ist von verschiedenen Faktoren abhängig. Die Strahlenempfindlichkeit der Zellen ist ihrer Reproduktionsfähigkeit direkt proportional und ihrem Differenzierungsgrad umgekehrt

proportional. Die *größte Empfindlichkeit* weisen vegetativ intermitotische Zellen auf; hierzu gehören die Stammzellen der Hämatozytopoese, die Spermatogonien, die Zellen der Darmkrypten und des Stratum basale der Epidermis. Als besonders strahlenempfindlich sind ferner die Lymphozyten und die Oozyten einzuordnen. Als *weniger strahlenempfindlich* hingegen haben sich die differenzierten intermitotischen Zellen erwiesen, wozu die reifen Blutzellen und die Zwischenstufen der Spermatogenese gehören. Eine nur *geringe Empfindlichkeit* weisen die pluripotenten Bindegewebszellen auf; zu diesen gehören die undifferenzierten Mesenchymzellen, die Fibroblasten sowie die Endothelzellen, insbesondere die der kleinen Gefäße.

Als verhältnismäßig *strahlenresistent* können die reversiblen postmitotischen Zellen der parenchymatösen Organe gelten. Hierzu gehören die Leber und die Niere sowie die exogenen und endogenen Drüsen. Die *höchste Strahlenresistenz* weisen die fixiert postmitotischen Zellen auf, die keine Teilungsfähigkeit mehr besitzen. Hierzu gehören insbesondere die Ganglienzellen. Eine gute allgemeine Grundlage zur Abschätzung der Strahlenempfindlichkeit gibt die Einteilung in *labile, stabile* und *Dauergewebe.*

Die nach der Strahleneinwirkung auftretenden Veränderungen sind jedoch nicht lediglich der Ausdruck der Verletzbarkeit der Zellen und Gewebsbestandteile. Sie sind vielmehr das Produkt des unmittelbaren Strahlenschadens und der anschließenden reaktiven und reparativen Prozesse.

B. – Tab. 125. Strahlenempfindlichkeit verschiedener Zellen.

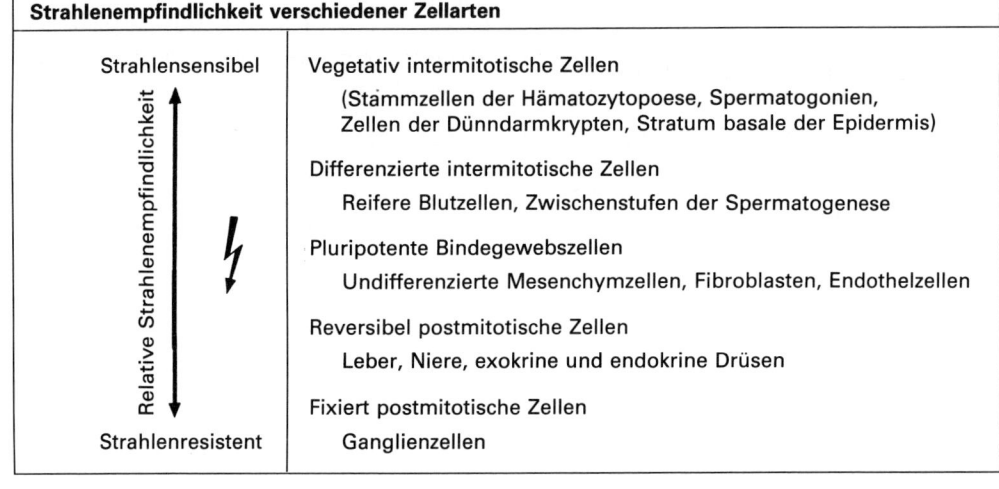

Strahlenempfindlichkeit verschiedener Zellarten	
Strahlensensibel	Vegetativ intermitotische Zellen
	(Stammzellen der Hämatozytopoese, Spermatogonien, Zellen der Dünndarmkrypten, Stratum basale der Epidermis)
	Differenzierte intermitotische Zellen
	Reifere Blutzellen, Zwischenstufen der Spermatogenese
	Pluripotente Bindegewebszellen
	Undifferenzierte Mesenchymzellen, Fibroblasten, Endothelzellen
	Reversibel postmitotische Zellen
	Leber, Niere, exokrine und endokrine Drüsen
	Fixiert postmitotische Zellen
Strahlenresistent	Ganglienzellen

(Relative Strahlenempfindlichkeit)

Strahlenwirkung und Zellzyklus:

Die Strahlensensibilität der Einzelzelle ist abhängig von deren jeweiligen *Standort im Generationszyklus.* Am empfindlichsten sind die Zellen während der *Mitose.* Während der G_1-*Phase* besteht eine relativ resistente Periode. In der *DNS-Synthese-Phase* ist die Empfindlichkeit zu Beginn am größten, und sie nimmt mit der Annäherung an die G_2-*Phase* ab. Während der G_2-Phase kommt es wiederum mit Annäherung an die Mitose zu einer Empfindlichkeitszunahme. (Siehe auch Kapitel C: »Zell- und Gewebsschädigung«, S. 180.)

Die Anzahl der Mitosen wird infolge der Strahleneinwirkung stark vermindert; es kommt zu einer Verklebung der Chromosomen und Chromatiden, zu einer Fragmentation und Verklumpung der Chromosomen. Diese Veränderungen werden als *Primäreffekt* bezeichnet. Um den sofortigen Zelltod herbeizuführen, sind hohe Strahlendosen erforderlich.

Erfolgt die Zellschädigung während der *Interphase,* insbesondere in der *DNS-Synthese-Phase,* so äußert sich die Wirkung als *Sekundäreffekt.* Die nach einem vorübergehenden Mitosestopp auftretenden Mitosen lassen *Chromosomenveränderungen* erkennen. Die Störung der Mitose bzw. deren Vollendung kann zur *Polyploidie* und zur *Riesenzellbildung* führen.

Pathologie der Strahlenschäden (Tab. 126):

Die den Organismus treffenden Strahlen sind unterschiedlicher Art, von verschiedener Energie und entstammen verschiedenen Strahlenquellen; demnach sind auch die pathologischen Veränderungen nach der Einwirkung ionisierender Strahlen vielfältig. Sie reichen von Veränderungen der Ultrastruktur ohne lichtmikroskopisch faßbare Veränderungen über lichtmikroskopisch sichtbare Schädigungen bis zu schwersten Schädigungen des Gesamtorganismus mit akuten Symptomen.

Besondere Bedeutung kommt den **Gefäßschädigungen,** der *Strahlenvaskulopathie,* sowie den damit im Zusammenhang auftretenden Veränderungen des **Bindegewebes** und der **Grundsubstanz** zu. An den Gefäßen treten Membranschädigungen mit der Folge einer Permeabilitätserhöhung auf. Das Plasma tritt in die Gefäßwände ein, und es kommt zu einer lockeren Fibrosierung. Diesen Schädigungen kommt besonders als *Spätveränderung nach Röntgenbestrahlung* Bedeutung zu; sie führen zu einer Ischämie des Gewebes. Eine andere Art der Gefäßschädigung äußert sich in der *Teleangiektasie;* sie wird besonders an der Haut und am Darm sichtbar. *Membranstörungen* führen zu einer ödematösen Durchtränkung des Bindegewebes und bei einer

B. – Tab. 126. Strahlenschädigung der Gewebe.

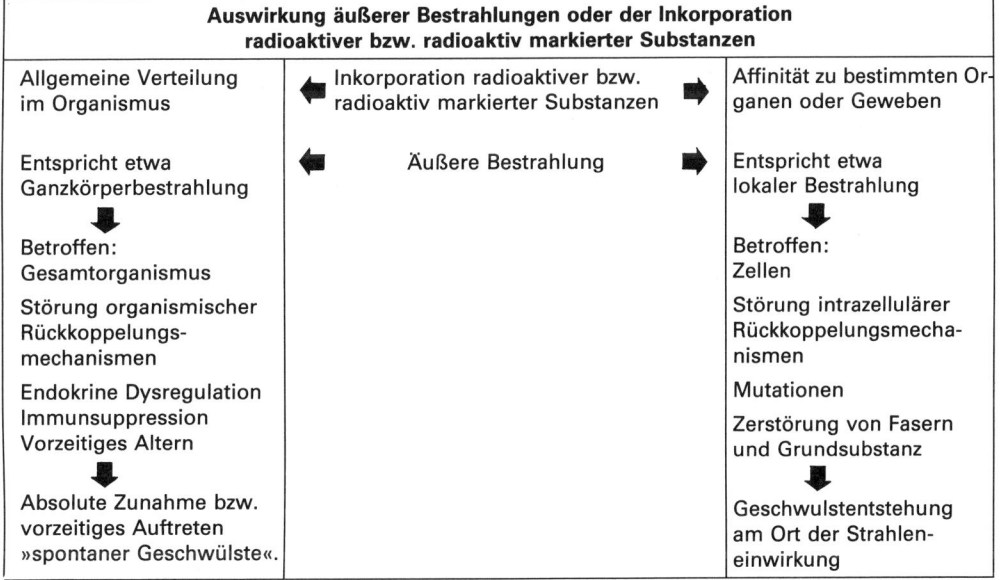

Auswirkung äußerer Bestrahlungen oder der Inkorporation radioaktiver bzw. radioaktiv markierter Substanzen		
Allgemeine Verteilung im Organismus	← Inkorporation radioaktiver bzw. radioaktiv markierter Substanzen →	Affinität zu bestimmten Organen oder Geweben
Entspricht etwa Ganzkörperbestrahlung	← Äußere Bestrahlung →	Entspricht etwa lokaler Bestrahlung
Betroffen: Gesamtorganismus		Betroffen: Zellen
Störung organismischer Rückkoppelungsmechanismen		Störung intrazellulärer Rückkoppelungsmechanismen
Endokrine Dysregulation Immunsuppression Vorzeitiges Altern		Mutationen
		Zerstörung von Fasern und Grundsubstanz
Absolute Zunahme bzw. vorzeitiges Auftreten »spontaner Geschwülste«.		Geschwulstentstehung am Ort der Strahleneinwirkung

gleichzeitigen Verminderung der Teilungsfähigkeit der Fibroblasten zu einer Bindegewebssklerose. Folge dieser Veränderungen des Gefäßsystems und Mesenchyms ist ein plötzlich oder allmählich auftretender Zellschwund, der zur Atrophie führen kann. Es schließen sich resorptive Vorgänge durch retikulohistiozytäre Elemente an.

An der **Haut** äußern sich Spätveränderungen nach Strahleneinwirkungen in einer nicht ausreichenden Erholung der regenerativen Fähigkeit des Epithels, einer Sklerose des subkutanen Fettgewebes und einer Strahlenvaskulopathie.

In deren Folge kommt es daher zu Nekrosen und zu Geschwürsbildungen, ferner zu Blutungen oder gar zur *Entstehung bösartiger Tumoren*.

Strahleneinwirkungen führen an verschiedenen Organen zu eigentümlichen Veränderungen, so daß die **Organveränderungen** infolge von Strahleneinwirkungen als *spezifisch* bezeichnet werden können.

Strahlenschädigungen am *Darm* treten insbesondere bei Bestrahlung der Beckenorgane auf. Die Bestrahlung bewirkt eine Verhinderung der Zellteilung und einen Nachschubstopp. Die Folgen sind ein Epithelverlust der Darmschleimhaut und die Entstehung von Ulzera. Da meistens gleichzeitig eine Bindegewebssklerose und eine Strahlenvaskulopathie bestehen, ist die Heilung im allgemeinen stark verzögert.

Am raschesten und stärksten reagieren *Lymphknoten* und *Thymus* auf ionisierende Strahlen. Das äußert sich in einem *Lymphozytenmangel* in der Peripherie, der zugleich ein erstes objektives Zeichen für eine Gesamtkörperbestrahlung darstellt. Spätfolge ist ein *Fehlen der Antikörperbildung*. Bei einer Bestrahlung des *Knochenmarkes* erweist sich die Granulozytopoese empfindlicher als die Erythrozytopoese und Megakaryozytopoese. Demzufolge treten die Symptome *Agranulozytose, Anämie* und *Blutungsneigung* in dieser Reihenfolge auf.

An der *Lunge* äußert sich der Strahlenschaden in Form einer *interstitiellen Strahlenfibrose* und gelegentlich einer *Vaskulopathie*. Bei den *Nieren* steht die Strahlenvaskulopathie in den Glomerulumschlingen im Vordergrund; es entsteht eine *Glomerulonephrose*. Sie wirkt sich ferner am Interstitium und in einer Tubulusatrophie aus. Es kommt zu einer interstitiellen Sklerose mit der Folge einer *Schrumpfniere* mit *Urämie* und *Hypertonie*.

Am **Skelettsystem** sind als Folge einer Strahlenwirkung die *Dystrophie* und die *Dysplasie* zu unterscheiden. Zur Dystrophie gehören die Störungen der Knochenbildung, der Grundsubstanzsynthese, der Mineralisation und Knochenresorption und unmittelbare Schäden an Zellen, Fasern und Grundsubstanz, die sich in Form von degenerativen Veränderungen oder Nekrosen äußern. Diese Schädigungen sind entweder direkter oder mittelbarer Art infolge Gefäßalteration. Die strahleninduzierte Dysplasie äußert sich in Störungen der Proliferationskinetik der Zellen des osteogenen Mesenchyms, in Differenzierungsanomalien, wie peritrabekulärer Fibrose und atypischer Knochenbildung.

Neben der infolge vermehrten Zellschwundes auftretenden Atrophie ist eine hypoplastische *Atrophie* verschiedener Organe und Gewebe zu beachten. Deren Ursache ist in einer gestörten oder gehemmten Zellvermehrung zu sehen. Die hypoplastische Atrophie ist vorzugsweise an Mausergeweben sowie im fetalen und postnatalen Wachstum zu beobachten. Letztlich gehören zur strahleninduzierten Dysplasie die *Störungen der Proliferationskinetik und der Differenzierung*. Dabei kann es zu fehlerhaften reparativen und regenerativen Prozessen kommen, deren Ausmaß von der Art des betroffenen Gewebes abhängig ist.

Induktion von Tumoren durch ionisierende Strahlen:

Während ionisierende Strahlen einerseits einen *kanzeriziden Effekt* besitzen, können sie andererseits die Entstehung von Krebs verursachen. Weitgehend ungeklärt sind hierbei jedoch die Dosis-Wirkungs-Beziehungen und die erforderlichen Schwellenwerte zur Auslösung maligner Tumoren. Eine lokale, von außen her kommende Bestrahlung mit hohen Dosierungen wirkt am Ort der Einwirkung *karzinogen*. Die ionisierenden Strahlen rufen in den Zellen *somatische* Mutationen hervor mit der Folge einer *Störung intrazellulärer Rückkopplungsmechanismen* und *Induktion der Tumorentstehung*.

Eine andere Situation ist bei *Ganzkörperbestrahlungen* mit subletalen Dosen gegeben. Dabei werden Störungen organismischer Rückkopplungsmechanismen und Veränderungen im endokrinen System ausgelöst und immunologische Faktoren beeinflußt. Es darf angenommen werden, daß nach Ganzkörperbestrahlung auftretende Geschwülste auch spontan, jedoch zu einem späteren Zeitpunkt, entstanden wären.

Eine besondere Bedeutung kommt der Wirkung ionisierender Strahlen nach der *Inkorporation radioaktiv markierter Substanzen* zu. Diese Substanzen haben eine Affinität zu bestimmten Zellen und Geweben, wo sie eine lokale Bestrahlung bewirken. Ein Beispiel hierfür ist die Entstehung von *Knochentumoren* nach Applikation von *Radium-226* und *Radium-228*.

Literatur

Zum Winkel, K.: Nuklearmedizin. Springer, Berlin, Heidelberg, New York 1975.
Schlungenbaum, W.: Medizinische Strahlenkunde. 6. Aufl., de Gruyter, Berlin, New York 1979.

f) Klima und Wetter

Die *medizinische Meteorobiologie* ist ein Forschungszweig, der die Wirkung der Vorgänge in der Atmosphäre, also des Klimas und des Wetters auf den Menschen untersucht. Die meteorologisch erfaßten *komplexen Geschehnisse* der Atmosphäre werden in physikalische und chemische Meßgrößen, in »*meteorologische Elemente*« zerlegt. Ein Teil dieser »meteorologischen Elemente« ist klar zu definieren; dabei handelt es sich insbesondere um die *Lufttemperatur*, die *relative Luftfeuchtigkeit* sowie um die *Strahleneinwirkung* auf die Haut. Diese Faktoren können auch technisch simuliert werden; sie können zweifellos krankheitsbegünstigende Ursachen darstellen.

Klima und Wetter werden hier im Zusammenhang betrachtet. Obgleich ein enger Zusammenhang zwischen Klima und Wetter besteht, sind beide Begriffe dennoch auseinanderzuhalten. Unter *Klima*[1] haben wir den Zustand der Atmosphäre zu verstehen, der für ein bestimmtes Gebiet typisch und durch einen charakteristischen Witterungsablauf in den Jahreszeiten gekennzeichnet ist. Wir kennen verschiedene *Klimazonen;* hier ist das Klima zunächst im wesentlichen durch den Winkel der Sonneneinstrahlung bestimmt. Innerhalb dieser Zonen besteht jedoch kein einheitliches Klima. Dieses ist mitbestimmt durch die Verteilung von Land und Meer (Landklima, maritimes Klima) sowie von Gebirge und Ebene (Gebirgsklima, Plateauklima). *Wetter* hingegen bezeichnet den augenblicklichen Zustand der Atmosphäre in einem bestimmten Bereich. Mit dem Begriff *Witterung* wiederum soll das über einen Zeitabschnitt von einigen Tagen hinweg herrschende Wetter gekennzeichnet werden.

Der *Zustand der Atmosphäre* wird in erster Hinsicht durch die *Sonneneinstrahlung* und die *Erdrotation* beeinflußt. Die Sonneneinstrahlung wechselt zeitlich, örtlich und in ihrer Intensität. Hierdurch entstehen *Temperaturdifferenzen in der Atmosphäre*, die Gewichtsunterschiede der Luftmassen und *Massenverlagerungen* zur Folge haben. Bei diesen Verlagerungen hängt die Bewegungsrichtung vom Gradienten der *Druckdifferenzen* ab; die Bewegungsrichtung wird jedoch auch von der *Erdrotation* beeinflußt. Bewegungen in der Vertikalen führen zu aufsteigender Luft und zur Druckentlastung. Die Luftmassen kühlen ab, und es kommt zur Kondensation. Bei absteigender Luft kommt es hingegen zur Kompression, zur Erwärmung sowie zur Verdampfung von Wasser, deren Ausmaß jedoch wiederum von der Unterlage, Meer, Land, Art der Vegetation, abhängt.

Besonders in den gemäßigten Breiten treten häufig *Luftkörperwechsel* auf. Dabei verdrängen sich gegenseitig warme, feuchte, für ultraviolettes Licht wenig durchlässige *tropische Luftmassen* und kalte, trockene, sonnendurchlässige *polare Luftmassen*. Die am Pol und am Äquator gelegenen Luftmassen bewegen sich gegensinnig; sie sind durch eine gewissermaßen als elastische Membran wirkende *Unstetigkeitsschicht*, die in den gemäßigten Zonen gelegen ist, abgegrenzt. Erfolgt z. B. der Einbruch tropischer Luft in nördlicher Richtung, so entsteht eine *Wärmefront* (Abb. 16), die auf kalte Luftmassen aufgeleitet wird. Die Warmluft kühlt sich ab; die in ihr enthaltene Luftfeuchtigkeit kondensiert; es kommt zur *Wolkenbildung* und zu *Niederschlägen*. Das Barometer fällt und die Temperatur steigt an. Das Wetter bleibt nun einige Zeit konstant, bis die Rückseite dieses sog. Tiefs das entsprechende Gebiet erreicht. Die nachdrängende *Kaltfront* verursacht wiederum eine Abkühlung der feuchten Warmluft, und es entstehen Niederschläge. Es bestehen vorübergehend die gleichen Bedingungen wie vorher an der Vorderseite des Warmluftkörpers. Jetzt jedoch fällt die Temperatur ab und das Barometer steigt (s. a. S. 350, Lungenembolie).

Ein *biologisches Optimum* stellt die atmosphärische Ruhe, eine Witterungsharmonie dar, wobei das Wetter tagsüber ausschließlich von Einstrahlung, nachts ausschließlich von Abstrahlung bestimmt wird. Diese Gegebenheiten

---

[1] Klima (gr.) Neigung, Abhang; Himmelsgegend.

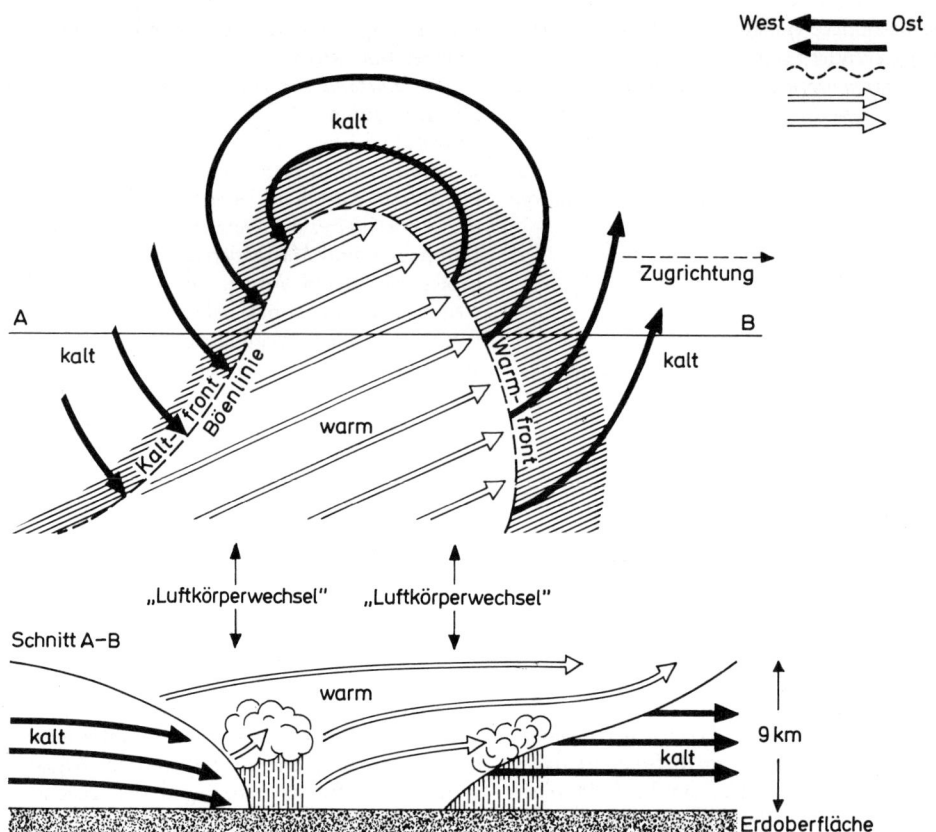

B. – Abb. 16. Frontendurchzug und Luftkörperwechsel (aus HOLLE nach DE RUDDER).

sind jedoch nicht gleichbedeutend mit Schön- oder Hochdruckwetter. Nachteilige, zur *Belastung* des Menschen führende Wetterwirkungen ergeben sich insbesondere bei dem oben beschriebenen Frontendurchzug und dem damit verbundenen Luftkörperwechsel. Biologische Wetterwirkungen werden besonders bei *zyklonalen Geschehnissen* deutlich. Unter Zyklon ist ein barometrisches Minimum zu verstehen. Hieraus ergeben sich häufig rasch erfolgende Aufgleitvorgänge, schräge Verschiebungen physikalisch unterschiedlicher Luftarten, starke vertikale Labilisierungen, Umschichtungen und böiges Wetter. Auch der *Alpenfön* gehört zu diesen Erscheinungen; er ist ein warmer, trockener Fallwind, der durch Sogwirkung bei sehr tiefem Druck nördlich der Alpen entsteht.

Eine biotrope Wirkung kommt ebenso den oft wochenlang anhaltenden *Inversionen* zu.

Diese treten in Gegenden mit bestimmter Bodengestaltung und geographischer Lage auf (Oberrheinebene). Indessen normalerweise die Lufttemperatur mit steigender Höhe abnimmt, lagert sich in diesen Gebieten schwere, kalte Luft ab. Darüber liegen sodann wärmere, leichtere, stabile Luftmassen, und es besteht eine Temperaturumkehr. Ist die überlagerte Luft feucht, so kommt es in der Berührungsebene zur Wasserabscheidung und zur Bildung einer Hochnebeldecke, die als *Sperrschicht* wirkt. Unter dieser stagnierenden Sperrschicht können sich Industrieabgase zu lebensgefährlichen Konzentrationen anreichern und zur sog. *Smog*[1]-Bildung führen.

Frontenwechsel und zyklonale Geschehnisse werden auch vom gesunden Menschen verspürt; er ist jedoch elastisch genug, die sich ergebenden Belastungen auszubalancieren. *Reaktionsträger*

---

[1] Smog (engl.) aus smoke, Rauch, und fog, Nebel; Dunstglocke über großen Städten und industriellen Ballungsgebieten.

der Wettereinflüsse im Körper ist in erster Hinsicht das *vegetative Nervensystem.* Bestehen Regulationsschwächen des vegetativen Nervensystems, so können atmosphärische Einwirkungen zu erheblichen Belastungen führen und sich verhängnisvoll auswirken.

Die *Wirkungen biotroper Einflüsse* sind vielfältig. Bereits ein Teil gesunder Menschen reagiert *»wetterfühlig«*, was sich in Unwohlsein, Ermüdung und Gereiztheit äußert. Wetterempfindliche Menschen spüren atmosphärische Einflüsse, den *»Wetterumschlag«*, durch *Schmerzen an chronisch-entzündeten Gelenken, an Periostnarben, Operationsnarben, pleuritischen Verwachsungen oder als Phantomschmerzen nach Amputation.* Es wird vermutet, daß diese Schmerzen auf einer Änderung des Wassergehaltes der Gewebe und damit verbundenen Quellungen des Bindegewebes beruhen.

Im Zusammenhang mit atmosphärischen Einflüssen wurde eine Häufung von *Anfallskrankheiten* beschrieben; hierzu gehören der Herzinfarkt bei akutem Intimaödem, Herz- und Kreislaufinsuffizienz, Lungenembolien (s. S. 393, 396), Apoplexie, Koliken der Harnwege, Eklampsie. Bei Asthmakranken treten gehäufte Anfälle auf. Beim Auftreten derartiger Erkrankungen sind die atmosphärischen Einflüsse jedoch nur als auslösendes Moment anzusehen. Es gibt keine statistisch gesicherten Hinweise für eine spezifische Wirkung von Wettereinflüssen auf isolierte Krankheitsbilder. Dem Wetter kann nur eine *indifferente Wirkung* auf allgemeine Krankheitserscheinungen zugeschrieben werden.

Die obengenannten Inversionen sind nicht dem atmosphärischen Ereignis eines Frontenwechsels oder zyklonalen Geschehnissen gleichzusetzen. Sie können jedoch für einen Organismus, der bereits aus anderen Umständen dicht an der Grenze seiner Anpassungsfähigkeit steht, eine zusätzliche Belastung darstellen und zum *auslösenden Faktor* werden. Kommt es bei Inversionen zur Bildung von *Smog,* so ist eine zusätzliche Belastung durch *chemische Schadstoffe* gegeben.

Literatur

DIRNAGL, K.: Neuere Untersuchungsergebnisse zur Beeinflussung des menschlichen Befindens durch das Wetter. Therapiewoche *27:* 858–870 (1977).
POSSE, P.: Einfluß des Wetters auf die Morbiditätsdynamik einer Großstadt. Eine Untersuchung an der Münchener Bevölkerung. Münch. med. Wschr. *117:* 425–430 (1975).
RUDDER, B. DE: Wetter und Jahreszeit als Krankheitsfaktoren. Berlin 1931 (s. a. in RUDDER, B. DE: Grundriß einer Meteorobiologie des Menschen. 3. Aufl., Springer, Berlin 1952).

2.2.2.3. Chemische Schädlichkeiten, Gifte (Tab. 127)

Unter chemischen Schädlichkeiten oder Giften sind Stoffe zu verstehen, die mit Zellen oder Geweben chemische Reaktionen eingehen und hierdurch Veränderungen verursachen, die sich in einer *Störung der Leistung* oder gar in einer *Zerstörung der Zellen und Gewebe* auswirken. Eine *Voraussetzung* für die schädigende Wirkung eines Stoffes besteht allerdings darin, daß dieser in unmittelbarem Kontakt mit Zellen oder Geweben kommen kann; er muß also gelöst sein und resorbiert werden können, bzw. er muß das Gewebe infiltrieren können.

Die Möglichkeiten des Kontaktes mit chemischen Schädlichkeiten oder ihrer Verabreichung sind sehr vielfältig. Als *Angriffsflächen oder Eintrittspforten* kommen in erster Linie die Haut, die Schleimhäute des Magens und die Atemwege in Betracht. Die *Wirkung* chemischer Schädlichkeiten oder Gifte ist abhängig von deren *Eigenarten,* von der *Art ihrer Verabreichung* sowie von dem *Ort,* an dem sie wirksam werden. Der *Angriffspunkt* einer chemischen Schädlichkeit oder eines Giftes muß nicht mit dem Aufnahmeort identisch sein; es kann auch

B. – Tab. 127. Allgemeine Wirkung von chemischen Substanzen.

Chemische Schädlichkeiten, Gifte
Allgemeine Wirkung: Störung der Leistung oder Zerstörung von Zellen oder Gewebe
Lösung von Zellbestandteilen (Alkohol löst Lipide)
Eiweißfällung, Denaturierung Blockade von Enzymen Physikalische Wirkung: Quellung, Wasserentzug Enzymwirkung
Voraussetzung für Schädlichkeit: Der chemische Stoff muß gelöst sein und resorbiert werden können oder infiltrieren; er muß genügend hoch dosiert sein.
Eintrittspforten und Angriffspunkte (Müssen nicht identisch sein!):
Haut, Schleimhaut des Magens, Atemwege
Fernwirkung: Organotropie (Kapillargifte, Blutgifte)
Ort der Ausscheidung: Niere, Darm

eine *Fernwirkung* bestehen. Nicht selten ist der Wirkungsort eines Giftes der *Ort seiner Ausscheidung*, da hier besonders hohe Konzentrationen entstehen.

Die schädigende Wirkung einer chemischen Substanz ist weiterhin von deren *Konzentration* abhängig. Verschiedene chemische Substanzen können, in adäquaten Dosen verabfolgt, eine leistungssteigernde Wirkung auf bestimmte Zellen, Gewebe oder Organe haben und finden daher als Heilmittel Anwendung. Die gleichen Substanzen können jedoch ebenso zu schweren oder gar zerstörenden Wirkungen führen und den Tod des Menschen herbeiführen, wenn sie in zu hoher Dosierung verabreicht werden. Eine schädigende Wirkung ist praktisch allen Stoffen zuzuschreiben, sofern sie in zu hoher Dosierung verabfolgt werden, das gilt z.B. auch für das Kochsalz, ja sogar für Wasser.

Die *Wirkung chemischer Schädlichkeiten* ist entweder *physikalisch* oder *chemisch* erklärbar. So kann die Schädigung z.B. auf einer Lösung von Zellbestandteilen beruhen; ein Beispiel hierfür sind die Alkohole, die eine *lipidlösende Wirkung* haben. Die Schädigung kann durch eine chemische Bindung verursacht werden, wodurch es zur *Eiweißfällung* und *-denaturierung* kommt. Die Giftwirkung kann in einer *Fermentlähmung* bestehen. Die schädigende Wirkung von Salzen kann u.a. physikalisch erklärt werden, sofern die Salze einen *Wasserverlust* oder eine *übermäßige Wasseraufnahme* herbeiführen. Es gibt Gifte, die eine *Enzymwirkung* aufweisen und in den Metabolismus eingreifen können.

Die Wirkung verschiedener chemischer Stoffe kann auf ganz bestimmte Zellen, Gewebe, Organe oder Organsysteme beschränkt sein, braucht also keinesfalls sämtliche Zellarten zu treffen. Zu diesen Schädlichkeiten gehören z.B. *die Kapillar-, die Blut- und die Fermentgifte*. Andererseits kennen wir chemische Schädlichkeiten, die Zellen jeder Art an jedem Ort zerstören; das sind insbesondere die *Ätzgifte*, wie *Mineralsäuren und Metallsalze*, die eine *Koagulation* hervorrufen, oder die *Laugen*, die eine *kolliqueszierende, verflüssigende Wirkung* haben.

Entscheidend für die schädigende Wirkung der chemischen Stoffe sind deren *Konzentrationen* (c) und die *Dauer ihrer Einwirkung* (t), c·t! Die Verabreichung eines chemischen Stoffes kann den sofortigen Tod zur Folge haben. In starker Verdünnung können Gifte völlig unwirksam sein; sie werden in unveränderter oder metabolisierter Form durch den Darm oder die Niere ausgeschieden. Andererseits kann die permanente Verabreichung verschiedener Stoffe in Dosen, die keinerlei akute toxische Erscheinungen erkennen lassen, zur *Kumulation* führen (Arsen, Blei), so daß die Giftwirkung erst zu einem sehr späten Zeitpunkt deutlich wird. Eine chemische Substanz kann auch rasch metabolisiert und dadurch weitgehend unschädlich gemacht werden; es ist jedoch andererseits ebenso möglich, daß erst das metabolisierte Produkt die eigentliche Giftwirkung verursacht.

Die *Herkunft der Gifte* ist vielfältig. Der Körper selbst kann Gifte bilden. Diese *endogenen, zur Autointoxikation führenden Gifte* sollen hier jedoch nicht betrachtet werden. Die *exogenen Gifte* können Mineralstoffe sein, es kann sich um synthetische Substanzen oder Stoffe tierischer oder pflanzlicher Herkunft handeln.

Aus den aufgezeigten Gesichtspunkten wird zugleich deutlich, daß eine *Einteilung chemischer Schädlichkeiten* oder Gifte nach verschiedenen Gesichtspunkten möglich ist. Sie könnte nach deren Aggregatzustand (Gase, Flüssigkeiten und feste, aber lösliche Substanzen), nach ihrer chemischen Eigenart, nach ihrer Herkunft, aufgrund ihrer Affinität zu bestimmten Zellen oder Geweben oder nach ihrem Wirkungsmechanismus erfolgen.

a) Gasförmige Giftstoffe

α) *Kohlenmonoxid* (Tab. 128)

Kohlenmonoxid ist das heimtückischste, am weitesten verbreitete und bekannteste Giftgas. Es ist im Leuchtgas, im Auspuffgas der Autos und in Ofengasen bei unvollständiger Verbrennung enthalten. Das Gas ist farb-, geschmack- und geruchlos. Es wirkt bereits in sehr geringen Konzentrationen. Bereits bei einer Konzentration von 1‰ in der Atemluft können eine

B. – Tab. 128. Veränderungen durch Kohlenmonoxid.

Kohlenmonoxid
Wirkungsmechanismus: Hohe Affinität zum Hämoglobin (200–250mal stärker als Sauerstoff)
Folgen: 20% Sättigung → Übelkeit, Schwäche 70% Sättigung → Tod durch Ersticken
Morphologie: Hellrote Totenflecken; hellrotes, nicht geronnenes Blut in den Gefäßen; Hyperämie der parenchymatösen Organe; perivaskuläre Blutungen und degenerative Veränderungen im Bereich des Stammhirns.

Lähmung der Muskulatur und Bewußtlosigkeit auftreten. Bei Luftbeimengungen von 1,5 bis 2‰ CO treten lebensbedrohliche Vergiftungserscheinungen auf.

Die Wirksamkeit des Kohlenmonoxids beruht auf der sehr großen *Affinität zum Hämoglobin,* die etwa 200–250mal stärker ist als die des Sauerstoffs. Sobald 20% des Hämoglobins durch Kohlenmonoxid gesättigt sind, treten Vergiftungserscheinungen mit Übelkeit, Kopfschmerzen sowie Schwäche in den Beinen auf. Sind etwa 70% des Hämoglobins mit Kohlenmonoxid besetzt, so tritt Tod durch Erstickung ein.

Charakteristische Anzeichen einer Kohlenmonoxidvergiftung sind *hellrote Totenflecken* und *hellrotes, nicht geronnenes Blut* in den Gefäßen. Die hellrote Färbung des Blutes beruht auf der Bindung des Kohlenmonoxids an das Hämoglobin. Die *pathologisch-anatomischen Veränderungen* nach Kohlenmonoxidvergiftung sind spärlich. Es besteht eine Hyperämie der parenchymatösen Organe und des Gehirns. Ist der Tod langsam eingetreten, so kann eine fettige Degeneration am Herzmuskel und anderen parenchymatösen Organen beobachtet werden. Am auffälligsten sind *perivaskuläre Blutungen und degenerative Veränderungen* im Bereich des Stammhirns, im Pallidum, Ammonshorn und in der Substantia nigra.

β) Blausäure (Tab. 129)

Zu Todesfällen durch Inkorporation von Zyanverbindungen kommt es vorwiegend durch Einatmen von Blausäure. Blausäurevergiftungen bzw. Vergiftungen mit gelösten Zyanverbindungen (Zyankali) führen in kürzester Zeit zum Tode. Konzentrationen von 0,2 bis 0,3 mg HCN/l Luft wirken bereits tödlich. Die Blausäure tritt in der Zelle mit dem Eisen des *Atmungsfermentes* in Verbindung, wodurch die Sauerstoffübertragung sofort unterbunden wird. Die *pathologisch-anatomischen Befunde* sind uncharakteristisch. Nicht selten ist der typische *Geruch von Bittermandelöl* auffällig. Das Blut ist meist etwas heller rot gefärbt und flüssig.

B. – Tab. 129. Veränderungen durch Blausäure.

Blausäure
Wirkungsmechanismus (wie alle Zyanverbindungen):   Blockade des Atmungsfermentes → Unterbindung der Sauerstoffübertragung

B. – Tab. 130. Veränderungen durch Äthylalkohol.

Äthylalkohol
Akute Schädigung: 4–5 mg% im Blut: Akuter Hirntod

Chronische Schädigungen:
   a) Störungen der Gehirnfunktionen
   b) Hemmung der Testosteronbildung (Acetaldehydwirkung)
   c) Chromosomenschädigungen (Acetaldehydwirkung)
   d) Leberschädigung (metabolisch bedingte Oxidationshemmung und toxische Wirkung des Acetaldehyd)
     Reversibel: alkoholische Fettleber
     Fortschreitend: alkoholische Hepatitis, Zirrhose

b) Flüssige Giftstoffe

α) Äthylalkohol (Tab. 130)

Der Äthylalkohol ist eine Substanz, an der sich in sehr typischer Weise ein Zusammenhang zwischen Dosis und Giftwirkung aufzeigen läßt. Er kann in gewissen Dosierungen inkorporiert werden, ohne daß besondere Schädigungen nachweisbar werden. Die Einnahme von Äthylalkohol in hoher Dosierung kann zum Tode führen. Blutkonzentrationen von 4–5 mg% führen zum *akuten Hirntod.*

Der *Mißbrauch von Alkohol* ist zu einem der größten medizinischen und sozialen Probleme der modernen Gesellschaft geworden. Alkoholgenuß kann zur *körperlichen Abhängigkeit,* zum Zustand der periodischen oder chronischen Vergiftung, d.h. zum Alkoholismus, zur Alkoholkrankheit führen. Im Vordergrund der Schädigungen, die Äthylalkohol verursachen kann, stehen *Störungen der Gehirnfunktionen,* die beträchtliche Ausmaße erreichen können, sowie *reversible und irreversible Leberveränderungen.*

Äthylalkohol wird hauptsächlich in der *Leber* über *Acetaldehyd* zu Essigsäure oxidiert. Acetaldehyd, das bei Nichtalkoholikern eine Konzentration von 1 µg/ml Blut, bei Alkoholikern deutlich höhere Konzentrationen erreichen kann, bewirkt *Chromosomenschädigungen* und eine *Hemmung der Testosteronbildung.*

Die *alkoholische Fettleber* (s.a. S. 265) die *alkoholische Hepatitis* sind Folgen einer metabolisch bedingten Oxidationshemmung und der toxischen Wirkung des Acetaldehyds. Im Beginn besteht eine herdförmige oder diffuse reversible Leberverfettung (s. Hi. S. 164). Mit

B. – Tab. 131. Veränderungen durch Methylalkohol.

Methylalkohol
Akute Schädigung: Akuter Hirntod; Zeichen der Anoxie und Zyanose; Hyperämie der parenchymatösen Organe
Erblindung: Schädigung der Ganglienzellen der Retina → Optikusatrophie

dem Einsetzen der alkoholischen Hepatitis, die akut oder chronisch verlaufen kann, die sich histologisch durch typische Einzelzellnekrosen und Mallory-bodies auszeichnet, beginnt schließlich die Entwicklung der *alkoholbedingten Zirrhose*.

β) *Methylalkohol* (Tab. 131)

Die Einnahme von Methylalkohol in größeren Mengen hat den *akuten Hirntod* zur Folge. Dabei bestehen Zeichen einer *Anoxie* sowie *Zyanose*. In den meisten Fällen ist dunkles und flüssiges Blut in den Gefäßen zu beobachten, und es bestehen eine auffällige Hyperämie und ein Ödem der parenchymatösen Organe, insbesondere der Lunge und auch des Gehirns. Methylalkohol hat eine besondere Affinität zu den Ganglienzellen der Retina, deren Schädigung zur Erblindung führen kann. Auf die *Zerstörung der Ganglienzellen der Retina* folgt eine *Optikusatrophie*.

γ) *Benzol* (Tab. 132)

Vergiftungen mit Benzol und seinen Homologen sind meist gewerblicher Art. Die Inkorporation erfolgt vorwiegend durch Inhalation. Benzol ist ein ausgesprochenes *Nervengift;* es ruft zunächst eine Euphorie, später Benommenheit, Kopfdruck und Brechreiz hervor. Schwere Vergiftungen können zu Bewußtlosigkeit, klonischen Krämpfen und zum Tode führen. Subakute und chronische Vergiftungen äußern sich insbesondere in einer *Schädigung des hämatopoetischen Systems*, namentlich im Auftreten einer *aplastischen Anämie*. Das morphologische Substrat der Benzolvergiftung besteht in erster Linie in *Hämorrhagien in Haut, Schleimhaut und im ZNS* sowie in einer *Panmyelophthise*.

B. – Tab. 132. Veränderungen durch Benzol.

Benzol
Vergiftungen vorwiegend durch Inhalation
Leichte Vergiftungen: Euphorie, Benommenheit, Kopfdruck, Brechreiz
Schwere Vergiftungen: Bewußtlosigkeit, klonische Krämpfe → Tod
Subakute und chronische Vergiftungen: Schädigung des hämatopoetischen Systems (Frühzeichen: Beeinträchtigung der Megakaryozytopoese), Blutungen in Haut, Schleimhaut, ZNS; Panmyelophthise

B. – Tab. 133. Veränderungen durch Säuren und Laugen.

Protoplasmazerstörende Gifte
Wirkungsort: Ort der Aufnahme, vorwiegend Magenschleimhaut (Häufigste Verätzung bei Selbstmord, 50%; an zweiter Stelle: häusliche Unfälle, etwa 34%)
Wirkung von Säuren: Koagulationsnekrose, Verschorfung
Wirkung von Laugen: Kolliquationsnekrose

c) Protoplasmazerstörende Gifte (Tab. 133)

Zu diesen verätzenden Giften gehören *Säuren, Laugen* sowie das *Phenol* und dessen Verwandte. Sie wirken unmittelbar am Ort ihrer Aufnahme. Am häufigsten sind Verätzungen bei *Selbstmord* zu beobachten (etwa 50%). An zweiter Stelle stehen im Hinblick auf deren Häufigkeit Verätzungen bei *häuslichen Unfällen* (etwa 34%). Bei der Einnahme der Ätzgifte sind die auffälligsten Erscheinungen am Magen zu beobachten; Schädigungen des Ösophagus sind weniger stark ausgeprägt.

Säuren verursachen eine *Koagulationsnekrose* und haben eine *Verschorfung* zur Folge. Werden Säuren inkorporiert, so kommt es häufig zur *Perforation der Magenwand*. Bei Verätzungen durch Schwefel- und Salzsäure sind die Schleimhäute dunkelbraun oder schiefergrau verfärbt. Bei Einwirkung von Salpetersäure tritt eine charakteristische Gelbfärbung auf (Xanthoproteinreaktion). Essigsäureeinwirkung hat die Entstehung weißlicher Beläge zur Folge. Carbolsäureeinwirkungen können bereits durch den sehr auffälligen Geruch erkannt werden; die betroffenen Gewebe sind weiß oder grauweiß verfärbt und verfestigt.

Laugen haben gleichfalls eine denaturierende Wirkung; sie bewirken jedoch eine *Verflüssigung und Auflösung des Gewebes;* sie können daher tiefer in das Gewebe eindringen als die Säuren, welche sich durch ihre koagulierende Wirkung selbst eine Barriere schaffen.

d) Schwermetalle und Mineralien

α) Quecksilber (Tab. 134)

Dem Quecksilber kommt vorwiegend in seiner Form als *Sublimat* Bedeutung zu. Die bei Sublimatvergiftung auftretenden Erscheinungen sind abhängig von der Größe der verabreichten Dosis. Bei Inkorporation großer Dosen ist zunächst eine *katarrhalische Gastritis* mit sehr auffälligem Ödem und beträchtlicher Hyperämie der Schleimhaut zu beobachten. Mitunter entstehen auch *Verschorfungen.* Die *Niere* ist der *Ort der Ausscheidung* des Sublimats; hier kommt es zu einer *maximalen Konzentration* des Giftes und zu schwersten Schädigungen. Es sind *nekrotische Veränderungen* insbesondere an den Hauptstücken zu beobachten (sog. *Sublimatniere*). Folgen sind akute *Anurie* und *Urämie.* Wird die Vergiftung einige Zeit überlebt, so sind schwere *nekrotisierende, ulzeröse Entzündungen der Dickdarmschleimhaut* zu finden.

β) Arsen (Tab. 135)

Bei akuter Vergiftung kann der *Tod* binnen kürzester Frist infolge *Kreislaufkollapses* eintreten. Sodann sind besonders *Kapillarschädigungen* und eine *Purpura im Zentralnervensystem* zu beobachten. Auch in der Schleimhaut des Magens treten Blutungen auf. Wird die Vergiftung einige Zeit überlebt, so stehen zunächst *gastrointestinale Erscheinungen* mit ausgedehnten *Schleimhautulzerationen* im Vordergrund. Im *Zentralnervensystem* sind sodann *perivaskuläre Nekrosen* zu finden.

γ) Blei (Tab. 136)

Die Inkorporation erfolgt vorwiegend über größere Zeiträume hinweg bei der beruflichen

B. – Tab. 135. Veränderungen durch Arsen.

Arsen
Akute Vergiftung: Kreislaufkollaps → Tod Kapillarschädigungen und Purpura im ZNS
Subakute Vergiftung: Ulzerationen im Gastrointestinaltrakt
ZNS: Perivaskuläre Nekrosen

Arbeit. Das Metall wird an Schwefel gebunden und als *Bleisulfid* abgelagert. Die Ablagerungen von Bleisulfid werden insbesondere in der Gingiva als sog. *Bleisaum* sichtbar. Das morphologische Substrat der chronischen Bleivergiftung besteht in typischen *Einschlußkörperchen* in den Kernen der Hepatozyten und des Tubulusepithels der Nieren. Am zentralen und peripheren Nervensystem sind *Myelindegenerationen* zu beobachten, welche die Ursache der sog. Bleilähmungen sind. Dabei sind insbesondere jene Nerven betroffen, welche die Extensoren der oberen Extremitäten versorgen.

δ) Thallium (Tab. 137)

Unter den Schwermetallvergiftungen wird heute jenen durch Thallium vermehrt Beachtung geschenkt. Unter den Thalliumvergiftungen nehmen *suizidale Vergiftungen* den ersten Rang ein. Auch als *Mordgift* findet es mitunter Verwendung. Mit zunehmendem Ersatz von thalliumhaltigem Rattengift durch Cumarin-Derivate wird die Verfügbarkeit für derartige Zwecke allerdings zunehmend eingeschränkt. Die Möglichkeit gewerblicher Vergiftungen in der thalliumverarbeitenden Industrie dürfte nicht ausgeschlossen bleiben. Beachtung findet eine Umweltbelastung durch Emission industrieller Betriebe.

B. – Tab. 134. Veränderungen durch Quecksilber.

Quecksilber
Wichtigste zur Vergiftung führende Verbindung: Sublimat
Inkorporation hoher Dosen: Gastritis, evtl. Verschorfung, nachfolgend Wirkung am Ausscheidungsort = Niere → Nekrose der Hauptstückepithelien (Sublimatniere) → Anurie → Urämie → Tod
Inkorporation nicht tödlicher Dosen → neben Nierenschädigungen nekrotisierende und ulzeröse Kolitis

B. – Tab. 136. Veränderungen durch Blei.

Blei
Inkorporation über größere Zeiträume hinweg bei beruflicher Arbeit.
Blei wird als Sulfid abgelagert: Sichtbar als Bleisaum an der Gingiva.
Morphologie: Intranukleäre Einschlußkörperchen in Hepatozyten und Tubulusepithelien.
Degenerative Veränderungen im zentralen und peripheren Nervensystem (vorwiegend Nerven, die Extensoren der oberen Extremitäten versorgen).

B. – Tab. 137. Veränderungen durch Thallium.

Thallium
Inkorporation: Suizidabsicht, als Mordgift, gewerblich (in geringen Mengen).
Akute Intoxikation: Brechreiz → erscheinungsfreies Intervall → Polyneuritis (Reflexschwund an unteren Extremitäten). Zentralnervöse Störungen. Symptomatisch: Haarausfall und andere Hautveränderungen.

Bei *akuter Intoxikation* tritt Brechreiz auf, und es folgt zunächst ein erscheinungsfreies Intervall. Später entwickelt sich eine *Polyneuritis* mit völligem Schwund der Reflexe an den unteren Extremitäten. Parallel treten *zentralnervöse Störungen* auf, *symptomatische Psychosen, Verblödung, epilepsieähnliche Bilder*. Gleichzeitig kommt es zu *Haarausfall* als besonderem Charakteristikum, zu anderen *Hautveränderungen*, Verschwinden der Schweißsekretion, Wachstumsstörungen der Fingernägel.

ε) Asbest (Tab. 138)

Das Mineral Asbest beansprucht zunehmendes Interesse. Es verursacht die sog. *Asbestose,* die *Asbeststaublungenerkrankung*, eine Berufskrankheit von großer sozialer, volkswirtschaftlicher und versicherungsrechtlicher Bedeutung.

Asbest ist ein Sammelbegriff für *faserförmige Silikate*, die in zwei Gruppen, 1. Serpentin-Asbest (Chrysotil) und 2. Amphibol- oder Hornblendenasbest, eingeteilt werden. Auf-

B. – Tab. 138. Veränderungen durch Asbest.

Asbest
Inkorporation durch Inhalation über größere Zeiträume hinweg, insbesondere bei beruflicher Arbeit
In der Lunge: Interstitielle bzw. alveolarseptale, in den interlobulären Septen fortschreitende Fibrose → Emphysem, Bronchioloektasien → Cor pulmonale Bronchialkarzinom In der Pleura: kartilaginäre Pleuraschwielen, Mesotheliom
Pathogenese: Unaufgeklärt. Mögliche kanzerogene Faktoren: 1. Mechanische Einwirkung, 2. Spuren organischer Verbindungen, 3. Spurenelemente.

grund seiner chemischen und physikalischen Eigenschaften wird Asbest für verschiedenste Zwecke in breitem Maße angewandt. Die Weltproduktion liegt bei 5 Millionen Tonnen pro Jahr. Das Ausmaß der Exposition des Menschen gegenüber Asbest ist wegen der außerordentlichen Vielfalt seiner Verwendung nur schwer abschätzbar (z.B. Bremsbeläge, Autoreifen, Isolierungen aller Art etc.).

In der Lunge ruft Asbest eine *diffuse, irreversible interstitielle bzw. alveolär-septale Fibrose* hervor. Die Asbestnadeln werden von Phagozyten aufgenommen und nur sehr langsam abgebaut. Der Prozeß schreitet in den interlobulären Septen fort (**s. Hi. S. 123**). In der Umgebung der Fibrosen kommt es zur Ausbildung von *Emphysem* und *Bronchiolektasien*. Mit zunehmender Fibrose kann es zur Entwicklung eines Cor pulmonale kommen. In Lungen mit Asbestfibrose können sich nach über Jahrzehnte bestehender Exposition *Bronchialkarzinome* entwickeln. Die Asbestfasern können in die *Pleura* einwandern und an Ort und Stelle *kartilaginäre Pleuraschwielen* und *Mesotheliome* verursachen. Bei Verdacht auf Asbestose kommt dem Nachweis von Asbestfasern im autoptischen Material eine Bedeutung zu.

Die *Pathogenese* der asbestinduzierten Lungen- und Pleuraveränderungen ist noch unaufgeklärt, und die kanzerogenen Faktoren sind unbekannt. Es existieren *drei Vorstellungen*, wonach
1. mechanische Einwirkungen der Asbestnadeln auf die Zellen ausschlaggebend sein sollen und wobei der morphologischen Beschaffenheit der Asbestfasern Bedeutung zukommen soll (vgl. Lysosomen, S. 214),
2. der Gehalt an Spuren organischer Verbindungen oder
3. der Gehalt an Spurenelementen auslösend wirken könne.

Literatur

BECK, B., G. IRMSCHER: Schadstoff Asbest. Z. Erkr. Atmungsorg. *144:* 107–128 (1976).

BRINGMANN, G.: Chemische Mechanismen der Alkohol-Wirkung. Naturwissenschaften *66:* 22–27 (1979).

GRIFFIN, T. B., J. H. KNELSON: Lead, in EQS environmental quality and safety, Suppl., Vol. II. Von FREDERICK COULSTON und F. KORTE, Thieme, Stuttgart 1975.

KLÖPPEL, A., G. WEILER: Beitrag zur Schwermetallvergiftung, insbesondere durch Thallium. Dtsch. med. Wschr. *103:* 75–76 (1978).

KONIETZKO, H.: Die chronische Bleivergiftung. Med. Welt *30:* 683–686 (1979).

MITCHELL, J. R., W. Z. POTTER, J. A. HINSON, W. R. SNODGRASS, J. A. TIMBRELL, J. R. GILLETTE: Toxic drug reactions. Handbuch der experimentellen Pharmakologie 383–419. Springer, Berlin – Heidelberg – New York 1975.

THALER, H.: Alkoholinduzierte Leberschäden. Ther. Umsch. *35:* 727–733 (1978).

WORTH, G., H. WORTH: Erkrankungen durch Inhalation von Asbeststaub. Praxis Klin. Pneumol. *33:* 701–760 (1979).

3. Die Entstehung von Krankheiten: Innere Krankheitsursachen

Krankheit ist eine Resultante von äußeren und inneren Krankheitsursachen. Es gibt alle Übergänge von allein durch äußere Einwirkungen verursachten Krankheiten (z. B. Verbrennungen) bis hin zu den nur durch *genetische Faktoren* bedingten Erkrankungen (z. B. Erbkrankheit, S. 499). Die *inneren Faktoren* (= innere Krankheitsursachen im engeren Sinne), die an der Entstehung von Krankheiten beteiligt sind, faßt man unter dem Begriff »*Disposition*« zusammen. Es handelt sich dabei um eine dauernde, meist angeborene (z. B. Konstitution, Geschlecht) oder vorübergehende, erworbene Krankheitsbereitschaft. Bei den meisten Krankheiten wirken äußere und innere Faktoren zusammen. Eine Übersicht der Faktoren, die sich auf die Disposition auswirken, zeigt Abb. 17.

3.1. Genetische Faktoren (Konstitution, Rasse und Art)

Neben den reinen Erbkrankheiten (dominant, rezessiv, siehe S. 511 ff.) wird häufig eine Krankheitsbereitschaft vererbt, die insbesondere bei starker äußerer Belastung die Krankheit *auslöst.* Eine familiäre Häufung von bestimmten Krankheiten muß immer den Verdacht auf eine genetische Disposition wecken (z. B. Altersdiabetes).

Die vererbte Körperform oder **Konstitution** des Menschen geht häufig mit einer erhöhten Krankheitsbereitschaft einher. KRETSCHMER hat *3 Konstitutionstypen* unterschieden:

1. *Leptosomer Typus* (leptos = zart): Schlank, »zart«, mit fallenden Schultern und kleinem Herz – mit Neigung zur Schizophrenie (?) und Kolitis. Ein »überspitzter« Leptosome wird als *Astheniker* bezeichnet, der zur Schwäche des Bindegewebes neigt (Hernien, Plattfüße, Tuberkulose [?], Aorta angusta, Hypotonie).

2. *Pyknischer Typus:* Kleine, gedrungene, oft fettleibige Menschen mit einer Disposition zu Hochdruck, Arteriosklerose, Diabetes, Gicht und Steinleiden. Neigung zu manisch-depressiv.

3. *Athletischer Typus* (muskulös). Soll bevorzugt von malignen Tumoren betroffen werden (?).

Die Konstitution eines Patienten kann dem Arzt Fingerzeige in der Diagnostik geben. Man muß sich aber bewußt bleiben, daß es über dieses Gebiet noch zu wenig gesicherte Tatsachen gibt.

Auch über die **Art-** und **Rassendisposition** liegen nicht genügende Informationen vor. Ein

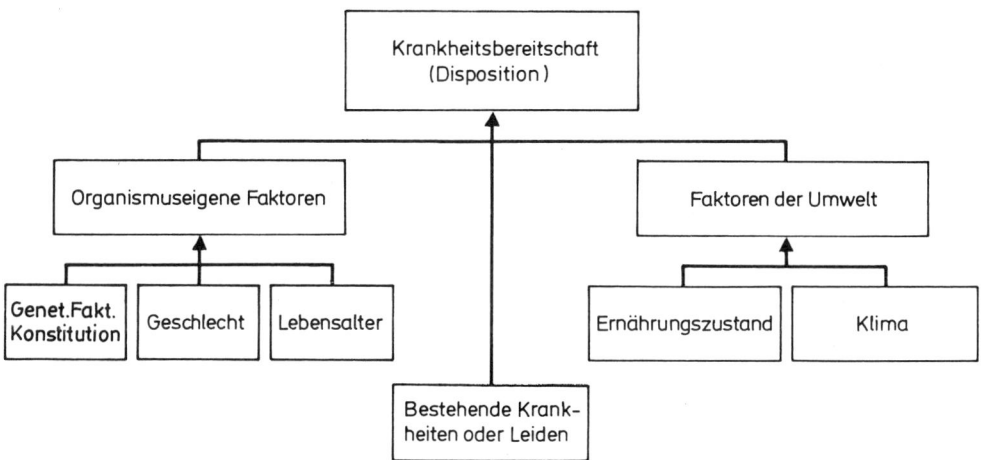

B. – Abb. 17. Faktoren, die sich auf die Krankheitsbereitschaft auswirken.

gutes Beispiel ist die Aleutenkrankheit[1] der Nerze. Eine »slow virus disease«-Infektion löst ein Krankheitsbild aus, das Ähnlichkeit mit dem Lupus erythematodes bzw. der Panarteriitis des Menschen hat. Nur die Aleutennerze, Pastellnerze und Standard-dark-Nerze erkranken, so daß man einen genetischen Faktor für die Krankheitsbereitschaft zur Virusinfektion annehmen muß.

Auch die Bevorzugung des Menschen für Wirbelsäulenerkrankungen (aufrechter Gang) kann als Artdisposition gewertet werden.

Inwieweit eine Rassendisposition bei Menschen besteht, ist schwer abzuschätzen, da Umgebungsfaktoren eine große Rolle spielen (Beisp.: Japaner in den USA entwickeln die gleichen Erkrankungen wie die Einwohner).

Geschlechtsdisposition: Es ist bekannt, daß Frauen bzw. Männer für bestimmte Krankheiten besonders disponiert sind. Berufsbedingte Erkrankungen dürfen natürlich nicht in diese Kategorie einbezogen werden. Frauen werden z.B. 100mal häufiger von einem Mammakarzinom betroffen als Männer. Der Einfluß von Östrogen dürfte hier die Hauptrolle spielen, da auch Männer am Mammakarzinom erkranken, wenn eine Hormontherapie erfolgt, z.B. beim Prostatakarzinom.

Gallensteine und Gallenblasenkarzinome treten bei Frauen gehäuft auf, ebenso Lungenembolien, um nur einige Beispiele zu nennen. Beim Mann werden bevorzugt Bronchialkarzinome angetroffen (echte Geschlechtsdisposition? Raucher!), die Arteriosklerose ist bis zum Alter von 60 Jahren stärker ausgeprägt (häufiger Tod an Herzinfarkten). Lungenemphysem, Magenulzera und Leberzirrhose treten ebenfalls bei Männern öfter auf als bei Frauen (siehe Makropath. für weitere Angaben).

Literatur

KRETSCHMER, E.: Körperbau und Charakter. 26. Aufl., Springer, Heidelberg 1976.
ZSCHOCH, H.: Zur postmortalen Konstitutionsbestimmung unter Berücksichtigung des Metrikindex. Z. allg. Path. *119:* 79–84 (1975).

3.2. Altersdisposition

3.2.1. Gesamtorganismus

Alter und Tod sind der schicksalhafte Ablauf von Organismen auf dieser Erde. Im Alter kommen bestimmte Krankheiten häufiger vor, Altern schafft also eine Disposition für Krankheiten. »Senectus ipse morbus?« Die Frage also, oder die Feststellung, daß Alter selbst schon eine Krankheit sei, darf wohl nur in dem Sinne beantwortet werden, daß im Alter häufiger Krankheiten auftreten, so daß Alter in der Alltagssprache oft mit Krankheit gleichgesetzt wird.

Für den Arzt erlangen die sog. *Alterskrankheiten* in zunehmendem Maße Bedeutung. Dies leitet sich aus der Tatsache ab, daß der Anteil der alten Menschen an der Gesamtbevölkerung ständig zunimmt. Nach dem Ersten Weltkrieg betrug der Anteil der über 65jährigen an der Gesamtbevölkerung 4–5% (Deutsches Reich). Zur Zeit liegt dieser Anteil in der Bundesrepublik bei etwa 12%, und es ist zu erwarten, daß er 1980 etwa 15% beträgt. Berechnungen haben ergeben, daß die Gesamtbevölkerung in der Bundesrepublik von 1968–1980 um etwa 7% anwachsen wird, während sich die Population der über 65jährigen im gleichen Zeitraum um 30% vergrößern wird.

Während die *Geriatrie*[2] (Lehre von den Greisenkrankheiten) einerseits als Gegenstück zur Pädiatrie betrachtet werden kann, wird sie jedoch von der Sache her kein selbständiges Fach werden können, sondern jede klinische Disziplin wird sich in geriatrischer Richtung entwickeln müssen. Es wird künftig also jeder Arzt die Probleme des Alterns und der Alterskrankheiten kennen müssen.

Über das Altern von Organismen gibt es eine Unmenge *naturwissenschaftlicher* Untersuchungen, in denen *Einzelphänomene* beschrieben werden, ohne daß sich daraus eine zwingende allgemeingültige Theorie des Alterns ergab. Der Arzt muß aber noch einen zweiten, ebenso wichtigen Aspekt des Alterns, nämlich die *psychische Situation des alten Menschen* berücksichtigen. Altern bedeutet höhere Wahrscheinlichkeit des Sterbens und damit auch Zunahme der Sterbensangst, Bewußtsein der Todesnähe und neben den körperlichen Beschwerden auch ein Gefühl des »Ausgeschlossenseins«. Die im Alter *mangelnde Anpassungsfähigkeit an veränderte Umweltbedingungen* gilt nicht nur für die Funktionen des Organismus, sondern auch für die psychische Situation des alternden Menschen.

Der Beginn des Alterns ist schwer zu bestimmen und wird auch sehr verschieden festgelegt.

---

[1] Inselkette bei Alaska. – [2] Geron (gr.) Greis; iatreia (gr.) Heilen, Heilung.

Man muß zwischen *kalendarischem Alter* und *biologischem Alter* unterscheiden.

Durch das *kalendarische oder chronologische Alter* wird das Alter eines Lebewesens auf die leicht meßbare physikalische Zeit (objektive, äußere Zeit) bezogen. Das kalendarische Alter wird in Stunden, Tagen, Monaten oder Jahren, die ein Individuum lebt, ausgedrückt. Durch das kalendarische Lebensalter lassen sich verschiedene Lebensabschnitte des Menschen aufgrund von Konventionen (die nur zum Teil biologischer Art sind, sondern sich aus juristischen, sozialen und anderen Gründen herleiten) definieren (Abb. 18).

Das *biologische Alter* ist mit dem kalendarischen Alter nicht identisch. Es ist im Gegensatz zum kalendarischen Alter nicht nur zwischen verschiedenen Spezies, sondern auch individuell innerhalb einer Spezies (vgl. Diskussion um flexible Festlegung des kalendarischen Rentenalters in der BRD) sehr unterschiedlich. Sogar innerhalb eines Individuums ist das biologische Alter der verschiedenen Organe und Gewebe uneinheitlich. Damit ergibt sich die Frage: Wann beginnt das Altern?

Zu dieser Frage wurden im wesentlichen *drei Vorstellungen* entwickelt:

Eine Anschauung geht im wesentlichen auf RÖSSLE (1923) zurück. Danach umfaßt das Leben zwei sich weitgehend, aber nicht vollständig deckende biologische Erscheinungskreise (Abb. 18, unten): *das Wachstum und das Altern*. Die sich nicht deckenden Anteile stellen reine Wachstums- oder reine Alternsvorgänge dar. Der Abschnitt, in dem sich beide überschneiden, enthält die Differenzierungs- und Reifungsvorgänge. Damit beginnen die Alterungsvorgänge sehr frühzeitig, werden aber von Wachstumsvorgängen (auch Differenzierungs- und Wachstumsvorgängen) überlagert, denn alles Wachstum fördert die Differenzierung, und die Differenzierung bremst das Wachstum. Es ist demnach weder möglich, den Beginn des Alterns noch den Beginn der reinen Alternsvorgänge exakt festzulegen.

Die *zweite Anschauung* (Abb. 18, oberer Pfeil) gibt den Beginn des Alterns von einem scheinbar leicht zu bestimmenden Zeitpunkt an: dem *Ende der Fortpflanzungsfähigkeit*. Sie ist bei der Frau relativ leicht zu bestimmen (Beginn

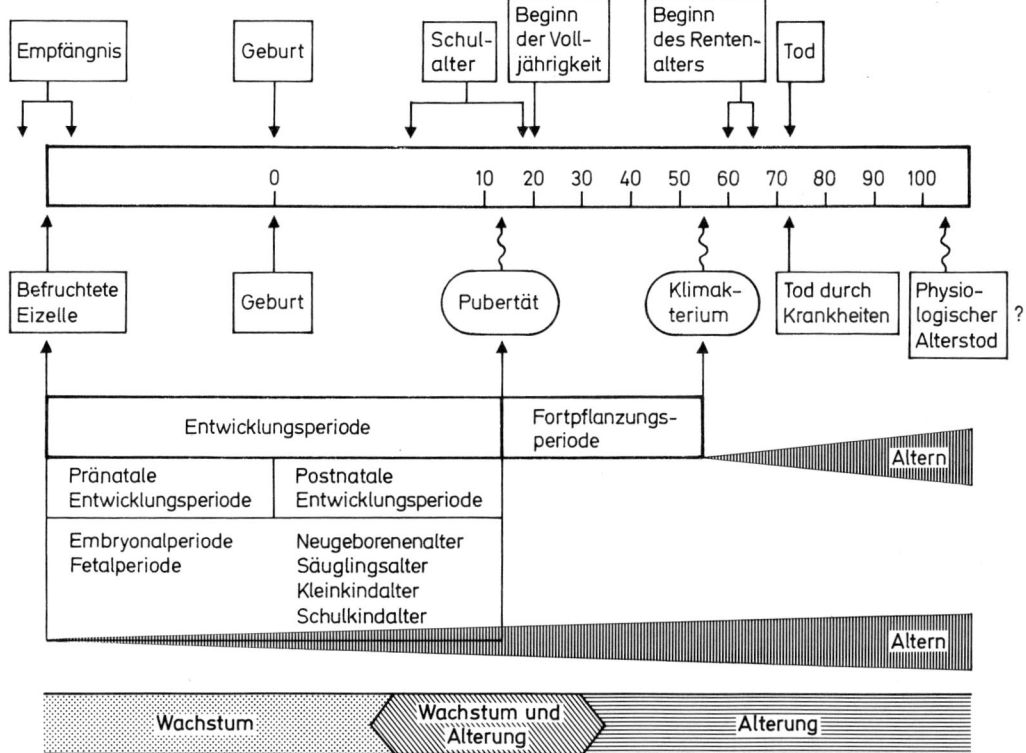

B. – Abb. 18. Lebensabschnitte des Menschen mit Alterungs- und Wachstumsperioden.

der Menopause) und erfolgt in einem für alle Frauen zeitlich weitgehend identischen Lebensabschnitt. Beim Mann ist aber das Ende der Fortpflanzungsfähigkeit individuell sehr verschieden und schwer erkennbar.

Die *dritte Anschauung* basiert darauf, daß das Altern bereits mit der befruchteten Eizelle beginnt (Abb. 18, unterer Pfeil).

Darauf ist auch die Bezeichnung *»Biomorphose«* (BÜRGER, 1957, 1960) zurückzuführen, um deutlich zu machen, daß das Leben in Struktur und Funktion ständigen Veränderungen von der befruchteten Eizelle über den Neugeborenen bis zum Tod des Individuums unterworfen ist. Diese Anschauung schließt ein, daß *Altern und Tod mit dem Leben untrennbar verknüpft sind,* wie es auch in dem römischen Gedankengut »nascentes morimur – geboren sterben wir« zum Ausdruck kommt. VERZÁR (1967) macht dagegen geltend, daß diese Ansicht die funktionellen Unterschiede umgeht, die zwischen Jugend und Alter bestehen: »In der Jugend höhere Anpassungsfähigkeit an neue somatische, geistige und soziale Verhältnisse, im Alter deutliches Zurückgehen dieser.« Trotzdem schafft nur diese Betrachtungsweise für die naturwissenschaftliche Medizin die Möglichkeit, gemessene Veränderungen von Systemen und Teilsystemen des Organismus in Abhängigkeit vom Lebensalter zu betrachten.

Die *Lebensdauer* und *Lebenserwartung* von Menschen war nicht zu allen Zeiten in der Menschheitsgeschichte gleich und zeigt auch heute noch große Unterschiede in verschiedenen Regionen der Erde. Hierfür dürften im wesentlichen äußere Faktoren wie Seuchen und Hunger sowie mangelnde ärztliche Versorgung eine Rolle spielen. So betrug z.B. die mittlere Lebensdauer in römischer Zeit etwa 22 Jahre, heute 70–75 Jahre (siehe Abb. 19) und für die Zukunft rechnet man mit einer *maximalen* oder potentiellen Lebensdauer von 120 Jahren, die mit dem *natürlichen* oder physiologischen Tod enden soll. Dieser wird als ein rein altersbedingter Hirntod aufgefaßt, der durch altersbedingtes Versagen des Zentralnervensystems *(Hirntod)* ausgelöst wird. Dieser »Tod ohne Krankheit« hat für den Menschen aber keine praktische Bedeutung, da das Leben des Menschen ausschließlich durch Krankheiten beendet wird.

Die *mittlere Lebensdauer* gibt an, wieviel Menschen einer Altersklasse im Mittel nach einer bestimmten Zeit noch leben werden. Für Neugeborene ist die mittlere Lebensdauer identisch mit der *mittleren Lebenserwartung* (bei hohen Alterstufen als *fernere mittlere Lebenserwartung* bezeichnet). Tab. 139 zeigt am Beispiel von Deutschland, daß sich die mittlere Lebenserwartung seit 1900 drastisch verschoben hat. 1900 hatte ein Neugeborenes eine Lebenserwar-

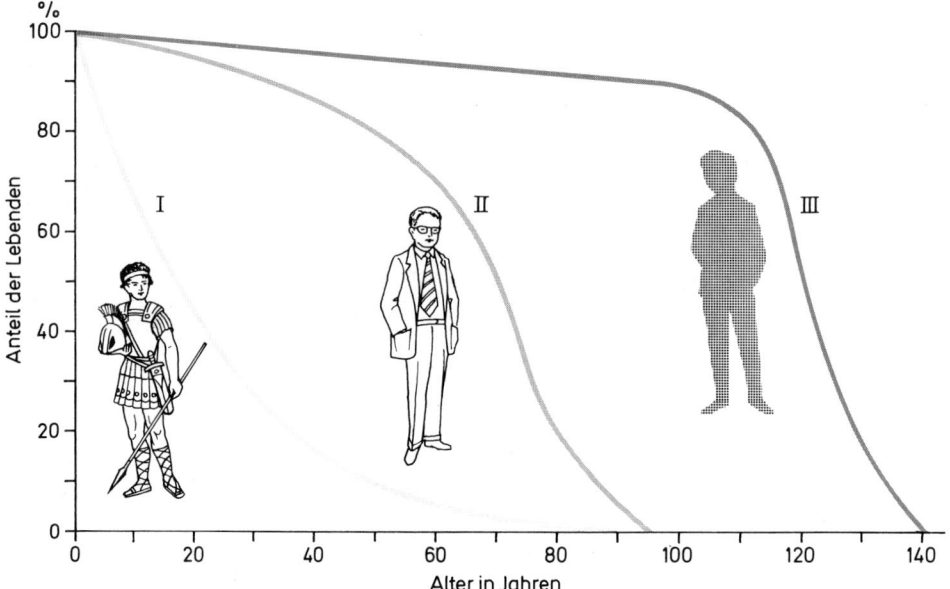

B. – Abb. 19. Anteile der Lebenden in Relation zum Lebensalter für die Römer im Altertum (I. Kurve), für die Nordamerikaner um 1940 (II. Kurve) und für eine zukünftige Population (III. Kurve) (mod. n. WALFORD).

B. – Tab. 139. Mittlere Lebenserwartung bei Männern und Frauen 1900 und 1970 in Deutschland.

Alter	1900		1970	
	m	w	m	w
Geburt	35	38	67	73
10 J.	46	48	60	65
25 J.	35	36	45	50
50 J.	18	19	23	27
75 J.	5,5	5,7	7,2	8,4

tung von 35–38 Jahren (männlich – weiblich; heute 67–73 J.). Die Differenz wird mit zunehmendem Lebensalter immer kleiner, so daß 75jährige heute (1970) fast die gleiche Lebenserwartung haben wie 1900. Die regionalen Unterschiede in verschiedenen Ländern sind beträchtlich. So beträgt die mittlere Lebenserwartung für Neugeborene in Burma und Indien nur 40 bzw. 46 Jahre, während in den westlichen Industriestaaten kaum Unterschiede bestehen. Man muß also feststellen, daß die Probleme des Alterns auf unsere Zeit und bestimmte Regionen der Erde beschränkt sind.

3.2.2. Altern von Teilsystemen des Organismus

Es wurde eine große Reihe altersabhängiger Veränderungen der Teilsysteme des Organismus beschrieben, von denen nur einige exemplarisch wiedergegeben werden sollen.

3.2.2.1. Altersabhängige Veränderungen der Makromoleküle

Die Makromoleküle (z.B. Nucleoproteid, Kollagen, Proteoglykane) haben für die Funktion der Gewebe und Organe eine große Bedeutung. Deshalb hat man sich auch sehr intensiv mit ihren altersabhängigen Veränderungen beschäftigt.

Nucleoproteid (Abb. 20):

Besonderes Interesse erlangen mögliche altersabhängige Veränderungen der DNS bzw. des DNS-Nucleoproteids als Informationsträger der Zellen. Einige altersabhängige Veränderungen am DNS-Nucleoproteid konnten bisher nachgewiesen werden:

Die Stabilität der DNS-Doppelhelix gegen eine thermische Denaturierung nimmt mit dem Lebensalter zu. Man nimmt an, daß dafür Veränderungen in der Struktur oder Zusammensetzung der Histone, die zur Stabilität der DNS-Doppelhelix beitragen, verantwortlich sind. Diese Annahme wird auch damit begründet, daß es mit zunehmendem Lebensalter zu einer *Verminderung der argininreichen Histofraktion* kommt.

Das Nucleoproteid zeigt in Zellkernen alter Individuen (z.B. Leberzellkerne, Sehnenzellkerne) eine *Verdichtung* gegenüber dem Nucleoproteid in Zellkernen junger Organismen, es ist gemäß der morphologischen Definition des Heterochromatins *stärker heterochromatisch*. Offensichtlich ist dies auch ein Ausdruck der altersabhängigen Veränderungen am Nucleoproteid, da das Chromatin in Zellkernen alter Individuen langsamer durch Säurehydrolyse (z.B. Feulgen-Hydrolyse) hydrolysiert werden kann als das junger Individuen.

Nach diesen Ergebnissen ist es recht wahrscheinlich, daß das DNS-Nucleoproteid mit dem Lebensalter Veränderungen erfährt. Es ist aber noch nicht erwiesen, ob damit ein Verlust an verfügbarer genetischer Information verbunden ist.

Kollagen (Abb. 21):

Es kann als erwiesen gelten, daß mit steigendem Lebensalter in fast allen Geweben und Organen eine *Erhöhung der Kollagenkonzentration* auftritt. Diese Kollagenkonzentrationserhö-

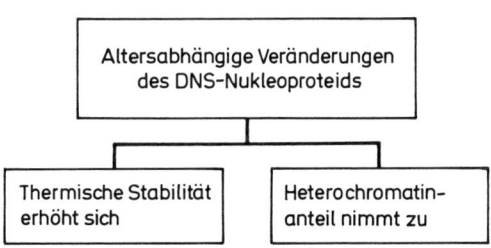

B. – Abb. 20. Altersabhängige Veränderungen am DNS-Nucleoproteid.

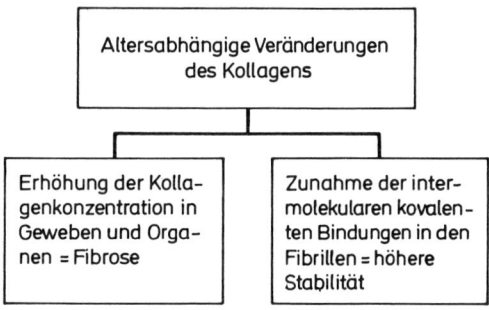

B. – Abb. 21. Altersabhängige Veränderungen am Kollagen.

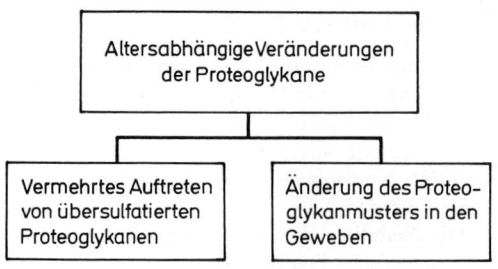

B. – Abb. 22. Altersabhängige Veränderungen der Proteoglykane.

hung, die als *Fibrose* (vgl. S. 223) in Erscheinung tritt, ist der Ausdruck einer altersabhängigen Änderung des Kollagenumsatzes. Als Teilerscheinung der Kollagenumsatzänderung nehmen die *unlöslichen* Kollagenfraktionen zu. Das bedeutet, daß mit zunehmendem Lebensalter in den Geweben und Organen vermehrt höher vernetztes *»stabileres« Kollagen* auftritt. Das morphologische Äquivalent dieses Vorganges ist durch die *zunehmende Fibrillendicke* mit steigendem Lebensalter gegeben (vgl. S. 225). Die Veränderung des Kollagens erfolgt jedoch nicht linear mit steigendem Lebensalter, sondern ist unterschiedlich stark in den bestimmten Lebensabschnitten und auch zeitlich unterschiedlich in verschiedenen Geweben und Organen.

Proteoglykane (Abb. 22):

Über altersabhängige Veränderungen der makromolekularen Struktur der Proteoglykane ist bisher noch wenig bekannt geworden. Mit zunehmendem Lebensalter sollen jedoch vermehrt »übersulfatiert« Proteoglykane (Erhöhung des Verhältnisses der Sulfatgruppen zu den Aminozuckern) auftreten. In verschiedenen Geweben ändert sich aber der relative Anteil der verschiedenen Mucopolysaccharide an ihrer Gesamtmenge (vgl. S. 244). Dies läßt auf eine altersab-

hängig unterschiedliche Veränderung des Umsatzes für die einzelnen Proteoglykane schließen. Die biologische Bedeutung dieses Vorganges ist noch nicht geklärt.

3.2.2.2. Altersabhängige Veränderungen der Zellen und Zellorganellen

An Wechsel- und stabilen Geweben kommt es mit zunehmendem Lebensalter zu einer *Verminderung der Zellneubildungsrate* (Abb. 23). Außerdem kann festgestellt werden, daß Gewebe und Organe (z.B. Epidermis, Leber) in höheren Lebensaltern eine *Atrophie* erleiden, die durch eine *Verminderung der Zellzahl und Verkleinerung der Einzelzellen* bedingt ist. Es hat sich herausgestellt, daß der Zellerneuerungsprozeß altersabhängig Veränderungen und Störungen erleiden kann.

Die *Zahl der überhaupt potentiell möglichen Zellteilungen* scheint mindestens für einige Zellarten (z.B. Fibroblasten) genetisch determiniert zu sein, wie Untersuchungen an primären Zellkulturen zeigten. Für einige Zellpopulationen (z.B. Leberzellen) nimmt die Zahl der Zellen, die nicht mehr in den Zellerneuerungsprozeß eintreten können (*»non-proliferation-pool«*), mit dem Lebensalter zu. Damit vermindert sich der »proliferation-pool« dieser Zellpopulationen. Die Zeit, die für die *einzelnen Phasen des Generationszyklus* notwendig ist, verlängert sich mit steigendem Lebensalter. Dies wurde für Hepatozyten, Nierentubuluszellen, Dünndarmepithelzellen und Fibroblasten nachgewiesen. Allerdings kann diese altersabhängige zeitliche Verlängerung des Generationszyklus bei besonderen Anforderungen (z.B. Regeneration) auch bei älteren Individuen wieder auf einen »schnelleren Proliferationsmodus«[1] zurückgeschaltet werden (z.B. Leberregeneration nach partieller

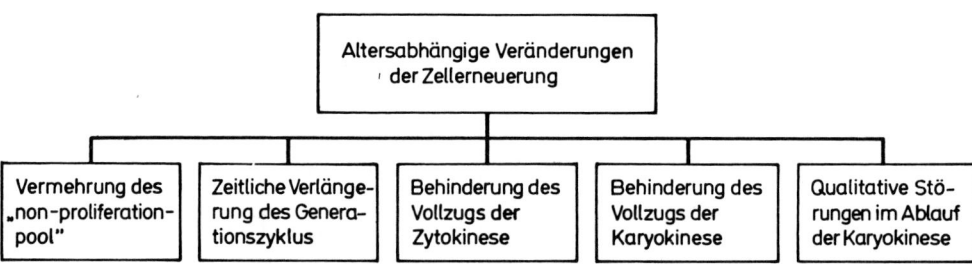

B. – Abb. 23. Altersabhängige Veränderung der Zellerneuerung.

Hepatektomie bei älteren Ratten). Altersabhängig können auch Störungen im *Vollzug der Zytokinese* (Zytoplasmateilung) auftreten, die zur Ausbildung von zwei- oder mehrkernigen Zellen führen (z.B. Leberzellen, Fettzellen). Bei verschiedenen Zellpopulationen bleibt in bestimmten Lebensphasen die *Karyokinese (Kernteilung)* aus. Dadurch entstehen polyphoide Zellen dieser Population. Dies tritt z.B. bei Leberzellen, Herzmuskelzellen, Purkinje-Zellen des Kleinhirnes, Fettzellen, Sehnenzellen auf. Schließlich wurden auch gehäuft chromosomal *aneuploide Zellen, Chromosomenaberrationen* in Zellen und Störungen in der Ausbildung der *Kernteilungsspindel* mit steigendem Lebensalter beobachtet. Diese Veränderungen treten aber alle nicht schlagartig zu einem Zeitpunkt auf, sondern etablieren sich erst langsam und fast für jede Zellpopulation des Organismus in anderen Zeiträumen während des Lebensablaufes.

Die *Zellorganellen* (Mitochondrien, Lysosomen, endoplasmatisches Retikulum) enthalten *Membranen,* die aus *Lipoproteinen* aufgebaut sind. Mit zunehmendem Lebensalter treten in manchen Zellen (Ganglienzellen, Herzmuskelzellen, Leberzellen) Ansammlungen von Lipopigmenten (Lipofuscin) im Zytoplasma auf (s. S. 211, 301). Man nimmt an, daß diese Lipopigmentablagerungen (auch als Alterspigment bezeichnet) der morphologische Ausdruck einer *altersabhängigen Veränderung im Umsatz der Membransysteme* der Zellen sind.

Auch in der *Syntheseleistung* von Zellen ergeben sich mit zunehmendem Alter quantitative Veränderungen. Dies geht z.B. schon aus der verzögerten Wundheilung im Alter hervor. Inwieweit auch »falsche Produkte« synthetisiert werden, ist bisher noch nicht bekannt. Die *Altersamyloidosen* könnten teilweise in dieser Richtung gedeutet werden.

3.2.2.3. Altersveränderungen an Organen und Organsystemen

Wie oben schon ausgeführt, kommt es mit zunehmendem Alter zu einer *Vermehrung des kollagenen Bindegewebes* (**Fibrose**), wobei z.B. die *Nieren* am stärksten bestroffen sind. Auch die *Lungen* erleiden eine Altersfibrose mit Organumbau (Altersemphysem). In der *Haut* kommt es zu qualitativen und quantitativen Veränderungen des Kollagens, die sich morphologisch als senil-elastische Degeneration darstellt (denaturiertes Kollagen, das mit Elastika-van-Gieson-Färbung darstellbar ist). Eine Altersatrophie wird nicht in allen Organen beobachtet. Am *Herzen* kommt es sogar zu einer Gewichtszunahme. Das Herzgewicht ist auch im Alter mit dem Blutdruck direkt korreliert. Auch hier kommt es zur Fibrose und die Anzahl pathologischer Befunde des Herzens nimmt mit dem Alter zu (sog. Polypathie) (Herzhypertrophie, Koronarsklerose, Hyalinose der Arteriolen, Nekrose usw.). (Für Einzelheiten siehe LINZBACH, LINDNER u.a. in Verh. dtsch. Ges. Path. 1975).

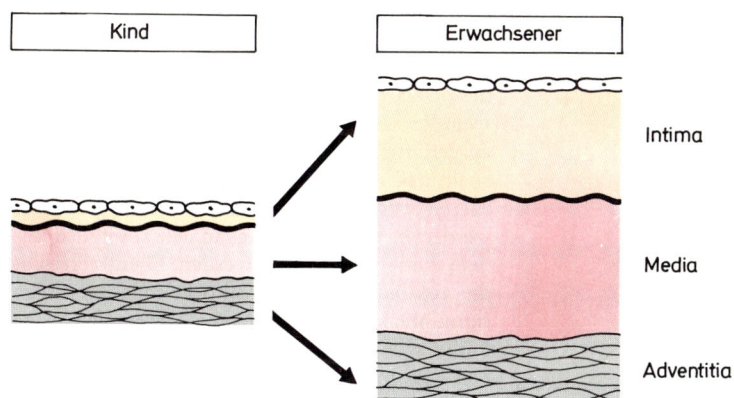

B. – Abb. 24. Altersabhängige Veränderungen der Arterienwand (Physiosklerosie).

---

[1] Proles (lat.) Sprößling, Nachkomme; ferre (lat.) tragen, bringen; anodos (gr.) Aufweg, Eingang.

Auch das **Gefäßsystem** unterliegt einer altersbedingten Fibrose mit Gefäßwandverdickkung und Umbau. Diese sog. *Physiosklerose* muß von arteriosklerotischen Veränderungen abgegrenzt werden.

Abb. 24 zeigt, daß an den *Arterien* sich erst nach der Geburt eine eigentliche *Tunica intima* ausbildet und daß diese Schicht bis ins höhere Lebensalter ständig an Dicke zunimmt. Während beim *Neugeborenen* das Endothel unmittelbar der Elastica interna aufliegt, also keine Tunica intima erkennbar ist, besteht beim Menschen nach der 5. Lebensdekade die Intima aus *drei voneinander abgrenzbare Schichten.* Die Intimaverdickung ist sehr wahrscheinlich Folge der interarteriellen Hypertension. Auch im Tierversuch läßt sich diese Veränderung durch eine Erhöhung des Blutdrucks erzeugen.

In der *Media* beginnt etwa im 2. Lebensjahrzehnt eine Reduktion der glatten Muskulatur. Dies ist besonders deutlich in den Arterien des muskulären, weniger in denen des elastischen Typs. Die Rückbildung der Muskulatur beginnt in den inneren Schichten, die Muskulatur wird durch Bindegewebe ersetzt. Bis ins höhere Lebensalter schreitet der Schwund der Muskulatur zur Peripherie hin fort.

An den *Arteriolen* beobachtet man schon im frühen Erwachsenenalter eine Arteriolosklerose (Hyalinose, s. S. 230), auch beim Menschen mit normalem Blutdruck. Sie beginnt an den Follikelarteriolen der Milz (häufig schon im Kindesalter), am zweithäufigsten tritt sie an den Arteriolen des Pankreas auf (besonders Langerhanssche Inseln).

Die *Basalmembranen der Kapillaren* nehmen an den unteren Extremitäten im höheren Alter an Dicke zu (hoher hydrostatischer Druck),

ebenso verhalten sich die Glomerula und Retinakapillaren.

Die *Venen* werden bis zum 40. Lebensjahr deutlich weiter, das Gewicht gleich langer Venensegmente nimmt bis ins höhere Alter deutlich zu. Mikroskopisch sieht man eine Wandverdickung. In der Intima und Adventitia kommt es zur Vermehrung kollagener Fasern, dadurch nimmt die Elastizität der Venenwand ab (Voraussetzung für Varikosis?).

Altersabhängige **Veränderungen des immunologischen Systems:** Es ist eine allgemeine klinische Erfahrung, daß die Empfänglichkeit für Infektionen in zwei Lebensabschnitten auffällig gesteigert ist: in den ersten Lebensmonaten und im höheren Lebensalter. Aus dieser Erfahrungstatsache läßt sich die Vermutung ableiten, daß das Abwehrsystem des Organismus, insbesondere das immunologische System, altersabhängige Veränderungen durchläuft.

Das Immunsystem entwickelt sich langsam, in der Fetalperiode beginnend und im postnatalen Lebensabschnitt (beim Menschen erste Lebensmonate) (Abb. 25).

Dies findet auch seinen Ausdruck in der *morphologischen Ausreifung der lymphatischen Organe.* Erst nach einigen Lebensmonaten ist das Maximum des Immunpotentials eines menschlichen Organismus ausgebildet.

Im höheren Lebensalter verändert sich das Immunpotential wieder. Die Isoagglutinine gegen die menschliche Blutgruppensubstanzen A und B nehmen schon vom 10. Lebensjahr an ab. Später verringern sich auch die Antistaphylolysin-, Antistreptolysin, Antistaphylokoagulase- und Anticoli-Titer. Durch tierexperimentelle Untersuchungen konnte nachgewiesen werden, daß bei alten Tieren (15–24 Monate alte Mäuse) die primäre Immunreaktion auf einen Antigenstimulus geringer ist als bei immunologisch ausgereiften jungen Tieren. Es zeigte sich aber auch, daß die primäre Immunreaktion bei alten Tieren auf die gleiche maximale Höhe gesteigert werden kann, wenn Adjuvanzien zusätzlich mit dem Antigen verabfolgt werden. Ebenso erreicht die sekundäre Immunreaktion (anamnestische Immunreaktion) bei den alten Tieren die gleiche Höhe wie bei jungen ausgereiften Individuen. Das Maximum dieser Immunreaktionen tritt nur zeitlich später nach dem Antigenstimulus auf als bei den jungen Tieren. Aus diesem Ergebnis zog man den Schluß, daß zwei unterschiedliche Ursachen für das niedrige Immunpotential in der Neugeborenen- bzw. Säuglingsphase einerseits

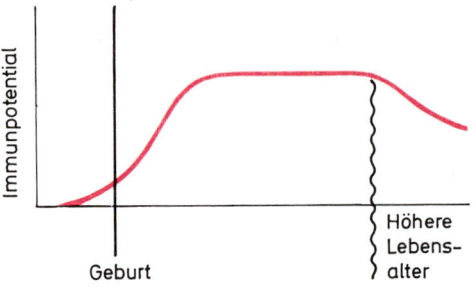

B. – Abb. 25. Altersabhängige Veränderungen des Immunpotentials des Organismus.

und der Phase des höheren Lebensalters andererseits verantwortlich sind. In der Neugeborenen- bzw. Säuglingsphase sind noch nicht genügend immunologisch kompetente Zellen vorhanden, da das immunologische System noch nicht ausgereift ist. Im höheren Lebensalter ist das geringere Immunpotential nicht durch einen altersbedingten Verlust an immunologisch kompetenten Zellen bedingt, sondern eine verlangsamte Proliferation und eine schlechtere »Kooperationsfähigkeit« der am Zustandekommen des Immunpotentials beteiligten Zellsysteme (primäre Immunreaktion). Erst nach Einwirkung eines Adjuvans oder einer zweiten Antigenstimulierung (Boosterung[1]) läßt sich beim älteren Individuum die maximale immunologische Reaktion (bezogen auf die jünger ausgereifter Tiere) auslösen, die dann allerdings auch noch zeitlich verzögert auftritt.

Im Zusammenhang mit den altersabhängigen Veränderungen des immunologischen Systems ist weiterhin nachgewiesen worden, daß im Serum älterer Menschen häufiger *Autoantikörper* (z.B. Rheumafaktoren, antinukleäre Antikörper, Antithyreoglobulin-Antikörper, Antikörper gegen Magenschleimhautzellen) nachweisbar sind (Abb. 26). Es kommt also mit dem Anstieg des Lebensalters zu einer nachweisbaren *Vermehrung von Immunglobulinen, die gegen körpereigene Substanzen gerichtet sind.* Ob es sich dabei um eine altersbedingte qualitative Fehlleistung des immunologischen Systems handelt oder ob mit zunehmendem Lebensalter vermehrt veränderte, als Antigen dann wirksame körpereigene Substanzen auftreten, ist noch nicht geklärt.

Schließlich wäre möglicherweise auch die *Altersamyloidose* (s. S. 257) als eine Fehlleistung des immunologischen Systems im höheren Lebensalter anzusehen.

3.2.3. Alternstheorien

Eine Reihe von Theorien wurden über die Ursache und den Mechanismus des Alterns entwickelt. Man kann sie in *2 Gruppen* unterteilen: Theorien, die mehr die Ursache des Alterns behandeln, und solche, die zum formalen Ablauf Beziehung haben.

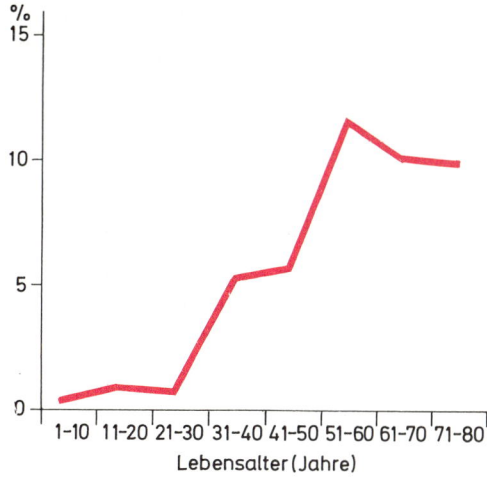

B. – Abb. 26. Häufigkeit der Nachweisbarkeit des Rheumafaktors im Blutserum in Abhängigkeit vom Lebensalter (nach SACHSE u. POSER 1961).

a) Theorien mit Beziehung zur Ursache des Alterns

Als Beispiele werden zwei Theorien wiedergegeben, wobei die eine die Ursache des Alterns im wesentlich *genetisch* bedingt ansieht. Die andere Theorie leitet die Ursache des Alterns im wesentlichen aus *Umwelteinflüssen* ab.

Theorie der gentischen Determination des Alterns: Der Inhalt dieser Theorie besteht darin, daß neben Einflüssen aus der Umwelt das Altern des Gesamtorganismus und seiner Teilsysteme im wesentlichen genetisch determiniert ist (CLARY, 1964). Diese Anschauung stützt sich auf eine Reihe von Beobachtungen und Untersuchungen: Die mittlere Lebensdauer verschiedener Tierspezies ist unterschiedlich. Die mittlere Lebensdauer verschiedener Stämme eine Spezies ist unterschiedlich, wie z.B. an Hunden und Mäusen nachgewiesen wurde. Die Differenz der Lebensdauer zwischen den Paaren von eineiigen und zweieiigen Zwillingen, die älter als 60 Jahre waren, ist unterschiedlich. Das bedeutet, daß bei

B. – Tab. 140. Differenz der Lebensdauer zwischen eineiigen und zweieiigen Zwillingspaaren.

Differenz zwischen der mittleren Lebensdauer	
Eineiige Zwillinge	36,0 Monate
Zweieiige Zwillinge	74,6 Monate

---

[1] Booster (engl.) Förderer, Verstärker.

B. – Tab. 141. Wirkung freier Radikale.

Entstehung von freien Radikalen	Physiologisch als Zwischenprokukt bei einer großen Reihe von Stoffwechselprozessen in biologischen Systemen
	Bei Verbrennung von organischem Material (Öl, Benzin, Holz, Papier, Kohle, Tabak). Können mit der Atemluft in den Organismus aufgenommen werden
	Reichern sich in Nahrungsmitteln an (Räuchern von Schinken, Wurst, Fleisch) oder entstehen in Nahrungsmitteln, wenn diese strahlender Hitze oder direkt der Flamme ausgesetzt werden. Können mit der Nahrung in den Organismus aufgenommen werden
	Beim Stoffwechselumsatz von Pharmaka (z. B. Phenotiazine, Salicylate, Chlorpromazine) im Organimus
Wirkung von freien Radikalen auf biologische Strukturen	Oxidative Veränderungen an langlebigen Makromolekülen (Kollagen, Elastin, Nukleinsäure)
	Oxidative Degradation von Proteoglykanen
	Lipidoxidation an biologischen Membranen

eineiigen Zwillingen (gleiches genetisches Material) die Lebensdauer in stärkerem Maße in gleicher Weise determiniert ist als bei zweieiigen Zwillingen (unterschiedliches genetisches Material). Es besteht eine positive Korrelation zwischen der Lebensdauer der Eltern und der der Nachkommen. Dies ist jedoch genetisch schwer zu interpretieren, da die Umweltbedingungen nicht kontrolliert werden können.

Theorie der Wirkung freier Radikale: Diese Theorie (BOENIG, 1966; HARMAN, 1960) geht davon aus, daß die verschiedensten Altersveränderungen auf die Wirkung freier Radikale zu-

rückzuführen sind. Freie Radikale sind in der Natur omnipräsent und können unter verschiedenen Bedingungen entstehen, in das Gewebe gelangen und dort Schädigungen hervorrufen (Tab. 141).

b) Theorien mit Beziehung zum formalen Alternsablauf

In einigen Theorien wird das Schwergewicht auf Veränderungen der Zellen gelegt. Andere gehen davon aus, daß ein hochkomplexes System altert.

Die somatische Mutationstheorie[1] des Alterns: Die Mutationstheorie des Alterns wurde von CURTIS (1963) formuliert. Sie geht davon aus, daß Störungen am Genom der Somazellen die Lebenserwartung mindestens mitbestimmen. Diese Vorstellung knüpfte daran an, daß Bestrahlung prämatures Altern auslösen kann, d. h. den Alternsprozeß früher in Gang setzen bzw. beschleunigen kann, und die Rate von Chromosomenaberrationen in den Somazellen nach Bestrahlung ansteigt.

Durch entsprechende Untersuchungen konnte an Leberzellen von Mäusen und Hunden (ohne vorausgegangene Bestrahlung) gezeigt werden, daß die Rate der Chromosomenaberrationen mit zunehmendem Lebensalter ansteigt und bei alten Mäusen mehr als 75% aller Leberzellen betrifft. Aus der Tatsache dieser altersabhängigen Zunahme der Chromosomenaberrationen wurde geschlossen, daß dadurch vermehrt Funktionsstörungen der Zellen auftreten.

Gegen die somatische Mutationstheorie kann eingewendet werden: Organismen, die sich über Jahrhunderte nur vegetativ vermehren (landwirtschaftliche Pflanzen), müßten solche Veränderungen der DNS anhäufen und absterben. Chemische Mutagene, die keine umfangreicheren Schädigungen als Punktmutationen hervorrufen, verursachen keine Verkürzung des Lebens. Die Rate der Chromosomenaberrationen kann sogar in einem umgekehrt proportionalen Verhältnis zur Lebenserwartung stehen.

Theorie der zytoplasmatischen Fehlleistung als Grundlage der Alterung: Diese Theorie geht im wesentlichen auf ORGEL (1963) zurück. Auf der Ebene RNS-Translation-Protein sollen Fehler auftreten, die zu Synthetasen führen, die sowohl irrig als auch selbstreduplizierend sind und schließlich durch »Fehlerkatastrophen« Funktionsstörungen und den Tod der Zellen herbei-

---

[1] Mutare (lat.) verändern.

führen. Wichtige Hinweise für diese Theorie wurden durch das Studium klonal[1] wachsender Zellen erhalten. Ohne generative Fortpflanzung klonal wachsende Organismen können entweder stabil oder instabil sein. Explantierte somatische Säugetierzellen werden in der Kultur unstabil und etwa auf die Hälfte der Zahl von Generationen begrenzt, die sie im Wirtsorganismus erlebt hätten (HAYFLICK, 1965; HAY u. STREHLER, 1967). Durch die veränderten Umweltbedingungen ist das Leben dieser Zellen verkürzt worden. Klone von Säugetierzellen können aber in der Kultur auch permanent weiterwachsen. Sie weisen dann aber Chromosomenveränderungen auf, und bei Reimplantation in einen Wirtsorganismus verhalten sie sich wie maligne Tumorzellen. Auch Untersuchungen an Amöben stützen die Fehlerkatastrophentheorie von ORGEL.

Die *Streßtheorie[2] des Alterns* (SELYE) geht von der Vorstellung aus, daß mit zunehmendem Lebensalter die Adaptation an veränderte Umweltbedingungen geringer wird, da die Adaptationsenergien im Laufe des Lebens verbraucht werden.

Die kybernetische[3] Theorie des Alterns: Die kybernetische Theorie des Alterns (STEWART, 1967) läßt sich z.Z. nur gedanklich ableiten, wenn man Altern als einen gegenläufigen Prozeß von Entwicklung und Reifung eines biologischen Organismus auffaßt (FUCHS-KITTOWSKI, 1969). Danach ist der Organismus »ein relativ selbständiges hochkomplexes System, dessen Elemente selbst wieder komplexe Systeme darstellen, die untereinander und zum Gesamtsystem funktionell und strukturell in widersprüchlichen wechselseitigen Beziehungen stehen«. Ein komplexes System muß einmal eine Vielzahl unterschiedlicher Elemente (Systeme), also eine detaillierte Struktur haben, wobei als Struktur die Aufteilung des Systems in miteinander verbundene Teilsysteme und die Gesamtheit der relativ konstanten Beziehungen zwischen den Teilen eines Systems anzusehen ist. Zweitens ist eine Voraussetzung für ein komplexes System, daß eine Mannigfaltigkeit an Beziehungen zwischen den Elementen der Struktur bestehen muß. Ein hochkomplexes System hat einen hohen Informationsgehalt. Der Informationsgehalt des erwachsenen menschlichen Organismus beträgt nach Schätzungen von QUASTLER (1952)

5×10^{25} bit, während der in den Chromosomen der Zygote nur 10^{11} bit beträgt. Wo kommt der Informationszuwachs während Entwicklung und Reifung her? Die Informationsmenge des erwachsenen Organismus setzt sich folgendermaßen zusammen:

Genetische Information: Die genetische Information je Zelle vergrößert sich aber nicht, es werden sogar Teile dieser Information während der Differenzierung blockiert. Es nimmt aber die Redundanz, d.h. der Überschuß an Information, durch oftmaliges Wiederholen der gleichen Information (Vermehrung der Zellen) zu.

Information, die aus der Umwelt aufgenommen wird: Dies sind Lernprozesse im weitesten Sinne.

Man nimmt weiterhin an, daß *Information endogen* im Organismus während der Reifung durch die Zunahme der Komplexität der Systeme entsteht. Die Komplexität kann danach nämlich nicht nur additiv betrachtet werden, sondern eine quantitative Zunahme der Komplexität eines Systems führt über qualitative Sprünge zu quantitativ neuen Verhaltensweisen (FUCHS-KITTOWSKI, 1969).

Was bedeutet dies für das Problem des Alterns?

In Elementen und Teilsystemen, die nicht dem ständigen Stoffwechselumsatz unterliegen, nimmt entsprechend dem 2. Hauptsatz der Wärmelehre die Entropie zu, es geht Negativentropie (Information) verloren.

Die Redundanz nimmt ab. Dies gilt mindestens für das Zentralnervensystem, wo Elemente der Struktur (Zellen) mit zunehmendem Lebensalter vermindert werden.

Die »Nachrichtenübertragungszeit« steigt mit zunehmendem Lebensalter an. Die Verlängerung der »Nachrichtenübertragungszeit« erfolgt aber nicht gleichmäßig in allen Teilsystemen, was besonders für die Nachrichtenkoordination ungünstig ist.

Dies hat zwei Konsequenzen: Die endogen entstandene Information, die durch die Zunahme der Komplexität entstanden ist, wird durch die Veränderungen in den Teilsystemen (partielle Abnahme der Komplexität) partiell wieder vermindert. Es werden Nachrichtenübertragungs- und Nachrichtenkoordinationsfehler leichter entstehen als im jugendlichen Organismus. Gerade dies wird sich in »Krisen«, wenn

---

[1] Klon (gr.) Zweig, Schoß, Reis. – [2] Stress (engl.) Druck, Kraft; Anspannung, Beanspruchung. – [3] Kybernao (gr.) steuern, lenken.

schnelle Adaptation notwendig ist, ungünstig auswirken.

3.2.4. Pathologie des Greisenalters

Die pathologisch-anatomischen Befunde, die bei der Obduktion von Greisen gewonnen werden konnten, lassen Schlüsse über die in diesem Alter bevorzugt auftretenden Erkrankungen zu. Es muß aber festgestellt werden, daß nur wenige pathologisch-anatomische Untersuchungsbefunde von über 100jährigen Menschen publiziert wurden, daraus also keine allgemeinen Schlüsse abgeleitet werden können. Größere Serien wurden allerdings über 85–100jährige Menschen publiziert (z. B. BUSCH, 1953). Welche Folgerungen lassen sich aus diesen Befunden ziehen (Tab. 143)?

Im hohen Alter sind akute *Entzündungen* selten. Auch floride progressiv-chronische Entzündungen sind nicht häufig nachweisbar. Es handelt sich bei den 85–100jährigen offensichtlich um eine Teilpopulation, die relativ resistent gegen Infektionen ist.

Auch bösartige *Tumoren* sind seltener zu finden (16,7%) als in der Gruppe der 55–75jährigen (26,6%). Hinzu kommt noch, daß bösartige Tumoren im hohen Alter »benigner« verlaufen als in jüngeren Lebensaltern. Die Teilpopulation der 85–100jährigen scheint somit auch relativ resistent gegen die Tumorrealisation zu sein. Das häufig vorkommende *chronisch-substantielle Lungenemphysem* (75,9%) hat in dieser Altersgruppe nur selten (8,9%) zu einem Cor pulmonale geführt.

Am häufigsten sind *Linksherzhypertrophie,* diffuse feinfleckige *Myokardfibrose* (Folge von relativer Koronarinsuffizienz), *vaskuläre*

B. – Tab. 143. Krankheiten bei 85–100jährigen Menschen (berechnet nach Angaben von BUSCH).

Organveränderungen	Häufigkeit
Herz	
Hypertrophie des linken Herzens	44,0%
Cor pulmonale	8,9%
Einfleckige Myokardfibrose	39,0%
Frischer Myokardinfarkt	1,8%
Verkalkung des Anulus fibrosus	9,2%
Herzklappenfehler	5,0%
Verruköse Endokarditis	2,5%
Blutkreislauf	
Massive Lungenembolie	13,1%
Lungen	
Lungenemphysem	75,9%
Inaktive Tuberkulose	13,1%
Floride Lungentuberkulose	1,4%
Bronchopneumonie	25,5%
Magendarmkanal	
Cholelithiasis	30,9%
Leberzirrhose	2,1%
Akute Hepatitis	0,7%
Ulcus ventriculi	1,8%
Ulcus duodeni	1,8%
Akute Pankreatitis	1,1%
Urogenitalsystem	
Vaskuläre Schrumpfnieren	75,5%
Chron. Glomerulonephritis	0,0%
Chron. Pyelonephritis	0,0%
Akute Pyelonephritis	1,8%
Nephrolithiasis	1,8%
Prostatahypertrophie	36,2%
Zentralnervensystem	
Hirnerweichungen	14,2%
Hirnmassenblutungen	5,7%
Pachymeningeosis interna	1,1%
Bösartige Tumoren	
Karzinome	16,7%
Sarkome	0,0%
Leukämien	0,7%

B. – Tab. 142. Bevorzugt in bestimmten Lebensabschnitten auftretende Krankheiten.

Altersperiode	Häufig auftretende Krankheiten
Neonatalperiode	Geburtstraumen Atemnotsyndrom Mißbildungen
Säuglingsperiode	Ernährungsstörungen Infektionskrankheiten
Kleinkindperiode	Infektionskrankheiten
Schulkindperiode	Infektionskrankheiten Traumen durch Unfälle
Jugendlichenperiode	Traumen durch Unfälle Infektionskrankheiten Immunpathologisch ausgelöste Erkrankungen
Erwachsenenperiode	Immunpathologisch ausgelöste Erkrankungen Stoffwechselerkrankungen (mit besonderer Auswirkung auf das Blutgefäßsystem) Tumoren
Greisenperiode	Sog. Alterskrankheiten: Hypertonie mit Folgen Arteriosklerose mit Folgen Seniles Lungenemphysem Senile Osteoporose Arthrosis deformans

Schrumpfnieren und *Hirnerweichungen*. Diese Veränderungen können als Folge einer lange Zeit bestehenden Hypertonie und Arteriosklerose aufgefaßt werden. Offensichtlich sind die Altersveränderungen der Blutgefäße und die Alterskrankheiten, die zu Blutgefäßveränderungen führen, jene Erscheinungen, die durch die Regulationssysteme des menschlichen Organismus noch am wenigsten verhindert oder kompensiert werden können.

3.2.5. Krankheiten der Lebensalter

Bestimmte Krankheiten treten in gewissen Lebensabschnitten besonders häufig auf (Tab. 142). Dies kann verschiedene Gründe haben: *Genetisch bedingte oder während der pränatalen Entwicklung erworbene Störungen* können nach der Geburt von den Regulationssystemen des Organismus nicht kompensiert werden und erlangen dadurch in einer früheren Entwicklungsphase Krankheitswert.

Beispiel: Während der pränatalen Entwicklung entsteht eine Herzmißbildung (sog. angeborener Herzfehler). Durch die Besonderheiten des fetalen Blutkreislaufes in utero kann dieser Defekt kompensiert werden. Nach der Geburt muß der kindliche Kreislauf allein die Funktion übernehmen. Der Defekt kann nun nicht mehr kompensiert werden, die Hämodynamik ist gestört. Es entwickeln sich rasch oder langsam Folgen, die einen Krankheitswert haben.

In bestimmten Lebensphasen findet eine *besonders starke Einwirkung von potentiellen Krankheitsursachen* statt.

Beispiel: Kinder werden, wenn sie mit vielen anderen Kindern in Kontakt kommen (Kindergarten, Schule), in einem besonders hohen Maße Erregern von bestimmten Infektionskrankheiten, die von Mensch zu Mensch übertragen werden, ausgesetzt. Sie erkranken daher in diesen Lebensabschnitten, da sie auch noch keine Immunität gegen diese Krankheiten entwickelt haben (ausgenommen: Immunität durch Schutzimpfungen), besonders häufig (sog. Kinderkrankheiten).

Die *Systeme des Organismus verändern sich* während des Lebensablaufes, wodurch eine besondere Krankheitsbereitschaft erzeugt wird.

Beispiel: Bis etwa zum Ende des 3. Lebensmonats enthält das kindliche Blut Immunglobuline, die pränatal von dem mütterlichen Organismus gebildet wurden. Das eigene immunologische System des Kindes reift erst langsam in den ersten Lebensmonaten nach der Geburt aus, hat somit zum 3. Lebensmonat noch nicht seine volle Aktivität erreicht. Aus diesem Grunde sind Säuglinge um den 3. Lebensmonat besonders gegen Infektionen gefährdet (temporäres Antikörpermangel-Syndrom).

Das höhere Lebensalter disponiert aus Gründen, die man im einzelnen noch nicht genau kennt, zu bestimmten Erkrankungen, die man auch als *Alterskrankheiten* bezeichnet. Zu den Alterskrankheiten werden folgende Krankheitsbilder gerechnet: Arteriosklerose, Bluthochdruck, Diabetes mellitus, Arthrosis deformans, senile Osteoporose, Tumoren.

Literatur

ALTMANN, H. W., F. BÜCHNER, H. COTTIER, E. GRUNDMANN, G. HOLLE, E. LETTERER, W. MASSHOFF, H. MEESSEN, F. ROULET, G. SEIFERT, G. SIEBERT: Handbuch der Allgemeinen Pathologie. Bd. VI, 4. Altern. Springer, Berlin, Heidelberg, New York 1972.

BUSCH, W.: Z. Alternsforsch. *1:* 103–132 (1953).

RÖSSLE, R.: Wachstum und Altern. Bergmann, München 1923.

ROSEN, R.: Cells and senescence. Int. Rev. Cytol. *54:* 161–191 (1978).

ROSENBAUER, K. A.: Entwicklung, Wachstum, Mißbildungen und Altern bei Mensch und Tier. Wissenschaftliche Verlagsgesellschaft, Stuttgart 1969.

STREHLER, B. L.: Advances in gerontological research. Vol. I (1964), Vol. II (1967). Academic Press, New York, London.

STREHLER, B. L.: Time, cells and aging. 2. Aufl. Academic Press, New York 1977.

VERZÁR, F.: Experimentelle Gerontologie. Enke, Stuttgart 1965.

3.3. Disposition durch Umweltfaktoren

Eine Krankheitsbereitschaft kann auch durch äußere Faktoren (vgl. Abb. 17) bedingt sein, indem diese die Regulationsmechanismen bzw. Abwehrsysteme des Organismus verändern.

Ernährung:

Sowohl eine Unterernährung als auch die Überernährung (Adipositas) können die Entstehung anderer Krankheiten begünstigen. Die Unterernährung beeinflußt entscheidend die Abwehrsysteme des Organismus. So ist es eine alte Erfahrung, daß Infektionskrankheiten besonders häufig unterernährte Menschen befallen. Die vielfältigen Teilsysteme des Abwehrsystems eines Organismus sind in erster Linie von einer ausreichenden Proteinzufuhr abhängig.

Beispiel: In den Kriegsgefangenenlagern des Zweiten Weltkrieges starben viele Soldaten an rasch fortschreitender Tuberkulose. Endocarditis thromboulcerosa war eine häufige Todesursache bei Rußlandheimkehrern.

Adipositas begünstigt die Entstehung von Arteriosklerose und Diabetes.

Klima und Wetter:

Sowohl das Wetter (s. S. 125) als auch das Klima können disponierende Faktoren für Krankheiten sein. Bestimmte Krankheiten treten besonders häufig in bestimmten Klimazonen auf, was sich weder durch rassische Eigenschaften der Bevölkerung noch durch andere besondere Umweltbedingungen erklären läßt. Bestimmte Erkrankungen treten auch gehäuft in gewissen Jahreszeiten auf. Ebenso kann das Wetter krankheitsdisponierend sein. So konnte nachgewiesen werden, daß Thrombosen und Lungenembolien besonders häufig bei bestimmten Wetterlagen entstehen (s. S. 125).

3.4. Disposition durch Krankheiten

Bestehende oder mit einem Leiden beendete Krankheiten können eine Krankheitsbereitschaft für die Entstehung von anderen Krankheiten erzeugen. Man bezeichnet diese Erscheinung als *pathologische Disposition.*

Beispiel: Der Diabetes mellitus stellt eine pathologische Disposition für Entzündungskrankheiten dar. So starben früher etwa 90% der Diabetiker an Infektionen. Durch die Möglichkeit der antibiotischen Therapie konnte die Infektion als Todesursache bei Diabetikern auf etwa 10% gesenkt werden. Vorwiegend kommt es zur Entstehung von Furunkeln, Pneumonien mit Lungenabszessen und zu Pyelonephritis mit Papillennekrosen.

Eine bakterielle Endokarditis (Endocarditis lenta bzw. thromboulcerosa) entsteht bevorzugt auf narbig veränderten Herzklappen, die wiederum meist die Folge einer durchgemachten Endocarditis rheumatica sind. Die Endocarditis thromboulcerosa wird bakteriell ausgelöst. Die narbig veränderte Herzklappe ist die pathologische Disposition, die im Rahmen der kausalen

Pathogenese einen Einfluß auf die Entstehung der Endocarditis lenta hat.

4. Ausgänge von Krankheiten

Krankheiten haben einen Ablauf (formale Pathogenese) und einen Ausgang. Die grundsätzlich möglichen Ausgänge (Abb. 27) sind: Heilung, Leiden, Tod.

4.1. Heilung

Unter Heilung von einer Krankheit versteht man, daß nach dem Ablauf der Krankheit der ursprüngliche Zustand der Gewebe, Organe oder des Organismus wiederhergestellt wird, also eine *Restitutio ad integrum*[1] eintritt. Das bedeutet, daß die krankhafte Störung, die zu funktionellen oder strukturellen Veränderungen geführt hatte, beseitigt und unter dem Einfluß der Regelsysteme des Organismus eine normale Funktion wiederhergestellt wurde und strukturell veränderte Zellen oder Gewebe vollständig ersetzt wurden. Eine vollständige Wiederherstellung ist nur selten möglich (z. B. Leberzellnekrosen bei erhaltenem Gitterfasergerüst). Meist bleibt ein Defekt zurück (z. B. Hautnarbe ohne Hautanhangsgebilde).

Um den Erfolg einer Therapie objektivieren zu können (besonders der Tumortherapie), ist ein anderer Begriff der Heilung eingeführt worden: Heilung in einem bestimmten Zeitraum (z. B. *5-Jahres-Heilung*). Man versteht darunter, daß z. B. nach der operativen Entfernung eines bösartigen Tumors in einem Zeitraum von 5 Jahren nach der Operation keine subjektiv wahrnehmbaren oder objektiv nachweisbaren Symptome des Tumors aufgetreten sind.

4.2. Rezidive[2]

Man spricht von Rezidiv, *wenn die gleiche Erkrankung nach einem zeitlichen Intervall, subjektiv wahrnehmbar oder objektiv feststellbar, wieder auftritt.* Dabei kann die Krankheit vor dem zweiten Auftreten völlig ausgeheilt gewesen sein, oder die eigentliche Krankheitsursache war nicht beseitigt.

Beispiele: Ein Mensch erkrankt an rheumatischem Fieber, das durch immunpathologische

---

[1] Lat. Wiederherstellung des unversehrten Zustandes. – [2] Recidere (lat.) zurückfallen, wiederkommen.

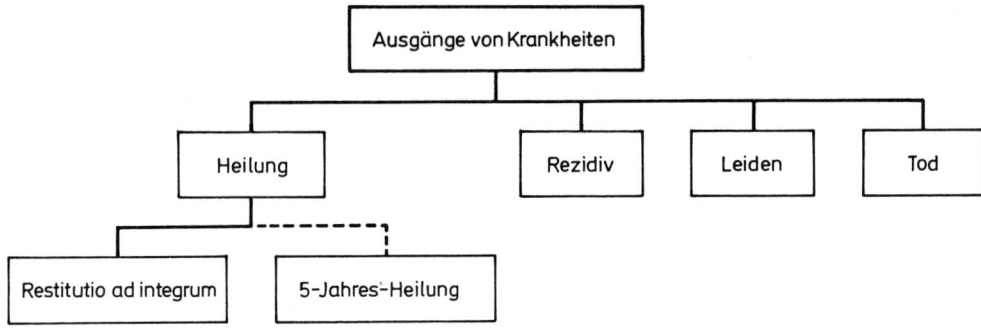

B. – Abb. 27. Ausgänge von Krankheiten.

Reaktionen nach einem Streptokokkeninfekt ausgelöst wurde. Im Rahmen dieses rheumatischen Fiebers entsteht eine Endokarditis (Endocarditis verrucosa rheumatica), die mit Narbenbildungen abheilt (Leiden: erworbener Herzklappenfehler). 15 Jahre später erkrankt dieser Mensch wieder an einer Endokarditis, die nun allerdings durch Streptokokken ausgelöst wurde (Endocarditis thromboularosa).

Bei einem Patienten wird ein bösartiger Tumor operativ entfernt. Nach 3 Jahren entsteht im Bereich der Lokalisation des entfernten Tumors -erneut ein Tumor, der die gleichen mikroskopischen Strukturen aufweist wie der zuerst entfernte Tumor. Es handelt sich also um einen Rezidivtumor, dessen Entstehung nur so zu erklären ist, daß bei der Operation des Ersttumors Tumorzellen (möglicherweise nur sehr wenige) im Gewebe verblieben sind.

Bei einem Leukämiekranken wird eine Therapie durchgeführt, wodurch es zu einer *Remission*[1] kommt. Remission bedeutet, daß die Krankheit Leukämie von dem Erkrankten nicht mehr empfunden wird, keine klinischen Zeichen der Leukämie bestehen, das periphere Blut und das Knochenmark einen weitgehend normalen Zellgehalt bzw. eine normale Struktur haben. Trotzdem finden sich im Organismus noch leukämisch transformierte Zellen, so daß die Remission nur zeitlich begrenzt ist und von den im Organismus verbliebenen leukämischen Zellen ein Rezidiv der Leukämie ausgeht.

4.3. Leiden

Krankheiten brauchen nicht nur mit einer Restitutio ad integrum auszuheilen, sondern die Reparation im Rahmen des krankhaften Geschehens kann zu einem *irreparablen Defekt* führen, einem Leiden (griechisch: pathos; lateinisch: vitium). Ein Leiden setzt also immer eine Defektheilung einer Krankheit voraus. Eine Defektheilung kann längere Zeit *kompensiert* werden (Reparation: z. B. kompensatorische Herzhypertrophie nach Ausfall eines großen Bezirkes der Herzmuskulatur nach Infarkt).

Beispiel: Ein Jugendlicher erkrankt an einer Endocarditis rheumatica, die scheinbar völlig ausheilt. Durch Vernarbung der Mitralklappe hat sich aber eine Mitralklappeninsuffizienz ausgebildet. Sie stellt das morphologische Substrat der Defektheilung dar (erworbenes Vitium cordis), das (meist erst nach mehreren Jahren) nun weitere hämodynamisch bedingte morphologisch sich manifestierende Folgeveränderungen mit Krankheitswert (Herzinsuffizienz) hervorrufen kann.

4.4. Tod (Thanatos)

EPIKUR schrieb an MENOIKEUS: »Das schauerlichste Übel, der Tod, geht uns somit nichts an, weil, solange wir sind, der Tod nicht da ist; ist er aber da, so sind wir nicht mehr. Der Tod geht demnach weder die Lebenden noch die Toten etwas an, da er für die ersteren nicht vorhanden ist, die letzteren aber nicht mehr sind.«

Diese Feststellung EPIKURS gilt jedoch nicht für die Medizin bzw. den Arzt. Der Arzt muß den Eintritt des Todes erkennen und ihn zeitlich bestimmen können, und er muß ihn im Auftrag des Gesetzgebers (Staates) bescheinigen (Totenschein).

---

[1] Remissio (lat.) Rückgang, Nachlassen, Abklingen.

Der behandelnde Arzt (zur Überprüfung von Diagnose und Therapie), die Medizin als Wissenschaft (zur Gewinnung wissenschaftlicher Erkenntnis), aber auch der Staat (zur Wahrung des geltenden Rechtes, für Todesursachenstatistiken) und die Angehörigen des Verstorbenen (zur Befriedigung eines allgemeinen Ursachenbedürfnisses, zur Feststellung genetischer Ursachen, aus versicherungsrechtlichen Gründen) sind an der Ursache des Todes eines Menschen interessiert. Aus der wissenschaftlichen Untersuchung von Verstorbenen können schließlich allgemeine Erkenntnisse zum Wohle der Lebenden gezogen werden.

4.4.1. Begriffsbestimmungen

In statistischen Untersuchungen und Angaben werden oftmals zwei Begriffe verwandt: *Mortalität* und *Letalität*. Als *Mortalität*[1] bezeichnet man die Häufigkeit einer bestimmten Erkrankung als mittelbare Todesursache bezogen auf 100000 Menschen einer bestimmten Population.

Beispiel: In den USA starben in den Jahren 1960–1964 pro Jahr 17315 Menschen an den Folgen des rheumatischen Fiebers. Dies sind 8,7/ 100000 Einwohner der Vereinigten Staaten von Nordamerika. Die Mortalität beträgt also 0,00087%.

Letalität[2] ist die Anzahl der an einer bestimmten Erkrankung Verstorbenen, bezogen auf die Zahl derer, die an dieser Krankheit leiden.

Beispiel: In den Jahren 1950–1951 starben in den USA 3 von 100 Patienten, die an einem rheumatischen Fieber erkrankt waren. Die Letalität des rheumatischen Fiebers lag in den USA in diesem Zeitraum somit bei 3%.

4.4.2. Sterben – Tod – Euthanasie (Abb. 28)

Die klassische Definition versteht unter dem *absoluten biologischen Tod* eines Menschen den irreversiblen Stillstand von Atmung und Kreislauf, verbunden mit Aufhören der Tätigkeit des Zentralnervensystems, gefolgt vom Absterben der Gewebe und Zellen. Diese Definition beschreibt keinen momentanen Zustand, sondern einen zeitlichen Ablauf.

Das *Sterben* ist der Vorgang, der zum biologischen Tode führt. Er läßt sich in die Phase der Agonie[3] und die Phase des sog. intermediären Lebens (auch Supravitalzeit, prämortale Phase) unterteilen. Die Agonie wird von der Phase des intermediären Lebens durch den *relativen oder klinischen Tod* (auch Individualtod genannt) getrennt. Als *Agonie* bezeichnet man eine nicht exakt zeitlich zu bestimmende Phase vor Eintritt des klinischen Todes. Der relative oder klinische Tod wird durch das Versagen der Kreislauf- oder Atemfunktion gekennzeichnet. Die Länge der Phase des *intermediären Lebens* wird im wesentlichen durch die Überlebensdauer der Ganglienzellen des Gehirnes bestimmt. Stellen sie (besonders die Ganglienzellen des Hirnstammes) ihre Funktion ein und sterben ab, dann beginnt der absolute biologische Tod des Organismus.

Durch die modernen Methoden der Medizin (Reanimation)[4] kann der klinische Tod mittels künstlicher (maschineller) Wiederingangsetzung und Aufrechterhaltung der Kreislauf- und Atemfunktion rückgängig gemacht werden *(Intensivmedizin)*. Dadurch kann die Wiederherstellung des Lebens erreicht werden, wenn die wirksame Reanimation vor Eintritt des absoluten biologischen Todes erfolgt.

Gerade durch die Erfolge bzw. Mißerfolge der Intensivmedizin wurde auch eine breitere Öffentlichkeit auf das Problem Sterben – Tod – aufmerksam und damit kam auch die Rolle des Arztes im Hinblick auf die Sterbehilfe *(Euthanasie*[5]*)* in die Diskussion. Spektakuläre Berichte von Patienten, die angeblich die Todeszone schon überschritten hatten *(Leben nach dem Tod,* MOODY) und die uralten Erfahrungen des Tibetanischen Totenbuches trugen dazu bei, das Phänomen Sterben – Tod in neuem Licht zu sehen. In diesem Zusammenhang wurde auch der Begriff des »Vortodes« geprägt, gewissermaßen die Phase des abklingenden Lebens mit reduzierter Bindung an das Leben.

Besonders durch die Untersuchungen von KÜBLER-ROSS wurde aus Gesprächen mit Sterbenden der phasenhafte Ablauf des Sterbens und damit auch die Rolle des Arztes deutlich: Auf eine erste Phase des Nicht-wahrhaben-Wollens *(Verleugnung)* folgt eine Phase des *Zorns* gegen alle (warum gerade ich?). Eine »*Verhandlungsphase*« (Feilschen mit Gott) geht in *Depression* über (Phase des Verlustes; weinen lassen!), die

---

[1] Mortalitas (lat.) die Sterblichkeit, das Sterben, die Sterbefälle. – [2] Letalis (lat.) tödlich, zum Tode führend. – [3] Agonia (gr.) Todeskampf. – [4] Reanimare (lat.) Wiederbeleben. – [5] Euthanasie (gr.) guter Tod.

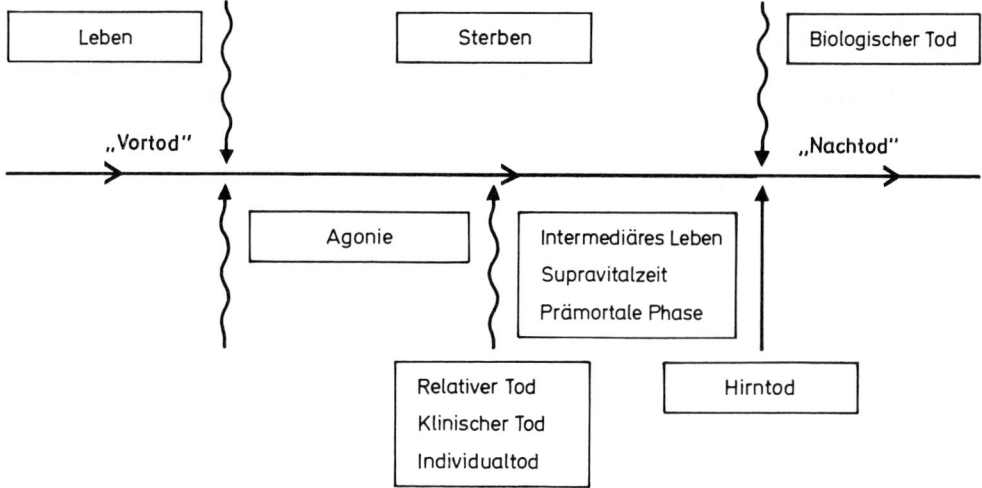

B. – Abb. 28. Phasen des Sterbens.

zur *Annahme des Schicksals* führt. Die Aufgabe des Arztes ist es, in allen Phasen Sterbehilfe zu leisten, nicht nur durch Linderung von Schmerzen, sondern auch im Gespräch, vor allem durch Zuhören, Führung und menschliche Anteilnahme zu geben (Sterbebeistand). »Der Mensch ist ein trostsuchendes Wesen« (SIMMEL). In manchen Fällen kann auch durch Störung der Hoffnungslosigkeit (vgl. Pensionierungstod) Leben gegeben werden. Die Hoffnungslosigkeit als Todesursache erscheint nicht in Sektionsprotokollen.

Wie oft berichten uns aber Kliniker am Sektionstisch: »Der Herr X wollte nicht mehr leben«.

Jeder Mensch hat das Recht auf seinen Tod.

RILKE: »Ich will nicht den Tod der Ärzte – ich will meinen Tod«. So ist das oberste Gesetz des ärztlichen Handelns *der Wille des Kranken* (suprema lex) und wenn der Kranke bewußtlos ist, der mutmaßliche Wille. Wenn Schwerkranke den Arzt bitten, sie durch Tötung von ihrem Leiden zu erlösen *(aktive Euthanasie)*, so hat der Arzt davon auszugehen, daß der Kranke nicht den Tod will, sondern mehr Hilfe. Lebensverlängerung um jeden Preis darf andererseits nicht zur Maxime des Arztes werden. Eine final auftretende Bronchpneumonie kann nach Ansicht vieler erfahrener Ärzte als Sterbehilfe dienen, wenn man sie unbehandelt läßt.

Die schweizerische Akademie der Medizinischen Wissenschaften hat 1977 Richtlinien für die Sterbehilfe publiziert, die jedem Arzt und Medizinstudenten zur Lektüre zu empfehlen sind [Dtsch. Ärzteblatt *74:* 1933 (1977)]. Einige Kommentare dazu seien hier abgedruckt:

1. Zu den Aufgaben des Arztes gehört auch die Sterbehilfe; sie ist das Bemühen, dem Sterbenden so beizustehen, daß er in Würde zu sterben vermag. Solche Sterbehilfe ist nicht nur ein medizinisches, sondern auch ein ethisches und juristisches Problem.
2. Ein Sterbender ist ein Kranker oder Verletzter, bei dem der Arzt aufgrund einer Reihe klinischer Zeichen zur Überzeugung kommt, daß die Krankheit irreversibel oder die traumatische Schädigung infaust verläuft und der Tod in kurzer Zeit eintreten wird. In solchen Fällen kann der Arzt auf weitere, technisch eventuell noch mögliche Maßnahmen verzichten.
3. Die *akute Sterbehilfe* ist die gezielte Lebensverkürzung durch Tötung des Sterbenden. Sie besteht in künstlichen Eingriffen in die restlichen Lebensvorgänge, um das Eintreten des Todes zu beschleunigen. *Aktive Sterbehilfe ist strafbar.*
4. Die *passive Sterbehilfe* ist der Verzicht auf lebensverlängernde Maßnahmen beim Todkranken. Sie umfaßt die Unterlassung oder das Nichtfortsetzen von Medikationen sowie von technischen Maßnahmen z. B. Beatmung, Sauerstoffzufuhr, Bluttransfusionen, Hämodialyse, künstliche Ernährung.

Für die Frage, wann Organe zum Zwecke der *Transplantation* von einem »Toten« entnommen werden können bzw. wie lange reanimatorische

Maßnahmen durchgeführt werden sollen, ist die Feststellung des sog. *Hirntodes* notwendig. Der Hirntod ist weitgehend identisch mit dem Beginn des biologischen Todes, weil, trotz künstlicher Aufrechterhaltung von Kreislauf und Atmung, eine Wiederherstellung der irreversibel beendeten wichtigen Hirnfunktionen nicht mehr erreicht werden kann.

Dieser *allgemeine Tod* (des Gesamtorganismus) ist begrifflich vom *partiellen Tod von Geweben* oder Organteilen zu trennen, der auch als Nekrose (s. S. 387) bezeichnet wird.

Der Glaube an den *Scheintod* ist auch heute in der Bevölkerung noch nicht ausgetilgt. Er basiert auf wissenschaftlichen und literarischen Darstellungen von Zuständen (Unterkühlung, O_2-Mangel, Schlafmittelintoxikationen), durch die beim Menschen eine *Vita minima* erzeugt worden ist, so daß Atem- und Kreislauffunktion mit einfachen Mitteln nicht wahrnehmbar sind. Zum Glauben an den Scheintod haben auch Wahrnehmungen von Laien über bestimmte postmortale Veränderungen (sog. Sarggeburten durch Fäulnisgasdruck, postmortaler Kotabgang, sog. Totenlaute, Lageveränderungen der Leiche durch Totenstarre und Fäulnis) beigetragen.

Literatur

Das Tibetanische Totenbuch, 6. Auflage, Rascher, Zürich 1960.

Kübler-Ross E.: Interviews mit Sterbenden, Kreuz Stuttgart 1969.

On death and dying. MacMillan, New York 1969.

Moody R.: Leben nach dem Tod, Rowohlt, Hamburg 1978.

Vanderpool H. Y.: The ethics of Terminal care, J. Amer. Med. Ass. *239:* 850–852 (1978).

Sporken P.: Darf die Medizin, was sie kann?, Patmosverl. Düsseldorf 1971.

Sandritter, W., H. G. Lasch, P. Brücke, K. Steinbereithner, W. Ruff, H. Richter, P. Bockelmann, W. Janssen: Ethische, medizinische und forensische Probleme in der Intensivmedizin. Med. Welt *30:* 71–78 (1979).

Brim O. G., H. E. Freeman, S. Vevine, N. A. Scotch: The dying patient, Russel Sage Foundation, New York 1970.

4.4.3. Ursachen des Todes

Man muß zwischen unmittelbaren und mittelbaren Todesursachen unterscheiden. Die *unmittelbare Todesursache* ist in jedem Fall ein Versagen der zentralen Regulationsmechanismen des Gehirnes, insbesondere der Regulationszentren im Hirnstamm. Die genauen Mechanismen die dazu führen, sind nicht immer feststellbar, sie münden aber in eine gemeinsame Endstrecke, eine Hypoxydose, die diese Zentren irreversibel schädigt. Die Mechanismen können durch ganz verschiedenartige Krankheiten in Gang gesetzt werden, die als *mittelbare Todesursachen* anzusehen sind.

4.4.3.1. Feststellung des klinischen Todes

Durch den Gesetzgeber wird vom Arzt die Feststellung des Todes verlangt.

Wie der Tod klinisch festgestellt werden muß, ist nirgendwo genau festgelegt. In der Praxis wird im allgemeinen folgendermaßen verfahren:

Feststellung *der Beendigung der Herz-Kreislauf-Funktion:* keine palpablen Arterienpulse, keine auskultatorisch nachweisbaren Herztöne. Feststellung der Beendigung der Atemfunktion: keine wahrnehmbaren Atemexkursionen.

Feststellung *der Beendigung der Funktion des Zentralnervensystems:* kein Kornealreflex bei Berühren nachweisbar, kein Pupillenreflex bei Lichteinfall auslösbar.

4.4.3.2. Feststellung des Hirntodes

Zum Zwecke der frühzeitigen Entnahme von Organen Verstorbener zur Organtransplantation (Niere, Herz, Leber) war es notwendig, zu einem möglichst frühen Zeitpunkt den sog. Hirntod festzustellen. Man versteht unter Hirntod den irreversiblen Verlust aller Gehirnfunktionen, der pathogenetisch nicht auf einer primären Teilschädigung des Gehirnes, sondern auf einer sekundär entstandenen (mittelbaren) Schädigung des Gesamtgehirnes beruht, die sich konsekutiv zur ischämischen Totalnekrose des Gehirnes entwickelt.

Verschiedene medizinische Fachgesellschaften haben sich bemüht, einwandfreie Kriterien für die Feststellung des Hirntodes festzulegen.

Kriterien, die durch klinisch-diagnostische Maßnahmen nachgewiesen werden müssen, sind folgende:

Feststellung des *klinischen Bildes des Hirntodes,* worunter tiefe Bewußtlosigkeit, zerebrale Areflexie und Ausfall der stammhirngesteuerten Eigenatmung verstanden wird. Zusätzliche Kriterien können ein Abfall der Körpertemperatur und ein Abfall des Blutdruckes trotz Gabe vasopressiver Pharmaka sein.

Feststellung des *Fehlens jeglicher hirnelektrischer Aktivität* (sog. Null-EEG) im EEG während der kontinuierlichen Ableitung innerhalb von 1 Stunde und wiederholter Ableitung nach 12 Stunden. Das sog. Null-EEG besagt allerdings lediglich, daß die Hirnrinde in ihrer Funktion ausgefallen ist, es besagt nichts über die Funktion des Hirnstammes.

Feststellung eines *angiographisch nachgewiesenen intrakraniellen Blutzirkulationsstillstandes* für mindestens 30 min.

Literatur

GÜTGEMANN, A., C. KÄUFER: Organentnahme und Transplantation. Dtsch. med. Wschr. *96:* 609–614 (1971).

KÄUFER C.: Die Bestimmung des Todeszeitpunktes. Fortschr. Med. *90:* 1125–1126 (1972).

KÄUFER C.: Die Bestimmung des Todes bei irreversiblem Verlust der Hirnfunktionen. Theoretische und klinische Medizin in Einzeldarstellungen. Bd. 54. Hüthig, Heidelberg 1973.

4.4.3.3. Lebensproben

Um die Beendigung des Lebens bzw. den Eintritt des Todes festzustellen, wurden eine Reihe sog. Lebensproben beschrieben, die allerdings heute keine praktische Anwendung mehr finden.

Atmung:

Spiegelprobe: Vor Mund und Nase wird ein Spiegel gehalten und festgestellt, ob der Spiegel durch den Wassergehalt in der Atemluft beschlägt.

Federprobe: Eine Flaumfeder wird vor Mund und Nase gehalten und geprüft, ob sich die Feder bewegt.

Seifenschaumprobe: Seifenschaum wird vor Mund und Nase gestrichen und das Verhalten des Seifenschaumes beobachtet.

Wasserglasprobe: Ein bis zum Überlaufen mit Wasser gefülltes Glas wird im Bereich der unteren Thoraxapertur auf den Thorax gestellt und festgestellt, ob es durch Thoraxbewegungen zum Überlaufen des Wassers aus dem Glas kommt.

Kreislauf:

Brennprobe: Auf die Haut wird flüssiger Siegellack oder siedendes Öl aufgetropft. Beim Lebenden werden dadurch eine Brandblase und eine Rötung (Entzündung) in der Umgebung erzeugt.

Pulsaderschnitt: Nach Eröffnung der A. radialis fließt aus dieser beim Lebenden Blut, beim Toten erfolgt kein Blutaustritt.

Fluoreszeinprobe: Diese Methode wurde in zwei Modifikationen beschrieben:

Intravenöse Injektion von Fluoreszein (5 mg Fluoreszein gelöst in 20 ml Aque dest.). Beim Lebenden erfolgt eine sehr rasche gelbe Anfärbung der Konjunktiven, die sich durch grüne Fluoreszenz bei Bestrahlung mit einer Quarzlampe noch besser zur Darstellung bringen läßt.

Beträufeln der Bindehaut mit einer 1%igen Fluoreszeinlösung. Beim Lebenden wird der Farbstoff in 2–5 min eliminiert, beim Toten bleibt die Verfärbung bestehen.

Supravitale Reaktionen:

Für den Arzt ist es wichtig zu wissen, daß es sog. supravitale Reaktionen gibt, die auch noch nach Eintritt des klinischen Todes auslösbar sind und für die Todeszeitbestimmung eine Bedeutung haben können. Die Auslösbarkeit dieser Reaktionen besagt nicht, daß der Tod noch nicht eingetreten ist, sondern ist nur ein Hinweis dafür, daß Partialfunktionen des Gewebes auch noch eine Zeit nach Eintritt des klinischen Todes erhalten bleiben können.

Idiomuskulärer Muskelwulst: Etwa bis zu 2 Stunden nach dem Tod ist eine Kontraktion der Skelettmuskulatur durch mechanische Reizung (Beklopfen) möglich. Benachbart der Beklopfstelle entsteht ein Muskelwulst.

Elektrische Erregbarkeit der Skelettmuskulatur: Durch elektrische Ströme ist 1-2 Stunden nach dem klinischen Tod noch eine Muskelkontraktion auslösbar.

Pupillenreaktion: Eine Pupillenreaktion (Veränderung, Erweiterung) soll durch Sympathikomimetika und Vagushemmstoffe noch bis zu 5–15 Stunden nach dem klinischen Tod auslösbar sein.

Unsichere Zeichen des Todes:

Am menschlichen Körper können Veränderungen wahrgenommen werden, die zwar nach dem Tode auftreten, aber auch als einzelne Zeichen unter schweren krankhaften Bedingungen entstehen können und deshalb als unsichere Zeichen des Todes gewertet werden müssen. Dazu gehören die sog. Lebensproben und die Kriterien, die man bei der Feststellung des klinischen Todes prüft.

4.4.4. Sichere Zeichen des Todes

Sichere Zeichen des Todes treten erst eine bestimmte Zeit nach Eintritt des klinischen Todes auf. *Sichere Todeszeichen* sind: *Totenflecke, Totenstarre, Autolyse* und *Fäulnis.*

4.4.4.1. Totenflecke (Livores)

Bereits in der Agonie kommt es durch zunehmendes Versagen des Blutkreislaufes zu einer Hypostase, d. h. einer Blutüberfüllung (venöse Stauung) in den Teilen des Organismus, die am tiefsten gelegen sind. Beim Sistieren des Blutkreislaufes nach Eintritt des klinischen Todes verstärkt sich diese Verlagerung des Blutes. Das Blut sinkt nun in die Kapillargebiete ab, die am tiefsten gelegen sind. Dadurch bilden sich die Totenflecke. Totenflecke sind somit in folge starker Kapillarfüllung sichtbare blaurote Verfärbungen der Haut. Dort, wo die Haut direkt einer festen Unterlage aufliegt, bilden sich keine Totenflecke aus (mechanische Kompression der Kapillaren: Auspressen des Blutes), die Haut erscheint an diesen Stellen weiß (s. Makropath.).

Für die Todeszeitbestimmung kann die Beschaffenheit der Totenflecke eine Aussage zulassen (Tab. 144). *Einzelne Totenflecke* treten 30–60 min nach dem klinischen Tode auf. Nach etwa 120 min beginnen die *Totenflecke zu konfluieren.* Die *Umlagerbarkeit der Totenflecke* ist in einem Zeitraum von 5–12 Stunden nach dem Tode möglich. Man versteht darunter, daß sich die Totenflecke bei einer auf dem Rücken liegenden Leiche zunächst an der Rückenhaut und den dorsalen Partien der Extremitäten ausgebildet haben. Dreht man die Leiche im Bauchlage, entstehen die Totenflecke nun in Bereich der Bauchhaut, der ventralen Flächen der Extremitäten und des Gesichtes. Man unterscheidet eine *vollständige Umlagerbarkeit* der Totenflecke, die etwa bis zu 5 Stunden nach dem Tode möglich ist, und eine *unvollständige Umlagerbarkeit* die etwa bis zu 12 Stunden post mortem möglich sein soll.

Die *Wegdrückbarkeit der Totenflecke* (Auspressen des Blutes aus den Kapillaren durch mechanische Einwirkung: (Druck) soll in einem Zeitraum von 8–12 Stunden nach dem Tode möglich sein. Die Wegdrückbarkeit der Totenflecke ist dann aufgehoben, wenn es *postmortal zur Hämolyse* kommt, da der Blutfarbstoff in die Gewebe diffundiert und nun dadurch die Verfärbung der Haut entsteht. Im Bereich der Totenflecke kann es zu *punktförmigen Blutungen* kommen, die durch postmortale Kapillarrupturen entstehen.

Die zeitliche Entwicklung der Eigenschaften von Totenflecken kann durch äußere Faktoren (z. B. Umgebungstemperatur) oder durch Besonderheiten der zum Tode führenden Erkrankung variiert werden.

Die *Farbe der Totenflecke* kann eine Bedeutung für den Nachweis der zum Tode führenden Erkrankung haben. »Normale« Totenflecke haben eine *bläulichrote* Farbe. *Hellrote* Totenflecke sprechen für eine Kohlenmonoxidvergiftung (CO-Hämoglobin). Allerdings können die Totenflecke auch eine hellrote Farbe annehmen, wenn postmortal bei tiefen Temperaturen ein Zutritt von Sauerstoff zum Hämoglobin möglich ist (Diffusion durch die Haut). *Braungraue* Totenflecke bilden sich aus, wenn Gifte zur Bildung von Methämoglobin geführt haben.

4.4.4.2. Totenstarre (Rigor mortis)

Die Totenstarre ist eine Kontraktion der Muskulatur, die sich nach dem Tode entwickelt. Sie ist ein *sicheres Todeszeichen,* und ihre Feststellung hat eine Bedeutung für die Todeszeitbestimmung. Die Totenstarre (Tab. 145) bildet sich an der Skelettmuskulatur, an der Herzmuskulatur und an der glatten Muskulatur der inneren Organe aus. Sie beginnt im allgemeinen am Kiefergelenk 1–2 Stunden nach dem Tode und

B. – Tab. 144. Eigenschaften der Totenflecke.

Erscheinung der Totenflecke	Abhängigkeit von der Zeit nach dem klinischen Tod
Auftreten der Totenflecke	30–60 min p. m.
Beginn des Konfluierens der Totenflecke	120 min p. m.
Umlagerbarkeit der Totenflecke	5–12 Std. p. m.
Wegdrückbarkeit der Totenflecke	8–12 Std. p. m.

B. – Tab. 145. Eigenschaften der Totenstarre.

Totenstarre an der Skelettmuskulatur	
Beginn der Totenstarre (Kiefergelenk)	1–2 Std. p. m.
Vollständig ausgeprägte Totenstarre (alle Gelenke)	6–9 Std. p. m.
Lösung der Totenstarre	36–48 Std. p. m.
Wiedereintreten der Totenstarre nach mechanischer Brechung	7–8 Std. p. m.

ist 6–9 Stunden post mortem in allen Gelenken ausgeprägt (Dauer 2–3 Tage). Wird die Totenstarre in einem Zeitraum bis zu maximal 7–8 Stunden mechanisch gebrochen, tritt sie erneut wieder auf. Die *spontane Lösung* erfolgt im allgemeinen 36–38 Stunden nach dem Tode. Für den *Ablauf* der Totenstarre wurden eine Regel *(Nystensche Regel)* aufgestellt, die in der Literatur aber unterschiedlich interpretiert wurde (Abb. 29).

Man nimmt an, daß die Totenstarre durch die postmortale Spaltung des in der Muskulatur vorrätigen ATP ausgelöst wird (ähnlich wie bei der Kontraktion des vitalen Muskels). Daher wird es auch verständlich, daß verschiedene Faktoren (z. B. Umgebungstemperatur, Gifte bei Vergiftungen) diesen biochemischen Prozeß und damit die Entstehung und den Ablauf der Totenstarre beeinflussen können. Eine besondere Form der Totenstarre ist die *Enthirnungstotenstarre* oder *kataleptische Totenstarre*. Sie kann bei traumatischen Schädigungen des Gehirns (z. B. Schußverletzung), besonders des Hirnstammes und der Medulla oblongata, auftreten und zeichnet sich dadurch aus, daß *sofort* eine Starre der gesamten Muskulatur eintritt, die in eine Totenstarre übergeht. Dadurch wird der Tote infolge schlagartigen Starrwerdens der Muskulatur in der dem Tode unmittelbar vorhergehenden Körperstellung fixiert.

4.4.4.3. Autolyse, Fäulnis

Durch Autolyse und Fäulnis werden die Strukturen der Zellen und Gewebe nach dem Tode enzymatisch abgebaut und somit verändert.

Als *Autolyse* bezeichnet man den enzymatischen Abbau durch körpereigene Enzyme, die nach dem Tode aus den Lysosomen (hydrolytische Enzyme) der Zellen freigesetzt werden. Recht früh zeigen die Magenwand (Gastromalacia acida), das Pankreas (Konsistenzabnahme) und die Nebennieren (Zerfließlichkeit des Nebennierenmarkes) wahrnehmbare autolytische Veränderungen.

Fäulnis ist dagegen ein enzymatischer Abbau durch bakterielle Enzyme. Meist breiten sich während des Lebens als Saprophyten lebende (auf Haut und Schleimhaut, im Darm) oder als Krankheitserreger in den Organismus eingedrungene Mikroorganismus (Bakterien, Pilze) nach dem Tode in allen Geweben und Organen aus. Die postmortale Fäulnis ist durch eine Reihe von Veränderungen wahrnehmbar:

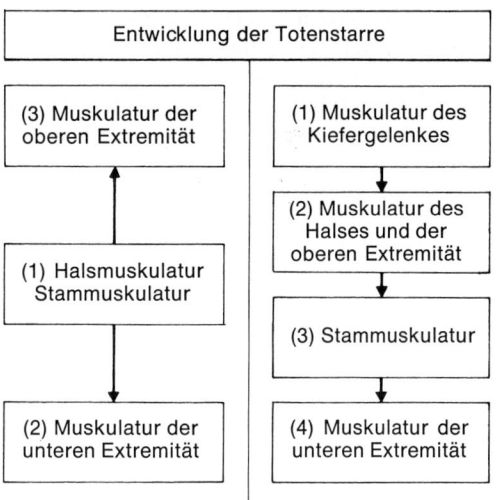

B. – Abb. 29. Ablauf der Totenstarre.

Verfärbung der Haut und der inneren Organe: Es entsteht eine graugrünliche Verfärbung der Haut im Bereich des rechten, später auch des linken Unterbauches. Sie kommt durch Sulfhämoglobinbildung (Einwirkung von H_2S aus dem Dickdarm auf Hämoglobin) zustande. Diese Art der Verfärbung kann als Zeichen der Fäulnis auch an den inneren Organen auftreten. Andererseits kann eine braunschwarze Verfärbung (Pseudomelanin) der Oberfläche der inneren Organe (bes. Unterfläche der Leber) auftreten. Sie kommt durch Eisensulfidbildung zustande und wird immer dann zu erwarten sein, wenn in der Leber reichlich Siderinpigment abgelagert ist und postmortal unter dem Einfluß von H_2S (aus dem der Leberoberfläche benachbarten Darm) FeS entsteht.

Darstellung des Hauptvenennetzes: Als Zeichen der Fäulnis kann das Venennetz der Haut zur Darstellung kommen. Durch Gasbildung in den Venen werden diese erweitert, und durch Sulfhämoglobinbildung erhalten sie eine schmutziggrünliche Farbe.

Gasbildung: Durch die Fäulnisvorgänge kommt es zu einer oft erheblichen Gasbildung. Bei den Fäulnisgasen handelt es sich um Gemische von NH_3, H_2S, CH_4, N_2, H_2 und CO_2. Durch die Gasbildung kann der Darm stark aufgetrieben werden, es können Blasenbildungen in der Haut (Knistern beim Einschneiden) oder in den inneren Organen (Bildung sog. Schaumorgane) entstehen (s. Ma. S. 138).

Fäulnisgeruch: Durch den Abbau der Eiweiße entstehen z. T. stark riechende und teilweise giftige Abbauprodukte. Dazu gehören z. B. die Ptomaine, Kadaverin, Putreszin und Tyramin.

Autolyse und Fäulnis sind durch enzymatische Prozesse bedingt. Ihr zeitlicher Ablauf hängt somit wesentlich von Umgebungsfaktoren ab (Umgebungstemperatur, Luftfeuchtigkeit der Umgebung: hoher Feuchtigkeitsgehalt der Luft vermindert Austrocknung der Leichengewebe und ermöglicht daher besser Autolyse und Fäulnis).

Besondere Leichenveränderungen:

Als besondere Veränderungen von Leichen sind die Fettwachsbildung und die Mumifikation anzusehen.

Fettwachsbildung kommt besonders dann zustande, wenn die Leiche einer wasserreichen Umgebung (Wasserleiche, nasse Grabstelle) ausgesetzt ist. Es handelt sich um eine Fetthärtung (ähnlich wie bei der Margarineherstellung) durch stufenweise Hydrogenisierung der ungesättigten Fettsäuren, wahrscheinlich unter Beteiligung bakterieller Enzyme (Bacillus Welch-Fraenkel). Sie läuft bevorzugt in den Fettorganen der Leiche ab. Die Fettwachsbildung, die damit die äußere Körperhülle stabilisiert, kann zu einer recht guten Erhaltung der Leiche über längere Zeit beitragen, wirkt also Autolyse und Fäulnis zum Teil entgegen.

Zu einer besseren Erhaltung der Leiche trägt auch die *Mumifikation* bei. Sie tritt immer dann auf, wenn das Leichengewebe die Möglichkeit zur Austrocknung hat (z. B. trockenes Sandgrab, trockene Räume mit stärkerem Luftzug). Durch die Austrocknung werden die Aktionen der hydrolyten Enzyme gehemmt, Autolyse und Fäulnis somit gebremst.

4.4.4.4. Äußere Leichenschau

Die äußere Leichenschau muß bei jedem Verstorbenen durch den Arzt (nach heute geltenden gesetzlichen Bestimmungen in den Bundesländern der Bundesrepublik Deutschland) vorgenommen werden. Nach Durchführung der äußeren Leichenschau muß der Arzt den Totenschein ausstellen, der die Grundlage für die Ausstellung des Bestattungsscheines und der Sterbeurkunde ist.

Die Ausstellung des *Totenscheines* erfordert, daß der Arzt eine Reihe von Feststellungen trifft:

Zeitpunkt des Todes: Wenn beim Eintritt des Todes niemand anwesend war (z. B. aufgefunde-

ne Leiche), wird der Arzt die Todeszeit nach den dafür üblichen Regeln (vgl. Lehrbücher der Rechtsmedizin) feststellen müssen.

Nicht natürlicher Tod: Zu den Formen des nicht natürlichen Todes gehören alle Unfallarten, Vergiftungen und Gewalteinwirkungen, seien sie durch Dritte oder selbst (Selbsttötung) herbeigeführt worden. Bei allen Fällen von nicht natürlichem Tod werden durch die Behörden (Kriminalpolizei, Staatsanwaltschaft) Ermittlungen über den Hergang des Geschehens eingeleitet.

Ansteckungsgefahr: Der Arzt muß entscheiden, ob der Verstorbene an einer Infektionskrankheit litt, die auf andere Menschen übertragbar ist.

Unmittelbare Todesursache: Damit ist nicht die unmittelbare Todesursache im Sinne der biologischen Definition gemeint. Vielmehr soll hier angegeben werden, welche Erkrankung oder Folgeerkrankung schließlich als entscheidende Todesursache (mittelbare Todesursache im Sinne der biologischen Definition) anzusehen ist.

Ursächliches Grundleiden: Unter ursächlichem Grundleiden wird die Erkrankung verstanden, auf die die Folgen des Grundleidens und schließlich die zum Tod führende Folgekrankheit kausalgenetisch zurückgeführt werden müssen.

4.4.4.5. Innere Leichenschau (Autopsie, Obduktion)

»Ärzte, die viele Leichenöffnungen gemacht oder gesehen haben, haben zumindest gelernt zu zweifeln. Die anderen dagegen, die sich nicht mit den oft bedrängenden Befunden der Autopsie auseinandersetzen, schweben in den Wolken eines unkontrollierten Optimismus.

MORGAGNI (nach MEESSEN, 1970).

Diese Worte MORGAGNIS gelten heute noch. Ohne Leichenöffnungen ist eine selbstkritische Medizin nicht möglich. Aus vielen statistischen Untersuchungen geht hervor, daß die Zahl der klinischen Fehldiagnosen weltweit zwischen 40 und 60% liegt (BRITTON, 1974; PRUTTING, 1978).

Eigene Untersuchungen (DREXLER, STÄUDINGER, SANDRITTER) haben ergeben, daß 40% der klinischen Diagnose richtig waren, 40% unzureichend oder falsch. Die klinische Diagnostik hat ihre Grenzen, und jeder Arzt muß sich dieser Grenzen immer bewußt sein. Eine Verbesserung der Qualität und eine Qualitätskon-

trolle ist nur durch eine hohe Zahl von Leichenöffnungen möglich. In der BRD werden kaum
10% der Verstorbenen seziert (an Universitäts-
kliniken 60–80%, in den USA z. B. 18%. Kran-
kenhäuser, die das Recht zur Facharztausbil-
dung erhalten wollen, müssen in den USA eine
Sektionsfrequenz von 25% nachweisen).

Aus diesen Zahlen geht hervor, daß die *klinischen Obduktionen* in mehrfacher Hinsicht für
die Gesundheitspolitik von grundlegender Bedeutung sind.

a) Neben der *Überprüfung der Richtigkeit* von
Diagnosen und dem damit einsetzenden ständigen Lernprozeß von Ärzten ist die Aufstellung von

b) *Krankheits- und Todesursachen-Statistiken*
ohne Obduktion sinnlos. Wenn im Durchschnitt 60% der klinischen Diagnosen nicht
richtig sind, dann ist der Aussagewert einer
aufgrund von Totenscheinen (äußere Leichenschau) erstellten Statistik ohne Wert.
Wie aber sollen gesundheitspolitische Maßnahmen getroffen werden können oder Ärzte
sich über die Häufigkeit von Krankheiten
informieren, wenn die dazu notwendigen Un-
terlagen eine so große Fehlerquote haben?

c) Für die *wissenschaftliche Krankheitsforschung*
sind Obduktionen unerläßlich. Man denke
nur an die Erforschung des Kreislaufschocks
oder die Arteriosklerose. Die Entstehung und
der Verlauf von Krankheiten kann mit großer
Sicherheit durch Leichenöffnungen geklärt
werden. Dies gilt ebenso für die Pathologie
der *Umwelteinflüsse* (Asbest, Blei, DDT, Vi-
nylchlorid usw.), die Pathologie der *Therapie*
(z. .B. Ovulationshemmer und Thrombose
und Lungenembolie) oder das Auftreten *neuer Krankheitsbilder* bzw. neuer Erscheinungsformen bekannter Krankheiten.

d) Für die *Beratung von Familien* z. B. bei
Mißbildungen und Erbkrankheiten kann die
Obduktion nützlich sein (Beispiel: Ein 30jäh-
riger Mann stirbt plötzlich. Die Sektion deckt
einen Herzinfarkt auf bei bestehender familiärer Hyperlipoproteinämie). Bei Aufdek-
kung von Infektionskrankheiten können
Maßnahmen gegen die Ansteckung von Fami-
lienmitgliedern getroffen werden (Beispiel:
Ein offen Tuberkulöser infiziert pro Jahr
10 Personen).

e) In der *Ausbildung und Weiterbildung von
Ärzten* sind Autopsien für die Anschauung
kranker Organe nicht wegzudenken. Die
Krankheit kann plastisch und eindringlich
demonstriert werden, die klinisch-pathologi-
sche Konferenz rekonstruiert den Krankheitsverlauf. Alle modernen Ausbildungssy-
steme in der Welt enthalten Pflichtkurse mit
Obduktionsmaterial.

Es ist die Pflicht jeden Arztes, Angehörige
eines Verstorbenen eindringlich auf die Nützlichkeit und Wichtigkeit einer Obduktion hin-
zuweisen und in eindringlichem Gespräch zu
versuchen, eine Leichenöffnung vornehmen zu
lassen. Beschämt muß der Pathologe nicht selten
feststellen, daß gerade Ärzte Leichenöffnungen
verweigern, obwohl sie doch einen großen Teil
ihrer Kenntnisse Obduktionen von verstorbenen
Patienten verdanken.

Neben den klinischen Obduktionen können
Leichenöffnungen aus *Versicherungsgründen*
notwendig sein (z. B. Arbeitsunfälle, Berufskrankheiten). Obduktionen aus *seuchenpolizeili-
chen Gründen* werden von der zuständigen
Behörde (z. B. Gesundheitsamt) angeordnet
(z. B. bei Verdacht auf Cholera, Pocken, Tuberkulose, Malaria usw.).

Feuerbestattungsobduktionen werden von einem Amtsarzt angeordnet, wenn die äußere
Leichenschau keine klare Todesursache ergibt.

Gerichtliche Obduktionen werden von einem
Amtsgericht bei Verdacht auf nicht natürliche
Todesursache angeordnet.

Literatur

BRITTON, M: Diagnostic errors discovered at autopsy.
Acta med. scand. *196:* 203–210 (1974).

DREXLER, H., M. STÄUDINGER, W. SANDRITTER: Autopsie und klinische Diagnose, Path. Res. Pract.
(1979).

MEESSEN, H.: Die Pathologische Anatomie und die
biologische Zukunft des Menschen. Verh. dtsch.
Ges. Path. 54. Tagung. Fischer, Stuttgart 1970.

PRUTTING, J.: The autopsy: A beginning, not an end.
Amer. J. clin. Path. *69:* 215–253 (1978).

PRUTTING, J.: Autopsies – benefits for clinicians.
Amer. J. clin. Path. *69:* 223–225 (1978).

C. Zell- und Gewebsschädigung

Von U. N. Riede und W. Sandritter

1. Die Zelle (Zellschädigung und Funktionsstörungen der Zelle)

1.1. Übersicht

Seit RUDOLF VIRCHOW[1] betrachten wir die Zelle als kleinste Einheit des Zellenstaates. Kern und Zytoplasma müssen in funktionellem Zusammenhang mit gegenseitiger Wechselwirkung gesehen werden. Für didaktische Zwecke muß es erlaubt sein, Kern, Zytoplasma und deren Einzelelemente gesondert zu betrachten, denn »es ist fast unmöglich, in Worten das Wirkungsgefüge eines Systems darzustellen, in dem jeder Teil mit jedem anderen in einem Verhältnis wechselseitiger ursächlicher Beeinflussung steht«.

Darüber hinaus muß man bedenken, daß Zellen nicht isoliert im Organismus bestehen. Sie sind in eine Hierarchie von Regelsystemen eingebunden, die vom übergeordneten Nervensystem über Hormone (auch Gewebshormone) bis hin zum Zellkontakt reichen.

Eine Zellschädigung braucht nicht unbedingt und sofort eine krankheitsauslösende Wirkung zu haben. Es hängt von der Art, der Dauer und der Stärke des Reizes sowie der Zahl der betroffenen Zellen und der »Empfindlichkeit« des Organismus an dem betreffenden Ort (»Achillesferse«) ab, ob eine Erkrankung des Gesamtorganismus eintritt (Abb. 1).

Als einfaches Beispiel sei hier nur genannt, daß ein kleiner Tumor im Bereiche der ableitenden Gallenwege mit Gallenrückstau verständ-

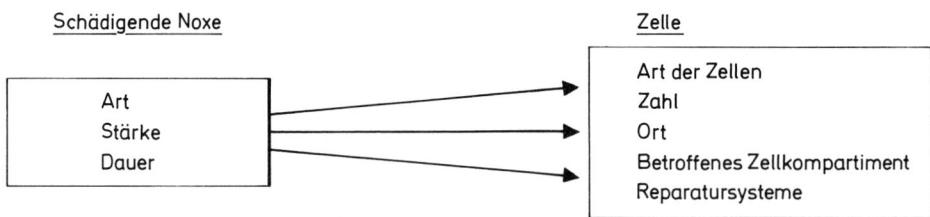

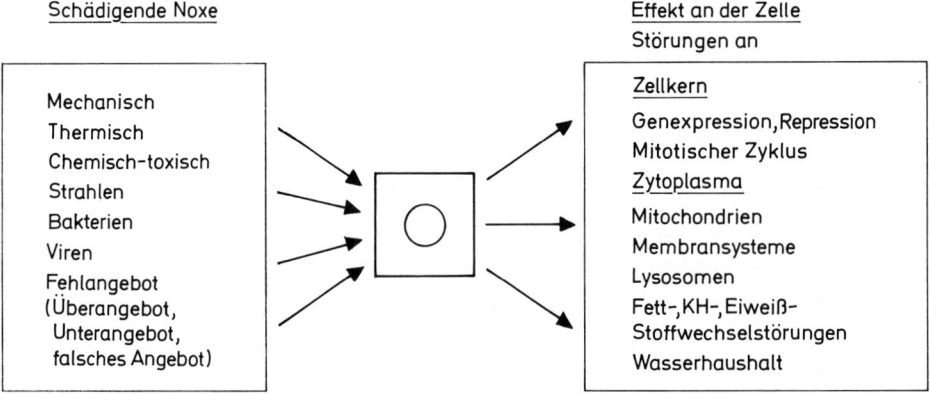

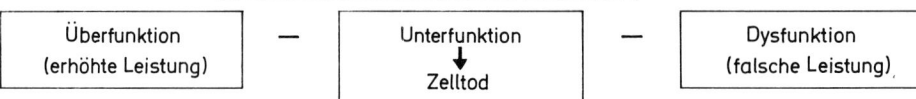

C. – Abb. 1. Schädigende Noxe und Zelle.

---

[1] RUDOLF VIRCHOW (1821–1902), dtsch. Pathologe.

licherweise eine stärkere Rückwirkung auf den Organismus hat als ein ebensogroßer Tumor der Haut. Eine Störung im Zellkompartiment Zellkern-DNS, die eine Mutation zur Folge hat oder eine Schädigung der Mitochondrien mit Verlust der Energielieferung, führt natürlich zu tiefergreifenden Folgen als eine Schädigung des Grundplasmas der Zelle. In diesem Zusammenhang darf auch nicht vergessen werden, daß der Organismus und die Zelle über »Reparatursysteme« verfügen, die einen Schaden relativ schnell beheben können (z.B. »Ausflickerenzyme« der DNS, Vernichtung falscher Proteine?).

Die Art und Zahl der schädigenden Agenzien (Abb. 1, Mitte) ist sehr groß (s. a. äußere Krankheitsursachen). Die Noxe kann direkt oder indirekt wirken (z.B. Kreislaufstörungen oder durch toxische Gewebsprodukte). Die Schädigung kann sich am Zellkern oder an verschiedenen zytoplasmatischen Organellen auswirken; evtl. mit Störungen des Fett-, Kohlenhydrat- und Eiweißstoffwechsels oder extra- und intrazellulären Wasser- und Salzverschiebungen.

Letztlich kann eine Schädigung die Funktion einer Zelle nur nach *drei Richtungen* hin verändern (Abb. 1, unten): *Überfunktion* mit erhöhter Leistung (evtl. Zellvermehrung), *Unterfunktion* mit verminderter Leistung (sog. degenerative Veränderungen), die in den Zelltod einmünden können, oder *Dysfunktion* mit Bildung falscher Stoffwechsel- oder Differenzierungsprodukte (z.B. Metaplasie, Tumorwachstum). Dies sind die Elementarantworten der Zelle bei einer Schädigung.

1.2. Der Zellkern

Der Zellkern ist der »Chef« der Zelle. Fast alle Stoffwechselvorgänge unterstehen seiner direkten oder indirekten Kontrolle.

In den folgenden Ausführungen werden wir so vorgehen, daß wir versuchen wollen, die Störungen der Struktur und Funktion von der normalen Funktion her abzuleiten.

1.2.1. Orthologie[1] des Zellkerns

1.2.1.1. Chemische Zusammensetzung (Tab. 1)

Bei biochemischer Aufarbeitung des Zellkerns findet man verschiedene Substanzen: **DNS** als Träger der genetischen Information in konstanter Menge (von Ausnahmen abgesehen), die wir morphologisch mit *basischen Farbstoffen* (Methylenblau, Gallozyaninchromalaun → Anlagerung an Phosphatgruppen. Auch *RNS* wird angefärbt; Hämatoxylin wird sowohl an DNS als auch an Protein gebunden), mit der *Feulgen[2]-Reaktion* (Aldehyde der Zucker) oder im ultravioletten Licht (Absorption bei 260 nm) nachweisen können (Zytophotometrie). Die *DNS dient als Matrize bei der Reduplikation* (S-

C. – Tab. 1. Chemische Zusammensetzung des Zellkerns.

Substanz	Bausteine Nachweis	Menge	Funktion	Morphologie
DNS	PO_4^{3-}→Bas. Farbstoffe Zucker = Feulgen-R. Basen = UV 260 nm Autoradiographie	Haploid 3×10^{-12} g diploid 6×10^{-12} g tetraploid 12×10^{-12} g usw.	Genetische Matrize Reduplikation	Eu- und Heterochromatin
Histon	Arginin- oder lysinreich, vorw. bas. AS. Fastgreen-Fbg. pH 8,2	Massenverhältnis DNS : Histon etwa 1 : 1	Repressor Strukturprotein?	Verteilung wie Eu- und Heterochromatin
Nichthistonprotein	Saures Protein Tyrosin und Tryptophan Milon-Reaktion	Stark wechselnd von etwa 5–50×10^{-12} g (diploid)	Strukturprotein? Genregulationsfunktion?	Diffus verteilt

---

[1] Orthos (gr.) gerade, aufrecht, richtig, recht; logos (gr.) Wort, Rede, Lehre. – [2] R. W. FEULGEN (1884–1955), dtsch. Biochemiker.

C. – Tab. 1. (Fortsetzung).

Substanz	Bausteine Nachweis	Menge	Funktion	Morphologie
RNS	1. messenger-RNS, Spiegelbild der Basen der DNS 2. Transfer-RNS 3. Ribosomale (nukleoläre) RNS Autoradiographie	1. Hohe Umsatzrate, Menge unter 1% 2. ? 3. Hohe Bildungsrate	1. Genetische Transkription 2. Aminosäure-transport 3. Bildung von Ribosomen	Nukleolus
Fermente	DNS/RNS-Poly-merasen	Unter 1%	Bei identischer Reproduktion, bei Genexpression	
Lipide	Phospholipide		Strukturfunktion?	
Wasser		80%		
Masse gesamt		$\sim 25\text{–}50 \times 10^{-12}$ g (Leber, diploid)		

Phase) *und bei der Genexpression* (Transkription → Messenger-RNS).

Über Struktur und Funktion der **Zellkern-proteine** ist relativ wenig bekannt. Die *basischen Histone* (Übersicht bei DeLange u. Smith, 1971) sind wahrscheinlich an die Phosphatgruppen der DNS angelagert (Salzbindung). Man unterscheidet inzwischen mehrere Unterfraktionen. Die Histone sind als die aussichtsreichsten Kandidaten für die Regulation der Genexpression angesehen worden. Die Uniformität ihrer chemischen Zusammensetzung läßt allerdings Zweifel daran aufkommen [Erbsenkeimlinge haben das gleiche Histon wie Lymphozyten. »We are all brothers under our histones« (Smith, 1968)]. Über die *sauren Nichthistonproteine* ist noch weniger bekannt als über die Histone. Es handelt sich wahrscheinlich um eine Gruppe verschiedener chromosomaler und nichtchromosomaler Proteine. Sie zeigen Unterschiede in verschiedenen Organen (Shelton u. Mitarb., 1971), so daß man vermutet, daß sie eine Genregulationsfunktion ausüben.

Über die 3 verschiedenen Arten von **RNS** (*messenger-RNS, transfer-RNS, ribosomale RNS und deren Vorläufer*) wird im Abschnitt über Zellkernfunktion (s. S. 169) noch mehr zu sagen sein. *Sie stellen die Übermittler der genetischen Botschaft bzw. Hilfswerkzeuge dafür dar.* Mittels Autoradiographie (z. B. ³H-Uridin) läßt sich

ihre Umsatzrate auch morphologisch bestimmen.

Unter den **Enzymen** sind die *DNS- und RNS-Polymerasen* als DNS und RNS synthetisierende Fermente neben den *Phosphorylasen* und der *Reduktase* wohl die wichtigsten. *Endonukleasen* sorgen zusammen mit *Ligasen* für die *DNS-Reparatur.*

1.2.1.2. Struktur des Zellkerns

Abb. 2 zeigt die Strukturen des Zellkerns, wie sie sich lichtmikroskopisch nach Feulgen-Reaktion (Nachweis von Aldehyden der Desoxiribosezucker) und elektronenmikroskopisch darstellen. Lichtmikroskopisch fallen neben dem Nukleolus besonders die stärker gefärbten dichten **Chromatinstrukturen** auf, die teils diffus verstreut liegen, teils um den Nukleolus angeordnet sind. Dazwischen liegen lockere, nur schwach gefärbte Chromatinbezirke.

Die kompakten Strukturen werden als *Heterochromatin* (Heitz, 1929; Übersicht bei Sandritter, 1970; Krone u. Wolf, 1972) bezeichnet (auch als kondensiertes oder heteropyknotisches *Chromatin = Chromozentren*). Es handelt sich hierbei um Chromosomenabschnitte, die auch im Interphasezellkern wie in den Chromosomen der Mitose kondensiert bleiben (Abb. 3). Auch beim sog. *Barr[1]-Körperchen* in Zellkernen von

---

[1] Murray L. Barr (*1908), kanad. Anatom.

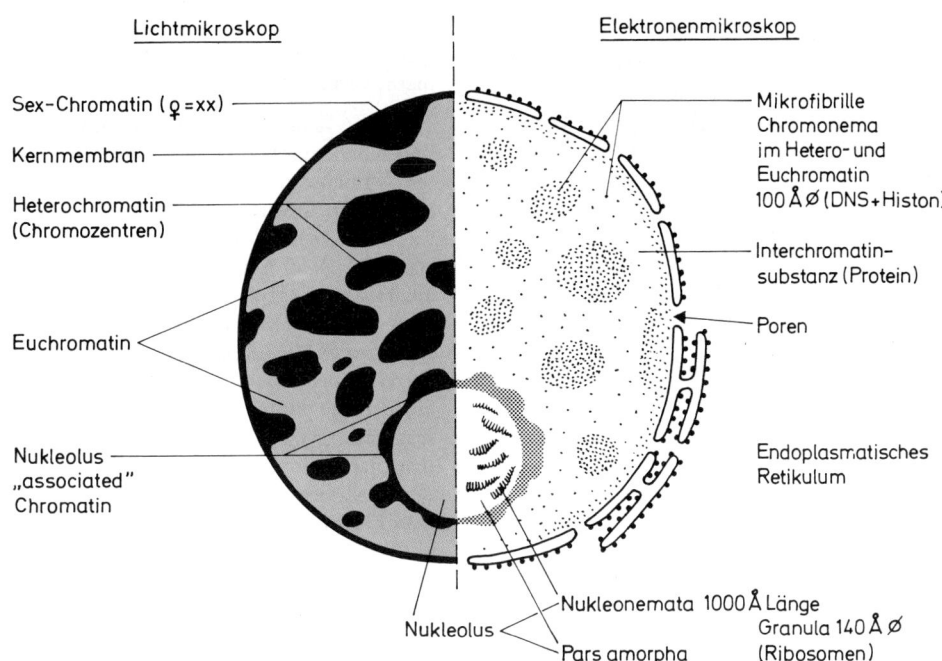

| Lichtmikroskop | Elektronenmikroskop |

Sex-Chromatin ($♀$=xx)

Kernmembran

Heterochromatin
(Chromozentren)

Euchromatin

Nukleolus
„associated"
Chromatin

Mikrofibrille
Chromonema
im Hetero- und
Euchromatin
100 Å Ø (DNS+Histon)

Interchromatin-
substanz (Protein)

Poren

Endoplasmatisches
Retikulum

Nukleonemata 1000 Å Länge

Granula 140 Å Ø
(Ribosomen)

Nukleolus

Pars amorpha

C. – Abb. 2. Morphologie des Zellkerns. Linke Bildhälfte: Feulgen-Reaktion.

weiblichen Individuen handelt es sich um *Heterochromatin (XX)*.

Das lockere, feinverteilte Material bezeichnet man als *Euchromatin* (nichtkondensiert, isopyknotisch), das auch in Mitosechromosomen in lockerer Form auftritt.

Schon HEITZ hatte die Vermutung geäußert, daß es sich beim *Heterochromatin* um *genetisch inaktives Material* handelt, während das *Euchromatin genetisch aktiv* sein soll. Neuere biochemische Untersuchungen bestätigen dies: Beim Heterochromatin handelt es sich – wenigstens zum Teil – um *repetitive Basensequenzen* der DNS (z. B. CCC TAA als vieltausendfach repetierte Einheit, sog. *Satelliten-DNS*), d. h. um einen genetischen Code, der weitgehend eingeschränkt ist bzw. nur einzelne Aminosäuren codieren kann (BOTCHAN u. Mitarb., 1971; SOUTHERN, 1970). Zudem konnte gezeigt werden, daß an isoliertem *Euchromatin hohe RNS-Polymeraseaktivitäten* herrschen und Messenger-RNS gebildet wird, während *Heterochromatin* weitgehend *inaktiv* ist (FRENSTER, 1965). Die Forschung auf diesem Gebiet ist z. Z. in vollem Fluß. Abb. 4 zeigt einige Aspekte des Problems vom morphologischen, zytogenetischen und biochemischen Standpunkt. Wesentlich erscheint dabei, daß man mit der Bezeichnung Euund Heterochromatin sehr zurückhaltend um-

zugehen hat, da kondensiertes Chromatin »euchromatisch« werden kann und andererseits nichtkondensiertes Chromatin unter Umständen zum Heterochromatin zu rechnen ist, da es nach zytogenetischen Untersuchungen spät repliziert, d. h. am Ende der S-Phase redupliziert wird.

In eigenen Untersuchungen wurde gefunden, daß bei Stimulierung der Zellkernfunktion (Schilddrüse) ein Teil des kondensierten Chromatins »euchromatisch« wird. Aber auch bei maximaler und lang dauernder Überfunktion

Chromosom während

Metaphase   Interphase

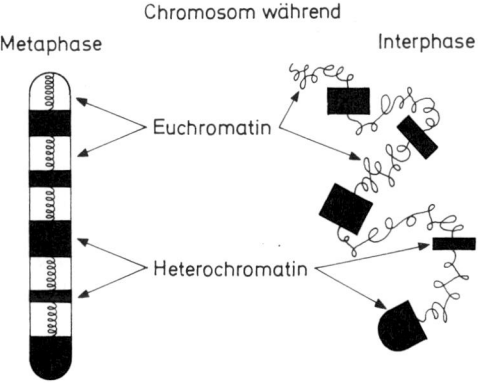

Euchromatin

Heterochromatin

C. – Abb. 3. Eu- und Heterochromatin in einem Metaphasenchromosom und Interphasenzellkern (nach HARBERS, 1969).

Chromatin des Zellkerns

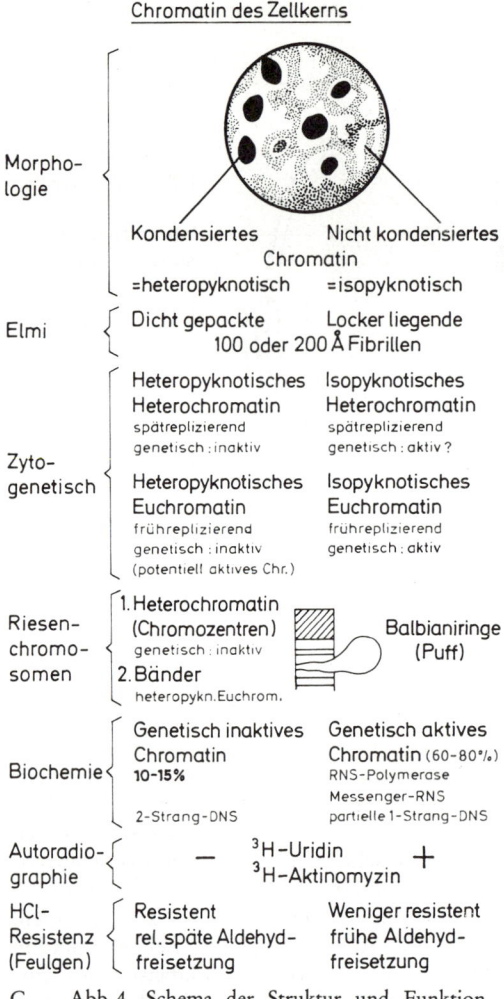

Morpho-
logie

Kondensiertes   Nicht kondensiertes
              Chromatin
=heteropyknotisch   =isopyknotisch

Elmi { Dicht gepackte   Locker liegende
        100 oder 200 Å Fibrillen

Zyto-
genetisch

Heteropyknotisches	Isopyknotisches
Heterochromatin	Heterochromatin
spätreplizierend	spätreplizierend
genetisch : inaktiv	genetisch : aktiv ?
Heteropyknotisches	Isopyknotisches
Euchromatin	Euchromatin
frühreplizierend	frühreplizierend
genetisch : inaktiv	genetisch : aktiv
(potentiell aktives Chr.)	

Riesen-
chromo-
somen

1. Heterochromatin
   (Chromozentren)   Balbianiringe
   genetisch : inaktiv   (Puff)
2. Bänder
   heteropykn. Euchrom.

Biochemie

Genetisch inaktives	Genetisch aktives
Chromatin	Chromatin (60-80%)
10-15%	RNS-Polymerase
	Messenger-RNS
2-Strang-DNS	partielle 1-Strang-DNS

Autoradio-
graphie {   — ^{3}H-Uridin   +
                          ^{3}H-Aktinomyzin

HCl-
Resistenz <
(Feulgen)

Resistent   Weniger resistent
rel. späte Aldehyd-   frühe Aldehyd-
freisetzung   freisetzung

C. – Abb. 4. Schema der Struktur und Funktion verschiedener Arten von Chromatin im Lichte verschiedener Methoden und Blickpunkte.

bleibt eine konstante Menge an Heterochromatin kondensiert (KIEFER u. Mitarb., 1974).

Die neuesten Forschungen haben ergeben, daß etwa 10–13% der *DNS des Zellkerns* im Heterochromatin dichtgepackt liegen (SANDRITTER u. Mitarb. 1974) und 90% in lockerem Euchromatin. Von diesen 90% sind aber nur etwa 10% genetisch aktiv (PEDERSEN, 1978). Man kann demnach von der morphologischen Struktur nur bedingt auf die Transskriptionsaktivität schließen. In Tumorzellen (Mammakarzinom) ist der prozentuale Gehalt der DNS im Heterochromatin gegenüber normalen Zellen vermindert (nur etwa 5% gegenüber 10–13% normal), d.h. der euchromatische Anteil ver-

mehrt. Auch biochemische Untersuchungen zeigen, daß in Tumorzellen genetisch aktives Chromatin vermehrt ist.

Nach neueren elektronenmikroskopischen und biochemischen Untersuchungen (Übersichten: PEDERSEN, 1978; FELSENFELD, 1978; TSANEW, 1978; BUSCH, 1978) baut sich das Chromatin aus *scheibenförmigen Untereinheiten* von etwa 100 × 50 Å auf mit einem Core (octamer) aus Histonen (H_{2A}, H_{2B}, H_3, H_4), der von einem 20 Å breiten DNS-Doppelhelixfaden umsponnen wird (Abb. 5 a). An diesem DNS-Faden sind die Histonscheiben (oder Kugeln) wie Perlen an einer Kette hintereinander aufgereiht. 140 von insgesamt etwa 200 Basenpaaren des DNS-Fadens haben direkten Kontakt mit den Histonen, der Rest liegt im Verbindungsfaden. Die mit dem Histon verbundenen Basen sollen genetisch aktives Chromatin darstellen, wobei die Histone als Genregulatoren fungieren sollen, eventuell unter Vermittlung von Nichthistonprotein.

Die **Nukleosomenfäden** bilden eine Spiralstruktur von 300 Å Durchmesser (Abb. 5 b) mit 6 Nukleosomen pro Spiralabschnitt. Wahrscheinlich liegen diese Spiralstrukturen im kon-

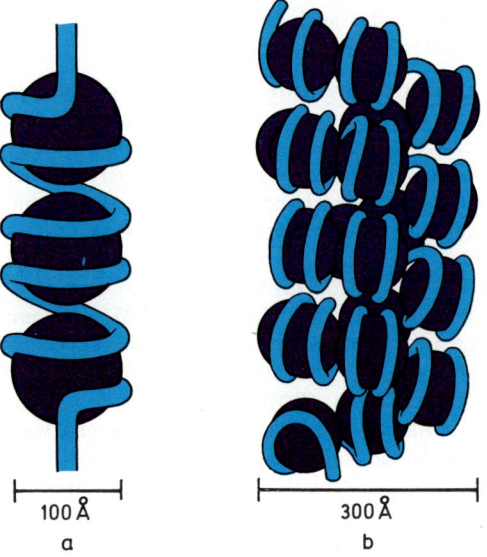

100 Å   300 Å
  a   b

C. – Abb. 5 a) Schema der Nukleosomenfaser (Perlenkettenstruktur) mit sphärischen Histonoktameren (blau) und einem 20 Å breiten DNS-Doppelhelixfaden als äußere »Verpackung« und Verbindung zwischen den einzelnen Nukleosomen. b) Spiralig gefaltete Nukleosomenkette mit 6 Nukleosomen pro Drehung.

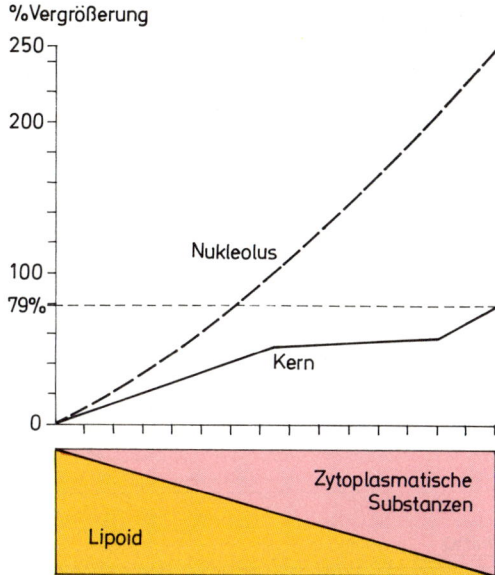

%Vergrößerung

C. – Abb. 6. Zusammenhang zwischen Kern- bzw. Nukleolengröße und Lipoidgehalt bzw. Gehalt an zytoplasmatischen Substanzen in der Nebennierenrinde nach Stimulation (ACTH oder Streß durch Fremdeiweißkörper) (SANDRITTER u. HÜBOTTER, 1954).

densierten Chromatin in dichter Packung vor, während sie im »Euchromatin« locker angeordnet sind. H$_1$-Histon- und eventuell Nichthistonproteine werden als mechanische Stabilisierungselemente dieser Strukturen angesehen.

Der **Nukleolus** (Übersicht: ALTMANN und MUTTER, 1973) wird abgegrenzt von einem Ring heterochromatischen Chromatins (»nucleolus associated chromatin«). Im Innern findet man RNS und Protein. Elektronenmikroskopisch sind *Nucleonemata* (fadenförmige Gebilde) nachweisbar, die aus einzelnen Granula von 140 Å Durchmesser bestehen (Vorläufer von Ribosomen). Die nukleoläre RNS verleiht dem Nukleolus oft eine hohe Basophilie.

Die **Kernmembran** stellt eine *Doppelmembran* dar, die dem endoplasmatischen Retikulum angehört. *Poren* stellen die Verbindung zum Zytoplasma her, durch die Ribosomen und Messenger-RNS durchtreten sowie Substanzen aus dem Zytoplasma (Proteine) eintreten können (FELDHERR u. Mitarb., 1964). Die Kernporen stehen wahrscheinlich mit einem intranukleären Kanalsystem aus Nichthistonprotein in Verbindung, das dem Stofftransport (z. B. Ribosomen) und gleichzeitig als Kernmatrix dient (Gerüstfunktion) (SCHATTEN u. Mitarb., 1978).

1.2.2. Pathologie des Zellkerns

Grundsätzlich hat der Zellkern *zwei Aufgaben:*
1. *Funktionsstoffwechsel,* d. h. Steuerung der spezifischen Zelleistung in der Interphase mittels Realisation oder Unterdrückung der genetischen Information.
2. *Teilungsstoffwechsel,* d. h. alle Vorgänge, die zur Vorbereitung der Mitose dienen (DNS-Reduplikation = mitotischer Zyklus: G$_1$-Phase, S-Phase mit identischer Reduplikation der DNS, G$_2$-Phase, Mitose).

1.2.2.1. Morphologie

Den lichtmikroskopisch faßbaren Änderungen der Zellkernfunktion liegen komplizierte molekularbiologische Prozesse zugrunde. Aus didaktischen Gründen seien hier zunächst die prinzipiellen morphologischen Erscheinungsbilder bei *erhöhter, verminderter* oder *»falscher«* Zellkernfunktion dargestellt.

Bei **Stimulierung der Zellkernfunktion** (Abb. 7) *vergrößern* sich die Zellkerne, das Chromatin lockert sich auf. Das heteropyknotische kondensierte »Euchromatin« wird also in funktionell aktives Euchromatin *verwandelt* mit vermehrter Bildung von Messenger-RNS. Morphologisch kann man aus einem erhöhten ^{3}H-Uridineinbau schließen, daß im Zellkern vermehrt RNS gebildet wird. Gleichzeitig wird der Nukleolus größer mit erhöhter Bildung ribosomaler RNS und Ribosomen. BENNINGHOFF hat diesen Vorgang als *»funktionelle Kernschwellung«* bezeichnet. Diese Kernvergrößerung ebenso wie die der Nukleolen sind ein sehr feiner Gradmesser für eine Stimulierung der Zellkernfunktion und mittels Messungen des Kerndurchmessers oder Planimetrie des Kernumfanges leicht zu erfassen. Insbesondere in inkretorischen Organen setzt bei entsprechender hormoneller Stimulierung die Kern- und Nukleolusvergrößerung nach wenigen Minuten ein. Abb. 6 zeigt ein Beispiel: Injiziert man einer Ratte ACTH, so werden bekanntlich Corticoide in den Nebennierenrindenzellen gebildet. Die Zellkerne vergrößern sich in der Zona fasciculata, stärker noch die Nukleolen, und gleichzeitig verschwindet das im Zytoplasma gespeicherte Lipoid (Depotsubstanz), und die Masse an zytoplasmatischen Substanzen (Mitochondrien, RER, GER) nimmt zu, da an diesen Strukturen die Umwandlung des Cholesterins in aktives Hormon erfolgt. Die gleichen Veränderungen

Erhöhte Leistung (Überfunktion)

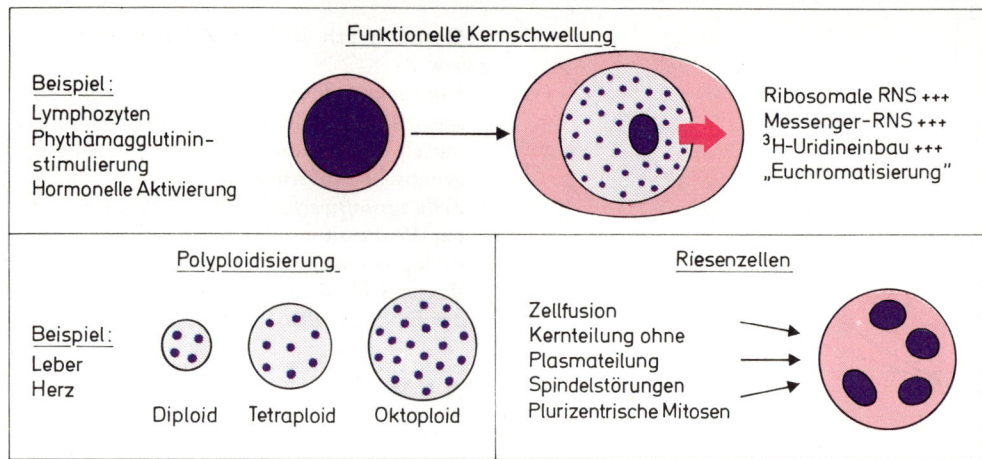

Funktionelle Kernschwellung

Beispiel:
Lymphozyten
Phythämagglutinin-
stimulierung
Hormonelle Aktivierung

Ribosomale RNS +++
Messenger-RNS +++
^{3}H-Uridineinbau +++
„Euchromatisierung"

Polyploidisierung

Beispiel:
Leber
Herz

Diploid   Tetraploid   Oktoploid

Riesenzellen

Zellfusion
Kernteilung ohne
Plasmateilung
Spindelstörungen
Plurizentrische Mitosen

Verminderte Leistung

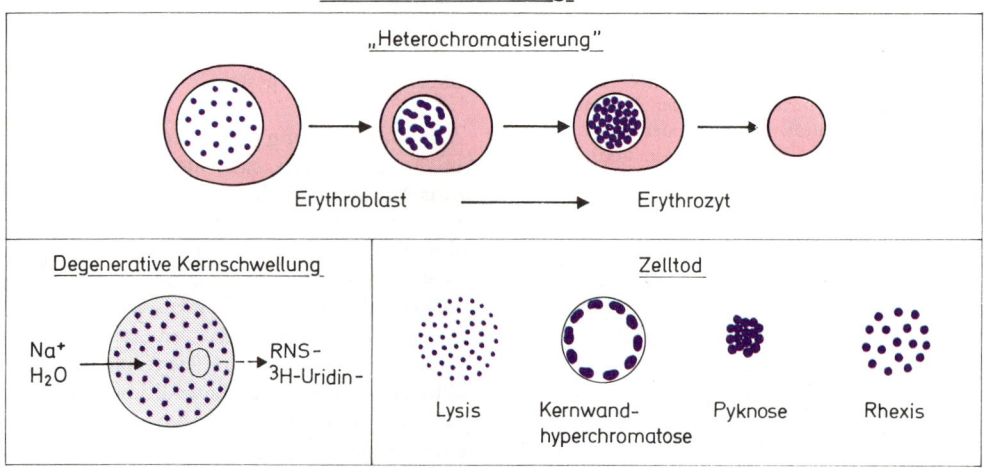

„Heterochromatisierung"

Erythroblast   →   Erythrozyt

Degenerative Kernschwellung

Na^+
H_2O →   RNS-
^{3}H-Uridin-

Zelltod

Lysis   Kernwand-
hyperchromatose   Pyknose   Rhexis

„Falsche" Leistung

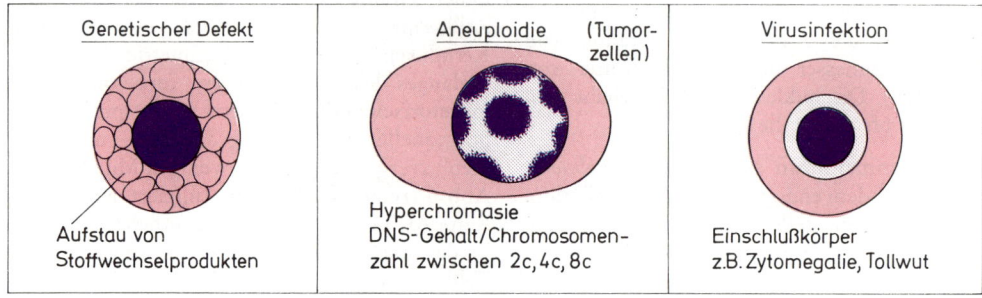

Genetischer Defekt

Aufstau von
Stoffwechselprodukten

Aneuploidie   (Tumor-
zellen)

Hyperchromasie
DNS-Gehalt/Chromosomen-
zahl zwischen 2c, 4c, 8c

Virusinfektion

Einschlußkörper
z.B. Zytomegalie, Tollwut

C. – Abb. 7. Die verschiedenen Leistungen des Zellkerns.

sehen wir bei jeder Streßsituation in der Alarm-phase (s. S. 193).

Wird von einem *Organ* eine *höhere Arbeits-leistung* gefordert, so kann es auch zur Zellver-mehrung durch Mitose kommen (z. B. nach ²/₃-Resektion der Leber im Tierversuch. Kompensa-torische Hypertrophie der Niere; HÜBNER, 1967). Es kann aber auch – manchmal gleichzei-

tig – eine *Polyploidisierung, d. h. Verdoppelung des DNS-Gehaltes,* eintreten (Abb. 7). In der *Leber* erfolgt eine Polyploidisierung schon we-nige Monate nach der Geburt.

Die diploiden Zellkerne (Geburt) werden durch tetraploide (50%) und oktoploide (30%) ersetzt (20% diploid, siehe Abb. 8a/b, Säule bis 3 Tage). Die *Ursache* der *Polyploidisierung*

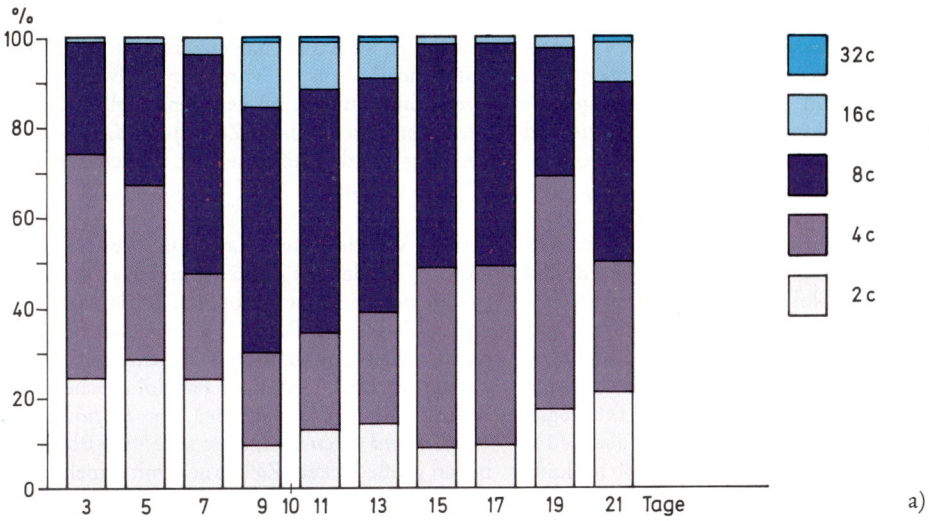

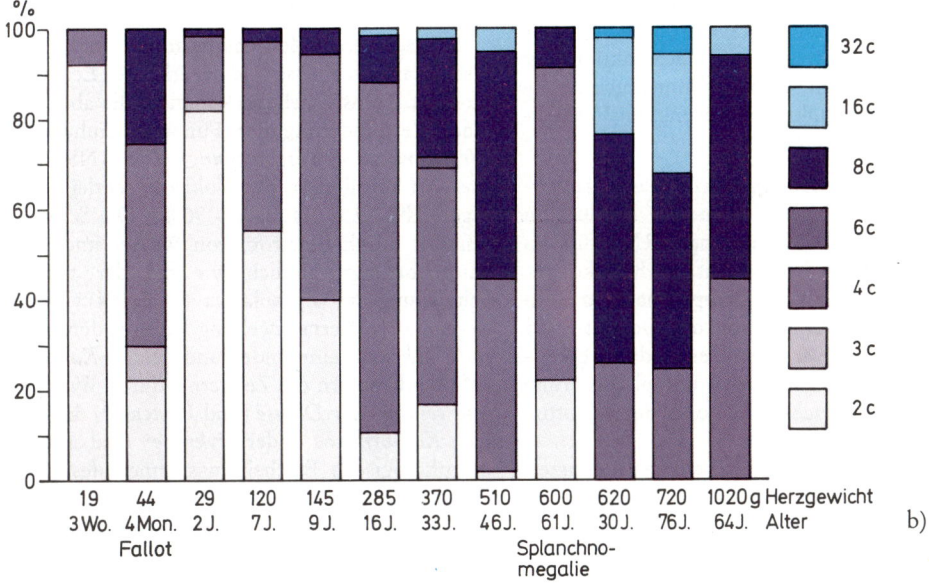

C. – Abb. 8a) Polyploidisierung in der Leber der Maus nach Gabe von Phenobarbital (100 mg/kg, 10 Tage lang) mit Zunahme oktoploider und 16ploider Zellkerne. Nach Absetzen des Pharmakons (10.–21. Tag) Rückgang zu den Anfangswerten (BÖHM et al., 1976). b) Polyploidisierungsmuster im menschlichen Herzen in Abhängigkeit von Alter und Herzgewicht.

scheint in einer erhöhten zytoplasmatischen Leistung zu liegen. Gibt man Mäusen Phenobarbital, so kommt es zu einer Lebervergrößerung (Zunahme der Zellzahl) und einer Polyploidisierung (Abb. 8a) mit Zellvergrößerung. Der Gehalt an mikrosomalen Enzymen steigt, und morphologisch findet man eine Vermehrung des glatten endoplasmatischen Retikulums. Nach Absetzen der Droge gehen die Polyploidisierung, (Abb. 8a) das Organgewicht und der Enzymgehalt zurück (BÖHM u. Mitarb., 1976).

Auch im *Herzmuskel des Menschen* kommt es zur Polyploidisierung in Abhängigkeit von einer Überfunktion (Abb. 8b). Bei Jungendlichen bis zu 9 Jahren findet man vorwiegend diploide Zellkerne, beim Erwachsenen vorwiegend tetraploide (Ursache unbekannt). Die *Herzhypertrophie* mit Überfunktion der Herzmuskelzellen bewirkt eine deutliche Vermehrung oktoploider und 16ploider Zellkerne auf Kosten der tetraploiden und diploiden (SANDRITTER et al., 1971). Zwei Beobachtungen stützen die Überfunktionstheorie: Bei Säuglingen mit Hypertrophie der Herzventrikel durch Herzmißbildungen, z. B. Fallotsche Tetralogie, werden nur 20% diploide Zellen, aber 40% tetraploide, 30% oktoploide und 10% 16ploide Zellkerne beobachtet (normal 90% diploid). Umgekehrt haben wir bei Erwachsenen mit *Splanchnomegalie* (Vergrößerung der inneren Organe) bei einem Herzgewicht von 600 g ein Ploidiemuster wie bei normalem Herzgewicht (350 g) gefunden. Die Herzvergrößerung beruht in diesem Fall nicht auf einer Überfunktion (der Patient hatte einen normalen Blutdruck), sondern auf einer endokrinen Störung mit Vermehrung der Herzmuskelzellen.

Eine *erhöhte zytoplasmatische Leistung* erfordert vom Zellkern eine vermehrte Produktion von ribosomaler und messenger-RNS für das Zytoplasma. Offenbar besteht ein Rückkoppelungsmechanismus vom Zytoplasma zum Zellkern, der eine Vermehrung des Gesamt-DNS auslöst, um damit vermehrt Genprodukte bereitzustellen. Dies kann durch Polyploidisierung (Herz, teilweise auch Leber) oder durch Mitose erfolgen.

Die Ausbildung von mehrkernigen Riesenzellen könnte man, zumindest in einigen Fällen, mit einer erhöhten Zelleistung in Beziehung bringen. *Riesenzellenbildung* durch Fusion von Zellen oder seltener Kernteilung ohne Plasmateilung findet man in vielen Fällen erhöhter Resorptionsleistung (Osteoklasten, Fremdkörperriesenzellen, Langhanssche Riesenzellen). Bei Tumorzellen können wir eine bestimmte Funktion nicht ableiten. Die vielkernigen Tumorzellen könnten auch durch Störungen der Kernspindel entstehen. Bei Virusinfektion findet man häufig Riesenzellen (z. B Masern), die durch Fusion von Zellen entstanden sein können (CHAMBERS, 1878). Aus experimentellen Untersuchungen weiß man, daß es z. B. nach Infektion mit Sendai[1]-Virus in vitro zur Zellverschmelzung kommt und selbst xenogene[2] Zellen (Hühnerzellen – menschliche Zellen) auf diese Weise vereinigt werden können (sog. Heterokaryon; HARRIS u. Mitarb., 1965, 1971).

Bei **verminderter Leistung von Zellen** (Abb. 7) werden die Zellkerne und das Zytoplasma kleiner (einfache Atrophie). In den verkleinerten Zellkernen liegt das Chromatin dichtgepackt (heteropyknotisches Euchromatin = »Heterochromatisierung«). Physiologischerweise tritt dieser Vorgang bei der *Reifung der weißen und roten Blutzellen* auf. Die »Blasten« haben große lockere Zellkerne – mit zunehmender Reifung bis zu den Erythrozyten wird das Chromatin immer dichter und verschwindet zum Schluß vollkommen. Man kann annehmen, daß bei diesen Vorgängen und bei Atrophie die Bildung von messenger-RNS vermindert ist.

Bei schweren **Zellschädigungen** (z. B. toxisch) kann es ebenso wie bei erhöhter Leistung zu einer Kernschwellung kommen, die aber mit einer Verminderung der Funktion einhergeht *(degenerative Kernschwellung)*. Die RNS-Synthese ist vermindert, der Nukleolus enthält weniger RNS (z. B. Hunger – 90%). Die Schwellung ist durch Einstrom von Wasser und Natrium bedingt, ähnlich wie bei der trüben Schwellung im Zytoplasma (s. S. 194). Diese degenerative Kernschwellung kann in den *Zelltod (Nekrose)*[3] einmünden und sich als *Karyolyse*[4] (Verdämmern des Zellkerns) durch *Wirkung von lysosomaler DNase* (und Protease?) darstellen. *Karyorrhexis*[5] oder *Pyknose*[6] sind andere morphologische Erscheinungsformen des Zelltodes. Oft beginnen diese Pyknosen mit einer Verklumpung des Chromatins an der Kernwand (Kernwandhyperchromatose) (s. S. 267).

---

[1] Sendai = Stadt in Japan. – [2] Xenos (gr.) Gast, Fremder. – [3] Nekros (gr.) Leichnam. – [4] Karyon (gr.) Nuß, Fruchtkern, Zellkern; lysis (gr.) Auflösung. – [5] Rhexis (gr.) das Reißen, Riß. – [6] Pyknos (gr.) dicht, fest.

Falsche Leistungen des Zellkerns können durch Mutation zustande kommen. Durch den Gendefekt können ein oder mehrere Enzyme fehlen, so daß es z. B. zum Aufstau von Substanzen im Zytoplasma kommt (z. B. Glykogenspeicherung) (s. »inborn errors«, S. 274, 556). Fehlleistungen des Zellkerns liegen auch bei Tumorzellen vor (andere Enzyme als normal, fehlende Enzyme, Änderungen in der Zellmembran). Als äußeres Anzeichen dieser Störung ist oft das Chromatinmuster der Zellkerne verändert, das Heterochromatin scheinbar vermehrt (s. S. 164) und der DNS-Gehalt und die Chromosomenzahl abartig (*Aneuploidie,* d. h. Chromosomenzahlen zwischen 2c, 4c, 8c) (s. auch S. 138: Alter).

Bei einer *Virusinfektion* kann das Virusgenom oder ein Teil davon in die DNS der Wirtszelle eingebaut werden, so daß eine maligne Transformation erfolgt *(onkogene Viren).* In manchen Fällen können sich Viren oder Virusprodukte im Zellkern oder Zytoplasma ansammeln, so daß sich sog. Einschlußkörper bilden (z. B. bei Zytomegalie). Die Einschlüsse bestehen aus Virus-DNS und Protein; Histonproteine sind nicht nachweisbar (Sandritter u. Mitarb., 1960).

1.2.2.2. Biochemie, Transkription

Die Informationszentrale der »genetischen Fabrik« ist die DNS, deren Helixstruktur neuerdings auch elektronenmikroskopisch sichtbar gemacht wurde. Für die Regulation der genetischen Information lassen sich im wesentlichen *3 Systeme* unterscheiden, die allerdings eng mit-

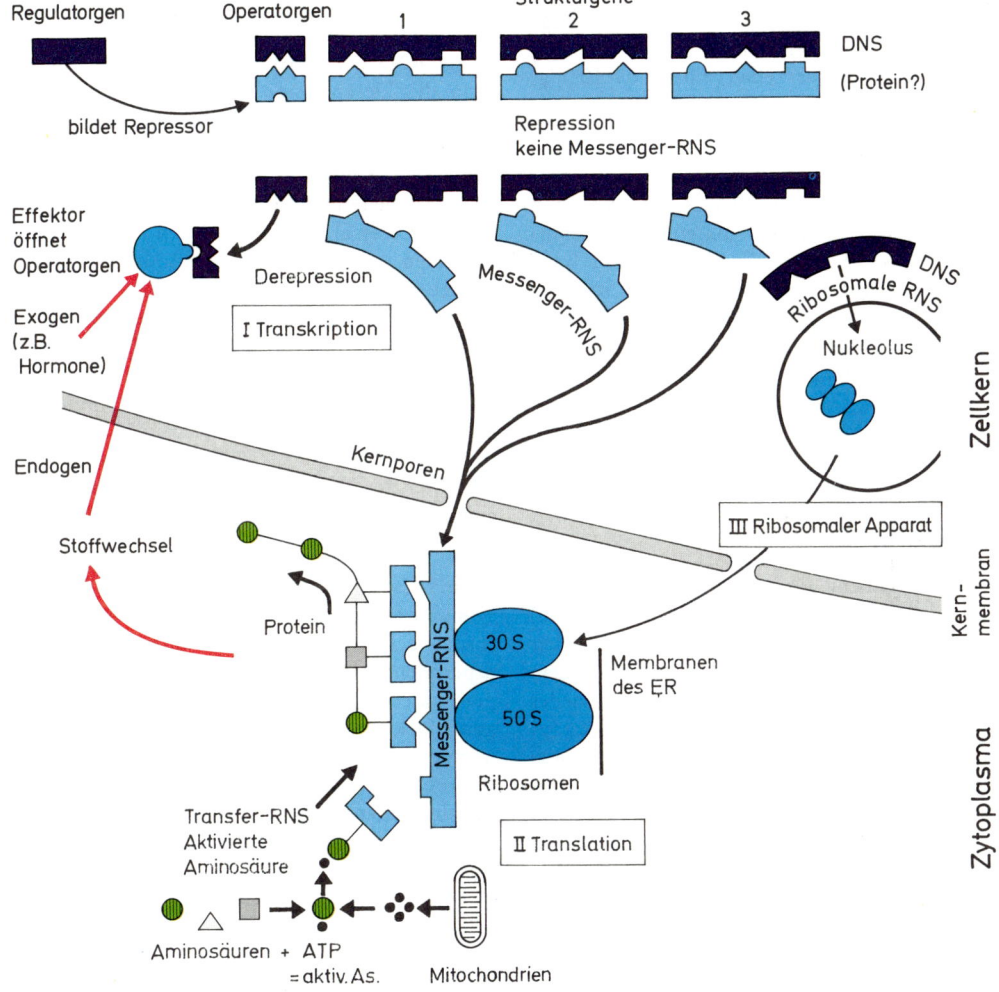

C. – Abb. 9. Funktionsschema des Zellkerns (nach Jacob u. Monod).

einander kooperieren und nur im Zusammenhang gesehen werden können (Abb. 9).

1. **Transkription,** d.h. Überschreibung der genetischen Botschaft vom Informationsträger (Matrize = DNS) auf den Boten, die messenger-RNS.

2. **Translation,** d.h. Übersetzung der Information durch den Boten (messenger-RNS) mit Programmierung der Aminosäuren zur Polypeptidkette (Eiweißkörper).

3. **Ribosomaler Apparat,** der als wesentlicher Hilfsmechanismus fungiert, mit Bereitstellung des Übersetzungsortes = Ribosomen.

Für das Verständnis der Funktion der »genetischen Fabrik« und ihrer Störungen kann man das Schema der Genregulation nach JACOB u. MONOD zugrunde legen (Abb. 9). Dabei muß man allerdings bedenken, daß dieses Regulationsschema weitgehend hypothetisch ist und für die Bakterienzelle entworfen wurde. Schon allein in der Menge an DNS bestehen gewaltige Unterschiede zwischen Bakterien (E. coli 10^{-14}g DNS) und Mammalierzellen (diploid 6×10^{-12}g) (vgl. MacGILLIVRAY u. Mitarb., 1972).

Transkription[1]:

Die *Information der DNS-Doppelhelix* ist in der *Aufeinanderfolge der 4 Basenpaare* Adenin-Thymin bzw. TA und Guanin-Cytosin bzw. CG enthalten, die sich in den beiden Strängen komplementär über *H-Brücken* verbunden gegenüberstehen. *Die Reihenfolge der Basen bestimmt die Information, wobei 3 Basen (Triplett = Codon) der DNS bzw. messenger-RNS eine Aminosäure codieren.* Abgelesen wird nur an einem Strang der DNS. Die Doppelhelix muß also *partiell entflochten* werden. Die Verknüpfung der Nucleotide der messenger-RNS erfolgt durch eine RNS-Polymerase.

Das eigentliche *Problem der* **Genrepression** (Unterdrückung der genetischen Information) *und* **Derepression** liegt in der Frage, welcher »Faktor« den spezifischen Genort in einem bestimmten Zeitpunkt öffnet und wieder schließt. FRENSTER hat dazu eine attraktive Hypothese entworfen, die teilweise experimentell unterbaut ist (Abb. 10). Inaktives »Heterochromatin« wird durch Histon reprimiert. Dieses inaktive Chromatin wird durch »Abdrängen« des Histons von der DNS durch eine komplementär zu den Basen der DNS aufgebaute Derepressor-RNS aktiviert (FRENSTER, 1965; MAY-

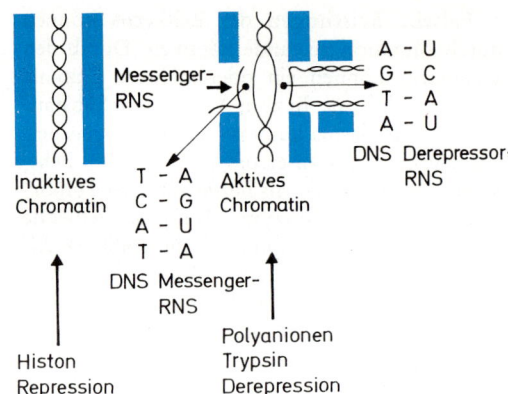

C. – Abb. 10. Konzept der Genrepression und Derepression nach FRENSTER. Blaue Blöcke = Histon.

FIELD u. Mitarb., 1971), so daß unter Mitwirkung der RNS-Polymerase komplementäre messenger-RNS entstehen kann. Im Experiment kann die Derepression auch mit Polyanionen (Histon ist ein Polykation) oder Trypsin bewirkt werden. Diese Hypothese mag richtig oder falsch sein. Sie gibt einen Einblick in das Problem. In neueren Untersuchungen (Übersicht: O'MALLEY et al., 1977) wird den Nichthistonproteinen eine Genregulatorfunktion zugeschrieben (z. B. Progesteron wird an einen Rezeptor im Zytoplasma gebunden, dieser Komplex verbindet sich mit dem Nichthistonprotein des Chromatins und bewirkt so eine Derepression. Manche andere Befunde weisen in die gleiche Richtung. So findet man z. B. bei der Stimulierung der B-Zellen der Langhansschen Inseln eine Zunahme der Nichthistonproteine (eigene histochemische Untersuchungen).

In dem **Schema von** JACOB u. MONOD (Abb. 9) (s. a. CRICK, 1971) werden für *Repression* und *Derepression* Hilfsmechanismen in Anspruch genommen, die bei Bakterien teilweise experimentell begründet sind. Ein **Regulatorgen** bildet einen **Repressor,** der das **Operatorgen** blockiert. Damit sind – auf welche Weise immer – die **Strukturgene** blockiert. Wird der Repressor vom Operatorgen durch einen **Effektor** abgezogen, so liegen die Strukturgene für die Ablesung für die messenger-RNS frei (Übersicht: MILLER et al., 1978).

Überträgt man dieses Modell auf die Säugerzelle, so wäre denkbar, daß *Hormone als Effek-*

---

[1] Transscription (engl.) Überschreibung, Übertragung, Umschrift.

toren wirken (z. B. ACTH). Bei Bakterien wirken Substrate (z. B. Laktose) als Effektoren.

Die **Strukturgene** *sind also die bestimmenden Informanten.* Man nimmt an, daß ein Strukturgen eine Polypeptidkette codiert (Enzym, Transport- oder Gerüstprotein; Beispiel: Ribonuclease 120 Tripletts = Codons bzw. 120 Aminosäuren). Ein diploider Chromosomensatz hat etwa $5,85 \times 10^9$ Basenpaare. Das wäre ausreichend für etwa 10 Millionen Strukturgene (1 Gen = 500 Nucleotide). Da der Mensch nur etwa 40000–100000 Gene hat, muß man annehmen, daß ein großer Teil der genetischen Information nur teilweise wirksam wird (z. B. während der Embryonalentwicklung) und in verschiedenen Organen eines Organismus unterdrückt ist. Das Euchromatin des Zellkerns (90% der DNS) ist nur zu 10% genetisch aktiv. Nur 2–15% des Genoms sollen exprimiert werden.

Etwa −10% der genetischen Information liegt in verschiedenen Organen in vollständiger Repression vor, wenn man die Menge an Heterochromatin in Betracht zieht. Im Heterochromatin liegen große Mengen (etwa 30%) sog. *repetitiver DNS*, also *fast gleichartige Basen*, z. B. CCC TAA vor, die wenig Information enthalten. Vielleicht sind diese repetitiven DNS-Abschnitte für die Ein- und Ausschaltung von Gengruppen (Strukturgene) verantwortlich. Eine »Revolution auf dem Gebiet der Strukturgene war die In-vitro-Synthese eines Gens für das Hormon Somatostatin mit Einbau in Escherichia-coli-Zellen, so daß große Hormonmengen in kurzer Zeit gewonnen werden konnten (ITAKURA et al., 1977).

Für einen Versuch, die Möglichkeiten von Störungen als pathologische Prozesse aufzuzeigen, sind diese Modelle eine trügerische Grund-

Erhöhte Zellkernleistung (Derepression)

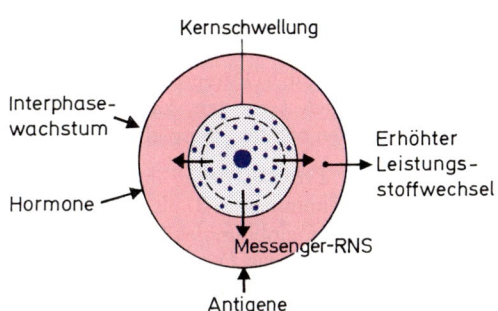

Kernschwellung, S-Phase/Mitose/Zellzahl +, Polyploidisierung, Riesenzellbildung

Inborn errors of metabolism

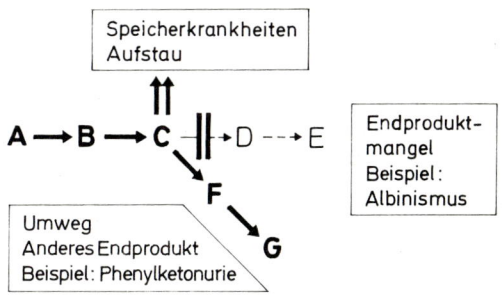

Verminderte Zellkernleistung (Repression)

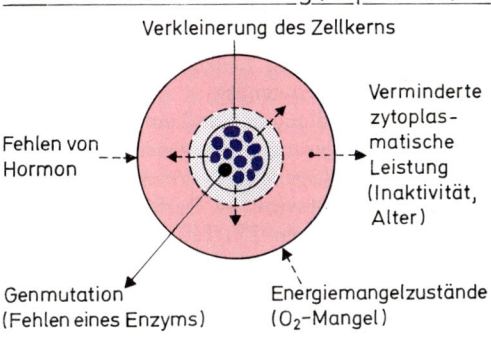

Falsche Transkription, Induktion

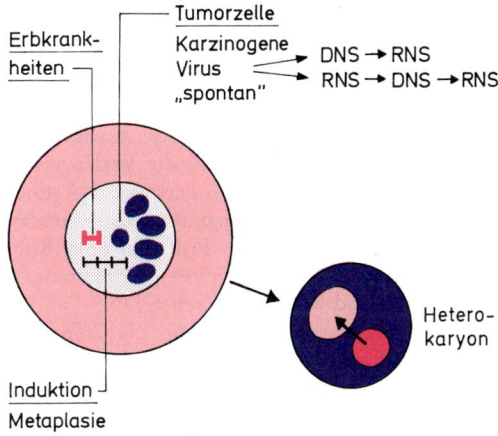

C. – Abb. 11. Schema der verschiedenen Leistungen des Zellkerns und seiner Störungen.

lage. Trotzdem sollte es möglich sein, einige Prinzipien aufzudecken.

1. Erhöhte Transkriptionsaktivität (Abb. 11)

durch *Derepression* und vermehrte Bildung von messenger-RNS finden wir bei *erhöhter Zelleistung*, z. B. beim Wachstum der Zelle in der Interphase, hormoneller Stimulierung (funktionelle Kernschwellung; Nebenniere, Uterusschleimhaut) und bei Polyploidisierung (Leber, Herz). Ein gut belegtes Beispiel ist die Stimulierung von *Lymphozyten* zu *Immunoblasten* durch Antigene. In den meisten Fällen wird dabei gleichzeitig ein Signal für die Zellvermehrung ausgelöst, so daß der Zellkern in die S-Phase als Vorbereitung zur Mitose eintritt. Die stimulierenden Faktoren greifen an der Zellmembran an (Hormone, Antigene usw.), und die Signalübertragung auf die verschiedenen Zellkompartimente erfolgt wahrscheinlich durch zyklisches AMP (siehe Beispiel Progesteron).

2. Verminderte Transkriptionsaktivität *(Repression)*.

Repression (Abb. 11) mit verminderter Bildung von messenger-RNS finden wir z. B. Vergiftungen (α-Amanitin) (s. S. 265) beim Fehlen von *Hormonen* (z. B. Atrophie der Nebennieren bei Sheehan-Syndrom: postpartale Hypophysennekrosen, so daß ACTH-Bildung fehlt, oder bei Gabe von Cortison; Atrophie der Uterusschleimhaut in der Menopause) oder *verminderter zytoplasmatischer Leistung* durch Inaktivität (Inaktivitätsatrophie, z. B. Skelettmuskulatur; Alter) bzw. Energiemangelzustände (Hunger, O_2-Mangel) z. B. bei renaler Ischämie (LAZARUS, 1972).

Unsere Kenntnisse von der Matrizenfunktion der DNS mit Überschreibung des genetischen Codes verdanken wir vor allen Dingen Experimenten mit Substanzen, die an verschiedenen Stellen an der Genexpression angreifen (Abb. 12). Diese Substanzen werden therapeutisch als *Zytostatika* oder *Antibiotika* eingesetzt. Meistens handelt es sich um Stoffe, die die RNS-Polymerase hemmen, so daß die Verlängerung der messenger-RNS-Ketten gestört ist (Actinomycin, Chromomycin, Daunomycin → hemmt auch die DNS-Synthese). Proflavin oder Rifamycin hemmen die Initiation der messenger-RNS, während Mitomycin neben DNS-Synthesehemmung durch Bildung von Biguanin auch die RNS-Synthese hemmt (Übersicht bei GOLDENKAS u. FRIEDMAN, 1971).

Eine *partielle verminderte Transkriptionsaktivität* kann auch durch eine Genmutation (Operator-Strukturgen) (Abb. 11) mit Fehlen oder verminderter Bildung eines Enzyms hervorgerufen werden. Auf diese Weise kann es zum Mangel an Endprodukten (Beispiel: Albinismus → Fehlen von Tyrosinase) oder zum Aufstau eines Stoffwechselproduktes (Beispiel: Glykogenspeicherkrankheit, Galaktosämie, rezessive Erbkrankheiten) kommen. Durch Stoffwechsel->umwege< können auch >falsche< Endprodukte entstehen (Beispiel: Phenylketonurie) (s. S. 292 ff.)

3. Transkription bei falscher Information

(Abb. 11): Eine *Änderung der Basensequenzen der DNS* durch spontane oder exogen bewirkte Mutation mit oder ohne Chromosomenveränderungen kann zur *Bildung von abartigen Enzymen oder Strukturproteinen* führen. Tritt die Mutation in den Samenzellen auf, so entstehen *dominante oder rezessive Erbkrankheiten,* bei somatischen Zellen kommt es zur Bildung von *Tumorzellen* (Mutationstheorie der Krebsentstehung). Auch die Aufnahme neuer Leistungen durch **Induktion,** d. h. Derepression an anderen als den normalen Genorten, kann als falsche Leistung gesehen werden (Beispiel: Metaplasie).

Dominante Erbkrankheiten mit abnormen Genprodukten kommen z. B. als Störungen im Aufbau des Hämoglobinmoleküls vor (z. B. Sichelzell-Hb, Fibrinogen Detroit) oder bei autosomal dominanten Amyloidosen (s. S. 257 ff.).

Bei der *Entstehung von Tumorzellen* kann die falsche Leistung (z. B. Änderung der Zellmembran mit Aufhebung der Kontaktinhibition) primär durch eine Genmutation entstanden sein. Der genetische Schaden kann sich vielleicht aber auch erst sekundär genetisch manifestieren, nachdem an anderen Zellkompartimenten eine Schädigung aufgetreten ist.

Die Umwandlung in eine Tumorzelle auf der Basis von Änderungen des genetischen Codes wird durch *onkogene DNS-Viren* (z. B. Polyoma-Virus, Herpesvirus → Burkitt[1]-Tumor des Menschen) bewiesen. Ein Teil des Virusgenoms wird bei der Karzinogenese in die DNS der Wirtszelle eingebaut (sog. Transduktion). Aber auch *RNS-Viren* können die Zellkern-DNS umcodieren, nachdem TEMIN (1971) beweisen konnte, daß RNS auch DNS »informieren« kann (»reverse transcription«; RNS-Viren als onkoge-

---

[1] DENIS BURKITT, zeitgenössischer Arzt, tätig in Uganda.

ne Viren; Leukämie). Dieser Aspekt der Zellbiologie und -pathologie kann in seinen Auswirkungen heute noch nicht voll übersehen werden.

Das zentrale Dogma der Biologie – DNS informiert RNS – ist damit erweitert worden – *RNS kann auch DNS informieren.*

Bei allen Genmutationen ist zu berücksichtigen, daß »Irrtümer« im Aufbau der DNS von der Zelle selbst durch sog. *»Ausflickerenzyme« (Endonucleasen)* auch repariert werden können. Ein genetisch bedingter Defekt dieser Enzyme kann zu schweren Störungen führen (z. B. UV-Schädigung der DNS der Epidermiszellen, bei der Thymindimeren entstehen). Wird nicht repariert – Folge: Xeroderma pigmentosum (s. S. 678) (v. LANCKER, 1977).

Inwieweit eine Verschmelzung von 2 verschiedenen Zellen, wie sie im Experiment nach Virusinfektionen (Sendai-Virus – Vereinigung von Maus- und Froschzellen) gelingt, in der menschlichen Pathologie eine Rolle spielt, muß offenbleiben (z. B. von Tumorzellen und normalen Zellen?). Bei Mäusetumoren wurde nachgewiesen, daß in der Peripherie des Tumors Heterokaryons entstehen (Hybriden von normalen und Tumorzellen, deren genetische Eigenschaften möglicherweise das Tumorwachstum hemmen (WIENER et al., 1973).

Eine Induktion mit Bildung anderer Enzyme und Strukturproteine kann den Stoffwechsel und die morphologische Ausbildung einer Zelle verändern, so daß z. B. aus den Basalzellen eines Epithels statt Flimmerepithelien Plattenepithelien entstehen. Diese falsche Differenzierung (Metaplasie) ist rückbildungsfähig.

1.2.2.3. Translation[1] (vgl. Abb. 9)

Die **messenger-RNS** *ist komplementär (Negativkopie) zum codogenen Strang der DNS aufgebaut* (statt Thymin Uracil), wobei die Verkettung der Moleküle zur Einstrang-messenger-RNS mittels einer *RNS-Polymerase* erfolgt. Die messenger-RNS wird wahrscheinlich über die Kernporen in das Zytoplasma ausgeschleust und an die *Ribosomen* angeheftet. Hier erfolgt die Übersetzung, indem 3 Basen eine bestimmte Aminosäure in der Polypeptidkette codieren. Die *durch ATP aktivierten Aminosäuren werden von der* **transfer-RNS** *zur messenger-RNS gebracht.* Die transfer-RNS enthält ein *»Anticodon«, das komplementär zu den Basen der Messenger-RNS* aufgebaut ist.

In diesem System gibt es natürlich viele *Störungsmöglichkeiten* (Übersicht bei DAVIES, 1969). Bei *erhöhter* Leistung des Zellkerns mit Derepression wird mehr messenger-RNS gebildet, in manchen Fällen auch langlebige Messenger-RNS, die über lange Zeit immer wieder benutzt werden kann. *Verminderte Leistung* des Zellkerns geht mit einer verminderten messenger-Synthese einher und damit geringerer Proteinsynthese. In der Leber alter Tiere wurde z. B. eine verminderte RNS-Synthese nachgewiesen (DEVI u. Mitarb., 1966). Eine geringere Proteinsynthese wird auch dann zu erwarten sein, wenn nicht genügend Aminosäuren vorhanden sind (Hunger) oder ATP zur Aktivierung fehlt (Mitochondrienschädigung, O_2-Mangel). Denkbar wäre auch eine normale Bildung von messenger-RNS, die aber schon vor Erreichen der Ribosomen durch Ribonuclease abgebaut wird.

Nach neueren Untersuchungen (Übersicht bei PESTKA, 1970) ist die Proteinsynthese mit *messenger-RNS und Ribosomen* jedoch wesentlich komplizierter aufgebaut.

Die messenger-RNS wird zunächst an die **30S**[2]-*Ribosomen* mit Magnesium und einem Polypeptid angeheftet. Verschiedene Initiations- und Elongationsfaktoren sorgen nach Anlagerung der **50S**-*Ribosomen* für die Verlängerung der Polypeptidketten, wobei die Ribosomen sich zu *Polysomen* zusammenlagern. Es handelt sich also um einen *Prozeß der Einfädelung des messenger-Fadens* mit Start- und Verlängerungssignalen der Ablesung. Hemmend wirken hierbei vor allem Streptomycin, Neomycin (Hemmung der Anheftung von t-RNS) und Puromycin, Erythromycin durch Verdrängung der t-RNS an den **50S**-Partikeln (Abb. 12). Andere Substanzen, wie Cycloheximid, hemmen die Elongation der Aminosäureketten.

Eine *falsche Übersetzung* hat ihre Ursache primär in falschen Basensequenzen der DNS. Inwieweit auch Irrtümer im Aufbau und in der Funktion der t-RNS in Mammalierzellen eine Rolle spielen, ist unbekannt. Methylierung von messenger-RNS kann bewirken, daß falsch abgelesen wird, z. B. Methylcytosin.

1.2.2.4. Ribosomaler Apparat

Die **ribosomale RNS** *wird in der dem Nukleolus assoziierten DNS gebildet,* wobei man einen ähnlichen Transkriptionsmechanismus annehmen kann wie bei der messenger-RNS-Bil-

---

[1] Translation (engl.) Übersetzung, Übertragung.   [2] S = Sedimentationskonstante.

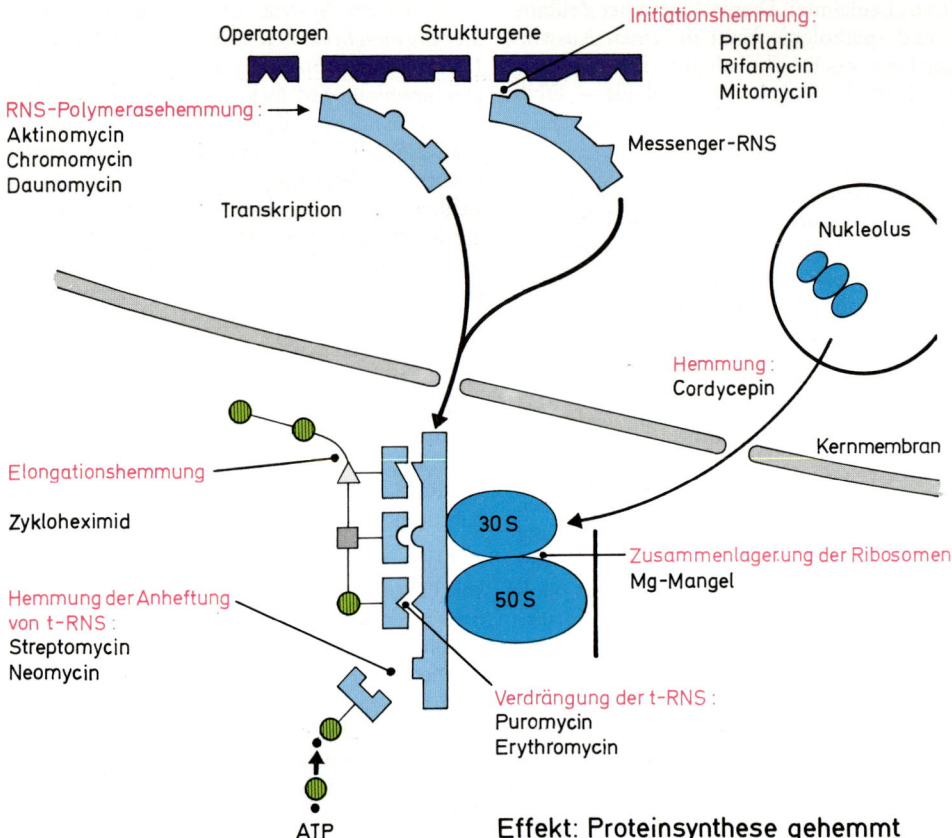

Operatorgen   **Strukturgene**   Initiationshemmung:
Proflarin
Rifamycin
Mitomycin

RNS-Polymerasehemmung: →
Aktinomycin
Chromomycin
Daunomycin   Messenger-RNS

Transkription

Nukleolus

Hemmung:
Cordycepin

Kernmembran

Elongationshemmung

Zykloheximid

30 S

Zusammenlagerung der Ribosomen:
Mg-Mangel

Hemmung der Anheftung
von t-RNS:
Streptomycin
Neomycin   50 S

Verdrängung der t-RNS:
Puromycin
Erythromycin

ATP   **Effekt: Proteinsynthese gehemmt**

C. – Abb. 12. Beispiele für Hemmung der Transkription und Translation durch chemische Substanzen.

dung. Auch die Proteinsynthese im Nukleolus für die Bildung der Ribosomenvorläufer dürfte in ähnlicher Weise wie im Zytoplasma ablaufen. Die Ribosomen bestehen zu 50% aus RNS und zu 50% aus Protein mit hohem Anteil basischer Aminosäuren. Nach ihrer Trennbarkeit in der Ultrazentrifuge werden 2 Untereinheiten von Ribosomen unterschieden (*50S* und *30S*), die sich nach dem Ausschleusen aus dem Zellkern an die Membranen des endoplasmatischen Retikulums anlagern. Es können auch freie Polysomen aus mehreren Ribosomen entstehen. Für die Zusammenlagerung sind *Magnesiumionen notwendig (Übersicht:* BRIMACOMBE *et al., 1978).*

Bei *erhöhter Zelleistung* müssen mehr Ribosomen gebildet werden. Offen ist hier die Frage, ob der ribosomale Apparat unbegrenzt Ribosomen bilden kann oder hier eine Achillesferse des Zellkernes vorliegt, so daß bei stark erhöhter

Leistung die ribosomalen Genorte vermehrt werden müssen, evtl. ein Signal für Polyploidisierung. Es gibt Anhaltspunkte für eine genetisch bedingte Ribosomenüberproduktion, z. B. bei Mongolismus.

Bei *verminderter Zelleistung* (Abb. 12) werden weniger Ribosomen gebildet (kleine Nukleolen z. B. bei Hunger). Die Basophilie des Zytoplasmas ist dabei vermindert. Cordycepin, ein 3-Deoxiadenosin, hemmt die nukleoläre RNS-Synthese (SIER u. Mitarb., 1969). Über die Lebenszeit der Ribosomen ist nichts bekannt. Bei Ablösung der Ribosomen vom endoplasmatischen Retikulum kann keine messenger-RNS angeheftet werden. Magnesiummangel verhindert die Zusammenlagerung der Ribosomen. Vollständiges Fehlen von Ribosomen (Fehlen des Nukleolus) kommt bei einer Mutante des Krallenfrosches vor. Es handelt sich um eine letale Mutation, da sich die befruchteten homozygoten Eier nur bis zum Gastrulastadium entwickeln. Inwieweit beim Menschen Mutationen in der die ribosomalen RNS codierenden DNS vorkommen und sich auswirken, ist unbekannt.

Literatur

Übersicht: Der Zellkern. In: Hdb. Allg. Path. 2. Bd, 2. Teil. Springer, Heidelberg 1971.

ALTMANN, H. W., H. A. MÜLLER: Grundlagen der Karyologie. Verh. dtsch. Ges. Path. *57:* 2–33 (1973).

BENNINGHOFF, A.: Funktionelle Kernschwellung und Kernschrumpfung. Anat. Nachr. *1:* 50–52 (1950/ 51).

BÖHM, N., B. MOSER: Reversible Hyperplasie und Hypertrophie der Mäuseleber unter funktioneller Belastung mit Phenobarbital. Beitr. Path. *157:* 283–300 (1976).

BOTCHAN, M., R. KRAM, W. SCHMID, J. E. HEARST: Isolation and chromosomal localization of highly repeated DNA sequences in drosophila melanogaster. Proc. nat. Acad. Sci. *68:* 1125–1129 (1971).

BRESCH, C., R. HAUSMANN: Klassische und molekulare Genetik. 3. Aufl. Springer, Heidelberg 1972.

BRIMACOMBE, R., G. STÖFFLER, H. G. WITTMANN: Ribosome structure. Ann. Rev. Biochem. *47:* 217–249 (1978).

BUSCH, H., K. SMETANA: The nucleolus. Academic Press, New York 1970.

BUSCH, H.: The zell nucleus. Vol. I–VII, Academic Press N 4, New York, 1978.

CHAMBERS, T. J.: Multinucleate giant cells. J. Path. *126:* 125–148 (1978).

CRICK, F.: General model for the chromosomes of higher organism. Nature (Lond.) *234:* 25–27 (1971).

DAVIES, J.: Errors in translation. In: Progress in molecular and subcellular biology, Bd *1:* 47–81 (1969).

DE LANGE, R. J., E. L. SMITH: Histones: structure and function. Ann. Rev. Biochem. *40:* 279–314 (1971).

DEVI, A., P. LINDSAY, P. L. RAINA, N. K. SARKAR: Effect of age on some aspects of the synthesis of ribonucleic acid. Nature (Lond.) *212:* 474–475 (1966).

EVANS, H. J.: Some facts and fancies relating to chromosome structure in man. In: Advances in human genetics, Vol. *8:* 347–438 Plenum Press N. 4 (1977).

FELDHERR, C. M., J. G. GOLL, L. GOLDSTEIN, C. V. HARDING, W. R. LOEWENSTEIN, A. E. MIRSKY: The nuclear membrane and nucleocytoplasmic interchange. Protoplasmatology Bd 5, Teil 2. Springer, Wien 1964.

FELSENFELD, G.: Chromatin. Nature *271:* 115–122 (1978).

FRANKE, W. W.: Structure, biochemistry and functions of the nuclear envelope. Int. Rev. Cytol. Suppl. *4:* 71–211 (1974).

FRENSTER, J. H.: Mechanism of repression and derepression within interphase chromatin. In: The chromosome. Structural and functional aspects. C. J. DAWE (Hsg.), 78–101. William & Wilkins, Baltimore 1967.

GOLDBERG, I. H., P. A. FRIEDMAN: Antibiotics and nucleic acids. Ann. Rev. Biochem. *40:* 775–810 (1971).

HARRIS, J. F. WATKINS: Hybrid cells deribed from mouse and man: Artifical heterokaryons of mammalian cells from different species. Nature (Lond.) *205:* 640–646 (1965).

HEITZ, E.: Heterochromatin, chromocentren, chromomeren. Ber. dtsch. Bot. Ges. *47:* 274–284 (1929).

HÜBNER, K.: Kompensatorische Hypertrophie, Wachstum und Regeneration der Rattenniere. Ergebn. allg. Path. nath. Anat. *48:* 1–80 (1967).

ITAKURA, K., T. HIROSE, R. CREA, A. D. RIGGS, H. L. HEYNEKER, F. BOLIVAR, H. W. BAYER: Expression in Escherichia coli of a chemically synthesized gene for the hormone somatostatin. Science *198:* 1056–1072 (1977).

JACOB, F., J. MONOD: Genetic repression, allosteric inhibition, and cellular differentiation. In: Cytodifferentiation and macromolecular synthesis. M. LOCKE (Hsg.), p. 30–64. Academic Press, New York 1963.

KIEFER, G., R. KIEFER, G. W. MOORE, R. SALM, W. SANDRITTER: Nuclear images of cells in different functional states. J. Histochem. Cytochem. *22:* 569–576 (1974).

KRONE, W., U. WOLF: Chromosomes and protein variation. In: The biochemical genetics of man. D. J. H. BROCK, O. MAYO (Hsg.), p. 71–127. Academic Press, New York 1972.

KRONE, W., U. WOLF: Chromosomes and protein variation. In: The biochemical genetics of man. D. J. H. BROCK, O. MAYO (Hsg.). Academic Press, New York 1972, 2. Aufl. p. 93–154 (1978).

VAN LANCKER, J. L.: DNA injuries, their repair and carcinogenesis. Curr. top. pathol. *64:* 65–127 (1977).

LAZARUS, H. M.: Isolation of the cell nuclei from ischemic renal tissue: biochemical characteristics of these nuclei. J. surg. Res. *12:* 394–401 (1972).

LORENZ, K.: Das sogenannte Böse. Borotha-Schoeler, Wien 1966.

MAC GILLIVRAY, A. J., J. PAUL, G. THRELFALL: Transcriptional regulation in eukaryotic cells. Advanc. Cancer Res. *15:* 93–162 (1972).

MAYFIELD, J. E., J. BONNER: Tissue differences in rat chromosomal RNA. Proc. nat. Acad. Sci *68:* 2652–2655 (1971).

MILLER, J. H., W. S. REZNIKOFF: The operon. Cold Spring Harbor Laboratory New Monographs, N. 4. 1978.

MONOD, J.: Zufall und Notwendigkeit. Piper, München 1971.

MONOD, J., F. JACOB: General conclusions: Teleonomic mechanisms in cellular metabolism, growth, and differentiation. In: Cold Springs Harbor Symp. Quant. Biol. *26:* 389–401 (1961).

O'MALLEY, B. W., H. C. TOWLE, R. J. SHWARTZ: Regulation of gene expression in encaryotes. Ann. Rev. Genet *11:* 239–275 (1977).

PEDERSEN, T.: Chromatin structure and gene transcription: Nucleosomes permit a new synthesis. Int. Rev. Cytol. *55:* (1978).

PESTKA, S.: Inhibitors of ribosome functions. Ann. Rev. Biochem. *40:* 697–710 (1971).

SANDRITTER, W.: Funktionsstrukturen des Zellkerns. Eu- und Heterochromation. Med. Welt (N. F.) *21:* 1–10 (1970).

SANDRITTER, W., F. HÜBOTTER: Über die Bedeutung des Nucleolus in der Nebennierenrinde. Frankfurt. Z. Path. *65:* 219–229 (1954).

SANDRITTER, W., D. MÜLLER, O. MANTZ: Zur Histochemie der Cytomegalie. Frankfurt. Z. Path. *70:* 589–597 (1960).

SANDRITTER, W., V. NOVAKOVA, J. PILNY, G. KIEFER: Cytophotometrische Messungen des Nukleinsäure- und Proteingehaltes von Ganglienzellen der Ratte während der postnatalen Entwicklung und im Alter. Z. Zellforsch. *80:* 145–152 (1967).

SANDRITTER, W., C. P. ADLER: Numerical hyperplasia in human heart hypertrophy. Experientia *27:* 1435–1437 (1971).

SANDRITTER, W., G. KIEFER, R. KIEFER, R. SALM, G. W. MOORE, H. GRIMM: DNA in heterochromatin. Beitr. Path. *151:* 87–96 (1974).

SCHATTEN, G., M. THOMAN: Nuclear surface complex as observed with the high resolution scanning electron microscope. J. Cell Biol. *77:* 517–535 (1978).

SHELTON, K. R., J. M. NEELIN: Nuclear residual protein from goose erythroid cells in liver. Biochemistry *10:* 2342–2348 (1971).

SIEV, M., R. WEINBERG, S. PENMAN: The selective interruption of nucleolar RNA synthesis in Hela cells by cordycepin. J. Cell Biol. *41:* 510–520 (1969).

SMITH, E.: Protein evolution. Nature (Lond.) *218:* 522–523 (1968).

SOUTHERN, E. M.: Base sequence and evolution of guinea-pig α-satellite DNA. Nature (Lond.) *227:* 794–798 (1970).

TEMIN, H. M.: RNA-directed DNA synthesis. The discovery that in certain cancer-causing animal viruses genetic information flows »in reserve« – from RNA to DNA – has important implications for studies of cancer in humans. Sci. Amer. *226/1:* 25–33 (1972).

TSANEW, R.: In: The cell nucleus IV, Part A, 107. Academic Press, N. 4, New York 1978.

WIENER, M., G. KLEIN, W. HARRIS: The analysis of malignancy by cell fusion. J. Cell Sci. *12:* 253 (1973).

1.2.3. Der mitotische[1] Zyklus und seine Störungen

1.2.3.1. Einführung

Als mitotischen Zyklus (Übersicht bei HUGHES, 1952) bezeichnet man die Lebenszeit einer Zelle, die vom *Ende einer Zellteilung bis zum Abschluß der nächsten Mitose* reicht. Als Ergebnis finden wir 2 Zellen, die aus einer Zelle hervorgegangen sind (Teilungswachstum).

Unter dem Begriff *Wachstum* verbergen sich verschiedene Phänomene:

1. Das **Wachstum eines Organismus** oder einer Zellpopulation (Gewebe, Organ), die im Normalfall ein logarithmisches Anwachsen der Zellzahl zur Folge hat (Abb. 13), bis eine bestimmte Grenzgröße erreicht ist. *Regulationsmechanismen,* wie z.B. Gewebshormone, verhindern weiteres unbeschränktes Wachstum. Bei *Tumoren,* evtl. auch in Gewebekulturen, können Zellteilungen unbeschränkt fortschreiten, so daß die Gesamtzellzahl fortdauernd logarithmisch zunimmt. Bei diesem Vorgang kann die Zellneubildungsrate größer sein als die Absterberate der Zellen, oder der Nachschub von Zellen kann durchaus im Vergleich zum Normalgewebe normal oder vermindert, die Lebenszeit der Zellen aber kann verlängert sein. In beiden Fällen nimmt die Gesamtzellzahl zu.

2. Das **Wachstum einer Zelle** als

a) *Teilungswachstum mit Interphasewachstum* oder

b) *Leistungswachstum.*

Die Untersuchungen der letzten Jahre haben ergeben, daß der G_1-Phase eine **G_0-Phase** vorgeschaltet sein kann (Abb. 14). Die G_0-Phase wird als eine Ruhezeit der Zelle aufgefaßt, in der noch keine Vorbereitungen für die G_1-Phase getroffen werden (z.B. Leber im Alter, Lymphozyten vor der Stimulation u.a.) Von diesen G_0-Zellen sind die Zellkerne von Geweben zu unterscheiden, die sich im Laufe des Lebens nie mehr teilen (sog. postmitotische Gewebe, z.B. Ganglienzellen des Gehirns).

Das Teilungswachstum dient physiologischerweise dem Ersatz von Zellen (z.B. Knochenmark, Haut, Schleimhäute) und liefert die Grundlage für die Regeneration (z.B. Wundheilung) oder kompensatorische Hypertrophie (z.B. Niere).

---

[1] Mitos (gr.) Faden.

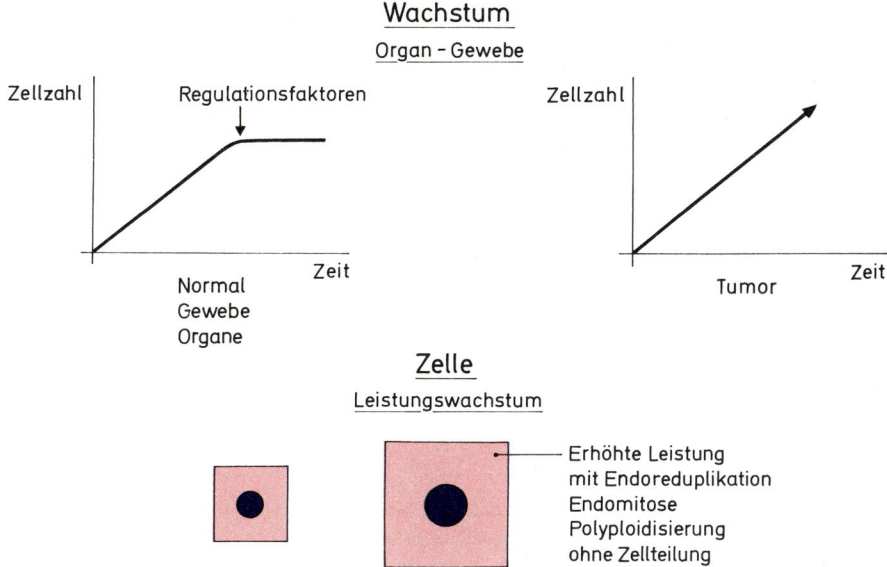

Wachstum

Organ – Gewebe

Zellzahl   Regulationsfaktoren

Zeit

Normal
Gewebe
Organe

Zellzahl

Zeit

Tumor

Zelle

Leistungswachstum

Erhöhte Leistung
mit Endoreduplikation
Endomitose
Polyploidisierung
ohne Zellteilung

C. – Abb. 13. Organ- und Zellwachstum.

Voraussetzung für eine Zellteilung ist eine Verdoppelung der Zellmasse bzw. aller Substanzen und Strukturen im Zellkern und Zytoplasma (Abb. 14). Der wichtigste Schritt für die Vorbereitung einer Mitose ist die vollständige Verdoppelung der Zellkern-DNS. Durch autoradiographische Untersuchung (Markierung mit ^{3}H-Thymidin) wurde gezeigt, daß es *4 Phasen im Zellzyklus* gibt.

1. **G${}_1$-Phase** = G steht für Gap[1]) = Intervall *ohne Einbau von Thymidin* in die Zellkern-DNS.
2. **S-Phase** = *^{3}H-Thymidin* wird in der DNS-Synthesephase eingebaut, und die Menge an *DNS verdoppelt* sich. Der Einbau erfolgt zuerst im Euchromatin und erst später in der S-Phase in die DNS des Heterochromatins (sog. Spätreplikation).
3. **G${}_2$-Phase** = eine meist konstante Zeit ohne Einbau, auf die die
4. **Mitose** mit *Pro-, Meta-, Ana-* und *Telophase* folgt.

In der **G${}_1$-Phase** läuft eine Fülle von enzymatischen Prozessen sequentiell (Lawine von *Enzyminduktionen*) ab, die vorwiegend der Vorbereitung der S-Phase dienen (Abb. 15). Es handelt sich um Enzyme für den Aufbau der Purine und Pyrimidine (Pyrimidinbausteine), d.h. der Nucleoside (z.B. Thymidinkinasen, Desoxi-

cytosinreduktase, Monophosphatdesaminase, Thymidilatkinase, Induktion der DNS-Polymerase).

In der **S-Phase** wird die doppelsträngige DNS *partiell entspiralisiert*. Die Startcodons für das Aufgehen der Stränge stellt vielleicht Satelliten-DNS dar, die in die DNS-Ketten eingeschaltet sind. An die Einzelstränge werden die komplementären Basen angelagert (Triphosphate der vier Nucleotide). Als verknüpfendes Enzym wirkt die DNS-Polymerase, deren Aktivität während der S-Phase stark ansteigt. Am Ende des Syntheseprozesses besteht jede neue DNS-Spirale aus je einem alten und neuen DNS-Strang (sog. *semikonservative Replikation*, Abb. 15).

In der S-Phase werden auch die *Histone* (und Nichthistonproteine) *verdoppelt*, wie man aus interferenzmikroskopischen Trockengewichtsbestimmungen entnehmen kann (SANDRITTER u. Mitarb., 1960). Die Masse an zytoplasmatischem Protein und RNS vermehrt sich während des gesamten Zyklus linear auf den doppelten Wert = *Interphasewachstum*.

In der **G${}_2$-Phase** laufen ebenfalls noch wichtige *enzymatische Vorgänge* ab. Durch Hemmversuche kann gezeigt werden (z.B. Actinomycin), daß bis 20 min vor der Mitose spezifische Pro-

---

[1] Gap (engl.) Lücke.

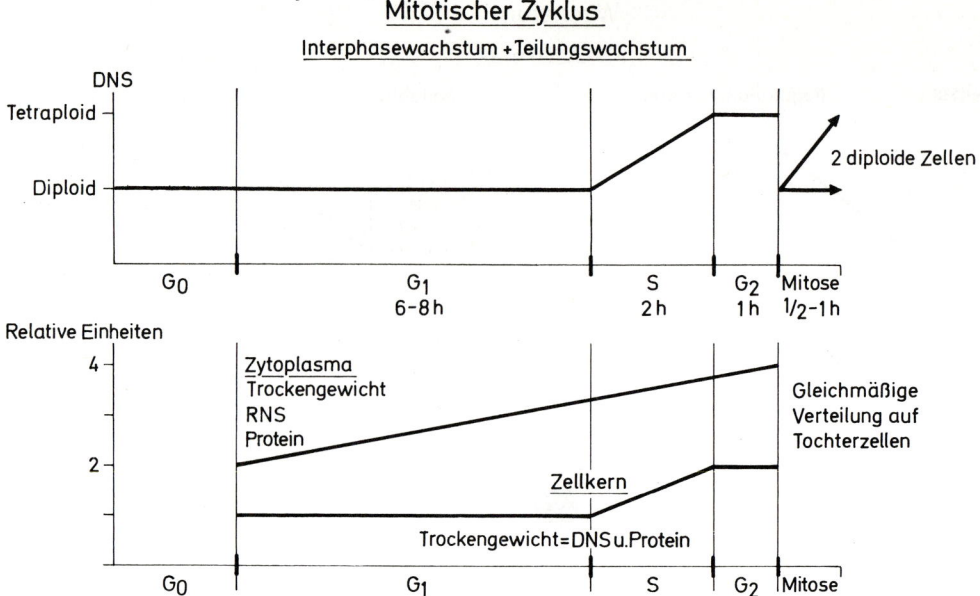

C. – Abb. 14. Der mitotische Zyklus.

teine gebildet werden, die für den Ablauf der Zyto- und Karyokinese wichtig sind.

In der **Mitose** werden *die Chromosomen zu gleichen Teilen auf die Tochterzellen verteilt.* Alle Lebensäußerungen der Zelle sind extrem eingeschränkt (Kondensation der Chromosomen). Für die hier ablaufenden Prozesse der

Chromosomenbewegung und Zelldurchschnürung wird Energie in Form von *ATP* in der Interphase bereitgestellt. Die RNS- und Eiweißkörpersynthese ist *stark vermindert*, ebenso die Atmung.

Die Mitose stellt also den letzten Akt in einer Kette von Ereignissen dar, deren Brennpunkte die G_1-Phase, der Start in die S-Phase und der

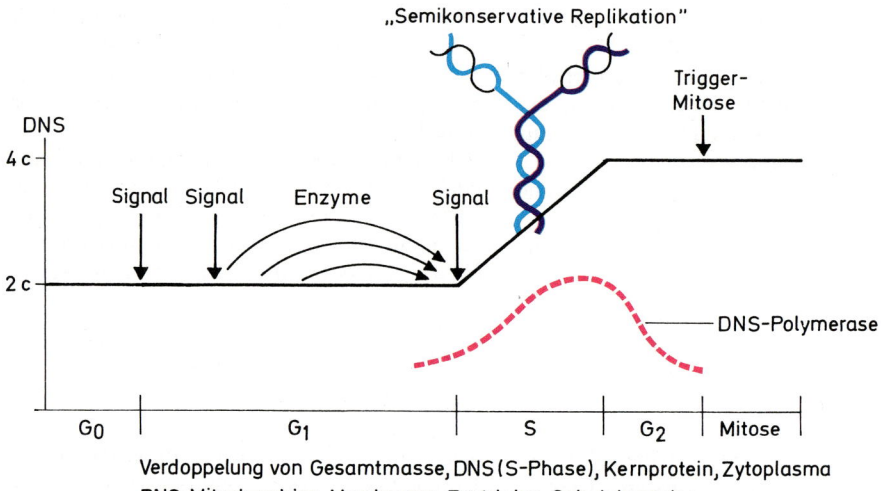

C. – Abb. 15. Der mitotische Zyklus und einige molekulare Vorgänge.

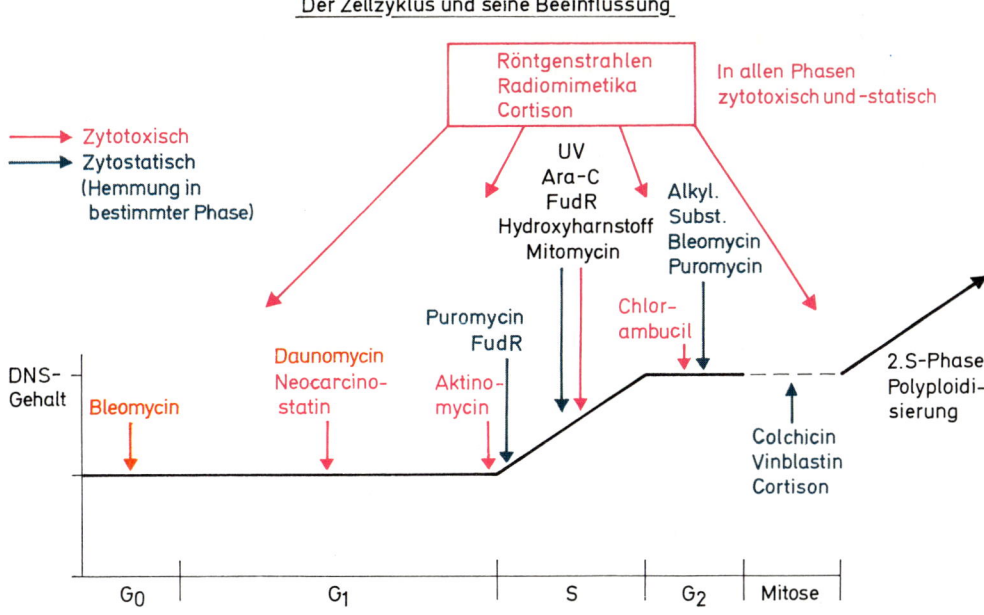

C. – Abb. 16. Der Zellzyklus und seine Beeinflussung.

Trigger[1] für die Auslösung der Mitose sind. Daher wird verständlich, daß alle Schädigungen während der Interphase sich in der Mitose auswirken können.

Störungen im mitotischen Zyklus:

Die Möglichkeiten von Störungen im mitotischen Zyklus sind vielfältig. *Auswirkungen auf die Zelle* können sein:

a) *Verlängerung,* evtl. *Blockierung* oder *Verkürzung des mitotischen Zyklus* bzw. einzelner Phasen. (GELFAUT 1977).

b) *Irrtümer bei der DNS-Replikation,* die auf die Tochterzellen weitergegeben werden (Mutation). Diese Schäden können in G_1, S oder G_2 bzw. während der Mitose auftreten.

c) *Mitosespindelstörungen* mit abnormen Mitosen, Chromosomenstörungen mit Fragmentation und Irrtümer bei der Chromosomenrekombination (z.B. »crossing over« in der Mitose) usw.

Die Aufklärung des mitotischen Zyklus wird heute von vielen Forschern als ein Schlüssel zum Verständnis des Problems der Entstehung und Therapie des Krebses angesehen. Daher gibt es eine Fülle von experimentellen Daten, die über

Eingriffe in die verschiedenen Phasen des mitotischen Zyklus berichten mit dem Ziel, Tumorzellen im Wachstum zu hemmen oder sie abzutöten. Diese Experimente geben uns außerdem nähere Information über die im mitotischen Zyklus ablaufenden biologischen Vorgänge (Übersicht bei BHUYAN, 1972).

Die *Wirkung der Zytostatika* (Abb. 16), die häufig auch Mutagene sind (s. Karzinogenese) kann einmal darin bestehen, daß die Zellen im mitotischen Zyklus in bestimmten Phasen oder beim Übergang einer Phase in die andere nur gehemmt oder abgetötet werden (Nekrose). Der Wirkungsangriff ist verschieden. Hemmung der DNS-Synthese oder der RNS-Synthese oder beides, oft in verschiedenen Phasen »gleichzeitig« angreifend (Abb. 16).

1.2.3.2. G_1-Phase (Abb. 16)

Eine *physiologische Verlängerung* der G_1-Phase finden wir in postmitotischen Zellen (G_0-Phase, Gehirn, Muskel, Leber usw.). In der Epidermis z.B. gibt es einen proliferierenden Zell-pool (Basalzellen) und sich differenzierende Zellen, die nach oben wandern und absterben

---

[1] Trigger (engl.) Abzug, Drücker, Auslöser.

(G$_0$-Zellen). Wahrscheinlich wirken hier Gewebshormone hemmend auf die gengesteuerten Schritte zur Vorbereitung der S-Phase. Welches Signal für den Eintritt in die G$_1$-Phase gegeben werden muß, ist unbekannt. Eine Fraktion des *Gewebshormons »Chalon«*[1] (BULLOUGH 1967) verhindert den Eintritt von Zellen von G$_1$ in S (s. S. 599). Auch bei der sog. *Kontaktinhibition* von Zellen, d.h. dem Wachstumsstillstand einer Gewebekultur, wenn die Zellgrenzen sich berühren, muß ein Signal entstehen, das den Eintritt in die G$_1$- oder S-Phase verhindert. Die Regulationsfaktoren sind noch weitgehend unbekannt (s.a. S. 601). Experimente mit Zellhybriden haben ergeben, daß im Zytoplasma von S-Phasen-Zellen ein Faktor vorhanden ist, der eine G$_1$-Zelle in die S-Phase eintreten läßt. Die Dauer der S-Phase kann nicht beeinflußt werden, aber der Beginn der Mitose (RAO et al., 1974).

Eine *Verkürzung* von G$_1$ finden wir bei der Regeneration (Leber-Teilhepatektomie, Gallengangswucherungen bei Leberzirrhose, kompensatorische Hypertrophie der Niere) und den meisten *Tumoren*. Bei Tumoren ist aber auch eine Verlängerung der Lebenszeit der Zellen – immer im Vergleich zum Muttergewebe gesehen – zu berücksichtigen. Hormone können die G$_1$-Phase verkürzen (vgl. Uterusschleimhaut, Nebennierenrinde → ACTH, Schilddrüse → Thyreotropin, Knochenmark → Erythropoietin). In gleicher Weise wirken Antigene oder Phythämagglutinin auf Lymphozyten.

Zytostatika werden bei der Therapie maligner Tumoren eingesetzt. Sie wirken auf proliferierende Zellen (wie Vincristin) oder auf ruhende und proliferierende Zellen (Adriamycin, Daunomycin). Bei letzteren ist der zytotoxische Effekt am größten. Ruhende Zellen sind relativ insensitiv. Dies ist eines der größten Probleme der zytostatischen Therapie, insbesondere wenn man bedenkt, daß bei menschlichen soliden Tumoren nur 10–40 % der Zellen die aktiv wachsende Zellfraktion darstellt und der Rest in G$_2$ oder G$_0$ stehenbleibt (TERZ et al. 1977). Gehen Tumorzellen zugrunde, so können auch diese Zellen wieder in den Zyklus eintreten.

Abb. 16 zeigt den Zellzyklus mit der *zytostatischen und zytotoxischen Wirkung verschiedener Substanzen*. Manche Mittel wirken zytostatisch und zytotoxisch. Beispiele: Neokarzinostatin (DNS-Synthesehemmer und RNS-Stimula-

tor) oder Actinomycin (RNS-Synthesehemmend) wirken in G$_1$ ober beim Übergang von G$_1$ zu S zytotoxisch. Puromycin (Proteinsynthesehemmer) und Fluorouracildesoxiribosid (FudR, gleichzeitig DNS-Synthesehemmer) hemmen die Zellen beim Übergang von G$_1$- zur S-Phase. (Übersicht: HILL, 1978).

1.2.3.3. S-Phase

Die Dauer der S-Phase scheint, soweit bekannt, bei Säugern ziemlich konstant zu sein. In polyploiden Zellen kann sie verlängert sein. Eine *zytotoxische Wirkung und Hemmung der DNS-Synthese in der S-Phase* haben Basenanaloge (sog. Antimetaboliten) wie Ara-C (Cytosinanalog), Hydroxyharnstoff und UV-Strahlen (Abb. 16).

»Irrtümer« im Aufbau der DNS können entweder in der S-Phase oder zu irgendeinem anderen Zeitpunkt entstehen. Sie können durch Mutagene ausgelöst werden, die oft gleichzeitig Karzinogene und Zytostatika sind, oder durch Röntgenstrahlen und Radiomimetika (= wie Röntgenstrahlen wirkend; HERTWIG, 1924), z.B. N-Lost (Myleran). Einbau *eines Virusgenoms* in die DNS kann zur malignen Transformation führen [onkogene Viren, z.B. Ebstein-Barr-Virus-Genom wurde in Burkitt-Lymphomzellen nachgewiesen, wobei diese DNS 0,06–1,6% der Gesamtzellkern-DNS ausmacht (NONOYAMA, 1971; ZUR HAUSEN, 1970)].

1.2.3.4. G$_2$-Phase

Zu einer *Verlängerung* der G$_2$-Phase kommt es bei Hunger oder physiologischer Polyploidisierung (Purkinje-Zellen; SANDRITTER u. Mitarb., 1967), z.B. auch nach Östrogenapplikation am Vaginalepithel (EBNER u. Mitarb., 1967). Chemische Substanzen, die in G$_2$ hemmend (Puromycin und Bleomycin) oder hier zytotoxisch wirken, sind alkylierende Substanzen (N-Lost). Oft kann sich an die G$_2$-Hemmung eine neue S-Phase schließen, so daß es zur Polyploidisierung kommt *(Endoreduplikation)* (LAMPERT u. Mitarb., 1966).

1.2.3.5 Mitose und Mitosestörungen (Abb. 17)

Die Häufigkeit von Mitosen hängt von vielen Faktoren ab. Eine *verminderte Zahl von Mitosen* findet sich natürlich bei allen Einwirkungen, die

---

[1] Chalon (frz.) Schleppnetz, großes Fischernetz.

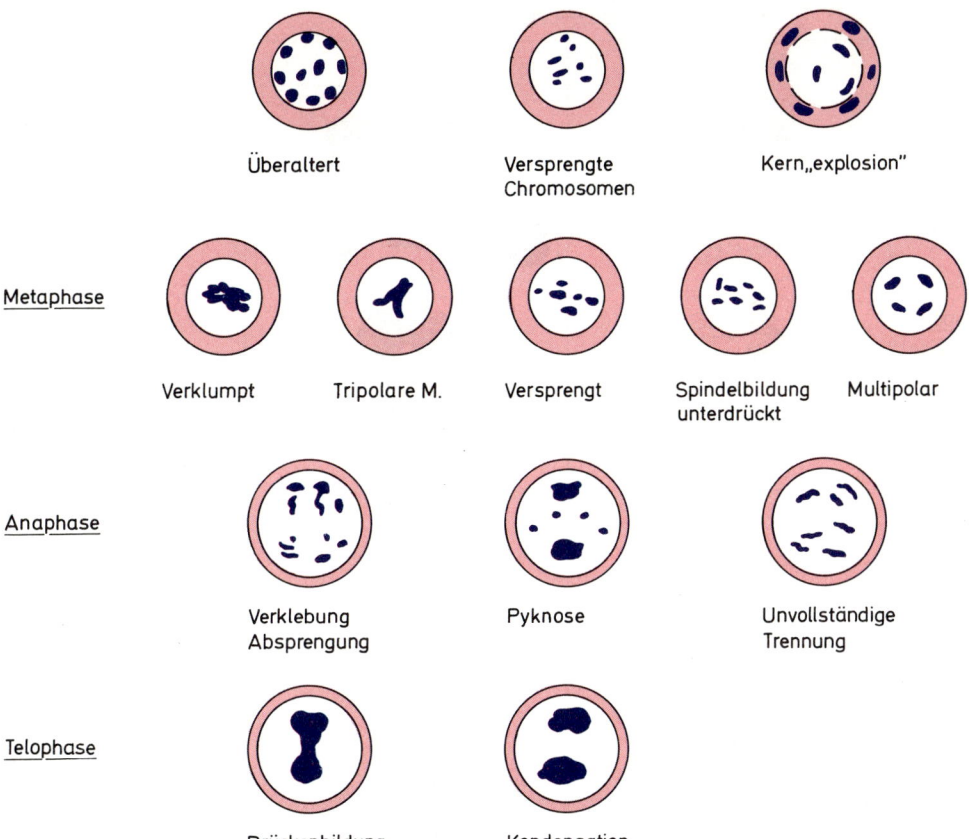

Überaltert Versprengte Chromosomen Kern „explosion"

Metaphase   Verklumpt   Tripolare M.   Versprengt   Spindelbildung unterdrückt   Multipolar

Anaphase   Verklebung Absprengung   Pyknose   Unvollständige Trennung

Telophase   Brückenbildung   Kondensation

C. – Abb. 17. Mitoseanomalien.

zytostatisch oder zytotoxisch wirken (z. B. Verlängerung von G_1 usw.). Ferner ist die Mitoserate von der Tageszeit (Tagesrhythmus) und Dauer der Mitose abhängig. *Erhöhte Mitoseraten* sind oft in Tumoren oder bei der Regeneration zu sehen.

Mitoseanomalien (Abb. 17) können bedingt sein durch *Veränderungen am Spindelapparat* und/oder an den *Chromosomen* (Übersicht bei ALTMANN u. Mitarb., 1965; VALENTINE, 1968; KOLLER, 1972).

Die Störungen der Ausbildung eines mitotischen Apparates oder der Chromosomen kann schon in der Interphase erfolgen und wird dann erst in der Mitose sichtbar. *Chemische Substanzen*, die an der mitotischen Spindel angreifen, sind häufig SH-blockierende Substanzen (z. B. Arsen). Die bekanntesten Mitosehemmer sind Colchicin und Vinblastin. Alle *Radiomimetika* und *Röntgenstrahlen* können über Chromoso-

menschädigung (DNS-Schädigung) oder über eine Hemmung bzw. Beeinflussung der Bildung und Ausbildung der Spindelproteine zu Mitoseanomalien führen (z. B. auch *Alter*, KLINGE, 1973; s. Abb. 18).

Auch eine *Beeinflussung der Zentriolen* ist möglich, z. B. multizentrische Mitosen bei Zentriolenvermehrung (Fehlen von Zentriolen). O_2-*Mangel* oder *Energiemangel* sowie alle karzinogenen Substanzen können die Teilungsrate beeinflussen oder Chromosomenanomalien auslösen. Am häufigsten findet man Mitoseanomalien in *malignen Tumoren* (HANSEMANN, 1890).

Chromosomenstörungen sind in vielfacher Weise möglich (Übersicht bei VALENTINE, 1968). Häufig kommen vor: *Fragmentation* (Chromosomenbrüche), manchmal mit Rekombinationsstörungen (*Inversion*, »crossing over«, *Translokation*), oder es entstehen zu viele oder zu wenige Chromosomen (*Deletion*[1]) = Chromo-

---

[1] Delere (lat.) vernichten.

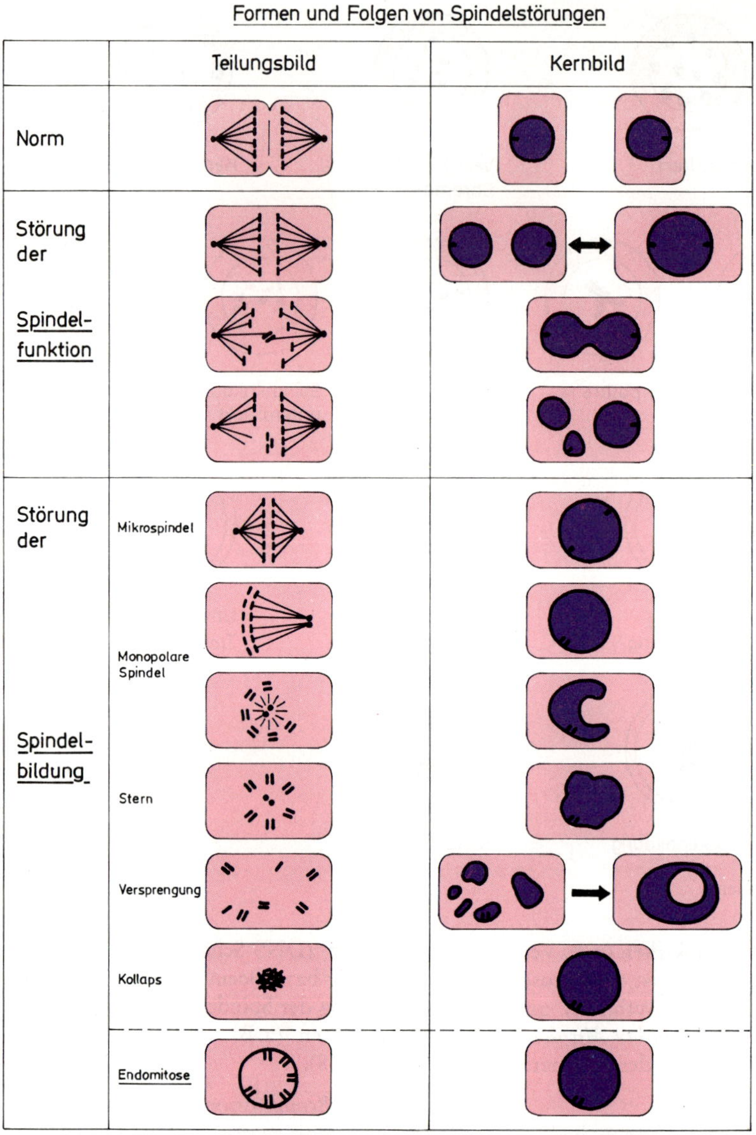

Formen und Folgen von Spindelstörungen

	Teilungsbild	Kernbild
Norm		
Störung der Spindelfunktion		
Störung der Spindelbildung	Mikrospindel	
	Monopolare Spindel	
	Stern	
	Versprengung	
	Kollaps	
	Endomitose	

C. – Abb. 18. Störungen der Mitosespindel und daraus resultierende Veränderungen des Interphasezellkerns (nach KLINGE, 1973).

somenstückausfall). evtl. mit Ausbildung von *Ringchromosomen.* Eine Nichtteilung eines Chromosoms *(»nondisjunction«)* führt zur *Monosomie* einer Zelle und *Trisomie* der anderen.

Bei *Störungen des Spindelapparates* (Abb. 18) bleiben die Chromosomen oft in der Metaphase liegen (*Stathmokinese* – Stathmos = Halt. DUSTIN), evtl. mit Chromosomenverklumpungen, -verklebungen oder -fragmentationen (Abb. 17).

Ein Teil der Chromosomen kann zu den Spindelpolen abwandern, andere bleiben in der Metaphasenregion oder auf den Wegen zu den Polen liegen. Bei multipolaren Mitosen finden wir mehrere Chromosomenhaufen in der Peripherie der Zelle. Bei diesen schweren Störungen sterben die Zellen meistens ab.

Wird der Spindelapparat nicht ausgebildet, so kann es zur *Endomitose* oder *Endoreduplikation* kommen (Abb. 19). Bei der Endomitose werden die Chromosomen (bzw. die DNS) in der S-Phase zwar verdoppelt, sie erscheinen auch in der Prophase und spalten sich, gehen aber nicht in die Metaphase ein. Dadurch entsteht ein

Endomitose

Keine Mitose ⟶ Tetraploider Zellkern

Chromosomen in Prophase

Endoreduplikation

Diploid

Tetraploid

Oktoploid

G_1 | S | G_2 | G_1 | S | G_2

Zellverschmelzung

Tetraploid

oder

Diploid   Diploid

Mitosestörungen
Zytokinesestörungen

Diploid

Tetraploid

Oktoploid

Makro-, Mikronukleus

Triploid   Haploid

Mehrkernige
Riesenzellen

S-Phase

Ohne S-Phase

Mikrokerne

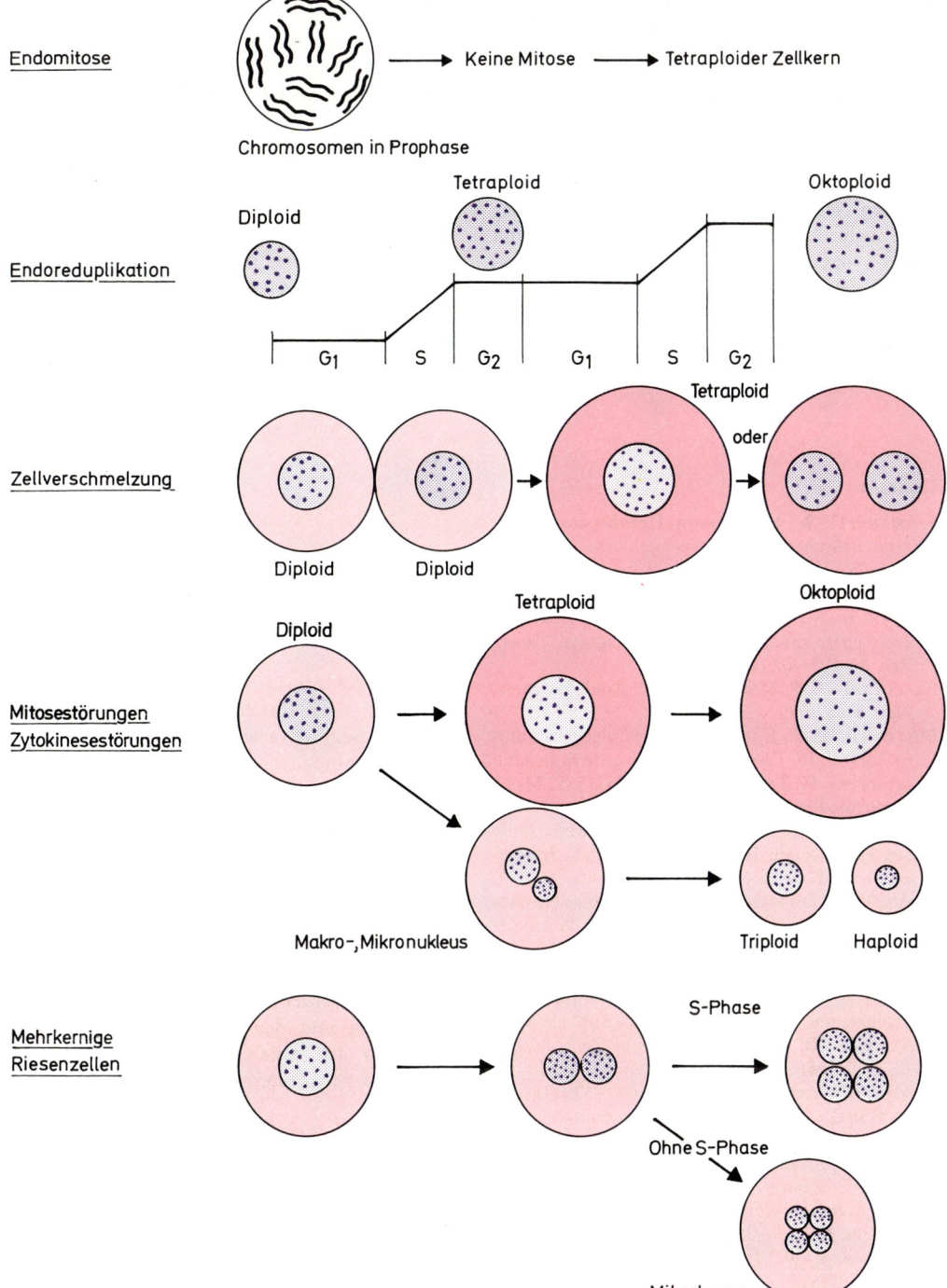

C. – Abb. 19. Schema zur Entstehung polyploider Zellen und Riesenzellenbildung.

tetraploider Zellkern (sog. Rekonstitutionskern). Tetra- oder oktoploide Zellkerne können auch durch Stehenbleiben der Zellkerne in der G_2-Phase entstehen, wenn auf G_2 eine neue S-Phase folgt. Auch Zellverschmelzungen führen zu höherploiden Zellkernen.

Bei Spindelstörungen (Abb. 18a) können auch die Anaphasechromosomen wieder in einen Zellkern verschmelzen, wobei die Plasmateilung unterbleibt. Auch die Entstehung von Zellen mit Makro- und Mikrozellkernen kann so gedeutet werden. (ALTMANN et al., 1973). *Amitosen* sind extrem selten. Mehrkernige Riesenzellen können durch Zellverschmelzung oder mitotische Kernteilungen ohne Zytokinese entstehen.

Literatur

ALTMANN, H.-W., J. HAUBRICH: Über hepatozelluläre Mitosestörungen und Kerneinschlüsse nach wiederholten Colchicingaben. Beitr. Path. *131:* 355–394 (1965).

BHUYAN, B. K., L. G. SCHEIDT, T. J. FRASER: Cell cycle phase specifity of antitumor agents. Cancer Res. *32:* 398–407 (1972).

BRACHET, J., A. E. MIRSKY: The cell. Academic Press, New York 1959.

BULLOUGH, W. S., E. B. LAURENCE: Epigenetic mitotic control. In: Control of cellular growth in adult organisms. H. TEIR, T. RYTÖMAA (Hsg.), S. 28–40. Academic Press, New York 1967.

DUSTIN, P.: In: L. HEILMEYER A. HITTMAIER: Hdb. ges. Hämatologie. II. Bd., Teil 3. Urban & Schwarzenberg, München 1960.

EBNER, H., F. DIENSTBACH, W. SANDRITTER: Hormonelle Beeinflussung des experimentellen Portiocarcinoms. Verh. dtsch. Ges. inn. Med. *73:* 366–367 (1967).

GELFANT, S.: A new concept of tissue and tumor cell proliferation. Cancer Res. *37:* 3845–3862 (1977).

HANSEMANN, D.: Über asymmetrische Zellteilung in Epithelkrebsen und deren biologische Bedeutung. Virchows Arch. path. Anat. *119:* 299–326 (1890).

HERTWIG, G.: Trypoflavin als Radiumersatz zur Gewinnung haploidkerniger Froschlarven. Verh. anat. Ges. *33:* 223–227 (1924).

HILL, B. T.: Cancer chemotherapie. The relevance of certain concepts of cell cycle kinetics. Biochem. biophys. acta *516:* 389–417 (1978).

HUGHES, A. F. W.: The mitotic cycle. Butterworths, London 1952.

KLINGE, O.: Kernveränderungen und Kernteilungsstörungen der Altersleber. Gerontologia *19:* 314–329 (1973).

KOLLER, P. C.: The role of chromosomes in cancer biology. Springer, Heidelberg 1972.

LAMPERT, F., W. SANDRITTER: Die Wirkung von Tryptophan-N-Lost auf DNS- und Histoprotein-

gehalt isolierter Tumorzellkerne. Klin. Wschr. *44:* 895–898 (1966).

NONOYAMA, M., J. S. PAGANO: Detection of Epstein-Barr viral genome in nonproductive cells. Nature New Biol. (Lond.) *233:* 103–106 (1971).

RAO, P. N., R. T. JOHNSON: Regulation of cell cycle in hybrid cells in control of proliferation in animal cells. P. 785–800. Cold Spring Harbor Laboratory 1974.

SANDRITTER, W., H. G. SCHIEMER, H. KRAUS, U. DÖRRIEN: Interferenzmikroskopische Untersuchungen über das Wachstum von Einzelzellen (HeLa-Zellen) in der Gewebekultur. Frankfurt. Z. Path. *70:* 271–299 (1960).

TERZ, J. J., W. LAWRENCE, B. COX: Analysis of the cycling and noncycling cell population of human solid tumors. Cancer *60:* 1462–1470 (1977).

VALENTINE, G. H.: Die Chromosomenstörungen. Springer, Heidelberg 1968.

1.3. Das Zytoplasma

1.3.1. Einleitung

Unsere Kenntnisse über zelluläre Funktionsstörungen sind durch die Ultrastrukturforschung wesentlich erweitert worden. So ist es heute schon möglich, eine »Pathologie der Zellorganellen« zu skizzieren, mit dem Endziel, eine Korrelation zwischen Störungen der Funktion (Stoffwechsel) und der zytoplasmatischen Strukturen herzustellen. Ein wichtiger Beitrag dazu wurde von den Errungenschaften der Biochemie, Zytochemie und Autoradiographie geleistet. Diese Disziplinen ermöglichen es, die biochemischen Daten der Zellorganellen zu ermitteln, Stoffwechselwege Zytoplasmastrukturen zuzuordnen und den Weg bestimmter Metaboliten in ihrem zeitlichen Ablauf innerhalb einer Zelle zu verfolgen.

Der Brückenschlag zwischen pathologischen Zytoplasmaveränderungen und biochemisch definierten Stoffwechselstörungen ist in vielen Fällen noch schwierig. Man ist häufig gezwungen, aus einer Strukturveränderung auf die Funktionsstörung zu schließen. Deshalb bestehen über die einzelnen pathogenetischen Prozesse nur Modellvorstellungen bzw. Arbeitshypothesen, was bedeutet, daß bei einer Zellschädigung die zugehörige Stoffwechselstörung nur dann erfaßt werden kann, wenn sich dafür auch *ein entsprechendes morphologisches Substrat ausgebildet* hat.

Diese Störungen des Zellstoffwechsels hat man unter dem Begriff »*Degeneration*« bzw. »*Dystrophie*« (= falsche Ernährung) zusammengefaßt. Man versteht darunter eine exogen oder endogen bedingte Zellschädigung, die morphologisch faßbar ist, mit reversibler oder irreversibler Struktur- und Funktionsänderung im Sinne einer Leistungsminderung bzw. falscher Leistung. Der Begriff entstammt einer Zeit, in der man noch keinen genaueren Einblick in den Stoffwechsel der Zelle hatte und die elektronenmikroskopische Dimension noch nicht erschlossen war. Man sollte heute den Begriff Degeneration nur zurückhaltend verwenden und besser die einzelnen Phänomene unter dem Aspekt eines Mißverhältnisses zwischen leistungsfähigen Zytoplasmastrukturen (= metabolischer Raum) und der zellulären Stoffwechselleistung beschreiben. Dabei kann z. B. *primär* eine Verminderung des Stoffwechsels eintreten (z. B. Sauerstoffmangel mit fehlender Energiebildung) und *sekundär* die Organellenveränderung eintreten. Es können aber auch Zellorganellen in ausreichender Zahl oder sogar vermehrt vorhanden sein bei verminderter Stoffwechselleistung. Sinngemäß gleiche Verhältnisse müssen wir für die Struktur und den Stoffumsatz der extrazellulären Fasern und der Grundsubstanz annehmen: *Stoffumsatzstörungen wirken sich sekundär auf die Struktur aus und umgekehrt.*

Jede Stoffwechselstörung einer Zelle kann auf zwei grundsätzliche Ursachen zurückgeführt werden:
1. mangelnde Energieversorgung, wodurch relativ unspezifisch alle energieabhängigen Stoffwechselschritte in Mitleidenschaft gezogen werden;
2. definierte *Störung innerhalb eines bestimmten Stoffwechselkompartiments* (z. B. Eiweißsynthesehemmung durch Chloromyzetin, Kohlenhydrat-, Fettstoffwechselstörungen).

Stoffwechsel- und funktionsmäßig pendelt die normale Zelle über stationäre Fließgleichgewichte zwischen den extremen Stoffwechsellagen Ruhe – Aktivität. Die jeweiligen *Gleichgewichtszustände (= Homöostase[1] = steady state«[2])* werden bilanzmäßig bestimmt:
1. durch die Größe der *energiekontrollierten Einfuhrrate von Substanzen;*
2. durch den *metabolischen Raum*, leistungsmäßig definiert durch Membransysteme, an de-

nen die enzymatischen Reaktionen in einer Vielzahl von koordinierten Schritten ablaufen;
3. durch den *Ausfuhrmechanismus*, der die Ausschleusung der Stoffwechselendprodukte aus der Zelle steuert.

Betrachtet man das Zustandekommen der zellulären Stoffwechselstörungen vom »*Angebot*« her, kann es prinzipiell unter folgenden Bedingungen zu einer Änderung der Zytoplasmastruktur und Zellfunktion kommen (Abb. 20):
1. *Normales Angebot* bei genetisch bedingten oder erworbenen *Enzymdefekten*. Durch Enzymmangel oder ein falsches Enzym werden Stoffwechselprodukte aufgestaut (Effekt: Speicherkrankheit), entsteht ein Mangel an Endprodukten (z. B. Albinismus) oder es werden andere Stoffwechselprodukte gebildet.
2. *Normales Angebot* bei *Transport- oder Abbaustörungen* in der Zelle, z. B. Apoferritinmangel mit Liegenbleiben des Eisens als Hämosiderin; Störung der lysosomalen Verdauung (Glykogenspeicherkrankheit Typ II).
3. *Überangebot* bei regulärem Stoffwechselverhalten, z. B. Überangebot an Fett → Fettspeicherung.
4. *Unterangebot* mit sekundärer Stoffwechselstörung, z. B. O_2-Mangel, Aminosäuremangel (Hunger), Vitaminmangel usw. → Atrophie.
5. *Falsches Angebot*, d. h. Einwirkung toxischer Substanzen (z. B. Äthionin statt Methionin, Bakterientoxine, physikalische Einwirkungen u. a.) mit Schädigung aller oder spezieller Zellorganellen und sich daraus ergebenden Stoffwechselstörungen und Substanzablagerungen.

Betrachtet man die möglichen Zellveränderungen unter dem Gesichtspunkt der *Stoffwechselleistung*, so sind auf exogene oder endogene pathologische Reize *3 Antworten* einer Zelle möglich:
1. Eine *Überfunktion* (= Anabiose) mit vermehrter Leistung, entweder verbunden mit einer Zellvergrößerung durch den Aufbau funktionell vollwertiger Strukturen (= *Hypertrophie*) oder mit einer Zellvermehrung (= *Hyperplasie*).

---

[1] Homoios (gr.) gleichartig, ähnlich; stasis (gr.) Stehen, Stillstand. – [2] Steady (engl.) fest, sicher gleichbleibend; state (engl.) Zustand.

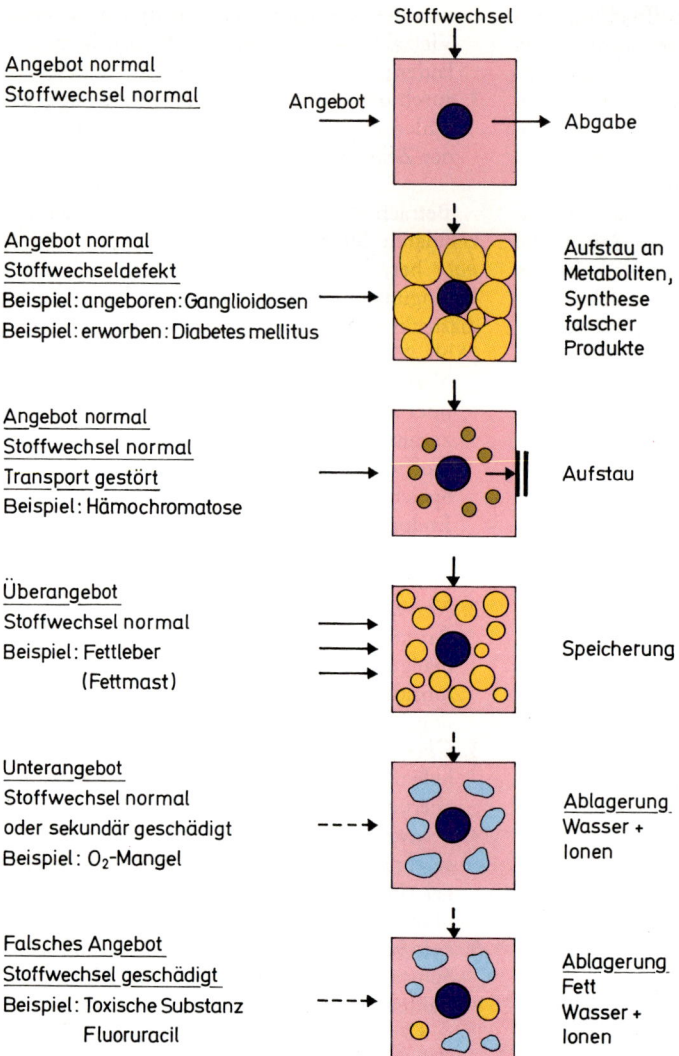

C. – Abb. 20. Schematische Übersicht der Manifestation von Struktur- und Funktionsstörungen im Zytoplasma unter dem Gesichtspunkt: Angebot.

2. Eine *Unterfunktion* (= *Katabiose*) mit Ablagerung von Substanzen (Eiweiß, Fette, Kohlenhydrate, Wasser) oder Zellverkleinerung (= *Atrophie*). Wird hierbei ein bestimmter Punkt erreicht (Grenze der Lebensfähigkeit), so geht die Zelle zugrunde (= *Nekrose*).

3. Eine *Dysfunktion* (= *Dysbiose*) mit Bildung falscher Stoffwechselprodukte oder Aufstau von Stoffwechselprodukten infolge Genmutation.

Nicht jeder Eingriff in den Zellstoffwechsel unterdrückt die Zelleistung in Form einer irreversiblen Schädigung. Vielmehr ist es der Zelle dank der außerordentlich großen Strukturplasti-

zität möglich, sich an eine Stoffwechselstörung anzupassen. Prinzipiell kennen wir *zwei Reaktionsmuster einer Zelle auf eine Schädigung*: Entweder tritt die *Anpassungsreaktion* zusammen mit der Leistungssteigerung auf, oder sie folgt einer vorübergehenden Leistungsminderung.

1. Zellschädigung mit simultaner Leistungssteigerung und Anpassungsreaktion (Abb. 21 a):

Auf den Reiz einer Noxe chronisch konstanter oder chronisch ansteigender Intensität werden zunächst die vorhandenen Zellkompartimente in ihrer Funktion optimal ausgenutzt, und zwar bevor morphologische Zytoplasmaveränderungen möglich sind. In der Bilanz kann so ein Leistungszuwachs verzeichnet werden. Doch bald darauf stimuliert die *Anhäufung der Meta-* *boliten* die einzelnen Zellorganellen zur Proliferation, d. h. zur zahlen- und volumenmäßigen Vermehrung, was mit einer *Zellkernpolyploidisierung* verbunden sein kann (s. S. 167, 609). Dadurch läßt sich eine erneute Leistungssteigerung bis zur Ausschöpfung der maximalen Lei-

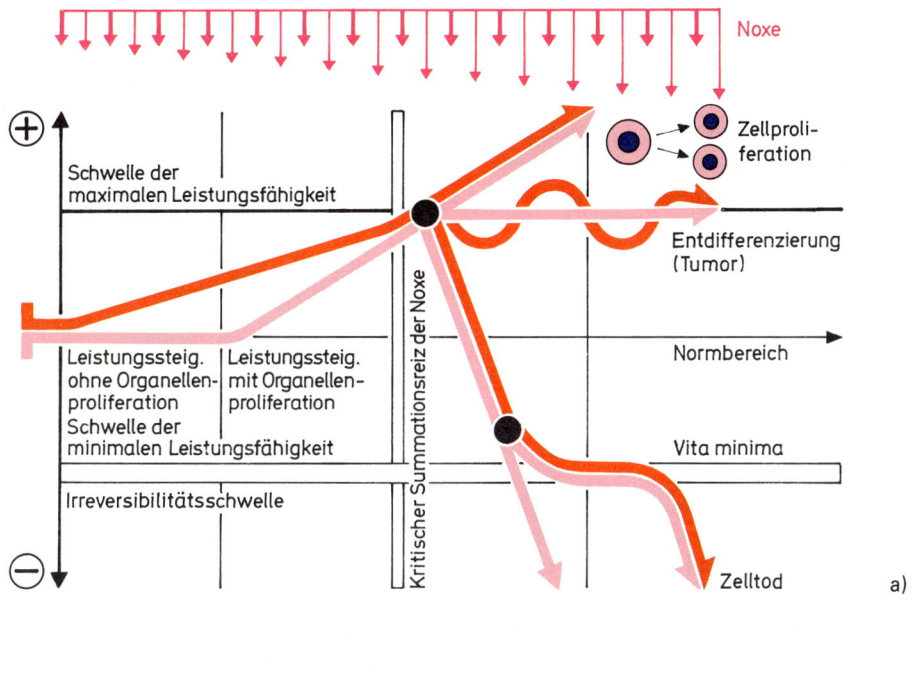

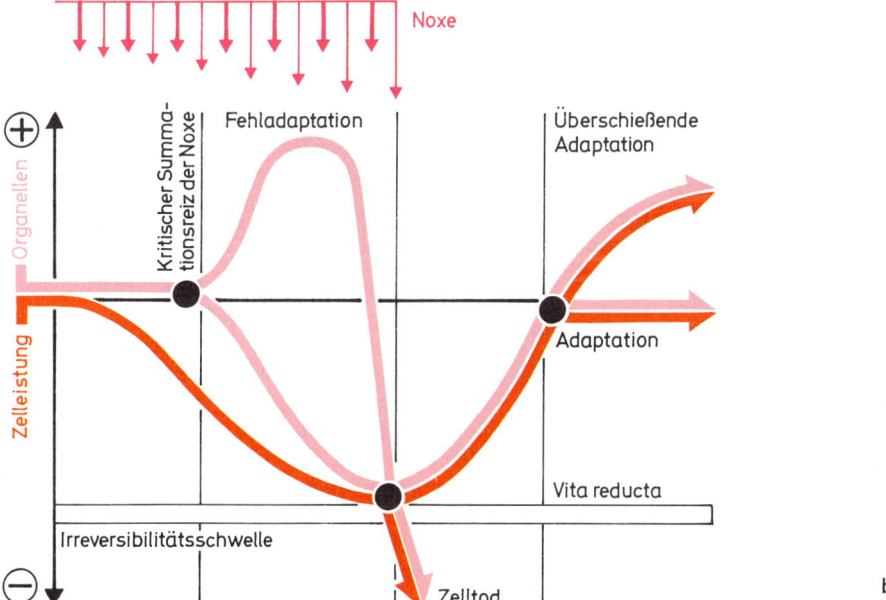

C. – Abb. 21 a) Zellschädigung mit Leistungssteigerung und Anpassungsreaktion. b) Zellschädigung mit vorübergehender Leistungsminderung und Anpassungsreaktion.

stungsfähigkeit forcieren. Ist dieser Schwellenwert erreicht, so ist je nach Art der Zelle und Noxe eine der folgenden *4 Reaktionen* möglich:

1. *Zellproliferation:* Der Engpaß im Stoffwechselgeschehen wird durch eine größere Anzahl Zellen umgangen (z. B. Leberregeneration nach Teilresektion).
2. *Zellentdifferenzierung:* Die Zelle wird durch den metabolischen Engpaß aus dem Geleise gehoben. Sie verliert ihren Zellcharakter und verwildert (z. B. karzinogene Substanzen → *Tumoren.*)
3. *Vita minima:* Die Zelle bleibt funktionsmäßig im Stoffwechselengpaß stecken. Sie rationalisiert ihre Zytoplasmastrukturen, ökonomisiert ihre Zytoarchitektonik und hält sich so in Form einer »Vita minima« über Wasser (z. B. Winterschlaf, Hunger).
4. *Zelltod:* Die erhöhte Zelleistung birgt immer die Gefahr einer vorzeitigen Erschöpfung, so daß ein metabolischer Engpaß und eine irreversible Schädigung eintreten.

2. *Zellschädigung mit vorübergehender oder dauernder Leistungsminderung und nachfolgender Anpassungsreaktion* (Abb. 21 b):
In diesem Falle nimmt die Zelleistung ab, bevor zytoplasmatische Veränderungen auftreten. Doch bald drosselt die Zellschädigung die Zellfunktion und reduziert die metabolisch-aktiven Zellkompartimente. Die Zelleistung kann bis zu einem Schwellenwert absinken, ohne daß eine irreversible Zellschädigung eintritt. Wird dieser Wert aber unterschritten, tritt der Zelltod ein. Als erste Zytoplasmaveränderung kann auch eine sog. »*Fehladaptation*« eintreten. Dabei versucht die Zelle den Verlust an leistungsfähigen Strukturen, der durch den Mangel an richtigen Bausteinen entstanden ist, mit falschen Bausteinen auszubessern. Einzelne Organellen oder deren Bestandteile können proliferieren, allerdings ohne Leistungsverbesserung (z. B. bei Mangel an essentiellen Fettsäuren werden gesättigte Fettsäuren statt ungesättigter in die Mitochondrienmembranen eingebaut. Die Mitochondrienmembranen proliferieren, die Zellatmung aber bleibt gedrosselt). Im Falle der »Fehladaptation« ist die maximale Leistungsfähigkeit bald erschöpft, und die Zelle geht zugrunde.

Nicht jede Zellschädigung geht so weit. Meist durchläuft die Zelle nach Absetzen der Noxeneinwirkung den Prozeß einer »*Zellmauserung*«.

Die geschädigten oder funktionslos gewordenen Zellorganellen werden abgebaut und von der Zelle ausgeschieden (s. S. 210: Lysosomen und Exozytose). Schließlich proliferieren die Zellorganellen, und die Zelleistung steigt wieder an. In der Regel erreicht die Zelle die normale Ausgangssituation. Die Anpassungsreaktion kann aber auch in funktioneller und morphologischer Hinsicht über die Norm hinausschießen (= *überschießende Adaptation*). Wenn der Mangelzustand nicht vollständig behoben wird, ist ein Leben der Zelle auch in der Vita minima möglich.

Literatur

Übersichten
NOVIKOFF, A. B., E. HOLTZMAN: Cells and organelles. Holt, Rinehart & Winston, New York 1970.

1.3.2. Zellmembran. Zytoskeleton[1]

Die äußere Zellmembran und die inneren Membransysteme dienen primär der Einschränkung des Stoffaustausches zwischen den verschiedenen Kompartimenten und der Abgrenzung der Zelle als »Individuum« von Nachbarzellen.

Die Zellmembran steht in engem Kontakt mit Fasern des Zytoskeletons, einem intrazytoplasmatischen Netzwerk von Fasern (s. u.). Über den *Aufbau und die Funktion der Zellmembran* liegen gesicherte Tatsachen und attraktive Hypothesen vor. Abb. 22 zeigt die heute bevorzugte Theorie von SINGER und NICOLSON (1972), das sog. »**fluid mosaic membrane model**«. In einer Lipiddoppelschicht *(hydrophile Seite)* »schwimmen« Proteinkomplexe, die innen von Zytoskeleton getragen und bewegt werden können, während an der Außenseite *Zuckerreste herausragen, die als Rezeptoren fungieren.* Die Lipiddoppelschicht mit 10–30 Å Abstand läßt sich in allen biologischen Membranen nachweisen (*unit membrane* = Einheitsmembran von ROBERTSON, 1966). Die beiden *Lipidschichten* bestehen aus *Phospholipiden* mit gesättigten und *ungesättigten Fettsäuren.* Die Lipide bilden Membranareale (z. B. Cluster aus Phosphatidylserin, Phosphatidylcholin), die sich unter der Wirkung von Ionen oder nach Bindung von Rezeptoren verändern können, ebenso wie die *Proteinkomplexe* (Glykoproteine) je nach Auf-

---

[1] Kytos (gr.) Höhlung, Zelle; Skeleton (gr.) Gerippe.

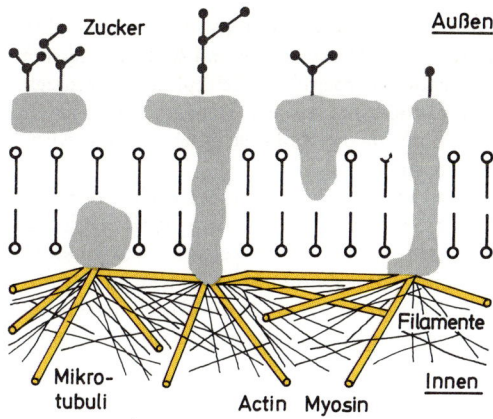

Zucker   Außen

Filamente

Mikro-
tubuli   Innen
          Actin Myosin

C. – Abb. 22. Schematische Darstellung der Zellmembran nach SINGER und NICOLSON.

gaben größere oder kleinere Inseln bilden (sog. *Rezeptorareale*). Daraus erklärt sich z. B. das Capping[1] von Antikörpern an der Zelloberfläche.

Die »*Wanderung*« *der Proteine* erfolgt mit Hilfe der *Mikrotubuli* und aktiver Kräfte (Actin, Myosin).

Die Membranen, insbesondere die äußeren Zellmembranen, haben eine Fülle von *Aufgaben*, die vom Wasserionentransport bis zur genetisch kontrollierten Zellspezifität reichen. Die Poren der Zellmembran (0,4 nm) erlauben einen *passiven Durchtritt von Molekülen*, wobei die Porengröße und sterische Konfiguration eine Rolle spielen können. Natrium, Kalium, Calcium, Glucose, Aminosäuren werden *aktiv transportiert (Carrier-Modell)*, wobei Energie in Form von ATP gebraucht wird. Für die Zellpathologie von besonderer Bedeutung ist die sog. *Natriumpumpe*. Innerhalb der Zellen finden wir eine hohe Kaliumkonzentration, außerhalb ist Natrium angereichert. Natrium aktiviert die Transport-ATPase, wenn es im Überschuß in der Zelle vorhanden ist, Kalium aktiviert diese ATPase auf der Außenseite der Zellmembran. Natrium und Kalium haben eine Schlüsselposition bei der Volumenregulation der Zelle. Bei jeder Störung der Energiebildung versagt die Natriumpumpe und führt zum Natrium-Wassereinstrom in die Zelle (sog. *trübe Schwellung, vakuoläre Transformation*). Der Aufnahme von Partikeln (Fe, Peptide, Viren, Bakterien, Zell-

trümmer) durch *Phagozytose*[2] bzw. von gelösten Substanzen durch *Pinozytose*[3] kommt eine besondere Bedeutung zu, da ein Teil der Stoffe für die Zelle lebensnotwendig ist (z. B. Eisen). Bei der Aufnahme von *Viren* erfolgt zunächst eine Anheftung an die Zellmembran und dann die Ingestion[4]. Erst so werden die Voraussetzungen für eine Virusvermehrung geschaffen. Eine Bakteriolyse ist erst durch intrazelluläre fermentative Verdauung möglich (vgl. Lysosomen).

Hormone (sog. *1. Messenger*) üben oft ihre Wirkung auf die Zellmembran aus. Über Adenylcyclase (ROBINSON et al., 1971) entsteht aus ATP das zyklische AMP, das die Wirkung eines *2. Messengers* im Sinne einer Verstärkung der Hormonbotschaft ausüben kann (Enzymaktivierung durch Freisetzung des Operons).

Die *Rolle der Membranrezeptoren* für das Verständnis von vielen Erkrankungen beginnt sich erst abzuzeichnen. So sind z. B. die Insulinrezeptoren (CUATRECASAS, 1974) bei hohem Insulinangebot vermindert (oder sprechen weniger an), während bei niedrigem Insulinangebot die Zahl der Rezeptoren vermehrt sein soll. Der adipöse Diabetiker hat bei genügendem Insulinspiegel eine verminderte Bindung der Insulinmoleküle an die Rezeptoren der Leber- und Fettzellen. Es gibt aber auch Anhaltspunkte dafür, daß trotz Insulinbindung an den Rezeptor der biologische Effekt nicht ausgelöst wird, da die Signalübertragung defekt ist (cAMP). Beim M. Basedow soll eine Blockade der TSH-Rezeptoren der Schilddrüsenzellen durch »Thyreoidea stimulierende Immunoglobuline« vorliegen, so daß die Schilddrüse nicht mehr dem Regelkreis gehorcht.

Die »*Spezifität*« *der Zelloberfläche* wird durch spezifische Genprodukte bestimmt, die *Histokompatibilitätsantigene,* welche individualspezifisch sind. Außerdem sind in der Zellmembran andere Antigendeterminanten von Antikörpercharakter lokalisiert, die für die Erkennung jeder Art von Antigen verantwortlich sind (s. »clonal selection theory«). In der Glykolipidhülle liegen auch die menschlichen *Blutgruppenantigene*, die in menschlichen epithelialen Tumoren häufig fehlen. Ein Zeichen für den Verlust der Zellspezifität und die veränderte genetische Ausstattung der Tumorzelle.

---

[1] to cap (engl.) mit einer Kappe bedecken. – [2] Phagein (gr.) essen, verzehren; – [3] pinein (gr.) trinken. – [4] Ingerere, ingestum (lat.) hineingießen.

Für den *Kontakt* und die *Bindung* von Zellen untereinander sind neben den *Desmosomen* (junktionaler Komplex) *Glykolipide* mit α-Glykosidbindungen verantwortlich (kontaktsensitive Gruppen). Bei der malignen Transformation von Zellen ändert sich die Zelloberfläche (inkomplette Synthese der Kohlenhydratketten; Kohlenhydratketten teilweise nicht von Peptiden bedeckt), so daß die *Kontaktinhibition* wegfällt und die Zellen übereinanderwachsen.

Der *Zellkontakt* scheint ein Signal in der Zelle auszulösen, das den mitotischen Zyklus stoppt. Fällt der Kontakt weg, so setzen Zellteilungen ein bzw. schreiten weiter fort. Die Verbindung zwischen Zellen wird auch durch *Calcium* aufrechterhalten. Bei Calciummangel kann man die Zellen voneinander trennen.

Transport und Austausch (Transmission) zwischen den Zellen scheint ein allgemeines Phänomen zu sein (Austausch von Wasser, Ionen, Mitochondrien, Membranen). Pathologische Bedeutung? Austausch von Information? Austausch von DNS?

Zellverschmelzung mit Bildung von Homo- oder Heterokaryon kommt bei Riesenzellenbildung (Langhanssche Riesenzellen durch Verschmelzung von Epitheloidzellen = Homokaryon) vor. Heterokaryon kann experimentell durch Lysolecithin oder Sendai-Virus erreicht werden.

Einen *Zusammenbruch* mit Auflösung aller Membransysteme finden wir z. B. bei Einwirkung von Toxinen, Lysolecithin, Tetrachlorkohlenstoff (Lipidperoxidation) oder z. B. bei Komplementaktivierung (Hämolyse von Erythrozyten mit 90-Å-Poren). Als erste Reaktion bei jeder Art von Zellschädigung (z. B. O_2-Mangel) geht die Zellvolumenkontrolle verloren mit Wassereinstrom, wobei sich Membranausstülpungen entwickeln (sog. Blebs). Bei Einwirkung von Phospholipiden kommt es zur Verdickung der äußeren Zellmembran mit Hemmung der Membranenzyme. Morphologisch können sich dabei Myelinfiguren ausbilden.

Die Mitochondrien, das endoplasmatische Retikulum, die Golgi-Zone und verschiedene Vesikel *(innere Membransysteme)* sind nur von einer *Einheitsmembran* umgeben. Auch hier erfolgt der Austausch teils passiv, teils aktiv mittels Permeasesystemen und ATP. Das System des endoplasmatischen Retikulums durchzieht das Zytoplasma als ein Kanalsystem und hat Anschluß an die Zelloberfläche und die Kernmembran.

Der enge Zusammenhang zwischen der Zellmembran und dem intrazytoplasmatischen Fasergerüst, dem Zytoskeleton, wurde schon erwähnt. Das *Zytoskeleton* besteht aus *Mikrotubuli* (DUSTIN, 1978) (24 nm Durchmesser) und sich verzweigenden Filamenten von 10 und 6 nm Durchmesser.

Alle *Bewegungsabläufe in der Zelle* (Mitosespindel, Hemmung durch Colchicin!), Endozytose (Phagozytose, Pinozytose), Exozytose (z. B. Insulin, exokrines Pankreas), Zytoplasmaströmungen, Transport von Vesikeln, Mitochondrien, Peroxysomen, Melanosomen und Bewegungen der Zelle selbst (Makrophagen, Granulozyten) sowie Zytokinese und Zilienbewegungen werden mit Hilfe des Zytoskeletons ausgeführt. Die *Mikrotubuli* haben offenbar nur eine Gerüstfunktion, während *Actin-* und *Myosinfasern* als *kontraktile Proteine* fungieren (»Sliding filament« – Theorie von HUXLEY, ähnlich wie in der Muskulatur. Calcium als Transmitter). Unsere Kenntnisse über Störungen in diesem System sind noch gering. Das Pilzgift Phalloidin (s. S. 265) soll an Actin gebunden werden, die Mallory bodies bei alkoholischer Leberschädigung bestehen z. T. aus actinähnlichen Filamenten und Tubulin (Übersicht POPPER et al., 1977).

Literatur

DUSTIN P., Microtubuls. Springer, Heidelberg 1978.

HUXLEY H. E.: Contractile protein synthesis. In: H. POPPER, L. BIANCHI, W. REUTTER. Membrane alterations as basis of liver injury. 217–225. M. T. B. Press, St. Leonards House, Lancaster (1977).

POPPER, H., L. BIANCHI, W. REUTER: Membrane alterations as basis of liver injury. M. T. B. Press, St. Leonards House, Lancaster 1977.

ROBERTSON, J. D.: In: Principles of biomolecular organization. S. 357. Ciba Foundation Symposium 1966.

SINGER, S. J., G. L. NICOLSON: The fluid mosaic model of the structure of cell membranes. Science *175:* 720–731 (1972).

1.3.3. Mitochondrien

Die Mitochondrien stellen fadenförmige (Mitos griech. = Faden) oder kugelige (Chondros griech. = Körnchen) Zellorganellen dar. Sie werden von einer *Doppelmembran* umhüllt, wobei die Innenmembran plattenförmige (*= Cristae*) oder schlauchförmige (*= Tubuli*) Einstülpungen aufweist. Dadurch wird die Oberfläche der Mitochondrieninnenmembran vergrößert. Auf diese Innenmembranoberfläche sind zusätzlich *Oxysomen* angeheftet, die wie Kirschen mit ihrem Stiel an der Membran kleben und in ihrer Größe bereits in den supramolekularen Strukturbereich gehören. Die Mitochondriencristae tauchen in die Mitochondrienmatrix ein. In ihr findet man wenige mitochondriale DNS-Moleküle sowie mitochondriale Ribosomen und Grana mitochondrialia. In der Matrix laufen die *β-Oxidation, oxidative Decarboxylierung* und der *Zitratzyclus* ab. In der Innenmembran sind die Bestandteile der *Atmungskette* und der *oxidativen Phosphorylierung* lokalisiert. Nach MITCHELL ist der *Elektronentransport der Atmungskette* mit dem ATP-Gewinn bei der oxidativen Phosphorylierung folgendermaßen gekoppelt: Bei der Endverbrennung wird der anfallende Wasserstoff in der Innenmembran über eine Reihe von Cofaktoren weitergereicht. Es werden 3 Protonenpaare gebildet, die aus der Mitochondrienmatrix durch die Mitochondrieninnenmembran in den intracristalen Raum (= Zwischenraum zwischen Innenmembranfalte) gepumpt werden. Der dabei entstehende elektrochemische Gradient besteht aus 2 Komponenten: (a) dem *Protonengradienten* und (b) der *elektrischen Potentialdifferenz*. Die Oxysomen[1] (= F_1-Protein) haben ATPase-Aktivität und dienen der ATP-Synthese, sobald Protonen mit Hilfe des Carrier-Proteins F_o die Innenmembran in Richtung Matrixraum zurücklegen. Die treibende Kraft bei der oxidativen Phosphorylierung ist der Protonengradient, der aber wiederum ist an die strukturelle und funktionelle Integrität der Mitochondrieninnenmembran gebunden. Daraus wird verständlich, daß die Mitochondrien feinste Indikatoren einer Zellschädigung darstellen und daß Zellen mit hohem Energiebedarf (z.B. Myokardzellen) Cristae-reich, Zellen mit vorwiegender metabolischer Funktion hingegen Cristae-arm sind (z.B. Leberzellen) (Abb. 23).

Die *mitochondriale DNS* reicht zur Codifizierung von 30 Proteinen der Innenmembran aus und erlaubt den Mitochondrien eine *Selbstreduplikation* im Sinne einer Spaltteilung. Die Mitochondrien haben somit viele Ähnlichkeiten mit den Bakterien. Diese Tatsache sollte der behandelnde Arzt bedenken, wenn er dem Patienten Antibiotika mit proteinhemmender Eigenschaft verabreicht. Denn diejenigen Antibiotika, welche die bakterielle Proteinsynthese blockieren, hemmen auch den Aufbau von Mitochondriencristae. Die mitochondriale DNS wird in der frühen S-Phase des Zellkerns synthetisiert und bildet die *molekulare Basis der zytoplasmatischen Vererbung*.

Eine *zahlenmäßige Vermehrung der Mitochondrien* im Sinne einer Proliferation ist meist eine rasche Reaktion auf eine unspezifische Schädigung. Eine zahlen- und volumenmäßige Mitochondrienvermehrung im Sinne einer Hyperplasie hingegen ist Ausdruck einer chronischen Zellschädigung mit Leistungssteigerung. Die Myokardhypertrophie bei Klappenvitien sowie die Skelettmuskelhypertrophie des Athleten

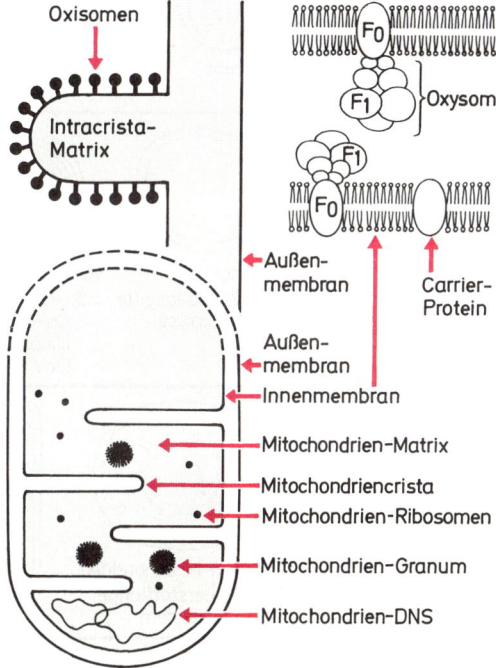

C. – Abb. 23. Ultrastruktur und supramolekularer Aufbau der Mitochondrien.

[1] Oxys (gr.) spitz, scharf; soma (gr.) Körper.

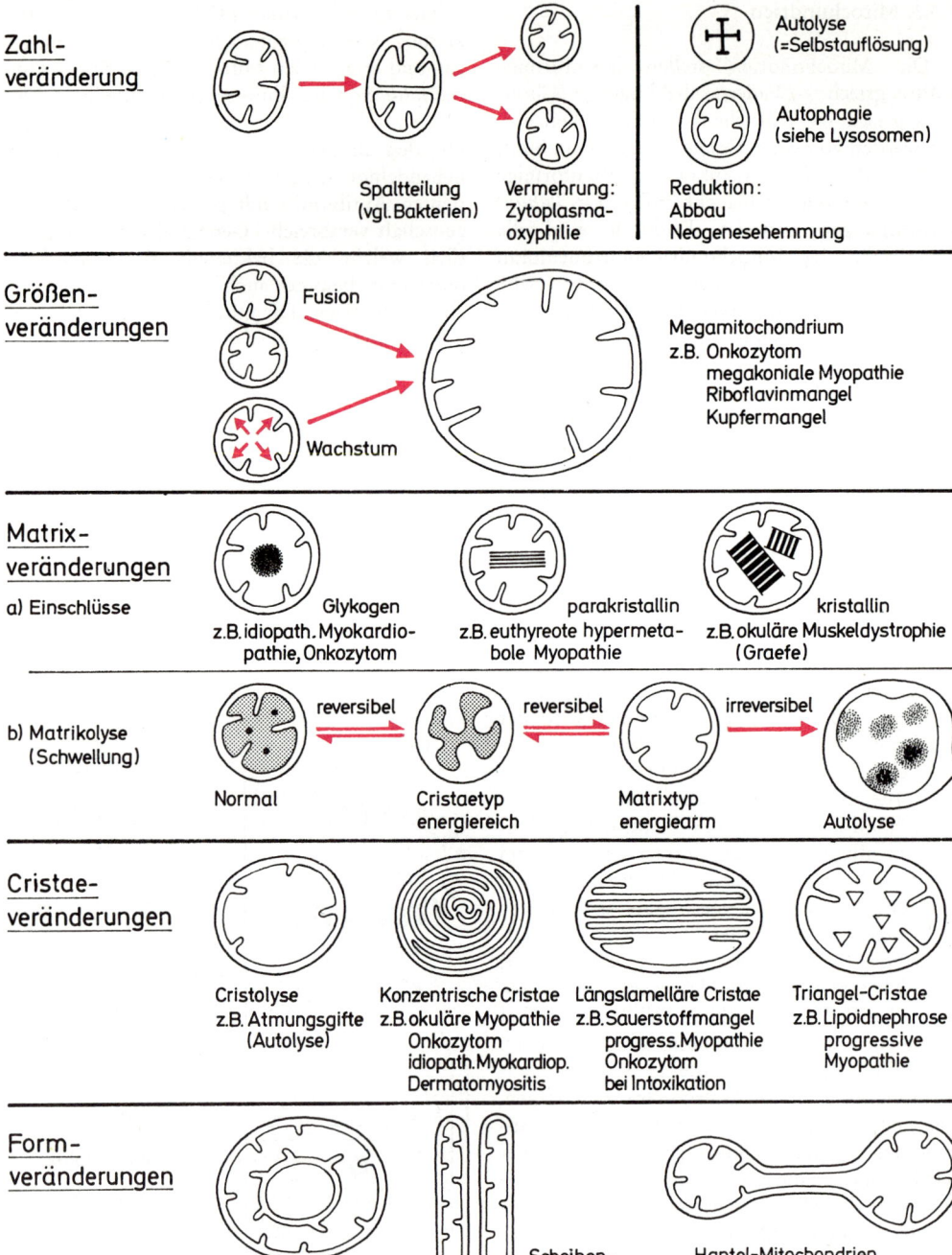

Zahl-veränderung

Spaltteilung (vgl. Bakterien)   Vermehrung: Zytoplasmaoxyphilie   Reduktion: Abbau Neogenesehemmung

Autolyse (=Selbstauflösung)

Autophagie (siehe Lysosomen)

Größen-veränderungen

Fusion   Wachstum

Megamitochondrium z.B. Onkozytom megakoniale Myopathie Riboflavinmangel Kupfermangel

Matrix-veränderungen

a) Einschlüsse

Glykogen z.B. idiopath. Myokardiopathie, Onkozytom

parakristallin z.B. euthyreote hypermetabole Myopathie

kristallin z.B. okuläre Muskeldystrophie (Graefe)

b) Matrikolyse (Schwellung)

Normal   reversibel   Cristaetyp energiereich   reversibel   Matrixtyp energiearm   irreversibel   Autolyse

Cristae-veränderungen

Cristolyse z.B. Atmungsgifte (Autolyse)

Konzentrische Cristae z.B. okuläre Myopathie Onkozytom idiopath. Myokardiop. Dermatomyositis

Längslamelläre Cristae z.B. Sauerstoffmangel progress. Myopathie Onkozytom bei Intoxikation

Triangel-Cristae z.B. Lipoidnephrose progressive Myopathie

Form-veränderungen

Tassen-Mitochondrien z.B. Sauerstofflunge Onkozytom

Scheiben-Mitochondrien z.B. Onkozytom

Hantel-Mitochondrien z.B. Chordom., Rhabdomyosarkom okuläre Myopathie Ischämie

C. – Abb. 24. Pathologische Strukturveränderungen der Mitochondrien.

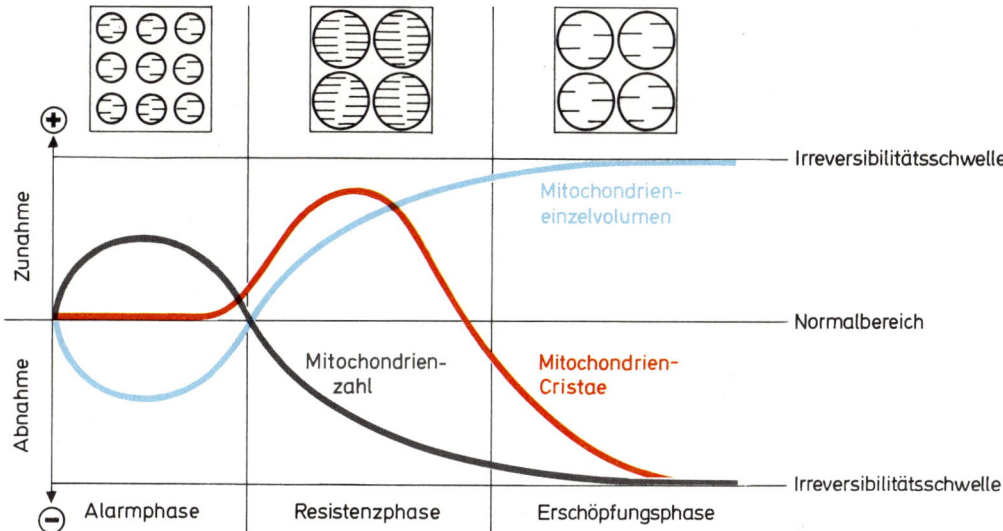

C. – Abb. 25. Mitochondrientransformation in den einzelnen Phasen einer zellulären Anpassungsreaktion: Proliferation nach Alarmphase, Hypertrophie in der Resistenzphase, Degeneration in der Erschöpfungsphase (nach RIEDE, 1971) (*blau:* Mitochondrieneinzelvolumen; *rot:* Mitochondriencristae; *schwarz:* Mitochondrienzahl).

bei Höhentraining machen diese mitochondriale Anpassungsreaktion deutlich. Eine *Verarmung der Zelle an Mitochondrien* wird durch Blockade der Neubildung oder durch gesteigerten Mitochondrienabbau erreicht, der entweder über den Vorgang der *Autophagie* (= Selbstverdauung; siehe Lysosomen) oder *Autolyse)* (= Selbstauflösung) vor sich geht (Abb. 24).

Megamitochondrien entstehen entweder durch Hemmung der Spaltteilung, durch Fusion mehrerer Mitochondrien oder durch abnormes Wachstum einzelner Mitochondrien und sind von der schwellungsbedingten Mitochondrienvergrößerung abzugrenzen (s. u.). Zahlreiche chronische Mangelzustände und chronische Intoxikationen wie Urämie und Alkoholismus führen zur Megamitochondrienbildung. Megamitochondrien zusammen mit einer drastischen Mitochondrienhyperplasie charakterisieren die sog. *Onkozyten*[1] resp. die onkozytäre Zytoplasmatransformation. Histologisch fallen diese »geschwollenen« Zellen durch ihr oxiphiles Zytoplasma auf. Das oxiphile Adenom der Speicheldrüse ist ein Onkozytentumor (= Onkozytom). Als Ursache kommt eine fehlerhafte mitochondriale DNS in Betracht. In diesen Tumoren ist der P:O-Quotient (= ATP-Bildungsrate pro verbrauchtes Sauerstoffmolekül) außergewöhnlich niedrig (Abb. 24).

Die *Größentransformation der Mitochondrien* läuft während einer Zellschädigung in einem biphasischen Zyklus ab. In der Alarmphase der zytoplasmatischen Anpassungsreaktion tritt eine zahlenmäßige Mitochondrienvermehrung durch Spaltteilung ein. In der Resistenzphase entstehen Megamitochondrien, teilweise begleitet von einer Cristaevermehrung. In der Erschöpfungsphase der Anpassungsreaktion wird die strukturelle und funktionelle Mitochondrienschädigung manifest: die Mitochondrien schwellen und die Cristaemembranen lösen sich auf, so daß die Irreversibilitätsschwelle erreicht wird und der Zelltod eintritt (RIEDE, 1971) (Abb. 25).

Eine *Cristaemembranvermehrung* im Sinne einer Proliferation geht entweder mit oder ohne eine entsprechende Vermehrung an Gliedern der Atmungskette einher. Die proportionale Vermehrung der Cristaemembranen und Cristaeenzyme ist *Folge einer gesteigerten funktionellen Beanspruchung* (z. B. Myokardhypertrophie, Hyperthyreose) und bildet das morphologische Korrelat einer zellulären Leistungssteigerung. Die disproportionale Vermehrung an Cristaemembranen und Cristaeenzymen ist Ausdruck einer zytoplasmatischen Fehladaptation im Rahmen eines Mangels an essentiellen Bausteinen der Cristae (z. B. Fe, Cu, Vitamine, Aminosäu-

[1] Onkos (gr.) groß an Umfang, angeschwollen; kytos (gr.) Höhlung, Zelle.

ren, essentielle Fettsäuren) und geht nicht mit einer Leistungssteigerung einher.

Veränderungen der Cristaeanordnung und Cristaeform sind immer eng verbunden mit einer gestörten oder gedrosselten Zellfunktion. Sie können als Triangel-Cristae, konzentrische Cristae, als Zick-zack-Cristae oder längslamelläre Cristae imponieren und finden sich bei Sauerstoffmangel, in Onkozyten und bei zahlreichen Myopathien.

Je nach Art der Zellschädigung kommt es zu *Veränderungen der Mitochondrienmatrix* mit pathologischen Einschlüssen, die besonders bei bestimmten Myopathien pathognomisch sind und vermutlich auf einer fehlgeleiteten Membransynthese oder abnormen Ansammlung von Metaboliten beruhen.

Die gleichen Einschlüsse findet man auch im intracristalen Raum. *Mitochondrienformanomalien* sind häufig in Tumoren anzutreffen, vor allem in Zellen mit mitochondrialen Antikörpern.

Im Rahmen der *Mitochondrienschwellung wird* die Mitochondrienmatrix herausgelöst (*= Matrikolyse*). Die Mitochondrienschwellung ist ein morphologischer Hinweis auf eine erlöschende Mitochondrienfunktion und macht sich histologisch als »trübe Schwellung« bemerkbar. Bereits physiologischerweise machen die Mitochondrien einen Pulsationszyklus mit. Dabei wird ein Teil der respiratorischen Energie als Mechanoenergie zur Aufrechterhaltung der optimalen strukturellen Konfiguration verbraucht: Eine *ADP-Zugabe* bewirkt eine »*Mitochondrienschrumpfung*« mit vermehrtem Sauerstoffverbrauch. Dieser Zustand geht in eine »Mitochondrienschwellung« über, sobald alles zugefügte ADP phosphoryliert ist. Gleichzeitig nimmt dann auch der Sauerstoffverbrauch ab.

Durch Veränderung des osmotischen Druckes, Schädigung der Mitochondrienmembranen oder durch Entkoppelung der oxidativen Phosphorylierung tritt die *pathologische Mitochondrienschwellung* ein. Sie beginnt mit einer Matrixkondensation und Schwellung des intracristaealen Raumes (= Cristatyp), später mit einem Verlust der Mitochondrien-Grana. Darauf folgt ein Wassereinstrom sowie eine Kristolyse und Matriolyse. Sobald flockige Ausfällungen von Matrixeiweißen auftreten, ist die Irreversibilitätsschwelle überschritten.

Die Mitochondrienschwellung ist das morphologische Korrelat der bereits von VIRCHOW 1852 beschriebenen »*trüben Schwellung*« (ZOLLINGER, 1948). Makroskopisch sind dabei die Organe vergrößert und teigig und haben eine trübe Schnittfläche. Das Parenchym quillt aus der eingeschnittenen Organkapsel hervor (s. Makropathol.). Mikroskopisch ist die Zelle geschwollen, hat ein granuläres Zytoplasma und enthält häufig auch noch Fetttropfen. Die »trübe Schwellung« ist meist mit einer vakuoligen Degeneration des Zytoplasmas vergesellschaftet (s. endoplasmat. Retikulum, S. 196).

Die Mitochondrien spielen auch eine wesentliche Rolle bei der *biologischen und pathologischen* **Gewebeverkalkung**. Die Mitochondriengrana sind glykogen- und phospholipidhaltige Aggregate, die Calcium und Phosphat speichern können. Sie sind die eigentliche Drehscheibe in der biologischen Verkalkung, indem sie einerseits überschüssiges intrazelluläres Calcium abfangen und andererseits das für verschiedene Zellfunktionen (z. B. Kontraktion) wichtige Calcium anreichern (Abb. 26). Die *dystrophe* und somit pathologische Gewebeverkalkung beginnt entweder intrazellulär oder extrazellulär. Die intrazelluläre Verkalkung ist in der Regel Folge einer toxischen (z. B. CCl_4) oder endokrinopathischen (z. B. Hyperparathyreoidismus, D-Hypervitaminose) Schädigung. In den *Parenchymzellen* (Leber, Niere, Darm) lassen die veränderten Hüllenmembranen der ohnehin schon geschwollenen Mitochondrien in vermehrtem Maße Calcium einströmen. In unmittelbarer Nachbarschaft der Cristaemembranen liegen die Mitochondriengrana als intrazelluläre »Kalkfänger«. Sie akkumulieren sowohl das Calcium als auch das Phosphat, das infolge der entkoppelten oxidativen Phosphorylierung vor den Cristaemembranen anfällt. Dadurch entsteht in den Mitochondrien amorphes Calciumphosphat, bis diese platzen.

In *Bindegewebszellen* wie Fibrozyten, Adipozyten und Myozyten verläuft die intrazelluläre Verkalkung anders: Als Folge der Zellschädigung kommt es vor der Mitochondrienschwellung zur Auskristallisierung von Calciumphosphat in Form von Apatit. Eine amorphe Phase kann dabei vorausgehen und ATP-abhängig in die kristalline Phase übergehen. Vesikuläre Derivate der Zellmembranen, welche im Rahmen der Nekrose als Zellschutt frei in der bindegewebigen Matrix liegen, verkalken ebenfalls. Sie verdanken dies ihrem Gehalt an ATPase und Pyrophosphatase, welche eine lokale Phosphatanreicherung bewirken und so den Start zur extrazellulären Verkalkung freigeben. Bemerkenswert ist in diesem Zusammenhang die Tatsache, daß die Zell- und Gewebeverkalkung nach einer

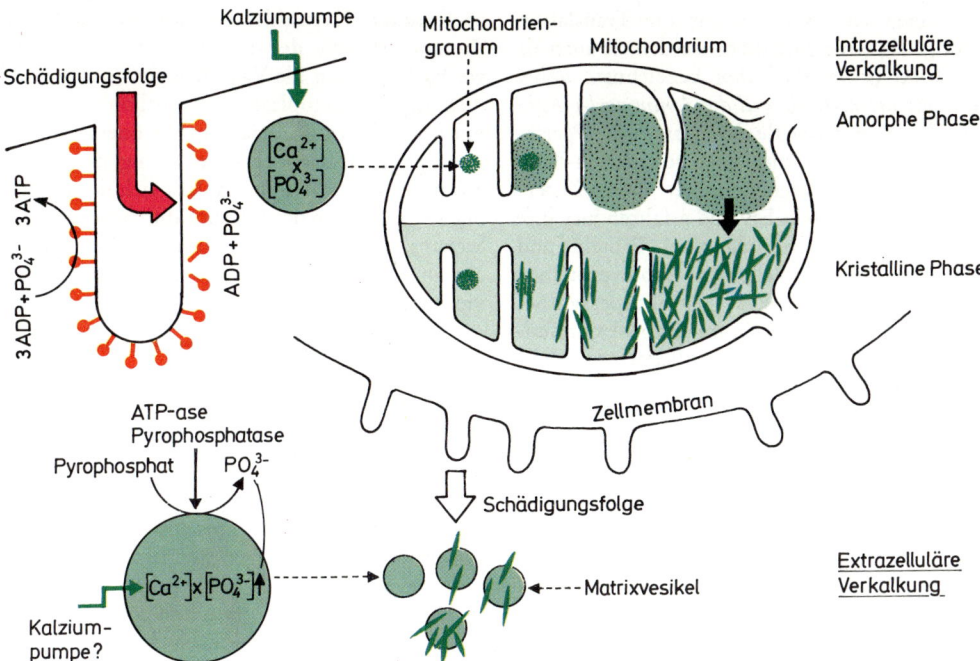

Kalziumpumpe

Schädigungsfolge

Mitochondrien-granum   **Mitochondrium**

Intrazelluläre Verkalkung

Amorphe Phase

$3\ ADP + PO_4^{3-}$ $3\ ATP$

$\dfrac{[Ca^{2+}]}{x}\ [PO_4^{3-}]$

$ADP + PO_4^{3-}$

Kristalline Phase

ATP-ase Pyrophosphatase

Zellmembran

Pyrophosphat PO_4^{3-}

Schädigungsfolge

$[Ca^{2+}] \times [PO_4^{3-}]$

Extrazelluläre Verkalkung

Kalzium-pumpe?

Matrixvesikel

C. – Abb. 26. Mitochondrien und Verkalkung.

ischämischen Nekrose nur nach Wiederdurch-blutung des Gewebes einsetzt.

Eine andere Art der extrazellulären *dystrophi-schen Verkalkung* findet man in der bindegewe-bigen Matrix der Subkutis, Gefäße und Herz-klappen bei der Calcinosis cutis, Arteriosklero-se, Mönckbergsche Mediaverkalkung und Aor-tenklappenverkalkung. In diesen Fällen geht eine physiologische oder pathologisch verfrühte Zell-alterung mit einem *Anstau von Telolysosomen* einher, die in die Matrix ausgeschieden die Verkalkung induzieren und gleichzeitig als Kalkfänger fungieren (siehe Matrixlysosomen S. 208, Bindegewebspathologie, S. 194).

Literatur

ANDERSON, H. C.: Matrix vesicle calcification. Fed. Proc. *35:* 105–108 (1976).

BONUCCI, E., M. DERENZINI, V. MARINOZZI: The organic-inorganic relationship in calcified mito-chondria. J. Cell. Biol. *59:* 185–211 (1973).

DAVID, H.: Ortho- and pathomorphology of human and animal cells in drawings, diagrams and con-structions. Fischer, Stuttgart – New York 1978.

MITCHELL: The chemical and electrical components of the electrochemical potential of H$^+$Ions across the mitochondrial cristae membrane. FEEBS-Sympo-sium *17:* 219–232 (1969).

MUNN, E. A.: The structure of mitochondria. Acade-mic Press, London – New York 1974.

ROHR, H. P., U. N. RIEDE: Experimental metabolic disorders and the subcellular reaction pattern. Cur-rent Top. Path. *58:* 1–48 (1973).

TEDESCHI, H.: Mitochondria: structure, biogenesis and transducing functions. Cell Biology Mono-graphs Vol. 4 · Springer, Berlin, Heidelberg, Wien, New York 1978.

1.3.4. Endoplasmatisches Retikulum (ER)[1]

Die Membranen des endoplasmatischen Reti-kulums bilden mit dem Golgi-Apparat (s. u.) und den Kernhüllen ein *Membrankontinuum (= zytokavitäres Netzwerk).* Daneben bestehen Membranverbindungen mit den Mitochondrien-hüllen, mit den Peroxysomenhüllen (s. S. 200) und mit den Autophagievakuolen des lysosoma-len Funktionskreises.

Das **rauhe ER** bildet *Zisternen.* Seinen Mem-branen sind außen *Ribosomen* angeheftet. Da die

---

[1] Reticulum (lat.) kleines Netz.

Ribosomen eine Vielzahl für die Translation wichtige Enzyme enthalten, werden sie auch als *multikatalytische Einheiten* bezeichnet, *deren Substrate die m-RNS und die Aminoacyl-t-RNS darstellen und deren Reaktionsprodukte Peptidketten und t-RNS sind.* Die von der m-RNS codierten Peptidketten gelangen in das Zisternenlumen des rauhen ER und erfahren hier ihre spezifische Strukturierung zum Protein und werden im Falle von zellulären Exportproteinen sezerniert (vgl. Plasmozyst – Antikörpersynthese). Die *freien Ribosomen* im Zytosol synthetisieren Proteine für den Eigenbedarf der Zelle (vgl. Lymphozyt – membranständige Antikörper). Neben der *Protein-* und *Lipoproteinsynthese* hat das rauhe ER folglich noch eine *Transportfunktion.* Es ist das synthetisch aktive Kompartiment im Zytoplasma und stellt einen wesentlichen Teil der Mikrosomenfraktion dar.

Eine *Vermehrung der Zisternen* des rauhen ER findet sich in allen Zellen mit hoher Proteinproduktion und -sekretion (z. B. Plasmozyt, Hepatozyt, exogene Pankreasepithelien) bei Stoffwechselstimulation oder bei Regeneration. Bei Virusinfektionen können die Viren in das Zisternenlumen eindringen und sich dort vermehren (Abb. 27).

Schon bei geringen Zellschädigungen lösen sich die Ribosomen von der Zisternenmembran ab und liegen dann frei im Zytosol. Damit verbunden ist eine Drosselung der Proteinsynthese. Nach der Schädigung werden die Ribosomen wieder rasch an die Membranen des rauhen ER angeheftet: Die Eiweißsynthese ist wieder in Gang.

Als Ausdruck einer *unspezifischen Zellschädigung* bricht das Membransystem des rauhen ER in kleinen Einheiten auf (= *Fragmentierung*[1]). Später entsteht daraus eine Umformung in ER-Bläschen (= *Vesikulierung*[2]), was lichtmikroskopisch noch nicht sichtbar ist. Bei schweren Zellschädigungen, die zu einem schnellen Zusammenbruch der oxidativen Phosphorylierung mit ATP-Mangel führen, versagt die Natriumpumpe, Wasser strömt in die Zelle und in die Zisternenlumina ein, so daß aus den Vesikeln wassergefüllte Vakuolen werden. Dies entspricht der vakuoligen Degeneration des ER. Sie wird meist auch von einer Mitochondrienschwellung begleitet. Die **vakuolige Degeneration** einer Zelle ist noch *reversibel* und findet sich in beinahe allen Organellen in der Ischämiephase

nach einem Herzstillstand. Bei vollständigem Zusammenbruch des zellulären Strukturstoffwechsels nehmen die Vakuolen gigantische Formen an: Das Zytoplasma wird ballonisiert. Damit ist die Reversibilitätsschwelle überschritten. Neben Versagen oder Blockierung der ATP-abhängigen Natriumpumpe läßt sich die vakuolige Degeneration des ER auch durch osmotische Störungen (Dehydrierung, Infusion) oder durch Membranschädigung infolge Komplementaktivierung auslösen.

Ein *vermindertes Zisternenlumen* findet sich beim Zisternenkollaps. Er ist Ausdruck einer Synthesestörung bei peroxidativer Membranschädigung (z. B. CCl_4-Vergiftung).

Zisterneneinschlüsse sind oft für bestimmte Krankheiten oder pathologische Prozesse pathognomonisch: Amorphe Einschlüsse sind immer Ausdruck einer abartigen Synthese-Sekretionsleistung und sind deshalb für primitive Tumorzellen, angeborene Stoffwechselstörungen oder medikamentösen Sekretionsblock typisch. Geformte kristalline Zisterneneinschlüsse sind Ausdruck einer Sekretionsverzögerung und finden sich bei angeborenen Stoffwechselstörungen. Geformte tubuläre Einschlüsse gelten als Fußspur auf der Fährtensuche einer viralen Pathogenese (vgl. S. 498).

Eine Reihe von *Tumoren* enthalten in ihrem Zytoplasma auch atypische Formveränderungen der Zisternen, die teilweise pathognomonisch sind.

Das **glatte ER** bildet ein System aus verzweigten Tubuli, das mit dem rauhen ER in Verbindung steht, aus dem es sich auch herleitet. Das glatte ER enthält Demethylasen, Decarboxylasen, Desaminasen und Glucuronidasen sowie eine mischfunktionelle Oxidase, deren terminale Oxidase Cytochrom P-450 ist. Infolgedessen ist das glatte ER in der Lage, *Steroidkörper aufzuspalten, Arzneimittel und Gifte* zu *inaktivieren* sowie *ausscheidbar* zu machen. Daneben spielt das glatte ER auch eine wichtige Rolle bei der *Steroidsynthese.* Es nimmt im Darm am Fetttransport und im Skelettmuskel als sarkoplasmatisches Retikulum an der *Erregungsleitung* teil. Aus dieser Funktion des glatten ER wird die *Proliferation* seiner Membranen im Verlaufe einer chronischen Arzneimittelbelastung (z. B. Schlafmittel, Barbiturate) verständlich. Die GER-Proliferation ist das morphologi-

---

[1] Fragmentum (lat.) Bruchstück. – [2] Vesicula (lat.) Bläschen.

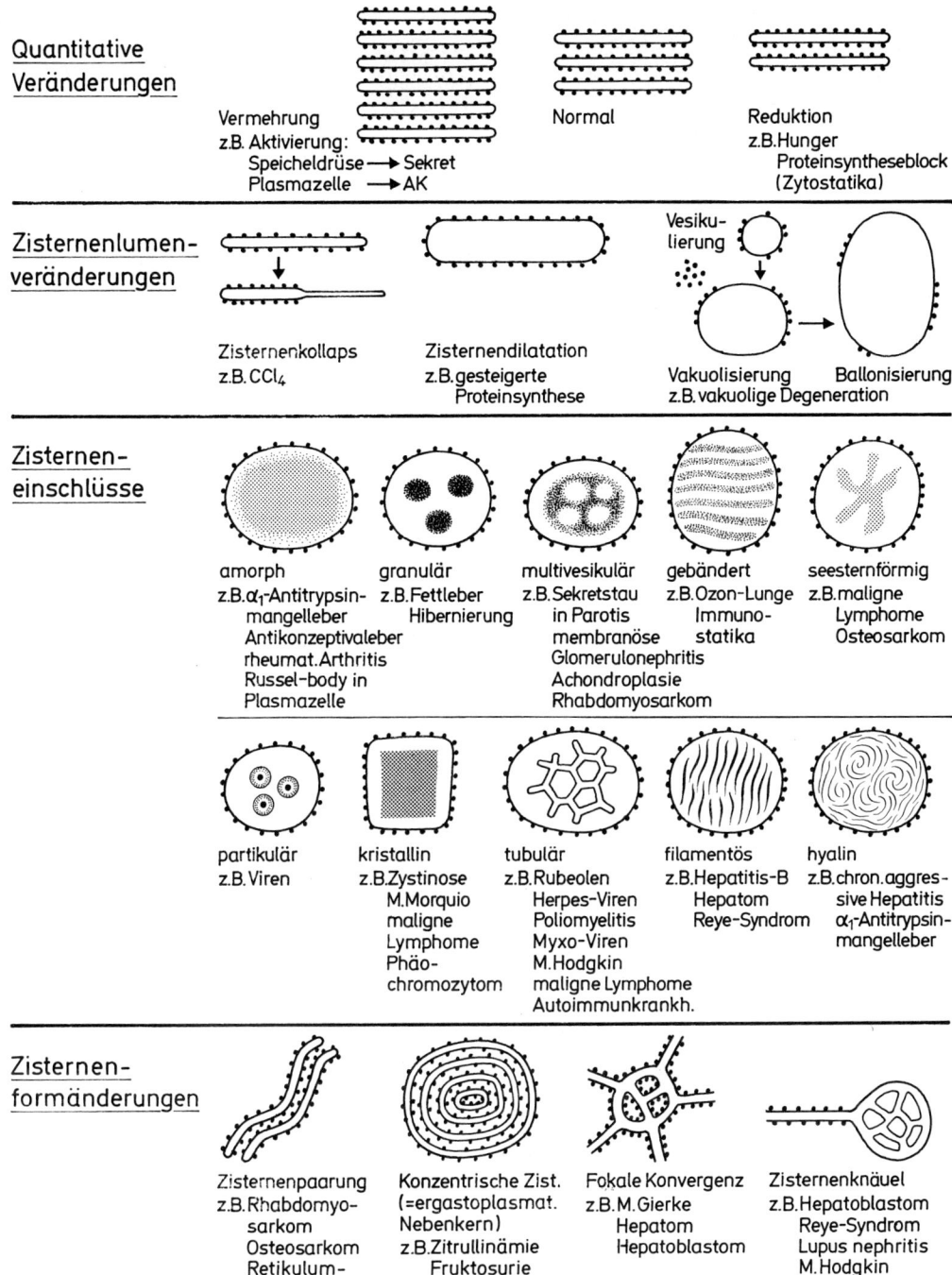

Quantitative Veränderungen

Vermehrung
z.B. Aktivierung:
  Speicheldrüse → Sekret
  Plasmazelle → AK

Normal

Reduktion
z.B. Hunger
  Proteinsyntheseblock
  (Zytostatika)

Zisternenlumen- veränderungen

Zisternenkollaps
z.B. CCl_4

Zisternendilatation
z.B. gesteigerte
  Proteinsynthese

Vesiku-
lierung

Vakuolisierung
z.B. vakuolige Degeneration

Ballonisierung

Zisternen- einschlüsse

amorph
z.B. α_1-Antitrypsin-
  mangelleber
Antikonzeptivaleber
rheumat. Arthritis
Russel-body in
Plasmazelle

granulär
z.B. Fettleber
  Hibernierung

multivesikulär
z.B. Sekretstau
  in Parotis
membranöse
Glomerulonephritis
Achondroplasie
Rhabdomyosarkom

gebändert
z.B. Ozon-Lunge
  Immuno-
  statika

seesternförmig
z.B. maligne
  Lymphome
Osteosarkom

partikulär
z.B. Viren

kristallin
z.B. Zystinose
  M. Morquio
maligne
Lymphome
Phäo-
chromozytom

tubulär
z.B. Rubeolen
  Herpes-Viren
  Poliomyelitis
  Myxo-Viren
  M. Hodgkin
maligne Lymphome
Autoimmunkrankh.

filamentös
z.B. Hepatitis-B
  Hepatom
  Reye-Syndrom

hyalin
z.B. chron. aggres-
  sive Hepatitis
α_1-Antitrypsin-
  mangelleber

Zisternen- formänderungen

Zisternenpaarung
z.B. Rhabdomyo-
  sarkom
Osteosarkom
Retikulum-
zellsarkom

Konzentrische Zist.
(=ergastoplasmat.
  Nebenkern)
z.B. Zitrullinämie
  Fruktosurie
Hepatome, Karzinome
lymphat. Leukämie

Fokale Konvergenz
z.B. M. Gierke
  Hepatom
  Hepatoblastom

Zisternenknäuel
z.B. Hepatoblastom
  Reye-Syndrom
  Lupus nephritis
  M. Hodgkin

C. – Abb. 27. Pathologische Strukturveränderungen des rauhen ER.

Quantitative
Veränderungen

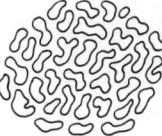

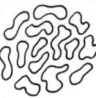

Vermehrung
z.B. Enzyminduktion:
  Barbiturate
  Alkohol
  Psychopharmaka
  extrahepat. Cholestase
  aromat. Wasserstoffe
  Hepatitis (Milchglaszellen)

Normal

Reduktion
z.B. Glucose-6-Phosphatase-
  mangel (M. Gierke)
  Fettleber
  Hunger, Kachexie
  Zytostatika

Zisternenform-
veränderungen

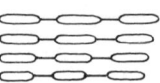

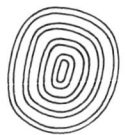

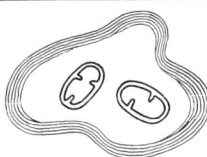

Annulierte Lamellen
z.B. embryonale Zellen
  primitive Tumorzellen

Konzentrische Anordnung
(=zytoplasmat. Nebenkern)
z.B. Antibiotika
  Karzinogenese
  Fructose-Infusion

Fingerprint-Degeneration
z.B. Virusinfektion
  Kohlenwasserstoff-
  intoxikation
  Hypophysenadenom
  Myelofibrose
  Oxalose-Niere

C. – Abb. 28. Pathologische Veränderungen des glatten ER.

sche Korrelat der Arzneimittelgewöhnung und beruht auf einer zytoplasmatischen Anpassungsreaktion mit Leistungssteigerung (= *Enzyminduktion*). Die Tatsache, daß auch durch Äthanol die Synthese der mikrosomalen Enzyme induziert wird, erklärt, weshalb bei Trinkern höhere Barbituratdosen notwendig sind, um einen schlafanstoßenden Effekt zu erzielen.

Nicht jede GER-Vermehrung geht mit einer Leistungssteigerung einher, und nicht jede GER-Reduktion ist einem Leistungsschwund gleichzusetzen: So findet man bei der Cholostaseleber ein *hyperplastisches-hypoaktives* GER und nach langdauernder Fruktoseinfusion ein *hypoplastisches-hyperaktives* GER.

Bei der Hb-S-Antigen-positiven Hepatitis (s. S. 92) proliferiert das glatte ER, in dem auch das Surface-Antigen gebildet wird. Die betroffenen Hepatozyten fallen wegen ihres proliferierten glatten ER als *Milchglas-Zellen* auf (Abb. 28).

Die wesentlichsten *Formveränderungen des GER* bestehen in der Bildung von GER-Proliferationsherden, von zwiebelschalenartigen GER-Membranhaufen, die histologisch als basophile *zytoplasmatische »Nebenkerne«* auffallen. Sie weisen auf eine zytoplasmatische Gegenreaktion, auf eine vermehrte Belastung mit Pharmaka

oder aromatischen Stoffen (vor allem Karzinogene) hin.

Die *anulierten Lamellen* sind gefensterte Zisternen, die sich im Zytoplasma anhäufen. Sie entstehen als abartige Kernmembranreduplikate mit Kernporenimitationen und kommen nur in embryonalen Zellen oder in rasch wachsenden Tumorzellen vor.

Literatur

GHADIALLY, F. N.: Ultrastructural pathology of the cell. Butterworths, London – Boston 1975.

RIEDE, U. N.: Morphologie und Bedeutung des ergastoplasmatischen Cisternenkollapses. Experientia *29:* 184–185 (1973).

RIEDE, U. N., J. TORHORST, H. P. ROHR: Focal proliferation of the smooth endoplasmic reticulum in the cells of the straight part of the proximal kidney tubule. Path. Europ. *8:* 211–218 (1973).

WISCHNITZER, S.: The annulate lamellae. Int. Rev. Cytol. *27:* 65–100 (1979).

1.3.5. Golgi[1]-Apparat

Die von ihrem Entdecker CAMILLO GOLGI (1889) als »apparato reticulare interno« bezeich-

---

[1] CAMILLO GOLGI (1844–1926) ital. Anatom.

nete Zellorganelle kommt in allen kernhaltigen Zellen vor. Der Golgi-Apparat liegt immer in Kernnähe und besteht in sekretorisch aktiven Zellen aus einem Stapel hufeisenförmig gekrümmter, abgeplatteter Säcke, die im Querschnitt als glatte Doppelmembranen mit endständig keulenförmigen Auftreibungen imponieren. Die *konvexe* Seite wird auch als »*Bildungsseite*« bezeichnet. Sie besteht aus zahlreichen Vesikeln, die mit den Zisternen des rauhen ER in Verbindung stehen. Die *konkave* Seite des Golgi-Apparates wird auch »*Reifungsseite*« genannt. Hier schnüren sich große *Vakuolen* ab, die unreife Sekretprodukte enthalten.

Die **Funktion des Golgi-Apparates** im Zellstoffwechsel läßt sich bildhaft mit der Versandabteilung einer Herstellerfirma vergleichen (Abb. 29).: Die im Zellkern geplanten und im rauhen ER als Proteinfabrik vorfabrizierten Produkte gelangen über den »Lieferanteneingang« (= Bildungsseite) in den Golgi-Apparat. Ihr weiteres Schicksal hängt vom Sekretionsmodus der betreffenden Zelle ab. Man unterscheidet grundsätzlich folgende *Sekretionsabläufe:*

a) Drüsenepithelien mit *regulierter Sekretion* und b) Bindegewebszellen (ortsständige und mobile) mit *unregulierter Sekretion.*

Bei beiden Sekretionsarten laufen die Sekretionsvorgänge auf Hochtouren und können nur noch gedrosselt aber nicht mehr gesteigert werden.

In Zellen mit **regulierter Sekretion** (Typ: Pankreaszelle) werden die vorfabrizierten Produkte des rauhen ER zunächst in Vakuolen gelagert (= *Kondensationsvakuolen*). Dort reifen sie durch Bildung komplexer Verbindungen und Koppelung mit Trägersubstanzen wie Lipoproteine, Glykoproteine und Proteoglykane zu versandfertigen *Sekretprodukten* heran. Unter Verwendung von geeignetem Verpackungsmaterial werden die Sekretprodukte für den Versand vorbereitet. Da die Membranen des Golgi-Apparates mit der Plasmamembran verwandt sind und gleichzeitig den Membranen des rauhen ER sehr ähnlich sind, ermöglicht die Umpackung der Produkte des rauhen ER in Golgi-Vakuolen den Durchtritt durch die Plasmamembran. Gleichzeitig erhalten dadurch die zellulären Syntheseprodukte auch eine »Adressierung«, so daß im Golgi-Apparat gewissermaßen entschieden wird, welche Produkte für den Export und welche für den Eigenbedarf verwendet werden. Der Golgi-Apparat verfügt folglich über gestapeltes Verpackungsmaterial in Form eines *Mem-*

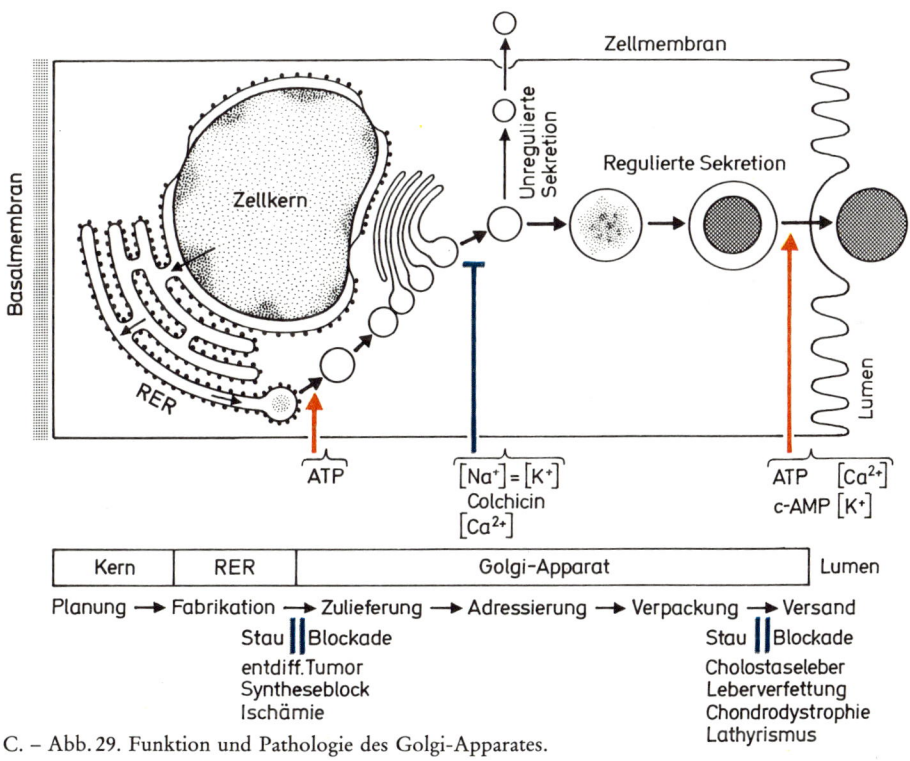

C. – Abb. 29. Funktion und Pathologie des Golgi-Apparates.

branreservoirs. Diese Funktion ist für den Stofftransport erwiesen und wird für den ständigen zellulären Membranersatz angenommen. Schließlich verlassen die Sekretprodukte den Golgi-Apparat über die »Laderampe« (= Reifungsseite) in Vakuolen verpackt und adressiert und gelangen als *Sekretgranula* in das Ausführungssystem der Drüsen (Abb. 29).

In Zellen mit **unregulierter Sekretion** (Typ: Plasmazelle) gelangen die vorfabrizierten Produkte des rauhen ER unter *Umgehung der Kondensationsvakuolen* – gleichsam als vertraglich gesicherter »Dauerauftrag«, der keiner besonderen Reglementierung bedarf – in den Extrazellulärraum (= Blut oder Bindegewebsmatrix). Nach heutiger Kenntnis werden die einzelnen *Sekretionsschritte* folgendermaßen *gesteuert:*

a) Der Übertritt der vorfabrizierten Produkte des rauhen ER in die Golgi-Vesikel sowie die Entladung in den Extrazellulärraum ist von energiereichen Substraten (ATP) abhängig und auf einen intrazellulären Calciumspiegel angewiesen.

b) Ein Verlust des intrazellulären Calciums, des Na^+-K^+-Gefälles sowie Colchicin hemmen die Adressierung und Verpackung der Sekretprodukte und damit den intrazellulären Transport der Golgi-Vakuolen. Bei der unregulierten Sekretion wird dadurch der »Direktversand« an Golgi-Vesikel in den Extrazellulärraum behindert. Der gleiche Effekt wird im Falle der Fibrozyten auch durch einen intrazellulären Kalziumverlust erreicht. Folge davon sind entsprechende Staus vor den maßgeblichen Transportengpässen. Sie bestimmen im wesentlichen auch die Pathomorphologie des Golgi-Apparates. Dementsprechend häufen sich bei *Sekretionsstörungen* die Produkte in großen Golgi-Vakuolen an. Sie sind gefüllt: bei der Cholostaseleber mit Gallenbestandteilen, bei der nutritiven oder toxischen Leberverfettung mit Lipoproteinen, bei der Chondrodystrophie und beim Lathyrismus mit Proteoglykanen (siehe Bindegewebe) und bei der Alveolarproteinose mit Phospholipiden.

Eine **Atrophie des Golgi-Apparates** zeugt von einer verminderten ribosomalen Synthesetätigkeit. Sie ist bei entdifferenzierten Tumoren abartig, bei Mangelzuständen gedrosselt und in kernlosen Zellen (z. B. Erythroblast) erloschen. Eine *Hypertrophie* des gesamten Golgi-Apparates wird in endokrinen Zellen nach Sekretionstimulation durch Releasing-Hormone und in Reparationsgabe beobachtet.

Neben dieser anabolen und metabolen Funktion ist der Golgi-Apparat auch am *katabolen Geschehen* innerhalb und außerhalb der Zelle beteiligt. Er bildet mit bestimmten (alten?) Anteilen des rauhen ER eine funktionelle Einheit, von der sich die autophagischen *lysosomalen Funktionsformen* herleiten (siehe Lysosomen). Dieses besondere *Membransystem* innerhalb des zytokavitären Netzwerkes der Zelle wird als *GERL-Komplex* bezeichnet (= Golgi-verbundenes ER, von dem sich die Lysosomen herleiten) (siehe Lysosomen, S. 203).

Literatur

GHADIALLY, F. N.: Ultrastructural pathology of the cell. Butterworths, London – Boston 1975.

HAND, A. R., C. OLIVER: Relationship between the Golgi apparatur, GERL and secretion granules in acinar cells of the rat exorbital lacrimal gland. J. Cell Biol. *74:* 399–413 (1977).

MORRÉ, D. J., T. W. KEENAN, H. H. MOLLENHAUER: Golgi apparatus function in membrane transformations and product compartimentalization. In: Advance. Cytopharmacology Vol. 1, S. 159ff., Raven Press, New York 1971.

NOVIKOFF, A., M. MORI, N. QUINTANA, A. YAM: Studies of the secretory process in the mammalian exocrine pancreas. J. Cell Biol. *75:* 148–165 (1977).

TARTAKOFF, A., P. VASSALLI: Comparative studies of intracellular transport of secretory proteins. J. Cell Biol. *79:* 694–707 (1978).

1.3.6. Peroxysomen (= Microbodies)

Die Peroxysomen gehören zu den kleinsten Organellen des menschlichen Organismus. Sie enthalten von einer einfachen Membran umhüllt eine feingranuläre und dichte Matrix, in der bei den Leber- und Nierenperoxysomen artspezifische zentrale Kernstücke *(=Nukleoide)* vorhanden sind. Sie fehlen in normalen menschlichen Leber- und Nierenperoxysomen. Die Peroxysomen kommen im normalen menschlichen Organismus in *zwei Größenvarianten* vor:

a) *Die Mikroperoxysomen* findet man in geringer Zahl in allen kernhaltigen Zellen und in größerer Zahl in allen Zellen, die Fett- und/oder Steroidkörper synthetisieren, metabolisieren, abbauen, speichern oder transportieren und ein glattes ER aufweisen.

b) *Die (Ortho-) Peroxysomen* findet man in Zellen mit hoher metabolischer Leistung und Glykolyseaktivität und einem gutentwickelten glatten ER, nämlich in den Epithelien des Leber- und Nierenparenchyms. Die Leber-

parenchymzelle eines vollständig lebergesun-
den 20jährigen enthält 1000 Peroxysomen, die
ein durchschnittliches Einzelvolumen von
0,125 μm³ mit einem Durchmesser von
0,6 μm aufweisen.

*Ursprünglich leiten sich die Peroxysomen vom
rauhen ER her,* indem sie aus dessen ribosomen-
freien Enden ausknospen und sich schließlich
abschnüren. Sie haben eine Lebenszeit von 5 Tagen und werden in 4 Minuten abgebaut. Die
Beseitigung nutzloser Peroxysomen erfolgt entweder über den Mechanismus der Autophagie
(siehe Lysosomen) oder der Selbstauflösung
(=Autolyse) zu leeren »ausgebrannten« Vesikeln (Abb. 30).

Aufgrund ihrer *Enzymbestückung* fallen den
Leberperoxysomen folgende Rollen zu:
1. Mithilfe und Aushilfe beim *Kohlehydratstoffwechsel,* indem das NADH durch die peroxysomalen Enzyme Katalase und L-α-Hydro-
xysäureoxidase reoxidiert wird, und indem
durch die peroxysomale α-Glycerophosphat-
dehydrogenase der Fructoseabbau unterstützt
wird.
2. Mitbeteiligung beim *Fettstoffwechsel:* indem
mit Hilfe der peroxysomalen Carnitin-
acetyltransferase die aktivierten Fettsäuren in
die Mitochondrien eingeschleust werden, wo
die β-Oxidation der Fettsäuren stattfindet,
und indem mit Hilfe der peroxysomalen

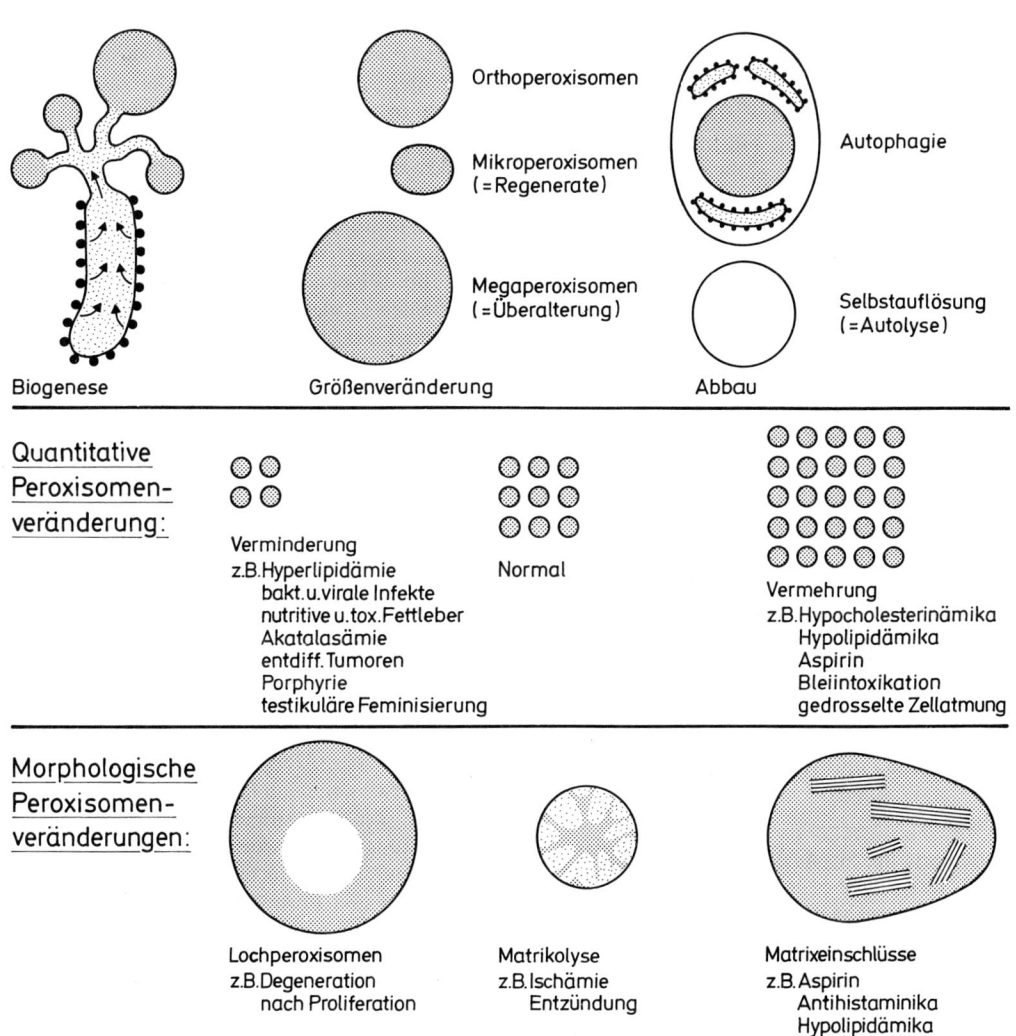

C. – Abb. 30. Morphologie und Pathologie der Peroxysomen (nach RIEDE et al., 1980).

Acyl-CoA-Dehydrogenase der Start zur β-Oxidation freigegeben wird.

3. *Peroxidbeseitigung,* indem durch die Peroxidasewirkung der peroxisomalen Enzyme das bei der Zellatmung anfallende H_2O_2 abgebaut wird ($H_2O_2 \rightarrow$ Fettsäureperoxidation $\rightarrow$ Membranschädigung).

Die *Peroxysomen und die Mitochondrien* sind somit Zellorganellen, die *synergistisch an der Zellatmung beteiligt* sind. Dabei liefern die Mitochondrien energiereiche Phosphate, die Peroxysomen nicht. Diese enge funktionelle Wechselwirkung zwischen den beiden Organellen drückt sich auch darin aus, daß bei allen Zellschädigungen die Peroxysomen stets zusammen mit den Mitochondrien in Form entsprechender Strukturveränderung reagieren.

Eine *Peroxysomenvermehrung* im Sinne einer Hyperplasie ist typisch für den Behandlungserfolg mit Lipid- und Cholesterinspiegel-senkenden Arzneimitteln. Aber auch eine chronisch gedrosselte Zellatmung geht mit einer Vermehrung dieser Organellen einher.

Eine *Peroxysomenverminderung* im Sinne einer Hypoplasie läßt sich bei jeder *Hyperlipidämie* und *Leberverfettung* beobachten. Auch bakterielle und virale *Infekte* sowie *Infestationen* gehen mit einem Peroxysomenverlust einher. Bei der *Porphyrie* und der angeborenen peroxysomalen Erkrankung, der *Akatalasämie,* fehlen die Peroxysomen. Die Peroxysomen sind auch Gradmesser für die Bösartigkeit eines Leberkarzinoms. Es gilt die Faustregel: *je weniger Peroxysomen in den Tumorzellen, desto aggressiver das Tumorwachstum.*

Bei den *morphologischen Veränderungen* ist die Matrikolyse der Peroxysomen eine häufige Veränderung und findet sich rasch nach einer ischämischen Gewebsschädigung, noch bevor Mitochondrienveränderungen erkannt werden können. Tubuläre, plattenartige parakristalline Einschlüsse sind bei Therapie mit Aspirin, Hypolipidämika und Antihistaminika zu erwarten.

Literatur

NOVIKOFF, PH. M., A. B. NOVIKOFF, N. QUINTANA, C. DAVIS: Studies on microperoxisomes. III. Observations on human and rat hepatocytes. J. Histochem. Cytochem. *21:* 540–558 (1973).

RIEDE, U. N. et al.: Peroxisomes, structure and function in disease processes. In: TRUMP, B. F., A.

U. ARSTILS (eds.): Pathobiology of membranes. Vol. II. Academic Press, New York 1980.

ROHR, H. P., J. LÜTHY, F. GUDAT, M. OBERHOLZER, C. GYSIN, L. BIANCHI: Stereology of liver biopsies from healthy volunteers. Virchows Arch. A Path. Anat. Histol. *371:* 251–263 (1976).

STERNLIEB, I., N. QUINTANA: The peroxisomes of human hepatocytes. Lab. Invest. *36:* 140–149 (1977).

1.3.7. Lysosomen[1]

Die Lysosomen nehmen innerhalb der Zelle die Rolle des »Umweltschutzes« ein: Sie verhindern (gleichsam in Form einer Kläranlage) durch *Verdauung von Schadstoffen* (z. B. Bakterien) eine Zellverseuchung (= Heterophagie). Sie *adaptieren die Zelle* an neue Stoffwechselbedingungen durch Umbau und Abbau von Zellbestandteilen (= Autophagie). Der entstandene Zellschutt kommt schließlich entweder auf eine *Mülldeponie* (= Telolysosomen) oder wird nach der Art eines *modernen »recycling«* den synthetisch tätigen Organellen wieder zugeführt. *Störungen* in diesem intra- und extrazellulären Entsorgungssystem führen

a) bei Blockade der Müllverarbeitung zu Müllhalden *(Speicherkrankheiten),*

b) bei Überlaufen der Kläranlage zu lokalen Flurschäden *(= Labilisierungskrankheiten)* und

c) bei Bummelstreik der Müllabfuhr zur Verschmutzung *(= Stabilisierungskrankheiten).*

Aus dieser bildhaften Funktionsbeschreibung der Lysosomen wird verständlich, daß sie direkt oder indirekt an *allen* Zellfunktionen und deren Erkrankungen beteiligt sind.

Dank der Einführung der Ultrazentrifuge in die Biochemie und Histochemie der Ultrastruktur gelang es DE DUVE (1955) und NOVIKOFF (1957), *Struktur und Funktion* dieser Zellorganellengruppe zu klären. Sie definierten die Lysosomen als *Zellorganellen, die von einer Membran umhüllt saure Hydrolasen enthalten* (Tab. 2). Diese Definition hat sich als die zutreffendste erwiesen, denn Größe, Form und innere Struktur der Lysosomen sind sehr großen Schwankungen unterworfen.

Für das Verständnis der verschiedenen Funktionstufen und Formvarianten der Lysosomen hat sich das *»Lysosomenkonzept«* von DE DUVE außerordentlich bewährt. Darin wird die lysosomale Tätigkeit in eine prälysosomale Phase,

---

[1] Lysis (gr.) Auflösung; soma (gr.) Körper.

C. – Tab. 2. Lysosomenenzyme: Schäden und Mangelfolgen.

Lysosomenenzym		Substrat	Aktivitätsfolge	Mangelkrankheit resp. Erkrankungen
Saure Esterase		Triglyceride Cholesterinester		M. Wolman
Saure Lipase		Lipide		
Phospholipasen				
Sphingomyelinase		Phosphocholin		M. Nieman-Pick
Sulfatidase		Galaktose-Sulfat		Metachromatische Leukodystrophie
α-Mannosidase		α-D-Mannoside		Mannosidose
α-L-Fucosidase				Fucosidose
α-Glucosidase		Glykogen		Glykogenose II
β-Glucosidase		Ceramid		M. Gaucher
α-Galaktosidase		Ceramidtrihexoside		M Fabry
β-Galaktosidase		Galactocerebroside		M. Krabbe
		Ceramidlaktoside		Ceramidlaktoride Lipidose
		Ganglioside GM1		Gangliosidose
Hexosaminidase	A	Ganglioside GM2		M. Tay-Sachs
Hexosaminidase	B	Globoside		M. Sandhoff
Arylsulfatase	A			Metachromat.
Arylsulfatase	B			Leukodystrophie M. Pfaundler-Hurler
Mucopolysaccharoidosen				
Kollagenasen		Kollagen	Kollagen-destruktion	Abbau, Entzündung
Kathepsin D		Proteoglykane	Grundsubstanz-auflockerung	Abbau, Entzündung
Hyaluronidase		Hyaluronsäure	Grundsubstanz-auflockerung	Abbau, Entzündung
Peptidasen		Peptide	Grundsubstanz-auflockerung	Abbau, Entzündung
Lysozym		Bakterienwand		Entzündung
Kininogenaktivator			Kininsystem	Entzündung
Plasminogenaktivator			Gerinnungs-system	Blutgerinnung
Renin			Angiotensin-system	Blutdruck

lysosomale Phase und postlysosomale Phase aufgeteilt.

1.3.7.1. Prälysosomale Phase

Die prälysosomale Phase umfaßt die *primären Lysosomen, die Phagosomen* und die *Autophagievakuolen* (Abb. 31).

Als *primäre Lysosomen* werden Vesikel bezeichnet, die, von einer einfachen Membran umhüllt, eine elektronendichte, homogene Matrix enthalten und noch nicht am intra- oder extrazellulären Abbauprozeß teilgenommen haben. Die primären Lysosomen entstehen aus einem Membrankomplex, der auf der Achse RER-Golgi-Apparat liegt und als *GERL-Kom*-

plex bezeichnet wird (NOVIKOFF). Die lysosomalen Abbauenzyme werden im RER synthetisiert, in RER-Transportvesikeln zum Golgi-Apparat gebracht und dort in Golgi-Vesikel umgepackt und kondensiert. Schließlich verlassen die primären Lysosomen den Golgi-Apparat. Ihr weiteres Schicksal besteht darin, daß sie entweder mit den sekundären Lysosomen oder mit der Zellmembran verschmelzen und ihren Inhalt über eine Exozytose in den Extrazellularraum entleeren. Dadurch können die lysosomalen Enzyme auch außerhalb der Zelle wirksam werden, was z. B. für den Abbau der Bindegewebsmatrix zutrifft. Die *Granula in neutrophilen Granulozyten und Monozyten sind primäre Lysosomen*. Formanomalien der lysosomalen Leukozytengranula sind für myeloproliferative

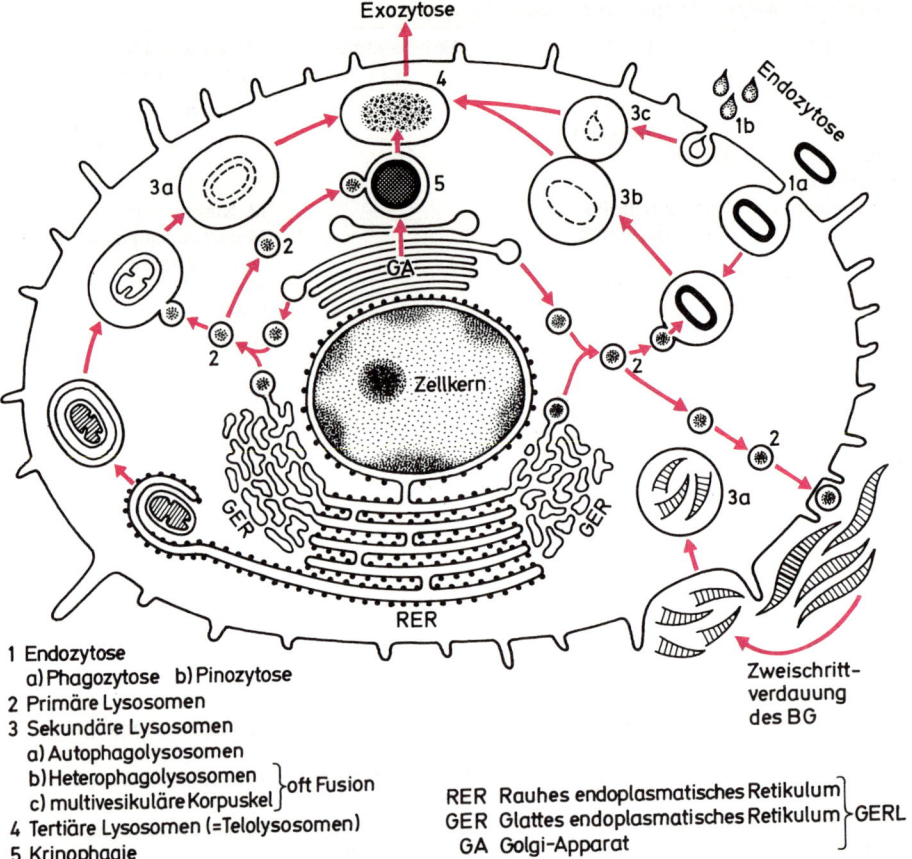

1 Endozytose
  a) Phagozytose   b) Pinozytose
2 Primäre Lysosomen
3 Sekundäre Lysosomen
  a) Autophagolysosomen
  b) Heterophagolysosomen }oft Fusion
  c) multivesikuläre Korpuskel
4 Tertiäre Lysosomen (=Telolysosomen)
5 Krinophagie

RER Rauhes endoplasmatisches Retikulum
GER Glattes endoplasmatisches Retikulum }GERL
GA   Golgi-Apparat

C. – Abb. 31. Lysosomaler Funktionskreis.

Erkrankungen oft pathognomonisch (vgl. Auer-Stäbchen). Die primären Lysosomen in Lymphozyten erlauben sogar eine Unterscheidung in *B- und T-Lymphozyten:*

B-*Lymphozyten* enthalten vereinzelte, **T-***Lymphozyten* haufenartig angeordnete primäre Lysosomen. Die primären Lysosomen werden durch ein Mikrotubulisystem in Bewegung gesetzt. Diese Mikrotubuli werden durch den intrazellulären *c-AMP* (= zyklisches Adenosinmonophosphat) in ihrer Funktion kontrolliert, indem c-AMP die Aktion der Mikrotubuli bremst und so die Fusion mit sekundären Lysosomen und die Freisetzung lysosomaler Hydrolasen verhindert. Das c-AMP seinerseits wird durch bestimmte Prostaglandine stimuliert. Der Antagonist des c-AMP ist in diesem Falle das *c-GMP*.

Die *Lysosomenmembran* nimmt eine Schlüsselstellung in der Lysosomenfunktion ein, denn die lysosomalen Abbaufermente können nur dann mit den extralysosomal gelegenen Substra-

ten in Kontakt kommen, wenn die Lysosomenmembran physikalisch-chemisch derart verändert wird, daß sie für die Lysosomenenzyme durchlässig geworden ist. Substanzen, die diesen Vorgang begünstigen, werden *Lysosomenlabilisatoren* genannt. Dazu gehören die fettlöslichen *Vitamine A, D* und *K*, sowie *Bakterientoxine, Ultraviolett-* und *Röntgenstrahlen, Ozon.* Durch den Vorgang der Labilisierung wird auch der Verschmelzungsprozeß der primären Lysosomen mit den Vakuolen der sekundären Lysosomen und der Zellmembran ermöglicht.

Substanzen, welche die Freisetzung der lysosomalen Hydrolasen und folglich die Fusionseigenschaften der Lysosomen hemmen, werden als *Lysosomenstabilisatoren* bezeichnet. Wichtige Vertreter dieser Gruppe sind: *Cortison, Phenylbutazone* und *Antihistaminika.*

1.3.7.2. Lysosomale Phase

Die beiden *Hauptmechanismen,* durch welche die Substrate des lysosomalen Abbaus mit den Verdauungsenzymen zusammentreffen, sind die *Autophagie* und die *Heterophagie*.

Bei der **Heterophagie** (Abb. 32) wird zellfremdes Material durch eine Endozytose (entweder durch **Phagozytose**[1] oder durch **Pinozytose**[2] in die Zelle aufgenommen.

Im Falle der *Phagozytose* (METSCHNIKOW, 1892) löst der Kontakt zwischen phagozytierbarem Material und Rezeptorareal auf der Zellmembran den Aufnahmeprozeß aus. Eine Reihe von Proteinen *(= Opsonine[3])* erleichtern die Kontaktaufnahme, indem sie sich mit der Oberfläche der zu phagozytierenden Partikel verbinden und sie dadurch für komplementäre Membranrezeptoren besser erkennbar machen. Klassische Opsonine sind spezifische *IgG-Antikörper* und *C3 des Komplementsystems* (siehe: Entzündung). Nach der Kontaktnahme mit dem zu phagozytierenden Partikel umschließt die Zelle mit pseudopodienartigen Zellausläufern das extrazellulär gelegene korpuskuläre Material (z. B. Bakterium), bis es in eine intrazelluläre Vakuole (= Heterophagievakuole) zu liegen kommt: Die Zelle verleibt sich das Phagozytosematerial ein. Nach der Materialaufnahme ist die Phagozytosetätigkeit der Zelle zunächst blockiert (vgl. RES-Blockade beim Schock, S. 359).

Im Falle der *Pinozytose* wird von der Zelle makromolekuläres Material (z. B. Schilddrüsenkolloid) aufgenommen. Dabei stülpt sich die Zellmembran zunächst über deren Resorbat ein. Nach Abschnürung des Invaginates entsteht ein Pinozytosebläschen, das mit Lysosomen verschmilzt. Die Pinozytose dauert 1–2 Minuten.

In der lysosomalen Phase verschmilzt das Hetero-Phagosom mit einem *primären*, manchmal aber auch mit einem *sekundären Lysosom*, so daß die lysosomalen Verdauungsenzyme den Inhalt des Phagosoms angreifen und abbauen können. Aus dem *Hetero-Phagosom* ist ein *Hetero-Phagolysosom (= sekundäres Lysosom)* geworden (Abb. 32).

Die Prozesse der *Heterophagie* sind *energieabhängig*. So beeinträchtigen Inhibitoren der Glykolyse und der Zellatmung die Endozytose. Das durch die Endozytose der Zelle einverleibte Material wird aktiv in Richtung Golgi-Apparat transportiert. Als Transportsystem fungieren zahlreiche Mikrotubuli und Mikrofilamente, welche kontraktile Eigenschaften besitzen. Sie

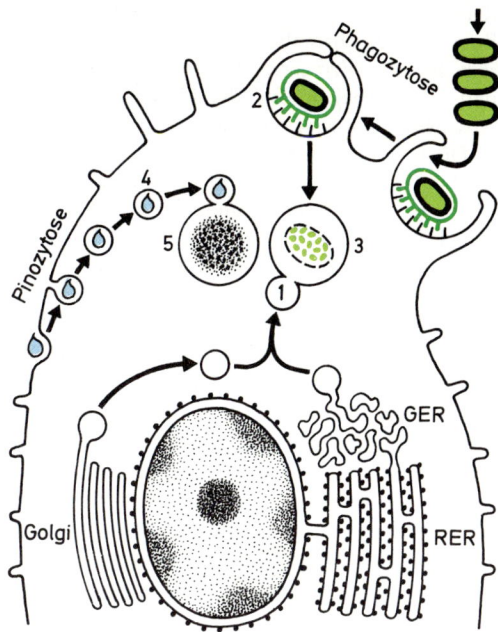

1   Primäres Lysosom
2   Phagosom
3 u. 5 Heterophagolysosom
4   Pinozytosevesikel   ⬭ Opsonin

C. – Abb. 32. Heterophagie: Phagozytose und Pinozytose.

steuern auch die Membranfusionsprozesse zwischen den Lysosomen und Heterophagievakuolen. Wie aber wissen die Lysosomen, mit welcher Vakuole sie verschmelzen müssen? Darüber wird noch spekuliert, indem man annimmt, daß die Lysosomenmembranen mit »chemisch-verwandten« Strukturmembranen verschmelzen.

Die Heterophagie tritt bei zahlreichen Erkrankungen auch lichtmikroskopisch zutage und hat somit auch pathognomonische Bedeutung. Sie kann gesteigert oder gestört sein (LANGE, 1976) (s. Hi. S. 19/20).

1a) Eine **gesteigerte Phagozytose** von ganzen Zellen findet man bei der Blutzerstörung im Rahmen hämolytischer Prozesse (= Erythrophagie); beim Lupus erythematodes (= Nukleophagozytose) und beim Abraum nekrotischer Hepatozyten (= Councilman[4]-Körperchen) im Falle der Virushepatitis. Eine gesteigerte Phagozytose ist außerdem für alle Prozesse typisch, die mit dem *Erregerabbau* (= Infestation, Infektion) und dem Abraum von Altmaterial im

---

[1] Phagein (gr.) fressen. – [2] Pinein (gr.) trinken. – [3] Opson (gr.) Würze. – [4] W. T. COUNCILMAN (1854–1933) amer. Pathologe.

Rahmen der »Organisation« bei Wundheilung, Entzündung, Thrombose einhergehen. Spezialisten für den Erregerabbau sind *Granulozyten* und *Makrophagen;* für die Organisation von Abscheidungen sind die *Histiozyten* da.

Die lysosomalen Hydrolasen der Granulozyten (= Granula) sind zwar imstande, die meisten Bakterien und Virenbestandteile zu zerstören, *die Antikörper aber kontrollieren den Vorgang der Phagozytose:* Zelluläre Antikörper auf den Makrophagen dienen zur Erkennung des zu phagozytierenden Materials, und die zirkulierenden Antikörper beschleunigen die Phagozytose; dabei gelangen lysosomale Enzyme auch in den Extrazellularraum (s. u.).

Die erfolgreiche *Virusinfektion* einer Zelle schließt den Abbau der Virushülle und das Eindringen (direkt oder indirekt via Endozytose) mindestens einer Zellmembran ein. Bei den REO-Viren ist diejenige Population, welche in Heterophagolysosomen liegt, die erfolgreichste, denn die lysosomalen Proteasen enthüllen das Core (= Kernstück) des REO-Virus, welche aus einer doppelsträngigen RNS bestehend, den lysosomalen Enzymen widersteht. Somit kann die Replikation dieser Viren mit Hilfe der Lysosomen beginnen.

Es gibt aber auch pathogene *Bakterien und Protozoen, welche in lysosomalen Vakuolen geradezu gedeihen:* Dazu gehören die *Mycobakterien tuberculosis* und *leprae,* die wegen ihrer *Wachshülle* nicht abgebaut werden können, so daß sie beim Zelltod der Makrophagen wieder freigesetzt werden können. Mitentscheidend dabei ist auch das Unvermögen der Heterophagievakuole, mit Lysosomen zu verschmelzen. Sie enthalten zwar antituberkulöse Antikörper, aber erst wenn die Tuberkelbakterien selbst vor der Phagozytose mit Tbc-Antiserum in Kontakt kommen fusionieren die Tuberkelbakterien-enthaltenden Heterophagosomen mit Lysosomen, so daß diese Erreger lysosomal zerstört werden können (Abb. 33) (vgl. S. 66).

Bei der Infestation mit dem *Malariaerreger* dringen die Plasmodien in die Erythrozyten ein und leben dort in Heterophagievakuolen, wo sie selbst heterophagisch Hämoglobin verzehren. Wird der Erkrankte mit Chloroquin behandelt, so reichert sich das Chloroquin in den Verdauungsvakuolen der Plasmodien an, wo die lysosomalen Hydrolasen blockiert werden, so daß der Parasit »verhungert« (vgl. S. 41).

1 b) Eine **gesteigerte Heterophagie durch Pinozytose** charakterisiert verschiedene Tubulo-Nephrosen, wo die Epithelzellen der proximalen Nierentubuli verschiedene Substanzen aus dem Tubuluslumen rückresorbieren:

bei der Lipoidnephrose Proteine, bei der Plasmozytomnieren Paraproteine, bei Pigmentnephrosen Myo- resp. Hämoglobin, Galle, Melanin, bei den osmotischen Nephrosen nieder- und großmolekulare Zucker (Infusion!) und bei der Gicht Harnsäurekristalle.

2. Eine **gestörte Heterophagie** trifft für die Pathogenese der hypoxischen Vakuolen in Leber und Niere zu, wo es infolge gestörten Sauerstofftransportes und Hämodynamik zu einer exzessiven Pinozytose von Wasser und/oder Bluteiweißen kommt.

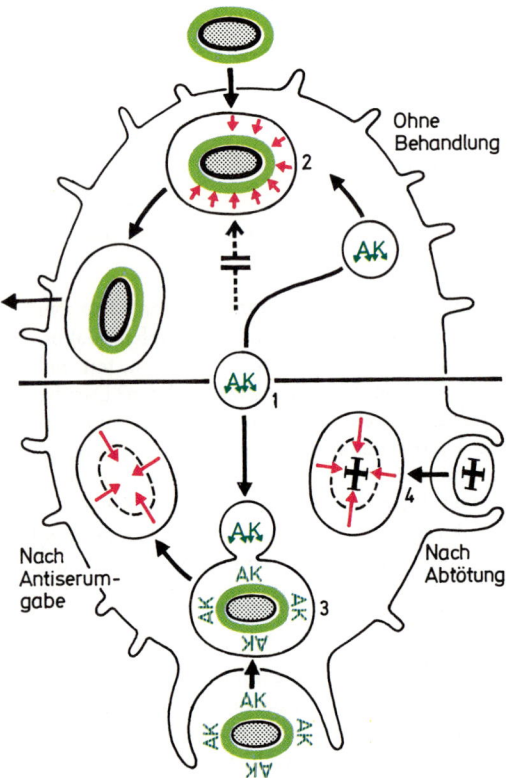

Ohne Behandlung

Nach Antiserumgabe

Nach Abtötung

→ Lysosomale Enzyme
A̶K̶ Anti-Tbc-Serum
A̷K̷ Anti-Tbc-AK
▮ Wachshülle der Tuberkelbakterien

1 Sekundäres Lysosom
2 Heterophagosom fusioniert nicht mit Lysosom
3 Heterophagosom fusioniert nach Antiserumexposition
4 Heterophagischer Abbau nach Erregerabtötung

C. – Abb. 33. Phagozytose von Tuberkelbakterien.

Die Lysosomen und ihre Enzyme sind aber nicht nur intrazellulär tätig. Eine ganze Reihe pathologischer Prozesse und deren therapeutische Beeinflussung läßt sich nur mit einer extrazellulären Lysosomenwirkung erklären.

Extrazelluläre Lysosomen(-enzyme): Lysosomale Enzyme gelangen entweder bei der Phagozytose, bei der Thrombogenese sowie beim Bindegewebsabbau oder an der Invasionsfront von Zellen, die in ein Gewebe eindringen, in den Extrazellulärraum.

Die *extrazelluläre Lysosomenenzym-Freisetzung* bei der Phagozytose erfolgt dabei (Abb. 34):

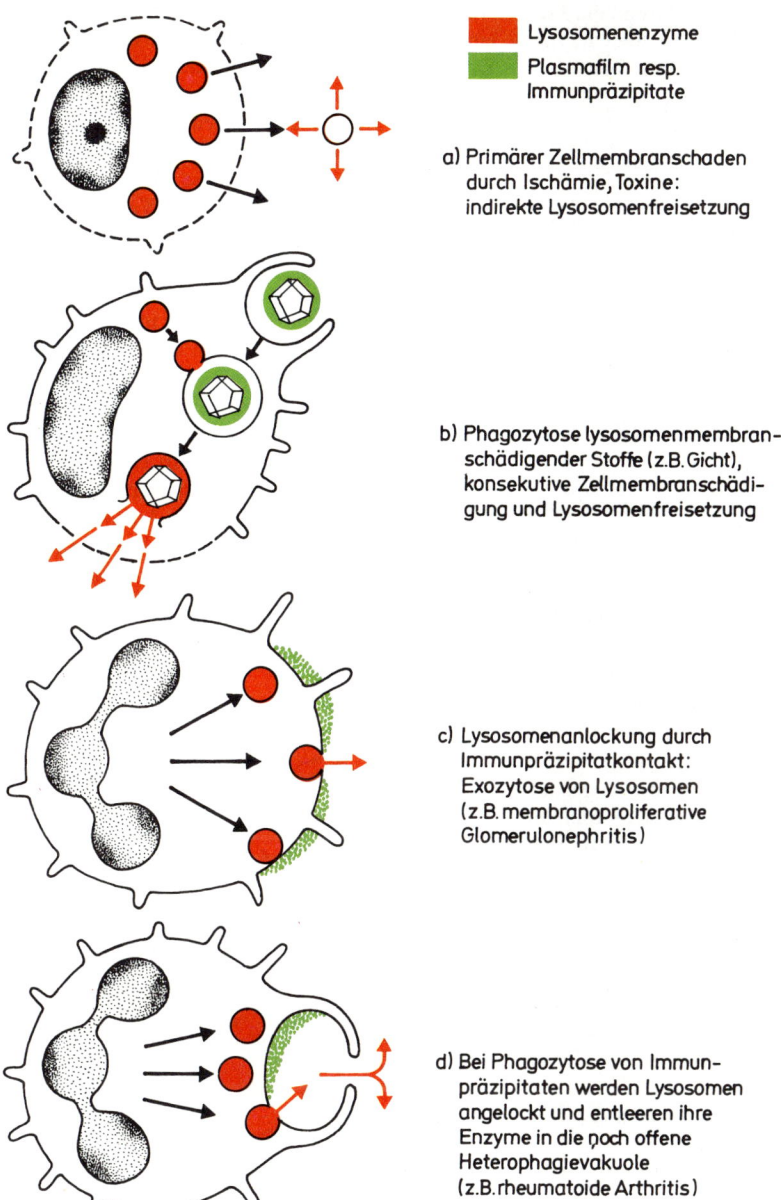

■ Lysosomenenzyme
■ Plasmafilm resp. Immunpräzipitate

a) Primärer Zellmembranschaden durch Ischämie, Toxine: indirekte Lysosomenfreisetzung

b) Phagozytose lysosomenmembranschädigender Stoffe (z.B. Gicht), konsekutive Zellmembranschädigung und Lysosomenfreisetzung

c) Lysosomenanlockung durch Immunpräzipitatkontakt: Exozytose von Lysosomen (z.B. membranoproliferative Glomerulonephritis)

d) Bei Phagozytose von Immunpräzipitaten werden Lysosomen angelockt und entleeren ihre Enzyme in die noch offene Heterophagievakuole (z.B. rheumatoide Arthritis)

C. – Abb. 34. Extrazelluläre Lysosomenfreisetzung bei Gewebeschädigung (nach RIEDE und STANBESAND, 1977).

a) durch primäre Zerstörung der Zellmembran und konsekutiver Lysosomenfreisetzung;

b) durch die konsekutive Zerstörung der Zell- und Lysosomenmembran nach Phagozytose lysosomenmembranschädigender Stoffe (vgl. Gicht);

c) durch den Immunpräzipitatkontakt mit dem Granulozyt ausgelöste Degranulierung und damit verbundene Lysosomen-Ausschleusung; oder

d) wenn bei der Phagozytose von Immunpräzipitaten durch Granulozyten während der Heterophagosomenbildung Lysosomenenzyme nach außen »entwischen«.

An dieser Stelle sind auch die *Thrombozyten* zu erwähnen, welche eine rege phagozytotische Aktivität aufweisen. Sie setzen während der Plättchenaggregation eine ganze Reihe lysosomaler Enzyme frei: Ihre Rolle in der Thrombogenese ist zwar klein, in der *Thrombolyse* jedoch bemerkenswert. Sie haben ferner elastolytische und kollagenolytische Eigenschaften und können folglich gefäßschädigend sein. Sie enthalten in ihren Lysosomen aber auch leukotaktische und Permeabilitäts-fördernde Faktoren, welche ihnen eine Rolle als Entzündungszellen zuschreiben.

Die extrazelluläre (membrangebundene?) Freisetzung lysosomaler Enzyme schließlich ist für die *formale Pathogenese der Bindegewebs-Erkrankungen* wichtig. Alle Bindegewebszellen setzen nämlich lysosomale Enzyme in den Extrazellularraum frei, wo sie die Proteoglykane, Kollagene und elastischen Fasern partiell abbauen. Diese angedaute Bindegewebs-Matrix wird sodann in einem weiteren Schritt von denselben BG-Zellen portionenweise wieder phagozytiert und intrazellulär weiter abgebaut. Auf diese Weise wird der Turn-over und die strukturelle Anpassung der BG-Matrix an neue funktionelle Gegebenheiten des Organismus gewährleistet (= Zweischrittabbau des Bindegewebes).

Auch beim *Eindringen von Zellen in ein Gewebe oder andere Zellen* spielen extrazelluläre Lysosomenenzyme eine entscheidende Rolle. Sie ermöglichen durch *hydrolytische Zerstörung der Interzellularsubstanz*

a) die Penetration der Spermien durch die Zona pellucida der Eizelle,

b) die Penetration der Synzytotrophoblasten in die mütterliche Plazenta,

c) die Penetration von Osteoklasten in alte Osteone (s. S. 721),

d) bei der rheumatoiden Arthritis die Penetration des Pannusgewebes in den Gelenkknorpel (s. S. 745) und

e) die Invasion der Tumorzellen in das gesunde Gewebe (s. S. 699).

Bei der **Autophagie** wird von der Zelle *zelleigenes* Material in Vakuolen abgesondert und abgebaut. Dabei erfolgt in der prälysosomalen Phase die energiefordernde Abgrenzung eines für den Abbau vorgesehenen Zytoplasmaareals gegenüber dem Restzytoplasma durch eine *Membran*. Sie leitet sich meist vom GERL-Komplex her, d.h. von Zisternen des Golgi-Apparates oder des Endoplasmatischen Retikulums, die lysosomale Enzyme enthalten und zum Abbau befähigt sind. Daneben wird aber auch eine »de novo«-Synthese dieser segregierenden Membranen diskutiert. Welche Zytoplasmabezirke werden autophagisch abgebaut? Neben geschädigten und funktionslos gewordenen Zytoplasmabezirken werden paraplasmatische Einschlüsse wie Sekrete, Fett und Glykogen ebenso wie die Zellorganellen selektiv über die Autophagie dem Turn-over zugeführt. Ist das entsprechende Zytoplasmaareal einmal von einer Zisterne des GERL-Komplexes in Form einer Autophagievakuole segregiert, so erfolgt in der lysosomalen Phase die Einschleusung der katabolen Lysosomenenzyme nach Auflösung der inneren Vakuolenmembran und die Fusion mit primären, am häufigsten aber mit sekundären Lysosomen (Abb. 35).

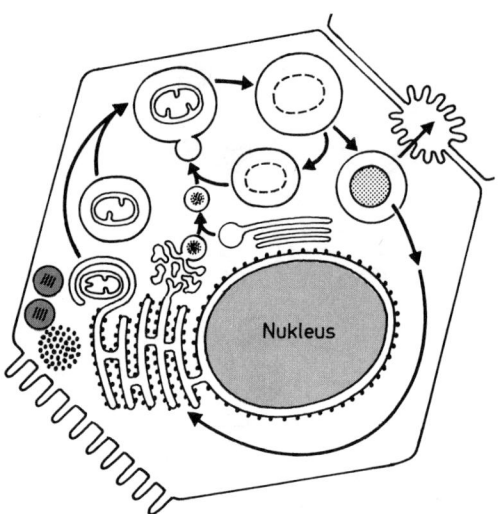

C. – Abb. 35. Autophagie: Abbau, Umbau und Recycling.

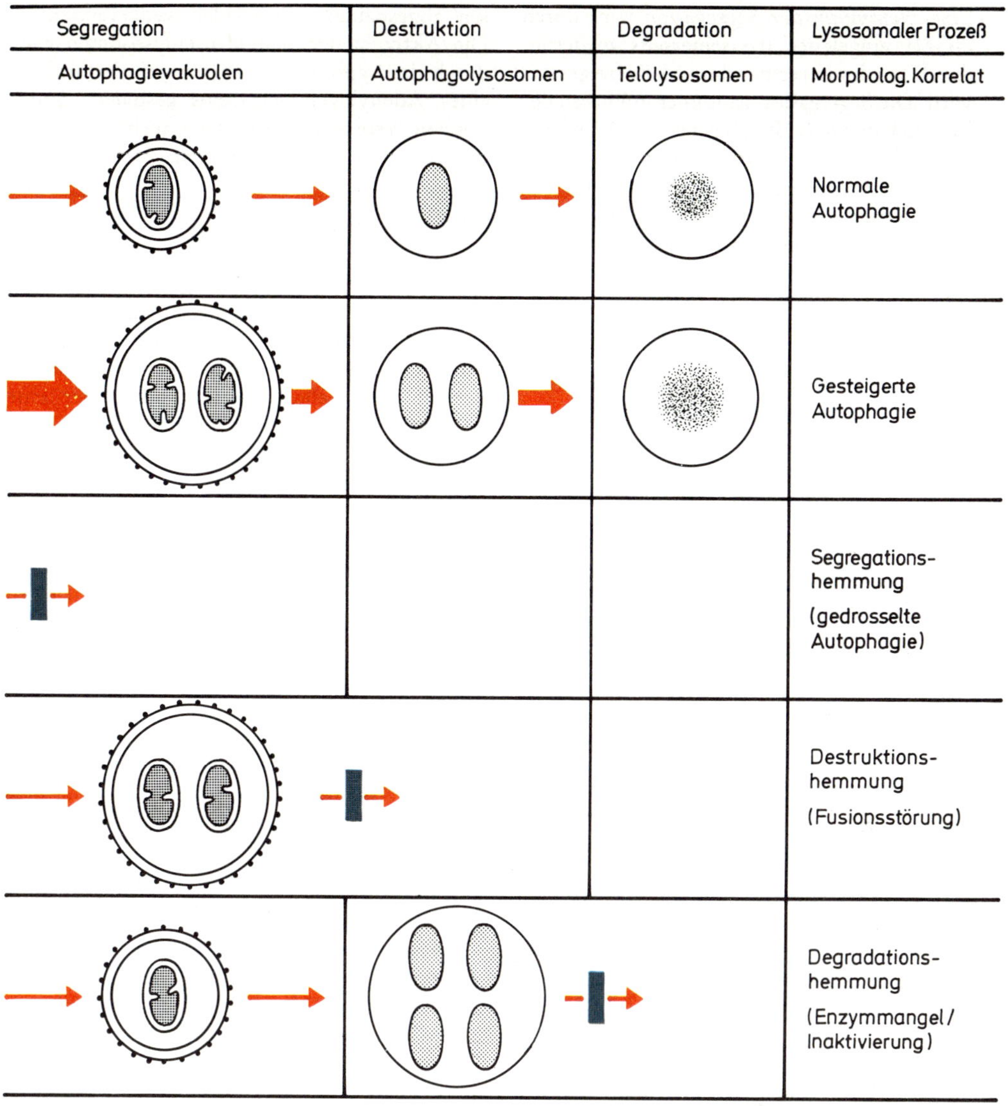

Segregation	Destruktion	Degradation	Lysosomaler Prozeß
Autophagievakuolen	Autophagolysosomen	Telolysosomen	Morpholog. Korrelat
			Normale Autophagie
			Gesteigerte Autophagie
			Segregations-hemmung (gedrosselte Autophagie)
			Destruktions-hemmung (Fusionsstörung)
			Degradations-hemmung (Enzymmangel/ Inaktivierung)

C. – Abb. 36. Autophagiestörungen.

Damit ist ein *Autophagolysosom* entstanden. Die *intrazelluläre Verdauung* dauert ca. 10 Minuten (PFEIFER). Die lysosomalen Abbauprodukte können entweder von der Zelle wieder verwendet (= *recycling)* oder in der postlysosomalen Phase abgesondert werden (Abb. 35).

Störungen der Autophagie sind die Erklärung für eine Reihe von pathologischen Zuständen (Abb. 36):

a) Eine *gesteigerte Autophagie* wird durch c-AMP, Glucagon (= Glykogenabbau),

Parathormon und Thyroxingaben (= Proteinabbau) ausgelöst und beim Diabetes mellitus beobachtet, was den pathobiochemischen Befund des gesteigerten Eiweißkatabolismus erklärt. Sie steuert die zum Umbau führenden Abbauprozesse in der Ontogenese[1] (= z. B. Abbau des Ductus Botalli), bei Hunger und bei der Involution aktivitätsstimulierter (= z. B. Sportlermuskel, Alterung) oder Hormon-stimulierter (= z. B. postpartaler Uterus) Organgewebe (s. S. 620).

[1] On (gr.) Wesen; genesis (gr.) Werden.

b) Eine *Hemmung der Segregation* wird durch c-GMP eingeleitet, das seinerseits wiederum durch Insulin in vermehrtem Maße freigesetzt wird. Die Segregation ist immer in Phasen des Zellwachstums (z. B. Regeneration) gedrosselt und bringt so eine Vermehrung der zytoplasmatischen Substanz mit sich.

c) Eine *Hemmung der Destruktion* führt zur intrazellulären Anhäufung von Autophagievakuolen. Ursache dafür ist eine Fusionshemmung dieser Vakuolen mit Lysosomen. Beobachtet wird diese Störung nach Vinblastin- und Colchicingaben, die bekanntlich eine Lysosomentransporthemmung durch Störung des mikrotubulären Transportsystems sowie eine Fusionshemmung verursachen.

d) Eine *Hemmung der Degradation* wird immer dann beobachtet, wenn lysosomale Enzyme fehlen (= Speicherkrankheiten) oder wenn die Lysosomenenzyme in ihrer Aktivität gehemmt werden. Zu letzterer Gruppe gehören: Moleküle mit kationischem und amphiphilem[1] Charakter: Antimalariamittel, Cholesterinsynthesehemmer, bestimmte Psychopharmaka.

Ein weiterer Funktionskreis der Lysosomen bildet die **Krinophagie**[2]. Sobald nämlich die Bedürfnisse des Organismus an einem bestimmten Hormon gedeckt sind, drohen diejenigen Zellen, die an der endokrinen Sekretion beteiligt sind, mit Sekretgranula überhäuft zu werden. Durch Fusion primärer Lysosomen mit den (aktuell) überflüssigen Sekretgranula entstehen *Krinolysosomen* (= Spezialfall der Autophagie), in denen das Sekretmaterial hydrolytisch verarbeitet wird. Dieser Prozeß wird Krinophagie genannt und läßt sich in den an der Neurosekretion beteiligten Zellen, in den B-Zellen der Pankreasinseln und im Nebennierenmark, beobachten. In den *Thyreozyten der Schilddrüse* wirkt dieser lysosomale Vorgang bei der *Hormonsekretion* mit. Das Thyreoglobulin im Kolloid des Follikellumens wird von den Thyreozyten über den Vorgang der Pinozytose phagozytiert. Durch Verschmelzung der Pinozytosebläschen mit primären Lysosomen wird das Thyreoglobulin proteolytisch aufgespalten. Das dabei entstehende Tetrajodthyronin (= Thyroxin) gelangt ins Blut, während die Di- und Monojodthyronine die Follikel nicht verlassen. Ihre Jodatome werden durch mikrosomale Dehalogenasen abgespalten und wieder weiterverwendet. Die Aktivität der Schilddrüsenlysosomen wird durch das hypophysäre TSH unter Vermittlung eines Adenylcyclasensystems gesteuert. Somit können lysosomale Störungen auch die Schilddrüsenfunktion beeinträchtigen.

1.3.7.3. Postlysosomale Phase

Die Auto- und Heterophagolysosomen können, wenn der Abbau des intravakuolären Materials abgeschlossen ist, in der postlysosomalen Phase entweder als *Telolysosomen* (= Restkörper) in der Zelle verweilen oder über eine *Exozytose* in Form einer zellulären Defäkation in den Extrazellularraum ausgeschieden werden. Diesbezüglich sind vor allem *sezernierende Zellen* wie Nierentubulusepithelien, Hepatozyten und Enterozyten im Vorteil. Sie *entleeren ihre Telolysosomen* in ein abführendes Kanalsystem (Gallenwege, Darmlumen, Harnkanälchen). *Ganglienzellen* oder *Myokardzellen* haben diese Eigenschaft nicht. In ihnen *sammeln sich* deshalb *altersabhängig Lipofuscingranula* an. Von einer gewissen Menge an hemmen die Lipofuscingranula die Zellfunktion und sind möglicherweise nicht nur Folge, sondern auch Ursache der Alterung.

In den Telolysosomen erlischt aus noch ungeklärten Gründen die Aktivität an Lipasen und Peroxidasen, so daß sich in ihnen farbgebende Lipide (= *Lipopigmente*) anstauen (Abb. 37).

Diese lysosomalen *Lipopigmente lassen sich in 2 Hauptgruppen unterteilen*: Die *Ceroide*. Sie entstehen durch Heterophagie in Makrophagen und die *Lipofuscine*, die durch Autophagie in Parenchym-, Ganglien- und Muskelzellen gebildet werden.

a) **Ceroide** entstehen im Organismus, wenn die phagozytierten Lipide entweder durch gleichzeitig aufgenommenes Blut oder durch Lipidüberschuß autooxidieren noch bevor ihre Degradation einsetzt. Die phagozytierten Lipide polymerisieren und bleiben für die Lysosomen unverdaubar liegen. Somit beobachtet man Ceroidpigmente bei hämorrhagischen Nekrosen, bei Fettgewebsnekrosen und bei Sarkoidose, wo es beim Hautbefall für die apfelgeleeartige Pigmentierung verantwortlich ist.

b) **Lipofuscine** weisen bei ihrer Entstehung bis zu 60% Proteine auf, welche die Matrix für

---

[1] Amphi- (gr.) herum, beid-, doppel-; philos (gr.) liebend. – [2] Krino (gr.) ausscheiden; phagein (gr.) aufzehren.

Ceroid   Lipofuscin

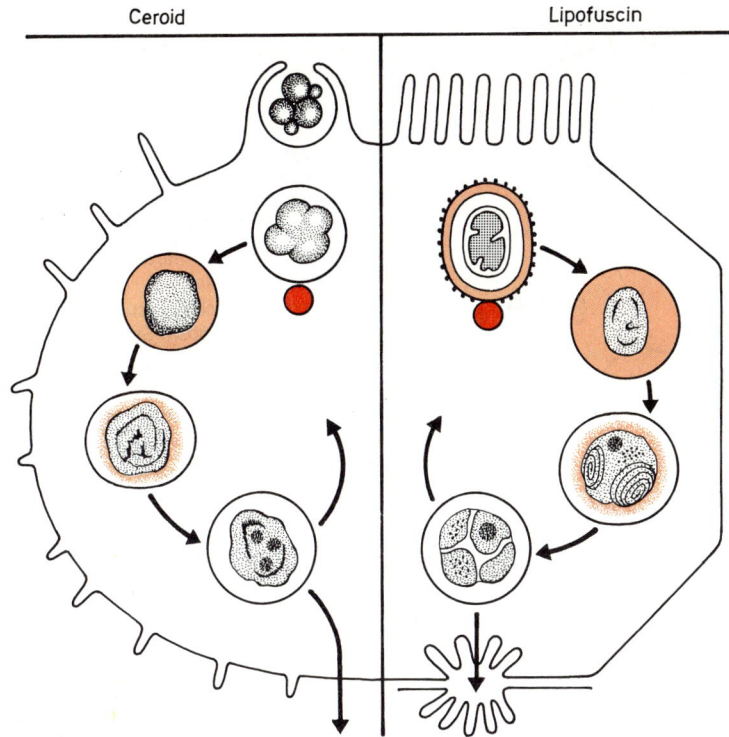

C. – Abb. 37. Telolysosomen: Entstehung von Ceroid und Lipofuscin.

die oxidierten Lipidpolymerisate darstellen, die zu pigmentartigen Verbindungen abgebaut werden. Die Lipid-Protein-Polymerisate der Lipofuscine enthalten Kupfer- und Eisenionen als Abbauprodukte der bei der Zellatmung wichtigen Metalloenzyme und sind für die lysosomalen Enzyme unverdaubar. Sie bleiben deshalb als pigmentierte Körnchen in der Zelle zurück.

Welche Bedeutung haben die Lipofuscine? Bereits Aschoff (1910) nannte diese Stoffe »Abnützungspigmente«. Diese Bezeichnung trifft auch heute noch zu. Dementsprechend findet man eine *Lipofuszinose* in gealterten oder funktionell überbeanspruchten Organen (z. B. Herzhypertrophie) oder nach chronisch-toxischer Schädigung (z. B. Phenacetinabusus). Ferner charakterisiert die Anhäufung dieses Pigments die Hepatozyten beim *Dubin-Johnson-Syndrom* und die Ganglienzellen bei der *neuronalen Ceroid-Lipofuszinose*. Neben diesen Lipopigmenten passieren auch die meisten exogenen und endogenen Pigmente das lysosomale Verdauungssystem (siehe Pigmente, S. 294).

1.3.7.4. Lysosomen und Krankheit

Eine übermäßige Steigerung der körpereigenen Abbauprozesse tritt bei jeder Zellschädi-

gung auf. Damit verbunden ist eine Zunahme der autophagischen oder heterophagischen Vorgänge. Die anfängliche Vermutung, die Lysosomen stellten aufgrund ihres gewebe- und zellauflösenden Inhalts »Selbstmordpäckchen« der Zelle dar, trifft in den meisten Fällen nicht zu. Vielmehr bedeuten die Lysosomen für die Zelle »Überlebenspäckchen«, dank derer es der Zelle möglich ist, sich an eine Zellschädigung anzupassen. Der Zelltod selbst betrifft zuerst die auf Energie und Leistung ausgerichteten Organellen und meist sekundär das lysosomale Abbausystem.

Eine große Zahl an Erkrankungen kann durch eine gestörte Funktion des lysosomalen Systems erklärt werden. Dabei lassen sich folgende *pathogenetische Mechanismen* (z. T. noch Arbeitshypothese) voneinander abgrenzen:

1. Krankheiten infolge verzögerter Freisetzung lysosomaler Enzyme.

Experimentell läßt sich diese Lysosomenveränderung durch einen Mangel an fettlöslichen Vitaminen (A, D, K) oder durch Cortisolverabreichung hervorrufen. Folge davon ist eine verzögerte Bildung der sekundären lysosomalen Funktionsformen (Abb. 38).

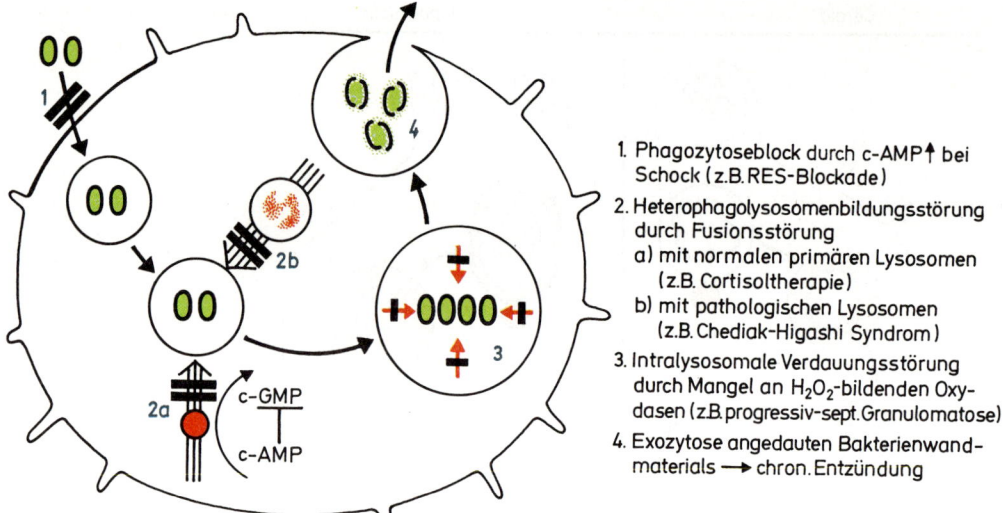

1. Phagozytoseblock durch c-AMP↑ bei Schock (z.B. RES-Blockade)

2. Heterophagolysosomenbildungsstörung durch Fusionsstörung
   a) mit normalen primären Lysosomen (z.B. Cortisoltherapie)
   b) mit pathologischen Lysosomen (z.B. Chediak-Higashi Syndrom)

3. Intralysosomale Verdauungsstörung durch Mangel an H_2O_2-bildenden Oxydasen (z.B. progressiv-sept. Granulomatose)

4. Exozytose angedauten Bakterienwandmaterials → chron. Entzündung

C. – Abb. 38. Krankheiten infolge verzögerter Freisetzung von lysosomalen Enzymen.

Bei der *Vitamin-D-Mangelrachitis* läßt sich ein Teil der Krankheitsphänomene durch eine gedrosselte Lysosomenaktivität erklären. Die Infektabwehr ist reduziert. Der Knorpelabbau im Bereich der Epiphysenfuge bleibt wegen der gestörten chondrozytären Chondrolyse aus und das Skelettwachstum wird entsprechend verlangsamt. Bei der Cortisontherapie wird zwar die Lysosomenmenbran von einer überstürzten Ruptur geschützt (entzündungshemmender Effekt), als Nebeneffekt werden aber die Phagozytose von Bakterien und Pilzsporen und ihre lysosomale Verdauung erschwert. Deshalb besteht bei einer Cortisonbehandlung eine große Infektanfälligkeit.

Beim *Schockgeschehen* kommt es über eine vermehrte Adrenalinausschüttung zur Aktivierung der Adenylcyclase und damit zur intrazellulären c-AMP-Erhöhung, was die Heterophagolysosomenbilung bremst und die Infektanfälligkeit erhöht.

Beim *Chediak-Higashi-Syndrom*[1] liegt ein Gendefekt vor, bei dem die Phagolysosomenbildung reduziert ist. In den Granulozyten, aber auch in den Lymphozyten und Monozyten finden sich Riesengranula (= primäre Lysosomen), die äußerst langsam mit den Heterophagievakuolen verschmelzen. Die Kinder sterben deshalb früh an Infekten mit Eitererregern. Daneben findet man auch in den granulären Alveozyten Riesenlysosomen mit gespeichertem Surfactant. Auch die Krinophagie ist gestört, so daß die Sekretgranula unförmig groß werden. Schließlich besteht noch ein okulokutaner Albinismus[2], der auf einer gestörten Aufnahme der Melanosomen[3] in die Keratinozyten beruht (s. S. 299). Die Melanosomen wachsen (wegen der behinderten Krinophagie?) zu Riesengranula heran.

Auch bei der *progressiv septischen Granulomatose* ist die Phagolysosomenbildung gestört. Die Granulozyten der erkrankten Kinder können zwar Bakterien phagozytieren, aber wegen der lysosomalen Fusionsschwäche und Mangel an H_2O_2-produzierenden Granulozytenperoxidasen nicht abbauen. Erst bei Zugabe von Lysosomenlabilisatoren kommt die Phagolysosomenbildung in vitro in Gang. Die Kinder sind infektanfällig und leiden an rezidivierenden, abszedierenden granulomatösen Entzündungen, die vermutlich durch halbverdautes Bakterienwandmaterial ausgelöst werden. Hierher gehört auch das *Hiob-Syndrom* und die *lipochrome Histiozytose*, bei denen die Kinder rezidivierenden Staphylococcus-aureus- und Pilzinfekten erliegen.

---

[1] MOISÉS CHÉDIAK, zeitgen. kubanischer Arzt; O. HIGASHI, zeitgen. japanischer Arzt. – [2] Albus (lat.) weiß. – [3] Melas (gr.) schwarz; soma (gr.) Körper.

2. Krankheiten durch gesteigerte Freisetzung lysosomaler Enzyme.

Im Tierexperiment lassen sich solche Krankheitsbilder durch Labilisierung oder Ruptur der Lysosomenmembran erzeugen. Dazu gehören exzessive Gaben fettlöslicher Vitamine (A, D, K) und Ultraviolett. Eine gesteigerte Freisetzung lysosomaler Enzyme ist für die formale Pathogenese vieler Krankheiten typisch. Sie kann dabei ohne oder nach vorangegangener Phagozytose von Fremdstoffen eintreten.

a) *Freisetzung lysosomaler Enzyme ohne vorangegangene Phagozytose:* Dieser Prozeß findet sich bei allen Arten einer *akuten Entzündung* und wird durch Pyrogene, physikalische Einwirkungen (Strahlen, thermisch) sowie durch Streptolysin O und S, Staphylokokken-α-Toxin, Bakterien-Endotoxine, Viren und heterologe Antikörper mit Komplementaktivierung ausgelöst. Folge davon ist jeweils eine Erhöhung der Zell- und *Kapillarpermeabilität* und damit der *Exsudation* sowie der Zell- und Gewebezerstörung. Bei einigen kongenitalen Porphyrien (s. Pigmente, S. 295) werden Porphyrinabkömmlinge in den Lysosomen angereichert. Durch bestimmte Wellenlängen des Lichtes (400 nm), die dem Absorptionsspektrum dieser Porphyrine entsprechen, entstehen aus den Porphyrinen freie Peroxidradikale, welche die Lysosomenmembran labilisieren, so daß die Keratinozyten der Haut zugrunde gehen. Folge davon sind schwere *Lichtdermatosen.* Bei der *idiopathischen Sprue* besteht eine konstitutionelle Labilität der Lysosomenmembran mit vermehrter Enzymfreisetzung. Dadurch sterben die Enterozyten der Darmschleimhaut ab und werden wieder durch funktionsuntüchtige Zellen ersetzt, was rezidivierende Durchfälle und Resorptionsstörungen nach sich zieht.

Bei der *membranoproliferativen Glomerulonephritis* stabilisiert ein im Serum vorhandener C3-nephrotogener Faktor den Komplementfaktor C3b, welcher von Rezeptoren auf der Innenseite der Glomerulumschlingen abgefangen wird (= Ursache der Hypokomplementämie). Das festgehaltene aktive C3b reagiert aber auch mit den Granulozytenrezeptoren, indem es die Exozytose lysosomaler Enzyme auslöst, die ihrerseits die Glomerulitis in Gang bringen.

Ein damit vergleichbarer Vorgang findet sich bei der *rheumatoiden Arthritis,* wo die Immunkomplexe in der Synovialis die Granulozyten anlocken und während der Phagozytose die Freisetzung lysosomaler Enzyme bewirken.

b) *Freisetzung lysosomaler Enzyme nach vorangegangener Phagozytose:* Eine große Zahl von Fremdkörpern wird phagozytiert, ohne daß dabei die Phagozyten Schaden nehmen. Daneben gibt es aber kristalline Substanzen, welche die Heterophagolysosomenmembran zerreißen: Quarz, Oxalat und Urat-Kristalle. Im Falle der *Gicht* (Abb. 39; S. 291), einer genetisch bedingten Stoffwechselkrankheit mit erhöhtem Harnsäurespiegel im Serum, bilden sich vorwiegend im periartikulären Gewebe der kleinen Gelenke (z. B. Großzehe) Mikrokristalle. Bei einer akuten Gicht-Gelenkentzündung werden diese Harnsäurekristalle, die von einem dünnen Plasmaproteinfilm umhüllt sind, von den Granulozyten phagozytiert und gelangen so in ein Hetero-Phagosom. Sobald durch die Fusion mit einem primären Lysosom ein Hetero-Phagolysosom entstanden ist und die lytischen Enzyme den Plasmaproteinschutzfilm der Uratkristalle zerstört haben, kommt die nackte Kristalloberfläche unmittelbar mit der Phagolysosomenmembran in Kontakt. Es bilden sich Wasserstoffbrückenbindungen der Membran mit der Kristalloberfläche aus, so daß die Phagolysosomenmembran starr mit der Kristalloberfläche »verklebt«. Durch die stete Zellbewegung der Granulozyten zerreißt schließlich die Lysosomenmembran. Die proteolytischen Enzyme fließen ins Zytoplasma sowie in den Extrazellularraum aus. Durch den Zelltod gelangt Harnsäure ins Gewebe und löst die Schmerzen bei der Gichtattacke aus (*Podagra* = Zehenschmerz, *Chiragra* = Handschmerz). Die extrazellulären Enzyme sind für die Entzündungszeichen Rubor, Calor und Tumor verantwortlich. In ähnlicher Weise wird bei der *Oxalose* infolge eines α-Ketoglutaratglycooxalatcarboligase-Mangels (= Typ I) oder einer D-Glyceratdehydrogenase-Mangels (= Typ II) durch die Oxalatkristalle die Lysosomenmembran in den Nierentubuli zerrissen. Folge davon ist eine interstitielle Nephritis, eine Tubulonephrose und Nephrolithiasis. Der gleiche Zellschädigungsmechanismus scheint auch für die *Zystinose* zuzutreffen (s. S. 293).

Gelangt *silikathaltiger Staub* (= Quarz, Asbest, Talkum, Kaolin) in die Lunge, so wird er von den Alveolarphagozyten aufgenommen. Silikatkristalle besitzen wie die Uratkristalle Hydroxalgruppen und folglich Wasserstoffdonatoren an ihrer Oberfläche und können Wasserstoffbrückenbindungen mit der Hetero-Phagolysosomenmembran bilden. Die Lysosomenmembran zerreißt. Das umliegende Lungengewebe wird durch die freigesetzten lysosomalen

Hydrolasen zerstört. Die staubaufnehmenden Histiozyten *(= Koniophagen[1])* machen einen Funktionswandel durch und nehmen die Eigenschaften von Fibroblasten an. Diese produzieren kollagenfaserige Grundsubstanz und leiten die bekannte *Schwielenbildung* der Lunge ein (s. Ma. S. 91; Hi. S. 122).

3. Krankheiten durch Mangel an lysosomalen Enzymen.

Bei einer Reihe von Krankheitsbildern stauen sich verschiedene Stoffwechselprodukte infolge eines Mangels an bestimmten lysosomalen Enzymen im Zytoplasma an. Die Überladung der Lysosomen geht schließlich so weit, daß entweder die Organellen des Leistungs- und Energiestoffwechsels verdrängt werden und die Zellfunktion erlischt, oder daß die Lysosomenmembranen platzen und ihren zellschädigenden Inhalt ins Zytoplasma oder in das umgebende Gewebe entleeren. Der Mangel an lysosomalen Enzymen beruht bei diesen Krankheitsbildern entweder auf einem Gendefekt oder ist erworben.

a) *Erworbener Mangel an Lysosomenenzymen:* Bei der *Malakoplakie[2]* kommt es bei der Sulfonamidbehandlung zu einer verminderten Azidifikation in den Makrophagen, so daß das phagozytierte Bakterienmaterial nur teilweise abgebaut wird. Die Bakterienleichen verkalken intrazellulär (= Michaelis-Gutmann Körperchen) und veranlassen eine Riesenzell-haltige Harnblasenschleimhautentzündung.

Einen ähnlichen Prozeß findet man auch beim *Morbus Whipple,* wo es dadurch zu einer granulomatösen Entzündung in den Dünndarmzotten und Mesenteriallymphknoten kommt.

b) *Genetischer lysosomaler Enzymdefekt:* Krankheiten dieser Art sind die *lysosomalen Speicherkrankheiten.* Sie beruhen auf einer katabolen Störung infolge eines Mißverhältnisses zwischen lysosomaler Enzymausstattung und dem durch Auto- resp. Heterophagie zur Verdauung anfallenden Material (Abb. 38). Dem lysosomalen Enzymspektrum entsprechend findet man Störungen im Kohlehydratabbau (z. B. *Glykogenosen*), im Lipidabbau (z. B. *Gangliosidose, Sphingolipidosen*) sowie im Mucopolysaccharidabbau (z. B. *Mukopolysaccharidosen*).

Die Beschaffenheit des lysosomalen Speicherprodukts hängt grundsätzlich von der Substratspezifität des defizienten Enzyms ab (Abb. 39).

Greift das defiziente Enzym nur eine Stoffgruppe an, so weist das entsprechende sekundäre Lysosom ein homogenes Speichermaterial dieser Stoffgruppe auf (z. B. Glykogenose Typ II). Greift das defiziente Enzym zwei Substrate an, so findet man im Zytoplasma Speicherlysosomen mit entsprechend heterogenem Inhalt (z. B. Morbus Wolman). Wenn aber das defiziente Enzym mehrere Substrate angreift (z. B. GM_1-Gangliosidose), so tritt eine Polymorphie des gespeicherten Materials zutage. Dies erklärt, weshalb nicht jeder Speicherkrankheit ihr pathognomonisches Speicherlysosom zugeordnet werden kann.

Die *Prognose der lysosomalen Speicherkrankheiten* wird maßgeblich durch das Ausmaß der Lysosomenüberladung bestimmt. Sie geht schließlich so weit, bis die Organellen des Leistungs- und Energiestoffwechsels verdrängt werden und die Funktion der entsprechenden Zelle erlischt (z. B. Gangliosidose in Nervenzellen → Idiotie).

Literatur

Übersicht

DHOM, W. (Hrsg.): Lysosomen und ihre Bedeutung in der Pathologie. Verh. dtsch. Path. Ges. 76 (1976).

HERSX, H. G., F. VAN HOOF: Lysosomes and storage diseases. Academic Press, New York – London 1973.

HOLTZMAN, E.: Lysosomes: A survey. Plasmatologia Vol. 3. Springer, Wien – New York 1976.

JOHANNESSEN, J. V. (Hrsg.): Electron microscopy in human medicine. Vol. 2: Cellular pathology. Metabolic and storage diseases. McGraw-Hill Internat. Book Comp. New York 1978.

RIEDE, U. N., J. STAUBESAND: A unifying concept for the role of matrix vesicles and lysosomes in the formal pathogenesis of diseases of connective tissues and blood vessels. Beitr. Path. *160:* 3–37 (1977).

TRUMP, B. F., A. U. ARSTILA: Pathobiology of cell membranes. Academic Press, New York, San Francisco, London 1975.

2. Allgemeine Pathologie der Interzellularsubstanz (Binde- und Stützgewebe)

2.1. Organisation

Das Binde- und Stützgewebe kommt ubiquitär im Organismus vor und wird aus kollagenen

---

[1] Konia (gr.) Staub. – [2] Malakos (gr.) weich; plakos (gr.) Platte.

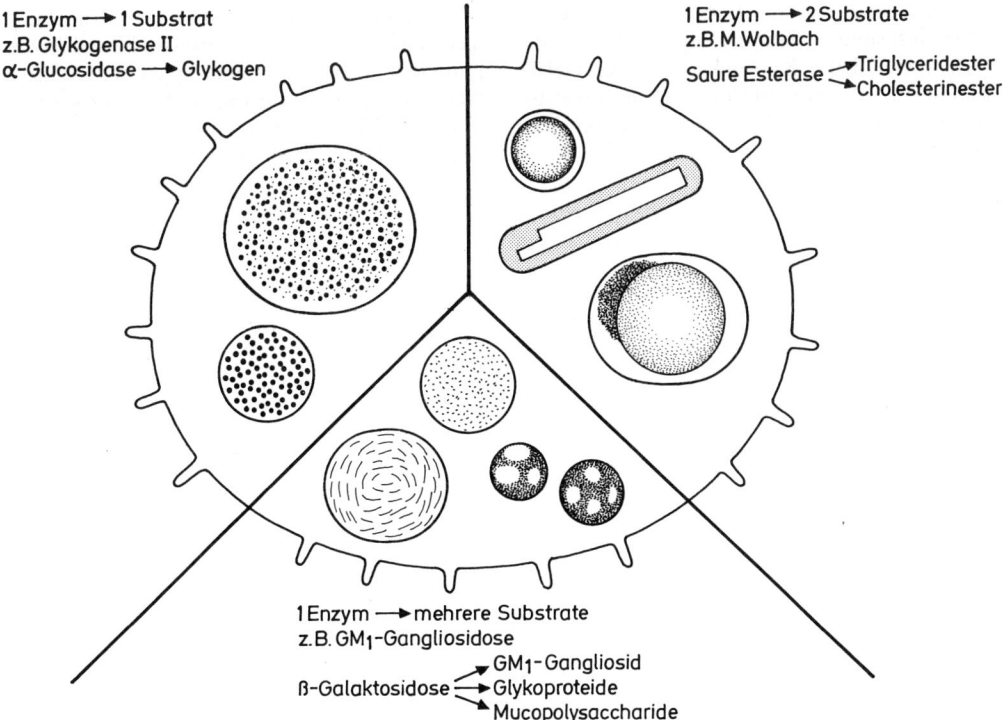

1 Enzym ⟶ 1 Substrat
z.B. Glykogenase II
α-Glucosidase ⟶ Glykogen

1 Enzym ⟶ 2 Substrate
z.B.M.Wolbach
Saure Esterase → Triglyceridester
Cholesterinester

1 Enzym ⟶ mehrere Substrate
z.B. GM₁-Gangliosidose

ß-Galaktosidose → GM₁-Gangliosid
→ Glykoproteide
→ Mucopolysaccharide

C. – Abb. 39. Formalpathogenetisches Prinzip der Speicherlysosomen.

und elastischen Fasern sowie aus Proteoglykanen aufgebaut. Es tritt in verschiedenen Formen auf. Je nach Proteoglykan- und Faserverhältnis unterscheidet man

a) *gallertiges Bindegewebe*, vorwiegend aus Proteoglykanen mit wenig Kollagenfasern bestehend;

b) *lockeres Bindegewebe* mit viel Proteoglykanen in einem Kollagenfaserfilz;

c) *straffes Bindegewebe* aus vorwiegend zu Fasern gebündeltem Kollagen mit wenigen Proteoglykanen und elastischen Fasern bestehend;

d) *spinozelluläres Bindegewebe* (Stroma ovarii und Endometriumstroma): vorwiegend Zellen, wenig Kollagenfasern, mit hormonaler Transformierbarkeit;

e) *Fettgewebe* mit wenig Kollagenfasern und vielen Adipozyten;

f) *Knorpelgewebe,* vorwiegend aus Kollagenfasern mit reichlich Proteoglykanen maskiert;

g) *Knochengewebe:* Nach Art eines Eisenbetons mit Kalksalzen verfestigte Kollagenfaserröhren mit wenig Proteoglykanen;

h) *Gefäßwandmedia:* Da die glatten Muskelzellen (= Myozyten) ihren Stoffwechsel auf die Faserproduktion umstellen können, gehört die Gefäßwandmedia ebenfalls zum Bindegewebe: sie besteht aus einem kollagen-elastischen Faserwerk mit Proteoglykanen.

Das Binde- und Stützgewebe ist nicht bradytroph, sondern hat einen *hohen Stoffwechsel.*

Für das Verständnis der *formalen Pathogenese* der Bindegewebserkrankungen ist ihre *Organisation* wichtig. Sie wird von geweblichen Funktionseinheiten aufgebaut, die sich z.T. individuell den funktionellen Anforderungen des Organismus anpassen. Das Knochengewebe wird von sog. *Osteonen,* das Knorpelgewebe von *Chondronen* und das Gewebe der Gefäßwandmedia von *Myonen* aufgebaut. Diese geweblichen Funktionseinheiten besitzen Zellen, resp. Organellen, die für die Synthese der Interzellularsubstanz verantwortlich sind. Daneben gibt es aber auch Zellen, resp. Organellen in diesen Funktionseinheiten, die den Abbau der Interzellularsubstanz in die Wege leiten. Beim

Knochen sind dies die Osteoklasten[1] und die Matrixlysosomen (siehe Lysosomen, S. 207) der Osteozyten; beim Knorpel und in der Gefäßwandmedia übernehmen dies die Bindegewebszellen selbst und die Matrixlysosomen. Somit ist in *beschränktem Umfange jede Bindegewebszelle in der Lage, Aufbau und Abbau selbst zu steuern.* Fällt eine gewebliche Funktionseinheit aus, so zieht dies den Gesamtgewebeverband in Mitleidenschaft. Auf dem Boden dieses formalpathogenetischen Prinzips erklärt sich auch die Tatsache, daß die Binde- und Stützgewebe in *verwandten Reaktionsmustern* auf Zellschädigungen antworten.

Neben der eigentlichen Rolle als Bindegewebe und Stützgewebe stellt das Bindegewebe das *Reparatur-* und *Ersatzgewebe* im Organismus dar. Es kann den Abgrenzungswall gegenüber entzündlichen Reizen bilden und dient, ähnlich wie das Gel in einer Chromatographiesäule, dem *Stoffaustausch.*

2.2. Pathologie der Kollagene[2]

2.2.1. Organisation und Funktion der Kollagene

Das Kollagen stellt quantitativ das *häufigste Protein des Körpers* dar und ist das *wichtigste Skleroprotein der Binde- und Stützgewebe.* Erst durch seinen hohen Ordnungsgrad, der über die Quartärstruktur der Kollagenfibrille vom supramolekularen bis in den histologischen Bereich reicht, ist das Leben in Form eines Säugerorganismus möglich.

Die Kollagenbiosynthese findet in großem Umfange in den Bindegewebszellen: *Osteozyt, Chondrozyt, Fibrozyt* und *Myozyt* (= glatte Muskelzelle) statt. Daneben sind, wenngleich auch in geringerem Maße, auch Epithelzellen wie Linsen- und Korneaepithelien und Hepatozyten in der Lage, Kollagen zu bilden. In vitro läßt sich sogar zeigen, daß alle Zelltypen in der Zellkultur Kollagengene exprimieren.

Das Kollagen ist das *wichtigste Skleroprotein[3]* des Organismus und ist aufgrund seines hohen Elastizitätsmoduls *fast undehnbar.* Es ist mit den elastischen und kollagenen Fasern sowie mit den Proteoglykanen vergesellschaftet und für mechanische Belastungen geeignet. Seine Hauptrolle besteht deshalb im Auffangen von Scherkräften

(z. B. Epidermis), Stützfunktion (z. B. Knochen), Verschiebeschicht (z. B. Serosa) und Zugübertragung (z. B. Sehne). Daneben spielt das Kollagen eine *wichtige Rolle im Entzündungsgeschehen:*
a) bei der Blutgerinnung (Typ-III-Kollagen),
b) bei der Demarkation von Entzündungsherden und
c) bei der Gewebereparatur als Füllmittel. Schließlich dient es in Form der *Basalmembran* dem Stoffaustausch (Typ IV und V, siehe S. 233).

2.2.2. Kollagenbiosynthese

Die Kollagenbiosynthese beginnt mit dem Ablesen der m-RNS-Matrize durch die Ribosomen des rauhen endoplasmatischen Retikulums (= RER). Die Ribosomen bilden das Kollagen zunächst in einer *Vorläuferform* (= *Pro-α_1-*Kette und *Pro-α_2-*Kette), die an beiden Enden je ein *Amino-terminales* Peptid und ein *Carboxylterminales* Peptid aufweisen. Sowie das Aminoterminale Peptid gebildet ist, gelangt die Pro-α-Kette in das RER-Zisternenlumen (Abb. 40), wo die Prolin- und Lysingruppen der Prokollagenketten durch eine Lysinhydroxylase *hydroxyliert* werden mit Vitamin C, Folat, Eisen und α-Ketoglutarat als Cofaktoren. Danach werden die, je nach Zelle und Organ »richtigen«, Prokollagenketten mit Hilfe der beiden terminalen Prokollagenpeptiden ausgewählt und mit *Disulfidbrücken* miteinander verbunden. In einem weiteren Schritt wird an den Hydroxylysingruppen der Prokollagenketten Galaktose, Glucose und andere Zucker addiert. Diese *Glykosylierung,* vermittelt durch UDP-Galaktose Transferase und UDP-Glucose-Transferase, beginnt in den RER-Zisternen, wird aber mit dem Eintritt der Pro-α-Ketten in das Zisternensystem des Golgi-Apparates fortgesetzt. Dort bilden sich im Kollagenbereich der Pro-α-Kette Wasserstoffbrückenbindungen an den Hydroxyprolingruppen aus, so daß jeweils drei Pro-α-Ketten in Form einer rechtsdrehenden Dreikettenspirale (= *Tripelhelix*) verdrillt werden.

Auf diese Weise ist *Prokollagen* entstanden, das nun via Golgi-Apparat in den Extrazellularraum sezerniert wird. Das Prokollagen ist zwar schon ein *fadenförmiges Molekül,* muß aber noch weiter »bearbeitet« werden: Zunächst wird durch eine Prokollagen-N-Protease das Aminoterminale Peptid und durch eine Prokollagen-C-

---

[1] Ostun – klao (gr.) Knochen – breche. – [2] Kolla (gr.) Leim; -gen zu gennao (gr.) erzeuge. – [3] Skleros (gr.) hart.

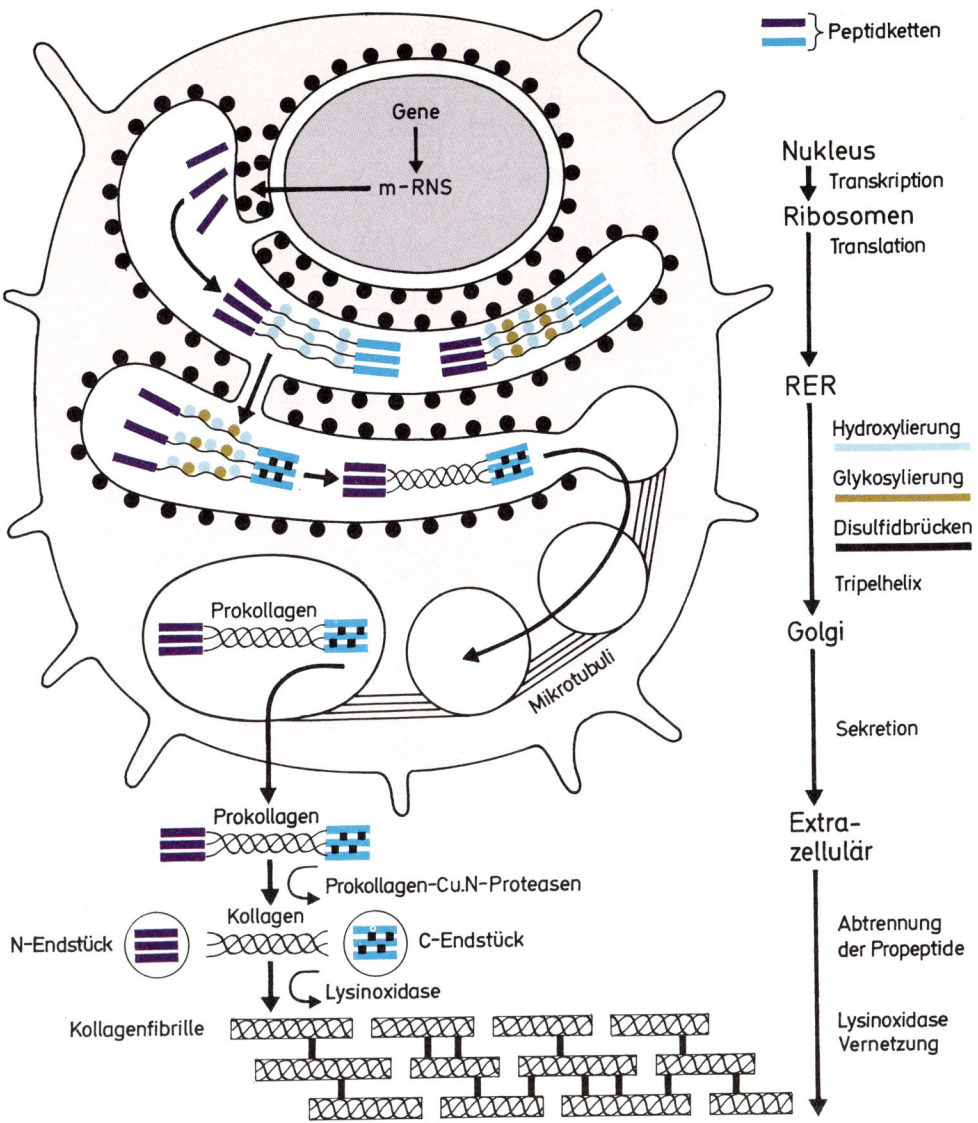

C. – Abb. 40. Kollagenbiosynthese.

Protease das Carboxyl-terminale Peptid vom eigentlichen Kollagenbereich des Prokollagen- moleküls abgetrennt. Die *Prokollagenpeptide* hemmen über einen Feed-back-Mechanismus die Kollagenneosynthese. Da erst jetzt das Kol- lagenmolekül *Fibrillenstruktur* annehmen kann, *steuern* somit beide Prokollagenspaltenzyme ei- ne überschießende und verfrühte Kollagenfaser- bildung. Der nächste Schritt in der Kollagenfi- brillenbildung besteht in einer End-zu-End- und Seit-zu-Seit-Anlagerung der Kollagenmoleküle. Dazu müssen aber die Hydroxylysin- und Ly- singruppen des Kollagens durch eine *kupferhal-*

tige Lysyloxidase zu Aldehydderivaten oxidiert werden, so daß über eine Aldolkondensation eine *Vernetzung* und damit eine Verfestigung der Kollagenmoleküle zustande kommt (Abb. 41, 42).

Für die weitere *Fibrillogenese der Kollagenfa- sern* ist schließlich auch der Proteoglykananteil (Mucopolysaccharide) der bindegewebigen Grundsubstanz entscheidend. Die *Proteoglyka- ne* stehen nämlich mit den Kollagenfasern in einer wechselseitigen Beziehung, indem sie mit ihren Seitenketten spinnenartig zwischen den Kollagenfasern eingeordnet und befestigt sind.

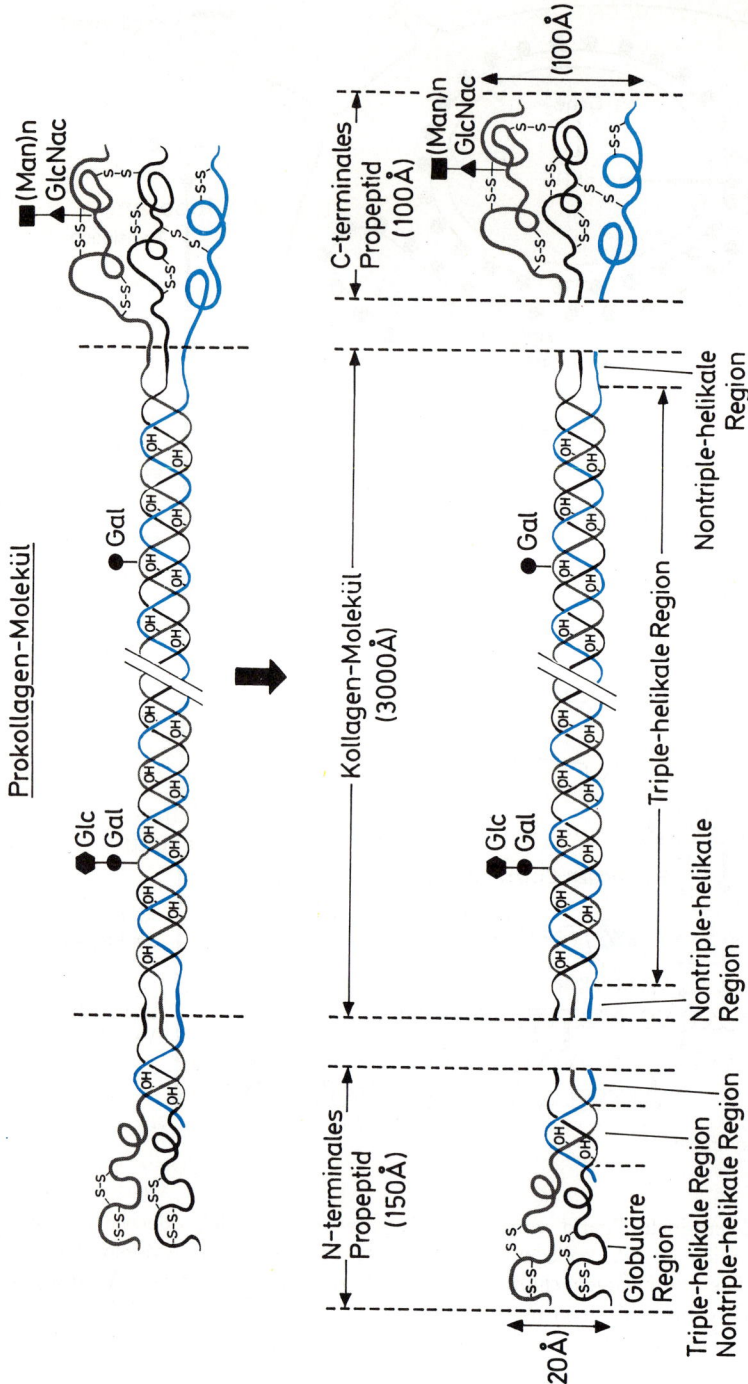

C. – Abb. 41. Schematische Darstellung des Prokollagen- und Kollagenmoleküls.

Vernetzungs-reaktionen	Struktur	Bindungstyp
A + A'	$\cdots— CH_2—N=\overset{H}{C}—CH_2—\cdots$	Aldimin
A + B'	$\cdots— CH_2—N=CH—\overset{OH}{CH}—\cdots$	Aldimin
B + A'	$\cdots—\underset{OH}{CH}—CH_2—N=CH—CH_2—\cdots$	Aldimin
B + B'	$\cdots—\underset{OH}{CH}—CH_2—N=\underset{OH}{CH}—\underset{OH}{CH}— \rightleftarrows —\underset{OH}{CH}—CH_2—NH—CH_2—\overset{}{\underset{O}{C}}—\cdots$	Aldimin / Keto-Amin
A' + B'	$\cdots— CH_2—\overset{H-C=O}{\underset{OH}{C}}=CH—CH—\cdots$	Aldol
A' + A'	$\cdots— CH_2—\overset{H-C=O}{C}=CH—CH_2—\cdots$	Aldol
B' + B'	$\cdots—\overset{OH}{\underset{OH}{CH}}—\overset{OH}{CH}—\overset{}{\underset{H-C=O}{C}}—CH_2—\cdots$	Aldol

C. – Abb. 42. Vernetzungsreaktionen des Kollagens (nach BUDDECKE).

C. – Tab. 3 Kollagenpolymorphismus. Kettenzusammensetzung und hauptsächliches Vorkommen der verschiedenen Kollagentypen.

Kollagen	Ketten-zusammensetzung	Vorkommen	Chemische Charakteristik
Typ I	$[\alpha_1 (I)]_2\alpha_2$	Haut, Sehne, Knochen, Dentin	Wenig Hydroxylysin und viel Glykosylierung
Typ II	$[\alpha_1 (II)]_3$	Hyaliner Knorpel	Viel Hydroxylysin und viel Glykosylierung
Typ III	$[\alpha_1 (III)]_3$	Haut, Aorta, Uterus	Viel Hydroxylysin und wenig Glykosylierung
Typ IV	$[\text{pro } \alpha_1 (IV)]_x$	Basalmembran (Linsenkapsel, Nierenglomerula)	Viel Hydroxylysin, viel Glykosylierung, globoide Strukturanteile
Typ V	$[\alpha A_1]_3[\alpha B_1]_3/[\alpha B]_2\alpha A$	Basalmembran (Haut, Uterus)	2 Polypeptide Typ αA und αB – globoide Strukturen

Die weitere Kollagenvernetzung ist somit durch ein Zuviel oder Zuwenig an Proteoglykanen lenkbar.

Dem Organismus stehen zum Aufbau der verschiedenen Bindegewebsformen über *5 verschiedene Kollagentypen* zur Verfügung (Tab. 3).

Das Kollagen der Haut, der Sehnen und der Knochen wird als *Typ I*, das Knorpelkollagen mit *Typ II* bezeichnet. *Typ-III-Kollagene*, oft mit Typ-I-Kollagen vergesellschaftet, sind früher als Retikulinfasern in Haut und Aorta bezeichnet worden. Der Kollagen-*Typ IV* und *Typ V* kommt in den Basalmembranen vor (Abb. 43). Typ-I-Kollagen dient der Zugfestigkeit, Typ-III-Kollagen der Elastizität eines Gewebes.

Theoretisch kann durch *Störung* eines jeden einzelnen Schritts der Kollagenbiosynthese eine krankhafte Kollagenveränderung hervorgerufen werden. Dementsprechend können folgende krankhafte Kollagendefekte unterschieden werden (Tab. 4):
a) *Kollagensynthesestörungen,*
b) *Kollagenreifungsstörungen,*
c) *Störung der Kollagenkettenzusammensetzung,*
d) *Kollagenabbaustörungen.*

Diese Störungen können vererbt auf einem Gendefekt beruhen *(= Kollagenopathien)* oder erworben sein *(= Kollagenbildungsstörung)* oder mit einem immunpathologischen Prozeß einhergehen *(= Kollagenosen, rheumatischer Formenkreis).*

C. – Tab. 4. Krankhafte Kollagendefekte (vgl. Abb. 46).

Molekulare Störung		Krankheit	Genetik
A. Strukturdefekt des Kollagenmoleküls = Kollagensynthesestörung			
1. Prolinhydroxylasemangel		Skorbut (Vitamin-C-Mangel)	
2. Lysinhydroxylase	a) Mangel	Ehlers-Danlos-Syndrom Typ VI	autosomal-rezessiv
	b) Hemmung	Skorbut (Vitamin-C-Mangel) Folsäuremangel, Urämie	
3. Lysinhydroxylasehyperaktivität		Sklerodermie, Leberzirrhose, Lungenfibrose, Vitamin-D-Mangelrachitis	
4. UDP-Galaktosyltransferase	a) Mangel	Manganmangel (?)	
	b) Hyperaktivität	Diabetische Glomerulosklerose (?) Vitamin-D-Mangelrachitis	
5. Prokollagen-N-Proteasemangel		Ehlers-Danlos-Syndrom Typ I (?)	autosomal-dominant
		Ehlers-Danlos-Syndrom Typ VII	autosomal-rezessiv
		Dermatosparaxis des Rindes und Schafes	autosomal-rezessiv
B. Kollagen-Vernetzungsstörungen = Kollagenreifungsstörung			
1. Lysinoxidasemangel		Ehlers-Danlos-Syndrom Typ V	X-verbunden-rezessiv
2. Lysinoxidasehemmung	a) Direkte Hemmung	Menke-Syndrom Kupfermangel, D-Penicillamintherapie Vitamin-B$_6$-Mangel	X-verbunden-rezessiv
	b) kompetitive Hemmung	β-Aminopropionitril (= Lathyrismus) Homogentisinsäure (= Alkaptonurie)	autosomal-rezessiv

C. – Tab. 4 (Fortsetzung).

Molekulare Störung	Krankheit	Genetik
3. Aldolkondensationshemmung	D-Penicillamin (= β, β′dimethylcystein), Urämie	
	Homozysteinurie	autosomal-rezessiv
4. Noch unbekannt	Marfan-Syndrom	autosomal-dominant
5. Erhöhter Proteoglykananteil a) mäßig	Hypertrophe Narbenbildung	
b) massiv	Keloid Medionekrosis aortae	familiäre Prädisposition
6. Erniedrigter Proteoglykananteil a) mäßig	Arthrose, Arterio-sklerose, Alterung Ehlers-Danlos-Syndrom Typ I (?)	autosomal-dominant
b) massiv	Chondrodystrophie	autosomal-dominant
	Spondyloepiphysäre Dysplasie	autosomal-rezessiv
C. Störung der Kollagenkettenzusammensetzung 1. Vermehrter Kollagen-Typ-I-Gehalt	Arthrose, progressiv systemische Sklerose, Atherosklerose, Osteopetrose	
2. Vermehrter Kollagen-Typ-III-Gehalt	Osteogenesis imperfecta, Parodontose	autosomal-dominant/rezessiv
3. Mangelnder Kollagen-Typ-III-Gehalt	Ehlers-Danlos-Syndrom Typ IV, Progerie (?)	autosomal-rezessiv autosomal-rezessiv (?)
	Neurofibromatose (?)	

2.2.3. Pathobiosynthese des Kollagens
(Tab. 4, Abb. 46)

2.2.3.1. Prolinhydroxylasemangel

Beim *Skorbut*[1] blockiert der Vitamin-C-Mangel die Hydroxylierung des Prolins und hemmt die Kollagenvernetzung, wodurch die Wundheilung erheblich gestört ist.

2.2.3.2. Lysinhydroxylasemangel

Bei Kollagenerkrankungen, denen ein Lysin-hydroxylasemangel zugrunde liegt, enthält das Prokollagen kaum Hydroxylysin. Dadurch werden die Kollagenfibrillen wenig zugfest, so daß die Haut leicht zerreißt und die Gelenke überstreckbar werden *(Ehlers-Danlos*[2]*-Syndrom Typ VI)*. Die Kollagenfibrillen sind in diesen Fällen dünn und unregelmäßig im Kaliber (Abb. 46, 47).

2.2.3.3. Lysinhydroxylasehyperaktivität

Eine unkontrollierte Kollagensynthese mit Hyperaktivität der Lysinhydroxylase und redu-zierter Kollagenase ist der Grundmechanismus

---

[1] Scheur-beck (vgl. Scharbock) (holländ.) rissiger Mund. – [2] EDVARD EHLERS (1863–1937) dän. Dermatologe; HENRI DANLOS (1844–1912) franz. Arzt.

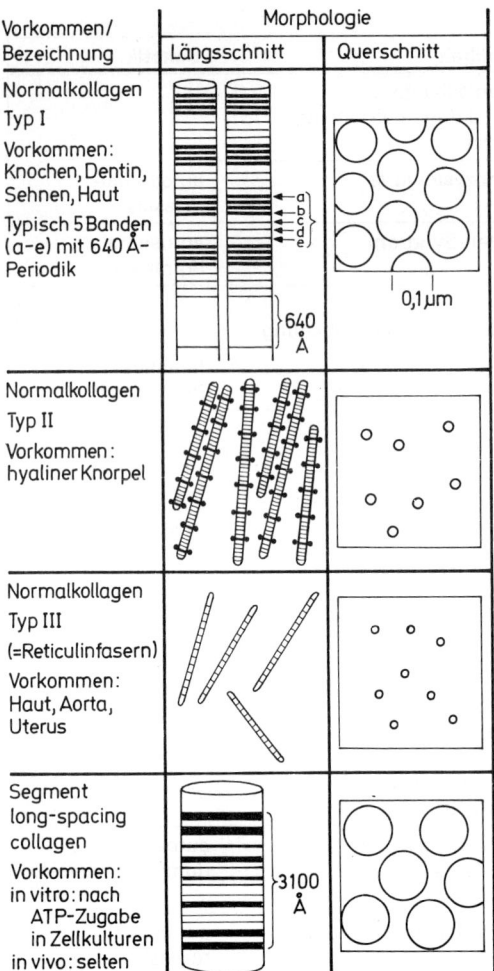

Vorkommen/ Bezeichnung	Morphologie	
	Längsschnitt	Querschnitt
Normalkollagen Typ I Vorkommen: Knochen, Dentin, Sehnen, Haut Typisch 5 Banden (a–e) mit 640 Å-Periodik	a) b) c) d) e)	0,1 μm 640 Å
Normalkollagen Typ II Vorkommen: hyaliner Knorpel		
Normalkollagen Typ III (=Reticulinfasern) Vorkommen: Haut, Aorta, Uterus		
Segment long-spacing collagen Vorkommen: in vitro: nach ATP-Zugabe in Zellkulturen in vivo: selten	3100 Å	

C. – Abb. 43. Morphologie des Kollagens.

von einigen Fibrosen resp. Sklerosen, welche zu den Kollagenbildungsstörungen im engeren Sinne zu rechnen sind. Die Ursache der Kontrollstörung ist noch unbekannt. Dabei wirkt ein hoher Vernetzungsgrad und hoher Kollagen-Typ-III-Anteil hemmend auf den Kollagenabbau (Abb. 44).

a) Progressiv systemische Sklerose (Sklerodermie): mit exzessiver Kollagenablagerung in Haut und viszeralen Organen und reduzierter Kollagenaseaktivität. Die systemische progressive Sklerose gehört zur Gruppe der Kollagenosen und ist durch eine Sklerosierung der *Haut* (=hölzerne Haut, unbewegliche Phalangen,

Maskengesicht), der Sklerosierung des *Gastrointestinaltraktes,* der *Lunge* und der *Nierengefäße* (= Zwiebelschalengefäße) charakterisiert. Man findet im Serum antinukleäre und antikollagene Antikörper; im Bereich der Dermis ein perivaskuläres Rundzelleninfiltrat. Es wird vermehrt Typ-I-Kollagen abgelagert, was zur Atrophie der Hautanhangsgebilde und zur Sklerosierung der Haut führt. Die Hautfibroblasten bilden also abnorm viel Typ-I- und abnorm wenig Typ-II-Kollagen. Der Maler PAUL KLEE litt an dieser Erkrankung. Die Wandlung in seiner malerischen Ausdrucksweise vom filigranen zeichnerischen Können zu einer pastösen Zeichensprache beruht nicht zuletzt auf der sklerosebedingten Unbeweglichkeit seiner Finger (Abb. 46).

b) Leberzirrhose[1]: mit exzessiver Kollagenbildung und reduzierter Kollagenaseaktivität durch Leberfibroblasten und Hepatozyten und destruktiver Kollagenablagerung im Leberparenchym. Zu Beginn der Leberzirrhose kollabiert das Retikulinfasergerüst des Leberparenchyms durch die sog. Brückennekrosen der Hepatozyten. Daraufhin produzieren die Leberfibroblasten exzessiv Kollagen-Typ-III, als ob sie das Retikulinfasergerüst verstärken müßten. Später produzieren sie auch Kollagen-Typ-I. Damit ist die irreversible Gewebevernarbung besiegelt. Die Fibroplasie wird vermutlich durch Faktoren gesteuert, die von den nekrotischen Hepatozyten herstammen (Abb. 45).

c) Lungenfibrose (Hamman-Rich-Syndrom[2]): mit exzessiver Kollagenbildung vermehrt vom Typ I durch Lungenfibroblasten im alveolären und extraalveolären Interstitium und Behinderung des Gasaustausches (s. S. 229).

d) Osteopetrose[3]: mit exzessiver Osteoid- und damit Kollagen-Typ-I-Bildung durch Osteoblasten und reduziertem osteoklastärem Umbau.

2.2.3.4. Störung der Glykosylierung

Ein Manganmangel blockiert, eine diabetische Stoffwechsellage sowie Vitamin-D-Mangel stimulieren die Kollagenketten-Glykosylierung. Dies soll beim Diabetes mellitus die Ursache der kapillären Basalmembranverdickung sein und beim Vitamin-D-Mangel zusammen mit der gesteigerten Lysinhydroxylierung die Knochenverkalkungsstörung bewirken.

---

[1] Kirrhos (gr.) gelb. – [2] LOUIS HAMMAN (1877–1946) amerik. Arzt; A. RICH, dessen Mitarbeiter. – [3] Petros (gr.) Stein.

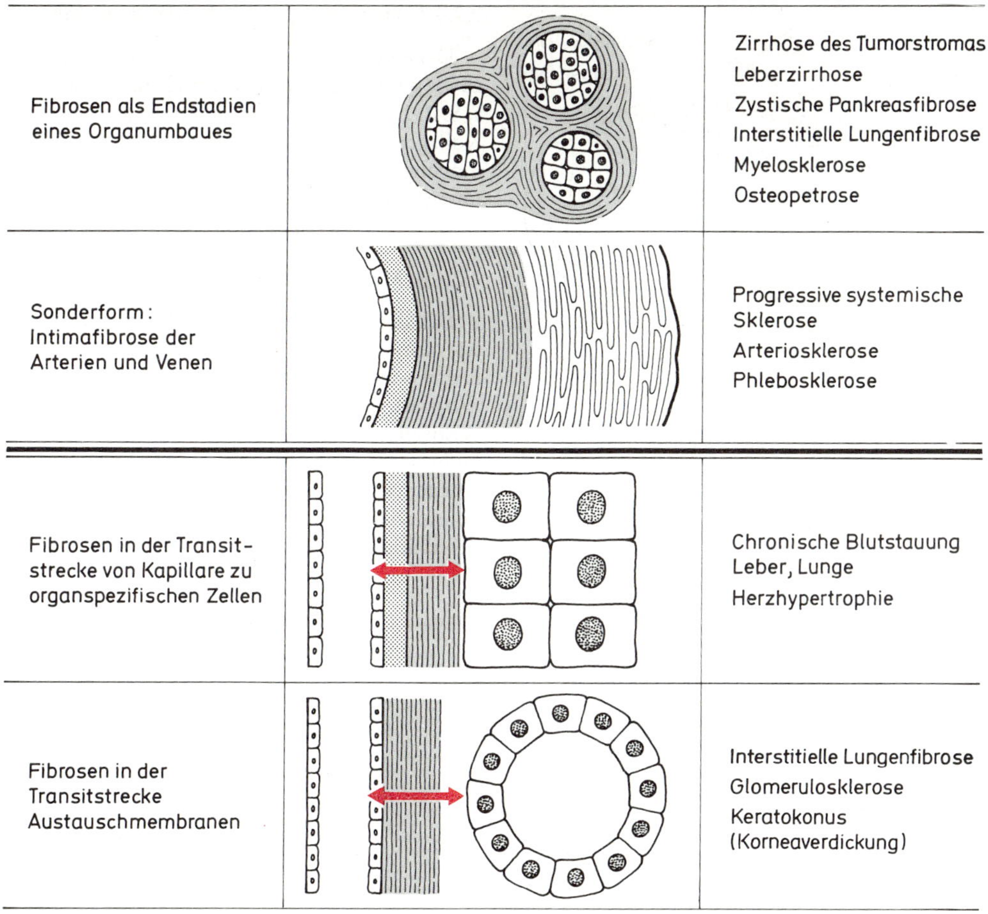

Fibrosen als Endstadien eines Organumbaues		Zirrhose des Tumorstromas Leberzirrhose Zystische Pankreasfibrose Interstitielle Lungenfibrose Myelosklerose Osteopetrose
Sonderform: Intimafibrose der Arterien und Venen		Progressive systemische Sklerose Arteriosklerose Phlebosklerose
Fibrosen in der Transit- strecke von Kapillare zu organspezifischen Zellen		Chronische Blutstauung Leber, Lunge Herzhypertrophie
Fibrosen in der Transitstrecke Austauschmembranen		Interstitielle Lungenfibrose Glomerulosklerose Keratokonus (Korneaverdickung)

C. – Abb. 44. Formen der Kollagenbildungsstörungen (= Fibrosen).

2.2.3.5. Prokollagen-N-Proteasemangel

Fehlt die Prokollagen-N-Protease, so werden die Amino-terminalen Peptide nicht vom Prokollagen abgespalten. Die Kollagenfasern weisen einen zusätzlichen Querstreifen auf und sind unregelmäßig dick. Folge davon ist eine abnorme Zerreißbarkeit und Verletzbarkeit der Haut und eine Überstreckbarkeit der Gelenke (*Ehlers-Danlos-Syndrom Typ I* und *Typ VII;* Dermatosparaxis[1] bei Schaf und Rind) (Abb. 46).

2.2.4. Kollagenvernetzungsstörung (Abb. 46)

2.2.4.1. Lysinoxidasemangel

Beim genetischen Lysinoxidasemangel fehlen die für die Vernetzung wichtigen Aldehydgruppen. Folge dieser Vernetzungsstörung sind eine vermehrte Hautzerreißbarkeit *(Ehlers-Danlos-Syndrom Typ V).*

2.2.4.2. Lysinoxidasehemmung

Eine Reihe von Stoffen und Ernährungsstörungen hemmen die kupferhaltige Lysinoxidase, deren Coferment aus Pyridoxalphosphat besteht: Ein Kupfermangel beim Menke-Syndrom oder D-Penicillamintherapie bei *Morbus Wilson*[2] sowie ein Vitamin-B_6-Mangel hemmen dabei direkt, β-Aminoproprionitril (= Wirkstoff der Kichererbse, Lathyrus odoratus), sowie die Homogentisinsäure (bei Alkaptonurie, siehe Pigmente) hemmen die Lysinoxidase kompetitiv. Folge davon sind Hautüberdehnbarkeit, Gefäßaneurysmen, Skelettdeformierungen.

---

[1] Derma (gr.) Haut; sparasso (gr.) zerreissen. – [2] J. E. WILSON (1809–1884) engl. Dermatologe.

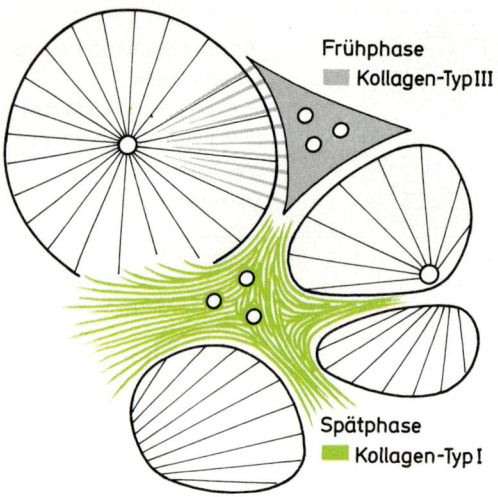

C. – Abb. 45. Kollagentypen in den Phasen der Leberzirrhose.

2.2.4.3. Hemmung der Aldolkondensation

D-Penicillamin (= β-, β'-Dimethylcystein) sowie Homocystein (bei der Homozysteinurie, s. S. 292) blockieren die Aldehydgruppen an den Kollagenmolekülen und damit die Kollagenvernetzung. Die Kollagenfasern sind dünn und unregelmäßig.

2.2.4.4. Marfan[1]-Syndrom

Bei dieser angeborenen Kollagenerkrankung ist vermutlich die Kollagenvernetzung gestört. Dabei wird praktisch kein Typ-I-Kollagen synthetisiert, wodurch die Zugfestigkeit der Organe verlorengeht. Die Charakteristika dieser Erkrankung sind: Linsenektopie, dissezierendes Aortenaneurysma und Spinnenfingrigkeit. Hinzu kommt Skoliose der Wirbelsäule und Hautüberdehnbarkeit (Abb. 46).

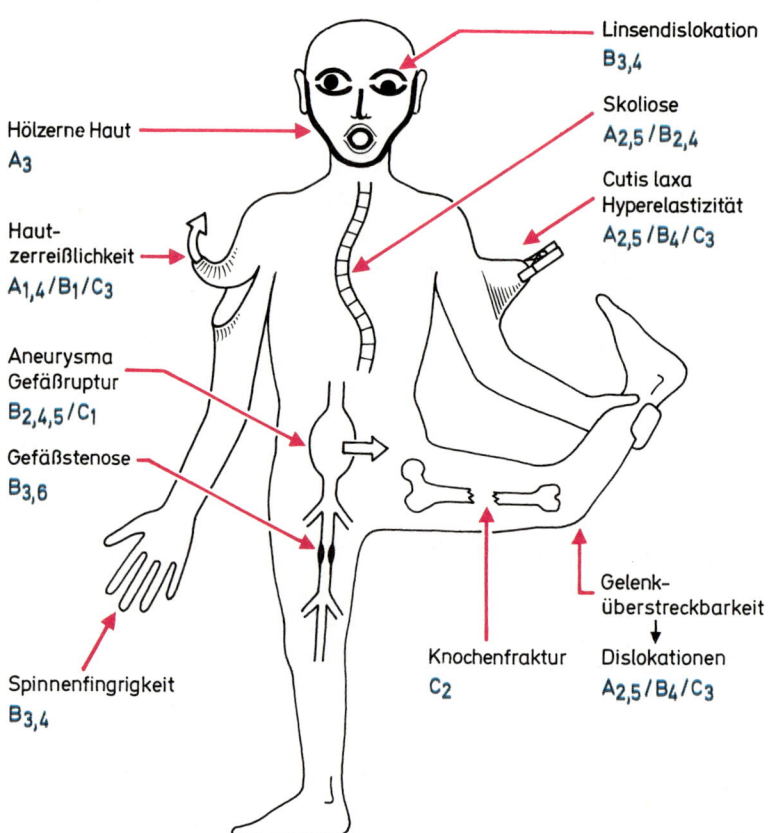

C. – Abb. 46. Pathologie der Kollagenopathien (Buchstaben und Nummern korrespondieren mit Tab. 4, S. 220–221).

---

[1] B. J. A. Marfan (1858–1942) französischer Pädiater.

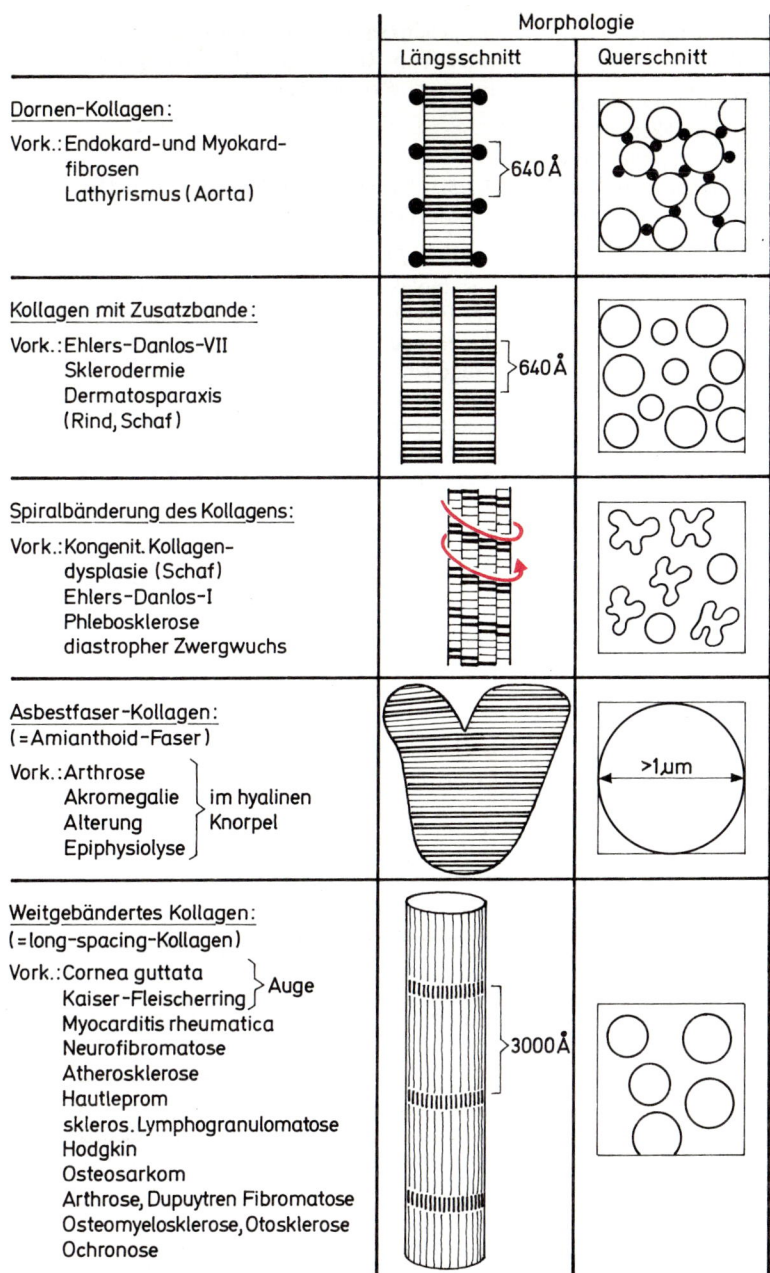

	Morphologie	
	Längsschnitt	Querschnitt
Dornen-Kollagen: Vork.: Endokard- und Myokard- fibrosen Lathyrismus (Aorta)	>640 Å	
Kollagen mit Zusatzbande: Vork.: Ehlers-Danlos-VII Sklerodermie Dermatosparaxis (Rind, Schaf)	>640 Å	
Spiralbänderung des Kollagens: Vork.: Kongenit. Kollagen- dysplasie (Schaf) Ehlers-Danlos-I Phlebosklerose diastropher Zwergwuchs		
Asbestfaser-Kollagen: (=Amianthoid-Faser) Vork.: Arthrose Akromegalie ⎱ im hyalinen Alterung ⎰ Knorpel Epiphysiolyse		>1 μm
Weitgebändertes Kollagen: (=long-spacing-Kollagen) Vork.: Cornea guttata ⎱ Auge Kaiser-Fleischerring ⎰ Myocarditis rheumatica Neurofibromatose Atherosklerose Hautleprom skleros. Lymphogranulomatose Hodgkin Osteosarkom Arthrose, Dupuytren Fibromatose Osteomyelosklerose, Otosklerose Ochronose	>3000 Å	

C. – Abb. 47. Pathomorphologie des Kollagens.

2.2.4.5. Störung infolge vermehrten Proteoglykananteils

Ein vermehrter Proteoglykananteil führt zum sog. »Dornenkollagen« (Abb. 47) mit gesteigerter Kollagenvernetzung. Dies trifft vor allem für die Narbenbildung zu. Ein erhöhter und abnor-mer Proteoglykananteil führt dagegen zu einer Vernetzungsstörung, was vom Celoid bis zur mukoiden Degeneration (= schleimige Entartung) des betroffenen Bindegewebes führen kann. Ein typischer Vertreter dieser Gruppe ist die *Medionekrosis der Aorta* Erdheim-Gsell[1] (Abb. 47).

---

[1] JAKOB ERDHEIM (1874–1937) österreichischer Pathologe. – OTTO GSELL, zeitgen. schweiz. Internist.

2.2.4.6. Störung infolge erniedrigten Proteoglykananteils

Der Proteoglykananteil kann entweder durch einen angeborenen Proteoglykansekretionsblock mit Skelettwachstumsstörung (*Chondrodystrophie* = Dackeltyp; spondyloepiphysäre Dysplasie) massiv reduziert sein oder durch altersbedingte Stoffwechselstörungen (Arteriosklerose, Arthrose, Alterung) nur mäßig vermindert sein. Im ersten Falle findet keine Kollagenvernetzung statt, im zweiten Falle kommt es zu einer überstürzten Kollagenvernetzung in Form der asbestfaserigen[1] Degeneration mit Ausbildung von Amianthoidfasern (Abb. 47).

Neben den in vivo vorkommenden Kollagenfasertypen (= native Kollagenfibrillen) können die Kollagenfasern nach Auflösung in vitro wieder präzipitiert werden. Unter solchen Umständen bildet sich unter ATP-Zugabe ein segmental geordnetes Kollagen (= segment-long-spacing[2] collagen), und unter Zugabe von sauren Glucoproteiden mit zufälliger Anordnung der Kollagenmoleküle entsteht weitgebändertes Kollagen (= fibrous long-spacing collagen). Beide Kollagentypen kommen auch in vivo vor. Ihre pathognomonische Bedeutung ist noch unklar (Abb. 47).

2.2.5. Störungen der Kollagenkettenzusammensetzung (Abb. 46)

2.2.5.1. Vermehrter Kollagen-Typ-I-Gehalt

Eine Produktion vom Typ-I- *statt* Typ-II-Kollagen findet sich bei der *Arthrose* (siehe Arthrose, S. 746), aber auch bei der Atherosklerose und bei der Osteopetrose und äußert sich histologisch in einer Asbestfaserbildung.

2.2.5.2. Vermehrter Kollagen-Typ-III-Gehalt

Bei der vererbten *Osteogenesis imperfecta* sind die Skelettknochen abnorm brüchig, die Haut dünn und die Gelenke überdehnbar. Die Ursache liegt im Unvermögen der Fibroblasten, Typ-I-Kollagen zu bilden. Stattdessen produzieren die Osteozyten Typ-III-Kollagen, das im normalen Knochen fehlt. Dadurch verlieren die Knochen ihre Zugfestigkeit. In diese Gruppe gehört auch die *Leberzirrhose*. Auch bei der chronischen Entzündung des Zahnhalteappara-

tes produzieren die Fibroblasten nur noch Kollagen-Typ-III, was zur Lockerung der Zähne führt (= *Parodontose*).

2.2.5.3. Verminderter Kollagen-Typ-III-Gehalt

Beim *Ehlers-Danlos-Syndrom Typ IV* besteht der molekulare Defekt in einem Unvermögen der Fibroblasten, in Haut, Gastrointestinaltrakt, Aorta und Lunge Typ-III-Kollagen zu bilden. Folge sind Hautzerreißbarkeit, gastrointestinale und Blutgefäßrupturen. Ein reduzierter Kollagen-Typ-III-Gehalt findet sich auch im Gewebe bei *Neurofibromatose* und bei *Progerie*[3] (vorzeitige Gewebsalterung).

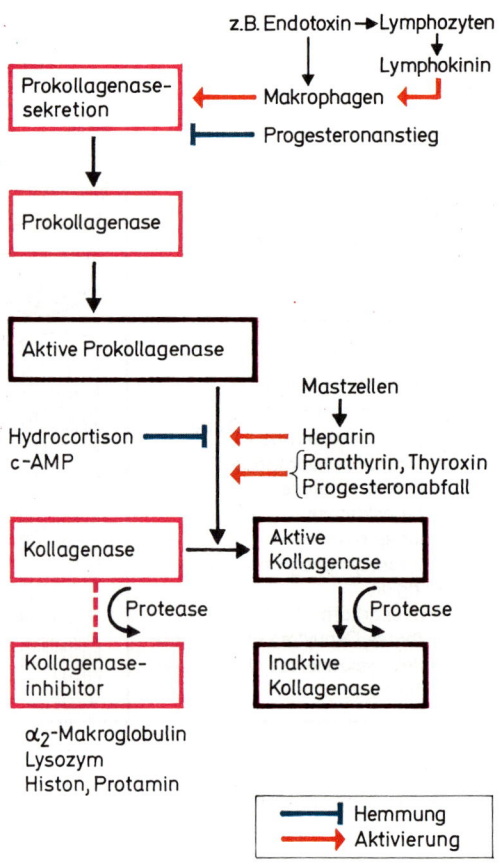

C. – Abb. 48. Aktivierung und Hemmung des Kollagenasesystems.

---

[1] Asbestos (gr.) unvertilgbar. – [2] to space (engl.) in Zwischenräumen anordnen. – [3] Pro (gr.) vor; geraios (gr.) alt.

2.2.6. Biokatabolismus des Kollagens (= Kollagenolyse)

Das Kollagen des Organismus hat einen regen Umbau. So beträgt die Halbwertzeit der löslichen Fraktion des Hautkollagens beim Jugendlichen ca. eine Woche, der unlöslichen Fraktion ca. ein Jahr. Daraus geht hervor, daß ein geregelter Abbau der Kollagene vorhanden sein muß, denn ein plötzlicher, nicht regulierbarer Kollagenabbau hätte verheerende Folgen. Prinzipiell läuft der *Kollagenabbau stufenweise* ab (Abb. 48), indem inaktive Enzymvorstufen vor ihrem kollagenolytischen Einsatz aktiviert werden und natürlich vorkommende Kollagenasehemmer von den Kollagenasen abgespalten werden müssen. Die *Kollagenasen* sind teilweise an das Kollagen (Typ I, II, III) gebunden. Sie sind *gewebespezifisch* und starten den Kollagenabbau, indem sie an nativen Fibrillen von Typ-I-, -II- und -III-Kollagenen auf der Amino-terminalen Seite große Bruchstücke (= *TC^A-Fragmente*) und auf der Carboxyl-terminalen Seite kleine Bruchstücke (= *TC^B-Fragmente*) hydrolytisch abspalten. Dadurch wird das Kollagen aber noch nicht löslich. In einem zweiten Schritt werden die unlöslichen Kollagenbruchstücke in Lösung gebracht. Sie denaturieren spontan und werden schließlich durch anderweitige lysosomale Proteasen und Peptiden weiter abgebaut. Voraussetzung dazu ist allerdings eine entsprechende enzymatische Auflockerung der fibrillären Grundsubstanz, damit die Kollagenase zu den Kollagenfibrillen diffundieren kann. Diese Voraussetzung erfüllt das lysosomale *Kathepsin-D*. Diese Protease wird im Falle des Knorpelgewebes von den Chondrozyten gebildet, sezerniert und in die Wände der Knorpelzellhöfe eingebaut (Abb. 49). Solche lysosomale Enzyme werden z. T. auch noch membranumhüllt in die bindegewebige Grundsubstanz ausgeschleust (= siehe Matrixlysosomen, S. 207). Das Kathepsin-D spaltet zunächst die Proteoglykankollagenkomplexe auf und baut den Kollagenaseinhibitor ab, so daß die aktive Kollagenase in die bindegewebige Grundsubstanz eindringen und die Kollagenfibrillen abbauen kann (Abb. 48).

Danach setzt die *Zweischrittverdauung der Kollagen-* und *Proteoglykanspaltprodukte* ein (siehe Lysosomen, S. 208). Die Bindegewebszelle selbst und/oder die Makrophagen und Re-

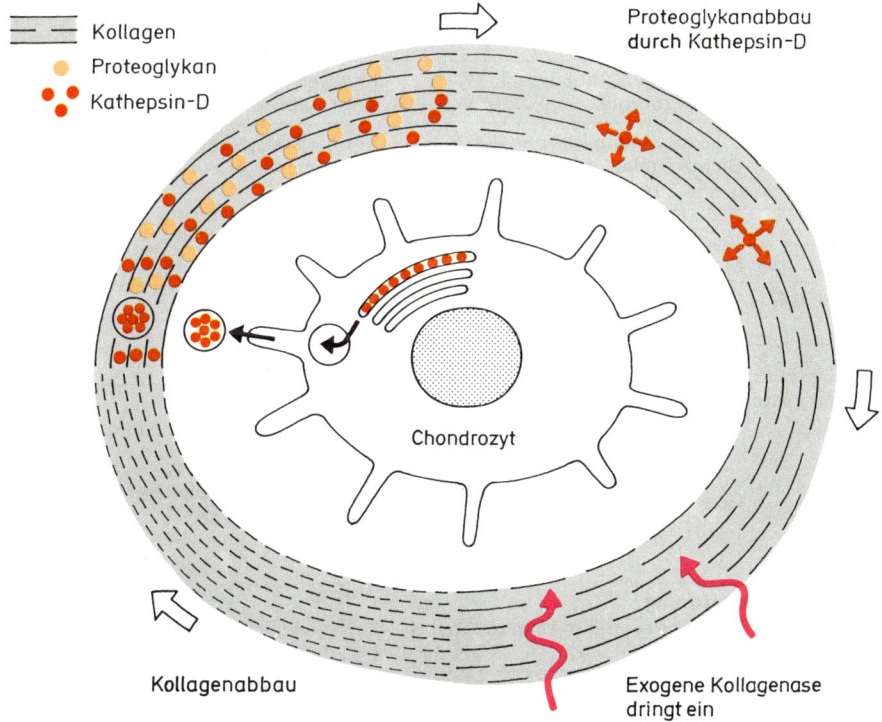

Kollagen

Proteoglykan

Kathepsin-D

Proteoglykanabbau durch Kathepsin-D

Chondrozyt

Kollagenabbau

Exogene Kollagenase dringt ein

C. – Abb. 49. Synergismus zwischen Kollagenase und extrazellulären lysosomalen Proteasen.

sorptionsriesenzellen (z. B. Osteoklasten[1]) phagozytieren das angedaute Material und bauen es durch lysosomale Peptidasen und Hydrolasen vollständig ab. Der Kollagenabbau kann aber auch durch Kollagenasen erfolgen, die von Bakterien (z. B. Clostridium histolyticum, Clostridium welchii) oder von Parasiten (z. B. Schistosoma mansoni, Fasciola hepatica) gebildet werden. Dadurch wird die *Ausbreitung der bakteriellen Entzündungen begünstigt.*

2.2.7. Störungen der Kollagenolyse (Tab. 5)

Bei einer Reihe von Erkrankungen liegt eine Störung des Kollagenabbaus zugrunde. Die Störung kann dabei an der Aktivitätskontrolle der kollagenolytischen Enzyme liegen oder den Kollagenendabbau betreffen.

2.2.7.1. Störungen infolge kollagenolytischer Hyperaktivität

Bei diesen Störungen wird das kollagenfasrige Bindegewebe infolge einer unkontrolliert erhöh-

ten Kollagenolyse zerstört. Die Folge ist eine Auflockerung des Bindegewebes, die bis zur Auflösung reichen kann. Diese Kollagenolysestörungen treten meist im Gefolge mit anderen Gewebsschädigungen auf.

2.2.7.2. Krankheiten mit gestörtem Kollagenendabbau

Bei den Krankheiten dieser Gruppe werden überschüssige Kollagenfasern über den Zweischrittabbau (siehe Lysosomen, S. 202, 208) phagozytiert und bleiben mit erkennbarer Bänderung über längere Zeit innerhalb der Bindegewebszellen liegen. Diese Kollagenabbauverzögerung ist vor allem für *Fibrosarkome* und *Fibromatosen* typisch. Das in physiologischem Rahmen phagozytierte Kollagen kann aber auch infolge Kollagenfehlsynthese oder Funktionsuntüchtigkeit der Bindegewebszellen nicht vollständig abgebaut werden. Dann bleiben die enzymresistenteren Fibrillenbruchstücke mit Querstreifung, die weniger resistenteren als filamentöse Aggregate in Phagolysosomen der Zelle zurück.

C. – Tab. 5. Kollagenolysestörungen.

Krankheit	Primäre Ursache	
a) Störungen infolge kollagenolytischer Hyperaktivität		
Arthrose	? (Alterung)	Knorpel-Kathepsin-D ↑↑
Rheumatische Arthritis	Antikollagen-Antikörper? Immunkomplex-Synovitis?	Knorpel- und Synovia-Kollagenase ↑↑
Arthritis urica	Lysosomenlabilisierung durch Gichtkristalle infolge Hyperurikämie (siehe Stoffwechsel)	Knorpelkollagenase ↑ und lysosomale Hydrolasen ↑
M. Paget	?	Knochenkollagenase ↑
Parodontose	Entzündung, Zahnstein	Gingiva-Kollagenase ↑
Epidermolysis bullosa	Rezessiv vererbte Kollagenase-hyperaktivität (?)	Hautkollagenase ↑
Leberfibrose	Leberzellschädigung	Leberkollagenase ↑
b) Krankheiten mit gestörtem Kollagenendabbau		
Fibromatosen	?	Intrazelluläre Kollagenanhäufung
Fibrosarkome	?	
Mukopolysaccharidosen Ehlers-Danlos-Syndrom Typ IV	Gen-Defekt	Verzögerter intrazellulärer Kollagenabbau
c) Mechanische Kollagenzerstörung		
Sehnenruptur	Sportverletzung mit Überdehnung	Kollagenknickdeformation (= Fibrillenaufspleißung)

---

[1] Klao (gr.) brechen.

2.2.7.3. Mechanische Kollagenzerstörung

Bei Hochleistungssportlern (meist Achillessehne[1]) spleißen die Kollagenfibrillen infolge Überdehnung an einigen Stellen des Sehnengewebes auf. Später reißen die Sehnen bei geringen Belastungen durch (= *Sehnenruptur*).

2.2.8. Immunpathologie des Kollagens

Die einzelnen Kollagentypen weisen an ihren Molekülen *zwei antigendeterminante Gruppen* auf. Die eine Gruppe hängt von der kombinierten Helixstruktur der Kollagenfibrillen ab (= *Helix-Determinante*), die andere Gruppe wird entweder von der Carboxyl-Endgruppe (= *Carboxylendgruppen-Determinante*) oder von den Amino-Endgruppen (= *Aminoendgruppen-Determinante*) bestimmt. Mit Hilfe dieser Antigene lassen sich die einzelnen Kollagentypen immunfluoreszenzmikroskopisch voneinander abgrenzen. *Kollagenantikörper* spielen in der formalen Pathogenese einiger Erkrankungen eine Rolle:

*a) Progressiv-chronische Polyarthritis
(= rheumatoide Arthritis, primär-chronische Polyarthritis):*

Im Serum und in der Synovia dieser Patienten finden sich Antikörper gegen Kollagen Typ I, II und III mit Kollagennekrosen (pathologisches Vollbild siehe Arthritis S. 745).

b) Idiopathische Lungenfibrose (Hamman-Rich):

Man findet Antikörper gegen Typ-I-Kollagen (Seite 222).

c) Destruktives Lungen-Emphysem[2]:

Es finden sich Antikörper gegen Typ-I-Kollagen (s. auch Elastolyse, S. 240).

2.2.9. Kollagennekrose[3]
(= fibrinoide Degeneration)

Als fibrinoide Degeneration der Kollagenfasern wird eine färberische Veränderung des Kollagens bezeichnet, bei der das Kollagen *verstärkt eosinophil* ist und sich mit der Weigertschen Färbung wie Fibrin anfärben läßt. Die Kollagenveränderung in Form des »Fibrinoids« ist immer eine Begleiterscheinung von Nekrose und/oder Entzündung. Es ist frühester morphologischer Indikator der Kollagenosen (s. S. 222), und kommt in 3 Formen vor: *Quellungsfibrinoid, Präzipitationsfibrinoid, Nekrosefibrinoid* (Abb. 50).

2.2.9.1. Quellungsfibrinoid

Es fällt histologisch als homogene Kollagenfaserverbreiterung mit Fibrin-Färbeverhalten auf. Ultrastrukturell zeigen die Kollagenfasern an ihren Enden eine Aufspleißung in feinere filamentöse Strukturen, wodurch die Kollagenquerbänderung verlorengeht. Das Kollagen ist denaturiert und hat seine physikalische Zugfestigkeit verloren. Das Quellungsfibrinoid ist typisch für Erkrankungen, denen eine *erhöhte Kollagenaseaktivität* zugrunde liegt (Abb. 50).

2.2.9.2. Präzipitationsfibrinoid

In diesem Falle bleibt die Quartärstruktur des Kollagens und damit die Kollagenquerbänderung erhalten. Die Kollagenfasern sind aber durch *Immunkomplexablagerungen* so bedeckt, daß sie sich histochemisch und histologisch nicht von Quellungsfibrinoid unterscheiden. Elektronenmikroskopisch sind die quergebänderten Kollagenfasern mit amorphdichtem Material (= Immunkomplexe) umgeben und auseinandergedrängt. Zwischen den Fasern findet man Ansammlungen von Zelltrümmern und Matrixvesikeln (siehe Matrixlysosomen, S. 207). Das Präzipitationsfibrinoid ist typisch für die *Kollagenosen* und für die *allergischen Angiitiden* (Abb. 50).

2.2.9.3. Nekrosefibrinoid

Das Nekrosefibrinoid findet sich meist in oberflächenbegrenzendem Gewebe (Haut, Gefäßwand, Magendarmwand). Dabei erscheinen die Kollagenfasern über weite Bezirke homogenisiert und weisen eine fibrinoide Färbeeigenschaft auf. Ultrastrukturell sind die kollagenen und auch elastischen *Fasern proteolytisch fragmentiert*. Die Kollagenbruchstücke haben ihre Querbänderung und damit ihre Quartärstruktur verloren. Sie sind eingebettet in eine Masse aus Fibrin, Serumbestandteilen (evtl. auch Immunpräzipitate) und Zelltrümmer mit zahlreichen Matrixvesikeln. Das Nekrosefibrinoid kommt in nekrotischen Bezirken der Gefäßwand

---

[1] Achilles, griechischer Halbgott, nur an der Ferse verwundbar. Im Trojanischen Krieg durch einen Pfeil von Paris an der Ferse verletzt. – [2] En u. physiao (gr.) blase. – [3] Nekros (gr.) tot.

Kollagennekrose	Histologie	Ultrastruktur	Vorkommen
Quellungs-fibrinoid	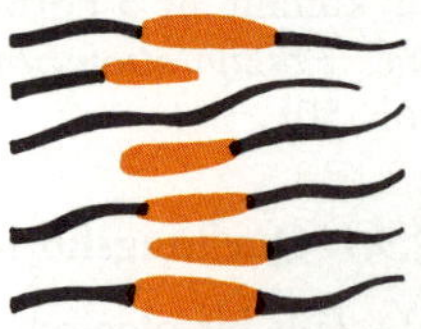	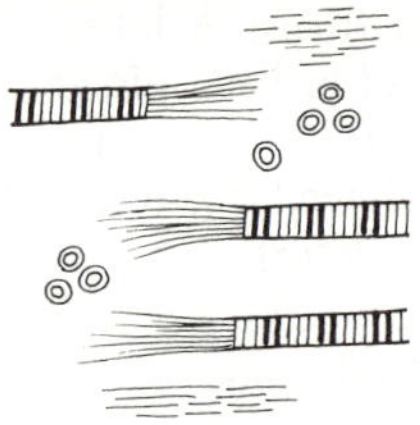	Keratitis Epidermolysis bullosa chron. Gingivitis Entzündungen
Präzipitations-fibrinoid	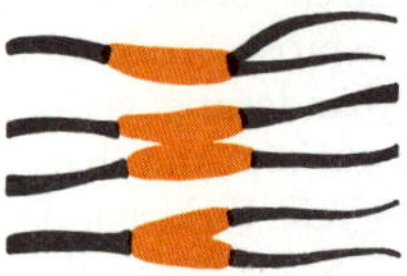	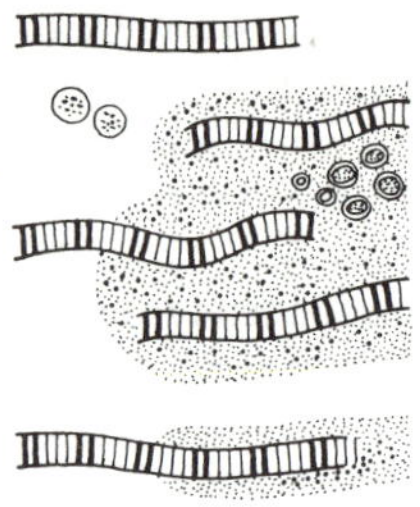	Kollagenosen: Polyarthritis rheum. progr. chron. Arthritis Lupus erythematodes Periarteriitis nodosa Riesenzellenarteriitis Dermatomyositis Sklerodermie Allerg. Angiitiden
Nekrose-fibrinoid	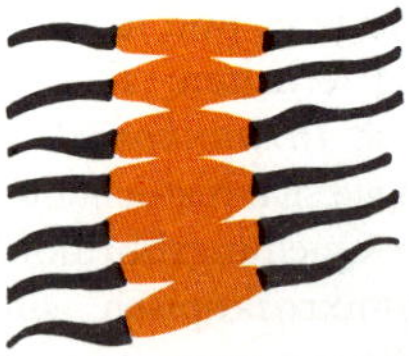	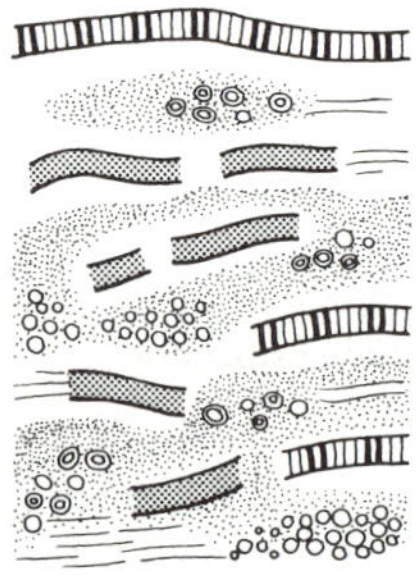	Hautnekrosen: Granuloma annulare Necrobiosis lipoidica Gefäßnekrosen: Arteriolonekrose hypertens.Vaskulopathie Strahlenvaskulopathie Darmnekrose: Ulcus pepticum Colitis ulcerosa Typhus

C. – Abb. 50. Kollagennekrose (= fibrinoide Nekrose).

(z. B. Arteriolonekrose), der Magendarmwand (z. B. Ulzera) und der Haut (z. B. Nekrobiosis lipoidica diabeticorum) vor.

2.2.10. Hyalin

Mit Hyalin wird eine *glasig-homogene Ablagerung oder Strukturveränderung im Gewebe* bezeichnet. Hyalin ist eine homogene Substanz im Interzellularraum, färbt sich stark *eosinophil* und wird *nie* von einer Entzündung begleitet. Man unterscheidet *bindegewebiges* und *vaskuläres Hyalin*, sowie *epitheliales Hyalin*.

2.2.10.1. Bindegewebiges Hyalin

a) *Im Bereiche der serösen Häute* weist eine hyaline knorpelartige Wandverdickung auf eine

abgelaufene chronische rezidivierte Entzündung hin. Dies führt in der *Pleura, Leberkapsel* und *Synovia* zu *plattenartigen Wandverdickungen,* bei der Milz zur *Zuckergußmilz* (= Perisplenitis cartilaginea) und bei der Gallenblase zur *Porzellangallenblase.* In diesen Fällen ist das Hyalin histologisch aus einem dichten und zellarmen Kollagenfaserfilz aufgebaut. Ultrastrukturell erkennt man breite Kollagenfasern, zum Teil Amianthoidfasern (s. S. 225) mit typischer Kollagenquerbänderung. Zwischen den Kollagenfasern findet man Proteoglykanablagerungen und einzelne Oxytalanfasern (siehe Elastin, S. 236) (Abb. 51) (s. Ma. S. 166).

b) *Im bindegewebigen Stroma* der Organe kann es im Rahmen *degenerativer Veränderungen* auch zu einer Hyalinisierung der Kollagenfasern kommen. So findet man Hyalin bei Uterusmyomen, fibröser Mastopathie, regressiven

---

[1] Hyalos (gr.) Glas.

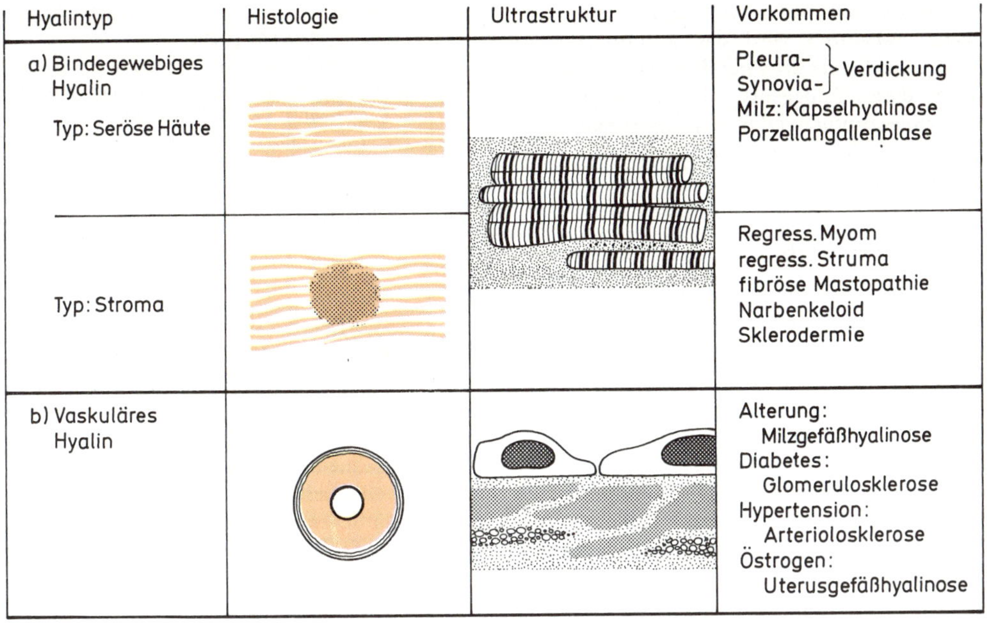

Hyalintyp	Histologie	Ultrastruktur	Vorkommen
a) Bindegewebiges Hyalin Typ: Seröse Häute			Pleura- ⎱ Synovia- ⎰ Verdickung Milz: Kapselhyalinose Porzellangallenblase
Typ: Stroma			Regress. Myom regress. Struma fibröse Mastopathie Narbenkeloid Sklerodermie

b) Vaskuläres Hyalin			Alterung:
			    Milzgefäßhyalinose
			Diabetes:
			    Glomerulosklerose
			Hypertension:
			    Arteriolosklerose
			Östrogen:
			    Uterusgefäßhyalinose

C. – Abb. 51. Mesenchymale Hyalintypen.

Strumen, in Silikosenarben, im Narbenkeloid[1] und bei der lokalisierten Sklerodermie (Morphea[2]). Als Ursache dieses Hyalins wird eine *Störung der kollagenen Fibrillogenese* vermutet (Abb. 51) (s. Hi. S. 240).

2.2.10.2. Vaskuläres Hyalin

Beim vaskulären Hyalin liegt keine pathologische Veränderung der Kollagenfasern vor. Es handelt sich hier vielmehr um *atypische Ablagerungen vom Typ-IV-Kollagen*, d. h. um Basalmembransubstanz mit Plasmaproteinbeimengungen, meist in die Wandung kleiner Gefäße und Arteriolen. Ultrastrukturell erkennt man in den hyalinisierten Bezirken eine Verbreiterung des subendothelialen Raumes sowie nekrotische Myozyten und Zelltrümmer in der unmittelbaren Umgebung. Der subendotheliale Raum ist mit einer homogen-amorphen Masse angeschoppt, die auch zwischen die Myozyten einzusickern scheint. Die Gefäßhyalinose ist auf *vier pathogenetische Prozesse* zurückzuführen:
a) *Alterung* (z. B. in Milz und Pankreasgefäßen),
b) *diabetische Stoffwechsellage* (z. B. Augenhintergrundgefäße; Glomerulosklerose),
c) *Hypertension* (z. B. Nierengefäße),

d) *Östrogenmangel* (z. B. Uterus- und Ovargefäße) (s. Hi. S. 29).

2.2.10.3. Epitheliales »Hyalin«

Es wird hier nur der Vollständigkeit halber aufgeführt, ist aber als zytoplasmatische Differenzierung präkeratinhaltig (Mallory-Körperchen, S. 265) und nicht zum Kollagen zu rechnen. Es kommt in Plasmazellen als *Russelsche[3] Körperchen*, in der Schilddrüse als *Kolloid* und in der Niere als *Eiweißspeicherung* vor.

2.2.11. Pathologische Stoffablagerungen im Kollagen

Die Kollagenfibrillen (vor allem Typ I und II) sind von ihrem molekularen Aufbau her imstande, bestimmte organische und anorganische Stoffe zu binden.

2.2.11.1. Lipide

Bei der *Xanthomatose[4]* (s. S. 285), einer primären Fettstoffwechselstörung, sowie im Rahmen degenerativer Veränderung des kollagenfasrigen Bindegewebes (Sehne, Meniskus), werden Lipi-

---

[1] Chälä (gr.) Huf, Klaue. – [2] Morpha (gr.) Gestalt, Form. – [3] W. RUSSEL (1852–1940) engl. Arzt. – [4] Xanthos (gr.) gelb.

de teilweise intrafibrillär im Kollagen-Typ-I ein-gelagert. Dadurch wird das supramolekulare Kollagengefüge derart verändert, daß die Zugfe-stigkeit dieses Kollagentyps leidet. Folge davon sind Sehnenrupturen (z. B. Achillessehnenruptur der Leichtathleten) und Meniskusabrisse (z. B. Fußballspieler, S. 229).

2.2.11.2. Kalziumsalze

Die wichtigste anorganische Stoffablagerung im Kollagen-Typ sind *Calciumphosphate* (siehe auch Mineralisation, S. 194). Die Nukleation der Calciumphosphatausfällung beginnt vornehm-lich in den kollagenassoziierten Proteoglykan-molekülen. Später kommt es zur Kristallbildung in den dichteren Querbänderungszonen der Kollagenfibrillen, wobei die Kalziumkristalle (meist *Apatit*[1]) längsparallel zu Fibrillen verlau-fen, bis schließlich die ganze Kollagenfibrille verkalkt ist.

Literatur

GAY, S., E. J. MILLER (Hsg.): Collagen in the physio-logy and pathology of connective tissue. Fischer, Stuttgart – New York 1978.

GOLDBERG, B.: Electron microscopic studies of pro-collagen from cultured human fibroblasts. Cell *1:* 185–192 (1974).

HÖHLING, H. J.: Collagen mineralization in bone, dentine, cementum and cartilage. Naturwissen-schaften *56:* 466–477 (1969).

JACKSON, D. S.: Collagens. J. clin. Path. Suppl. *12:* 44–48 (1978).

LEVENE, C. I.: Diseases of the collagen molecule. J. clin. Path. Suppl. *12:* 82–94 (1978).

NEMETSCHEK, TH. et al.: Über eine gerichtete Lipid-einlagerung in menschlichem Sehnenkollagen. Vir-chows Arch. A Path. Anat. Histol. *370:* 251–254 (1976).

POPE, F. M., A. NICHOLS: Molecular abnormalities of collagen. J. clin. Path. Suppl. *12:* 95–104 (1978).

PROCKOP, D. J., K. I. KIVIRIKKO, L. TUDERMAN, N. A. GUZMAN: The biosynthesis of collagen and its disorders. New Engl. J. Med. *301:* 13–23, 77–85 (1979).

RAMACHANDRAN, G. N., A. H. REDDI (Hsg.): Bioche-mistry of collagen. Plenum Press, New York – London 1976.

RIEDE, U. N.: Penicillamine induced changes in grow-ing rats. Amer. J. Path. *61:* 249–256 (1970).

RIEDE, U. N., J. STAUBESAND: A unifying concept for the role of matrix vesicles and lysosomes in the formal pathogenesis of diseases of connective tis-sues and blood vessels. Beitr. Path. *160:* 3–32 (1977).

ROIKIND, M., M. A. DUNN: Hepatic fibrosis. Gastro-enterology *76:* 849–863 (1979).

UITTO, J., J. R. LICHTENSTEIN: Defects in the bioche-mistry of collagen in diseases of connective tissue. J. invest. Dermatol. *66:* 59–79 (1976).

VAHERI, A. et al.: Codistribution of pericellular matrix proteins in cultured fibroblasts and loss in transfor-mation: Fibronectin and procollagen. Proc. nat. Acad. Sci. (USA) *75:* 4944–4948 (1978).

2.3. Pathologie der Basalmembran (= Kollagen Typ IV, V)

2.3.1. Organisation und Funktion

Die Basalmembran ist ein ubiquitärer extra-zellulärer Baubestandteil. Sie ist im Bereiche solcher Epithelien resp. Endothelien ausgebildet, die eine am Stofftransport beteiligte Oberfläche begrenzen. Die Basalmembranen haben *4 we-sentliche Funktionen:*

a) *Filterfunktion* (z. B. Glomerulumbasalmem-bran),

b) *Elastische Stützfunktion* (z. B. Linsenkapsel),

c) *Leitstruktur für Epithelregeneration* (z. B. Nierentubuli, Lungenalveolen),

d) *Blutgerinnung* (vgl. auch Kollagen Typ III).

Eine Basalmembran läßt sich histochemisch mit PAS[2]-Reaktion (= Nachweis von α-Glyko-len) oder Versilberung darstellen. Nach konven-tioneller Immersionsfixation besteht sie aus *3 Schichten:* Lamina rara externa, Lamina densa und Lamina rara interna. Nach der Fixation mit Gefriertrocknung (mit flüssigem Stickstoff im Vakuum) fehlen alle drei Basalmembranschich-ten. Die Basalmembranen bestehen je nach Ge-webe aus *Kollagen Typ IV oder V,* wobei diese Kollagenketten mit *globoiden Anteilen* enthal-ten, die bei der extrazellulären Vernetzung nicht abgespalten werden. Die Kollagenketten weisen an ihrem non-helikalen globoiden Teil Poly-saccharidketten auf und sind in diesem Bereich mit Disulfidbrücken untereinander verbunden. Am helikalen Teil haften zahlreiche Disaccharid-gruppen. Die Basalmembranen sind je nach Individuum und Lokalisation verschieden struk-turiert und haben dementsprechend verschiede-ne *antigene Determinanten* (diagnostisch nutzbar).

Die *Gefäßendothelien* synthetisieren und se-zernieren Basalmembrananteile in Form von

---

[1] Apatein (gr.) täuschen, da oft mit anderen Kristallen verwechselt. – [2] Para-Amino-Salicylsäure.

Kollagen Typ IV und V, Proteoglykanen und Fibronectin. Dieser Makromolekülverband bildet die *Leitschiene für ein orientiertes Weiterwachsen der Endothelien* in der Fläche. Dies ist für die Endothelien deshalb so wichtig, weil sie bipolar aufgebaut sind. Die eine Oberfläche ist für die *Verankerung* mit der Media, die andere für die *Abdichtung* des Blutstromes »gebaut«. Die Basalmembran bildet, wie In-vitro-Versuche zeigten, für die Endothelien gleichsam einen Kompaß. Nach ihr richtet die Endothelzelle ihre beiden Pole aus. Dies ist auch mithin ein wesentlicher Grund dafür, daß bei bestimmten Parenchymschäden[1] nur dann eine Restitutio ad integrum eintritt, wenn die endotheliale Basalmembran noch intakt ist (vgl. Schocklunge, S. 366).

2.3.2. Turn-over der Basalmembran

Der normale Umsatz der Basalmembranen geht *langsam* vor sich. Er dauert bei den Glomerulumschlingen der Nieren etwa 1 Jahr, ist aber z. B. bei der Mammainvolution nach der Laktationsperiode wesentlich kürzer.

2.3.2.1. Glomerulumkapillaren

Die glomeruläre Basalmembransubstanz wird von den *Podozyten*[2] (= viszerales Epithel) gebildet und kontinuierlich nachgeliefert. Das Basalmembranmaterial wandert schließlich zum Mesangium hin, wo es phagozytiert und abgebaut wird. Daneben enthalten die *Granulozyten* des Blutes neutrale Proteasen, welche die Basalmembran abbauen können. Diese Proteasen werden durch α_2-Makroglobulin und α_1-Antitrypsin blockiert (Abb. 52).

2.3.2.2. Brustdrüsen

Die Brustdrüseninvolution und damit auch der Abbau der Drüsenbasalmembran läßt sich im Tierexperiment gut verfolgen. Sie beginnt in der Peripherie der Mamma und schreitet zentralwärts zur Mammille hin fort. Innerhalb der ersten 3 Tage verliert die Basalmembran der alveolären Drüsen ihre Dreischichtung und erscheint ultrastrukturell granulär und aufgelockert, histologisch verbreitert. Immunfluoreszenzmikroskopisch lassen sich lösliche Basalmembranantigene in der Peripherie als scharfen Randsaum darstellen. Nach 5 Tagen sind die Antigene diffus in der verbreiterten Basalmem-

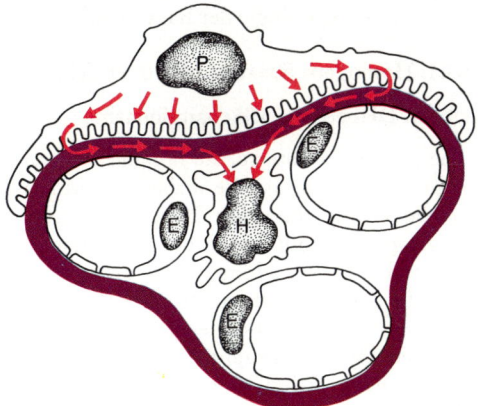

C. – Abb. 52. Synthese und Abbau der glomerulären Basalmembran. E = Kapillarendothelien; M = Mesangiumzelle; P = Podozyt.

bran verteilt. Ultrastrukturell sind die Basalmembranen jetzt unregelmäßig verbreitert, gefältelt und aufgelockert. Nach 8 Tagen sind die Basalmembranantigene diffus im Stroma[3] verteilt, aber nie intrazellulär phagozytiert. Für die *Proteolyse der Drüsenbasalmembran* ist eine von der Mamma selbst synthetisierte Protease verantwortlich, deren Aktivität hormonell gesteuert wird (Abb. 53).

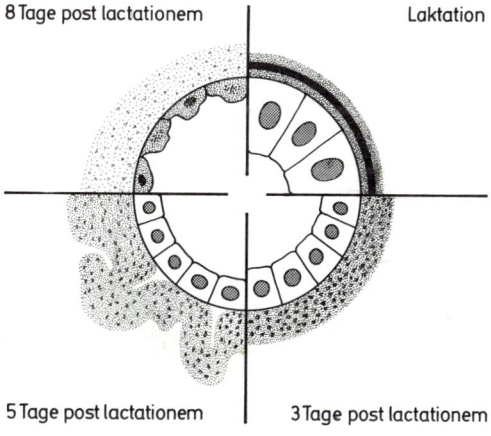

C. – Abb. 53. Basalmembranabbau der Mamma nach der Laktation.

---

[1] Enchyma (gr.) Hineingegossenes, Begriff von VIRCHOW. – [2] Podos (gr.) Fuß. – [3] Stroma (gr.) Gerüst.

2.3.3. Pathomorphologie der Basalmembran

2.3.3.1. Homogene Basalmembranverdickung

2.3.3.1.1. Diabetische Mikroangiopathie

Die am besten untersuchte homogene Basalmembranverdickung ist die diabetische Mikroangiopathie mit abnormer Basalmembran*verbreiterung* der Kapillaren in der Kreislaufperipherie und der Nierenglomerula. In diesem Falle weisen die Basalmembranen einen erhöhten Hydroxylysin- und verminderten Lysingehalt auf, wobei die Hydroxylgruppe Galaktosegruppen trägt. Verantwortlich dafür dürfte die beim Diabetes mellitus erhöhte Glykosyltransferaseaktivität sein. Für die gesteigerte Synthese der Basalmembranproteine wird der erhöhte STH-Spiegel verantwortlich gemacht. Vermutlich ist der erhöhte Kohlehydratgehalt der glomerulären Basalmembranen die Ursache für deren abnorme Kapillarpermeabilität und für die Proteinurie.

2.3.3.1.2. Hypertensive Vaskulopathie

Die Dicke der kapillären Basalmembranen hängt vom hydrostatischen Druck in den Kapillaren ab. So findet man eine Korrelation der Basalmembrandicke mit dem Abstand der Kapillare vom Herz. Bei der hypertensiven Vaskulopathie und bei der pulmonalen Hypertension sind die vaskulären Basalmembranen entsprechend *verdickt* (Abb. 54).

2.3.3.2. Appositionelle Basalmembranverdickungen

Die glomerulären Basalmembranen sind *Träger nierenspezifischer Antigene* und spielen bei der Entstehung der Poststreptokokken- und bei der Antibasalmembran-*Glomerulonephritis* eine wesentliche Rolle. Durch Ablagerungen und Einlagerungen von Immunkomplexen im Bereiche der Basalmembran (vor allem Glomerulumschlingen) wird eine *Verdickung* erzielt. Die Immunkomplexe können dabei entweder unterhalb der Kapillarendothelien oder unterhalb der Epithelien (= Podozyten) oder diffus linear auf der Basalmembran abgelagert sein (Abb. 54).

2.3.3.3. Basalmembranverdoppelung

Bei der membranoproliferativen Glomerulonephritis ist die Basalmembran *verdoppelt*. In einigen Fällen, wie z. B. Transplantatvaskulopathie und Fibroadenom[1] der Mamma, wird die Basalmembran *jahresringartig verdickt*. Vermutlich gehen dabei in verschiedenen Zeitabständen die Endothelien zugrunde und werden durch neue Endothelien ersetzt. Zurück bleiben jeweils die zugehörigen Basalmembranen (Abb. 54) (s. Hi. S. 39).

2.3.3.4. Basalmembranrupturen

Man findet sie im Rahmen von Entzündungen und an der Wachstumsfront von Tumoren; sie entstehen vermutlich im Rahmen der Zellinfiltration, denn die Granulozyten und invasiven Tumorzellen sind kollagenasereich (Abb. 54).

2.3.3.5. Stoffablagerungen in Basalmembranen

Im Rahmen einer Hyperkalzämie kommt es vor allem in der Niere gelegentlich zu *Kalkeinlagerungen* in die Basalmembran. Bei der *Amyloidose*[2] (siehe S. 257) werden oft die Basalmembranen von Amyloid umscheidet, wodurch mit der Zeit die Basalmembranen zugrunde gehen (Abb. 54).

2.3.3.6. Basalmembranverdünnung

Eine vermehrte Auflösung der Basalmembran ist bei der Involution des postpartalen Uterus und der Mamma nach der Laktation zu beobachten. In der Niere findet man eine Basalmembran-

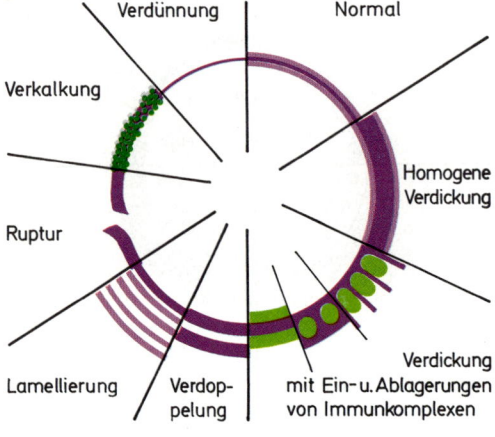

Verdünnung   Normal

Verkalkung

Homogene Verdickung

Ruptur

Verdickung mit Ein- u. Ablagerungen von Immunkomplexen

Lamellierung   Verdoppelung

C. – Abb. 54. Pathomorphologie der Basalmembran.

---

[1] Adän (gr.) genug, sattsam. – [2] Amylos (gr.) Stärkemehl.

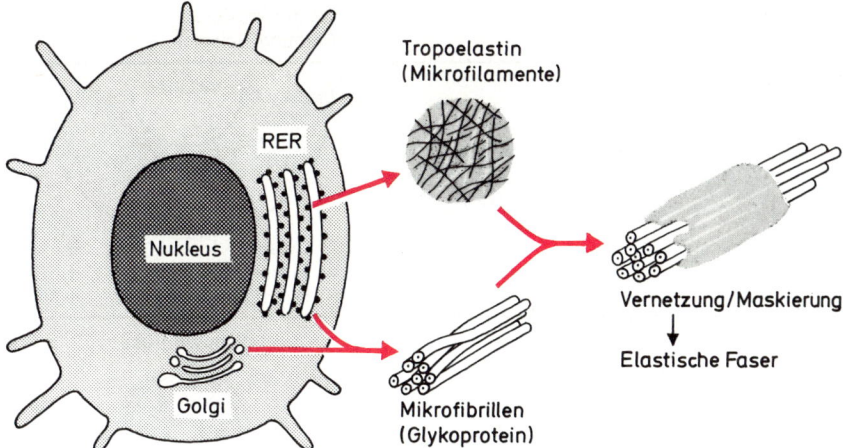

Tropoelastin
(Mikrofilamente)

RER

Nukleus

Vernetzung/Maskierung

↓

Elastische Faser

Golgi

Mikrofibrillen
(Glykoprotein)

C. – Abb. 55. Ablauf der Elastogenese.

veränderung beim autosomal-dominant vererbten *Alport-Syndrom* mit einer Störung im Pro-
linstoffwechsel (Abb. 54).

Literatur

EMMRICH, P. et al.: The epithelial and capillary basal
laminae of the placenta in maternal diabetes mellitus. Lab. Invest. *35:* 87–92 (1976).

IRELAND, J. T.: Basement membrane. J. clin. Path. *31,*
Suppl. *12:* 59–66 (1978).

MARTINEZ-HERNANDEZ, A., L. M. FINK, G. B.
PIERCE: Removal of basement membrane in the
involuting breast. Lab. Invest. *34:* 455–462 (1976).

WAXLER, B., B. SCHUMACHER, R. EISENSTEIN: Cell
stroma interactions in aortic endothelial cell cul-
tures. Lab. Invest. *41:* 128–134 (1979).

2.4. Pathologie des Elastins

2.4.1. Organisation und Funktion des Elastins[1]

Das Elastin ist ein *Biopolymer mit kautschuk-
ähnlicher Elastizität.* Es kommt im Organismus
in *3 Formen* vor:
a) *Oxytalanfasern,*
b) *Elauninfasern* und
c) *Elastische Fasern.*
Dabei stehen die elastischen Fasern am Ende
einer Reifungsfolge in der supramolekulären
Organisation (Abb. 55).

Die **elastischen Fasern** aggregieren teilweise
zu *membranartigen Strukturen* (Gefäßwand-
Elastika) oder durchziehen als *breite Faserbündel* besonders elastische Gewebe (Ohrknorpel;
Nackenbänder) oder sind als *feine elastische
Fäden* in die faserhaltige Interzellularsubstanz
elastischer Gewebe (Lunge; Haut) eingebaut.
Die elastischen Fasern färben sich histologisch
u. a. selektiv mit *Orcein* an und sind ultrastrukturell breite Bänder mit ausgefransten Randsäu-
men und einer homogenen Matrix, in der mikro-
fibrilläre Strukturen zu erkennen sind. Junge
elastische Fasern bilden globoide Haufen; reife
elastische Fasern aggregieren zu bandartigen
Strukturen (Abb. 56).

Die **Elauninfasern**[2] sind dünner als die elastischen Fasern und dienen der *Verankerung von
Epithelien,* u. U. auch Endothelien mit der bindegewebigen Unterlage, indem sie von den breiten elastischen Fasern ausgehend in die epitheliale Basalmembran einstrahlen. Sie färben sich mit
Aldehydfuchsin erst nach Oxidation an und
bestehen aus einer amorphen elastinhaltigen
Masse, die korallenartige Faserstrukturen bildet,
die mit Mikrofibrillen verfilzt sind.

Die **Oxytalanfasern** scheinen die *unreifsten*
Elastinstrukturen zu sein. Sie kommen in allen
Bindegeweben mit elastischen Fasern bei mecha-
nischer Beanspruchung und sklerosierenden
Fehlregeneration vor. Sie bestehen aus einem

---

[1] Elastin (gr.) elassao = kleiner machen. – [2] Elaunin (gr.) elauno = ziehen, in Bewegung setzen. – [3] Oxytalan
(gr.) oxys = scharf; talan = mühevoll → schwierig, nur nach Oxidation zu färben.

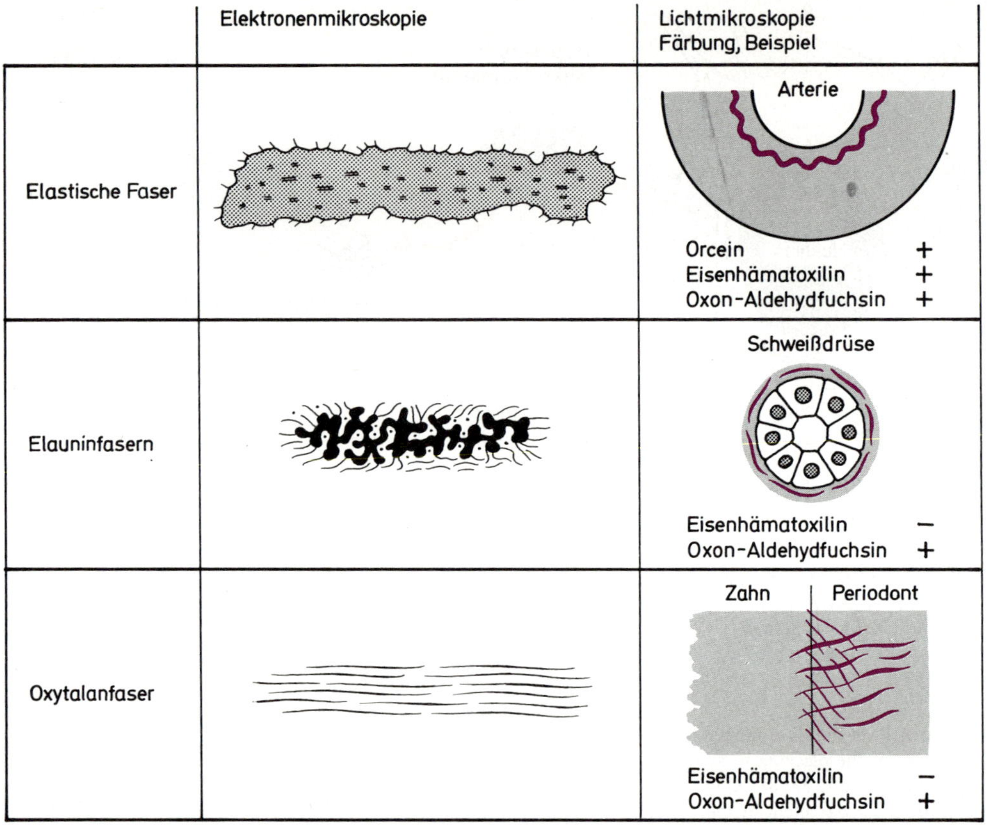

	Elektronenmikroskopie	Lichtmikroskopie Färbung, Beispiel
Elastische Faser		Arterie Orcein + Eisenhämatoxilin + Oxon-Aldehydfuchsin +
Elauninfasern		Schweißdrüse Eisenhämatoxilin — Oxon-Aldehydfuchsin +
Oxytalanfaser		Zahn Periodont Eisenhämatoxilin — Oxon-Aldehydfuchsin +

C. – Abb. 56. Elastische Fasertypen (Struktur, Färbung).

Mikrofibrillenfilz mit vornehmlich *längsparalleler* Fibrillenanordnung und enthalten *keine amorphe Substanz*. Die Oxytalanfasern färben sich mit *Aldehydfuchsin* nach vorheriger Oxidation, aber nicht mit Eisenhämatoxilin (Abb. 56).

2.4.2. Biosynthese des Elastins

Die Elastinbiogenese ist noch nicht vollständig aufgeklärt. Elastin ist ein *hochpolymeres Protein in Form eines Maschenwerkes aus locker gewickelten Spiralen* mit spezieller sich wiederholender Anordnung der *Lysylgruppen* (. . . Lys-Ala-Ala-Lys . . .) für die Vernetzung und aus nichtvernetzten Molekülabschnitten mit bestimmten sich wiederholenden Aminosäuresequenzen (. . . Gly-Val-Pro-Gly . . .). Als *Vernetzungseinheiten* kommen mehrere für Elastin typische Aminosäuren vor (Abb. 57).

Als »*Elastoblasten*« können die Gefäßwandmyozyten und Fibrozyten der Subkutis und der Ligamenta nuchae sowie die Chondrozyten des elastischen Ohrknorpels angesprochen werden. Sie sind imstande, Mikrofibrillen und Elastin, die beiden Baukomponenten der elastischen Fasern, zu synthetisieren. Die Mikrofibrillen bestehen aus *sauren Glykoproteinen*. Sie sind *tubulär* und haben einen Durchmesser von etwa 120 Å. Getrennt davon wird das *unvernetzte Elastin* (= *Tropoelastin*) in Form von periodisch-gebänderten Mikrofilamenten im Ergastoplasma der »Elastoblasten« synthetisiert und sezerniert, wo es sich mit den Mikrofibrillen *verbindet* und diese *maskiert*. Mit der darauffolgenden *Desaminierung* durch eine *kupferhaltige Lysyloxidase* wird die Vernetzung des Elastins zu elastischen Fasern eingeleitet. Dabei spielen die *Proteoglykane*, ähnlich wie bei der kollagenen Fibrillogenese, eine wichtige Rolle (Abb. 55).

2.4.3. Pathobiosynthese des Elastins

2.4.3.1. Elastogenesestörung infolge Lysyloxidasehemmung

2.4.3.1.1. Cofermentmangel (= Vitamin-B$_6$-Mangel)

Bei *Schwangeren* und bei *chronischen Alkoholikern* besteht ein relativer Vitamin-B$_6$-Mangel. Möglicherweise spielt eine pränatale Elastinvernetzungsstörung eine ausschlaggebende Rolle bei der Arteriosklerose.

2.4.3.1.2. Kupfermangel

Wie bei der Fibrillogenese des Kollagens, so ist auch bei der Elastogenese das Kupfer als Cofaktor der Lysyloxidase essentiell (siehe Kollagen, S. 217). Beim *Menke-Syndrom* einer X-gebunden rezessiv-vererbten intestinalen *Kupferresorptionsstörung* (siehe Kupfermangel, S. 272) führt die Elastinvernetzungsstörung zu einer Vermehrung der Mikrofibrillen und Reduktion des Elastingehaltes, was *histologisch* als Fragmentierung und Aufspleißung der arteriellen Elastica interna, *makroskopisch* als Gefäßektasien, -schlängelungen, -rupturen und -aneurysmen imponiert.

2.4.3.1.3. Cutis laxa

Bei dieser Erkrankung besteht ein X-gebundener, rezessiv oder autosomal-dominant vererbter *Lysyloxidasemangel* in den Fibroblasten mit Aufspleißung der elastischen Fasern. Neben einer Haut mit Hängefalten, sind destruktives Lungenemphysem, Hernien und rekto-uteriner Prolaps die typischen Organmanifestationen.

2.4.3.1.4. Ehlers-Danlos-Syndrom Typ V (siehe Kollagen, S. 223)

Auch hier liegt ein X-gebunden rezessiv vererbter *Lysyloxidasemangel* vor. Daneben wird auch ein Elastaseinhibitor gefunden. Die Haut ist, ähnlich wie beim autosomal-dominant vererbten *Ehlers-Danlos-Syndrom Typ I, II, III*, deren molekulare Ursache unbekannt ist, überdehnbar (= Hyperelastosis cutis) und zeigt eine Elastinvernetzungstörung. Die Gelenke sind überstreckbar, die Gefäße ektatisch. *Histologisch* findet man in der Haut eine Anhäufung sehr dünner elastischer Fasern und Elauninfasern.

Amino	Struktur *b*
1. α-Amino adepisches-6-semialdehyd, Allysin	■–CH$_2$–CHO
2. Δ^{6,7}-Dehydrolysinonorleucin	■–CH$_2$–CH=N–CH$_2$–CH$_2$–■
3. Lysinonorleucin	■–CH$_2$–CH$_2$–NH–CH$_2$–CH$_2$–■
4. "Aldol","Allysin-aldol"	■–CH–CH–CH$_2$–■ (CHO OH)
5. Dehydriertes "Aldol"	■–C=CH–CH$_2$–■ (CHO)
6. Dehydromerodesmosin	■–C=CH–CH$_2$–■
7. Merodesmosin	■–C=CH–CH$_2$–■
8. Desmosine	

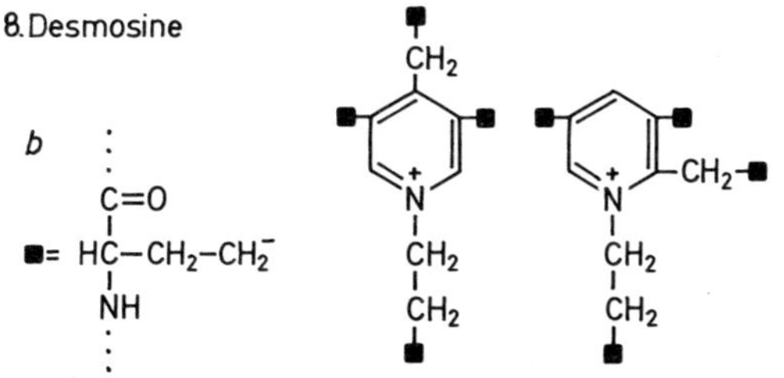

C. – Abb. 57. Hauptsächliche Vernetzungsaminosäuren des Elastins.

2.4.3.1.5. Aortenaneurysma[1] beim Marfan-Syndrom[2]

Dem *Marfan-Syndrom* liegt vermutlich eine *Lysyloxidasestörung* zugrunde mit Lathyrismusähnlichem Vernetzungsdefekt des Kollagens und des Elastins (siehe Kollagen, S. 224). Die elastischen Fasern in der atrophischen Aortenmedia sind dünn und zerbröckelt und werden oft durch Proteoglykanherde auseinandergedrängt. Dies imponiert *histologisch* als mukoide Degeneration (siehe Proteoglykane, S. 244). Als Folge davon werden die Gefäße ektatisch und zerreißen leicht.

---

[1] Aneuryno (gr.) erweitern. – [2] J. B. A. MARFAN (1858–1941) franz. Pädiater.

2.4.3.2. Überschießende Elastogenese = Elastosen

2.4.3.2.1. Senile Elastose (= aktinische[1] Elastose)

Diese Hautveränderung tritt beim älteren Menschen in sonnenexponierten Hautstellen wie Gesicht, Nacken, Handrücken auf. *Histologisch* ist die Epidermis atrophisch und im oberen Drittel findet sich ein Gewirr von plumpen basophil gefärbten elastischen Fasern, die später verklumpen und fragmentieren und schließlich zu einem schollig-amorphen Material zusammensintern. Der Gehalt an sauren Mucopolysacchariden ist erhöht. Ultrastrukturell sieht man Proteoglykanhaufen mit Elauninfasern und globoiden Elastinhaufen (s. Hi. S. 238).

2.4.3.2.2. Pseudoxanthoma elasticum (= Groenblad-Strandberg-Syndrom[2])

Die autosomal-rezessiv vererbte Bindegewebserkrankung wird durch zahlreiche gelbliche verkalkte Plaques in Haut und Gefäßen mit Chorioretinitis und gastrointestinalen Blutungen charakterisiert. Der *Basisdefekt* besteht in einer abnormen Proteoglykaneinlagerung in die elastischen Fasern mit vermindertem Elastingehalt. Das Kollagen scheint chemisch und morphologisch unverändert zu sein. Als Folge davon erscheinen die elastischen Fasern ultrastrukturell als globoide Haufen, die in ihrem Innern ein Proteoglykankernstück mit Calcium-Magnesiumsalzablagerungen aufweisen. *Histologisch* sind die elastischen Fasern fragmentiert und basophil. Als Zeichen einer fibrozytären Synthesestörung ist das dilatierte Ergastoplasma mit feingranulärem Material vollgestopft.

2.4.3.2.3. Elastofibroma dorsi

Das Elastofibrom ist ein *degenerativer pseudoneoplastischer Prozeß*, bei dem es zu einer noch unbekannten metabolischen Störung der Bindegewebsfibroblasten kommt, in deren Verlauf sie Myozytenfunktion übernehmen (= Myofibroblasten) und haufenweise elastisches Material produzieren. Dieses erscheint *histologisch* in Form von globoiden Haufen und fragmentierten Fasern. Ultrastrukturell ist der Mikrofibrillengehalt vermehrt.

2.4.3.2.4. Progressiv systemische Sklerose (= Sklerodermie[3])

Bei dieser Erkrankung sind nicht nur die Kollagenfasern (siehe Kollagen, S. 222) sondern auch die elastischen Fasern betroffen. Sie erscheinen *histologisch* fragmentiert und weisen eine noch unbekannte Vernetzungsstörung mit erhöhtem Gehalt an hydroxylierten Aminosäuren auf.

2.4.3.2.5. Fibroelastosen

Im Falle der Fibroelastosen kommt es über einen noch unbekannten Mechanismus zu einer *metabolischen Transformation* der Gefäßwand- resp. Endokardmyozyten. Sie stellen sich auf Fasersynthese ein und produzieren in überschießendem Maße elastische, aber auch kollagene Fasern zusammen mit Proteoglykanhaufen. *Histologisch* weisen die elastischen Fasern Fragmentierungen und Aufspeißungen auf und liegen in Mucopolysaccharidhaufen verfilzt mit Kollagenfasern. Elektronenmikroskopisch sieht man globoide Elastinhaufen, sowie degenerative

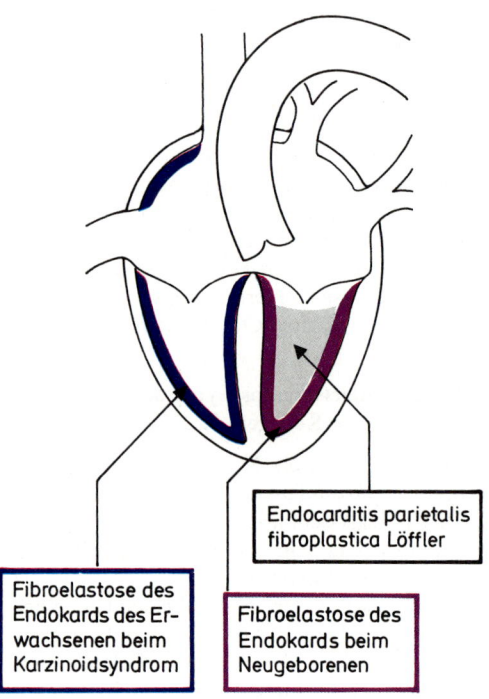

Endocarditis parietalis fibroplastica Löffler

Fibroelastose des Endokards des Erwachsenen beim Karzinoidsyndrom

Fibroelastose des Endokards beim Neugeborenen

C. – Abb. 58. Fibroelastosen des Endokards.

---

[1] Aktis (gr.) Strahl. – [2] E. E. GROENBLAD, zeitgen. schwedische Augenärztin. – [3] Skleros (gr.) trocken; derma (gr.) Haut.

Myozytenveränderungen, die bis zur Myozytennekrose reichen. *Makroskopisch* erscheint das Endokard resp. die Gefäßinnenwand weißgrau und verdickt.

a) Die *Endokardfibroelastose des Neugeborenen* betrifft den linken Ventrikel. Als Ursache wird eine Endokardmißbildung resp. intrauterin abgelaufene Endokarditis vermutet (Abb. 58).

b) Die *Endokardfibroelastose des Erwachsenen* findet man diffus im Bereiche des rechten Herzens beim *Karzinoid-Syndrom*. Diese Tumoren bilden *Serotonin* und *Kallikrein*. Das Serotonin dürfte den In-vitro-Versuchen nach zu schließen auch in vivo für die Proliferation und die metabolische Transformatia der Endokardmyozyten verantwortlich sein (Abb. 58).

c) Bei der *Fibroelastose der Gefäßwände* dürfte eine *Anpassungsreaktion* an eine erhöhte oder abartige funktionelle Belastung Ursache dieses fehlregeneratorischen Wandumbaues sein (s. Hi. S. 78).

2.4.3.3. Oxytalanfaservermehrung

Ein Auftreten von Oxytalanfasern in reifem, primär nicht elastischem Bindegewebe weist entweder auf einen sklerosierenden Prozeß im Rahmen einer Interzellularsubstanzdegeneration hin, welche zur Funktionsuntüchtigkeit des betroffenen Organs beiträgt, oder ist für einen fehlregeneratorischen Gewebeumbau im Rahmen einer mechanischen Fehlbelastung typisch. Bemerkenswert ist dabei die Tatsache, daß für diesen Fall das *Wolffsche Gesetz*[1], wonach Druck zum Gewebeabbau und Zug zum Gewebeaufbau führt, nicht zutrifft. Die Oxytalanfaservermehrung findet sich in *epithelialem Stroma* und *mesenchymalem Bindegewebe* (Tab. 6).

2.4.3.4. Gedrosselte Elastogenese

Eine Reihe von meist altersbedingten Organveränderungen sind mit auf eine gedrosselte Elastogenese zurückzuführen. Sie gehen mit einem Elastizitätsverlust der Gewebe einher. Das morphologische Korrelat dazu ist eine Rarefizierung und Fragmentierung der elastischen Fasern auf dem Boden einer gedrosselten Elastogenese. Ob und inwiefern dabei auch Vernetzungsstörungen des Elastins auftreten, ist noch unklar. Zu dieser Gruppe gehören die *Altershaut*, die *Altersaorta* und das *Altersemphysem*.

2.4.4. Biokatabolismus des Elastins (= Elastolyse)

Reifes Elastin hat eine lange Halblebenszeit (Aortenelastin = 40 Jahre). Dies liegt in seiner Resistenz gegenüber proteolytischer Einwirkung begründet. Die *Elastase* ist eines der wenigen Enzyme, welche das Elastin spezifisch ab-

C. – Tab. 6. Krankheitsbilder mit Oxytalanfaservermehrung.

Krankheitsbild	Noxe	Betroffene Gewebe
Otosklerose	Primär: dysontogenetisch (?) Sekundär: Degeneration und Verkalkung	Gehörknöchelchen
Tympanosklerose	Primär: ? Sekundär: Degeneration und Verkalkung	Mittelohrmukosa
Parodontose	Primär: chron. Gingivitis	Lig. parodontale
Orthodontisches Trauma	Primär: mechanische Fehlbelastung	Lig. parodontale
Arteriosklerose Phlebosklerose	Primär: Fehlbelastung (?) Sekundär: Degeneration und Verkalkung	Gefäßwand
Pleuraschwarte	Primär: chron. Entzündung	Pleura
Keloid	Primär: Trauma	Haut
Keratokonus	Primär: dysontogenetisch	Kornea
Korneanarbe	Primär: Entzündung, Trauma	Kornea
Hodenatrophie	Primär: dyshormonell	Basalmembran der Hodenkanälchen

---

[1] J. WOLFF (1836–1902) Berliner Chirurg.

bauen können. Die Elastase wird vorwiegend im Pankreas gebildet, liegt im Gewebe als inaktive Proelastase vor und muß durch Trypsin und/oder Enterokinase aktiviert werden. Die Elastase setzt sich aus einem Enzymkomplex zusammen: einer Elastoproteinase und einer Elastomucoprotease. Beide Komponenten wirken synergistisch. Die Elastase besitzt, ähnlich wie die Kollagenase, einen *spezifisch Inhibitor* (= α_2-Globulin) im Serum. Elastase-resistent sind »junge elastische Fasern«. Elastolyse-begünstigend ist die vorherige Bindung von freien Fettsäuren und Cholat an das Elastin. Die Elastaseeinwirkung führt zur *Aufspleissung* und *Fragmentation* der elastischen Fasern.

Die *Antigenstrukturen des Elastins* sind noch unbekannt. Immunhistologisch läßt sich aber zeigen, daß Anti-human-γ-Globuline an die Gefäßwandelastine fixiert werden. Dabei kommt folgender pathogenetischer Ablauf in Betracht:

a) *Gradueller Abbau der elastischen Faserkomponente durch Elastasen mit Freisetzung löslicher Peptide,*

b) *Bildung von Anti-Elastin (?) und/oder Anti-Strukturglykoprotein,*

c) *Fixation der Antikörper an die geschädigte elastische Faser mit Komplementverbrauch und weiterer proteolytischer Aktivität.*

Inwieweit diese Antigen-Antikörper-Reaktion evtl. mit Komplementaktivierung für den Elastinabbau verantwortlich ist, bedarf noch weiterer Klärung.

2.4.5. Elastolysestörungen

Eine pathologische Elastolyse ist ein *Basisprozeß* vieler Vaskulitiden, vor allem im Rahmen *granulomatöser* Entzündungen.

2.4.5.1. Riesenzellenarteriitis (= Arteriitis temporalis Horton[1])

Dieser Gefäßentzündung liegt eine *pathologische Antigenität mit Immunglobulinablagerung* zugrunde. Die elastischen Fasern erscheinen histologisch fragmentiert und herdförmig aufgelöst. An die Faserbruchstücke lagern sich Resorptionsriesenzellen an, welche den proteolytischen Endabbau des elastischen Materials vornehmen. Darum herum gruppiert sich ein Rundzelleninfiltrat, das aus Lymphozyten, Histiozy-

ten und Epitheloidzellen besteht. Die umliegenden Myozyten proliferieren sind metabolisch transformiert und verursachen die lumeneinengende Intimafibrose (s. Hi. S. 80).

2.4.5.2. Periarteriitis nodosa (= Panarteriitis nodosa[2])

Der Basisprozeß besteht in einer im einzelnen noch nicht geklärten *Immunkomplex-Erkrankung mit humeralen Antikörpern* gegen Endothelien und Glomerulumkapillaren. Immunhistochemisch lassen sich IgM, Komplement und Fibrineinlagerungen in die Gefäßwand nachweisen. Die elastischen Fasern sind fragmentiert und herdförmig aufgelöst (s. Hi. S. 84).

2.4.5.3. Sarkoidose[3]-Angiitis

Im Rahmen der Sarkoidose (M. Boeck, siehe S. 788) kann es zu einer granulomatösen Angiitis mit Fragmentierung und herdförmiger Elastikazerstörung kommen.

2.4.5.4. Mesaortitis[4] luetica[5]

Eine ausgedehnte herdförmige Zerstörung der elastischen Fasern und der Mediamyozyten, begleitet von einem lymphoplasmazellulären Infiltrat, ist für die luetische Aortenentzündung typisch (s. Hi. S. 84).

2.4.5.5. Relapsing[6] Polychondritis

Bei dieser vermutlich auf Autoimmunmechanismen beruhenden Knorpelentzündung (siehe Proteoglykane, S. 251) wird im elastischen Ohrknorpel um die fragmentierten elastischen Fasern amorphes Material angelagert. Es wird vermutet, daß es sich dabei um gegen das Elastin gerichtete Immunkomplexe handelt. Ähnliche Veränderungen werden bei einem Teil der Fälle auch in der Aortenwand beobachtet.

2.4.5.6. Chronisch destruktives Lungenemphysem

Die dabei auftretende Zerstörung der elastischen Fasern in der Alveolarwand führt zu einer obstruktiven respiratorischen Insuffizienz. Für die Pathogenese sind u. a. ein rezessiv vererbter α_1-Antitrypsinmangel sowie Antikörper gegen Kollagen Typ I wesentlich.

---

[1] B. T. HORTON, geb. 1895, amerik. Arzt. – [2] Pan (gr.) alles, ganz; nodosus (lat.) knotig. – [3] Sarkos (gr.) Fleisch. – [4] Mesos (gr.) mittlerer. – [5] Lues (lat.) Seuche. – [6] to relaps (engl.) rückfällig werden.

2.4.6. Pathologische Elastineinlagerungen

Elastische Fasern sind in der Lage, unter Vermittlung der Matrixvesikel (siehe biologische Verkalkung, S. 195) *Calcium* im Bereiche hexamerer Aminosäuresequenz (Pro-Gly-Val-Gly-Val-Ala) zu binden. Dabei geht die Kalziumbindung von den Carboxylgruppen aus. Elastingebundenes Calcium wiederum fördert die *Cholesterol-* und *Proteoglykan*bindung durch das Elastin.

2.4.6.1. Kalziumablagerungen

Bei einer Reihe von Organveränderungen findet nach hämorrhagischen Blutungen eine pathologische Eisenkalkinkrustation der elastischen Fasern statt. Diese Fasern wirken im Gewebe wie Fremdkörper und lösen die Bildung eines Granulationsgewebes mit Resorptionsriesenzellen aus. *Eisenkalkinkrustationen der elastischen Fasern* sind typisch für: idiopathische Lungenhämosiderose, chronische Stauungslunge, portale Stauungsmilz (= Gandy-Gamna-Knötchen) und regressiven Strumen.

2.4.6.2. Lipidablagerungen

Der Proteinanteil im Elastin bindet bei der Atherosklerose vermehrt Lipide, was mit einer Fragmentierung der elastischen Fasern einhergeht. In diesem Falle entsprechen die Elastinfragmente ultrastrukturell neugebildeten noch nicht faserartig aggregiertem Elastin.

2.4.7. Pathomorphologie des Elastins

Die meisten pathologischen Elastinveränderungen erscheinen als *Kontinuitätsunterbrüche der Fasern* (Abb. 59).

Formveränderung	Histologie	Ultrastruktur	
Ruptur			
Fragmentierung		Haufenbildung ohne Umhüllung	Haufenbildung mit Umhüllung (Immunkomplexe)
Aufspleissung		Elauninfaserbildungen Oxytalanfaserbildung	
Verkalkung		Kalziumablagerung in Proteoglykan-Core	
Homogenisierung		Globoide Haufenbildung Matrixvesikel Proteoglykandepots	

C. – Abb. 59. Pathomorphologie der elastischen Fasern.

2.4.7.1. Die Faserruptur

Die Fasernruptur entspricht histologisch einer einfachen Lücke, in der sich ultrastrukturell zahlreiche Matrixvesikel und auch einige Matrixlysosomen finden. Daraus läßt sich formalpathogenetisch eine enzymatische Faserandauung vermuten.

2.4.7.2. Die Faserfragmentierung

Sie wird durch histologisch erkennbare zahlreiche Lücken innerhalb der Fasern charakterisiert. Ultrastrukturell ist das elastische Material meist in globoiden Haufen angeordnet, was frisch gebildetem Elastin entspricht. Ob dabei die eingestreuten Matrixvesikel (s. S. 207) Ursache oder Begleiterscheinung der definitiven Faserbildung sind, bedarf weiterer Klärung.

2.4.7.3. Die Faseraufspleissung

Sie gleicht histologisch einem ausgefransten Seilende. Ultrastrukturell strahlen hier unreifere Elemente der Elastogenese wie Elauninfasern und Oxytalanfasern in die elastische »Mutterfaser« ein. Inwiefern diese Faseraufspleissung auch durch Elastolyseeinwirkung erreicht werden kann, ist noch unklar.

2.4.7.4. Die Elastin-Homogenisierung

Sie kommt ultrastrukturell durch Ansammlung von globoiden Elastin und deren Vermengung mit Proteoglykanen zustande. Histochemisch erkennt man in diesen Fällen eine Mucopolysaccharidansammlung mit kleinen Elastinfragmenten. Als Ursache kommt eine massive Elastogenesestörung oder Elastolyse in Betracht. Im letzteren Falle findet man zahlreiche Matrixvesikel als Beimengung.

2.4.7.5. Die Elastin-Verkalkung

Läßt sich histologisch mit der Kossa-Methode nachweisen. Ultrastrukturell findet sie in proteoglykanreichen Bezirken der elastischen Fasern statt (vgl. 2.4.6.1.).

Literatur

ALEXANDER, R. A., A. GARNER: Oxytalan fibre formation in the cornea. Histopathology *1:* 189–199 (1977).

BAILEY, A. J.: Collagen and elastin fibres. J. clin. Path. Suppl. *12:* 49–58 (1978).

COTTA-PEREIRA, G. et al.: Oxytalan, elaunin and elastic fibres in the human skin. J. invest. Dermatol. *66:* 143–148 (1976).

FULLMER, H. M. et al.: Oxytalan connective tissue fibers: A review. J. Oral Path. *3:* 291–316 (1974).

GIRO, M. G. et al.: Collagen and elastin in scleroderma. Connect. Tiss. Res. *2:* 309–313 (1974).

JONAS, I. E., U. N. RIEDE: Reaction of oxytalan fibres in human periodontium to mechanical stress. J. Histochem. Cytochem. *54:* 1–6 (1980).

MARTINEZ-HERNANDES, A., W. E. HUFFER: Pseudoxanthoma elasticum: Dermal polyanions and the mineralization of elastic fibers. Lab. Invest. *31:* 181–186 (1974).

PODRAZKY, V., M. ADAM: Fibrillation of alpha-elastin induced by proteoglycan. Experientia *31:* 523–524 (1975).

RAMOS, C. V. et al.: Elastofibroma. Arch. Path. Lab. Med. *102:* 538–540 (1978).

RIEDE, U. N., H. U. ZOLLINGER: Idiopathische Fibroelastose der Nierenarterien und ihre Beziehung zur fibrumuskulären Dysplasie. Virchows Arch. A Path. Anat. *351:* 99–121 (1970).

RUCKER, R. B., D. TINKER: Structure and metabolism of arterial elastin. Int. Rev. exp. Path. *17:* 1–47 (1977).

SARUK, M., R. EISENSTEIN: Aortic lesions in Marfan syndrome. Arch. Path. Lab. Med. *101:* 74–77 (1977).

URRY, D. W. et al.: On the elastic fibre of the arterial wall as a site of molecular pathogenesis. Path. Biol. *22:* 701–706 (1974).

URRY, D. W. et al.: Calcification of alpha-elastin coacervates. Calcif. Tiss. Res. *21:* 57–65 (1976).

VELICAN, C.: Macromolecular changes in atherosclerosis. Hdb. Histochemie, Vol. 8, Suppl. Teil 2. Fischer, Stuttgart 1974.

2.5. Pathologie der Proteoglykane

2.5.1. Organisation und Funktion der Proteoglykane

Proteoglykane sind *Biopolymere*, die einen wesentlichen Anteil an der Organisation der Interzellularsubstanz des Binde- und Stützgewebes haben. Ihre *physiologische Rolle* wird durch ihr hohes hydrodynamisches Volumen, ihre Kationenbindungsfähigkeit und ihre spezifische Wechselwirkung zu Partnermolekülen bestimmt.

Die Proteoglykane besitzen eine charakteristische *chemische Struktur* (Abb. 60). Mit dem *zentralen Proteinskelett* (= Proteincore) sind in *variabler Zahl Seitenketten aus Glykosaminoglykanen* (= Mucopolysacharide) kovalent zu

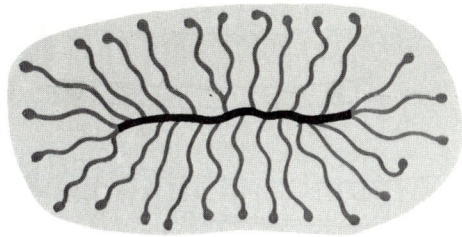

C. – Abb. 60. Struktur eines Proteoglykanmoleküls. Vergr. 100 000 ×.

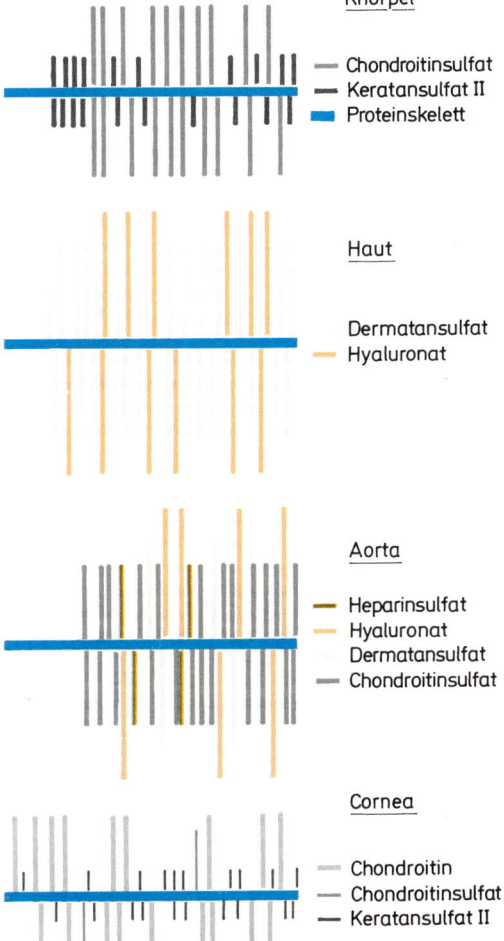

Knorpel

— Chondroitinsulfat
— Keratansulfat II
— Proteinskelett

Haut

— Dermatansulfat
— Hyaluronat

Aorta

— Heparinsulfat
— Hyaluronat
— Dermatansulfat
— Chondroitinsulfat

Cornea

— Chondroitin
— Chondroitinsulfat
— Keratansulfat II

C. – Abb. 61. Schematische Darstellung des Proteoglykanaufbaus in verschiedenen Geweben. Die einzelnen Mukopolysaccharidketten sind in bezug auf Molekulargewicht und Häufigkeit schematisch dargestellt.

einem Makromolekül verknüpft, das an eine Flaschenbürste erinnert. Die Proteoglykane der verschiedenen Gewebe *unterscheiden* sich in Glykosaminoglykanseitenketten (Abb. 61), in ihrem Proteinskelett und in der Proteinbindungsregion der Glykosaminoglykane. Im Knorpel verbinden sich ca. 10–20 Proteoglykane zusammen mit »Kittproteinen« an ein *Hyaluronatmolekül*[1] (Abb. 62).

Die *funktionellen Eigenschaften* der Proteoglykane lassen sich aus der Tatsache herleiten, daß sie in Lösung stark hydratisierte anionische Makromoleküle darstellen. Das dreidimensionale Netzwerk des hydratisierten Proteoglykanmoleküls selbst hat im Organismus die Funktion eines *Molekularsiebs:* kleine Moleküle (z. B. Glukose) passieren, große Moleküle (z. B. Albumin) werden abgefangen. Darauf beruht z. B. die *Permeabilität der Gefäßwand.* Aufgrund der Wechselbeziehung der Proteoglykan-Hyaluronat-Komplexe mit dem Kollagen und auch Elastin übernehmen die Proteoglykane auch die Funktion eines *viskoelastischen Auffangsystems.* Dabei wird die mechanische Zugbelastung der Kollagenfasern auf die elastisch verformbaren Proteoglykanekomplexe übertragen und aufgefangen. Dadurch wird verhindert, daß die im bindegewebigen Faserwerk eingerahmten Zellen geschädigt werden. Darauf beruht die große reversible Verformbarkeit des Gelenkknorpels (Abb. 63).

2.5.2. Biosynthese der Proteoglykane

Die Biosynthese der Proteoglykane startet an den *Ribosomen des rauhen endoplasmatischen Retikulums* mit der Synthese des Proteinskeletts. Im Zisternenlumen des RER, z. Teil auch im Golgi-Apparat, werden dann die Aminozucker angehängt.

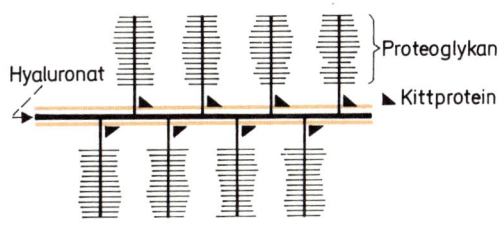

Hyaluronat

Proteoglykan

Kittprotein

C. – Abb. 62. Schematische Darstellung der Proteoglykankomplexe im Knorpel.

[1] Hyalon (gr.) glasig.

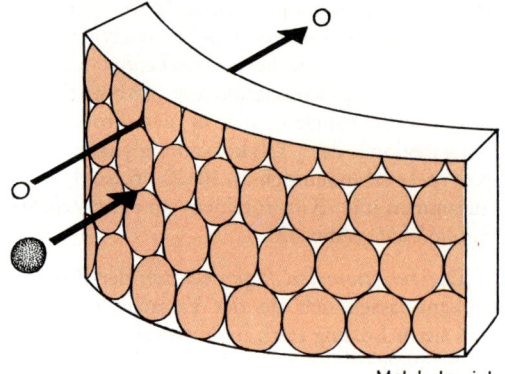

Molekularsieb

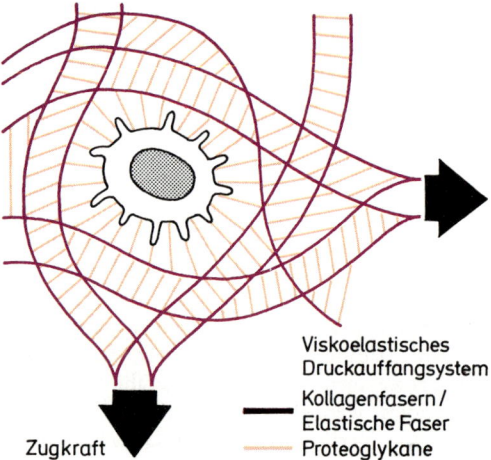

Viskoelastisches
Druckauffangsystem

— Kollagenfasern /
Elastische Faser

— Proteoglykane

Zugkraft

C. – Abb. 63. Funktionen der Proteoglykane.

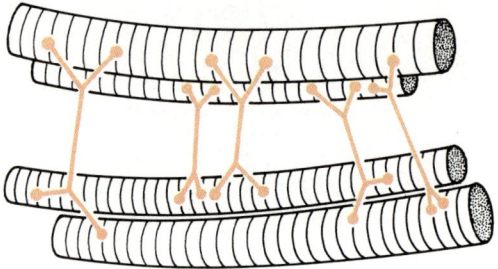

C. – Abb. 64. Proteoglykankomplex-Kollagen-fibrillen-Verbindungen.

aminoglykane verändert (*Arthrose, Sehnengan-glien, Arteriosklerose*) und/oder die Proteogly-kane aggregieren kaum zu Komplexen (*Arthro-se*). Als Folge davon erscheint die Interzellular-substanz der Gewebe gequollen und mukoid umgewandelt. *Histologisch* sind die Kollagenfa-sern herdförmig durch Ansammlungen von sau-ren Mucopolysacchariden auseinandergedrängt. Die fehlerhaft zusammengesetzten Proteoglyka-ne *binden vermehrt Wasser;* und das Gewebe schwillt an. Ob bei dieser »*mukoiden Degenera-tion des Bindegewebes*« primär die Bindege-webszellen geschädigt sind oder sekundär eine pathologische Proteoglykanzusammensetzung die Bindegewebszellen schädigt, bleibt eine offe-ne Frage (Abb. 65) (s. auch S. 309).

Von dort aus erfolgt die Sekretion in den Extrazellulärraum, wo die Proteoglykane sich mit Hyaluronaten und Kollagenfasern zu drei-dimensionalen Strukturkomplexen verbinden (Abb. 64).

2.5.3. Pathosynthese der Proteoglykane

Der sehr komplexe Aufbau der Proteoglyka-ne bringt es mit sich, daß viele Zellschädigungen zu einer Änderung der Proteglykanbildung füh-ren. Als Folge davon geht entweder die Funk-tion der Proteoglykane als Molekularsieb oder als viskoelastisches Auffanglager verloren.

2.5.3.1. Störung der Proteoglykan-Kollagenkomplexe

Bei Erkrankungen, die auf Störung beruhen, ist entweder die Zusammensetzung der Glucos-

Arthrose   Ganglion
                            der Sehnen

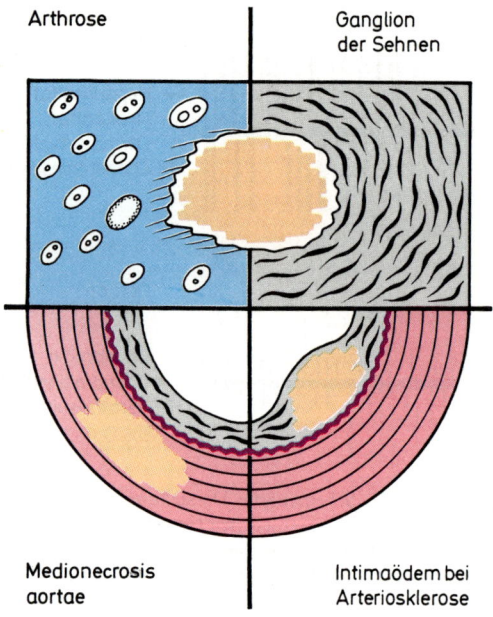

Medionecrosis   Intimaödem bei
aortae   Arteriosklerose

C. – Abb. 65. Mukoide Degeneration als Störungsfolge der Proteoglykanzusammensetzung.

2.5.3.2. Proteoglykansynthesestörungen

Bei einer Reihe von angeborenen Skelett-wachstumsstörungen liegt eine primäre Störung der Proteoglykansynthese in den *Chondrozyten der Epiphysenfugen* zugrunde. Eine veränderte Zusammensetzung der Kittproteine und Seitenketten der Proteoglykane verhindert die wichtige Proteoglykanaggreation im Knorpelgewebe bei der *multiplen epiphysären Dysplasie*. Bei der *Osteogenesis imperfecta* (s. S. 226) ist die Sulfatierung der Chondroitinsulfate verändert, so daß einerseits die Kollagenfibrillen kaum mit den Proteoglykanen aggregieren und daß andererseits die Kalziumbindungsfähigkeit der Proteoglykane abnimmt. Darunter leidet verständlicherweise die Bildung eines mechanisch beanspruchbaren Knorpelgewebes. Diese Kinder erleiden deshalb oft bereits intrauterin multiple Knochenfrakturen. Der Maler Graf TOULOUSE DE LAUTREC kompensierte die Misere dieser verkrüppelnden Krankheit, indem er die Lebenslust der Moulin-Rouge-Tänzerinnen karikierte (s. Hi. S. 286).

2.5.3.3. Sekretionshemmung der Proteoglykane

Bei der *Chondrodystrophie*, einem autosomal-dominanten Erbleiden, das infolge einer enchondralen Wachstumsstörung der langen Röhrenknochen im Extremitätenbereich zum Zwergenwuchs des Dackeltyps führt, werden zwar Proteoglykane synthetisiert, können aber nicht sezerniert werden (siehe Golgi-Apparat, S. 200). Die chondrodystrophischen aber intelligenten Zwerge genossen als Gefolgsleute des spanischen Hofes die Freiheit eines Hofnarren (s. Ma. S. 194; Hi. S. 286).

2.5.3.4. Sekretionsstörung der Proteoglykane

Eine *fehlerhafte Sekretion* (in falscher Menge oder am falschen Ort), oft auch *atypischer Proteoglykane* liegt bei einer Reihe von Erkrankungen vor.

2.5.3.4.1. Mukoviszidose[1] (= Exokrinopathie)

Die *Mukoviszidose* ist eine autosomal rezessive Erkrankung mit einer Häufigkeit von 1:1500. 5% der Bevölkerung ist heterozygoter Träger dieser Erkrankung. Daraus ergibt sich die Wichtigkeit der genetischen Beratung. Der Mu-

koviszidose liegt eine *Störung der exokrinen Sekretion* zugrunde. Ihre Ätiologie ist immer noch unklar. Bei den *schleimbildenden Drüsen* des Pankreas, der Bronchien, der Leber und des Dünndarms steht die Produktion eines zähen *Schleimes* im Mittelpunkt der formalen Pathogenese. Dieser Schleim weist andersartige Kohlenhydratgruppen der Mucoproteine mit histochemisch nachweisbaren alkoholunlöslichen sauren Mucopolysacchariden auf. Dadurch ist dieser pathologische Schleim schlecht abbaubar. Infolgedessen kommt es zu einem Sekretstau in den zystisch dilatierten Drüsenausführungsgängen, vor allem des Pankreas, der Sublingualdrüse und der Schleimdrüsen im Duodenum und der Gallenwege. Chronische Entzündungsprozesse führen schließlich zur Fibrosierung der Drüsen (daher zystische Pankreasfibrose), der Sekretstau zur Zystenbildung, zum Mekoniumileus[2], zur biliären Leberzirrhose und Bronchiektasie.

Die Sekretretention im *Tracheobronchialbaum* hat ihre Ursache einerseits im hoch viskösen Schleim und andererseits in einem dyskinetischen Faktor, der die Motorik der Flimmerepithelien hemmt und nur bei Trägern des Mukoviszidose-Gens vorhanden ist (vgl. S. 558).

Die *nicht-schleimbildenden exokrinen Drüsen*, wie Tränen- und Schweißdrüsen, sind zwar morphologisch kaum verändert, enthalten aber einen Faktor, welcher die Natriumrückresorption in den Ausführungsgängen unterdrückt. Folge davon ist ein kochsalzreicher Schweiß (Diagnose!) sowie eine große Hitzschlagneigung der Kinder (Abb. 66) (s. Ma. S. 172).

2.5.3.4.2. Myxödem[3]

Im Rahmen der *Hypothyreoidose* wird in die Grundsubstanz des Hautbindegewebes vermehrt Proteoglykane mit einem erhöhten Gehalt an Dermatansulfat und Hyaluronat eingelagert. Dadurch wird vermehrt Wasser im Gewebe gebunden und die Haut fühlt sich *teigig* an.

In ähnlicher Weise wird in *myxomatösen Bindegewebstumoren* die Grundsubstanz verändert.

2.5.3.4.3. Asthma bronchiale

Im Rahmen der chronischen Bronchitis beim Asthma bronchiale wird von den Bronchialdrüsen ein abartiger, zäher Schleim produziert, der ventilartig das Bronchialsystem verschließt und

---

[1] Mucus (lat.) Schleim; viscosus (lat.) zähflüssig. – [2] Mäkon (gr.) Mohn; (gr.) sich krümmen. – [3] Myxa (gr.) Schleim; eudema (gr.) Schwellung.

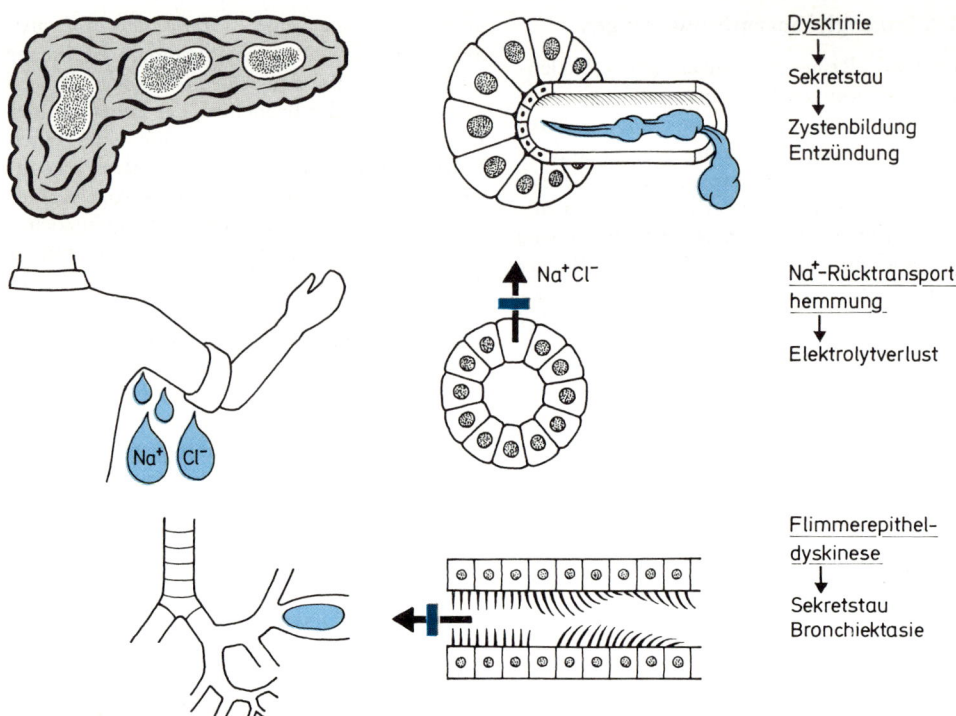

C. – Abb. 66. Pathogenetische Mechanismen der Mukoviszidose.

zu einer obstruktiven respiratorischen Insuffizienz mit Lungenüberblähung führt. Aufgrund seiner hohen Viskosität bildet der Bronchialschleim spiralförmige Strukturen (= *Curschmannsche Spiralen[1].* Die auf die allergische Genese hinweisenden eosinophilen Leukozyten kristallisieren nach ihrer Nekrose oft in Form der Charcot-Leydenschen Kristalle[2] aus.

2.5.3.4.4. Pathologie dystopischen Schleims

Im allgemeinen wird der mesenchymale Schleim von umgebendem Gewebe reaktionslos toleriert. Nicht so der epitheliale Schleim. Wird nach einem Trauma im Mundbereich beispielsweise schleimbildendes Epithel ins Bindegewebe verlagert, so bildet sich um den neugebildeten Schleim ein chronisch-granulierendes Entzündungsgewebe (= *Schleimgranulom*).

Ein *Anstau pathologischen Schleims* mit verstärkter Basophilie und negativer Essigsäurefällung findet man in der Appendix vermiformis bei Kolondivertikulose sowie in der Gallenblase nach vorausgegangener Entzündung mit proxi-

malem Verschluß. Folge davon ist eine *Mukozele[3],* welche für den Patienten verheerende Folgen haben kann. Reißt nämlich eine solche Mukozele ein, so werden Verbände schleimbildender Epithelien samt dem Schleim in die freie Bauchhöhle ausgeschwemmt. Dort setzen sie nach ihrer Absiedelung die Schleimbildung fort (= Gallertbauch = *Pseudomyxoma peritonei*), was zu Verwachsungen, Ileus und Exitus letalis führen kann. Eine ähnliche Komplikation findet man beim Cystadenoma pseudomucinosum des Ovars. Schließlich wird auch pathologischer Schleim im Gewebe *schleimbildender Adenokarzinome*, entweder intrazellulär (= *Siegelringzellkarzinom*) oder extrazellulär (= *Gallertkarzinome*) abgelagert.

2.5.4. Biokatabolismus der Proteoglykane (= Proteoglykanolyse)

Die Proteoglykanolyse ist, ähnlich wie die Kollagenolyse, für den Organismus ein gefahrenvoller Prozeß (Tab. 7) und läuft nur zu einem

---

[1] H. CURSCHMANN (1846–1910) Internist. – [2] E. v. CHARCOT-LEYDEN (1832–1910) Berliner Arzt. – [3] Mucus (lat.) Schleim; kele (gr.) Bruch.

C. – Tab. 7. Pathosynthese der Proteoglykane.

Krankheit	Störung	Pathologie
a) Störung der Proteoglykan-Kollagenkomplexe		
Arthrose	Keine Proteoglykan-Kollagenkomplexe	Mukoide Degeneration
Sehnenganglion Meniskusdegeneration Arteriosklerose	Veränderte Proteoglykan-Kollagenkomplexe	Mukoide Degeneration
b) Proteoglykan-Synthesestörungen		
Multiple epiphysäre Dysplasie	Veränderung der Kittproteine (= link-proteine) und Skelettproteine (= core-protein)	Wachstumsstörung
Osteogenesis imperfecta	Zuviel Typ-III-Kollagen. Veränderung der Sulfatierung → keine Kollagenglykan-Komplexe → schlechte Kalziumbindung	Spontanfrakturen
Fleckförmige Korneadystrophie	Keine Keratansulfat-II-Bildung, erhöhter Chondroitin-6-sulfatanteil	Herdförmige Korneatrübung
c) Hemmung der Proteoglykansekretion		
Chondrodystrophie	Keine Proteoglykansynthese in Chondrozyten der Wachstumszone	Zwergwuchs vom Dackeltyp
d) Störungen der Proteoglykansekretion		
Mukoviszidose Asthma bronchiale } Dyskrinie		Chron. Entzündung, Fibrose Respirat. Insuffizienz
Myxödem Dystopischer Schleim	Pathologische Schleimablagerung Reaktion auf epithelialen Schleim	Teigige Haut chron. Entzündung

geringen Teil extrazellulär, größtenteils aber *intrazellulär*, sozusagen überwacht, ab. Im Extrazellularraum sind außerdem Proteinase-Inhibitoren untergebracht, damit die Proteoglykanolyse nicht entgleist. Welche Verheerung eine überstürzte Proteoglykanolyse mit sich bringt, wird am Beispiel der sog. »*relapsing*« *Polychondritis* (s. S. 240) deutlich. In diesem Falle kollabiert das knorpelige Stützgerüst des Tracheobronchialbaumes, so daß die Patienten in akute Erstickungsgefahr kommen.

Die *am Proteoglykanabbau beteiligten Enzyme* sind mehrheitlich *lysosomalen Ursprungs*. Die extrazelluläre Proteoglykanolyse wird durch eine Reihe von *Proteinasen* bewerkstelligt. Dazu gehören *Kathepsin-B* (= neutrale Thiol-Proteinase) sowie *Kathepsin-D* (= lysosomale, saure Proteinase), das ebenso wie die Proteinaseinhibitoren in die Normalstruktur der Interzellularsubstanz eingebaut ist und zu einer Auflockerung des Grundsubstanzgefüges führt. Der eigentliche enzymatische Proteoglykanabbau im Rahmen des katabolen Stoffwechsels setzt die Wiederaufnahme der Proteoglykane in die Bindegewebszelle (Abb. 67) *Pinozytose* (siehe Lysosomen, S. 205), voraus. Dabei verbinden sich die Proteoglykane zunächst mit spezifischen Bindungsstellen an der Zellmembranoberfläche (= *Rezeptoren*) und werden dann durch Pinozy-

tosebläschen von der Zelle einverleibt. Sind alle Rezeptoren belegt, ruht die Proteoglykanaufnahme so lange, bis von der Zelle wieder neue Rezeptoren bereitgestellt sind (vgl. *Phagozytose*, S. 205). Nach Verschmelzung des Pinozytosebläschens mit einem enzymhaltigen Lysosomen im Zytoplasma der Bindegewebszelle kommt der enzymatische Proteoglykanabbau in Gang. Daran beteiligen sich saure Proteasen, Peptidasen, Glykosidasen und Sulfatasen, aber auch Hyaluronidasen. Die Glykosaminoglykanseitenketten der Proteoglykane werden durch sequentielle Einwirkung von Sulfatasen und Glykosidasen hydrolytisch abgespalten, indem diese Enzyme, beim nicht reduzierten Ende beginnend, von den Polysaccharidketten schrittweise Monosaccharidreste und/oder Sulfate abspalten. Fehlt dabei ein Enzym, bleibt der weitere Proteoglykanabbau stecken (siehe Mukopolysaccharidosen und Mukolipoidosen, S. 247, 251).

2.5.5. Störungen der Proteoglykanolyse

2.5.5.1. Mukopolysaccharidosen mit Mukopolysaccharidurie (Tab. 9)

Bei diesen Erkrankungen fehlt aufgrund eines meist autosomal-rezessiv vererbten *Gendefektes*

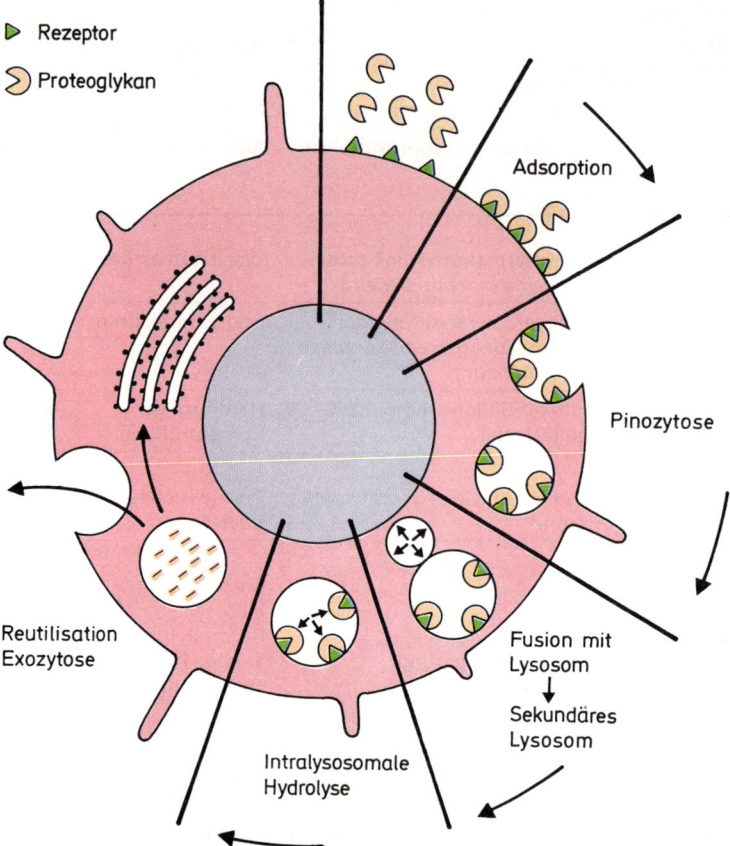

C. – Abb. 67. Intrazelluläre Proteoglykanolyse.

ein Enzym des Glykosaminglykanabbaus, wodurch der weitere Abbau blockiert und die Spaltprodukte *in Lysosomen gespeichert* und, diagnostisch wichtig, auch im Urin ausgeschieden werden. Der *Enzymdefekt* bei den Mukopolysaccharidosen betrifft häufig den Abbau des Dermatansulfats und Heparansulfats (Abb. 68). Die Tatsache, daß einerseits normale Fibroblasten fortwährend einen Teil ihrer lysosomalen Enzyme in den Extrazellularraum abgeben und andererseits die extrazellulären Lysosomenenzyme von Nachbarfibroblasten pinozytotisch wieder aufgenommen werden, läßt sich zumindest in vitro nutzen. Die Spaltprodukte werden von Chondrozyten, Fibrozyten der Faszien, Sehnen, Blutgefäße, Meningen, Korneaepithelien, RES, Leber und Milzsinusendothelien gespeichert, so daß ein *wabiges Zytoplasma* entsteht. Sind die

lysosomalen Speicher (Abb. 69) überfüllt, so gelangen die Proteoglykanspaltprodukte ins Blut und werden im *Urin* ausgeschieden (Tab. 8, 9).

Die Speicherung von Proteoglykanspaltprodukten macht sich *pathologisch-anatomisch* in folgenden *Hauptveränderungen* bemerkbar:
a) Der *Gesichtsschädel* weist eine rückversetzte Stirn und einen eingedrückten Nasenrücken auf, und die Kieferpartie steht vor. Das Erscheinungsbild gleicht der Fratze eines Wasserspeiers (= Gargoyle[1]) einer romanisch-gotischen Kirche.
b) Das *Skelettsystem* weist ein retardiertes und gestörtes Wachstum mit Zwergwuchs und Deformation auf.
c) Die Speicherung der Proteoglykanspaltprodukte in Zellen des RES führt zu einer *Hepato-Splenomegalie* und

---

[1] Gargouille (franz.) Wasserspeicher.

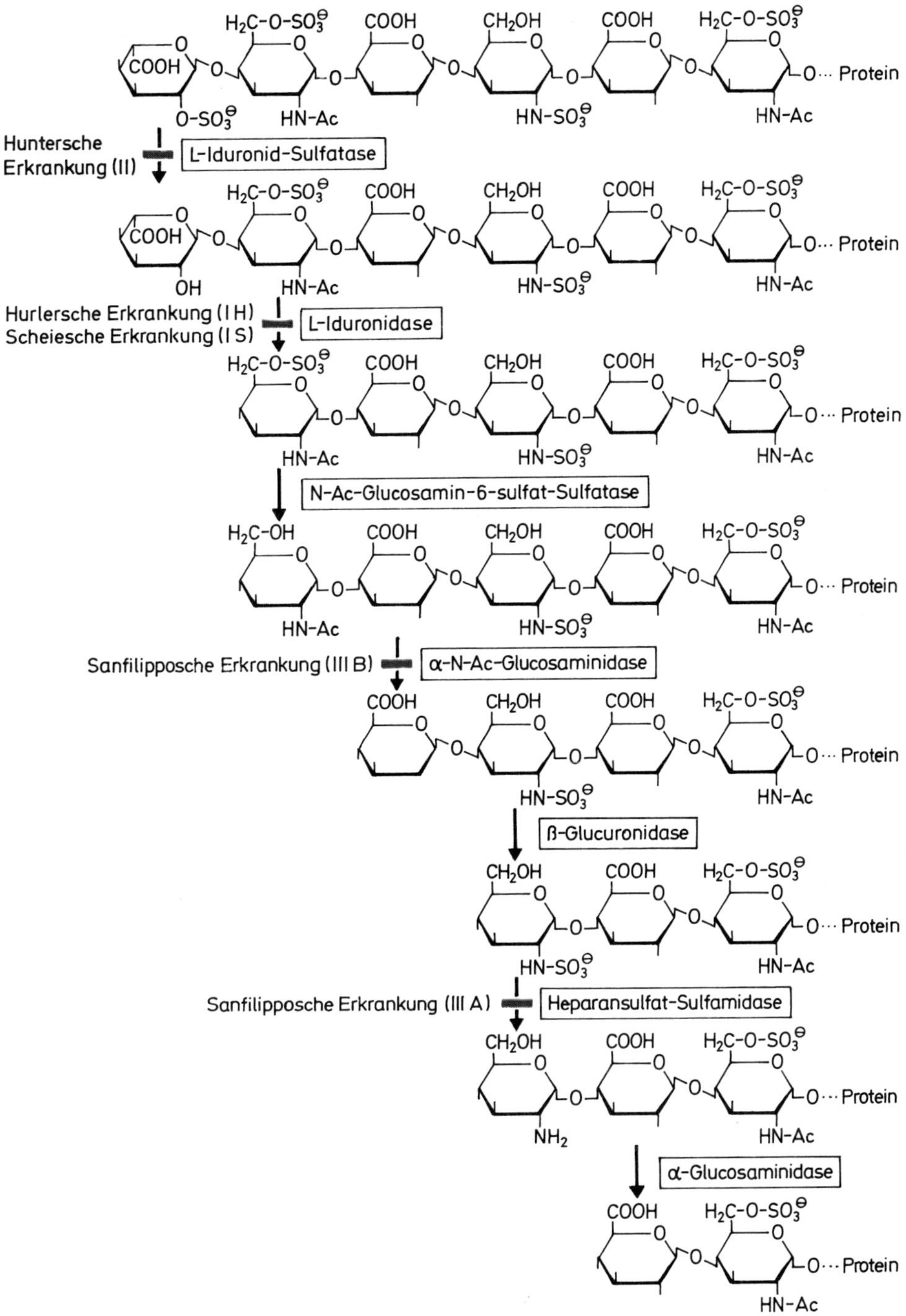

C. – Abb. 68. Enzymdefekte des Heparansulfat-Abbaus bei Mukopolysaccharidosen (nach BUDDECKE).

C. – Tab. 8. Mukopolysaccharidosen mit Mukopolysacchaturie.

Krankheit (Morbus) Genetik	Enzymmangel	Mucopoly-saccharide im Urin	Skelettdefor-mität	Wasserspei-chergesicht	Zwergwuchs	Idiotie, zerebrale De-generation	Kornea-trübung
Pfaundler-Hurler[1] autosomal-rezessiv	α-L-Iduronidase	DS HS	+	+++	+++	+++	+
Scheie[2] autosomal-rezessiv	α-L-Iduronidase	DS	+	–	(+)	–	+
Hunter X-gebunden rezessiv	Iduronatsulfatase	DS HS	+	+++	+	Taubheit	–
Sanfilippo A[3] Sanfilippo B autosomal-rezessiv	Heparansulfatsulfamidase α-N-Acetylglucosamidase	HS HS	(+) (+)	– –	– –	+++ +++	(+) (+)
Morquio[4] autosomal-rezessiv	Typ 1 β-Galaktosidase Typ 2 Galaktose-6-Sulfat-Sulfatase	KS Ch 6-S	++	–	+++	–	(+)
Maroteaux-Lamy[5] autosomal-rezessiv	N-Acetylglaktosamin-4-Sulfat-Sulfatase	DS	+++	+++	+–+++	–	+++
Sly autosomal-rezessiv	β-Glucoronidase	Ch 6-S DS	(+)	+	+	–	(+)
Fukosidose autosomal-rezessiv (?)	α-L-Fucosidase	Ch-4-S Ch-6-S	(+)	–	–	+	–
Mannosidose autosomal-rezessiv (?)	α-Mannosidase	Mannose-Po-lysaccharid in Leber und ZNS	(+)	–	–	+	–

DS = Dermatansulfat, KS = Keratansulfat, ChS = Chondroitinsulfat, HS = Hyaluronat
+++ = stark; (+) = schwach; – = nicht ausgebildet.
[1] M. v. Pfaundler (1872–1947) Münchener Pädiater; Gertrud Hurler, zeitgen. deutsche Pädiaterin. – [2] H. G. Scheie, zeitgen. amerik. Arzt. – [3] S. J. Sanfilippo, zeitgen. amerik. Pädiater. – [4] L. Morquio (1867–1935) uroguayischer Pädiater. – [5] P. Marotaux, zeitgen. franz. Pädiater; M. Lamy, zeitgen. franz. Pädiater.

d) in den Zellen des *Zentralnervensystems* zur Zelldegeneration und Idiotie.

e) Der fehlerhafte Proteoglykanabbau zieht aber auch die *Kollagenvernetzung* in Mitleidenschaft. Die Folgen sind: Korneatrübungen, grobe Hautverdickung und stenosierende Verbreiterung der Gefäßwände.

2.5.5.2. Mukopolysaccharidosen ohne Mukopolysaccharidurie (Tab. 8, 9; Abb. 69)

Bei den *Mukolipidosen* handelt es sich um Speicherkrankheiten, bei denen es infolge eines Gendefektes zur gleichzeitigen intrazellulären Anhäufung von Mukopolysaccharidspaltprodukten und Glykolipiden kommt, was zu *Skelettveränderungen, neurologischen* Symptomen, *Myelindegenerationen* und *Hepatomegalie* führt (Tab. 8, 9).

a) Mukolipidosen Typ I. Hier beruht der Basisdefekt in einem *Mangel an Neuraminidase.* Dies hat zur Folge, daß die prosthetischen Kohlehydratgruppen von Glykoproteinen, welche terminale Sialinsäurereste tragen, nicht abgebaut werden können. In den Lysosomen der betroffenen Zellen akkumulieren deshalb Oligosaccharide mit einer für Glykoproteine typischen Teilstruktur (Tab. 8, 9; Abb. 69).

b) Mukolipidose Typ II und III. Bei dieser Erkrankung liegt die Ursache in einem *makromolekulären Defekt der lysosomalen Enzyme,* wobei ein terminales Mannose-6-phosphat im Kohlehydratteil fehlt, das die spezifische Erkennungsregion des Enzyms für die Assoziation mit der Lysosomenmembran darstellt und für die Enzymaktivität wichtig ist (Tab. 8, 9; Abb. 69).

2.5.5.3. Entgleisungen der Proteoglykanolyse

a) Generalisierte Entgleisungen

Im Tierexperiment läßt sich an Kaninchen zeigen, daß nach intravenöser Verabreichung von Papain, einer pflanzlichen Protease, das knorpelige Stützgerüst der Ohren durch Proteoglykanolyse so zerstört wird, daß die Ohren herunterhängen. Der gleiche Effekt läßt sich durch hohe Vitamin-A-Gaben erreichen, wobei

in diesem Falle die lysosomalen Proteasen des Knorpelgewebes selbst aktiviert werden.

Dazu vergleichbar in der Humanpathologie ist die sog. *Relapsing Polychondritis,* wo, vermutlich im Rahmen eines Autoimmungeschehens, Knorpelantikörper gebildet werden und die körpereigenen Proteasen so aktiviert werden, daß die Proteoglykane der Knorpelgewebe zerstört werden. Folge davon ist ein Lumenkollaps des Tracheobronchialbaumes mit Erstickung und Herunterhängen der Ohrmuschel.

b) Lokale Entgleisungen

Die *Streptokokken* (bilden Hyaluronidase (= spreading factor) und leiten, sobald sie im Bindegewebe sind, die Proteoglykanolyse ein. Dadurch wird einerseits die Molekularsiebfunktion und andererseits die Kontrolle des extrazellulären Transports zerstört, so daß sich die Bakterien schneller im Gewebe ausbreiten können (= sog. spreading effect). Dazu paßt, daß Streptokokken Phlegmonen, Staphylokokken der Abszesse hervorrufen (siehe Entzündung).

Eine Proteoglykanolyse mit Zerstörung der Molekularsiebfunktion ist auch die Ursache des initialen Intimaödems bei der *Atherosklerose* (siehe Arteriosklerose).

Mit einer Proteoglykanolyse und Zerstörung der viskoelastischen Druckauffanglagen beginnt die *Arthrosis deformans* und auch die Epiphyseolyse des *kindlichen Femurkopfes* (siehe Arthrose).

2.6. Strukturgebundene Proteine in der Interzellularsubstanz

Das **Fibronectin**[1] ist ein *Strukturprotein,* das zusammen mit dem Prokollagen fast von allen Zellen synthetisiert und perizellulär abgelagert wird. Es bildet ein *feinfilamentöses Netz,* welches die Zelle mit der Basalmembran und/oder der Interzellularsubstanz *verankert.* Bemerkenswert ist die Beobachtungstatsache, daß die *Tumorzellen* die Fähigkeit Fibronectin zu bilden verlieren.

Lysozym (siehe S. 203, 410) ist ein von Sir WALTER FLEMING (Entdecker des Penicillins) entdecktes *bakteriolytisches Enzym,* welches die Verbindung zwischen N-acetylmuraminsäure und N-acetylglucosamine zu spalten vermag. Es findet sich strukturgebunden im normalen Knorpelge-

---

[1] Fibra (lat.) Faser; necto (lat.) verbinden, knüpfen.

Tab. 9. Pathognomonische Vakuolenmorphologie bei den Mucopolysaccharidosen.

Mukopolysaccharidosen mit Mukopolysaccharidurie	Speichernde Zellen		
	Ganglienzelle	Hepatozyt	Fibroblast
M. Hurler Typ I	zL +[1]	VG + +[1]	VK + + +[1] GL +
M. Scheie Typ V	–	–	VK + +
M. Hunter Typ II	zL +	VG + +	VK + + + GL +
M. Sanfilippo Typ III	zL +	VG + +	VK + + + GL +
M. Morquio Typ IV	–	VK (+)	VK + +
M. Maroteaux-Lamy Typ VI	–	DG + VK +	VK + +
M. Sly	–	?	?
Fukosidose	VG	VG + + GL+ +	GL + +(in vitro)
Mannosidose	DG (?)	DG	?
Mukopolysaccharidosen ohne Mukopolysaccharidurie			
Mukolipidose Typ I	–	DH	DH
Mukolipidose Typ II	DG (+) VK +	VK + RL + +	VK + (in vivo) DP + + + (in vitro)
Mukolipidose Typ IV	RL + + +	DH + + RL + +	VK + RL + +
Mukosulfatidose	GL +	VG + +	VG + +

[1] Vakuolentyp und Abkürzungen siehe Abb. 69 + + + gehäuft; – fehlend.

webe. Bei entzündlichen Knorpelveränderungen steigt der Lysozymspiegel im Serum an, indem es vermutlich aus diesen Geweben herausgelöst wird. Seine Rolle ist noch unklar.

Literatur

ACHANGUS, J. E., H. C. PITOT: Cystic fibrosis. Arch. Path. Lab. Med. *100:* 7–11 (1976).

BUDDECKE, E.: Pathobiochemie. de Gruyter, Berlin – New York 1977.

EISENSTEIN, A., S. ROTHSCHILD: Biochemical abnormalities in patients with slipped capital femoral epiphysis und chondrolysis. J. Bone Jt. Surg. *58A:* 459–467 (1976).

EISENSTEIN, R., K. KUETTNER: The ground substance of the arterial wall. Atherosclerosis *27:* 37–46 (1976).

KLINTHWORTH, G. K., C. F. SMITH: Macular cornea dystrophy. Amer. J. Path. *89:* 167–182 (1977).

LIMBER, G. K. et al.: Pseudomyxoma peritonei. Ann. Surg. *178:* 587–593 (1973).

LIVNI, N., S. MERIN: Mucolipidosis IV. Arch. Path. Lab. Med. *101:* 600–604 (1978).

NEVO, et al.: Examination of core protein of proteoglycans. Exp. molec. Path. *28:* 247–255 (1978).

OPPENHEIMER, E. H., J. R. ESTERLY: Media mucoid lesions of the pulmonary artery in cystis fibrosis, pulmonary hypertension and other disorders. Lab. Invest. *30:* 411–416 (1974).

PEDRINI-MILLE, A. et al.: Glycosaminoglycans of iliac crest cartilage in spondyloepiphyseal dysplasia congenita. Calcif. Tiss. Res. *16:* 183–192 (1974).

QUINTARELLI, G. et al.: Age-dependent changes on the state of aggregation of cartilage matrix. Lab. Invest. *32:* 111–123 (1975).

2.7. Pathologische Einlagerungen in die Interzellularsubstanz

Im Rahmen verschiedener Erkrankungen kommt es zu Stoffeinlagerungen in die Interzellularsubstanz. Dabei handelt es sich meist um die Einlagerung folgender Stoffe: *Wasser* (siehe Ödeme), *Lipide* (siehe Fettstoffwechsel), *Kalk* und *Amyloid* sowie *Pigmente* (z.B. Homogenti-

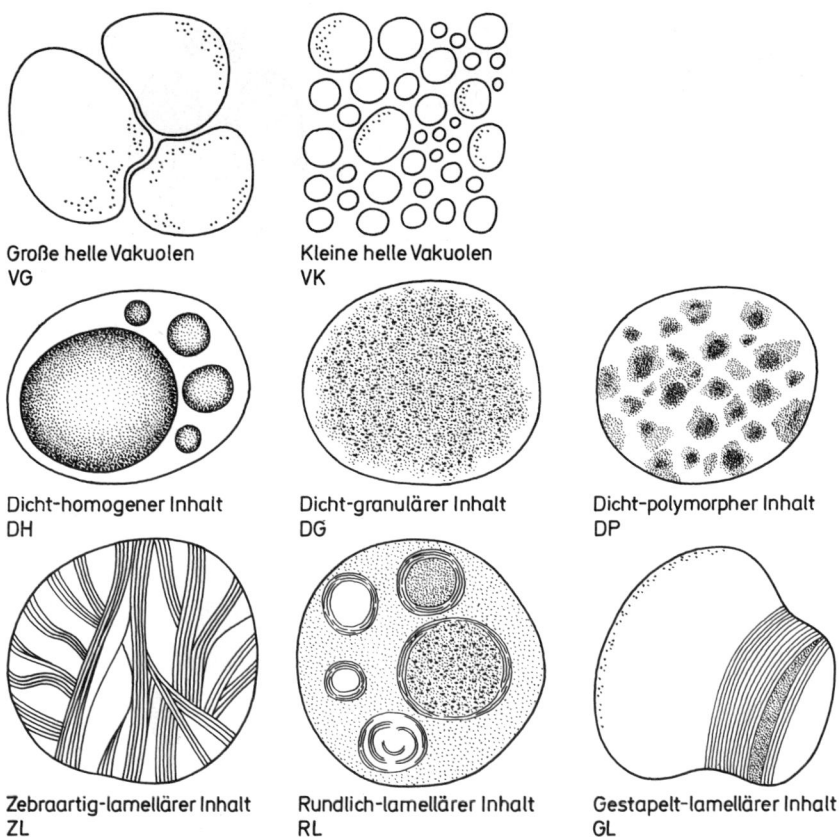

Große helle Vakuolen
VG

Kleine helle Vakuolen
VK

Dicht-homogener Inhalt
DH

Dicht-granulärer Inhalt
DG

Dicht-polymorpher Inhalt
DP

Zebraartig-lamellärer Inhalt
ZL

Rundlich-lamellärer Inhalt
RL

Gestapelt-lamellärer Inhalt
GL

C. – Abb. 69. Vakuolentypen bei Mukopolysaccharidosen. (Ultrastruktur bei 40000facher Vergrößerung). Vorkommen und pathognomischer Wert vgl. Tab. 9.

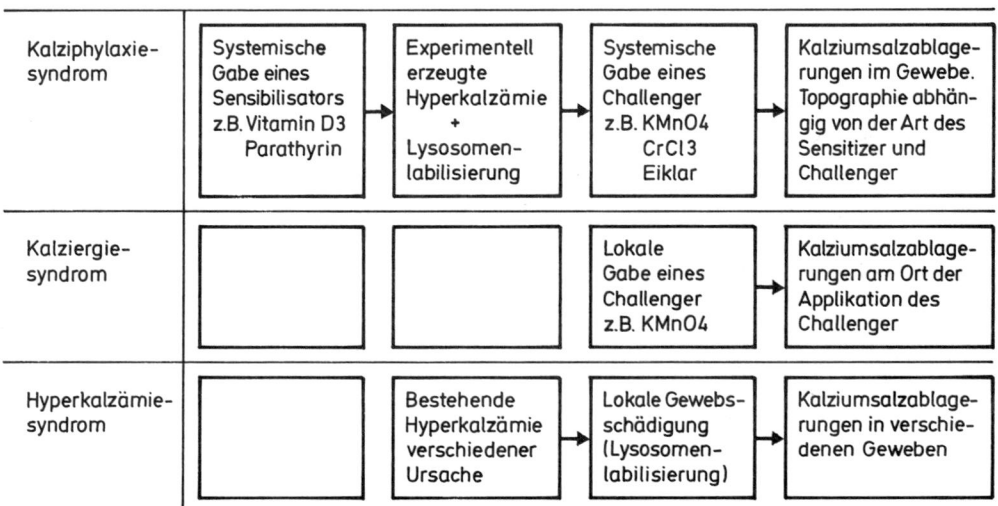

Kalziphylaxie-syndrom	Systemische Gabe eines Sensibilisators z.B. Vitamin D3 Parathyrin	Experimentell erzeugte Hyperkalzämie + Lysosomen-labilisierung	Systemische Gabe eines Challenger z.B. KMnO4 CrCl3 Eiklar	Kalziumsalzablage-rungen im Gewebe. Topographie abhän-gig von der Art des Sensitizer und Challenger
Kalziergie-syndrom			Lokale Gabe eines Challenger z.B. KMnO4	Kalziumsalzablage-rungen am Ort der Applikation des Challenger
Hyperkalzämie-syndrom		Bestehende Hyperkalzämie verschiedener Ursache	Lokale Gewebs-schädigung (Lysosomen-labilisierung)	Kalziumsalzablage-rungen in verschie-denen Geweben

C. – Abb. 70. Modelle zur Erzeugung heterotoper Kalziumablagerungen.

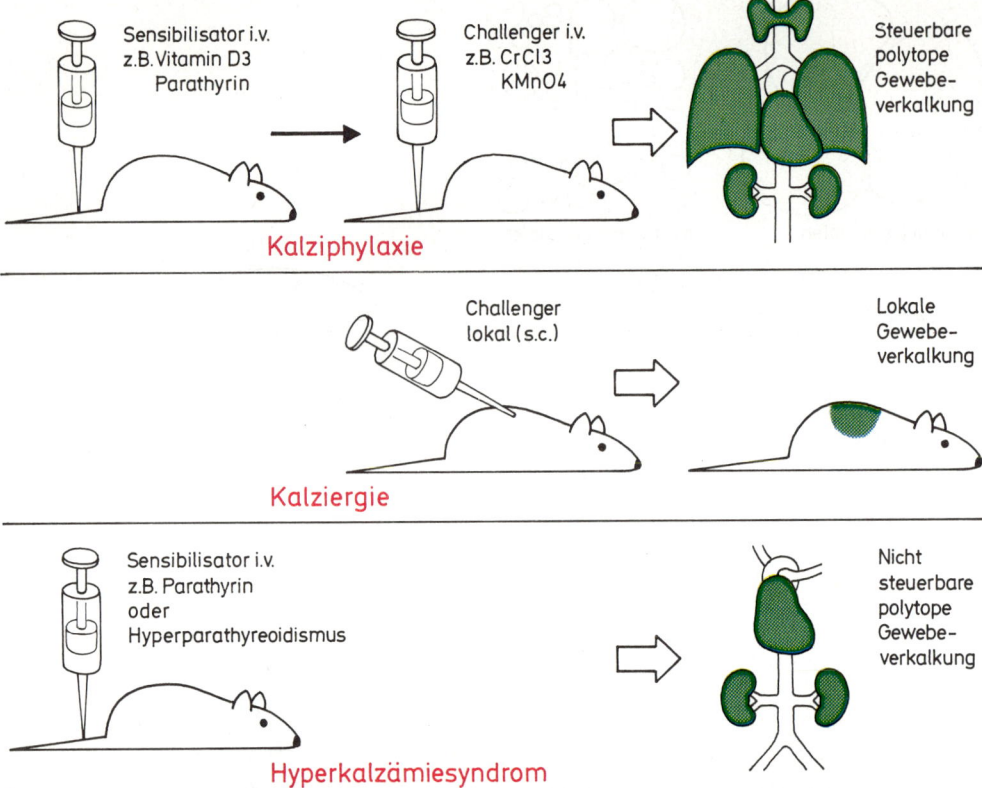

C. – Abb. 71. Gewebeverkalkung in Abhängigkeit von der Applikation.

sinsäure) und bestimmte *Stoffwechselendprodukte* (z.B. Urate). Diese Ablagerungen weisen einmal auf übergeordnete Stoffwechselstörungen hin und lösen andererseits Folgeveränderungen im Binde- und Stützgewebe aus.

2.7.1. Kalziumablagerungen

Kalziumsalzablagerungen können als Calciumhydroxylapatit, Calciumphosphat oder als Calciumpyrophosphat vorkommen. In diesem Abschnitt sollen nur die *heterotopen (nicht ossären) Kalziumsalzablagerungen* besprochen werden (Pathogenese der Verkalkung, S. 194, 254 ff.).

2.7.1.1. Heterotope Kalziumsalzablagerungen im Tierexperiment

Es ist das Verdienst von SELYE, experimentelle Modelle für das pathogenetische Verständnis

der heterotopen Verkalkungen entwickelt zu haben. Es gibt *3 Modelle:* Kalziphylaxie; Kalziergie- und Hyperkalzämiesyndrom (Abb. 70, 71).

a) Das Kalziphylaxiesyndrom[1]

Im Rahmen des Kalziphylaxiesyndroms entstehen heterotope Verkalkungen. Der Mechanismus setzt die Verabfolgung eines sog. *Sensibilisators*[2] (z.B. Vitamin D_3) voraus, der die Bereitschaft für die Verkalkung erzeugt (Erzeugung einer Hyperkalzämie). Zeitlich danach muß ein sog. *Challenger*[3] (z.B. $KMnO_4$) appliziert werden, der dann die manifesten heterotopen Kalziumsalzablagerungen auslöst. Je nach Wahl bestimmter Sensibilisatoren bzw. Challenger können verschiedene Verkalkungstypen erzeugt werden, die in erster Linie intrazellulär beginnen und medizinisch relevant erscheinen.

---

[1] Phylaxis (gr.) Beschützung – [2] Sensitize (engl.) empfindlich machen – [3] Challenge (engl.) herausfordern.

b) Das Kalziergiesyndrom[1]

Bei der experimentellen Erzeugung einer heterotopen Verkalkung im Rahmen eines Kalziergiesyndroms ist die Verabfolgung eines Sensibilisators (z.B. Vitamin D_3) *nicht* notwendig. Es wird lediglich ein *Challenger* (z.B. $KMnO_4$) verabfolgt, dann kommt es am Ort der Applikation zu meist extrazellulär beginnenden Kalziumsalzablagerungen und Gewebeverkalkungen. Das Kalziergiesyndrom läßt sich durch vorherige Hypophysektomie oder durch nahrungsbedingten Kalzium- und Phosphatmangel verhindern (Abb. 71).

c) Das Hyperkalzämiesyndrom

Beim Hyperkalzämiesyndrom besteht aus irgendeinem Grund eine Hyperkalzämie (z.B. Hyperparathyreoidismus), wie sie auch durch Gabe eines Sensibilisators erzeugt werden kann. Es kommt zu einer heterotopen Verkalkung, *ohne* daß ein Challenger verabfolgt werden muß. Die Lokalisation der Verkalkung ist dabei *nicht* steuerbar (Abb. 71).

2.7.1.2. Heterotope Verkalkungen bei Erkrankungen des Menschen

Bei einer Reihe von Erkrankungen des Menschen können *intra-* und *extrazelluläre heterotope Verkalkungen* auftreten.

a) Ablagerungen von Calciumphosphat

Heterotope Ablagerungen von Calciumphosphat (Kalzinosen) können lokalisiert und generalisiert, bei nachweisbar gestörtem Mineralstoffwechsel (s. S. 267) und ohne nachweisbare Störungen des Mineralstoffwechsels entstehen (Abb. 71).

α) Kalzinosen bei gestörtem Mineralstoffwechsel

Bei dieser Gruppe von Kalzinosen bestehen nachweisbare *Störungen des Calcium- und Phosphatstoffwechsels*. Solche Störungen können durch Funktionsänderungen der Nebenschilddrüsen (verschiedene Formen des Hyperparathyreoidismus) hervorgerufen werden. Sie können aber auch dadurch entstehen, daß von Tumoren (besonders Karzinomen) eine Substanz mit parathormonähnlicher Wirkung gebildet wird (paraneoplastische Endokrinopathie)

oder daß ein Hyperkalzämiesyndrom aus anderer Ursache besteht.

Die heterotopen Calciumphosphatablagerungen entstehen dabei vorwiegend in der *Niere* (Nephrokalzinose), in den *Herzmuskelfasern* und in den *Wänden von Blutgefäßen* (glatte Muskelfasern). Daneben besteht meist noch ein verstärkter Knochenabbau. Dieser Verkalkungstyp entspricht im Tiermodell dem Hyperkalzämiesyndrom (Abb. 71).

β) Kalzinosen ohne nachweisbare Mineralstoffwechselstörung

Es kann auch zu heterotopen Kalziumsalzablagerungen kommen, *ohne* daß ein gestörter Mineralstoffwechsel nachweisbar ist. Dies trifft für die generalisierte Blutgefäßkalzinosen zu und findet sich bei der *Arteriopathia calcificans infantum*, bei der *Mediaverkalkung der Arterien* (Mönckeberg) und bei der allgemeinen Arteriosklerose. Zum anderen können Calciumphosphatablagerungen *generalisiert* im interstitiellen Bindegewebe auftreten. Diese finden sich vorwiegend bei der *Calcinosis universalis*, bei der *Myositis ossificans*, bei der *Dermatomyositis* und bei der *Sklerodermie*. Dieser Verkalkungstyp entspricht im Tiermodell dem Kalziphylaxiesyndrom (Abb. 71).

Schließlich entstehen auch noch *lokale* Verkalkungen vornehmlich im Bereiche von Nekrosen (z.B. tuberkulöse Nekrosen). Dieser Verkalkungstyp entspricht im Tiermodell dem Kalziergiesyndrom (Abb. 71).

b) Ablagerungen von Calciumpyrophosphat

Bei der *Chondrokalzinose* (= *Pseudogicht*) kommt es (autosomal dominant vererbt) infolge eines *Pyrophosphatasemangels* der Synoviozyten in einer Ablagerung von Calciumpyrophosphat in den Zwischenwirbelscheiben, im hyalinen Gelenkknorpel und in der Gelenkkapsel. Gelangen Pyrophosphatkristalle in die Gelenkflüssigkeit, können sie heftige Schmerzanfälle auslösen (kristall-induzierte sekundäre Arthritis), die einen Gichtanfall (Pseudogicht) nachahmen. Durch die Ablagerungen im Knorpel kann eine sekundäre Arthrosis deformans als Folgekrankheit ausgelöst werden. Die Pseudogicht wird deshalb zu den metabolischen Arthropathien gerechnet (s. Gelenkpathologie, S. 751).

---

[1] Ergon (gr.) Werk.

2.7.2. Mononatriumurat-Ablagerungen

Die Ablagerung von Mononatriumurat im Binde- und Stützgewebe führt zum Krankheitsbild der *Gicht* (s. S. 291).

Wenn der »Pool« des Organismus an Harnsäure erhöht ist, was sich in dem erhöhten Harnsäurespiegel des Blutes ausdrückt, kann es im Gewebe zur *Ausfällung von Harnsäurekristallen* kommen. Die Uratkristallablagerungen können im Gelenk (artikulär), periartikulär und extraartikulär auftreten (s. Ma. S. 214).

2.7.2.1. Periartikuläre Urat-Ablagerungen

Bevorzugte *Lokalisationen* für periartikuläre Uratkristallablagerung ist das Gewebe neben dem 1. Metatarsophalangealgelenk (Großzehengrundgelenk) neben Fingergelenken und neben dem Ellenbogengelenk. Es bilden sich dort sog. *Gichttophi[1]* aus. Sie bestehen *mikroskopisch* aus einer zentralen Nekrose, in der die Uratkristalle liegen. Die Kristallablagerungen werden von einem Wall von Histiozyten und mehrkernigen Riesenzellen (Fremdkörperreaktion) umgeben (Abb. 72). Bestehen die Ablagerungen längere Zeit, bildet sich außerhalb dieses zellulären Walls eine fibröse Kapsel aus. Die Haut ist darüber gespannt und gerötet, so daß zusammen mit dem Schmerz, den die Tophi auslösen, der Eindruck einer akuten entzündlichen Veränderung hervorgerufen wird. Die Haut kann über den Tophi aufbrechen, so daß die Kristalle hervortreten.

Zu Uratkristallablagerungen kann es auch in der Wand von Schleimbeuteln kommen, wodurch akute Bursitiden vorgetäuscht werden.

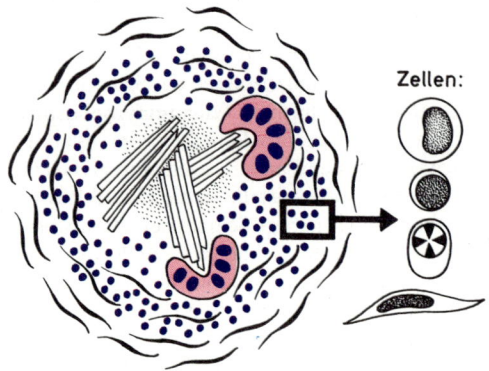

Zellen:

C. – Abb. 72. Gichttophus = Fremdkörpergranulom.

2.7.2.2. Artikuläre Uratkristallablagerungen (Gichtarthritis)

Besonders häufig treten bei der Gicht Uratkristallablagerungen in den *Metatarsophalangealgelenken*, in den *Ellenbogen-* und den *Kniegelenken* auf. Sie finden sich aber auch in den Zwischenwirbelscheiben der *Wirbelsäule*. Die Uratkristalle werden in die oberflächliche Schicht des Gelenkknorpels abgelagert, so daß die Gelenkknorpeloberfläche makroskopisch von weißen Kristallablagerungen bedeckt ist. Dies erklärt sich dadurch, daß die Harnsäure mit der Gelenkflüssigkeit (Synovia[2]) in den Gelenkknorpel diffundiert, nachdem sie aus den subsynovialen Kapillaren in die Synovia filtriert wurde. Allmählich geht der Knorpel zugrunde (formale Pathogenese siehe Lysosomen, S. 207), so daß aus den Knorpelablagerungen die Kristalle wieder herausgelöst werden, in die Synovia gelangen und sekundär aus der Gelenkflüssigkeit in das Stratum synoviale inkorporiert werden. Dieser Prozeß löst Gelenkschmerzen aus und führt zu einer sekundären Synoviitis. Nachdem die Uratkristalle in das Stratium synoviale inkorporiert wurden, entstehen dort ähnliche Granulome um die Kristalle, wie bei Tophi. Die Gichtarthritis wird zu den metabolischen Arthropathien gerechnet.

Die Gichtschmerzen im Bereich der kleinen Fußgelenke und Fingergelenke sind so typisch, daß sie bereits im Mittelalter als *Podagra* (= Zipperlein) und *Chiragra* bezeichnet wurden. Die Gicht galt im damaligen Leben als Ausdruck einer irdischen Strafe Gottes für einen lasterhaften Lebenswandel. Einige Humanisten (darunter auch ERASMUS VON ROTTERDAM) litten am Zipperlein, wußten aber nicht, wie sie dazu gekommen waren.

2.7.2.3. Extraartikuläre Uratkristall-Ablagerungen

Ähnlich wie im Gelenkknorpel können Uratablagerungen auch im elastischen *Ohrknorpel* und im hyalinen Knorpel von *Trachea* und *Bronchien* entstehen. Seltenere Ablagerungsorte für Urate bei Gicht sind die peripheren Arterien und das Myokard. Quoad vitam bedeutungsvoll sind die Uratkristallablagerungen in der *Niere* (= *Gichtniere*). Sie führen im Interstitium der Mark-Rinden-Grenze zu Fremdkörpergranulo-

---

[1] Tofus (tophos) (lat.) Tuffsteine, eine poröse, bröckelige Steinart; Knoten. – [2] Begriff von PARACELSUS, gest. 1541: syn- (gr.) zusammen; Ovum (lat.) Ei, Eiklar.

C. – Tab. 10. Histologische Färbereaktionen des Amyloids.

Farbstoff	Untersuchungstechnik	Farbe	falsch pos. positiv	falsch neg. negativ
Kongorot	Lichtmikroskopie	rot	+	+
Kongorot	Polarisationsoptik	grün	+	–
Thioflavin	Fluoreszenzoptik	gelb	+++	–
Toluidin-Blau	Polarisationsoptik	rot	–	+++
Phlor-Weiß BBU	Fluoreszenzoptik	gelb	(+)	(+)

men, Tubulusschädigung und Niereninsuffizienz (s. Ma. S. 261).

2.7.3. Pigmentablagerungen

Verschiedene exogene und endogene Pigmente führen zu einer Verfärbung des Bindegewebes (siehe Pigmente, S. 294).

2.7.4. Lipidablagerungen

Lipidablagerungen findet man bei der *fettigen Degeneration* in der Interzellularsubstanz sowie (s. S. 231) in den ortsständigen Bindegewebszellen als Ausdruck der Funktionsstörung (z. B. Meniskusdegeneration). Bei primären (= angeborenen) oder sekundären *Fettstoffwechselstörungen* hingegen ist die Lipidspeicherung sowohl in den ortsständigen Bindegewebszellen und Epithelien, aber auch in den Wanderzellen (= Phagozyten) anzutreffen. Dabei wird das Zytoplasma der Speicherzellen mit Speichervakuolen so vollgepfropft, daß es lichtmikroskopisch schaumig erscheint. Diese *Schaumzellen* sind jedoch nicht pathognomonisch. Hingegen lassen sich aus Form und Inhalt der Speichervakuolen und Lokalisation der Speicherzellen Rückschlüsse auf die Stoffwechselstörungen (s. S. 69) ziehen.

2.7.5. Amyloidablagerung (= Amyloidose)

2.7.5.1. Struktur und Nachweis

Die Erforschung der Amyloidose[1] reicht bis in die Anfänge der Pathologie und Pathobiochemie. ROKITANSKY (1842) fiel als erstem die speckartige Beschaffenheit der Leber und Milz bei chronischen Entzündungen auf. VIRCHOW (1851) glaubte, daß diese Veränderung auf eine Ablagerung pflanzlicher Stärke aus dem Blutstrom zurückzuführen sei. Doch bereits 1859 zeigte KUKULÉ, dem auch die Aufklärung des Benzolrings zu verdanken ist, daß es sich beim Amyloid um Proteinablagerungen handelt, und BENNHOLD (1922) entdeckte die heute noch gängige Anfärbung des Amyloid mit Kongorot.

Kongorot färbt Amyloid rot. Diese Farbreaktion fällt aber gelegentlich auch fälschlicherweise positiv oder negativ aus. Bessere Resultate erreicht man mit Polarisationsoptik (siehe Tab. 10).

Ultrastrukturell besteht das Amyloid aus einem lockeren *Maschenwerk* ca. 100 Å dünner und bis zu 10 000 Å langer *Fibrillen*. Diese Amyloidfibrillen weisen auf Querschnitten eine *röhrenartige Strukturierung* auf. Sie sind in Zellnähe hochgradig geordnet, in weiterem Abstand von der Zelle ungeordnet (Abb. 73).

Die Amyloidfibrillen bestehen aus *Filamenten unterschiedlicher Länge* (300–1500 Å), wobei die Polypeptidketten quer zur Filamentlängsachse und gefältet angeordnet sind. In den meisten Amyloidosefällen sind zwei Filamente zu einer Fibrille aggregiert. Gelegentlich findet man aber auch Amyloidfibrillen, die aus 6 und mehr Filamenten in schraubenartiger Anordnung bestehen. Auf Querschnitten kommt dadurch die röhrenartige Strukturierung zustande (Abb. 74).

Die Amyloidfibrillen haben in ihrem *chemischen Aufbau* große Ähnlichkeiten mit den leichten Polypeptidketten der Immunglobuline, die auch ihre Vorläufer sind. Dabei kann der Hauptproteinanteil der Amyloidfibrillen entweder aus intakten leichten Polypeptidketten oder aminoendständigen Fragmenten derselben oder aus beidem bestehen. Weshalb die Leichtkettenproteine bei bestimmten Formen in den Amyloidfibrillen dominieren, ist noch unklar.

---

[1] Amylon (gr.) Stärke.

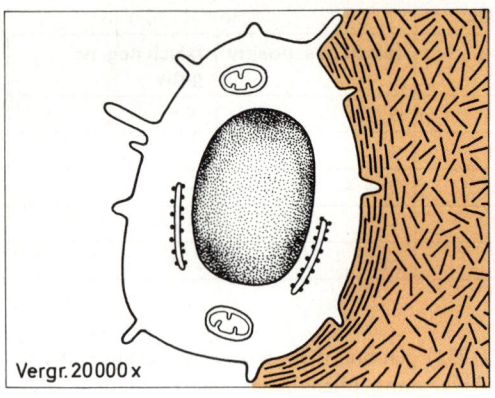

Vergr. 20 000 x

C. – Abb. 73. Ultrastruktur der Amyloidablagerung.

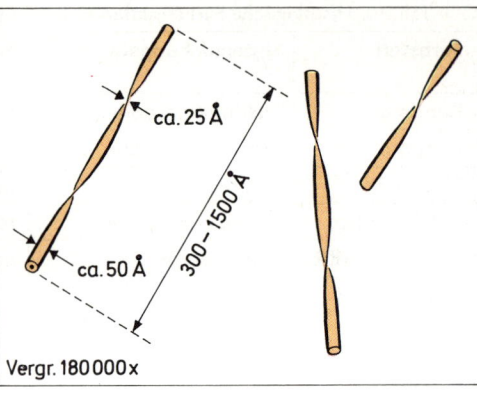

Vergr. 180 000 x

C. – Abb. 74. Supramolekularer Aufbau des Amyloids.

2.7.5.2. Klassifikation der Amyloidosen

Die Amyloidosen lassen sich nach verschiedenen Kriterien einteilen. Die eine Einteilung berücksichtigt den *Organbefall*, die andere die *Ablagerungsorte im Gewebe* und die dritte schließlich richtet sich nach *klinischen Kriterien*.

2.7.5.2.1. Einteilung nach Organbefall

Diese Einteilung geht auf LUBARSCH (1929) zurück.

a) **Primäre Amyloidosen (= Paramyloidose):** Dabei handelt es sich um Amyloidosen ohne

C. – Tab. 11. Einteilungen und Häufigkeit der Amyloidosen.

	Formen der Amyloidose		Häufigkeit der Amyloidablagerungen in %			
			Niere	Mund	Dünn-darm	Mast-darm
A. Perireti-kuläre Amy-loidosen	I. Hereditäre A.	A. bei familiärem Mittelmeerfieber	100,0		74,2	67,7
		A. bei Urtikaria und Taubheit	100,0			
	II. Erworbene A. nach Vor-krankheiten	Tuberkulose	83,3	66,7		
		Osteomyelitis		0,0		
		Bronchiektasen				
		Rheumatoide Arthritis	86,4	60,9		75,0
		Lymphogranulo-matose	90,0		12,5	
		Nierenkarzinome	85,7		26,3	
	III. Erworbene A. ohne Vor-krankheiten	Primäre nephrotische Amyloidose				
B. Peri-kolla-gene Amy-loidosen	I. Hereditäre A.	Myokardiopathische Amyloidose	100,0		100,0	
		Neuropathische Amyloidose				
	II. Erworbene A. nach Vor-krankheiten	Plasmozytom Morbus Waldenström	28,9	22,5	45,0	50,0
	III. Erworbene A. ohne Vor-krankheiten	Klassische generali-sierte primäre Amyloidose (Paramyloidose)	49,3	41,9	30,6	33,6

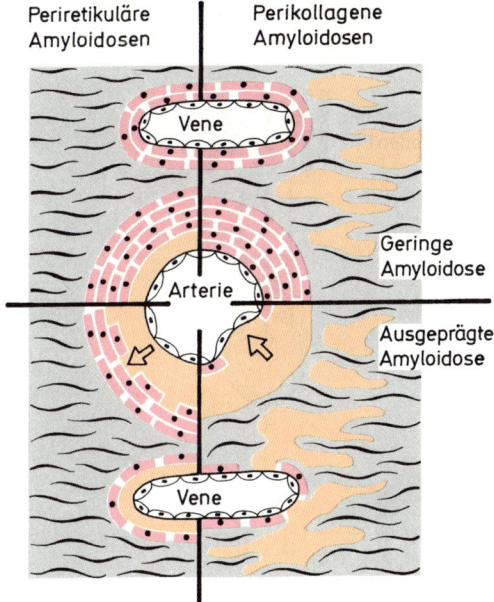

| Periretikuläre Amyloidosen | Perikollagene Amyloidosen |

C. – Abb. 75. Periretikuläre und perikollagene Amyloidose.

C. – Tab. 12. Klinische Einteilung der Amyloidosen.

A. Systemische Amyloidosen
1. Plasmazell-Dyskrasie[1] mit Amyloidose
   a) Monoklonale Gammopathie (non-neoplastisch)
   b) Plasmozytom
   c) Primäre Makroglobulinämie Waldenström
   d) Schwerketten-Krankheit
   e) Non-Hodgkin-Lymphome
2. Agammaglobulinämie mit Amyloidose
3. Sekundäre Amyloidose
   a) Chronisch-eitrige Entzündungen (z. B. Osteomyelitis)
   b) Chronisch granulomatöse Entzündungen (z. B. Tbc)
   c) Chronische Entzündungen mit Autoimmuncharakter (z. B. rheumatoide Arthritis)
   d) M. Hodgkin
   e) Nieren- und Magen-Adenokarzinoma
4. Hereditäre Amyloidose
   a) Neuropathische Amyloidose (autosomal-dominant)
   b) Familiäres Mittelmeerfieber (autosomal-rezessiv)
   c) Nephropathische Amyloidose (autosomal-dominant)
   d) Myokardiopathische Amyloidose

B. Organbegrenzte Amyloidose
1. Vermutlich plasmazellulär bedingte Amyloidose
   a) Respirationstrakt-Amyloidose
   b) Urogenitaltrakt-Amyloidose
   c) Okuläre Amyloidose
   d) Lymphoid-medulläre Amyloidose
2. Kardiovaskuläre Amyloidose
3. Lichenoide Amyloidose

C. Lokalisierte Amyloidablagerungen
1. Endokrine
   a) Medulläres Schilddrüsenkarzinom
   b) Pankreasinsulinem
2. Kalzifizierender ondogener Tumor
3. Plasmozytom
4. Myelomniere

[1] Krasis (gr.) Mischung.

erkennbare Vorkrankheit und ohne Amyloidablagerung in den Lymphknoten, im Gastrointestinaltrakt und im kardiovaskulären System.

b) Sekundäre Amyloidosen: In diesen Fällen ist eine Vorkrankheit oft in Form von chronischen Infektionen bekannt. Die Amyloidablagerungen finden sich in Milz, Leber, Niere und Nebenniere.

2.7.5.2.2. Einteilung nach Ablagerungsort im Gewebe (Tab. 11)

Diese Einteilung beruht auf der Beobachtung von MISSMAHL (1971), daß Amyloid im bioptisch gewonnenen Gewebe ein unterschiedliches Ablagerungsmuster aufweist (Abb. 75).

a) Periretikuläre Amyloidosen: Bei diesen Formen ist das Amyloid entlang der versilberbaren Fasern (Kollagen Typ III) und der Basalmembranen (Kollagen Typ IV und V) von Kapillaren, Arteriolen und Venolen abgelagert. Das interstitielle Bindegewebe mit Kollagenfasern Typ I und/oder Typ II bleibt dagegen zunächst frei von Amyloidablagerungen. Die periretikulären Amyloidosen entsprechen in der Regel der »sekundären Amyloidose«.

Bei geringer periretikulärer Amyloidose wird nur im Basalmembranbereich der Arterien, später auch im Bereich der Venen Amyloid abgelagert. Die Gefäßlumina werden kaum eingeengt.

b) Perikollagene Amyloidosen: Bei den perikollagenen Amyloidosen bleiben die Blutgefäßwände zunächst frei von Amyloidablagerungen. Dagegen finden sich die Amyloidablagerungen entlang der kollagenen Fasern im interstitiellen Bindegewebe (Abb. 75).

Im Falle von ausgeprägten perikollagenen Amyloidosen wird die Gefäßwandmedia zer-

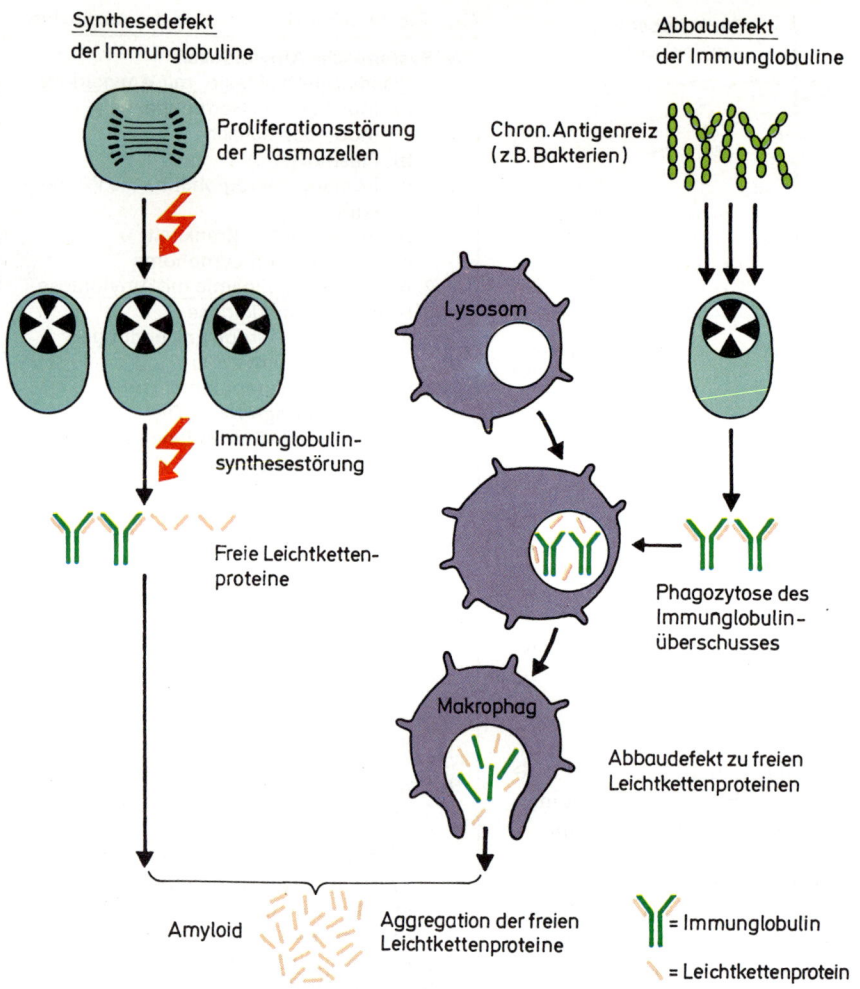

C. – Abb. 76. Zelluläre Mechanismen der Amyloidbildung.

stört und durch Amyloidablagerungen allmählich ersetzt. Die Gefäßlumina werden meist durch die Amyloiddepots eingeengt. Die perikollagenen Amyloidosen entsprechen meist den »primären Amyloidosen«.

2.7.5.2.3. Einteilung nach klinischen Kriterien

Die Einteilung nach GLENNER und PAGE (1976) berücksichtigt die Ablagerungsmuster und Pathogenese (Tab. 12).

2.7.5.3. Zelluläre Mechanismen der Amyloidbildung

Prinzipiell gibt es *2 Wege der Amyloidbildung:*
a) *Abbaudefekt* der Immunglobuline,

b) *Synthesedefekt* der Immunglobuline (Abb. 76).

2.7.5.3.1. Abbaudefekt der Immunglobuline

Ein Hauptmechanismus bei der Amyloidbildung ist die *proteolytische Andauung »amyloidogener« Leichtkettenproteine von Immunglobulinen* innerhalb der Lysosomen. Entscheidend dabei ist das Verhältnis von proteolytischer Kapazität der lysosomalen Enzyme und Serumspiegel an zirkulierenden *Leichtkettenproteinen.* Sind bestimmte proteolytische Enzyme in den Lysosomen mit Substrat abgesättigt, so werden die Leichtkettenproteine nur unvollständig abgebaut. Das Resultat sind *Amyloidfibrillen.* Dies erklärt die Amyloiddepots in unmittelbarer Umgebung des Blutstromes oder der Nierentubuli im Falle einer Plasmazytomniere.

2.7.5.3.2. Synthesedefekt der Immunglobuline (= Plasmazellendyskrasie[1])

Beim multiplen Myelom proliferieren abnorme Plasmazellen, welche Immunglobuline bilden, die im Urin ausgeschieden werden (= *Bence-Jones-Proteine, Leichtkettenproteine = LKP*), wobei im Endstadium der Erkrankung die Immunglobulinsynthese entgleist. Da Immunglobuline mit »amyloidogenen« Leichtketten von einem Plasmazellklone als Antwort auf einen Antigenreiz gebildet werden, ist es denkbar, daß im Verlaufe einer Synthesestörung von Immunglobulinen, wie z.B. bei multiplen Myelomen, freie »amyloidogene« LKP[2] und damit Amyloidfibrillen entstehen, so daß der Tod an den Amyloidfolgen die Manifestation des multiplen Myeloms verhindert.

2.7.5.4. Amyloidarten

Im wesentlichen gibt es *2 Amyloidarten* bei den verschiedenen Amyloidosen des Menschen. Die eine Amyloidart leitet sich von den Immunglobulinen ab, die andere Amyloidart enthält zur Hauptsache ein Protein unbekannter Herkunft und zu einem geringeren Teil LKP[2] vornehmlich vom *λ-Typ*.

2.7.5.4.1. Amyloid mit Immunglobulinherkunft

Diese Pathogenese findet man hauptsächlich bei *multiplen Myelomen* und anderen Plasmazellstörungen, bei denen der Amyloidvorläufer von monoklonalen Plasmazellen im Knochenmark synthetisiert wird. Die freien LKP können entweder direkt extrazellulär oder erst indirekt nach intralysosomaler (vollständig oder unvollständig) Proteolyse in Phagozyten zu »amyloidogenen« LKP[2] (meist vom λ-Typ) zu Fibrillen aggregieren. In einigen Fällen werden Leichtkettenoligomere mit partieller Antikörpereigenschaft sezerniert, die sich mit entsprechenden Gewebeantigenen verbinden. Dadurch kommt es zu einer physikalisch-chemische Molekülveränderung in Form von typischem Amyloidfibrillen.

2.7.5.4.2. Amyloid unbekannter zellulärer Herkunft

Diese Amyloidart findet man meist bei *Amyloidosen im Gefolge chronisch entzündlicher Erkrankungen* (z.B. rheumatoide Arthritis). Da Art und Herkunft dieses Amyloids noch unbekannt sind, ist die Pathogenese entsprechend spekulativ. Die Hauptkomponente dieses Amyloids besteht aus einem *Non-Immunoglobulin-Protein* und ist verbunden mit der Ablagerung von kleinen Immunglobulinmengen, die sich von einer unvollständigen intralysosomalen Proteolyse herleiten.

Zu dieser Amyloidart gehört auch das *Amyloid endokrinen Ursprungs*, z.B. bei Pankreasinsulinomen und medullären Schilddrüsenkarzinomen, welche »amyloidogene« Polypeptide synthetisieren.

Daneben scheint es aber noch einen *weiteren Entstehungsweg* dieses Amyloidtypes zu geben.

Die Makrophagen sind die ersten Antigenverarbeitenden und Antigen-Antikörperkomplex-abbauenden Zellen. Eine chronische Antigenstimulation (z.B. bei chronischer Entzündung) führt zu einer gesteigerten Bildung monoklonaler Immunglobuline, die phagozytiert werden. Nach Überschreiten der lysosomalen Verdauungskapazität werden freie LKP[2] freigesetzt, die mit proteolytischen Spaltprodukten des Non-Immunoglobulin-Proteins reagieren und zur Amyloidfibrillenbildung führen. Das Non-Immunoglobulin-Protein entstammt dabei vermutlich Zellen, die in den Immunprozeß eingegliedert sind.

2.7.5.5. Ursachen der lokalisierten Amyloidablagerung

Die lokalisierte Amyloidablagerung bei systemischer Amyloidose beruht auf *3 Hauptursachen:*

a) Mißverhältnis zwischen Amyloidbildung und -abbau: Die Amyloidablagerungen können nach Wegfall des Antigenstimulus wieder abgeräumt werden. Bestimmte Gewebestrukturen weisen dabei größere oder geringere Aktivität auf. Die Nierenglomerula haben dabei eine besonders kleine Amyloidabräumkapazität.

b) Molekülart und -größe des Amyloids: Monomere Amyloidvorläufer können die Kapillarwand vor der Umwandlung in Amyloidfibrillen durchdringen. *Polymere* Amyloidvorläufer präzipitieren in den Lumina der Kapillaren (z.B. Vasa vasorum) und werden in situ abgebaut. Amyloid mit *Immunglobulinherkunft* ist langsam, Amyloid mit *Non-Immunoglobulin-Protein* ist rasch abbaubar.

---

[1] Dys-krasis (gr.) Falsche Mischung. – [2] LKP = Leichtkettenproteine.

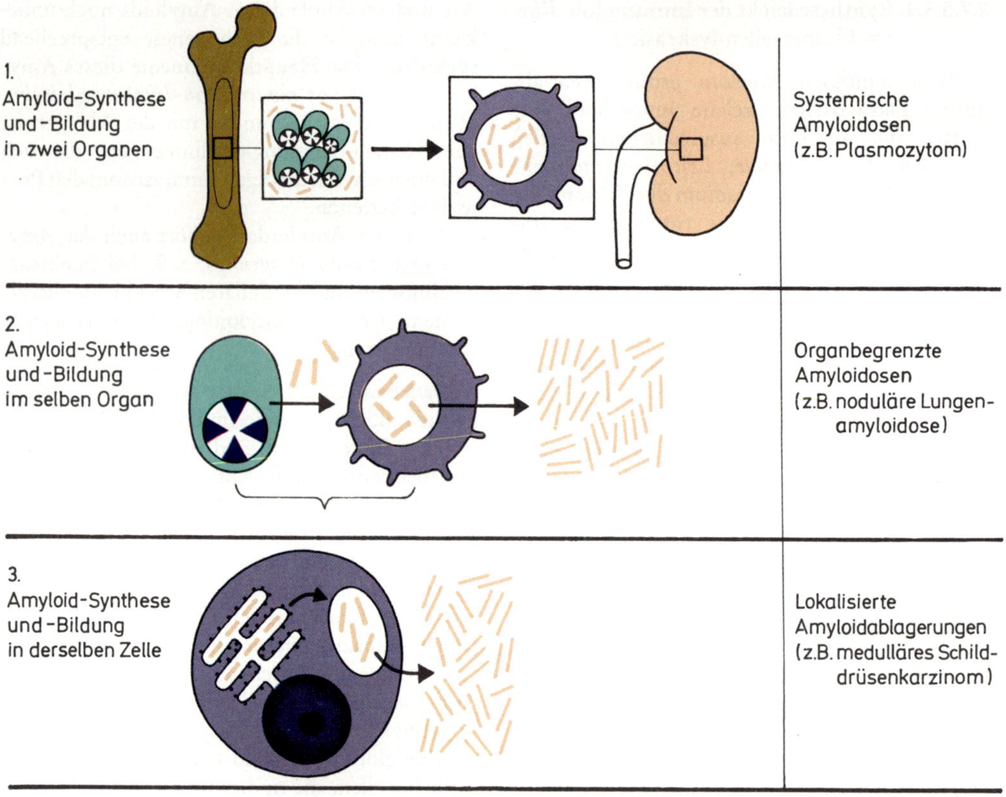

1. Amyloid-Synthese und-Bildung in zwei Organen		Systemische Amyloidosen (z.B. Plasmozytom)
2. Amyloid-Synthese und-Bildung im selben Organ		Organbegrenzte Amyloidosen (z.B. noduläre Lungen- amyloidose)
3. Amyloid-Synthese und-Bildung in derselben Zelle		Lokalisierte Amyloidablagerungen (z.B. medulläres Schild- drüsenkarzinom)

C. – Abb. 77. Ursachen der lokalisierten Amyloidablagerung.

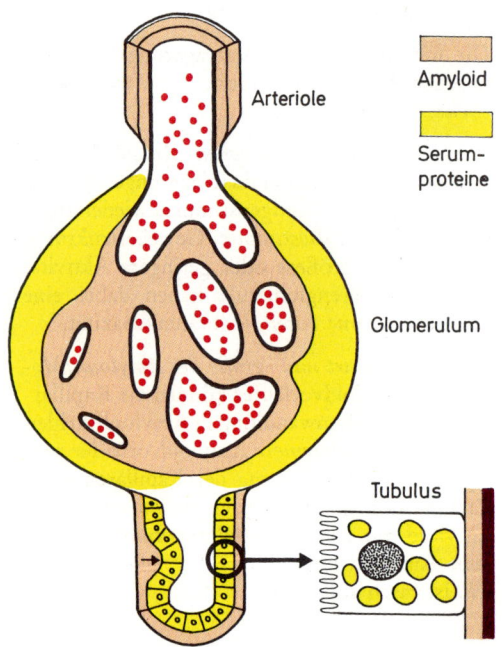

C. – Abb. 78. Amyloidose der Niere.

c) Topographie der amyloidbildenden Zellen: Für die Art der Amyloidablagerung ist die *räumliche Beziehung* zwischen Amyloid-*synthetisierenden* Zellen und Amyloid-*bildenden* Zellen wichtig:

Plasmazellen im Knochenmark sezernieren freie LKP, die zur systemischen Amyloidose führen (z.B. Plasmazytom). Plasmazellklone im Gewebe in Nähe von Histiozyten (z.B. noduläre Lungenamyloidose) bewirken eine mehr lokalisierte Amyloidablagerung. Wenn schließlich Amyloidsynthese und -bildung in ein und derselben Zelle stattfinden (z.B. medulläres Schilddrüsenkarzinom), stapeln sich die Amyloidfibrillen in unmittelbarer Umgebung an (Abb. 77).

2.7.5.6. Klinisch relevante Organveränderungen

2.7.5.6.1. Amyloidose der Niere

Die Niere ist bei fast allen Amyloidoseformen häufig beteiligt (Abb. 78).

a) Glomeruläre Amyloidablagerungen

Einer der *häufigsten* Ablagerungsorte in der Niere sind die Glomerula. Es ist heute nachgewiesen, daß das Amyloid von den Mesangiumzellen gebildet und zuerst im Mesangium abgelagert wird. Erst sekundär lagert es sich auch im Bereich der Basalmembran ab. Dadurch werden die verschiedenen Glomerulumstrukturen verändert:

Die Basalmembran wird zunächst in Amyloid eingebettet, später auch zerstört (wahrscheinlich unterdrückte Neubildung der Basalmembranbausteine bei weiterlaufendem Abbau). Die Epithelzellen zeigen eine Verschmelzung der Fußfortsätze als Folge der Proteinurie. Bei fortschreitender Amyloidablagerung sind keine Kapillarlumina mehr erkennbar. Die Bowmansche Kapsel ist durch Vermehrung ihrer kollagenen Fasern verdickt. Die Glomerula veröden. Bei fortgeschrittener Amyloidose findet man auch Amyloidablagerungen in den zu- und abführenden Arteriolen.

b) Peritubuläre Amyloidablagerungen

Die peritubulären Amyloidablagerungen beginnen zwischen Epithelzellen der Tubuli und Basalmembran einerseits und zwischen Endothelzellen der Kapillaren andererseits. Später treten auch Amyloidablagerungen im interstitiellen Bindegewebe zwischen Kapillaren und Tubuli hinzu.

c) Vaskuläre Amyloidablagerungen

Amyloid kann in der Wand größerer Arterien, Venen und Arteriolen abgelagert werden. In größeren Arterien und Venen findet es sich meist fleckförmig in der Intima und diffus in der Adventitia. Oft tritt zusätzlich noch eine *Fibroblastose* der Intima auf. Die Arteriolenwände enthalten das Amyloid meist diffus in der gesamten Wand, wodurch diese an Dicke zunimmt und das Lumen eingeengt wird. Gelegentlich kann sich das Amyloid auch nur ringförmig in einer Wandschicht befinden und durch eine zusätzliche Hyalinose das Lumen dieser Gefäße einengen.

Die häufigste *pathophysiologische Folge der Nierenamyloidose* ist das *nephrotische Syndrom*, das auf die Veränderungen der Glomerula zurückgeführt werden muß. Die Häufigkeit, mit der ein nephrotisches Syndrom bei Amyloidose auftritt, wird in der Literatur mit 18–83% angegeben.

Eine weitere Folge der Nierenamyloidose ist ein *Bluthochdruck*, der etwa in 35–45% der Fälle auftritt, wenn viele Glomerula verödet und die Blutgefäße bereits schwer verändert sind. Bei fortgeschrittener Nierenamyloidose kann sich eine *Urämie* entwickeln. Nach der Literatur wurde die Urämie in 10 bis 58% aller Fälle von Amyloidose beobachtet (s. Hi. S. 166).

2.7.5.6.2. Amyloidose des Magen-Darm-Kanals

Nimmt man alle Amyloidoseformen zusammen, dann findet man im Mittel etwa in 40% Ablagerungen in den verschiedenen Abschnitten des Magen-Darm-Kanals. Das Amyloid ist nicht in allen Abschnitten der Darmwand in gleicher Häufigkeit anzutreffen, was für die Biopsieentnahme zu wissen wichtig ist. Die größere Sicherheit für den bioptischen Amyloidnachweis ist dann gegeben, wenn in der Biopsie nicht nur Tunica mucosa, sondern auch Tunica submucosa enthalten sind (Abb. 79).

Als *Folge* der Amyloidablagerungen im Darm treten meist folgende *klinische Krankheitserscheinungen* auf: Malabsorption mit Durchfall, ulzerierende Kolitis, Blutungen.

2.7.5.6.3. Amyloidose des Herzens

Im Herzen kommt es besonders bei den *perikollagenen* Amyloidoseformen zu Amyloidablagerungen. Bei der Altersamyloidose gibt es eine recht typische Häufigkeitsverteilung in den verschiedenen Abschnitten des Herzens. *Mikroskopisch* findet sich das Amyloid bei den periretikulären Amyloidosen vorwiegend in der Wand von Arterien, Arteriolen, Venolen und Venen. Dagegen findet man es bei den perikollagenen Amyloidoseformen fast ausschließlich im interstitiellen Bindegewebe um die Muskelfasern.

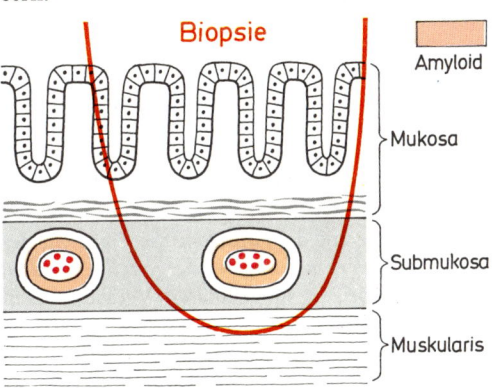

C. – Abb. 79. Rektum-Amyloidose.

Funktionell können durch die Amyloidose verschiedene *Störungen* hervorgerufen werden: Herzinsuffizienz, Herzrhythmusstörungen, EKG-Veränderungen wie beim Herzinfarkt, Niederspannungs-EKG, Digitalisüberempfindlichkeit.

Literatur

BENEKE, G., A. D. RAKOW, L. RAKOW, W. SCHMITT: Morphologische Methoden in der Routinediagnostik der Nieren-Pathologie (Glomerulonephritis). Beitr. Path. *141:* 402–428 (1970).

BÖHMER, R.: Hyperurikämie. Med. Welt *30:* 623–628 (1979).

COHEN, A. S.: Amyloid. New Engl. J. Med. *277:* 522–530 (1967); *277:* 574–583 (1967); *277:* 628–638 (1967).

FOURMAN, P., P. ROYER: Calcium metabolism and the bone. 2. Aufl. Blackwell, Oxford – Edinburgh 1968.

GARDNER, D. L.: Pathology of the connective tissue diseases. Arnold, London 1965.

GLENNER, G. G.: The pathogenetic and therapeutic implications of the discovery of the immunglobulin origin of amyloid fibrils. Human Path. *3:* 157–162 (1972).

GLENNER, G. G., D. L. PAGE: Amyloid, amyloidosis and amyloidogenesis. Internat. Rev. exp. Path. *15:* 2–93 (1976).

Hard Tissue Growth, Repair and Remineralization CIBA Foundation Symposium 11. Elsevier-Excerpta Medica, North-Holland-Publ., Amsterdam – London – New York 1973.

KUHLENCORDT, F., H. P. KRUSE: Calcium metabolism, bone and metabolic bone diseases. Springer, Berlin – Heidelberg – New York 1975.

3. Pathologie des Stoffwechsels: Intoxikationen und anorganische Stoffe

Die Symptomatik der Pathophysiologie und die kausale Pathogenese der Stoffwechselstörungen werden in den Lehrbüchern der Inneren Medizin und der Pathobiochemie behandelt. Die morphologischen Veränderungen werden dabei meist nur gestreift. Im folgenden soll die *formale Pathogenese* und die *Pathologische Anatomie der Stoffwechselerkrankungen dargestellt werden.* Die zugehörigen subzellulären Veränderungen sind im Kapitel »Zytoplasma« (s. S. 184 ff.), die genetischen Aspekte der vererbten Stoffwechselerkrankungen sind im Kapitel »Genetik« (S. 499 ff.) zu finden.

3.1. Intoxikationen

Es sollen hier drei Beispiele besprochen werden, die einmal wgen ihrer verschiedenen Angriffspunkte in der Zelle (Tetrachlorkohlenstoff → Membran, Pilzgifte → Transskription, Membranen), zum anderen wie Alkohol von grundsätzlicher Bedeutung sind.

3.1.1. Tetrachlorkohlenstoff (Abb. 80)

Tetrachlorkohlenstoff (CCl_4) wird seit langer Zeit in der experimentellen Pathologie als Modell für die Wirkung einer toxischen Substanz zum Studium von Zellschädigungen benutzt. Vergiftungen beim Menschen sind extrem selten (Lebernekrosen, insbesondere im Läppchenzentrum). Bei einer akuten Vergiftung kommt es zum *Anstieg von SGOT* und *LDH* im Blut. Es kommt zur *Leberverfettung* und *Ikterus.* Tod im hepatischen Koma. In manchen Fällen kann die Nierenschädigung im Vordergrund stehen (urämisches Koma).

Im Gegensatz zum Sauerstoffmangel (vgl. S. 266) liegt bei CCl_4 der *primäre Angriffspunkt bei den Membranen* der Zelle selbst), insbesondere dem ER. CCl_4 wird an die Membran des ER gebunden, und hier entstehen beim Abbau *freie Radikale,* die zur Peroxidation von Lipiden der ER-Membranen und Cisternen-Kollaps (s. S. 196) führen. Die für die Membranerhaltung des ER notwendige Glucose-6-Phosphatase verschwindet zuerst, die *Ribosomen werden losgelöst,* so daß die Eiweißkörpersynthese gestoppt wird. Dadurch kommt es zur *Vermehrung von Lipiden* (s. fettige Metamorphose, S. 277). In den nachfolgenden Schritten der Zellschädigung stehen dann wie beim O_2-Mangel die *Mitochondrien* im Mittelpunkt, bei denen durch die Membranschädigung die Atmung und die Phosphorylierung vermindert sind (ATP-Mangel, Versagen der Natriumpumpe, vakuolige Transformation, Membranabbau durch Aktivierung lysosomaler Enzyme und Zellkernpyknose) (s. Abb. 80).

Literatur

CHOPRA, P., S. ROY, V. RAMALINGASWAMI, N. C. NAYAK: Mechanism of carbon tetrachloride hepatotoxicity. Lab. Invest. *26:* 716–727 (1972).

RECKNAGEL, R. O.: Carbon tetrachloride hepatotoxicity. Pharmacol. Rev. *19:* 145–208 (1967).

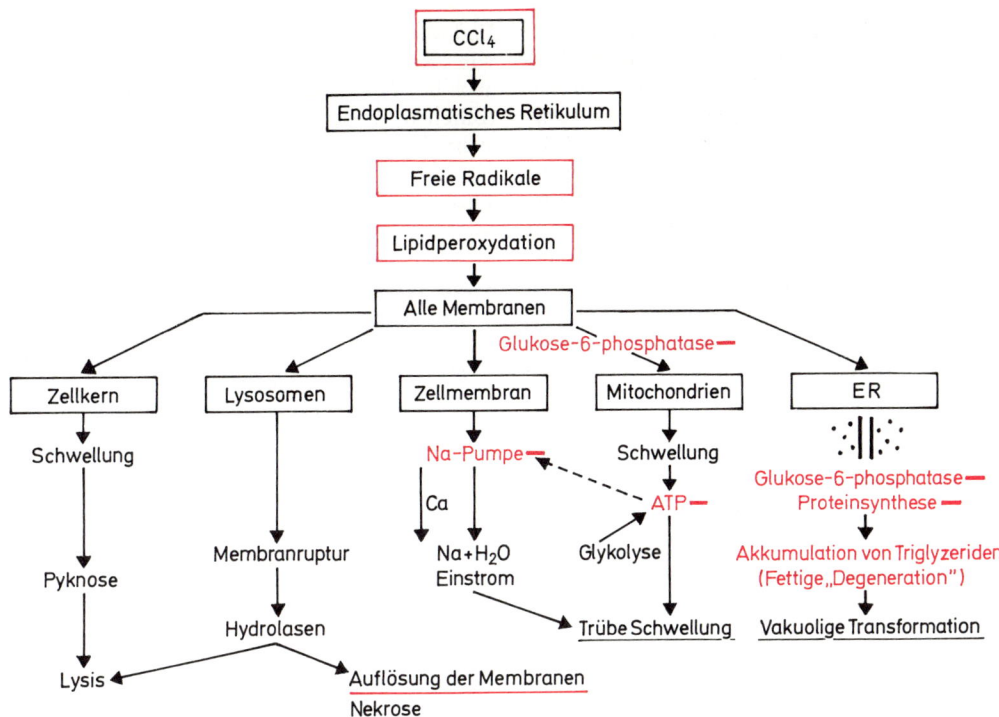

C. – Abb. 80. Zellschädigung nach Gabe von Tetrachlorkohlenstoff (nach TRUMP u. Mitarb., 1975).

3.1.2. Pilzgifte

Die meisten tödlichen Pilzvergiftungen (95%) werden durch den grünen Knollenblätterpilz (Amanita phalloides) hervorgerufen (Letalität 30–70%). Klinisch tritt nach einer Latenzzeit von 8–24 Stunden eine erste *gastrointestinale* Phase mit choleraähnlichen Durchfällen und Erbrechen auf, gefolgt von einer *hepato-renalen* Phase (24–48 Std.) mit *Anstieg der Transaminasen* und des *Bilirubins*. Tod im Leberkoma und Nierenversagen.

Pathologisch anatomisch: Akute gelbe Leberdystrophie oder hochgradige *Fettleber*. Für den tödlichen Ausgang der Vergiftung ist *α-Amanitin*, ein Oktopeptid, verantwortlich, das 20mal giftiger ist als Phalloidin (WIELAND, 1972). Amanitin wird im Zellkern der Leberzellen *(nur Leber!)* gebunden und hemmt die DNS-abhängige RNS-Polymerase II. Ein Molekül Amanitin verbindet sich mit einem Molekül RNS-Polymerase. Es kommt zu einer *Hemmung der Transkription*. Messenger-RNS wird nicht mehr gebildet und die Proteinsynthese dadurch gehemmt (Verfettung!). Schon 30 Minuten nach Injektion kommt es im Tierexperiment zur Reduktion der RNS-Synthese um 50%. Der Zellkern zeigt eine Schwellung mit Kondensation des Euchromatins

(SINCLAIR et al., 1978) und Fragmentierung der Nukleoli.

Einen völlig anderen Angriffspunkt hat die zweite Giftkomponente von Amanita phalloides, das *Phalloidin*. Es ist hier nur von theoretischem Interesse, da es nicht enteral resorbiert wird. Im Tierversuch parenteral gegeben, wird es an *Rezeptoren der Leberzellmembran* und die *Aktinfilamente des Zytoskeletons* gebunden. Die Motilität der Plasmamembran wird dadurch gestört, es kommt zur Vakuolisierung des Zytoplasmas, Protrusionen des Zytoplasmas, zum Versagen der Natriumpumpe (vakuolige Degeneration sowie zur Freisetzung lysosomaler Enzyme (s. Hi. S. 176).

Literatur

SINCLAIR, G. D., K. BRASCH: The reversible action of α-amanitin on nuclear structure and molecular composition. Exp. Cell Res. *111: 1–14 (1978)*.

WIELAND, T: Struktur und Wirkung der Amatoxine. Naturwiss. *59: 225–231 (1972)*.

3.1.3. Alkohol (Äthanol)

Alkoholische Leberschädigungen sind heute sehr häufig und können als Zivilisationskrankheit angesehen werden. In der Bundesrepublik gibt es 1,5 Mio. Alkoholiker, 20 Milliarden DM werden jährlich für Alkohol ausgegeben. In dem Einsendungsmaterial eines Pathologischen Institutes ist unter den Leberbiopsien (Punktate) die durch Alkohol bedingte Fettleberhepatitis weitaus die häufigste Diagnose. *Histologisch* zeigt die Leber eine meist großtropfige *Verfettung* mit Fettzysten, Nekrosen von Fettzellen mit lymphohistiozytärer und granulozytärer Reaktion sowie hyaline intrazytoplasmatische, oft hirschgeweihartige Körper (sog. *»Mallory bodies«*; s. Hi. S. 158), die für alkoholische Leberschädigungen spezifisch sind.

Der Angriffspunkt von Äthanol in der Zelle ist nicht bekannt. Alkohol wird durch die Alkoholdehydrogenase im Zytosol und das mikrosomale, Äthanol oxidierende System des glatten endoplasmatischen Retikulums zu Acetaldehyd abgebaut. Dabei wird Acetyl-CoA und NADH vermehrt gebildet, so daß beim chronischen Alkoholismus die *Fettsäuresynthese erhöht* ist. Gleichzeitig wird durch die hepatotoxische Wirkung von Acetaldehyd, insbesondere auf die Mitochondrien, die *Fettsäureoxidation gehemmt.* (Aufstau der Fette im Golgi-Apparat). Hinzu kommt eine Hemmung der Lipoproteinsekretion in das Blut. Alle drei genannten Faktoren führen zu einer Vermehrung von Lipoid in der Zelle = *Verfettung.* Auch die Proteinsynthese in der Zelle steigt, gleichzeitig ist der *Proteinexport* (Albumin, Transferrin) *gehemmt,* so daß eine Eiweiß (und Wasser-) Vermehrung resultiert. Für die Transportstörungen von Lipoprotein und Albumin wird eine Funktionsstörung der Mikrotubuli verantwortlich gemacht, die in ihrer Gesamtmasse vermindert sind. (LIEBER, 1977). *Morphologisch* findet man eine *Proliferation des GER* (s. Zytoplasma, S. 196, 198).

Das *rauhe ER* ist oft vermindert, dilatiert und vesikuliert, ebenso wie die Golgi-Zone. Die *Mitochondrien* zeigen sehr vielfältige Veränderungen. Es werden Riesenmitochondrien mit verdichteter Matrix, lamellärer Cristae-Umwandlung, parakristalline Einschlüsse beobachtet. Die hyalinen Einschlüsse *(»Mallory-bodies«)* bestehen aus fibrillärem Material (Präkeratin). Die verzweigten Fibrillen haben einen Durchmesser von 10μm und sollen aus einem actinähnlichen Protein bestehen. Sit stammen sehr wahrscheinlich aus dem Zytoskeleton und sind Ausdruck einer Störung des Transportsystems in der Zelle (siehe Zytoskeleton, S. 188). Typisch, aber nicht spezifisch sind weiterhin die Abflachung der Mikrovilli an der Oberfläche der Zelle und die Ausbildung einer Basalmembran unter dem

Endothel, so daß die Sinusoide den Charakter von Kapillaren bekommen (Kapillarisierung, auch bei Virushepatitis beobachtet). Die Gallenröhrchen können erweitert sein, manchmal besteht eine Cholostase.

Literatur

Übersicht: S. LIEBER, in: Leber, Magen Darm, Z. angewandte Gastroent. Band *8* Nr. *5* (1978).

LIEBER, C. S., E. BARAONA, S. A. BOROWSKY, M. A. LEO: Effect of ethanol on lipoprotein and protein export from the liver and its relationship to progressive alcoholic liver injury, p 327–340. In: POPPER, H., L. BIANCHI, W. REUTTER: MTP Press, St. Leonhards House Lancaster, Engl. 1977, 1978.

E. HORVATH, K. KOVACS, R.C. ROSS: Alcoholic liver lesion. Frequency and diagnostic value of fine structural alterations in hepatocytes. Beitr. Path. *148:* 67–85 (1973).

3.2. Anorganische Stoffe

3.2.1. Lokaler Sauerstoffmangel (Abb. 81)

Ein akuter örtlicher Sauerstoffmangel tritt unter pathologischen Bedingungen sehr *häufig* auf (Herzinfarkt, Niereninfarkt, Hirninfarkt, Schock) und gehört zu den am besten untersuchten Vorgängen. Abb. 81 zeigt in einem Übersichtsschema, daß bei Sauerstoffmangel *zuerst die Mitochondrien betroffen* werden und alle weiteren Zellveränderungen nur von dort her verstanden werden können. Die Atmung und die Phosphorylierung an der Mitochondrieninnenmembran werden durch Sauerstoffmangel gestört, so daß es zur verminderten oder *fehlenden ATP-Bildung* kommt. Die Glykolyse (mit Glykogenschwund) kann zwar zur ATP Bildung beitragen, meist aber nur kurze Zeit und in ungenügendem Ausmaß, zumal auch das Absinken des pH wiederum Folgen für die Zelle hat (Wassereinstrom, Stoffwechselschädigung). Die *mangelhafte ATP-Bereitstellung wirkt sich auf alle energieverbrauchenden Prozesse* aus, insbesondere aber die *Natriumpumpe* der Zellmembran. Die Folge ist, daß Natrium und Wasser in die Zelle einströmen und die Mitochondrien und das ER in wassergefüllte Vakuolen (s. Zytoplasma, S. 195, 196) umgewandelt werden *(vakuolige »Degeneration«).* Das RER hat schon vorher seine Ribosomen verloren, die *Proteinsynthese ist aufgehoben.* Der Wassereinstrom in die Zelle und der ATP-Mangel betreffen natürlich auch den Zellkern *(degenerative Kernschwellung)* sowie die energieabhängigen Transkriptionsvor-

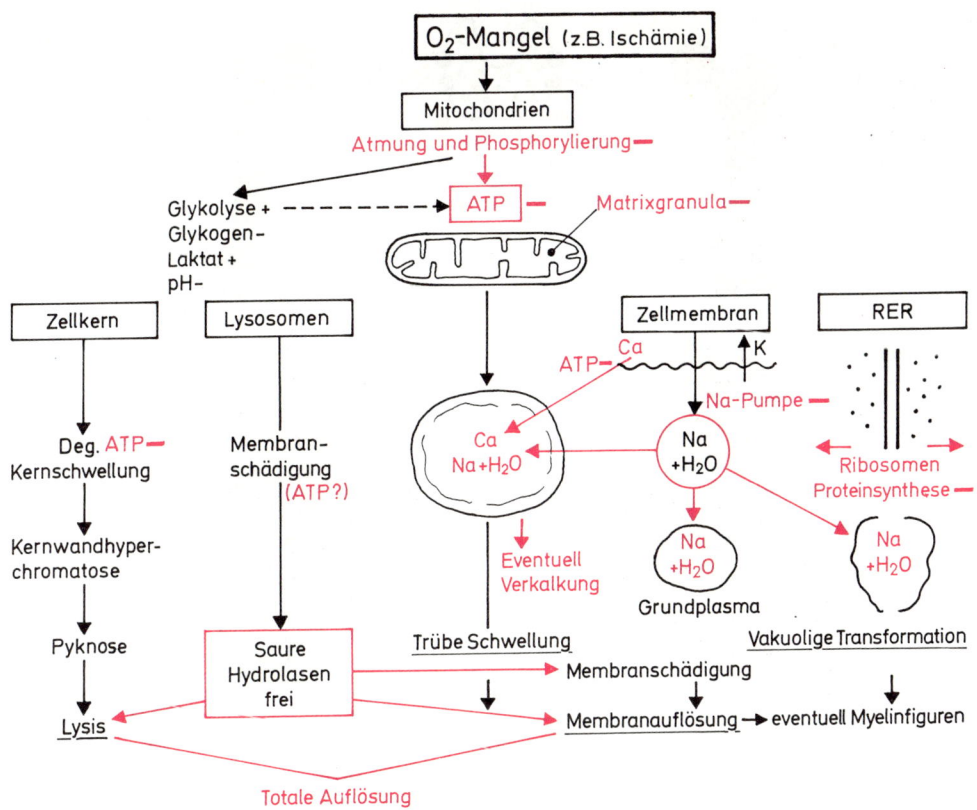

C. – Abb. 81. Zellschädigung nach Sauerstoffmangel (nach TRUMP u. Mitarb., 1975).

gänge, so daß auch hier DNS- und RNS-Synthese vermindert sind oder fehlen. Der Zellkernschwellung folgt die *Chromatinverklumpung* in den Randpartien des Kerns *(Kernwandhyperchromatose),* der die *Pyknose* und schließlich die Auflösung durch lysosomale DNase und RNase folgt. Die *freigesetzten Hydrolasen* sind für die vollständige Auflösung der Membranreste der Proteine und Lipide, des Glykogens u. a. verantwortlich, wobei sekundär durch erneute Zusammenlagerung von Lipiden und Eiweißkörpern bei subletaler Schädigung *Myelinfiguren* entstehen können. Der Sauerstoffmangel kann als Paradigma für alle Einwirkungen auf die Zelle dienen, die die Energiebildung hemmen (z. B. CO-Vergiftung, Cyanide, Malonat). Inwieweit dem *ATP* eine Schlüsselrolle für den Zelltod zukommt, ist noch nicht geklärt. Ein ATP-Gehalt von 20–25% reicht aus, um die Zellintegrität zu erhalten (FARBER, 1973) (s. auch S. 387, Nekrose).

Literatur

FARBER, E.: ATP and cell integrity. Fed. Proc. *32:* 1534–1539 (1973).
TRUMP, B. F., A. U. ARSTILA: Cellular reaction to injury: In: LA VIA M. A., R. B. HILL: Principles of pathobiology. Oxford Univ. Press, New York 1975.

3.2.2. Kalziumstoffwechsel

Der Kalziumgehalt der Extrazellulärflüssigkeit wird so fein reguliert, daß man von einer biologischen Konstanten spricht. Für diese Feinregulation sind *3 Hormone* verantwortlich, das *Parathyrin (= Parathormon),* das *Calcitonin* und das *1,25-Dihydroxycholecalciferol (= Vitamin D₃).* Vitamin D₃ wirkt zum Parathyrin synergistisch, das Calcitonin antagonistisch.

Ein *Absinken des Kalziumspiegels* im Blut bewirkt innerhalb von Minuten eine Parathyrin-

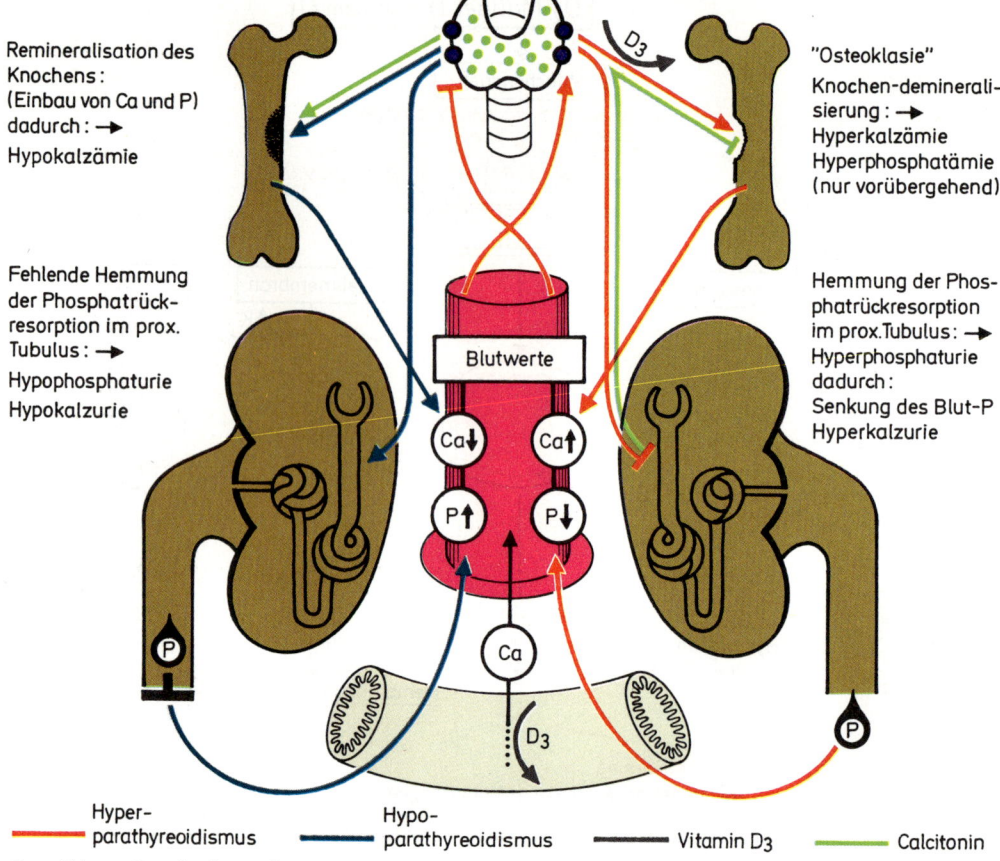

Remineralisation des
Knochens:
(Einbau von Ca und P)
dadurch: →
Hypokalzämie

"Osteoklasie"
Knochen-demineralisierung: →
Hyperkalzämie
Hyperphosphatämie
(nur vorübergehend)

Fehlende Hemmung
der Phosphatrückresorption im prox.
Tubulus: →
Hypophosphaturie
Hypokalzurie

Hemmung der Phosphatrückresorption
im prox.Tubulus: →
Hyperphosphaturie
dadurch:
Senkung des Blut-P
Hyperkalzurie

Blutwerte

Hyper-
parathyreoidismus

Hypo-
parathyreoidismus

Vitamin D₃

Calcitonin

C. – Abb. 82. Parathyrin-, Calcitonin-, Vitamin-D$_3$-Wirkungen.

sekretion. Dadurch wird Ca^{2+} über eine vermehrte Osteoklastentätigkeit aus dem Skelett mobilisiert und Ca^{2+} aus dem Darm unter Vermittlung des Vitamin D_3 aufgenommen und die tubuläre Phosphatrückresorption gehemmt. Dadurch steigt im Blut der Kalziumspiegel, während der Phosphatspiegel sinkt. Andererseits unterdrückt ein *erhöhter Kalziumspiegel* im Blut die Parathyrinsekretion. Da die Parathyrinwirkung über 1 Stunde lang anhält, müßte auf eine Hypokalzämie eine Hyperkalzämie folgen. Dies wird durch die rasch und kurz einsetzende Calcitoninfreisetzung aus den C-Zellen der Schilddrüse bewirkt. Das Calcitonin bremst die osteoklastäre Resorption und fördert die Ablagerung von amorphem Calcium-Phosphat in das Osteoid (siehe Mineralisation, S. 194). An der Niere allerdings wirkt das Calcitonin synergistisch zum Parathyrin indem es die Phosphatrückresorption hemmt (Abb. 82).

Mangel und Überschuß dieser 3 Kalziumhämostaseregulatoren bewirken die metabolischen Knochenerkrankungen (siehe Knochengewebe, S. 726).

3.2.3. Eisenstoffwechsel

3.2.3.1. Eisenhaushalt (Abb. 83)

Das Eisen wird mit der Nahrung aufgenommen und im Duodenum von den Enterozyten unter Vermittlung des in der Magenmukosa sezernierten *Gastroferrins* (= *Glykoprotein*) resorbiert. Die duodenalen Enterozyten geben das Eisen entweder direkt an die Blutbahn ab, wo es an *Transferrin* gebunden wird, oder sie speichern es als *Ferritin*. Im Blut wird das Fe^{2+} durch das *Zöruloplasmin* zu Fe^{3+} oxidiert und mittels des Transferrins zum Knochenmark

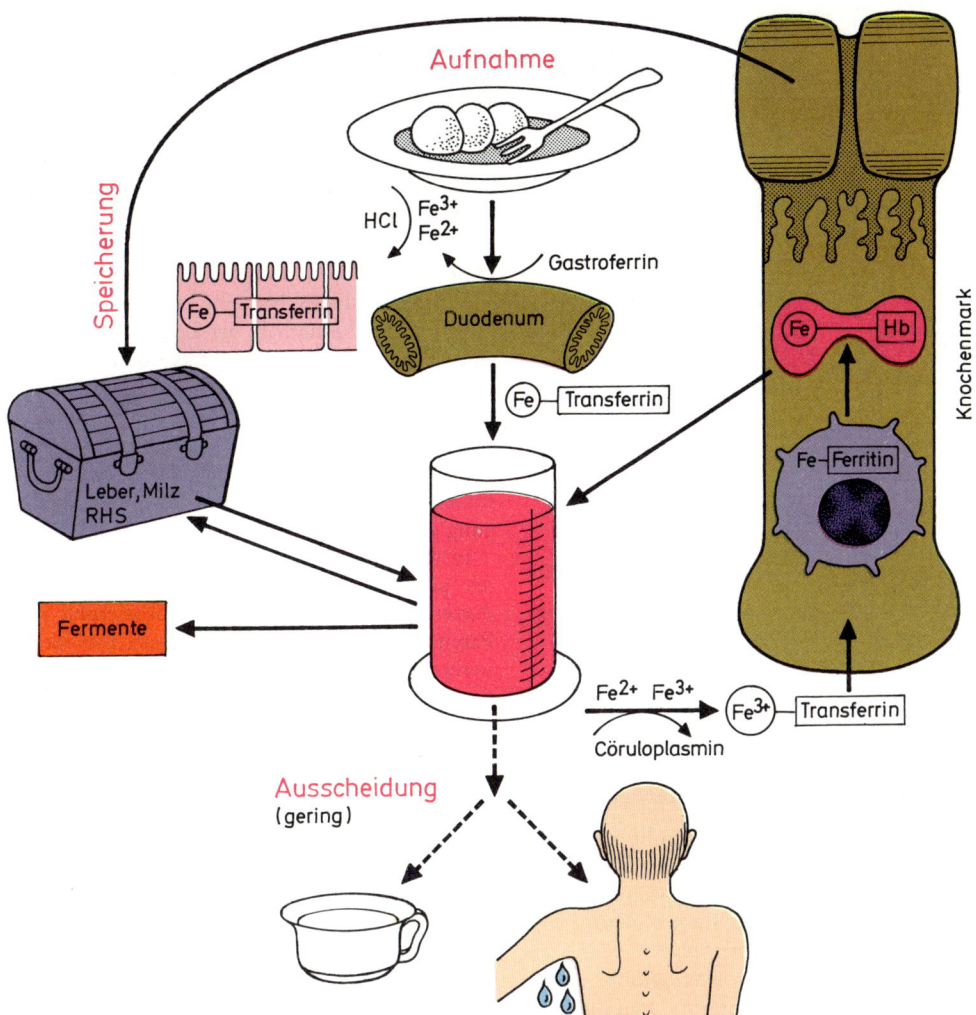

Aufnahme

Speicherung

HCl Fe³⁺
     Fe²⁺

Gastroferrin

Fe—Transferrin

Duodenum

Fe—Transferrin

Leber, Milz
RHS

Fermente

Fe—Hb

Fe—Ferritin

Knochenmark

Fe²⁺ Fe³⁺

Fe³⁺—Transferrin

Cöruloplasmin

Ausscheidung
(gering)

C. – Abb. 83. Eisenstoffwechsel.

transportiert. Dort wird es von den basophilen Erythroblasten aufgenommen und in den Retikulozyten in das *Hämoglobin* eingebaut. *Überschüssiges Eisen* wird als Ferritin, bei Überangebot als *Hämosiderin* in den Zellen des RHS der Leber und Milz gespeichert. Ein kleiner Teil des Eisens wird in Fe-haltige Enzyme eingebaut. Die *Eisenausscheidung* erfolgt in geringem Maße über die Fäzes oder Schweiß (Abb. 83).

Das *Depoteisen,* das Ferritin, wird durch die lysosomale Tätigkeit reguliert. Das *Eisenträgerprotein, Apoferritin,* wird im RER synthetisiert und gelangt über die Achse RER-Golgi-Apparat entweder zur Speicherung und zum Umbau in die Lysosomen oder bindet in den Enterozyten des Dünndarms (aber auch in den Hepatozyten)

das resorbierte Eisen in Form von Ferritin. Das Ferritin ist gegenüber den lysosomalen Enzymen recht widerstandsfähig und häuft sich so in den Lysosomen an, wo es gegebenenfalls (bei erhöhtem Angebot) mit Zelltrümmern zu Hämosiderin kondensiert wird. Tritt ein vermehrter Eisenbedarf auf, wird das Eisen vom Ferritin lysosomal getrennt und wieder in den Blutstrom eingeschleust.

3.2.3.2. Eisenmangel

Der Eisenmangel des Organismus kann *absolut (= Angebot)* oder *relativ (= Verwertbarkeit)* sein. Einen *absoluten Eisenmangel* findet man bei großem oder chronischem *Blutverlust,*

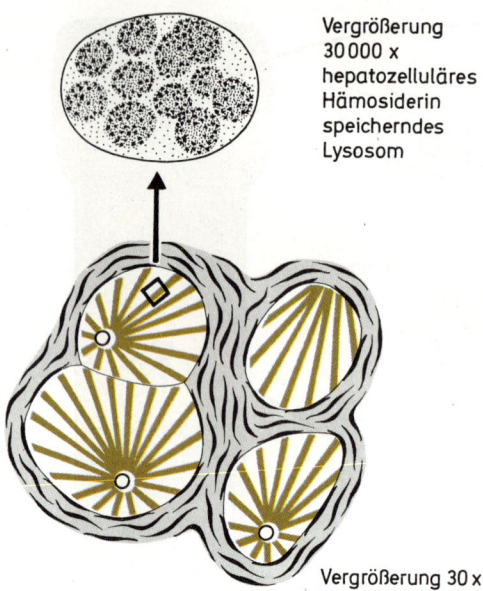

Vergrößerung
30 000 x
hepatozelluläres
Hämosiderin
speicherndes
Lysosom

Vergrößerung 30 x

C. – Abb. 84. Histologie und Ultrastruktur der Pigmentzirrhose bei Hämochromatose.

vor allem aber infolge einer *gestörten Eisenresorption* bei Magen-Darm-Erkrankungen (Gastritis, Magenresektion → Gastroferrinmangel; Dünndarmresektion → Malabsorption).

Ein *relativer Eisenmangel* beruht auf einer *Transport-* oder *Verwertungsstörung* des aufgenommenen Eisens. Bei den sideroachrestischen Anämien wird das normale Eisenangebot nicht ausgenutzt, da das Eisen wegen einer defekten Hämsynthese nicht in das Hämoglobin eingebaut werden kann. Fehlt aufgrund eines genetischen Defektes das Transferrin, ist der Fe-Transport im Blut unzureichend, ebenso die durch das Transferrin vermittelte Fe-Aufnahme in die Erythroblasten.

3.2.3.3. Eisenspeicherkrankheiten

Bei den Eisenspeicherkrankheiten kommt es zu einer Überladung des Organismus mit Eisen entweder infolge gesteigerter Eisenresorption, oder gesteigertem Blutzerfall oder gestörter Eisennutzung.

3.2.3.3.1. Hämochromatose[1]
(v. Recklinghausen, 1889)

Bei dieser autosomal dominant vererbten Eisenspeicherkrankheit *fehlt* meist im Magensaft das eisenbindende Protein »*Gastroferrin*«, das im Magen und Dünndarm die Eisenresorption reguliert. Infolgedessen wird unkontrolliert und unaufhörlich Eisen aus dem Dünndarmlumen resorbiert, so daß im Serum bei relativ vermindertem Transferrin und erniedrigter Eisenbindungskapazität der Eisenspiegel erhöht wird. Folge davon ist eine *Überladung der Organellen der Organzellen und Zellen des RHS mit Eisen* (Abb. 84).

Ionisiertes Eisen hat eine *zelltoxische* Wirkung und wird innerhalb der Zelle in der Matrix eines Phagolysosoms (siehe Lysosomen) aufgenommen und unschädlich gemacht. Durch Peroxidation der Membranlipide und der biologischen Antioxidanzien (Vit. C, E) tritt bei einer Hämochromatose eine Zellnekrose durch Lysosomenlabilisierung und Mitochondrienschädigung ein (s. Hi. S. 151).

In der *Leber* führt dies zu einer progredienten portalen Leberzirrhose (Abb. 84) und im *Pankreas* zur progredienten Fibrosierung des Parenchyms (sog. Pankreaszirrhose). Der resultierende Diabetes mellitus wird zusammen mit der starken Hautpigmentierung (siehe Pigmente) »*Bronzediabetes*« genannt (Abb. 85).

Die Hämochromatose betrifft vor allem Männer, Frauen erst nach der Menopause.

3.2.3.3.2. Sekundäre Siderosen[2]
= Hämosiderosen

Für die Eisenablagerungen in Form von Hämosiderin (siehe Pigmente) kommen folgende *pathogenetische Mechanismen* in Betracht:
a) *Eisenüberangebot:* infolge gesteigertem Blutabbau,
b) *Eisennutzungsstörung:* infolge Häm- resp. Globinsynthesestörung,
c) *Nutriv-toxische Leberschädigung:* infolge Proteinsynthesehemmung und Apoferritinmangel (s. Ma. S. 153).

3.2.4. Kupferstoffwechsel

Kupfer spielt als *wesentlicher Bestandteil der Cuproenzyme* (z. B. Cytochrom-C-Oxidase) eine wichtige Rolle. Es wird, ähnlich wie das Eisen, nach seiner Resorption im Serum an ein Transportprotein gebunden (= *Zöruloplasmin*).
a) Beim *Morbus Wilson*[3], einer autosomal rezessiven Kupferspeicherkrankheit, besteht im

---

[1] Chroma (gr.) Farbe. – [2] Sideros (gr.) Eisen. – [3] S. A. WILSON (1878–1937) brit. Neurologe.

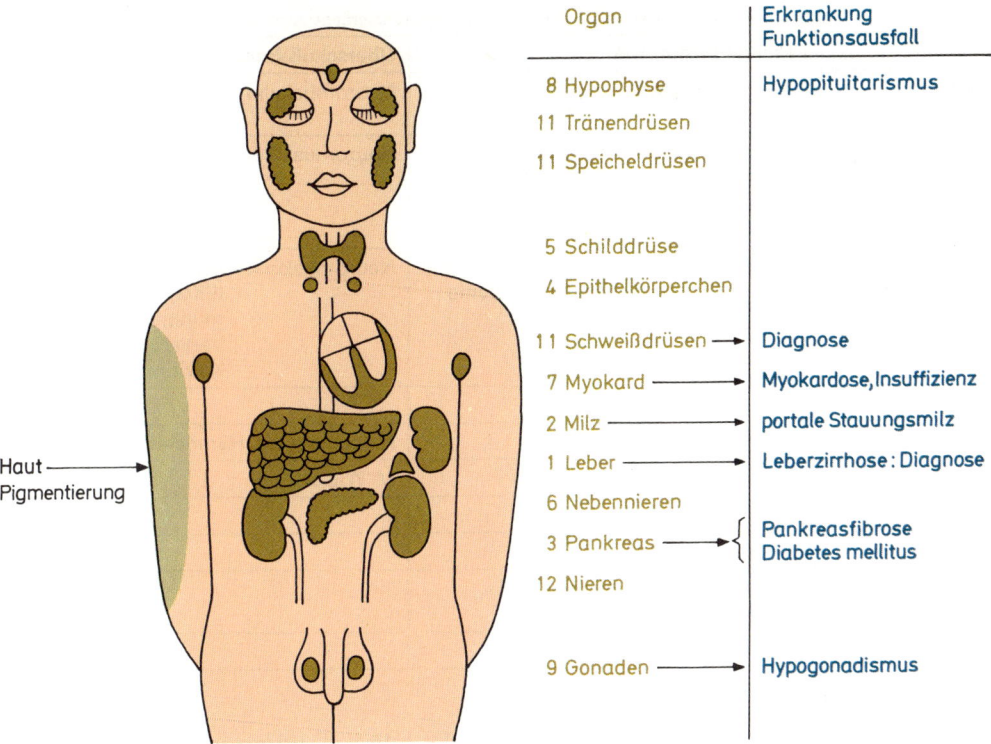

Organ	Erkrankung Funktionsausfall
8 Hypophyse	Hypopituitarismus
11 Tränendrüsen	
11 Speicheldrüsen	
5 Schilddrüse	
4 Epithelkörperchen	
11 Schweißdrüsen →	Diagnose
7 Myokard ———	Myokardose, Insuffizienz
2 Milz ———	portale Stauungsmilz
1 Leber ———	Leberzirrhose : Diagnose
6 Nebennieren	
3 Pankreas ———	Pankreasfibrose Diabetes mellitus
12 Nieren	
9 Gonaden ———	Hypogonadismus

Haut Pigmentierung

C. – Abb. 85. Hämochromatose: Folgeerkrankungen (mit Reihenfolge der Häufigkeit).

Serum ein Mangel an Zöruloplasmin. Die Häufigkeit dieses Gens in der Gesamtbevölkerung liegt bei 1:500, so daß diese Erkrankung zu den häufigsten Erbleiden gehört. Das Kupfer gelangt in ionisierter Form in die Zellen, wo es die *mitochondrialen Atmungsprozesse hemmt*. In Form einer bereits physiologischerweise wirksamen Schutzmaßnahme wird es *in den Lysosomen konzentriert*. Das Kupfer zerstört aber von einem gewissen Konzentrationsgrad an die Lysosomenmembran, indem es eine Oxidation der Membranlipide bewirkt. Die lysosomalen Hydrolasen gelangen danach ins Zytoplasma und leiten den Zelltod ein. In der Leber werden die zugrundegegangenen Parenchymzellen durch Bindegewebe ersetzt (= *postnekrotische Zirrhose*). Das Kupfer häuft sich aber auch in den *Ganglienzellen* verschiedener Hirnkerne an (= *hepatolentikuläre Degeneration*) und führt zu schweren Störungen des extrapyramidalen Systems. Kupferablagerungen in der *Niere* führren zu Tubulopathie mit Glukosurie, Aminoazidurie und Phosphatdiabetes, in der *Kornea* zum diagnostisch wegleitenden Kayser-Fleischerschen Kornealring[1] (Abb. 86).

b) Im Falle des *Menke-Syndroms*[2] liegt eine genetisch bedingte Kupferresorptionsstörung im Bereiche des Intestinaltraktes vor. Die betroffenen Kinder weisen eine eigentümliche *Kraushaarigkeit* des Kopfes auf. Sie leiden an zerebellären Störungen, sowie an den Folgen einer Kollagen- und Elastinvernetzungsstörung (siehe Interzellularsubstanz, S. 223, 237) mit Gefäßaneurysmen und erhöhter Knochenbrüchigkeit.

3.2.5. Andere Elektrolytstörungen

Andere Elektrolytstörungen sind summarisch in Tab. 13 dargestellt.

Literatur

BUDDECKE, E.: Pathobiochemie. De Gruyter, Berlin – New York 1978.

---

[1] B. KAYSER (1869–1954) Ophthalmologe; B. FLEISCHER* 1874 Ophthalmologe. – [2] J. M. MENKE, zeitgen. amerik. Pädiater.

C. – Tab. 13. Störungen und Symptome im Elektrolyt- resp. Spurenelementhaushalt.

	Mangelsymptome	Überschuß-Intoxikationssymptome
Kalium	Neuromuskulär: Adynamie, Apathie, schlaffe Lähmung	Neuromuskulär: vor allem Myokardschädigung (EKG)
Magnesium	Neuromuskulär: Übererregbarkeit mit Krämpfen, Tetanie, Tachykardie	Neuromuskulär: Curare-ähnlicher Effekt, Muskelschwäche, Blasensperre
Calcium	Neuromuskulär: Übererregbarkeit mit Spasmen, Tetanie	Neuromuskulär: Untererregbarkeit (EKG), Atonie, Lähmung, metastatische Verkalkungen (siehe: Kalziumstoffwechsel)
Jod	Kropfbildung	
Eisen	Anämie	Hämosiderose, Hämochromatose
Kupfer	Kollagenvernetzungsstörung	M. Wilson
Kobalt	Perniziöse Anämie	
Chrom	Diabetes mellitus	
Zink	Zwergwuchs, Hypogonadismus, Dermatosen	
Fluor	Zahnschmelzdefekt	

CHRISTAKOS, S., A. W. NORMAN: Vitamin D3 induced calcium binding protein in bone tissue. Science *202:* 70–71 (1978).

DELUCA, H. F.: The kidney as an endocrine organe for the production of 1.25-dihydroxy vitamin D3, a calcium mobilizing hormone. New Engl. J. Med. *289:* 359–365 (1973).

GEDIGK, P., V. TOTOVIC: Lysosomen und Pigmente. Verh. dtsch. path. Ges. *60:* 65–94 (1976).

GEDIGK, P. et al.: Morphologie des gestörten Eisenstoffwechsels. Verh. dtsch. Ges. innere Med. *84:* 28–45 (1978).

KARLSON, P. et al.: Pathobiochemie. Thieme, Stuttgart 1978.

LANG, F.: Pathophysiologie, Pathobiochemie. Enke, Stuttgart 1979.

STERNLIEB, I.: Die Wilsonsche Krankheit. Internist *17:* 342–347 (1976).

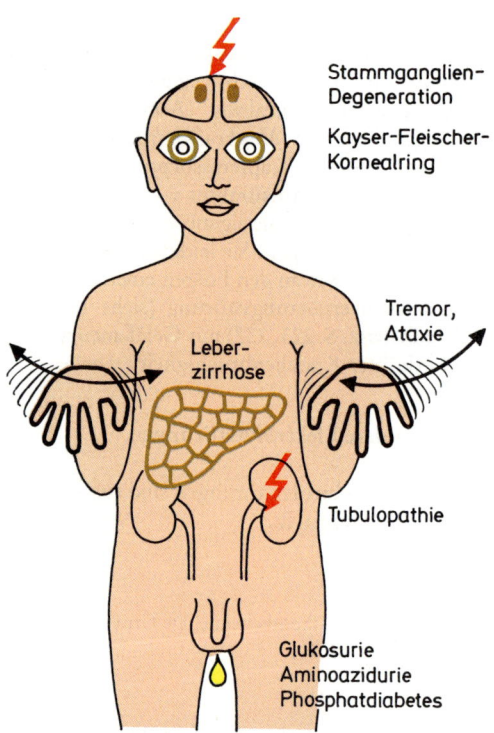

Stammganglien-Degeneration

Kayser-Fleischer-Kornealring

Tremor, Ataxie

Leber-zirrhose

Tubulopathie

Glukosurie
Aminoazidurie
Phosphatdiabetes

C. – Abb. 86. M. Wilson: Folgeerkrankungen.

4. Pathologie des organischen Stoffwechsels

4.1. Kohlenhydratstoffwechsel

Die Kohlenhydrate gehören zu den wichtigsten Energielieferanten des menschlichen Organismus. Der im Blut kreisende Zucker ist normalerweise die *Glucose.* Verschiedene Hormone regulieren den Blutzuckerspiegel auf einen *Normwert von 5 mmol/l* über die Glucoseverwertung. Durch Glucoseabbau wird Energie gewonnen, durch Einbau und Umbau von Glucose werden kohlenhydrathaltige Makromoleküle gebildet, und durch Polymerisierung wird Glucose gespeichert (Abb. 87). Eine Reihe von Krankheiten beruht auf Störungen dieser Kohlenhydratverwertung (Tab. 14).

4.1.1. Glykogenstoffwechselstörungen

4.1.1.1. Glykogenosen

Unter diesem Begriff werden verschiedene Krankheitsbilder zusammengefaßt, bei denen es entweder durch eine *Störung des Glykogenabbaus* oder durch eine *indirekte Steigerung der Glykogensynthese* zu einer pathologischen *Gly-*

kogenspeicherung (Tab. 15) kommt. Die Störungen im Glykogenstoffwechsel beruhen in diesen Fällen auf *angeborenen Enzymdefekten*.

Im wesentlichen wird bei diesen Krankheiten das Glykogen entweder diffus im Zytoplasma oder in lysosomalen Vakuolen gespeichert. Bei der *Glykogenose Typ I* (Abb. 88) findet man die

C. – Tab. 14. Kohlenhydratstoffwechselstörungen.

Störungsart	Krankheitsbilder
1. Aufbau	Glykogenose IV und VII; Fructoseintoleranz; Fructose-1,6-biphosphatasemangel
2. Regulation	Diabetes mellitus; Hyperinsulinismus
3. Verwertung	Glykogenosen II, III, V, VI, VIII; Galaktosämie; Fruktosurie; Pentosurie
4. Speicherung	Glykogenose I

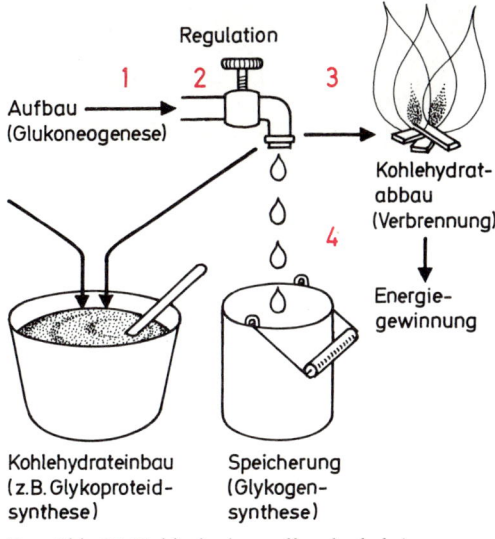

C. – Abb. 87. Kohlenhydratstoffwechselschritte.

C. – Tab. 15. Glykogen-Speicherkrankheiten.

Typ	Autor	Enzymdefekt Organ	Erbgang	Organschädigung
I	v. Gierke	Glucose-6-phosphatase in Leber, Niere, Dünndarm, Thrombozyten	autosomal rezessiv	Hepatosplenomegalie, Hypoglykämie, Hyperlipidämie → Xanthome, Skelettwachstumsstörungen
II	Pompe	Amylo-1,4-glucosidase in Muskel und Leber, Herz	autosomal rezessiv	Muskelschwäche, Kardiomegalie, Hyporeflexie
III	Forber, Cori	Amylo-1,6-glucosidase in Leber und Muskel	autosomal rezessiv	Hepatomegalie, Muskelschwäche, Hypoglykämie, Krampfneigung
IV	Anderson	Amylo-1,4-1,6-transglucosidase in Leber	autosomal	Hepatosplenomegalie → Leberzirrhose
V	McArdle	Muskelphosphorylase im Skelettmuskel	autosomal rezessiv	Rasche Muskelerschöpfung
VI	Hers	Leberphosphorylase in Leber	?	Hepatomegalie, Hypoglykämie
VIII	Tarni	Phosphofructokinase im Skelettmuskel	autosomal rezessiv	Rasche Muskelerschöpfung
VIII	Haijing	Phosphorylasekinase in Leber	X-chromosomal	Hepatomegalie, Hypoglykämie

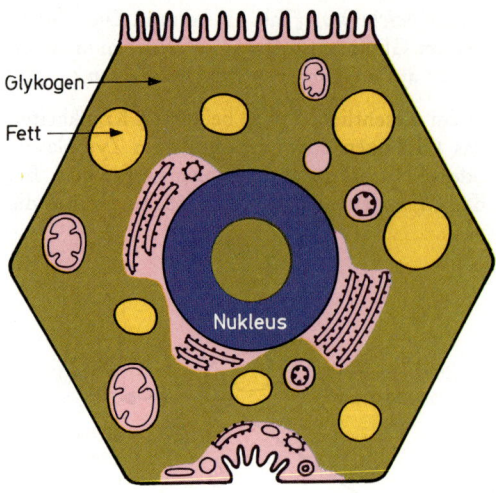

Glykogen

Fett

Nukleus

C. – Abb. 88. Ultrastruktur einer Leberzelle mit Glykogenspeicherung in Zytoplasma und Zellkern (Typ: Glykogenose Typ I).

Glykogenablagerung ausschließlich im Zytoplasma und auch im Zellkern (= Lochkerne). Die Hepatozyten erhalten dadurch histologisch das Aussehen von Pflanzenzellen. Daneben finden sich aber auch Zeichen der fettigen Degeneration (s. S. 277). Bei der *Glykogenose Typ II* hingegen wird das Glykogen ausschließlich intralysosomal, d. h. also in Vakuolen gespeichert und zwar in Leber, Myokard und Skelettmuskulatur. In diesen Fällen liegt auch ein lysosomaler Enzymdefekt vor (Abb. 88, 89, s. S. 213).

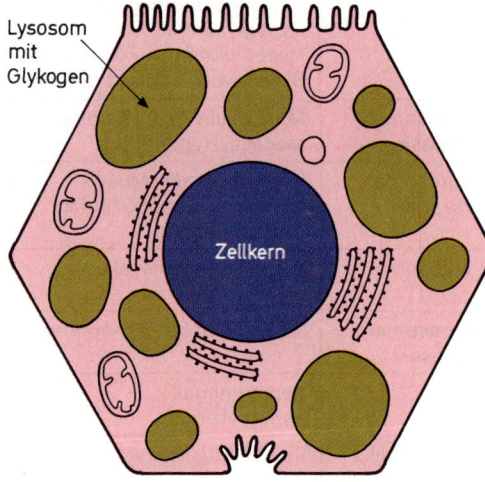

Lysosom mit Glykogen

Zellkern

C. – Abb. 89. Ultrastruktur einer Leberzelle mit lysosomaler Glykogenspeicherung (Typ: Glykogenose Typ I) (Histopath. S. 157).

4.1.2. Aufbaustörungen im Kohlenhydratstoffwechsel

4.1.2.1. Fructose-1,6-biphosphatase-Mangel

Bei dieser Erkrankung ist die Gluconeogenese blockiert. Glucose kann lediglich durch Glykogenabbau bereitgestellt werden.

4.1.2.2. Fructoseintoleranz

Hier ist die Aktivität der Fructose-1-phosphat-aldolase stark vermindert. Fructoseverabreichung führt zu Hypoglykämie und Erbrechen.

4.1.3. Regulationsstörungen im Kohlenhydratstoffwechsel

4.1.3.1. Diabetes mellitus (= Hypoinsulinismus)

Der Diabetes mellitus ist eine chronische Stoffwechselkrankheit auf einem *relativen oder absoluten Insulinmangel.* Sie stellt die häufigste vererbbare (bei noch ungeklärtem Erbgang) Stoffwechselerkrankung dar. In neuester Zeit sind bei Patienten mit jugendlichem *Diabetes mellitus* (aber auch bei gesunden Kontrollpersonen) *Autoimmunantikörper gegen die Pankreasinselzellen* gefunden worden. Die *Bildung dieser Antikörper* wird vermutlich durch bestimmte *Viren* wie z. B. Mumps, Masern und Röteln und Coxsackie B 4 ausgelöst. Für die Entwicklung des diabetischen Krankheitsbildes scheint dabei das Vorhandensein von 2 Markern des Histokompatibilitätskomplexes (siehe Immunpathologie, S. 444) zu sein: Dies sind das *DRW 3* und das *DRW 4.* Kann bei einem Patienten DRW 3 (entspricht dem HLA-B-15) und DRW 4 (entspricht dem HLA-B-8) nachgewiesen werden, so liegt entweder ein manifester oder latenter Diabetes oder ein Prädiabetes vor. Der Antikörpertiter gegen die Pankreasinselzellen korreliert mit dem Grad der diabetischen Retinopathie (s. u.) (IRVINE, 1980).

Daneben spielen aber auch die *Insulinrezeptoren* eine wesentliche Rolle bei der Entstehung des Diabetes mellitus (s. Zellmembran, S. 188). So weiß man heute, daß beim *jugendlichen* Diabetes mit Insulinmangel die Rezeptorenzahl für Insulin im Vergleich zum Gesunden *erhöht* ist, während beim *adipösen Erwachsenen,* der meist noch über eigenes Insulin verfügt, die Anzahl der Rezeptoren im Vergleich zum Nicht-Zuk-

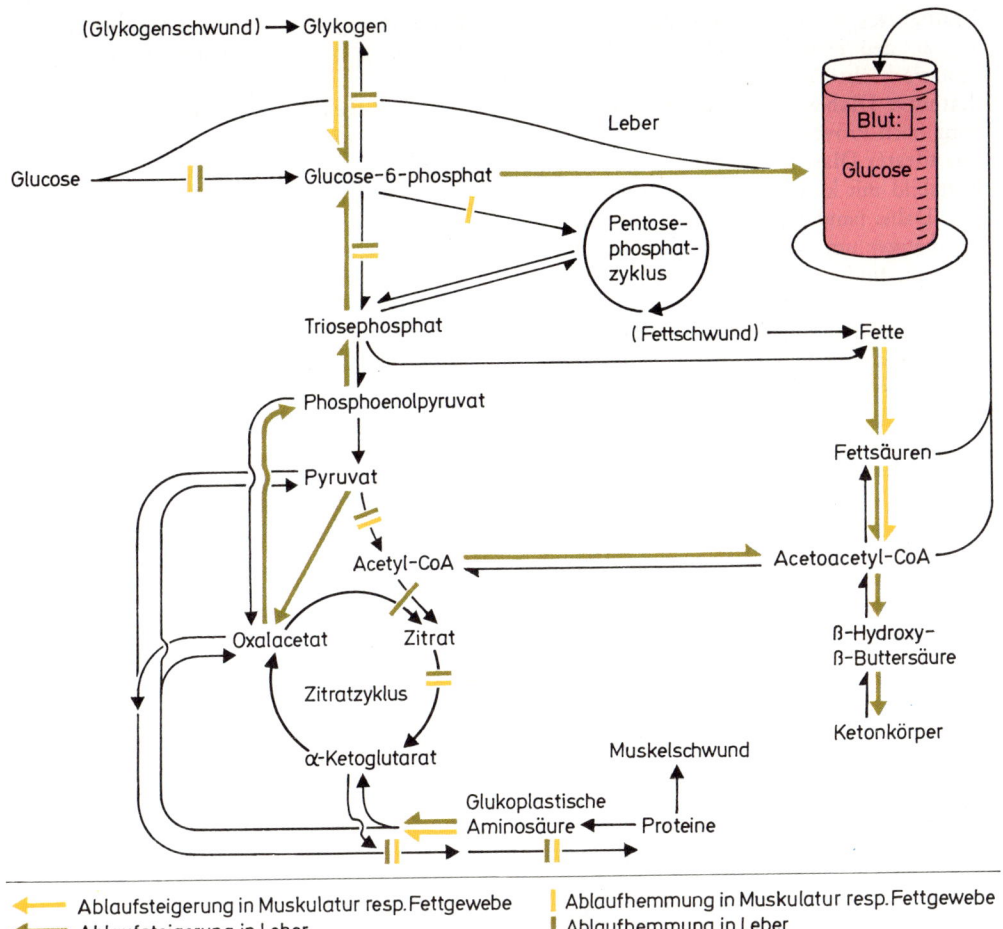

← Ablaufsteigerung in Muskulatur resp. Fettgewebe | Ablaufhemmung in Muskulatur resp. Fettgewebe
← Ablaufsteigerung in Leber | Ablaufhemmung in Leber

C. – Abb. 90. Störungen im Intermediärstoffwechsel beim Diabetes mellitus (resp. Insulinmangel).

kerkranken *verringert* ist (Altersdiabetes). Darüber hinaus gibt es auch Diabetesformen, bei denen *Antikörper gegen Rezeptoren* produziert werden, welche die Insulinrezeptoren blockieren und die Insulinwirkung unmöglich machen. Schließlich gibt es auch Diabetiker, bei denen die Insulinsynthese zu früh abgebrochen wird, indem das Pro-Insulin nicht wie beim Gesunden in Insulin umgewandelt wird.

Infolge des erhöhten Blutglucosespiegels wird die Glucose zwar in der Niere durch die Glomerula filtriert, durch Sättigung der aktiven Transportvorgänge aber nur noch *teilweise rücksorbiert*, so daß die Glucose in den *Harn* übertritt. Dies führt zur *Glukosurie, Polyurie* und *Durst* (= Polydipsie[1]). *Die Hyperglykämie* ist ihrer-

seits Folge der mangelhaften Glucoseverwertung in der Peripherie und der gesteigerten Gluconeogenose aus Proteinen. Ein Muskelschwund ist die Folge (Abb. 91). Die *vermehrte Gluconeogenose* beruht darauf, daß einerseits die Induktion gluconeogenetischer Enzyme nicht gehemmt wird und andererseits in der Leber die insulinbedingte Induktion glykolytischer Enzyme fehlt. Außerdem ist die insulinbedingte *Lipolysehemmung nicht vorhanden*, so daß die *freien Fettsäuren im Serum ansteigen*. Das vermehrte Angebot an freier Fettsäure und die verminderte Acetyl-CoA-Verwertung bringt eine *vermehrte Ketonkörperbildung* mit sich (Abb. 90).

Bei der diabetischen Stoffwechselstörung lassen sich *3 Formen* abgrenzen:

---

[1] Dipsa (gr.) Durst.

a) **Prädiabetes** = Lebensphase von Konzeption bis zu den ersten faßbaren Kohlenhydratstoffwechselstörungen.

b) **Latenter Diabetes** = Gestörte Glucosetoleranz nach Provokationstesten.

c) **Manifester Diabetes** = Ausgeprägtes Krankheitsbild mit klassischer Diabetessymptomatik. Dabei handelt es sich beim *jugendlichen Diabetiker* um einen echten Insulinmangeldiabetes und beim *Erwachsenendiabetes* um eine Beeinträchtigung der Insulinsekretion in den B-Zellen der Pankreasinseln. Der manifeste Diabetes mellitus wird klinisch in folgende *zwei Typen* unterteilt:

Typ I = Juveniler Typ   abhängig von exogen zugeführtem Insulin

Typ II = Alterstyp   unabhängig von exogen zugeführtem Insulin

Typ IIa   ohne Adipositas
Typ IIb   mit Adipositas

Für die *Lebenserwartung* der Diabetiker sind die *Folgeerkrankungen* von erheblicher Bedeutung (Abb. 91):

1. Bei der diabetischen *Makroangiopathie* in Form der Arteriosklerose (siehe dort) sind die Hypertriglyzeridämie, Hypercholesterinämie und Hyperlipoproteinämie Typ II und IV wesentliche Teilursachen.

2. Die diabetische *Mikroangiopathie*, erkennbar an der kapillären Basalmembranverdickung, ist Folge der vermehrten Nutzung des Glucoseüberangebotes. Dies führt zu einer gesteigerten Fructose- und Sorbitanhäufung in den Zellen mit konsekutiver osmotischer Zellschädigung. Der diabetische Katarakt und die diabetische Neuropathie werden darauf zu-

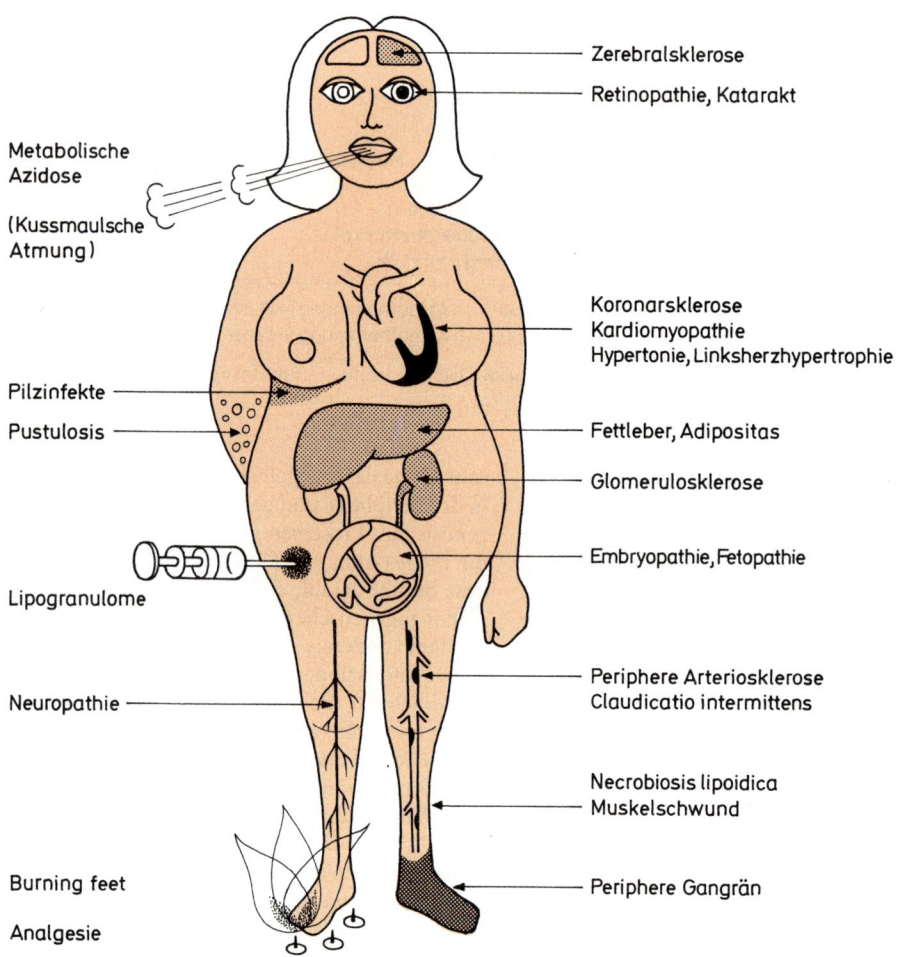

C. – Abb. 91. Schematische Darstellung der diabetischen Folgeerkrankungen.

rückgeführt. Ferner wird die Mucopolysac-
charidsynthese angekurbelt, was seinerseits
die Kollagenvernetzung beeinträchtigt (siehe
Bindegewebe, S. 234) sowie Glykoproteine in
vaskulären Basalmembranen synthetisiert.
Folgen der diabetischen Mikroangiopathie
sind die diabetische Glomerulosklerose Kim-
melstiel-Wilson, Retinopathie diabetica und
Neuropathia diabetica (**s. Ma. S. 272**).
3. Diabetische *Fettleber,*
4. *Infektanfälligkeit* (vor allem Pilze).
5. Diabetische *Fetopathie* mit Riesenkindern
und gehäuften Totgeburten.

Die sauren Endprodukte des Fettstoffwechsels nehmen die Alkalireserven des Organismus
in Beschlag. Es kommt zur *Azidose* und *Coma
diabeticum.*

4.1.3.2. Hyperinsulinismus

Im wesentlichen kommen *2 Formen des
Hyperinsulinismus* in Betracht:
a) Insulinproduzierende *B-Zell-Adenome*
(= Insulinome) oder *B-Zell-Karzinome.*
b) Gesteigerte Empfindlichkeit der B-Zellen auf
physiologische Sekretionsreize. Führendes
Symptom ist die *Hypoglykämie.*

4.1.4. Verwertungsstörungen im Kohlenhydratstoffwechsel

4.1.4.1.Galaktosämien

Bei diesen erblichen Stoffwechselstörungen
kann die Galaktose entweder infolge eines
a) *Transferasemangels* (Hexose-1-phosphat-
Uridyltransferase) oder
b) eines *Galaktokinasemangels* nicht verwertet
werden und häufen sich in den Geweben, vor
allem Leber, Niere, Gehirn, Nebenniere, Augenlinse und Erythrozyten an. Folge davon
sind Leberzirrhose, renale Aminoazidurie,
Katarakt und Hämolyse.

4.1.4.2. Essentielle Pentosurie

Im Falle dieser angeborenen Stoffwechselstörung fehlt das entsprechende Enzym, welches
den Abbau der Gluconsäure zu Pentosen kata-
lysiert. Klinisch meist symptomlos.

4.1.4.3. Essentielle Fruktosurie

Die vermutlich autosomal-rezessiv vererbte,
recht harmlose Erkrankung beruht auf einem
Defekt der Leber-Fructokinase, so daß die Fructose in der Leber nicht metabolisiert werden
kann und im Urin ausgeschieden wird.

4.2. Pathologie des Lipidstoffwechsels

4.2.1. Lokale Lipidstoffwechselstörungen (fettige Metamorphose[1])

Mikroskopisch sichtbare Fetttropfen treten
bei fast allen *Zellschädigungen* auf und sind für
den Morphologen das sicherste Zeichen eines
lokal gestörten Zellstoffwechsels. Man benutzt
daher auch bevorzugt den Terminus *fettige »Degeneration«.* Metamorphose (Umwandlung)
scheint den Sachverhalt eher zu treffen, da man
im Einzelfall nur schwer entscheiden kann, ob
eine Fettinfiltration auch mit einer verminderten
Stoffwechselleistung im Sinne einer Degeneration einhergeht (s. S. 185).
*Lipide (Neutralfette = Triglyceride und Li-
poide = fettähnliche Stoffe – Phospholipide,
Cerebroside, Ganglioside u. a.)* dienen einmal
der Energiebereitstellung in der Zelle, zum anderen sind sie Bestandteil der *Zellmembransysteme*
(s. S. 188). *Phospholipide haben hydrophobe und
hydrophile Gruppen,* und man ist der Ansicht,
daß sie zusammen mit Proteinen die Neutralfette
in Dispersion halten können (Übersicht bei
DIXON, 1970). Lipide sind bekanntlich *wasserunlöslich,* können aber mit organischen Lö-
sungsmitteln aus dem Gewebe extrahiert werden. Deshalb gelingt der histologische Nachweis
z. B. mit Sudanfarbstoffen nur nach Fixation des
Gewebes mit Formalin (wäßrige Formaldehyd-
lösung) und in Gefrierschnitten. Bei Alkoholfi-
xation oder Paraffineinbettung wird Fett extrahiert, und es bleiben nur optisch leere Vakuolen
im Gewebe zurück.

Zu einer *Fettablagerung in der Zelle* kann es
auf verschiedenen Wegen kommen:
1. allgemeines oder örtliches Überangebot,
2. verminderter Abbau (Fettsäureoxidation
fehlt),
3. Mangel an lipotropen Faktoren (Cholin),
4. verminderte Proteinsynthese,
5. erhöhte Synthese.

---

[1] Metamor phosis (gr.) Umgestaltung, Verwandlung.

Für das Verständnis der Pathogenese von Fettablagerungen in der Zelle ist es nützlich, wenn man den *normalen Weg der Lipide im Organismus* verfolgt und daraus die Störungsmöglichkeiten ableitet (Abb. 92). Die Lipide treten als *Mono- oder Diglyceride* (Monoacyl-Diacylglycerin) aus dem Darmlumen durch Diffusion in den apikalen Teil des Zytoplasmas der Saumzellen ein. Fehlen die entsprechenden Fermente des Darmes (Pankreaslipase, Gallensäuren; andere Defekte: Sprue), so ist die Aufnahme vermindert (Fettstühle). Die *Glyceride* werden in Vesikeln, die aus dem GER entstehen, aufgenommen, an die Vesikel der Golgi-Zone weitergegeben und mittels Membranenzymen an *Phos-* *pholipide und Protein (Apolipoproteine)* gekoppelt und als *Chylomikronen* (etwa 1000 μm Durchmesser) in den Interzellularspalt, die Lymphe und schließlich an das Blutplasma abgegeben (PORTER, 1969; FRIEDMAN u. Mitarb., 1972). Hemmt man die Proteinsynthese z. B. durch Puromycin, so unterbleibt der Aufbau der Membranen des GER und der Membranenzyme, so daß *freie Lipoidtropfen im Grundplasma* auftreten.

Die *Chylomikronen* des Blutplasmas werden entweder vom Fettgewebe (Triglyceride zu Fettsäuren synthetisiert) oder der Leber (auch Herzmuskel) aufgenommen. Nach fettreicher Mahlzeit sind die Chylomikrone schon makrosko-

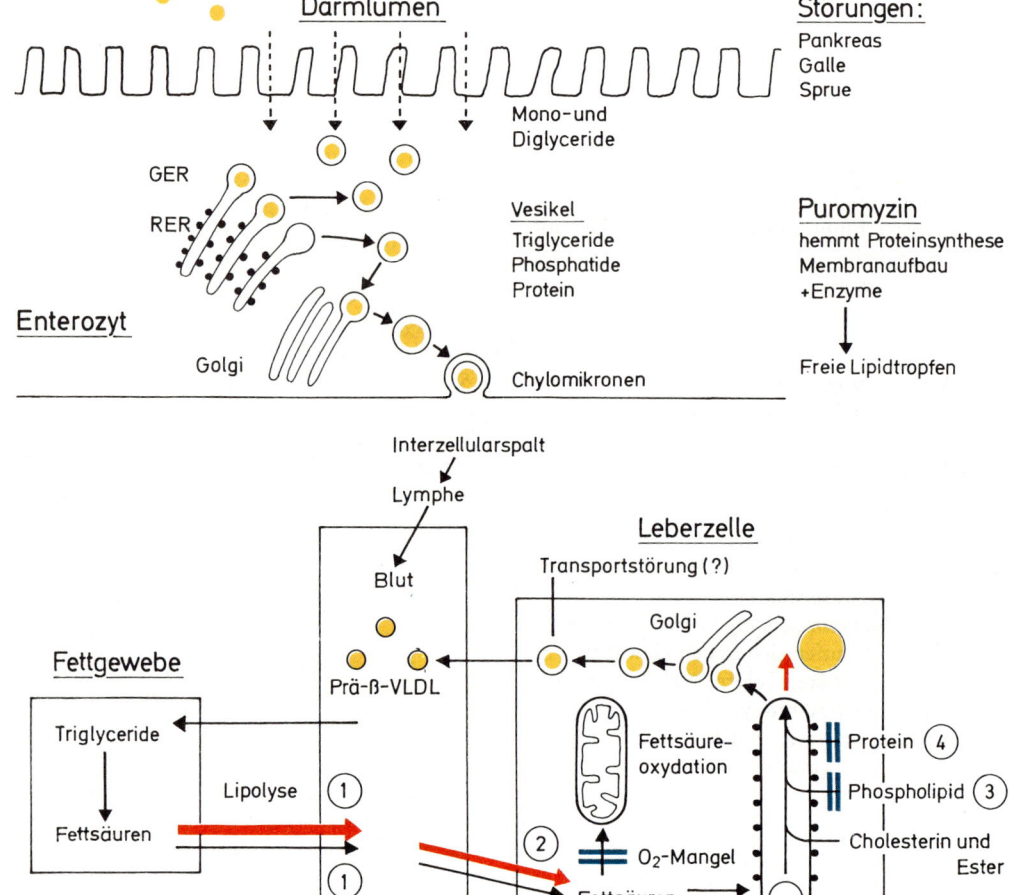

C. – Abb. 92. Transport und Stoffwechselwege der Fette.

pisch z. B. bei einer Sektion als Fetttropfen zu sehen.

Kurzkettige Fettsäuren können aus dem Darm über das Pfortaderblut auch direkt von der Leber aufgenommen und auf- oder abgebaut werden. In der Leber können die vom Protein und den Phospholipiden abgekoppelten Fettsäuren in der Matrix der Mitochondrien oxidiert werden (Energiegewinnung). Glycerophosphat und Fettsäuren können sich aber auch wieder, wie oben skizziert, im RER ansammeln und unter Hinzutreten von *Cholesterin, Phospholipiden und Protein zu Lipoproteinpartikeln* geformt werden, die über die Golgi-Zone membrangebunden wieder in das Blut ausgeschleust werden. Diese Lipoproteine werden an das Fettgewebe und die Muskulatur abgegeben. Es handelt sich um: *prä-β-VLDL = Very Low Density Lipoproteine* (Molekulargewicht 5 Millionen; vorw. Triglyceride), *β-LDL mit hohem Cholesteringehalt* (3 Millionen Molekulargewicht) und *α-Lipoprotein (HDL = High Density Lipoprotein)*, das vorwiegend aus Phospholipiden und Cholesterin besteht (430 000 Molekulargewicht).

Prinzipielle **Störungsmöglichkeiten** in diesem System sind:

1. *Erhöhtes Angebot* von Fettsäuren bzw. Lipiden, z. B. durch *Lipolyse* aus dem Fettgewebe (Adrenalin, STH, ACTH, Alkohol) oder *erhöhte Fettsäuresynthese* über den Umweg eines erhöhten Kohlenhydratangebotes bzw. *erhöhtes Angebot von Nahrungsfetten* (Mastfett). Die Fettsäureoxidation kann mit den anflutenden »Fettmassen« nicht Schritt halten. In der Leber kommt es dabei zunächst zur peripheren, später auch zur zentralen großtropfigen Verfettung.

In der Niere kann es z. B. bei Lipämie (Diabetes) oder Störungen der glomerulären Membranen (membranöse Glomerulonephritis) zur Lipidspeicherung in den Tubulusepithelien kommen. Ein *örtlich erhöhtes Angebot* an Lipiden besteht z. B. auch beim Markscheidenzerfall eines Hirnerweichungsherdes mit Lipidspeicherung in den sog. *Fettkörnchenzellen* oder im Granulationsgewebe von chronischen Abszessen; Fett aus zerfallenden Granulozyten wird in Histiozyten gespeichert, *Schaumzellen*, sog. Pseudoxanthomzellen[1]; gelbe Abszeßmembran. Eine örtliche Fettspeicherung bei Überangebot liegt auch in der Gallenblasenschleimhaut bei sog. Stippchengallenblase (Speicherung in Hi-

stiozyten) oder am Rande von Fettgewebsnekrosen (Pankreas, Pannikulitis[2]) vor.

Ein erhöhtes Angebot an Lipiden mit »Verfettung« z. B. der Gefäße (Arteriosklerose) findet man auch bei *sekundären Hyperlipoproteinämien* (Diabetes, Hypo-Hyperthyreosen, Ikterus, nephrotischem Syndrom, Alkoholismus) und bei den *primären genetisch bedingten Hyperlipoproteinämien*.

2. *Verminderter Abbau* von Fettsäuren durch Störung der Fettsäureoxidation tritt bei allen Prozessen auf, die die Mitochondrienfunktion beeinflussen. Bei *mangelhafter ATP-Bereitstellung* können die Fettsäuren nicht aktiviert und damit nicht der β-Oxidation zugeführt werden. Bei gleichbleibendem Angebot von Fettsäuren werden damit weniger Fette verbrannt, und dem ER fließt mehr Fett zu, als es zu Lipoprotein verarbeiten kann. *Beispiele* sind Sauerstoffmangel (zentrale Leberverfettung, Tigerung des Herzmuskels), Tetrachlorkohlenstoffvergiftung, Pilzgifte, Vergiftungen mit Phosphor oder Arsen.

Bei *angeborenen Enzymdefekten* ist der Abbau von bestimmten Typen von Lipiden gestört, so daß eine intrazelluläre Speicherung auftritt.

3. *Mangel an lipotropen Substanzen*. Cholin und *Lecithin* (Phospholipide) sind ebenso wie *Protein* für den *Transport* und die *Emulgierung der Lipide* notwendig. Wahrscheinlich ist das polare hydrophile Ende der Moleküle in Kontakt mit Wasser oder dem Protein, und der hydrophobe Teil steht in Verbindung mit dem Lipid. Neutralfette können so in fein verteilter Dispersion (Emulgierung der Fette) in der Zelle gehalten werden und fließen nicht zu größeren Tropfen zusammen (mikroskopisch nicht sichtbar). *Fehlen die Phospholipide*, so aggregieren die Neutralfette zu größeren, mikroskopisch sichtbaren Tropfen und tragen an ihrer Oberfläche einen unimolekularen Film von Phospholipiden (und Protein?). Aus diesen Überlegungen läßt sich auch verstehen, daß bei feintropfiger Verfettung der Leber mehr Phospholipide gefunden werden als bei großtropfiger Verfettung. Zu einem Mangel an Phosphatiden (Cholin, Lecithin) kommt es bei Unterernährung (Hunger) oder einseitiger Ernährung (z. B. Erdnuß-, Maismehl haben wenig Cholin), auch bei O_2-Mangel (Phosphatide können nicht synthetisiert werden). Experimentell kann man bei Ratten durch cholinfreie Ernährung eine exzessive Fett-

---

[1] Pseudo (gr.) falsch, scheinbar, vorgetäuscht; xanthos (gr.) gelb. – [2] Panniculus (lat.) Läppchen.

leber erzeugen. Auch bei erhöhter Zufuhr von Fettsäuren kann ein relativer Cholinmangel bestehen.

4. *Verminderte Proteinsynthese.* Bei jeder Störung der Proteinsynthese (experimentell Puromyzin; Pilzvergiftung) oder Mangel an Protein (Hunger) *können die Fettsäuren nicht an das Protein gekoppelt werden* und bleiben als Neutralfette in der Zelle liegen. Außerdem ist, wie oben gezeigt, die Bereitstellung von Membraneiweißkörpern vermindert, so daß Membranen für den Transport fehlen. Im Hungerzustand besteht am Anfang auch eine erhöhte Lipolyse (Fettsäuremobilisation) mit Hyperlipämie, so daß der Leberzelle vermehrt Fette angeboten werden.

5. *Erhöhte Synthese von Fettsäuren.* Inwieweit auch eine erhöhte Fettsäuresynthese zur Leberverfettung beitragen kann, ist noch nicht sichergestellt (z. B. alkoholische Fettleber), evtl. über erhöhte Lipolyse. Beim Überangebot an Kohlenhydraten kann die Fettsäuresynthese erhöht sein. Eine abartige und erhöhte Synthese und Speicherung von Lipiden, insbesondere Cholesterin, liegt in den Xanthelasmen[1] (gelbe; flache Herde an den Augenlidern; *Xanthomzellen = Schaumzellen*) und Xanthomen (Xanthofibrome der Haut, der Sehnen, der Knochen) (siehe Lipidstoffwechselstörungen). Auch bei der Arteriosklerose wird eine erhöhte Synthese von Lipiden in der Gefäßwand vermutet (Gegensatz zur Theorie der Fettinfiltration).

Literatur

BODE, C., H. GOEBEL: Zur Pathogenese der durch Alkohol induzierten Fetteinlagerung in der Leber. Klin. Wschr. *49:* 1201–1209 (1971).

DIXON, K. C.: Solubilization and cellular fatty change. Histochem. J. *5:* 363–387 (1973).

FRIEDMANN, H. I., R. R. CARDELL: Effects of puromycin on the structure of rat intestinal epithelial cells during fat absorption. J. Cell Biol. *52:* 15–40 (1972).

PORTER, K. R.: Independence of fat absorption and pinocytosis. Fed. Proc. *28:* 35–40 (1969).

4.2.2. Generalisierte Lipidstoffwechselstörungen

Als *Lipide* wird eine Gruppe von Zellbestandteilen mit ähnlichen Leistungseigenschaften bezeichnet. Zu dieser Stoffgruppe gehören die *Phospholipide* und *Glykolipide,* die in ihrem Molekül eine *hydrophile* und *hydrophobe Gruppe* tragen und *Membranbestandteile* darstellen. Die Fette (= Triacylglycerine) sind ihrer Funktion nach *Reservestoffe,* weil sie hydrophob und deshalb *osmotisch inert* sind und weil sie joulereich sind.

4.2.2.1. Fettabbaustörungen

Die häufigste Fettabbaustörung ist die *Adipositas,* gefolgt von der *Ketonämie.* Die Fettabbaustörungen infolge Enzymdefekt sind selten.

4.2.2.1.1. Adipositas

a) Definition und Klassifizierung

Das Fettgewebe kommt im Säugerorganismus als *braunes und weißes Fettgewebe* vor. Das braune Fettgewebe ist cytochromreich und spielt vor allem bei Nagetieren eine wichtige Rolle im Rahmen der Wärmeregulation. Das »weiße« Fettgewebe (s. Lipochrome, S. 301) läßt sich funktionell und vermutlich auch metabolisch in *Baufett* und *Depotfett* unterteilen. Beim leichten Hungern wird das Baufett nicht, das Depotfett stark abgebaut.

Das normale Körpergewicht berechnet sich überschlägig nach der *Brocaschen Regel* (Körperlänge in cm – 100 = Sollgewicht in kg). Wird das Sollgewicht nach BROCA um 20% überschritten, so liegt eine Adipositas vor.

Die Adipositas (= Fettsucht) ist die größte »Epidemie« in den industrialisierten Ländern. Ihre sozialmedizinische und sozialpolitische Bedeutung läßt sich aus Berechnungen der Versicherungsmedizin ermessen: Gelänge es, alle Erwachsenen der USA auf ihr Normalgewicht zu bringen, würde die mittlere Lebenserwartung der Gesamtbevölkerung um 4 Jahre verlängert, während eine voll wirksame Krebstherapie nur eine Verlängerung von 2 Jahren bewirken könnte.

Das Depotfett wird bei der allgemeinen Adipositas geschlechtstypisch angehäuft. Bei der Frau wird es an den Hüften, Oberarmen, Oberschenkeln, und Gesäß abgelagert (= *Rubenstyp*). Bei Männern hingegen findet die Fettablagerung im Bereich der vorderen Bauchwand, im Rücken und Nacken statt (= *Falstaff-Typ*) (Abb. 93).

---

[1] Xanthos (gr.) gelb; elasma (gr.) mit dem Hammer getriebene Metallplatte, plattenförmiges Gebilde.

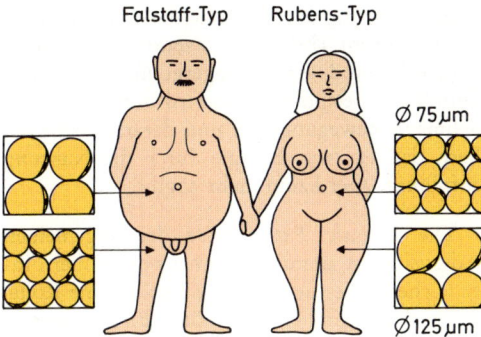

Falstaff-Typ   Rubens-Typ

Ø 75 µm

Ø 125 µm

C. – Abb. 93. Geschlechtstypische Fettverteilung und Fettzellengröße.

Daneben gibt es aber auch *lokalisierte Fettablagerungen:*

a) *Vollmondgesicht* beim Cushing-Syndrom (= Nebennierenrinden-Überfunktion), beim Mauriac-Syndrom (= labiler Diabetes mellitus, Hepatomegalie, Kleinwuchs),

b) *Madelungscher Fetthals* (= symmetrische Hals-Nackenlipomatose),

c) *Steatopygie* (= Steißlipomatose) bei Hottentottinnen,

d) *Lipomatosis dolorosa* (= multiple, oft schmerzhafte Lipome).

b) Pathogenese der allgemeinen Adipositas

Eine allgemeine *Adipositas* kann, zumindest theoretisch, entweder durch Vergrößerung *(= Hypertrophie)* der bestehenden Fettzellen, oder durch numerische Vermehrung *(= Hyperplasie)* der Fettzellen zustandekommen. Bisher galt die Vorstellung, daß das Fettgewebe durch Hyperplasie bis zum Ende der Pubertät wächst und daß später nur noch durch Hypertrophie eine weitere Fettablagerung zustande kommt. Demzufolge wurde die Adipositas im Kindesalter als hyperplastischer Typ, die Erwachsenen-Adipositas als hypertropher Typ bezeichnet. Diese formale Pathogenese wird durch neue Untersuchungen bezweifelt.

Bestimmte Hormone, Körperbewegung und Nahrungsmenge haben einen Einfluß auf die Größe und Zahl der Fettzellen (Abb. 94). *Cortison* führt zur Hypertrophie der einzelnen Zellen ohne Zahlvermehrung. *Androgene* hingegen vermindern die Zellzahl ohne das Zellvolumen zu verändern.

Gewichtsreduktion durch *Hungern* oder *Körperbewegung* (Trimm-Dich-Sport) bewirkt lediglich eine Verkleinerung der durchschnittlichen Fettzellengröße, beeinflußt aber deren Anzahl nicht. Umgekehrt bewirkt eine experimen-

telle Adipositas (vgl. Sumo-Ringer) nur eine Fettzellenvergrößerung, aber keine Zellproliferation. Die Anzahl der Fettzellen scheint also im Erwachsenenalter eine kaum beeinflußbare Größe zu sein. Dies dürfte auch der Hauptgrund für die erfolglose Langzeittherapie der Fettsucht sein. Beim Kind hingegen läßt sich zeigen, daß Bewegungsreichtum die Zellproliferation im Fettgewebe bremst, so daß im Erwachsenenalter die Fettzellenhypertrophie kaum im Sinne der Adipositas zu Buche schlägt.

Bemerkenswert ist ferner die Tatsache, daß die Fettzellenhypertrophie in solchen Regionen am stärksten ausgeprägt ist, wo auch die größte Fettablagerung zu sehen ist (vgl. Abb. 93).

Diese lokalisationsabhängige Fettgewebsveränderung läßt sich auch bei Hautverpflanzung verfolgen. Wird z. B. nach Verbrennung des Handrückens Bauchhaut zur Wunddeckung verwendet, so wird das transplantierte subkutane Fettgewebe genauso adipös wie das Fettgewebe der Bauchhaut.

Ursache der allgemeinen Adipositas ist immer eine *gestörte Energiebilanz*, wobei die Energiezufuhr durch Nahrungsaufnahme größer als der Energieverbrauch ist. In jedem Falle der Erwachsenen-Adipositas nimmt die Größe resp. der durchschnittliche Triglyceridgehalt der Fettzellen mit dem Grad der Fettleibigkeit zu (Abb. 95). Parallel dazu sinkt die Ansprechbarkeit der Fettzellen auf Insulin (vermutlich weniger Insulinrezeptoren). Dadurch sinkt die Glu-

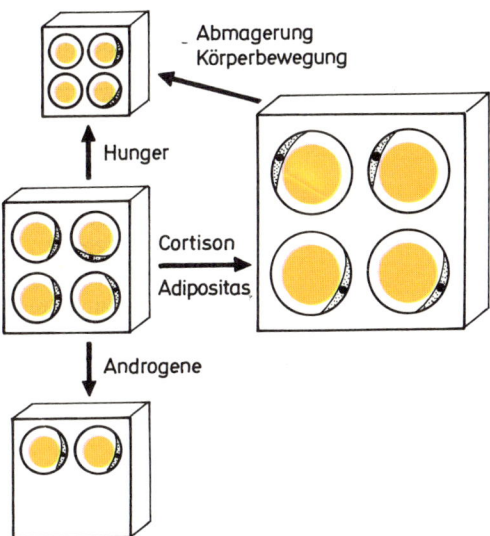

Abmagerung
Körperbewegung

Hunger

Cortison
Adipositas

Androgene

C. – Abb. 94. Beeinflussung der Fettzellengröße und -anzahl.

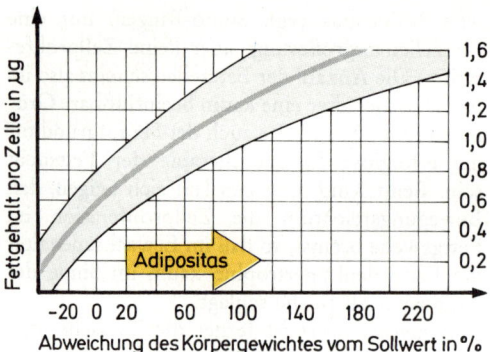

C. – Abb. 95. Korrelation Größe der Fettzelle mit Adipositas.

coseverwertung ab, das hypothalamische Sättigungszentrum (Nuclei paraventriculares) wird stimuliert und das Hungergefühl gesteigert. Durch die Fettpolsterung wird der Patient zunehmend bewegungsarm und derart wärmeisoliert, daß er zwar Energie durch die Nahrung aufnimmt, aber kaum mehr abgibt.

Die *kausale Pathogenese* der allgemeinen Adipositas ist allerdings immer noch voller Fragezeichen. Die Genetik spielt sicher eine Rolle. So wird das Kind eines adipösen Elternpaares in 80% der Fälle ebenfalls fettsüchtig. Wesentlich ist auch die Fettleibigkeit der Mutter während der Gravidität: Die Feten adipöser Schwangerer

C. – Tab. 16. Ratten mit genetischer Adipositas (Adipositastypen).

Körperfett	Eßgewohnheit	Begleiterkrankung	Folgezustand nach kurzer Hungerperiode
Adipositas	Polyphagie	–	Normalgewichtigkeit
Adipositas	Polyphagie	Hyperglykämie	Adipositas bleibt
Adipositas	Polyphagie	Diabetes mellitus	Hypothermie-Tod
Adipositas	Polyphagie	Hyperlipidämie	Adipositas bleibt
Adipositas	Polyphagie	Hypertonie Hyperlipidämie	Adipositas bleibt

C. – Tab. 17. Organische Ursachen einer allgemeinen Adipositas.

	Ursache	Krankheitsbild
A) Endokrin	Vermehrung der eosinophilen Zellen des Hypophysenvorderlappens	Morgagni-Stewart-Morell-Syndrom (= Adipositas, Amenorrhö, Virilismus, Hypertonie, Hyperostosis frontalis)
	Hypothyreose (nicht in allen Fällen)	Myxödem, hypothyreotische Adipositas
	Hyperkortizismus	M. Cushing
	Hyperinsulinismus	Hyperinsulinäre Adipositas
	Kastration	Eunuchen-Adipositas
b) Hypothalamisch	Tumor-Metastase in Nuclei paraventriculares	Paraneoplastische Adipositas
	Hypothalamusschädigung durch Hydrocephalus internus	Zerebrale Adipositas
	Hypogonadotropismus	– Dystrophia adipositogenitalis Fröhlich (= Adipositas, Kleinwuchs, Hypogonadismus) – Prader-Labhart-Willi-Syndrom: (= Adipositas, Muskelschlaffheit, Pubertas tarda, Prädiabetes, Imbezillität)
	(erblich?)	Laurence-Moon-Biedl-Bardet-Syndrom (= Adipositas, Imbezillität, Retinitis pigmentosa Polydaktylie)

weisen in ihrem Fettgewebe eine Hypertrophie und Hyperplasie ihrer Fettzellen auf und werden meist auch adipös. Bei Ratten und Mäusen sind genetische Formen der Adipositas gezüchtet worden, sie weisen Begleiterkrankungen auf, wie sie auch für den Menschen typisch sind (Tab. 16/17).

Nur in vereinzelten Fällen mit Adipositas (weniger als 5%) liegt eine organische Ursache vor. Sie sollten trotz ihrer Seltenheit nicht übersehen werden (Tab. 16 und 17).

c) Sonderformen der allgemeinen Adipositas

α) Pickwick-Syndrom

Eine Kombination von Adipositas, einer von der Körperhaltung abhängigen periodischen alveolären Hypoventilation (Zwerchfellhochstand) und gleichzeitiger Schlafneigung wird nach der Hauptfigur (»Little Joe«) im Charles Dickens' Roman »die Pickwickier« als Pickwick-Syndrom bezeichnet.

β) Klein-Lewin-Syndrom

Bei dieser Störung treten ohne Streß längere Schlafepisoden (bis zu Wochen dauernd) auf. Der Patient leidet an einer Polyphagie und nimmt riesige Nahrungsmengen, aber kaum Flüssigkeit zu sich. Eine dienzephale Störung wird vermutet.

d) Folgen der allgemeinen Adipositas

Gleichsam einer experimentellen Adipositas (= Mastfettsucht) unterziehen sich die Sumoringer in Japan. Sie werden von ihren Trainern so lange gemästet, bis sie ein Körpergewicht von ca. 150 kg erreicht haben (Abb. 96), damit sie mit ihrer Körpermasse, im Rahmen eines religiösen Zeremoniells, die bösen Geister vertreiben können. Sie leiden häufig an Diabetes mellitus, altern vorzeitig und sterben ca. 10 Jahre früher als der Durchschnittsjapaner. Die Gutmütigkeit ist für diese kolossalen Ringer typisch. Wenn Julius Cäsar in der gleichnamigen Tragödie von Shakespeare sagt: »Laßt wohlbeleibte Männer um mich sein, mit kahlen Köpfen, die nachts gut schlafen«, so hat er nicht nur gut beobachtet, sondern auch die positive Seite der Adipositas erfaßt. Wie sehr die Adipositas auch das abendländische Denken beeinflußte, zeigen die beiden philosophischen Antipoden Epikur und Zenon: Der adipöse Epikur vertrat die Ansicht, daß die Lust Ursprung und Ziel des glücklichen Lebens sei. Dies könne aber nur erreicht werden, wenn man die Leidenschaft zum Schweigen bringe. Er

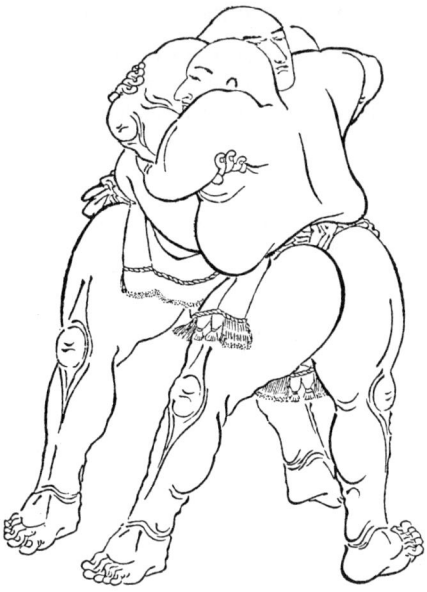

C. – Abb. 96. Sumo-Ringer als Beispiel einer »experimentellen« Adipositas (nach einem Holzschnitt von Hokusai).

wurde 71 Jahre alt. Für den abgemagerten und ausgemergelten Zenon (= Stoiker) hingegen stand für Lust Pflichterfüllung: Frei ist nur der Mensch, der innerlich frei ist und nur das tut, was seine Vernunft wählt. Er wurde 92 Jahre alt. Epikur lehrte im Garten, Zenon in der Säulenhalle (= Stoa).

Folgen und/oder *Begleiterkrankungen der Fettsucht* sind: Diabetes mellitus, Arteriosklerose, Herzinfarkt, Hypertonie, Thrombosen, Lungenembolien, Hyperurikämie (Gicht) und hämorrhagische Pankreasnekrosen.

4.2.2.1.2. Ketonämie

Die Ketonkörper (Aceton, Acetacetat, β-Hydroxbutyrat) sind normale Stoffwechselabbauprodukte und haben eine geringe Konzentration im Blut, weil sie auch im peripheren Gewebe abgebaut werden. Eine Ketonämie wird bei länger dauerndem Hungerzustand durch die Fettmobilisierung sowie beim Diabetes mellitus (siehe S. 274) infolge vermehrter Fettsäurenfreisetzung aus dem Fettgewebe beobachtet. Die Ketonkörper führen bei hoher Konzentration zur metabolischen *Keto-Azidose* und *Störung des Säuren-Basen-Haushaltes* und zu einer *Ketonurie* mit Störung der Elektrolytausscheidung, da die nichtflüchtigen Säuren als Salze ausgeschieden werden.

4.2.2.1.3. Lipidspeicherungs-Myopathie

Dieser Erkrankung liegt ein vermutlich erblich bedingter verminderter Carnitingehalt der quergestreiften Muskulatur zugrunde. Die Folge davon sind Fettspeicherung und Lipidvakuolen in den Muskelzellen.

Diphtherietoxine vermindern den Carnitingehalt ebenfalls und bewirken vermutlich auf diesem Wege die Myokardverfettung.

4.2.2.1.4. Phytansäurelipidose (= Refsum-Syndrom)

In diesem Falle beruht der biochemische Defekt auf einer autosomal vererbten *Störung der α-Oxidation* der verzweigten Fettsäuren, vor allem der *Phytansäure*. Dadurch wird Phytansäure im Serum und in den Geweben angehäuft. Folge des Phytansäureeinbaus in das Myelin sind Ganglienzellnekrosen und Markscheidenzerfall mit entsprechender klinischer Symptomatik einer *Polyneuropathie*. Typisch dabei ist die Zwiebelschalenverdickung der peripheren Nerven infolge abnormer Wucherung der Schwannschen Zellen. Die Phytansäureablagerung im *Myokard* bringt Erregungsablaufstörungen und Herzinsuffizienz mit sich.

4.2.2.1.5. Propionatämie

Beim hereditären Mangel an Propionyl-CoA-Carboxylase werden verzweigte Fett- und Aminosäuren nur bis zum Propionyl-CoA abgebaut,

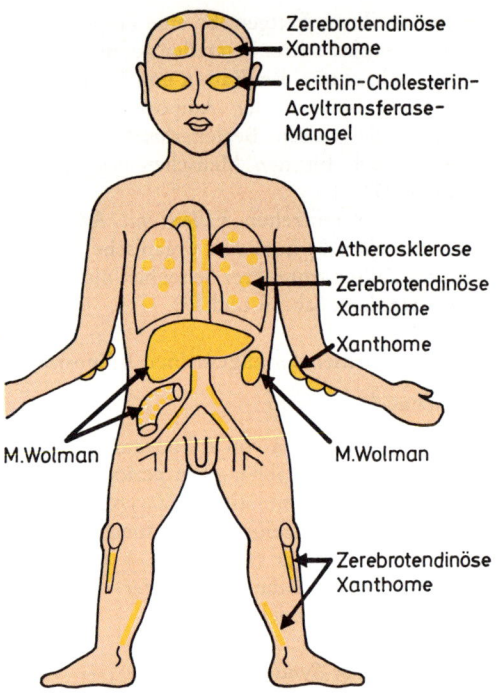

C. – Abb. 98. Manifestation der Cholesterinspeicher-Krankheiten.

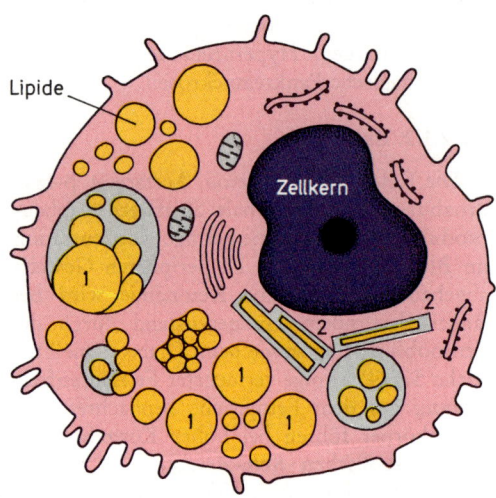

C. – Abb. 97. Ultrastruktur einer Schaumzelle (Phagozyt) bei M. WOLMAN mit zahlreichen Fettspeichervakuolen (1) und Cholesterinkristallen (2).

so daß der *Propionatspiegel* im Blut *ansteigt* und eine metabolische Azidose bringt. Die Propionsäure wird schließlich im Urin zum Teil als Natriumsalz ausgeschieden (Elektrolytverlust).

4.2.2.1.6. Methylmalonaturie

Hier fehlt infolge eines autosomal-rezessiven Defektes die Aktivität der Methylmalonat-CoA-Mutase, welche die L-Methylmalonat-CoA zum Succinyl-CoA isomerisiert. Als Folge davon *steigt der Methylmalonatspiegel* in Blut, Liquor und Urin an, was eine *Ketoazidose* mit sich bringt.

4.2.2.1.7. Antiatelektasefaktormangel (= Surfactant-Mangel)

Der Hauptbestandteil des Surfactant ist das Phosphatidylcholin mit einem hohen Gehalt an ungesättigten Fettsäuren. Beim *Schock* (siehe S. 359) sowie bei *Kleinkindern* kommt es infolge Störung der Surfactant-Synthese und zu Atelektasebezirken in der Lunge, verbunden mit sog. hyalinen Membranen, welche einen Teil der Alveolen überziehen.

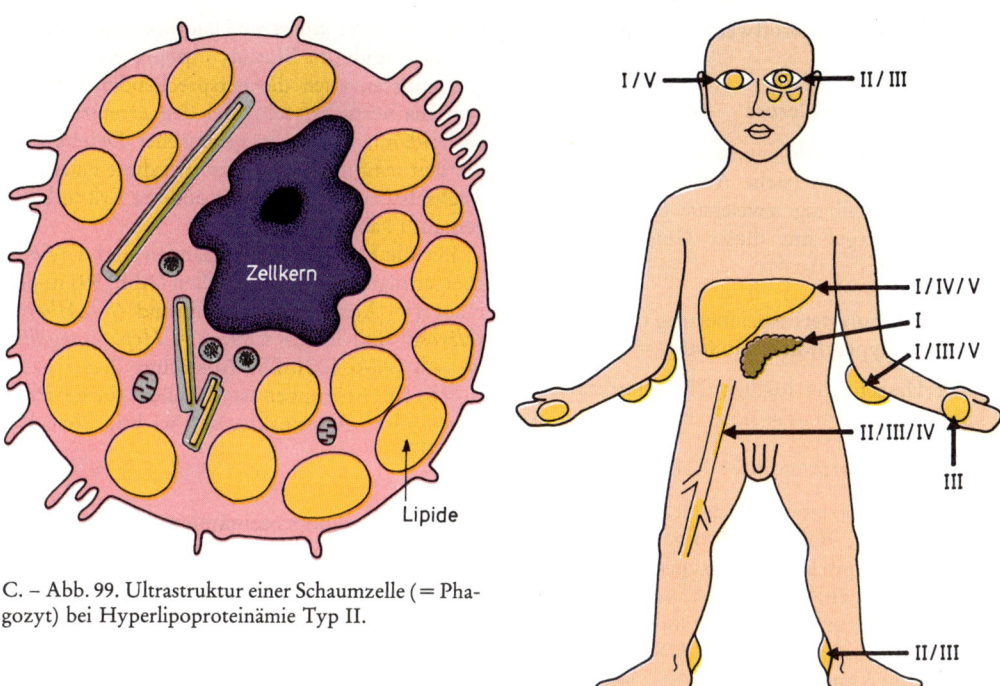

C. – Abb. 99. Ultrastruktur einer Schaumzelle (= Phagozyt) bei Hyperlipoproteinämie Typ II.

C. – Abb. 100. Manifestationen der Hyperlipoproteinämien (siehe dazu Tab. 18).

C. – Tab. 18. Primäre Hyperlipidämien (siehe dazu Abb. 100).

Typ	Defekt	Vererbung	Serum-Lipidanalyse	Pathologie
I	Lipoprotein-Lipasedefekt ↓ Hyperchylomikronämie	autosomal rezessiv	Triglyceride ↑↑ Cholesterin ↑	Fettleber mit Hepatomegalie Lipaemia retinalis Hautxanthome Pankreasnekrosen
II	Kein Rezeptor für Plasma-lipoproteine ↓ Keine Repression der Cholesterinsynthese	autosomal dominant	Cholesterin ↑↑	Sehnenxanthome Arcus lipoides corneae Arteriosklerose
III	Mutation der Apolipoproteine (?) ↓ Abnormales β-Lipoprotein	autosomal dominant (?)	Triglyceride ↑ Cholesterin ↑ abnormales Lipoprotein	Xanthome (Haut, Sehne) Arcus lipoides corneae Arteriosklerose
IV	? Prä-β-Hyperlipoproteinämie durch Kohlenhydrate induzierbar	autosomal dominant	Triglyceride ↑ Cholesterin (↑)	Übergewicht + Diabetes + Hyperurikämie Arteriosklerose Hepatosplenomegalie
V	? Kombination von I und IV	?	Triglyceride ↑ Cholesterin ↑↑	Hautxanthome Leberverfettung Lipaemia retinalis Abdominelle Koliken

4.2.2.2. Cholesterinstoffwechselstörungen (Abb. 98)

4.2.2.2.1. Atherosklerose

Obschon die Pathogenese der Atherosklerose noch ungeklärt ist (siehe Atherosklerose), gibt der Zusammenhang zwischen *hohem Serumcholesterinspiegel* mit dieser Gefäßerkrankung als gesichert.

4.2.2.2.2. Cholesterinspeicherung ohne Hypercholesterinämie (= Xanthome)

Die Ursache der lokalen Cholesterinspeicherung in Histiozyten ist noch ungeklärt.

4.2.2.2.3. Zerebrotendinöse Xanthomatose

Bei dieser Erkrankung fehlt, autosomal-rezessiv bedingt, im Synthesevorgang der Gallensäuren die typische Hydroxylierung am E 26 durch die der Seitenkettenabbau eingeleitet wird. Die Verminderung der Gallensäure führt aber zu einer *Synthesesteigerung des Cholesterins,* das in Form von Xanthomen im ZNS, Sehnen und Lunge abgelagert wird. Dementsprechend sind die *Funktionsausfälle:* Kleinhirnataxie, Demenz.

4.2.2.2.4. Cholesterinesterspeicherkrankheit (Morbus Wolman)

Diese autosomal-rezessiv vererbte lysosomale Erkrankung beruht auf einem Mangel an einer sauren (= lysosomalen) Lipase, welche Triglyceride und Cholsterinester spaltet. Als Folge davon kommt es zu einer *exzessiven Speicherung von Cholsterinestern und Fetten in Leber und Milz* mit Hepatosplenomegalie, sowie in den Enterozyten des Dünndarms. Die Speicherzellen (= Schaumzellen) enthalten Lipidvakuolen und Cholesterinkristalle (Abb. 97).

4.2.2.2.5. Lecithin-Cholesterin-Acyltransferasemangel

In diesem Falle liegt genetisch bedingt Mangel an Lecithin-Cholesterin-Acyltransferase vor. Der *Cholsterinesteranteil sinkt* unter 10% der Norm, während die *Plasmatriglyceride erhöht* sind. *Folge* davon sind Korneatrübung und Schießscheiben-Erythrozyten.

4.2.2.3. Hyperlipoproteinämien (Abb. 100)

Sie gehören zu den häufigsten Störungen des Fettstoffwechsels und gehen mit einer *Vermeh-*

rung einer oder mehrerer Lipidfraktionen einher. Da die Lipide im Blut als Lipoproteine vorliegen, müssen auch die entsprechenden Trägerproteine vermehrt sein. Bei den *primären* Hyperlipidämien liegt ein genetischer Defekt vor. Bei den *sekundären* Formen tritt diese Fettstoffwechselstörung im Rahmen anderer Erkrankungen auf (Tab. 18).

Für die Hyperlipoproteinämien sind die Fettablagerungen mit Schaumzellen (Abb. 99) in der Haut *(= Xanthome),* Gefäßwand *(= Atherosklerose)* und in der Leber *(= Hepatomegalie)* typisch (Abb. 100). Die Abklärung dieser Fettstoffwechselstörungen ist vor allem für die Prognose der Arteriosklerose wichtig (**s. Hi**. S. 216).

4.2.2.4. Hypolipoproteinämien

Bei diesen selteneren Erkrankungen des Fettstoffwechsels wird aufgrund eines *Gendefektes die Synthese der α- oder β-Lipoproteine beeinträchtigt.* Bei denjenigen Formen, bei denen die β-Lipoproteine fehlen sind *Steatorrhö* (= Fettstühle) und *Malabsorption* sowie *neurologische Symptome* typisch. Bei der α-Lipoproteinämie beherrscht eine Speicherung von Cholesterinestern in den Organen des RHS das Bild (Tab. 19). Die Phagozyten erscheinen dabei wegen ihres Vakuolenreichtums histologisch als *Schaumzellen* (Abb. 101).

4.2.2.5. Sphingolipidosen

Bei diesen *genetisch bedingten* Lipidspeicherkrankheiten (Abb. 103) werden exzessive Mengen der betreffenden Sphingolipide gespeichert. Die Ursache dieser Lipidspeicherung ist ein *Enzymdefekt im Sphingolipidabbau,* so daß sie sich im Gewebe anhäufen. Da die Sphingolipide vor allem Bestandteile des Nervensystems (Markscheiden) sind, manifestieren sich diese Lipidspeicherkrankheiten vorwiegend in *Erkrankungen des Nervensystems.* Daneben kommt es auch zu Ablagerungen in Zellen des RES (Abb. 102).

4.2.2.5.1. Glucosylceramidlipidose (= Morbus Gaucher[1])

In diesen Fällen fehlt autosomal-dominant vererbt eine lysosomale *β-Glucosidase* in den Phagozyten (= Cerebrosidhydrolase). In der

---

[1] P. C. E. Gaucher (1854–1918), frz. Dermatologe.

Folge können die RES-Zellen phagozytierte Zellmembranen (vor allem Erythrozytenmembranen) nur unvollständig abbauen und beladen sich deshalb mit cerebrosidhaltigen Vakuolen (= Gaucher-Zellen) mit tubulärem Inhalt. Idiotie, Hepatosplenomegalie und Osteoporose sind die Folge (Abb. 102).

4.2.2.5.2. Sphingomyelinlipidose (= Morbus Niemann-Pick)

Im Falle eines *Morbus Niemann-Pick*[1] fehlt autosomal-rezessiv vererbt die *lysosomale Sphingomyelinase*. Die Zellen des retikulohistiozytären Systems sowie die Glia- und Ganglienzellen speichern Sphingomyeline. Neben den Symptomen, wie sie bei der Tay-Sachsschen Krankheit auftreten, findet sich als Speicherfolgen eine Hepatosplenomegalie und Verlust der motorischen und intellektuellen Funktionen (Abb. 102).

4.2.2.5.3. Globoidzellige Leukodystrophie (= Morbus Krabbe)

Die Ursache dieser Erkrankung ist ein autosomal-rezessiv vererbter *Mangel* an einer *lysosomalen β-Galaktosidase, die* für das Galaktosylceramid spezifisch ist. Die weiße Hirnsubstanz

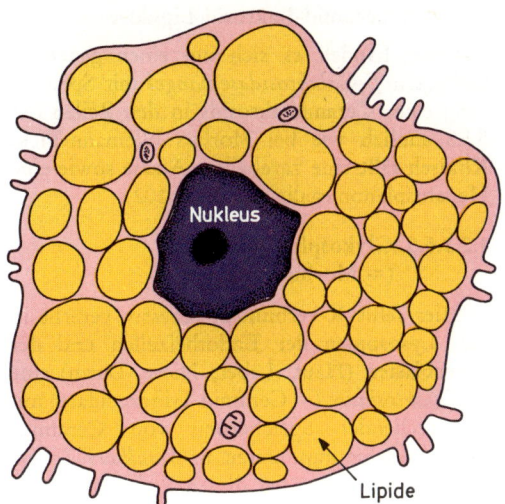

Lipide

C. – Abb. 101. Ultrastruktur einer Schaumzelle (= Phagozyt) bei An-α-Lipoproteinämie und Hyperlipoproteinämie Typ I.

degeneriert und das Myelin wird durch Globoidzellen ersetzt. Diese Zellen haben ihren Namen aufgrund ihrer Beladung mit kugeligen Speichervakuolen (Abb. 102).

C. – Tab. 19. Hypolipoproteinämien.

Krankheit	Defekt	Genetik	Serumlipide	Pathologie
A-β-Lipoproteinanämie	Defiziente Apoproteinsynthese (= Aktivatoren der Lipoprotein-Lipase) ↓ Kein Abbau der Chylomikronen zum β-Lipoprotein	autosomal rezessiv (?)	β-Lipoprotein fehlt Triglyceride ↑	Steatorrhö neurologische Symptome Retinitis pigmentosa Hemeranopie (Vitamin-A-Mangel!) Erythrozyten mit Stechapfelform
Hypo-β-Lipoproteinämie	Reduzierte Synthese der β-Lipoproteine	autosomal dominant	β-Lipoproteine ↓↓ Cholesterin ↓	Steatorrhö neurologische Symptome (Demyelinisierung)
An-α-Lipoproteinämie	Synthese eines atypischen α-Lipoproteins	autosomal	α-Lipoprotein fehlt Cholesterin ↓ Phospholipide ↓	Cholesterinesterspeicherung (Ursache?) in: Tonsillen, Leber, Milz, Knochenmark und Rektumschleimhaut

[1] ALBERT NIEMANN (1880–1921) dtsch. Pädiater; LUDWIG PICK (1868–1935) dtsch. Pathologie.

4.2.2.5.4. Ceramid-Laktosid-Lipidose

Dabei handelt es sich um einen genetisch bedingten β-*Galaktosidasemangel* mit Speicherung eines Ceramidlaktosids in den Zellen des RES ähnlich wie bei Morbus Niemann-Pick. Klinisch fällt eine zerebellare Ataxie sowie eine Hepatosplenomegalie auf (Abb. 102).

4.2.2.5.5. Glykosphingolipidose (= Morbus Fabry)

Hier fehlt X-verbunden rezessiv vererbt in den Lysosomen der Endothelzellen und der Fibroblasten (Haut, Leber, Niere, Darm) eine α-*Galaktosidase* (= Ceramid Trihexosidase) mit entsprechender Speicherung von Ceramidtrihexosid. Sie imponieren als *Maulbeer-Zellen*. Pathologisch fallen bei diesen Patienten in der Haut *Angiokeratome* auf. Die Niereninsuffizienz beruht auf der Speicherung in den glomerulären Kapillarendothelien und Tubulusepithelien. Kardiovaskuläre und zerebrovaskuläre Symptome sind häufig (Abb. 102).

4.2.2.5.6. Gangliosidose Typ 1 (= Morbus Tay-Sachs)

Bei der Tay-Sachsschen[1] amaurotischen[2] Idiotie fehlt autosomal-rezessiv vererbt die β-*N-Acetylgalaktosaminidase*. Als Folge davon wird in den Glia- und Ganglienzellen GM$_2$-Monosialogangliosid gespeichert, so daß die *Markscheidenbildung* gestört wird. Dies zieht eine Verblödung, Erblindung und Streckkrämpfe nach sich. Die Zellen des RES sind nicht beteiligt (Abb. 102).

4.2.2.5.7. Gangliosidose Typ 2 (= Morbus Sandhoff, Abb. 102)

Bei dieser erblichen (autosomal-rezessiv) Speicherkrankheit fehlt die *Hexosaminidase A und B,* so daß es zur Speicherung von Tetraosyl-Ceramid (= Globosid) und GM$_2$-Gangliosid in den Glia- und Ganglienzellen kommt. Das klinische Bild gleicht dem des Morbus Tay-Sachs.

4.2.2.5.8. Generalisierte Gangliosidose

In diesem Falle fehlt eine spezifische *lysosomale* β-*Galaktosidase,* die am Abbau der Ganglioside beteiligt ist. Außer den entsprechenden GM$_1$-Gangliosiden werden auch Mucopolysaccharide in Schaumzellen gespeichert. Dies führt zu Reno-Hepatosplenomegalie, Knochen-

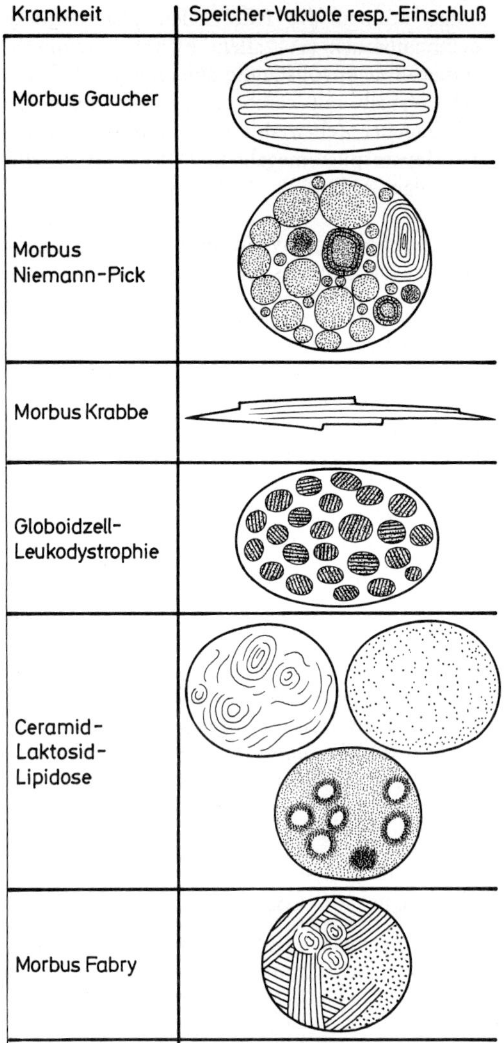

Krankheit	Speicher-Vakuole resp.-Einschluß
Morbus Gaucher	
Morbus Niemann-Pick	
Morbus Krabbe	
Globoidzell-Leukodystrophie	
Ceramid-Laktosid-Lipidose	
Morbus Fabry	
Morbus Tay-Sachs Morbus Sandhoff	
Generalisierte GM$_1$-Gangliosidose	

C. – Abb. 102. Morphologie der Speichervakuolen bei den Sphingolipidosen.

---

[1] WARREN TAY (1853–1927), brit. Ophthalmologe; BERNHARD SACHS (1858–1944) amer. Neurologe. –
[2] Amauros (gr.) dunkel, blind.

Krankheit	Speicherlipid	Enzymdefekt
Glucosylceramid-lipidose Gaucher	Glucocerebrosid 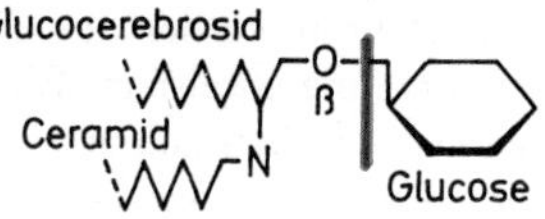 Ceramid — Glucose	ß-Glucosidase (=Cerebrosid-Hydrolase)
Sphingomyelin-lipidose Niemann-Pick	Sphingomyelin 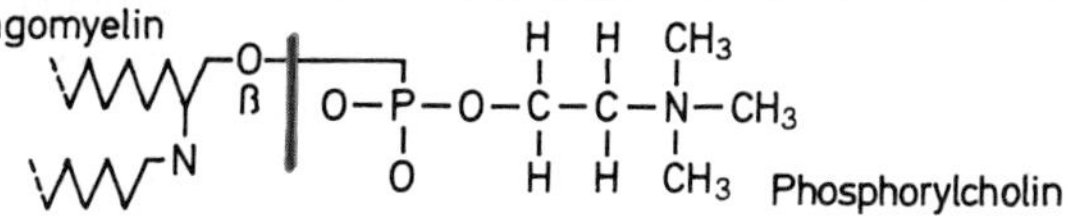 — $O-P-O-C-C-N-CH_3$ (H H CH$_3$ / CH$_3$) Phosphorylcholin	Sphingomyelinase
Globoid-zellige Leukodystrophie Krabbe	Galaktocerebrosid 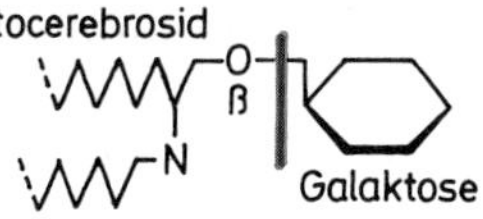 Galaktose	ß-Galaktosidase
Sulfatidose Meta-chromatische Leukodystrophie	Sulfatid 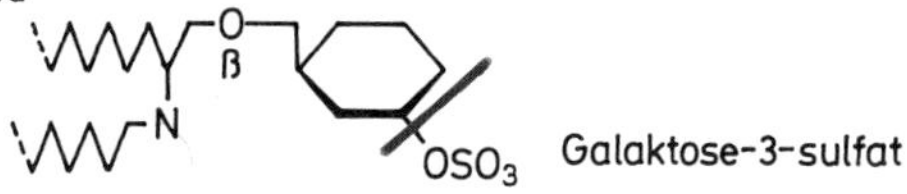 OSO_3 Galaktose-3-sulfat	Sulfatidase Cerebrosid-sulfatase
Ceramid-Laktosid-Lipidose	Ceramid-Laktosid 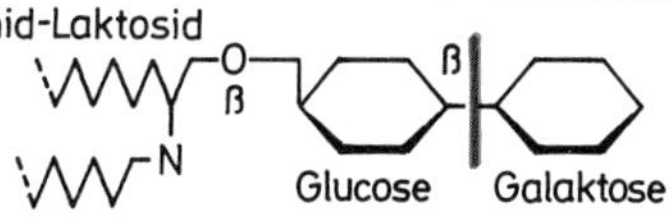 Glucose Galaktose	ß-Galaktosidase
Glykosphingolipid. Angiokeratoma corporis diffusum Fabry	Ceramid-Trihexosid 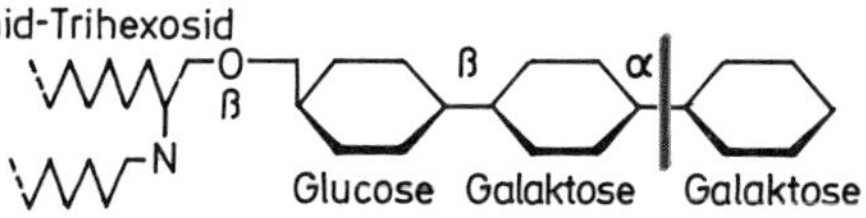 Glucose Galaktose Galaktose	α-Galaktosidase
Gangliosidose Typ 1 (amaurotische Idiotie) Tay-Sachs	Gangliosid GM$_2$ 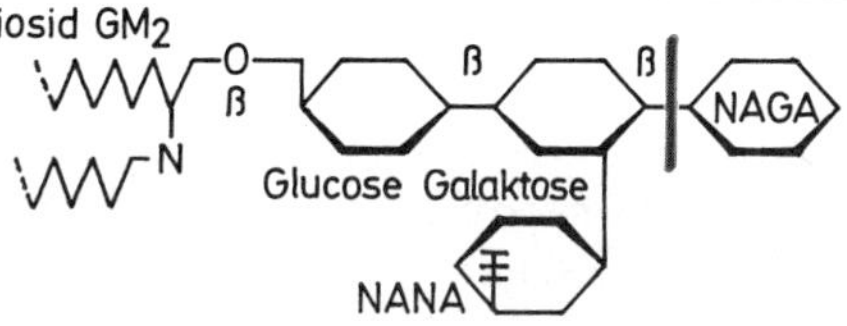 Glucose Galaktose NAGA NANA	Hexosaminidase A
Gangliosidose Typ 2 Sandhoff	Globosid (und Gangliosid GM$_2$) 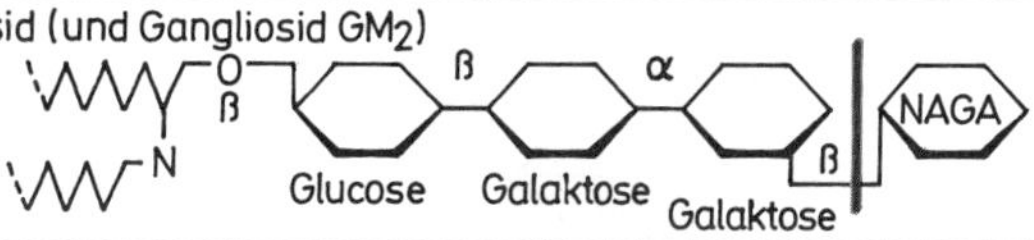 Glucose Galaktose Galaktose NAGA	Hexosaminidase A und B
Generalisierte Gangliosidose (GM$_1$-Gangliosidose)	Gangliosid GM$_1$ 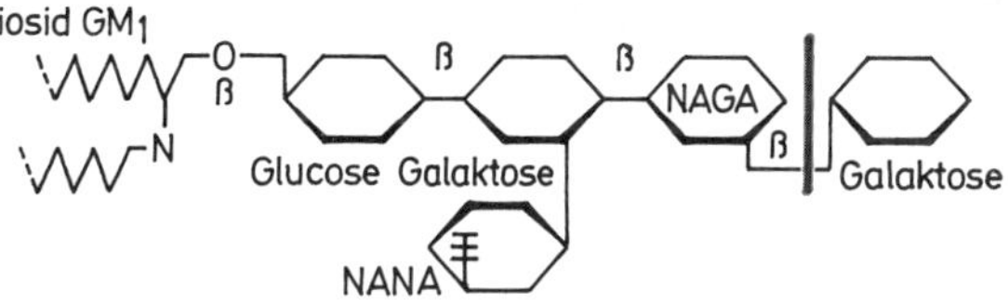 Glucose Galaktose NAGA Galaktose NANA	ß-Galaktosidase

━━━ Stelle im Lipidmolekül, an der der Abbau blockiert ist

C. – Abb. 103. Sphingolipidosen: Enzymdefekt und Speicherlipid.

deformationen und psychomotorischen Störungen (Abb. 102, s. S. 213).

Literatur

BOOTH, M. A. et al.: Rat fat cell size and number with exercise, training, detraining and weight loss. Fed. Proc. 33: 1959–1963 (1974).

BRADY, R. O.: Hereditary fat-metabolism diseases. Sci. Amer. 32: 88–97 (1973).

BUDDECKE, E.: Pathobiochemie. De Gruyter, Berlin – New York 1978.

HEERS, H. G., F. v. HOFF: Lysosomes and storage disease. Academic Press, New York 1973.

JOHANNESSEN, J. V.: Electron microscopy in human medicine. Vol. 2. Cellular pathobiology. Metabolic and storage diseases. Mc. Graw-Hill, New York 1978.

JUNG, R. T. et al.: Does adipocyte hypercellularity in obesity exist? Brit. med. J. 2: 319–337 (1978).

KARLSON, P., W. GEROK, W. GROSS: Pathobiochemie. Thieme Stuttgart 1978.

KOLETSKY, S.: Animal model: obese hypertensive rat. Amer. J. Path. 81: 463–466 (1975).

LANG, F.: Pathophysiologie, Pathobiochemie. Enke, Stuttgart 1979.

LUBETZKY, I. et al.: Morphologie du tissue adipeux. Path. Biol. 28: 17–24 (1980).

PFEIFFER, J.: Stoffwechselkrankheiten des Gehirns. Dtsch. Ärztebl. 69: 2931–2941 (1972).

STERN, J. S., M. R. D. GREENWOOD: A review of development of adipose cellularity in man and animals. Fed. Proc. 33: 1952–1955 (1974).

WEISSMANN, G.: Experimental enzyme replacement in genetic and other disorders. Hosp. Pract. 12: 49–58 (1976).

WOLFF, G.: Obesitas, zelluläre energetische und endokrine Aspekte. Therapiewoche 25: 650–651 (1975).

4.3. Pathologie des Eiweißstoffwechsels

4.3.1. Pathologie des Aminosäurestoffwechsels

Alle Proteine des Organismus werden fortwährend abgebaut und wieder neu aufgebaut.

Die Aminosäuren sind dabei sowohl *Bausteine* als auch *Abbauprodukte*. Die im Blut kreisenden Aminosäuren werden von der *Leber* aufgenommen und metabolisiert. Eine *Ausnahme* bilden die verzweigtkettigen *Aminosäuren Leucin, Isoleucin und Valin,* welche die Leber passieren und vor allem in *Gehirn* und *Muskulatur* aufgenommen und abgebaut werden. In der Leber erfolgt die Entgiftung des Aminostickstoffs durch die *Harnstoffbildung,* aber auch die *Gluconeogenese* (= glucoplastische Aminosäuren). Schließlich liefert der Abbau des Kohlenstoffgerüstes der Aminosäuren Energie und Acetyl-CoA (= ketogene Aminosäuren). Bei einer Reihe von angeborenen Stoffwechselerkrankungen sind aufgrund eines *Enzymdefektes* bestimmte Abbauvorgänge der einzelnen Aminosäuren *blockiert.* Die Enzymdefekte können dabei entweder die Abspaltung von Aminocarboxyl und Methylgruppen oder die dem eigentlichen Abbau der Aminosäuren vorgeschalteten Molekülumwandlungen (Hydroxylierung, Kondensation) betreffen (Abb. 104). Als Folge davon *häufen sich bestimmte Metabolite im Blut an* oder werden im *Urin* ausgeschieden. Am häufigsten treten *geistige und körperliche Entwicklungsstörungen, EEG-Veränderungen* sowie *Schäden des mesenchymalen Bindegewebes* (degenerative Haut-, Gefäß- und Gelenkveränderungen) auf (Tab. 20, Abb. 105).

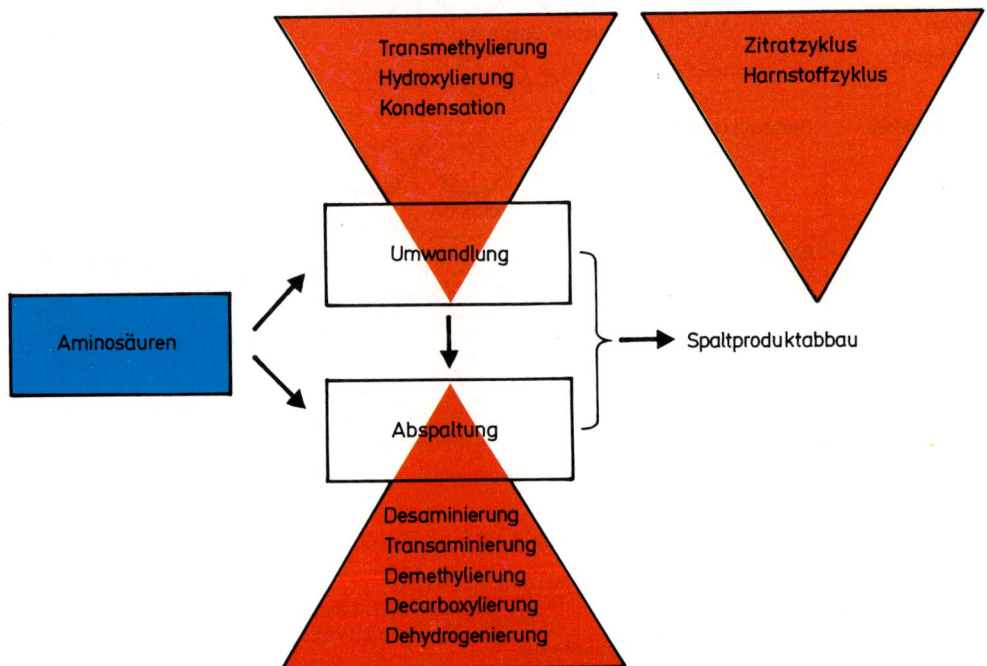

C. – Abb. 104. Schematische Darstellung der Aminosäurestoffwechselstörungen.

Die *neurologischen Befunde* erklären sich wohl teilweise durch die Tatsache, daß bestimmte Monoaminosäuren, wie z. B. Glycin, eine Rolle als *Transmittersubstanz* spielen. Die *Bindegewebsschädigungen* beruhen meist auf einer Interferenz mit der *Fibrillogenese* der Interzellularsubstanz (siehe Kollagen S. 221) (Tab. 20).

4.3.1.1. Enzymdefekte im Aminosäurestoffwechsel (Tab. 20)

In Tab. 20 sind summarisch die verschiedenen Krankheiten aufgelistet, die auf einer enzymatischen Störung im Aminosäurestoffwechsel beruhen. Die entsprechenden charakteristischen Organveränderungen sind in Abb. 105 wiedergegeben. Über die formale Pathogenese dieser Erkrankungen ist noch wenig bekannt. In denjenigen Fällen, bei denen der Zusammenhang zwischen Enzymdefekt und Zellschädigung bekannt ist, wird auf die Kapitel Zytoplasma, Bindegewebe, Pigmente verwiesen.

4.3.1.2. Spaltproduktabbaustörungen des Aminosäurestoffwechsels

Beim *Abbau der Aminosäuren* wird im Organismus NH_3 *freigesetzt*. Da dieses Ammoniak für die Säugetierzelle giftig ist, muß es *entgiftet* werden. Dies geschieht im *Zytoplasma* der *Leberzellen* unter Vermittlung von *5 Enzymen*. Das Endprodukt ist der nicht-toxische *Harnstoff*, der leicht ausgeschieden werden kann. Jedes der 5 Enzyme kann durch einen genetischen Defekt betroffen sein (Abb. 106). Bei allen genetischen Defekten ist der *Harnstoffzyklus* nicht komplett, sondern *nur partiell unterbrochen*. Das Krankheitsbild ist bei allen 5 Enzymdefekten nahezu identisch: *Geistige und somatische Entwicklungsstörung und neurologische Symptome.*

4.3.2. Nucleotidstoffwechsel

Die Nucleotide sind *Bausteine der DNS und RNS* und spielen als *Coenzyme* eine Rolle im Stofftransport. Der *Abbau der Purinkörper* endet beim Menschen zum einen Teil bei der *Harnsäure*, zum andern Teil werden sie wieder verwendet und liefern *Nucleosidmonophosphate*. Demzufolge gibt es Nucleotidabbau- und Wiederverwendungsstörungen mit entsprechenden Krankheitsbildern (Tab. 21).

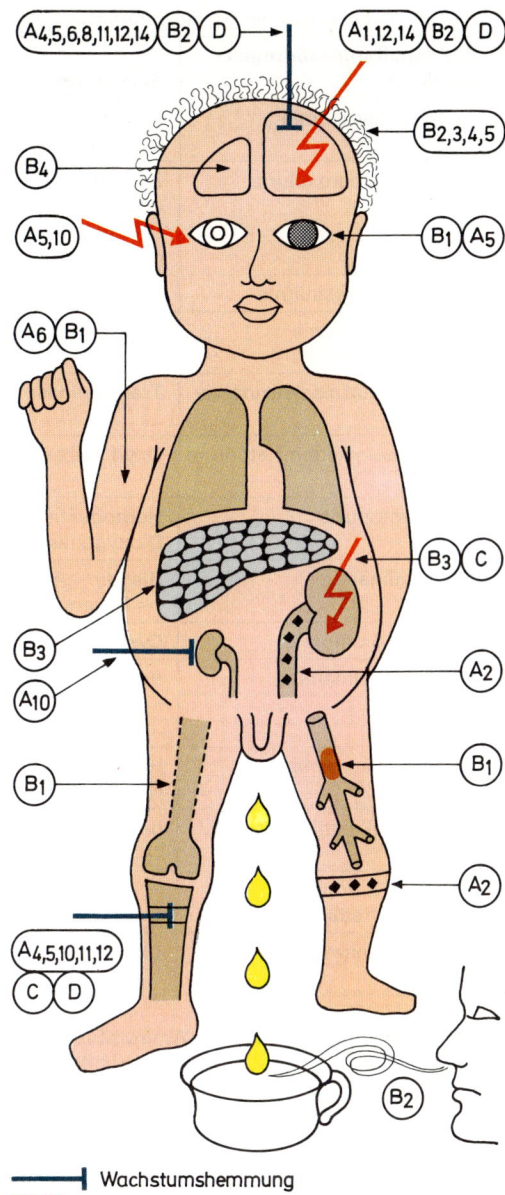

| Wachstumshemmung |
| Funktionsstörung |

C. – Abb. 105. Schematische Darstellung der Organschädigungen bei Aminosäurestoffwechselstörungen. (Buchstaben und Ziffern korrespondieren mit Tab. 20).

4.3.2.1. Hyperurikämie, Gicht

Bei Gichtkranken ist die Harnsäurekonzentration im Blut erhöht. Dies kann bei der *primären Hyperurikämie zwei Ursachen* haben:

a) *Harnsäureausscheidungsstörung* infolge tubulärer Transportstörung und

C. – Tab. 20. Störungen des Aminosäurestoffwechsels (siehe dazu Abb. 105).

A. Abspaltungsstörungen Krankheit	Emzymdefekt	Klin. Hauptbefund
1. Hyperglyzinämie	Desaminierung ↓ und Decarboxylierung ↓	Neurologische Symptome
2. Prim. Hyperoxalurie Typ I Typ II	2-Hydroxy-J-oxo-adipat-Carboxylase ↓ D-Glycerat-Dehydro-genase ↓	Calciumoxalatablagerungen: Nierensteine; Arthritis (s. S. 214)
3. Hypersarkosinämie	Demethylierung ↓ (?)	Fehlend
4. Hypervalinämie	Transaminase ↓	Somatische und geistige Entwicklung ↓
5. Hyperleuzinisoleuzinämie	Transaminase ↓	Wie (4), dazu Retinopathie, Taubheit
6. Verzweigtketten-Ketonurie	Oxyd. Decarboxylierung ↓	Wie (4), dazu Muskelspasmen, schrille Schreie
7. Alkaptonurie	Homogentisinsäure – Dioxygenase ↓	Pigmentstörung (siehe Pigment) Mesenchymschaden (S. 301)
8. Histidinämie	Histidin – Ammoniak – Lyase ↓ (= Desaminierung)	Geistige Entwicklung ↓
9. Cystathioninurie	Cystathionin-Lyase ↓	Oft fehlend
10. Hypoprolinämie	Prolindehydrogenase ↓	Urogenitale Mißbildung, Wachstums ↓ Hörstörung
11. Hydroxyprolinämie	Hydroxyprolindehydrogenase ↓ (?)	Somatische und geistige Entwicklung ↓
12. Hyper-β-alaninämie	β-Alanintransaminase (?)	Neurolog. Symptome Krampfanfälle
13. Hyper-β-amino-isobutyratämie	?	fehlend
14. Karnosinämie	Carnosinase ↓	Geistige Entwicklung Krampfanfälle

B. Umwandlungsstörung des Aminosäurestoffwechsels Krankheit	Enzymdefekt	Klin. Hauptbefund
1. Homozystinurie Typ I	Cystathionin-Synthase ↓	Geistige Entwicklung ↓ Mesenchymschaden: Okulopathien Vaskulopathien Osteopathien (siehe Bindegewebe, S. 224)
Typ II	Transmethylierung	Geistige Entwicklung ↓ Muskelschwäche
2. Phenylketonurie	Phenylalaninhydroxylase	Geistige Entwicklung ↓ neurolog. Symptome Pigmentstörung (siehe Pigmente, S. 301) Urin: Mäusegeruch
3. Tyrosinosis Typ I	4-Hydroxyphenylpyruvat – Diosygenase ↓	Anat. → Tod chem.: Leberzirrhose Fanconi-Syndrom Pigmentierungsstörung (siehe Pigmente, S. 299)

C. – Tab. 20 (Fortsetzung).

| B. Umwandlungsstörung des Aminosäurestoffwechsels | | |
Krankheit	Emzymdefekt	Klin. Hauptbefund
4. Tyrosinosis Typ II	Tyrosin-Aminotransferase $\downarrow$	Geistige Entwicklung $\downarrow$ multiple Mißbildungen
5. Albinismus	Tyrosinase $\downarrow$	Pigmentstörung (siehe Pigmente, S. 299)
6. Hyperlysinämie	Saccharopin-Synthase	Oft fehlend
C. Transportstörungen des Aminosäurestoffwechsels		
Krankheit	Emzymdefekt	Klin. Hauptbefund
Zystinose	Intrazelluläre Cystinaufnahme $\uparrow$ Lysosomale Speicherung	Cystinkristallablagerung: vor allem Niere $\rightarrow$ renaler-Glucose-Aminosäure Phosphatdiabetes. Vitamin-D-resistente Rachitis (siehe Lysosomen, S. 214)

b) *Harnsäureüberproduktion.*

In beiden Fällen ist der enzymatische Defekt noch ungeklärt.

Bei der *sekundären Hyperurikämie* ist der Harnsäurestoffwechsel durch anderweitige Stoffwechselstörungen geschädigt.
a) Beim Glucose-6-phosphatasemangel infolge *Hemmung* der renalen Harnsäureausscheidung.
b) Infolge *erhöhten Nucleinsäureumsatzes* bei Leukämien und hämolytischen Anämien.
c) Bei chronischer Niereninsuffizienz infolge *reduzierter* Harnsäureausscheidung.

Die *formale Pathogenese der Gicht* beruht auf einer *Lysosomenlabilisierung* (siehe Lysosomen, S. 214). Die *Begleiterscheinungen* der Gicht sind: Diabetes mellitus, Adipositas, Hyperlipidämie. Sie bestimmen den Krankheitsverlauf. Die Pathologische Anatomie der Gichtmanifestationen werden im Kapitel Bindegewebspathologie und Gelenkspathologie abgehandelt (S. 751).

Literatur

BUDDECKE, E.: Pathobiochemie. De Gruyter, Berlin – New York 1978.

C. – Tab. 21. Nucleotidstoffwechselstörungen.

Krankheit	Enzymdefekt; Störung	Klin. Befund
A. Purinstoffwechselstörungen		
1. Primäre Hyperurikämie	a) Harnsäureausscheidungsstörung b) Harnsäureüberproduktion	Gelenke: Gichttophi, Arthritis urica (siehe Lysosomen, S. 214)
Sekundäre Hyperurikämie	a) Glucose-6-phosphatasemangel b) Nucleinsäureumsatz $\uparrow$ c) Chron. Niereninsuffizienz	Niere: Uratsteine
2. Lesch-Nyan-Syndrom	Hypoxanthin-Guanin-Phosphoribosyltransferase $\downarrow$ (siehe Genetik)	Arthritis urica nur gering Niere: Uratsteine neurolog: Symptomatik
3. Xanthinurie	Xanthin-Oxidase $\downarrow$	Niere: Xanthinsteine
B. Pyrimidinstoffwechselstörung		
1. Orotazidurie	Orotat-Phosphoribosy-transferase $\downarrow$ und -Decarboxylase $\downarrow$	Blut: hypochrome, megaloblastäre Anämie Niere: Orotatkonkremente (selten)

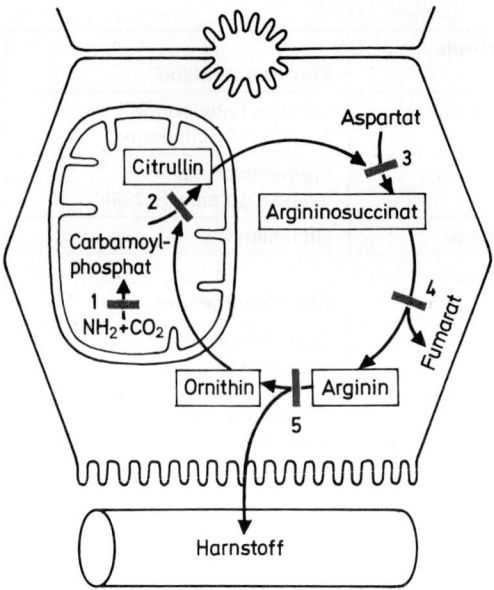

Enzymdefekt	Krankheit
1. Carbamoylphosphat-Synthase	Hyperammoniämie Typ I
2. Ornithin-Carbamoyl-Transferase	Hyperammoniämie Typ II
3. Argininosuccinat-Synthetase	Zitrullinämie
4. Argininosuccinat-Lyase	Argininosuccinaturie
5. Arginase	Argininämie

C. – Abb. 106. Schematische Darstellung des Harnstoffzyklus und seiner Störungen.

JOHANNESSEN, J. V.: Electron microscopy in human medicine. Vol. 2. Cellular pathobiology. Metabolic and storage diseases. Mc. Graw-Hill, New York 1978.

KARLSON, P. et al.: Pathobiochemie. Thieme, Stuttgart 1978.

LANG, F.: Pathophysiologie, Pathobiochemie. Enke, Stuttgart 1979.

4.4 Pigmente

Pigmente (Lat. Pigmentum = Farbstoff; Schminke) sind die Stoffe, die aufgrund ihrer Eigenfarbe in lebenden und ungefärbten Geweben und Zellen erkennbar sind. Die Pigmente sind zum Teil im Körper selbst entstanden (= endogene Pigmente), zum Teil auch von außen in oder auf den Körper gebracht worden (= exogene Pigmente).

4.4.1. Exogene Pigmente

4.4.1.1. Kosmetische Pigmente

Wir Menschen sind aufgrund der eintönigen Färbung wenig anziehend und suchen folglich diesen Mangel durch Aufbringung von Farbstoffen (= kosmetische Pigmente), die oft auch als Allergene wirken, zu beheben. Die Lippen werden meist mit Eosinsäure geschminkt, die Augenbrauen und Kopfhaare mit p-Aminodiphenylamin gefärbt und die Haut tätowiert. Bei der Tätowierung werden Kohle, Tusche oder Zinnober in die Haut gebracht, die nach der Phagozytose entweder im Bindegewebe liegenbleiben oder zu den nächsten Lymphknoten abtransportiert werden.

4.4.1.2. Inhalagene Pigmente

Neben dieser freiwilligen Färbung mit Kohlepartikel kommt es bei allen Menschen, besonders den Stadtbewohnern, zu einer unfreiwilligen Schwarzfärbung der Lunge (= Anthrakose). Sie entsteht dadurch, daß die eingeatmeten Kohlepartikel durch die Alveolarmakrophagen in der Lunge aufgenommen werden, wo sie auf dem Lymphweg abtransportiert werden. In ähnlicher Weise werden auch die eisenhaltigen Stäube bei Keramik- und Stahlarbeitern und die bleihaltigen Autoabgase bei Straßenarbeitern in der Lunge abgelagert. Bei der chronischen Bleivergiftung kommt es darüber hinaus zu einer saumartigen Bleiablagerung in der Gingiva (= Saturnismus).

4.4.1.3. Iatrogene Pigmente

Die iatrogenen Pigmente bewirken im Rahmen therapeutischer Maßnahmen eine Gewebeverfärbung. Chronische Verabreichung von quecksilberhaltigen Desinfizienzien (= Argyrismus), chronischer Abrieb von quecksilberhaltigen Zahnfüllungen (Amalgam) oder von titaniumhaltigem Osteosynthesematerial führen nach Phagozytose zu einer Graufärbung des umgebenden Bindegewebes (siehe auch Metallose). Tetracycline werden ins Knochen- und Zahngewebe eingebaut und färben bei Kindern dieses Gewebe irreversibel gelb. Hin und wieder bewirkt auch eine gutgemeinte Eintrichterung von Karotten eine Gelbfärbung der Babyhaut. Sie beruht auf einer Karotineinlagerung (= Provitamin A) (s. unten) in das subkutane Fettgewebe.

4.4.2. Endogene Pigmente

4.4.2.1. Zytogene Pigmente

Die funktionell bedeutungsvollsten Pigmente des Organismus sind die am Sauerstofftransport beteiligten Pigmente, wozu die *Cytochrome (gelb-braun)*, das *Cöruloplasmin (blau)*, das *Hämoglobin (rot)* und *Myoglobin (braun)* gehören. Das Myoglobin gleicht strukturell dem Hämoglobin, hat jedoch eine stärkere Affinität zu O_2.

4.4.2.2. Hämatogene Pigmente

4.4.2.2.1. Das Hämoglobin

Das Hämoglobin besteht aus einer Eiweißkomponente (= *Globin*) und dem Farbstoff *Häm*. Das darin enthaltene Eisen ist komplexgebunden und gibt histochemisch keine positive Eisenreaktion ab. Erbliche Defekte der Globin-synthese führen zu den *Hämoglobinopathien.* Der Synthese des Häms ist die Porphinsynthese vorgeschaltet.

4.4.2.2.2. Porphyrine (Tab. 22)

Bei den Porphyrien fehlen bestimmte Enzyme der Porphinsynthese infolge eines angeborenen Enzymdefektes (= *primäre* Porphyrien) oder einer intoxikationsbedingten Enzymblockade (= *sekundäre* Porphyrien; z. B. Bleivergiftung). Dadurch treten atypische Porphyrine auf, die nach Ablagerung in Haut, Knorpel, Knochen oder Leber diese Gewebe *braun* pigmentieren und nach der Phagozytose und entsprechender Lichtexposition die Lysosomenmembran labilisieren (siehe Lysosomenlabilisierungskrankheit, S. 213). Das Resultat ist eine bis zur Nekrose reichende Zerstörung der betroffenen Gewebe (Abb. 107).

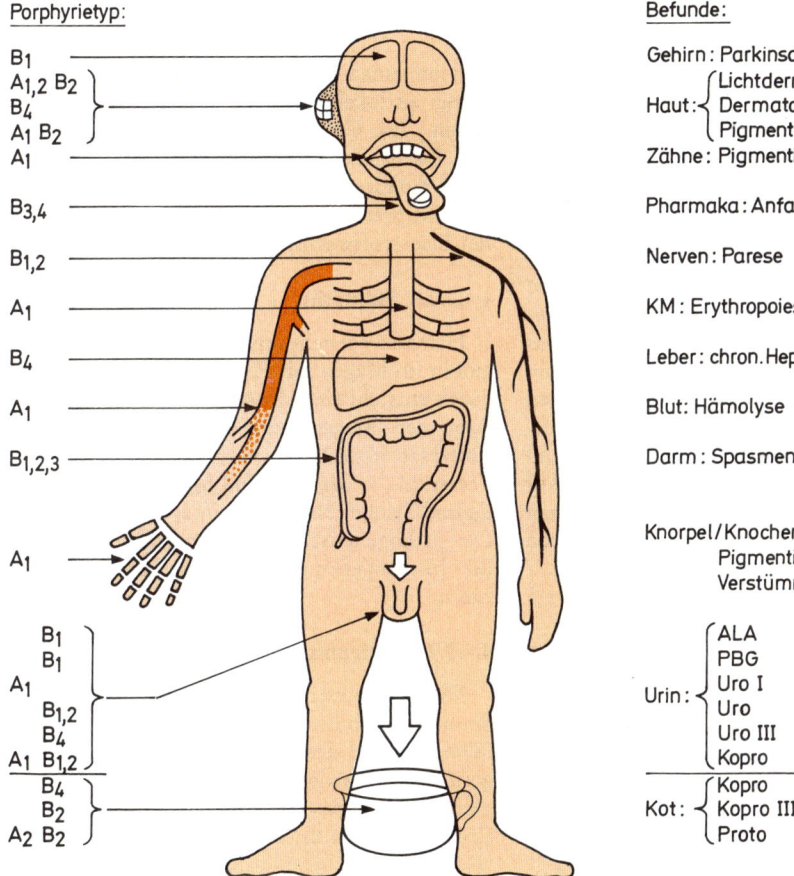

Porphyrietyp:

B$_1$
A$_{1,2}$ B$_2$
B$_4$
A$_1$ B$_2$
A$_1$

B$_{3,4}$

B$_{1,2}$

A$_1$

B$_4$

A$_1$

B$_{1,2,3}$

A$_1$

B$_1$
B$_1$
A$_1$
B$_{1,2}$
B$_4$
A$_1$ B$_{1,2}$
B$_4$
B$_2$
A$_2$ B$_2$

Befunde:

Gehirn: Parkinson
Haut: Lichtdermatose / Dermatose / Pigmentierung
Zähne: Pigmentierung

Pharmaka: Anfallauslösung

Nerven: Parese

KM: Erythropoiese ↓

Leber: chron. Hepatitis

Blut: Hämolyse

Darm: Spasmen

Knorpel/Knochen:
    Pigmentierung
    Verstümmelung

Urin: ALA / PBG / Uro I / Uro / Uro III / Kopro

Kot: Kopro / Kopro III / Proto

C. – Abb. 107. Organmanifestationen bei den Porphyrien (siehe Tab. 22).

C. – Tab. 22. Porphyrinstoffwechselstörungen (vgl. Abb. 107).

Porphyrietyp	Enzymdefekt*	Erbgang
A. Erythropoietische Porphyrien		
1. Kongenitale erythropoietische Porphyrien (= M. Günther)	URO-Cosynthase↓	autosomal rezessiv
2. Erythropoietische Protoporphyrie	Ferro-Chelatase↓	autosomal dominant
B. Hepatische Porphyrien		
1. Akute intermittierende Porphyrien	URO-I Synthase↓	autosomal dominant
2. Porphyria variegata	Prim. Ferro-Chelatase↓? sek. ALS-Synthase↑	autosomal dominant
3. Hereditäre Koproporphyrie	Prim. ? sek. ALS-Synthase↑	autosomal dominant
4. Porphyria cutanea tarda	URO-Decarboxylase↓	?
z. B. Bleivergiftung	PBG-Synthase↓ Ferro-Chelatase↓	∅

*URO = Uroporphyrin(ogen),
ALS = δ-Aminolaevulinsäure,
PBG = Porphobilinogen.

4.4.2.2.3. Hämatoidin

Tritt bei Gewebezerstörung Blut aus den Gefäßen aus, so machen die Erythrozyten eine Reihe von Veränderungen durch. Im Inneren der Blutung, wo die Erythrozyten nicht mit lebenden Makrophagen in Berührung kommen, zerfällt das Hämoglobin. Das Eisen wird abgespalten und der den Pyrrolring enthaltende Rest kristallisiert in Form eines eisenfreien *braunroten Pigmentes*, dem Hämatoidin, aus. Das Hämatoidin ist mit dem indirekten Bilirubin identisch. Überall dort, wo Hämoglobin in den Phagozyten abgebaut wird, entsteht das pyrrolhaltige und eisenfreie *grüne Biliverdin* und durch die Reduktion das *gelbe Bilirubin*. Auf diese Weise wechselt ein »blaues Auge« nach einer Schlägerei seine Farbe in violett über grün nach gelb (s. Hi. S. 19).

4.4.2.2.4. Hämosiderin

Im Unterschied zum eisenfreien Hämatoidin entsteht Hämosiderin nur innerhalb lebender Zellen, die auch das phagozytierte Eisen in dieser Form speichern. Hämosiderin ist eisenhaltig aber pyrrolfrei und weist als *goldgelbe intrazelluläre Körnchen (= Telolysomen)* in Makrophagen auf eine alte Blutung hin. Eine Reihe von Krankheiten gehen mit einer pathologischen Hämosiderinablagerung einher. Sie deuten immer auf einen gesteigerten Blutzerfall hin und führen zu lokalen oder generalisierten Hämosiderien. Im Gegensatz zur Hämochromatose (= Eisenspeicherkrankheit) kommt es aber durch die Eisenablagerung nicht zu Zellnekrosen und entsprechenden Gewebeschädigungen (siehe: Eisenstoffwechsel, S. 270) (s. Hi. S. 19).

4.4.2.2.5. Hämatin

Hämatin entsteht immer dann, wenn Hämoglobin im Magen mit HCl zusammentrifft. Dadurch entsteht ein *schwarz-braunes Pigment*. Es färbt den Magen- und Darminhalt schwarz. Kaffeesatzerbrechen (= *Hämatemesis*) und Teerstuhl (= *Meläna*) sind folglich hämatinhaltig und Zeichen einer gastrointestinalen Blutung. Der pathogenetisch bedeutungsvollste Vertreter der hämatogenen Pigmente ist aber das Bilirubin.

4.4.2.2.6. Bilirubin und Ikterus

Die Bilirubinstoffwechselstörung liegt bei der Shunt-Hyperbilirubinämie vor dem eigentlichen Hämabbau, in dem bei diesen Patienten infolge gestörter Erythropoese mit ineffizientem Hämoglobineinbau, das Hämoglobin kurz nach der Synthese bereits dem Abbau zugeführt wird.

Die *Bilirubinbildung* (Abb. 108) startet mit dem Abbau des Häms aus dem Hämo- und

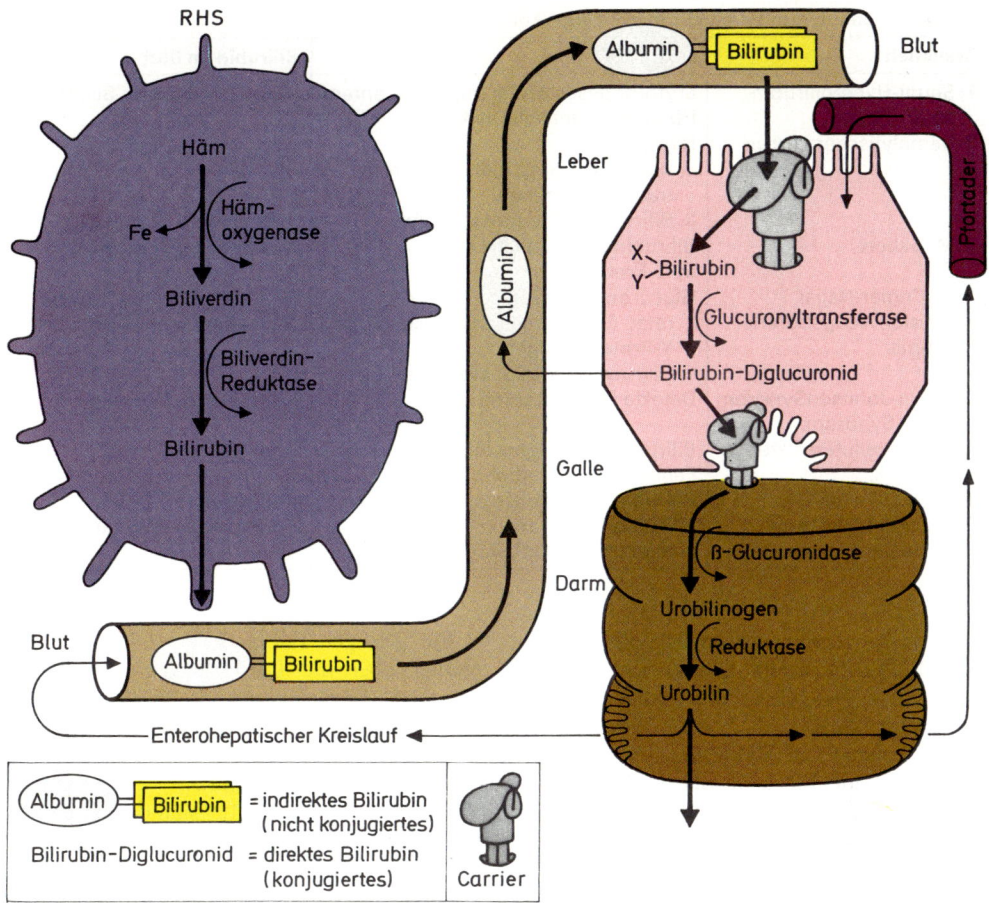

C. – Abb. 108. Schematische Darstellung des Bilirubinstoffwechsels.

Myoglobin und der Cytochrome. Dieser Prozeß ist bei allen Krankheiten mit Hämolyse oder Myolyse gesteigert (= hämolytischer Ikterus). Er beginnt in den Zellen des Retikulohistiozytären Systems, in dem die Häm-oxygenase das *Häm zu Biliverdin oxidiert.* Dieses Enzym läßt sich durch hohes Substratangebot induzieren und bildet so nie einen limitierenden Faktor im Bilirubinabbau. In einem weiteren Schritt wird das Biliverdin durch die Biliverdin-Reduktase zu Bilirubin *reduziert.* Dieser Abbauschritt stellt ebenfalls nie einen Engpaß im Bilirubinabbau dar. Dieses Bilirubin ist praktisch *unlöslich* und wird von den RHS-Zellen exozytotisch (vgl. Lysosomen, S. 203, 210) in den Blutstrom des großen Kreislaufs abgegeben, wo jeweils 2 Bilirubinmoleküle von 1 Albuminmolekül gebunden und am Verlassen des Gefäßsystems gehindert werden. Das *Bilirubin-Albumin* gelangt so zur Leber, wird durch ein Carrier-System aktiv in die Hepatozyten transportiert und dort im Zytosol an die Bindungsproteine (= X-Protein und Y-Protein) gebunden. Eine Störung dieser Bilirubinaufnahme in der Leber ist die Ursache des *Morbus Gilbert.* Im glatten endoplasmatischen Retikulum der Hepatozyten erfolgt die *Konjugation des Bilirubins* (= Glucuronisierung) durch Vermittlung der Glucuronyltransferase. Dadurch wird das Bilirubin *wasserlöslich und »gallefähig«.* Ein angeborener Mangel dieses Enzyms führt zum *Morbus Crigler-Najjar,* ein relativer Mangel infolge Leberunreife zum *physiologischen Neugeborenen-Ikterus* (Tab. 23).

Ikterus. Durch einen aktiven Transport mit geringer Abtransportkapazität im Vergleich zur Glucuronisierungskapazität wird das Bilirubinglucuronid in die Gallekapillaren sezerniert. Eine Störung dieses Vorganges ist die Ursache für das *Dubin-Johnson* und *Rotor-Syndrom,* sowie für den *hepatozellulären Ikterus* und den durch bestimmte Pharmaka ausgelösten Drogenikterus

C. – Tab. 23 Bilirubinstoffwechselstörungen (vgl. Abb. 109).

Krankheit	Defekt	Bilirubin im Blut
1 Shunt-Hyperbilirubin-ämie	Erythropoesestörung mit ineffizientem Hb-einbau; danach Hb-Abbau	Nicht-konjugiertes Bilirubin
2 Hämolytischer Ikterus	Hämolyse	
	I. Bilirubinbildung relat. Glucuronyl-transferasemangel	I. Nicht-konjugiertes Bilirubin
	II. Bilirubin-Sekretionsstörung	II. Konjugiertes Bilirubin
3 M. Gilbert	Bilirubinaufnahme in Leber (X-Y-Protein ?)	Nicht konjugiertes Bilirubin
4 M. Crigler-Najjar	Glucuronyltransferase	Nicht-konjugiertes Bilirubin
5 Physiol. Neugeborener Ikterus	– relat. Glucuronyltransferasemangel – Y-Proteinmangel – Bilirubin-Sekretionsverzögerung	Nicht-konjugiertes Bilirubin
6 Dubin-JohnsonSyndrom Rotor-Syndrom	Defekte Bilirubinsekretion	Konjugiertes Bilirubin
7 Hepatozellulärer Ikterus	Bilirubin-Sekretionsstörung Fehlleitung in Blutbahn	Konjugiertes Bilirubin
8 Drogenikterus	Bilirubin-Sekretionsstop	Konjugiertes Bilirubin
9 Obstruktionsikterus Okklusionsikterus	Bilirubin-Exkretionsblock Fehlleitung in Blutbahn	Konjugiertes Bilirubin

(z. B. Antikonzeptiva). Das in der Galle befindliche Bilirubinglucuronid gelangt schließlich in den Darm. Verschlüsse der extrahepatischen Gallenwege führen deshalb zum Obstruktionsikterus *(Tumor)* oder Okklusionsikterus *(Gallestein)* über eine Blockade der Galleexkretion. Durch die β-Glucuronidase der Darmbakterien wird schließlich das Bilirubin durch Abspaltung des Glucuronsäurerestes und Reduktion zu *Urobilinogen, Urobilin* und *Stercobilin* übergeführt und dadurch für die Darmwand resorbierfähig.

Ein geringer Teil der Urobilinogenderivate gelangt über die Darmwand in den großen Kreislauf und wird durch die Niere ausgeschieden oder in das Pfortadersystem, so daß sie wieder über die Galle ausgeschieden werden (= enterohepatischer Kreislauf).

In Tab. 23 und Abb. 109 sind die verschiedenen Manifestationsformen des gestörten Bilirubinstoffwechsels dargestellt. Die Nummern in Abb. 109 korrespondieren mit den Krankheitsnummern in Tab. 23.

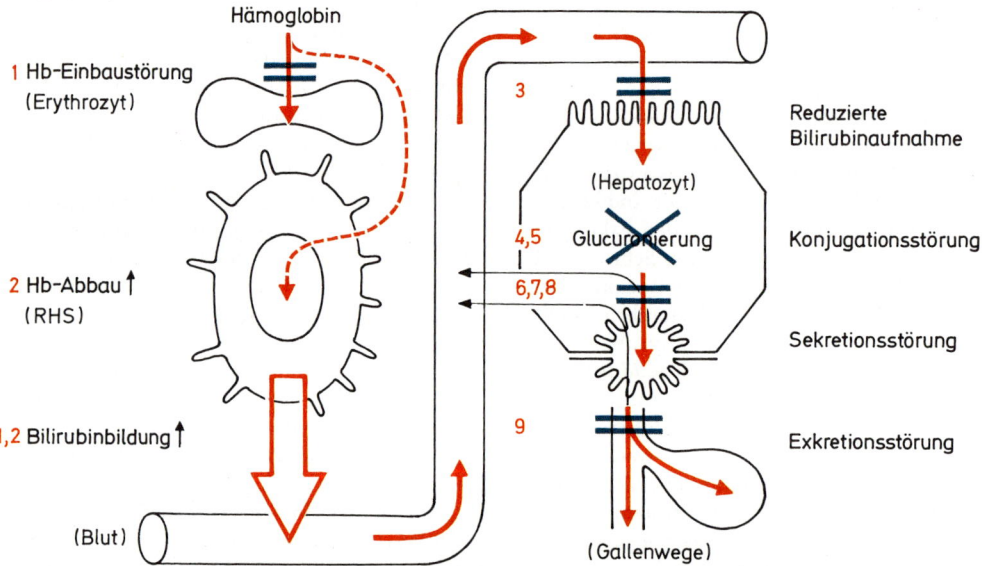

C. – Abb. 109. Bilirubinausscheidungsstörungen (die Ziffern korrespondieren mit Tab. 23).

4.4.2.3. Tyrosinogene Pigmente

4.4.2.3.1. Haut-Melanin

Ein Hauptvertreter der tyrosinogenen Pigmente sind die Melanine und deren Abkömmlinge. Die Melaninbildung beginnt mit den *Melanoblasten*, die aus der Neuralleiste stammen. Sie sind an ihren *Prämelanosomen* (s. unten) zu erkennen und bilden vor der Hautbesiedlung zunächst Zellfamilien (= Clone) und wandern erst dann (8. Schwangerschaftswoche) mosaikartig erst in die Epidermis und dann in die Haarfollikel aus. Verschiebungen und lokale Unterdrückung dieser Besiedlungsart rufen *Sommersprossen* (= *Epheliden*) oder *pigmentfreie Hautstellen* (= *Vitiligo*) hervor. In der Haut differenzieren sich die *Melanoblasten* in

Melanozyten aus. Durch Aktivierung der entsprechenden Gene wird die *Pigmentierung* in die Wege geleitet. Diese kommt durch das Zusammenspiel folgender *4 Mechanismen* zustande (Abb. 110):

a) Umgebungsvorbereitung der zu pigmentierenden Hautregionen.
b) Melaninsynthese.
c) Melanosomenbildung und
d) Melanosomentransport in die Basalzellschicht der Haut (= Keratinozyten).

Voraussetzung für die Melanogenese ist die ribosomale Synthese der Tyrosinase und deren Überführung in die Zisternen des rauhen endoplasmatischen Retikulums. Die Tyrosinase gelangt von dort aus portionenweise in den Golgi-

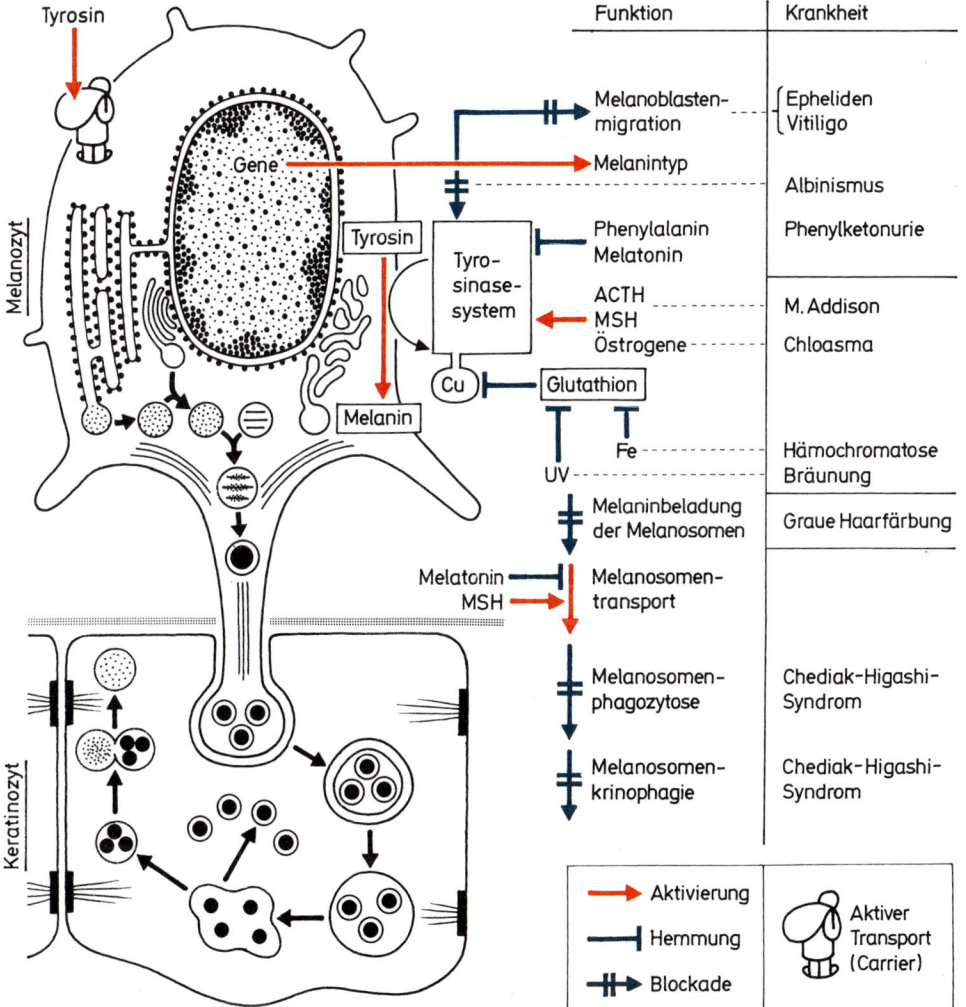

C. – Abb. 110. Melaninsynthese und ihre Störungen.

Apparat, wo auch die Synthese der Melaninvorstufen erfolgt (= *Melanosomen Stufe I*). Die Melaninsynthese beginnt zunächst mit der Überführung der Protyrosinase in die aktive Tyrosinase. Dank der bifunktionellen Rolle des Tyrosinasesystems wird sowohl Tyrosin zu Dopa hydroxyliert, Dopa zu Dopachinon überführt und über Zwischenstufen zu Indolchinon oxidiert. Dieses Indolchinon wird schließlich polymerisiert und an Protein gebunden. Das Apoenzym der Tyrosinase ist ein *Cuproenzym*. Fehlt aufgrund eines Gendefektes das Tyrosinasesystem, so wird kein Melanin gebildet.

Folge davon ist ein *Albinismus*. Die kupferbindenden SH-Gruppen des Glutathions wirken als natürliche Tyrosinaseinhibitoren, die ihrerseits wieder durch nicht proteingebundenes Eisen außer Gefecht gesetzt werden, so daß das Tyrosinasesystem unnötig angekurbelt wird. Dies ist bei der Eisenspeicherkrankheit *Hämochromatose* der Fall, wo die Haut bronzefarben wird. *Ultraviolette Strahlen* bewirken eine *Hautbräunung* durch Veränderung des Glutathionsystems. Physiologische Aktivatoren des Tyrosinasesystems sind ACTH, MSH (= Melanotropin) und Östrogene.

Nach *ACTH-Therapie* oder bei einer Nebennierenrinden-Insuffizienz (Morbus Addison = Bronzediabetes) mit sekundärer ACTH- und MSH-Überproduktion wird die Pigmentbildung durch Melanozytenstimulation *gesteigert*. Dabei muß erwähnt werden, daß ACTH und Melanotropin streckenweise eine gemeinsame Polypeptidsequenz aufweisen (Abb. 110).

Zu einer *Melanozytenstimulation* kommt es auch unter dem Einfluß hoher Östrogendosen (exogen durch orale Antikonzeptiva, endogen durch den hohen Östrogenspiegel während der Gravidität in Form einer maskenförmigen Pigmentierung um den Mund herum (= *Chloasma*). Zu den physiologischen Inhibitoren des *Tyrosinasesystems* gehören Melatonin, Hydrochinon und Phenylalanin. Letzteres ist bei der Phenylketonurie infolge eines Phenylalaninhydroxylasemangels im Blut erhöht und führt zu einer Unterbrechung der Melaninsynthese.

Der nächste Schritt in der Melanogenese ist die *Melanosomenbildung* und die Beladung mit Melanin. Dabei wandern vom glatten endoplasmatischen Retikulum vom SER her andere Vesikel (Prämelanosomen) in die Nähe des Golgi-Apparates. Sie enthalten eine feinfilamentöse Matrix (= *Melanosomen Stufe II*). Nach Verschmelzung der Melanosomen Stufe I mit Me-

lanosomen Stufe II setzt die Melanineinlagerung in deren Matrix ein (= *Melanosomen Stufe III*, Abb. 110) bis sie mit Melanin vollgepackt sind (= *Melanosomen Stufe IV*).

Der nächste Schritt in der Melanogenese besteht im *Melanosomentransport in die Keratinozyten*. Die Melanozyten gleichen den Gliazellen des zentralen Nervensystems. Sie weisen dendritische Zellausläufer auf und enthalten neurofilamentähnliche Mikrofilamente. Unter dem Einfluß von MSH werden die Melanozyten vielzipflig (= dendritischer) und die Melanosomen wandern entlang der Melanozytendendriten in deren endständige Aussackungen. Die Melanozyten nehmen nun mit den Keratinozyten Kontakt auf, indem sie mit ihren Dendriten das Zytoplasma der Keratinozyten eindellen. Das melanosomenhaltige Dendritenstück wird abgeschnürt und von den Keratinozyten phagozytiert. Dieser Prozeß ist beim *Chediak-Higashi-Syndrom* gestört. Später werden sie im Keratinozytenzytoplasma einzeln oder in Gruppen aggregiert. Schließlich werden die Melanosomen autophagisch abgebaut (vgl. Krinophagie, S. 210). Eine Störung dieses Prozesses führt beim Chediak-Higashi-Syndrom zu Riesenmelanosomen (Abb. 110).

Welche Funktion hat das Melanin?

Das Keratinozyten-Melanin bewirkt, je nach Typ, in seiner Gesamtheit eine *gelb-rote* (= *Phäomelanin*) oder *braun-schwarze Färbung* (= *Eumelanin*) der Haut und der Haare. Die braune Hautfarbe ist aber nicht von der Melanozytenzahl, sondern von der Menge und Ausreifung der Melanosomen abhängig. So verfügen Neger und Weiße über 1500 Melanozyten pro mm^2 der Haut. Bei den Negern sind die Melanosomen aber in disperser Form, bei den Weißen hingegen in aggregierter Form verteilt. Melanin verhindert das schädliche Eindringen von Strahlen, besonders ultravioletter Strahlen. Es schützt so die empfindliche Kollagensynthese in den Hautfibroblasten und reguliert die Ultraviolettaktivierung des Vitamin D. Außerdem hat Melanin ein *Redoxpotential* mit dem es im Gewebe entstandene Peroxide beseitigen kann.

Eine ganze Reihe von *Tumoren* gehen von den Melanozyten aus. Die bösartigen darunter werden *maligne Melanome* genannt. Je nach Differenzierungsgrad können sie Melanosomen oder nur unpigmentierte Prämelanosomen enthalten. Aufgrund ihrer Entstehungsgeschichte nehmen sie meist in der Leptomenix, Haut und

Retina ihren Ursprung, wachsen besonders infiltrativ und metastasieren schnell (S. Hi. S. 224).

4.4.2.3.2. Neuromelanin

Das Neuromelanin wird in *Pigmentzellen des Gehirns*, des Auges und Innenohres gebildet. Es leitet sich zwar auch vom Tyrosin her, scheint aber ein *Seitenprodukt der Katecholamin-Synthese* zu sein und ist folglich mit den adrenochromhaltigen Granula in den Nebennierenmarkzellen verwandt. Neuromelanin findet sich in den pigmentierten Ganglienzellen der Substantia nigra, der Area postrema, des Trigonum vagi und des Locus coeruleus, ferner in den Pigmentzellen der Chorioidea und der Retina des Auges und schließlich auch in den chromophilen Epithelien der Stria vascularis des Innenohres. Verschiedene Erkrankungen des zentralen Nervensystems *(Phenylketonurie, M. Parkinson)* und des Auges *(Retinitis pigmentosa)* sowie bestimmte *Formen der Innenohrtaubheit* gehen mit einer Depigmentierung dieser Ganglienzellen einher. Die Frage aber, ob dieser Melaninverlust Ursache oder Folge dieser Erkrankungen ist, bleibt noch offen. Da bei einigen angeborenen Stoffwechselerkrankungen Hautpigmentanomalien mit Störungen des Extrapyramidalsystems, Taubheit und Psychosen vergesellschaftet sind, ist anzunehmen, daß das Melanin *als Redoxsystem in die Erregungsübertragung eingreift.*

4.4.2.3.3. Pseudomelanosis coli

Das Pigment bei der Pseudomelanosis coli gehört ebenfalls zu den tyrosinogenen Pigmenten. Es ist tyrosin- und fetthaltig, PAS-positiv und findet sich fast ausnahmslos in Telolysosomen der *Dickdarm-Histiozyten* nach chronischem Laxantienabusus.

4.4.2.3.4. Ochronose

Ein weiteres tyrosinogenes Pigment ist das ochronotische Pigment bei der *Alkaptonurie.* Bei dieser autosomal-rezessiv vererbten Abbaustörung der Homogentisinsäure fehlt in Leber und Niere die Homogentisinsäure-Dioxygenase. Die Homogentisinsäure wird durch die Niere ausgeschieden und oxidiert an der Luft zu einem *braun-schwarzen chinoiden* Farbstoff. Durch eine p-Diphenoloxidase wird ein polymerer chinoider Farbstoff gebildet, der ins Knorpelgewebe, Sehnen, Skleren und Gefäßintima diffundiert und sich an die Kollagenfibrillen anlagert. Dies führt zum einen zu einer dunkelbraunen Verfär-

bung und Degeneration dieser Gewebe (= *Ochronose*, VIRCHOW, 1866) (vgl. S. 556).

Von der Ochronose abzutrennen ist die *Pseudoochronose* bei *Phenacetinabusus*, wo es ebenfalls zu einer Braunfärbung des Knorpelgewebes kommt. Diesmal wird das Pigment intrazellulär gebildet. Beim Phenacetinabbau entsteht N-acetylparaaminophenol, das durch Glucuronierung entgiftet wird. Da die Knorpelzellen β-Glucuronidase enthalten, vermögen sie somit diese zytotoxische Substanz zu verstoffwechseln. Die Folge davon ist eine gesteigerte Heterophagie und Telolysosomenbildung, deren Inhaltsstoffe die pseudoochronotische Knorpelanfärbung bewirken (MIHATSCH et al., 1973).

4.4.2.4. Lipopigmente

4.4.2.4.1. Lipochrome

Zu den Lipopigmenten gehören die *Lipochrome* sowie die telolysosomalen Pigmente *Lipofuscin* und *Ceroid.* Die Lipochrome sind *gelbe* Farbstoffe, die als β-Karotin und dessen Vorstufe Lycopin mit der Nahrung aufgenommen werden und dem *Fettgewebe eine dottergelbe Farbe* geben (z. B. Corpus luteum). Der *Sehpurpur* als Vitamin-A-Proteinkomplex ist ein Chromoproteid. Es steuert als Derivat des Karotins den Sehvorgang und bewirkt bei Mangel Nachtblindheit (= *Hemeralopie).*

4.4.2.4.2. Lipofuscin und Ceroid

Das Lipofuscin und auch das Ceroid liegen in den Zellen in Form goldgelber Granula vor und sind (stark vereinfacht) ein *Alters-* resp. ein *Abnutzungspigment* (s. Telolysosomen, S. 211).

Literatur

BRUMBAUGH, J. A., R. R. BOWERS, G. E. CHATTERJEE: Genotype-substrate interactions altering Golgi-development during melanogenesis. In: Pigment cell. Vol. 1 pp. 47–54: Mechanisms in pigmentation. MC GOVERN, V. J., P. RUSSELL, V. RILEY (Hsg.). Karger, Basel 1973.

FITZPATRICK, T. B., W. C. QUEVEDO, G. SZABO, M. SEIJI: Biology of the melanin pigmentary system. In: Dermatology in general medicine, pp. 117–146. FITZPATRICK, T. B. (Hsg.) McGraw-Hill, New York 1971.

McGOVERN, V. J., P. RUSSELL, V. RILEY: Pigment cell: Vol. 1 Mechanisms in pigmentation. Karger, Basel – München – Paris – London – New York – Sidney 1973.

KARLSON, P., W. GEROK, W. GROSS: Pathobiochemie. Thieme. Stuttgart 1978.

MIHATSCH, M. J., U. N. RIEDE, L. BIANCHI: Ultrastrukturelle Veränderung des Knorpels im Falle der Phenacetin-Pseudo-Ochronose und der Alkaptonurie. Virchows Arch. Abt. B. Zellpath. *14:* 307–312 (1973).

RILEY, V.: Pigment cell: Vol. 3 Unique properties of melanocytes. Karger, Basel – München – Paris – London – New York – Sidney 1976.

WOLMAN, M.: Pigments in pathology. Academic Press, New York – London 1969.

D. Störungen des Transportes

Von W. SANDRITTER

1. Intravaskulärer Transport (Kreislaufstörungen)

1.1. Einführung

Der Blutkreislauf erfüllt als Hilfsmechanismus des Stoffwechsels der Gewebe eine der wichtigsten Funktionen im Organismus: Antransport von Sauerstoff, Nährstoffen und Hormonen sowie Abtransport von CO_2 und Stoffwechselprodukten von den Geweben zu den Ausscheidungsorganen. Aus dieser Funktion des Kreislaufs lassen sich *2 grundlegende Tatsachen* ableiten:

1. Die *Durchblutung eines Gewebes oder Organes wird von der Stoffwechselleistung bestimmt*. Zelle → Transitstrecke (Gefäßwand) → Blut können als ein Regelkreis aufgefaßt werden, bei dem der Zellstoffwechsel den »Sollwert« bestimmt.
2. *Jede ausgeprägte Kreislaufstörung oder Veränderung der Transitstrecke muß Störungen im Zellstoffwechsel zur Folge haben,* die bis zum Zell- oder Gewebstod führen kann. Organe bzw. Gewebe mit hoher Stoffwechselleistung reagieren dementsprechend empfindlicher auf Kreislaufstörungen als solche mit niedrigem Zellstoffwechsel.

Für den Arzt ist die eingehende Kenntnis von Kreislaufstörungen von besonderer Bedeutung, da 40% bis 50% *aller Menschen in den hochzivilisierten Ländern der Erde an den Folgen von Kreislaufstörungen sterben.* Die wichtigsten Erkrankungen dieser Art sind der *Bluthochdruck* mit seinen Folgen, wie z. B. *Mehrbelastung des Herzens* (Herzhypertrophie und -dilatation = Insuffizienz), *Arteriosklerose* mit Durchblutungsstörungen (Hirninfarkt, Apoplexie, Herzinfarkt). Hinzu kommen Störungen der Blutgerinnung mit *Thrombose* und *Embolie* (z. B. Lungenembolie, Infarkte) sowie das *akute generalisierte Kreislaufversagen,* genannt *Schock.*

Die rechtzeitige und richtige Erkennung von Kreislauferkrankungen eröffnet heute ein breites Spektrum von präventiven und therapeutischen Maßnahmen, die von der Blutdrucksenkung über die gezielte Auflösung von Blutgerinnseln (Fibrinolyse) bis zur adäquaten Schockbehandlung reichen.

Aufbau und Betrieb des normalen Kreislaufsystems und seine möglichen Störungen (Abb. 1): Das Kreislaufsystem besteht aus dem *Herzen* (Pumpe), dem *Röhrensystem* mit den großen arteriellen Gefäßen (Transportstrecke mit Windkesselfunktion), der *Kreislaufperipherie* und den *Venen* und *Speichergefäßen.* Die *Kreislaufperipherie* umfaßt alle Gefäße mit einem Durchmesser von 10–350 µm. Diese Gefäße enthalten 50% des gesamten Blutvolumens, eine Tatsache, die die schweren Folgen einer

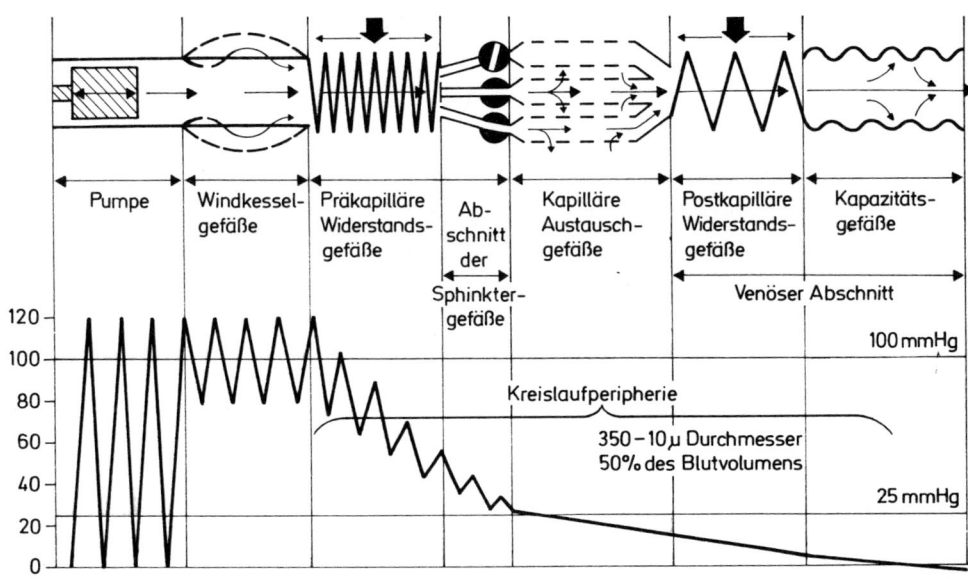

D. – Abb. 1. Schema der verschiedenen reihengeschalteten Abschnitte des Blutkreislaufs und der Blutdruckabfall in diesen Abschnitten (nach B. FOLKLOW, 1967).

generalisierten peripheren Kreislaufblutung bei Schock deutlich macht.

Zur Aufrechterhaltung einer normalen Kreislauffunktion muß ein adäquater Druckgradient bestehen mit einem gleichmäßigen Durchfluß, der durch die Ausgleichsfunktion der großen elastischen und muskulären Gefäße gewährleistet wird (Windkessel). Der *Blutdruck* sinkt in der Peripherie bis auf 10–20 mm Hg ab, da der Gesamtquerschnitt im Kapillarsystem gewaltig erweitert wird. Dadurch wird eine starke Verlangsamung des Blutstromes erreicht, die für den Stoffaustausch notwendig ist (z. B. A. mesenterica: Stromgeschwindigkeit 26 cm/sec, Kapillaren 0,25 cm/sec). Der Druck in den Kapillaren bleibt auch bei extremen Änderungen des systemischen Blutdrucks konstant.

Generalisierte Kreislaufstörungen (Abb. 2) können bedingt sein durch:
I. Störungen der *Herzfunktion*,
II. Änderungen im *peripheren Widerstand*,
III. Änderungen im *Blutvolumen* oder der *Blutviskosität*.

Zu I.: *Störungen der Herzfunktion* können bestehen in
1. einer *erhöhten* Leistung des Herzens durch Steigerung der Frequenz und des Schlagvolumens = erhöhtes Minutenvolumen. Effekt = Erhöhung des Blutdruckes *(Hypertonie)*;
2. einer *verminderten* Leistung des Herzens = Herzinsuffizienz = *Hypotonie* durch Schädigung des Herzmuskels selbst (z. B. Herzmuskelnekrose, Myokarditis) oder
3. *Herzklappenfehlern* (Stenose, Insuffizienz) bzw.
4. Beeinträchtigung der Herzfunktion durch *Kompression von außen* (Ergüsse, Entzündungen).

Zu II.: Eine *Änderung des peripheren Widerstandes* kann erfolgen durch
1. eine *Weiterstellung der Arteriolen* (periphere Widerstandsgefäße und präkapilläre Sphinkteren). Effekt = *Hypotonie,* evtl. als Schock mit Mikrothrombosierung, oder durch
2. eine *Engerstellung* durch Muskelkontraktion (Effekt = *Hypertonie*).
Viele verschiedene Mechanismen sind hier beteiligt:
α) Das *Vasomotorenzentrum* (z. B. Sauerstoffmangel führt zum Blutdruckabfall) mit Sympathikus und Parasympathikus;
β) der *Renin-Angiotensin-Mechanismus* (Arteriolenkontraktion und Beeinflussung des Blutvolumens).

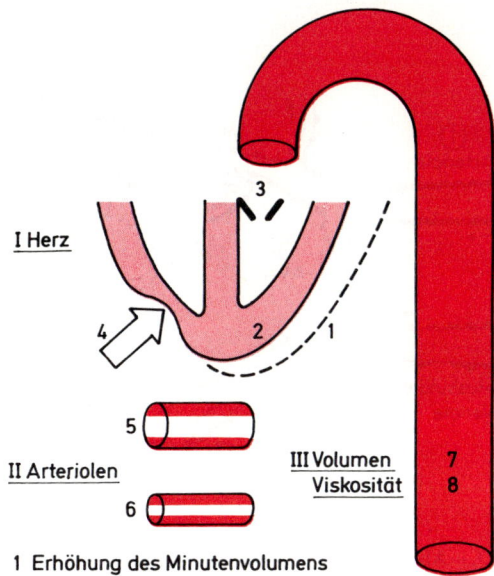

I Herz

II Arteriolen

III Volumen
Viskosität

1 Erhöhung des Minutenvolumens
2 Herzmuskelschädigung
3 Herzklappenfehler
4 Kompression von außen
5 Arteriolenerweiterung
6 Arteriolenspasmus
7 Volumenänderung
8 Viskositätsänderung

D. – Abb. 2. Ursachen generalisierter Kreislaufstörungen.

γ) *Hormone,* wie Cortison (beeinflußt den Kontraktionszustand der präkapillären Sphinkteren). Adrenalin, Noradrenalin und Vasopressin führen zum Arteriolenspasmus. Prostaglandine können Gefäße erweitern oder verengern.

Zu III.: *Änderungen des Blutvolumens oder der Viskosität.* Eine *Erhöhung* führt zur Zunahme des peripheren Widerstandes. Beispiele sind Polyzythämie bei O_2-Mangel, primäre Polyzythämie oder relative Polyzythämie bei Hämokonzentration (Flüssigkeitsverlust ins Gewebe). Eine Erhöhung des Blutvolumens tritt auch ein bei allen Substanzen, die die Natrium- und Wasserretention in der Niere beeinflussen, wie Aldosteron und Vasopressin (Natrium- und Wasserrückresorption in der Niere gesteigert). Die Blutviskosität kann bei Hyperglobulinämien oder Dysproteinämien erhöht sein. Eine *Verminderung* der Viskosität findet man bei Hypoproteinämien oder Anämien.

Lokale Kreislaufstörungen: Die Kreislaufperipherie oder Endstrombahn (Abb. 3) ist *anatomisch sehr vielgestaltig* aufgebaut (baumartige

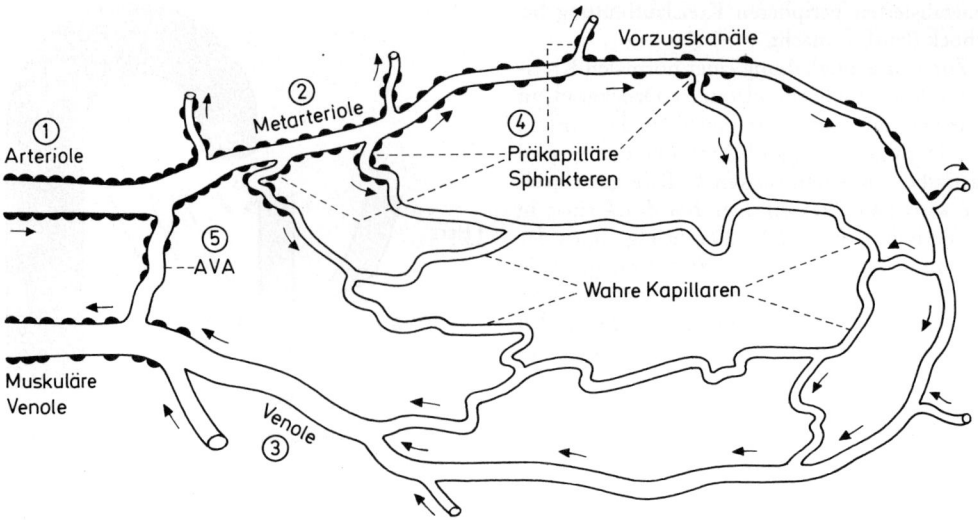

D. – Abb. 3. Schema der Kreislaufperipherie (vgl.S. 459).

Verzweigungen, Netzprinzip, ungeordnet) und umfaßt *Arteriolen, Metarteriolen* und wahre *Kapillaren* und *Venolen* (Gefäße von 10–350 μm Durchmesser). *Arteriovenöse Anastomosen* (5 in Abb. 3) können als Kurzschlußwege fungieren, so daß Metarteriolen und Kapillaren abgeschaltet werden können (fraglich, ob überall im Körper oder nur in der Haut zur Thermoregulation).

Arteriolen (1 in Abb. 3), Metarteriolen (2 in Abb. 3) und die Vorzugskanäle haben *muskuläre Wandelemente,* deren Kontraktionszustand die Größe des Blutdurchflusses bestimmt (präkapilläre Widerstandsgefäße, vgl. Abb. 1). Die postkapillären Widerstandsgefäße (Venolen) können den Kapillardruck beeinflussen (Flüssigkeitsaustausch). Die Durchblutung der wahren Kapillaren wird im wesentlichen von den *präkapillären Sphinkteren* (Pfeil bei 4 in Abb. 3) bestimmt. Eine Abschaltung des peripheren Stromnetzes ist über *arteriovenöse Anastomosen möglich* (5-AVA).

Die Kreislaufperipherie unterliegt einer sehr komplizierten *Autoregulation,* auf die unter normalen und pathologischen Bedingungen eine große Zahl von Faktoren Einfluß nimmt. Unter physiologischen Bedingungen ist nicht die gesamte Peripherie durchblutet, sondern es wechseln Zustände der Hyperämie und lokalen Anämie einander ab. Bestimmende Größe ist die

Stoffwechselleistung des Gewebes. Bei Mehrarbeit kommt es zu einer *Arbeitshyperämie.* Gewebsmetaboliten dürften hier im wesentlichen eine Rolle spielen (z. B. Milchsäure, CO_2, H-Ionenkonzentration → Vasodilatation; JOHNSON et al., 1975).

Außerdem sind neben *sympathischen (adrenergen)* und *parasympathischen (cholinergen)* nervalen Einflüssen Hormone (Katecholamine, Vasopressin, Cortison, Renin → Vasokonstriktion) und andere Substanzen wirksam, die teilweise auch die *Gefäßdurchlässigkeit* fördern (Prostaglandine, Bradykinin, Histamin, Kallikrein, Trypsin, basische Peptide, Polykationen, Serotonin). Häufig ist der Wirkungsmechanismus hinsichtlich Gefäßerweiterung oder -verengerung an verschiedenen Körperorten unterschiedlich, auch bei verschiedenen Tierspezies (siehe Lehrbücher der Physiologie).

Den wahren *Kapillaren* kommt als *Stoffaustauschstrecke in der Kreislaufperipherie* (Abb. 4) die größte Bedeutung zu. Der Stoffaustausch erfolgt sowohl transzellulär, also durch die Endothelzellen hindurch, als auch interzellulär. Sauerstoff, CO_2 sowie wasser- und lipoidlösliche Substanzen (Medikamente, Narkotika) können die Endothelzellen und die Basalmembran frei passieren. Im Bereiche der *Fenestrae*[1] (40 Å messende Endothelfenster) können Substanzen bis zu einem Molekulargewicht von 40000 das

---

[1] Fenestra (lat.) Fenster.

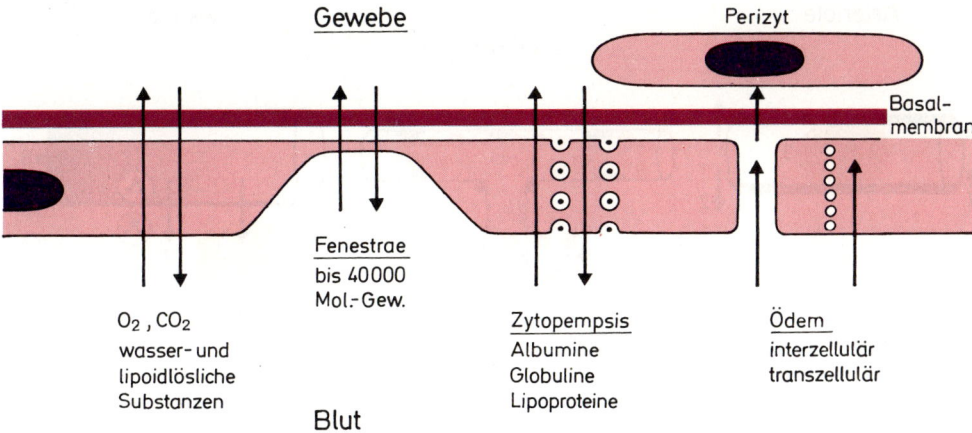

Gewebe

Perizyt

Basal-
membran

Fenestrae
bis 40000
Mol.-Gew.

O_2 , CO_2
wasser- und
lipoidlösliche
Substanzen

Blut

Zytopempsis
Albumine
Globuline
Lipoproteine

Ödem
interzellulär
transzellulär

D. – Abb. 4. Schema des Stoffaustausches an der Kapillarwand.

Endothel passieren (experimentell z. B. Meerrettichperoxidase). Substanzen mit höherem Molekulargewicht, wie z. B. Albumine, Globuline, Lipoide, werden in Vesikeln mit einem Durchmesser von 500 Å transportiert, die sich aus der inneren oder äußeren Zellmembran abschnüren (sog. *Zytopempsis*[1]; STAUBESAND, 1965). Diese Passage kann innerhalb von Sekunden erfolgen und wird als ausreichend angesehen, um den gesamten Transport von Plasmaprotein in das Gewebe zu erklären. Die »Low Density«-Lipoproteine liegen z. B. in der Arterienintima in gleicher Konzentration vor wie im Blutplasma (THORGEIRSSON et al., 1977). Der *interzelluläre Stoffaustausch* erfolgt über interzelluläre Kanäle (40 Å Ø) zwischen den Maculae occludentes[2], in denen vorwiegend der Wasser- und Elektrolyttransport (NaCl) bis Molekulargewicht 60000 vonstatten gehen soll. Beim erhöhten Durchtritt von Flüssigkeit (Transsudat, Exsudat, Ödem) erweitern sich diese Kanäle, außerdem ist die Vesikulation (Zytopempsis) stark erhöht (vgl. HAMMERSEN, 1971).

Für das Verständnis pathologischer Prozesse ist weiterhin die *Basalmembran* von Bedeutung, die unter dem Einfluß der Endothelzellen und Perizyten gebildet wird (Transitstrecke).

Lokale Kreislaufstörungen (Abb. 5) können als Folgen von Veränderungen der Gefäßwand, des Gefäßinhaltes oder des umgebenden Gewebes verstanden werden. Am Beispiel eines vereinfachten Schemas der Kreislaufperipherie las-

sen sich die verschiedenen *pathologischen Zustände aufzeigen* (vgl. S. 459):

1. Eine *generalisierte Engerstellung der Arteriolen* führt zu einer Erhöhung des Blutdruckes *(Hypertonie)*. Die *lokale Kontraktion* der Arteriolen, Metarteriolen und präkapillären Sphinkteren bewirkt eine Minderdurchblutung des Gewebes *(Anämie)*.

2. Eine *lokale Erweiterung* hat eine Mehrdurchblutung (Arbeitshyperämie) unter pathologischen Bedingungen, eine aktive, arterielle *Hyperämie* (z. B. Wärme, mechanisch) zur Folge. *Generalisierte Weitstellung = Hypotonie.*

3. Ein *Verschluß durch Blutgerinnsel* (Thrombose, Embolie) führt zur Stase mit absolutem Sauerstoffmangel = *Ischämie* (Nekrose).

4. *Blutstromverlangsamung* hat eine Entmischung der Blutsäule (Sludge[3] = Erythrozytenaggregate) zur Folge. *Stase* bedeutet Stillstand der Blutsäule. Ursachen: Arteriolenkontraktion, Hämokonzentration (Erhöhung der Gefäßwandpermeabilität mit Eindickung des Blutes) oder Blutstauung durch Abflußbehinderung.

5. *Blutung* = Austritt von Erythrozyten durch Gerinnungsstörungen oder Gefäßwanddefekte.

6. *Ödem* = Austritt von Blutflüssigkeit, bedingt durch erhöhten hydrostatischen Druck oder verminderten onkotischen Druck.

7. *Austritt von weißen Blutzellen* (Granulozyten, Monozyten, Lymphozyten), physiologi-

---

[1] Kytos (gr.) Höhlung, Wölbung, Zelle; pempsis (gr.) Sendung Absendung. – [2] Macula (lat.) Fleck; occludere (lat.) verschließen, zuschließen. – [3] Sludge (engl.) Schlamm.

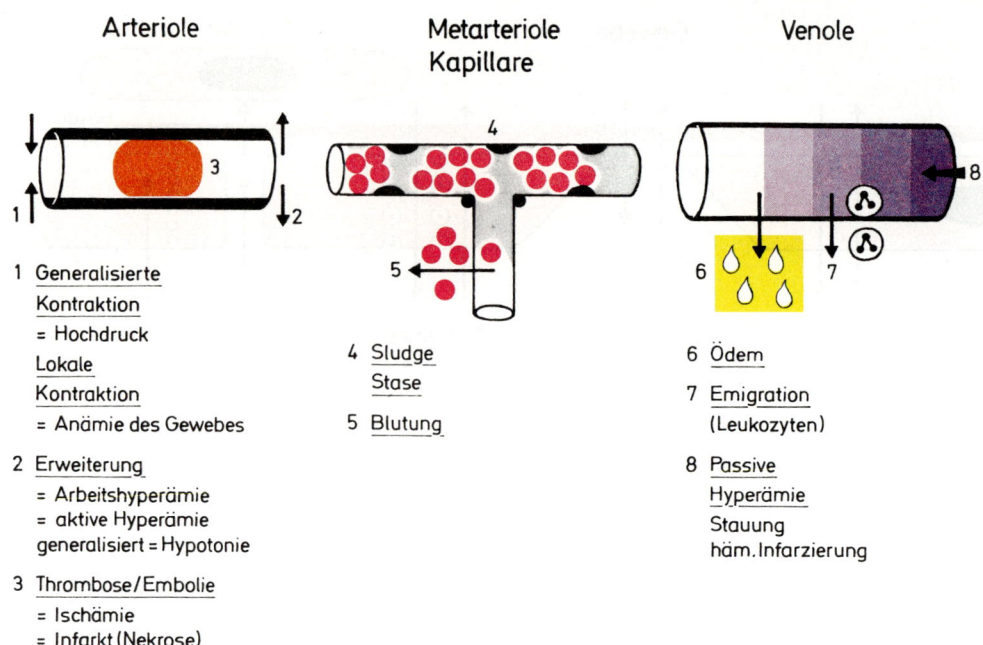

Arteriole   **Metarteriole Kapillare**   **Venole**

1 Generalisierte
  Kontraktion
  = Hochdruck
  Lokale
  Kontraktion
  = Anämie des Gewebes

2 Erweiterung
  = Arbeitshyperämie
  = aktive Hyperämie
  generalisiert = Hypotonie

3 Thrombose/Embolie
  = Ischämie
  = Infarkt (Nekrose)

4 Sludge
  Stase

5 Blutung

6 Ödem

7 Emigration
  (Leukozyten)

8 Passive
  Hyperämie
  Stauung
  häm. Infarzierung

D. – Abb. 5. Verschiedene Formen peripherer Kreislaufstörungen.

scherweise oder bei Entzündungen (meist im Bereich der Venolen).

8. *Passive Hyperämie*, d. h. Blutstauung im venösen Bereich (lokal oder generalisiert), hat eine erhöhte Permeabilität (Ödem), Blutungen und eine verminderte Sauerstoffversorgung des Gewebes zur Folge (Atrophie, Degeneration bis Nekrose). *Vollständiger Verschluß* kann zur hämorrhagischen Infarzierung führen.

Literatur

BAEZ, S.: Microcirculation. Ann. Rev. Physiol. *39:* 391–415 (1977).

FOLKLOW, B.: Der periphere Blutkreislauf in physiologischer Sicht; einige praktische Ergebnisse. Triangel *80:* 70–77 (1967).

HAMMERSEN, F.: Anatomie der terminalen Strombahn. Urban & Schwarzenberg, München 1971.

JOHNSON, P. C., H. A. HENRICH: Metabolic and myogenic factors in local regulation of the microcirculation. Fed. Proc. *34:* 2020–2024 (1975).

KALEY, G., B. ALTURA: Microcirculation. Vol. I, II, University Park Press Baltimore 1977, 1978.

STAUBESAND, J.: In: Funktionelle morphologische Organisation der Zelle. S. 162. Springer, Heidelberg 1965.

THORGEIRSSON, G., A. L. ROBERTSON: The vascular endothelium – pathobiological significance. Amer. J. Path. *93:* 803–848 (1978).

ZWEIFACH, B. W.: Microcirculation. Ann. Rev. Physiol. *35:* 117–150 (1973).

1.2. Störungen des Motors (Herzfunktionsstörungen)

1.2.1. Angeborene Herzfehler, erworbene Herzklappenfehler (Ventilstörungen)

Die Herzfehler führen zu einer *erhöhten Druck- oder/und Volumenbelastung* des Herzens. Der Herzmuskel wird also zu einer vermehrten Arbeitsleistung gezwungen, indem ein erhöhter Widerstand zu überwinden oder ein größeres Volumen zu bewältigen ist. Die Folge ist im ersten Fall eine *Herzhypertrophie* (konzentrische Hypertrophie), die bei ungenügender Leistung in eine Dilatation (Hypertrophie und Dilatation = *exzentrische* Hypertrophie) übergeht. Bei erhöhtem Volumen steht die *Dilatation* am Anfang, die bei Kompensation in eine Hypertrophie und Dilatation übergeht.

Angeborene Herzfehler (Mißbildungen des Herzens) entstehen während der Entwicklungsperiode und beruhen im wesentlichen auf Defekten der Scheidewände des Herzens (Vorhof, Ventrikelseptumdefekte) oder Störungen in der Rotation des arteriellen Herzens (Transpositionen). Außerdem kommen Stenosen, Atresien, Insuffizienz der Klappen oder Persistenz fetaler Gefäßverbindungen vor (z. B. offener Ductus Botalli; **s. Ma. S. 18 ff.**).

Die *erworbenen Herzfehler* sind Folgen einer rheumatischen Endokarditis (rezidivierende Endocarditis verrucosa rheumatica; **s. Ma. S. 34**), seltener Folgen einer sekundär aufgepfropften bakteriellen Endokarditis.

Formalpathogenetisch läuft der Krankheitsprozeß beim *fieberhaften Rheumatismus* (s. S. 491) folgendermaßen ab: Fibrinoide Nekrose im Klappengrundgewebe mit Plättchenthrombus am Schließungsrand der Klappe. Lokale Wucherung von Histiozyten = *Aschoffsches Knötchen*. Später Einsprossen von Granulationsgewebe vom Klappenansatzrand her. Die Erkrankung verläuft *rezidivierend*, so daß immer neues Granulationsgewebe gebildet wird, und dadurch entstehen die schweren narbigen Verhärtungen und Schrumpfungen. *Sekundär* können Kalk und Lipoide eingelagert werden (aufgepfropfte Arteriosklerose mit atheromatösen Aufbrüchen). Die Vernarbung geht entweder mit Klappenschrumpfung (vorwiegend Insuffizienz) oder Klappenverwachsungen (vorwiegend Stenose) einher **(s. Hi. S. 71–73)**.

Folgende **Klappenfehler** werden unterschieden (Abb. 6):

Aortenstenose: Die verringerte Öffnungsfläche des Aortenostiums führt zu erhöhter Druckbelastung des *linken* Ventrikels *(Hypertrophie)*, die sehr lange Zeit bestehen kann, *ehe* sich eine Dilatation entwickelt. Der systolische Druck in der *linken* Kammer kann bis auf 200–300 mmHg steigen. Durch die Stenose ist der systolische Blutdruck meist verringert, der diastolische erhöht (Auswurfvolumen vermindert, kompensatorische Engerstellung der Peripherie durch Katecholaminausschüttung). Herzfehler mit der *günstigsten* Prognose.

Aorteninsuffizienz: Die Klappeninsuffizienz ist durch Klappenschrumpfung (rheumatische Endokarditis), seltener durch Klappendefekte bei bakterieller Endokarditis oder relative Insuffizienz (d. h. bei weitem Aortenostium z. B. bei Mesaortitis luica, Medionecrosis aortae), bedingt und führt zu einer Volumenüberladung des linken Ventrikels, da das Blut in der Diastole aus der Aorta zurückströmt (sog. *Pendelblut*). Das erhöhte Blutvolumen bewirkt eine *Dilatation* des *linken* Ventrikels; die Anpassung erfolgt in Form einer Hypertrophie *(exzentrische Hypertrophie)*. Das Auswurfvolumen ist erhöht, der systolische Druck ist meist erhöht, der diastolische vermindert (*Rückstrom* = Leck im Windkessel). Nach dem Frank-Starlingschen

Gesetz hat die Zunahme des diastolischen Volumens eine Erhöhung der Kontraktionskraft der Muskelfasern zur Folge.

Mitralstenose: Die Öffnungsfläche der Mitralis ist durch die Verwachsung und Schrumpfung der Mitralsegel verkleinert, so daß es zum Aufstau des Blutes im *linken* Vorhof kommt (*Dilatation,* später *kompensatorische Hypertrophie*). Sehr viel früher als bei anderen Herzfehlern entwickeln sich ein *Blutrückstau in die Lungen* (Stauungslungen, Lungenödem; klinisch: Dyspnoe), eine *Dilatation* und *Hypertrophie* des *rechten* Herzventrikels und des *rechten* Vorhofs mit allgemeinen Zeichen der Blutstauung (Lebervergrößerung, Aszites, Beinödeme). Der *linke* Herzventrikel wird *atrophisch*.
Schlechte Prognose. *Therapie:* Operation. Häufige *Komplikationen:* Vorhofthromben, arterielle Embolie.

Mitralinsuffizienz: Die Schlußunfähigkeit der Klappe ist meist durch die narbige Schrumpfung, insbesondere der Sehnenfäden, bedingt, seltener durch Klappenperforation oder Sehnenfadenabriß bei bakterieller Endokarditis (z. B. auch Papillarmuskelabriß bei Herzinfarkt). Eine relative Insuffizienz findet man bei Erweiterung des Herzens, z. B. bei Myokarditis. Funktionell wirkt sich der mangelhafte Klappenschluß so aus, daß in der Systole ein Rückstrom in den *linken* Vorhof erfolgt *(Dilatation)* und dieses Blutvolumen in der Diastole wieder zur Füllung des linken Ventrikels beiträgt *(Pendelblut)*. Es handelt sich also um eine erhöhte Volumenbelastung mit Dilatation und *kompensatorischer Hypertrophie* des *linken* Ventrikels. Der Druckanstieg im *linken* Vorhof führt zu *Rückstau in die Lunge,* insbesondere bei Insuffizienz des linken Ventrikels (Lungenstauung, Rechtsherzhypertrophie).

Mitralklappenprolaps: Durch mukoide Degeneration (saure Mucopolysaccharide) des hinteren Segels der Mitralis hervorgerufene ballonartige Ausstülpung bei älteren Patienten (70 J.). Oft Herzgeräusche, *meist harmlos.* Erhöhtes Risiko für bakterielle Endokarditis; spontane Ruptur der Chordae tendineae als Ursache eines plötzlichen Herztodes kommt vor **(s. Ma. S. 34 ff.)**.

Literatur

FRANK, O.: Zur Dynamik des Herzmuskels. Z. Biol. *32:* 370–437 (1895).
JERESATY, R. M.: Mitral valve prolapse. Raven Press New York 1978.

Aortenstenose

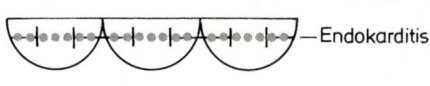
—Endokarditis

Verwachsung der
Schließungsränder
miteinander

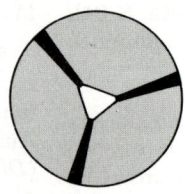

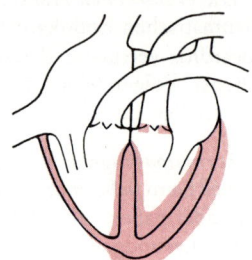

Aorteninsuffizienz

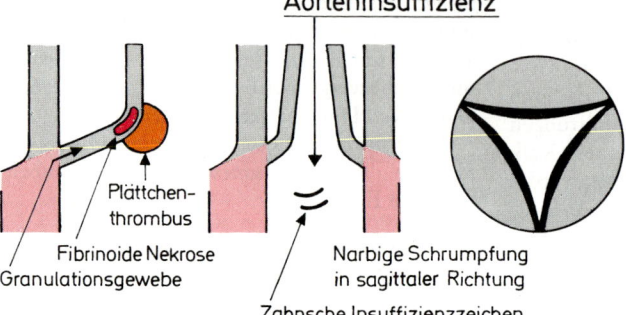

Plättchen-
thrombus

Fibrinoide Nekrose
Granulationsgewebe

Narbige Schrumpfung
in sagittaler Richtung

Zahnsche Insuffizienzzeichen

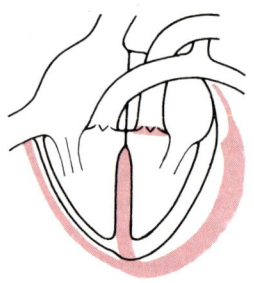

Mitralstenose

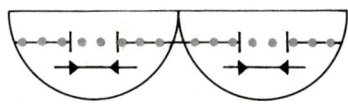

Verwachsung und
transversale
Schrumpfung

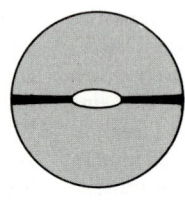

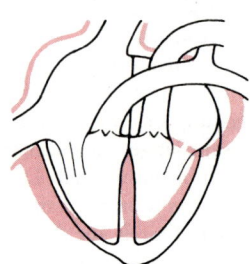

Mitralinsuffizienz

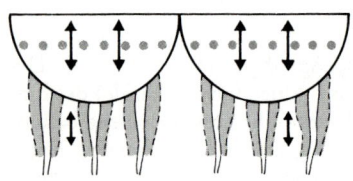

Sagittale Schrumpfung,
Verkürzung und Verdickung
der Sehnenfäden

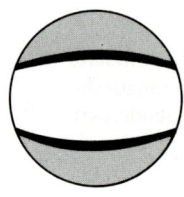

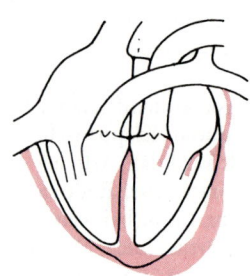

Oft kombinierte Fehler

D. – Abb. 6. Schema der erworbenen Herzfehler.

POMERANCE, A.: Acquired nonrheumatic volvular and endocardial pathology. Path. Ann.: 151–187 (1977).

STARLING, E. H.: The linacre lecture on the law of the heart. Given at Cambridge 1915, 27 pp. Longmans, London 1918.

1.2.2. Erkrankungen des Motors (Störungen der Pumpe)

1.2.2.1. Herzmuskelerkrankungen

Der Kreislauf kann durch Störungen der Pumpe selbst stark in Mitleidenschaft gezogen werden. Alle Faktoren, die die Arbeitsleistung der Herzmuskelzelle herabsetzen, führen zu einem verminderten Minutenvolumen mit Erhöhung des diastolischen Druckes und Lungenstauung. Die Schädigung der Herzmuskelfasern kann durch *allgemeinen Sauerstoffmangel* (Anämie, Höhe), mit fettiger Degeneration, *örtlichem Sauerstoffmangel* bei Koronarsklerose (Nekrose, Infarkt), *toxisch* (z. B. Sarkolyse bei Diphtherie), *Entzündungen* (Myokarditis, z. B. bei Scharlach) oder *fremde Einlagerungen* (Glykogen → Glykogenspeicherkrankheiten, Amyloid) bedingt sein.

Die *Einlagerung von Fremdsubstanzen* (Abb. 7) kann ebenso wie Perikarderkrankungen oder Endokardfibrose die diastolische Erschlaffung der Herzkammern beeinträchtigen. Die mangelhafte Füllung des linken Ventrikels hat ein vermindertes Herzzeitvolumen zur Folge. Solche Einlagerungen fremder Substanzen finden wir z. B. bei der Glykogenspeicherkrankheit, bei der die Herzmuskelzellen mit Glykogen angefüllt sind, so daß die funktionellen Elemente (Myofibrillen, Mitochondrien) verdrängt werden. Die Herzmuskelzellen imponieren nach Herauslösung des Glykogens, z. B. nach Formalinfixation, als optisch leere Schläuche. Bei der *Amyloidose* des Herzens (atypische Amyloidose) liegt die fibrilläre Kongorot-positive Substanz vorwiegend perikapillär, so daß ein relativ starres Netzwerk die Herzaktion beeinträchtigt. Isolierte Amyloidose des Herzens kommt im höheren Lebensalter häufig vor (s. S. 257). *Andere Fremdsubstanzen* im Myokard sind Siderin bei Hämochromatose (s. S. 270), Verkalkungen (s. S. 255) bei Epithelkörperchenadenomen und Oxalatkristalle bei Oxalose (s. S. 292).

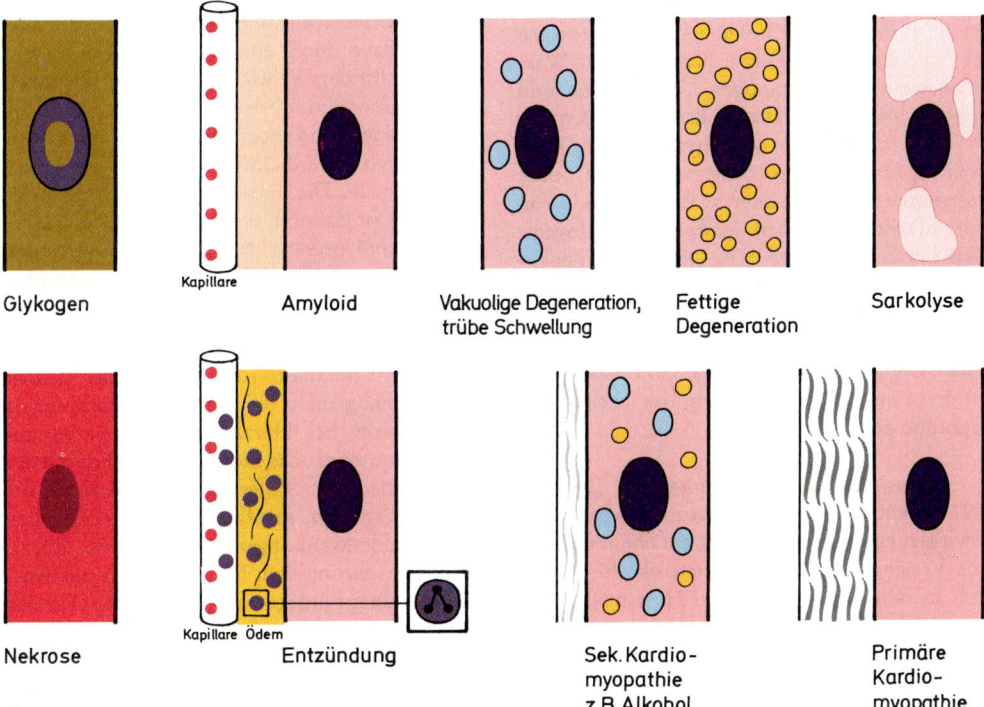

Glykogen   Kapillare   Amyloid   Vakuolige Degeneration, trübe Schwellung   Fettige Degeneration   Sarkolyse

Nekrose   Kapillare Ödem   Entzündung   Sek. Kardiomyopathie z.B. Alkohol   Primäre Kardiomyopathie

D. – Abb. 7. Formen der Herzmuskelschädigung.

Neuerdings hat man diese Veränderungen des Herzens mit Einlagerung fremder Substanzen in oder zwischen die Herzmuskelfasern sowie toxische Schädigungen (z. B. Alkohol) unter dem Begriff der **sekundären Kardiomyopathie** zusammengefaßt. Alle Herzhöhlen sind dilatiert (klinische Herzinsuffizienz, sog. Dilatationstyp oder kongestive Kardiomyopathie), oft auch hypertrophiert und es besteht eine interstitielle Fibrose sowie Degeneration der Muskelfasern (fettige Degeneration, vakuolige Degeneration).

Besonders die alkoholische Kardiomyopathie mit interstitieller Fibrose und chronisch entzündlichen Zellinfiltraten ist in den letzten Jahren häufiger beschrieben worden (HOGNESTAD et al., 1973).

Bei der **primären hypertrophischen Kardiomyopathie** (erblich?) besteht eine funktionelle Aortenstenose durch eine starke Hypertrophie des Vertikalseptums besonders subaortal. Die diastolische Vertikelfüllung ist vermindert. Die Architektur der Herzmuskelfasern zeigt Verwerfungen (s. Hi. S. 58).

Allgemeiner oder örtlicher Sauerstoffmangel, Entkoppelung der *oxidativen Phosphorylierung* (Fermenthemmung) durch *toxische* Substanzen (Phosphor, Arsen, Pilzgifte, Diphtherietoxine, Schlafmittelvergiftungen) können eine *Störung der ATP-Bildung* zur Folge haben mit Versagen der Natriumpumpe. Folge: Natrium- und Wassereinstrom mit *vakuoliger Degeneration* und trüber Schwellung. Daneben kann es zur *fettigen Degeneration* in Form von rhythmischer Querstreifung (allgemeiner Sauerstoffmangel) oder disseminiert (toxisch oder z. B. am Rande von Herzinfarkten) kommen. *Sarkolysis* bei schwerer toxischer Einwirkung, z. B. Diphtherie, bedeutet schon Zelluntergang, nur daß hier die Herauslösung des Sarkoplasmas im Vordergrund steht (s. Hi. S. 66), während beim Herzinfarkt meistens eine Koagulation des Sarkoplasmas im Vordergrund steht und auch das Sarkolemm zugrunde geht.

Entzündungen des Herzmuskels (DOERR, 1971), die mit einer Herzdilatation einhergehen, bewirken eine Zellschädigung am ehesten durch eine Verlängerung der Transitstrecke für Sauerstoff zwischen Kapillaren und Herzmuskelzelle bei gleichzeitiger Gefügestörung (s. u.) und wahrscheinlich durch Veränderung des sarkoplasmatischen Retikulums (Störung der elektromechanischen Koppelung). Für eine Übersicht der Formen der Myokarditis s. Hi. S. 69 ff.

Bei akuter Myokarditis kann der Tod plötzlich durch die Dilatation erfolgen. Im chronischen Narbenstadium kann eine kompensatorische Hypertrophie eintreten mit nachfolgender Insuffizienz.

1.2.2.2. Reizleitungssystem

Störungen im Reizleitungssystem sind morphologisch oft schwer aufzudecken (Serienschnittuntersuchungen). Neben funktionellen Störungen kommen Narben bei Koronarsklerose, entzündliche Infiltrate, auch Blutungen, Tumoren oder Parasiten in Frage (DOERR, 1975). Die Erregung breitet sich vom Sinusknoten über den Atrioventrikularknoten und das Hissche Bündel in beide Kammern aus. Für die verschiedenen Formen der Rhythmusstörungen s. Lehrbücher der Inneren Medizin. Die hämodynamischen Folgen bestehen meistens in einer Hypotonie durch vermindertes Herzzeitvolumen oder Schock bei sofortigem Blutdruckabfall.

1.2.2.3. Herzhüllen

Eine Beeinträchtigung der Herzfunktion kann auch durch krankhafte Veränderungen der Herzhüllen bedingt sein (Abb. 8).

Die *Innenauskleidung* des Herzens, das Endokard, kann durch eine Schicht (3–4 mm dick) hyalinen Bindegewebes verdickt sein *(Fibroelastosis endocardii)*. Der rechte Vorhof und die Trikuspidalis sind beim Karzinoid manchmal bindegewebig verdickt, der linke Vorhof bei Mitralstenose. Die diastolische Erweiterung der Ventrikel ist dadurch erschwert, und der Herzmuskel muß gegen einen erhöhten Widerstand Arbeit leisten, so daß es zur Hypertrophie kommt (s. Hi. S. 75).

Bei *Erkrankungen der äußeren Hüllen* des Herzens ist die diastolische Füllung der Ventrikel ungenügend. Bei Herzbeuteltamponade (Ventrikelriß bei Herzinfarkt, Stichverletzungen) komprimiert das Herz sich selbst durch das austretende Blut. Folge: akuter Herztod. Bei *Stauungsergüssen,* serofibrinösen entzündlichen Herzbeutelerkrankungen, z. B. Urämie, Karzinose oder chronischen Entzündungen mit Ausbildung eines bindegewebigen Mantels, evtl. mit Kalkplatten bei Tuberkulose → *Panzerherz,* ist nicht nur die diastolische Erweiterung der Ventrikel erschwert (besonders des rechten Ventrikels), sondern es kommt auch zu einer Einflußbehinderung in die Ventrikel, so daß sich eine

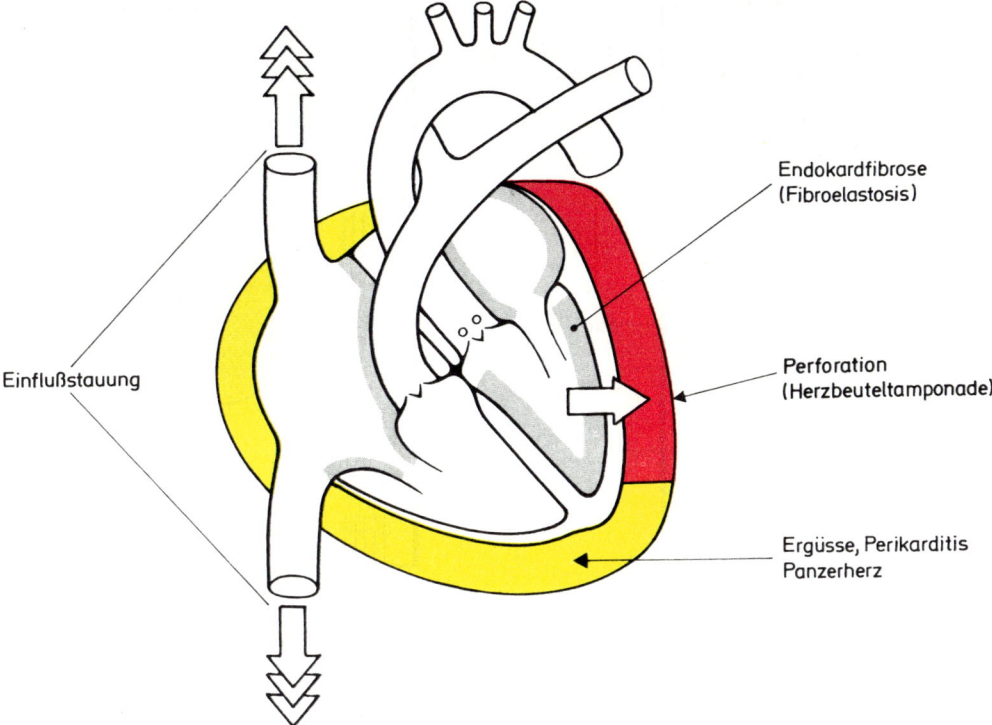

Endokardfibrose
(Fibroelastosis)

Perforation
(Herzbeuteltamponade)

Ergüsse, Perikarditis
Panzerherz

Einflußstauung

D. – Abb. 8. Erkrankungen der Herzhüllen.

Einflußstauung entwickelt (Venenstauung am Hals).

Literatur

DOERR, W.: Morphologie der Myokarditis. Verh. dtsch. Ges. inn. Med. *76:* 301–335 (1971).

DOERR, W.: Morphologische Äquivalente bei Rhythmusstörungen des Herzens. Verh. dtsch. Ges. inn. Med. *81:* 36–69 (1975).

HOGNESTAD, J., P. TEISBERG: Heart pathology in chronic alcoholism. Acta path. scand. A *81:* 315–322 (1973).

POMERANCE, A., M. J. DAVIES: The pathology of the heart. Blackwell, Oxford 1975.

ROBERTS, W. C., V. C. FERRANS: Pathologic anatomy of the cardiomyopathies. Hum. Path. *6:* 287–347 (1975).

1.2.3. Folgen der Störungen der Herzfunktion

Die erhöhte Druck- oder Volumenleistung des Herzens hat zwangsläufig eine *Überfunktion der Herzmuskelzellen* zur Folge, die bei chronischer Belastung oder/und starker Schädigung (O$_2$-Mangel, toxisch) in eine *Unterfunktion mit verminderter Leistung (Insuffizienz)* übergehen kann.

1.2.3.1. Herzhypertrophie (Überfunktion)

Die Überfunktion des Herzens manifestiert sich schon nach kurzer Zeit in einer Gewichtszunahme z. B. des linken Ventrikels (Herzhypertrophie). Das Schlagvolumen des Herzens nimmt zu, ebenso das Minutenvolumen durch gleichzeitige Frequenzsteigerung.

Die *funktionellen Veränderungen an der Herzmuskelzelle* (Abb. 9) sind die gleichen wie bei jeder erhöhten Arbeitsleistung von Zellen (MEERSON, 1969): Es wird vermehrt messenger-RNS gebildet, die Proteinsynthese ist gesteigert bei gleichzeitiger verstärkter Neubildung von Ribosomen. Das sarkoplasmatische Retikulum wird dichter, und die Zahl und Größe der Mitochondrien nimmt zu. Die Myofibrillen nehmen gleichzeitig an Zahl zu. Die Überfunktion manifestiert sich lichtmikroskopisch in einer *Faserverdickung*, deren Trockengewicht bis auf den doppelten Wert ansteigt. Gleichzeitig kommt es zur *Verlängerung der Herzmuskelzel-*

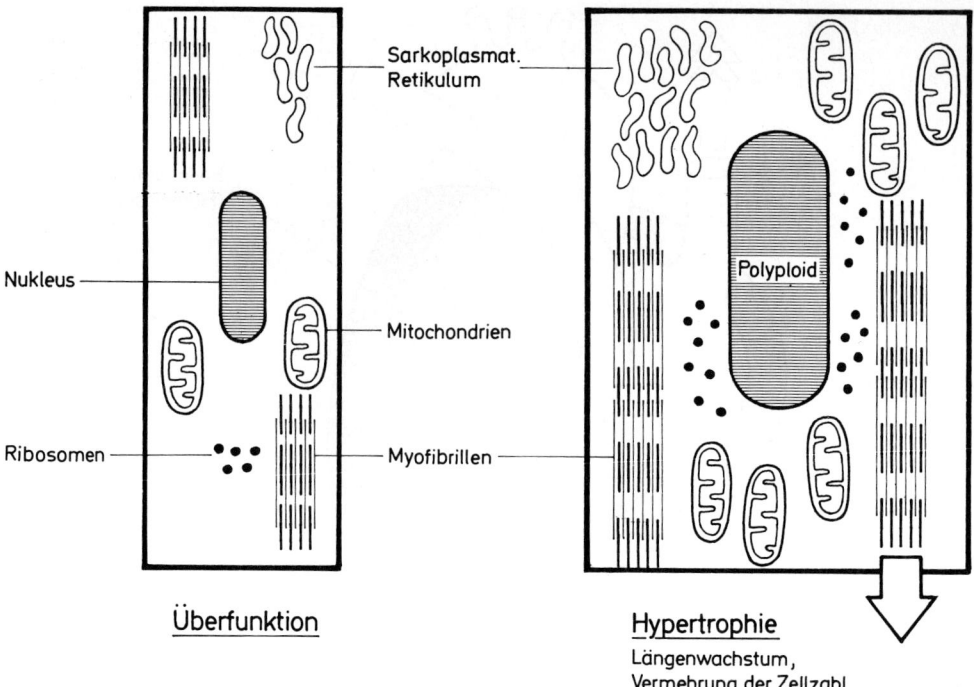

D. – Abb. 9. Schema der ultrastrukturellen und biochemischen Veränderungen bei Überfunktion und Hypertrophie des Herzmuskels.

len durch Apposition neuer Sarkomeren und zu einer *Vermehrung der Zahl der Herzmuskelzellen* (numerische Hyperplasie, SANDRITTER u. ADLER, 1971). Die Hypertrophie der Zellen ist mit einer *Polyploidisierung* der Herzmuskelkerne verbunden (bis zum 16fachen des normalen Chromosomensatzes bzw. diploiden DNS-Gehaltes), die man als Anpassungspoly-ploidisierung bei erhöhter Leistung interpretieren kann (SANDRITTER u. SCOMAZZONI, 1964). Die erhöhte Leistung des Herzens erfordert natürlich einen *erhöhten Sauerstoffbedarf* (vgl. Abb. 14), so daß das hypertrophierte Herz bei gleichbleibender Sauerstoffversorgung stärker gefährdet ist und leicht in die Insuffizienz kommen kann (s. Hi. S. 57).

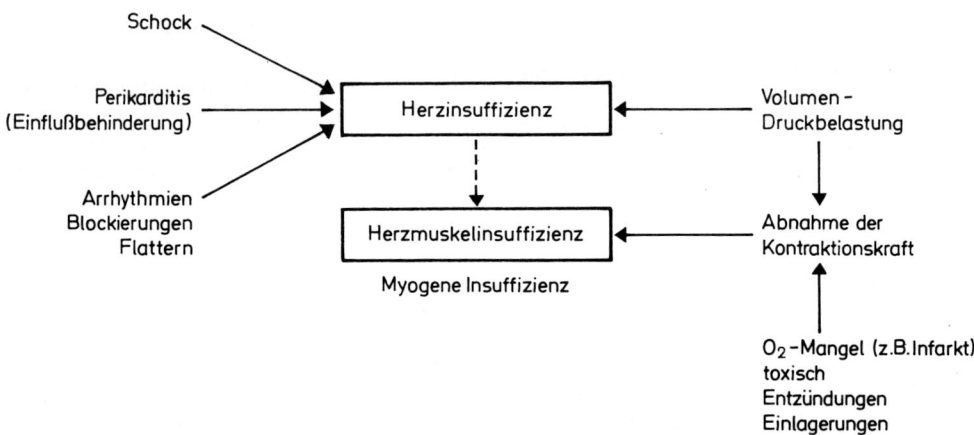

D. – Abb. 10. Die Ursachen der Herzinsuffizienz (nach GROSSE-BROCKHOFF, 1967).

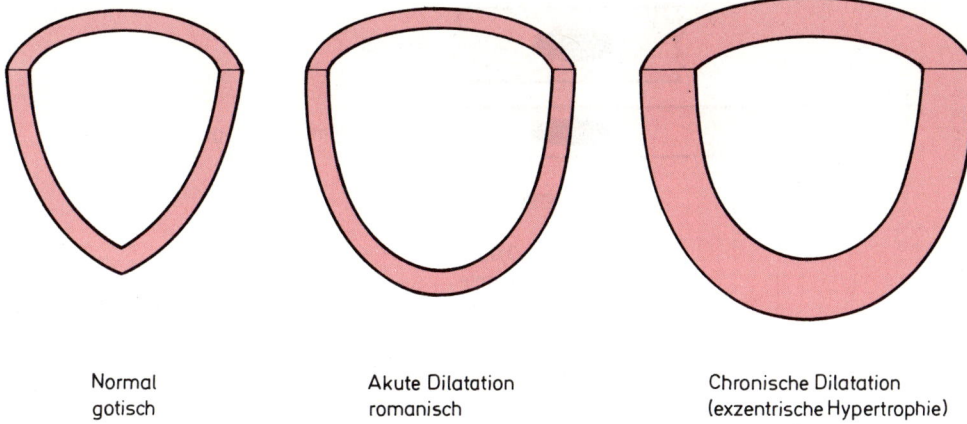

Normal   Akute Dilatation   Chronische Dilatation
gotisch   romanisch   (exzentrische Hypertrophie)

D. – Abb. 11. Formen des aufgeschnittenen linken Herzventrikels (s. Ma. S. 22).

1.2.3.2. Herzdilatation (Unterfunktion, Herzinsuffizienz)

Die Herzinsuffizienz ist durch das Mißverhältnis zwischen Belastung und Arbeitsfähigkeit des Herzmuskels gekennzeichnet. Das enddiastolische Kammervolumen ist vergrößert. Dies tritt aber auch beim Sportherzen oder kompensierten Klappenfehler auf. Wesentlich ist die *Zunahme des endsystolischen Volumens ohne entsprechende Zunahme des Schlagvolumens*. Es bleibt also Residualblut in der Kammer zurück, das nicht ausgeworfen wird. Das geförderte Herzzeitvolumen wird zu klein, so daß es zum Blutrückstau in die inneren Organe kommt.

Die *Ursachen* der Herzinsuffizienz (Abb. 10) sind verschieden. Abb. 10 zeigt, daß neben der eigentlichen Herzmuskelinsuffizienz (myogene Insuffizienz), bedingt durch die Abnahme der Kontraktionskraft, d. h. der Arbeitsleistung des Herzmuskels, auch andere Ursachen zu einem verminderten Herzzeitvolumen führen können.

Pathologisch-anatomisch ist das insuffiziente Herz dilatiert (Abb. 11). Wir erkennen es an der Herzform. Der aufgeschnittene linke Herzventrikel zeigt normalerweise den Umriß eines gotischen Bogens, das dilatierte Herz ist abgerundet = romanischer Bogen. Die Papillarmuskeln sind abgeflacht. Im Röntgenbild ist der Herzdurchmesser verbreitert.

Bei der **akuten** Dilatation (z. B. bei Myokarditis, Infarkt) ist die Kammerwand dünner als normal. Die **chronische** *Dilatation* stellt eine Kombination von Dilatation und Hypertrophie dar (exzentrische Hypertrophie). Hier ist also eine Hypertrophie vorausgegangen.

a) Akute myogene Insuffizienz

Bei der akuten myogenen Herzdilatation ist die Vergrößerung des Herzens (Abb. 12) bedingt durch eine Dehnung der Herzmuskelzellen, wobei die Fasern länger und dünner werden.

Die *Verlängerung der Fasern* (Abb. 12) beruht auf einer *Verlängerung der Sarkomeren*, die in der Systole (gemessen in der Totenstarre) ebensolang sind wie die Myosin-(A)-Filamente (1,5 µm). In der Diastole berühren sich die Actin-(J)Filamente (1 µm lang) gerade noch (Sarkomeren also 2 µm lang), während bei der akuten Dilatation ein Zwischenraum von 0,25 µm auftritt. Damit ist die Grenze der aktiven Spannungsentwicklung der Herzmuskelzelle erreicht. Bei weiterem Auseinandergleiten der Actinfilamente spricht man von *Dehiszenz*[1], bei der die *Actin- und Myosinfilamente voneinander getrennt* sind (3,6 µm). Damit ist die Grenze der Kontraktionsfähigkeit der Herzmuskelzellen erreicht (HORT, 1967). Hinzu kommt eine Dehiszenz der Glanzstreifen von normal 0,06 µm auf maximal 2 µm.

Mit der Verlängerung werden die Fasern verständlicherweise auch *dünner*, so daß die Zahl der Fasern in einem bestimmten Areal zunimmt. Die Zahl der Muskelfasern, gemessen im Ventrikelquerschnitt, verringert sich dagegen, d.h. der Ventrikel wird dünner.

---

[1] Dehiscere (lat.) auf-, auseinanderklappen.

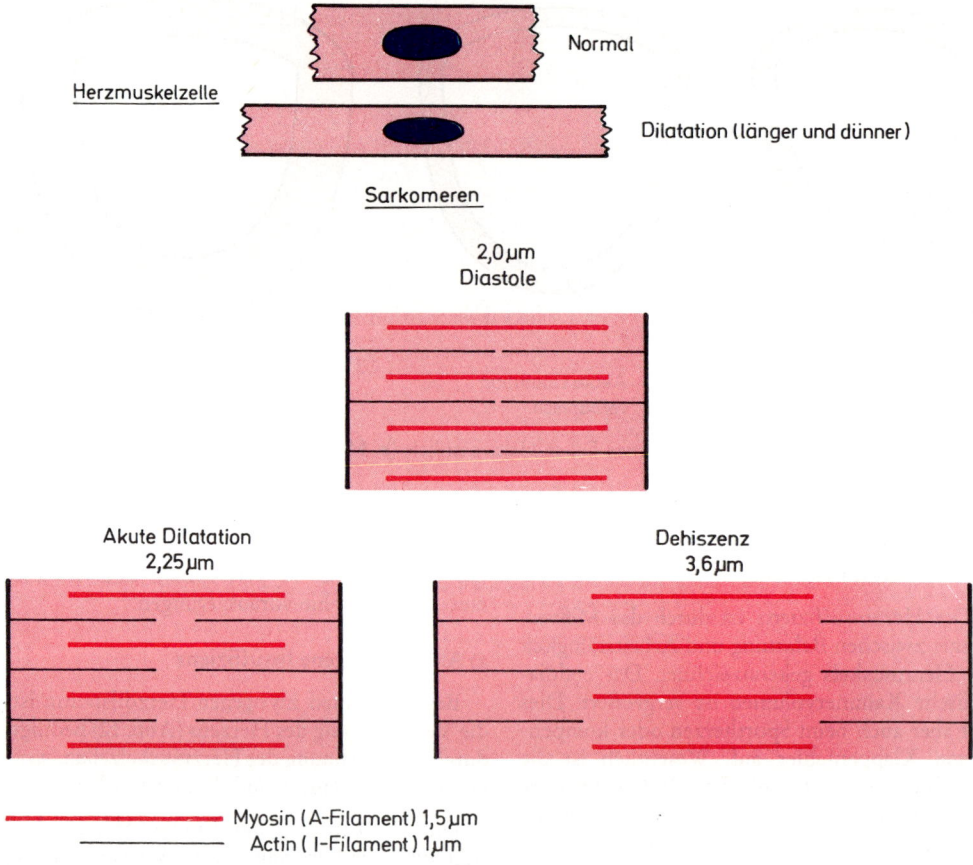

D. – Abb. 12. Morphologische Grundlagen der akuten Dilatation.

Diese Befunde erklären die Vergrößerung des Herzens bei *akuter Dilatation* und zunächst auf rein morphologischer Basis die Verminderung der Kraft und Geschwindigkeit der Muskelkontraktion. Die *biochemischen Grundlagen* (Abb. 13) sehen die meisten Autoren heute in einer Verminderung des Pools an energiereichem Phosphat, so daß *zu wenig ATP* für die Energiegewinnung zur Verfügung steht (*Typ I der Herzinsuffizienz* nach FLECKENSTEIN, 1967). Damit stehen in guter Übereinstimmung die von BÜCHNER et al. 1968 beschriebenen Veränderungen der Mitochondrien bei akutem Sauerstoffmangel (Mitochondrienschwellung, Cristolyse, Matrikolyse; s. S. 194). Mit diesen Mechanismen könnte die akute Herzinsuffizienz nach Erstikkung, Koronarverschluß (Herzinfarkt), Blutverlust, CO-Vergiftung, Myokarditis (Verlängerung der Transitstrecke für Sauerstoff) zu erklären sein (Typ I der Herzinsuffizienz).

b) Chronische myogene Insuffizienz

Die chronische myogene Insuffizienz ist durch eine *Hypertrophie* und *Dilatation* (exzentrische Hypertrophie des Herzens) meistens des linken Ventrikels ausgezeichnet (s. Ma. S. 22). Bei diesen »ausgelatschten« Herzen könnte man die Dilatation des Ventrikels wie bei der akuten Dilatation zunächst damit erklären, daß die Herzmuskelzellen (Sarkomeren) stärker gedehnt werden, wobei die Arbeitsleistung sinkt (Abb. 12) und bei Überdehnung (mehr als 2,25 µm) die Arbeitsleistung abnimmt bei weiter ansteigendem O_2-Verbrauch (Abb. 14). Der Nutzeffekt, d.h. das Verhältnis zwischen effektiver Arbeit und Energieproduktion, wird immer kleiner und das Herz versagt (LINZBACH, 1967).

So einfach scheinen aber die Dinge in Wirklichkeit nicht zu liegen. LINZBACH konnte zei-

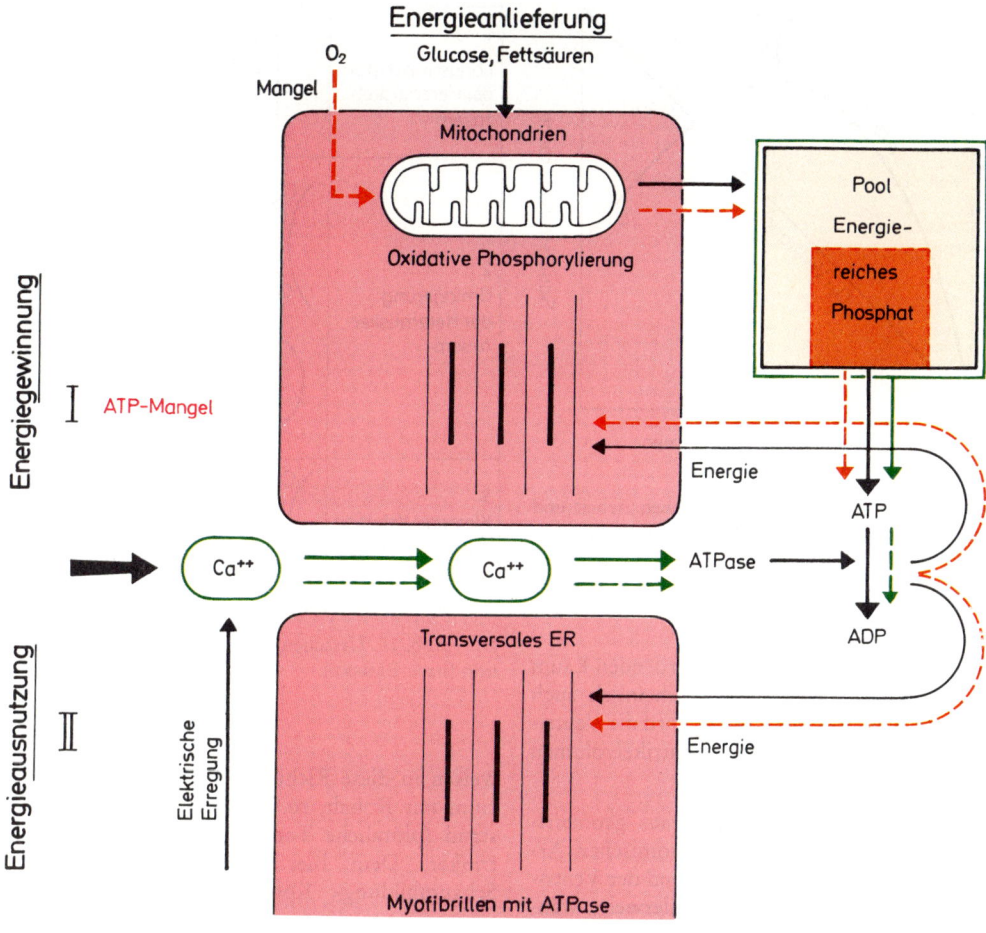

D. – Abb. 13. Achillesfersen der Energiegewinnung und -ausnutzung im Herzen.

gen, daß das Volumen des Ventrikels größer ist als nach der obigen Annahme zu erwarten. Weiterhin ergibt sich aus biochemischen Untersuchungen, daß ein Sauerstoffmangel und damit eine verminderte ATP-Bereitstellung für die Insuffizienz des dilatierten und hypertrophierten Herzens nicht verantwortlich sein kann.

Die starke Dilatation des Ventrikels beruht im wesentlichen auf 2 Mechanismen:
1. *Längenwachstum* der einzelnen Herzmuskelzellen, wie in Abb. 9 dargestellt, d.h. Bildung neuer Sarkomeren.

2. *Gefügedilatation* (Abb. 15, strukturelle Dilatation).

Im hypertrophierten Herzmuskel und bei Myokarditis kommt es durch die mangelhafte O_2-Versorgung (Fasern dicker, Faserzahl vermehrt, Verhältnis Kapillaren zu Herzmuskelzellen konstant, Transitstrecke verlängert) zu *Einzelzellnekrosen, die sekundär vernarben.* Das Narbengewebe hat natürlich ein geringeres Volumen als die intakte Faser, so daß die Zahl der Fasern im Ventrikelquerschnitt abnimmt (von 500 auf 350 im linken Ventrikel). Die erhaltenen

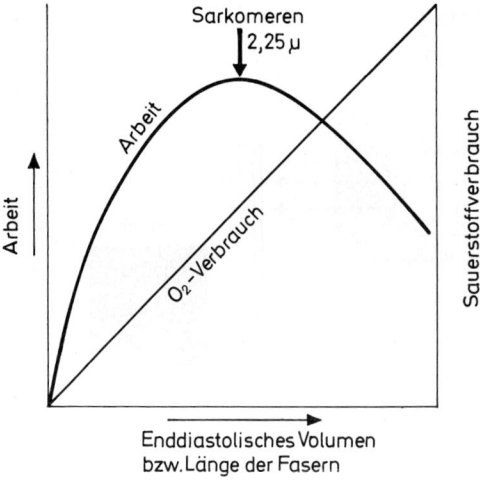

D. – Abb. 14. Zusammenhang zwischen Arbeit und Sauerstoffverbrauch des Herzens (nach LINZBACH, 1967).

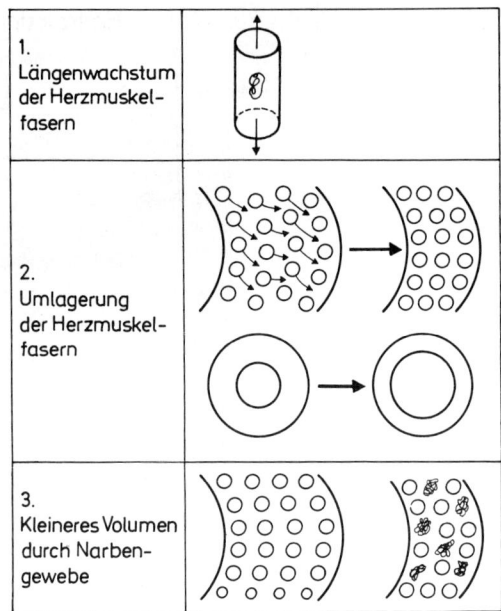

D. – Abb. 15. Ursachen der strukturellen Herzdilatation (nach BENEKE).

Fasern rutschen also in den freiwerdenden Raum ein und verschieben sich wahrscheinlich auch gegeneinander. Auf diese Weise wird die Ventrikelwand dünner und das Ventrikelvolumen steigt entsprechend an.

Diese Gefügedilatation führt aus geometrischen Gründen zu einer unökonomischen Arbeitsweise des Herzens, da während der Ventrikelkontraktion nicht, wie normalerweise während der Ventrikelkontraktion, die Last kleiner wird, sondern zunimmt. Die Arbeitsleistung nimmt also ab (Abb. 16).

Dies sind die morphologisch-funktionellen Aspekte der chronischen Herzinsuffizienz. Andere Gesichtspunkte, die dazu nicht unbedingt in Widerspruch stehen, werden von *biochemischer* und *physiologischer* Seite vorgetragen. Abb. 13 zeigt, daß das Herz 2 Achillesfersen hat: die *Gewinnung des energiereichen Phosphat-Pools und die Ausnutzung der Energie.* Viele Untersuchungen, auch an menschlichen Herzen, haben gezeigt, daß die Mitochondrienfunktion erhalten ist, die oxidative Phosphorylierung genügend ATP liefert und der ATP-Gehalt normal ist. Dagegen scheint aber die *elektromechanische Kopplung gestört* zu sein (FLECKENSTEIN, 1976), so daß die kalziumabhängige ATPase-Reaktion nicht ablaufen kann *(Utilisationsinsuffizienz, Typ II der Herzinsuffizienz).* Viele Experimente

weisen in diese Richtung: Verdrängt man Calcium mit Kobalt, so kommt es zum Herzstillstand (plötzliche Todesfälle kanadischer Biertrinker. Dem Bier wurde zur »schöneren Schaumbildung« Kobalt beigesetzt). *Histolo-*

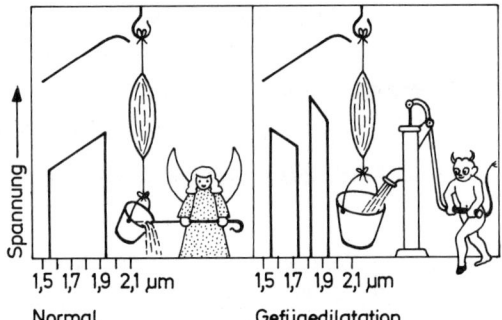

D. – Abb. 16. Erläuterung dieser Zusammenhänge: vermindert links ein Engel die Last während der Kontraktion, pumpt ein Teufel noch Last während der Verkürzung zu (LINZBACH, 1967).

---

[1] Hub = Verkürzung.

gisch: Vakuolige Degeneration der Herzmuskelfasern (WELLMANN, 1968).

Kalziummangel führt experimentell zu einem Spannungsverlust der Muskelfasern, da energiereiches Phosphat nicht gespalten werden kann. Im hypertrophierten Herzen könnte es zu einem relativen Kalziummangel kommen, da ja die Gesamtmyofibrillenmasse vermehrt und der Faserradius größer ist. Der Diffusionsweg ist also verlängert. Auch Veränderungen am transversalen System könnten eine Rolle spielen.

Literatur

Übersichten: KATZ, A. M.: Physiology and biophysics of the heart. Raven Press, New York 1977.

BÜCHNER, F., S. ONISHI: Der Herzmuskel bei akuter Koronarinsuffizienz im elektronenmikroskopischen Bild. Urban & Schwarzenberg, München 1968.

FLECKENSTEIN, A.: Stoffwechselprobleme bei der Myokardinsuffizienz. Verh. dtsch. Ges. Path. *51:* 15–30 (1967).

GROSSE-BROCKHOFF, F.: Klinische und pathophysiologische Aspekte der Herzinsuffizienz. Verh. dtsch. Ges. Path. *51:* 1–14 (1967).

HORT, W.: Funktionelle Morphologie der akuten Herzinsuffizienz. Verh. dtsch. Ges. Path. *51:* 114–122 (1967).

LINZBACH, J.: Funktionelle Morphologie der chronischen Herzinsuffizienz. Verh. dtsch. Ges. Path. *51:* 124–136 (1967).

MEERSON, F. S.: Hyperfunktion, Hypertrophie und Insuffizienz des Herzens. VEB Verlag Volk und Gesundheit, Berlin 1969.

SANDRITTER, W., G. SCOMAZZONI: Nature *202:* 100–101 (1964).

SANDRITTER, W., C. P. ADLER: Numerical hyperplasia in human heart hypertrophy. Experientia *27:* 1435–1437 (1971).

WELLMANN, K. F.: Beer drinker myocardose. Amer. J. Path. *50:* 444–453 (1968).

c) Folgen der Herzinsuffizienz

Die Herzinsuffizienz geht immer mit einer *Erhöhung des Venendruckes* einher, gleichgültig, ob es sich um eine Herzmuskelinsuffizienz mit erhöhtem diastolischen Druck, eine Behinderung der Ventrikelfüllung (Beispiel: Mitralstenose, Perikarditis) oder vermindertem venösen Rückstrom wie beim Schock handelt. Eine kompensierte Herzinsuffizienz ist längere Zeit mit dem Leben vereinbar (z. B. in Ruhe), Dekompensation bedeutet weiteren Anstieg des Venendruckes mit stärkerer *Blutstauung* und schwerem *Sauerstoffmangel der Gewebe,* so daß es zur irreparablen Gewebsschädigung (einschließlich des Herzens) mit *Herzversagen* kommt.

Die *Insuffizienz des linken Ventrikels* führt zur *Blutstauung in die Lungen,* das rechte Herz wird mehr belastet (Dilatation, dann Hypertro-

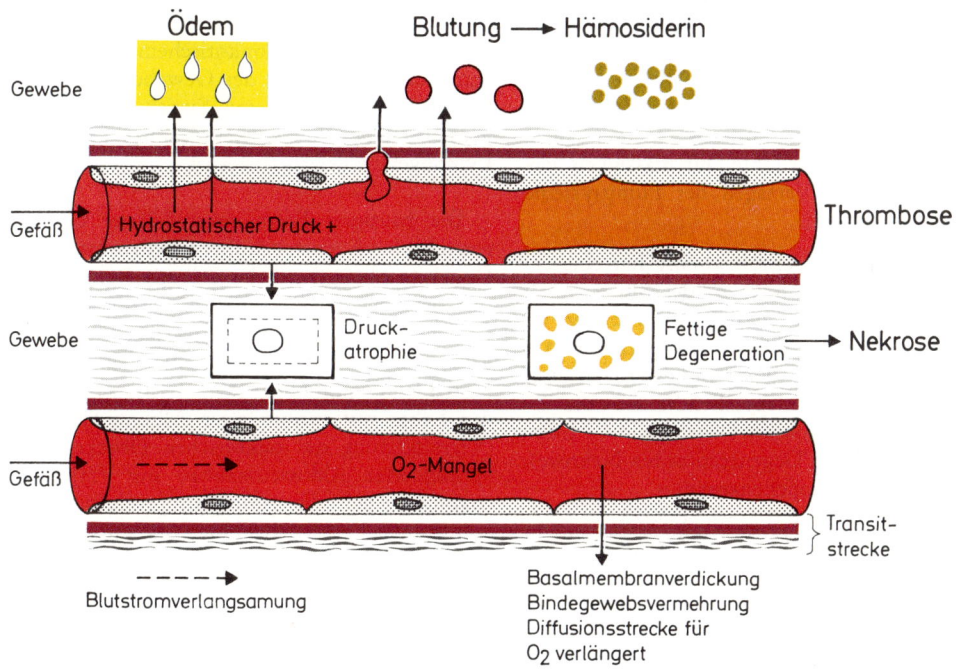

D. – Abb. 17. Folgen der Herzinsuffizienz.

phie). Bei *Rechtsherzinsuffizienz* betrifft die Stauung sofort die *Körpervenen* mit entsprechenden Erscheinungen.

Die **Folgen einer venösen Stauung** (Abb. 17) sind in allen Körperorganen praktisch gleich und können von der *Druckerhöhung* in den Venen, Venolen und Kapillaren sowie der *Blutstromverlangsamung* abgeleitet werden.

1. Die *Extremitäten* bzw. Akren sind blaurot und kühl (z. B. Lippenzyanose). Bei schwerer lang dauernder *Zyanose* kann eine periostale Knochenneubildung an den Fingerendgliedern zu spindeligen Auftreibungen führen (Trommelschlegelfinger).

2. Die *inneren Organe* sind durch die Blutstauung vergrößert (Leber, Milz palpabel), schwerer als normal, düsterrot (Milz, Niere) oder dunkelrot/gelb wie die Leber (Stauung und Verfettung). Die Konsistenz ist fest (Blutstauung und Bindegewebsvermehrung).

3. Der *erhöhte Innendruck* kann zur Druckatrophie von Parenchymzellen (z. B. der Leber) im Läppchenzentrum führen. Kennzeichnend sind *Ödeme*, insbesondere an den unteren Extremitäten (hydrostatischer Druck erhöht). Außerdem kommt es zu Stauungsergüssen (Pleura, Aszites). Die Ödemneigung wird noch verstärkt durch eine Volumenzunahme des Blutes bei Minderdurchblutung der Niere (erhöhte Reninausschüttung → Aldosteron erhöht → vermehrt Natriumrückresorption).

Eine lebensbedrohliche Situation stellt das *Lungenödem* dar, bei dessen Zustandekommen sowohl die Drucksteigerung als auch der Sauerstoffmangel für die erhöhte Durchlässigkeit verantwortlich sind (Versagen der Pumpsysteme der Endothelzellen).

4. Die *Blutstromverlangsamung* hat eine erhöhte Sauerstoffausschöpfung des Blutes durch die Gewebe zur Folge, so daß es insbesondere im Bereich des venösen Teiles der Kapillarschenkel (Endstrecke) zu einem hochgradigen O_2-Mangel kommen kann mit entsprechenden Gewebsveränderungen (vakuolige Degeneration, trübe Schwellung, fettige Degeneration bis Nekrose). Beispiel: Leber, Läppchenzentrum.

5. Zudem ist die *Transitstrecke verlängert*. In der Lunge ist dadurch die O_2-Aufnahme erschwert, in der Peripherie die Sauerstoffdiffusion ins Gewebe.

6. Der *Austritt von Erythrozyten* durch die Kapillarwand mit Mikroblutungen (insbes. Lun-

ge) ist ursächlich wahrscheinlich auf den erhöhten Innendruck und/oder die Kapillarwandschädigung zurückzuführen. Sekundär entsteht *intrazellulär Hämosiderin* (s. S. 296) in den Alveolarepithelien (braune Farbe der Stauungslunge).

7. Eine *erhöhte Thrombosebereitschaft* besteht bei jeder Herzinsuffizienz. Die Blutstromverlangsamung dürfte dafür eine der wesentlichen Voraussetzungen schaffen.

d) Ödem

Jede Vermehrung von Flüssigkeit außerhalb des Gefäßsystems wird als Ödem bezeichnet. Eine erhöhte Wasseraufnahme von Zellen *(Zellödem)* tritt bei Versagen der Natriumpumpe auf (vakuoläre Degeneration, trübe Schwellung, s. S. 194). Als *Ödem im engeren Sinne* wird eine *Flüssigkeitsansammlung* im *Interzellularraum* angesehen, die *lokal* (meist entzündlich) oder *generalisiert* auftritt. Entzündlich bedingte Ödeme (z. B. entzündlich bedingte Ergüsse in Pleura usw.) unterscheiden sich von nicht entzündlichen Ödemen *(Transsudat)* durch ihren *Eiweißgehalt*. Das spezifische Gewicht gibt darüber Auskunft! Über 1018 = entzündliches Ödem *(Exsudat)*.

Wesentliche Faktoren für die Entstehung eines Ödems sind der *hydrostatische Druck*, der *onkotische Druck*, eine *Schädigung der Kapillarwand* bzw. eine *Störung des Lymphabflusses*.

Abb. 18 zeigt die bekannten Zusammenhänge von Filtrationsdruck, onkotischem Druck und dem Resorptionsdruck des Gewebes. Die Flüssigkeitsbewegung in diesem System bleibt kompensiert, solange die Gewebsdrainage durch die Lymphgefäße gewährleistet ist.

Die häufigste Form generalisierter Ödeme entsteht durch einen **erhöhten hydrostatischen Druck** (s. oben) (kardiales Ödem!). Bei Herzinsuffizienz ist der Venendruck erhöht, und es wird vermehrt Flüssigkeit abgepreßt (insbesondere Beinödeme, Pleuraergüsse). Intensiviert wird die Ödembildung durch die Blutstauung in der Leber mit verminderter Albuminsynthese (Verminderung des onkotischen Druckes und verminderter Aldosteronabbau mit *Hypernatriämie*). Auch die Aldosteronproduktion ist erhöht und die Ausscheidung von Natrium und Wasser durch die Niere vermindert (geringere Nierendurchblutung).

Hormonelles Ödem: Eine primäre Natrium- und Wasserretention mit Erhöhung des hydrostatischen Druckes findet man auch beim

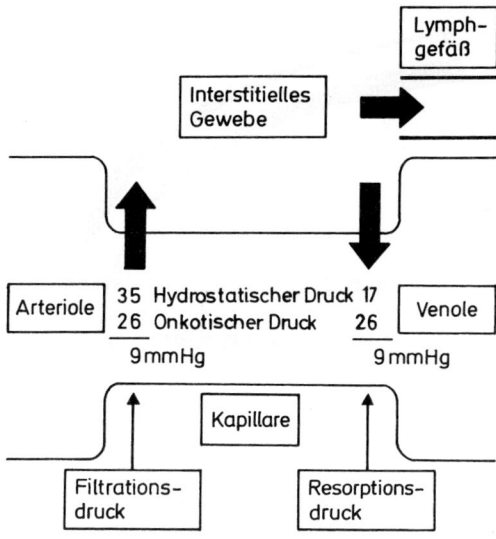

D. – Abb. 18. Pathogenese von Ödemen.

Cushing-Syndrom,   Hyperaldosteronismus
(= Conn-Syndrom) und in der Schwangerschaft.

Lokale Stauungsödeme treten bei Venenthrombosen auf (Beinvenenthrombose) oder bei
Leberzirrhose (Pfortaderstauung mit Aszites).

Lungenödem: Das Lungenödem tritt in zwei
Formen auf:
1. *Interstitielles Ödem* in der Anfangsphase eines
   kardialen Ödems (perivaskuläres und peribronchiales interstitielles Ödem) und beim
   Schock (s. S. 359) (s. Hi. S. 100ff.).
2. *Intraalveoläres Ödem* bei erhöhtem hydrostatischen Druck mit Druckerhöhung in den
   Lungengefäßen (Linksherzinsuffizienz, Mitralstenose) oder als neurogenes Ödem bei
   Hirnprozessen (Hirnödem mit erhöhtem
   Sympathikotonus) (s. Ma. S. 74).

Onkotischer Druck. Hypoproteinämische
Ödeme entstehen bei *Serumeiweißwerten unter
5 g%* (bzw. *Albuminwerten unter 2,5 g%*). Ursachen: Eiweißverlust durch Proteinurie oder
eiweißverlierende Enteropathien, Hunger mit
verminderter Eiweißsynthese oder auch bei Leberzirrhose.

Kapillarwandschädigungen sind für Ödeme
bei *Entzündungen* verantwortlich (s. S. 461). Aber
auch bei *Glomerulonephritis* (Gesichtsödeme),
allergischen Ödemen (Quincke) und *hereditären
Ödemen* (Fehlen des C1-Esterase-Inhibitors)
nimmt man eine primäre Alteration der Gefäßwand an.

Literatur

HURLEY, J. V.: Current views on the mechanisms of
pulmonary oedema. J. Path. *125:* 59–79 (1977).

e) Lymphödeme

Das Lymphgefäßsystem *drainiert* den interstitiellen Flüssigkeitsraum. Die feinsten Lymphgefäße bilden ein weit verzweigtes Netzwerk,
dessen Enden verschlossen sind. Die Wand besteht aus Endothelien. Der Transport von Flüssigkeiten und Substanzen erfolgt *transzellulär
(Zytopempsis)* oder *interzellulär*, wobei zwischen den sich überlappenden Endothelenden
Lücken entstehen, die auch durch ein Faser-
system an der Außenmembran der Zellen bei
Erhöhung des Gewebsdruckes geöffnet werden
können. Größere Lymphgefäße enthalten in ihrer Wandung glatte Muskulatur. Der Transport
wird durch Kontraktur dieser Muskulatur,
hauptsächlich aber durch Außendruck von der
Skelettmuskulatur besorgt, auch die Atmung ist
eingeschaltet (Saugwirkung auf D. thoracicus);
Klappen verhindern einen Rückstrom.

Eine wesentliche *Funktion der Lymphe* ist im
Transport der Chylomikronen (s. S. 277) aus dem
Dünndarm und D. thoracicus zu sehen. Außer-
dem werden Wasser und Elektrolyte, Lipide,
Hormone, Proteine (2–6 g% Eiweißgehalt,
Menge 2 l in 24 Stunden, 50% der Plasmapro-
teine sind ständig im interstitiellen Raum!) in der
Lymphe transportiert.

Die Flüssigkeitsvolumina des Ein- und Ab-
stromsystems sind normalerweise kompensiert.
Jede *Erhöhung des hydrostatischen Druckes*, wie
bei Herzinsuffizienz, Thrombosen, Varizen
oder bei Leberzirrhose (Aszites!) führt zur *Dekompensation*, d.h. zum Lymphödem. In gleicher Weise wirkt eine *Vermehrung des kolloidos-
motischen Druckes* oder eine *Permeabilitätserhöhung bei Entzündungen oder Schock* (siehe
Schocklunge). Beim Fortschreiten von lokalen
Entzündungen, insbesondere der Extremitäten,
wird häufig eine Entzündung der Lymphbahnen
und des umgebenden Gewebes beobachtet *(Peri-
lymphangitis)*.

Abflußstörungen werden in *primäre und sekundäre (Lymphödeme)* eingeteilt.
Primär: Mißbildungen: *Aplasie* mit Ansammlung der Lymphe in Säcken – Haut, Extremitäten – *Hypoplasie* = Verminderung der Zahl
der Lymphgefäße mit Fibrosen (Tod an Lungen-

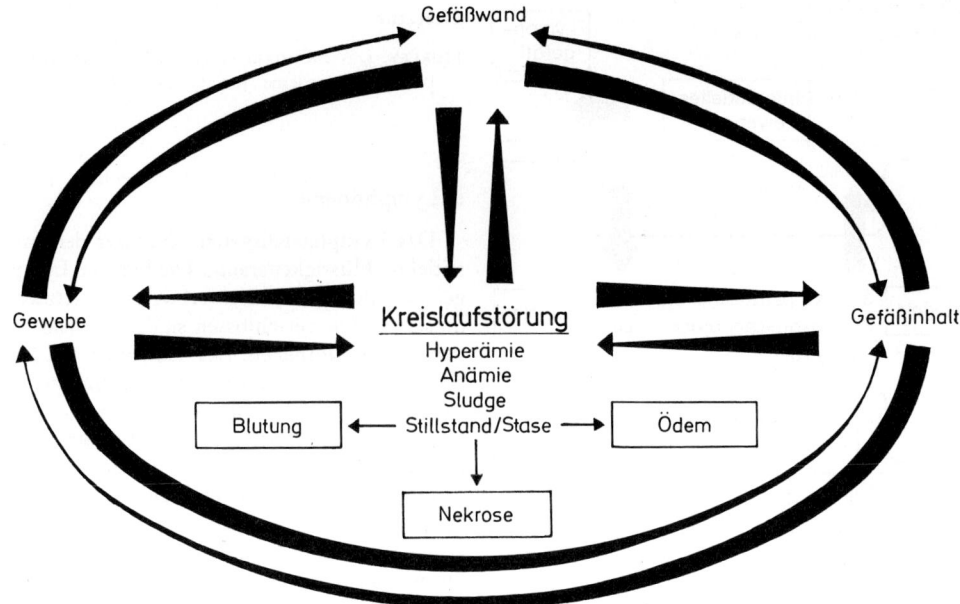

D. – Abb. 19. Schema der Ursachen von Kreislaufstörungen der Endstrombahn und ihre Wechselwirkungen.

fibrose) sog. Milray-Syndrom. *Hyperplasie* mit Erweiterung (Stromverlangsamung). *Lymphangiopathia obliterans* mit bindegewebiger Wandverdickung und Lumeneinengung.

Sekundäre Lymphödeme werden nach Traumen (Zerreißungen → Endothel regeneriert!), Operationen (z. B. Ausräumung der Achselhöhlen bei Mammakarzinom → chronisches Lymphödem des Armes → sekundär nach 10 Jahren, sog. Stewart-Treves-Syndrom, Vernarbungen nach Entzündungen (z. B. Tuberkulose des D. thoracicus → Chylöser Aszites), bei Erkrankungen der Venen (Thrombosen, Varikosis mit Klappeninsuffizienz), bei Karzinommetastasen in den Lymphknoten bzw. Röntgenbestrahlungen mit Vernarbungen. Riesenödeme (Elephanthiasis) werden bei Parasitenbefall der Lymphknoten (Filaria Bancrofti) beobachtet.

Literatur

STEWART, F. W., N. TREVES: Lymphangiosarcoma in postmastectomy lymphedema. Cancer *1:* 64–81 (1948).
Übersicht: Handbuch d. allg. Path.: Lymphgefäßsystem. Red. H. MEESSEN, Springer, Heidelberg 1972.

[1] Sludge (engl.) Schlamm.

1.3. Störungen des Röhrensystems

1.3.1. Lokale komplexe Störungen in der Strombahnperipherie

Die Blutgefäße dienen als Röhren dem Transport des Blutes. Störungen der Transportwege können eine Mehr- oder Minderdurchblutung des Gewebes zur Folge haben. Die Änderungen des Blutdurchflusses können von der *Gefäßwand,* dem *Gefäßinhalt* oder dem *Gewebe* ausgehen.

Bei den großen elastischen und muskulären Gefäßen (Arterien) sowie den Arteriolen werden die pathologischen Prozesse der Gefäßwandveränderungen neben der Änderung des Muskeltonus im wesentlichen von *Umbauvorgängen* (Sklerose, Entzündung) bestimmt. Bei den Störungen in der Strombahnperipherie sind dagegen der *Inhalt* der Gefäße, die *Wand* und das *Gewebe* als eine *Einheit* anzusehen (Abb. 19), und die Kreislaufstörung kann von allen 3 Kompartimenten ausgehen. Der Effekt ist im Prinzip immer der gleiche: *Hyperämie, Anämie* (Verminderung der Durchblutung), *Blutstromverlangsamung* mit Entmischung der Blutsäule (Plasmaströmung, Erythrozytenaggregation = Sludge[1]), *Stillstand* der Blutsäule, bei der die

D. – Tab. 1. Faktorengruppen, die auf die Endstrombahn Einfluß nehmen.

		Resultat
1. Gefäßinhalt	**Erythrozytenschwellung** Volumen +6% Widerstand 90%	Sludge
	Erythrozytenaggregation	Stase
	Plättchenaggregation durch ADP	Permeabilitätserhöhung
	Freisetzung von Serotonin, Histamin	Gefäßerweiterung, Kontraktion Beginn der Thrombose
	Fibrinpolymerisation	Thrombose, Embolie, Nekrose
	Kinine, Prostaglandine	Permeabilitätserhöhung Gefäßerweiterung, -verengerung
2. Gefäßwand	**Endothelfilm (?)**	Änderung der Permeabilität (?)
	Endothelzellen Trans-, interzellulärer Transport	Ödem, Blutung, Hämokonzentration
	Endotheldefekte	Thrombose
	Basalmembran	Verdickung, Mikroaneurysmen
	Muskulatur	Erweiterung Verengerung der Arteriolen (»Seeprinzip«) Verengerung der Venolen → Aufstau
	Substanzablagerung Hyalin, Amyloid	Atrophie des Gewebes durch O_2-Mangel
3. Gewebe	**pH**	Permeabilitätserhöhung
	Osmotischer Druck	Zunahme der extrazellulären Flüssigkeit
	Mastzellendegranulierung Histamin, Serotonin, Heparin	Verengerung Erweiterung der Gefäße Permeabilitätssteigerung
	Basische Polypeptide	
	Lysosomale Fermente	Entzündliche Reaktion
	Gewebsschädigung	

Erythrozyten noch als Einzelelemente zu sehen sind, oder vollkommene *Stase* mit homogener Blutsäule. Die Erythrozyten liegen hier so dicht oder sind schon teilweise aufgelöst, daß sie nicht mehr zu sehen sind (vgl. S. 459).

Als Folge können sich auch *Plättchenaggregate* ausbilden und *Thromben* entwickeln. Die *Permeabilität der Gefäßwand* ist bei diesen Störungen oft erhöht – manchmal als sekundärer Effekt – *oft auch primär* – und kann dann als Ursache der Kreislaufstörung angesehen werden (lokale Hämokonzentration). *Folge der Kreislaufstörungen* können sein: Sauerstoffmangel der Gewebe bis zu Nekrose, Ödem, Blutung oder Entzündung.

Tab. 1 gibt eine Übersicht einiger Faktorengruppen, die auf die Endstrombahn Einfluß nehmen. *Primäre Veränderungen des Gefäßinhaltes* mit nachfolgender Kreislaufstörung können durch Schwellung der Erythrozyten ausgelöst werden oder durch Plättchenaggregation, evtl. mit Fibrinpolymerisation (= Thrombose bzw. Embolie). Kinine und Prostaglandine, Komplementfaktoren können die Permeabilität verändern und/oder den Tonus der Gefäßwandmuskulatur beeinflussen (s. Entzündungspathologie, S. 459 ff.).

Bei der *Gefäßwand* ist die gefäßabdichtende Funktion eines *Endothelfilmes* (Proteoglykane, Fibrin, evtl. Plättchen als »Lückenbüßer« des

Endothels) noch umstritten. Änderungen des trans- oder interzellulären Flüssigkeitstransportes können zu *Ödem* führen, Endotheldefekte evtl. eine Thrombose einleiten. Fehler in der Architektur oder dem Stoffwechsel der Basalmembran können zu herdförmigen Gefäßausbuchtungen (*Mikroaneurysmen*, z. B. bei diabetischer Angiopathie), evtl. zu Blutungen (Vitamin-C-Mangel) führen **(s. Hi. S. 90).**

Die *glatte Muskulatur der Media der Gefäße bestimmt die Durchblutungsgröße;* bei Arteriolenverengerung kann es nicht nur zur Anämie, sondern auch zur Blutstromverlangsamung

kommen, da wenig Flüssigkeit in ein weites Strombahngebiet fließt = Seeprinzip. Sedimentation mit Erythrozytenaggregation kann die Folge sein. Eine *primäre Gefäßwandschädigung,* durch was auch immer ausgelöst (primär-toxisch, mechanisch oder sekundär durch Störungen im Gefäßinhalt oder im Gewebe), kann durch Flüssigkeitsaustritt zur lokalen Hämokonzentration führen und so eine Kreislaufstörung einleiten. Substanzablagerungen in der Gefäßwand (Hyalin, Amyloid) führen zu Gefäßeinengung und Sauerstoffmangel mit Nekrose oder Atrophie (vgl. S. 230, 257).

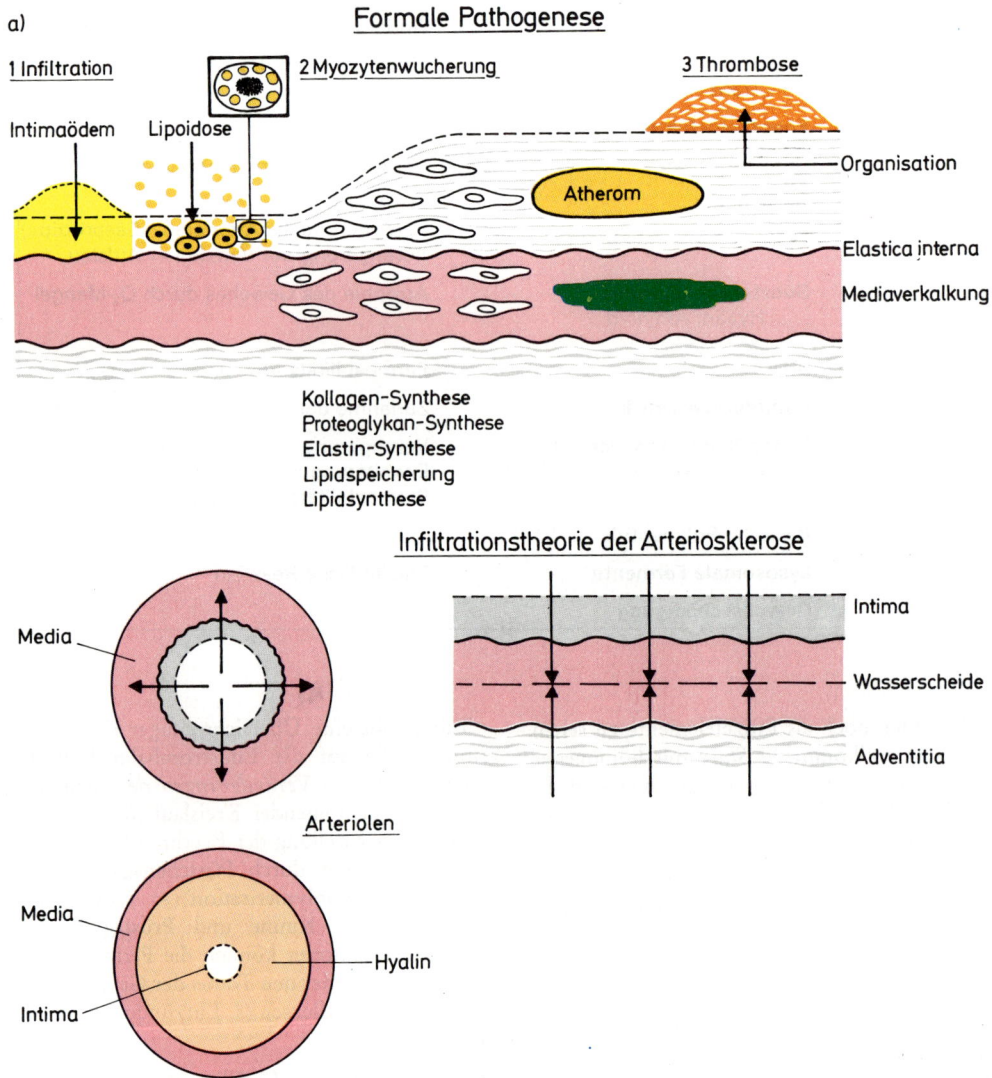

D. – Abb. 20. a) Oben: Formale Pathogenese der Arteriosklerose. Mitte: Voraussetzungen für die Infiltrationstheorie. Unten: Hyalinose der Arteriolen. (s. a. n. S.)

Von den *primären* Veränderungen der *Gewebe,* die *sekundär* zur Gefäßreaktion führen, sind zu nennen: Änderungen des Gewebs-pH, Steigerung des osmotischen Druckes, z.B. bei Gewebsalteration, Freisetzung von Substanzen aus Mastzellen (Histamin, Serotonin), basische Polypeptide (z.B. Bruchstücke von Histonen) und lysosomale Fermente (s. S. 207, 466).

Literatur

FRIMMER, M.: Entzündungsmediatoren. Int. Z. klin. Pharmakol. Ther. u. Toxikol. *5;* 144 (1971).
ILLIG, L.: Die terminale Strombahn. Springer, Heidelberg 1961.

1.3.2. Arteriosklerose

Die Arteriosklerose (LOBSTEIN, 1833) stellt eine *chronisch fortschreitende Erkrankung der Arterienwand* dar, die durch eine Wucherung der Intimamyozyten mit Kollagenfaserbildung (Sklerose) sowie Lipoid-, Proteoglykan- und Kalkablagerung charakterisiert ist. Starre der Gefäßwand, Einengung des Lumens oder lokale bzw. diffuse Erweiterung, sowie die Ablagerung

von Thromben sind die Folgen. Besonders die Gefäßverengung und der Verschluß haben oft tödliche Folgen: Herzinfarkt (25% der Todesfälle), Hirninfarkt (15–20%). (Zum Vergleich: maligne Tumoren 20%).

Die *formale* und *kausale Pathogenese* stellen ein sehr komplexes Problem dar. Wie beim Krebs gibt es eine große Zahl gesicherter Tatsachen, die aber nur schwer in ein gemeinsames Bild passen, so daß zahlreiche Hypothesen entwickelt wurden. Im Mittelpunkt der Diskussion um die Pathogenese stehen in den letzten Jahren die *Myozyten der Intima* (GEER et al., 1972), deren Funktionen hinsichtlich Wachstum, Speicherung und Produktion (Syntheseleistung) eine zentrale Rolle spielen (Abb. 20b).

a) Formale Pathogenese

Zum *Ablauf der formalen Pathogenese* der Arteriosklerose wurde folgende Vorstellung entwickelt (Abb. 20a):

1. Am Beginn steht ein **Ödem der Intima,** das sich zurückbilden kann oder zur Bildung

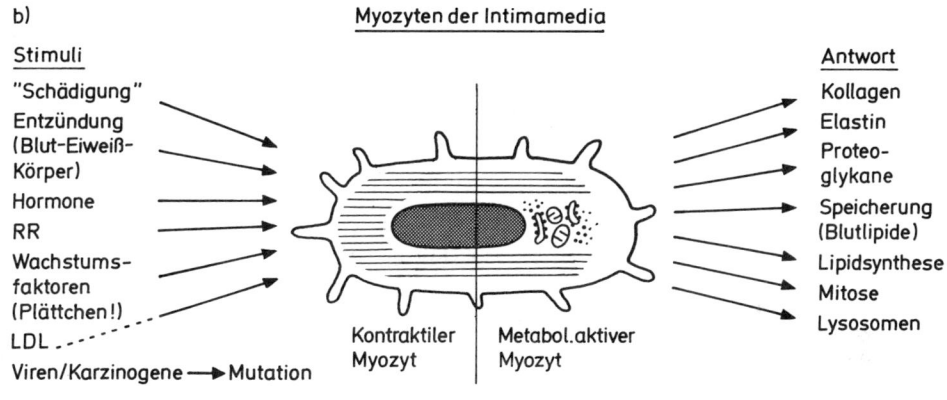

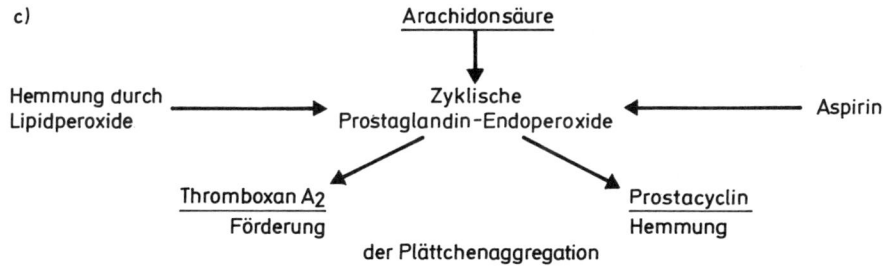

D. – Abb. 20. b) Der Intimamyozyt: Stimuli und Zellantwort. c) Arachidonsäure, ihre Produkte und die Blutplättchen.

kollagener Fasern durch Intimamyozyten führt (Sklerose). *Ursachen:* Endothelschädigung, erhöhte Durchlässigkeit des Endothels in bestimmten Gefäßregionen, erhöhter Innendruck.

2. Die **Lipoidose** ist schon makroskopisch durch gelbe Intimastreifen auffällig. Blutlipide liegen in feinen Tröpfchen zwischen den Intimamyozyten, insbesondere vor der Elastica interna oder sind von Intimamyozyten phagozytiert worden (sog. *Langhans-Zellen,* LANGHANS, 1866). Die Lipoidose ist reversibel und kann schon bei Kleinkindern nach einer Milchmahlzeit beobachtet werden.

Das Intimaödem, die Lipoidose und der Nachweis von Blutlipiden *(Atherome)* geben die Grundlage für die *Infiltrationstheorie* (ANITSCHKOW, 1925) und die *entzündliche Theorie* (VIRCHOW, 1854; RÖSSLE, 1943) der Arteriosklerose ab (vgl. S. 285).

3. Die **Sklerose,** meist vergesellschaftet mit dem *atheromatösen Beet[1]*, nimmt eine Schlüsselstellung ein, da die Einengung des Gefäßlumens und Starre des Gefäßrohrs hierdurch bedingt sind.

Die kollagenen Fasern werden von den *gewucherten Intimamyozyten* gebildet, die aus der Media einwandern und sich in der Intima vermehren (Abb. 20a). Diese Zellen speichern auch die Blutlipide, die insbesondere bei Hyperlipämie *(LDL)* (s. S. 285) in die Intima eingeschwemmt werden. Herdförmig kann das sklerotische Beet nekrotisch werden (sog. *Quellungsnekrose,* s. S. 229). Lipide werden dadurch frei = *Atherom.*

Die Intimamyozyten sind auch für die Neubildung von elastischen Membranen verantwortlich, die man schon in den Frühstadien der Arteriosklerose beobachtet. Auch die Vermehrung saurer Mucopolysaccharide in der Intima wird diesen Zellen zugeschrieben. Die *Proliferation der Intimamyozyten* scheint danach eine Schlüsselstellung in der Pathogenese der Arteriosklerose einzunehmen und bildet die Grundlage für die *Mutationstheorie* (Wucherung monoklonaler Zellen, BENDITT et al., 1973).

4. Die *Ausbildung von* **Thromben** auf sklerotisch-atheromatösen Beeten wird häufig als sekundäre Komplikation beobachtet. Throm-

bosen können aber auch das »primum movens« darstellen, indem geringe Endothelschädigungen zur Ablagerung von Plättchen und Fibrin am Endothel führen. Diese oft rezidivierenden Thrombosen lösen eine Vermehrung der Intimamyozyten aus, die wahrscheinlich von einem *Plättchenwachstumsfaktor* ausgelöst wird (*Übersicht:* BAUMGARTNER, 1978). Die Myozyten resorbieren das thrombotische Material (Organisation) und produzieren Kollagen → *sklerotisches Beet.*

Diese Beobachtungen führten zur *Thrombosetheorie* der Entstehung der Arteriosklerose (ROKITANSKY, 1846; DUGUID, 1946).

5. Die **Mediaverkalkung** als eigenständige Form der Arteriosklerose findet sich häufig in den Extremitätenarterien (**s. Ma. S. 44**) oder begleitend in Form von Kalkablagerungen in Intima und Media.

6. Die **Hyalinose der Arteriolen** stellt ein Paradebeispiel der Infiltrationstheorie dar. Bluteiweißkörper und Lipide liegen zwischen Intima und Media (»eingefrorene plasmatische Durchtränkung« der Gefäßwand mit Atrophie der Media) (vgl. S. 230).

Von besonderer Bedeutung für das Schicksal des Arteriosklerosekranken, aber ebenso für die kausale Pathogenese, ist die Tatsache, daß eine *Regression* der Arteriosklerose möglich ist (GRESHAM, 1980). Sowohl tierexperimentell als auch beim Menschen kann durch Senkung des Serumcholesterinspiegels eine Verschmälerung der arteriosklerotischen Plaques mit vermindertem Lipidgehalt beobachtet werden. Auch ein langsames Abnehmen des kollagenen Bindegewebes und des Elastins *(Lysosomen!)* wurden beschrieben (WISSLER, 1977). In Hungerzeiten (Weltkriege, vgl. ASCHOFF, 1924, eigene Beobachtungen 1947-1950 an Rückkehrern aus Kriegsgefangenschaft) werden weniger schwere Arteriosklerosen beobachtet (verminderte Sklerose, keine Atherome).

b) Kausale Pathogenese

Die Theorien zur kausalen Pathogenese (Ursache) der Arteriosklerose wurden oben schon angedeutet. Es soll hier versucht werden, aufgrund der vorliegenden Experimente und Beobachtungen das Für und Wider zu diskutieren, wobei die 3 führenden Theorien:

---

[1] Athyre = Weizenbreimehl, da makroskopisch weiß, körnig.

1. *Lipogene Theorie,*
2. *Mutagene Theorie (Myogene Theorie),*
3. *Thrombogene Theorie*
mit ihren Variationen im Mittelpunkt stehen sollen.

1. Die **lipogene Theorie** hat ihre stärkste Stütze in den Tierversuchen von ANITSCHKOW (1913) (Lipoidose durch Cholesterinfütterung), den Zusammenhang von Hypercholesterinämie und Herzinfarktrate (Framingham-Studie) sowie die frühzeitige und schwere Arteriosklerose bei Patienten mit genetisch bedingter *Vermehrung von LDL*[1] (0,3–1% aller Geburten, Typ II der LDL). Bei diesen Patienten ist die Zahl von Rezeptoren für Apoprotein von LDL und VLDL[2] an der Zelloberfläche vermindert oder sie fehlen, so daß die Lipoproteine nicht eingeschleust und abgebaut werden. Auch der Zusammenhang zwischen Fettleibigkeit und Arteriosklerose (Shakespeare, Heinrich IV: »Den Leib vermindere, mehre deine Gnade, laß ab vom Schwelgen, wisse, daß das Grab dir dreimal weiter gähnt als anderen Menschen«), Fettverbrauch in verschiedenen Ländern und Herzinfarkthäufigkeit deuten in die gleiche Richtung.

Die *physiologische Basis dieser Theorie* ist die Tatsache, daß die Gefäßwand bei kleinen Arterien vollständig, bei Gefäßen mit Vasa vasorum mindestens das innere Drittel vom Blutstrom aus ernährt und mit Blutplasmaproteinen und Lipiden durchspült wird (Abb. 20a Mitte). Alle Faktoren, die die *Durchspülung* fördern (erhöhter Blutdruck, erhöhte regionale Endotheldurchlässigkeit, Endothelschädigung), *primäre oder sekundäre Erhöhung der Blutlipide (VLDL)* (siehe S. 285) der *Abflußstörungen des Saftstromes* (Mediakontraktion bei Spasmen → Adrenalin, Angiotensin, Änderungen im Molekularsieb der Mucopolysaccharide) werden zu einer verstärkten Ablagerung von Lipiden führen. Die Verbindung zur Proliferation der Intimamyozyten wird durch die Beobachtung hergestellt, daß LDL von hyperlipämischen Seren eine Wachstumsstimulation von glatten Muskelzellen auslöst (WISSLER, 1977).

Der lipogenen Theorie zuzurechnen sind alle Vorstellungen, die auf dem Konzept der oben dargelegten Durchspülung der Arterienwand durch Blutplasma beruhen: die *Infiltrationstheorie* (ANITSCHKOW, 1925), die *Insudationstheorie* (RÖSSLE, 1943), *Perfusionstheorie* (DOERR, 1963), *Entzündungstheorie* (VIRCHOW, 1854) mit nachfolgender »Degeneration«.

2. **Mutagene Theorie (Myogene Theorie):** Die *Schlüsselstellung der Intimamyozyten* für die Ausbildung der arteriosklerotischen Herde ist heute unbestritten. Abb. 20b zeigt schematisch, daß eine Vielzahl von »Schädigungen«, entzündliche Vorgänge (Insudation), Hormone, mechanische Faktoren (Blutdruckerhöhung, Wachstumsfaktoren von Plättchen oder LDL) eine Zellvermehrung und synthetische sowie Speicherungsvorgänge auslösen können. BENDITT und BENDITT konnten 1973 zeigen, daß diese Myozytenproliferation in der Mehrzahl der arteriosklerotischen Plaques *monoklonalen Ursprungs* ist, d. h. die Beete aus einer Zelle entstanden sind (vgl. S. 536).

Die Monoklonalität gründet sich, wie früher bei Leiomyomen des Uterus bereits gezeigt (GARTLER, 1977), auf die Ergebnisse von Untersuchungen der *Glucose-6-Phosphatdehydrogenase-Isoenzyme (G-6PDH)* in den Plaques von Frauen, die am G-6PDH-Genlocus des *X-Chromosoms heterozygot* sind. Nach der Lyon-Hypothese finden sich in den Geweben solcher heterozygoten Frauen normalerweise *zwei Zelltypen nebeneinander,* und zwar ein Zelltyp, in dem nur das G-6PDH-Isoenzym *A* nachweisbar ist und ein zweiter Zelltyp, in dem nur das G-6PDH-Isoenzym *B* gefunden werden kann. Da in den meisten der bislang untersuchten Plaques bei heterozygoten Frauen stets nur ein G-6PDH-Isoenzym, nämlich A *oder* B nachgewiesen werden konnte, kann auf eine monoklonale Entstehung der Zellen dieser Plaques geschlossen werden. Es besteht kein Zweifel, daß diese monotypischen Zellen wie bei Tumoren einen Wachstumsvorteil gegenüber anderen Zellen haben. Es liegt nahe anzunehmen, daß eine *Mutation die Ursache* ist. Als *mögliche Mutagene* kommen Viren [Masern, Herpes, Antikörpernachweis in Gefäßwand (SMITH et al., 1974), C-Typ-Viren], chemische Karzinogene (Zigarettenraucher → Bildung von Aryl-Kohlenwasserstoffen), eventuell Hormone und Cholesterol-α-oxid in Frage (BENDITT, 1977).

Nach dieser Hypothese wäre also das sklerotische Beet *biologisch wie ein gutartiger Tumor* einzustufen und die Lipidakkumulation ein sekundärer, eventuell nur intensivierender Faktor.

---

[1] LDL: *Low Density Lipoproteins.* – [2] VLDL: *Very Low Density Lipoproteins.*

Neue Untersuchungen von der Arbeitsgruppe HEPTINSTALL (PEARSON et al., 1979) schlagen eine Brücke zwischen der Mutagen/Myozyten-Theorie zur Thrombosetheorie.

3. **Thrombosetheorie** der Arteriosklerose: Es wurde gezeigt, daß die *Organisation von arteriellen Thromben durch monoklonale Intimamyozyten* erfolgt. Schon ROKITANSKY (1846) hat aufgrund seiner Krasenlehre postuliert, daß Proteine des Blutes (besonders Fibrin) organisiert werden und als Ursache der Entstehung des sklerotischen Beetes anzusehen sind. DUGUID hat 100 Jahre später (1946) dieses Konzept weiterverfolgt und die Organisation von Mikrothromben für die fibröse Intimaverdickung verantwortlich gemacht. Im Licht neuerer Erkenntnisse könnte man die thrombogene Theorie auf eine *»Plättchentheorie«* (BAUMGARTNER, 1978) reduzieren, die besagt, daß Plättchen an Endotheldefekten haften und den Plättchenwachstumsfaktor abgeben, der die Intimamyozyten zur Proliferation anregt. Auch als *»Response to Injury«-Theorie* → Endothelschädigung durch erhöhten Blutdruck, Hypercholesterinämie, Immunkomplexe bezeichnet (Ross et al., 1976).

Eine andere Theorie erweitert dieses Konzept. Im Mittelpunkt steht die *Arachidonsäure* (Abb. 20c) (ZMUDA et al., 1977). Nach dieser Hypothese wird in den Endothelzellen Arachidonsäure über zyklische Prostaglandine-Endoperoxide der Plättchen *Prostacyclin* gebildet, das eine Aggregationshemmung der Plättchen bewirkt, während *Thromboxan A_2* (auch aus Plättchen) die Aggregation fördert. Ist dieses Gleichgewicht von Förderung und Hemmung gestört (im Tierversuch beobachtet mit verminderter Bildung von Prostacyclin), so kommt es zur Ausbildung von arteriosklerotischen Beeten. Lipidperoxide (bei Hyperlipämie) und Aspirin hemmen das gesamte System. Weitere Untersuchungen werden zu zeigen haben, ob eine spezifische Thromboxan-A_2-Hemmung möglich ist.

Aus heutiger Sicht ist also die *Proliferation der glatten Muskelzellen der Schlüssel zum Verständnis der Arteriosklerose*. Wie auch immer diese Stimulation ausgelöst wird, die ärztliche Erfahrung spricht dafür, daß neben einer *erblich-familiären Disposition Risikofaktoren* eine erhebliche Rolle bei der Entstehung und Intensivierung der Arteriosklerose spielen. Tab. 2 zeigt die Rangordnung dieser Faktoren nach SCHETTLER (1978) (vgl. S. 280 ff.).

Literatur

Übersichten:

DOERR, W: Perfusionstheorie der Arteriosklerose. Thieme, Stuttgart 1963.

GEER, J. C., M. D. HAUST: Smooth muscle cells in atherosclerosis. Karger, Basel 1972.

LOBSTEIN, J.: Traités d'anatomie pathologique. Band II, S. 550, Lewrault, Paris 1833.

ROKITANSKY, C. VON: Handbuch der Pathologischen Anatomie S. 495. Braunmüller u. Seidel, Wien 1846.

SCHETTLER, G., Y. GOTO, G. KLOSE: Atherosclerosis. Springer, Heidelberg 1977.

WISSLER, R. W., J. C. GEER: The pathogenesis of atherosclerosis. Williams & Wilkins, Baltimore 1972.

WISSLER, R.W.: Progression and regression of atherosclerotic lesions. In: The thrombotic process in atherogenesis S. 77–109, Plenum Press, New York 1977.

ANITSCHKOW, N.: Zur Histophysiologie der Arterienwand. Klin. Wschr. *4:* 2233–2235 (1925).

ASCHOFF, L.: Lectures in pathology. Hoeper, New York 1924.

BAUMGARTNER, H. R.: Arteriosklerose und Thrombose, neue pathogenetische Gesichtspunkte. Internist *19:* 627–631 (1978).

BENDITT, E. P., J. M. BENDITT: Evidence for a monoclonal origin of human atherosclerotic plaques. Proc. nat. Acad. Sci *70:* 1753–1756 (1973).

BENDITT, E. P.: Implications of the monoclonal character of human atherosclerotic plaques. Amer. J. Path. *86:* 693–702 (1977).

DOERR, W.: Arteriosclerosis without end. Virchows Arch. A. *380:* 91–106 (1978).

UGUID, J. B.: Thrombosis as a factor in the pathogenesis of coronary atherosclerosis. J. Path. Bact. *58:* 207–212 (1964).

D. – Tab. 2. Rangordnung der Risikofaktoren.

1. Für den Herzinfarkt	1. Hyperlipoproteinämie
	2. Zigarettenrauchen
	3. Hypertonie
	4. Hyperglykämie/ Diabetes mellitus
	5. Hyperurikämie/Gicht
	6. (indirekt) Adipositas
2. Für die Apoplexie	1. Hypertonie
	2. Ischämische Herzerkrankung
	3. Diabetes mellitus
	4. Adipositas
3. Für periphere Gefäßverschlüsse	1. Zigarettenrauchen
	2. Hyperlipoproteinämie
	3. Diabetes mellitus

GARTLER, S. M.: Patterns of cellular proliferation in normal and tumor cell populations. Amer. J. Path. *86:* 685–692 (1977).

GRESHAM, G. A.: Reversing atherosclerosis. C. Thomas, Springfield 1980.

LANGHANS, Th.: Beiträge zur normalen und pathologischen Anatomie der Arterien. Virchows Arch. *36:* 187–226 (1866).

PEARSON, T. A., J. DILLMAN, K. SOLEZ, R. HEPTINS-TALL: Monoclonal characteristics of organising arterial thrombi: Significance in the origin and growth of human atherosclerotic plaques. Lancet *I:* 7–11 (1979).

RÖSSLE, R.: Über die serösen Entzündungen der Organe. Virchows Arch. *311:* 252–284 (1943).

ROSS, R., L. HARKER: Hyperlipidemia and atherosclerosis. Science *193:* 1094–1100 (1976).

SCHETTLER, G.: Die Äthiologie der Arteriosklerose. Internist *19:* 611–620 (1978).

SMITH, K. O., W. D. GEHLE, B. A. SANFORD: Evidence for chronic viral infections in human arteries. Proc. Soc. exp. Biol. Med. *147:* 357–360 (1974).

VIRCHOW, R.: Handbuch der speziellen Pathologie und Therapie, Band I. Enke, Erlangen 1854.

ZMUDA, A., A. DEMBINSKA-KIEC, A. CHYTOWSKI, R. J. GRYGLEWSKI: Experimental atherosclerosis in rabbits: Platelet aggregation, thromboxan A_2 generation and antiaggregatory potency of prostacyclin. Prostaglandins *14:* 1035–1042 (1977).

1.3.3. Folgen von Gefäßwandveränderungen und Gefäßverschlüssen

Alle pathologischen Prozesse der Gefäßwand können die gleichen Folgen haben, die für das Gewebe in den *relativen oder absoluten Sauerstoffmangel* einmünden, d. h. eine Gewebsschädigung bis zur Nekrose. Ursachen sind:

Die *Einengung oder der Verschluß* (Abb. 21) des Gefäßlumens durch sklerotische Beete, sekundäre Thrombosen oder arterielle Embolien.

Starre der Gefäßwand durch Mediaverkalkung, Hyalinose mit Atrophie der Media oder Sklerose bei weitem Gefäßlumen. In der Aorta ist die Windkesselfunktion aufgehoben, so daß es zum raschen Druckabfall in der Peripherie kommt. Zudem kommt es bei allgemeinem Bluthochdruck durch mangelnde Anpassung des Gefäßsystems zur Minderdurchblutung.

Lokalisierte Ausweitung der Gefäßwand = Aneurysma mit Thrombosierung (Embolie) oder Ruptur (**s. Ma. S. 48**).

a) Absolute arterielle Ischämie[1]

Als Folge eines vollständigen Verschlusses von Gefäßen tritt eine absolute arterielle Ischämie auf. Der Blutstrom steht in den Gefäßen still *(Stase)* mit *totalem Sauerstoffmangel.* In Gefäßprovinzen mit anatomischen (Augen) oder funktionellen Endarterien (Herz, Niere, Milz, Gehirn, Lunge, Extremitäten, Darm) kommt es dadurch zu Nekrosen = Infarkte.

Anämische Infarkte (Abb. 22) = *Koagulationsnekrosen* (makroskopisch: gelb, trocken,

Einengung (Stenose)

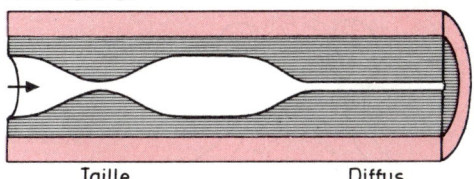

Taille   Diffus

Thrombose, Embolie

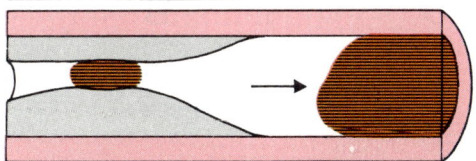

Starre der Gefäßwand

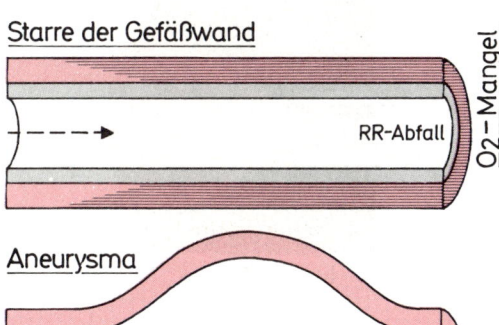

RR-Abfall O_2-Mangel

Aneurysma

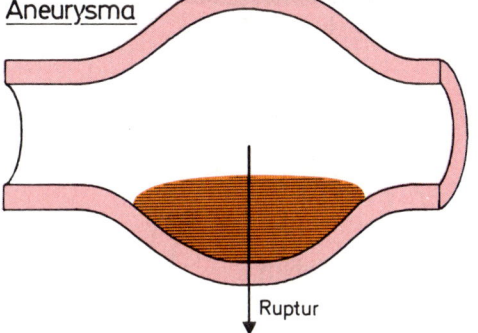

Ruptur

D. – Abb. 21. Formen verschiedener Gefäßverschlüsse und Gefäßwandveränderungen.

---

[1] Ischo (gr.) zurückhalten, hindern, stocken lassen; haima (gr.) Blut.

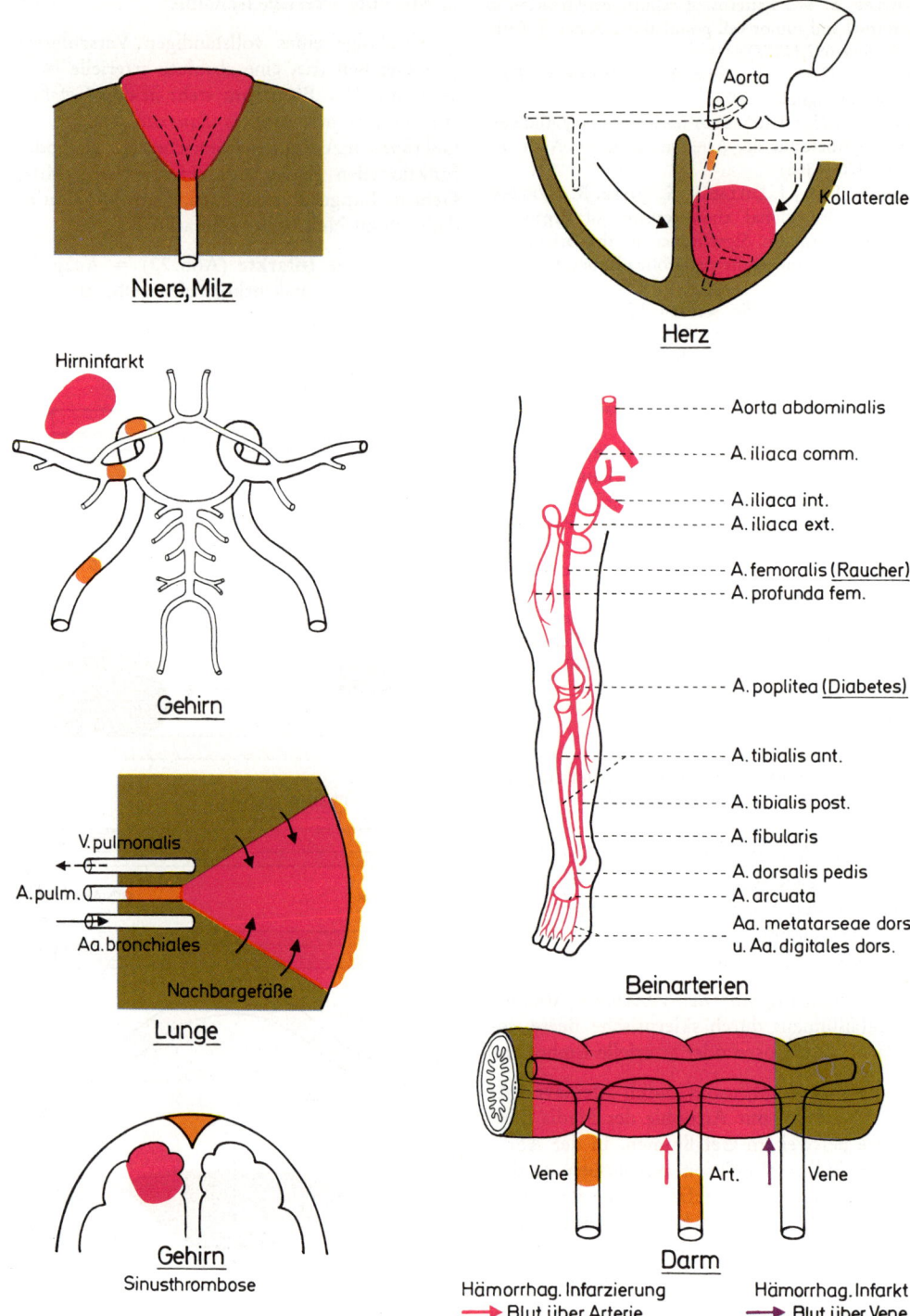

Niere, Milz

Herz

Hirninfarkt

Gehirn

Aorta

Kollaterale

Aorta abdominalis

A. iliaca comm.

A. iliaca int.
A. iliaca ext.

A. femoralis (Raucher)
A. profunda fem.

A. poplitea (Diabetes)

A. tibialis ant.

A. tibialis post.

A. fibularis

A. dorsalis pedis
A. arcuata

Aa. metatarseae dors.
u. Aa. digitales dors.

Beinarterien

V. pulmonalis

A. pulm.

Aa. bronchiales

Nachbargefäße

Lunge

Gehirn
Sinusthrombose

Darm

Vene   Art.   Vene

Hämorrhag. Infarzierung
➡ Blut über Arterie

Hämorrhag. Infarkt
➡ Blut über Vene

D. – Abb. 22. Verschiedene Gefäßprovinzen mit verschiedenen Formen von Infarkten.

fest) finden wir bei plötzlichem arteriellen Verschluß (Embolien) in der *Niere* (s. **Ma. S. 254**) und in der *Milz* (s. **Ma. S. 180**).

Im *Herzen* handelt es sich als Ursache des Infarktes meist um eine verengernde Koronarsklerose mit sekundärer Thrombose. Die Ausdehnung der Nekrose ist abhängig von der Ausbildung von Kollateralen (Abb. 22), die sich z. B. bei langsamen Verschlüssen immer ausbilden. Schon normalerweise lassen sich in 10% der menschlichen Herzen Kollateralen nachweisen, bei Herzhypertrophie in 26%, bei Koronarstenosen in 55% und bei alten Verschlüssen (mit Infarkten) in 100%. Den *Kollateralen,* die bis zu 1 mm Durchmesser aufweisen können, kommt bei sklerotischen Einengungen einer Kranzarterie besondere Bedeutung zu, da eine Versorgung des betroffenen Gebietes über die andere Kranzarterie möglich ist.

Am Herzen, ähnliches gilt für die Extremitätenarterien und das Gehirn, läßt sich besonders gut demonstrieren, daß die *Entwicklung der Nekrose von vielen Faktoren abhängig ist:*

1. *von dem Kaliber* des verschlossenen *Gefäßes* (Ausdehnung des Infarktes);
2. der *Zeit* (langsamer – schneller Verschluß);
3. der *Ausbildung von Kollateralen* (langsamer Verschluß einer Arterie eröffnet die Chance für Ausbildung von Kollateralen, Gehirn, z. B. A. vertebralis, Extremitäten!);
4. dem *Blutbedarf des Organs,* z. B. bei Herzhypertrophie mit vermehrter Arbeitsleistung höherer O_2-Bedarf, unter Adrenalin erhöhter O_2-Bedarf);
5. von der *Höhe des Blutdruckes,* der *Sauerstoffsättigung sowie der Viskosität des Blutes.* Eine plötzliche Blutdrucksenkung kann zu absoluter Ischämie führen, ebenso wie eine Anämie in einem Gefäßgebiet, das normalerweise am Rande des Sauerstoffdefizits lebt (s. relative arterielle Ischämie).

Bei Infarkten des *Gehirns,* die sehr rasch erweichen (Erweichungsherde, Zysten), liegen die Verschlüsse entweder an der Karotisgabel, dem Syphon oder im Bereich der A. cerebri media (s. **Ma. S. 314**).

Verschlüsse der *Extremitätenarterien* (s. **Ma.**) können embolisch bedingt sein (z. B. Herzinfarkt mit parietalen Thromben → Embolie), auf entzündliche Gefäßveränderungen zurückgehen (Thrombangiitis obliterans) oder auf arteriosklerotischer Basis entstehen. Arteriosklerotische Verschlüsse entstehen bei *Rauchern* bevorzugt in der A. femoralis, bei *Diabetikern* in der

A. poplitea. Die Folge ist ein *anämischer Infarkt* = trockene Gangrän. Treten Fäulniserreger dazu, so spricht man von einer feuchten Gangrän (feuchter Brand → stinkt).

Hämorrhagische Infarkte = *Nekrosen mit Blutungen* entstehen unter besonderen Bedingungen. In der *Lunge* bei Verschluß der A. pulmonalis nur dann, wenn eine Herzinsuffizienz mit Blutstauung in der Lunge besteht. Über benachbarte Gefäße und über die A. bronchialis wird Blut in die Infarktzone gepumpt bei vermindertem Abfluß, so daß es zur Stase = Nekrose und Blutaustritt kommt.

Bei Verschluß der A. mesenterica cranialis wird das betroffene Gebiet über die Darmvenen gefüllt.

Zu hämorrhagischen Infarkten kann es auch bei *Venenverschlüssen* (hämorrhagische Infarzierung) kommen, z. B. bei Darmvenenthrombosen, Milzvenenthrombosen, Nierenvenenthrombosen oder Gehirnvenenthrombosen, insbesondere Sinusthrombosen. Durch die Abflußbehinderung kommt es zur Stase (Nekrose), und die Druckerhöhung sowie Gefäßwandschädigung führen zum Austritt der Erythrozyten.

b) Relative arterielle Ischämie

Relative Ischämie bedeutet ein Mißverhältnis zwischen Blutangebot und Sauerstoffbedarf (BÜCHNER, 1939). Die Sauerstoffinsuffizienz kommt durch eine Summation von Faktoren zustande, bei der auf der einen Seite die *Zuflußmenge* an Blut bzw. die O_2-*Spannung des Blutes* stehen und auf der anderen Seite das *Sauerstoffbedürfnis des Gewebes* (Arbeitsleistung, Höhe des Stoffwechselniveaus). Man kann diese Verhältnisse mit dem *Prinzip der letzten Wiese* mehr oder weniger treffend beschreiben (Abb. 23 a). Eine bestimmte Wassermenge pro Zeiteinheit (Durchfluß) reicht für die Bewässerung eines gegebenen Wiesensystems aus. Sinkt die Zuflußmenge, so können unter normalen Bedingungen vielleicht die letzten Wiesen noch bewässert werden. Steigt aber z. B. die Temperatur (heißes Wetter) mit erhöhtem Wasserbedarf und Wasserabgabe der Pflanzen, so trocknen die Wiesen aus. Die Übertragung dieses Modells auf das Gewebe erfordert keine näheren Erklärungen. Im Gewebe sind die begrenzenden Faktoren der Sauerstoffgehalt des Blutes (Verminderung: Anämie, allgemeine Hypoxämie, CO-Vergiftung usw.) und die Durchflußmenge (Druck und Gefäßdurchmesser). Sinken beide Parameter (einzeln oder zusammen) und steigt gleichzeitig

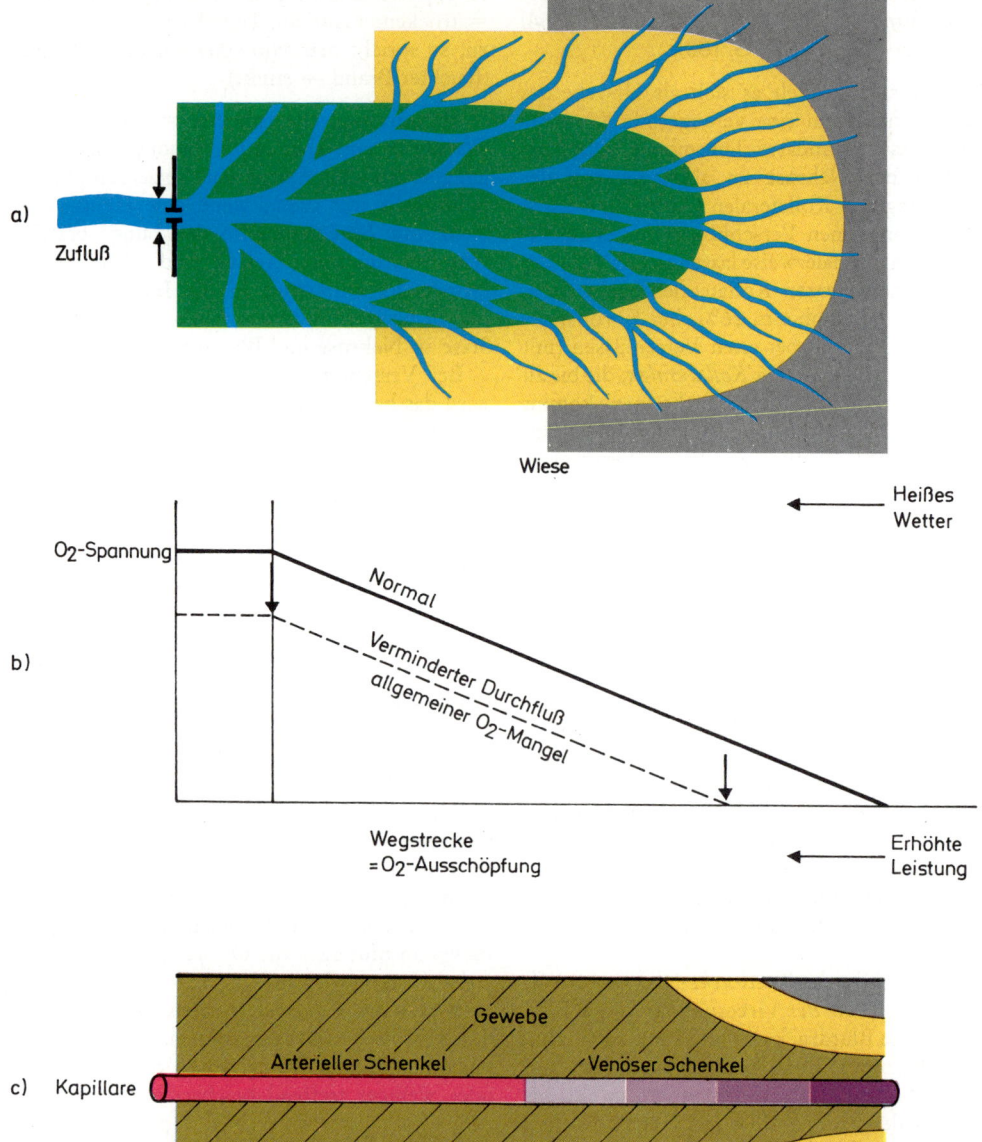

D. – Abb. 23. Schema zum Verständnis der relativen arteriellen Ischämie (Prinzip der letzten Wiese).

der Sauerstoffbedarf durch erhöhte Leistung, so kommt es zu Sauerstoffmangel und Nekrosen.

Beispiele dafür sind die *Koronarinsuffizienz* mit kleinherdigen disseminierten Nekrosen im Herzmuskel, insbesondere der Innenschichten des Herzmuskels und der Papillarmuskeln. Im Ruhezustand mag bei verengernder Koronarsklerose die Sauerstoffzufuhr ausreichen, bei erhöhter Arbeit des Herzens (Tachykardie) oder Herzhypertrophie (Beispiel der Wiese: Vergrößerung der Wiesenfläche) kommt es aber zum Sauerstoffmangel. Ähnlich wirken sich ein Blutdruckabfall (z. B. Schock) oder verminderte Füllung der Kranzarterien bei *Aortenstenose* (Druck in der Aorta vermindert) oder *Aorteninsuffizienz* (diastolischer Druckabfall) aus. Eine Hypoxämie (Anämie) kann auch eine fettige Degeneration des Herzmuskels zur Folge haben, wobei die an den venösen Kapillarschenkeln liegenden Herzmuskelfasern Sauerstoffmangel erleiden (ähnliches Beispiel: zentrale Lebernekrosen bei Hypoxämie).

Weitere Beispiele relativer arterieller Ischämie sind *stenosierende Prozesse der Beinarterien* (Thrombangiitis obliterans, Arteriosklerose) mit *Claudicatio intermittens*[1] (Schmerzen beim Gehen durch Sauerstoffmangel – in Ruhe verschwindend). Die letzte Wiese = Haut der Zehen wird zuerst nekrotisch. Stenosierende Arteriosklerose der A. mesenterica superior führt zu Darmnekrosen und Schmerzen bei Darmperistaltik *(Ortnersche*[2] *Erkrankung).*

Im *Gehirn* kann es bei leichten arteriosklerotischen Stenosen im Gefolge eines Blutdruckabfalls zu flüchtigen Ausfallserscheinungen kommen mit kleinen Erweichungsherden und Zysten im Bereich der Stammganglien *(Status lacunaris).*

In der Leber kommt es bei Sauerstoffmangel (Anämie) in den Läppchenzentren zu Verfettung oder Nekrosen (Abb. 23 b, linke Seite Läppchenperipherie, rechte Seite Läppchenzentrum). Inwieweit Gefäßspasmen, z. B. bei Hypertonie oder starken Adrenalinausschüttungen, zu kleinen Nekrosen führen, wird von manchen Autoren befürwortet, von anderen abgelehnt. Bei Raynaudscher Gangrän (Finger, insbes. Frauen) werden Gefäßspasmen als Ursache der Nekrosen angesehen, ähnlich bei Ergotaminvergiftungen (Secale cornutum) und Bleivergiftung.

Literatur

BÜCHNER, F.: Die Koronarinsuffizienz. Steinkopf, Dresden, Leipzig 1939.

1.3.4. Venenerkrankungen (Varikosen)

Die Erkrankungen der Venen werden in ihrer Häufigkeit und Bedeutung häufig unterschätzt. Nicht nur die Venenthrombosen der Beinvenen verdienen eine spezielle Aufmerksamkeit (Häufigkeit bei bettlägerigen Patienten = 50%), sondern auch die Varikosis mit ihren nur schwer beherrschbaren Komplikationen, dem postthrombotischen Syndrom.

Man unterscheidet *drei Varizentypen* und je drei Schweregrade für Varizen und die chronisch-venöse Insuffizienz: *Besenreiser, retikuläre Varizen* und *Stammvarizen.* Nach der Basler Studie (WIDMER, 1978) hat von den 50jährigen Basler Berufstätigen jeder zweite »Beinbeschwerden«, jeder zweite eine leichte, jeder sechste eine ausgeprägte Varikosis. Jeder 13. eine leichte, jeder 20. eine ausgeprägte chronisch venöse Insuffizienz, jeder 16. eine »Phlebitis« (Venenthrombose!) und jeder 66. eine Lungenembolie durchgemacht. Als begünstigende oder auslösende Faktoren werden Alkoholkonsum, ethnische und familiäre Belastung, Antikonzeptiva, Obstipation, Übergewicht, Schwangerschaft u. a. angeschuldigt (»Populations who strain at stool develop varicose veins«). Das Alter hat sich nach neuesten Untersuchungen als wichtigster Risikofaktor für »Phlebitis«, Lungenembolie und besonders für die Kombination Besenreiser/retikuläre Varizen sowie für die Stammvarikose erwiesen. Bei der Frau scheinen Schwangerschaft und Übergewicht die Varikose zu begünstigen. Beim Mann spielt die familiäre Belastung offenbar eine wesentliche Rolle.

Echte *bakterielle Venenentzündungen* sind selten. Sie entstehen durch die sekundäre Infektion von Thromben oder durch Übergreifen von perivenösen Prozessen auf die Venenwand. Folgen: Sepsis bzw. pyämische Lungenabszesse.

Zu einer *Erniedrigung des Venendruckes,* der durch die Wadenmuskelpumpe (Skelettmuskulatur als »peripheres Herz«), die Sprunggelenkpumpe und die Venenklappen aufrechterhalten wird, kommt es z. B. beim akuten Blutverlust (hämorrhagischer Schock, s. S. 359) in der Anfangsphase, der durch Entleerung der Blutspeicher (subkutane Venen) kompensiert werden kann.

Eine *akute Erhöhung des Venendruckes* kann durch thrombotischen Verschluß einer großen Vene zustande kommen mit Schwellung (Ödem) und livider Verfärbung einer Extremität (Phlegmasia coerulea dolens). Folgen sind Hypovolämie und Schock.

Eine *chronische Steigerung des Venendruckes* wird bei *Leberzirrhose* im Pfortadersystem (Fol-

---

[1] Claudicatio (lat.) Hinken; intermittere (lat.) zeitweilig unterbrechen, auf eine Zeit unterlassen, aussetzen. –
[2] NORBERT ORTNER, zeitgen. österr. Internist.

gen: Phlebosklerose mit Intimaverdickung, Phlebektasie in Form des Caput medusae und Ösophagusvarizen mit tödlicher Blutung), bei *chronischer Herzinsuffizienz* und den häufig begleitenden Venenthrombosen in den Beinvenen beobachtet. Die Druckerhöhung führt zur Ektasie der Venen mit Erweiterung der Klappenkommissur, so daß es zur relativen Klappeninsuffizienz kommt (Vergleiche: Relative Mitralinsuffizienz bei Dilatation des linken Herzventrikels). Venenthrombosen mit nachfolgender bindegewebiger Organisation im Bereich von Klappen führen zu Vernarbungen mit totaler Klappeninsuffizienz. Bei aufrechter Körperhaltung besteht dann eine konstante venöse Hypertension. Der erhöhte Druck pflanzt sich auf die die Muskelfaszien durchziehenden Vv. perforantes fort und bewirkt eine knotenförmige Aussackung der subkutanen Venen (Abb. 24). *Folgen der venösen Hypertension* sind: Ödeme, Erythrozytenaustritt mit Hämosiderin und eine Vermehrung kollagener Fasern mit subkutaner Fibrosklerose. Die Haut wird atrophisch (weiß, glänzend), sekundär entsteht eine Papillomatose, oft pfropft sich ein Ekzem auf und Melanin ist vermehrt. Mikrotraumen führen zu Nekrosen und Ulzeration → Ulcus cruris an der Außenseite der Knöchel *(Postthrombotischer Symptomenkomplex)* (s. Ma. S. 54).

Im Bereich der druckbelasteten Venen und der Varizen findet man einen *Umbau der Venenwand (Mediadysplasie)* mit Untergang der glatten Muskelzellen, Elastolyse, Kollagenolyse und Abbau der Proteoglykane, bei gleichzeitiger Proliferation von Myozyten, Neubildung von Kollagen und Elastin (atypische Formen). Bei diesen Umbauvorgängen kommt nach RIEDE und STAUBESAND (1978) *extrazellulären Lysosomen* eine erhebliche Bedeutung zu, die vor allem beim nekrobiotischen Zerfall lysosomenhaltiger Muskelzellen in die Matrix des Interzellularraumes gelangen (s. Pathologie der Interzellularsubstanz, S. 229). Hier bewirken ihre Enzyme *Veränderungen der Proteoglykane* in der Grundsubstanz, wodurch die Ausreifung der kollagenen Fibrillen und elastischen Fasern beeinträchtigt wird. Eine *Aktivitätssteigerung lysosomaler Enzyme* (wie β-Glucosaminidase, N-Acetyl-Glucuronidase und Kathepsin D) des Proteoglykanmetabolismus konnte sowohl in der Wand variköser Venen als auch im Serum von Varizenträgern nachgewiesen werden. Die Lysosomen entstammen sog. metabolischen *(m)-Myozyten* der Venenwand, bei denen im Gegensatz zu den *k-Myozyten* (k = kontraktil mit reichlich Actin- und Myosinfilamenten) die kontraktilen Strukturen reduziert und rauhes und glattes ER, Golgi-Vesikel und Lysosomen vermehrt sind. Dieses Konzept zur Pathogenese der Varikose. erklärt die Venenwanderweiterung und den Wandumbau besser als die bisher verschwommenen Begriffe wie »Wand- oder Bindegewebsschwäche« u. a. Auch für die formale Pathogene-

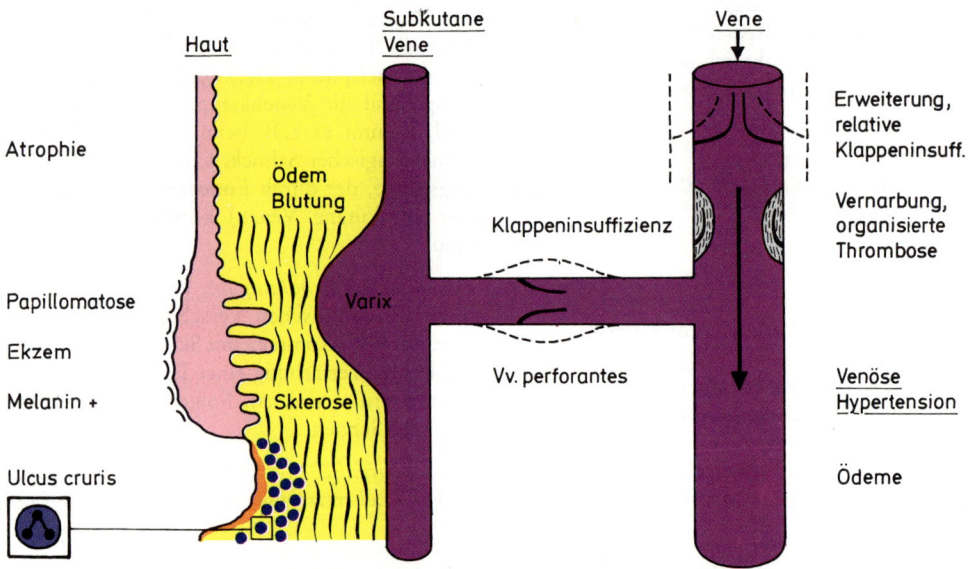

D. – Abb. 24. Schema zum venösen Hypertension und Entstehung der Varizen.

se der Arteriosklerose werden mit diesem Konzept neue Gesichtspunkte gewonnen.

Literatur

STAUBESAND, J.: Matrix Vesikel und Mediadysplasie. Ein neues Konzept zur formalen Pathogenese der Varikose. Phlebol. Proktol. *7:* 109–140 (1978).

WIDMER, L. K.: Peripheral venous disorders. Huber, Bern 1978.

1.3.5. Störungen des Gefäßinhaltes

1.3.5.1. Störungen der Blutgerinnung

Eine Störung der Blutgerinnung kann sich nach 2 *Richtungen* hin entwickeln (Abb. 25):
1. *Herabsetzung der Gerinnungsfähigkeit* des Blutes *(Hypokoagulabilität)* mit dem Effekt, daß es zu Blutungen kommt;
2. eine *verstärkte Gerinnung (Hyperkoagulabilität),* die zu lokaler oder generalisierter Bildung von Thromben führen kann.

Generalisierte Hyperkoagulabilität (auch als *disseminierte intravaskuläre Gerinnung bezeichnet: DIG)* führt zum Verbrauch von Gerinnungsfaktoren (*Verbrauchskoagulopathie,* LASCH), so daß es durch Mangel an Gerinnungsfaktoren zu Blutungen kommt (s. S. 359).

Unter Gerinnung des Blutes versteht man die Umwandlung von Fibrinogen in Fibrin. Zum Verschluß verletzter Gefäße werden *Fibrin* und *Blutplättchen* benötigt (s. Hämostase = Blutstillung). Thrombozyten können kleine Endotheldefekte ausfüllen. Fibrin spielt bei der Abdichtung der normalen Gefäßwand eine noch unge-

klärte Rolle (Endothelfilm von Fibrin?). Nach dem heutigen Stand unserer Kenntnisse können wir nur feststellen, daß eine Hypofibrinogenämie oder Afibrinogenämie als angeborene Krankheit oder erworben bzw. Plättchenmangel (Verbrauchskoagulopathie) oder das Fehlen von Faktoren, die zur Fibrinbildung notwendig sind, bzw. Hyperfibrinolyse (Auflösung des gebildeten Fibrins) zu *Blutungen* führt. Man nimmt an, daß im strömenden Blut eine *latente Gerinnung* besteht, d. h. Gerinnungsfaktoren ständig eine Umwandlung von Fibrinogen in Fibrin bewirken, das durch das fibrinolytische System aufgelöst wird. Die anfallenden Gerinnungsprodukte werden vom retikuloendothelialen System aufgenommen.

Für das Verständnis der Störungen der Blutgerinnung bei Blutungen, der Hämostase, Thrombose und Schock soll das bekannte Gerinnungsschema hier kurz rekapituliert werden (Abb. 26).

Der **Gerinnungsmechanismus** besteht vereinfachend ausgedrückt aus einer *stufenweisen Aktivierung verschiedener Gerinnungsproteine* mit dem Ergebnis der Fibrinbildung. Die meisten dieser Gerinnungsfaktoren liegen im Plasma als inaktive Vorstufen vor. Bei der Aktivierung werden einzelne Faktoren zu Enzymen (Serinproteasen) umgewandelt, die durch begrenzte Proteolyse ihrerseits andere Faktoren aktivieren. Aus diesen Vorstellungen entwickelte MCFARLANE das *Kaskadenkonzept* der Blutgerinnung.

Prinzipiell kann die Gerinnungssequenz über *zwei Wege* eingeleitet werden, einen endogenen und einen exogenen Weg. Beide münden in die *Aktivierung des F. X in seine aktive enzymatische Form, den F. Xa.* Dieses Enzym bildet

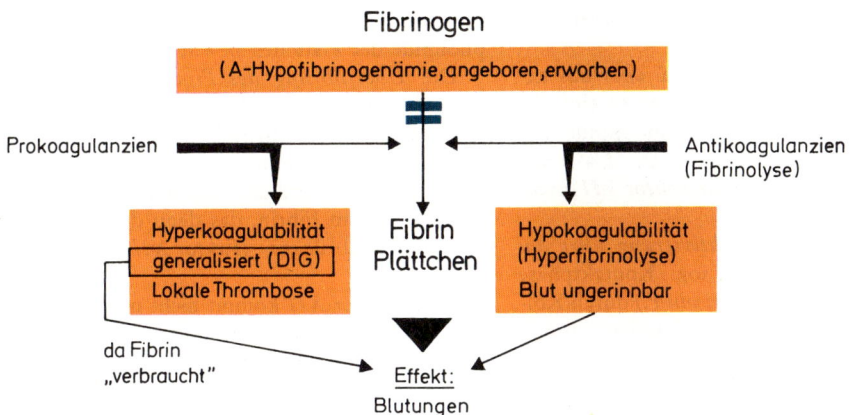

D. – Abb. 25. Konzept der latenten Gerinnung und ihrer Störungen.

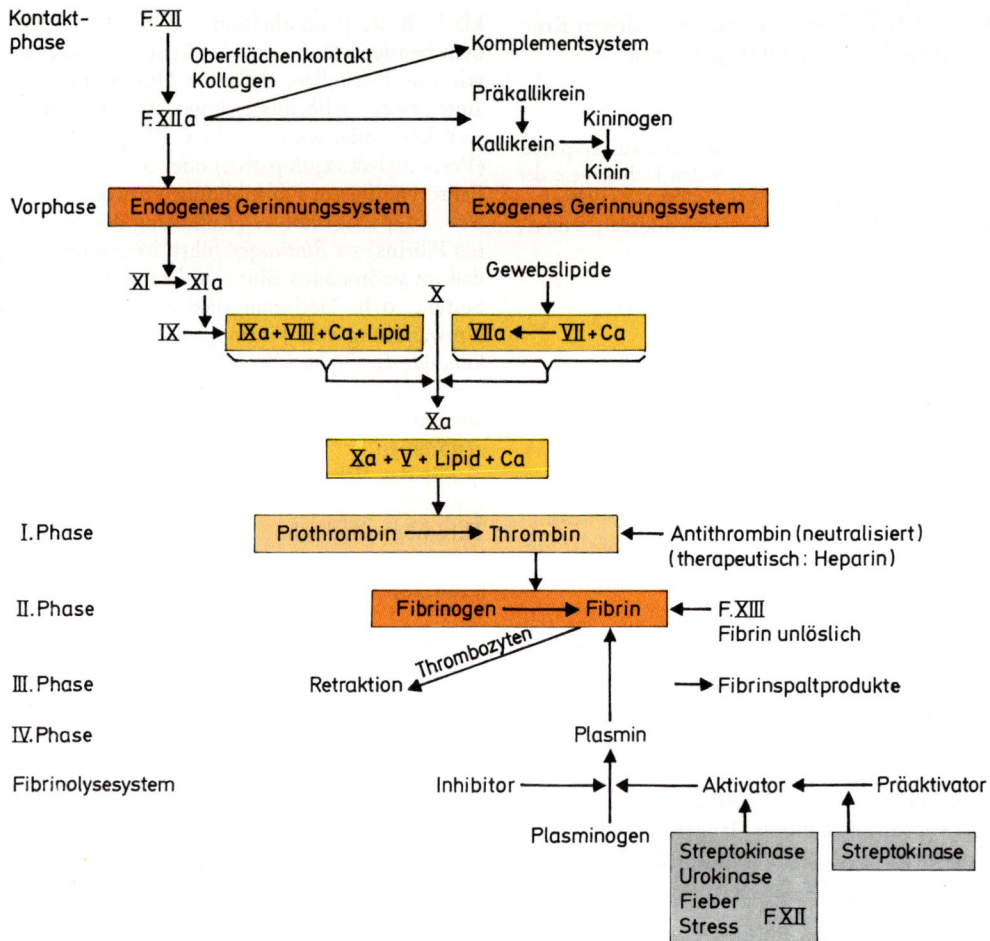

D. – Abb. 26. Das Gerinnungssystem.

einen *Komplex mit dem nicht enzymatischen Faktor V mit Phospholipiden und Ca-Ionen und stellt in dieser Komplexbildung das Prothrombin umwandelnde Prinzip dar.*

Die *Aktivierung des Faktor X über das exogene* System ist eine vergleichsweise einfache Reaktion, da hierbei nur Phospholipide aus Gewebe (Gewebsthromboplastin), Ca-Ionen und der in der Leber gebildete *Faktor VII* involviert sind.

Komplizierter ist die *Aktivierung über das endogene* System. In der sog. Kontaktphase wird der *Faktor XII (Hagemann F.)* durch Kollagen, Oberflächenkontakt und andere Stimuli aktiviert. In einer stufenweisen Reaktion werden dann schließlich die *Faktoren XI und IX* in Enzyme umgewandelt. Für die entscheidende *Aktivierung des Faktor X* ist dann letztlich der

Faktor IX a verantwortlich, der diesen Umwandlungsprozeß, eingebunden in einen Komplex mit dem *Faktor VIII,* Ca-Ionen und Phospholipide der Plättchen bewirkt.

Die *Überführung des Prothrombins in das proteolytische Enzym Thrombin durch Faktor X a leitet dann die* **Fibrinbildung** *ein.* Es werden Peptide (Fibrinopeptid A und B) vom Fibrinogen abgespalten, und die Fibrinmonomere polymerisieren zum Fibrin, das dann durch Einbau von Disulfidbrücken *(Faktor XIII)* verfestigt wird.

Dem *Faktor XII* kommt nicht nur innerhalb der Gerinnung eine entscheidende Bedeutung zu. *Faktor XII aktiviert das* **Kallikrein-Kinin-**System *(s. S. 469),* dessen physiologische und pathophysiologische Bedeutung noch nicht voll abgeklärt ist. Bekannt sind vasodilatatorische und chemotaktische Wirkungen sowie eine Erhöhung der Gefäßpermeabilität (siehe Schock, S. 359). Bei einem genetischen Defekt im Kallikreinsystem resultieren auch Störungen im endogenen System (Fletcher-Faktor-Mangel = Präkallikrein; Fitzgerald-Faktor-Mangel = Kininogen). Weitere Verbindungen bestehen zwischen dem *Faktor XII* und dem Komplementsystem (C1-Inhibitor hemmt F. XIIa) sowie dem fibrinolytischen Enzymsystem. Patienten mit Komplementdefekten haben keine Gerinnungsstörungen.

Das **fibrinolytische System**, ähnlich aufgebaut wie das Gerinnungssystem, ermöglicht nach der Aktivierung seiner inaktiven Vorstufe Plasminogen in die trypsinähnliche Protease Plasmin die proteolytische Aufspaltung des Fibrins. Dadurch können Thromben aufgelöst werden. Eine *Aktivierung* des Fibrinolysesystems kann durch den *Faktor XII* erfolgen und durch Gefäßwandaktivatoren (Endothel).

Von den zahlreichen **inhibitorischen Mechanismen**, die neben dem Fibrinolysesystem die Gerinnung kontrollieren, sei nur die wirksamste Substanz, das *Antithrombin III*, erwähnt, das seine Hauptwirkung im Zentrum der Gerinnungssequenz als potenter *Inhibitor des Faktors Xa und des Thrombins* entfaltet, daneben aber praktisch alle enzymatischen Reaktionen der Gerinnung blockieren kann. Die *Verminderung des Antithrombins III führt zu Thromboseneigung* (auch kongenital).

Das Gerinnungssystem kann *klinisch getestet* werden durch die
a) *Blutungszeit:* Nach DUKE Stich in die Fingerbeere, Sistieren der Blutung nach 3 min. Erfaßt die Plättchenfunktion u. Zahl.
b) *Prothrombinzeit* (Thromboplastinzeit, Quick-Test): Erfaßt die Faktoren II, VII, X.
c) *Partielle Thromboplastinzeit:* Erfaßt die Faktoren des Intrinsic Systems.
d) *Thrombinzeit:* Erfaßt die Fibrinogen- und Fibrin-Umwandlung.

Literatur

Übersicht: Thrombosis, in Brit. Med. Bull. 34, Nr. 2 (1978).
McFARLANE, R. G.: An enzyme cascade in the blood clotting mechanism and its function as a biochemical amplifier. Nature *202:* 495–499 (1964).
OGSTON, D., B. BENNET: Haemostasis. J. Wiley a. Sons, London – N. Y. – Sydney – Toronto 1977.

1.3.5.2. Blutungen

Der Austritt von Blut aus Gefäßen kann durch eine lokale *Verletzung eines Gefäßes (per rhexin* = Riß) oder/und *per diapedesin (Durchwanderungsblutung),* aus Kapillaren oft generalisiert erfolgen *(hämorrhagische Diathesen). Risse* können durch Traumen, Annagung *(per diabrosin),* Gefäßarrosionen (Magenulkus, Tumorinvasion, tuberkulöse Kaverne, Entzündungen) oder Gefäßwandschwächen bzw. Arteriosklerose hervorgerufen werden (z. B. Apoplexie des Gehirns) (s. Ma. S. 74).

Bei *hämorrhagischer Diathese* unterscheidet man nach der Form der Blutung punktförmige Blutung der Haut = *Petechien*[1], der Schleimhäute (Flecken, 1–2 mm groß), *Ekchymosen*[2] (2–3 cm Durchmesser) und flächenhafte Blutungen der Haut bzw. der Schleimhaut = *Sugillationen*[3] bzw. *Suffusionen*[4] = *höherer Grad der Sugillation.* Petechien, Ekchymosen und Nasenbluten = *Epistaxis* sind besonders charakteristisch für »thrombozytäre« Blutungen. Flächenhafte Blutungen der Haut sind dagegen eher für »plasmatische« Blutungen typisch. Die angeborenen plasmatischen Gerinnungsstörungen sind darüber hinaus noch besonders durch die *Gelenkblutung* = *Hämarthros* gekennzeichnet.

Ursachen der Blutung sind *Störungen im plasmatischen Gerinnungssystem oder der Fibrinolyse,* quantitative oder qualitative *Störungen der Thrombozyten* (thrombozytäre Gerinnungsstörungen). Fehlen von Thrombozyten *(Thrombozytopathien)* oder kapilläre Gefäßwandstörungen *(Vasopathien).*

Auf welche Weise der Austritt der Erythrozyten geschieht, ist letzten Endes unklar. Der Durchtritt eines Erythrozyten durch eine Lücke im Zytoplasma einer Endothelzelle gleicht dem, wie wir ihn vom Austritt der Granulozyten kennen, die sich allerdings aktiv amöboid fortbewegen können. Der hydrostatische Druck mag eine gewisse Rolle spielen, um durch das »geschwächte« Endothel hindurchzutreten. Welche Kräfte für den völligen Durchtritt verantwort-

---

[1] Petecchie (ital.) punktförmige Blutungen; peticula (lat.) Fleckchen. – [2] Ek (gr.) aus, heraus; chymos (gr.) Saft, Flüssigkeit. – [3] Sugillare (lat.) stoßen, jemanden braun und blau schlagen. – [4] Suffundere (lat.) untergießen, unterlaufen lassen.

lich sind, muß offenbleiben, insbesondere die Überwindung der Basalmembran (Auflösung durch Erythrozytenfermente?). Das Leck der Gefäßwand, die »Schwäche«, wird auch dadurch deutlich, daß z. B. bei Thrombozytopathien Kohlepartikel innerhalb einer Stunde schon aus Kapillaren austreten können.

Tab. 3 zeigt eine Aufstellung der Gerinnungsfaktoren und die *erworbenen* bzw. *hereditären*

Defekte der plasmatischen Gerinnung. Die *meisten der Gerinnungsfaktoren werden in der Leber gebildet.* Davon die Faktoren II, VII, IX und X unter dem Einfluß von *Vitamin K.* So sind auch Störungen der Leberfunktion (Zirrhose, Hepatitis, Neugeborene) und Resorptionsstörungen (Verschlußikterus, Malabsorptions- und Maldigestionssyndrome) oder die therapeutische Gabe von Cumarinen, die die Vit.-K-

D. – Tab. 3. Über die Ursachen von hämorrhagischen Diathesen.

A. Plasmatische Gerinnung und ihre Störungen (Koagulopathien)		
Faktor	**Störung**	**(h = hereditär)**
I Fibrinogen → Fibrin ↑ XIII Fibrin stabil. Faktor	Afibrinogenämie (h) (selten, Blutungsneigung) Dysfibrinogenämie (geringe Blutungsneigung, Thrombose- neigung) Hypofibrinogenämie: Leberschäden, DIG, Hyperfibrinolyse	
II Prothrombin → Thrombin ↑ Thrombokinase	Prothrombinmangel (h), sehr selten. Verminderung bei Vitamin-K-Mangel, Cumarine, Leber- schäden, Darmresorptionsstörungen	
III Gewebsthrombokinase	Hyperkoagulopathie	
IV Calcium	Keine Störung bekannt	
V Akzeleratorfaktor	Hypoakzelerinämie = Parahämophilie (h)	
VI Aktivierter Faktor V	Leberschäden, DIG	
VII Prokonvertin	Hypoprokonvertinämie (h). Verminderung bei Leberschäden, Vitamin-K-Mangel, Cumarin	
VIII Antihämophiler Faktor A	Hämophilie A (h), v. Willebrand-Jürgens-Syndrom (k)	
IX Antihämophiler Faktor B (Christmas-Faktor)	Hämophilie B (h) Leberschädigung, Vitamin-K-Mangel, Cumarine	
X Stewart-Prower-Faktor	Faktor-X-Mangel (h). Verminderung bei Leberschädigung, Vitamin-K-Mangel, Cu- marine	
XI Rosenthal-Faktor	Faktor-XI-Mangel, Hämophilie C (h) Leberschädigung, Vitamin-K-Mangel, Cumarine	
XII Hageman-Faktor	Mangel (h): Thromboseneigung, keine Blutung	
XIII Fibrinstabilisierender Faktor	Mangel (h), Blutung, Wundheilungsstörung	

D. – Tab. 3 (Fortsetzung).

B. Thrombozytäre Gerinnungsstörungen

Verminderung: Erblich: Wiskott-Aldrich-Syndrom (verminderte Plättchenproduktion) Erworben: a) Gesteigerter peripherer Untergang immunologisch. Medikamentenallergie, M. Werlhof (Autoantikörper), Sequestration: DIG, Hypersplenismus, b) Verminderte Bildung: aplastische Anämien, Leukämien, Medikamente, Strahlen u. a.

Vermehrung: Thrombozythämie (über 1 Mio)

Abartige Thrombozyten: Thrombasthenie (Glanzmann) (h), medikamentös (Acetylsalicylsäure), Urämie

C. Vasopathien   (h): z. B. Hippel-Lindau, Purpura simplex, erworben: z. B. Skorbut, Vasculitisallergica (Schoenlein-Henoch)

Wirkung hemmen, *häufigste Ursache* erworbener Gerinnungsstörungen und Blutungen. Erworbene hämorrhagische Diathesen werden allgemein ausgedrückt meist von einer Veränderung einer Gruppe von Gerinnungsfaktoren hervorgerufen. Bei der *disseminierten intravaskulären Gerinnung* (DIG), wie z. B. beim Schock, werden die *Gerinnungsfaktoren verbraucht (I, II, V und VIII, Thrombozytensturz)*, Fibrin und Plättchenthromben entstehen in der Peripherie (Verbrauchskoagulopathie, s. Abschn. Schock, S. 359). Es kommt zu petechialen, auch flächenförmigen Hautblutungen und Blutungen in die Schleimhaut. *Immunkoagulopathien* können durch Bildung von Antikörpern gegen Gerinnungsfaktoren entstehen *(Autoantikörper, s. S. 450ff.).*

Bei den *angeborenen Gerinnungsdefekten,* die in der Regel nur durch den Defekt eines Gerinnungsfaktors charakterisiert sind, entstehen die Blutungen spontan oder werden durch Mikro- und Makrotraumen ausgelöst. Flächenhafte Hautblutungen (Suggilationen, Suffusionen) und Gelenkblutungen sowie Nachblutungen nach Operationen (z. B. nach Zahnextraktionen) sind typisch.

Beim *angeborenen Fibrinogenmangel* (sehr selten) bestehen oft frühe erhebliche Blutungsneigungen (Nabelblutung), während die häufigere angeborene Dysfibrinogenämie (qualitativer Defekt des Fibrinogenmoleküls) nur selten Blutungen verursacht, häufig jedoch zu einer erhöhten Thromboseneigung führt. Bei der *Hämophilie A* besteht ein Funktionsdefekt des Faktors VIII, bei der *Hämophilie B* ist der Faktor IX defekt (beide werden geschlechtsgebunden

rezessiv vererbt, d. h. Frauen XX sind Konduktorinnen, Männer XY erkranken). Eine der häufigsten angeborenen Gerinnungsstörungen ist das von *Willebrand-Jürgens-Syndrom* (1% der Bevölkerung der Ålandinseln betroffen), ebenfalls eine Störung des Faktor VIII mit autosomaldominantem Erbgang, bei der neben der Gerinnungsaktivität des Faktor VIII auch die Beeinflussung der Blutstillung durch v.-Willebrand-Faktor-Aktivität defekt ist (Plättchenaggregation gehemmt). Andere angeborene Defekte sind selten.

Thrombozytäre Gerinnungsstörungen können durch eine Verminderung, Vermehrung oder Differenzierungsstörung der Thrombozyten gekennzeichnet sein (Tab. 3). Bei einer Verminderung (Thrombozytopenie) ist die Blutstillung gestört, da kein Verschluß durch den Plättchenthrombus möglich ist und mit Fibrin allein keine Hämostase erfolgen kann. Die erhebliche Thrombozytopenie ist selten. Bei *Morbus Werlhof* und anderen Thrombozytopenien vermutet man Autoantikörper gegen Plättchen als ursächlichen Faktor.

Thrombozythämien durch Vermehrung der Thrombozyten (Megakaryozytenvermehrung) führen zu Blutungen (Gefäßverstopfungen und Thromben).

Qualitative Plättchendefekte können auf angeborene Enzymdefekte zurückgehen mit verschiedenen Auswirkungen auf Partialfunktionen der Thrombozyten wie Ädhäsion, Aggregation oder Retraktion. Häufiger jedoch sind sie erworben bei verschiedenen Erkrankungen (z. B. Urämie) oder medikamentös (Acetylsalicylsäure u. a.) bedingt.

Vasopathien, d. h. Blutungen durch Defekte der Gefäßwand, haben komplexe, oft nicht aufgeklärte Ursachen. Es handelt sich um teils umschriebene (Rendu-Oslersche hämorrhagische Teleangiektasie, Gefäßwanddefekte) oder diffuse (Purpura simplex, Vitamin-C-Mangel, Allergie, Schoenlein-Henochsche rheumatische Purpura) Gefäßwandschädigungen. Das Rumpel-Leedesche Zeichen ist positiv (petechiale Blutungen am Arm nach Stauung mit Blutdruckmanschette).

Folgen von Blutungen: Ausgetretene Erythrozyten können mit dem Lymphstrom abtransportiert und in den Lymphknoten abgebaut werden (Phagozytose). Bei großen Blutergüssen wandelt sich bekanntlich die Farbe: Zuerst erscheinen sie *blaurot* (frische Blutung), später werden sie gelbgrün (Zerfall des Hämoglobins in *Biliverdin* und *Bilirubin*). Werden die Erythrozyten oder das Hämoglobin von Makrophagen aufgenommen, so entsteht *eisenhaltiges Hämosiderin* (s. S. 296), welches makroskopisch *braun* erscheint (z. B. chronische Stauungslunge). Das Eisen wird dabei an ein Glykoproteid gebunden. Noch viele Jahre nach Blutungen kann man das Hämosiderin nachweisen (diagnostisch oft wichtig, z. B. zum Nachweis alter Traumen, Schädeltraumen mit brauner Dura) **(s. Ma. S. 76).**

Literatur

QUICK, A. J.: The haemorrhagic diseases and the pathology of hemostasis. Thomas, Springfield 1974.

1.3.5.3. Hämostase[1] (Blutstillung)

Die Blutstillung ist ein physiologischer Vorgang, der den Organismus vor Blutverlust schützt. Die Kenntnis des Mechanismus der Hämostase ist für den Arzt von großer Bedeutung, da die ablaufenden komplexen Vorgänge als Modell für das Verständnis der Bildung von pathologischen Blutpfröpfen (Thrombosen) dienen. Zudem geben die Störungen der Blutstillung wichtige diagnostische Hinweise für das zugrunde liegende pathologische Geschehen.

Normale Blutplättchen im strömenden Blut zeigen weder eine Tendenz sich aneinander noch an das Gefäßendothel anzulagern. Sie sind jedoch befähigt, an nicht endothelialen Oberflä-

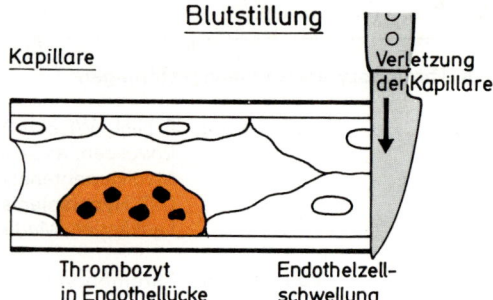

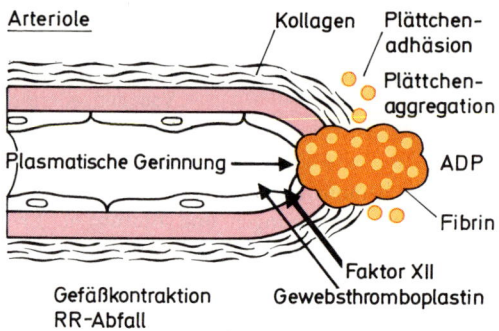

D. – Abb. 27. Blutstillung.

chen adhärent zu werden, durch bestimmte Stimuli sich aneinander anzulagern, Aggregate zu bilden und eine Vielzahl von *Mediatoren freizusetzen,* so Adenosindiphosphat *(ADP)* und *Thromboxan A_2,* die eine weitere Aggregation von Plättchen herbeiführen. Weiterhin werden *Inhaltsstoffe* freigesetzt, die vasoaktiv sind *(Serotonin)* und die Gerinnung stimulieren *(Plättchenfaktor 3 = Plättchenphospholipid).* Durch diese Funktionen sind die Plättchen an der normalen Hämostase beteiligt und man kann annehmen, daß diese Mechanismen auch für die Entstehung von Thrombosen relevant sind.

Werden durch Mikrotraumen Endothelzellen zerstört, so kann eine erste Abdichtung durch Blutplättchen erfolgen. Bei der Verletzung von Kapillaren kann schon eine Endothelzellschwellung einen Verschluß herbeiführen (Abb. 27). Bei allen großen Gefäßen erfolgt die *erste Abdichtung durch Blutplättchen.* Hierbei läuft ein komplexer Vorgang ab, der mit der Plättchenadhäsion an freigelegten kollagenen Fasern beginnt. *ADP* wird aus Plättchen frei, so daß sich ein Plättchenaggregat bildet. Die *Plättchenaggregation* ist *reversibel,* so daß es insbesondere

[1] Haima (gr.) Blut; stasis (gr.) Stehen, Stillstand.

bei Thrombozytopenien oder Thrombasthenien immer wieder zu Nachblutungen kommt. Erst die Aktivierung des plasmatischen Gerinnungssystems (endogenes System, Aktivierung von Faktor XII → fremde Oberfläche!, und des exogenen Systems → Gewebsthrombokinase) führt zur Bildung von Fibrin und damit zu einem stabilen Thrombus (Retraktion durch Thrombozyten; Faktor XIII), der gleichzeitig als »Leitschiene« für die einwandernden Histiozyten und Fibroblasten dient (s. Wundheilung). Daraus wird verständlich, daß auch bei allen Defekten der plasmatischen Gerinnung die *Nachblutung ein typisches Symptom* ist, da der Gefäßverschluß durch Fibrin nicht oder nur ungenügend »stabilisiert« wird.

Sekundäre Mechanismen, die zur Blutstillung bei großen Gefäßen beitragen, sind die *Vasokonstriktion* (Freisetzen von Katecholamin und Serotonin aus Plättchen) und der *Blutdruckabfall* (Blutverlust). Hinzu kommt, daß nach den Untersuchungen von STAUBESAND an muskulären Arterien die durchtrennte Gefäßwand durch die zurückschnurrende Elastica interna in das Gefäßvolumen eingekrempelt wird *(Invagination),* wobei die Muskelkontraktion der Media noch mithilft (Abb. 28). So wird zusammen mit dem Thrombus ein perfekter Gefäßverschluß erreicht.

Störungen dieses Einrollmechanismus können bei Arteriosklerose (sklerotische Intima, Mediaverkalkungen, diabetische Gefäßveränderungen), auch bei nervalen Störungen auftreten, so daß es zu schweren Nachblutungen kommen kann.

Literatur

STAUBESAND, J., K. H. ANDRES: Beobachtungen an durchtrennten Arterien. Arch. Kreisl.-Forsch. *23:* 242 (1955).

1.3.5.4. Thrombose[1] (s. Hi. S. 74)

»La phlébite domine toute la pathologie.«[2] Dieser Satz CRUVEILHIERS (1842) ist heute noch so aktuell wie zu VIRCHOWS Zeiten, der schon 1856 bei 78 Sektionen 11 Lungenembolien fand (14%) und feststellte, daß »die Verstopfung der Lungenarterie wenigstens zu den häufigsten Krankheitszuständen zu rechnen sei«. Von VIR-

Arterien

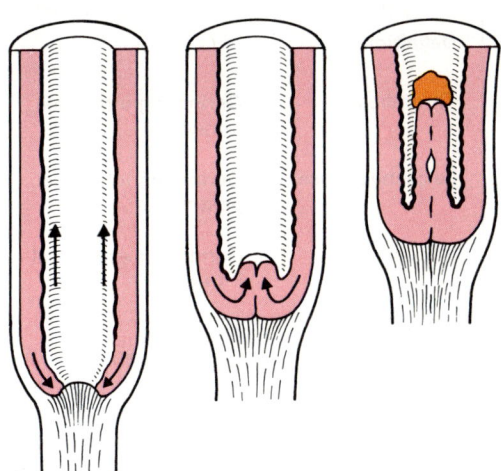

D. – Abb. 28. Schematische Darstellung des Invaginationsvorganges an einer durchtrennten Arterie (nach STAUBESAND). Rot = Elastica interna.

CHOW stammt auch die einfache, aber lapidare und heute selbstverständliche Feststellung, daß *»Lungengerinnsel nie ohne Venengerinnsel«* vorkommen.

Als Ärzte werden wir immer wieder von dem Ereignis einer Thrombose und Lungenembolie überrascht. Die ganze Schärfe des Problems wird deutlich, wenn man sich vor Augen hält, daß bei 50% der Obduktionen eine Thrombose der Beinvenen gefunden wird und man in etwa der Hälfte der Fälle mit einer Lungenembolie rechnen muß, davon etwa 30% tödliche Lungenembolien. Nur in 50% der Fälle wird die klinische Diagnose gestellt (SANDRITTER, et al., 1980). Besonders fatal sind solche Fälle, in denen nach einer gelungenen Operation die Patienten 2–3 Tage später plötzlich an einer tödlichen Lungenembolie sterben.

Die Thrombose (Tab. 4) *stellt eine intravaskuläre intravitale Gerinnung des Blutes dar (Gegensatz:* extravasale Blutgerinnung = Blutung. Leichengerinnsel: intravasal, postmortal).

1.3.5.4.1. Formen von Thrombosen

Man unterscheidet nach dem makroskopischen und mikroskopischen Bild verschiedene Formen von Thrombosen.

a) Abscheidungsthrombus: Es handelt sich um einen grauweißen, an der Oberfläche gerif-

---

[1] Thrombos (gr.) Blutpfropf, geronnene Blutmasse. – [2] »Die Thrombose beherrscht die ganze Pathologie.«

D. – Tab. 4.

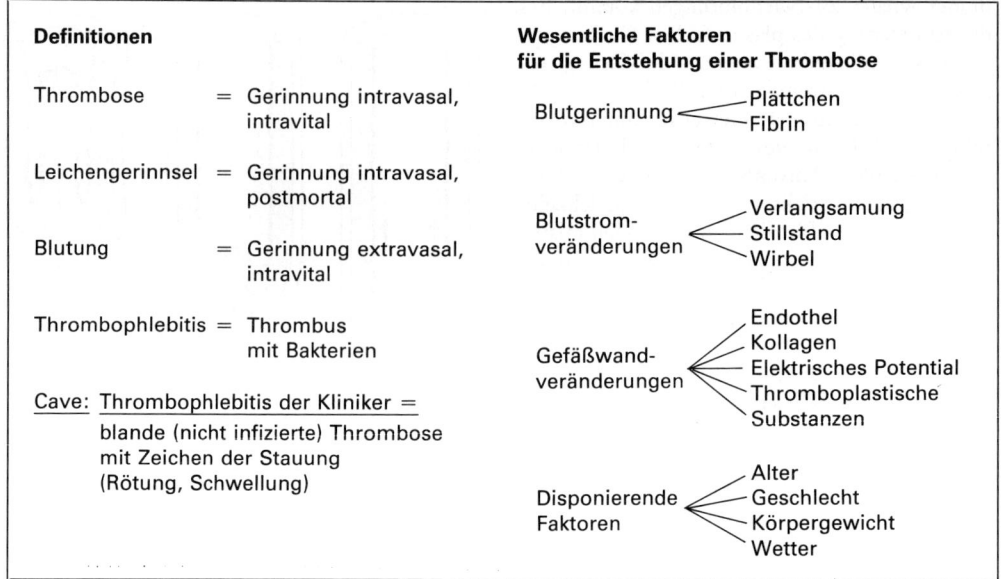

Definitionen		Wesentliche Faktoren für die Entstehung einer Thrombose
Thrombose	= Gerinnung intravasal, intravital	Blutgerinnung — Plättchen / Fibrin
Leichengerinnsel	= Gerinnung intravasal, postmortal	Blutstrom-veränderungen — Verlangsamung / Stillstand / Wirbel
Blutung	= Gerinnung extravasal, intravital	
Thrombophlebitis	= Thrombus mit Bakterien	Gefäßwand-veränderungen — Endothel / Kollagen / Elektrisches Potential / Thromboplastische Substanzen
Cave: Thrombophlebitis der Kliniker = blande (nicht infizierte) Thrombose mit Zeichen der Stauung (Rötung, Schwellung)		Disponierende Faktoren — Alter / Geschlecht / Körpergewicht / Wetter

felten brüchigen Blutpfropf, der der Gefäßwand locker anhaftet. Die erhabenen grauen Querleisten an der Oberfläche entsprechen Blutplättchenaggregaten, die mit dem Blutstrom absedimentiert wurden, ähnlich wie das Relief einer Sandbank (Aschoff) (s. Hi. S. 88). Das korallenstockähnliche Gerüst der Blutplättchen ist von Fibrin umgeben, das sich auch zwischen den Plättchenbalken ausspannt mit Erythrozyten und Granulozyten im Maschenwerk.

b) Gerinnungsthrombus: Roter, auf der Oberfläche glatter Thrombus von festerer Konsistenz und geringerer Elastizität als Kruorgerinnsel[1]. Keine makroskopisch sichtbaren Blutplättchenaggregate. Histologisch Fibrinlamellen mit Erythrozyten. Thrombozyten in das Fibrinnetz eingeschlossen. In einem gemischten Thrombus meistens den *Schwanzteil des Thrombus* bildend.

c) Gemischter Thrombus: *Kopfteil Abscheidungsthrombus,* der das Gefäßlumen verschlossen hat. Dadurch Stillstand der Blutsäule hinter dem Verschluß mit Ausbildung eines oft sehr langen Gerinnungsteiles. Besonders gefährlich, da sich ein bis zu 20 cm langer Blutpfropf bilden kann, der beim Losreißen den Stamm der A. pulmonalis in aufgerollter Form verschließen kann.

d) Hyaline Thromben: Homogene, bei HE-Färbung eosinrote Thromben in Arteriolen, Kapillaren oder Venolen beim *Schock* (s. S. 359). Bestehen aus Blutplättchen, Fibrin und Blutplasma.

e) Geschwulstthrombus: Vorkommen bei *Einwachsen von Tumoren in kleine Venen;* beim Nierenkarzinom z. B. in die V. cava caudalis. Auch eine sekundäre Besiedelung eines Thrombus mit Tumorzellen ist möglich.

Differentialdiagnose zu Leichengerinnseln: Kruor- (rot = Fibrin und Erythrozyten) und Speckhautgerinnsel (weiß = Fibrin) zeigen keine Schichtung. Sie sind elastisch und bilden häufig Gefäßausgüsse. Man kann sie aus den sich verzweigenden Gefäßen herausziehen.

Ist das Blut nach dem Tode flüssig, so kann eine postmortale Fibrinolyse eingetreten sein oder das Blut ist noch nicht geronnen. Bei plötzlichen Todesfällen (Herzinfarkt, Traumen) bleibt das Blut längere Zeit nach dem Tode flüssig, da die Thrombokinasefreisetzung aus der Gefäßwand längere Zeit beansprucht.

1.3.5.4.2. Pathogenese der Thrombose

Bei der Entstehung einer Thrombose spielen Änderungen der *Blutgerinnung* (Blutplättchen,

---

[1] Cruor (lat.) das rohe, dicke Blut (im Gegensatz zu sanguis (lat.) der dünne, lebenserhaltende Blutsaft).

Fibrin), *Blutströmungsänderungen* und *Gefäßwandveränderungen* eine wesentliche Rolle. Auf welche Weise ein Thrombus entsteht, wurde schon kurz bei der Blutstillung gestreift. Die Thrombose kann man auch auffassen als eine »Blutstillung am falschen Ort« (KOLLER).

1. Die Blutplättchen (Abb. 29):

Die Thrombose beginnt mit der *Aktivierung* und *Adhäsion von Blutplättchen* an der Gefäßwand und führt über die Freisetzungsreaktion und Plättchenfusion zur Thrombusbildung (s. Hi. S. 90).

Aktivierung: Plättchen können durch eine Fülle von verschiedenen Substanzen aktiviert werden. Darunter finden sich niedermolekulare Moleküle, proteolytische Enzyme und vor allem bedeutungsvoll im Zusammenhang mit der Entstehung von Thrombosen *Thrombin* und *Kollagen*. So ist vor allem Thrombin eine potente Plättchen-aggregierende Substanz. Kollagen kann nach Schädigung des Endothels der Gefäße mit Plättchen in Berührung kommen. Weitere aktivierende Substanzen sind Fettsäuren, Bakterien, Viren, AG-AK-Komplexe.

a) Adhäsion:

α) *ADP fördert die Plättchenadhäsion und -aggregation* in Anwesenheit von *Calcium,* wobei als ADP-Quelle die Thrombozyten anzusehen sind. Schon leichte Membranstörungen der Thrombozyten können zu einem ADP-Verlust führen, die ja als ATP-Riesen anzusehen sind. In Tab. 5 ist eine ganze Reihe von Substanzen und Faktoren aufgezählt, die die Plättchenadhäsion bzw. -aggregation fördern oder hemmen. Besondere Bedeutung haben hier das Aspirin und seine Abkömmlinge für die Thromboseprophylaxe gewonnen.

β) Bei der Hämostase wurde herausgestellt, daß Plättchen an kollagenen Fasern angelagert werden. Endotheldefekte könnten Kollagenbestandteile der Basalmembran freilegen. Man nimmt an, daß *lösliches Prokollagen,* das von Endothelzellen und Fibroblasten abgegeben wird, die Plättchenaggregation fördert.

γ) Als dritter Faktor wird das *Zetapotential* herausgestellt, d. h. die *elektrische Oberflächenladung des Endothels und der Plättchen.* Geringste Änderungen des elektrischen Potentials (Plättchen wandern experimentell zur Anode; die geschädigte Gefäßwand weist eine positive Ladung auf) können zur Anlagerung von Plättchen führen.

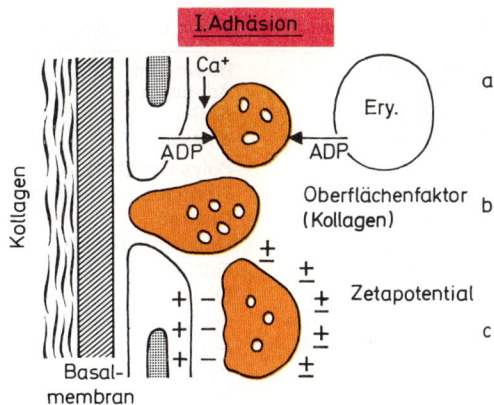

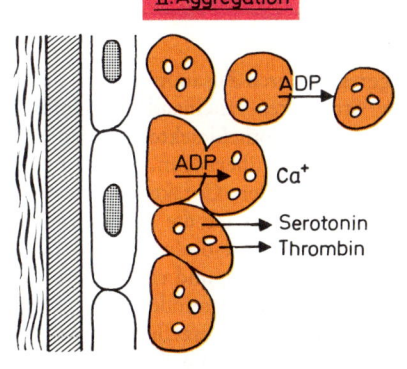

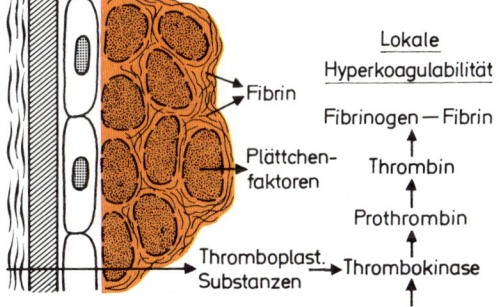

D. – Abb. 29. Schematische Darstellung der frühen Entwicklungsstadien von Thrombosen.

b) Aggregation: Nach Aktivierung der Plättchen und schon während der Adhäsion verändert sich die Plättchenmorphologie von der ursprünglichen Diskusform in *sphärische Formen mit Pseudopodien.* Werden die Plättchen durch »flüssige« Aktivatoren verändert, bilden

D. – Tab. 5. Blutplättchenadhäsion und -aggregation.

Fördernd	Hemmend
ADP	Adenosin
Serotonin	AMP
Adrenalin	ATPase
Thrombin	Polysaccharide
Calcium	Fibrinabbauprodukte
Kollagen	Dextran
Gesättigte	Ungesättigte
Fettsäuren	Fettsäuren
Erniedrigung	Erhöhung
des Zetapotentials	des Zetapotentials
Ältere Menschen	Aspirin
Gefäßerkrankungen	Pyrazolone
Diabetes	Vasodilatatoren
Postoperativ	Prostaglandine (PGI$_2$)
Thromboxan A$_2$	Lokalanästhetika

sich Aggregate durch Zusammenlagern der sphärischen Strukturen aneinander. »Unlösliche« Aktivatoren (Endotheldefekte) werden von einem Plättchenfilm überzogen. Der Vorgang der Aggregation erfordert Cofaktoren wie *Calcium* und *Fibrinogen*. Von den die *Aggregation auslösenden Faktoren* hat besonders *ADP* Bedeutung, da Thrombin, Kollagen und viele andere Aktivatoren wahrscheinlich zumindest z. T. erst durch eine Freisetzung von intrazellulärem ADP wirksam werden können. Die Aggregation bleibt, solange keine Freisetzungsreaktion einsetzt, *reversibel*.

c) Freisetzungsreaktion: Plättchen, die durch verschiedene Aktivatoren aggregiert sind, sind zur *Synthese von Prostaglandinen und Thromboxanen* befähigt (Abb. 30). Vor allem die Bildung von *Thromboxan A$_2$*, die durch die Phospholipaseaktivität der Plättchen als Neben-

produkt über die Bildung von Arachidonsäure und zyklische Endoperoxide entsteht (Abb. 30), ist ein potentes Plättchenaggregierendes Agens, das weitere Aggregation hervorruft und die *Sekretionsphase der Plättchen einleitet*. Als Folge werden Inhaltsstoffe aus den Granula freigesetzt und in die Umgebung abgegeben. Unter den freigesetzten Substanzen ist ADP, das wiederum die Aggregation fördert. Daneben werden Serotonin, Katecholamine, Ca, Plättchenfaktor 3 und andere Faktoren freigesetzt, die die plasmatische Gerinnung stimulieren. Unter bestimmten Bedingungen (hohe Thrombinkonzentrationen, hohe Kollagenkonzentrationen) kann die Freisetzung unabhängig von Thromboxan ablaufen. Die Plättchenaggregation und Freisetzung kann *gehemmt* werden durch Medikamente, die die Thromboxan-A$_2$-Synthese verhindern (Aspirin), ebenso durch Substanzen, die den Plättchengehalt an zyklischem AMP erhöhen. *Zyklisches AMP hemmt die Phospholipase,* die zur Bildung von Arachnidonsäure führt, die zur Umwandlung in die Prostaglandin-Endoperoxide erforderlich ist. Wesentlich für die *Erhöhung des zyklischen AMP* ist ein in der Gefäßwand (Endothel) gebildetes Beiprodukt der Prostaglandinsynthese, das *Prostacyclin in PGI$_2$*. PGI$_2$ erhöht den cAMP-Spiegel in den Plättchen und hemmt so die Aggregation, während Thromboxan A$_2$ entgegengesetzt wirkt (Abb. 30).

d) Plättchenfusion → Thrombus (Abb. 29, unten): Mit der Freisetzungsreaktion geht die sog. »visköse Metamorphose« einher, das bedeutet, daß das Plättchenaggregat weich und klebrig wird, und damit wird die *irreversible Phase* der Bildung eines Thrombus eingeleitet. *Jetzt beginnt die plasmatische Gerinnung mit der Thrombinbildung und der Umwandlung von Fibrinogen in Fibrin.* Die Plättchenaußenmembranen verschwinden, das Plättchenaggregat wird von Fibrin bedeckt und durchzogen. Ein kleiner Thrombus ist entstanden. Die Retraktion, d. h. die Verfestigung des Thrombus mit Abpressen von Blutflüssigkeit, wird von dem in den Thrombozyten in hoher Konzentration vorhandenen *Thrombosthenin* (kontraktiles Protein, ATP) bewirkt.

2. Das Fibrin:

Die Abläufe bei der plasmatischen Gerinnung, d. h. der Umwandlung von Fibrinogen in Fibrin, wurden bereits behandelt. Im wesentlichen handelt es sich um die *Ausbildung einer aktiven Thrombokinase*, die über Vorstufen im

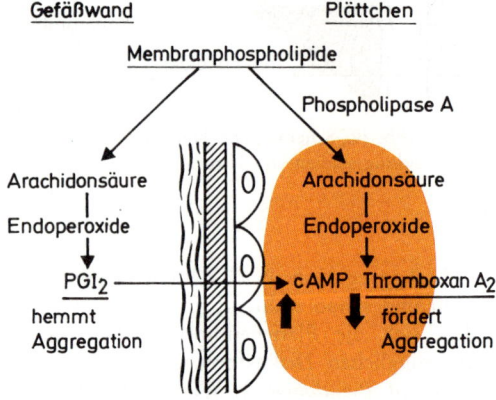

D. – Abb. 30. Freisetzungsreaktion.

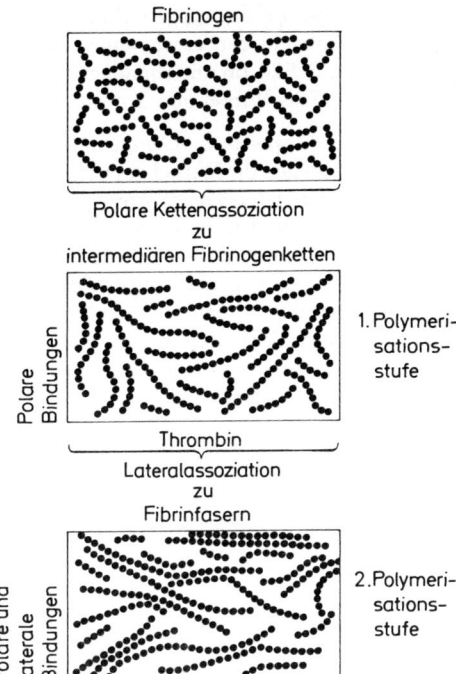

Fibrinogen

Polare Kettenassoziation
zu
intermediären Fibrinogenketten

Polare Bindungen

1. Polymerisationsstufe

Thrombin

Lateralassoziation
zu
Fibrinfasern

Polare und laterale Bindungen

2. Polymerisationsstufe

D. – Abb. 31. Schematische Darstellung der elektronenmikroskopisch nachweisbaren Fibrinogenpolymerisation (KÖPPEL).

endogenen Gerinnungssystem über Aktivierung des *Hageman-Faktors (XII)* und das exogene Gerinnungssystem (Gewebsthrombokinase) eingeleitet wird. Thrombokinase aktiviert das *Prothrombin zu Thrombin,* und dieses spaltet vom Fibrinogen zwei Peptide (A und B von α- und β-Kette) ab (Spaltung von Arginyl-Glycin-Bindungen), so daß Fibrinogenmoleküle polymerisieren können. Elektronenmikroskopisch läßt sich dieser Vorgang verfolgen (Abb. 31, 32). Nach den Untersuchungen von KÖPPEL stellt das Fibrinogen ein *globuläres Protein* dar in der Form eines Dodekaeders (12 gleichseitige Fünfecke) mit etwa 0,02 μm Durchmesser. Diese Moleküle bilden zuerst *Ketten,* und diese Ketten lagern sich aneinander, so daß Fibrinfasern entstehen. Es gibt verschiedene Vorstellungen über die Form des Fibrinogenmoleküls, kein Modell wurde bisher allgemein akzeptiert.

Literatur

DE GAETANO, G., C. GARATTINI (ed.): Platelets: a multidisciplinary approach. Ravon Press, New York 1978.
HOLMSEN, H.: Secretable storage pools in platelets. Ann. Rev. Med. *30:* 119–134 (1979).
KÖPPEL, G.: Die Umwandlung des Fibrinogen in Fibrin. Schattauer, Stuttgart – New York 1962.
SANDRITTER, W., G. BENEKE: Thrombose. In: E. KAUFMANN, M. STAEMMLER: Lehrbuch der speziellen pathologischen Anatomie. Erg.-Bd. I, 1, S. 465. De Gruyter, Berlin 1969.
SHERRY, S., A. SCRIABINE: Platelets and thrombosis. Urban & Schwarzenberg, München 1974.
WHITE, J. G.: Current concepts of platelet structure. Amer. J. clin. Path. *71:* 363–378 (1979).

3. Veränderungen der Blutströmung:

Die Blutströmung kann als ein Flüssigkeitsstrom mit suspendierten Partikeln aufgefaßt werden. Jede *Strömungsverlangsamung* (Gefäßerweiterung, lokale Eindickung = Hämokonzentration) führt zur *Sedimentation* der »Partikel« mit Erythrozytenverklumpung *(Sludge), Aggregation von Plättchen* und bei Gefäßwandschädigung, z.B. durch O$_2$-Mangel, auch zur Aktivierung des plasmatischen Gerinnungssystems. Bei Strömungsverlangsamung konnte z.B. eine *Erhöhung von Faktor V, VII und IX* beobachtet werden. Die erhöhte Thromboseneigung von Herzkranken oder bettlägerigen Patienten ist bekannt.

Bei einem *Stillstand* der Blutsäule werden durch den Sauerstoffmangel Endothelschäden hervorgerufen, so daß es zur *ADP-Freisetzung* und Plättchenaggregation am Kollagen kommt. Somit werden wesentliche Voraussetzungen für die Thrombose geschaffen.

Wirbelbildungen kommen im Blutstrom relativ häufig unter physiologischen und pathologischen Bedingungen vor. Physikalische Untersuchungen zeigen, daß zwischen Teilchen in einem Wirbel und dem übrigen Strom nur ein geringer Austausch besteht. Wirbel sind also selbstständige Körper in einer Strömung. Man kann demnach annehmen – es liegen keine Untersuchungen darüber vor –, daß die Menge an plasmati-

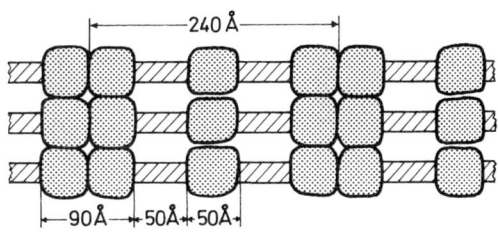

240 Å

90 Å 50 Å 50 Å

D. – Abb. 32. Modell über die Anordnung des Fibrinogens und der Fibrinfasern für die Erklärung der Querstreifung (240 Å).

schen Gerinnungsfaktoren in einem Wirbel zunimmt, da bei einem dauernden Verbrauch (latente Gerinnung) keine Klärung durch das RES besteht. Auch Alterung der Plättchen und Endothelschädigungen könnten dabei eine Rolle spielen. Wie auch immer – es ist eine Erfahrungstatsache, daß an Stellen mit Wirbelbildungen *gehäuft Thrombosen* auftreten.

Abb. 33 zeigt, daß Wirbel bei

a) *lokalen Gefäßerweiterungen*, z.B. *Aneurysmen*, auftreten. In Aneurysmen der Aorta findet man z.B. immer Thromben. Venektasien (Varizen) sind ebenfalls bevorzugte Orte der Thrombenentstehung. Abb. 33a zeigt, daß außerdem eine Strömungsverlangsamung mit Verbreiterung des langsameren plasmatischen Randstromes besteht (gelb).

b) *Hindernisse* (b, c), wie Klappen, Sporne oder bereits bestehende Thromben, führen zu Wirbelbildungen, bei Venenklappen vor und

hinter der Klappe. Erfahrungsgemäß beginnt die Thrombose häufig in der Tasche einer Venenklappe (**s. Ma. S. 52**). Im unterbundenen Gefäß finden wir ebenfalls Wirbel und Thromben.

An *Gefäßabgängen* bzw. *Gefäßeinmündungen* (d, e, f) entstehen die Wirbel vorwiegend im Bereich des größeren Gefäßes. Thromben lokalisieren sich z.B. in den Beinvenen bevorzugt unterhalb der Einmündung einer kleinen Vene in eine größere, so daß ein *rückläufiger Thrombus* entsteht (d). An diesen Gefäßeinmündungsstellen konnte ein größerer Zellumsatz der Endothelien nachgewiesen werden, was auf eine latente Endothelschädigung hindeutet.

Für die *Thromboseprophylaxe an den unteren Extremitäten* ist eine Beschleunigung des venösen Rückstroms von großer Bedeutung. Da beim Gehen durch die Kontraktion der Muskulatur (*»Wadenpumpe«*) und Anspannung der Faszien

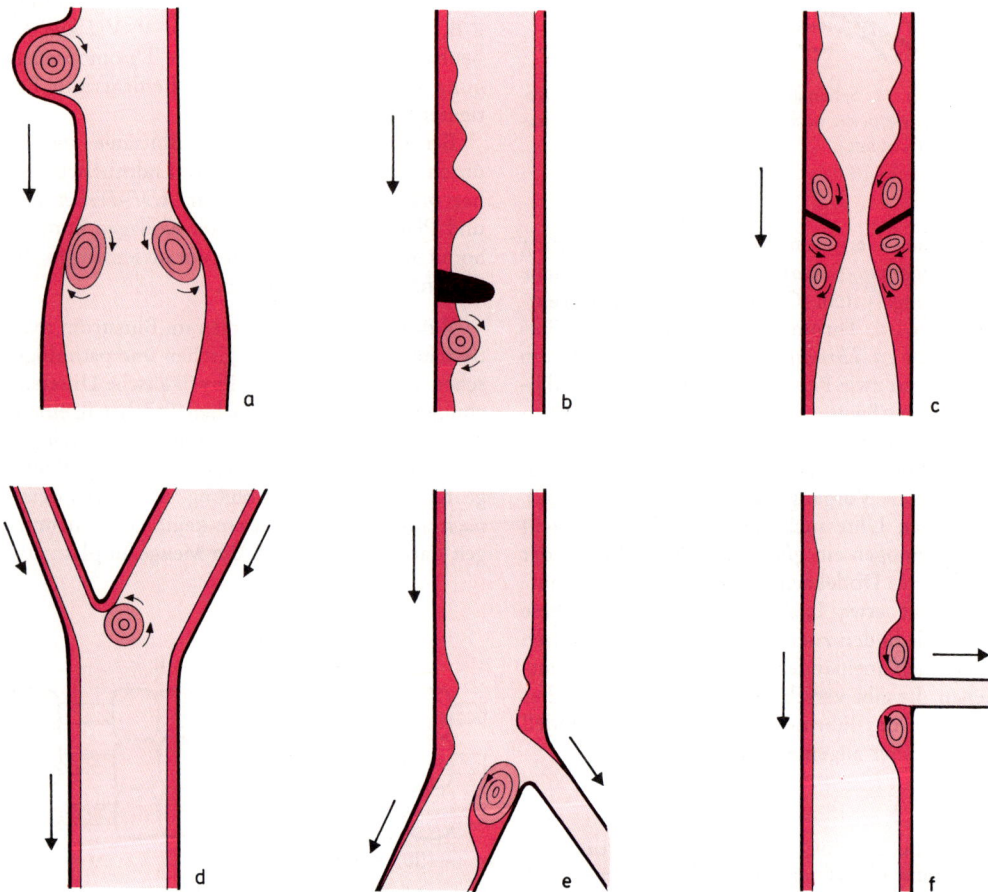

D. – Abb. 33 a–f. Schema der Entstehung von Strömungswirbeln unter verschiedenen Bedingungen (dunkelrot = plasmatischer Randstrom) (nach Sandritter u. Beneke).

der Rückstrom unterstützt wird, ist frühes Aufstehen der Patienten, z.B. nach Operationen, besonders wichtig. Aber auch die Faszien im Bereiche des Sprunggelenkes fördern bei aktiver oder passiver Bewegung die Blutströmungsgeschwindigkeit in den Venen (Kompression und Dekompression), so daß man von einer »Sprunggelenkspumpe« sprechen kann (STAUBESAND, 1980). Man sollte also gefährdete Patienten dazu anhalten, regelmäßig die Füße auf und ab zu bewegen – oder entsprechende passive Bewegungen vornehmen.

Alle genannten Veränderungen der Blutströmung schaffen Voraussetzungen für Thrombosen.

4. Gefäßwandveränderungen:

Veränderungen der Gefäßwand betreffen im Hinblick auf die Gerinnung vor allem das *Endothel.* Tab. 6 zeigt, daß das intakte Endothel eine große Zahl von Faktoren bildet, bindet oder synthetisiert, die *alle gerinnungshemmende Eigenschaften* (Plättchen, Fibrin) haben. Vor allem *PGI_2 und ADP → AMP* spielen eine Rolle, die Bindung von *Thrombin* und *F.Xa* sowie die Synthese von *F.VIII* und des Aktivators von *Plasminogen.* Das geschädigte Endothel verhält sich *gerinnungsfördernd* (ADP, PGI_2 fehlt), und die Kontraktion der Endothelzellen kann die Basalmembran freilegen. Interessant erscheint, daß eine stärkere Verminderung der Plättchen zu einer Verschmälerung der Endothelzelle führt und dabei Poren im Endothel auftreten (siehe Blutung).

5. Disponierende Faktoren:

Es gibt eine ganze Reihe äußerer und innerer Faktoren, von denen wir wissen, daß sie die Entstehung einer Thrombose begünstigen, ohne daß man im einzelnen sagen kann, welche der genannten Faktoren (Gerinnung, Gefäßwand oder Blutströmung) dafür verantwortlich sind.

Inaktivität der Patienten: Bettlägerigkeit mit verringerter Muskeltätigkeit der Beine, wobei die Muskelkontraktion als Hilfsmechanismus für den Venenstrom angesehen wird, fördert die Blutstromverlangsamung und damit die Thrombosegefahr. Bei Rückenlage ist auch das Eigengewicht des Beines als zusätzliche »Venensperre« nicht zu unterschätzen. Forderung: Patienten sollten nach der Operation möglichst früh aufstehen.

Alter: 50–60jährige Patienten sind besonders gefährdet (Kreislauf?).

D. – Tab. 6. Funktionen des Endothels.

Normales Endothel	
Bestandteil	**Effekt**
Fibrinogenfilm an der Oberfläche	Gerinnungshemmung?
Gylkoprotein Zellmembran	Gerinnungshemmung?
α_2-Makroglobulin	Gerinnungshemmung?
Abbau	
+ Synthese Prostaglandine	
Synthese PGI_2	Hemmt Plättchenaggregation
ADP → AMP	Hemmt Plättchenaggregation und Vasodilatation
Bradykinin, Serotonin Angiotensin I → II	Gerinnungshemmend
Bindung	
Thrombin, F. Xa	Gerinnungshemmend
Faktor für Hemmung d. Plättchenfunktion	Gerinnungshemmend
LDL, VLDL/Lipoproteinlipase	Arteriosklerose
Synthese	
Faktor VIII	Hemmt Plättchenaggregation
Aktivator Plasminogen	Fibrinolyse
Mitogener Faktor der Pl.	Prolif. Endothel, Intimamyozyten
Tumorangiogenesis F. von Tumoren	Prolif. Endothel
Bildung von Basalmembraneiweißkörpern	
Geschädigtes Epithel	
Kontraktion (Actin-Myosin)	Plättchenaggregation
ADP-Freisetzung	Plättchenaggregation
PGI_2 fehlt	Plättchenaggregation
Thromboplastin frei Platelet support factor Fehlen des Endothels	Gerinnung + Poren im Endothel Abdeckung mit Plättchen

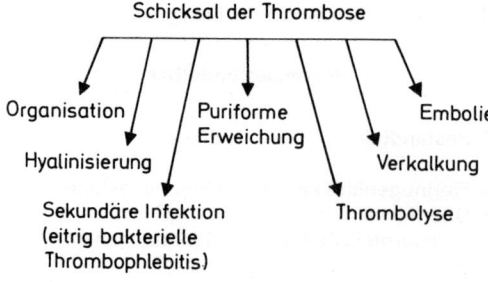

Schicksal der Thrombose

Organisation / Puriforme Erweichung / Embolie

Hyalinisierung   Verkalkung

Sekundäre Infektion   Thrombolyse
(eitrig bakterielle
Thrombophlebitis)

D. – Abb. 34.

Geschlecht: Bei Frauen häufiger als bei Männern (s. a. Lungenembolie, S. 350).

Wetter: Siehe Lungenembolie (S. 350).

Ernährung: Vorwiegend fettleibige Patienten (s. S. 280).

Operationen: 2–3 Tage nach Operation besteht eine erhöhte Thrombose- und Emboliegefahr (Einschwemmung thromboplastischer Substanzen aus dem Gewebe im Operationsgebiet. Ruhigstellung der Patienten).

Auch bei *Schwangerschaft* und Erhöhung von F XII, VIII, X besteht erhöhte Thromboseneigung, ebenso wie bei Einnahme östrogenhaltiger Kontrazeptiva und malignen Tumoren. Bei Faktor-VII- und Antithrombin-III-Mangel sind vermehrt Thrombosen beschrieben, ebenso bei Kongenital erhöhten Faktoren V, VIII. Es gibt leider keine sicheren Zeichen, die eine Thrombosebereitschaft anzeigen. Manchmal soll die partielle Thromboplastinzeit verkürzt sein, die Klebrigkeit der Plättchen soll steigen und die fibrinolytische Aktivität (Plasma und/oder Gefäßwand) soll vermindert sein.

6. Schicksal von Thrombosen (Abb. 34):

Organisation: Wie auf jede fremde Ablagerung oder Denaturierung von Eiweißköpern (z. B. Nekrose) im Gewebe (Blut als flüssiges Gewebe!) reagiert der Organismus auch auf die Thrombose (*»Koagulationsnekrose« des Blutes) gesetzmäßig mit der Bildung eines Resorptionsgewebes (Granulationsgewebe) mit Defektheilung (Narbe).* Schon nach 1 Tag wird die Thrombusoberfläche mit *Endothel* überzogen, wobei auch Blutmonozyten an der Abdeckung teilnehmen. Nach 3 Tagen sind Fibrin und Erythrozyten *hyalinisiert* (homogen und nicht mehr voneinander zu unterscheiden). Diese hyalinen Herde können besonders in arteriellen Thromben jahrelang bestehenbleiben. *Sie sind der Fibrinolyse noch zugänglich,* so daß es sinnvoll ist, auch alte thrombotische Verschlüsse noch fibrinolytisch zu behandeln. Die *Organisation* des Thrombus beginnt an der Gefäßwand mit *Einsprossen von Fibroblasten und Histiozyten,* die das thrombotische Material resorbieren

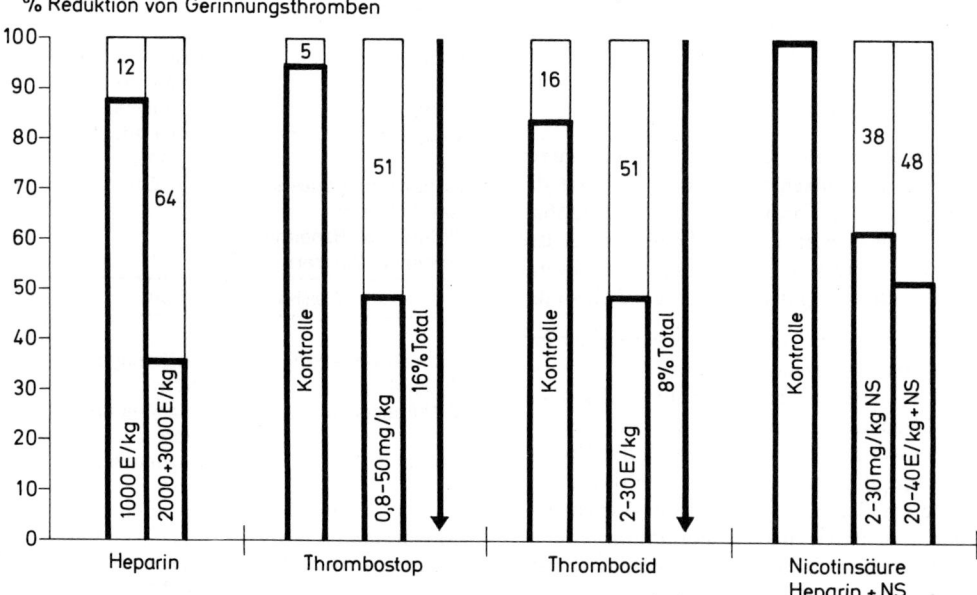

% Reduktion von Gerinnungsthromben

D. – Abb. 35. Prozentuale Größenreduktion von tierexperimentellen Gerinnungsthromben nach Behandlung mit Heparin, Heparinoiden und Nicotinsäure (SANDRITTER u. Mitarb., 1962).

Thrombolyse

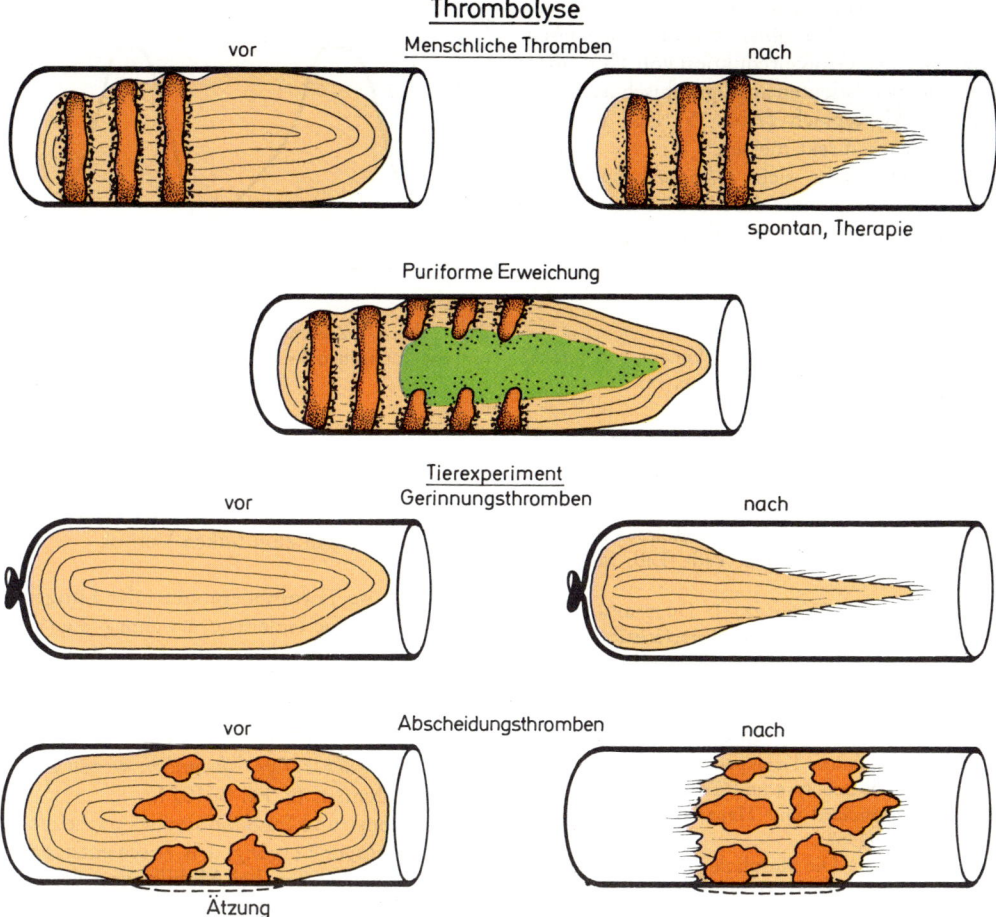

D. – Abb. 36. Morphologie der Thrombolyse (Sandritter, 1955).

(proteolytische Fermente, Exopeptidasen). Es werden *kollagene Fasern* gebildet (Narbenbildung), und die einsprossenden Gefäße gewinnen Anschluß an den Blutstrom des Gefäßes *(Rekanalisation)*. Zum Schluß ist nur noch eine weiße Gefäßwandnarbe zu sehen oder ein narbiger Verschluß entstanden, wie häufig bei Koronarthrombosen. Wird eine Venenklappe in die Narbe einbezogen, so entsteht eine *Klappeninsuffizienz* (postthrombotischer Symptomenkomplex). Neuerdings ist man der Ansicht, daß die Zellen des einsprossenden Granulationsgewebes vorwiegend den Intimamyozyten entstammen. (s. Arteriosklerose). Die Zellen von organisierten Thromben sind *monoklonalen* Ursprungs (Pearson et al., 1979). – Thrombosetheorie der Arteriosklerose.

Die *puriforme* **Erweichung**, d.h. Auflösung des thrombotischen Materials (Fibrin und Plätt-chen), erfolgt durch Peptidasen, die teils den eingeschlossenen Granulozyten entstammen, teils zum Plasminsystem gehören dürften.

Verkalkung des Thrombus kann wie bei jeder Nekrose auftreten, wenn der Thrombus nicht organisiert wird (Phlebolithen).

Die **Auflösung** *eines Thrombus* ist spontan oder therapeutisch induziert möglich. Die *Thrombolyse ist eine Fibrinolyse*, da die Protease Plasmin nur am Fibrin angreifen kann. *Plasmin* kann durch verschiedene Substanzen aktiviert werden (s. Abb. 35) u.a. durch Körperflüssigkeit wie Speichel oder Aktivatoren aus Thrombozyten, Endothelzellen und Gewebsfaktoren. Bakterielle Aktivatoren setzt man therapeutisch ein (Streptokinase); auch Nicotinsäure und Heparin wirken thrombolytisch. *Morphologisch* kann man die Thrombolyse durch Auflösung der

Fibrinstrukturen an der Oberfläche und im Inneren von Thromben direkt nachweisen (Abb. 36). Die Größenreduktion von Thromben kann man bei Patienten angiographisch nachweisen. Im Tierversuch (Abb. 35) läßt sich die Verkleinerung direkt messen.

Im Blut lassen sich *Fibrinabbauprodukte* nachweisen (Fragmente des Fibrins mit verschiedenem Molekulargewicht), die zu einer Zunahme der Permeabilität kleiner Gefäße führen.

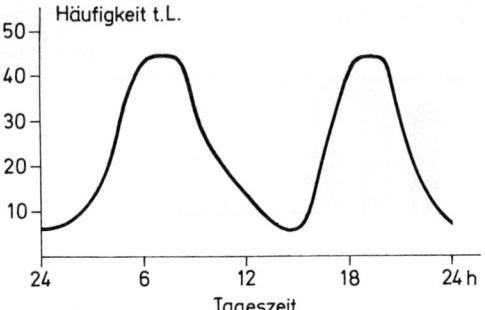

D. – Abb. 37. Zusammenhang zwischen Häufigkeit tödlicher Lungenembolien und Tageszeit.

Literatur

JOIST, J. H., L. A. SHERMAN: Venous and arterial thrombosis. Grune and Stratton, N. Y., London 1979.

KITCHENS, C. S., L. WEISS: Ultrastructural changes of endothelium associated with thrombocytopenia. Blood *46*: 567–578 (1975).

MASON, R. G., D. SHARP, H. Y. K. CHUANG, D. F. MOHAMMAD: The endothelium. Roles in thrombosis and hemostatis. Arch. Path. Lab. Med. *101*: 61–64 (1977).

PEARSON, T. A., K. SOLEZ, J. DILLMANN, R. H. HEPTINSTALL: Monoclonal characteristics of organising arterial thrombi: Significance in the origin and growth of human atherosclerotic plaques. Lancet *I*: 7–11 (1979).

SANDRITTER, W., W. BENSTZ, G. SCHLÜTER, A. KLEINSCHMIDT: Tierexpementelle Untersuchungen zur Thrombolyse und Thromboseprophylaxe mit Nikotinsäure und Heparin. Med. Welt *31*: 1613–1619 (1962).

SANDRITTER, W.: Die Morphologie der Thrombolyse an experimentellen Abscheidungs- und Gerinnungsthromben und an menschlichen Thromben. In: KOLLER, TH., W. P. MERZ: Thrombose und Embolie, S. 561–565, Schwabe, Basel 1955.

SPAET, T. H.: Progress in hemostasis and thrombosis. Grune and Stratton, N. Y., London 1974.

STAUBESAND, J.: Die anatomischen Grundlagen der Sprunggelenkpumpe (»anklepump«). Swiss. Med. *2* (1980).

STEIN, P. D., H. N. SABBAH: Measured turbulence and its effect on thrombus formation. Circ. Res. *35*: 608–614 (1974).

THORGEIRSSON, G., A. C. ROBERTSON: The vascular endothelium – pathobiological significance. Amer. J. Path. *93*: 803–848 (1978).

1.3.5.5. Embolie

»Emballein« heißt hineinwerfen. Gemeint ist die Verschleppung von körpereigenem Material oder Fremdsubstanzen mit dem Blut- oder Lymphstrom.

a) Thromboembolie

Thromboembolie bedeutet die *Verschleppung von Thromben im arteriellen und venösen Sy-* stem. *Venenthromben führen zu einer Lungenembolie,* ausgenommen der seltene Fall eines offenen Foramen ovale mit Übertritt eines Embolus vom rechten zum linken Vorhof.

Die **venöse Thromboembolie** oder **Lungenembolie** ist – wie einleitend erwähnt – eine der häufigsten Erkrankungen, die klinisch nur in 50% der Fälle erkannt werden kann. Die verschleppten Thromben stammen fast ausnahmslos aus den *Femoralvenen.* Besonders *gefährlich* sind lange, *rückläufige Thromben* wegen ihres großen Volumens **(s. Hi. S. 102 f.).**

Thrombose und Embolie sind wahrscheinlich einen *einzeitiger Vorgang,* d. h. frisch entstandene Thromben reißen bei Mobilisation des Patienten (Aufstehen, Bauchpresse) los. Ist ein Thrombus erst 2–3 Tage alt, so haftet er schon meistens fest an der Gefäßwand durch die einsprossenden Fibroblasten. Abb. 37 zeigt, daß tödliche Lungenembolien besonders zu Tageszeiten auftreten, an denen die Patienten im Krankenhaus »mobilisiert« werden, morgens zwischen 6 und 8 Uhr und abends zwischen 18 und 20 Uhr. Der Thrombus bildet sich, wie man vergleichend sagen kann, in der »Windstille«, ein leichtes »Lüftchen« schwemmt ihn los, wie reife Äpfel bei geringer Luftbewegung vom Baume fallen.

Die Lungenembolie ist in zivilisierten Ländern ein häufiges Ereignis und unterliegt Häufigkeitsschwankungen (Abb. 38), die mit dem *Ernährungszustand* der Bevölkerung korreliert sind. In Zeiten allgemeiner schlechter Ernährung, z. B. 1. und 2. Weltkrieg, werden wenig Lungenembolien beobachtet, in guten Zeiten steigt die Frequenz bis auf 8%. Auch in anderen Ländern, die von den Kriegen betroffen waren, zeigte sich die gleiche Tendenz. Besonders eindrucksvoll war die schlagartige Zunahme der

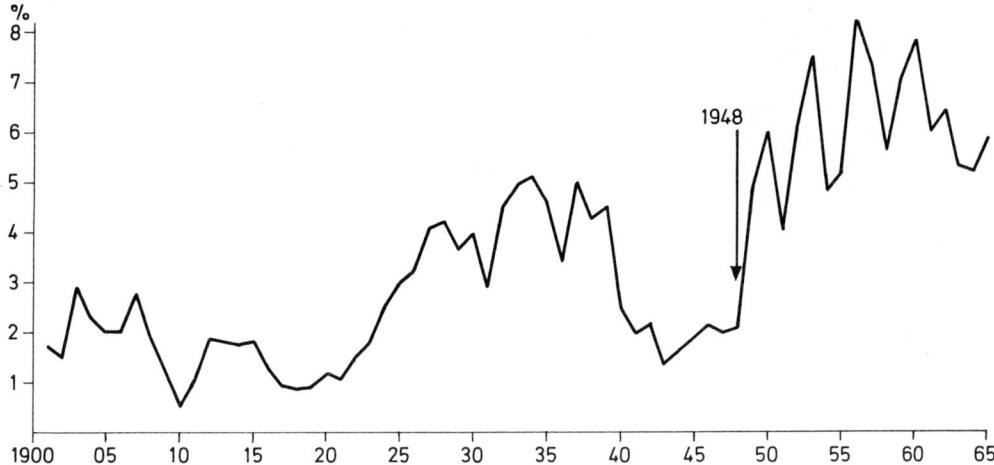

D. – Abb. 38. Häufigkeit tödlicher Lungenembolien (10 Pathologische Institute, ab 1956: Pathologisches Institut Freiburg).

Lungenembolie mit dem Tage der Währungsreform 1948 in Westdeutschland. Die Häufigkeit stieg innerhalb weniger Monate von 3 auf 8%. Nicht tödliche Lungenembolien werden in 11–15% der Sektionen beobachtet, so daß man mit einer Emboliefrequenz von etwa 20% der Patienten im Krankenhaus zu rechnen hat.

Die Emboliehäufigkeit ist von vielen Faktoren abhängig, u. a., wie wir gesehen haben, vom Ernährungszustand. Abb. 39 zeigt, daß fettleibige Menschen häufiger von einer Embolie betroffen werden als »Normalverbraucher« oder gar

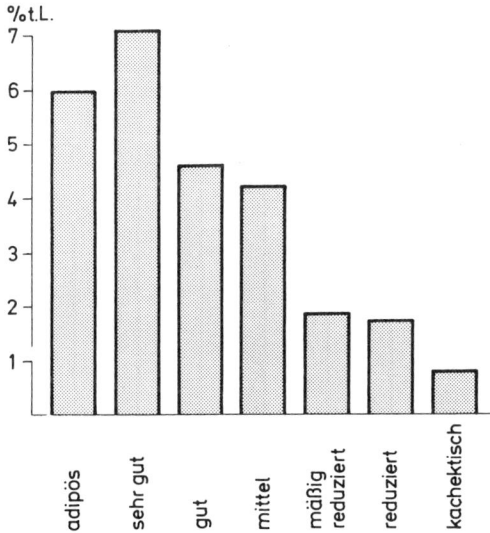

D. – Abb. 39. Ernährungszustand und Häufigkeit tödlicher Lungenembolien.

Unterernährte. Viele Autoren sind der Ansicht, daß Thromben in allen Gewichtsklassen gleich häufig sind, bei Fettleibigen aber Thromben leichter mobilisiert werden.

Eine Weltstatistik der Lungenembolie (Abb. 40) läßt sich vielleicht auch in Richtung Ernährungszustand interpretieren. Es zeigt sich ganz klar, daß in hochzivilisierten Ländern die Lungenembolie sehr häufig ist, in unterentwickelten und subtropischen und tropischen Ländern selten. Japan macht eine Ausnahme (andere Ernährung, andere Rasse?). Interessant sind auch die Verhältnisse in Südafrika (Europäer 3%, Bantus 0,6%, Rasse, Ernährung?). Prinzipiell ist hier auch die Frage zu diskutieren, inwieweit das Krankenhaus eine Rolle spielt (Ruhigstellung des Patienten). *Weitere disponierende Faktoren sind das Alter* (60- bis 70jährige) (Abb. 41) und das *Geschlecht* (weiblich häufiger als männlich). Eine erhöhte Emboliegefahr besteht auch bei bestimmten *Wettersituationen* (SANDRITTER et al., 1957) (Tab. 7), insbesondere bei Frontendurchgängen, wobei man nicht weiß, welcher einzelne Wetterfaktor biotrop wirksam ist. In neueren Untersuchungen (JACOBI et al., 1978) wurde gefunden, daß bei den in Tab. 7 angeführten Wettersituationen mit erhöhter Emboliegefahr auch die Plättchenadhäsivität steigt und sog. »spherics« = atmosphärische Strahlungsimpulse werden dafür verantwortlich gemacht.

Die *Pathophysiologie der Lungenembolie* ist keineswegs voll geklärt (LASCH, 1978). Es kommt zur *pulmonalen Hypertonie* mit akutem oder chronischem Cor pulmonale, die einmal

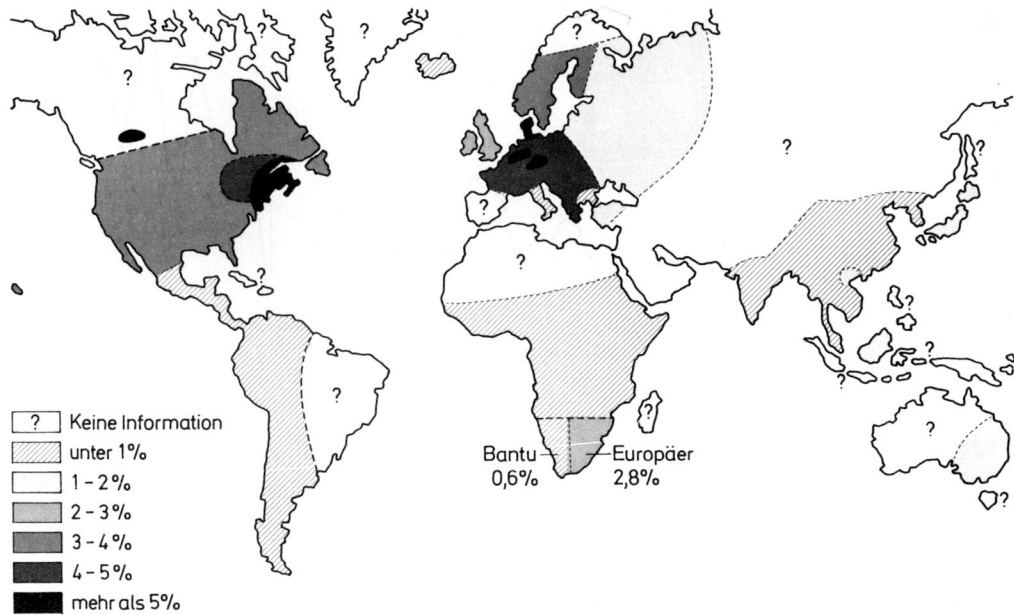

? Keine Information
unter 1%
1 - 2%
2 - 3%
3 - 4%
4 - 5%
mehr als 5%

Bantu 0,6% — Europäer 2,8%

D. – Abb. 40. Geographische Verteilung der Lungenembolien (782344 Sektionen).

mechanisch bedingt ist, zum anderen neuroreflektorisch und durch O_2-Mangel erklärt wird. Zudem besteht eine *arterielle Hypoxämie,* bedingt durch humoral bedingte Vasokonstriktion der Lungen (Histamin, Serotonin aus Blutplättchen). Es kommt zum *Blutdruckabfall* und *Tachypnoe,* die über periphere Lungenrezeptoren bewirkt wird. Die *myocardiale Durchblutung sinkt* (Angina-pectoris-Beschwerden), und schließlich kann sich ein *kardiogener Schock* entwickeln.

Arterielle Thrombosen: Arterielle Thrombosen entstehen meistens auf einer geschädigten

D. – Tab. 7. Zusammenhang zwischen Wetter und tödlicher Lungenembolie.

Subtrop. und trop. Aufgleitvorgänge Tiefdruck Südost Tiefdruck Nordost Kalte Festlandluft Aufgleitwarmfront Absinkwarmfront Aufgleitkaltfront	Erhöhte Emboliegefahr
Polare Meeresluft Stabile Aufgleitvorgänge Tage ohne Fronten Gewitter Störungsfreie Tage	Verminderte Emboliegefahr

Gefäßwand oder im Herzen bei Herzmuskelerkrankungen (Infarkte, Myokarditis). Am häufigsten sind die Aorta, A. iliaca und Koronararterien betroffen, am Herzen insbesondere das Herzohr bzw. der Vorhof (parietale Thrombosen) oder die Herzklappen (Endocarditis verrucosa). Die Embolisierung erfolgt am häufigsten in der *A. iliaca* oder *femoralis.*

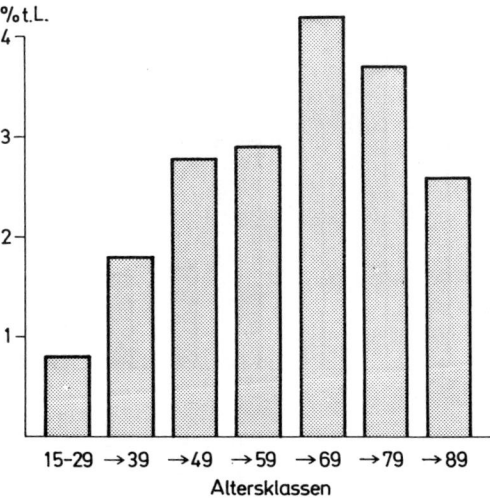

D. – Abb. 41. Häufigkeit tödlicher Lungenembolien in verschiedenen Altersklassen.

b) Andere Arten von Embolien

Der **Fettembolie** ist die größte Bedeutung zuzusprechen. Bei schweren Traumen der Weichteile, der Knochen oder bei Verbrennungen, z. B. auch beim Trauma einer Fettleber, kommt es zu *Zerreißungen von Fettzellen*, die ihren Inhalt freigeben, der von Venen angesaugt wird. Das Fett (über 10 g sind gefährlich!) bleibt in den Lungenkapillaren stecken (Ateminsuffizienz), kann bei leichten Embolien in der Lunge abgebaut werden oder gelangt in den großen Kreislauf (Niere, Gehirn) mit entsprechenden Ausfallserscheinungen. Die Fettembolie geht *immer mit einem Schock* einher und mit der Bildung von Mikrothromben. Die Schwere des Zustandsbildes (Anurie, Ateminsuffizienz) wird wesentlich von dem Ausmaß der Mikrothrombosierung bestimmt. Die *therapeutische Konsequenz:* Fettembolie muß wie ein Schock behandelt werden (s. S. 359). Die Fettembolie kann auch *sekundär beim Schock auftreten (am 2.–3. Tag), sog. Fettmobilisationssyndrom.* Das Fett stammt dabei aus der Leber und dem Fettgewebe und wird durch *Katecholamine (Lipolyse)* freigesetzt (s. Hi. S. 103).

Luftembolie: Eintritt von Luft in die Venen (Zerreißungen, Operationen, Struma!, Injektionen). Luft in der A. pulmonalis verstopft die Lungenstrombahn. Auch bei Caissonarbeitern bei plötzlicher Ausschleusung auftretend (Freisetzung von Stickstoff).

Außerdem können mit dem Blutstrom verschleppt werden: Knochenmarksteile, Plazentazellen, Leberzellen, Geschwulstzellen, Parasiten, Fremdkörper (Nadel, Geschoß). Die Fruchtwasserembolie stellt eine schwere Komplikation unter der Geburt dar, wenn Fruchtwasser bei vorzeitiger Plazentalösung in die Venen gelangt. Schwerer Schock!

Literatur

Jacobi, E., O. Richter, G. Krüskemper, G.: Thromboembolien unter Wettereinfluß. Int. Welt. *1:* 275–277 (1978).

Lasch, H. G.: Pathophysiologie der Lungenembolie. Verh. dtsch. Ges. inn. Med. *84:* 287–298 (1977).

Sandritter, W., F. Becker, I. Langenberg: Über die Wetterabhängigkeit der Lungenembolie. Klin. Wschr. *35:* 1176–1181 (1957).

Sevitt, S.: Fat embolism. J. Trauma *10:* 1074–1077 (1970).

1.4. Störungen des gesamten Kreislaufsystems

Bei den Erkrankungen, die generalisiert das gesamte Kreislaufsystem betreffen, handelt es sich um sehr komplexe Vorgänge, bei denen die autonome nervale Regulation, hormonale Einflüsse und die gesamte Palette der Gerinnungsstörung eine Rolle spielen können.

1.4.1. Der Bluthochdruck (Hypertonie)

Die arterielle Hypertonie ist eine der häufigsten Erkrankungen des Menschen (10% der 40jährigen, 30% jenseits des 60. Lebensjahres). In der Bundesrepublik 6 Millionen Menschen mit eindeutiger Blutdruckerhöhung.

Als Hypertonie bezeichnet man eine lang andauernde Erhöhung des Blutdrucks auf Werte von *systolisch über 160 mm Hg[1]* und *diastolisch über 95 mm Hg.* Die Blutdruckerhöhung hat schwere Schäden in verschiedenen Organen zur Folge, die die Lebenserwartung abhängig von der Höhe des Druckes herabsetzen:

Herzhypertrophie, Dilatation (Insuffizienz) des linken bzw. rechten Herzventrikels.

Arteriosklerose (Koronarsklerose → Herzinfarkt, Hirninfarkt, apoplektische Blutung, arterielle Verschlußkrankheit der Extremitäten).

Die **Höhe des Blutdrucks** (Abb. 42) wird *zentral reguliert (Regelkreis:* Karotissinus, Aortendepressor → Vasomotorenzentrum mit übergeordnetem Kortex → Sympathikus-Parasympathikus) und hängt im wesentlichen vom Minutenvolumen des Herzens und dem peripheren Gefäßwiderstand ab (Kontraktionszustand, Volumen, Viskosität). Eine Störung in diesem Regelkreis kann von jeder Stelle ausgehen, meist sind es mehrere Faktoren, die zusammenwirken.

D. – Tab. 8.

Häufigkeit und Ursache der verschiedenen Hochdruckformen (5000 Fälle, nach Bernsmeier, 1967).

Essentielle Hypertonie	79,9%
Renale Hypertonie	14,0%
Endokrine Hypertonie	3,5%
Kardiovaskuläre Hypertonie	2,0%
Neurogene Hypertonie	0,6%

---

[1] Nach WHO neuerdings statt mm Hg Kilopascal (kPa. 10 mm Hg = 4/3 kPa). Normaler Blutdruck 19/12.

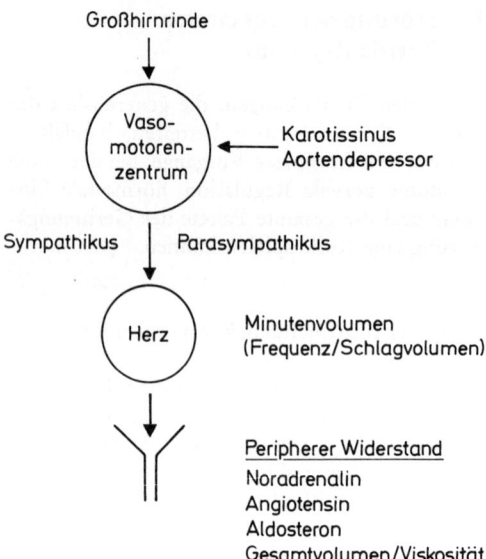

D. – Abb. 42. Vereinfachtes Schema der Regulation des Blutdrucks.

Man unterscheidet eine *primäre essentielle Hypertonie* von **sekundären** *Hypertonien* mit bekannten Ursachen. Tab. 8 zeigt, daß die essentielle Hypertonie weitaus den größten Teil der Hypertonien ausmacht, während nur in etwa 20% der Fälle die Ursache der Hypertonie bekannt ist.

1.4.1.1. Essentielle Hypertonie

Schon die Bezeichnung »essentiell«[1] bzw. die Synonyma »genuin«[2], »idiopathisch«[3] zeigt an, daß die formale bzw. kausale Pathogenese (Ätiologie) weitgehend unbekannt ist. Viele Untersuchungen sprechen dafür, daß sowohl das Minutenvolumen als auch der periphere Widerstand erhöht sind. Die Erkrankung verläuft *stadienhaft,* wobei nach SCHWAB u. Mitarb. zunächst ein hohes Minutenvolumen bei normalem Strömungswiderstand vorliegt und später das Minutenvolumen abnimmt und der periphere Widerstand ansteigt (Abb. 43). Die *Bedeutung des peripheren Gefäßwiderstandes* für die Pathogenese des Hochdrucks wird deutlich, wenn man bedenkt, daß schon eine Verringerung des inneren Gefäßdurchmessers von 10% zu einer Widerstandserhöhung von 50% führt. *Ätiologisch* stehen insbesondere erbliche Faktoren im Vor-

dergrund (50% der Fälle), weiterhin NaCl-Zufuhr (Aldosteron), Fettsucht und psychische Faktoren (Experiment: Katzen werden über Monate von Hunden gereizt → Hochdruck). Mit Sicherheit kann man lediglich sagen, daß viele Faktoren (Minutenvolumen, Widerstand, Viskosität, Gesamtvolumen, Elastizität, nervale Faktoren) für die Druckerhöhung verantwortlich sind (Mosaiktheroie von PAGE) und die Störung im Gleichgewicht zu einer Einstellung der Blutdruckregulation auf ein erhöhtes Niveau führt.

Neue Ergebnisse bestätigen die lange vermutete *besondere Rolle der Nieren auch bei der Aufrechterhaltung der essentiellen Hypertonie:* Kombiniert mit einem Diuretika-induzierten Volumenentzug kann der Blutdruck bei etwa 75% dieser Patienten durch eine spezifische *medikamentöse Blockade des Renin-Angiotensin-Systems* zur Norm gesenkt werden.

1.4.1.2. Renale Hypertonie

Die *pathophysiologische Grundlage* dieser Hochdruckformen (14% der Hypertoniker) ist der *Renin-Angiotensin-Mechanismus.* Bei jeder Minderdurchblutung der Nieren wird aus dem juxtaglomerulären Apparat vermehrt Renin freigesetzt, das aus dem Angiotensinogen des Blutplasmas *Angiotensin I* abspaltet. Ein Conver-

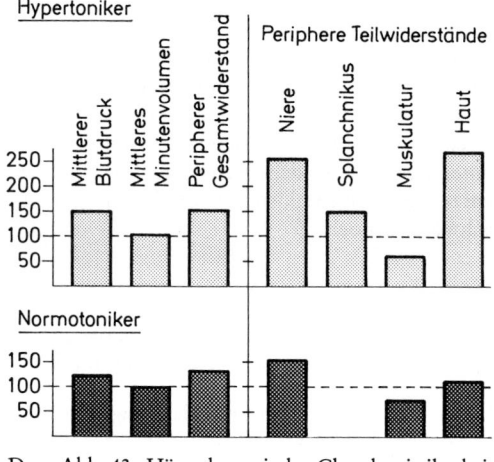

D. – Abb. 43. Hämodynamische Charakteristika bei der essentiellen Hypertonie (oben). Prinzipiell ähnliche Veränderungen beim Normotoniker nach emotioneller Reizung (unten) (BROD u. Mitarb., 1959).

---

[1] Essentia (lat.) Wesen, essentiell (franz.) wesentlich. – [2] Genuinus (lat.) angeboren, angestammt, ursprünglich, selbstständig. – [3] Idios (gr.) eigen, selbst, eigentümlich, besonders; pathos (gr.) Leiden.

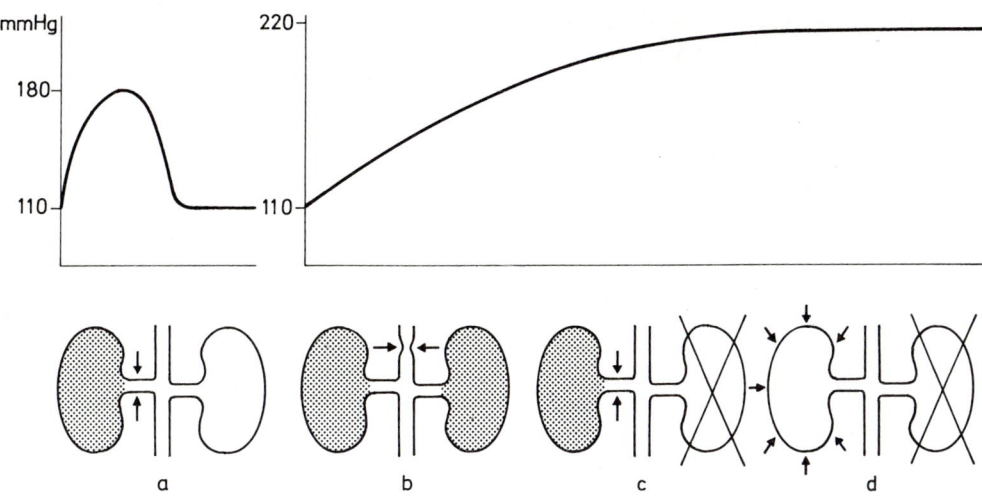

D. – Abb. 44. Schematische Darstellung der verschiedenen Versuchsmodifikationen, mit deren Hilfe es im Tierexperiment beim Hund gelingt, a) einen vorübergehenden, b), c), d) einen Dauerhochdruck zu erzeugen (modif. nach ZOLLINGER).

ting-Enzym setzt daraus *Angiotensin II* frei, das stark blutdrucksteigernd wirkt (Arteriolenspasmus) durch direkten Angriff auf die Gefäßwand; außerdem kommt es zu einer erleichterten *Noradrenalin*freisetzung aus dem adrenergischen System und Stimulation der Aldosteronsekretion mit *Natrium-* und *Wasserretention* und erhöhtem *Blutvolumen.*

Die *vasokonstriktorische Angiotensin-II-Wirkung* hängt nur zum Teil ab von der Höhe der Plasmakonzentration. Sie wird zusätzlich bestimmt durch die *Gefäßreagibilität,* die nach Natrium- und Volumenentzug herabgesetzt und nach Natrium- und Volumenbelastung gesteigert ist. Dies erklärt das Zusammentreffen von sogar extrem hohen Plasma-Angiotensin-Konzentrationen mit normalen oder subnormalen Blutdruckwerten, z. B. bei chronischer Nebenniereninsuffizienz (M. Addison), bzw. die Wirksamkeit »normaler« Plasma-Angiotensin-Spiegel bei bestimmten Formen der renalen Hypertonie.

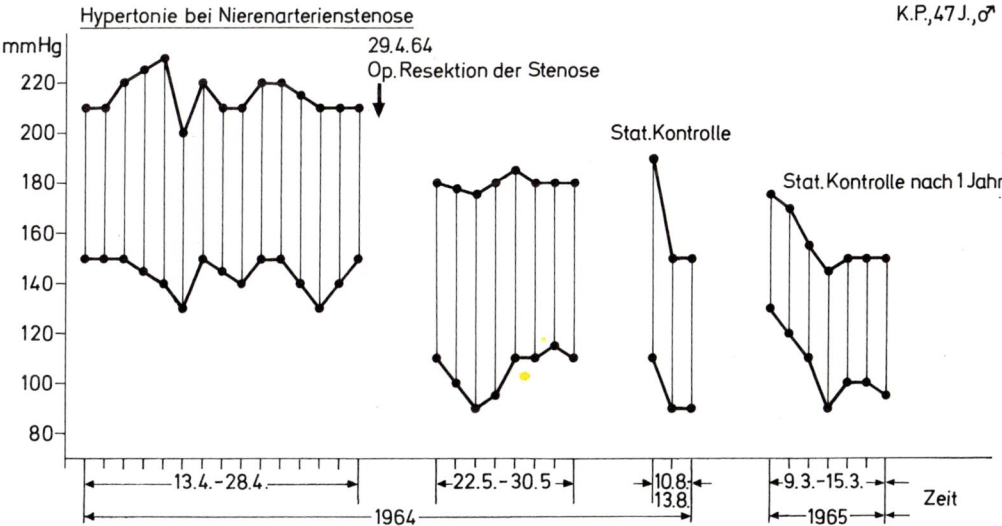

D. – Abb. 45. Langzeitkontrolle des Blutdruckverhaltens bei Nierenarterienstenose vor und nach operativer Korrektur (nach BERNSMEIER, 1967).

Grundlegend für das Verständnis der renalen Hypertonie waren die Experimente von HARTWICH und GOLDBLATT (Abb. 44). Ein- und doppelseitige Nierenarterienstenose, Einengung der Aorta oberhalb der Nierenarterienabgänge oder Zellophanumhüllung einer Niere bei einseitiger Nephrektomie können zur chronischen Blutdrucksteigerung führen.

Die *häufigste Ursache für eine renale Hypertonie* beim Menschen sind die chronische Glomerulonephritis, die chronische Pyelonephritis, sekundäre intrarenal stenosierende Gefäßschäden (Nephrosklerose) bei primär nicht renalen Hypertonieformen, diabetische Glomeruloklerose, Zystennieren und Nierenarterienstenosen (Arteriosklerose, fibromuskuläre Dysplasie) partiell verschlossene Gefäßanastomosen bei Transplantatnieren.

Insbesondere bei jungen Hypertonikern (unter 40 Jahren) sollte nach einer Nierenarterienstenose gefahndet werden, da eine Operation zur Heilung führen kann (Nierenexstirpation). Abb. 45 zeigt die Blutdruckwerte eines solchen Falles (47jähriger Mann) vor und nach Operation (BERNSMEIER).

1.4.1.3. Endokrine Hypertonien

Endokrin ausgelöste Hypertonien sind bedingt durch eine *vermehrte Ausschüttung von*

Hormonen des Nebennierenmarkes (Katecholamine) oder der *Nebennierenrinde* (Hyperaldosteronismus, Hyperkortizismus).

α) *Nebennierenmarktumoren* (Phäochromozytome, **s. Ma. S. 246; s. Hi. S. 230**), seltener *Ganglioneurome* oder *Neuroblastome* (Sympathikusabkömmlinge), produzieren Adrenalin und/oder Noradrenalin und rufen einen krisenhaft wechselnden oder bei kontinuierlicher Abgabe an das Blut dauerhaften Widerstandshochdruck hervor (Arteriolenkontraktion). Im Urin lassen sich Abbauprodukte der Katecholamine, z. B. Vanillinmandelsäure, nachweisen. Der Tod kann bei einer Blutdruckkrise durch Herzinfarkt oder Apoplexie erfolgen.

β) Bei Hyperplasie oder *Tumoren der Zona glomerulosa der Nebennieren* wird vermehrt Aldosteron produziert *(Conn-Syndrom)*, welches die Natriumrückresorption der Niere erhöht, so daß es zur Hypernatriämie (Erhöhung des Blutplasmavolumens) bei gleichzeitiger Hypokaliämie kommt (Alkalose, Muskelschwäche). Die Natriumverarmung im Tubulus bewirkt eine verringerte Stimulation des juxtaglomerulären Apparates mit verminderter Reninproduktion.

γ) Beim *Cushing-Syndrom* (Abb. 46) (mit Stammfettsucht, Vollmondgesicht, Osteoporo-

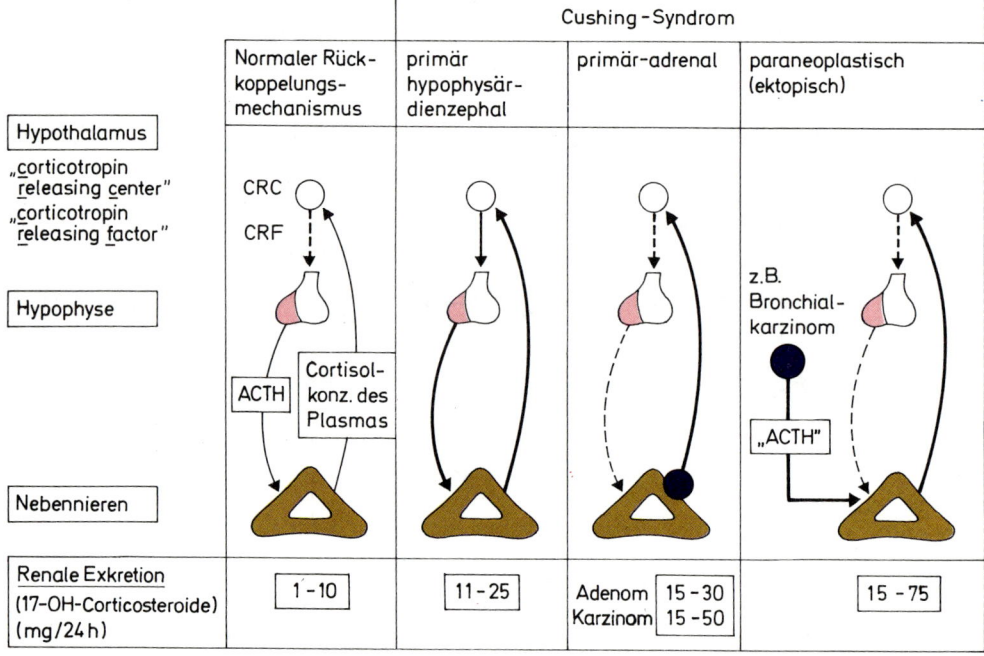

D. – Abb. 46. Hypothalamus-Hypophysen-Nebennierenrinde-Rückkoppelungssystem bei Hyperkortizismus [nach W. KAUFMANN: Therapiewoche *21:* 3665 (1971)].

se) besteht in 90% der Fälle eine Hypertonie (Volumenzunahme? Widerstand?).

1.4.1.4. Kardiovaskuläre Hypertonien

Diese findet man bei *Aortenisthmusstenose* oberhalb der *Lumeneinengung der Aorta* oder bei starrem Windkessel der Aorta durch *Arteriosklerose*. Eine vorwiegend systolische Blutdruckerhöhung wird bei kompensierter Aorteninsuffizienz durch das hohe Minutenvolumen durch den diastolischen Reflux aus der Aorta in den linken Ventrikel gefunden.

1.4.1.5. Neurogener Hochdruck

Der neurogene Hochdruck wird auch als »Entzügelungshochdruck« bezeichnet, da durch traumatische, entzündliche Veränderungen oder Arteriosklerose im Karotissinus die »Depressornerven« ausfallen.

1.4.1.6. Hypertonie des Lungenkreislaufs

Zu einer Druckerhöhung im kleinen Kreislauf (normaler Druck in der A. pulmonalis 30/10 mm Hg) kann es infolge einer Erhöhung des Widerstandes im Gefäßsystem der Lunge oder/und des Minutenvolumens kommen.

Eine akute Druckerhöhung findet man bei *Lungenembolien* oder *Lungenödem*. Eine chronische Druck- oder Volumenbelastung kann ihre Ursachen in der Lunge selbst (Cor pulmonale im engeren Sinne) oder extrapulmonal haben.

Pulmonale Ursachen sind: rezidivierende Lungenembolien, Lungenemphysem (Kapillarschwund), Lungenfibrosen, Gefäßentzündungen (z.B. nach Appetitzüglern), Hamman-Rich-Syndrom, Silikose, Tuberkulose, Pleuraschwarten, Kyphoskoliose usw. (Abb. 47).

Extrapulmonale Ursachen: angeborener Links-Rechts-Shunt, Mitralstenosen und andere Linksherzfehler, Perikarditis, Kyphoskoliose, Polyglobulie; eine primäre essentielle Hypertonie im kleinen Kreislauf scheint selten zu sein (primäre Vasokonstriktion mit Gefäßmuskelhypertrophie). Die Pulmonalsklerose ist jedenfalls sekundär. Abb. 48 zeigt die Häufigkeit von Lungenerkrankungen in einem großen Patientengut. Man sieht, daß besonders das Lungenemphysem eine der häufigsten Erkrankungen ist. Aus Abb. 49 wird deutlich, daß nicht alle Lungenerkrankungen mit einem Cor pulmonale einhergehen.

1.4.1.7. Folgen der Hypertonie

Neben der *Herzhypertrophie* und *Dilatation* des linken bzw. rechten Herzventrikels (60–70% der Hypertoniker) wird die *Arterio-* und *Arteriolosklerose* von den meisten Autoren als Folge einer lang dauernden Blutdrucksteigerung angesehen. Welcher Stellenwert der Hypertonie im Konzert der möglichen Ursachen (Hypercholesterinämie usw.) zukommt, ist allerdings noch offen. Die Erkrankungen der kleinen Arterien (Arteriolosklerose und Elastose) werden als Hypertoniefolgen angesehen.

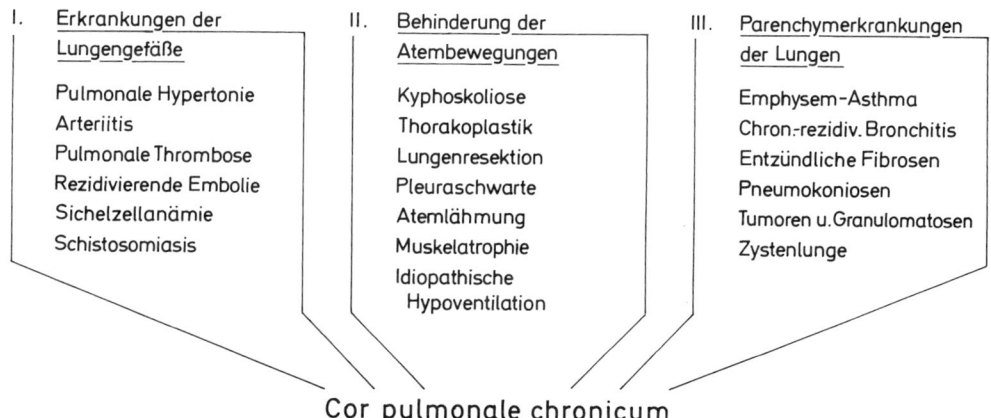

D. – Abb. 47. Ursachen des chronischen Cor pulmonale.

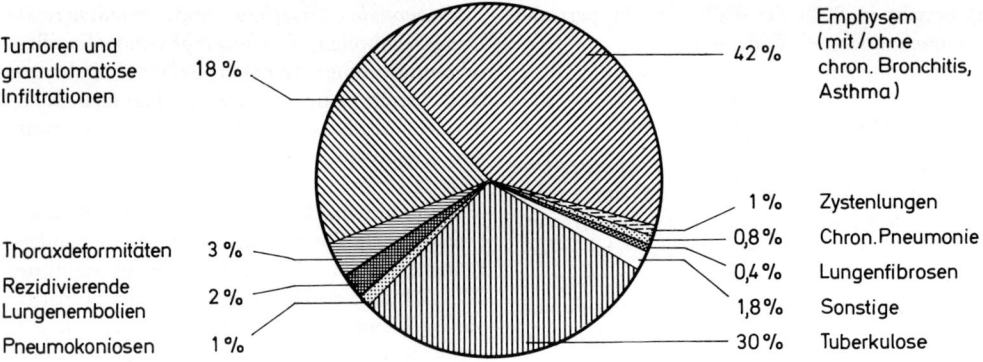

D. – Abb. 48. Häufigkeit der Pneumopathien im klinischen Krankengut (Analyse aus 4001 Patienten).

Für die *Pathogenese des Herzinfarktes* dürfte die Hypertonie mit dem Zusammentreffen von Herzhypertrophie mit erhöhtem Sauerstoffbedarf und gleichzeitiger Lumeneinengung der Kranzarterien allerdings eine ganz wesentliche Rolle spielen.

Auch die *Hirninfarkte* oder Massenblutungen des Gehirns sind Hypertoniefolgen mit Hyalinose kleiner Arterien (30–40% der Hypertoniker sterben an zerebralen Komplikationen).

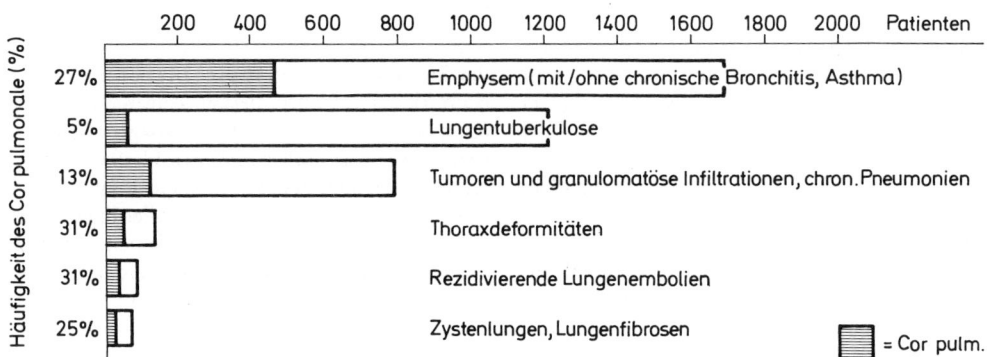

D. – Abb. 49. Häufigkeit des chronischen Cor pulmonale bei den verschiedenen Lungenerkrankungen [nach A. BERNSMEIER: Das chronische Cor pulmonale. Lebensversicherungsmedizin *24:* 51 (1972)].

Literatur

BENEKE, G.: Pathologie der Hochdruckfolgen. Herz/Kreislauf *2:* 166–174 (1970).

BERNSMEIER, A.: Klinik und Therapie der Hypertonie. Münch. med. Wschr. *109:* 1837–1845 (1967).

DUSTAN, H. P., R. C. TARAZ: Cardiogenic hypertension Amer. Rev. Med. *29:* 485–493 (1978).

EDWARDS, B. E., J. F. EDWARDS: Clinical primary hypertension: three pathological types. Circulation *56:* 884–888 (1977).

FRÖHLICH, E. D.: Hypertension and angina pectoris. J. A. M. A. *239:* 344–346 (1978).

GOLDBLATT, H., J. LYNCH, R. F. HANZAL, W. W. SUMMERVILLE: Studies on experimental hypertension. I. The production of persistent elevation of systolic blood pressure by means of renal ischemia. J. exp. Med. *59:* 347–379 (1934).

HARTWICH, A.: Demonstrationen zum klinischen Referat über Kreislaufwirkungen körpereigener Stoffe. Verh. dtsch. Ges. inn. Med. *44:* 76–84 (1932).

HEINTZ, R., H. LOSSE: Arterielle Hypertonie, Thieme, Stuttgart 1969.

KAUFMANN, W.: Endokrin bedingte Hypertonien. Therapiewoche *21:* 3658–3668 (1971).

PAGE, I. H.: Die Mosaiktheorie der Hypertonie. In: Essentielle Hypertonie. Hrsg. K. D. BOCK, P. COTTIER. Springer, Berlin 1960.

PAGE, I. H.: Arterial hypertension in retrospect. Circ. Res. *34:* 133–142 (1974).

SCHWAB, M. TH. DISSMANN: Kreislaufmechanik der arteriellen Hypertension. Arch. klin. Med. *213:* 151–172 (1967).

1.4.2. Schock

Schock stellt ein vielschichtiges, kompliziertes Geschehen dar, über dessen Pathophysiologie heute noch keine Einigkeit besteht. Es haben sich aber einige pathogenetische Gesichtspunkte durchgesetzt, die vor allem wichtige therapeutische Konsequenzen zur Folge haben.

Der Arzt mag mit vielen dramatischen Situationen konfrontiert werden, eine der schwerwiegendsten ist wohl der Schock, sei es nach Verkehrsunfall, als Verblutungsschock, postoperativer Schock oder Schock bei einem Abort (Sepsis). Die Patienten sind blaß mit kaltem Schweiß und kalten Extremitäten, sind benommen, aber ansprechbar. Der Puls ist schnell und fadenförmig, der Blutdruck meist niedrig. Sehr bald entwickeln sich eine Anurie und respiratorische Insuffizienz. Hautblutungen und Blutungen innerer Organe verführen dazu, Fibrinogen zu transfundieren – ein schwerer Kunstfehler.

Versucht man diese **klinische Symptomatik** unter einem gemeinsamen Gesichtspunkt zu sehen, so läßt sich Schock definieren als ein *akutes, generalisiertes Versagen des Kreislaufs, insbesondere der Kreislaufperipherie, mit oder ohne Blutdruckabfall und Gewebsschädigung durch Sauerstoffmangel.*

Ein Schock kann durch sehr *viele verschiedene* **Noxen** ausgelöst werden – ein Hinweis dafür, daß es keine gemeinsame, alles umfassende Ursache des Schocks gibt, lediglich der *Ort des Geschehens ist immer gleich, nämlich die* **Kreislaufperipherie.**

Die verminderte Durchblutung in der Kreislaufperipherie führt zu einer *Verminderung des hydrostatischen Drucks* im Blut, so daß es zu einem Flüssigkeitseinstrom aus dem Interstitium in die Gefäße kommt (Abb. 51 a). Gleichzeitig *sinkt die Sauerstoffversorgung* (Minderdurchblutung, Transporterschwerung im Interstitium), obwohl die Sauerstoffabgabe aus den Erythrozyten erleichtert ist (Anstieg von 2, 3-Diphosphoglycerat). In der Spätphase des Schocks an der Grenze zur Irreversibilität kommt es zur *Erweiterung der Arteriolen* (Abb. 50, 51 a), da die aus der Zelle austretenden sauren Metabolite die glatten Muskelzellen gegenüber Katecholamin blockieren (geringere Ansprechbarkeit). Die Kontraktion der Venolen soll erhalten bleiben, so daß der Filtrationsdruck steigt und Flüssigkeit in das Interstitium einströmt (Verstärkung der Hypovolämie). Die *Natriumpumpe der Zellmembran versagt (ATP-Mangel)* mit Einstrom von Natrium und Wasser in die Zelle (vakuolige Degeneration) bei gleichzeitigem Kaliumaustritt und Hyperkaliämie. Die *ATP-Bildung in der Zelle sinkt (Glykolyse) und wird weiter gehemmt durch den pH-Abfall (z. B. Skelettmuskel normal pH 7,4, im Schock pH 6,5). Durch die Glykolyse kommt es zu einem Anstieg der Milchsäure in der Zelle, das Interstitium wird mit Laktat überschwemmt* (sog. Hidden-Azidose). Später steigt dann auch der Laktatspiegel im Blut an. Je höher der Laktatspiegel, desto schlechter wird die Prognose (ROKA, 1978; HALJAMEE et al., 1980). In gleicher Weise *steigt auch der Prolingehalt* im Blutserum an. Prolin soll aus der Muskulatur stammen und z. B. bei septischem Schock in der Leber nicht abgebaut werden (CERRA et al., 1979). Außerdem sind im Schock die Triglyceride, Glucose (insulinresistent), Glucagon und verschiedene Aminosäuren erhöht. Es besteht ein *allgemeines progressives Energiedefizit* mit Herabsetzung der Substratutilisation bei niedrigem Sauerstoffverbrauch.

Zu den *Veränderungen in der Mikrozirkulation* tragen neben Gefäßspasmen und Dilatation *intravaskuläre Faktoren* ganz wesentlich bei (Abb. 50). Es kommt zur *Erhöhung der Viskosität*, da die Erythrozyten weniger deformierbar sind, und Plättchenaggregaten sowie *Erythrozytenverklumpungen* (sog. *roter Sludge*[1]) behindern die Zirkulation (Stase). Die *Plättchen setzen vasoaktive Stoffe frei* (ATP, Histamin, Serotonin), die die Kreislaufstörung intensivieren. In dieser Phase wird der Schock auch lichtmikroskopisch mit den hyalinen Thromben faßbar. Abb. 51 b zeigt, daß die verschiedenen Kreislauf- und Gerinnungsstörungen bei verschiedenen Formen des Schocks unterschiedlich ausgeprägt sind.

Als **primäre Ursache** kann eine *Störung der Makrozirkulation* vorliegen, wobei die Mikrozirkulation sekundär in Mitleidenschaft gezogen wird.

Beim *kardiogenen Schock* (Herzinfarkt, Rhythmusstörung des Herzens oder Perikarderguß, Letalität 70–80%) ist die verminderte Pumpleistung des Herzens die Ursache für die Minderperfusion.

Beim *hypovolämischen Schock* (z. B. Blutverlust = *hämorrhagischer Schock,* Blutplasmaver-

---

[1] Sludge = Niederschlag = Ausdruck aus Motorentechnik, mit dem der schlammige Bodensatz in Ölwannen bezeichnet wird.

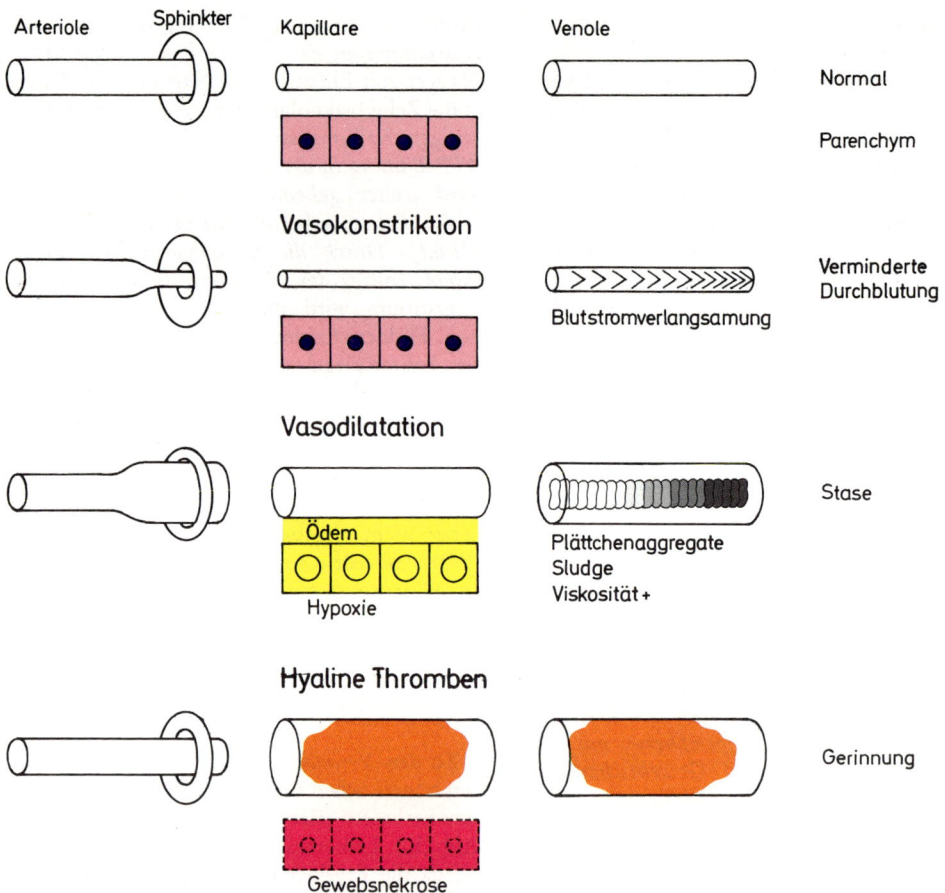

D. – Abb. 50. Kreislaufperipherie bei verschiedenen Stadien des Schocks.

lust bei *Verbrennungen, traumatischer Schock* oder akute *Pankreasnekrose,* Wasserverlust bei *Cholera, Coma diabeticum* oder der *Addison-Krise*) wird die ungenügende Mikrozirkulation durch das Mißverhältnis von Kreislaufkapazität und Strömungsvolumen in Gang gesetzt.

Beim *neurogenen Schock* tritt durch zentrale oder periphere Vasomotorenschädigung ein relativer Volumenmangel auf durch Änderung von Gefäßtonus und Gefäßkapazität.

Beim *anaphylaktischen Schock* wird der Volumenverlust sowohl durch die erhöhte Gefäßpermeabilität (Histamin) als auch die Gefäßerweiterung gestartet.

Beim *septischen Schock* (*Endotoxinschock,* Letalität 70–80%) liegt der primäre Angriffspunkt an der Mikrozirkulation (Endothelschädigung bis Nekrose), während die Makrozirkulation weitgehend intakt ist. Dies kommt darin zum Ausdruck, daß bei diesen Patienten häufig der Blutdruck normal ist, das Herzzeitvolumen wie

der zentrale Venendruck erhöht sind, und die Haut trocken, warm und rosig ist (sog. hyperdyname Form). Erst in der zweiten Phase des Endotoxinschocks sinken Herzzeitvolumen und der Blutdruck ab.

In vielen Fällen von Schock liegen aber *Mischformen* vor, z. B. traumatischer Schock mit Wundinfektion, postoperativer Schock u. a. In der Endstrecke aller verschiedenen Arten von Schock findet man immer Veränderungen in der Blutgerinnung mit einem entsprechenden morphologischen Substrat, nämlich den *hyalinen Thromben* (Fibrin und Blutplättchen).

Das **pathophysiologische Geschehen beim Schock** hat einen eigengesetzlichen Verlauf mit einer Intensivierung, die man mit der Beschleunigung einer Kugel auf einer schiefen Bahn vergleichen kann. Von einer gewissen Geschwindigkeit an ist die Kugel kaum mehr aufzuhalten. Man kann ein *reversibles Stadium*

D. – Tab. 9. Definition, Formen und Stadien des Schocks.

Definition

Akutes generalisiertes Kreislaufversagen der Strombahnperipherie mit Gewebsschädigung durch Hypoxydose mit oder ohne Blutdruckabfall

---

Verschiedene Formen des Schocks	**Stadien des Schocks**		

Verschiedene Formen des Schocks:

Endotoxinschock

Exp. gen. Shwartzman-Sanarelli-Phänomen
Colisepsis (Abort)
Meningokokkensepsis

Hämorrhagischer Schock

Verblutung
Hämolyse

Verbrennungsschock

Akute Pankreatitis

Traumatischer Schock

Gewebszertrümmerung
Fettembolie

Kardiogener Schock

z. B. Herzinfarkt

Anaphylaktischer Schock

Neurogener Schock

Postoperativer Schock

Spätschwangerschaftsschock

Eklampsie
Fruchtwasserembolie
Plazentalösung

Akute Virusinfekte

Vergiftungen (Adalin)

Stadien des Schocks:

I. Reversibles Stadium

Klinik	Blut-pH	**Pathologie**
Blutdruckabfall	7,4	Vasokonstriktion
Vermindertes Herzzeitvolumen		
Verminderter venöser Rückstrom		Tendenz zur Plättchenaggregation
Cannon-Reaktion (Adrenalinausschüttung)		Sludge
Tachykardie	Anurie	Vasodilatation
Tachypnoe		
Hypovolämie		Ödem
Hämokonzentration		
O_2-Aufnahme des Gewebes sinkt ab		Hypoxie

II. Irreversibles Stadium — 6,8

Glykolyse (O_2-Mangel)		Stase
Azidose		**Hyaline Thromben**
Milchsäure, Laktatdehydrogenase		Plättchen
Hyperkaliämie (Na-Pumpe)		Fibrin
Absinken von **Thrombozyten** Prothrombin Fibrinogen Faktor V Faktor VIII **Blutungen**		Blockade des RES **Gewebsnekrosen** **Blutungen**

Hyperkoagulabilität (DIG)
Verbrauchskoagulopathie

---

von einem *irreversiblen Stadium* im Schock unterscheiden. Tab. 9 rechts zeigt eine Gegenüberstellung der klinischen und pathologisch-anatomischen Veränderungen. Am Anfang steht meist der Blutdruckabfall (nicht immer vorhanden!) sowie ein vermindertes Herzzeitvolumen, das im wesentlichen durch einen herabgesetzten venösen Rückstrom aus der Blutkreislaufperipherie bedingt ist. Als Reaktion darauf kommt es zur Adrenalin- und Vasopressinausschüttung mit Vasokonstriktion (Abb. 50), die sowohl die Arteriolen (als auch die Venolen?) in Abhängig-

a)

Stoffwechsel im Schock

<u>Frühphase</u>   <u>Spätphase</u>

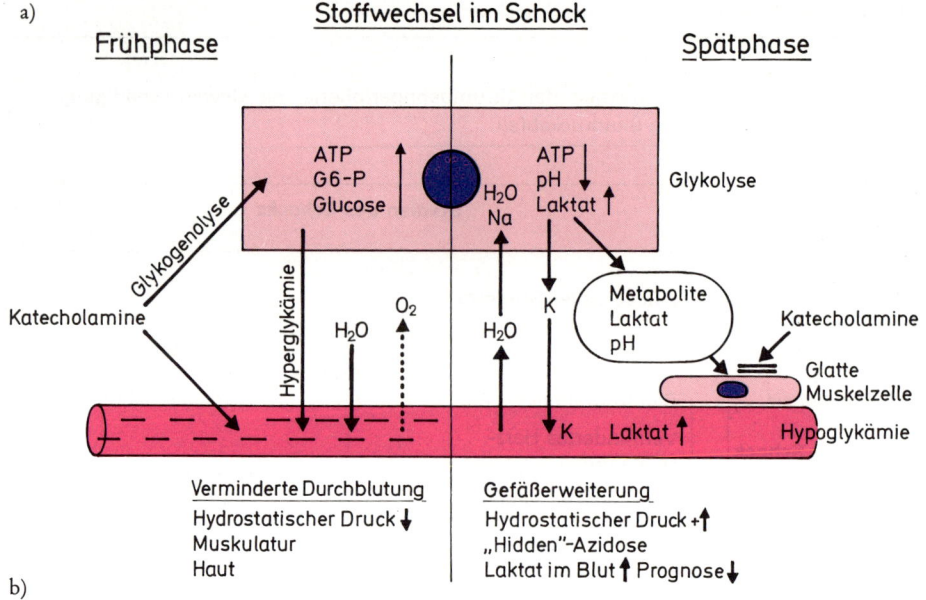

Verminderte Durchblutung

Hydrostatischer Druck ↓
Muskulatur
Haut

Gefäßerweiterung

Hydrostatischer Druck +↑
„Hidden"-Azidose
Laktat im Blut ↑ Prognose ↓

b)

	Hämorrhagischer Schock	Traumatischer Schock	Verbrennungsschock	Endotoxinschock
Spasmen	+++	++	0	+
Leukozyten-Sticking	(+)	(+)	+++	+++
Thrombozytenaggregate	+	+	+++	+++
Stasen	0	+	+++	+
Kapillardurchblutung	+	+	(+)	(+)
Hämorrhagien	m (+)	++	0	+++
Hämolyse	0	(+)	+++	0

D. – Abb. 51. a) Stoffwechsel im Schock. b) Charakteristische mikrozirkulatorische Veränderungen bei verschiedenen Schockformen. – Synopsis intravital gewonnener Befunde bei Schockformen unterschiedlicher Ätiologie. Die Beobachtungen wurden am Mesenterium des Kaninchens gemacht.

keit von dem regionalen Verteilungsmuster der *Alpharezeptoren* betrifft (Haut, Muskulatur, Niere, Splanchnikusgebiet), während Gehirn und Herz *(Betarezeptoren) keine* Drosselung erfahren (sog. *Zentralisation des Kreislaufs).*

Die Spitze dieses »Eisberges«, nämlich der Gerinnungsänderungen, ist bei vielen Schockformen schon in der *Frühphase* nachweisbar und von großem diagnostischen Wert, insbesondere der *Abfall der Blutplättchen* (normal 300000 – Abfall bis 50000) oder der Anstieg des Siebdruckes des Blutplasmas (Anstieg des Druckes vor einem Sieb, dessen Poren durch Plättchenaggregate verstopft werden). *Mit Ausbildung der Thromben sinken gleichzeitig die Prothrombinwerte, das Fibrinogen* (nicht immer, da schneller Nachschub), *Faktor V und VIII ab* (diagno-

stisch wichtig!). Experimentell kann man nachweisen, daß das retikuloendotheliale System jetzt blockiert ist, da die anfallenden Gerinnungsprodukte phagozytiert werden (»Clearance-Funktion des RES«). Infolge des Abfalles von Fibrinogen und Blutplättchen im zirkulierenden Blut kommt es jetzt zu *generalisierten Blutungen,* die das *Endstadium* des Schocks anzeigen. Die Gewebsnekrosen haben sich jetzt durch die Stase und die hyalinen Thromben voll manifestiert.

Im Zentrum des hier dargestellten Konzeptes vom Schock stehen also *Veränderungen der Blutgerinnung,* die zumindest für die irreversible Phase des Schocks von zentraler Bedeutung sind und bei vielen Formen schon im Beginn des Schocks eine wesentliche Rolle spielen. Man hat diese verstärkte Gerinnungsneigung beim Schock als Hyperkoagulabilität mit »*disseminierter intravaskulärer Gerinnung*« *(DIG)* (McKay) bezeichnet. Die **DIG** ist ein Teilaspekt der sog. *Verbrauchskoagulopathie* (Lasch), die nicht nur beim Schock, sondern auch bei Leberzirrhosen, Hämangiomen (Kasabach-Merritt-Syndrom), Leukämien usw. vorkommt. Alle diese Erkrankungen gehen mit einem erhöhten Umsatz von Gerinnungsfaktoren einher. Der Begriff der Verbrauchskoagulopathie ist nur verständlich, wenn man vom *Konzept der latenten Gerinnung des Blutes* ausgeht (Abb. 52). Das Blut gerinnt nicht, da Prokoagulanzien und Antikoagulanzien am Substrat, dem Fibrin, entgegengesetzt wirken.

Gewinnen die Antikoagulanzien die Überhand oder fehlen die Gerinnungsfaktoren, wie im Endstadium des Schocks, so besteht eine *Hypokoagulabilität mit Blutungen*. Überwiegen die Prokoagulanzien, so kommt es zur Fibringerinnung, einer *Hyperkoagulabilität*, wobei vermehrt Gerinnungsprodukte anfallen (erhöhter Umsatz). Diese Gerinnungsprodukte werden vom RES aufgenommen. Ist das *RES blockiert*, so intensiviert sich die Hyperkoagulabilität (Aufstau vor dem RES) und es kommt zur DIG mit Thromben in den kleinen Gefäßen. Die Thromben und im Frühstadium des Schocks die *Plättchenaggregate entziehen* dem zirkulierenden Blut die Thrombozyten, das Fibrinogen und die Gerinnungsfaktoren (V und VIII). Die Substanzen werden also in den Thromben »verbraucht«, so daß eine Hypokoagulabilität mit Blutungen entsteht. Daraus resultiert die *wichtigste therapeutische Konsequenz:* Im Schock muß trotz der auftretenden Blutungen mit fibrinolytisch wirksamen Substanzen (Streptokinase) und Antikoagulanzien behandelt werden. Die Auffüllung des Blutvolumens ist natürlich ebenso wichtig, und man kann sich von da eine Mobilisation der Thromben erhoffen (»wash out the thrombi«, Hardaway).

Das vorliegende Konzept von der DIG und Verbrauchskoagulopathie und ihre Bedeutung für das Verständnis des Schocks werden wesentlich unterstützt durch Tierversuche des sog. **generalisierten Shwartzman-Sanarelli-Phänomens** (Abb. 53): Injiziert man Kaninchen im Abstand von 24 Stunden 2mal Bakterienendotoxin (gramnegative Bakterien), so kommt es nach der 2. Injektion zum schweren Schock und bei 50% der Tiere zu beidseitigen Nierenrinden-

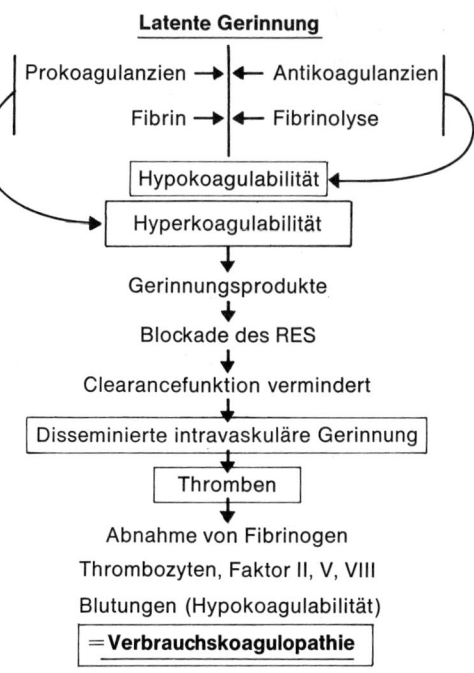

Die dynamische Balance der Gerinnung

Latente Gerinnung

Prokoagulanzien → ← Antikoagulanzien

Fibrin → ← Fibrinolyse

Hypokoagulabilität ←

Hyperkoagulabilität

Gerinnungsprodukte

Blockade des RES

Clearancefunktion vermindert

Disseminierte intravaskuläre Gerinnung

Thromben

Abnahme von Fibrinogen

Thrombozyten, Faktor II, V, VIII

Blutungen (Hypokoagulabilität)

= **Verbrauchskoagulopathie**

D. – Abb. 52. Die latente Gerinnung und ihre Störungen.

nekrosen. Mikroskopisch findet man in allen Organen Fibrinthromben. Man kann das gleiche mit einer Injektion erreichen, wenn das retikuloendotheliale System z. B. mit Tusche blockiert wird. Mit Heparin oder Streptokinase überleben die Tiere. Das RES und die Gerinnung stehen demnach im Zentrum dieses Geschehens. Nach der 1. Endotoxininjektion kommt es zur verstärkten Gerinnung. Die Gerinnungsprodukte werden vom RES aufgenommen. Die 2. Injektion führt wieder zu einer Phase der Hyperkoagulabilität, das RES kann die Gerinnungsprodukte nicht mehr aufnehmen, so daß Fibrin und Plättchenthromben entstehen. Es scheint sich also im wesentlichen um ein Mißverhältnis zwischen dem Abräumen von Gerinnungsprodukten und der überschießenden Gerinnung zu handeln.

Das generalisierte Shwartzman-Sanarelli-Phänomen kann man auch als *Modell für den Endotoxinschock* ansehen. Die Wirkung des Endotoxins ist vielfältig und noch nicht in allen Punkten aufgeklärt (*Übersicht:* Morrison et al., 1978). Endotoxin stößt die Gerinnung an durch Aktivierung des Hagemann-Faktors und des Prothrombins. Außerdem wird Komplement

Generalisiertes Shwartzman-Sanarelli-Phänomen

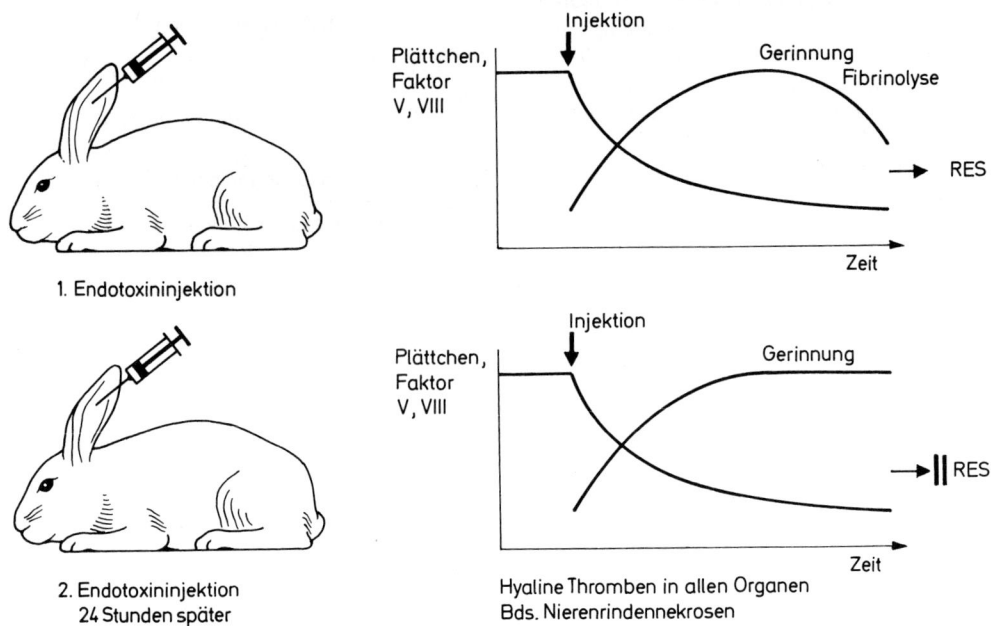

1. Endotoxininjektion

2. Endotoxininjektion
   24 Stunden später

Injektion

Plättchen,
Faktor
V, VIII

Gerinnung
Fibrinolyse

→ RES

Zeit

Injektion

Plättchen,
Faktor
V, VIII

Gerinnung

→‖ RES

Zeit

Hyaline Thromben in allen Organen
Bds. Nierenrindennekrosen

D. – Abb. 53. Generalisiertes Shwartzman-Sanarelli-Phänomen.

(C1, C3 bis C9) antikörperunabhängig aktiviert. Die Membran der Blutplättchen wird alteriert, und es kommt zur Plättchendegranulation (Release-Reaktion) und zur Ablösung (Endotheliämie) und Zerstörung von Endothelzellen (C9-Wirkung). Eine Endotoxinämie spielt nicht nur beim septischen Schock eine bedeutende Rolle, sondern auch bei anderen Schockformen wurde schon seit langem eine Endotoxinämie vermutet oder nachgewiesen.

Mit der Erkenntnis, daß Mikrothrombosen für den Schock eine wesentliche Rolle spielen, war auch für den Morphologen die Möglichkeit gegeben, Schock zu diagnostizieren. Die Schockäquivalente bestehen in Thromben, die aus Fibrin, Plättchen und Blutplasma bestehen, sog. *hyaline Thromben*, die bei HE-Färbung homogen eosinrot, bei Azanfärbung orangerot aussehen, wenn Fibrin vorhanden ist, und blau, wenn die Plättchen vorherrschen. Oft kommen auch hyaline Kugeln vor, die ebenfalls aus Fibrin bestehen (atypische Polymerisation).

Hyaline Thromben findet man bei verschiedenen Formen des Schocks in unterschiedlicher Häufigkeit in den verschiedenen Organen (Tab. 10). Beim Endotoxinschock sind Thromben am häufigsten, beim hämorrhagischen Schock seltener. Worauf diese Unterschiede be-

ruhen, ist noch unbekannt – auch die klinisch immer häufiger angewandte therapeutische Fibrinolyse dürfte eine Rolle spielen.

Bezüglich der **Organmanifestation des Schocks** stand bis etwa 1960 die *Niere* im Mittelpunkt des Krankheitsbildes und der therapeutischen Bemühungen. Nachdem mit der Dialyse das Nierenversagen als Todesursache überwunden werden konnte und die mittlere Überlebenszeit der Patienten verlängert wurde (von 4 Tagen 1950 auf 11 Tage 1971), trat die respiratorische Insuffizienz als lebensbegrenzender Faktor in den Vordergrund (*Schocklunge*).

Bei der **Schockniere** unterscheidet man *zwei Formen* (s. Ma. S. 258):

1. Nierenversagen durch Verstopfung der Glomerulumkapillaren und der Arteriolen durch *hyaline Thromben* mit Nierenrindennekrosen

D. – Tab. 10.

Mikrothromben bei verschiedenen Formen des Schocks	
Endotoxin	78%
Kardiogen	60%
Postoperativ	20%
Verschiedene	15%

(s. Hi. S. 190). Tritt selten beim Menschen auf. Im Tierexperiment beim generalisierten Shwartzman-Sanarelli-Phänomen leicht zu erzeugen.

2. Nierenversagen durch *funktionelle Abschaltung der Niere aus dem Kreislauf.* Makroskopisch sind die Nieren durch einen erhöhten Wassergehalt schwerer als normal (+30%), weich und blaßrot. Histologisch findet man weite Tubuli mit flachen Epithelien sowie ein ausgeprägtes interstitielles Ödem (BOHLE et al., 1979) durch Wasserabgabe der geschwollenen Epithelien nach dem Tode. Die ursächlichen pathophysiologischen Mechanismen des Nierenversagens sind noch nicht vollständig geklärt.

Die **Schocklunge** manifestiert sich klinisch in Form einer akuten respiratorischen Insuffizienz, mit Perfusions- und Diffusionsstörung für Sauerstoff mit Dyspnoe und Tachypnoe, meist innerhalb einer Woche *(Frühphase).* Gelingt es in dieser Zeit nicht, den Schock therapeutisch zu beherrschen, so intensiviert sich die Ateminsuffizienz. Die Lunge wird durch eine interstitielle Fibrose irreversibel geschädigt, und die meisten Patienten überleben nicht. Nur bei herdförmiger Ausprägung der Fibrose bestehen Überlebenschancen (**s. Hi. S. 100ff.**).

Grundlegende *pathophysiologische Mechanismen* der Schocklunge sind die Störung der Durchblutung *(Perfusionsstörungen)* und eine Behinderung des Gasaustausches *(Diffusionsstörung)* durch eine Verbreiterung der Alveolarwand (Ödem, Fibrose) (Tab. 11, Abb. 54a).

Man kann *zwei Phasen der Schocklunge* unterscheiden:

1. *Frühphase,* bis 1 Woche. Das klinische Bild zeigt eine respiratorische Insuffizienz mit Abnahme des PaO_2 und Erhöhung des $PaCO_2$ (Hyperkapnie) mit Zunahme des Totraumes an der Gesamtventilation. Es besteht also eine verminderte Erneuerung der Luft in den Alveolen, die durch die geringere Dehnbarkeit des Lungengewebes (Compliance) mitbedingt ist. Die verminderte Sauerstoffsättigung hat ihre Ursachen in einer Zunahme der *Kurzschlußblutmenge* (sog. Shunts), *Vasokonstriktion* und *Plättchen-* sowie *Fibrinthromben* bzw. Emboli. Hinzu kommt ein *interstitielles Ödem,* das sich zunächst in einer röntgenologisch nachweisbaren Verbreiterung der peribronchialen und perivaskulären Lymphbahnen manifestiert (spindelige Auftreibung und Manschettenbildung, Abb. 54b). Das Lymphabflußsystem kann die anflutende Menge von Flüssigkeit nicht mehr

D. – Tab. 11.

Verteilung der Mikrothromben in verschiedenen Organen beim Schock	
Lunge	81%
Niere	40%
Hypophyse	37%
Plexus chorioideus	30%
Leber	30%
Magen und Darm	11%
Nebennieren	10%

beherrschen, so daß es zu einem interstitiellen Ödem in den Alveolarsepten (Abb. 54a und b) kommt. *Röntgenologisch* sieht man jetzt eine milchglasartige Trübung des Lungenbildes. Ursache des erhöhten Einstromes von Blutplasma ist eine Endothelschädigung im Rahmen einer exsudativen Alveolitis (vgl. Abb. 54a und b). Diese erhöhte Permeabilität und Zellschädigung dürfte auf *Sauerstoffmangel* zurückzuführen sein, vielleicht auch auf *Endotoxinwirkung* sowie die Freisetzung von vasoaktiven Substanzen aus Plättchenaggregaten. Die Blutgasaustauschschranke wird durch das *interstitielle Ödem* verbreitert, so daß die Diffusion gestört ist. Die Epithelzellen (Alveolozyten Typ I und Typ II) werden von der Basalmembran abgehoben, zeigen degenerative Veränderungen und gehen ebenfalls zugrunde (Abb. 54a). Dadurch ist die Bildung des *Surfactant Faktors,* der für die Entfaltung der Lungen verantwortlich ist, vermindert, und es kommt zu Atelektasen, die die respiratorische Insuffizienz intensivieren. *Hyaline Membranen,* d. h. Austapezierung der Alveoleninnenfläche mit Fibrin, stellen ein weiteres Hindernis für den Gasaustausch dar. Komplikationen wie Bronchopneumonie, Aspiration u. a. können in diesem Stadium zum Tode führen. Die Lungen sind in der *Frühphase makroskopisch düster blaurot und schwer (Blut- und Flüssigkeitsansammlung) und von lederartiger Konsistenz* (**s. Hi. S. 81**).

Nach der ersten Woche wandelt sich auch das makroskopische Bild. Die Lungen werden grau und fest, bedingt durch eine verminderte Durchblutung und Zellproliferation mit interstitieller Fibrose. Dieses Spätstadium ist gekennzeichnet durch fortschreitende respiratorische Insuffizienz und eine Fibrose (retikuläre Zeichnung im Röntgenbild, Abb. 54b). Die Fibrose infolge Vermehrung von Fibroblasten und verstärkter Faserbildung (Abb. 54a) trägt ganz wesentlich zur Verbreiterung des Alveolarinterstitiums bei und behindert neben der Wucherung der Alveozyten Typ II die Sauerstoffdiffusion (Abb. 54c).

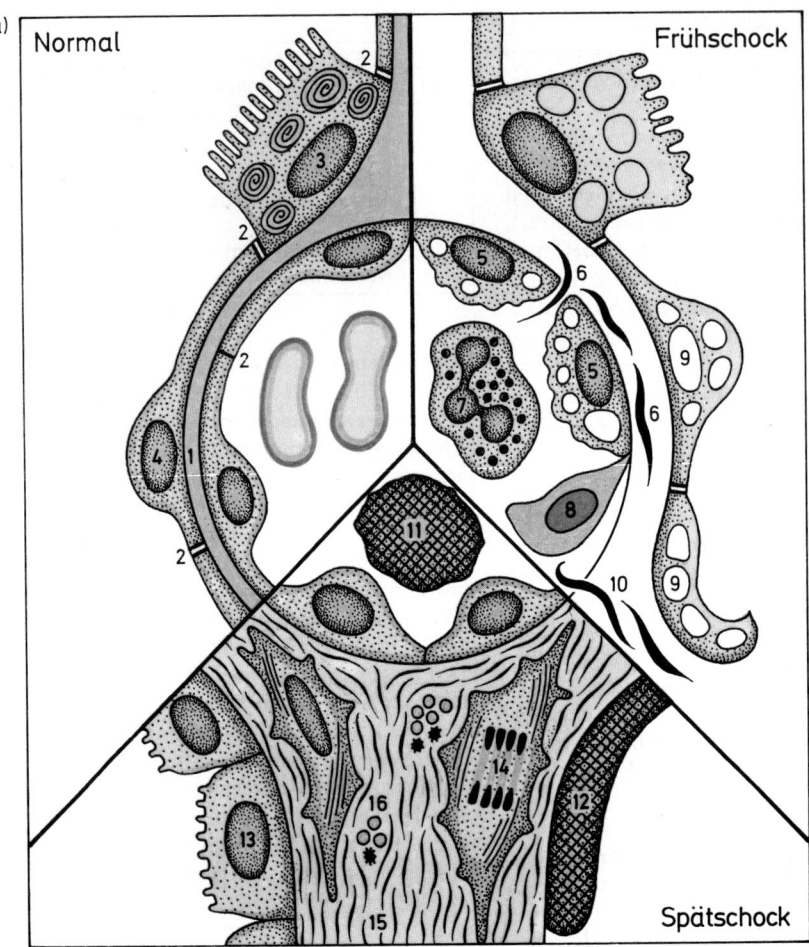

D. – Abb. 54a. Synoptische Darstellung der ultrastrukturellen Veränderungen der menschlichen Alveolenwand, wie sie beim Schock in zeitlicher Reihenfolge auftreten (nach RIEDE):

Normal: Die Blutgasaustauschmembran ist dünn und zeigt nur einen dünnen Interstitiumspalt auf (1). Die Kapillarendothelien weisen lockere, die Alveolarepithelien feste Zellverkittungen untereinander auf (2). Die granulären Alveozyten Typ II (3) sitzen in Nischen und enthalten Surfactant-Granula. Die membranösen Alveozyten Typ I bedecken die Luftseite der Alveolenwand (4).

Frühschock: Zuerst sind die Endothelien im Rahmen einer exsudativen (serofibrösen) Alveolitis geschädigt (5). Dadurch entstehen Endothellücken: Ödem und Fibrinbruchstücke treten ins Interstitium aus (6). Dadurch: Interstitiumverbreiterung, Granulozyten sticking (7). Später folgt Endothelnekrose und Ablösung (8) sowie Epithelschädigung bis zu Nekrose und Ablösung (9), und es tritt Fibrin in Alveole aus (10).

Spätschock: Mikrothromben treten (auch schon in Frühphase) auf (11). Fibrin und Zellnekrosen bilden auf Alveolenoberfläche hyaline Membranen (12). Jetzt setzt fehlregeratorischer Wandumbau ein: Alveozyten Typ II proliferieren und bedecken Oberfläche (= kubische Epitheltransformation). Dadurch Epithelverdickung (13). Fibrinbruchstücke des interstitiellen Ödems lösen Fibroblastenwucherungen aus (14). Dadurch: interstitielle Fibrose und Fibroplasie (15). Matrixvesikel (= extrazelluläre Lysosomen) treten auf, unterhalten Alveolitis.

Außerdem besteht eine Perfusionsstörung, da die Lungenkapillaren durch die Fibrose verödet werden. Der PaO_2 sinkt weiter. Die *Fibroblastenwucherung und Fibrose* stellt also in vielen Fällen den *»point of no return«* dar. Sie wird *ausgelöst durch das interstitielle Ödem*, das einen Wachstumsfaktor für Fibroblasten enthält, der in vitro zu einer Wachstumsexplosion von Fibroblasten führt (RIEDE et al., 1977).

Andere Organmanifestationen: Die generalisierte Kreislaufstörung beim Schock bedingt, daß *viele Organe betroffen* sein können (MITTERMAYER et al., 1979).

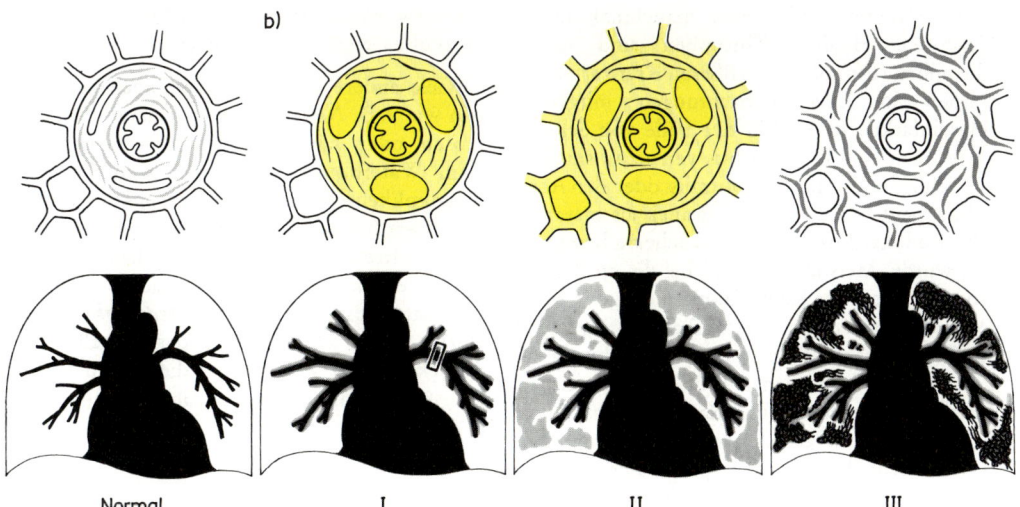

D. – Abb. 54b. Röntgenbilder in verschiedenen Stadien des Schocks (nach MITTERMAYER u. RIEDE):
I. Perivaskuläres und peribronchiales Ödem (Lymphbahndilatation) = spindelige Auftreibung der Hilusgefäße.
II. Interstitielles Ödem in der Alveolarwand = Milchglas-Trübung der Lungenfelder.
III. Interstitielle Fibrose = Retikulär-netzige Zeichnung.
(Oberer Teil der Abbildung peribronchialis Bindegewebe = Querschnitt durch hilusnahe Gefäße und Bronchien).

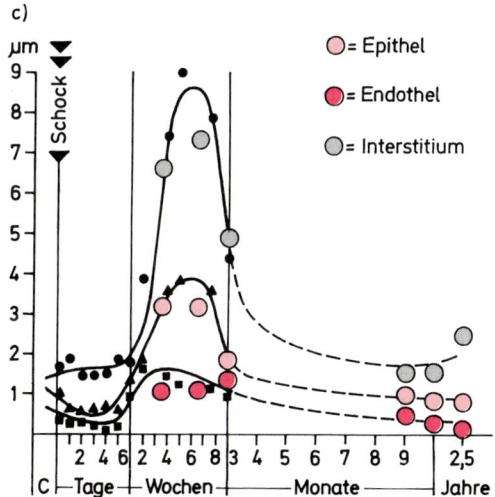

D. – Abb. 54c. Ergebnis der morphometrischen Analyse der Dicke der alveolokapillären Membran in Abhängigkeit von der Dauer des Schocks. Farbige Punkte = überlebende Patienten, schwarze Punkte = Patienten im Schock gestorben.
Kapillarendotheldicke (rote Punkte und schwarze Quadrate): 1.–6. Tag Reduktion durch Nekrosen, dann Proliferation.
Alveolarepitheldicke: (rosa Punkte und schwarze Dreiecke): Zuerst Reduktion durch Nekrosen, dann überschießende Regeneration.
Alveolarinterstitium: (graue und schwarze Punkte): Leichte Zunahme in der ersten Woche, dann Dickenzunahme (7fach durch Fibrose).
1 bis 2,5 Jahre nach Schock = Normale morphometrische Werte (nach RIEDE et al., 1979).

Am *Herzen* findet man manchmal kleine Nekrosen. Hyaline Thromben sind selten Thromben (Emboli?) in größeren Kranzarterien, werden in Einzelbeobachtungen mitgeteilt (Herzinfarkt). In 7–10% der Fälle von Schock findet man eine Endocarditis verrucosa simplex am Schließungsrand der Mitralis oder der Aortenklappentaschen, die früher auch als marantische Endokarditis bei Tumorkachexie beschrieben wurde. Meistens läßt sich bei diesen Patienten eine Verbrauchskoagulopathie nachweisen *(Schockendokarditis)*. Diese Plättchenaggregate am Schließungsrand entstehen sehr wahrscheinlich durch Abklatschen von zirkulierenden Plättchenaggregaten beim Klappenschluß. Auch Endotheldefekte am Klappenschließungsrand, die bei Schock stark ausgeprägt sind, spielen sicher eine Rolle. Die Endocarditis verrucosa ist auch klinisch von Bedeutung, da die kleinen Thromben losgerissen werden können und z. B. zum Hirninfarkt führen (**s. Ma. S. 34**).

Im *Magen-Darm-Kanal* findet man im Schock oft hämorrhagische Erosionen des Magens oder eine hämorrhagische Enteritis mit Nekrosen und Blutungen bzw. Ulzerationen, die durch Mikrothromben entstehen. Das Mallory-Weiss-Syndrom, d. h. langgestreckte sagittal verlaufende Einrisse der Magenschleimhaut unterhalb der Einmündung des Ösophagus mit Blutungen können schockbedingt sein.

In der *Leber* können eine seröse Entzündung, degenerative Erscheinungen bis Nekrosen beobachtet werden (Einzelzellnekrosen oder läppchenzentrale Nekrosen). Mikrothromben findet man in 30% der Fälle. Die Kupfferschen Sternzellen sind vergrößert und enthalten elektronenmikroskopisch Fibrinbruchstücke. Bei *Blockade des RES* besteht eine schlechte Prognose des Schocks (**s. Hi. S. 156**).

Am *Pankreas* werden degenerative Veränderungen bis Nekrosen der Azini beobachtet. Von LEFER (1978) wurde ein »myocardial depressant factor« beschrieben, der eine negativ inotrope Wirkung auf das Herz hat und der aus den Lysosomen des Pankreas stammen soll (Therapie: Gabe von Glucocorticoiden zur Stabilisierung der Lysosomenmembran).

Im *Gehirn* besteht ein Sauerstoffmangel mit ATP-Abfall, der zu Veränderungen des EEG führt (BETZ et al., 1979). Morphologisch können hyaline Thromben vorwiegend im Plexus corioideus auftreten. Purpura cerebri, herdförmige Nekrosen des Markes oder symmetrische anämische bzw. hämorrhagische Infarkte mit hyalinen Thromben wurden beschrieben.

Viele andere Organe können auch betroffen sein wie z. B. *Nebennieren* mit anämischen Nekrosen oder hämorrhagischen Nekrosen wie beim Waterhouse-Friderichsen-Syndrom (Meningokokkensepsis). In der *Hypophyse* können Nekrosen bei einem Schock in der Schwangerschaft auftreten und zum sog. Sheehan-Syndrom führen (endokrine Insuffizienz nach Schwangerschaftstoxikose). Auch eine *Medionekrosis der Aorta* kann zumindest experimentell beim Schock erzeugt werden und die Grundlage für ein Aneurysma dissecans abgeben (**s. Ma. S. 230, 242**).

Literatur

Übersicht: Verh. dtsch. Ges. Path. 62. Tgg. Fischer, Stuttgart 1978.

BETZ, E., W. SCHLOTE, F. W. SCHMAHL: Schock und Gehirn. Verh. dtsch. Ges. Path. 62. Tgg. Fischer, Stuttgart 1978.

BOHLE, A., S. MACKENSEN-HAEN, K. E. GRUND, H. CHRIST, E. KNÖPFLE, S. SCHELLHORN: Shock Kidney. Path. Res. Pract. *165:* 212–220 (1979).

BÜSING, C. M., U. BLEYL: Shock in pregnancy: pathophysiology and morphologic findings. Path. Res. Pract. *165:* 253–268 (1979).

HALJAMÄE, H., B. AMUNDSON, U. BAGGE, E. JENNISCHE, P. I. BRÅNEMARK: Pathophysiology of shock. Path. Res. Pract. *165:* 200–211 (1979).

MCKAY, D. G.: Disseminated intravascular coagulations. Hoeber Med. Div. Harper Rowe, New York 1965.

LASCH, H. G.: Klinik und Pathophysiologie des Schocks. Verh. dtsch. Ges. Path. 62. Tgg. 2–10. Fischer, Stuttgart 1978.

LEFER, A. M.: Properties of cardioinhibitory factors produced in shock. Fed. Proc. *37:* 2734–2740 (1978).

MITTERMAYER, C., A. WALDTHALER, W. VOGEL, W. SANDRITTER: Endocarditis verrucosa simplex/thrombotica bei Verbrauchskoagulopathie (Schock, Leukosen, Karzinome). Beitr. Path. *143:* 29–58 (1971).

MITTERMAYER, CH., U. N. RIEDE, W. SANDRITTER: Rare manifestation of shock in man. Path. Res. Pract. *165:* 287–300 (1979).

MORRISON, D. C., R. J. ULEVITCH: The effects of bacterial endotoxin on host mediation systems. Amer. J. Path. *93:* 527–617 (1978).

RIEDE, U. N., CH. MITTERMAYER., H. FRIEDBURG, K. WYBITUL, W. SANDRITTER: Morphologic development of human shock lung. Path. Res. Pract. *165:* 269–286 (1979).

ROKA, L.: Pathophysiologie des Schocks – Metabolische Aspekte. Verh. dtsch. Ges. Path. 62. Tgg. Fischer, Stuttgart 1978.

SALDEEN, T.: Blood coagulation and shock. Path. Res. Pract. *165*: 212–220 (1979).

SANDRITTER, W., H. LASCH: Pathologic aspects of shock. Meth. Achiev. exp. Path. *3*: 86–121 (1967).

2. Intrakanalikulärer Transport

An vielen Stellen im Organismus müssen Flüssigkeit oder Sekrete bzw. Inhaltsstoffe in Kanälen zur Ausscheidung abtransportiert werden. Zur besseren Verdeutlichung der Störungsmöglichkeiten in solchen Systemen kann man das Bild eines Baches heranziehen: Er wird gespeist von einer Quelle (Produktionsstätte), der Bach selbst stellt die Röhren dar, die Eliminationsstelle des Wassers ist die Mündung mit Abfluß nach außen bzw. Resorption im Organismus (Tab. 12). Störungen treten auf, wenn vermehrt oder vermindert Sekret gebildet wird oder das Sekret falsch zusammengesetzt ist *(Viskosität)*. Abflußstörungen in den Röhren können auftreten bei partieller oder totaler Verengerung *(Stenosen)*, bei Erweiterung oder Versagen der Transporthilfen (Muskulatur, Flimmerstrom). Auch Veränderungen des Inhaltes durch Resorption können zur Eindickung führen und dadurch Transportstörungen hervorrufen. In ähnlicher Weise können Stenosen oder Erweiterung *(Insuffizienz)* an der Röhrenmündung bzw. Resorptionsstörungen zu Aufstau oder vermindertem Fluß führen.

Das System der **Hirnventrikel** eignet sich recht gut dafür, diese Zusammenhänge zu erklären (Abb. 55). Eine *vermehrte Bildung* von Liquor kann zu einem Hydrocephalus hypersecretorius führen (umstritten), Unter- oder falsche Liquorproduktionen sind nicht bekannt. *Stenosen* mit Aufstau und Hydrocephalus internus der Ventrikel gibt es besonders bei Einengungen des Aquaeductus Sylvii durch Entzündungen (Meningitis mit Ependymitis granularis) oder entwickelt sich auch bei Verschluß der Foramina Magendie und Luschkae bei Meningitis oder Mißbildungen. Im *Rückenmarkskanal* kann es zu *angeborenen Erweiterungen* kommen (Hydromyelie) oder bei Gliose (Gliavermehrung) zu zystischen Erweiterungen (Syringomyelie). Da der Liquor nicht nach außen abfließt, kann auch durch eine verminderte Resorption an den Nervenaustrittsstellen (x in Abb. 55) ein Aufstau mit Hydrozephalus entstehen (Hydrocephalus aresorptivus). Eine Erweiterung der Ventrikel kann auch durch einen Schwund von Hirngewebe auftreten (Einschmelzung bei Neugeborenen) oder nach Hirninfarkten (sog. Porenzephalie). Auch bei Hirnatrophie, z.B. im Alter, entwickelt sich ein Hydrozephalus (e vacuo).

D. – Tab. 12. Der Transport in Kanälen und seine Störungen.

	Produktion ────────→	Abflußweg ────────→	Elimination
	Quelle ────────→	Bach ────────→ (Röhren)	Mündung
			Abfluß nach außen Resorption
Störungen	Unter- Über- falsche ⎫⎬⎭ Produktion	Verengung	Stenose
		Erweiterung	Erweiterung
		Störung der Transporthilfen	(Insuffizienz)
		(Flimmerhaare, Muskulatur)	Resorptionsstörung
		Veränderungen des Inhaltes	
		(Viskosität)	
Folgen		Aufstau	
		Erweiterung	
		sek. Entzündung	
		zu schneller Fluß	

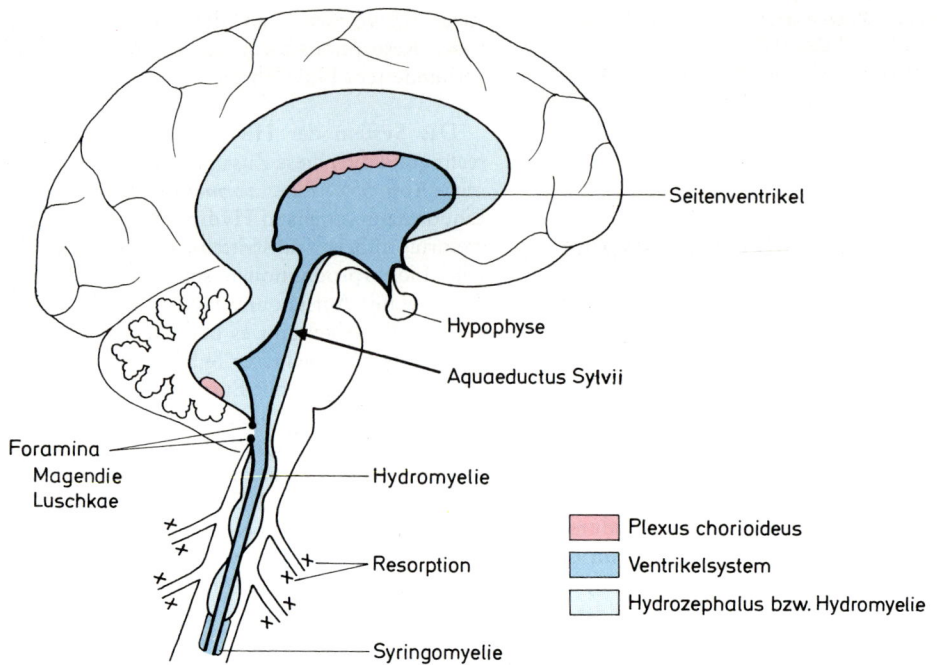

Seitenventrikel

Hypophyse

Aquaeductus Sylvii

Foramina Magendie Luschkae

Hydromyelie

Resorption

Syringomyelie

Plexus chorioideus

Ventrikelsystem

Hydrozephalus bzw. Hydromyelie

D. – Abb. 55. Störungen der Zirkulation im Ventrikelsystem und ihre Folgen (s. Ma. S. 318).

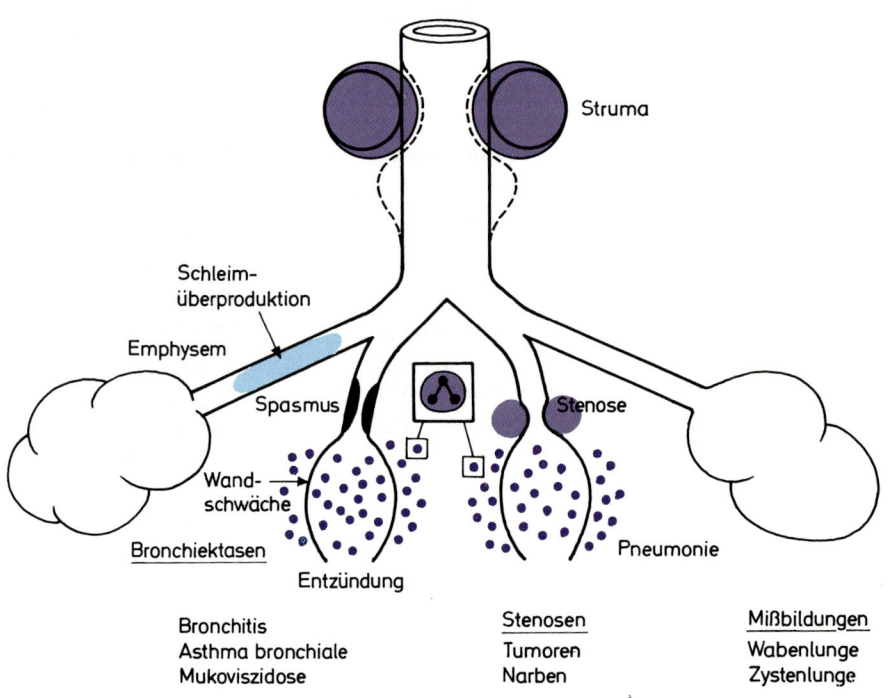

Struma

Schleim-überproduktion

Emphysem

Spasmus

Stenose

Wand-schwäche

Bronchiektasen

Entzündung

Pneumonie

Bronchitis	Stenosen	Mißbildungen
Asthma bronchiale	Tumoren	Wabenlunge
Mukoviszidose	Narben	Zystenlunge

D. – Abb. 56. Störungen im Kanalsystem der Luftwege und ihre Folgen.

Für die **Atemwege** bestehen prinzipiell die gleichen Verhältnisse: Die fließende Masse sind hier Luft und Schleim. Der Schleim wird von den Bronchialdrüsen und Becherzellen gebildet. Störungen an der »Mündung« sind beim Verschlucken möglich oder bei Einengung durch Tumoren der Schilddrüse (Abb. 56). Eine *Überproduktion* von Schleim mit Ventilstenosen im Bronchialsystem finden wir bei allen chronischen Reizen, die zur chronischen Bronchitis führen (Rauch, SO₂, Luftverschmutzung). Gleichzeitig wird der Schleim hochviskös und es besteht eine Ziliarinsuffizienz (toxisch) (s. Makropath.; Mukoziliarinsuffizienz). Allergische Prozesse (Asthma bronchiale) oder angeborene Defekte (Mukoviszidose) gehen mit den gleichen Veränderungen einher, gleichzeitig mit Bronchialspasmus (Asthma). *Stenosen* können durch *Tumoren* oder Narben hervorgerufen werden. Die Verlegung bzw. Einengung der Luftwege führt zu Überdehnung und Abbau der Lungenalveolen und der Alveolarwand (Lungenemphysem). Die aufgestauten Schleimsubstanzen geben einen idealen Nährboden für Bakterien ab, so daß es sekundär immer zu Entzündungen kommt. Die chronische Entzündung der Bron-

chialwand bedingt eine Wandschwäche, und der erhöhte Innendruck führt dann zur *Bronchialerweiterung* (Bronchiektasen). Auch eine primäre Erweiterung bei Mißbildungen ist möglich (Zysten, Wabenlunge) (s. Hi. S. 104 ff.).

Im System der **Gallenwege** (Abb. 57) liegen die Möglichkeiten der Störungen einmal im *vermehrten Angebot*, z.B. bei Hämolyse (hämolytischer Ikterus), oder in *vermehrtem Gallenfluß* bzw. erhöhtem Bilirubingehalt des Blutes. Die *Abflußstörungen* sind vielfältig. Bei Leberzellschädigung (Nekrosen z.B. bei Virushepatitis, Fettleberhepatitis, Leberzirrhose, hepatozellulärer Ikterus) kann Galle direkt in den Disseschen Raum übertreten. Gleichzeitig verstopfen Gallezylinder die Gallekapillaren (s. Hi. S. 152). Diese *intrahepatische Cholestase* kommt aber auch bei vielen anderen Erkrankungen vor (Infektionskrankheiten, primäre biliäre Zirrhose, Arzneimittel). Insbesondere bei Leberzirrhosen oder anderen chronischen Entzündungen *(Cholangiitis)* ist der Galleabfluß, insbesondere auch am periportalen Feld, gestört. Tumoren und Steine können den Ductus choledochus auch an seiner Mündung verlegen. Die Folgen sind

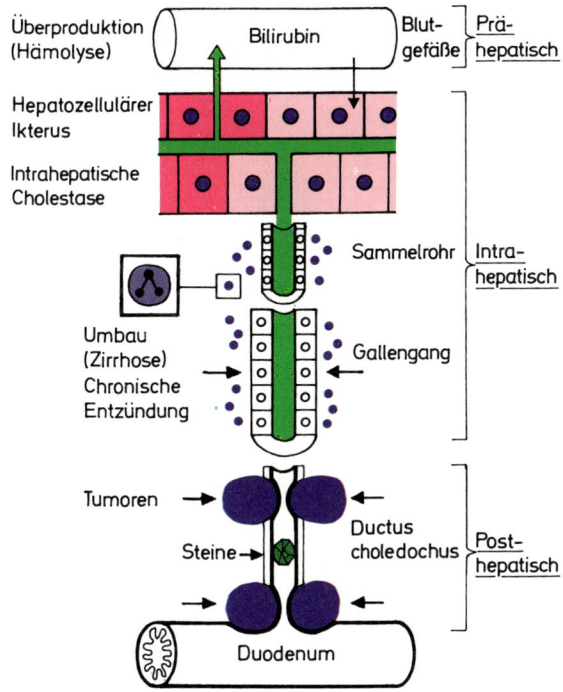

D. – Abb. 57. Abflußstörungen der Leber und Ikterus.

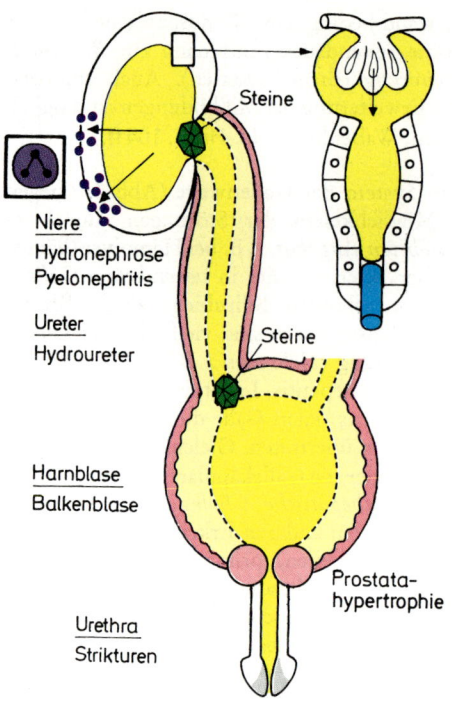

Steine

<u>Niere</u>
Hydronephrose
Pyelonephritis

<u>Ureter</u>
Hydroureter

Steine

<u>Harnblase</u>
Balkenblase

Prostata-
hypertrophie

<u>Urethra</u>
Strikturen

D. – Abb. 58. Abflußstörungen im Urogenitaltrakt.

Cholestase, Erweiterung der Gallengänge und sekundäre Cholangiitis (s. Ma. S. 159).

Im **Urogenitaltrakt** (Abb. 58) kann eine erhöhte Eiweißausscheidung, insbesondere auch bei Paraproteinurien (z.B. Plasmozytom), zu einer *Verstopfung der Harnkanälchenlichtung* führen mit Erweiterung der Kanälchen proximal davon. Ein *Aufstau des Harnes* kommt am häufigsten durch *Nierensteine*, z.B. am Abgang des Ureters aus dem Nierenbecken oder an der Einmündung in die Harnblase bzw. bei Vergrößerung der Prostata vor (sog. Prostatahypertrophie). Auch *narbige Strikturen* der Harnröhre können als Hindernis wirken. Die Folgen sind eine Erweiterung der Harnblase mit Muskularishypertrophie (sog. Balkenblase), Hydroureter und Hydronephrose, oft mit Sekundärinfektion und aufsteigender Pyelonephritis (s. Ma. S. 274).

Die Störungen des Transportes im **Magen-Darm-Kanal** (Abb. 59) treten im wesentlichen als Hindernisse *(Stenosen)* oder *Lähmungen* der Transporthilfen (Muskulatur) auf. Stenosen kommen in Form von Narbenstrikturen im

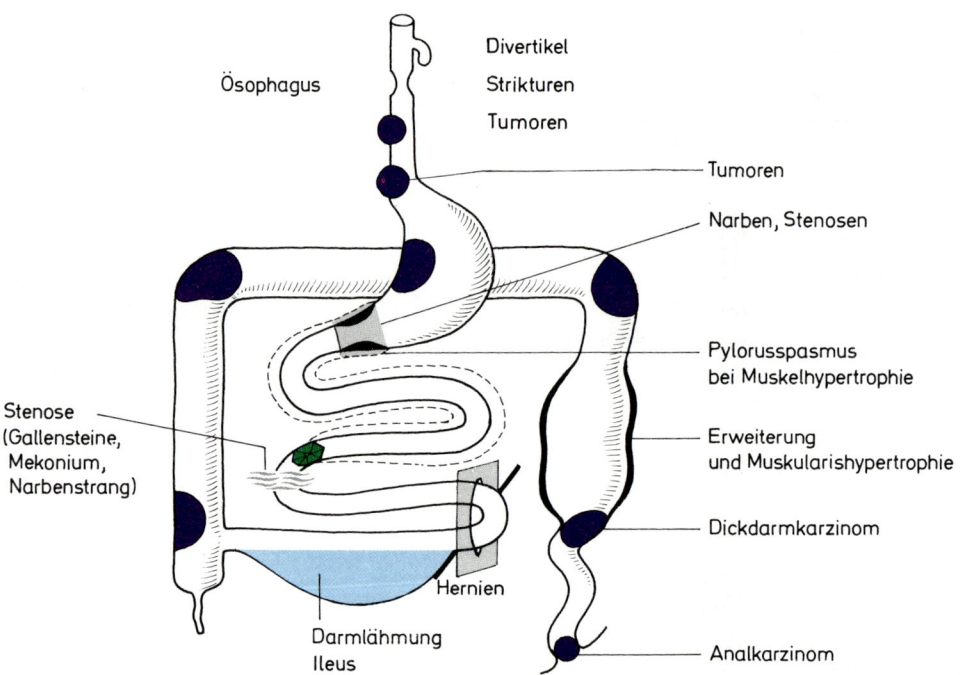

Ösophagus

Divertikel
Strikturen
Tumoren

Tumoren

Narben, Stenosen

Pylorusspasmus
bei Muskelhypertrophie

Erweiterung
und Muskularishypertrophie

Dickdarmkarzinom

Analkarzinom

Stenose
(Gallensteine,
Mekonium,
Narbenstrang)

Hernien

Darmlähmung
Ileus

D. – Abb. 59. Störungen des Transportes im Magen-Darm-Kanal.

Ösophagus z.B. nach Verätzungen, im *Magen* und im *Duodenum* in Form von Ulkusnarben bzw. Pylorusmuskelhypertrophie vor, seltener im Bereich der Peyerschen Plaques nach abgeheilter Tuberkulose. Das Lumen einengende *Tumoren* findet man im *Ösophagus,* an der Kardia, im Magen, evtl. als Pankreastumoren und im gesamten *Dickdarm* an den in Abb. 59 eingezeichneten Stellen. Im *Dünndarm* treten Hindernisse in Form von Gallensteinen, eingedicktem Inhalt, z.B. bei Mukoviszidose (sog. Mekoniumileus), oder in Form von Narbensträngen (Bridenileus) auf. Auch Einklemmungen von Darmteilen (Hernien) können Stenosen bewirken.

Als *Folge der Stenose* entwickelt sich eine Erweiterung des Darmes aboral vom Hindernis, oft mit Muskularishypertrophie, die die verstärkte Muskelarbeit zur Überwindung der Stenose anzeigt. Es kann auch zur *Darmlähmung (Ileus)* mit Blähung des Darmes kommen, der mit flüssigem Inhalt gefüllt ist.

Darmlähmungen kommen auch aus anderer Ursache vor (paralytischer Ileus, meist postoperativ). Der Transport des Darminhaltes stagniert dabei vollständig. Eine erhöhte Motilität der Darmmuskulatur mit erhöhter Transportgeschwindigkeit kann auch vegetativ oder durch Störungen des Darminhaltes (Bakterien, Pankreasfermentgleisung) ausgelöst werden (Diarrhöe). Bei einer Schlußunfähigkeit der Kardia fließt Mageninhalt in den Ösophagus und bewirkt dort Entzündungen (Refluxösophagitis) (s. Ma. S. 108, 125).

E. Störungen des Energiestoffwechsels

Von D. Müller

Die Zellen des Organismus verbrauchen einerseits Energie für die Zelleistungen; sie bilden andererseits energiereiche chemische Verbindungen (Abb. 1). Substrate für den Energiestoffwechsel sind im Organismus entweder durch die *permanente Nahrungszufuhr* oder aus *Substratspeichern (Fett, Glykogen)* verfügbar. Aus diesen Gegebenheiten leiten sich die grundsätzlichen Möglichkeiten einer Störung des Energiestoffwechsels ab. Unter pathophysiologischen Bedingungen kann die Bildung energiereicher Verbindungen *(Energiebildungsstörung)* oder auch die Nutzung verfügbarer energiereicher Verbindungen gestört sein *(Energieutilisationsstörung)*. Die eine oder andere dieser Störungen kann Veränderungen an Zellen, Geweben oder Organen zur Folge haben. Dabei kann es sich um *reversible akute* oder *reversible chronische Veränderungen* an den Zellen oder um *irreversible Veränderungen* an den Zellen und Geweben und den Tod des Gesamtorganismus handeln.

Unter besonderen pathologischen Bedingungen kann in Zellen und Geweben eine *Speicherung von Substraten*, die bevorzugt zur Energiegewinnung utilisiert werden (Fettsäure, Zucker) erfolgen (z. B. Adipositas, Glykogenspeicherkrankheiten, siehe Kapitel C. 3.3.1.1.). Derartige Zustände sind nicht im Zusammenhang mit den hier behandelten Störungen des Energiestoffwechsels zu sehen.

1. Ursachen gestörter Energiebildung

Voraussetzung für das Verständnis von Energiebildungsstörungen ist die Kenntnis des physiologischen Energiebildungsprozesses (s. Lehrbücher der Biochemie). Hier sollen nur einige wesentliche Teilaspekte dieses Prozesses kurz zusammengefaßt werden. Das Grundprinzip besteht darin, daß einerseits oxidierbare (verbrennbare) Substrate verfügbar sein müssen und daß andererseits Sauerstoff für diese Oxidation (Verbrennung) verfügbar sein muß. Da dieser Oxidationsprozeß im Organismus in vielen Teilschritten abläuft, sind Störungen in zahlreichen Abschnitten möglich.

Bereitstellung von Substraten und Sauerstoff (Abb. 2): Die *Grundsubstrate für die Oxidation sind Glucose, Aminosäuren und Fettsäuren,* die entweder mit der Nahrung aufgenommen werden oder aus sog. Speichern verfügbar sind. Störungen werden durch reduzierte Nahrungsaufnahme bzw. Nahrungsmittelentzug hervorgerufen (s. S. 93). Der Sauerstoff wird durch das respiratorische System aufgenommen. Unzureichende Versorgung mit Sauerstoff kann ihre Ursache in Störungen verschiedenster Art, beginnend bei reduziertem Angebot von O_2 in der Atmosphäre bis zu einer Hemmung der

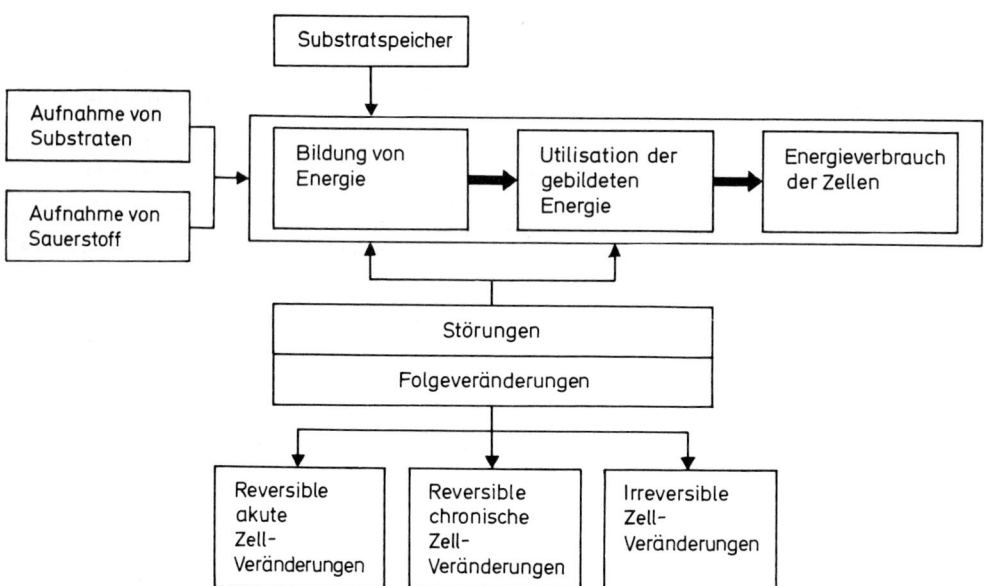

E. – Abb. 1. Schema der Energiebildung und des Energieverbrauches mit Folgeveränderungen aufgrund von Störungen.

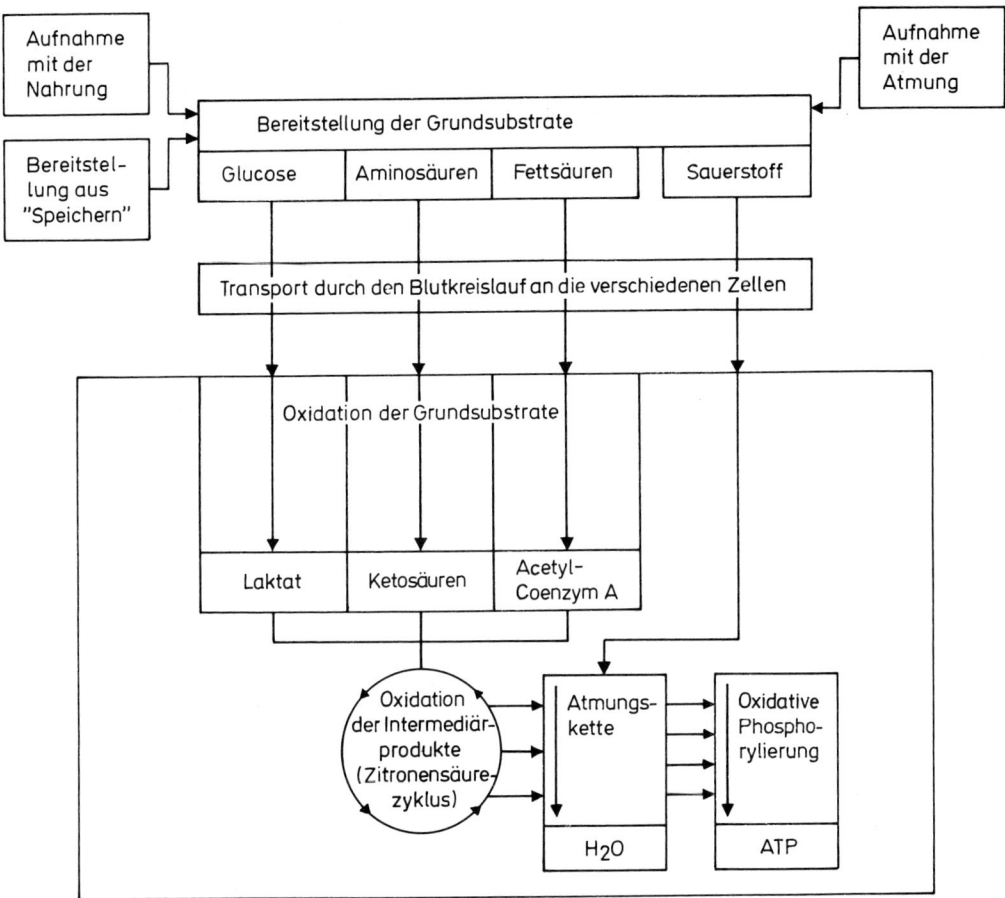

E. – Abb. 2. Schema der Energiebildung.

zellulären Enzyme haben. Ein durch derartige Störungen herbeigeführter Zustand wird als *Hypoxydose* bezeichnet (s. S. 113). Grundsubstrate und Sauerstoff gelangen in das Blut und werden durch den Blutkreislauf an die Zellen des Organismus transportiert (s. S. 303 »Störungen des Transports«, Kapitel D). Dort gelangen sie durch Diffusion oder aktiven Transport in die Zellen. Der aktive Transport selbst ist ein energieverbrauchender Prozeß. Er wird zum Teil durch spezielle Regulationsmechanismen (Hormone) beeinflußt.

Die **Oxidation der Substrate:** Die eigentliche Oxidation der Substrate erfolgt in den Zellen. Diese läuft im Prinzip in *zwei Hauptschritten* ab. Der *erste Schritt* ist verschieden bei Glucose, Aminosäuren und Fettsäuren.

Die **Oxidation der Glucose zu Brenztraubensäure:** Diese erfolgt durch die *Glykolyse* und zwar im *Hyaloplasma, in Mitochondrien* und auch im *Zellkern.* Unter hypoxischen und anoxischen Bedingungen ist die Glykolyse der Hauptweg zum Abbau von Glucose und zur Gewinnung *chemischer Energie (ATP).* Dabei wird aus Brenztraubensäure *(Pyruvat)* Milchsäure *(Laktat)* gebildet. Einen anderen Weg für den Abbau von Glucose stellt der *Hexosemonophosphat-Shunt[1] (Pentose-Shunt)* dar, der über die Bildung von Pentosen (Bedeutung für RNS-Synthese) abläuft.

Die **Oxidation von Aminosäuren zu den entsprechenden Ketosäuren:** Aminosäuren werden vorzugsweise für die Proteinsynthese genutzt; sie können aber auch im Energiestoff-

---

[1] Shunt (engl.) Nebenanschluß, Nebenleitung.

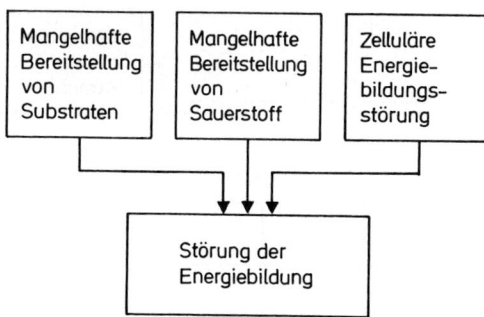

E. – Abb. 3. Schema der Energiebildungsstörungen.

die Zellen und die intrazelluläre Verarbeitung der Substrate und des Sauerstoffs bzw. die damit einhergehende Bildung von ATP beeinflussen (Abb. 3).

Literatur

BUDDECKE, E.: Grundriß der Biochemie. 5. Aufl. de Gruyter, Berlin, New York 1977.
KARLSON, D.: Kurzes Lehrbuch der Biochemie. 10. Aufl. Thieme, Stuttgart 1977.
McMURRAY, W. C.: Essentials of human metabolism. Harper & Rowe, New York 1977.
WHITE, A., Ph. HANDLER, E. SMITH: Principles of biochemistry. 6th ed. McGraw-Hill Book Co., New York 1978.

wechsel »verbrannt« werden. Der Aminosäureabbau schließt zahlreiche Reaktionen ein (z. B. oxidative Desaminierung, Dehydrierung, Decarboxylierung, Transaminierung) und führt zu *Zwischenprodukten (Ketosäuren)*, die in den *Tricarbonsäurezyklus* einmünden können.

Die **Oxidation von Fettsäuren zu Acetyl-Coenzym A:** Der Fettsäureabbau erfolgt schrittweise. Zuerst wird eine Thioesterverbindung zu Coenzym A hergestellt; sodann werden von der Fettsäure durch Acetyl-Dehydrogenasen Kohlenstoffe (Acetyl) abgespalten, und es entsteht *Acetyl-Coenzym A*. Dieser Prozeß wiederholt sich bis zum völligen Abbau der Fettsäurekette. Diese Reaktionen laufen in der *Matrix der Mitochondrien* ab (s. S. 191 ff.).

Die im ersten Schritt der Glucose-, Aminosäure- und Fettsäureoxidation gebildeten Intermediärprodukte Brenztraubensäure, Ketosäure und Acetyl-Coenzym A werden in einem gemeinsamen Reaktionszyklus *(Tricarbonsäurezyklus, Zitronensäurezyklus, Krebs-Zyklus)* weiter oxidiert. Durch Dehydrogenasen werden an vier Stellen dieses Zyklus Elektronenpaare bzw. ihre äquivalenten Wasserstoffatome abgespalten und auf die *Atmungskette* (Elektronentransportsystem, »respiratory chain«), die mit dem Tricarbonsäurezyklus gekoppelt ist, übertragen. *Unter hypoxischen oder anoxischen Bedingungen* sind diese Abläufe blockiert, und es kommt zur vakuoligen Degeneration (siehe Kapitel C, »Zell- und Gewebsschädigung«, S. 194).

Zur *Energiebildungsstörung* können alle pathophysiologischen Vorgänge führen, welche die Aufnahme von Substraten oder von Sauerstoff, den Transport von Substraten oder Sauerstoff an

1.1. Störungen der Energiebildung durch mangelhafte Bereitstellung von Substraten

Die Substrate für den zellulären Energiebildungsprozeß werden in der Dünndarmwand resorbiert und der Leber, aber auch allen anderen Zellen zur Energiebildung zugeführt. Ein Teil der Substrate wird als *Neutralfett* oder *Glykogen* gespeichert. Aus diesen Teilvorgängen sind die wichtigsten Störungsmöglichkeiten abzuleiten (Abb. 4).

Ungenügende Nahrungsaufnahme: Diese kann ihre Ursache in unzureichendem Nahrungsmittelangebot oder in völligem Nahrungsentzug haben. Besteht gleichzeitig das Verlangen nach Nahrungsaufnahme, so spricht man von Hunger. Ungenügende Nahrungsaufnahme kann auch bei Bewußtlosigkeit oder bei psychischen Störungen *(Anorexia nervosa[1])* bestehen.

Maldigestion:[2] Hierunter versteht man die *unzureichende enzymatische Aufbereitung* aufgenommener Nahrung im Magen-Darm-Trakt mit der Folge einer eingeschränkten Resorption. Zu Maldigestionen kommt es bei Erkrankungen des Magen-Darm-Traktes, der Bauchspeicheldrüse, der Leber oder der Gallenwege.

Malabsorption:[3] Die Störung der Absorption von Nahrungsstoffen kann verschiedene Ursachen haben, z. B. angeborene oder erworbene Enzymdefekte der Schleimhautzellen des Dünndarmes, entzündliche Veränderungen der Dünndarmschleimhaut, Veränderungen des Lymphgefäßsystems des Darmes (Morbus Whipple,

---

[1] Anorexia (gr.) Mangel an Eßlust, Appetitlosigkeit; nervosus (lat.) nervös. – [2] Maldigestion (engl.) schlechte Verdauung. – [3] Malabsorption (engl.) schlechte Aufnahme.

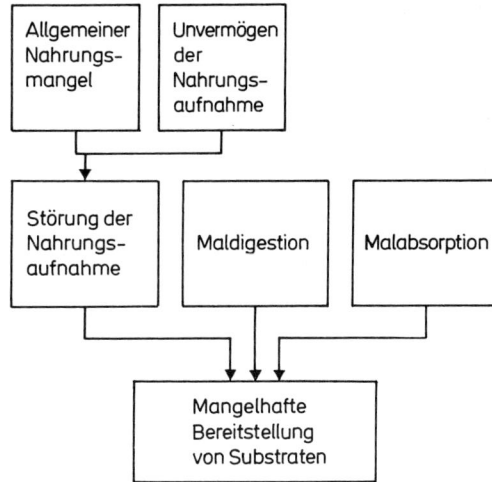

E. – Abb. 4. Schema der Störungen, die zur mangelhaften Aufnahme von Substraten führen.

Tuberkulose, Lymphogranulomatose, Reduktion der Dünndarmresorptionsfläche).

Ungenügende Bereitstellung von Substraten bedeutet in erster Linie Mangel an Substraten für die Energiegewinnung (Fettsäure, Zucker). Darüber hinaus kann der Mangel an Aminosäuren Proteinsynthesestörungen mit sich bringen, die sich im Enzymmangel äußern können. Dieses führt über längere Frist zur Atrophie von Geweben und Organen. Es kann ebenso zu verlangsamter Zellneubildung und damit zu Störungen des Zellersatzes bei rasch regenerierenden Geweben (Wechselgewebe) kommen.

Akute Zellschädigungen unter dem Bild hydropischer Zellschwellung und Nekrose treten kurzfristig bei ungenügender Bereitstellung von Substraten nicht auf, da der Mensch ebenso wie andere höher differenzierte Organismen über Substratspeicher zur Sicherung des Energiestoffwechsels verfügt.

1.2. Störungen der Energiebildung durch mangelhafte Bereitstellung von Sauerstoff

Viel häufiger, viel stärker und viel schneller als ein Substratmangel führt eine mangelhafte Bereitstellung von Sauerstoff zu schwerwiegenden Energiebildungsstörungen. Man nennt diese Störungen *Hypoxydosen* und unterscheidet nach deren Ursache *hypoxämische, ischämische* und *histotoxische Hypoxydosen* (s. S. 113, »Äußere Faktoren«).

Im Gegensatz zu den hypoxämischen Hypoxydosen ist bei den ischämischen Hypoxydosen zu berücksichtigen, daß nicht nur die »Belieferung« der Organ- und Gewebszellen mit Sauerstoff, sondern auch die Belieferung mit Substraten nicht in ausreichender Weise gewährleistet ist (= *»Versorgungsstörung«*). Die ischämischen Hypoxydosen sind zudem für die Zellen gefährlicher als die hypoxämischen Hypoxydosen, da zugleich der Abtransport von Stoffwechselprodukten unterbunden ist; es besteht also eine *»Entsorgungsstörung«.*

Minderversorgungen mit Sauerstoff treten bei allgemeinen Kreislaufstörungen, hauptsächlich beim Versagen des linken Herzens (z. B. Herzinfarkt), bei Mikrozirkulationsstörungen (Schock) und bei Rechtsherzinsuffizienz mit Blutstauung in den Organen des großen Kreislaufes auf. Arterienstenosen und -verschlüsse verschiedenster Ursachen führen zur Unterbrechung oder Verminderung der Durchblutung mit der Folge einer Hypoxydose.

1.3. Störungen der intrazellulären Energiebildung

Trotz Bereitstellung ausreichender Mengen an Substraten und Sauerstoff kann der Energiebildungsprozeß dennoch gestört sein, wenn die Systeme für die intrazelluläre Energiebildung geschädigt sind. Solche Schädigungen werden im wesentlichen durch alle Arten von *Toxinen* hervorgerufen und finden sich daher hauptsächlich bei Vergiftungen durch Chemikalien, aber auch bei der Einwirkung *mikrobieller* (z. B. Ektotoxine der Bakterien) und *pflanzlicher* (z. B. Pilzgifte, s. S. 265) *Toxine.* Die Störungen können den Transport der Substrate durch die Zellwand, ihren intrazellulären Transport, die Oxidation der Substrate, die Elektronentransportkette oder die oxidative Phosphorylierung, die zur ATP-Bildung führt, betreffen.

2. Störungen der Energieutilisation

Folgenschwere Veränderungen für den Organismus sind auch zu befürchten, wenn die Bildung potentieller Energie zwar in genügender Menge erfolgt, die bereitgestellte chemische Energie aber nicht verwertet werden kann. Derartige Utilisationsstörungen wurden zuerst bei

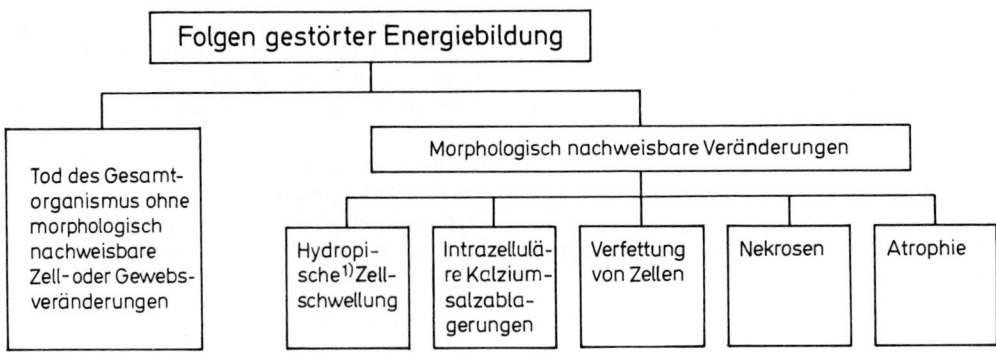

E. – Abb. 5. Folgeveränderungen nach gestörter Energiebildung.

akuten Todesfällen junger Menschen in den U.S.A. und Kanada aufgedeckt, die nach Genuß größerer Mengen Bier auftraten, dem Kobaltacetat zur Schaumstabilisierung zugesetzt worden war. Kobalt vermag das Calcium an den Membranen des transversalen Retikulums der Herzmuskelzellen zu verdrängen, wodurch die Aktivierung der kalziumabhängigen ATPase vermindert wird. Obgleich genügend potentielle chemische Energie (ATP) verfügbar ist, kann diese nicht utilisiert werden, was eine akute Herzinsuffizienz zur Folge hat.

3. Die allgemeinen Folgen gestörter Energiebildung und -utilisation

Bei schwerer allgemeiner Energiebildungsstörung kann binnen Minuten der Tod des Gesamtorganismus eintreten, ohne daß unbedingt morphologisch Veränderungen nachweisbar werden. Ist die Energiebildungsstörung mit dem Leben jedoch noch vereinbar, so werden an Geweben oder Organen auch *morphologisch nachweisbare Folgeveränderungen* eintreten. Diese können entweder *reversibel* oder *irreversibel* sein. Die wichtigsten Folgeveränderungen sind in Abb. 5 dargestellt. Welche der möglichen Folgen auftreten, hängt von einer Reihe von Faktoren ab.

3.1. Ausmaß der Energiebildungsstörung

Hält die Energiebildungsstörung nur kurze Zeit an und ist diese nicht sehr intensiv, so werden reversible morphologische Äquivalente (z. B. hydropische[1] Schwellung, Verfettung) auf-

treten. Erst wenn eine Energiebildungsstörung die Toleranzzeit der Zellen überschreitet, entstehen irreversible Veränderungen (z. B. Nekrosen).

3.2. Qualität der Energiebildungsstörung

Der in Zellen und Geweben entstehende Schaden ist auch von der *Art der Energiebildungsstörung* abhängig. Wird die Atmungskette durch ein *Gift* (z. B. Calciumcyanid) blockiert (Blockade der Cytochromoxidase), dann wird der Tod des Organismus sehr schnell eintreten, ohne daß sich wesentliche morphologische Veränderungen an den Zellen ausbilden können. Bei einer *hypoxämischen Hypoxydose* (z. B. bei Anämie) ist bei erhaltener Kreislauffunktion das Sauerstoffangebot an die Zellen reduziert und die Energiebildung gestört. Dieser Zustand wird zwar nicht zum Tode der Zellen führen; er wird jedoch eine hydropische Schwellung oder eine Verfettung der Zellen zur Folge haben. Eine *lokale ischämische Hypoxydose* (z. B. Arterienverschluß) ruft hingegen nicht nur eine schwere Störung der Versorgung der Zellen mit Sauerstoff und Substrat hervor, sondern bedingt zugleich eine Störung des Abtransportes von Stoffwechselzwischen- und -endprodukten mit der Folge einer sich schnell ausbildenden Nekrose.

3.3. Unterschiedliche Vulnerabilität[2] der verschiedenen Zellarten

Die Vulnerabilität von Zellen läßt sich durch die *Wiederbelebungszeit (WBZ) (= Toleranz-*

---

[1] Hydrops (gr.) Wassersucht. – [2] Vulnerare (lat.) verwunden.

zeit) ausdrücken. Diese Zeitspanne darf nicht überschritten werden, damit sich bei Wiederherstellung einer normalen Durchblutung nach ischämisch bedingter Anoxie die morphologisch nachweisbaren Folgeveränderungen wieder zurückbilden und die Zellen überleben können.

Die WBZ ist bei den verschiedenen Zellarten unterschiedlich groß; sie hängt auch davon ab, ob das betreffende Gewebe einer *Normothermie* oder einer *Hypothermie* (Verlangsamung bzw. Sistieren der Stoffwechselprozesse) ausgesetzt ist. Eine Hypothermie führt zu einer Verlangsamung der Stoffwechselprozesse und zu einer Abnahme der energiereichen Phosphate; die WBZ der Zellen und Organe nimmt hierdurch zu. Diese Zunahme ist linear bis zu einer Temperatur von 15° bis 17° C, bei der eine Verlangsamung der WBZ etwa um den Faktor 6 gegeben ist.

Einer *Ischämie* bzw. *Anoxie* folgt ein kurzes störungsfreies Intervall, das bei parenchymatösen Organen nur wenige Sekunden dauert, nämlich bis zum endgültigen Verbrauch des noch eingeschlossenen Sauerstoffvorrates. Wird innerhalb einer gewissen Frist wieder Sauerstoff verfügbar, so können sich die Funktionen während einer gewissen Zeit, der *Erholungszeit,* wieder völlig erholen. Diese Erholungszeit nimmt mit zunehmender Ischämiedauer exponentiell zu; sie ist von einem bestimmten Zeitpunkt an unendlich, d. h. die WBZ ist überschritten.

Unter allen Organen ist die WBZ des **Gehirns** am kürzesten. Dessen WBZ beträgt bei kompletter Anoxie *8–10 min.* Allerdings weisen die verschiedenen Strukturen des ZNS eine unterschiedliche Vulnerabilität gegenüber O_2-Mangel auf, weshalb zunächst nur partielle Defekte auftreten. Erst eine über 20 min dauernde Anoxie hat den vollständigen Ausfall der Hirnfunktionen zur Folge. Worauf die unterschiedliche Resistenz verschiedener Zellen des ZNS beruht, ist noch nicht bekannt. – Durch experimentelle Untersuchungen an Makaken konnte der Beweis erbracht werden, daß die normotherme Ganglienzelle eine komplette Ischämie von 60 min Dauer übersteht (HOSSMANN und KLEIHUES, 1973); die Wiederbelebung kann jedoch durch extraneurale Faktoren behindert sein. Das Problem einer erfolgreichen Wiederbelebung des ZNS in seiner Gesamtheit ist sehr

wahrscheinlich in der Wiederherstellung der ischämisch geschädigten Mikrozirkulation zu sehen.

Der **Herzmuskel** hat eine wesentlich längere Wiederbelebungszeit als das ZNS, was eine Reaktivierung des Kreislaufes von einem bestimmten Zeitpunkt an im Hinblick auf die terminierte WBZ des Gehirns problematisch werden läßt. Tierexperimentelle Untersuchungen ergaben eine Toleranzzeit des Herzmuskels bis zu *einer Stunde* bei Normothermie, die durch Hypothermie um den Faktor 6 verlängert werden konnte.

Bei **Niere** und **Leber** beträgt die Wiederbelebungszeit ca. *3 Stunden.* Eine zu diesem Zeitpunkt bestehende, möglicherweise bereits weit fortgeschrittene Zerstörung kann durch die hohe Regenerationsfähigkeit dieser Organe überwunden werden. Der WBZ dieser Organe, namentlich der Niere, unter normothermen und hypothermen Bedingungen kommt eine besondere Bedeutung im Hinblick auf deren Verwendung als Transplantat zu. Andere Gewebe und Organe besitzen eine wesentlich längere WBZ; das gilt insbesondere für Knochen, Muskulatur und Bindegewebe.

Von den möglichen *Folgeveränderungen* der gestörten Energiebildung wird an dieser Stelle nur die *Nekrose* abgehandelt. Für die hydropische Zellschwellung, die Verfettung von Zellen, die intrazellulären Kalziumsalzablagerungen und die Atrophie s. S. 194, 277 bzw. 619.

Literatur

HOSSMANN, K.-A., P. KLEIHUES: Reversibility of ischemic brain damage. Arch. Neurol. *29:* 375–384 (1973).

SCHNEIDER, M.: Überlebens- und Wiederbelebungszeit von Gehirn, Herz, Leber, Niere nach Ischämie und Anoxie. Westdeutscher Verlag, Köln und Opladen 1965.

4. Die Nekrose[1]

Unter Nekrose versteht man *morphologische Veränderungen an Geweben, Organteilen oder Organen, die dem intravitalen Zell- bzw. Gewebstod folgen und dessen Feststellung zulassen.* Diese Veränderungen können sich jedoch nur dann vollziehen, wenn die betroffenen Gewebe

---

[1] Nekros (gr.) Leichnam.

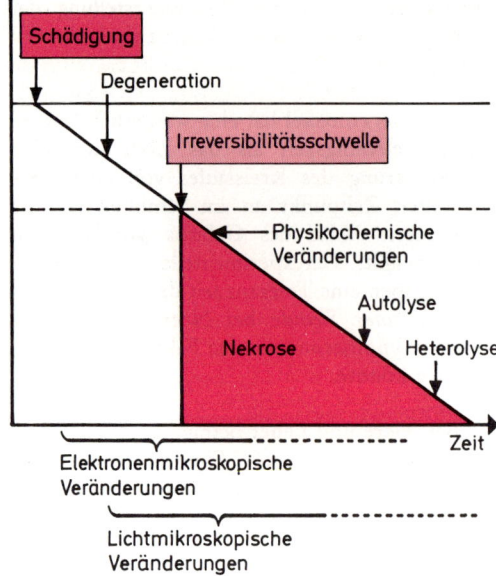

E. – Abb. 6. Entwicklung einer Nekrose im zeitlichen Ablauf.

innerhalb lebenden Gewebes liegenbleiben. Der Zelltod tritt zu dem Zeitpunkt ein, da die Zelle ihre strukturell-funktionelle Integrität verloren hat und nicht mehr in der Lage ist, ihr spezifisches inneres Milieu aufrechtzuerhalten (Abb. 6).

Die Sichtbarmachung der Nekrose ist nicht immer möglich; das ist dann der Fall, wenn die Schädigung ein lebenswichtiges Organ trifft und das Erreichen des »Punktes ohne Umkehr« (point of no return) zeitlich mit dem Tod des Gesamtorganismus zusammenfällt. So ist z. B. beim Herzinfarkt bei augenblicklichem Eintritt des Todes der Nachweis des Verlustes der strukturellen und somit auch funktionellen Integrität der Zellen im betroffenen Bereich des Herzmuskels nicht möglich. Überlebt der Betroffene jedoch nur wenige Stunden, so können erste Veränderungen zunächst elektronenmikroskopisch und später auch lichtmikroskopisch sichtbar gemacht werden (s. Hi. S. 17, 62 ff.).

Andererseits können sich unter entsprechenden Voraussetzungen bereits *vor* dem Zeitpunkt des Zelltodes licht- oder elektronenmikroskopisch nachweisbare strukturelle Veränderungen (hydropische Schwellung, Kalziumablagerungen, partielle fokale Denaturierungen von zytoplasmatischem Protein, Verfettung) ausgebildet haben, die sich bei einer Verbesserung der energetischen Situation wieder zurückbilden können, also reversibel sind. Erst, wenn der »Punkt

ohne Umkehr« überschritten ist, stellen sich zeitabhängige Veränderungen ein, die wir als Nekrose bezeichnen. Diese bestehen in *physikochemischen Veränderungen an den Strukturelementen* und schließlich in *autolytischen Veränderungen* an den abgestorbenen Zellen. Sie werden gefolgt und verdeutlicht durch Reaktionen des Organismus, insbesondere *Heterolyse* und *reparative Vorgänge.*

Nekrosen sind *vorzugsweise Folge von Energiebildungsstörungen.* Daneben kommen als Ursachen in Betracht: Thermische Schädigungen, chemische Gifte (z. B. Säuren und Laugen), mechanische Einwirkungen, Strahleneinwirkungen (siehe Kapitel »Krankheit«). Diese Schädlichkeiten können, sofern sie nicht eine Störung der Energiebildung bewirken und auf diese Weise den Zelltod herbeiführen, unmittelbar den Untergang der Zellen und Gewebe herbeiführen.

Die physikochemischen und autolytischen Veränderungen an den Zellen laufen auch beim Tod des Gesamtorganismus ab und sind somit *kein* morphologisches Charakteristikum für die Nekrose. Erst die *Heterolyse und die Reparation stellen vitale Reaktionen auf eine Nekrose von Zellen und Geweben dar.*

4.1. Vorgänge im nekrotischen Gewebe

4.1.1. Physikochemische und autolytische Veränderungen an den abgestorbenen Zellen

Steht der Zelle aus einem der oben dargestellten Gründen ATP nicht in ausreichender Menge zur Verfügung, so wird das in erster Linie zu einer *Insuffizienz der Kationen-Pumpen* führen. Die unmittelbare Folge ist, daß weniger Na^+-Ionen aktiv in den extrazellulären Raum gepumpt werden, als passiv in die Zelle hinein diffundieren. Die Verringerung der Potentialdifferenz hat eine erhöhte Permeabilität der Zellmembran für Natrium zur Folge, was zu einem *Zusammenbruch des physiologischen äußeren Gibbs-Donnan-Systems* führt (MacKnight und Leaf, 1977). Wassereinstrom ist die unmittelbare Folge zur Aufrechterhaltung des osmotischen Gleichgewichtes. Damit sind jene Veränderungen eingeleitet, die als *»hydropische Schwellung« (bzw. vakuolige Degeneration)* bei reversibel bzw. irreversibel geschädigten Zellen imponieren (Abb. 7). Die Zellschwellung ist wahrscheinlich zugleich Ursache der Vergrößerung präformierter Poren, die Voraussetzung für den Durchtritt von Makromolekülen, also auch von

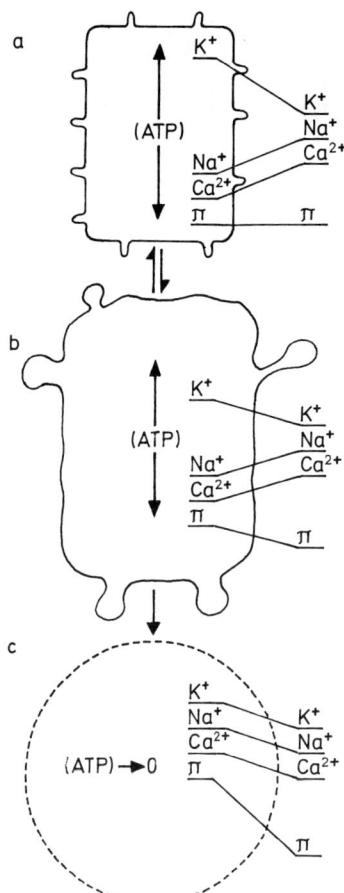

änderungen der äußeren Zellmembran und der Membranen von Zellorganellen sichtbar zu machen. *Indirekte Zeichen* der physikochemischen Veränderungen von Membranen sind die *Schwellung von Zellorganellen* (z. B. Mitochondrien) bzw. *Vakuolenbildung des endoplasmatischen Retikulums und bläschenartige Protrusionen[1] der äußeren Zellmembran* (Abb. 7). Diese Veränderungen sind noch reversibel. *Irreversibel* hingegen sind *Diskontinuitäten der äußeren Zellmembran.* Charakteristisch für irreversible Zellschädigung sind die elektronenmikroskopisch leicht erkennbaren *Myelinfiguren*, die durch Freisetzung phosphatidreicher Lipide aus den Lipoproteiden der Membranen entstehen (Dissoziation der Lipoproteine) (s. S. 277). In einem wäßrigen Medium bilden die phosphatidreichen Lipide bimolekulare Streifen, wobei die hydrophilen Gruppen der Phosphatide durch Lagen von Wassermolekülen voneinander separiert werden. Die biomolekularen Streifen lagern sich zu konzentrisch angeordneten Strukturen zusammen.

Denaturierung der Proteine: Denaturierung bedeutet *irreversible, intramolekulare Änderungen der Eiweißmoleküle.* Diese Änderung beginnt mit einer *Entfaltung* der dreidimensional angeordneten Proteinmoleküle. Damit werden zugleich reaktive Gruppen für saure Farbstoffe wie Eosin frei. Im weiteren Verlauf kommt es zu einer Aggregation der denaturierten Proteine. Diese bedingen eine verstärkte Streuung des einfallenden Lichtes und damit eine Opaleszenz des Gewebes.

Bei einer äußeren Einwirkung denaturierender Chemikalien (z. B. Säuren) oder Hitze auf lebendes Gewebe ist der Vorgang der Denaturierung verständlich und erklärbar. Bei allen anderen Nekrosen ist der Vorgang der Proteindenaturierung unklar. Eine Akkumulation von Milchsäure und von anderen Säuren wurde ursprünglich mit der Einleitung der Denaturierung in Beziehung gebracht. Durch eine experimentelle Blockierung der Glykolyse zur Verhinderung der Milchsäurebildung konnte die Denaturierung jedoch nicht unterbunden werden. Ungeklärt ist noch, ob pH-Verschiebungen die Proteindenaturierung auslösen und unterhalten. In nekrotischen Zellen sinkt der pH kurzfristig auf 6,0, steigt dann jedoch wieder auf 7,4 an.

Autolyse[2] (Enzymatischer Abbau von Zellbestandteilen): In den nekrotischen Zellen kann

E. – Abb. 7. Übergang zum irreversiblen Zelluntergang bei Fehlen von ATP und Zusammenbruch der Kationen-Pumpen. a) Normale Zellen mit hohem ATP-Gehalt, hohen Kationengradienten und gleichgewichtigen osmotischen Drücken (π). b) Reversible Zellschwellung bei reduziertem ATP-Gehalt, insuffizienten Kationen-Pumpen und erhöhtem osmotischem Druck. c) Übergang zur irreversiblen Zellschädigung (nach R. FRIEDEL, 1978).

Enzymen, sind (siehe Abschnitt 4.1.2.2. c). An den toten Zellen sind schließlich irreversible Veränderungen an den Membranen, Denaturierung der Proteine und sodann Autolyse sichtbar (Abb. 6).

Irreversible physikochemische Veränderungen von Membranen: An absterbenden Zellen sind elektronenmikroskopisch strukturelle Ver-

---

[1] Protrudere, protrusum (lat.) fortstoßen, hinausschieben. – [2] Autos (gr.) selbst; lysis (gr.) Auflösung.

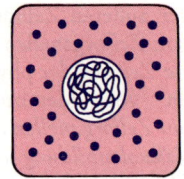 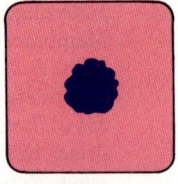 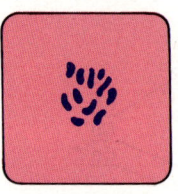 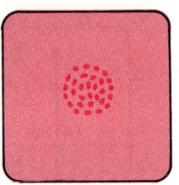

Zellkerne	Normale Zellen	Pyknose	Karyorrhexis	Karyolysis
Zytoplasma		Verlust der Basophilie Verstärkung der Eosinophilie		

E. – Abb. 8. Morphologische Veränderungen an nekrotischen Zellen.

es zu einem enzymatischen Selbstverdauungs-prozeß von Zellbestandteilen kommen. Dieser Abbau erfolgt durch die *Freisetzung lysosomaler Hydrolasen.* Er ist nur in jenen Zonen der Nekrose möglich, in denen die Enzyme nicht denaturiert sind und in denen intrazellulär genügend freies Wasser zur Verfügung steht, damit die Hydrolasen wirksam werden können. Wie alle enzymatischen Reaktionen ist diese Autolyse von der Temperatur und von anderen Bedingungen, z.B. von der Ionenkonzentration, abhängig.

Die autolytischen Vorgänge führen weniger zum Abbau der Proteine (Ausnahme: Kolliquationsnekrose) als vielmehr zum *Abbau der Nucleinsäuren,* was sich in einem Verlust der Zytoplasmabasophilie und in einem Verlust der Zellkernfärbbarkeit äußert.

4.1.2. Morphologische Äquivalente der physikochemischen und autolytischen Vorgänge in abgestorbenen Zellen

Den dargestellten physikochemischen und enzymatisch bedingten Veränderungen entsprechen lichtmikroskopisch sichtbare Strukturveränderungen und darüber hinaus auch elektronenmikroskopisch darstellbare Veränderungen am endoplasmatischen Retikulum, an den Mitochondrien und an den Lysosomen.

4.1.2.1. Zellkernveränderungen

Die in nekrotischem Gewebe lichtmikroskopisch sichtbaren Zellkernveränderungen sind (Abb. 8): *Pyknose, Karyorrhexis* und *Karyolyse.*

a) Pyknose[1]

Die Pyknose ist ein sicheres Zeichen für die Nekrose von Zellen. Diese Zellkernveränderung ist auf *Denaturierung des Nucleoproteins* und *Verlust von Flüssigkeit aus dem Zellkern* zurückzuführen. Der Zellkern ist verkleinert, sein Chromatin ist kondensiert und seine normale Innenstruktur ist verlorengegangen. Die Anfärbbarkeit des Zellkernes mit basischen Farbstoffen oder mit der Feulgen-Reaktion ist erhalten; infolge der starken Kondensation des Chromatins erscheinen die pyknotischen Zellkerne sogar stärker gefärbt als normale Zellkerne.

Die im Verlaufe der Erythropoese an den Normoblasten sichtbar werdenden Kernveränderungen, die der Kernausstoßung und Entstehung des Erythrozyten vorausgehen, entsprechen morphologisch einer Pyknose, sind jedoch physiologisch.

b) Karyorrhexis[2]

Das lichtmikroskopische Bild der Karyorrhexis ist gekennzeichnet durch einen *Verlust der Kernmembran* und das *Vorliegen von zahlreichen kleinen Kernfragmenten.* Die Kernfragmente sind mit basischen Farbstoffen anfärbbar und positiv in der Feulgen-Reaktion. Die zur Karyorrhexis führenden Vorgänge sind unbekannt.

c) Karyolyse

Karyolyse bedeutet, daß der *Zellkern aufgelöst* ist und weder mit basischen Farbstoffen noch mit der Feulgen-Reaktion darstellbar ist. Die Karyolyse kann sich aus einer Pyknose oder Karyorrhexis entwickeln und kann *auch primär* entstehen. Ihr liegt ein *Abbau der DNS durch*

---

[1] Pyknos (gr.) dicht, fest. – [2] Karyon (gr.) Nuß, Fruchtkern, Kern; rhexis (gr.) das Reißen, Riß.

Einwirkung von Desoxiribonuclease (lysosomales Enzym) zugrunde. Eine Karyolyse tritt auch unter physiologischen Bedingungen, z.B. in der Epidermis auf, wenn die Epithelzellen in das Stratum corneum eintreten.

4.1.2.2. Zytoplasmaveränderungen

Die Veränderungen am Zytoplasma (Abb. 8) sind bestimmt durch *Verlust der Basophilie,* durch *verstärkte Eosinophilie* sowie durch besondere *zytoplasmatische Veränderungen* an speziellen Zellen. So tritt z.B. an Herz- oder Skelettmuskelzellen ein Verlust der Querstreifung als Folge des Absterbens auf.

a) Verlust der Basophilie

Nach dem Absterben von Zellen tritt ein Verlust der Zytoplasmabasophilie auf, was besonders deutlich an *Ganglienzellen (Verlust der Nissl-Schollen)* und an Leberzellen zu beobachten ist. Es handelt sich um die Folgen des *Abbaues der ribosomalen RNS.* Dieser Prozeß beginnt mit einer *Ablösung der Ribosomen* (RNS-Granula) von den Membranen des endoplasmatischen Retikulums, die sich als feine Partikel im Zytoplasma verteilen. Diese Partikel desaggregieren und werden sodann *durch Ribonuclease vollständig abgebaut* oder diffundieren aus den Zellen.

b) Eosinophilie des Zytoplasmas

Die verstärkte Eosinophilie des Zytoplasmas ist ein *lichtmikroskopisches Kennzeichen der Nekrose.* Die Eosinophilie hat *zwei Ursachen;* sie entsteht einmal durch den *Verlust der Zytoplasmabasophilie,* und zum anderen ist sie wahrscheinlich *Folge der Denaturierung der Proteine,* wodurch vermehrt reaktive Gruppen für saure Farbstoffe frei werden.

c) Austritt von Enzymen aus den nekrotischen Zellen

Unter normalen Bedingungen bleibt die Zellmembran für die Makromoleküle der Enzyme undurchlässig. Ist jedoch die Integrität der Zelle zerstört, so kann der Zellinhalt und es können somit auch Enzyme einem *Konzentrationsgefälle* folgend in den extrazellulären Raum diffundieren. Von besonderem diagnostischen Interesse ist der Enzymaustritt nach einer endogen verursachten Zellschädigung, sei es, daß diese reversibel ist oder in einen irreversiblen Zustand übergeht. Es kann sodann eine *erhöhte Aktivität der*

Enzyme im Serum nachweisbar werden. So wird z.B. bei Herzmuskelnekrosen, Skelettmuskelnekrosen, Leberzellnekrosen eine *erhöhte Aktivität an LDH, SGOT* und *SGPT im Serum* nachgewiesen.

Die *Bestimmung von Enzymaktivitäten in Körperflüssigkeiten,* insbesondere im Blutplasma, hat einen hohen Stellenwert in der *medizinischen Diagnostik.* Sie gestattet die Feststellung akuter und chronischer Organschädigungen sowie die Lokalisation und Charakterisierung dieser Schädigungen.

4.1.2.3. Heterolyse

Unter Heterolyse (Abb. 9) versteht man den *Abbau des nekrotischen Gewebes durch Enzyme, die nicht aus den nekrotischen Zellen selbst stammen, sondern von Granulozyten und Makrophagen.* Die Heterolyse ist eine *vitale Reaktion* und stellt eine *Reaktion des Organimus auf die Nekrose* dar. Durch die Heterolyse unterscheiden sich die Vorgänge bei der Nekrose von jenen autolytischen Vorgängen, die auch im Gewebe nach dem Tode des Gesamtorganismus ablaufen.

Die morphologischen Äquivalente der Heterolyse sind im Prinzip identisch mit den Reaktionen, die bei Entzündungen auftreten, nämlich *hämorrhagischer Randsaum, Granulozyteninfiltration* und *Einwanderung von Makrophagen.* Um die Nekrose bildet sich oft ein hämorrhagischer Randsaum aus, der durch eine Erweiterung

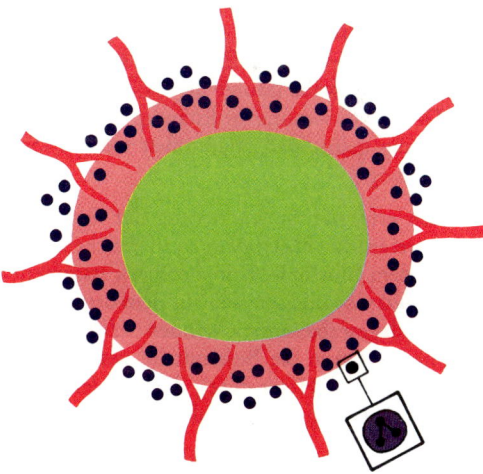

E. – Abb. 9. Morphologische Äquivalente der Heterolyse.

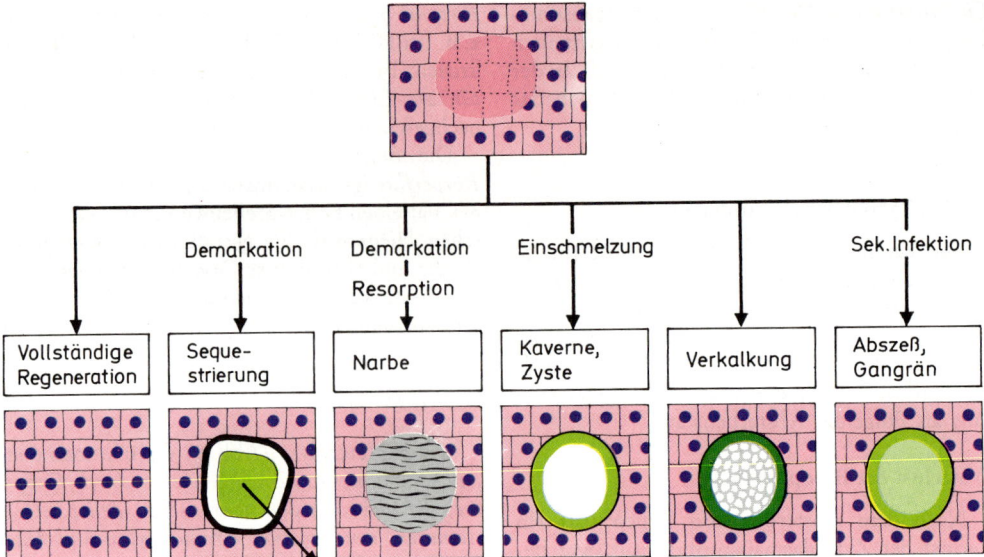

E. – Abb. 10. Morphologie der Reparation von Nekrosen.

der Kapillaren in der unmittelbaren Umgebung des Nekroseherdes und den Austritt von Erythrozyten aus den Kapillaren bedingt ist. Nach einiger Zeit werden auf dem Blutwege Granulozyten herangeführt, und es kommt zur *Transmigration[1] der Granulozyten* aus den Blutgefäßen in die Randzone der Nekrose. Dort bildet sich ein Wall von Granulozyten *(Demarkation[2])* aus. Die *Granulozyten geben ihre Enzyme (lysosomale Enzyme) an ihre Umgebung ab,* was zur Heterolyse, d.h. zum Abbau der nekrotischen Zellen und ihrer Bestandteile führt. Die Abbauvorgänge sind in der *Randzone* einer *Nekrose (Koagulationsnekrose)* stets weiter fortgeschritten als im Zentrum. Liegt eine Nekrose an einer Organ- und Gewebsoberfläche vor, so kann das nekrotische Gewebe infolge der Lyse im Bereich der Demarkationszone vollständig von seiner Umgebung gelöst und abgestoßen werden *(Sequestrierung[3])*.

Nach erfolgter Einwanderung der Granulozyten treten die *Makrophagen* in Erscheinung, die aus dem Blut bzw. Knochenmark stammenden *Monozyten* und die sich aus dem ortsständigen Bindegewebe entwickelnden *Histiozyten.* Sie phagozytieren die Bestandteile des nekrotischen Gewebes (Heterolyse), die von den lysosomalen Enzymen der Granulozyten nicht abge-

baut werden konnten. Die phagozytierten Anteile werden durch die Lysosomen der Makrophagen abgebaut oder im Zytoplasma als Restkörper (z.B. Lipopigmente, s. S. 301) abgelagert. Die Makrophagen verbleiben entweder längere Zeit im Nekrosegebiet oder werden über die Lymphbahnen abtransportiert. Somit erfolgt von der *Peripherie zum Zentrum* fortschreitend eine Auflösung des nekrotischen Gewebes.

4.1.3. Reparation

Dem Abbau des nekrotischen Materials folgt die Reparation des Schadens. Die Reparationsvorgänge können sehr unterschiedlich ablaufen und damit zu verschiedenen Endzuständen führen (Abb. 10).

4.1.3.1. Vollkommene Regeneration[4]
(s. a. S. 625ff.)

Eine vollständige Regeneration (Abb. 10) entspricht dem Ersatz der verlorengegangenen *organspezifischen* Zellen durch *gleichartige Zellen* (z.B. eine Leberzellnekrose wird wieder durch neugebildete Leberzellen repariert). Diese vollständige Regeneration *kann nur eintreten, sofern*

---

[1] Transmigratio (lat.) das Wegziehen, die Auswanderung. – [2] Démarcation (franz.) Abgrenzung. – [3] Sequestrare (lat.) absondern, trennen. – [4] Regeneratio (lat.) Wiedergeburt, regenerare (lat.) von neuem erzeugen.

das Zellsystem, in dem die Nekrose entstanden ist, nicht zu den permanent postmitotischen Zellsystemen gehört und sofern das organspezifische interstitielle Bindegewebe erhalten geblieben ist. Eine vollständige Regeneration durch organspezifische Zellen erfolgt entlang der *»Leitschiene«* des Gefäßbindegewebes. Diese Bedingung ist im allgemeinen nur dann erfüllt, wenn die Nekrose nicht sehr ausgedehnt war. So tritt z. B. eine vollständige Regeneration nach Lebereinzelzellnekrosen bei Virushepatitis, nach zentralen Leberläppchennekrosen infolge hypoxämischer oder ischämischer Hypoxydose oder nach Nierentubuluszellnekrosen infolge allgemeiner Ischämie (Schock) auf.

4.1.3.2. Unvollkommene Regeneration

Sofern die Bedingungen für die Entstehung einer vollkommenen Regeneration nicht erfüllt sind, kommt es zur unvollkommenen Regeneration (Abb. 10). Das nekrotische organspezifische Gewebe wird durch Bindegewebe *(Narbe),* also funktionell nicht vollwertiges Gewebe ersetzt. Die Narbenbildung vollzieht sich nach den Gesetzmäßigkeiten, die bei der Wundheilung bzw. bei der granulierenden Entzündung beschrieben werden (s. S. 480). Derartige Narben entstehen regelmäßig als Folge von *Nekrosen permanent postmitotisch fixierter Zellsysteme,* wie Nervenzellen (gliöse Narben) und Herzmuskelzellen (bindegewebige Narbe), und bei allen *größeren Nekrosen* auch anderer Gewebe (regelmäßig nach Infarkten, **s. Ma. S. 26**).

4.1.3.3. Zystenbildung

In einigen Geweben laufen die Vorgänge in der Nekrose fast regelmäßig unter *Betonung der lytischen Prozesse* (Autolyse, Heterolyse) ab (Gehirn, Pankreas). Makrophagen und Bindegewebe bilden einen Wall (vgl. granulierende Entzündung) um den Lyseherd. Das nekrotische Gewebe wird dadurch sehr schnell aufgelöst und resorbiert.

Es entsteht eine abgegrenzte *Zyste*[1] (Abb. 10). Derartige Zystenbildungen (eigentlich *Pseudozysten)* können nach Hirnerweichungen und nach Pankreasnekrosen entstehen.

4.1.3.4. Verkalkungen

Gelegentlich kommt es zu beträchtlichen *Kalziumsalzablagerungen* in dem nekrotischen Gewebe, ehe es aufgelöst und resorbiert werden konnte. Das von umgebendem Gewebe her auf die Nekrose zuwachsende Granulationsgewebe bildet sich sodann bald in einen fibrösen Wall um, der die verkalkte Nekrose abgrenzt (Abb. 10). Derartige Endzustände finden sich häufig als *Folge von Verkäsungen* (tuberkulöse Nekrose), von *Fettgewebsnekrosen* oder von *Nekrosen* in *Uterusmyomen* (**s. Ma. S. 84**).

Literatur

BESSIS, M.: Cell death. Triangle *9:* 191–199 (1970).

FRIEDEL, R.: Der Mechanismus des Übertritts von Enzymen in das Blut. Medizin in unserer Zeit *2:* 177–184 (1978).

MACKNIGHT, A. D. C., A. LEAF: Regulation of cellular volume. Physiol. Rev. *57:* 510–573 (1977).

MAJNO, G., M. LA GATTUTA, T. E. THOMPSON: Cellular death and necrosis: chemical, physical and morphologic changes in rat liver. Virchows Arch. Path. Anat. *333:* 421–564 (1960).

TRUMP, B. F., A. ARSTILA: Cell injury and cell death. In: LA VIA, M. F., R. B. HILL: Principles of pathobiology. Oxford University Press, New York, London, Toronto 1971.

TRUMP, B. F., J. L. E. ERICSSON: Some ultrastructural and biochemical consequences of cell injury. In: ZWEIFACH, B. W., L. GRANT, R. T. MCCLUSKEY: The inflammatory process. Academic Press, New York 1965.

TRUMP, B. F., F. L. GINN: The pathogenesis of subcellular reaction to lethal injury. In: BAJUZS, E., G. JASMIN: Methods and achievements in experimental pathology. Vol. IV. Yearbook medical Publishers, Chicago 1969.

4.2. Morphologie der Nekrosen nach ihrem Erscheinungsbild

Die Morphologie der Nekrosen hängt von deren Pathogenese sowie von den vorherrschenden Vorgängen im abgestorbenen Gewebe ab. Nach dem morphologischen Erscheinungsbild unterscheidet man verschiedene Nekroseformen.

---

[1] Kystis (gr.) Blase.

4.2.1. Die Koagulationsnekrose[1]

Diese ist, wie das Wort besagt, eine *Gerinnungsnekrose*. Ihr liegt eine *Denaturierung der Proteine* zugrunde, die mit einem Wasserverlust verbunden ist. Infolge des *Wasserverlustes* werden die Enzyme *(Hydrolasen) unwirksam* und eine *Autolyse ist somit ausgeschlossen*. Das betroffene Gewebe ist von relativ fester, trockener Konsistenz; es erscheint trübe und hat eine gelbe bis grau-gelbe Farbe.

Koagulationsnekrosen sind bevorzugt in Organen anzutreffen, bei denen eine Unterbrechung der Blutzufuhr zu einem ischämischen Infarkt führt. Dem Versorgungsgebiet der betroffenen Gefäße entsprechend besteht eine *scharfe Abgrenzung gegenüber nicht betroffenen Geweben*. Die Grenze zwischen lebendem und nekrotischem Gewebe ist mitunter durch einen *schmalen dunkelroten Saum* markiert *(hämorrhagische Randzone)*. Koagulationsnekrosen treten *als Infarkte (lokalisierte, ischämische Nekrose) vorzugsweise im Herzen*, in der *Milz* und in den *Nieren* auf. Koagulationsnekrosen sind auch als Folge einer Hypoxydose, einer Ischämie oder einer toxischen Einwirkung in zahlreichen Organen und Geweben zu finden; dabei können ganze Gewebsgebiete oder auch nur einzelne Zellen nekrotisch werden (s. Ma. S. 26).

4.2.2. Die Kolliquationsnekrose[2]

Diese Nekroseform ist gekennzeichnet durch eine *Verflüssigung des zugrundegegangenen Gewebes bei einer raschen und vollständigen enzymatischen Auflösung*. Das nekrotische Material ist weich, zerfließlich, trüb aussehend und von blaßgrauer Farbe. Kolliquationsnekrosen treten in Geweben auf, in denen nicht koagulierbare Fettsubstanzen überwiegen. So sind sie insbesondere zu beobachten, wenn das *Gehirn (Enzephalomalazie)* oder das *Rückenmark (Myelomalazie)* betroffen ist. Sie können vorkommen, wenn aus dem abgestorbenen Gewebe selbst proteolytische Fermente freiwerden *(Pankreas)*. Kolliquationsnekrosen können auch im Zusammenhang mit *Infektionen* auftreten, wobei die proteolytischen Enzyme aus den eingewanderten neutrophilen Granulozyten oder von Mikroorganismen herrühren können. Kolliquationsnekrosen können ferner durch direkte Ein-

wirkung von Alkalien hervorgerufen werden (Natron- oder Kalilauge, s. Ma. S. 312).

4.2.3. Sonderformen von Nekrosen

4.2.3.1. Die käsige Nekrose

Sie stellt eine *Sonderform der Koagulationsnekrose* dar. Das nekrotische Gewebe ist *makroskopisch* weiß, hat eine krümelig-trockene Beschaffenheit ähnlich Weißkäse (Quark). Das Gewebe ist *histologisch* zu einer strukturlosen, granulären, eosinophilen Masse, zu Detritus umgewandelt. Diese Form der Nekrose entsteht *im Zentrum von zellulären Granulomen, die durch Mikroorganismen hervorgerufen werden* (z.B. Tuberkulose, Syphilis, Tularämie, Histoplasmose). Die besondere Beschaffenheit der Verkäsung wird darauf zurückgeführt, daß einerseits eine Denaturierung der zellulären Proteine erfolgt und daß diesem Material andererseits eine größere Menge an *Lipiden* zugesetzt ist (s. Ma. S. 84).

4.2.3.2. Gangrän[3] und gangränöse Nekrose

Als Gangrän oder »Brand« bezeichnet man Nekrosen, die sich durch eine *schwarze Verfärbung* auszeichnen und daher wie verbrannt aussehen. Die schwarze Verfärbung rührt von *Sulfidbildungen* (z.B. FeS) her. Man unterscheidet *trockene und feuchte Gangrän*.

Die **trockene Gangrän**, auch *Mumifikation* oder *trockener Brand* genannt, ist eine *durch arteriellen Verschluß entstandene Koagulationsnekrose*, die durch ihre Lokalisation an der Körperoberfläche erheblichen Wasserverlust erfährt. Trockene Gangrän entsteht bevorzugt bei Nekrosen von Extremitätenteilen (z.B. juvenile oder diabetische Gangrän der Gliedmaßenenden). Auch die Veränderung des Nabelschnurrestes nach der Geburt bis zu dessen Sequestrierung entspricht einer allerdings physiologischen, trockenen Gangrän (s. Ma. S. 50).

Feuchte Gangrän *(feuchter Brand)* entsteht bei *Infektion einer Nekrose mit Mikroorganismen* (Fäulniskeimen). Diese Nekrosen zeichnen sich durch besonders rasch fortschreitende *Gewebseinschmelzung*, durch *Gasbildung* im nekrotischen Gewebe, durch die Entstehung stark

---

[1] Coagulatio (lat.) Gerinnen einer Flüssigkeit. – [2] Colliquatio (lat.) Verflüssigung. – [3] Gangraina (gr.) fressendes Geschwür, Brand.

toxischer *(Ptomaine[1])* sowie übelriechende Substanzen aus. Die gangränöse Nekrose tritt auch an den *Extremitäten,* vorzugsweise jedoch an *inneren Organen* auf. Sie ist überall dort zu finden, wo bereits vorhandene *Bakterien* in das nekrotische Gewebe eindringen und Fäulnis hervorrufen können (Gastrointestinaltrakt, Respirationstrakt).

4.2.3.3. Enzymatische Nekrose

Sie entsteht durch eine *Aktivierung von Enzymen in vivo.* Hervorragendes Beispiel einer enzymatischen Nekrose ist die *akute hämorrhagische Pankreasnekrose (akute Pankreatitis,* s. Ma. S. 174), die durch Sekretstauung oder Beeinträchtigung des Stoffwechsels im Pankreas ausgelöst werden kann. Einer *Enzymaktivierung* und *-freisetzung* (proteolytische und lipolytische Enzyme) folgt die Selbstandauung *(Autodigestion)* des Organs. Die Enzyme aus diesem Organ dringen auch in die freie Bauchhöhle ein. *Lipasen* und *Proteasen* zerstören das Gewebe in der Umgebung, vorzugsweise das Fettgewebe. Dabei freiwerdende Fettsäuren reagieren mit Ca-Ionen, wodurch weiße Präzipitate von *Kalkseifen* in den Nekroseherden entstehen. Das Trypsin führt zu einer Zerstörung von Gefäßen mit der Folge von Blutungen.

4.2.3.4. Traumatische Fettgewebsnekrose

Sie entsteht im *subkutanen Fettgewebe,* meistens an der *Mamma.* Infolge traumatischer Einwirkungen kommt es zu *Membranrupturen der Fettzellen* und Freisetzung von Neutralfetten im Interstitium. Einerseits wird ein Teil der Neutralfette hydrolisiert und die frei werdenden Fettsäuren verbinden sich mit Ca-Ionen der Gewebsflüssigkeit, wodurch *Kalkseifen* entstehen, welche das morphologische Bild der Fettgewebsnekrosen prägen. (Die entsprechenden Veränderungen sind bei der enzymatischen Nekrose des Pankreas zu beobachten). Andererseits werden die freigewordenen Fette und Cholesterin phagozytiert (Bildung von Schaumzellen) bzw. lösen die *Bildung eines Fremdkörper-Granulationsgewebes* aus (vgl. S. 434).

4.2.3.5. Fibrinoide Nekrose

Die fibrinoide Nekrose ist eine *typische Nekroseform von Blutgefäßwänden und Bindege-* *webe.* Es werden eosinophile, mitunter granuläre fibrinoide Substanzen mit Nekrose der dazwischen gelegenen Zellen beobachtet. Diese Veränderungen sind bei *immunpathologischen Vorgängen* zu beobachten (siehe »fibrinoide Verquellung«, S. 229).

4.3. Morphologie der Nekrosen nach ihrer Pathogenese

Das Erscheinungsbild von Nekrosen hängt wesentlich von ihrer Pathogenese ab.

4.3.1. Hypoxämische Nekrosen

Von Hypoxämien werden alle Zellen und Gewebe praktisch in gleicher Weise betroffen. Da die Zellen der verschiedenen Gewebe eine unterschiedliche Vulnerabilität gegenüber einer Hypoxämie aufweisen, ergibt sich eine bestimmte Organbevorzugung und innerhalb der Organe eine bestimmte Topographie hypoxämischer Nekrosen. Vom Ausmaß der Hypoxämie hängt ab, ob der Energiestoffwechsel der Zellen und damit ihre Funktion aufrechtzuerhalten ist; andernfalls werden Zellnekrosen entstehen. Hypoxämische Nekrosen treten *bevorzugt im Gehirn, im Herzen und in der Leber* auf.

4.3.1.1. Nekrosen im Gehirn

Bei hypoxämischen Hypoxydosen, aber erhaltener Durchblutung des Gehirns, entstehen *meist nur Nekrosen der Ganglienzellen* (sog. unvollständige Nekrosen, sog. *elektive Parenchymnekrosen),* nicht des gesamten Neuropils. Diese Ganglienzellnekrosen sind bevorzugt in bestimmten Regionen des Gehirns zu finden. Sie treten hauptsächlich (z.B. bei Höhenkrankheit) in der Großhirnrinde, in der Kleinhirnrinde, symmetrisch in der Pars pallida des Nucleus lentiformis (besonders bei CO-Vergiftung, Morbus haemolyticus neonatorum) und in den Nuclei dentati des Kleinhirns auf.

4.3.1.2. Nekrosen im Herzen

Neben den potentiell reversiblen Veränderungen (hydropische Schwellung, Verfettung) können auch im Herzen bei schwerer hypoxämischer Hypoxydose Nekrosen entstehen. Diese treten *fast nur in der Wand des linken Ventrikels*

---

[1] Ptoma (gr.) Leichnam.

auf, da schon physiologischerweise durch die höhere Arbeitsleistung der Sauerstoffverbrauch dieser Region größer ist als der der rechten Ventrikelwand. Die Herzmuskelfasern sind dort dicker als in der rechten Ventrikelwand und die Diffusionsstrecke für den Sauerstoff ist somit länger. Die Nekrosen entstehen hier in den innersten Schichten der Ventrikelwand, da die Koronararterienäste die Wand von außen nach innen durchdringen und die Sauerstoffsättigung des Blutes folglich schon physiologischerweise nach innen zu abnimmt. Hinzu kommt, daß schon physiologischerweise die Kapillaren in den inneren Schichten während der Systole stärker komprimiert und damit geringer durchblutet werden als in den äußeren Schichten. Am ehesten treten demnach in den innersten Schichten der linken Ventrikelwand *disseminierte Einzelfasernekrosen (Koagulationsnekrosen)* auf. Die betroffenen Muskelfasern enthalten keine Zellkerne mehr; ihr Zytoplasma ist homogen und eosinophil; ihre *Querstreifung ist verlorengegangen*. Diese homogenen Faserbänder werden durch Leukozyten in Schollen zerlegt und durch Makrophagen abgebaut (etwa 24–48 Stunden nach der Hypoxämie, s. Hi. S. 62).

4.3.1.3. Nekrosen in der Leber

In der Leber weisen die zentralen Läppchenabschnitte eine größere Empfindlichkeit gegenüber einer Hypoxämie auf. Bei schwachen Hypoxämien entstehen zentroazinär hydropische Leberzellschwellungen oder zentrale Verfettungen. Stärkere Hypoxämien führen aber zu *zentralen Läppchennekrosen*. Es handelt sich um *Koagulationsnekrosen*. Die Nekrose wird etwa zehn Stunden nach der Hypoxämie lichtmikroskopisch sichtbar. In *frühen Phasen* sind die Leberzellen dissoziiert, die Zellkerne pyknotisch; das Zytoplasma ist eosinophil. Später sind nur noch kernlose homogene Schollen sichtbar. Etwa 1–2 Tage nach Entstehung der zentralen Läppchennekrosen kann im Blutserum ein kurzzeitiger, aber doch erheblicher *Anstieg von SGOT, SGPT und LDH* nachweisbar werden. Die nekrotischen Leberzellen werden von Granulozyten und Makrophagen abgebaut. Da bei zentralen Läppchennekrosen die Sinusoide erhalten bleiben, erfolgt *meist eine vollständige Regeneration*, die von den Leberzellen der Läppchenperipherie ausgeht. Diese Regeneration beginnt bereits nach etwa 72 Stunden und

ist nach etwa vier Wochen abgeschlossen. Es wird die ursprüngliche Architektur des Organs im allgemeinen vollkommen wiederhergestellt.

Literatur

Gehirn

HAGER, H.: In: SCHADÉ, J. P., W. H. MCMENEMEY: Selective vulnerability of the brain in hypoxaemia. Davis, Philadelphia 1963.

HOFF, E. C., R. G. GRENELL, J. F. FULTON: Histopathology of central nervous system after exposure to high altitudes, hypoglycemia and other conditions associated with central anoxia. Medicine *24:* 161–217 (1945).

MORRISON, L. R.: Histopathologic effet of anoxia on central nervous system. Arch. Neurol. Psychiat. (Chic.) *55:* 1–34 (1946).

Leber

ALTMANN, H. W.: Über Leberveränderungen bei allgemeinem Sauerstoffmangel, nach Unterdruckexperimenten an Katzen. Frankf. Z. Path. *60:* 376–394 (1949).

KAPPLER, D.: Pathogenesis and mechanisms of liver cell necrosis. M. T. P. Press, Lancaster 1975.

Herz

BÜCHNER, F., S. ONISHI: Der Herzmuskel bei akuter Koronarinsuffizienz im elektronenmikroskopischen Bild. Urban & Schwarzenberg, München, Berlin, Wien 1968.

MÖLBERT, E.: Electron microscopic findings of the myocardial cell after acute oxidation inhibition. Beitr. path. Anat. *118:* 421–435 (1957).

4.3.2. Ischämische[1] Nekrosen

Bedeutungsvoller und häufiger als die hypoxämischen Nekrosen sind die ischämischen Nekrosen. Im Gegensatz zur Hypoxämie besteht bei einer Ischämie infolge einer Blutkreislaufstörung nicht nur ein Mangel an Sauerstoff, sondern auch an *Substrat*. Die durch eine Blutkreislaufstörung bedingte Versorgungsstörung kann als *generalisierte* oder als *lokalisierte* Ischämie auftreten. Bei den lokalisierten Ischämien ist zwischen der *relativen Ischämie* bei verminderter Blutversorgung und *absoluter Ischämie* bei völliger Unterbrechung der Blutversorgung zu unterscheiden. Eine Ischämie wird zunächst zu reversiblen Zell- und Gewebsveränderungen führen; sofern jedoch infolge der Ischämie für die Zellen der »*Punkt ohne Umkehr*« überschritten wird, so entstehen Nekrosen.

---

[1] Ischo (gr.) zurückhalten, hindern, stocken lassen; haima (gr.) Blut.

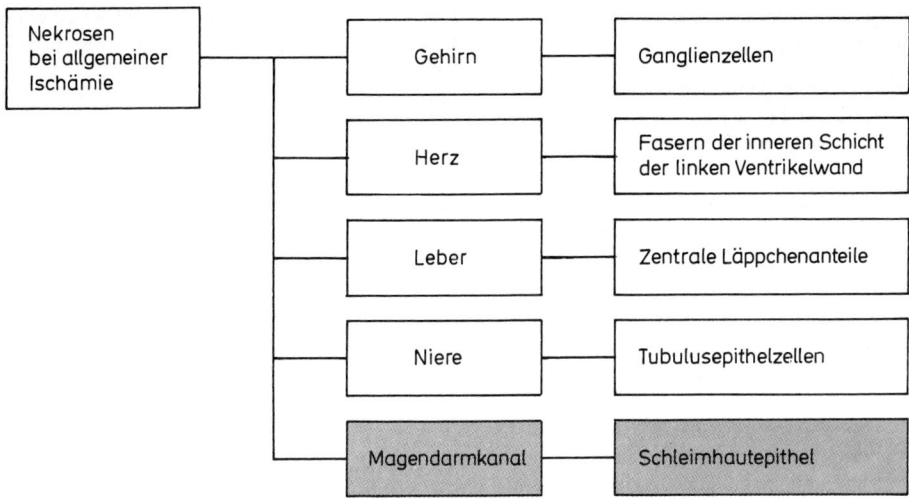

E. – Abb. 11. Topographie der Nekrosen bei allgemeiner Ischämie.

4.3.2.1. Nekrosen bei allgemeiner Ischämie

Eine allgemeine Ischämie besteht immer dann, wenn der *Blutbedarf der Gewebe nicht mehr durch das Blutangebot gedeckt* ist. Dieses ist der Fall, wenn der Blutkreislauf infolge Leistungsminderung des linken Herzens nicht in ausreichender Weise aufrechterhalten werden kann (z. B. Herzinfarkt), durch vorübergehendes Versagen der Mikrozirkulation (z. B. Schock) das Blut für zu lange Zeit in der Kreislaufperipherie verbleibt oder durch Leistungsminderung des rechten Herzens (Rechtsherzinsuffizienz) ein zeitgerechter Rückstrom des Blutes aus der Kreislaufperipherie nicht gewährleistet ist. Die Zellen werden in Abhängigkeit von ihrer spezifischen Vulnerabilität und von der Dauer der allgemeinen Ischämie absterben, und es entstehen Nekrosen. Bei allgemeiner Ischämie (besonders bei Schock, s. S. 359) können Nekrosen bevorzugt in folgenden Organen auftreten: *Gehirn, Herz* (Einzelnekrosen in den inneren Schichten des Myokards), *Niere* (Tubulusnekrosen), *Leber* (zentrale Läppchennekrosen), *Magenschleimhaut* (hämorrhagische Schleimhauterosionen) (Abb. 11).

a) Nekrosen im Gehirn

Eine allgemeine Minderdurchblutung (Ischämie) des Gehirns führt, wenn sie ausreichend schwer ist (totaler oder subtotaler Kreislaufstillstand) und längere Zeit besteht, zu kleinsten, herdförmigen Nekrosen. Deren *Verteilungsmu-*

ster ist aber etwas anders als das nach hypoxämischer Hypoxydose. Wiederum können die Ganglienzellen in Großhirn- und Kleinhirnrinde sowie im Ammonshorn nekrotisch werden. Häufig treten nun aber auch Ganglienzellnekrosen beiderseits im Nucleus caudatus und im Putamen auf.

b) Nekrosen im Herzen und in der Leber

Die Morphologie der Nekrosen des Herzens und der Leber bei allgemeiner Ischämie entspricht der bei der Hypoxämie beschriebenen.

c) Nekrosen in der Niere

Bei einer generalisierten Ischämie (z. B. Schock) kommt es zu einem *Sistieren der glomerulären Filtration* und zu einer erheblichen Minderdurchblutung der medullären Vasa recta (klinisch: akutes Nierenversagen mit Anurie oder Oligurie). Die Folge kann eine *Schädigung der Tubulusepithelzellen des gesamten Nephrons* sein, wobei die Hauptstücke bevorzugt betroffen werden. Die Zellschädigung kann in Abhängigkeit vom Ausmaß der Ischämie und der hydropischen Schwellung bis zur Tubulusepithelzellnekrose reichen. Wird die allgemeine Ischämie überlebt, so tritt eine *vollständige Regeneration* der Tubulusepithelzellen ein, da die Basalmembran der Tubuli und das umgebende Gefäßbindegewebe erhalten geblieben sind (s. S. 626).

d) Erosionen der Schleimhaut des Magendarmkanales

Als Folge einer allgemeinen Ischämie (z. B. Schock) treten nicht selten *Erosionen der Schleimhaut* des Magendarmkanals auf *(hämorrhagische Gastroenteropathie)*. Zunächst werden nur die Epithelzellen der Schleimhaut nekrotisch und lösen sich ab. Nach mehreren Stunden tritt eine zelluläre Reaktion (Granulozyten, Makrophagen) in der Schleimhaut auf. Die nicht mehr epithelisierte Oberfläche ist mit geronnenem Blut belegt, und im Schleimhautstroma kommt es zu perivaskulären Blutungen. Thromben in den terminalen Blutgefäßen der Schleimhaut und der Submukosa »fixieren« lokal die Durchblutungsstörungen. Infolge des Epithelverlustes können *Enzyme* und *Bakterien* aus dem Lumen in die Schleimhaut eindringen, wodurch *Defekte tieferer Schleimhautschichten* entstehen. Die ischämisch bedingten Schleimhautdefekte können *Ursache tödlicher Blutungen* werden.

Literatur

SANDRITTER, W., H. G. LASCH: Pathologic aspects of shock. Meth. Achievem. exp. Path. *3:* 86 (1967).

SYMMERS, W. ST. C.: Cardiovascular and respiratory Systems, Vol. 1, 1976, 2. Aufl. Churchill Livingstone, Inc., New York 1976.

4.3.2.2. Nekrosen bei lokalisierter Ischämie

Eine Ischämie wird als lokalisiert bezeichnet, wenn die Durchblutungsstörung auf einen *definierten Kreislaufabschnitt* (z. B. Koronararterien, Nierenarterien, Hirnarterien) *beschränkt* ist. Sie ist durch Blutgefäßveränderungen in dieser Gefäßprovinz bedingt. Es ist zwischen einer *relativen* und einer *absoluten Ischämie* zu unterscheiden.

a) Nekrosen bei lokalisierter absoluter Ischämie (Infarkte)[1]

Für eine lokalisierte absolute Ischämie, die zur Nekrose führt, sind *drei Voraussetzungen* notwendig:
1. Es muß ein Verschluß einer funktionellen Endarterie bestehen oder eine arterielle Stenose vorhanden sein, die in ihrer hämodynamischen Auswirkung einem Verschluß gleichzusetzen ist.
2. Es darf keine ausreichende Blutversorgung des nachgeschalteten Gewebes durch Kollateralen, die entweder physiologischerweise vorhanden sind oder sich adaptiv ausgebildet haben, gegeben sein.
3. Die Dauer der absoluten Ischämie muß länger sein als die Toleranzzeit des zu versorgenden Gewebes.

Sofern diese Bedingungen gegeben sind, entsteht eine Nekrose, die zugleich die Merkmale eines Infarktes erfüllt. *Ein Infarkt ist somit eine ischämisch bedingte Nekrose, die einem bestimmten pathologisch veränderten Blutgefäßabschnitt topographisch zugeordnet werden kann.* Man unterscheidet: *anämische Infarkte, hämorrhagische[2] Infarkte, hämorrhagische Infarzierungen.*

Verschlüssen bzw. diesen in ihrer Auswirkung entsprechenden Stenosen von Arterien liegen entweder akute Ereignisse *(Thrombose oder Embolie)* oder *Arterienerkrankungen* unterschiedlicher Ätiologie und Pathogenese zugrunde.

Die *Arterienerkrankungen*, die zu verminderter Blutversorgung einer bestimmten Kreislaufregion oder zur Unterbrechung der Blutzufuhr führen, treten in Erscheinung durch funktionelle und morphologische Symptome, die in dem Begriff *arterielles Verschlußsyndrom (AVS)* zusammengefaßt sind (arterielle Verschlußkrankheit, obliterierende Gefäßkrankheit). Arterienerkrankungen, die ein AVS zur Folge haben, sind zu gliedern in *metabolische* Arteriopathien (z. B. Ateriosklerose, diabetische Angiopathie), *entzündliche* Arteriopathien (z. B. Thrombendangiitis obliterans) und *dysplastische* Arteriopathien. Die zu einem AVS im weiteren Sinne bzw. zu einer lokalisierten absoluten Ischämie führenden Arterienerkrankungen sind mehrheitlich *chronischer* Art. Etwa 90% AVS auslösende Arterienerkrankungen sind metabolische, ca. 10% entzündliche Arteriopathien.

Anämische Infarkte entstehen unter den beschriebenen Bedingungen. Sie treten relativ häufig auf im *Herzen*, in der *Milz*, in den *Nieren*, im *Gehirn*.

Für die Ausbildung eines **hämorrhagischen Infarktes** ist außer den für die Entstehung eines anämischen Infarktes genannten *Voraussetzungen* eine weitere notwendig: Der hämodynamische Blutdruck im nachgeschalteten Venenab-

---

[1] Infarcire (lat.) hineinstopfen, vollstopfen. – [2] Haimorrhagia (gr.) Blutfluß, Blutsturz.

E. – Tab. 1. Prädilektionsstellen für Koronararterienstenosen und -verschlüsse.

Koronararterienast	Entfernung vom Ostium
R. descendens anterior	1,0–1,5 cm
R. circumflexus sinister	1,0–1,5 cm 2,5–3,5 cm
R. circumflexus dexter	2,0–4,5 cm

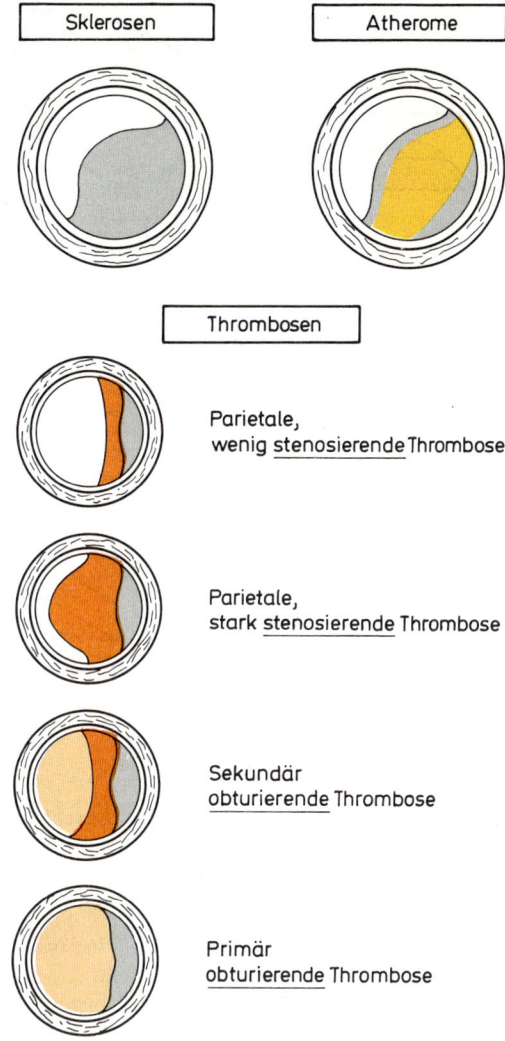

schnitt muß so groß sein, daß die Kapillaren im Nekrosegebiet *retrograd* mit Blut aufgefüllt werden. Sodann kommt es bei der im Bereich der Nekrose bestehenden Kapillarschädigung zu Blutungen in das Nekrosegebiet. Entsprechende Voraussetzungen sind im Bereich des Pfortadersystems unter physiologischen Bedingungen und im Bereich des Pulmonalarteriensystems bei chronischer Linksherzinsuffizienz gegeben. Hämorrhagische Infarkte entstehen daher bevorzugt im *Darm* (Mesenterialarterienverschluß) und in der *Lunge* (Pulmonalarterienverschluß).

Hämorrhagische Infarzierungen sind die *Folge von Venenverschlüssen* (meist Venenthrombosen). Es kommt zu einer starken Blutstauung im vorgeschalteten Kreislaufabschnitt mit Blutungen in das Gewebe, wodurch dieses Gewebe nekrotisch wird. Hämorrhagische Infarzierungen entstehen im *Darm* (Pfortaderthrombose, Darmabklemmungen) und im *Gehirn* (Sinusthrombose).

Infarkte können in allen Organen entstehen; *klinisch bedeutungsvoll* sind jedoch die Infarkte des *Herzens*, des *Gehirns*, der *Lunge* und des *Darmes* (s. Ma. S. 126).

α) *Herzinfarkt*

Der Herzinfarkt ist in den weitaus meisten Fällen ein *anämischer Infarkt* und nach seinem Erscheinungsbild eine *Koagulationsnekrose*. Ursachen sind *Verschlüsse oder Stenosen der Koronararterien oder ihrer Äste*. Diese entstehen ganz überwiegend durch Arteriosklerose (Risikofaktoren: Hypertonie, Hyperlipidämie, Adipositas, Nikotinabusus), wobei an den Koronararterien bestimmte Prädilektionsstellen nachgewiesen werden konnten (Tab. 1). *Substrate* für Stenosen und Verschlüsse (Abb. 12) sind in den extramuralen Koronararterienästen *Sklerosen, Atherome* (besonders Blutungen in Atherome) sowie *Thrombosen*, die sich auf Atherome und Sklerosen auflagern. In neuerer Zeit wird Blutplätt

E. – Abb. 12. Substrate von Koronararterienstenosen und -verschlüssen.

chenaggregaten eine große Bedeutung für die Entstehung von Herzinfarkten beigemessen, die im Bereich einer nicht verschließenden Stenose in den extramuralen Koronararterien entstehen, von dort aber in die zugehörige terminale Strombahn des Herzens embolisiert werden (Abb. 13).

Die *Entwicklung* eines Herzinfarktes ist jedoch nicht nur von Stenose oder Verschluß der Koronararterien abhängig, sondern auch vom *Zustand des Kollateralkreislaufs*. Normalerweise sind die Herzkranzarterien funktionelle Endarterien und zwischen den Hauptästen gibt es nur Anastomosen in der Größenordnung von Kapillaren. Ein Hauptstamm versorgt somit immer

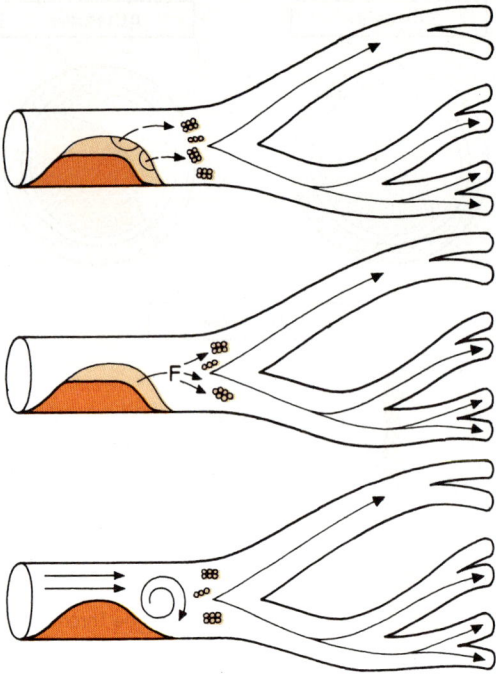

E. – Abb. 13. Emboli von Blutplättchenaggregaten, die an Stenosen entstehen.

nur einen topographisch definierten Abschnitt der Kammerwände. Bei *langsam* entstehenden Stenosen hingegen können sich *Kollateralen* ausbilden.

Die *im Infarktgebiet ablaufenden Veränderungen* sind in Tab. 2 zusammengestellt.

In der *1. Stunde* finden sich nur histochemisch und elektronenmikroskopisch nachweisbare Strukturveränderungen, die prinzipiell noch reversibel wären.

In der *2. Stunde* entstehen dann bereits Zeichen der Denaturierung, die in elektronenmikroskopisch sichtbaren Veränderungen der Myofilamente sowie in einer Änderung der Sekundärfluoreszenz nach Akridinorangefärbung infolge verminderter Aktivität (enzymhistochemisch) der Dehydrogenasen (Denaturierung der Enzyme) bestehen.

In der *4.–6. Stunde* ist der Denaturierungsprozeß auch mit konventionellen lichtmikroskopischen Färbungen sichtbar zu machen: außerdem treten erste Anzeichen der beginnenden Heterolyse (Granulozyten) auf.

In der *9.–48. Stunde* entwickeln sich deutlicher die morphologischen Äquivalente der Heterolyse. Diese werden besonders im Randgebiet des Infarktes sichtbar, indessen im Zentrum die

Denaturierung und auch eine begrenzte Autolyse (Karyolyse) weiter fortgeschritten ist. In diesem Zeitintervall ist der Infarkt auch makroskopisch als Koagulationsnekrose erkennbar. Außerdem kommt es nun zu einem Anstieg der Enzyme SGPT, SGOT und LDH im Blutserum, was neben der klinischen Symptomatik und den EKG-Veränderungen als Hinweis für einen Herzinfarkt gewertet werden kann.

In der *2.–3. Woche* nehmen die heterolytischen Abbauvorgänge weiter zu, und es beginnen die Reparationsvorgänge, die nach *5–8 Wochen* meist abgeschlossen sind. Da die Herzmuskelzellen zu den Dauergeweben gehören, erfolgt nur eine unvollständige Regeneration in Form einer bindegewebigen Narbenbildung.

Literatur

BENEKE, G.: Pathogenese des Herzinfarktes. In: MARX, R., H. A. THIES: Herzinfarkt und Blutgerinnung. Schattauer, Stuttgart, New York 1972.

BENEKE, G.: Pathologische Anatomie der arteriellen Verschlußkrankheiten. Verh. dtsch. Ges. Kreisl.-Forsch. *40*: 74–94 (1973).

SANDRITTER, W., H. G. LASCH: Pathologic aspects of shock. Meth. Achievem. exp. Path. *3*: 86 (1967).

SYMMERS, W. St. C.: Cardiovascular and respiratory systems, Vol. 1, 1976, 2. Aufl., Churchill Livingstone, Inc., New York 1976.

β) Hirninfarkt

Der Hirninfarkt *(weiße Gehirnerweichung, Encephalomalacia alba)* ist eine *Kolliquationsnekrose.* Er entsteht als Folge eines *arteriellen Verschlusses* extra- oder intrazerebraler Hirnarterien oder bei einer *Stenose,* die hämodynamisch einem Verschluß gleichzusetzen ist. Die Lokalisation und Ausdehnung eines Hirninfarktes ist von der Lokalisation des arteriellen Verschlusses und der Größe der betroffenen Arterie abhängig (s. Ma. S. 312).

Dem zeitlichen Ablauf entsprechend sind *morphologisch drei Stadien* zu unterscheiden:

1. Das *Nekrosestadium* (Abb. 14). *Makroskopisch* sind kaum Veränderungen zu erkennen. Es fällt eine Abblassung der grauen Substanz auf; das nekrotische Gewebe hat meist nur eine weichere Beschaffenheit als normales Hirngewebe. In der grauen Substanz (Hirnrinde, Stammganglien) können kleine, punktförmige Blutungen auftreten. *Mikroskopisch* sind die frühesten Veränderungen am Zytoplasma der Ganglienzellen zu beobachten (ischämische Zellveränderung, anoxische Zellveränderung, homogenisierende Zellveränderung der Ganglienzellen). Bald

E. – Tab. 2. Zeitabhängigkeit der Veränderungen im Bereich eines Herzinfarktes.

Zeit	Makroskopie	Lichtmikro-skopie	Fluoreszenz-mikroskopie	Elektronen-mikroskopie	Histo-chemie	Blutserum
1. Std.				Mitochon-drien: Schwellung, Kristolyse, Vakuolenbil-dung Longitudi-nales System des endoplasma-tischen Retikulums: Erweiterung Z-Streifen: Verbreite-rung	Schwund des Glyko-gens	
2. Std.			Änderung der Sekun-därfluores-zenz nach Akridinoran-gefärbung (rot-orange → grün)	Myofibrillen: Myofibrilläre Kontraktions-bänder, Zer-reißungen von Myofila-menten Glanzstrei-fen: Dehis-zenzen	Vermin-derte Akti-vität der Dehy-drogenasen	
4.–6. Std.	Geringe Abblassung	Verlust der Querstrei-fung, Kon-densation des Sarko-plasmas, ein-zelne Granu-lozyten im In-terstitium				
9.–48. Std.	Fest, trocken, gelb mit hä-morrhagi-schem Rand-saum	Zentrum: Koagula-tionsnekrose Rand: vakuo-lisierte u. ver-fettete Mus-kelfasern, di-latierte Kapil-laren, starke granulozytä-re Demarka-tion				Anstieg der Enzym-aktivitäten von: SGPT SGOT LDH
2.–3. W.	Rötlich-grau, eingesunken	Granula-tionsgewebe				
5.–8. W.	Weiß, derb, sehnenartig	Narbenge-webe				

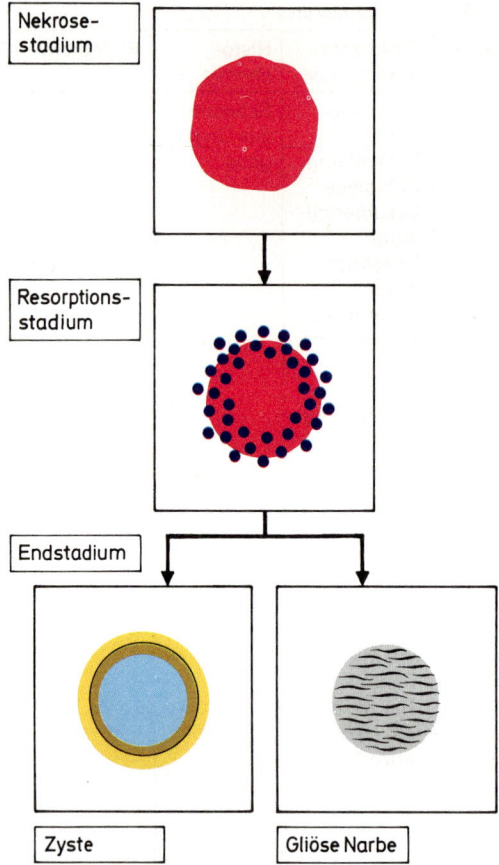

Nekrose-
stadium

Resorptions-
stadium

Endstadium

Zyste

Gliöse Narbe

E. – Abb. 14. Stadienhafter Ablauf eines Hirninfarktes.

danach zerfallen auch die Kerne der Gliazellen
und die Achsenzylinder. Die Markscheiden, die
körnig-schollig zerfallen, verlieren ihre Anfärbbarkeit. Es entsteht ein zelloser Nekrosebezirk,
der nur noch aus einem faserigen Material besteht. Ist der Hirninfarkt mit dem Leben des
betroffenen Organismus vereinbar, so bilden
sich die weiteren Stadien aus.

2. *Das Resorptionsstadium* (Abb. 14) beginnt
mit dem Erscheinen von Granulozyten, die das
Infarktgebiet meist in Form eines Walles umgeben. Danach wandern große, phagozytierende
Zellen vom Randgebiet her in die Nekrose ein:
sie leiten sich sowohl von mesenchymalen Makrophagen als auch von Gliazellen ab. Diese
Zellen bauen das nekrotische Gewebe ab. Durch
den hohen Lipidgehalt der zerfallenen Markscheiden, die sie phagozytieren, nehmen sie die
Gestalt von Schaumzellen *(Fettkörnchenzellen)*
an. Das nekrotische Hirngewebe wird durch
diese Heterolyse verflüssigt *(Kolliquationsne-*

krose). Die Fettkörnchenzellen werden über die
perivaskulären Virchow-Robinschen Räume abtransportiert.

3. *Das Endstadium* kann verschiedene morphologische Strukturen haben (Abb. 14). Kleine
Nekroseherde können durch reaktive Gliazell-
proliferation mit nachfolgender Gliafaserbildung
aufgefüllt werden, und es entstehen gliöse Narben. Bei größeren Nekroseherden bildet sich um
die Kolliquationsnekrose eine Kapsel aus reaktiv
proliferierendem Gefäßbindegewebe und Glia-
gewebe, so daß als Endstadium eine abgekapselte
enzephalomalazische Zyste verbleibt.

Literatur

PETERS, G.: Spezielle Pathologie des Nervensystems.
  Thieme, Stuttgart 1951.
STAEMMLER, M.: Kreislaufstörungen und Gefäßer-
  krankungen des Zentralnervensystems mit Hirnödem und Hirnschwellung. In: KAUFMANN, E., M.
  STAEMMLER: Lehrbuch der Speziellen Pathologischen Anatomie. Band III/1. de Gruyter, Berlin
  1958.

γ) Hämorrhagischer Lungeninfarkt

Der Lungeninfarkt ist eine typische hämorrhagische Nekrose. Für seine Entstehung ist der
Verschluß (überwiegend Verschluß durch Embolie) *von Pulmonalarterienästen* notwendig.
Wesentliches Charakteristikum ist die *Blutung
in den Infarktbereich,* wofür noch andere Bedingungen erfüllt sein müssen. *Voraussetzung* ist
eine *Kapillarschädigung* in dem betroffenen
Lungenabschnitt. Diese entsteht infolge des Verschlusses des versorgenden Pulmonalarterien-
astes. Der Blutaustritt aus den geschädigten
Kapillaren wird mit verschiedenen Mechanismen
erklärt: Venöser Rückfluß in das Infarktgebiet
bei erhöhtem venösen hydrostatischen Druck.
(Hämorrhagische Lungeninfarkte entstehen nur
bei schon bestehender Blutstauung der Lungen).
Nach einer anderen Anschauung entsteht die
Blutung infolge des fortgesetzten Bluteinstromes
in das Infarktgebiet über die Bronchialarterien
(nach Unterbindung der Bronchialarterien bildet
sich ein anämischer Infarkt aus). Der negative
inspiratorische Druck soll die Blutung fördern.
Ein Lungeninfarkt ist eine *scharf begrenzte,
subpleural gelegene, keil- oder pyramidenförmi-
ge, hämorrhagische Nekrose, deren Spitze hilus-
wärts gerichtet ist.* In frischen Infarkten wird
zunächst lediglich eine Ausfüllung der kleinen
Bronchien, Bronchiolen, Ductus alveolares und
Alveolen mit Erythrozyten und einem sehr
zarten Fibrinnetz sichtbar. Später werden die

Alveolarzellen und sodann die Alveolarsepten nekrotisch. Nach 1–2 Tagen beginnt die Heterolyse. Vom 7. Tage an beginnt die Reparation mit Resorption und Narbenbildung (s. Ma. S. 72).

Literatur

CASTLEMAN, B.: Healed pulmonary infarcts. Arch. Path. *30:* 130–142 (1940).

GIESE, W.: Die Atemorgane. In: KAUFMANN, E., M. STAEMMLER: Lehrbuch der Speziellen Pathologischen Anatomie, Band II/3. de Gruyter, Berlin 1960.

δ) Hämorrhagischer Darminfarkt

Die Organe des Oberbauches und der Dünndarm sind, wie kein anderes Organ im menschlichen Organismus, sehr reichlich mit Kollateralen und Anastomosen versehen. Hierdurch ist auch bei Vorliegen einer umschriebenen Behinderung eine ausreichende Blutversorgung gewährleistet. Hochgradige Drosselung oder gar Verschluß eines Gefäßes können Veränderungen verschiedenen Grades, von flüchtiger Ischämie bis zum ausgeprägtem Infarkt im Versorgungsgebiet zur Folge haben. Arterielle Durchblutungsstörungen werden manifest, wenn im Querschnitt einer Mesenterialarterie ein Grenzwert von 30% unterschritten ist. Funktionelle Störungen äußern sich bei erhöhtem Blutbedarf nach üppigen Mahlzeiten als *Angina abdominalis (Ortnersches Syndrom; Dyspragia intermittens angiosclerotica intestinalis).* Dabei können bereits Defekte der Darmschleimhaut entstehen, die nachfolgend narbig abheilen.

Massive akute intestinale Ischämie führt zum hämorrhagischen Infarkt. Häufigste Ursache ist eine *stenosierende Arteriosklerose,* auf deren Boden sich eine obturierende Thrombose entwickeln kann. In den meisten Fällen ist das Versorgungsgebiet der A. mesenterica superior betroffen.

Nach dem hämorrhagischen Darminfarkt »klassischer Genese« infolge stenosierender Sklerose bzw. obturierender Thrombose gewinnt der *nonokklusive Darminfarkt* an Bedeutung *(nichtokklusiver Darminfarkt, ischämische Enterokolitis, terminale hämorrhagische nekrotische Enteritis).* Der Prozeß kann segmental oder ausgedehnt sein. Dabei fehlen Verschlüsse in den großen Gefäßen oder ihren Ästen. Es treten vielmehr *hyaline Thromben in Kapillaren und Venolen* auf, insbesondere in der Submukosa. Das Geschehen kann sich auch im Zusammenhang mit reduzierter Durchblutung im Splanchnikusgebiet beim Schock entwickeln. Der nonokklusive Darminfarkt dürfte $^1/_3$ aller hämorrhagischen Darminfarkte ausmachen. Die Pathogenese ist nicht bekannt.

Im Infarktgebiet kommt es durch venösen Rückfluß aus den Mesenterialvenen zu Blutungen durch die ischämisch geschädigten Kapillaren in die Darmwand. Nach anderer Ansicht erfolgt die Blutung nach Zufuhr aus den arteriellen Kollateralen. Nach dem arteriellen Verschluß eines Mesenterialarterienastes tritt zunächst eine Ischämie im nachgeschalteten Darmabschnitt ein. Eine stärkere kollaterale Blutversorgung setzt erst später ein, wenn die Kapillaren in dem ischämischen Darmabschnitt bereits geschädigt sind und es aus diesen zur Blutung in die Darmwand kommt.

Der hämorrhagische Darminfarkt löst meist einen *allgemeinen Kreislaufschock* aus. Ferner besteht die *Gefahr der Darmperforation,* da infolge der bakteriellen Besiedelung rasch eine feuchte Gangrän und herdförmige Kolliquationsnekrose entstehen kann. Da eine spontane Reparation dieser Nekrose *niemals* zu erwarten ist, muß möglichst rasch eine *Resektion des infarzierten Darmabschnittes* folgen.

Die **hämorrhagische Darminfarzierung** entsteht durch akute verschließende Thrombose der Mesenterialvenen bzw. der Pfortader. Sie macht etwa $^1/_3$ der mesenterialen Gefäßverschlüsse aus. Die klinischen Symptome und das pathologisch-anatomische Bild entsprechen weitgehend dem des hämorrhagischen Darminfarktes (s. Ma. S. 126).

Literatur

KIRSCHNER, P. A.: Occlusion of the mesenteric arteries and veins with infarction of the bowel. J. Mt. Sinai Hosp. *21:* 307–317 (1954/55).

MERKEL, H.: Verdauungsorgane. In: KAUFMANN, E., M. STAEMMLER: Lehrbuch der Speziellen Pathologischen Anatomie. Band 1/2. de Gruyter, Berlin 1956.

b) Nekrosen bei lokalisierter relativer Ischämie

Arterielle Blutgefäße können durch krankhafte Veränderungen (meist Arteriosklerose) stenosiert sein. Damit ist zwar unter »Ruhebedingungen« noch eine ausreichende Blutversorgung des zugehörigen Kreislaufabschnittes gewährleistet, nicht jedoch bei erhöhtem Blutbedarf. Es tritt

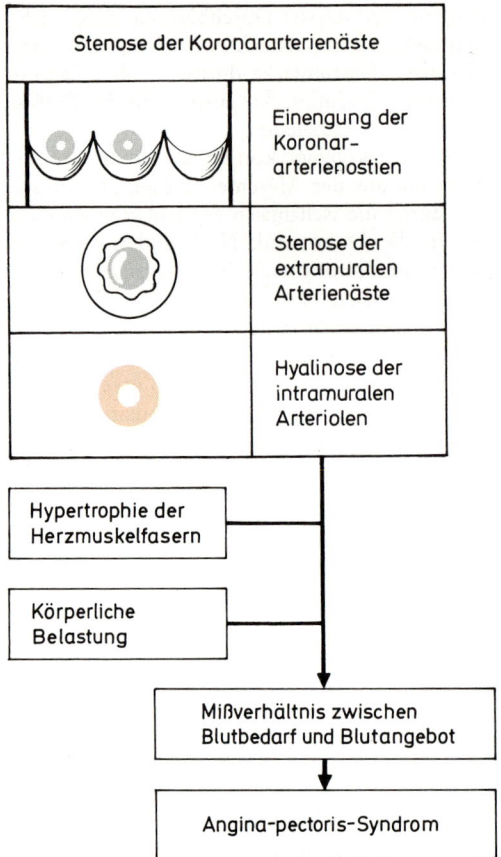

E. – Abb. 15. Entstehungsbedingungen für das Angina-pectoris-Syndrom.

1. *Stenosen an den Koronararterien.* Diese können am Abgang der Koronararterien aus der Aorta vorhanden sein (Mesaortitis syphilitica); sie können die extramuralen Koronararterienäste (gewöhnliche Koronararteriensklerose) oder die kleineren intramuralen Arterien und Arteriolen (bes. bei hypertonischer Arteriopathie) betreffen. Ob auch Spasmen (Angina pectoris vasomotorica: klinischer Begriff) zu solchen Stenosen führen können, ist noch umstritten.

2. Es liegt meist eine *hypertonisch bedingte Herzhypertrophie* vor. Die Kapillarisierung der Herzkammerwand bleibt unverändert, obgleich die verdickten Herzmuskelfasern einen erhöhten Bedarf an Substraten und Sauerstoff haben.

3. Die *erhöhte Herzleistung bei körperlicher Belastung.*

Die in der Herzmuskulatur auftretenden *Folgen* sind von der Stärke und Dauer der relativen Ischämie abhängig. Bei geringer, kurz dauernder relativer Ischämie werden an den Herzmuskelzellen nur reversible Veränderungen (hydropische Schwellung, Verfettung) auftreten. Dauert eine relative Ischämie jedoch längere Zeit, so kommt es zu Herzmuskelnekrosen, und zwar bevorzugt in der Innenschicht der linken Kammerwand. Es handelt sich um *disseminierte Herzmuskeleinzelzellnekrosen;* das interstitielle Bindegewebe hingegen wird nicht nekrotisch *(elektive Herzmuskelzellnekrosen).* Der zeitliche Ablauf der Nekrosen dieser einzelnen Muskelzellen entspricht dem beim Herzinfarkt beschriebenen.

Konsequenzen gestörter Energiebildung oder -utilisation sind besonders folgenschwer, wenn sie sich am Herzmuskel abspielen. Störungen des Energiestoffwechsels, in deren Folge Nekrosen auftreten, lassen sich besonders eindrucksvoll am Herzmuskel darstellen.

Herzmuskelzellnekrosen treten auf als *Folge eines schweren Energiedefizits nach Erschöpfung der zellulären Vorräte an ATP und Kreatininphosphat.* Die Funktion des oxidativen Myokardstoffwechsels und der glykolytischen Substanzumsetzungen beruht auf hinreichenden Vorräten an diesen Phosphatverbindungen. ATP und Kreatininphosphat werden sowohl für den »Ruhestoffwechsel« der Herzmuskelzellen, d. h. für Synthesevorgänge im Zusammenhang mit der Zellregeneration und Strukturerhaltung, als

dann eine *relative Ischämie* auf. Unter diesen Voraussetzungen kommt es nicht im gesamten Gewebebezirk zu einer Energiebildungsstörung, sondern es werden nur einzelne Zellen betroffen, nämlich jene, die der »letzten Wiese« angehören, s. S. 331, da für diese unter den Bedingungen der relativen Ischämie die Blutversorgung am schlechtesten geworden ist. Syndrome relativer Ischämie sind: *Angina pectoris, Angina abdominalis, Claudicatio intermittens.* Sie können aber auch in allen anderen Kreislaufgebieten (z. B. Gehirn, Niere) auftreten.

α) *Angina-pectoris-Syndrom*[1]

Für ein Angina-pectoris-Syndrom (BÜCHNER) sind mehrere *Faktoren* Voraussetzung (Abb. 15):

---

[1] Angina (lat.) Halsbräune, übertr. die Beklemmung, das Beengungsgefühl; pectus, Gen. pectoris (lat.), Brust.

auch für den »*Tätigkeitsstoffwechsel*«, d. h. für Bereitstellung von Kontraktionsenergie und als Betriebsstoff für die Ionenpumpen (aktiver Na^+- K^+- und Ca^{++}-Transport) benötigt. Jeder Mangel an energiereichem Phosphat führt, sofern eine kritische Minimalkonzentration unterschritten wird, nicht nur zu einem Kontraktilitätsverlust, sondern auch zu Strukturschäden an den Herzmuskelzellen. Ein derartiger *Mangel kann zwei Ursachen haben:*

a) *ATP-Synthesehemmung* bei Sauerstoff- bzw. Substratmangel oder bei Störungen der Energieutilisation;

b) eine *excessive Steigerung des ATP-Verbrauches* infolge »entfesselter« mechanischer Aktivität des Herzens.

Es ist besonders gefährlich, wenn beide Ursachen zugleich bestehen. In derartigen Situationen findet der Zerfall des ATP nicht sein Ende auf den Stufen ADP, AMP oder Adenin, sondern schreitet weiter fort bis zu nutzlosen Abbauprodukten, die bei Wiederherstellung ausreichender O_2-Versorgung nicht für eine rasche ATP-Resynthese wiederverwendet werden können. In diesem Zustand ist die morphologische Desintegration eingeleitet.

Bedeutungsvoll ist, daß eine *sympathische Überstimulation der Herzmuskulatur* nicht nur eine Verarmung an energiereichen Phosphaten, sondern auch eine massive Zunahme des transmembranären Ca^{++}-Ionen-Einstromes zur Folge hat. Eine so entstehende *Ca^{++}-Ionen-Überladung* löst jedoch wiederum eine exzessive ATP-Spaltung durch Ca^{++}-aktivierbare ATPasen aus, und darüber hinaus entstehen Schädigungen der Mitochondrien, wodurch deren Phosphorylierungskapazität eingeschränkt wird. Die *extrazellulären Kationenkonzentrationen* können diese Vorgänge beeinflussen. Die Veränderungen einer ausgeglichenen Kationenrelation (Ca^{++}/Mg^{++}, K^+) zugunsten von Ca^{++} wirkt sich dabei nachteilig im Hinblick auf die Entstehung von Herzmuskelzellnekrosen aus (FLECKENSTEIN, 1975).

Literatur

BAROLDI, G.: Different types of myocardial necrosis in coronary heart disease. A pathophysiologic review of their functional significance. Amer. Heart J. *89:* 742–752 (1975).

BÜCHNER, F., S. ONISHI: Der Herzmuskel bei akuter Koronarinsuffizienz im elektronenmikroskopischen Bild. Urban & Schwarzenberg, München, Berlin, Wien 1968.

DAVIES, M. J., N. WOOLF, W. B. ROBERTSON: Pathology of acute myocardial infarction with particular reference to occlusive coronary thrombi. Brit. Heart J. *38:* 659–664 (1976).

FLECKENSTEIN, A.: Metabolische Faktoren bei der Entstehung von Myokardnekrosen und Mikroinfarkten. Triangel *14:* 27–37 (1975).

HARRIS, P., R. J. BING, A. FLECKENSTEIN: Biochemistry and pharmacology of myocardial hypertrophy, hypoxia and infarction. Urban & Schwarzenberg, München, Berlin, Wien 1976.

β) Relative Ischämie des Gehirns

Diese entsteht besonders dann, wenn einerseits Stenosen der extra- oder intrazerebralen Arterien (Arteriosklerose, hypertonische Angiopathie) vorliegen und andererseits infolge kurzzeitigen Blutdruckabfalles die Durchblutung gemindert wird. *Folge* sind vor allem *Schädigungen der Ganglienzellen.* Diese sind nicht auf bestimmte Gebiete beschränkt, sondern können *diffus* in der Rinde oder in den Stammganglienzellen auftreten. Sind in derartigen Herden lediglich die Ganglienzellen *(elektive Parenchymnekrose, elektive neuronale Nekrose)* nekrotisch geworden, so wird der Defekt durch kleine, rein gliöse Narben repariert. Sind die Nekrosen umfangreicher und beschränken sich nicht auf die Ganglienzellen, so kommt es zum Abbau des nekrotischen Gewebes durch Gliazellen *(Neuronophagie[1], Fettkörnchenzellen).* Es entstehen kleine Erweichungen, die von einem gliösen Gewebswall (Proliferation von *Astrozyten* mit Faserbildung) abgegrenzt werden *(mikrozystische Gliose, Status lacunaris[2])* (s. Hi. S. 308).

Literatur

ZÜLCH, K. J., W. KAUFMANN, K.-A. HOSSMANN, V. HOSSMANN: Brain and heart infarct, 2. Springer, Berlin, Heidelberg, New York 1979.

4.3.3. Histotoxische[3] Nekrosen

Im Gegensatz zu den hypoxämischen Nekrosen und den ischämischen Nekrosen beruhen histotoxische Nekrosen auf einer *Störung des intrazellulären Energiebildungsprozesses.* Alle chemischen Substanzen, die diesen Prozeß stö-

---

[1] Neuron (gr.) Nerv; phago (gr.) essen, verzehren. – [2] Status (lat.) Zustand; lacuna (lat.) Vertiefung, Lücke, Loch. – [3] Histos (gr.) Webebaum, Gewebe; toxikon (gr.) Pfeilgift, Gift, Giftstoff.

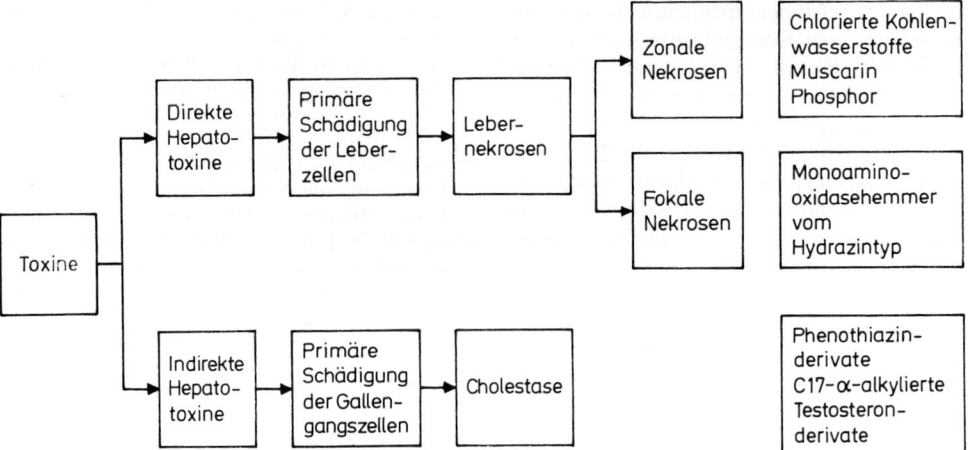

E. – Abb. 16. Wirkung von direkten und indirekten Hepatotoxinen.

ren oder unterdrücken, können als *Toxine* im weitesten Sinne bezeichnet werden. Es können chemische Substanzen sein, die dem Organismus von außen zugeführt werden, sie können unter krankhaften Bedingungen im Intermediärstoffwechsel des Organismus gebildet oder von Mikroorganismen produziert werden. Der Angriffspunkt dieser Toxine an den Zellen kann verschieden sein.

Die zytotoxische Energiebildungsstörung kann so schwer sein, daß sie sofort den Tod des Gesamtorganismus auslöst (z. B. Cyanid-Vergiftung). Überlebt der Organismus, so werden je nach Stärke der Energiebildungsstörung reversible Veränderungen oder Nekrosen von Zellen auftreten. Bestimmte Toxine rufen Schädigungen bevorzugt in bestimmten Zellarten, Geweben und Organen hervor, z. B. Leber- oder Nierennekrosen.

4.3.3.1. Lebernekrosen

Chemische Substanzen können auf zweierlei Weise Leberschädigungen bewirken (Abb. 16). Sie können als *direkte Hepatotoxine* die Leberzellen selbst schädigen und damit Leberzellnekrosen hervorrufen, oder sie können als *indirekte Hepatotoxine* eine intrahepatische Cholostase hervorrufen und auf diese Weise die Leberzellen indirekt schädigen. Im folgenden Beispiele für die direkte hepatotoxische Wirkung:

Der Angriffspunkt der Toxine im intrazellulären Stoffwechsel der Leberzellen kann sehr unterschiedlich sein. So ruft eine Reihe von chemischen Substanzen zonale Leberzellnekro-

sen hervor. *Tetrachlorkohlenstoff* z. B. bewirkt in Abhängigkeit von der zugeführten Menge hydropische Zellschwellungen, Zellverfettungen oder schließlich *Nekrosen in den zentroazinären Bereichen* (s. S. 264). Durch Gabe von ^{14}C-markiertem Tetrachlorkohlenstoff wurde die bevorzugte Anreicherung dieser Substanz in den zentralen Läppchenanteilen und die Aufnahme nur geringer Mengen in der Intermediärzone und von Spuren in den peripheren Läppchenanteilen nachgewiesen. Die Ursache der bevorzugten Anreicherung in den zentralen Läppchenregionen ist unbekannt. Tetrachlorkohlenstoff entfaltet seine Wirkung an den Membransystemen der Zelle (s. Hi. S. 177). Die Substanz verstärkt die autokatalytische Peroxidation der Äthylendoppelbindungen der Phospholipide in den Membranen. *Lichtmikroskopisch* wird zentroazinär eine Abnahme der Zytoplasmabasophilie feststellbar, die mit einer chemisch nachgewiesenen Hemmung der Proteinsynthese korreliert ist. Das Fehlen des »carrier-protein« für die Ausschleusung der Fette aus den Leberzellen hat die Zellverfettung zur Folge (s. S. 264). Einige Stunden nach der Substanzgabe kommt es schließlich zur Schädigung der Mitochondrien und damit zur Störung des energiebildenden Apparates. Die zentroazinären Nekrosen sind somit eine Folge der früh ausgelösten Proteinsynthesestörung und der später hinzutretenden Energiebildungsstörung.

Eine andere Gruppe von Chemikalien *(Pharmaka)* kann *fokale Leberzellnekrosen* hervorrufen (Abb. 16), die morphologisch Ähnlichkeit mit fokalen[1] Leberzellnekrosen bei akuter Virushepatitis aufweisen. Es handelt sich um Nekrosen von einzelnen oder von Gruppen von Leberzellen, die topographisch nicht einer bestimmten Läppchenregion zuzuordnen sind. Am besten untersucht sind die Iproniazid-Nekrosen (Iproniazid ist ein Monoaminooxidasehemmer). Die Pathogenese dieser Nekrosen ist nicht völlig geklärt. Iproniazid gehört zu den Hydrazinabkömmlingen, die in die enzymatischen Reaktionen des Aminosäurestoffwechsels eingreifen.

Literatur

INDAH, J. D.: Mechanisms in acute carbon tetrachloride poisoning. New Zeal. med. J. *67* Suppl.: 73–79 (1968).

RECKNAGEL, R. O.: Carbon tetrachloride hepatotoxicity. Pharmacol. Rev. *19:* 145–208 (1967).

SHERLOCK, S.: Krankheiten der Leber und der Gallenwege. Lehmann, München 1965.

4.3.3.2. Nierennekrosen

Verschiedene chemische Substanzen (z. B. Quecksilber, Phosphor, Urannitrat, Äthylenglykol, Tetrachlorkohlenstoff, Insektizide) rufen histotoxische Tubulusepithelzellnekrosen hervor. Da diese chemischen Verbindungen in den *proximalen Tubulusabschnitten* rückresorbiert werden, sind diese die Hauptlokalisation für die histotoxischen Tubuluszellnekrosen.

Quecksilber kann Proteine denaturieren und somit Enzyme, die an der oxidativen Phosphorylierung beteiligt sind. Dadurch wird (histotoxisch) eine Energiebildungsstörung hervorgerufen. 2–3 Tage nach einer akuten Quecksilbervergiftung sind die Zellen der proximalen Nierentubuli nekrotisch. Sie liegen als kernlose, oft verkalkte Trümmer im Lumen der Kanälchen (vgl. S. 131).

Literatur

BROWN, J. R., M. V. KULKARNI: Toxicity and metabolism of mercury. Med. Serv. J. Canad. *23:* 786–808 (1967).

GRITZKA, T. L., B. F. TRUMP: Renal tubular lesions caused by mercuric chloride. Amer. J. Path. *52:* 1225–1277 (1968).

---

[1] Focus (lat.) Feuerstelle, Herd, übertragen Krankheitsherd.

F. Abwehrmechanismen des Organismus

Von S. VON KLEIST, W. SANDRITTER und U. N. RIEDE

1. Unspezifische Abwehrmechanismen

Der Organismus ist ein abgegrenztes System, das in ständiger Auseinandersetzung mit seiner Umwelt begriffen ist. Art und Stärke (Menge) der Umwelteinflüsse auf der einen Seite und die »körperliche Verfassung« andererseits bestimmen die »Antwort« des Organismus.

Die Schutzmechanismen der »körperlichen Verfassung« sind vielfältig und reichen vom Tarnkleid der Tiere bis zur spezifischen Körperabwehr auf zellulärer Ebene (Antigen-Antikörper-Reaktion und Überwachungsfunktion der Lymphozyten) (Abb. 1).

Ein Überleben der verschiedenen Arten, Rassen und Einzelorganismen wäre ohne diesen Schutz nicht möglich. Eine verminderte – genetisch bedingte oder erworbene – Körperabwehr bedeutet immer eine erhöhte Gefahr bei Erkrankung.

Art der Schädigung	Abwehrmechanismen		
	Unspezifisch		Spezifisch
Physikalisch z.B. Trauma Strahlen Staub	Konstitution Disposition Hormone Phagozytose		Immunität
Chemisch z.B. Säuren Laugen Gifte	Epithelschranke Blutstillung Sekretstrom	Antikörper	Humorale Abwehr
Thermisch	Säuren Lysozym Mucoproteine Interferone Lokale Verdauung Phagozytose Entzündung, Fieber		Zelluläre Abwehr
Bakterien			
Viren			
Mutationen			
Antigen			

F. – Abb. 1. Abwehrmechanismen des Organismus bei verschiedenen Noxen.

1.1. Allgemeine Faktoren

1.1.1. Konstitution, Disposition

Wenn der Arzt dem Kranken gegenübertritt, so gewinnt er einen ersten Eindruck vom Patienten, der von seinem Habitus[1], Phänotypus[2], der äußeren Körperform und der psychischen Verfassung bestimmt wird. Der Begriff »Konstitution«[3] (KRETSCHMER) ist in naturwissenschaftlichem Sinne nur schwer zu fassen. Wir wissen aus Erfahrung, daß bestimmte Konstitutionstypen auf krankmachende Reize verschieden reagieren (s. S. 22, Krankheit). Die Konstitution (= Verfassung des Menschen) beinhaltet die Summe der Erbanlagen (genetisch determiniert) und der Umwelteinflüsse.

Weiterhin bestimmend für die Bereitschaft zu einer Erkrankung bzw. Krankheitsresistenz sind teils angeborene, teils erworbene Faktoren, die man unter dem Begriff der Disposition[4] zusammengefaßt hat.

Bestimmte Arten und Rassen haben eine angeborene Immunität gegen gewisse Erreger (z. B. Hühner gegen Tetanus). Alter und Geschlecht, ebenso wie gewisse äußere Faktoren (z. B. Ernährung, Übermüdung), haben Einfluß auf die Körperabwehr. Die Organdisposition,

d. h. die erhöhte Bereitschaft eines bestimmten Organs für gewisse Erkrankungen, ist ein unerforschtes Gebiet. Anatomischer Bau und lokale Ausstattung mit Abwehrfaktoren spielen eine wesentliche Rolle.

1.1.2. Hormone

Äußere Einwirkungen können vom Organismus auf verschiedenen Ebenen beantwortet werden, allgemein z. B. durch Änderung der Kreislaufregulation, durch Hormonausschüttungen oder durch lokale Aktivierung von Abwehrmechanismen (z. B. Phagozytose). SELYE hat 1950 die Lehre vom allgemeinen »Adaptationssyndrom« aufgestellt, das im Tierversuch in folgenden Phasen abläuft (Abb. 2): Ein »Streß« (sei es als Trauma, Verbrennung u. v. a.) wird in der akuten Phase zuerst mit einer Adrenalinausschüttung (Arteriolenspasmus) beantwortet (Cannonsche Notfallsreaktion; siehe Schock) dann mit ACTH-Ausschüttung und Anstieg der Glucocorticoide (Alarmreaktion). Darauf folgt das Stadium der Anpassung (Adaptation), das mit Ausschüttung von Gluco- und Mineralocor-

---

[1] Habitus (lat.) Gehabe, Haltung, Körperbeschaffenheit. – [2] Phaino (gr.) erscheinen; typos (gr.) Schlag, Gepräge, Modell. – [3] Constitutio (lat.) Einrichtung, Verfassung, Zustand. – [4] Dispositio (lat.) Anordnung, Anlage.

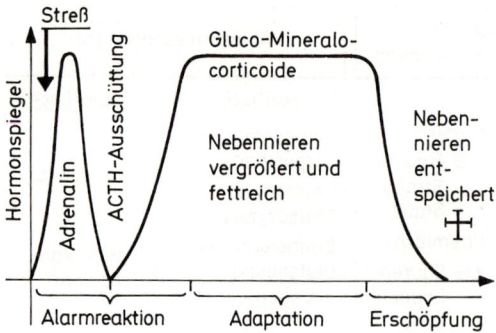

F. – Abb. 2. Das Adaptationssyndrom (SELYE).

ticoiden einhergeht, bis schließlich bei »leerer« Nebennierenrinde das Erschöpfungsstadium eintritt. Beim Menschen ist dieser streng phasenhafte Ablauf nicht zu beobachten, insbesondere das Endstadium fehlt.

Die *Glucocorticoide* wirken *entzündungshemmend* (Abb. 3), während *Mineralocorticoide entzündungsfördernd* wirken. Mineralocorticoide wirken z. B. durch eine Erhöhung der Kapillarpermeabilität entzündungsfördernd und leisten der Ausbreitung einer Entzündung durch Depolymerisation der Mucopolysaccharide Vorschub. Glucocorticoide hemmen einen entzündlichen Prozeß durch *Verminderung der Gefäßpermeabilität, Hemmung der Bildung von Granulomgewebe und Verminderung der Zahl von Monozyten* im Entzündungsgebiet. Durch Stabilisierung der *Membran der Lysosomen* sind die Phagozytose und die Verdauung von Krankheitserregern herabgesetzt. Dadurch kann aber andererseits auch ein Schutzmechanismus gegenüber bakteriellen Endotoxinen entstehen, die

lysosomale Enzyme freisetzen. Gleichzeitig ist die *Antikörperbildung* deutlich *vermindert*, u. a. durch den lymphoklastischen Effekt, z. B. des Cortisons (Zerstörung von Lymphozyten im Thymus, Verminderung der Zahl zirkulierender Lymphozyten). *Allergische Reaktionen vom verzögerten Typ* können dadurch verhindert oder abgeschwächt werden. Durch die verminderte Antikörperbildung und Herabsetzung der Lysosomenfunktion kann es aber auch zur schrankenlosen Ausbreitung von Erregern kommen, z. B. Tuberkulosepsis. Deshalb sollten Corticoide nur unter strenger Indikation therapeutisch eingesetzt werden.

Beispiel:

40jährige Frau wird wegen Lymphogranulomatose über Monate mit Corticoiden behandelt. Es tritt eine rasche Verschlechterung unter dem Bild der Sepsis ein. Die Obduktion ergibt Lymphogranulomherde in Milz und Lymphknoten und außerdem eine alte Hiluslymphknotentuberkulose mit einer frischen tuberkulösen Streuung in Lunge, Leber, Milz und Nieren. *Histologisch* findet man verkäsende Herde ohne zellige Demarkation (Sepsis tuberculosa acutissima Landouzy). Die Nebennierenrinde ist durch die dauernde Corticoidgabe hochgradig atrophisch.

Die Erklärung für diesen Umkehreffekt ist darin zu sehen, daß Tuberkelbakterien sich durch die verminderte Zahl von Phagozyten und die Resistenz gegen intrazelluläre Verdauung vermehren, bei gleichzeitig verminderter allgemeiner zellulärer Abwehr (Histiozyten, Lymphozyten).

1.1.3. Phagozytose

Die bedeutendste Rolle in der unspezifischen Körperabwehr spielen die *Aufnahme und die*

Effekte von Mineralo- und Glucocorticoiden

Mineralocorticoide (Desoxycorticosteronacetat)	Glucocorticoide (Cortison)
Entzündungsfördernd	Entzündungshemmend
Permeabilität ↑	Permeabilität ↓
Emigration ↑ (Leukozyten)	Emigration ↓ (Leukozyten)
Depolymerisation der Mucopolysaccharide ↑	Zellproliferation ↓ (Lymphozyten)
	Lysosomenmembran stabilisiert
	Phagozytose ↓
	Ak-Bildung ↓

F. – Abb. 3. Effekte von Mineralo- und Glucocorticoiden.

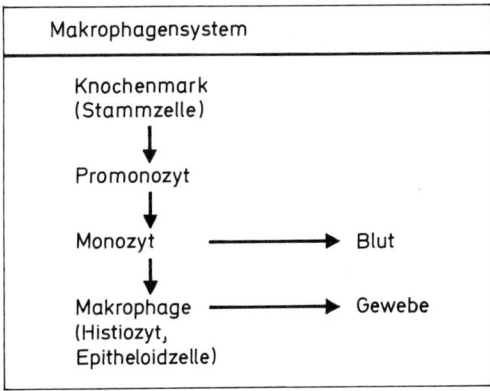

F. – Abb. 4. Das Makrophagensystem.

Verdauung von Krankheitserregern (Bakterien, Viren) und anderen Fremdstoffen in *Mikrophagen* (neutrophile und eosinophile Granulozyten) und Zellen des retikuloendothelialen Systems. Zu den *Zellen des RES* gehören nach ASCHOFF die Endothelien der Gefäße und Lymphbahnen sowie die Retikulumzellen der Leber (Kupffersche Sternzellen), der Milz, der Lymphknoten und des Knochenmarks.

Neuerdings faßt man dieses System als eine Einheit auf und leitet die phagozytierenden Zellen (Makrophagen, Histiozyten) von den Monozyten ab (Abb. 4). Sie sind im Gegensatz zu den sessilen Zellen des RES frei beweglich und können sich zum Ort ihrer Wirkung hin bewegen. Sie werden durch *chemotaktisch* bzw. *leukotaktisch* wirkende Substanzen angezogen.

Die Phagozytosefunktion dieser Zellen läßt sich leicht durch i. v. Injektion von Tusche demonstrieren (Abb. 5): Die Tusche ist nach kurzer Zeit aus der Blutbahn verschwunden und

findet sich insbesondere in den Retikulumzellen der Milz und den Kupfferschen Sternzellen der Leber. Appliziert man innerhalb von 6–24 Std. noch einmal Tusche, so ist die »Klärfunktion« des RES deutlich herabgesetzt (Kurve B in Abb. 5). Diese »Straßenkehrerfunktion« (METSCHNIKOFF) des RES spielt nicht nur für die Infektabwehr bei Bakteriämie eine große Rolle, sondern auch bei anderen Zuständen: Klärung der Gerinnungsprodukte bei Hyperkoagulabilität (s. **Hi. S.19**) oder Phagozytose von Fett bei Hyperlipämie mit histologisch nachweisbaren Fetttropfen in den Kupfferschen Sternzellen. Obwohl die Klärfunktion des RES momentan herabgesetzt sein kann, scheint diese Verminderung der Phagozytoseleistung aber keine wesentliche Rolle bei der Entstehung einer Septikämie zu spielen.

Der Vorgang der *Phagozytose und intrazellulären Verdauung von Fremdmaterial* ist nicht in allen Einzelheiten geklärt, es scheint sich aber folgendes Bild abzuzeichnen: Die Fremdstoffe lagern sich an der Zelloberfläche an, bzw. Granulozyten werden angezogen *(Chemotaxis)*. Die Zelle nimmt das Agens unter Einstülpung der Zellmembran auf bzw. umfließt das Partikel pseudopodienartig und umschließt das Material mit einer Membran, deren Innenseite zum Teil der Zellmembranoberfläche entspricht. Bei diesem Vorgang werden O_2 und Glucose verbraucht, und Milchsäure fällt vermehrt an, wodurch bewiesen wird, daß es sich um eine aktive Leistung der Zelle handelt. Diese Vesikel vereinigen sich mit präexistenten Lysosomen (alternativ: die Vesikel gewinnen die Eigenschaft von Lysosomen, indem die entsprechenden Fermente in den Vesikeln gebildet werden oder in sie eintreten, s. S. 205). Abb. 6 zeigt das mögliche Schicksal des phagozytierten Materials: Die ly-

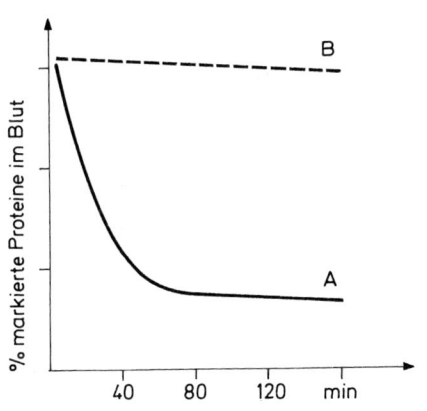

Kurve A : Abnahme von Serumalbumin (^{131}J-markiert) aus dem Blutserum

Kurve B : 6 Stunden vor Gabe von Serumalbumin erhielten die Tiere Tusche i.v. Keine "Klärung" des Blutes

F. – Abb. 5. Demonstration der Klärfunktion des RES [nach FREEMAN u. Mitarb.: Brit. J. exp. Path. *39:* 463 (1958)].

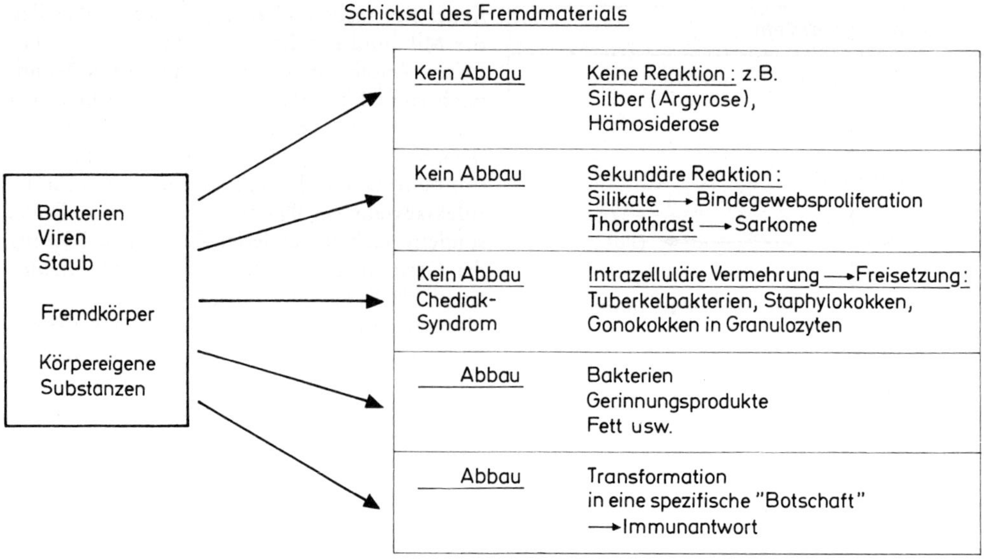

Schicksal des Fremdmaterials

Kein Abbau	Keine Reaktion : z.B. Silber (Argyrose), Hämosiderose	
Kein Abbau	Sekundäre Reaktion: Silikate ⟶ Bindegewebsproliferation Thorothrast ⟶ Sarkome	
Kein Abbau Chediak-Syndrom	Intrazelluläre Vermehrung ⟶ Freisetzung: Tuberkelbakterien, Staphylokokken, Gonokokken in Granulozyten	
Abbau	Bakterien Gerinnungsprodukte Fett usw.	
Abbau	Transformation in eine spezifische "Botschaft" ⟶ Immunantwort	

Bakterien
Viren
Staub

Fremdkörper

Körpereigene
Substanzen

F. – Abb. 6. Schicksal des Fremdmaterials.

sosomalen Fermente verdauen die Fremdstoffe, oder die Zelle gibt sie bei Unverdaubarkeit wieder ab. Auch eine Sekundärreaktion kann ausgelöst werden, z. B. durch Zellproliferation und Bindegewebsfaserbildung, so daß Narbenherde entstehen (z. B. Silikose der Lungen). Bestimmte Bakterien (z. B. Tuberkelbakterien) können sich sogar intrazellulär vermehren und wieder freigesetzt werden. Hat das Material die Eigenschaften eines Antigens, so entsteht eine spezifische »Botschaft«, die eine Antikörperbildung zur Folge hat.

Für die *Phagozytose von Bakterien* sind neben dem RES im engeren Sinne insbesondere die *Granulozyten* verantwortlich. Voraussetzung für die Aufnahme ist die Bedeckung der Bakterienoberfläche mit einer Schicht von Eiweißkörpern (Herabsetzung des elektrischen Potentials?), die man als *Opsonine*[1] bezeichnet. Opsonin entsteht bei Komplementaktivierung nach Antigen-Antikörper-Reaktion. Neuerdings wurde ein »Leukokinin« beschrieben (Teil eines γ-Globulins), welches die Phagozytose von Granulozyten stimuliert. Die *Bedeutung der Granulozyten für die Infektabwehr* wird bei Verminderung oder Fehlen der Granulozyten deutlich. Bei Agranulozytose, hervorgerufen z. B. durch Medikamente, Benzol usw., kommt es zu einer

schweren Sepsis und Gewebsnekrosen (Mundhöhle, Dickdarm), wobei histologisch Bakterienkolonien ohne leukozytäre Demarkation nachweisbar sind.

Die *Phagozytose kann durch verschiedene Faktoren gesteigert werden*, wobei Komplement in Verbindung mit IgM und/oder IgG, Properdin, Insulin, Mg^{++} und Ca^{++}, Nucleinsäuren und Vitamin C beschrieben wurden.

1.2. Lokale Abwehrmechanismen

1.2.1. Oberflächenepithel

Das Oberflächenepithel (Haut, Schleimhäute) stellt nicht nur eine *mechanische Barriere* gegenüber äußeren Einflüssen dar, sondern weist auch *bakterizide und fungizide Eigenschaften* auf. Bei Durchbrechung dieser mechanischen Barriere (Verletzungen) kommt es zu Blutungen (Spüleffekt des austretenden Blutes); die *Blutstillung* (Hämostase) kann auch als eine Form der Abwehrreaktion angesehen werden. Mit dem Austritt von Fibrinogen und *Bildung eines oberflächlichen Fibrinfilmes* wird eine erste Abdeckung der verletzten Oberfläche erreicht. *Granu-*

---

[1] Opson (gr.) Zukost, Würze.

lozyten können von der »rauhen« Oberfläche des Fibrins Bakterien auch *ohne* Opsonin phagozytieren. Andererseits können Krankheitserreger durch die verletzte Haut eintreten. Bekannteste Beispiele sind die Übertragung der Virushepatitis durch infizierte Schnepper oder die Übertragung des Plasmodium malariae durch die Mikropunktionswunde der Anopheles.

An den Schleimhäuten, z. B. Gaumentonsillen, sehen wir auch morphologisch einen ständigen Abwehrkampf gegen Erreger: Granulozyten durchwandern ständig das Epithel und sind mit der bakteriellen Abwehr befaßt. Die Tonsillen sind oft der Eintrittsort von Streptokokkeninfekten oder Virusinfekten (Poliomyelitis). Manche Bakterien können die Darmschleimhaut passieren, wie z. B. Typhusbakterien.

1.2.2. Säuren

Die bakteriziden oder bakteriostatischen Eigenschaften der Epidermis beruhen auf der Anwesenheit von Säuren (*Milchsäure* im Schweiß, *Fettsäure* der Talgdrüsen). Bei starker Verdünnung der Säurekonzentration (Waschfrauen) und Auflockerung der Epidermis (Schweißmazeration) kommt es leicht zu *Pilzinfektionen,* ebenso an Orten ohne Talgdrüsen (Fußsohlen) und Stellen mit apokrinen Schweißdrüsen (alkalisches Sekret; Achselhöhle, Leiste, Anus).

Ähnliche Verhältnisse herrschen in der *Vagina: Milchsäurebakterien,* die aus Glykogen Milchsäure produzieren, sorgen für Bakteriostase. Bei Blutungen kommt es zur Neutralisation und erhöhter Infektionsgefahr (Zervixschleimpfropf gelockert!). Das saure pH des *Urins* und die *HCl des Magens* sind weitere Beispiele für einen unspezifischen Infektabwehrmechanismus.

1.2.3. Sekretstrom

Der Sekretstrom, meist durch die Tätigkeit der *Flimmerepithelien* unterstützt, spült Fremdstoffe, Bakterien und Viren von der Schleimhautoberfläche ab. Eine Insuffizienz der Zilien mit mangelhafter Motilität, z. B. durch Kälte, SO_2 (Luftverschmutzung), toxische Substanzen (Gase) oder Infektion mit Grippeviren führt in den Bronchien zu Sekretstau mit sekundärer Infektion (Mukoziliarinsuffizienz). Bei *Mukoviszidose,* einer angeborenen Erkrankung mit Sekretstauung im Pankreas (Pankreasfibrose) und den Bronchien (Bronchiektasen), wurde ein

Serumfaktor gefunden, der die Zilienmotilität aufhebt (vgl. S. 245).

Jeder *Aufstau* in einem Gangsystem (Bronchien, z. B. bei Tumoren, Speichelsteine, Gallensteine, Pankreastumoren oder -steine, Nierenbecken-, Uretersteine, Prostatahypertrophie) vermindert nicht nur die Spülfunktion, mit der Bakterien abgespült werden, sondern bereitet durch den Sekretstau auch oft einen idealen Nährboden für das Wachstum von Bakterien vor.

Neben der mechanischen Spülwirkung üben auf der Schleimhautoberfläche *Immunglobuline (IgA), Mucoproteine* und *Lysozym* eine Schutzfunktion aus.

1.2.4. IgA

IgA, ein 7S-Immunoglobulin mit hoher Aggregationsneigung ist das *Hauptimmunoglobulin der Sekrete,* in denen es immer als *Dimer* auftritt (MG 390 000 D). Es kommt im Kolostrum, dem Speichel, in der Tränenflüssigkeit, im Nasenschleim, im Tracheobronchialschleim und im Darm vor. Antikörper der IgA-Klasse sollen besonders gegen *Viren* und *Toxine* wirksam sein. Bei hereditären IgA-Defekten kommt es zu rezidivierenden Lungen- und Darminfektionen.

1.2.5. Mucoproteine

Die Mucoproteine der Schleimhäute sollen einen *Schutzmechanismus gegen Virusinfektionen* darstellen. *Myxoviren* (z. B. Grippeviren) dringen normalerweise in die Zelle ein, indem sie mit ihrer Neuraminidase die Zellmembran auflösen (Abspaltung von Sialinsäure). Mucoproteine bilden einen Schutz auf der *Zelloberfläche.* Die Viren werden von der Zelloberfläche »abgelenkt«.

1.2.6. Lysozym

A. FLEMING hat 1922 ein *basisches bakteriolytisches Enzym* beschrieben, das unter den bakteriziden Enzymen sicher das wichtigste ist. Seine *Wirkung* besteht darin, daß es Bindungen zwischen Glucosamin- und Muraminsäure in der Mucopolysaccharidkapsel von Bakterien spaltet, wodurch das Mureinstützgerüst der Bakterienzellwand aufgerissen wird. Dieser Mechanismus ist *nur in grampositiven Bakterien wirksam,* bei gramnegativen muß die Bakterienwand durch

Antikörper und Komplementeinwirkung vorgeschädigt sein. Lysozym kommt in der Tränenflüssigkeit, im Speichel, im Nasen- und Darmschleim vor sowie in anderen Geweben (Knorpel, Blutserum und besonders den Alveolarmakrophagen und Leukozyten). Neben *Bakterien* werden auch einige *Viren*, z. B. das Herpes- und Vakzine-Virus neutralisiert; vielleicht entfaltet es seine Wirkung auch zusammen mit IgA (vgl. S. 251).

1.2.7. Properdin

Properdin (perdere = zerstören), ein hitzelabiles Makromolekül (MG = 184 000) hat lange Zeit nach der Entdeckung im Normalserum durch PILLEMER (1954) eine bedeutende Rolle in der Diskussion bei unspezifischen Abwehrmechanismen gespielt. Inzwischen konnte geklärt werden, daß es sich bei dieser Substanz um einen Faktor handelt, der sowohl in einer aktivierten Form als auch als Vorläufer vorkommt und der eine *entscheidende Rolle bei der Komplementaktivierung* spielt: Er wirkt als *Stimulator bei der Aktivierung* (via Alternativreaktion) *von C3 und C5.* Nachdem heute bekannt ist, daß das C3-Aktivierungssystem eine natürliche bakterizide Wirkung hat und auch lytisch auf Erythrozyten wirkt, wird dem Properdin eine gewisse Rolle bei der paroxysmalen nächtlichen Hämoglobulinurie zugeschrieben. Durch Zymosan kann Properdin bzw. seine Aktion zerstört werden.

1.2.8. Interferon

1957 entdeckten ALEC ISAACS und JEAN LINDEMANN eine lösliche Substanz, die, von virusinfizierten Zellen produziert, verhinderte, daß andere Zellen von gleichen oder anderen Viren getötet wurden. Heute weiß man, daß es sich um eine Gruppe von Glykoproteinen handelt, für die Molekulargewichte zwischen 15 000 und 90 000 D beschrieben wurden, wobei die aktivsten Interferone, wie die Substanzen genannt werden, bei 20 000 bis 40 000 D zu liegen scheinen.

Die Interferone sind *speziesspezifisch, jedoch nicht virusspezifisch,* und sie haben eine *hohe, den Hormonen vergleichbare biologische Aktivität,* d. h., wenige Moleküle genügen, um eine Schutzwirkung hervorzurufen. Ihre Halbwertszeit im Organismus beträgt jedoch nur wenige

Tage; sie werden durch proteolytische Enzyme zerstört. Die Interferone werden nicht nur durch Viren, sondern auch von einer ganzen Anzahl anderer Agenzien induziert, z. B. doppelsträngiger RNS (Poly-I-C, ein Copolymer aus Polyinosin und Polycytidylsäure), antibiotischen Substanzen (Helenin, Statolon), Bakterien (Toxinen), natürlichen und synthetischen Nucleinsäuren und aktivierten Lymphozyten (T-Zellen).

Die Interferone reagieren nicht direkt mit den Viruspartikeln, sondern mit der *Zielzelle,* wobei man sich den *Ablauf der Interferon-Produktion und -Aktion* etwa so vorzustellen hat: Doppelsträngige RNS (oder ein Virus) bindet sich an einen Rezeptor der Zellmembran und dringt in die Zelle ein und produziert eine neue doppelsträngige RNS *(Induktion).* Diese wirkt als Trigger *(Derepression)* für die Bildung (beim Menschen durch das Chromosom Nr. 5) einer m-RNS, und es kommt zur Synthese von Interferon.

An einer Nachbarzelle wird Interferon an einen *Rezeptor* (beim Menschen vom Chromosom Nr. 21 codiert) gebunden, wodurch dieses Chromosom (oder ein anderes) zur Bildung einer m-RNS veranlaßt wird, die zur *Synthese eines protektiven Antivirusproteines* führt. Viren können zwar noch in die Zelle eindringen, sich aber nicht mehr vermehren, da das Antivirusprotein mit der RNS- und/oder der Proteinsynthese interferiert.

Die *Struktur der verschiedenen Interferontypen* ist noch nicht aufgeklärt: Man unterscheidet verschiedene Formen, so ist eine Le- und eine Fi-Form beschrieben worden. Der F-Typ ist dem von menschlichen Fibroblasten produzierten Interferon (β-Typ) ähnlich. Menschliche Fibroblasten produzieren einen Typ von Interferon, heute β-IFN genannt, menschliche Leukozyten, die die Hauptquelle zur Gewinnung menschlichen Interferons darstellen, produzieren zwei Interferontypen, vielleicht sogar drei (es sind dies α-IFN und Spuren von β-IFN), Le-Interferon hat eine 5%ige Schutzwirkung auf Kaninchenzellen, während der F-Anteil gleich wirksam für menschliche und Kaninchenzellen ist. Der wünschenswerte klinische Einsatz von Interferon bei Viruserkrankungen ist bis jetzt an der zu geringen Ausbeute von in vitro gezüchtetem Lymphozyteninterferon, der zu kurzen Halbwertszeit des Interferons und der Toxizität der Interferoninduktoren gescheitert.

Mittels genchirurgischer Verfahren hat man neuerdings die genetische Information für die Produktion von Interferon auf Bakterien übertragen, um so eine Großproduktion von Interferon zu erreichen.

1.2.9. Entzündung, Fieber

Die ausgeprägteste unspezifische Körperabwehr ist im entzündlichen Prozeß zu sehen. Die *Exsudation von Blutflüssigkeit* führt zu einem Verdünnungs- und Spüleffekt von Bakterien und Fremdstoffen, die *zelluläre Reaktion* (Granulozyten, Histiozyten) beseitigt durch Phagozytose die Keime. Das *saure pH* im Entzündungsgebiet hemmt das Bakterienwachstum, und ein *Fibrinmantel* kann einen frischen Entzündungsherd abgrenzen.

Das bei Infektion auftretende *Fieber* hat einen bakteriostatischen Effekt (manche Erreger gehen bei 40–41° C zugrunde), es stimuliert wahrscheinlich aber auch alle anderen Abwehrmechanismen.

Literatur

Aschoff, L.: Das reticulo-endotheliale System. Ergebn. inn. Med. Kinderheilk. *26:* 1–118 (1924).

Burke, D. C.: The status of interferon. Sci. Amer. *236:* 42–50 (1977).

Fitzpatrick, F. W., F. DiCarlot: Zymosan. Ann. N. Y. Acad. Sci. *118:* 235–261 (1964).

Fleming, A.: Arris and Gale lecture on lysozyme. A bacteriolytic ferment found normally in tissues and secretions. Lancet *1:* 217–227 (1929).

Freeman, R., A. H. Gordon, J. H. Humphrey: Distinction between catabolism of native and denatured proteins by the isolated perfused liver after carbon loading. Brit. J. exp. Path. *39:* 459–471 (1958).

van Furth, R.: Mononuclear phagocytes in infection, immunity and pathology. Oxford, Blackwell 1975.

Humphrey, J. H., R. G. White: Kurzes Lehrbuch der Immunologie für Mediziner und Naturwissenschaftler. Thieme, Stuttgart 1971.

Kretschmer, E.: Körperbau und Charakter. Springer, Berlin 1965.

Miescher, P. A., H. J. Müller-Eberhard: Textbook of immunopathology. Grune & Stratton, New York 1976,

Selye, H.: Stress (The physiology and pathology of exposure to stress). Acta med. Publ., Montreal 1950.

Steward, W. E.: Interferons and their action, 2. Aufl. S. 49–72. CRC-Press, Cleveland 1977.

Stuart, A. E.: The reticulo-endothelial system. Livingstone, Edinburg 1970.

Wolstenholme, G. E. W., M. O'Connor (Hsg.): Interferon. Ciba Found. Symp. Churchill, London 1968.

(Übersichten siehe Ende des Kapitels S. 454)

2. Spezifische Abwehrmechanismen und Immunpathologie

»Immunobiology is a branche of science in which the expression final proof must be used with even greater caution than usual« (Nossal)

2.1. Übersicht und allgemeine Grundlagen

Körperfremde oder *körpereigene* Stoffe können im Organismus eine *spezifische* Immunantwort auslösen, die besonderen Gesetzmäßigkeiten gehorcht. Voraussetzung dafür ist, daß eine Substanz vom Organismus als Antigen erkannt wird, erst dann wird eine Immunreaktion, die *humoral* oder *zellulär* sein kann, ausgelöst.

Die Reaktionen des Organismus auf einen antigenen Reiz können sein (Abb. 7):

1. **Immunität,** d. h. maximaler Schutz durch aktiv gebildete humorale Antikörper. *Effekt:* Keine krankhafte Reaktion des Organismus bei Reinfektion, z. B. mit Bakterien oder Viren *(= erworbene Immunität).* Die *aktiv erworbene Immunität* ist durch Serum oder Zellen übertragbar *(= passive Immunität).* Bei *passiver Immunisierung* befindet sich ein Individuum im Zustand der Immunität, ohne eine antigene Stimulierung durchgemacht zu haben.

2. **Allergische Reaktion,** d. h. krankmachende, überschießende und deshalb als pathologisch anzusehende Immunantwort. Nach dem zeitlichen Ablauf der Reaktion unterscheidet man (a) den *Soforttyp* (immediate type), der auf das Vorhandensein von humoralen Antikörpern bzw. Immunkomplexen zurückzuführen ist und (b) den *Spättyp* (delayed type), der durch vorhandene sensibilisierte Immunzellen hervorgerufen wird.

a) Bei der *Frühreaktion* hatte der spezifisch sensibilisierte Organismus bereits zirkulierende Antikörper produziert. Bei der zweiten Antigenapplikation kommt es zur Antigen-Antikörper-Reaktion, die sofort (Minuten) nach der Antigengabe Krankheitserscheinungen auslöst.

b) Bei der *Spätreaktion* kommt es durch sensibilisierte Lymphozyten, die mit ihrem Antigen reagieren, zu den pathologischen Immunreaktionen, die sich innerhalb mehrerer Tage entwickeln.

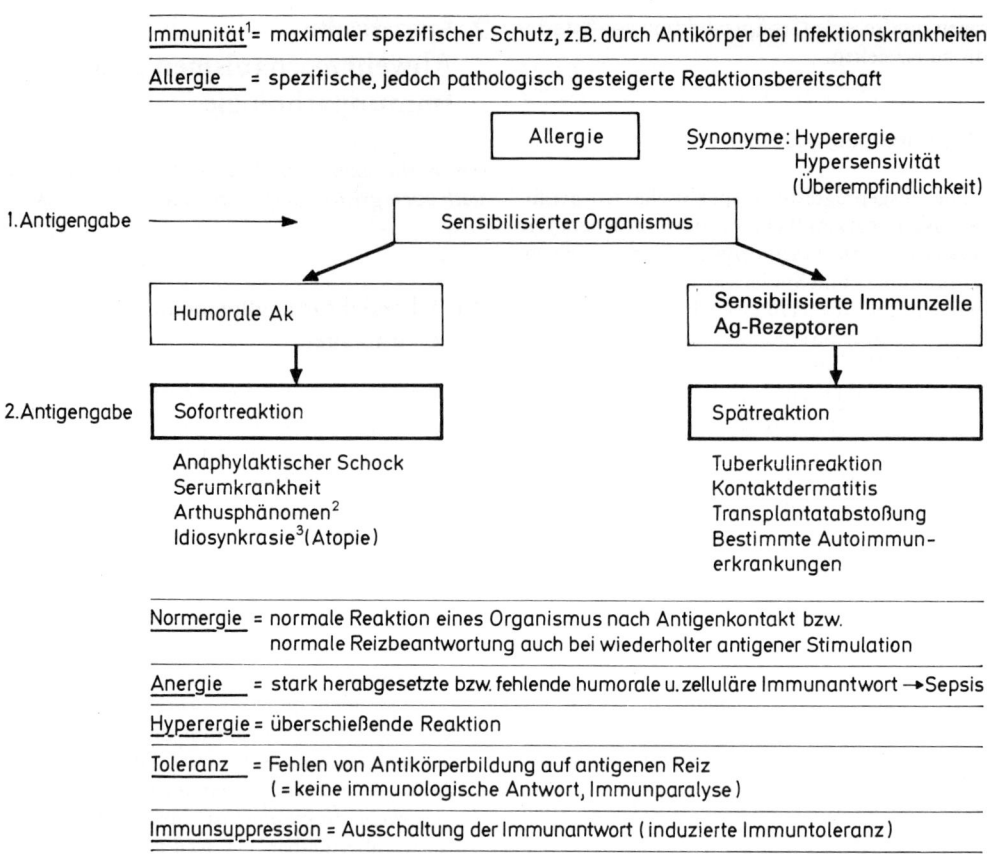

Immunität[1]= maximaler spezifischer Schutz, z.B. durch Antikörper bei Infektionskrankheiten

Allergie = spezifische, jedoch pathologisch gesteigerte Reaktionsbereitschaft

F. – Abb. 7. Übersicht der Reaktionsantworten des Organismus.

Nach GELL und COOMBS kann man vier (bzw. fünf) verschiedene *allergische Reaktionsformen (Grundtypen)* unterscheiden:

Typ 1: *Anaphylaktische oder atopische Reaktion.* Die schwerste Allgemeinreaktion besteht in einem sog. *anaphylaktischen[4] Schock,* wobei bei Menschen hauptsächlich das *Kreislaufsystem* betroffen ist: Allgemeine Dilatation der Endstrombahn → schwere Hypotonie; Permeabilitätserhöhung der Kapillaren → Austritt von intravasaler Flüssigkeit ins Interstitium; Verbrauchskoagulopathie → Störung des Säure-Basen-Gleichgewichtes; ohne schnelle Therapie → Tod (s. a. Schock, S. 359 u. anaphylaktischer Schock, S. 363).

Außerdem kommt es nach *Reaktion mit einem zellständigen Reagin (= IgE)* und seinem Allergen zur Freisetzung von Mediatoren aus der Zielzelle (basophile Granulozyten oder Mastzellen).

Eine *Sonderform* der allergischen Sofortreaktion stellt die *Atopie* dar (synonym: *Idiosynkrasie*). Es handelt sich um eine Überempfindlichkeit, die als angeboren bezeichnet wird (genetisch determiniert: z. B. Erdbeeren, Pollen, Arzneimittelüberempfindlichkeit, Asthma bronchiale).

Typ 2: *Zytotoxische Reaktion:* Hier kommt es nach Reaktion eines Antikörpers **(IgM, IgG)**

---

[1] Immunis (lat.) frei, unberührt, rein. – [2] NICOLAS MAURICE ARTHUS (1862–1945), franz. Bakteriologe. – [3] Dios (gr.) eigentümlich, besonders; synkrasis (gr.) Zusammenmischung (der Körpersäfte). – [4] Phylaxis (gr.) Beschützung, Schutz.

F. – Tab. 1. Substanzen, die bei anaphylaktischen Reaktionen freigesetzt werden.

Name der Substanz	Bildungsort bzw. wichtigste Speicherzellen	Wirkung
Histamin	Mastzelle und (basophile Granulozyten)	Vasodilatation, Permeabilitätssteigerung, Kontraktion der glatten Muskulatur, Sekretionssteigerung
Serotonin	Thrombozyten	Vaso- und Bronchokonstriktion (bei Nagetieren wichtiger als beim Menschen)
Kinine (z. B. Bradykinin, Kallidin, Metionylkallidin)	Entstehen im Serum durch Aktivierung verschiedener Faktoren (u. a. Hagemann-F.)	Blutdrucksenkung durch Herzverlangsamung u. a.
SRS-A (slow reacting substance of anaphylaxis)	Mastzellen, basophile Granulozyten	Langsame Bronchokonstriktion
EAS-A (eosinophil attracting substance of anaphylaxis)	Mastzellen, basophile Granulozyten	Chemotaktischer Faktor für Eosinophile

mit einem Antigen der Zelloberfläche unter Komplementaktivierung zum Zelluntergang. Klinische Korrelate sind die *Immunzytopenien.*

Typ 3 = *Immunkomplexreaktion:* Hier kommt es zu den krankhaften Erscheinungen durch Bildung von Antigen-Antikörper-Komplexen mit oder ohne Komplementaktivierung. Ein klinisches Beispiel ist das beim Menschen als *Serumkrankheit* bezeichnete Krankheitsbild, zu dem es besonders nach Gaben des gleichen, heterologen Immunserums (z. B. bei passiver Tetanusschutzimpfung) kommt, mit Fieber, Urtikaria, Schwellung von Gelenken und Lymphknoten, in schweren Fällen Glomerulonephritis (Ablagerung von Immunkomplexen an der Basalmembran von Blutgefäßen und Glomerula) und Vaskulitis. Die örtlich begrenzte Reaktion, auch *Arthusphänomen* genannt, wird durch zweimalige Antigen-Applikation, einmal intravenös, einmal intrakutan, ausgelöst.

Typ 4 = *zellvermittelte Reaktion:* Diese allergische Reaktion wird durch *sensibilisierte Lymphozyten,* die mit ihrem Antigen reagieren, ausgelöst. Es handelt sich um *allergische Reaktionen vom Spättyp.* Erkrankungen, die zu diesem allergischen Grundtyp zählen, sind: *Infektionskrankheiten* wie die *Tuberkulose,* die allergische *Kontaktdermatitis,* die *Transplantationsabstoßungsreaktion* sowie gewisse *Autoimmunerkrankungen.*

Alle *anaphylaktischen Reaktionen* werden durch hochwirksame *Substanzen* beeinflußt, die von sensibilisierten Zellen (z. B. Mastzellen) freigesetzt werden. Die wichtigsten sind in Tab. 1 aufgeführt.

Die veränderte Reaktionsweise des Organismus bei zweitem Antigenkontakt hängt also von mehreren Faktoren ab, wobei die Immunogenität der Substanz und der Sensibilisierungsgrad des Organismus eine Rolle spielen (Abb. 8). Es kann zu *schützenden* Abwehrreaktionen kommen (Immunität) oder zu *krankmachenden* (Allergie), die, schematisch gesprochen, *sofort* (anaphylaktischer Schock) oder *verzögert* (Tuberkulintyp) eintreten können.

Es werden aber auch Krankheitsbilder beobachtet, die auf *stark verminderte* zelluläre oder humorale Immunabwehrreaktionen zurückzuführen sind. Schwerste Form: *Sepsis.* Erworbene Immuninsuffizienz kommt durch schwere Schädigungen des antikörperbildenden Systems (Lymphknoten, Milz, Knochenmark, z. B. Kachexie, Zytostatikabehandlung, Röntgenbehandlung) vor. Von besonderer Bedeutung sind *primäre tumorförmige Erkrankungen des lymphoretikulären Systems* (Plasmozytom, M. Waldenström u. a.) die mit einer *exzessiven Immunglobulinbildung* einhergehen. Auch die Amyloidose muß neuerdings als Immunopathie zu diesem Kreis der Erkrankungen gerechnet werden. Zu den angeborenen Immundefekten gehören u. a. das Wiscott-Aldrich-Syndrom (siehe auch S. 452).

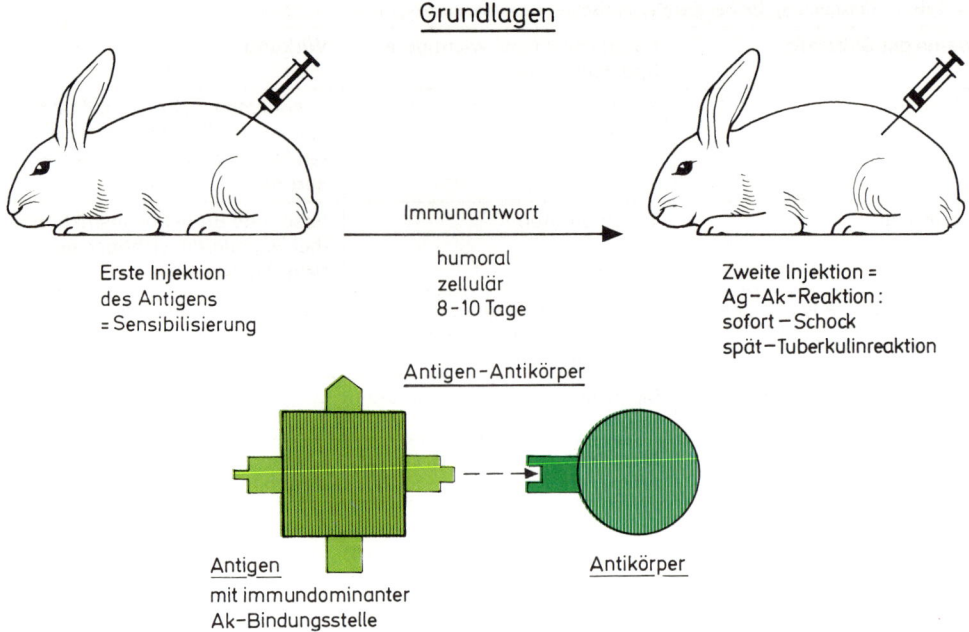

F. – Abb. 8. Grundlagen der Antigen-Antikörper-Reaktion.

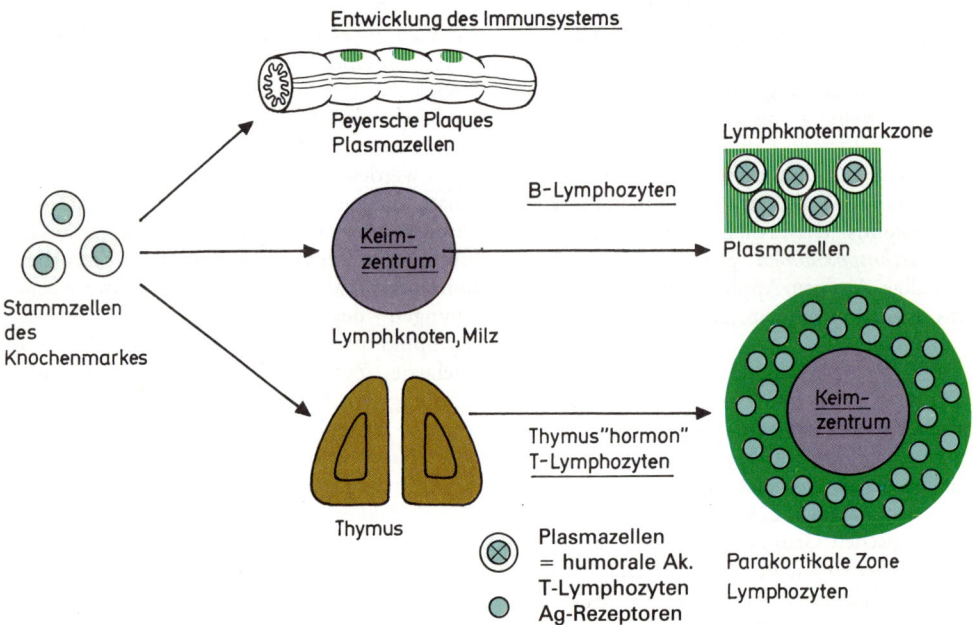

F. – Abb. 9. Entwicklung des Immunsystems.

2.1.1. Entwicklung und Morphologie des Immunsystems

Die *morphologische Grundlage der Immunantwort des Organismus bilden Zellen des lymphoretikulären Systems*, zu dessen Hauptorganen *Thymus, Milz, Lymphknoten* und das *Knochenmark* gerechnet werden.

Die phylogenetisch älteste Abwehr stellt die *Phagozytose* dar. *Lysozym* (und Komplement) treten schon bei Invertebraten auf. Bei Fischen (Meerneunauge) entwickelt sich mit der Fähigkeit, *Agglutinine* zu bilden, auch ein thymusähnliches Organ, während Knorpelfische schon *Plasmazellen* aufweisen. *Keimzentren in Lymphfollikeln* findet man bei Vögeln, die im Enddarm ein lymphoepitheliales Organ, die Bursa Fabricii besitzen, bei dessen Entfernung die humorale Antikörperbildung vermindert ist.

Die *Bursa-Fabricii* ist also das primäre Organ für die Entwicklung der antikörperbildenden Zellen bei Vögeln. Beim Menschen werden diese Zellen im *Knochenmark* gebildet (= **B-Zellen**, für *Bone* marrow). Analog werden die sich im *Thymus* ausdifferenzierten Lymphozyten **T-Zellen** genannt. T- und B-Zellen gehen aus einer *gemeinsamen Stammzelle im Knochenmark* hervor und wandern dann in die verschiedenen lymphoiden Organe zur Ausreifung ein (Abb. 9).

Dieses Stammzellkonzept wurde durch folgenden Versuch bewiesen: Vernichtet man bei Ratten mit 800 r das gesamte Immunsystem, so können die völlig atrophierten Organe (Thymus, Milz, Lymphknoten) durch Injektion von *Knochenmarkszellen* wieder repopularisiert und damit die Fähigkeit der Immunantwort wiederhergestellt werden. Thymus- oder Milzzellen sind dazu nicht fähig.

Die den *Thymus besiedelnden Lymphozyten tragen besondere Oberflächenantigene* (z.B.: Thy-Ag auf Maus-T-Zellen), die ihre Identifizierung und Abgrenzung gegen B-Zellen erlauben. T-Lymphozyten aus dem Thymus gelangen sekundär in die T-zellabhängigen Bereiche der anderen lymphoiden Organe (Lymphknoten → Markzone, periarterioläre Zone der Milz → Milzfollikel). Der Thymus scheint mit hormonähnlichen Faktoren, die für die Reifung und Proliferation des lymphatischen Gewebes verantwortlich sind, ausgestattet zu sein.

Die *B-Zellen* differenzieren bei Vögeln in der Bursa Fabricii, bei anderen Tieren in den Peyerschen Plaques (gelten als Bursaäquivalente) und der fötalen Leber. *B-Zellen tragen Immunoglobuline als Oberflächenmarker.* Beim Menschen unterscheidet man ebenfalls zwei Zellsysteme, die analog zu den bei Mäusen festgestellten Merkmalen als T- und B-Zellen bezeichnet werden. T-Zellen bilden Rosetten mit normalen Schafserythrozyten, B-Zellen mit Schafserythrozyten, die mit Antikörpern und Komplement beladen sind; sie haben auch Rezeptoren für den Fc-Anteil der Immunoglobuline (s. S. 423).

Maligne Lymphome können von T- oder B-Zellen gebildet werden; die akuten Lymphoblastenleukämien tragen in der Mehrzahl T-Zell-Charakteristika.

Die Mehrzahl der Lymphome stammt jedoch von B-Zellen ab. Die Unterscheidung zwischen T- und B-Lymphomen ist für die Prognose oder Therapie der Lymphome bisher nicht relevant.

B-Zellen sind als *Vorläufer der Plasmazellen für die humorale Immunantwort* verantwortlich, während die *T-Zellen* bei der *zellvermittelten Immunität* die Hauptrolle spielen. Dies ist wichtig für das Verständnis der verschiedenen Immundefektkrankheiten (s. S. 452)

Die Bedeutung der thymusabhängigen T-Zellen wird eindrücklich an kongenital thymuslosen (sog. nude = nackten) Mäusen bewiesen, die Heterotransplantate dauerhaft akzeptieren.

Morphologisch lassen sich *zwei verschiedene Reaktionsantworten des lymphatischen Systems* erkennen (Abb. 10). Bei der Bildung humoraler Antikörper findet sich eine Vergrößerung der Keimzentren (Antigenkontakt → Proliferation antikörperbildender Zellen) mit Vergrößerung des Lymphknotenmarkes und Bildung von Plasmazellen.

Für die Bildung einer *zellvermittelten Immunreaktion sind Lymphozyten verantwortlich, die im Lymphknoten in der parakortikalen Zone gebildet werden*, so daß diese Region stark vergrößert und zellreich erscheint. Keimzentren und Mark treten dagegen zurück.

2.1.2. Die zellulären Grundlagen der Immunantwort

Es sollen hier kurz die Probleme der Antigenerkennung, die Weitergabe der Information, die Auslösung der Zellproliferation und die Bildung von Antikörpern (Ak) bzw. spezifisch sensibilisierten Immunzellen besprochen werden.

An der Immunantwort sind mehrere *Zelltypen* beteiligt:

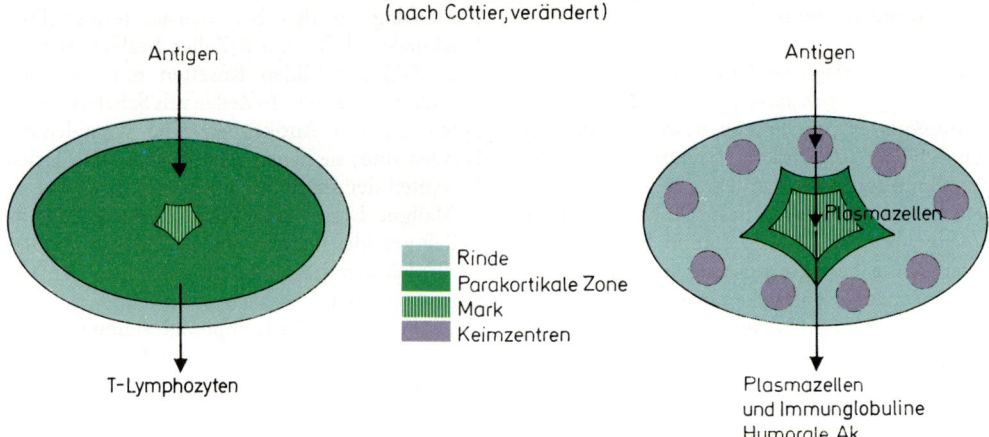

F. – Abb. 10. Lymphknoten nach antigenischer Stimulation (nach COTTIER, verändert).

1. die Stammzelle (S) im Knochenmark, die für die Aufrechterhaltung des Zellnachschubes verantwortlich ist.
2. die T-Zelle,
3. die B-Zelle und
4. der Makrophage (Abb. 11).

Die *Mechanismen, die bei der Induktion einer humoralen Immunantwort ablaufen*, sind komplex, da sie ein Zusammenspiel von T- und B-Zellen und Makrophagen erfordern (Abb. 12). Ein Antigen kann direkt von einem immunkompetenten Lymphozyten über Rezeptoren an der

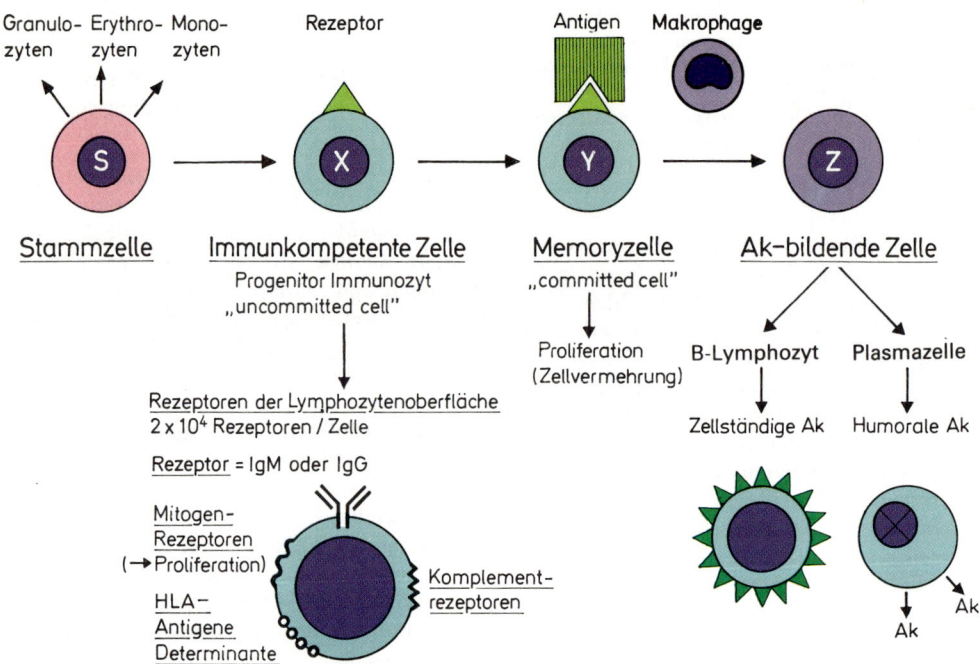

F. – Abb. 11. Die Entwicklungsreihe der Lymphozyten und die Rezeptoren der Lymphozytenoberfläche.

Die Entwicklung immunologisch aktiver Zellen

Antigen

Antigen

oder

Makrophage

Lymphozyt
(T-Lymphozyt)

immun-
kompetent

Immunoblast
RNS ++
Protein ++
S-Phase
Memoryzelle

Immunaktiver
Lymphozyt

— zytotoxisch (Killer)

— mitogene Faktoren

— Chemotaxis

— Migrationshemmung

— Makrophagenstimulation

Lymphozyten

oder

Aktivierung

"Memory"zelle
Kleine, langlebige Lymphozyten

Antigen

Makrophage

Lymphozyt
(B-Lymphozyt)

immun-
kompetent

Feedback-Kontrolle
durch Antikörper

Immunoblast
Memoryzelle

Plasmoblast

Plasmazelle

Abgabe von Ak

Plasmazellen

F. – Abb. 12. Die Entwicklung immunologisch aktiver Zellen.

Membranoberfläche erkannt werden; sehr häufig sind aber Makrophagen als Mittler zwischengeschaltet (die Makrophagen stammen von Monozyten ab), die ihrerseits ebenfalls aus einer Stammzelle im Knochenmark hervorgehen. Nach Modellversuchen kann man sich diese Zellkooperation bei der Antikörperinduktion etwa so vorstellen:

Ein *Antigen wird vom Makrophagen (unspezifisch) erkannt* und verarbeitet. Die Aufnahme des Antigens erfolgt durch Phagozytose oder Pinozytose, es kann aber auch vom Makrophagen an der Oberfläche durch zytophile Antikörper gebunden werden. In jedem Fall wird es in einer optimalen Form den immunkompetenten Lymphozyten dargeboten (Abb. 13). *T- und B-Zellen treten dann mit dem Antigen in Kontakt,* wodurch es zu einer Wechselwirkung beider Zellen kommt und B-Zellen zur *Ak-Produktion* stimuliert werden.

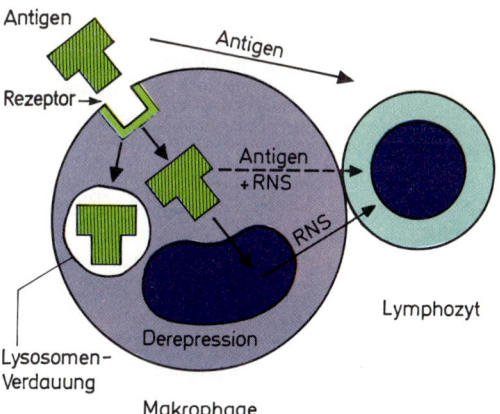

Antigenaufnahme und Informationsübertragung

Antigen

Antigen

Rezeptor

Antigen
+ RNS

RNS

Derepression

Lymphozyt

Lysosomen-
Verdauung

Makrophage

F. – Abb. 13. Antigenaufnahme und Informationsübertragung.

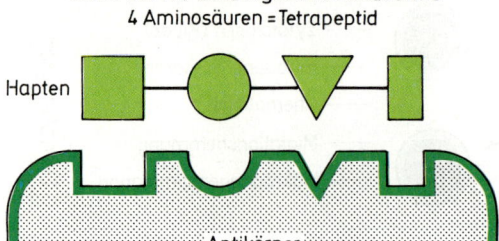

Hapten (Halbantigen)

Größe der Ak-Bindungsstelle mindestens
4 Aminosäuren = Tetrapeptid

Hapten

Antikörper

F. – Abb. 14. Das Hapten und der Antikörper.

Ein anderer Mechanismus wäre, daß das *Antigen von T-Zellen erkannt und den B-Zellen präsentiert* wird, wobei die T-Zellen mit anderen antigenen Determinanten (Trägerprotein = Carrier) reagieren als die B-Zellen *(Hapten)* (Abb. 14). Eine Helferfunktion von T-Zellen zur Antikörperbildung von B-Zellen ist aber nur bei bestimmten Antigenen notwendig, (sog. thymusabhängige Ag).

T-Zellen treten also als »Helfer«zellen für B-Zellen auf. Die T-Zellen können *durch Suppressorzellen inaktiviert* werden, so daß die Immunantwort der B-Zellen ausbleibt.

Nach dem Kontakt mit dem Antigen kommt es zu *Lymphozytentransformation,* d. h. die kleinen Lymphozyten wandeln sich in *große Blasten* um, die RNS- und Proteinsynthese werden stimuliert, der Zellkern vergrößert sich, dichtes Heterochromatin wird in lockeres Euchromatin umgewandelt, und gleichzeitig nimmt das Zytoplasma an Volumen zu, und es erscheint endoplasmatisches Retikulum mit Ribosomen (= Immunoblast mit basophilem [pyroninophilem][1] Zytoplasma = erhöhter RNS-Gehalt). Später setzt die S-Phase ein, und es erfolgen Zellteilungen (Mitose). Die blastische Zellumwandlung kann auch nur durch für T- und B-Zellen spezifische sog. *Mitogene* in vitro hervorgerufen werden, z. B. dem PHA (Phythämagglutinin).

Aus den Immunoblasten können sich *immunaktive Lymphozyten (T-Lymphozyten)* bilden und aus den *B-Lymphozyten Plasmazellen,* die humorale Antikörper (Ak) abgeben. Die spezifisch sensibilisierten T-Lymphozyten sind für die *Immunreaktion vom Spättyp* verantwortlich. Nach ihrer Aktivierung setzen sie Faktoren frei,

sog. *Lymphokine,* die z. B. auf Makrophagen wirken (z. B. MAF = Macrophage activating factor, MIF = macrophage inhibiting factor u. a.) (Tab. 2). Die biologische Wirkung all dieser Lymphokine wurde hauptsächlich in vitro beschrieben. Ihre In-vivo-Relevanz ist in vielen Fällen noch ungeklärt.

Die Art, Bildung und Natur, d. h. die *zelluläre Grundlage der Ak-Bildung* ist in Plasmazellen studiert worden: Die Plasmazellvorstufen synthetisieren DNS, teilen sich und differenzieren gleichzeitig ein Zytoplasma aus, das reichlich rauhes endoplasmatisches Retikulum und Polysomen enthält. Man kann annehmen, daß Proteine der leichten und der schweren Ketten in den Zisternen des endoplasmatischen Retikulums transportiert werden (Abb. 15), wobei gleiche Mengen beider Proteine produziert werden. Die Polypeptide sammeln sich in der Golgi-Region an und werden wahrscheinlich schon hier zu fertigen Immunoglobulinen zusammen-

F. – Tab. 2. Die Lymphokine.

I. Auf Makrophagen wirkende Lymphokine	
1. Macrophage Inhibition Factor	MIF
2. Macrophage Activating Factor	MAF
3. Macrophage Cytoxicity Factor	MCF
4. Macrophage Aggregation Factor	MAF
5. Macrophage Chemotactic Factor	MLF
II. Auf Lymphozyten wirkende Lymphokine	
1. Mitogenic Factor	MF
2. Lymphocyte Transforming Factor	MTF
3. Blastogenic Factor	BF
4. Potentiating Factor	PF
5. Transfer Factor	TF
6. T-cell Replacing Factor	TRF
III. Auf Granulozyten wirkende Lymphokine	
1. Eosinophil Stimulating Promotor	ESP
2. Neutrophile Immobilizing Factor	NIF
3. Granulotactic Factor	GF
4. Leukocyte Inhibitory Factor	LIF
IV. Wachstumsfaktoren	
1. a) Cloning Inhibitory Factor	CIF
b) Proliferation Inhibitory Factor	PIF
c) Colony Stimulating Factor	CSF
d) Osteoclast Activating Factor	OAF
2. Skin Reactive Factor	SRF
3. Lymphotoxin	
4. Interferon	
5. Immunoglobulin-Binding Factor	IBF

---

[1] Pyronin ist ein basischer Farbstoff, der sich mit den sauren Gruppen (P-) der Nucleinsäuren verbindet.

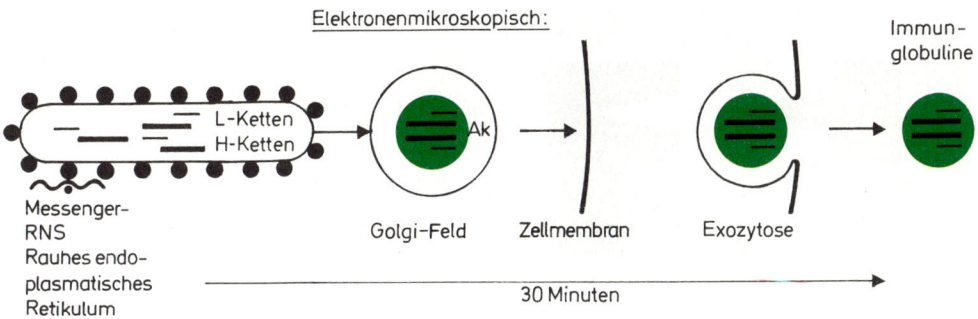

F. – Abb. 15. Die Synthese von Immunglobulinen in den Plasmazellen.

gesetzt. Sie werden durch Exozytose abgegeben und sind dann im Blut als humorale Ak nachweisbar.

Literatur

COTTIER, H. M., W. HESS, B. ROOS, B. SORDAT: Die zellulären Grundlagen der immunbiologischen Reizbeantwortung. Verh. dtsch. Ges. Path. *54:* 1 (1970).

DAVIES, A. J. S., R. L. CARTER: Thymus dependency. Plenum Press, London 1973.

KLEINE, T. O.: Struktur und Biosynthese von Antikörpern. Z. klin. Chem. *7:* 313 (1969).

LUCKEY, T. D.: Thymic hormones. Univ. Park Press, Baltimore 1973.

MACCANESS, G. B.: Cellular immunity. Ann. Inst. Pasteur *120:* 428–437 (1971).

MELLORS, R. C.: Immunocytes and immunoglobulins. Blood *27:* 871–882 (1966).

NOSSAL, G. J. V., G. L. ADA: Antigens lymphoid cells and the immune response. Academic Press, New York, London 1971.

SELL, S.: Immunopathology. Amer. J. Path. *90:* 215–279 (1978).

WALTER, J. B., M. S. ISRAEL: General pathology, 4. Aufl., S. 138–216. Churchill Livingstone, Edinburgh – London 1974.

(Weitere Übersichten am Ende des Kapitels S. 454)

2.2. Antigen und Antikörper

2.2.1. Das Antigen

Das Agens, das in einem Organismus einen immunologischen Vorgang auslöst, wird als Antigen bezeichnet.

Heute spricht man auch in zunehmendem Maße von Immunogenen und meint damit Substanzen, die eine Immunantwort im Organismus

induzieren können. Man unterscheidet *komplette und inkomplette Antigene*.

Komplette Antigene (**Ag**) können sowohl eine Immunantwort induzieren als auch mit den Produkten dieser Immunantwort reagieren (**Ag-Ak-Reaktion**). Sie sind im allgemeinen groß, d. h. das Molekulargewicht ist hoch. Manche natürlich vorkommende Ag haben aber auch ein relativ geringes Molekulargewicht (z. B. Ribonuclease, Insulin, Angiotensin).

Unvollständige Ag (= **Haptene**)[1] wirken nur in Verbindung mit einem Trägerprotein antigen. Sie haben meistens ein niedriges Molekulargewicht und sind *sehr häufig Allergene,* d.h. sie rufen allergische Reaktionen hervor (z. B. Anilinderivate, Penicillin, Aminobenzoesäure u. a.). *Alle körperfremden* sowie *denaturierte körpereigene Proteine* stellen Ag dar. Die dreidimensionale Faltstruktur der Aminosäuren an der Oberfläche des Antigenmoleküls ist für die Spezifität entscheidend. *Polysaccharide* (z. B. Bestandteile der *Bakterienhüllen) sind teils komplette, teils inkomplette Antigene.* Als ein gutes Ag bezeichnet man Substanzen, die nach wenigen Injektionen bereits deutliche Immunreaktionen in Gang setzen (z. B. Blutgruppensubstanzen sind starke Antigene). *Lipide und denaturierte Nucleinsäuren stellen immer Haptene dar.*

Dem Ag kann man *zwei funktionelle Eigenschaften zuordnen:*

1. *Direkte oder indirekte Auslösung der Ak-Bildung* (siehe S. 423, Theorien über Entstehung von Ak). Im Falle der Haptene ist das Trägerprotein *(= Carrier)* für die Induktion der Ak-Bildung verantwortlich (Abb. 16).

---

[1] Hapto (gr.) heften, anfassen, ergreifen.

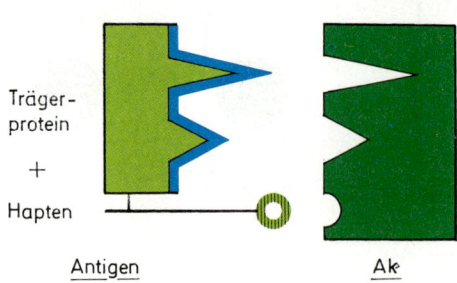

Hapten und Trägerprotein

Träger-
protein

+

Hapten

Antigen   Ak

Hapten allein erkennt determinante Gruppe des Ak

– kann aber keine Ak-Bildung hervorrufen

Trägerprotein induziert Ak-Bildung

Ak ist spezifisch strukturiert für

Hapten und Trägerprotein

F. – Abb. 16. Hapten und Trägerprotein.

Das Ag induziert die Antikörpersynthese und Zellproliferation.

2. Das *Ag reagiert mit dem spezifischen Ak* im Sinne einer *Schlüssel-Schloß-Reaktion* (im Falle der inkompletten Antigene Erkennung der Ak-Spezifität durch das Hapten). (Abb. 17).

Für die **Immunisierung,** sowohl durch natürlichen Kontakt mit einem Ag (z. B. Mikroorganismen) oder auch einem kontrollierten, also künstlichen Ag, spielen folgende *Faktoren* eine Rolle:

1. Der *Reinigungsgrad.*
2. Die *Verabreichungsform:* Ein Ag, das mit dem Freundschen Adjuvans (= abgetötete Tuberkelbakterien in Mineralöl) gegeben wird, ruft eine intensive Infiltration mit Makrophagen am Injektionsort hervor. Dadurch wird die Immunantwort erheblich gesteigert.
3. Die *Antigendosis* spielt eine wesentliche Rolle. Sowohl zu kleine Mengen als auch zu große Mengen können die immunologische Antwort völlig lähmen *(Immunparalyse).*
4. Die *Anzahl der Immunisierungen* ist ebenfalls wichtig. Hohe Ak-Titer werden gewöhnlich nach einer Reihe von Injektionen erreicht. Die Ak nach der zweiten Injektion des gleichen Antigens sind mengenmäßig meistens größer als die nach der ersten Reaktion, der sog. Primärreaktion, gebildeten Antikörpermenge.
5. Der *Immunisierungsweg,* d. h. auf welche Weise das Ag in den Organismus gelangt, ist ebenfalls von Wichtigkeit: Gelangt das Ag in die Gefäße, so kommt es zur Bildung von humoralen Ak, während es bei einer lokal begrenzten Applikation, z. B. im lymphatischen Gewebe, bei intradermaler Injektion oder Auftragen auf die Hautoberfläche zu einer zellulären Sensibilisierung kommt.

Bei *Applikation des Antigens* in *Organe* wie die Speicheldrüse oder Brustdrüse treten Antikörper auf, die der **IgA-Klasse** angehören, während bei *intramuskulärer Injektion* Antikörper der **IgG-Klasse** gebildet werden. Das Serum eines Tieres oder einer Person, das nach einer aktiven Immunisierung gewonnen wurde, nennt man *Immunserum oder Antiserum.*

Das *Schicksal antigener Substanzen im Organismus* ist mit Hilfe von Isotopen-Markierungen und Elektronenmikroskopie untersucht worden. Danach wird es *von Zellen des RES durch Endozytose* (= Oberbegriff für Phagozytose und Pinozytose) *aufgenommen,* es erscheint aber niemals in den eigentlichen, antikörperproduzierenden Zellen. In Makrophagen wird das Ag durch Phagozytose in so einer Weise konzentriert bzw. umgewandelt, daß es mit der erkennenden Zelle (T- oder B-Zelle) leichter reagieren kann. Auch kann das Ag sich *an der Makrophagenoberfläche anlagern* und dann als sog. "Superantigen" leichter mit den lymphoiden Zellen in Kontakt treten. Darüber, wie lange sich ein Antigen im Organismus nachweisen läßt, differieren die Meinungen, so daß sich nichts Verbindliches aussagen läßt.

Humorale Ag-Ak-Reaktion

Plasmazelle
(B-Zelle)

Ak   Antigen
Schlüssel – Schloß

F. – Abb. 17. Humorale Antigen-Antikörper-Reaktion.

Struktur der Antikörper

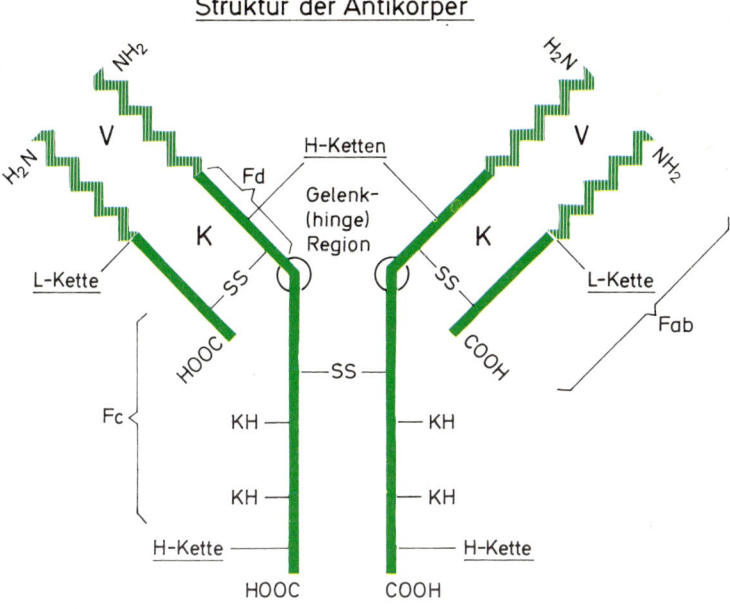

K = ▬▬▬ = konstante Komponente (karboxylterminaler Teil)
V = ▲▼▲ = variabler Anteil (NH₂-terminaler Teil)
KH = Kohlenhydrate   Fab = leichte Kette + Teil der schweren Kette
SS = Disulfidbrücken   Fc = Teil der schweren Kette (nach Papainspaltung)

F. – Abb. 18. Struktur der Antikörper.

2.2.2. Der Antikörper

Die *Antikörper gehören zu den makromolekularen Serumproteinen, die in Albumine und Globuline unterteilt werden.* Die Antikörper gehören zu den **Globulinen,** die nach *ihrer elektrophoretischen Wanderungsgeschwindigkeit auch* **Gammaglobuline** *(= wandern zur Kathode) genannt* werden. Nachdem zu den Gammaglobulinen die Ak zählen, verwendet man heute auch zunehmend den Ausdruck: *Immunoglobuline* **(Ig).** Streng genommen wird ein Immunoglobulin zu einem Antikörper erst dann, wenn man seine *Antikörperfunktion* nachgewiesen hat.

Immunoglobuline können nach ihrem Molekulargewicht grob in *drei Klassen* eingeteilt werden:
Es gibt Ig mit einem *niedrigen* (um 70 000 D), einem *mittleren* (um 150 000 D) und einem *hohen* (um 1 000 000 D) *Molekulargewicht.* Die entsprechenden **Sedimentationskonstanten** für die genannten drei Klassen sind *4S, 7S und 19S.* *Antikörper befinden sich in den beiden letzten Klassen.* Man kennt also *7S-Antikörper* und *19S-*

Antikörper. Die großen 19S-Globuline nennt man infolgedessen auch *Makroglobuline.*

Frei zirkulierende Ak, sog. humorale Ak, werden von Plasmazellen gebildet. Sie sind an der allergischen Reaktion vom Soforttyp beteiligt, während *zellmembrangebundene* Ag-Ak-Reaktionen dem Spättyp entsprechen.

a) Struktur der Immunoglobuline

Unsere Kenntnisse über den **immunchemischen Aufbau der Ig** verdanken wir der Möglichkeit, große Mengen von Ig beim Plasmozytom sowohl im Blut wie hauptsächlich aus dem Urin (Proteine) gewinnen zu können. Alle Ig sind nach dem gleichen Schema aufgebaut. Die klarsten Vorstellungen hat man vom *Aufbau der 7S-Globuline: Ein Ak hat eine y-förmige Struktur mit zwei identischen schweren (H-Ketten;* heavy, engl. = schwer) *und zwei identischen leichten Polypeptidketten [L-Ketten; engl. =* light (Abb. 18)]. Eine Molekül besteht demnach aus *vier Polypeptidketten,* die mit *Disulfidbrücken* miteinander verbunden sind.

F. – Tab. 3. Eigenschaften der Immunoglobuline.

Eigenschaften	IgG	IgA	IgM	IgD	IgE
Molekulargewicht	180 000	160 000	900 000	180 000	200 000
Sedimentations-konstante (S)	7	7	19	7	8
Kohlehydrat-%	3	10	10	13	10
Elektrische Wande-rungsgeschwindigkeit	γ	β	γ–β	γ–β	β
H-Ketten	γ	α	μ	δ	ε
Serumkonzentration (g/100 ml)	1,2	0,4	0,12	0,003	0,0005
C'-Fixation	+	–	+	–	–
Plazentadurchtritt	+	–	–	–	–
Charakteristikum	Haupt-Ak gegen Infek-tionen	In Sekreten (Cholostrum, Sputum, Tränen)	1. Ak im Embryo + Prim. Antw. A, B, O Iso-aggl.	Ak noch nicht oft nachge-wiesen. In den Ly. Mb.* +	Reagin

* Lymphozyten-Membranen

Von den leichten Ketten gibt es zwei Sorten, die Kappa und Lamda genannt werden. Im Serum eines Gesunden findet man immer Ig, die entweder *Lamda* (λ) oder *Kappa* ($\varkappa$) – leichte Ketten haben und die im Serum gleichzeitig vorkommen. Ig, die nur eine Sorte leichter Ketten haben, finden sich beim pathologisch gebildeten Myelomprotein. Diese leichten Ketten können derart im Überschuß gebildet werden, daß sie bei diesen Kranken im Urin erscheinen (*Bence-Jones*-Protein). Es gibt also *zwei Sorten von Bence-Jones-Proteinen, nämlich K und L, entsprechend den leichten Ketten Kappa und Lamda.*

Aus der alleinigen Anwesenheit z.B. von K-Ketten kann man darauf schließen, daß diese Immunoglobuline von *einem* Zellklon gebildet wurden, d.h. der Tumor entstammt *einer* Mutterzelle (monoklonaler Ursprung). Kappa- und Lamda-leichte Ketten können auch immunhistochemisch nachgewiesen werden, so daß auch im histologischen Schnitt, z.B. bei Lymphomen, ein *monoklonaler* oder *polyklonaler* Ursprung der malignen Zellen nachzuweisen ist.

Bisher sind **5 Klassen** *von Ig beim Menschen bekannt* (Tab. 3): **IgG, IgA, IgM, IgD** und **IgE**. Die *schweren Ketten* werden mit den entsprechenden griechischen Buchstaben benannt, d.h. die schweren Ketten von IgG nennt man Gamma, die H-Ketten vom IgA heißen Alpha etc. Jede Ig-Klasse hat also schwere Ketten, die für

diese Klasse charakteristisch sind. *Das Gemeinsame aber zwischen den verschiedenen Ig-Klassen ist, daß sie entweder Kappa- oder Lamda-leichte Ketten haben können. Auf ein und demselben Ig kommt aber immer nur dieselbe leichte Kette vor.* Formelmäßig ausgedrückt, würde das heißen: ein IgG hat also entweder Lamda$_2$-Gamma$_2$ oder Kappa$_2$-Gamma$_2$. Das Molekulargewicht einer leichten Kette beträgt ungefähr 20 000, das einer schweren Gamma-Kette ungefähr 50 000. Damit ergibt sich also das Molekulargewicht für IgG von 2 $\times$ 50 000 = 100 000 + 2 $\times$ 20 000 = 40 000 = 140 000.

Die schweren Ketten sind außerdem nicht einheitlich aufgebaut. Beim IgG unterscheidet man z.B. 4 Unterklassen (γ 1–4).

Zusätzlich zu den fünf Hauptklassen der Ig, also dem G, A, M, D und E können noch **4 Subklassen** *vom IgG unterschieden werden,* die durch spezifische Antiseren identifiziert wurden, deren biologische Bedeutung aber noch unbekannt ist. Die IgG-Subklassen werden **IgG$_1$, IgG$_2$, IgG$_3$** und **IgG$_4$** genannt. Sie unterscheiden sich durch ihre biologischen Eigenschaften, antigene Spezifitäten und die genetische Kontrolle, der sie unterliegen. Der Hauptteil des Ig im Serum ist das IgG$_1$. Es beträgt 9 mg/ml. IgG$_2$ nur 2–5 mg/ml. Während IgG$_1$ und IgG$_3$ das Komplement relativ gut fixieren, fixiert IgG$_4$ überhaupt keines.

Intakte Immunoglobulinmoleküle können durch Enzyme in verschiedene **Fragmente** zerlegt werden. Mit *Papain* (Abb. 18) kann man das γ-förmige Ig in zwei Fragmente spalten. Das *erste Fragment heißt* **Fab** (ab steht für antigen binding, F für fragment). Das *zweite Fragment heißt* **Fc** (c steht für cristallisable). Das Fab besteht aus einer leichten und einer halben schweren Kette, die durch *Disulfidbrücken* verbunden sind, und zwar aus dem N-terminalen Ende dieser beiden Ketten. Das Fc besteht aus dem carboxiterminalen Stück der zwei schweren Ketten. Das Fab enthält die Antigenbindungsstelle. Da aber durch die Papain-Spaltung die beiden N-terminalen Enden des Ig auseinanderfallen, kann die Antigenbindungsstelle sich zwar mit dem Antigen verbinden, es aber nicht präzipitieren, da die Antigenbindungsstelle nur monovalent ist. Das Fc-Fragment ist für die Antigenaffinität, d.h. die Neigung des Antikörpers, sich mit einem Antigen chemisch zu binden, ohne Bedeutung. Es ist für die biologischen Eigenschaften verantwortlich, wie z.B. die Komplementfixation, den Durchtritt des Ig durch die Plazenta, die Bindung an die Haut u.a. Das Fc-Stück besteht ausschließlich aus H-Ketten.

Bei *Pepsinspaltung* bleibt eine Disulfidbrücke erhalten, d.h. auch die beiden Fab-Fragmente werden nicht getrennt. Man nennt sie *(Fab¹)₂*. Der Anteil der H-Kette am Fab wird **Fd** genannt.

Auf den **leichten** *Ketten,* die aus ungefähr 214 Aminosäuren bestehen, kann man *zwei Regionen* unterscheiden:

1. Die *konstante Region,* die für Lamda- und Kappa-L-Ketten praktisch gleich sind.
2. Die *variable Region.*

Auf der **schweren** *Kette* unterscheidet man *vier Regionen: Drei konstante,* ($= CH_{1-3}$), die jede ungefähr 106 Aminosäure enthalten und *eine variable* ($= VH$). Daß Ak eine so große Spezifität haben können, glaubt man, durch die variable Region der leichten und schweren Ketten erklären zu können. Außerdem ist das Antikörpermolekül nicht starr sondern beweglich. Zwischen der konstanten ersten Region der schweren Ketten und der konstanten zweiten Region gibt es die sog. Hinge Region (Hinge = Gelenk), wodurch die einzelnen antigenen Bindungsstellen sich über eine große Fläche bewegen können. Innerhalb der variablen Regionen der schweren und leichten Ketten gibt es sog. *hot spots* von 4–7 Aminosäuren, die hypervariabel

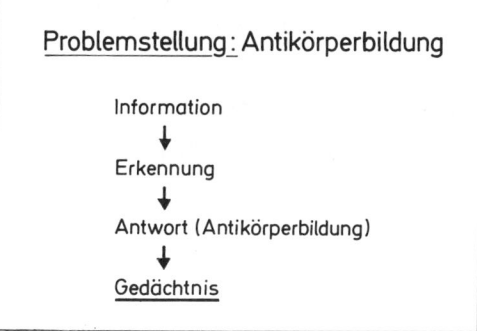

F. – Abb. 19. Problem der Antikörperbildung.

sind. Die *variablen Anteile sind für die Spezifität der Ig verantwortlich,* und die *konstanten Teile sind es für die biologische Verwandtschaft der Ig untereinander.*

Außer der *Primärstruktur,* also der Aminosäuresequenz, zeichnen sich die Ig auch durch eine *Sekundärstruktur* aus, d.h. die räumliche Anordnung der Aminosäuren in den einzelnen Polypeptidketten und durch eine *Tertiärstruktur,* d.h. die Faltung der Polypeptidketten. Einzelheiten der Sekundär- und Tertiärstruktur der Ig sind nicht genau bekannt, jedoch weiß man, daß die Ketten nicht nur durch Disulfidbrücken, sondern auch durch ihre Faltung miteinander verbunden sind.

b) Bildung von Antikörpern

Die Immunoglobuline werden *von der Plasmazelle synthetisiert,* aber nicht als vollständiges Molekül, sondern das Ig-Molekül wird in der Zelle zusammengesetzt aus seinen einzelnen Bestandteilen (s. Abb. 15), d.h. den leichten und schweren Ketten, die einzeln produziert werden. Die *genetische Information für die Ak-Bildung* wird von der DNS bestimmt, sie wird von der *messenger-RNS* transskribiert. Nach Transskription und Translation, die im Zytoplasma stattfinden, wird das neu synthetisierte Polypeptid ins Zytoplasma freigesetzt. *Polyribosomen* synthetisieren die *L-Ketten* und *die H-Ketten.*

Die *Disulfidbrücken* zwischen den freien L- und H-Ketten, bilden sich wahrscheinlich am H-Ketten-Ribosom. Normale lymphoide Zellen produzieren annähernd gleich viele L- und H-Ketten. Bei pathologischen Zuständen, wie bei den schon erwähnten Bence-Jones-Protein, kommt es allein zu Produktion von L-Ketten, aber es gibt auch eine als *»Heavy-chain-disease«* bekannte Krankheit, wo nur H-Ketten produ-

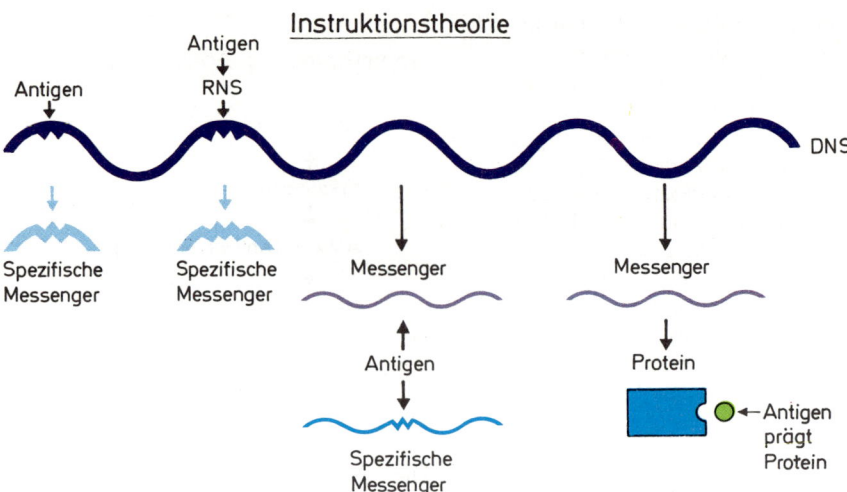

F. – Abb. 20. Molekulare Basis der Instruktionstheorie (Hypothese).

ziert werden. Die Verbindung der einzelnen Ketten untereinander geht wahrscheinlich nach zwei Mechanismen vor sich: einmal werden erst die H-Ketten untereinander verknüpft und dann die L-Ketten angelagert, aber es ist auch möglich, daß immer erst eine H-Kette und eine L-Kette miteinander verbunden werden und dann diese beiden halben Moleküle miteinander in Verbindung treten.

Das *Problem der sehr spezifischen Informationsübertragung*, d. h. auf welche Weise ein biologisches Signal (Information = Antigen) von hohem spezifischem Informationswert erkannt wird und in den antikörperbildenden Zellen eine spezifische Antwort auslöst, die millionenfach kopiert und im Gedächtnis der Zelle gespeichert wird, so daß sie jederzeit abrufbar ist, ist bis heute nicht gelöst. Als

Parallele fällt einem das Problem des Lernprozesses ein (Abb. 19). Theoretisch sind prinzipiell *zwei Wege zur Erklärung* dieses Phänomens denkbar.

1. Das Antigen instruiert den Ak, d. h. prägt dem Ak seine Form auf (Abb. 20) oder
2. Das Antigen hat eine induzierende Funktion, d. h. es ruft eine vorhandene Information von Zellen ab (Abb. 21, 22).

1. Die **Instruktionstheorie.** Sie wird in verschiedenen Abwandlungen vertreten und war zuerst von Haurowitz aufgestellt und von Pauling variiert worden. Dieser auch als *Matrizentheorie* bezeichneten These liegt die Vorstellung zugrunde, daß der Ak, d. h. seine Antideterminanten, durch die Antigendeterminanten geprägt werden. *Nach dieser Theorie müßte jeder mögliche Ak in jeder immunkompetenten*

Induktionstheorie

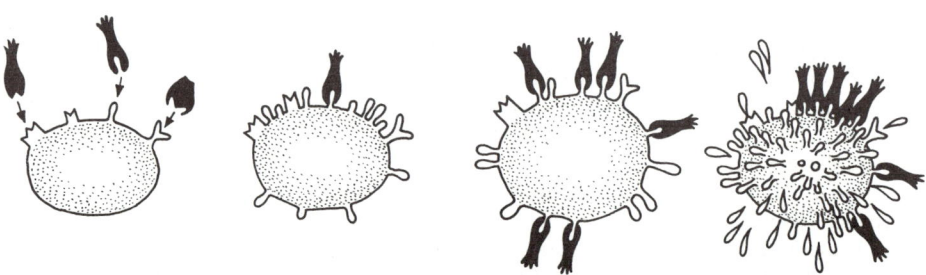

F. – Abb. 21. Paul Ehrlichs Konzept der Antikörperbildung.

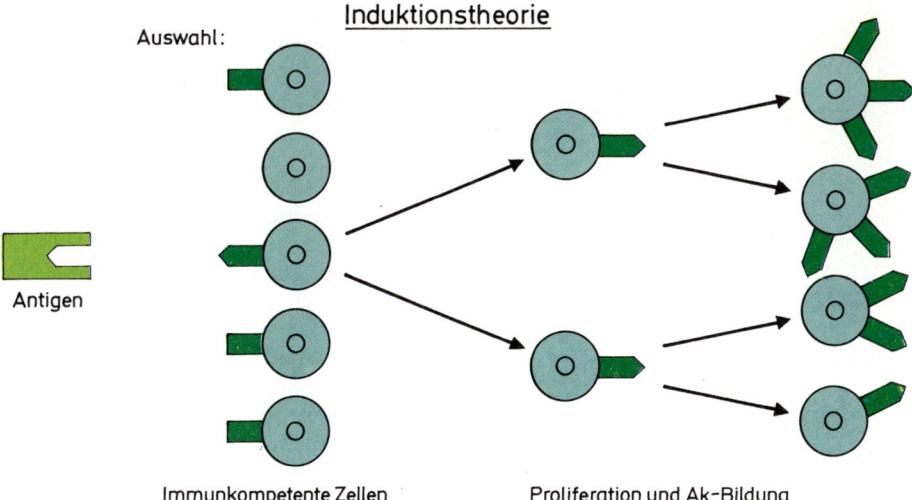

F. – Abb. 22. Theorie der Induktion (»clonal selection theory«).

Zelle synthetisiert werden können. Nach den heutigen molekularbiologischen Erkenntnissen ist aber diese Theorie in dieser Form *nicht* mehr vertretbar. PAULING nahm eine instruktive Wirkung des Ag bei der Faltung der Polypeptidkette des Ak-Moleküls an. Nachdem man heute weiß, daß der Informationsfluß auch von der RNS zur DNS gehen kann, wäre schon eher eine Erklärung mit Hilfe der Instruktionstheorie möglich, wenn man sich vorstellt, daß das Ag eine spezifische RNS »instruieren« kann.

2. Besser gelingt es jedoch, die Ak-Bildung mit Hilfe der **Selektionstheorie** zu erklären. Die Selektionstheorie *(Induktionstheorie),* der heute die größte Wahrscheinlichkeit eingeräumt wird, geht in ihrem wesentlichen Inhalt auf PAUL EHRLICHS (1897) Seitenkettentheorie zurück. EHRLICH nahm an, daß bestimmte Zellen im Organismus an ihrer Oberfläche Rezeptoren (chemische Seitenketten) tragen, die das Ag erkennen, sich damit verbinden und dadurch neue Rezeptoren (= Ak) bilden, die von der Zelle ins Blut abgegeben werden (Abb. 21). Die Selektionstheorie besagt, *daß das Ag selektiv nur bestimmte immunkompetente Zellen stimuliert,* die dann jeweils spezifisch den entsprechenden Ak nach vorangegangener Zellproliferation synthetisieren [*Clonal selection theory, 1959 von* BURNET wieder neu aufgestellt und abgewandelt als *Klon-Wahl-Hypothese* (Abb. 22)]. Die Selektionstheorie setzt voraus, daß das Ag unter den immunkompetenten seine »passende« Zelle auswählt, d.h. erkennen kann, dort den präfor-

mierten Ak abrufen und seine Neubildung anregen kann, wobei gleichzeitig eine Vermehrung dieses Zellstammes *(Klon)* ausgelöst wird, so daß eine große Zahl von Zellen entsteht, die diesen speziellen Ak bilden *(monoklonale* Ak). Durch diese Stimulierung hat die Zahl der für das applizierte Ag präformierten Zellen damit zugenommen. Nach NOSSAL (1962) werden diese Zellen als *Memory cells* bezeichnet. Nachdem die Hälfte der nachwachsenden Zellen aber immer abstirbt, bleibt die Gesamtzahl der Memory-Zellen auch über einen längeren Zeitraum konstant.

Weiterhin kann auch das *Phänomen der Immuntoleranz* durch die klonale Selektionstheorie annähernd erklärt werden. Wenn man voraussetzt, daß gegen jedes Ag jeweils eine geringe Zahl von spezifisch vorgeprägten antikörperbildenden Zellen existiert: Kommen nun immunkompetente Zellen schon vor ihrer Ausreifung (d.h. der Ausreifung des Immunsystems) mit dem für sie spezifischen Ag zusammen, so werden diese Zellklone entweder beseitigt oder blockiert. Es tritt Immuntoleranz ein. Nach dieser Theorie ist also die Information für die spezifische Immunantwort in jedem Organismus genetisch fixiert vorhanden schon vor einem Kontakt mit dem Ag.

Die *Antigendeterminanten (Rezeptoren) an der Oberfläche der B-Zellen* stellt man sich als spezifische Antikörper vor, die mit ihren leichten Ketten und dem variablen Teil für das Antigen zur Verfügung stehen und dieses bin-

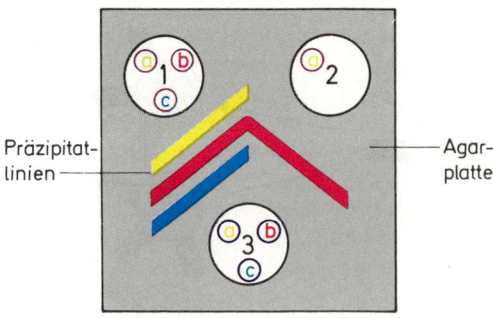

Präzipitat-
linien

Agar-
platte

Ouchterlony-Test zum Nachweis von Antigenen

Die Antigene (ⓐ)(ⓑ)(ⓒ) wurden in das Stanzloch 1
gegeben, in das Loch 2 nur (ⓐ) und in Stanzloch 3
Antikörper ((ⓐ)(ⓑ)(ⓒ)) gegen a b c

F. – Abb. 23.

Die **Primärreaktion Ag-Ak** ist nicht immer mit bloßem Auge sichtbar. Es gibt aber eine Reihe von *Methoden, um sie sichtbar zu machen und den Ag-Ak-Komplex nachzuweisen:*

1. *Serologisch* können Ag-Ak-Reaktionen durch Präzipitation, Agglutination, Immunadhärenz-Reaktionen, Lyse von Zellen oder Komplementverbrauch nachgewiesen werden (Abb. 23).
2. Mit Hilfe der *Immunfluoreszenz* (Abb. 24) können Ag z.B. auf Zelloberflächen durch Ak nachgewiesen werden, an die ein fluoreszierender Farbstoff chemisch gebunden ist (Isothiocyanat, Rhodamin).
3. *Elektronenmikroskopisch* kann man Ag ebenfalls durch Ak nachweisen, an die elektronendichte Moleküle gekoppelt sind, wie z.B. Ferritin oder Enzyme wie z.B. die Meerrettich-Peroxidase.
4. Eine weitere Methode, um eine Ag-Ak-Reaktion nachweisen zu können, ist die **Komplementbindungsreaktion.** Komplement setzt sich aus *hitzelabilen Proteinen* zusammen; man erkennt es an seiner Eigenschaft, mit Antikörpern die *gegen Erythrozyten gerichtet* sind, *Hämolyse* zu bewirken. Bei einer Ag-Ak-Reaktion wird Komplement verbraucht, das sich immer in einem Antiserum befindet. Will man also wissen, ob ein Ak mit einem Ag in einer Lösung reagiert hat, so inkubiert man den Ak mit seinem Ag und gibt Komplement hinzu. Reagiert das Antiserum mit dem Ag, so wird Komplement verbraucht. Um das festzustellen, gibt man ein hämolytisches System hinzu, also Antikörper gegen Erythrozyten und die entsprechenden Erythrozyten. Kommt es nach Zugabe des hämolytischen Systems zur Hämolyse, so bedeutet das, daß keine Reaktion zwischen Ag und Ak stattgefunden hat. Bleibt hingegen die Hämolyse aus, so bedeutet das, daß die erste Reaktion positiv war. Es steht kein Komplement mehr für die zweite Reaktion (zwischen Erythrozyten und antierythrozytärem Ak) mehr zur Verfügung.

den. Bei den *T-Lymphozyten* glaubt man, einen spezifischen Rezeptor gefunden zu haben, der aus zwei schweren Ketten und einem variablen Teil besteht. Diese antigenspezifischen Rezeptoren sollen genetisch determiniert sein. Die große zu fordernde Variabilität für die sehr große Zahl von Antigenen könnte man vielleicht durch somatische Mutationen erklären (s. auch S. 542).

2.3. Die Antigen-Antikörper-Reaktion

2.3.1. Die Antigen-Antikörper-Reaktion und ihr Nachweis

Reagiert ein Ag mit einem Ak, so kann man eine Reihe von Phänomenen beobachten, die als *Sekundärreaktion* bezeichnet werden. Die *Primärreaktion* ist, daß *sich ein Komplex zwischen Ag und Ak bildet,* wobei die beiden korrespondierenden Teile je nach ihrer chemischen Konfiguration durch *van der Waals's Kräfte* gebunden werden; wahrscheinlich handelt es sich aber auch um salzartige Bindungen polarer Gruppen und um Wasserstoffbrücken.

Bindet ein Ak in einer Verdünnung das Ag ebenso gut wie in einer konzentrierten Lösung, so besitzt er eine besonders hohe *Affinität* für das Ag. Unter *Avidität*[1] versteht man die Stärke der Ag-Ak-Bindung nach der Bildung des Ag-Ak-Komplexes.

2.3.2. Das Komplementsystem

Bereits im Jahre 1895 konnte BORDET zeigen, daß im Blut immunisierter Tiere ein *hitzelabiler* (bei 56° C zerstörbarer), *bakterizider und zyto-*

---

[1] Aviditas (lat.) Gier.

Mikroskopischer Nachweis   Reagenz

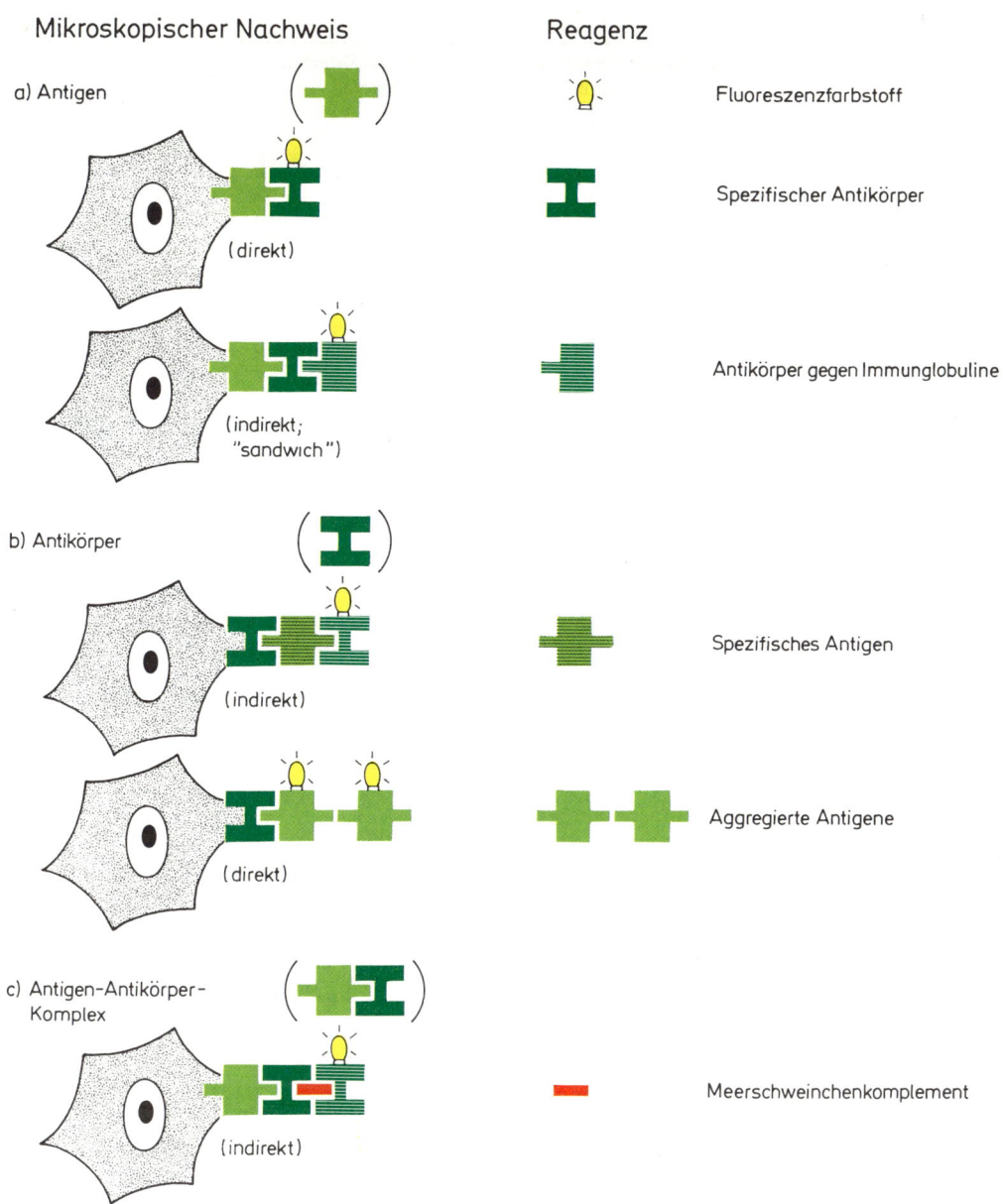

F. – Abb. 24. Techniken der Immunfluoreszenz für die mikroskopische Lokalisation von Antigenen, Antikörpern und Antigen-Antikörper-Komplexen nach MELLOS.

toxischer Faktor vorkommt, den wir heute als Komplement kennen.

In einem einfachen Versuch kann man sich von der Zytotoxizität überzeugen: Man inkubiert ein Stückchen Lebergewebe in hitzeinaktiviertem und zum Vergleich in unbehandeltem Blutserum. Im inaktivierten Serum ist das Lebergewebe erhalten, während das unbehandelte,

also komplemententhaltende Serum zu einer Lysis der Leberzellen führt.

Zunächst wurden vier Komponenten (Peptide) unterschieden, die man als *C1, C2, C3* und *C4* bezeichnete. Erst danach wurde bewiesen, daß C1 aus drei Untereinheiten besteht und C3 ein Gemisch aus 6 Komponenten ist. Die wich-

F. – Tab. 4. Das Komplementsystem (nach AMBROSIUS et al.).

Bezeichnung		Eigenschaften der Komplementkomponenten des Menschen Aufzählung in der Reihenfolge der Anlagerung									
	alte	C1		C4	C2	C3					
	neue	C1q	C1r C1s	C4	C2	C3	C5 C6	C7 C8			C9
M G		400000	– 790000	240000	117000	185000	– 91000	– 150000			790000
S		11,1	7 4	10	6	,9,5	8,7 5–6	6–7 8			4
El. Mobil.		γ_2	β α_2	β_1	β_2	β_1	β_1 β_2	β_2 γ_2			α_2-α_1
Thermo labil. (30' 56° C)		+	+ +	0	+	0	+ 0	0 +			+
Konz. i. Ser. (µg/ml)		190	– 22	430	20–40	1200	75 ?	? 10			1,0

tigsten Eigenschaften dieser Komponenten sind in Tab. 4 zusammengefaßt.

Das Komplement läßt sich demnach als ein im Normalserum vorhandenes System von 9 Komponenten und 11 Proteinen definieren, die befähigt sind, auf der Basis einer Ag-Ak-Reaktion Erythrozyten zu lysieren.

Die einzelnen Komplementfaktoren reagieren dabei in einer bestimmten Folge und führen gleichzeitig zur Freisetzung einer Reihe biologisch aktiver Substanzen, die ein breites Wirkungsspektrum von der Entzündung bis zur Nekrose entfalten (Büchse der Pandora[1]) (Abb. 25).

Im Verlaufe der **Komplementreaktion** werden die im Serum enthaltenen einzelnen Komponenten in *biologisch aktive Formen überführt* (Abb. 26) und das aktivierbare Komplement wird dabei verbraucht. *Ausgangspunkt für den Ablauf* der schließlich zur Hämolyse führenden Komplementaktivierung sind die durch die Verbindung zwischen Ag und Ak bedingten Konformationsänderungen am Fc-Teil des Ak-Moleküls. Sie erlauben eine *Anlagerung* der drei Untereinheiten des **C1** in der Reihenfolge *C1q, C1r* und *C1s.* Zur Einleitung dieses ersten Schrittes sind ein mit dem Antigen der Zelloberfläche reagierendes *IgM-Molekül* oder zwei in unmittelbarer Nachbarschaft reagierende *IgG-Moleküle* erforderlich. Durch die in Gegenwart von Ca^{++} erfolgende Anlagerung des *C1* an den Ag-Ak-Komplex wird C1 in eine aktive Esterase umgewandelt. Diese Esterase bewirkt eine *Spaltung* des nativen **C4** in *C4a* und *C4b.* Das C4b wird an die Zelle angelagert und bindet anschließend das **C2** des Serums. Durch diese Bindung wird *C2* ebenfalls *gespalten* in *C2a* und *C2b,*

und *C2a* bleibt am Komplex haften. Nunmehr kommt es in Gegenwart von Mg^{++} zur Bildung eines als *C3-Convertase* bezeichneten enzymatisch wirksamen *Ag-Ak-C1, 4b, 2a-Komplexes.*

Das Komplementsystem
(vereinfachtes Schema nach Wellensiek)

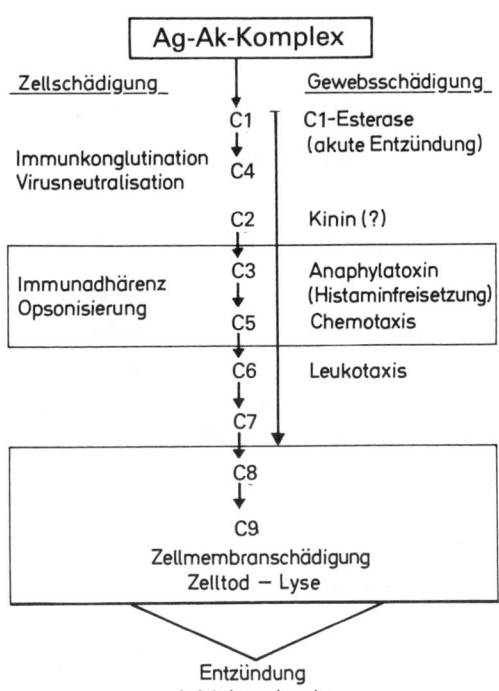

F. – Abb. 25. Das Komplementsystem (vereinfachtes Schema nach WELLENSIEK).

---

[1] Pandora: Die Allgebende, Figur aus der griechischen Mythologie, die Zeus aus Zorn über den Raub des Feuers zum Unheil der Menschen schaffen ließ. Die Büchse enthielt alles Übel der Erde, das sich über die Erde verbreitete. Nur die Hoffnung blieb darin zurück.

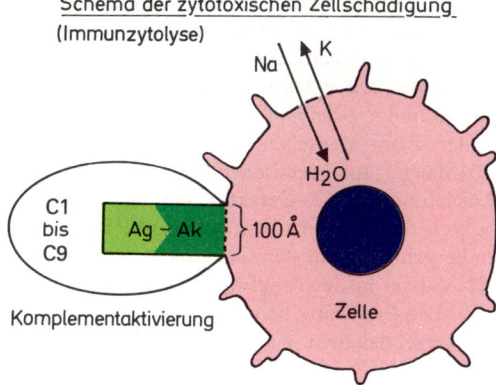

Schema der zytotoxischen Zellschädigung
(Immunzytolyse)

F. – Abb. 26. Schema der zytotoxischen Zellschädigung.

Dieser Komplex *(C3-Convertase)* spaltet den im Serum quantitativ vorherrschenden Komplementfaktor **C3** in die Bruchstücke *C3a und C3b.* Das größere Fragment *C3b* wird von dem bereits bestehenden Komplementkomplex *gebunden* und erhält dadurch eine eigene Enzymaktivität, während die *C3a*-Komponente *ungebunden* bleibt. Der Komplex *C1, C4, C2, C3b*

spaltet **C5** im Serum in *C5a* und *C5b* (Abb. 27). In entsprechender Weise laufen nun alle Reaktionen bis zur Bindung des *C9* ab.

Die **Zerstörung der Zellmembran** wird von einem Komplex bewirkt, der aus *C5b, C6, C7, C8 und C9* besteht, wobei *C9* als *Akzeleratorfaktor* wirkt. Außerdem ist eine *Aktivierung von Lysozym* notwendig, um z. B. bei Erythrozyten eine 100 Å große Öffnung in der Zellmembran zu bewirken (Abb. 26). Jetzt strömt Wasser und Natrium in die Zelle ein (Zellschwellung), und Kalium tritt aus. Von dem im Verlauf der Komplementaktivierung freigesetzten Faktoren zeichnen sich *C3a und C5a* durch ihre *chemotaktische* und *anaphylaktische Wirksamkeit* besonders aus. Diese als *Anaphylatoxine* bezeichneten Faktoren verursachen Vasodilatation, erhöhen die Permeabilität und beeinflussen die Freisetzung von Histamin und Serotonin.

Für die **Bakteriolyse, Zytolyse** und **Immunhämolyse** bedarf es des gesamten Reaktionsablaufes, also *aller neun* Komplementfaktoren, wohingegen für die *Opsonierung* (= phagozytosefördernde Wirkung) und die *Immunadhärenz* ein Teil des Reaktionsablaufes genügt, d. h. die Bildung des Komplexes Ag-Ak *C1, 4a, 2a, 3b.*

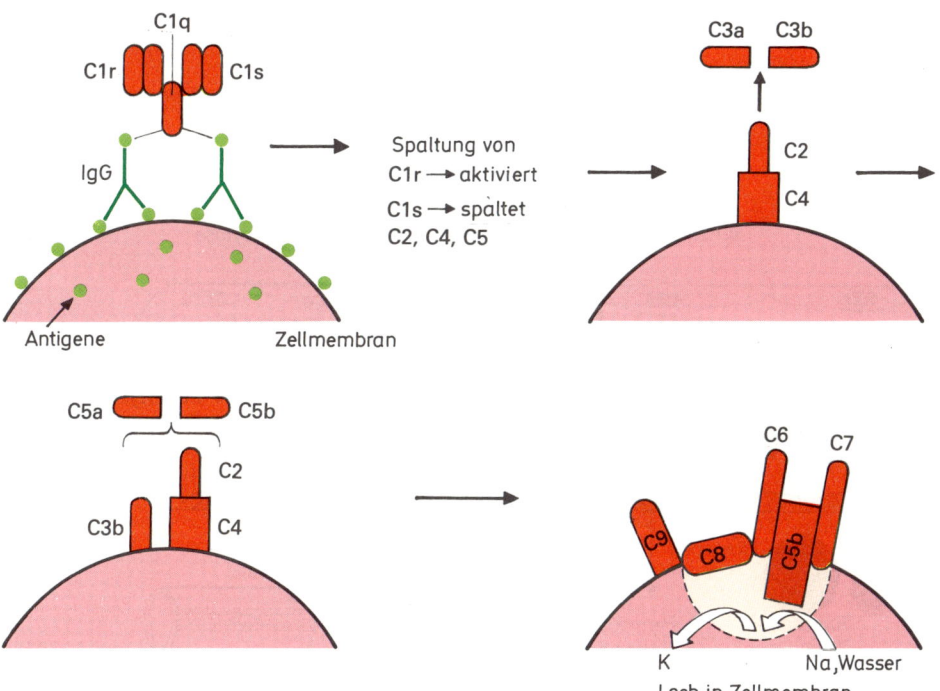

F. – Abb. 27. Schema des Ablaufs der Komplementaktivierung (nach MÜLLER-EBERHARD).

Bei den bisher geschilderten Prozessen ist die Komplementaktivierung immer vom *Fc-Fragment* des Ag-Ak-Komplexes ausgegangen. Man spricht deshalb auch von komplementbindenden Ak. Es gibt aber auch C-abhängige Reaktionen, bei denen die Komplementaktivierung von der *Fab-Region* der Antikörper ausgeht. Unter *Umgehung von C1, C4* und *C2* kommt es dabei zu einem Verbrauch des *C3,* und der sich in der Reaktionsfolge anschließenden Komplementfaktoren. Diese Reaktion nennt man *Nebenschlußreaktion* oder *alternative Komplementreaktion.* Diese Form der *unmittelbaren Aktivierung des C3* tritt bei **allergischen Reaktionen vom Soforttyp** auf, die durch Immunaggregate von als nicht komplementbindend angesehenen Ak ausgelöst werden. Die Nebenschlußreaktion kann auch durch bestimmte Polysaccharide induziert werden, zu denen Endotoxin, das Zymosan der Hefezellmembran (Properdin) oder das Kobratoxin gehören.

Komplementmangel kann im Verlauf bestimmter Krankheiten, wie etwa chronischer Glomerulonephritis, die vermutlich mit starker Komplementaktivierung durch Ag-Ak-Komplexe einhergeht, ausgelöst werden. Bei vielen Krankheiten des Menschen spielt das Komplementsystem sicher eine hervorragende Rolle.

Defekte des Komplementsystems können auch durch den genetisch bedingten Ausfall einzelner Komplementfaktoren verursacht sein. So wurden C6-defekte Kaninchen, C5-defekte Mäuse und C4-defekte Meerschweinchen beobachtet. Beim Menschen sind Fälle von C2- und C5-Mangel auf genetischer Basis bekannt. Mit Ausnahme des C5-Defektes, der mit einer erhöhten Anfälligkeit für gramnegative Bakterien einhergeht, scheint der Gesundheitszustand bei C2-Mangel in der Regel nicht beeinträchtigt zu sein. Die Erklärung dafür ist wahrscheinlich die auf verschiedenem Wege mögliche Aktivierung von C3. Ein Ausfall des C3, der wahrscheinlich lebensbedrohlich wäre, ist daher auch bisher noch nicht beobachtet worden. Ein weiterer, genetisch bedingter Defekt ist das bei Patienten mit angeborenem angioneurotischem Ödem beobachtete Fehlen eines Inhibitors der C1-Esterase. (= Quincke-Ödem: Rötung und Schwellung des Gesichtes, Ödem des Magens und Dünndarms mit abdominellen Schmerzattacken.)

Erhöhte Komplement-Titer wurden bei Periarteriitis nodosa, rheumatoider Arthritis und Dermatomyositis gefunden. Abb. 28 zeigt in einem vereinfachten Schema noch einmal alle Vorgänge, die im Gewebe nach Komplementaktivierung ablaufen können.

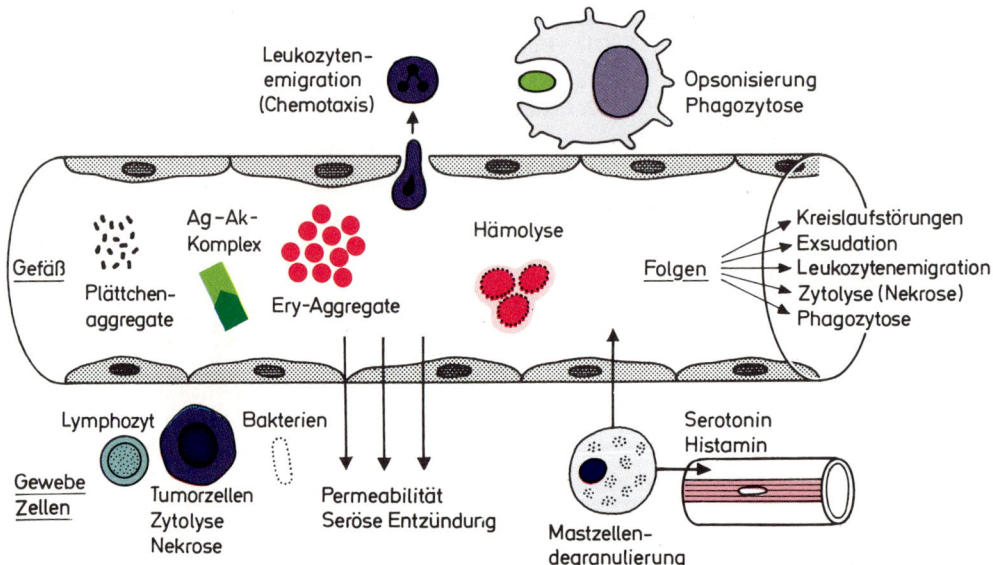

Einfaches Schema der Folgen von Ag–Ak–Komplexen mit Komplementaktivierung

F. – Abb. 28. Einfaches Schema der Folgen von Antigen-Antikörper-Komplexen mit Komplementaktivierung.

Literatur

BURNET, M.: Körpereigene und körperfremde Substanzen bei Immunprozessen. Thieme, Stuttgart 1973.

EDELMAN, G. M.: The structure and function of antibodies. Scientific American *223: 2*, 34 (1970).

EHRLICH, P.: Fortschr. Med. *15:* 41 (1897).

HAUROWITZ, F.: Antibody formation. Physiol. Rev. *45:* 1 (1965).

HIRSCHMANN, N.: Die molekularen Grundlagen der Antikörperbildung. Naturwiss. *56:* 195 (1969).

KABAT, E. A.: Structural concepts in immunology and immunochemistry 2nd Ed. Holt, Rinehart & Winston, New York 1976.

KLEINE, O.: Struktur und Biosynthese von Antikörpern. Z. klin. Chem. *7:* 313 (1969).

METZGER, H.: Early molecular events in antigen-antibody cell activation. Ann. Rev. Pharmacol. Toxicol. *19:* 427–445 (1979).

MÜLLER-EBERHARD, H. J.: Complement. Ann. Rev. Biochem. *44:* 697–724 (1975).

PARDOE, G. I., G. UHLENBRUCK: Anaphylaktische Antikörper. Dtsch. med. Wschr. *94:* 1248 (1969).

RICHARDS, F. F., L. H. KONIGSBERG, R. L. ROSENSTEIN, J. M. VARGA: On the specifity of antibodies. Science *187:* 130–137 (1975).

ROMANS, D. G., C. A. TILLEY, M. C. CROOKSTON, R. E. FALK, K. J. DORRINGTON: Conversion of incomplete antibodies to direct agglutinins by mild reduction: Evidence for the segmental flexibility of the Fc fragment of IgG. P.N.A.S. (USA) *74:* 2535 (1977).

(Übersichten am Ende des Kapitels S. 454)

2.4. Das humorale Abwehrsystem

Das humorale Abwehrsystem beruht im wesentlichen auf frei im Blut und Gewebe zirkulierenden Antikörpern, es dient der *Infektabwehr,* und die Antikörper der Klasse *IgG, IgA* und *IgM* sind hier hauptsächlich beteiligt (s. S. 421).

2.4.1. Grundlagen

Wird dem Organismus erstmalig ein für ihn fremdes Antigen zugeführt, so kommt es zur Auslösung einer immunologischen *Primärreaktion,* d. h. es kommt zur Produktion von Antikörpern und/oder auch zur Ausbildung sensibilisierter Lymphozyten. Kommt nach einiger Zeit der Organismus erneut mit demselben Ag in Kontakt, so wird eine immunologische **Sekundärreaktion** beobachtet, die von der Primärreaktion in verschiedener Weise abweicht (Abb. 29):

1. Bei der Sekundärreaktion ist die *immunologische Antwort deutlich vorverlegt,* d. h. es kommt zu einer Beschleunigung und auch zu einer Erhöhung der Intensität der Immunreaktion.
2. Die *Antikörper* (oder auch sensibilisierte Lymphozyten) lassen sich über einen längeren Zeitraum nachweisen.

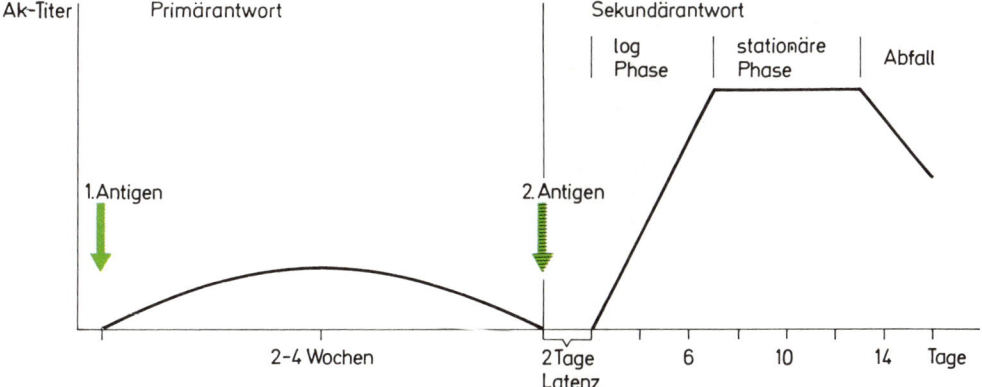

F. – Abb. 29. Verlauf der Antikörperbildung nach der 1. und 2. Antigengabe.

3. Die *Avidität* (Bindungsstärke) der Ak gegen ihr Ag ist bei der Sekundärantwort ebenfalls viel stärker als bei der Primärreaktion.

Bei den genannten Vorgängen spielt das *immunologische Gedächtnis* eine wichtige Rolle, da der Organismus gegen die Antigene, mit denen er mehrfach in Kontakt gekommen ist, eine in zunehmendem Maße wirksamere Immunität ausbildet.

Das immunologische Gedächtnis hat als *zelluläre Grundlage die sog. Memory-Zellen* (Gedächtniszellen), die besonders langlebig sind und beim zweiten Ag-Kontakt bereits vermehrt vorliegen und deshalb schnell eine besonders starke Immunantwort hervorrufen können. Diese zweite Antwort oder anamnestische Reaktion wird auch als *Booster-Effekt* (Auffrischeffekt) bezeichnet.

Die Anzahl der Keimzentren in Lymphknoten nimmt nach der *sekundären Stimulation* gegenüber der primären Stimulation um das Doppelte bis Dreifache zu (Reaktion nach ein bis zwei Tagen) und gleichzeitig treten lymphoide Blasten, unreife Plasmazellen und reife Plasmazellen in den Lymphknoten auf. Der Ak-Titer steigt in dieser Zeit logarithmisch an. Die nach der Booster-Injektion gebildeten Ak gehören in der Regel zur *IgG-Klasse*, während die nach der ersten Injektion gebildeten Ak hauptsächlich zur *IgM-Klasse* gehören.

Wie bereits oben erwähnt (s. S. 423), hängt der *Ak-Titer*, d. h. die Menge der gebildeten Antikörper von verschiedenen *Faktoren* ab:
1. Die *Antigenmenge* ist von Bedeutung, da sowohl zu große als auch zu kleine Mengen von Ag Immunparalyse auslösen können.
2. Die *Antigenität der Substanz* spielt eine Rolle, die durch Größe, Rigidität, Form und Anordnung der Determinanten bzw. der Tertiärstruktur des Ag bestimmt wird (die Größe alleine genügt nicht, wie am Beispiel der Gelatine deutlich wird, die allein nicht immunogen ist, aber durch Zusatz von nur 1% Tyrosin starr und dadurch antigen wird).
3. Eine gewisse Rolle spielt auch die *Verweildauer des Ag im Organismus*. Freundsches Adjuvans, bestehend aus abgetöteten Mykobakterien mit Krotonöl, erhöht die Antikörperbildung.
4. Das *Alter* ist zu berücksichtigen: Erst ältere Feten z. B. können Antikörper produzieren; ferner wird im höheren Lebensalter eine gewisse Abnahme der Ak-Produktion beobachtet.

5. Gewisse *Agenzien* wie Röntgenbestrahlung, Stickstoff-Lost-Gaben, Cortison, Antimetaboliten wie Imuran (6-Mercaptopurinactinomycin) hemmen die Ak-Produktion.

2.4.2. Immunität

Man spricht von Immunität oder davon, daß jemand immun sei, wenn er bei einer Reinfektion mit einem Bakterium oder einem Virus nicht mehr erkrankt. Es gibt aber auch eine angeborene Widerstandsfähigkeit gegen gewisse Krankheitserreger, wie z. B. die Hundestaupe, mit der der Mensch sich nicht infizieren kann. Hier spricht man zweckmäßigerweise weniger von Immunität als von *Resistenz* (s. S. 478). Unter Immunität im engeren Sinne versteht man, wenn eine Reinfektion mit dem gleichen Krankheitserreger symptomlos verläuft. Die Kenntnis dieses Zusammenhanges verdanken wir JENNER (1796), der bei Kuhpockenseuchen beobachtete, daß einmal erkrankte Tiere sich kein zweitesmal infizierten und Melker nicht erkrankten: Eine Impfung mit Pustelmaterial *(= Vakzination)* vor der Erkrankung schützte sie (= erworbene spezifische Immunität).

LOUIS PASTEUR machte 1880 durch Zufall die gleiche Beobachtung, deren große Bedeutung er erkannte: Avirulente Cholerabazillen wurden Hühnchen gegeben; die Tiere überlebten, und eine zweite virulente Bakterieninjektion überstanden die Tiere ebenfalls. BEHRING und KITASATO konnten dann 1880 in planvollen Experimenten zeigen, daß abgetötete Tetanusbakterien (auch Diphtheriebakterien) Tieren einen Schutz gegen eine zweite Infektion mit virulenten Keimen verlieh.

Diese Erkenntnisse wurden weiter ausgebaut und gipfelten schließlich in:
1. der *Erzeugung von aktiver künstlicher Immunität* durch Impfung mit abgetöteten oder in ihrer Virulenz abgeschwächten Keimen (Poliomyelitisimpfung etc.).
2. der *Erzeugung einer passiven Immunität* durch Übertragung von Immunseren von Tieren (z. B. Pferden), die vorher aktiv immunisiert worden waren (Diphtherie-Tetanus-Impfung). Eine wirksame passive Immunisierung ist nur bei frühzeitiger Gabe des Immunserums möglich, d. h. ehe die Bakterientoxine Herzmuskel- oder Nervengewebe erreicht haben. Die Reaktion antitoxischer Ak wird auch diagnostisch ausgenutzt, indem man z. B. Diphtherietoxin subkutan injiziert.

Bei Individuen ohne Antitoxine kommt es zur akuten entzündlichen Hautreaktion. Bei Vorhandensein von Antitoxinen wird das Toxin neutralisiert, und die Reaktion bleibt aus (ein weiteres Beispiel ist der Dick-Test bei Scharlach).

2.4.3. Die Sofortreaktion

Es gibt eine Reihe von immunologischen Vorgängen, denen allen gemeinsam ist, daß die zweite »Begegnung« mit dem die erste Reaktion auslösenden Agens anders verläuft als die erste. Bei der Immunität verläuft der zweite Kontakt insofern anders, als er keine Symptome hervorruft, also die immunologischen Vorgänge *gesundheitserhaltend* sind. Es gibt aber auch immunologische Vorgänge, die *gesundheitsschädigend* wirken und bei denen der Unterschied bei der Wiederbegegnung mit dem Agens besonders im zeitlichen Ablauf der Antwort liegt. Das krasseste Beispiel ist der sog. *anaphylaktische Schock*, d. h. eine *generalisierte Sofortreaktion* (**Grundtyp 1** nach GELL und COOMBS).

2.4.3.1. Anaphylaktischer Schock

Schon 1832 wurde von MAGENDIE die grundsätzliche Beobachtung gemacht, daß eine zweimalige Injektion von Ovalbumin zum Schock führt (über Schock s. S. 359). CHARLES RICHET und PAUL PORTIER verdanken wir die genaue Beschreibung des Experimentes. Beide Forscher waren auf Einladung von Albert von Monaco auf dem Schiff Meteor (s. Museum von Monaco) mit biologischen Experimenten beschäftigt. Dem Hund Neptun wurde Aktiniengift intravenös injiziert. Es zeigte sich keine Reaktion. 2–3 Wochen später wurde eine sehr viel kleinere Dosis noch einmal injiziert, und das Tier starb im Schock unter den Zeichen der Atemnot, (Lungenblähung, Krampf der Bronchialmuskulatur), Kreislaufkollaps und Krämpfen. RICHET und PORTIER prägten für diese Reaktion den Begriff Anaphylaxie (= Schutzlosigkeit). Beim anaphylaktischen Schock kommt es nach dem zweiten Kontakt mit einem Ag zu einer *Sofortreaktion zwischen Ag und Ak*, die eine ganze Fülle von Ereignissen auslöst, deren *hervorstechendes Charakteristikum* eine *generalisierte Kreislaufreaktion* ist: Es treten Plättchenaggregate in der Gefäßbahn auf, hyaline Thromben und eine vermehrte Gefäßpermeabilität mit Blutungen. Hinzu kommen Spasmen der glatten

Muskulatur der Gefäße, Bronchien und des Darmes.

Verantwortlich für die Reaktion sind hauptsächlich die durch die Komplementaktivierung freigesetzten einzelnen Komplementfaktoren, von denen besonders das *C3a und C5a* als Anaphylatoxine wirksam werden (s. Komplementsystem, S. 427).

1. *Die* **Anaphylatoxine,** die sich durch ihre Wirksamkeit auf das Gefäßsystem hervortun, bewirken vor allem die *Freisetzung* von *Histamin und Serotonin.*

2. **Histamin** (entstanden durch Decarboxylierung von Histidin) findet sich vor allem in den Gewebsmastzellen, Leukozyten und Thrombozyten. In den Mastzellen läßt sich Histamin zusammen mit Heparin metachromatisch (z. B. mit Toloidinblau) anfärben. Der *Abbau* des Histamins erfolgt sehr schnell durch oxidative Desaminierung oder Azethylierung u. a. Es wirkt über Rezeptoren (hypothetisch!) direkt an der Zelle. Seine hauptsächlichste *Wirkung* besteht in Blutdrucksenkung über Vasodilatation, Kontraktion der glatten Muskulatur (Ausnahme: Harnblase und Iris), Steigerung der Sekretion, lokale Rötung, Ödem der Haut, Steigerung der Kapillarpermeabilität. Die Histaminwirkung ist bei den verschiedenen Spezies allerdings sehr unterschiedlich. Beim Menschen hat es die oben geschilderte Wirkung.

3. **Serotonin** ist ein weiterer Mediator der humoralen Immunantwort. Es entsteht über verschiedene Zwischenstufen aus Tryptophan und kommt in dem chromaffinen System des Magen-Darm-Kanals vor, aber auch in den Thrombozyten und den Mastzellen der Nagetiere. Seine *Hauptwirkung* besteht in der Vasokonstriktion, besonders der Nieren, Lungen und Meningen, es führt zur Bronchokonstriktion und erhöht die Kapillarpermeabilität, aber nur bei Nagetieren. Auch Serotonin wird sehr schnell über eine oxidative Desaminierung abgebaut. Beim Kaninchen trägt Serotonin zum Allgemeinbild der Anaphylaxie wesentlich bei, bei anderen Arten weniger.

4. Neben den Komplementfaktoren wurden auch sogenannte **Slow reacting substances (SRS)** nachgewiesen, die beim anaphylaktischen Schock ebenfalls zur Gefäßpermeabilität und Kontraktion der glatten Muskulatur führen. Es handelt sich hier um eine Mi-

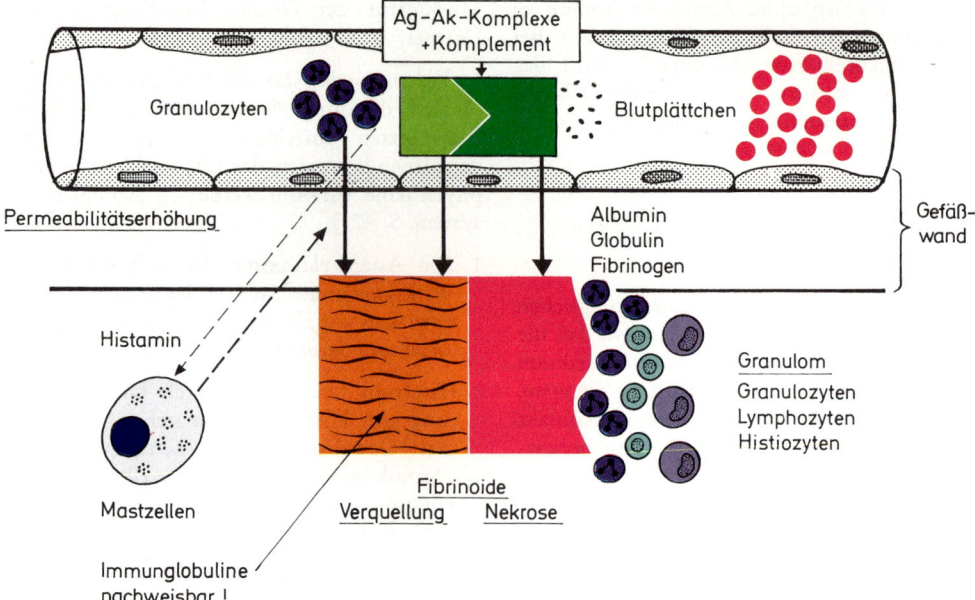

F. – Abb. 30. Pathogenetische Vorstellung der Entzündung bei Panarteriitis. Prinzipiell gleiche Vorgänge kann man sich bei rheumatischem Fieber (Herzklappen, perivaskuläres Bindegewebe) denken.

schung noch wenig charakterisierter kleinmolekularer Phosphatidylcholinmoleküle. SRS wird besonders für die Bronchialkonstriktion beim Asthma mit verantwortlich gemacht. Histamin- und Serotonin-Antagonisten können die durch SRS bedingte Kontraktion nicht unterdrücken (vgl. S. 408).

5. Die plötzliche Freisetzung von **Adenosinderivaten** (cAMP, zyklisches Adenosin) führt ebenfalls zu verschiedenen Störungen. Ein erhöhter intrazellulärer cAMP-Spiegel hat einen negativen Einfluß auf die Histaminabgabe aus Mastzellen nach Ag-Ak-Reaktion, ferner hemmen auch hohe c-AMP-Konzentrationen die Induktion der Antikörpersynthese in antigensensitiven Zellen. Außerdem spielen Kinine (Permeabilitätssteigerung, Kontraktion glatter Muskulatur) und lysosomale Enzyme eine Rolle. Abb. 30 zeigt schematisch die recht komplizierten Zusammenhänge (vgl. S. 466).

Das **klinische Bild** des anaphylaktischen Schocks beim Menschen beginnt mit brennendem Jucken und fleckiger Rötung der Haut. Es kommt zu Ateminsuffizienz (Plättchenthromben in der Lunge, Schocklunge) und Ödembildung, z. B. der Augenlider und des Larynx. Bei

Ödem der arypiglottischen Falten droht Erstikkungstod. *Ausgelöst* kann der anaphylaktische Schock durch wiederholte Pferdeserumgaben werden, aber auch durch Allergene wie Penicillin oder falsche Bluttransfusionen, Insektenstiche (Bienen, Wespen etc.).

2.4.3.2. Serumkrankheit

Ein weiteres klinisches Krankheitsbild, das infolge *Unverträglichkeit gegenüber übertragenem artfremden Serum* entsteht, ist die sogenannte *Serumkrankheit (Grundtyp 3,* Immunkomplexreaktion). Die Symptomatologie wird durch zirkulierende Immunkomplexe *(IgG, IgM)* in Gegenwart eines leichten Antigenüberschusses mit Komplementaktivierung erzeugt. Die *häufigsten Ursachen* sind mehrfache Gaben artfremden Immunserums, z. B. ALS-Applikation (ALS = Antilymphozytenserum). Die ersten *Symptome* treten meist erst nach 7–21 Tagen in Form von Exanthem, Gelenkschwellungen, Ödemen, Temperatursteigerungen und Albuminurie auf. Gelegentlich kann eine Glomerulonephritis, Arteriitis, seltener Neuritiden und Endokarditis auftreten. Die zirkulierenden Immunkomplexe lagern sich bevorzugt an den Basalmembranen ab und lösen dadurch die klinischen Manifestationen aus (s. S. 437).

Arthus-Phänomen

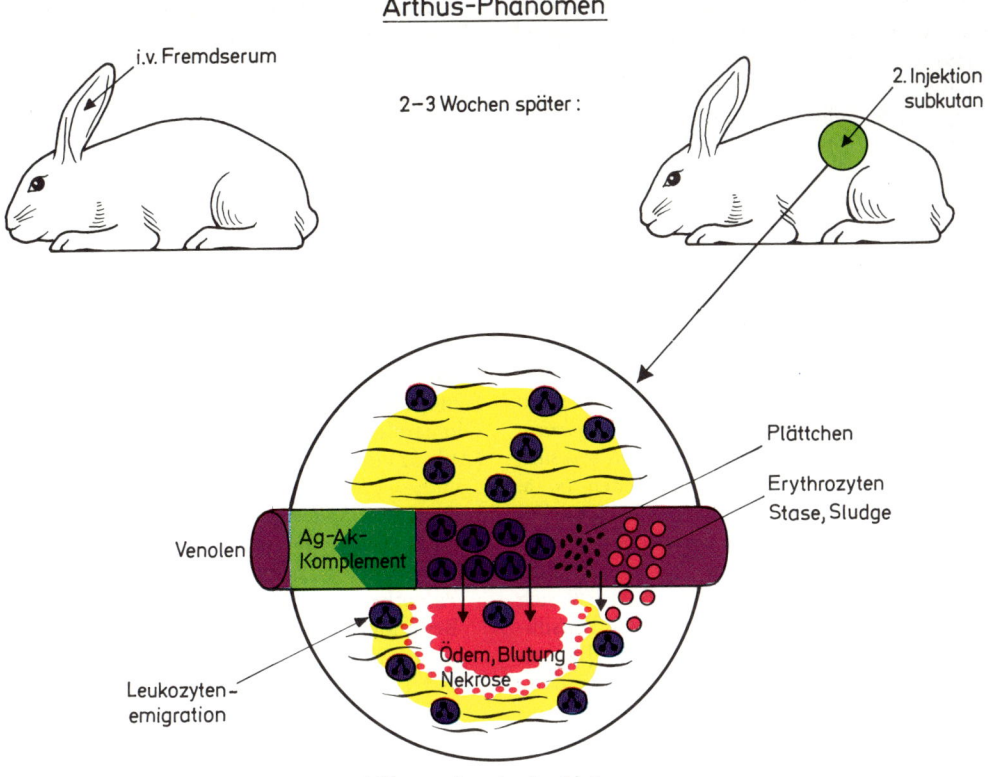

F. – Abb. 31. Arthus-Phänomen.

2.4.3.3. Arthus-Reaktion

Neben der generalisierten Reaktion vom Soforttyp sind auch **örtliche** *Überempfindlichkeitsreaktionen* bekannt, die nach ihrem Erstbeschreiber Arthus-Reaktion genannt werden (ARTHUS, 1903).

Bei der Reaktion vom Arthus-Typ handelt es sich im Grunde um einen Intermediärtyp, der zwischen Früh- und Spätreaktion steht.

Der *Grundversuch nach Arthus* sah folgendermaßen aus (Abb. 31):

Mit artfremdem Serum intravenös sensibilisierte Kaninchen erhalten 2–3 Wochen später dasselbe Serum subkutan. Nach einigen Stunden entwickeln sich an der Injektionsstelle eine harte Schwellung und Rötung, es kommt zur hämorrhagisch-nekrotisierenden Entzündung des Gewebes (Abb. 31, s. a. Abb. 34).

Histologische Charakteristika sind die Veränderungen an den Gefäßen im betroffenen Gewebe: Vasokonstriktion im Bereich der Arteriolen, Prästase und Stase im Kapillargebiet mit Agglutination von *Thrombozyten* und *Leukozyten* bei weitgestellten Venolen. Damit entwickelt sich ein serofibrinöses Exsudat mit Austritt von Fibrinogen, aber auch von Leukozyten und Erythrozyten. Die Kollagenfaserbündel werden aufgesplittert, wie auch die übrigen Gewebsbestandteile durch Komplementfaktoren und lysosomale Enzyme so geschädigt werden, daß es zur Nekrose kommt. Während die exsudativen und emigrativen Veränderungen ihren Höhepunkt 12–18 Stunden nach der Zweitinjektion erreicht haben, beginnen erst zu diesem Zeitpunkt sekundäre proliferative (reparative) Veränderungen, wobei Makrophagen und besonders reichlich reife und unreife Plasmazellen auftreten.

Das Bild der hyperergischen Entzündung beim Arthus-Phänomen unterscheidet sich im Prinzip *nicht* von dem Bild einer unspezifischen exsudativen Entzündung, sondern nur in der Dynamik seiner Entwicklung und dem Grad der Exsudation (vgl. S. 476).

Anaphylaktischer Schock und Arthus-Phänomen sind passiv übertragbar, d. h. mit Serum sensibilisierter Tiere auf andere Tiere zu übertragen und durch Antigeninjektion auszulösen. Man kann daraus schließen, daß vorwiegend humorale Antikörper bzw. Ag-Ak-Komplexe im Blut zirkulieren. Allerdings wurden neuerdings auch zellständige Antikörper nachgewiesen.

2.4.4. Krankheitsäquivalente

Die Bedeutung der Experimente und Vorstellungen über die Sofortreaktion liegt darin, daß damit die *Pathogenese* einer Reihe von Krankheitsbildern beim Menschen erklärt werden kann: *Panarteriitis nodosa, Glomerulonephritis, fieberhafter Rheumatismus, Dermatomyositis,* evtl. auch andere Kollagenkrankheiten (s. a. Kap. Autoimmunerkrankungen, S. 450). Anhaltspunkte für diese pathogenetische Deutung liefern folgende Befunde:

1. In der Vorgeschichte der Patienten läßt sich meist ein *rezidivierender Infekt,* wie Tonsillitis oder Scharlach, nachweisen. Die Erkrankung tritt 2–3 Wochen später auf (Antikörperbildung!) als sogenannte Zweiterkrankung.
2. *Hohe Antikörpertiter* im Blut (z. B. gegen Streptokokken, hoher Antistreptolysintiter) oder auch eine Hypergammaglobulinämie werden häufig beobachtet.
3. In den erkrankten bzw. befallenen Organen lassen sich *Antikörper oder Immunkomplexe, z. B. gegen Streptokokken* nachweisen.
4. Letztlich ist es möglich, im *Tierversuch ähnliche Krankheitsbilder* mit Fremdserum oder mit Ag-Ak-Komplexen zu erzeugen.

Die **Panarteriitis nodosa** ist gekennzeichnet durch eine fibrinoide Nekrose der Wand der kleinen Arterien mit nachfolgender leukozytärer Entzündung, gefolgt von sekundärer Bildung von Granulationsgewebe (Lymphozyten, Histiozyten, Kapillarsprossung) und schließlich Vernarbung. Abb. 30 zeigt schematisch, wie man sich die *Pathogenese* vorstellen kann: Unter Komplementaktivierung kommt es zur Präzipitation von Ag-Ak-Komplexen an der Gefäßwand und zur Freisetzung hochwirksamer Substanzen. Die Gefäßpermeabilität wird so gesteigert, daß auch Fibrinogen austritt und dadurch eine fibrinoide Nekrose (s. S. 229, 240) entsteht. Chemotaktische Substanzen locken Granulozyten, Lymphozyten und Histiozyten an, und es kommt zur Einsprossung von Gefäßen (= *Granulom)* (s. Hi. S. 80).

Fieberhafter Gelenkrheumatismus: Auch bei dieser Erkrankung beginnt die Entzündung mit einer fibrinoiden Verquellung an den Herzklappen (mit Plättchenthromben = rheumatische Endokarditis), perivaskulär, an den Gelenkkapseln bzw. überall im Bindegewebe. Im Herzmuskel kommt es zur Bildung der sog. *Aschoffschen Knötchen.* Der Erkrankung geht immer ein Streptokokken-Infekt voraus. Man nimmt an, daß die *Streptokokken-Antigene* eine besondere Affinität (im Sinne einer Kreuzreaktion) zum Herzmuskelbindegewebe haben (vgl. S. 494).

Glomerulonephritis: Vom immunologischen Standpunkt aus lassen sich *zwei Formen* der Glomerulonephritis (GN) unterscheiden (Abb. 32) **(s. Ma. S. 262).**

1. *Immunkomplexnephritis:* Es kommt zur *passiven Ablagerung von im Blut zirkulierenden Immunkomplexen an der Wand der Glomerulumkapillaren* bzw. im *Mesangium.*
Beim Menschen ist diese Form als postinfektiöse, *akute, exsudative Glomerulonephritis* 7–8 Tage nach einem Streptokokken-Infekt auftretend bekannt, z. B. nach Angina oder Scharlach. *Histologisch* findet man in diesen Fällen unregelmäßig große Immunkomplexablagerungen an der Außenseite der glomerulären Basalmembran, subepithelial bei gleichzeitiger Verschmelzung der Fußfortsätze der Deckepithelien **(s. Hi. S. 200).** Die *morphologischen Folgeerscheinungen* wie Hyperämie, Permeabilitätsstörungen (Proteinurie), Leukozytenanschoppung und -emigration sowie auch die entzündlichen Kreislaufstörungen, die evtl. bis zur fibrinoiden Nekrose führen, lassen sich mit einer Komplementaktivierung erklären. Beim Menschen heilt diese Form der Glomerulonephritis meist aus, es sei denn, es kommt in der akuten Phase zu Nekrosen. Geht die Erkrankung ins subakute chronische Stadium über, so wird sie als mesangialproliferative Glomerulonephritis bezeichnet (Abb. 32).
Klinisch besteht ein hoher Antistreptolysintiter.
Postinfektiös können auch andere Formen der GN beim Menschen auftreten: Mesangialproliferative GN (IgG-, IgA-Nephritis) mit relativ guter Prognose. Membranöse GN mit stark verdickter Basalmembran und sog. Spikes **(s. Hi. S. 207),** die häufig mit nephrotischem Syndrom einhergeht. Diese Form kann auch durch Auto-Ak ausgelöst werden. Auch beim Lupus erythematodes und der

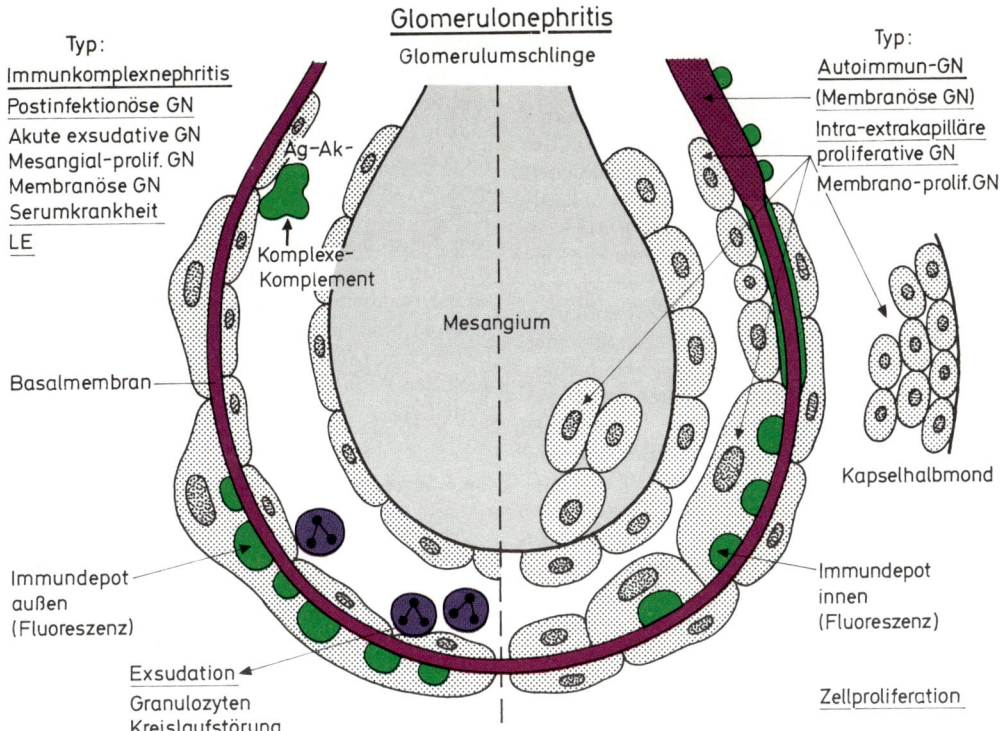

Glomerulonephritis

Typ:
Immunkomplexnephritis
Postinfektionöse GN
Akute exsudative GN
Mesangial-prolif. GN
Membranöse GN
Serumkrankheit
LE

Glomerulumschlinge

Ag–Ak-

Komplexe-
Komplement

Mesangium

Basalmembran

Immundepot
außen
(Fluoreszenz)

Exsudation
Granulozyten
Kreislaufstörung

Typ:
Autoimmun-GN
(Membranöse GN)
Intra-extrakapilläre
proliferative GN
Membrano-prolif.GN

Kapselhalbmond

Immundepot
innen
(Fluoreszenz)

Zellproliferation

F. – Abb. 32. Pathogenetische Vorstellung bei Glomerulonephritis. LE = Lupus erythematodes.

Serumkrankheit treten ähnliche Formen der GN auf.

2. *Autoimmunnephritis:* Es kann aber auch zur *Autoimmunnephritis kommen durch eine spezifische Reaktion und Bindung von Ak an den Basalmembranen der Glomerulumkapillaren.* Im Tierexperiment kann man diese Art von Glomerulonephritis mit autologen, homologen oder heterologen Basalmembranen (oder Nierenhomogenat) erzeugen. Der heterologe Typ ist die sog. *Masugi-Nephritis.*

Grundversuch von MASUGI: Enten wird Kaninchennierenhomogenat injiziert, diese bilden Ak (wie man heute weiß gegen Basalmembraneiweißkörper). Das Entenserum wird wiederum Kaninchen injiziert; es entwickelt sich eine GN (sog. extrakapilläre GN mit Halbmonden – nach neuer Nomenklatur: intra-extrakapilläre proliferative GN). Die Basalmembranantikörper findet man auch

subendothelial entweder in diffuser Form oder herdförmig, teilweise auch linear an der Basalmembran abgelagert. Beim Menschen tritt diese Form der GN als intra-extrakapilläre proliferative GN (extrakapilläre Glomerulonephritis) mit ausgesprochen schlechter Prognose auf, d. h. in 50–70% der Fälle kommt es zur Niereninsuffizienz oder zum Übergang in eine chronische Glomerulonephritis. Zum Nachweis der Ak eignet sich ganz besonders die indirekte Immunfluoreszenztechnik.

Auch die *membrano-proliferative GN,* die mit Hypokomplementämie einhergeht, zeigt eine doppelkonturierte Basalmembran mit vorwiegend subendothelialen Immundepots. Auch beim *Lupus erythematodes[1],* sowie bei verschiedenen Formen von *allergischer Vaskulitis* und der sog. Farmer- und Vogelzüchterlunge spielen Immunkomplexe eine wesentliche Rolle.

---

[1] Lupus (lat.) Wolf; erythema, Gen. erythematos (gr.), Errötung, Röte.

2.4.5. Atopie

Bei der Atopie[1] (früher auch Idiosynkrasie genannt) handelt es sich um eine *allergische Reaktion vom Typ 1,* bei der genetische Faktoren eine wichtige Rolle spielen, obwohl der Vererbungsmodus der atopischen Krankheiten unklar ist. Hervorgerufen werden die allergischen (atopischen) Reaktionen durch *Antikörper der IgE-Klasse (= Reagine).* Die ersten Hinweise dafür erhielt man durch den Versuch von W. KÜSTNER: Er injizierte sich selbst subkutan in die Bauchhaut Serum von K. PRAUSNITZ, der seit dem 6. Lebensjahr an einer Fischüberempfindlichkeit litt. 24 Stunden später wurde ein Extrakt von Fischfleisch an die gleiche Stelle appliziert, und es entstand ein lokales Erythem (Rötung und Schwellung). (= PRAUSNITZ-KÜSTNER-Versuch). Man hat die dieses Phänomen auslösenden Stoffe Reagine genannt. Inzwischen weiß man, daß es sich um *Immunoglobuline von IgE-Typ* handelt, die im Serum und in Geweben (zellständig) vorhanden sind. Das IgE wird direkt an die Zellmembran von Mastzellen gebunden und kann dadurch Histamine freisetzen (Abb. 33). Die Histaminfreisetzung kann aber auch ohne Antikörper allein durch Komplementaktivierung (alternativer Weg s. S. 428 ff.) erfolgen (*C3a, C5a* = Anaphylatoxine).

Folgende Stoffe können als *Allergene* auftreten: Federn, Hausstaub, Schimmelpilzspuren, Blütenstaub; aber auch bestimmte Nahrungsmittel wie Erdbeeren, Krebse, Fische führen zur *Urtikaria* (lokale seröse Entzündung mit Rötung und Schwellung der Haut) oder zum Quincke-Ödem (= Ödem auch der Subkutis). Weitere *Folgeerscheinungen* sind Heuschnupfen, Rhinitis oder Asthma bronchiale mit plötzlicher übermäßiger Schleimsekretion und akuter entzündlicher Schwellung der Bronchialschleimhaut mit Infiltration von eosinophilen Leukozyten. Weitere Krankheiten, die in diesen Formenkreis gehören sind u.a. die Zöliakie, die atopische Dermatitis (Prurigo Besnier), wahrscheinlich auch der Pylorusspasmus und das sog. Arzneimittelfieber.

2.4.6. Zytotoxische Immunreaktion

Grundtyp 2 der allergischen Reaktion. Die zytotoxische Immunreaktion spielt vor allem bei *Autoaggressionskrankheiten* eine Rolle (s. S. 436). Die autoimmunhämolytischen Anämien, Thrombozytopenien (z.B. nach Sedormid) und die Hashimoto-Thyreoiditis gehören hierher. Auch bei der Transplantatabstoßung und Transfusionsschädigung sowie der Autoimmunnephritis (s. S. 437) wird diese Art von Reaktion beobachtet.

Früher war man der Meinung, daß es sich um eine direkte Zellschädigung durch IgG oder IgM Ak handelt, inzwischen ist aber eine *Komplementaktivierung* in vielen Fällen nachgewiesen.

Literatur

McCLUSKEY, R. T., C. L. HALL, R. B. COLVIN: Immune complex mediated diseases. Human Path. *9:* 71–84 (1978).

COCHRANE, C. G., D. KOFLER: Immune complex disease in experimental animals and man. Adv. Immunol. *16:* 185 (1973).

GELL, P. H. G., R. R. A. COOMBS, P. J. LACHMANN: Clinical aspects of immunology. 3. Aufl. Blackwell, Oxford 1975.

GREAVES, M. F., T. J. OWEN, M. G. RAFF: T and B lymphocytes. Origins, properties and roles in immune responses. Elvier, North Holland, Amsterdam, New York 1973.

ROSE, N., K. B. TAYLOR: The autoimmune diseases. Med. Clin. N. Amer. *49:* 1675–1716 (1965).

ROTHER, K.: Immunpathogenese verschiedener Formen der Glomerulonephritis. Med. Klin. *66:* 457 (1971).

THOENES, W.: Nieren- und Hochdruckkrankheiten. *5:* 199 (1973).

Wirkung der Reagine

IgE (Reagin)

Allergen (z.B. Pollenstaub)

Zelle (z.B. Mastzelle)

Freisetzung von Histamin über zyklisches AMP

F. – Abb. 33. Wirkung und Anheftung der Reagine an die Zelloberfläche [nach G. I. PARDOE u. G. UHLENBRUCK: Dtsch. med. Wschr. *94:* 1248 (1969)].

[1] Atopos (gr.) ungewöhnlich, sonderbar.

2.5. Das zelluläre Abwehrsystem (Spätreaktion)

Ist das humorale Abwehrsystem durch zirkulierende Antikörper und die Sofortreaktion charakterisiert, so ist *bei der zellgebundenen Abwehr die Reaktion des Organismus auf ein Ag verzögert,* d. h. es dauert 24–48 Stunden, bis eine immunologische Antwort entsteht. Als *Träger der zellgebundenen spezifischen Immunantwort*

sind die Lymphozyten zu betrachten, die mit Rezeptoren für das Antigen ausgestattet sind, die nicht an das Blut oder Gewebe abgegeben werden. Nach den von BURNET vertretenen Vorstellungen zirkulieren immunkompetente Lymphozyten *(T-Zellen)* dauernd im Blut und Gewebe und *überwachen* den Organismus: (Beweglichkeit der Lymphozyten = 40 µm/min). Treten Zellen mit fremden antigenen Eigenschaften auf oder andere Ag wie etwa Bakterien, so wird das

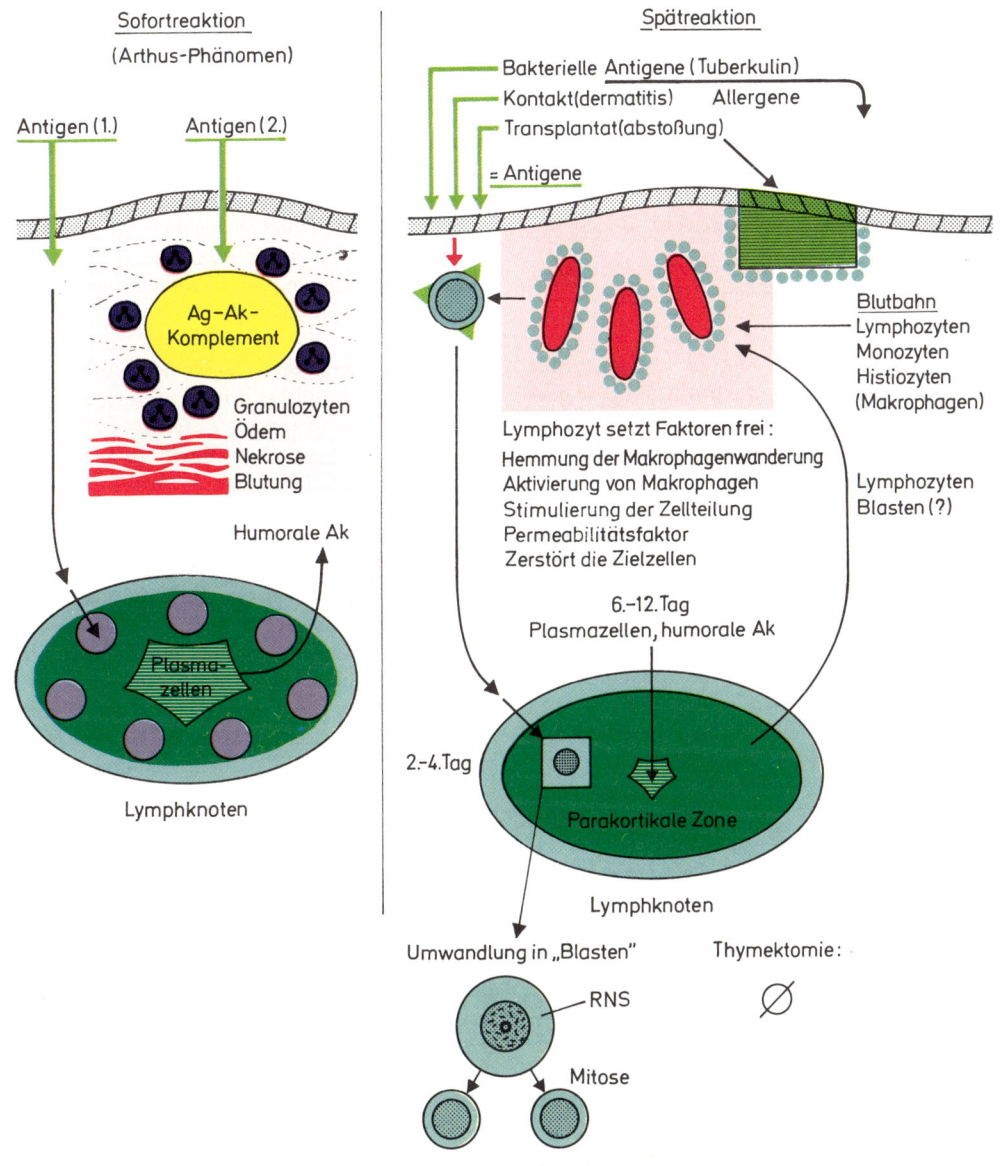

F. – Abb. 34. Schematische Darstellung der Vorgänge bei Sofort- und Spätreaktion.

gesamte zelluläre System für eine Immunantwort sensibilisiert, was man sich schematisch etwa vorstellen könnte wie in Abb. 34 dargestellt. Nach dem Ag-Kontakt wandern die sensibilisierten Lymphozyten in die nächstgelegene Lymphknotenstation ein und werden hier in *der Parakortikalzone zu Immunoblasten transformiert*. Gleichzeitig kommt es zur Zellvermehrung durch Zellteilung und durch Abgabe eines Faktors (Lymphknotenpermeabilitätsfaktor?) zur Emigration von Lymphozyten aus den postkapillären Venolen in das lymphatische Gewebe und zur Ausschüttung von Lymphozyten in das Blut. Die sensibilisierten Lymphozyten kommen auf diesem Weg durch die Lymphe an den Ort des Ag-Kontaktes. Nachdem die Blastentransformation nach Thymektomie ausbleibt, weiß man, daß es sich um T-Zellen handelt. Abgeschwächt ist die T-Zell-Reaktion ebenfalls bei verschiedenen Krankheiten wie z. B. der Lymphogranulomatose und dem M. Boeck.

Für die *zellvermittelte Abwehr* sind zunächst *drei Effektorzellen* beschrieben worden:

1. Die T-Zellen: Sie sind *für die spezifische Abwehr verantwortlich, die durch normale oder künstliche Bestandteile der äußeren Zellmembran, HL-A-Ag, Tumorantigene, virale Antigene oder Autoantigene in Gang kommt.*

Drei bis vier Tage nach z. B. intraperitonealer Applikation von lebenden allogenen Tumorzellen sind in der Milz einer Empfängermaus zytotoxische Zellen nachweisbar. Beweisend für den T-Zell-Charakter der Effektorzelle[1] ist
1. das Fehlen dieser Reaktion in sog. nackten Mäusen, das sind Mäuse, die kongenital keinen Thymus aufweisen, und
2. das Ausbleiben einer zytotoxischen Reaktion nach der Behandlung dieser Zellen (in vitro) mit Antithymozytenserum + Komplement, wodurch es zur Zerstörung von T-Zellen kommt.
Der Mechanismus der T-Zellen-Zytotoxizität ist jedoch noch nicht aufgeklärt; er ist komplementunabhängig und durch RNS- und Proteinsyntheseinhibitoren hemmbar. Sicher ist, daß die *Zielzellen* (= Zellen, gegen die sich die Immunantwort richtet) über *Rezeptoren der T-Zellen* spezifisch erkannt werden. Das ist experimentell dadurch gesichert worden, daß mit spezifischen Antiseren präinku-

bierte Zielzellen, deren Ag also durch Ak abgedeckt waren, von spezifisch sensibilisierten T-Zellen nicht mehr erkannt wurden und eine Lyse so verhindert werden konnte. Dieser Mechanismus, d. h. die Abdeckung von z. B. Tumorzellen durch sog. *»blockierende Antikörper«* ist wahrscheinlich ein auch in vivo vorkommender wichtiger sog. *»Escape«*[2]*-Mechanismus*, der zum *Tumorwachstum* bzw. zur Ausbreitung des Tumors beiträgt.

2. Die thymusunabhängigen Lymphozyten, die auch in nicht sensibilisierten Spendern gefunden werden und **K** (= Killer)**-Zellen** genannt werden (früher O-Zellen, da diese Zellen *weder T- noch B-Zellmarker aufweisen*). *K-Zellen reagieren mit Zielzellen, die antikörperbedeckt sind*, mit anderen Worten: sie brauchen zu ihrer Aktion die Mitwirkung von IgG-Ak, die sich spezifisch an die Targetzelle binden und über ihren *Fc-Rezeptor* wahrscheinlich von unreifen B-Zellen erkannt werden, die dadurch zur komplementunabhängigen zytotoxischen Reaktion angeregt werden.

3. Die Makrophagen: *Sie können durch Faktoren* (Bsp. macrophage arming factor), *die von spezifisch sensibilisierten T-Zellen freigesetzt werden und sich auf ihrer Membran festsetzen, spezifisch reagieren.*

Wahrscheinlich ermöglicht der oder die Faktoren den Makrophagen die spezifische Erkennung des Ag auf der Zielzelle. Makrophagen können aber auch unspezifisch wirken. Die *Hauptaggressivität dieser Makrophagen richtet sich gegen Bakterien.* Allerdings bedeutet die Phagozytose nicht immer Zerstörung der Keime. Deshalb ist die Opsonnierung der in den Makrophagen weiterlebenden Keime, wie Tuberkel- und Leprabazillen, Brucellen und Salmonellen, nahezu bedeutungslos für ihre Vernichtung (s. Phagozytose, S. 205).

Durch Transfer von spezifisch gegen ein z. B. Mycobacterium leprae sensibilisierter T-Zellen in ein anderes syngenes Tier konnte bewiesen werden, daß die Immunität erstens nur mit diesen Zellen, nicht aber mit Makrophagen oder Serum übertragbar ist, zweitens die Makrophagen des neuen Tieres unspezifisch nunmehr auch alle anderen Bakterien z. B. Salmonellen abtöten (Abb. 35).

---

[1] Effector – (lat.) Ausführender; hier: wirksame Zelle = Effektor Z. – [2] Escape – (engl.) entkommen, entweichen.

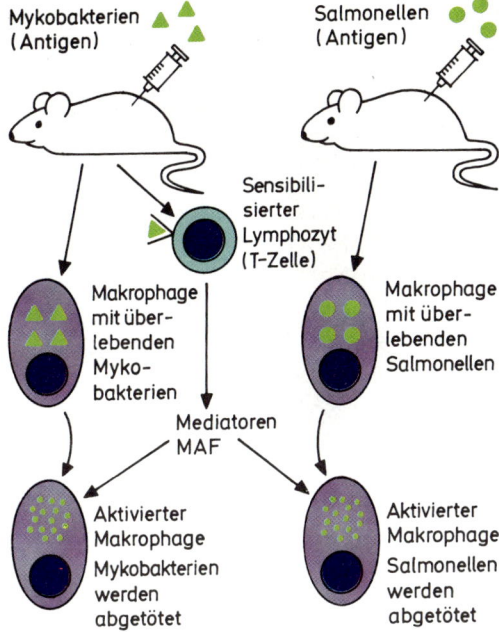

F. – Abb. 35. Makrophagenaktivierung durch T-Zell-Faktoren (mod. nach AMBROSIUS et al., 1978).

4. Neuerdings werden noch die **NK-Zellen** (**N**atural **K**iller) unterschieden, die ebenfalls in nicht tumortragenden bzw. normalen Individuen gefunden werden. Diesen Zellen, 1973 von TAKASUGI erstmals beschrieben, wurde zunächst keine Beachtung geschenkt, aber dann rückten sie ins Licht des Interesses, als man entdeckte, daß sie Tumorzellen spontan lysieren können und daß sie damit wohl auch eine Rolle in der sog. Immunüberwachung (s. unten) von Tumoren zu spielen scheinen.

Die menschlichen NK-Zellen sind ausführlich von vielen Gruppen untersucht worden, und die Ergebnisse sind mehr als widersprüchlich. Einhellig wird nur anerkannt, daß NK-Zellen *nicht adhärierende* und *nicht phagozytierende* Zellen sind und daß sie wahrscheinlich *keine* T-Zellen sind, obwohl einige Untersucher T-Zellmarker an ihnen in geringer Menge nachgewiesen haben. NK-Zellen wirken wie auch die übrigen zytotoxischen Zellen, wahrscheinlich durch den direkten Zellkontakt, obwohl über den näheren Mechanismus auch hier nichts bekannt ist.

Der Begriff »*Immunüberwachung*« (engl. = immune surveillance) wurde 1970 von F. M. BURNET eingeführt. Wie bereits vor ihm P. EHRLICH (1908), postulierte auch er, daß es eine

der wichtigsten Funktionen des Immunsystems sei, die im Körper durch Mutation oder ähnliche Vorgänge entstandenen abnormen Zellen zu erkennen und zu zerstören. Nach seiner Ansicht sind es die T-Zellen, denen bei der Überwachung, d. h. der Unterscheidung von fremd (engl. = self) und eigen (engl. = non-self), die ausschließliche Verantwortung zukäme.

BURNETS *Immune Surveillance-Theorie* wird in dieser Ausschließlichkeit heute nicht mehr kritiklos anerkannt, da es neben Fakten, die dafür sprechen auch eindeutig solche gibt, die dagegen sprechen. Als Beispiel auch einer beim Menschen vorkommenden Immunüberwachung kann man die *spontanen Tumorregressionen* nennen, sowie das analog zum Tiermodell festgestellte vermehrte Auftreten von malignen Tumoren in immunsuppressiv behandelten Patienten. Auch die Zunahme der Tumorrate im Alter kann im Sinne BURNETS gewertet werden: die T-Zellen verlieren zunehmend ihre Fähigkeit »*self*« von »*non-self*« zu unterscheiden. Dies wird auch an der deutlichen Zunahme von Autoimmunkrankheiten im Alter belegt. Bei Tieren beobachtete man besonderes in den kongenital thymuslosen Mäusen, die also keine T-Zellen besitzen, eine sehr viel höhere Empfänglichkeit für virusinduzierte Tumoren als bei normalen Kontrolltieren und dies wird ebenfalls mit der mangelnden T-Zell-Überwachung erklärt.

2.5.1. Die Infektionsallergie

Die Phänomene der zellulären Immunreaktion wurden lange Zeit allein unter dem Aspekt der Infektionskrankheiten gesehen. Paradebeispiel dafür war die Tuberkulose und der sog. Kochsche Grundversuch. Nähere Kenntnisse über die Transplantationsimmunologie und die Autoimmunerkrankungen verdanken wir Forschungen der letzten 15 Jahre.

Gerade aber die Infektionserkrankungen sind ein gutes Beispiel für das *Zusammenspiel sowohl humoraler als auch zellulärer Abwehrreaktionen*. Bei chronischen Infektionskrankheiten wie Tuberkulose, Lepra, Bruzellose, Tularämie, Pilzinfektionen (Kokzidiomykose), Virusinfektionen (Kuhpocken etc.) haben Lymphozyten und Makrophagen, also Zellen der Spätreaktion, eine wichtige Funktion. Gleichzeitig sind aber auch humorale Ak mit im Spiel (Abb. 34), so daß es auch zur Sofortreaktion kommen kann. Das Problem der Infektallergie ist bis heute noch schwer durchschaubar. Am Beispiel der Tuberkulose sollen die grundsätzlichen Phänomene abgehandelt werden.

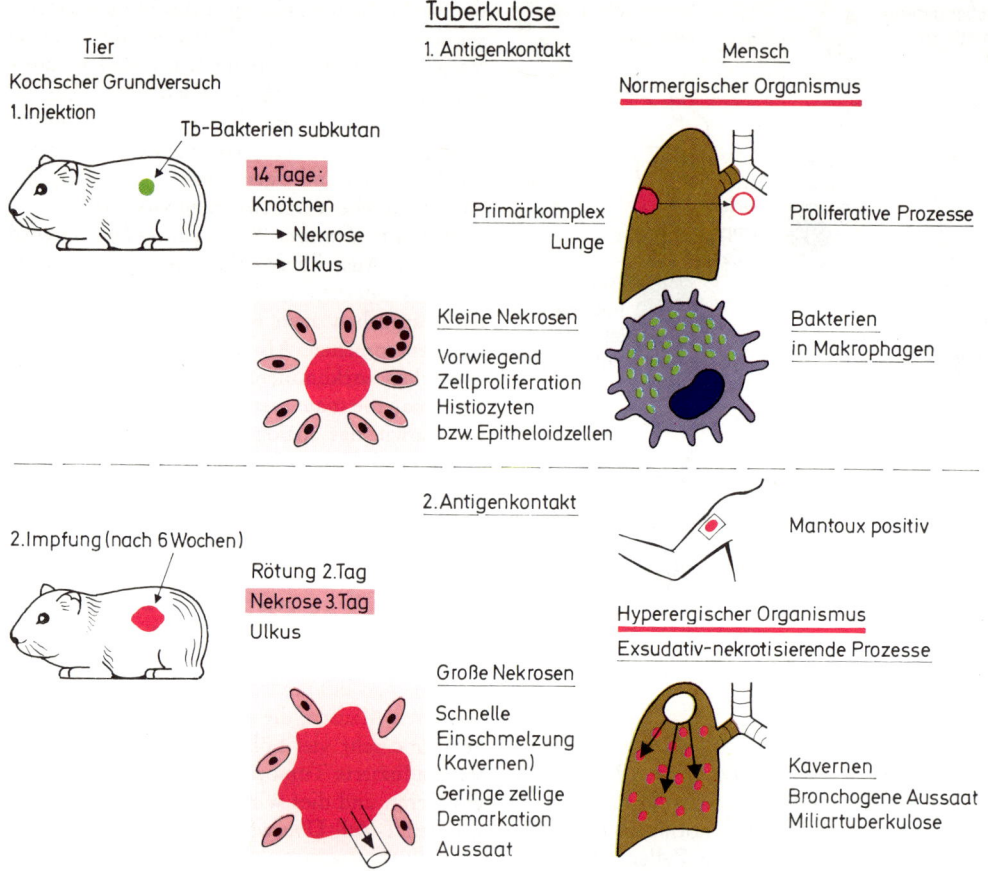

F. – Abb. 36. Der Kochsche Grundversuch und die Tuberkulose des Menschen.

Kochscher Grundversuch (Abb. 36): Injiziert man einem gesunden Meerschweinchen Tuberkelbazillen subkutan, so entwickelt sich nach etwa zwei Wochen ein Knötchen, dessen Substrat ein lymphohistiozytäres Infiltrat ist und später eine Nekrose und ein Ulkus. Impft man das Tier 6–8 Wochen später noch einmal, so tritt die Reaktion mit Rötung und Nekrose schon am 2. und 3. Tag auf. *Als Ag wirkt die Tuberkelbakterienwachshülle* (β-Hydroxifettsäure und Glykopeptid).

Dieser Versuch wurde in abgewandelter Form mit sog. Alttuberkulin (*AT;* Nährbodenflüssigkeit) oder gereinigtem Tuberkulin (*GT*) vielfältig wiederholt. Impft man diese Substanz in ein tuberkulöses Tier, so bildet es in zwei Tagen ein Knötchen an der Injektionsstelle. Beim Menschen wird diese Reaktion als *Mantoux-Test* angewandt (0,1 ml AT, sc). Entwickelt der Mensch innerhalb von 2 Tagen ein Hautknötchen, so bedeutet das, daß er mit Tuberkel-

bakterien infiziert ist; zeigt er hingegen keine Reaktion nach 2 Tagen, so bedeutet das, daß er entweder noch nicht mit Tuberkelbazillen in Berührung gekommen ist oder aber anergisch ist, d. h. keine Abwehrreaktion mehr zustande bringt, z. B. bei schnell fortschreitender Tuberkulose.

Der Beweis, daß *sensibilisierte Lymphozyten für die Tuberkulinreaktion verantwortlich sind,* ist im Tierversuch erbracht worden (Abb. 37). Überträgt man die Lymphozyten eines tuberkulinsensibilisierten Tieres auf ein frisches Tier, so kommt es bei diesem zu einer positiven Hautreaktion nach Tuberkulingabe.

Versucht man die Erkenntnisse aus dem Kochschen Grundversuch auf das Krankheitsbild der menschlichen Tuberkulose zu übertragen, so ergibt sich folgendes: (Abb. 36) Beim *Erstkontakt* eines normergischen Organismus mit Tuberkelbakterien entsteht in den Lungen der sog. *Primärkomplex.* Die Tuberkelbakterien werden von Makrophagen (Alveolarepithelien) phagozytiert. Es kommt relativ spät zu einer Nekrose, die von Epitheloidzellen umgeben wird. Es entwickelt sich eine Lymphangiitis tuberculosa und eine Hiluslymphknotentuberkulose. In den infizierten Lymphknoten entwikkelt sich oft nur ein epitheloidzelliges Granulom ohne Nekrose; dies wird auch als *proliferative Tuberkulose* bezeichnet.

Beim *zweiten Kontakt* des nunmehr sensibilisierten Organismus mit Tuberkelbakterien durch exogene oder endogene Reinfektion stehen *exsudative Prozesse* mit rasch auftretender Nekrose im Vordergrund. Jetzt kommt es häufig zu schnellen Einschmelzungen (Kavernenbildung) und bronchogener Aussaat mit nur geringer zelliger Demarkation (s. Ma. S. 82 ff.).

Das hier geschilderte Bild stellt ein vereinfachtes Schema des Ablaufs der Tuberkulose dar, in deren Krankheitsverlauf proliferative und exsudative Prozesse einander abwechseln. So kann auf einen Primärkomplex eine exsudative Entzündung, z. B. der Meningen, folgen (Meningitis tuberculosa) oder eine Miliartuberkulose, die man als hyperergische Manifestation auffassen kann. Auch bei der Lungentuberkulose treten proliferative und exsudative Phasen nacheinander und nebeneinander auf. Die exsudativen Prozesse kommen wahrscheinlich unter Mitwirkung humoraler Antikörper mit Komplementaktivierung zustande. Dies wird durch die Tatsache untermauert, daß es bei der Tuberkulinreaktion manchmal zu Sofortreaktionen im Sinne des Arthus-Phänomens kommen kann.

Für *diagnostische Zwecke* wird das Grundprinzip des Tuberkulintests auch zur Erkennung anderer Infektionskrankheiten benutzt: man injiziert Extrakte von Erregern oder abgeschwächte Erreger in die Haut des Patienten, und beim Vorliegen der betreffenden Erkrankung gibt es eine positive Hautreaktion.

Beispiele: Lepromintest (Extrakt aus infizierter Haut) ist bei Lepra positiv. Kveimtest: (Extrakt aus Lymphknoten mit Sarkoidose) ist positiv bei M. Boeck-epitheloidzelliger Granulomatose. Verwendung finden ferner Extrakte aus Lymphknoten mit Katzenkratzkrankheit.

2.5.2. Die Kontaktüberempfindlichkeit

Unter Kontaktüberempfindlichkeit versteht man eine zelluläre Reaktion, die *nach direktem Kontakt der Haut mit bestimmten Antigenen*

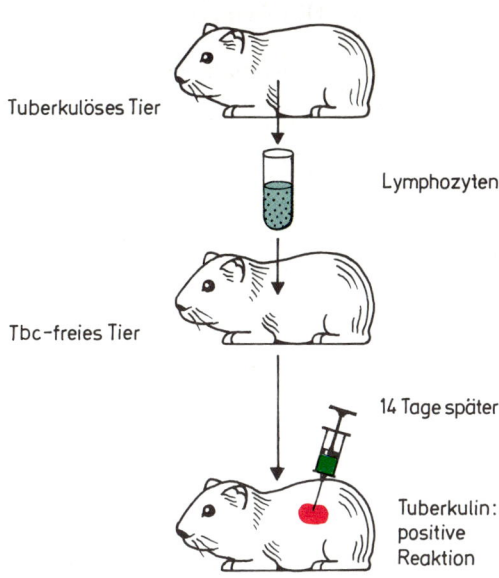

Passive Übertragung der Tuberkulinreaktion

Tuberkulöses Tier

Lymphozyten

Tbc-freies Tier

14 Tage später

Tuberkulin: positive Reaktion

F. – Abb. 37. Passive Übertragung der Tuberkulinreaktion.

(oft Haptene) in Gang gesetzt wird. Das Hapten wird durch Verbindung mit einem Eiweiß der Haut zum Vollantigen (Allergen), das häufig schwer bestimmbar ist. Bei kontaktallergischen Patienten benutzt man den *Epikutantest,* um das auslösende Ag zu bestimmen. Bekannte Substanzen, die eine Kontaktüberempfindlichkeit hervorrufen, sind: Formalin, Chromsalze, Jod, Nickel (Armbänder), aber auch Haarfärbstoffe oder penicillinhaltige Salben.

2.5.3. Transplantationsimmunologie

Die zellgebundene Immunreaktion steht, ähnlich wie die humorale, unter genetischer Kontrolle. Die *genetische Kontrolle der Immunantwort* stellt ein besonders in jüngster Zeit intensiv beforschtes Gebiet der Immunologie dar, und die Immungenetik ist zu einer Spezialität der Immunologie geworden. Die genetische Kontrolle der Immunantwort wurde zuerst bei Meerschweinchen als eine erblich dominante Eigenschaft entdeckt. Man stellte fest, daß es sog. »high«- und »low«-responder Tiere gab, d. h. Tiere, die besonders stark oder weniger oder beinahe gar nicht gegen ein gegebenes Ag, etwa ein Hapten, reagierten. Ferner stellte man fest, daß die Eigenschaft, beispielsweise auf

Polymere reagieren zu können, aufs engste mit den Histokompatibilitätsantigencharakteristika gekoppelt ist. **Histokompatibilitätsantigene**[1] sind solche Antigene, die für die Gewebsübereinstimmung verantwortlich sind. Sie sind also von größter Wichtigkeit bei Transplantationen bzw. bei der Transplantationsabstoßung. Diese Gewebsantigene sind *für jedes Individuum einer Spezies spezifisch*, und sie werden von verschiedenen Individuen derselben Spezies erkannt, wenn sich diese genetisch unterscheiden. Das kann man durch Versuche der Transplantation zellulären Materials von einem Individuum auf das andere nachweisen (Abb. 38).

Die Gene, die für die Immunantwort verantwortlich sind, nennt man **Ir-Gene** *(Ir = Immune response)*. Die Feststellung, daß die Gene, die für eine Immunantwort verantwortlich sind, eng neben denen liegen, die für die Transplantationsantigene codieren, wurde durch die Beobachtung bestätigt, daß mit Antiseren, die gegen Histokompatibilitätsantigene gerichtet sind, auch zelluläre Reaktionen gehemmt werden konnten, die gegen Ir-kontrollierte Antigene gerichtet waren.

Zu den immunologischen Reaktionen, die der Ir-Kontrolle unterliegen, gehören z. B. die **Spender-Wirt-Reaktion** (= Graft-versus-Host-reaction), und die Reaktion histoinkompatibler Mischungen von Lymphozyten. Bei diesen Reaktionen werden von *T-Zellen* fremde Histokompatibilitätsantigene auf anderen T-Zellen bzw. Gewebezellen erkannt; die Folge ist eine *zytotoxische Reaktion* mit Zellzerstörung.

Die *menschlichen Histokompatibilitätsantigene werden* als **HL-A-Komplex** *bezeichnet (HL-A = Human Leucocyte Antigen)*. Nur eineiige Zwillinge stimmen in allen Histokompatibilitätsantigenen überein. Zu den HL-A-Antigenen gehören auch die *Ag des AB0-Blutgruppensystems*. Sie gehören zu den bestuntersuchtesten, da sich A- und B-Antigene nicht nur auf Erythrozyten, sondern auch auf anderen Gewebezellen finden. Bei Transplantationen z. B. ist es also wichtig, die Blutgruppenunterschiede zu beachten, jedoch sind noch andere Histokompatibilitätsantigene von Bedeutung, da eine Übereinstimmung der AB0-Antigene zwischen Spender und Empfänger nicht ausreicht, um eine kompatible Situation zu schaffen. Das menschliche HL-A-System umfaßt ungefähr *40 verschiedene Spezifitäten*, wie man zur Zeit annimmt.

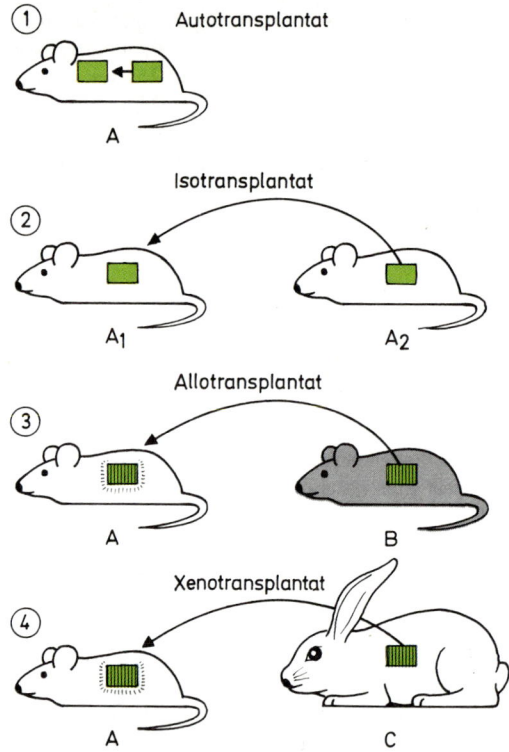

Die vier verschiedenen Arten der Transplantation

① Autotransplantat

A

Isotransplantat

②

A₁   A₂

Allotransplantat

③

A   B

Xenotransplantat

④

A   C

F. – Abb. 38. Die vier verschiedenen Arten der Transplantation.

Für das Verständnis der Transplantationsreaktionen muß man folgende Versuche und Begriffe kennen (Abb. 38):

1. **Autotransplantat** ist die Verpflanzung *von Gewebe einer Körperstelle des gleichen Tieres an eine andere Stelle*. Das Transplantat heilt ein. Beim Menschen wird die Autotransplantation häufig in der Wiederherstellungschirurgie angewendet (z. B. Gesichtsplastiken aus Bauchhaut etc.).

2. **Syngenisches Transplantat** (auch: *Isotransplantat*): Ist die Verpflanzung von einem Tier *auf ein genetisch identisches anderes Tier* (Bruder-Schwester-Inzucht mit fast identischer genetischer Konstitution). Das Transplantat heilt innerhalb von 12 Tagen ein. Beim Menschen: *Eineiige Zwillinge*, die die beste Möglichkeit z. B. für eine Nierentransplantation bieten.

---

[1] HL-A beim Menschen, bzw. H-2 bei der Maus.

3. Allotransplantat (früher: *Homotransplantat*) ist die Gewebsverpflanzung zwischen Tieren gleicher Spezies, aber mit unterschiedlicher genetischer Ausstattung. Das *Transplantat wird abgestoßen.*

4. Xenotransplantate (früher: *Heterotransplantat*) sind Gewebs- oder Organtransplantate, die zwischen *Individuen verschiedener Spezies* aufgenommen werden. Das Transplantat wird selbstverständlich *abgestoßen.*

Beim Menschen ist es also so, daß nur Transplantate zwischen identischen Zwillingen dauerhaft akzeptiert werden, während Hauttransplantate (oder Organtransplantate) zwischen nichtverwandten HL-A-inkompatiblen Personen innerhalb von 10 Tagen abgestoßen werden. Da Hauttransplantate zwischen HL-A-identischen Geschwistern nur 20–40 Tage halten, ist es offensichtlich, daß mehr als eine HL-A-Übereinstimmung notwendig ist, um einen histokompatiblen Spender auszuwählen. Heute weiß man, daß *andere HL-A-Loci* und schwache Histokompatibilitäts-, also nicht HL-A-Antigene eine wichtige Rolle spielen.

Durch Transplantationsuntersuchungen an Mäusen ist man auf die sog. **starken** und **schwachen Histokompatibilitätsantigene** gestoßen. Bei der Maus wurden bisher mindestens 11 Histokompatibilitätssysteme eindeutig identifiziert. Nur eines davon ist das H-2-System, welches dem HL-A-System beim Menschen zu entsprechen scheint. H-2- und HL-A-System gehören zu den starken Histokompatibilitätssystemen. Unterschiede in den schwachen Histokompatibilitätsantigenen lassen sich durch immunsuppressive Therapie überwinden. Mit der Erforschung der HL-Antigene hat man sich besonders in letzter Zeit intensiv beschäftigt, da sie für die Organtransplantation (besonders von Nieren) beim Menschen von großer Bedeutung sind. Nach wie vor ist es sehr schwer, Gewebe zu typisieren, da man meistens bei den Transplantaten auf Leichenspender angewiesen ist und Leichenlymphozyten schwer zu typisieren sind. Daher ist es nicht verwunderlich, daß nur 30% der Allotransplantate nach 5 Jahren noch am Leben sind, gegenüber 60% von Nieren von Geschwisterspendern oder 50% der von einem Elternteil gespendeten Organe. Nachdem die Langzeiterfolge nach Verpflanzung anderer lebenswichtiger Organe noch schlechter sind, ist es nicht weiter verwunderlich, daß im Jahre 1968, dem Jahr, das der ersten Herztransplanta-

tion folgte, 101 Herzen transplantiert wurden, im Jahre 1972 aber nur noch 17!

Die *physikochemische Natur der HL-A-Antigene* wird nach wie vor intensiv erforscht. Es ist gelungen, ein Proteinmaterial zu extrahieren, das ein Molekulargewicht zwischen 30000 und 50000 D aufweist, jedoch fehlt nach wie vor ein hochspezifischer In-vitro-Test, der es erlauben würde, eine HL-A-Aktivität von der einer sie evtl. verunreinigenden Substanz mit Sicherheit zu unterscheiden.

Die **Abstoßung von Allotransplantaten** wird durch *T-Zellen* eingeleitet, die innerhalb von 48 Stunden am Rande und in dem fremden Gewebe selbst erscheinen. Die Lymphozyten sind durch die vom Transplantat freigesetzten Antigene oder auch durch direkten Kontakt mit den fremden Zellen sensibilisiert worden. Nach einer ersten Transplantation kommt es dann innerhalb von 10 bis 12 Tagen zu einer Nekrose des transplantierten Gewebes, die am 8. Tag beginnt und schließlich zur Abstoßung des nekrotischen Gewebes am 10. Tag. Im Transplantat und in der Umgebung kommt es zu Thrombosen, Blutungen und Ödem (sog. *First-set-reaction*).

Bei einem sensibilisierten Tier, bei dem einige Zeit vorher schon einmal Gewebe übertragen wurde, erfolgt die Abstoßung in zwei bis 3 Tagen mit dichter zellulärer Infiltration im Transplantat (sog. *Second-set-reaction*).

Wird ein Tier, das bereits eine Second-set-Reaction durchgemacht hat, mit der Haut eines genetisch nicht mit ihm und auch nicht mit dem vorher transplantierten Gewebe identischen Tieres transplantiert, so reagiert es erneut mit einer First-set-Reaction (Abb. 39). Mit Hilfe von Lymphozyten sensibilisierter Individuen kann man die *Transplantationsimmunität passiv auf unbehandelte Empfänger übertragen* (Abb. 40). Erhalten die Empfänger von sensibilisierten Lymphozyten ein Transplantat, das entsprechende Antigene enthält, so reagiert der Empfänger mit einer Second-set-(Sekundär)-reaction. Die zeitliche Vorverlegung der Second-set-reaction erklärt man mit dem Vorhandensein bereits sensibilisierter Zellen, d. h. die T-Zellen brauchen sich nicht erst durch das Antigen zu sensibilisieren.

Der Beweis, daß es sich bei der Transplantationsabstoßung um zellgebundene Immunreaktionen handelt, wird dadurch erbracht, daß in thymektomierten Mäusen oder auch kongenital

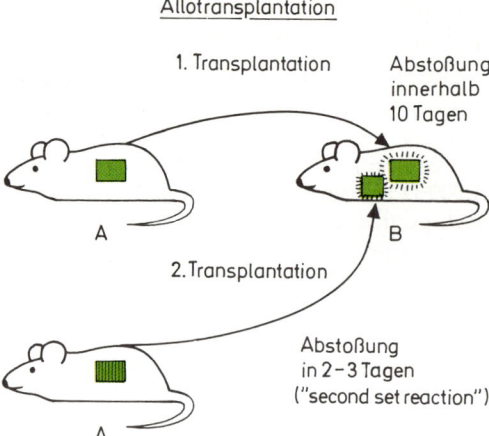

Allotransplantation

1. Transplantation

Abstoßung innerhalb 10 Tagen

A   B

2. Transplantation

Abstoßung in 2-3 Tagen ("second set reaction")

A

F. – Abb. 39. Allotransplantation und »second set reaction«.

thymuslosen Mäusen die Transplantatsabstoßung ausbleibt. Außerdem ist die Transplantatsabstoßungsreaktion mit Zellen übertragbar, wie bereits erwähnt.

Bei der Transplantatsabstoßung sind aber auch *humorale Ak* (neben den Zellen der Spätreaktion) beteiligt. Man kennt *bei Nierentransplantationen folgende* **Formen der Abstoßungsreaktion:**

1. *Hyperakute (perakute) Abstoßung* nach Minuten bis 48 Stunden. Organfunktion kommt nicht in Gang. Vorwiegend *humorale Ak* beteiligt. *Morphologisch:* Nekrose der Niere durch Fibrinthromben in Gefäßen und den Glomeruli.

2. *Akute Abstoßungsreaktion* (bis 60 Tage); Vorwiegend *zytotoxische Immunreaktion mit IgM, IgG und Komplementnachweis* subendothelial. *Morphologisch* interstitielles Ödem

mit oder ohne Lymphozyten, Thromben in den Gefäßen und Tubulusnekrosen.

3. *Chronische Abstoßungsreaktion* mit Atrophie der Niere durch Mangeldurchblutung bei fibrösen Intimabeeten.

Beim *immuninkompetenten Empfänger* von Allotransplantaten, beispielsweise bei immunsuppressiv behandelten Patienten oder Tieren, deren Immunsystem z. B. durch Röntgenstrahlen ausgeschaltet wurde oder auch bei Neugeborenen, kann es zur sog. *Transplantat-anti-Wirt-Reaktion* (engl. **Graft[1]-versus-Host-(GvH)-Reaktion**) kommen, d. h. mit dem Transplantat übertragene immunkompetente Zellen erkennen die fremden Membranantigene des Empfängers und reagieren gegen sie. Man kennt verschiedene *Formen der GvH-Reaktion:*

1. *Kümmerkrankheit* (Runt[2]-Disease). Zur Ausbildung dieses Krankheitsbildes, das zu Zwergwuchs von Mäusen und Ratten führt, kommt es, wenn die Neugeborenen bereits mit Geweben erwachsener Tiere transplantiert werden, die immunkompetente Zellen enthalten, wohingegen in den Empfängertieren das Immunsystem noch nicht voll ausgebildet ist.

2. *Schwundsyndrom* (Wasting-Syndrome). Dieses Syndrom läßt sich auch in erwachsenen Tieren auslösen, allerdings nur, wenn die immunkompetenten Zellen vor der Transplantation experimentell stark vermindert oder beseitigt werden (etwa durch Röntgenstrahlen, Antilymphozytenserum oder immunsuppressive Therapie). Das Wasting-Syndrome führt ähnlich wie die Runt-Disease schließlich zum Tode.

Die *Symptome der GvH-Reaktion*, die auch beim Menschen bekannt ist, sind folgende: Spleno- und Hepatomegalie (wohl durch proliferierende Spenderzellen verursacht), degenerative, entzündliche Hauterkrankungen, Haarausfall,

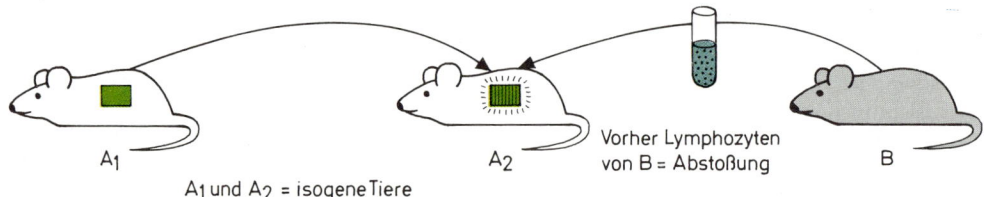

A₁   A₂   Vorher Lymphozyten von B = Abstoßung   B

A₁ und A₂ = isogene Tiere

F. – Abb. 40. Passive Übertragung der Transplantationsimmunität.

---

[1] Graft (engl.) pfropfen, übertragen, einimpfen; host (engl.) Wirt, Gastgeber, Hausherr. – [2] Runt (engl.) Zwerggeschöpf.

Kachexie und schließlich Tod. Der Tod kann allerdings auch durch eine Allgemeininfektion verursacht werden, der der Empfängerorganismus durch sein darniederliegendes Immunsystem nicht Herr wird.

Ziel vieler immunologischer Bemühungen ist es, im Organismus Bedingungen zu schaffen, die es erlauben, alle Transplantate mit Langzeiterfolg zu verpflanzen, d. h. eine immunologische Toleranz zu erzeugen.

MEDAWAR und BURNET konnten in Tierexperimenten zeigen, daß man bei neugeborenen Tieren durch Gabe eines Antigens (z. B. Milzzellen) die Tiere lebenslang tolerant gegen dieses Antigen *(Tolerogen)* machen kann. Eine *Immuntoleranz* kann aber auch durch langdauernde Gaben sehr kleiner *(low-dose-tolerance)* oder sehr großer Antigendosen *(high-dose-tolerance)* erzielt werden.

Eine weitere Möglichkeit, das Überleben von Transplantaten zu verlängern, wäre eine *Präsensibilisierung* des Empfängers mit Antigenen des Transplantatgewebes: Die Empfänger entwickeln dann vor der Transplantation bereits humorale Antikörper gegen die Oberflächenantigene des zu transplantierenden Gewebes, die nach der Transplantation dann die fremden Zelloberflächen abdecken, so daß die zytotoxischen Lymphozyten diese Zellen nicht mehr als fremd erkennen können. Der Effekt wäre, daß die Transplantate länger halten. Dieses Phänomen ist als *immunologisches Enhancement (= Verstärkung)* aus der Tumorimmunologie bekannt. Außer bei erfolgreichen Transplantationen soll es noch bei der Erhaltung der Schwangerschaft (Mutter toleriert Feten) eine Rolle spielen.

Literatur

ARMSTRONG, M. Y. K., E. GLEICHMANN, H. GLEICHMANN, L. BELDOTTI, J. ANDRÉ-SCHWARTZ, R. S. SCHWARTZ: Chronic allogenic diseases. II. Development of lymphomas. J. exp. Med. *132:* 417 (1970).

BURAKOFF, S. J., R. FINBERG, L. GLIMCHER, F. LEMONNIER, B. BENACERRAF, H. CANTORS: The biologic significance of alloreactivity. The ontogenity of T-cell sets specific for alloantigens or modified self antigens. J. exp. Med. *148:* 1414–1422 (1978).

BURNET, M., F.: Immunological surveillance. Pergamon Press, Oxford 1970.

DANIELS, J., C.: S. E. RITZMANN, W. C. LEVIN: Lymphocytes: Morphological, developmental, and functional characteristics in health disease, and experimental study – an analytical review. Texas Rep. Biol. Med. *26:* 5 (1968).

DRESSER, D. W., G. GOWLAND: Immunological paralysis induced in adult rabbits by small amounts of a protein antigen. Nature (Lond.) *203:* 733 (1964).

FRIEDMAN, H.: Immunological tolerance to microbial antigens. Ann. N. Y. Acad. Sci. *181* (1971).

GRUNDMANN, E.: Die Immunpathologie der experimentellen Allo- und Xenotransplantation. Ver. dtsch. Ges Path. *54:* 65 (1970).

LARGIADÉR, F.: Organtransplantation. Thieme, Stuttgart 1971.

LEWIS, R. M., M. Y. J. ARMSTRONG, J. ANDRÉ-SCHWARTZ, A. MUFTUOGLU, L. BELDOTTI, R. S. SCHWARTZ: Chronic allogenic disease. I. Development of glomerulonephritis. J. exp. Med. *128:* 653 (1968).

MARCHALONIS, J. H., R. E. COME, J. L. ATWELL: Isolation and partial characterization of lymphocyte surface immunoglobulins. J. exp. Med. *135:* 956 (1972).

WEKERLE, H.: Autoreaktivität und Autoaggression. Internist *20:* 459–464 (1979).

(Übersichten am Ende des Kapitels, S. 454)

2.6. Immunologie und Tumoren

Es gibt gewisse Hinweise dafür, daß das Immunsystem sowohl bei der Tumorentstehung als auch in der Tumorabwehr eine gewisse Rolle spielt. Beim Tier gibt es experimentelle Beweise dafür, beim Menschen klinische Beobachtungen: z. B. kommt es bei zellulären Immundefekten des Menschen, d. h. der Zerstörung des zellulären Immunsystems etwa durch *Antilymphozytenserum (ALS)* oder Ganzkörperbestrahlung (z. B. vor Knochenmarkstransplantationen) oder immunsuppressiver Therapie zum gehäuften Auftreten von Tumoren. Das tierexperimentelle Korrelat ist die größere Empfänglichkeit thymusloser, nackter Mäuse für onkogene Viren oder chemische Kanzerogene.

Wie weiter oben in diesem Kapitel bereits angedeutet (s. BURNET's Immune surveillance-theory) ist eine *postulierte biologische Funktion der immunkompetenten Lymphozyten die Unterscheidung körpereigener Zellen von körperfremden Zellen und die Vernichtung der fremden bzw. der veränderten körpereigenen Zellen.* Es gibt viele Anhaltspunkte dafür, daß es während des Lebens eines Organismus außer durch onkogene Viren oder kanzerogene Substanzen auch bei der physiologischen Zellregeneration in der Phase der DNS-Replikation durch auftretende Irrtümer zu Mutationen und schließlich zur

Tumor und Immunität

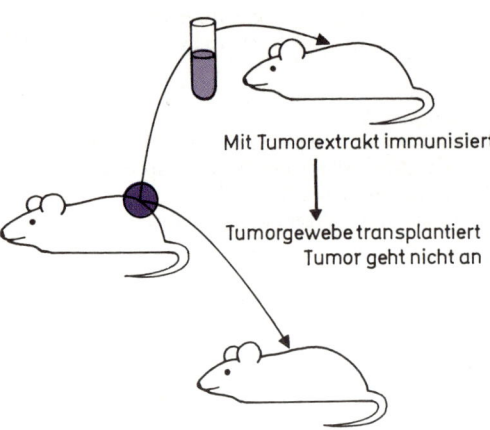

Mit Tumorextrakt immunisiert

Tumorgewebe transplantiert
Tumor geht nicht an

F. – Abb. 41. Tumor und Immunität.

Bildung transformierter, also Tumorzellen kommen kann. Diese Zellen haben einen anderen Genotypus und dementsprechend *körperfremde Membranantigene*. Werden diese entarteten Zellen nicht erkannt und vernichtet, so kann es zu ihrer Vermehrung kommen, d. h. zur Bildung einer Geschwulst. Ziel einer wirksamen Tumorabwehr in Form etwa einer Tumortherapie müßte es also sein, den körpereigenen Immunapparat zu stärken und die fremden Zellen zu vernichten. Tierversuche sprechen dafür, daß ein solcher Weg prinzipiell zum Erfolg führen kann: In vielen Fällen kann im Tierexperiment durch Immunisierung mit Tumormaterial ein Angehen von Transplantationstumoren verhindert werden (Abb. 41). Hierbei sind sowohl *immunkom-*

petente Lymphozyten als auch *humorale Antikörper* beteiligt.

Es ist wichtig, daran zu erinnern, daß es nach der Sensibilisierung mit Tumorextrakten aber auch zu dem bereits beschriebenen *Enhancement-Effekt* kommen kann, so daß die Tumoren schneller anwachsen als bei einem nicht immunisierten Tier (Abb. 42). Nach einem Vorschlag von NOSSAL müßte eine eventuelle Tumortherapie dann so aussehen, daß nur thymusabhängige Lymphozyten des Patienten in der Gewebekultur mit Tumorextrakt sensibilisiert und stimuliert und für die Therapie eingesetzt würden, während die humorale Antikörperbildung verhindert, also B-Lymphozyten aussortiert werden müßten.

Bei Tumoren, die durch *onkogene Viren* hervorgerufen sind, sollte eine Resistenz leichter zu erreichen sein als bei Tumoren, die durch *chemische Karzinogenese* entstehen. Bei Neoplasien, die von einem bestimmten Virus erzeugt werden, findet man in allen Tumoren das gleiche Antigen, da das Virusgenom in der DNS der Zelle eingebaut wird und eine bestimmte Proteinausstattung der Zelle und damit auch eine bestimmte Antigenausstattung codiert. Bei *chemischer Karzinogenese* entstehen Tumoren, bei denen jeder Tumor ein individuelles Antigenmuster aufweist, auch wenn es sich um multiple Tumoren desselben Tieres handelt.

Aus menschlichen Tumoren hat man eine Reihe von Antigenen isoliert, die sich aber alle als nichttumorspezifisch erwiesen haben. Die meisten der physikochemisch charakterisierten Antigene gehören zu einer Gruppe von Substanzen, für die man den Ausdruck »*karzinofetale*

Enhancement (=Verstärkung)

Tumorgewebe
transplantiert

Mit Tumorextrakt
sensibilisieren

Antigendeterminanten der Tumorzellen "abgedeckt"

Lymphozyten erkennen Tumorzellen nicht als "fremd"

F. – Abb. 42. Enhancement (= Verstärkung).

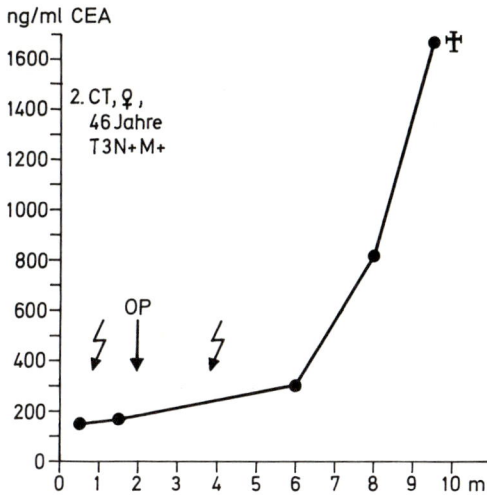

ng/ml CEA

2. CT, ♀,
46 Jahre
T3N+M+

OP

F. – Abb. 43.   CEA-Verlaufskurve einer Patientin (46 Jahre) mit progredientem Kolonkarzinom. Verlaufskontrolle über 9 Monate. Die Patientin erhielt prä- und postoperativ (OP) Strahlentherapie (normaler CEA-Wert: <2,5 ng/ml Serum).

Antigene« geprägt hat; diese Antigene wurden sowohl im Embryo und Feten nachgewiesen als auch im Tumorgewebe. Die Produktion dieser Antigene unterliegt wahrscheinlich einem Repressions-Derepressions-Mechanismus. Die beiden bekanntesten Vertreter der karzinofötalen Antigene sind das *Alpha-Feto-Protein* (s. S. 517) **(AFP)**, das besonders im primären Hepatom, Teratokarzinom und Gonadentumoren mit embryonalen Anteilen gefunden wird, und zweitens das **CEA** *(Carcino-embryonales-Antigen)*, das besonders charakteristisch für Kolontumoren und Tumoren des Gastrointestinaltraktes ist. Beide Antigene können im Serum tumortragender Patienten nachgewiesen werden, wobei dem AFP die größere Organspezifität zukommt. Allerdings finden sich die Antigene auch im Blut von einem gewissen Prozentsatz von Patienten mit nicht malignen Erkrankungen. Infolgedessen kann der Nachweis dieser zirkulierenden Antigene (AFP und CEA) weniger für diagnostische Zwecke verwendet werden als vielmehr zur Überwachung bereits diagnostizierter Krebspa-

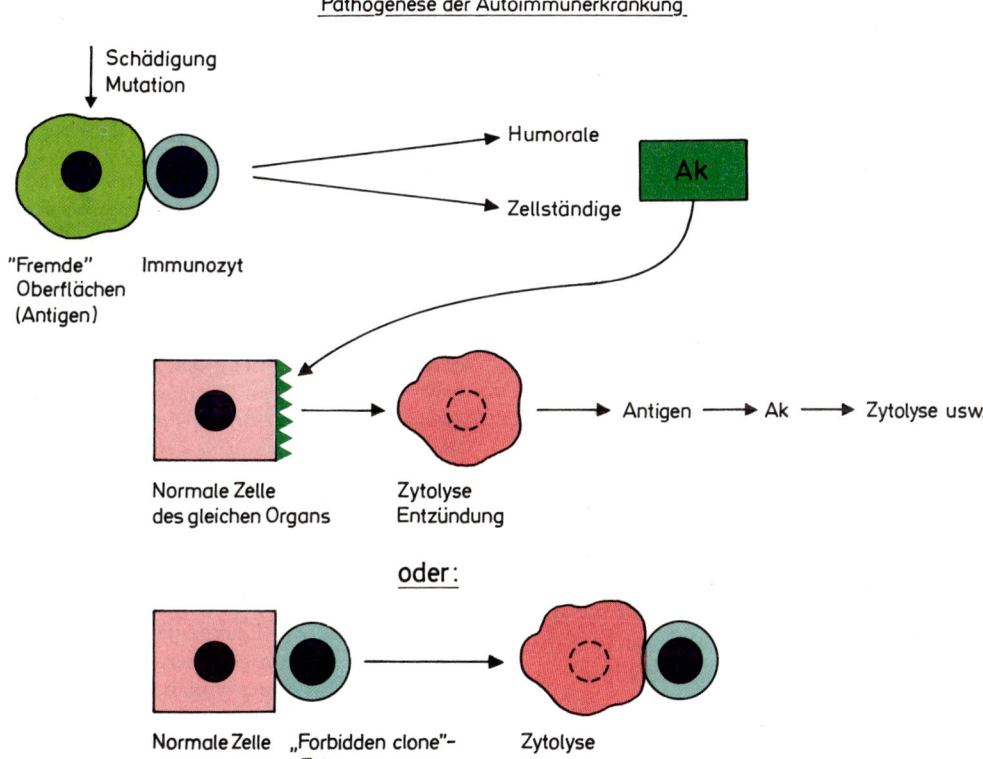

Pathogenese der Autoimmunerkrankung

Schädigung
Mutation

Humorale

Zellständige

Ak

"Fremde"
Oberflächen
(Antigen)

Immunozyt

Antigen ⟶ Ak ⟶ Zytolyse usw.

Normale Zelle
des gleichen Organs

Zytolyse
Entzündung

oder:

Normale Zelle   „Forbidden clone"-
Zelle

Zytolyse

F. – Abb. 44. Pathogenese der Autoimmunerkrankungen.

tienten mit dem Ziel der frühestmöglichen Entdeckung von Rezidiven oder zum Therapie-Monitoring. Nachdem die CEA-Serumkonzentrationen mit der Gesamttumormasse besonders gut bei Kolonkarzinomen korrelieren, kann man bei diesen Patienten bei fortlaufenden CEA-Bestimmungen am Verlauf der Kurve das Fortschreiten der Tumoren bzw. gegebenenfalls auch den Erfolg der angewandten Therapie ablesen (Abb. 43).

2.7. Autoimmunerkrankungen

Grundlage für die Erklärung der Pathogenese von Autoimmunerkrankungen ist die These, daß der normale Organismus gegen körpereigenes Gewebe tolerant sei (»Horror autotoxicus«, PAUL EHRLICH) und nur unter gewissen Bedingungen diese Toleranz durchbrochen werden kann. Wie bereits erwähnt, nimmt man an, daß körpereigene Zellen durch zellschädigende oder andere Mechanismen neue antigene Eigenschaften gewinnen, gegen die der Organismus eine humorale oder zelluläre Abwehr bildet (Abb. 44). Nach dieser Autosensibilisierung kommt es zu einer Ag-Ak-Reaktion mit *Komplementaktivierung* und *Zellzerstörung*, wodurch durch den Zelluntergang wieder neue Antigene freigesetzt werden können, so daß der Prozeß autokatalytisch weiter fortschreitet. Auch die viele Autoaggressionskrankheiten begleitende Entzündung wird mit dieser Komplementaktivierung erklärt. Bei vielen Erkrankungen, insbesondere mit chronisch fortschreitenden Entzündungen *ohne* entsprechenden Nachweis von Erregern, wird heute eine immunologische Pathogenese diskutiert. Allerdings hat man theoretisch erst das Recht, von einer Autoimmunkrankheit zu sprechen, wenn mindestens *zwei Kriterien* erfüllt sind, nämlich:

1. der Nachweis von Autoantikörpern oder sensibilisierten Lymphozyten, die gegen Antigene gerichtet sind, die sich möglichst in den befallenen Organen oder Organsystemen befinden sollten, und

2. wäre es wünschenswert, daß das verantwortliche Antigen identifiziert ist. Nicht bei allen Immunerkrankungen des Menschen sind aber selbst diese wenigen Kriterien erfüllbar.

Eine *alternative Hypothese* der Erklärung des Zustandekommens von Autoimmunkrankheiten besagt, daß nicht primär die Körperzellen verändert sind, d. h. für den Organismus neue Antige-

ne aufweisen, sondern daß die kontrollierenden Lymphozyten »falsch« reagieren. In diesem Fall würden die pathogenen Effekte durch sog. »*forbidden clones*« (= verbotene Zellklone) hervorgerufen, die körpereigenes Gewebe als fremd ansehen und zerstören.

Der gesicherte Nachweis über das Vorliegen einer Autoimmunerkrankung ist eigentlich erst dann geführt, wenn die Krankheit mit Serum oder Zellen im Tierversuch auch übertragen und hervorgerufen wurde. Es werden z. B. nach einem Herzinfarkt Antikörper gegen Herzmuskelgewebe nachgewiesen. Es gibt aber keine ernsthaften Argumente dafür, daß diese Ak eine schädigende Wirkung auf den Herzmuskel ausüben.

Zu den *Krankheiten, die in ihrer Autoimmunpathogenese am besten gesichert sind*, gehören bestimmte

1. *Bluterkrankungen*, wie die erworbene *hämolytische Anämie*, die bereits 1881 von PAUL EHRLICH als Autoaggressionskrankheit erkannt wurde. Eine Form der hämolytischen Anämie ist die paroxysmale Kältehämoglobinurie, und hierher gerechnet werden muß auch die idiopathische thrombozytopenische Purpura und manche Formen der Agranulozytose. Bei der Thrombozytopenie kann man z. B. einen Thrombozytensturz bei Gesunden durch Übertragung von Serum kranker Menschen erzeugen. Die *Ursache* der autohämolytischen Anämien sind *Antikörper*, die *gegen Erythrozytenantigene* gerichtet sind und die bewirken, daß die mit Autoantikörpern beladenen Erythrozyten in der Milz und Leber phagozytiert werden.

2. Bei der *perniziösen Anämie* mit Atrophie und chronischer Entzündung der Magenschleimhaut und B_{12}-Resorptionsmangel werden *Antikörper gegen den Intrinsic-Factor und gegen Magenschleimhautantigene* gefunden.

3. Der *Lupus erythematodes (LE)* gehört ebenfalls zu den sicheren Autoimmunkrankheiten, da *Autoantikörper gegen körpereigene DNS und Histone* nachweisbar sind. Diese Autoantikörper führen zum Untergang kernhaltiger Blutzellen, die von Leukozyten (im Gewebe von Histiozyten) phagozytiert werden. Zellen, die LE-Körper enthalten (LE-Körper sind geschädigte Leukozyten, deren Kern durch die Einwirkung der Antikörper homogen verquollen ist), werden als LE-Zellen bezeichnet (Abb. 45). *Klinisch* ist der Lupus

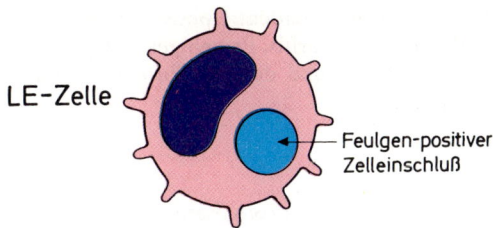

F. – Abb. 45. Lupus-erythematodes-Zelle.

erythematodes durch eine Entzündung der Nasen- und Wangenhaut gekennzeichnet, die eine charakteristische Schmetterlingsform hat, ferner durch Gelenkschwellungen, Arteriitis; in schweren Fällen geht der LE mit Endomyokarditis und Glomerulonephritis vom Typ der Serumkrankheit (Lupusnephritis, Drahtschlingenglomerula) einher, die häufig zum Tode führt. Beim Tier ist das typische Krankheitsbild des LE experimentell nicht zu erzeugen (s. Hi. S. 241).

4. Gute Beweise für einen zugrundeliegenden Autoimmunmechanismus liegen für eine besondere Form der *Thyreoiditis* vor: Bei der *Struma lymphomatosa Hashimoto* (s. Hi. S. 228), die auch tierexperimentell mit Schilddrüsenextrakt ausgelöst werden kann, kommt es zu einer dichten, lymphoplasmazellulären Infiltration des Schilddrüsengewebes mit Zerstörung von Schilddrüsenfollikeln. Bei über der Hälfte der Hashimoto-Thyreoiditisfälle zeigt das Krankheitsbild einen progredienten Verlauf. Es werden *Antikörper gegen drei verschiedene Antigene* gefunden: 1. gegen das Thyreoglobulin, 2. gegen ein zweites Kolloidantigen, 3. gegen Mikrosomen der Epithelzellen.

5. Ein bekanntes Naturexperiment einer Autoimmunerkrankung mit hämolytischer Anämie und Glomerulonephritis ist eine Erkrankung der Nerze auf den Aleuten (*Aleutian mink disease*), wobei ein Virusinfekt eine Genmutation hervorrufen soll.

Zu den *Krankheiten, die wahrscheinlich Autoimmunerkrankungen sind*, gehören:

1. Bestimmte Formen der *Glomerulonephritis*, z. B. die intra-extrakapilläre, proliferative GN (s. S. 437) und die Glomerulonephritis bei *Goodpasture Syndrom*, das klinisch durch rezidivierende Lungenblutungen mit Hämo-siderose und Glomerulonephritis gekennzeichnet ist. An Nierenbiopsien der an diesem Syndrom erkrankten Patienten kann man IgG nachweisen. Das Ablagerungsmuster (linear) ist typisch für *Antikörper gegen die Glomerulumbasalmembran.* Mit von menschlichen Nieren eluierten Antikörpern läßt sich im Tier (Pinselaffe) eine tödliche Nephritis erzeugen. Man nimmt an, daß die Lungenhämorrhagien durch Antikörper verursacht werden, die mit den Nierenantigenen kreuzreagieren. Eine andere Hypothese besagt, daß die Gewebsschädigungen durch ein anderes Agens bewirkt werden (Virus?, Streptokokken?), wodurch Antigene freigesetzt werden, die eine Antikörperbildung hervorrufen, die ihrerseits wieder die Ursache des Goodpasture-Syndroms sind.

2. Bei der *Myasthenia gravis* (Schnelle Ermüdbarkeit der Muskulatur durch Muskelatrophie und Muskeluntergang mit histologisch nachweisbaren Muskelnekrosen und lymphozytären Infiltraten) wird ebenfalls eine Autoaggression vermutet, da *Autoantikörper gegen Muskelgewebe* und *Aceytlcholinrezeptoren* nachgewiesen wurden.

3. Die *primär chronische Polyarthritis*, die zu den sog. *Kollagenkrankheiten* gerechnet wird, gehört ebenfalls zu den wahrscheinlichen Autoimmunkrankheiten. Die primär chronische Polyarthritis kann auch im Tierversuch, z. B. allein durch Gabe von Freundschem Adjuvans (sog. Adjuvans-Krankheit) oder Fibrin erzeugt und zellulär übertragen werden. Hier spielen *humorale Antikörper* eine Rolle, deren Nachweis (sog. *Rheumafaktoren*) im *Waaler-Rose-Test* gelingt. Bei anderen Kollagenkrankheiten wie Dermatomyositis und Sklerodermie vermutet man ebenfalls einen Autoimmunmechanismus (s. S. 745).

4. Genannt werden soll hier noch die *sympathische Ophthalmie*, d. h. Uveitis am gesunden Auge nach Verletzung des anderen Auges, da sie experimentell durch Uveagewebe und Freundsches Adjuvans erzeugt werden kann.

5. Bei *Immunadrenalitis* (Atrophie und chronische Entzündung der Nebennierenrinde) und Nebenhoden- sowie Hodenentzündungen wurden auch *zellgebundene und humorale Antikörper* nachgewiesen. In manchen Fällen von *Azoospermie* (Sterilität) sind agglutinierende Antikörper nachgewiesen worden, so daß gewisse Formen der männlichen Sterilität

durch Agglutination von Spermien durch Antikörper erklärt werden könnten.

Eine der bestuntersuchtesten Krankheiten auf Autoimmunbasis ist die *allergische Enzephalomyelitis.* Affen können durch wiederholte Injektion von Hirngewebsextrakten sensibilisiert werden; 6–12 Monate später sterben dann die Tiere an einer tödlichen Entmarkungskrankheit, die durch eine Entmyelinisierung des Nervengewebes und perivaskuläre, lymphozytäre Infiltrate gekennzeichnet ist. Gibt man zu dem Gewebsextrakt Freundsches Adjuvans, so kann der Beginn der Erkrankung vorverlegt werden. Die Krankheit ist passiv mit Lymphozyten, nicht aber mit Serum übertragbar. Man vermutet, daß beim Menschen gewisse Entmarkungskrankheiten, beispielsweise die multiple Sklerose, die Enzephalitis nach Mumps, Röteln oder Tollwutimpfungen auf gleichen Mechanismen beruhen. Eine allergische Neuritis ist ebenfalls beschrieben worden.

Weitere Erkrankungen, bei denen man ebenfalls eine Autoaggression vermutet, sollen hier kurz aufgezählt werden: Colitis ulcerosa, idiopathische Polyneuritis, Pemphigus, Pemphigoid, Immuninsulitis und das sog. Postkardiotomiesyndrom.

2.8. Angeborene/erworbene Immundefekte

Defekte des Immunsystems können *angeboren oder erworben sein und das humorale oder zelluläre Immunsystem oder beide zusammen betreffen.* Der Einfachheit halber werden sie zusammen besprochen (Abb. 46).

Angeborene Immundefekte *des humoralen Systems* treten als *Agammaglobulinämien* (Gammaglobuline = Zusammenfassung aller Ig) auf. Es handelt sich trotz des Ausdrucks Agammaglobulinämie meist nur um eine starke Verminderung der Gammaglobuline, eine totale Abwesenheit ist außerordentlich selten. Sie gehen meist mit einer Hypoplasie bzw. Aplasie der

Vereinfachtes Schema einiger angeborener Immundefekte (nach Scheurlen)

	Humoral	Zellulär	Plasmazellen	Keimzentren	Lymphozyten	Thymus	Ig G	Ig A	Ig M
Agammaglobulinämie (Bruton)	↓	n	↓	↓	n	n	↓	↓	↓
Isolierter IgA-Mangel	IgA ↓		n?	n?	n	n	n	↓	n
Agammaglobulinämie (Schweizer Typ)	↓	↓	↓	↓	↓	↓	γ-Globulin vermindert		
Di George-Syndrom Thymus- und Epithelkörperchenaplasie	n	↓	n	n	↓	↓	?	?	?
Alymphozytose	n	↓	n	n	↓	↓	?	?	?
Agammaglobulinämie mit Thymom	↓		↓	↓	n	Thymom	↓	↓	↓
Agammaglobulinämie mit exsud. Enteropathie (z.B. Polypen)	↓		n?	Peyer +	n	n	↓	↓	↓

↓ = vermindert bzw. Lymphozyten nicht PHA-stimulierbar
n = normal
(PHA = Phythämagglutinin)

Zelluläres System

Humorales System

F. – Abb. 46. Vereinfachtes Schema einiger angeborener Immundefekte [nach SCHEURLEN: Ärztl. Fortb. *159:* (1969)].

Keimzentren der Lymphknoten und Fehlen oder Mangel an Plasmazellen einher.

Bei der *Brutonschen Agammaglobulinämie* handelt es sich um ein angeborenes Antikörpermangelsyndrom, d. h. die T-Lymphozyten sind nicht betroffen: Die Spätreaktion ist normal ausgebildet, während humorale Antikörper fehlen, wodurch es zu häufigen schweren Infekten kommt, die ohne Gammaglobulintherapie zum Tode führen können. Im übrigen handelt es sich hier um eine seltene Form, die geschlechtsgebunden nur Knaben betrifft.

Bei dem *gemischten Typ des angeborenen Immundefektes* ist sowohl das humorale als auch das zelluläre System betroffen: = *Schweizer Typ der Agammaglobulinämie* mit Lymphozytopenie. Durch die Hypoplasie sämtlicher lymphatischer Organe kommt es schon früh, d. h. meist noch im Verlauf des ersten Lebensjahres zu schweren Infektionen, die zum Tod führen.

Bei *angeborenen Defekten des zellulären Abwehrsystems (T-Lymphozyten)* können die Plasmazellbildung und die Ausbildung von Keimzentren normal sein, während Thymus und Lymphknoten fehlen oder hypoplastisch sind. Diese kongenitale Form der Alymphozytose findet sich beim *Di-George-Syndrom*.

Sekundär erworbene zelluläre Immundefekte treten meist als Folge übergeordneter Krankheiten auf, insbesondere bei Lymphogranulomatose, Lymphadenosen und auch bei malignen Tumoren, hervorgerufen durch zytostatische Therapie, sowie bei chronischer Niereninsuffizienz oder Intoxikationen (z. B. durch Schlafmittel). Bei diesen Patienten ist die PHA-Stimulierung von Lymphozyten abgeschwächt, ebenso Haut-Reaktionen vom Tuberkulintyp (Abb. 47). Als Folge der mangelnden zellulären Immunität treten bei Patienten mit dieser Art von Immundefekten als häufigste Komplikationen schwere Mykosen (Pilzsepsis) oder Virusinfekte auf. Bei den erworbenen zellulären Defekten ist die humorale Immunabwehr meist erhalten.

Erworbene humorale Defekte können bei *Thymustumoren* (Thymom) oder *exsudativen Enteropathien* auftreten. Als erworbene humorale Defekte können im erweiterten Sinn auch die mit tumorförmiger Vermehrung von Plasmazellen einhergehenden Erkrankungen wie das *Plasmozytom* (bei dem es zu gesteigerter Produktion von IgG, IgA, seltener IgE oder gar IgD kommt) und der *M. Waldenström* (vermehrte Produktion von IgM) angesehen werden. Bei diesen Krankheiten werden monoklonale Immunoglobuline gebildet, d. h. es kommt zur Überproduktion von Ig-Molekülen, die von einem Zellstamm gebildet werden (früher als Paraproteine bezeichnet). Für diagnostische Zwecke werden die vom Plasmozytom häufig im Über-

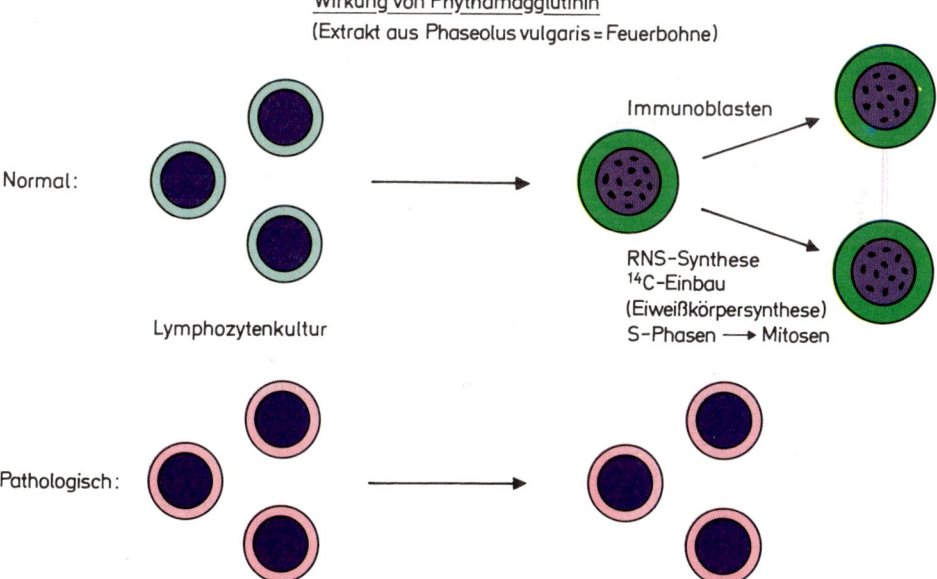

Wirkung von Phythämagglutinin
(Extrakt aus Phaseolus vulgaris = Feuerbohne)

Immunoblasten

Normal:

Lymphozytenkultur

RNS-Synthese
^{14}C-Einbau
(Eiweißkörpersynthese)
S-Phasen → Mitosen

Pathologisch:

F. – Abb. 47. Wirkung von Phythämagglutinin.

schuß produzierten und im Urin ausgeschiedenen leichten Ketten als sogen. *Bence-Jones-Protein* nachgewiesen.

In den letzten Jahren ist auch eine reine *H-Ketten-Krankheit* (Heavy-Chain-Disease = Franklin Disease = Vermehrung freier H-Ketten bei Infiltration von Milz und Leber mit lymphoplasmazellulären Zellelementen) und die *L-Ketten-Krankheit* (maligne Systemerkrankung mit lymphoblastoiden Zellen) beschrieben worden. Es gibt aber auch Halbmolekülimmunopathien, bei denen z. B. nur eine schwere Kette und eine leichte Kette (di- und trimäre halbe schwere oder leichte Ketten) produziert werden. Die Forschung auf diesem Gebiet ist noch nicht abgeschlossen (s. Übersicht bei H. GÖTZ).

Ungeklärt ist nach wie vor, ob die *Amyloidose* (s. S. 257) in den Formenkreis der angeborenen Immundefekte gerechnet werden muß. Wahrscheinlich wird Amyloid unter Umständen gebildet, bei denen ein exzessiver Antigenreiz das Immunsystem überfordert oder die normalen Kontrollmechanismen dieses Systems stark geschädigt sind. Sichergestellt zu sein scheint, daß die elektronenoptisch sichtbar zu machenden Fibrillen, aus denen dieses sonst amorphe Material hauptsächlich besteht, offenbar in vielen Fällen aus L-Kettenteilen vom Typ Lambda (λ) bestehen. Außerdem kann man in vitro aus *Bence-Jones-Proteinen* durch Behandlung mit Pepsin oder Trypsin diese typischen Fibrillen herstellen.

Literatur

BALDWIN, R. W., M. R. PRICE: Nature and expression of tumor antigens associated with experimental animal and human tumors. Ann. clin. Biochem. *13:* 488–494 (1976).

COHEN, S., M. C. COHEN: Mechanisms of tumor immunity. Amer. J. Path. *93:* 449–457 (1978).

GLENNER, G. G., D. EIN, W. D. FERRY: The immunoglobulin, origin of amyloid. Amer. J. Med. *52:* 141 (1972).

GÖTZ, H.: Paraproteinosen mit Moleküldefekten. Dtsch. med. Wschr. *97:* 662 (1972).

HADDOW, Q.: Immunology of the cancer cell: tumor-specific antigens. Brit. med. Bull. *21:* 133 (1965).

HARRIS, J. E., J. G. SINKOVICS: The immunology of malignant disease. Mosby, St. Louis 1970.

HELLSTRÖM, I., K. E. HELLSTRÖM, H. O. SJÖGREN, G. A. WARNER: Demonstration of cell-mediated immunity to human neoplasms of various histological types. Int. J. Cancer *7:* 1 (1971).

KLEIN, G.: Experimental studies in tumor immunology. Fed. Proc. *28:* 1739 (1969).

KLEMPERER, P.: the concept of collagen diseases in medicine. Amer. Rev. resp. Dis. *83:* 331 (1961).

Primary immunodeficiencies. Report of a WHO comittee. Pediatrics *47:* 927–946 (1971).

RUSSEL, W. O.: Viruses and autoimmune disease. Amer. J. clin. Path. *56:* 259 (1971).

VOSE, B. M., F. VANKY, E. KLEIN: Lymphocyte cytotoxicity against autologous tumor biopsy cells in humans. Int. J. Cancer. *20:* 512–519 (1977).

Übersichten und weiterführende Literatur

AMBROSIUS, H., W. RUDOLPH (Hsg.): Grundriß der Immunbiologie. VEB G. Fischer, Jena 1978.

FREEDMAN, S. O., PH. GOLD (Hsg.): Clinical immunology. Harper & Rowe, Hagerstoown (Maryl.), New York, San Francisco, London 1976.

MIESCHER, P. A., H. J. MÜLLER-EBERHARD: Textbook of immunopathology, Vol. I/II. Grune & Stratton, New York, San Francisco, London 1976.

ROITT, J.: Immunologie. Steinkopff, Darmstadt 1977.

SCHEIFFARTH, F., H. W. BAENKLER: Klinische Immunologie. Fischer, Stuttgart, 1975.

SELL, S.: Immunology, immunopathology and immunity. Harper & Rowe, Hagerstown (Maryl.), New York, San Francisco, London 1975.

SERCAZ, E. E., A. R. WILIAMSON, C. F. FOX (Hsg.): The immune system: genes, receptors, signals. Academic Press, New York, San Francisco 1974.

3. Die Entzündungsreaktion

3.1. Definition, Phänomenologie[1]

Der Arzt[2] begegnet im Rahmen seiner Tätigkeit häufig Erkrankungen, die als Entzündung bezeichnet werden. Wie kaum in einem Gebiet der Medizin muß er in diesen Fällen vor die Therapie die ätiologische Einstufung und pathogenetisch fundierte Diagnostik setzen. Eine Diagnose ex juvantibus[3] ist hier oftmals ein Kunstfehler. Auf der anderen Seite steht dem Arzt ein außerordentlich großes Arsenal an Arzneimitteln zur Verfügung, das er gezielt in der Entzündungsbehandlung einsetzen kann. Der moderne Arzt muß deshalb die Vorgänge der Entzündung kennen.

Die Entzündung ist eine Abwehrreaktion des lebenden Organismus und seiner Gewebe gegen

---

[1] Phainomai (gr.) erscheinen. – [2] Archiatros (gr.) Oberarzt, vergleiche ahd. arzat = Arzt. – [3] Lat. aufgrund von Hilfsmitteln (= Medikamentenwirksamkeit).

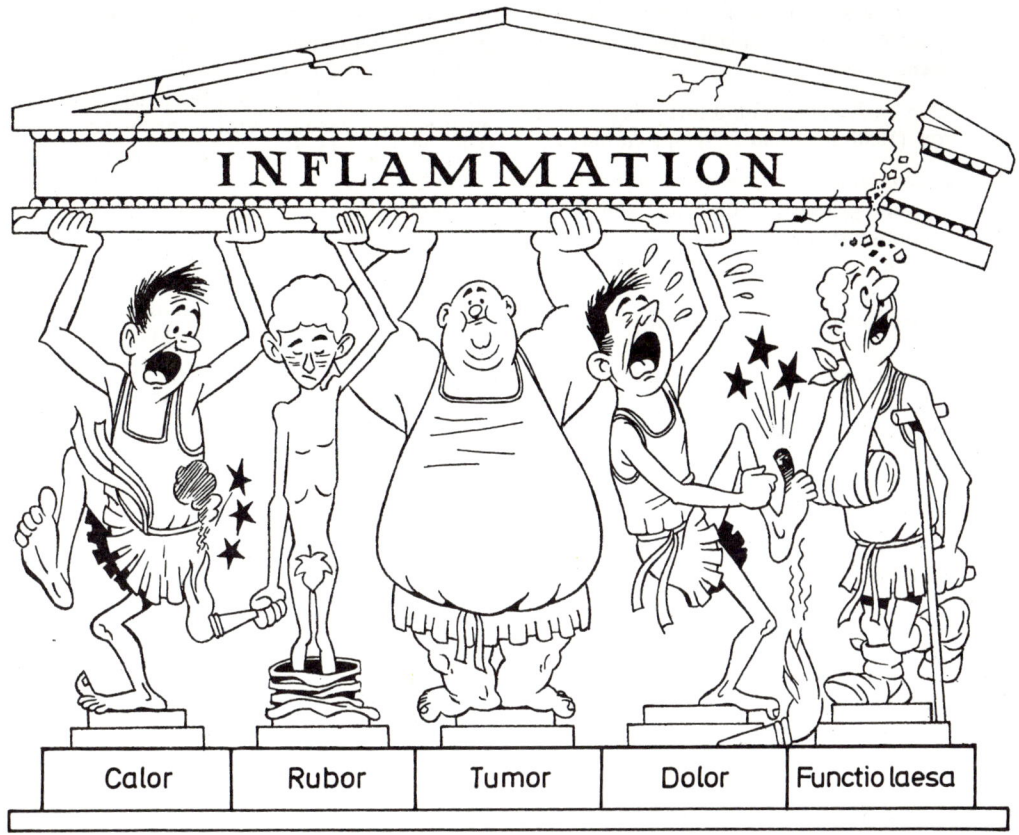

F. – Abb. 48. Klassische Entzündungszeichen (nach HOUCK und FORSCHER).

verschiedenartige Schädigungen und führt zu lokaler Anhäufung von Blutzellen und Flüssigkeit. Die Entzündung setzt sich aus lokaler Zell- und Gewebsschädigungs - Reaktion des Gefäßbindegewebes zusammen, – zu der sich Reaktionen des Gesamtorganismus hinzugesellen. Die Entzündung erzeugt am Ort des entzündlichen Geschehens pathophysiologische Veränderungen, deren Erscheinungsbilder seit der Frühzeit der Medizin bekannt sind.

CELSUS (30 v. Chr.) hat die 4 heute noch gültigen Kardinalsymptome der Entzündung beschrieben: *Tumor, Rubor, Calor, Dolor* (Abb. 48).

a) **Tumor** *(= Geschwulst):* Der Entzündungsbezirk ist geschwollen und verdickt. Dieser Begriff ist auch aus mesopotamischen Keilschriften als napahu (= aufblasen) bekannt und findet sich im Griechischen als Oidäma (ödem = Geschwulst) sowie in der mittelal-

terlichen Medizin wieder bei der »spina ventosa«[1] der Wirbeltuberkulose.

b) **Rubor** *(= Rötung):* Der Entzündungsbezirk ist gerötet. Auch dieser Begriff tritt in der mittelalterlichen Medizin auf in Form des Karbunkels, dem konfluierten Eiterherd der Haut (carbunculus = kleiner Kohleherd, Glut).

c) **Calor** *(= Wärme):* Der Entzündungsbezirk ist überwärmt. Auf ägyptischen Hieroglyphen findet man diesen medizinischen Begriff als »seref« (= Kohlekessel; lat. carbunculus), in mesopotamischen Keilschriften als »ummu« (= heiß); in der griechischen Literatur als »phlox« (= Flamme). Hiervon leitet sich der Begriff Phlegmone ab.

d) **Dolor** *(= Schmerz):* Der Entzündungsbezirk ist schmerzhaft. Der Ausdruck Schmerz läßt sich ins Indogermanische zurückverfolgen als

[1] Spina ventosa (lat.) Winddorn.

»*smerdaleos«. Er ist das Hauptsymptom, das den Patienten veranlaßt, den Arzt aufzusuchen.

Diesen 4 Kardinalsymptomen fügte VIRCHOW (1858) noch ein 5. Symptom hinzu:

e) **Functio laesa** (= *gestörte Funktion):* Der Entzündungsbezirk fällt auch durch den Funktionsausfall auf.

3.2. Einteilung der Entzündung

Die verschiedenen Entzündungsformen lassen sich nach dem *zeitlichen Ablauf, der Ausbreitung, dem Exsudatcharakter, der Ursache* und der *Pathogenese* einteilen:

3.2.1. Entzündungseinteilung nach zeitlichem Ablauf

3.2.1.1. Akute Entzündungen

Die akuten Entzündungen beginnen meist dramatisch, verlaufen stadienhaft und führen, wenn keine Komplikationen auftreten, in kurzer Zeit zur Restitutio ad integrum. Das Charakteristikum der akuten Entzündung besteht darin, daß auf einen Entzündungsreiz hin *in kurzer Zeit eine Sequenz von Gewebsreaktionen abläuft, die das Ziel hat, das entzündungserregende Agens zu beseitigen und die Gewebsschädigung zu reparieren* (Tab. 5).

3.2.1.2. Chronische Entzündungen

Bei den chronischen Entzündungen muß man zwei Typen unterscheiden. Die *erste Form* der chronischen Entzündung ist dadurch zu charak-

terisieren, daß sie *aus einer Entzündung hervorgeht* (z.B. chronische Pneumonie nach Lobärpneumonie), wobei im Ablauf der Entzündungsreaktion ein Defekt eingetreten ist (z.B. das entzündliche Exsudat wird nicht aufgelöst), so daß sich der Heilungsverlauf verzögert: Die akute Entzündung ist chronisch geworden. Eine *Defektheilung* ist in diesen Fällen möglich.

Die *zweite Form* der chronischen Entzündung zeichnet sich dadurch aus, daß meist keine für Patient und Arzt wahrnehmbare akute Entzündung vorausgegangen ist. Man hat daher diese Form der chronischen Entzündungen auch als *primär-chronische* Entzündung bezeichnet. Sie beginnt schleichend und schreitet *progredient* (meist in Schüben) fort. Eine Ausheilung tritt in diesen Fällen *nie* ein. Ihre Ätiologie ist noch weitgehend unbekannt (Autoaggression?).

3.2.1.3. Perakute Entzündungen

Diese haben einen sehr kurzen Verlauf und führen meist innerhalb kurzer Zeit zum *Tode.* Die Ursache dafür ist wohl darin zu sehen, daß entweder eine außergewöhnlich massive Wirkung der entzündungserregenden Agenzien besteht, oder daß eine verminderte Abwehrfunktion des Organismus vorliegt. In beiden Fällen resultiert eine *schwere Schädigung der organspezifischen Zellen durch direkte Einwirkung der entzündungserregenden Noxe* oder indirekt im Rahmen eines *Kreislaufschocks* (vgl. Schock, S. 359).

3.2.1.4. Subakute und subchronische Entzündung

Die subakuten und subchronischen Entzündungen sind Varianten. Ihr zeitlicher Ablauf

F. – Tab. 5. Einteilung der Entzündungen nach zeitlichem Verlauf.

Entzündungsart	Beginn	Verlauf	Therapieerfolge
Perakute E. Dauer: Tage	plötzlich	sehr kurz dramatisch	keine Heilung Exitus letalis
Akute E. Dauer: <3 Wochen	plötzlich	kurz stadienhaft	Ausheilung möglich
Subakute E. (subchron. E.) Dauer: mehrere Wochen	nicht genau bestimmbar	länger wenig dramatisch	Abheilung oft unsicher
Chronische E. Dauer: >4 Monate	mit akuter E.	langwierig	Defektheilung möglich
Primär-chron. E. Dauer: Jahre	unbekannt	langwierig progredient schubweise	keine Heilung

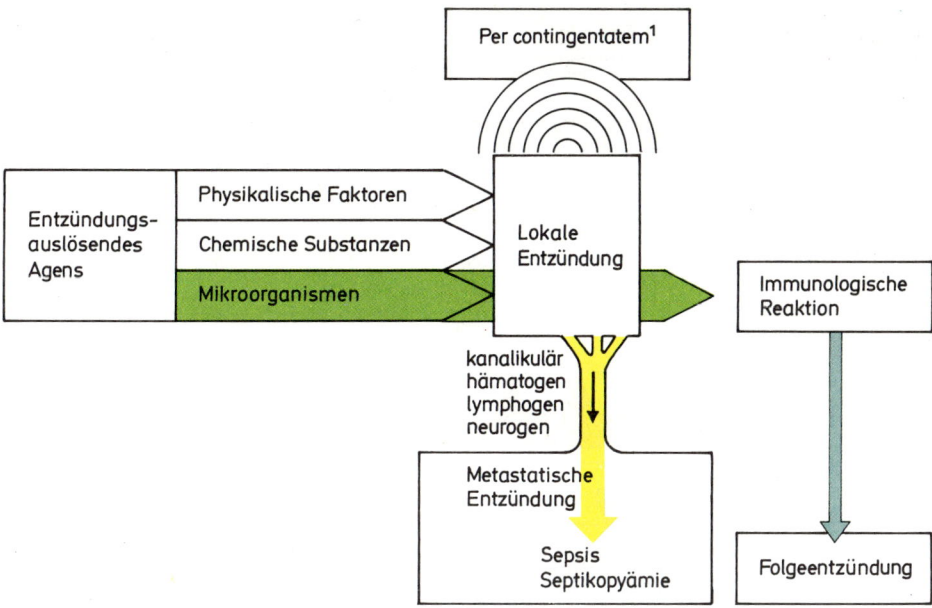

F. – Abb. 49. Entzündungsausbreitungsarten.

liegt zwischen dem der akuten und dem der chronischen Entzündung. In diesen Fällen ist der Beginn der Entzündung *nicht genau festzulegen*. Der Verlauf der Entzündung ist weniger dramatisch als langwierig, eine Ausheilung oft *ungewiß*. Welche Modifikationen in der Entzündungspathogenese zum verzögerten Verlauf der subakuten resp. subchronischen Entzündungen führen, ist noch weitgehend ungeklärt (Tab. 5).

3.2.2. Entzündungseinteilung nach der Ausbreitung

3.2.2.1. Lokale Entzündungen

In diesem Falle bleibt die Entzündungsreaktion auf einen *umschriebenen Gewebebezirk beschränkt.* Oftmals liegt dieser Bezirk im Bereiche der Eintrittspforte des Entzündungsagens. Dabei gibt es Entzündungserreger (Parasiten, Bakterien, Viren), die bestimmte Eintrittspforten bevorzugen und auch nur in bestimmten Geweben oder Organen Entzündungen hervorrufen (Gewebe- und Organtopismus).

3.2.2.2. Metastatische Entzündungen

In solchen Fällen *greift die Entzündung um sich* und breitet sich oft vom lokalen Entzündungsherd *intrakanalikulär* (z.B. Cholangitis → Pericholangitis), *hämatogen* über das Blutgefäßsystem oder *lymphogen* über das Lymphgefäßsystem oder *neurogen* (z.B. Tollwutviren) aus. Dadurch kommt es zu einer »Metastasierung« des Entzündungsagens, was oft zu einer Sepsis[2] oder Septikopyämie führen kann (Abb. 49).

3.2.2.3. Folgeentzündung

Eine Folgeentzündung kann dadurch hervorgerufen werden, daß das entzündliche Agens selbst nicht verschleppt wird, sondern daß dieses Agens eine *immunpathologische Reaktion* auslöst, welche weitgehend unabhängig von ihm eine Folgeentzündung hervorruft, z.B. Poststreptokokken-Glomerulonephritis (Abb. 49).

3.2.3. Entzündungseinteilung nach Exsudatcharakter (Abb. 50)

Bei einer Reihe von Entzündungen, vor allem bei den akuten, kommt es zu einer »Ausschwitzung« (= *Exsudation*) von Gefäßinhalt durch die entzündlich veränderte Gefäßwand ins umgebende Gewebe. Die pathologische Anatomie wird in solchen Fällen vom Schweregrad der Gefäßschädigung, von der Art und den Ausbrei-

---

[1] Contingere (lat.) ergreifen, berühren. – [2] Sepsis (gr.) faulig, brandig.

Entzündungsform (=E.)	Pathologie	Gefäßschaden	Exsudat
seröse E.	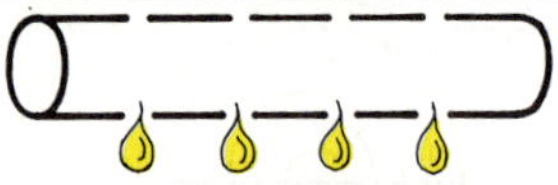	geringgradig	Serum
serös-schleimige E.	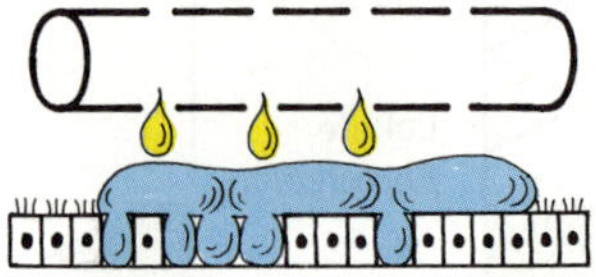		Serum Schleim
fibrinöse E.	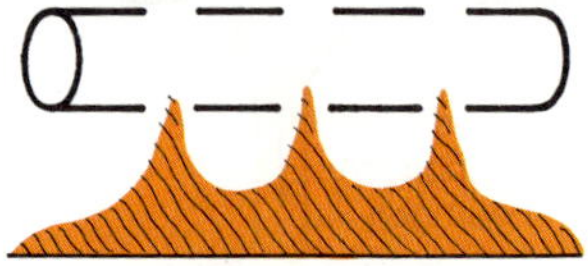	mittelgradig (früh)	Fibrinogen ↓ Fibrin
eitrige E.	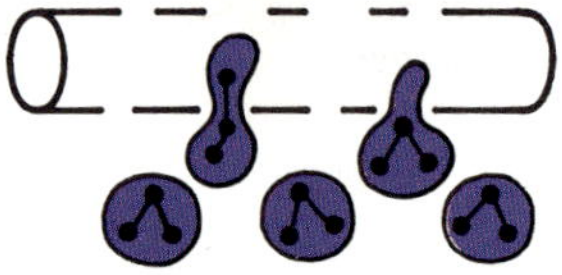	mittelgradig (spät)	(Fibrin) Granulozyten ↓ Nekrose ↓ Eiter
hämorrhagische E.	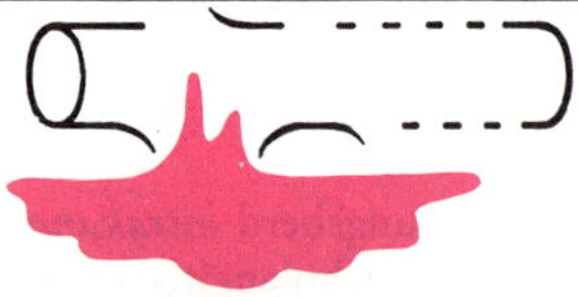	hochgradig	Blut (Erythrozyten)

F. – Abb. 50. Entzündungseinteilung nach Exsudatcharakter.

tungseigenheiten des Erregers, sowie von der Begleitreaktion des betroffenen Gewebes geprägt. Geringe Gefäßwandschäden führen zu Serumausschwitzungen (= seröse Entzündung). Virale Entzündungen gehören hierher. Seröse Entzündungen im Bereich von Schleimhäuten bewirken eine vermehrte Schleimbildung (= serös-schleimige Entzündungen). Stärkere Gefäßwandschäden führen zunächst zu Fibrinausschwitzungen (= fibrinöse Entzündung), später zu Leukozytenaustritt (= eitrige Entzündungen). Streptokokken mit großer Ausbreitungsneigung führen zu phlegmonös-eitrigen Entzündungen, Staphylokokken zu eitrig-abszedierenden Entzündungen (s. u.). Hochgradige Gefäßwandschäden führen zu Gefäßrissen mit konsekutiver Blutung (= hämorrhagischer Entzündung). Perakute Virusentzündungen weisen Hämorrhagien auf.

Entzündliche Exsudate können durch Punktion gewonnen werden und eignen sich zum mikrobiologischen Nachweis von Entzündungserregern (z. B. Pilze, Bakterien).

3.2.4. Entzündungseinteilung nach Kausalfaktoren

Die wesentlichen Entzündungsursachen können unbelebter oder belebter Natur sein und lassen sich bei einem Großteil der menschlichen Entzündungserkrankungen nachweisen. Dies läßt nicht nur eine ätiologisch begründete Entzündungseinteilung, sondern auch eine ätiologisch begründete Therapie (= kausale Therapie) zu (Tab. 6). (Über Ätiologie siehe S. 26 ff.).

3.3. Prinzipien der Entzündungsreaktionen

Als Folge der lokalen Zell- und Gewebsschädigung durch entzündungsauslösende Faktoren kommt am Ort der Schädigung eine Reaktion des Organismus in Gang, die
a) zu Gefäßausschwitzungen (= exsudative Entzündungen),

F. – Tab. 6. Kausale Faktoren der Entzündung = äußere Krankheitsursachen (s. S. 26 ff.)

a) Unbelebte Faktoren
1. Mechanisch: Trauma, Quetschung, Zerreibung
2. Chemisch: Säure, Lauge, Senfgas, Hypoxidose, Hyperoxidose
3. Thermisch: Verbrennung, Erfrierung
4. Aktinisch: Strahlen (Röntgen-, Atom-, UV-Strahlen)

(seelisch-geistig geopath. Felder) — handschriftliche Randnotiz

b) Belebte Faktoren	
1. Viren	
2. Rickettsien, Mykoplasmen, Chlamydien	
3. Bakterien	Infektionen
4. Pilz	
5. Protozoen (z. B. Amöben)	
6. Würmer (z. B. Askariden)	Infestationen
7. Parasiten (z. B. Läuse)	

b) zu knötchenförmigen Anhäufungen von Entzündungszellen (= *granulomatöse Entzündung*),
c) zur Ausbildung kapillarreicher Reparationsgewebe (= *granulierende Entzündung*),
d) zur Proliferation von Kapillarsprossen und Fibroblasten (= *proliferative Entzündung*) führt.

3.4. Die akute exsudative Entzündungsreaktion

Die exsudative Entzündungsreaktion besteht
a) aus einer lokalen *Durchblutungsstörung* im Bereiche *der Mikrozirkulation* mit Steigerung der Blutgefäßpermeabilität,
b) der Ausschwitzung (= *Exsudation*) von Blutplasma und
c) der Auswanderung (= *Transmigration*) von Blutzellen aus den Gefäßen ins entzündlich veränderte Gewebe.

3.4.1. Mikrozirkulationsstörung

Die Endstrombahn liegt zwischen den terminalen Arteriolen und den postkapillären Venolen (Abb. 51) und umfaßt das Kapillarnetz sowie ein Kurzschlußgefäß, welches eine direkte Verbindung zwischen Arteriole und Venole herstellt (siehe auch S. 306). Der Blutdurchfluß in der terminalen Blutstrombahn wird dem jeweiligen Bedarf angepaßt. Im Normalfall wird der Hautblutstrom durch die Kurzschlußgefäße geleitet, nachdem die präkapillären Sphinkter verschlossen sind. Die Kapillaren werden nur intermittierend durchströmt. Ferner besteht im Bereich der Arteriolen und Venolen ein fortwährender Wechsel zwischen Vasokonstriktion und Dilatation. Durch diese Veränderung des terminalen Strombettes wird der Blutdurchfluß, der Blutdruck, die *Transsudation* (= Abpressung) löslicher Substanzen ins umliegende Gewebe beeinflußt. An der *Regulation der Mikrozirkulation* sind zahlreiche humorale und chemische Substanzen beteiligt (Tab. 7). Im Rahmen der Entzündungsreaktion erfährt die Endstrombahn eine dreiphasige Veränderung (Abb. 52).

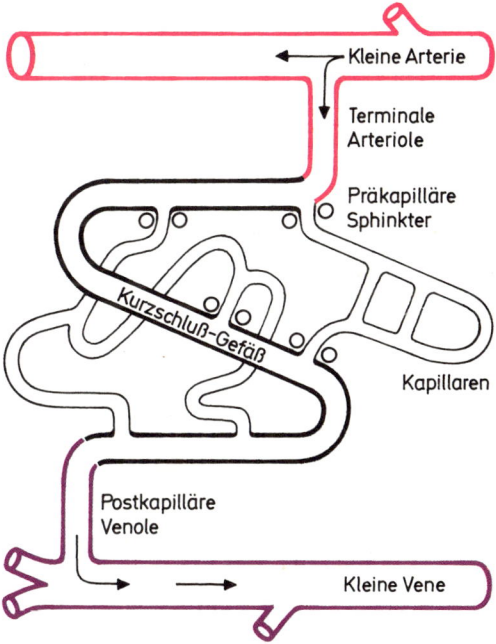

F. – Abb. 51. Schema der normalen Endstrombahn (Mikrozirkulation).

F. – Tab. 7. Humorale und chemische Faktoren, die an der Regulation des mikrozirkulatorischen Blutflusses beteiligt sind.

Faktoren		Vasokon-striktorisch	Vasodila-torisch	Permeabilitäts-fördernd
Katecholamine	Epinephrin	+	+	
	Norepinephrin	+		
	Dopamin	+	+	
Amine	Serotonin	+	+	+
	Histamin		+	+
	Acetylcholin		+	
Peptide	Angiotensin	+		
	Vasopressin	+		
	Oxytocin	+	+	
	Kinine		+	+
Hypoxämie			+	
Hyperkapnie			+	
Gewebeansäuerung			+	
Prostaglandine		+	+	

3.4.1.1. Phasen der Mikrozirkulationsstörungen

a) *Die erste Phase* dauert nur Sekunden bis wenige Minuten und läßt sich nicht bei jeder Entzündungsreaktion feststellen. Sie besteht in einer *kurzdauernden vorübergehenden Arteriolenkonstriktion* durch die Einwirkung vor allem von *Katecholaminen*. Folge davon ist eine kurz-

fristige Blässe des Entzündungsherdes (dieser Mechanismus ist noch umstritten).

b) *Die zweite Phase* der Entzündungsreaktion setzt wenige Minuten nach der ersten Phase ein und führt unter dem Einfluß von Entzündungsmediatoren (s. v.) wie *Prostaglandine der E-Reihe* (z. B. PG-E$_1$, PG-E$_2$ etc.) mit *Bradykinin*, sowie in geringerem Maße auch Histamin, Sero-

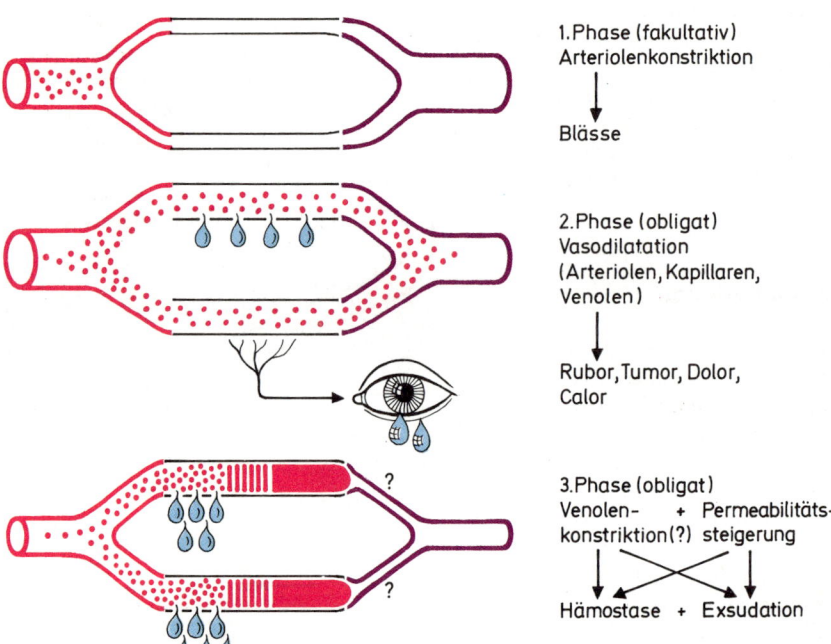

1. Phase (fakultativ)
Arteriolenkonstriktion

↓

Blässe

2. Phase (obligat)
Vasodilatation
(Arteriolen, Kapillaren, Venolen)

↓

Rubor, Tumor, Dolor, Calor

3. Phase (obligat)
Venolen- + Permeabilitäts-
konstriktion(?) steigerung

Hämostase + Exsudation

F. – Abb. 52. Reaktion der terminalen Strombahn bei der akuten Entzündung.

tonin und *Prostaglandine der F-Reihe* zu einer *Vasodilatation der Arteriolen, Kapillaren* und *postkapillären Venolen.* Gleichzeitig wird dadurch der hydrostatische Filtrationsdruck lokal erhöht und die Transudation von Blutflüssigkeit in die Umgebung gefördert. Dieser Mechanismus erklärt die Rötung und die Schwellung des Entzündungsgebietes. Da die Prostaglandine der E-Reihe gleichzeitig die Schmerzrezeptoren für Bradykinin empfindlich machen, findet auch das Kardinalsymptom *Dolor* (= Schmerz) seine Erklärung.

c) Die dritte Phase der Entzündungsreaktion wird vornehmlich durch eine *Histamin-vermittelte Konstriktion der kleinen Venen* (im einzelnen noch unklar) verursacht. In jedem Fall kommt es im Bereich des terminalen Strombettes zu einer Strömungsverlangsamung, Filtrationsdruckerhöhung und Permeabilitätssteigerung.

3.4.1.2. Strömungsverlangsamung

Die Strömungsverlangsamung führt zunächst zu einer geldrollenartigen Anordnung der Erythrozyten. Das Zustandekommen dieses *Geldrollen-Phänomens* hängt von verschiedenen Plasma- und Zellfaktoren ab, deren jeweilige Bedeutung noch nicht im Einzelnen sichergestellt ist.

Unter anderem wird *Agglomerinen im Proteinmantel der Erythrozyten* eine führende Rolle zugeschrieben (BESSIS, 1978). Sie sollen in ihrer Funktion inkompletten Antikörpern ähnlich sein, zumal für ihre Aktion die Gegenwart hochmolekularer Substanzen erforderlich ist. Möglicherweise beeinflussen die Agglomerine aber auch die Oberflächenspannung der Erythrozyten und führen auf diesem Wege zum Geldrollen-Phänomen. Im allgemeinen scheinen alle großen, anisodiametrischen Moleküle wie Fibrinogen, Globuline und Albumine sowie auch Dextran in höherer Konzentration die Geldrollenbildung zu begünstigen. Später wandeln sich diese geldrollenartigen Erythrozytenaggregate zu lichtmikroskopisch *homogenen Zylindern*[1] um, wobei die Konturen der einzelnen Erythrozyten nicht mehr erkennbar sind (= *roter Sludge,* Abb. 52). Die Störung der Mikrozirkulation schädigt auch die Endothelien und führt zur Aggregation von Blutplättchen (s. Hi. S. 191).

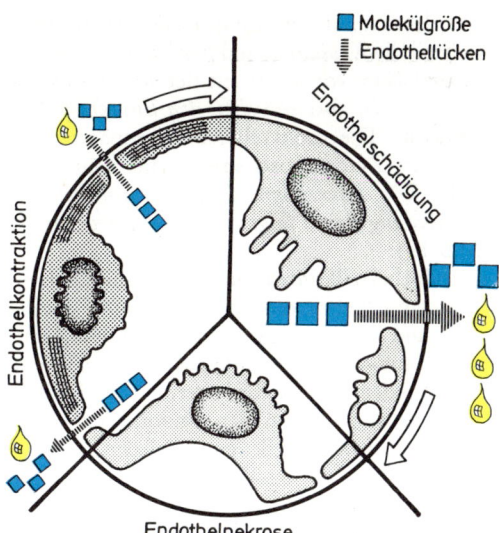

F. – Abb. 53. Pathomorphologie der Endothelveränderungen bei der entzündungsbedingten Permeabilitätsstörung.

Durch die *Wirkung bakterieller Enzyme* können auch Thromben in kleineren Arterien und Venen entstehen (Abb. 53). Dies ist besonders bei Infektionen mit *Staphylokokken*[2] der Fall, weil sie eine Koagulase bilden und abgeben, die in das Gerinnungssystem des Menschen eingreift. Durch die arteriellen Thromben entstehen größere *Nekrosen* im Entzündungsgebiet, was der Bildung von Abszessen und Sequestern Vorschub leistet. In späteren Phasen der Entzündung kann der Entzündungsprozeß auch auf die Wände größerer Blutgefäße übergreifen. Dies geschieht in den dünnwandigen Venen leichter als in Arterien. Es entwickelt sich dann eine *entzündliche Thrombose*[3] *(Thrombophlebitis).* Diese kann, wenn sie bakterienhaltig ist, zum Ausgangspunkt bakterieller Streuungen werden (siehe Sepsis, S. 478).

3.4.1.3. Permeabilitätsstörung

Der normale Stoffdurchtritt und -transport durch die Wandung der terminalen Strombahn geschieht entweder auf transzellulärem oder interzellulärem Wege (siehe intravaskulärer Transport, S. 322). Die Permeabilitätsstörung im Rah-

---

[1] Kylindron (gr.) Walze. – [2] Staphylos (gr.) Traube; kokkos (gr.) Kugel. – [3] Thrombos (gr.) geronnene Masse; phlebs (gr.) Ader.

men des Entzündungsgeschehens betrifft vorwiegend die *Kapillaren* und *postkapillären Venolen* und läuft vor allem auf der *interzellulären Passage,* d. h. also *zwischen den Endothelzellen* hindurch. Die transzelluläre Stoffpassage in Form der Zytopempsis spielt dabei kaum eine Rolle. Die interzelläre *Passage wird bei der Entzündung durch folgende Vorgänge verstärkt* (Abb. 53):

a) **Endothelzellkontraktion:** Die Endothelzellen enthalten *myosinartige kontraktile Eiweiße* und können sich *unter dem Einfluß von Entzündungsmediatoren kontrahieren.* Damit verbunden ist eine Erweiterung der Lücken (= gaps) zwischen den Endothelien sowie eine Auflockerung der endothelialen Zellkontrakte sowie der Basalmembran.

b) **Endothelzellnekrosen:** Durch die *Einwirkung toxischer Substanzen* (z. B. Bakterienendotoxine) werden die Endothelien geschädigt und zerstört. Die Endothelien schwellen, bilden tentakelartige Oberflächenstrukturen aus, was zusammen mit einer physikalisch-chemischen Membranveränderung die Blutplättchenablagerung fördert. Mit der Endothelschwellung treten Lücken zwischen den Endothelien auf. Ein Teil der geschädigten Endothelien wird vom Blutstrom von der Unterlage abgerissen und weggeschwemmt. Beim anderen Teil der Endothelien bildet sich ein lumenseitiges Zytoplasmaödem aus und löst sich nach Ausbildung einer basalen Blase von der darunterliegenden Basalmembran ab.

Im Rahmen des Entzündungsgeschehens können je nach Entzündungsgrad *3 Typen der Permeabilitätsstörung* auftreten:

a) **Sofort-vorübergehender Typ:** Er hält nur kurze Zeit an, dauert höchstens eine Stunde und spielt sich im Bereiche der postkapillären Venolen ab. Dieser Störungstyp der Gefäßwandpermeabilität wird *vorwiegend durch Mediatorstoffe* vermittelt, die bereits in aktiver Form in den mobilen Bindegewebszellen wie Mastozyten, basophile Leukozyten und Monozyten vorhanden sind und folglich sofort wirksam werden können. Zu diesen zytogenen Mediatoren gehören *Histamin, Serotonin (5-OH-Tryptamin), Bradykinin,* aber auch *Leukokine* aus den neutrophilen Granulozyten. Der sofort-vorübergehende Typ kommt beispielsweise bei leichter thermischer Gewebsschädigung und bei Typ I der Hypersensibilität vor (Abb. 54).

b) **Verzögert-anhaltender Typ:** Dieser Typ der Permeabilitätsstörung hält längere Zeit an, dauert meist mehrere Stunden und spielt sich vorwiegend im Bereiche der Endothelien ab. Dabei beherrschen Mediatoren die Szene, die in einer *inaktiven* Form vorliegen und vor ihrem Einsatz erst durch Plasma-Proteasen aktiviert werden müssen Abb. 54. Dazu gehören *Prostaglandine, Permeabilitätsfaktoren* aus Lymphknoten, Thymus und Haut, sowie z. T. auch das Komplementsystem mit entsprechenden *lysosomalen Aktivatoren* (siehe Mediatoren, Komplementsystem, S. 427). Diese meist erst im Serum aktivierten Mediatoren (= *serogene Mediatoren*) steigern die Gefäßpermeabilität entweder durch Erweiterung der interendothelialen Zellücken (= gaps) im Rahmen der Endothelschädigung. Die Endothelnekrose kann schließlich ihrerseits serogene Mediatoren aktivieren. Der verzögert-

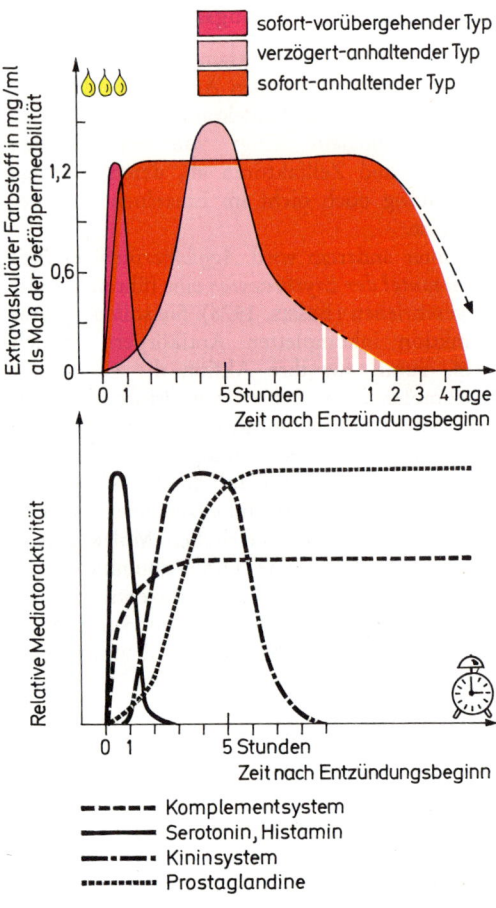

F. – Abb. 54. Synoptische Darstellung der Gefäßpermeabilität und der Mediatoraktivität im Entzündungsgeschehen.

anhaltende Typ kommt beispielsweise beim Sonnenbrand und bei Typ IV der Hypersensibilität vor. Außer diesen beiden durch Mediatoren vermittelten *(= indirekten) Störungstypen* der Permeabilität gibt es noch einen direkten Typ (ohne Mediatoreneinwirkung):

c) **Sofort-anhaltender Typ:** Dieser *direkte Typ* tritt innerhalb weniger Minuten nach Einwirkung des entzündlichen Agens ein, hält längere Zeit an und dauert je nach Geschwindigkeit der Reparationsmechanismen mehrere Tage. Der Schauplatz des sofort-anhaltenden Typs ist das Endothel der Endstrombahn am Ort der mechanischen, physikalischen oder chemischen *Gewebeschädigung nach Trauma, Hitze oder Verätzung*. Dabei sind die Gefäße durch Endothelnekrosen so lange abnorm durchlässig, bis die »undichten Stellen« in der Endstrombahn durch entsprechende Reparaturmechanismen wie Thromben, Proliferation der Endothelien und Gefäßwandmyozyten wieder abgedichtet sind (Abb. 54).

3.4.2. Exsudation[1]

Als Folge der Permeabilitätsstörung treten Blutserum und Plasmabestandteile ins Gewebe aus (= Exsudation) und bewirken zusammen mit der proteolytischen Veränderung der Interzellularsubstanz (s. S. 228) eine Gewebeschwellung (= Tumor). Der Sinn der Blutplasmaexsudation bei der entzündlichen Reaktion ist einerseits darin zu sehen, daß durch das im Gewebe gerinnende Fibrin sehr schnell der entzündliche Schaden abgegrenzt *(= demarkiert)* wird und Erreger (z. B. Bakterien) an die Fibrinfäden *fixiert* werden können. Andererseits ist die *entzündliche Ödemflüssigkeit*[2] ein gutes Nährmedium für Zellen. Davon profitieren aber nicht nur die in das Entzündungsgebiet einwandernden körpereigenen Zellen (Granulozyten, Lymphozyten, Makrophagen, Fibroblasten), sondern auch die Erreger selbst. So können sich beispielsweise Pneumokokken bei der Lobärpneumonie besonders gut im entzündlichen Ödem ausbreiten.

3.4.3. Leukozytentransmigration[3]

Im Rahmen des Entzündungsgeschehens wandern, je nach Immunität, polymorphkernige oder rundzellige Leukozyten ins Gewebe ein. So kommt es *bei humoraler Immunität* (Antikörper u. Komplement) eher zu einer *eitrigen Entzündung* mit einem Granulozyteninfiltrat. Liegt hingegen eine *zellgebundene Immunität* (sensibilisierte Lymphozyten) vor, so entwickelt sich eher eine *nicht-eitrige Entzündung* mit einem lymphoplasmazellulären Infiltrat.

Alle Entzündungszellen stammen aus dem strömenden Blut und wandern aus dem Gefäßsystem durch die Gefäßwand ins Entzündungsfeld ein. Dabei lassen sich folgende Teilvorgänge erfassen:

a) **Leukozytenmargination:** Normalerweise bewegen sich die Leukozyten vorwiegend im Axialstrom des Blutes. 5–15 min nach Einsetzen einer entzündlichen Zirkulationsstörung, in der Phase der verstärkten und beschleunigten Durchblutung, bewegen sich die Leukozyten bereits mehrheitlich im Randstrom (Abb. 55). Dies liegt zum einen daran, daß Thrombo- und Erythrozytenaggregate *(= Sludge)* entstehen, die aus Strömungsgründen den Axialstrom für sich beanspruchen (Abb. 55), zum anderen kann aber auch *C5 a* des Komplementsystems (s. S. 429) selektiv eine Leukozytenmargination auslösen.

b) **Leukozytenadhäsion:**[4] Wenig später bleiben einige Granulozyten für geraume Zeit an den Endothelzellen kleben, werden aber in dieser Phase meist noch durch den Blutstrom wieder abgerissen und fortbewegt (Abb. 55). Dadurch entsteht der Eindruck, daß die Granulozyten langsam und schwerfällig über das Endothel hinwegtorkeln. 30 Minuten später ist dann aber das Endothel der Kapillaren und postkapillären Venolen mit neutrophilen Granulozyten gepflastert. Jetzt kleben die Granulozyten auf der Glykokalix der Endotheloberfläche (= *Leukozytensticking*). Für die Granulozytenadhäsion sind auf den Endothelien *lektinartige Oberflächenmoleküle* mit Resten von Glykoproteinen die Voraussetzung. Das Hängenbleiben wird durch Membranveränderungen der Granulozyten selbst reguliert: Chemotaktische Faktoren (s. u.) sowie sekretionsfördernde Substanzen (c-GMP) fördern, Lokalanästhetika, Cortison sowie sekretionshemmende Substanzen (Colchizin) *hemmen* die Adhäsion der Granulozyten.

---

[1] Exsudare (lat.) herausschwitzen. – [2] Oidäma (gr.) Geschwulst. – [3] Trans-migrare (lat.) hinüberwandern. – [4] ad-haerere (lat.) hängenbleiben.

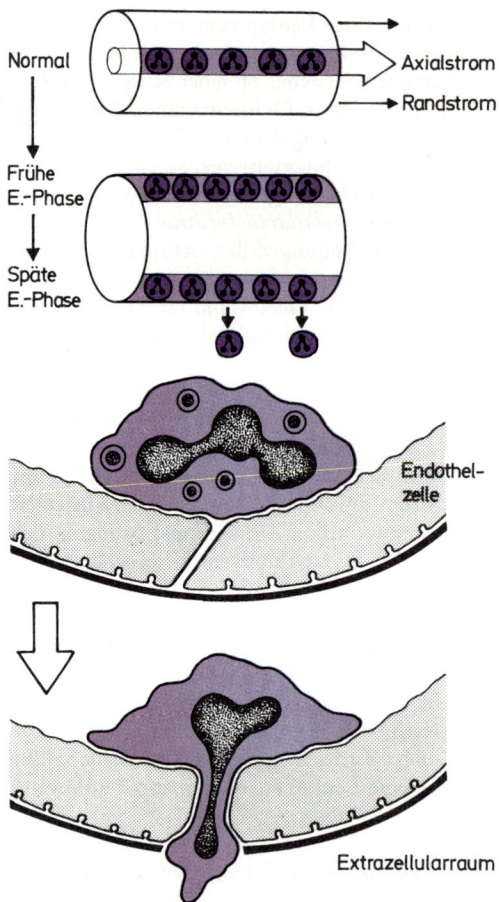

Normal

Axialstrom
Randstrom

Frühe
E.-Phase

Späte
E.-Phase

Endothel-
zelle

Extrazellularraum

F. – Abb. 55. Phasen der Leukozytentransmigration.

3.4,4. Chemotaxis[3]

Nachdem die Granulozyten in das extravaskuläre Bindegewebe gelangt sind, bewegen sie sich dort weiter. Ihre Bewegung wird hier durch chemische Substanzen gesteuert. Dieser Vorgang wird als Chemotaxis bezeichnet. Die Granulozyten bewegen sich dabei nicht ziellos und zufällig, sondern linear in Form einer amöboiden Bewegung auf die chemotaktische Substanz hin. Durch experimentelle Untersuchungen konnte nachgewiesen werden, daß die Granulozyten eine Latenzzeit von etwa 90 min benötigen, ehe sie sich auf einen chemotaktischen Reiz hin in Bewegung setzen.

Für den Bewegungsfortgang der Granulozyten dient distal eine Adhäsionsstelle (chemotaktischer Rezeptor?) der Pseudopodien auf ihrer Unterlage, während proximal das Zytoskeleton (s. S. 188) als Verankerung dient. Ein *Actin-Gel-System* dient dabei den Granulozyten als Motor. Die Wanderungsgeschwindigkeit (= Chemokinese) der Granulozyten wird von der Chemotaxis unabhängig gesteuert (KELLER, 1978).

Die *Transmigration verläuft bei allen Leukozyten ähnlich.* Die Granulozyten wandern am raschesten aus und sind bereits 90 min nach Entzündungsbeginn am Ort. Die Monozyten (= Makrophagen, Histiozyten) brauchen dazu mehr als 5 Stunden.

Die Mastzelle und die basophilen Granulozyten besitzen auf ihrer Zelloberfläche einen Rezeptor für IgE. Findet dieses Immunglobulin im Rahmen einer allergischen Reaktion sein Antigen oder werden diese Zellen traumatisch alteriert, so degranulieren sie und setzen Histamin frei. Außerdem geben sie einen chemotaktischen Faktor ab, der bevorzugt eosinophile Granulozyten anlockt. Dies erklärt die reichlichen eosinophilen Granulozyten einer allergischen Gewebsreaktion. Eosinophile Infiltrate finden sich auch bei Wurminfestationen. Der Durchtritt der *Erythrozyten* durch die Gefäßwand geschieht passiv, meist nach vorheriger Gefäßschädigung (siehe S. 461).

Die Chemotaxis ist für alle Granulozyten, Monozyten und Lymphozyten bewiesen. *Folgende* **Substanzen** *wirken chemotaktisch:*
a) Bakterielle Faktoren (z. B. Endotoxine),
b) Membranphospholipide (z. B. Membran-Arachnodionsäureester),
c) denaturierte Proteine (= Nekrotaxis),

c) **Leukozytenemigration**[1] Nach der Adhäsion kriechen die Granulozyten amöboid bis zur nächsten Lücke zwischen zwei Endothelzellen, strecken Pseudopodien[2]-artige Zellfortsätze hinein und verformen sich samt dem Zellkern. Auf diese Weise kriechen die Granulozyten zwischen den Endothelien hindurch, lösen wo nötig die subendotheliale Basalmembran auf und gelangen in den Extrazellulärraum des Entzündungsfeldes (Abb. 55). Der Vorgang der Leukozytenemigration ist ein *aktiver Prozeß,* der von *chemotaktischen Faktoren* (s. u.) auch noch postmortal gelenkt wird. Er wird von allen Leukozyten beschritten.

---

[1] Emigrare (lat.) auswandern. – [2] Pus, podos (gr.) Fuß, Bein. – [3] taxis (gr.) Ordnen, Anordnung.

d) Faktor C5a, Ba, C 5, 6, 7 des Komplementsystems,

e) Lymphokine aus B- und T-Lymphozyten,

f) Histamin selektiv für Eosinophile (?).

Bestimmte Prostaglandine scheinen nur die Chemokinese der Leukozyten zu beeinflussen.

Defekte der Chemotaxis: Sie liegen vielen Krankheitsbildern zugrunde. Ob diese Defekte Ursache oder Folgeerscheinungen sind, ist allerdings noch nicht geklärt.

3.4.5. Rolle der an der Entzündung beteiligten Zellen

a) Die **Endothelien** können sich *aktiv kontrahieren* und geben den Weg aus dem Blutgefäß in die Umgebung für humorale und zelluläre Blutbestandteile frei.

b) Die **Thrombozyten** stellen einen wichtigen Entstehungsort oder Träger für *Prostaglandine* und *Kinine* dar. Sie verkörpern einen Kern der Aktivierung des Gerinnungssystems *(Fibrinbildung)*.

c) Die **Granulozyten** phagozytieren, töten, bauen ab und verlieren *lysosomale Enzyme* mit einem breiten Wirkungsspektrum.
Die **neutrophilen Granulozyten** enthalten in ihren spezifischen Granula *kationische Proteine* und *Lysozym*. Die *azurophilen Granula* hingegen sind reich an *lysosomalen Enzymen* und *Myeloperoxidase*. Damit können sie Bakterien abtöten, das Komplementsystem aktivieren und Gewebe auflösen.

Die **eosinophilen Granulozyten** haben eine hohe *Peroxidase*konzentration. Sie sind unter Epithelien angereichert, die bereits normalerweise bakteriell besiedelt sind (nasale, vaginale, intestinale Mukosa).

Die **basophilen Granulozyten** enthalten in ihren Granula *Heparin,* aber auch *Histamin.* Sie spielen im immunpathologischen Geschehen eine wichtige Rolle.

d) Dies ist auch bei **Monozyten** und **Makrophagen** der Fall, welche jedoch zusätzlich noch sekretorische Zellen für neutrale *Hydrolasen* (Elastase, Kollagenase) darstellen.

e) **Lymphozyten** und **Plasmazellen** sind die Vertreter des *Immunsystems* im Entzündungsfeld.

3.5. Mediatorstoffe im Entzündungsgeschehen

Mittlerweile ist gesichert, daß das Entzündungsgeschehen mehr durch die Einwirkung chemischer Mediatoren als durch direkte physikalische oder chemische Schädigungen ausgelöst und gesteuert wird. Dies um so mehr, nachdem bewiesen ist, daß Entzündungsreaktionen auch in Geweben mit ausgefallener nervaler Versorgung ablaufen. Die *Rolle der Mediatoren* besteht dabei, wie bereits erwähnt, in der Auslösung der verschiedenen entzündungsspezifischen Gewebereaktionen.

Welches sind die *Charakteristika eines Entzündungsmediators?* Eine chemische Substanz ist dann als Mediator zu bezeichnen, wenn sie

Mediatoren	Fieber	Vasodilatation	Exsudation	Chemotaxis	Phagozytose	Schmerz
Histamin	−	++	++	+ →Eosinophile	−	−
Lymphokine	−	++	−	++	+	−
Prostaglandine	+	++ $PGE_{1,2}$	(+)	+ $PG_{2\alpha}$	−	+++ PGE
SRS-A	−	−	−	−	−	−
Bradykinin	−	++	+++	−	−	++
Komplementsyst.	−	++ C_{3a}, C_{5a}	+ (indirekt)	++ $Ba, C_{5a}, \overline{C567}$	+ C_{3b}	−

F. – Abb. 56. Mediatoreneffekt im Entzündungsgeschehen.

sich um Zeitpunkt ihrer angenommenen Wirkung während des Entzündungsgeschehens isolieren läßt, wenn ihre Wirkung sich durch spezifische Antagonisten unterdrücken läßt und wenn diese Substanz nach Hemmung im Organismus verbraucht wird (Abb. 56).

Die Zahl der Entzündungsmediatoren mit vor allem in In-vitro-Versuchen bewiesenem Effekt ist rapid angestiegen. Inwieweit sie auch unter In-vivo-Bedingungen eine Rolle spielen, ist in den meisten Fällen noch unklar. Den im folgenden besprochenen Mediatoren werden Funktionen im Rahmen der akuten Entzündungsreaktion zugesprochen. Vorerst ist es noch unmöglich, die zeitliche Reihenfolge der Mediatorwirkungen festzulegen. Vielmehr wird das Wirkungsoptimum eines einzelnen Mediators und der Zeitpunkt seiner Wirkung durch das Zusammenspiel mehrerer Entzündungsreize moduliert. Grundsätzlich lassen sich die Mediatoren in 2 Hauptgruppen einteilen:

a) Zytogene Mediatoren: Sie sind in aktiver Form in bestimmten Zellen gespeichert und werden in bereits aktivierter Form freigesetzt. Die wichtigsten Vertreter dieser Mediatoren sind *Histamin* und *Serotonin.*

b) Serogene Mediatoren: Sie werden in einer inaktiven Form synthetisiert und müssen vor ihrem Einsatz im Entzündungsprozeß zuerst noch durch Plasmaproteasen aktiviert werden. Die wesentlichen Vertreter dieser Gruppe sind die *Kinine* sowie das *Komplementsystem.*

Neben zahlreichen extrazellulären Kontrollmechanismen (positiver und negativer Feedback) scheint die intrazelluläre Steuerung durch zyklische Nukleotide zu überwiegen. Die *Yin-Yang*[1]-*Hypothese* der Mediatorenfreisetzung (GOLDBERG, 1976) geht davon aus, daß die Sekretion der wesentlichen Mediatoren (z. B. Histamin) durch das Wechselspiel zweier intrazellulärer *Antagonisten* in Form des *c-AMP* und *c-GMP* reguliert wird (Abb. 57).

3.5.1. Die zytogenen Amine: Histamin und Serotonin

Sie werden zusammen mit einigen anderen Mediatoren auch *»Immediatoren«* genannt und

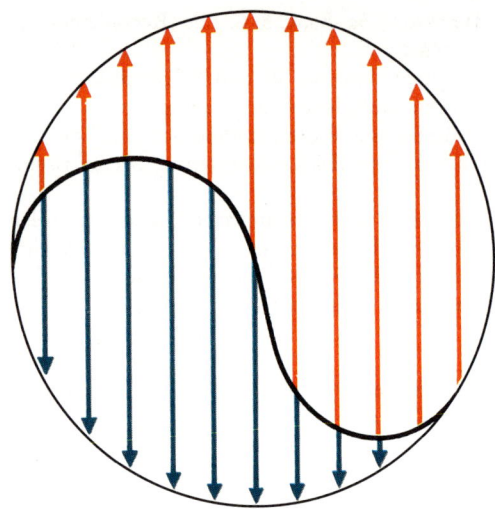

↑ Sekretionsförderung durch c-AMP
↓ Sekretionshemmung durch c-GMP

F. – Abb. 57. Yin-Yang-Hypothese der Mediatorsekretion (z. B. Histamin).

sind die *»Hauptakteure«* in der frühen Entzündungsreaktion.

Histamin stammt vor allem aus den Granula der Mastzellen und der basophilen Granulozyten. Eine besonders hohe Histaminkonzentration findet sich in dem Magenantrum.

Die Histaminfreisetzung erfolgt:
a) durch Antigen-Antikörper-Komplexe, wobei die Zellen durch membrangebundene IgE-Moleküle schon vorsensibilisiert sein können (s. S. 438)
b) durch direkte Zellschädigung (auch im Rahmen der Komplementaktivierung,
c) durch kationische Proteine sowie
d) durch eine Reihe von Substanzen, die den intrazellulären c-AMP-Gehalt steigern (z. B. Cholera-Toxin, Isoproterenol).

Die *Freisetzung und Aktivität* des Histamins wird einerseits, wie bereits erwähnt, über zyklische Nukleotide (Yin-Yang-Mechanismus) gesteuert, indem das Histamin eine eigene Rezeptorgruppe (H_2-Rezeptoren) besetzt, wodurch der intrazelluläre Gehalt an c-AMP reduziert und die Histaminfreisetzung gebremst wird.

---

[1] ☯ Yin = empfangene weibliche Kraft; Yang = bewegte männliche Kraft. Chinesisches Philosophiesymbol: Relation des gleichzeitigen Wachsens und Ausgleich Erfordernden des Einen im Andern (= Animismus).

Außerdem läßt sich die Histaminwirkung auch durch die recht rasche Entleerbarkeit der Histaminspeicher steuern.

Das *Histamin hat folgende Wirkungen:*
a) Kontraktion der glatten Muskulatur. Eine direkte Einwirkung auf das Myokard ist noch umstritten.
b) Dilatation der Arteriolen, später auch der präkapillären Sphinkteren und der postkapillären Venolen. Außerdem wird auch noch eine Vasokonstriktion der kleinen Venen diskutiert. Das Resultat dieser Vasoaktivität ist eine
c) Permeabilitätssteigerung vor allem beim sofort-vorübergehenden Typ (Abb. 54), und
d) Stimulation der exokrinen Sekretion. So ist das Histamin ein wichtiges Glied in der Reaktionskette: Gastrin → Magenmukosa → Histaminfreisetzung → Magenbelegzellen → HCl-Sekretion. Schließlich ist das Histamin auch chemotaktisch aktiv mit
e) selektiv chemotaktischer Wirkung auf eosinophile Granulozyten.

Die teilweise gegensätzlichen Histamineffekte sind durch den *Einfluß zweier unterschiedlicher Rezeptor-Gruppen* bedingt. Sie werden H_1- und H_2-*Rezeptoren* genannt. Durch selektive Hemmung des H_1-Rezeptors mit Mepyramin, des H_2-Rezeptors mit Buryamide oder Methiamide lassen sich die einzelnen Histaminwirkungen aufgliedern.

Als Entzündungsmediator nimmt das Histamin vor allem bei *allergischen Entzündungsformen* wie z. B. allergische Rhinitis (Heuschnupfen), Arzneimittelurtikaria[1] und anaphylaktischer Schock eine Schlüsselrolle ein (vgl. Immunologie, S. 438).

Serotonin stammt aus den enterochromaffinen Zellen des Dünndarms sowie aus den Thrombozyten (bei Ratten auch aus Mastzellen). Es hat eine *histaminähnliche Wirkung auf die Gefäßpermeabilität*, scheint aber im übrigen Entzündungsgeschehen beim Menschen nur wenig zu beeinflussen.

3.5.1.1. Produkte neutrophiler Granulozyten

Eine Reihe wichtiger Mediatoren des Entzündungsgeschehens stammt aus den Lysosomen der neutrophilen Granulozyten (siehe Lysosomen, S. 203).

Dazu gehören die *kationischen Proteine* und *sauren Proteasen.*

a) *Die kationischen Proteine.* Sie sind *nicht enzymatisch* wirksame Proteine und steigern teilweise die Gefäßpermeabilität. Unter diesen Proteinen finden sich auch Mediatoren, welche auf die Makrophagen und Granulozyten chemotaktisch wirken.

b) *Die sauren Proteasen* können zwar in vitro Zellmembranen und andere Zellproteine zerstören. Ihre In-vivo-Wirkung ist aber noch umstritten. Der Hauptangriffspunkt dieser Proteasen ist die Zellmembran und die Phagosomenvakuole. Eine Plasma-Kininogenspaltende *Leukokininogenase* sowie die direkt *C3- und C5-spaltenden* Proteasen liegen mit ihrem pH-Optimum gleichfalls im sauren Bereich. Das Substrat der Leukokininogenase ist das *Leukokininogen* im Plasma.

c) *Die neutralen Proteasen* scheinen im Rahmen der Entzündungsantwort die größte Rolle zu spielen (s. Abb. 56). Die Enzyme *Elastase, Kollagenase* und *Katepsin G* lösen elastische Fasern, Basalmembranen, Knorpelgewebe und auch Fibrin auf. Das *Leukozytenpyrogen,* als hauptverantwortliches Agens für febrile Zustände, wird von neutrophilen Granulozyten wie auch von Monozyten sezerniert und entfaltet seine Wirkung direkt in den vorderen Hypothalamuskernen. Vermutlich wirkt es dort über die Vermittlung lokal synthetisierter Prostaglandine.

3.5.1.2. Produkte sensibilisierter Lymphozyten-Lymphokine

Sie spielen eine Hauptrolle bei der zellulär vermittelten Immunität (s. Immunpathologie).

Lymphokine sind lösliche, von Lymphozyten stammende Faktoren und haben *keine Antikörpereigenschaft.* Sie lassen sich in *drei Kategorien* unterteilen:
a) Lymphokine, die ihre Zielzellen zerstören *(Lymphotoxine),*
b) Lymphokine, die die Zellproliferation stimulieren *(mitogene Faktoren* und *Lymphozytenaktivatoren),*
c) Lymphokine, die die *Entzündungsantwort modulieren.* Diese Lymphokingruppe soll hier im folgenden betrachtet werden:

---

[1] Urtica (lat.) Brennessel.

Lymphokine mit Einfluß auf die Entzündungszellen:

Erst- und häufigstbeschriebene Faktoren dieser Gruppe sind diejenigen Lymphokine, welche die Makrophagen beeinflussen. Der bekannteste unter ihnen, der *Migrations-Hemmfaktor (= MIF)*, bewirkt, daß wandernde Makrophagen am Entzündungsort bleiben und daß sie phagozytieren. Eine Makrophagen-Aktivitätssteigerung wird dem *Makrophage-Aktivierungsfaktor* zugeschrieben.

Schließlich ist auch noch ein *Makrophagenanlockungsfaktor* bekannt, der auf diese Zellen chemotaktisch wirkt.

Außerdem sind Lymphokine bekannt, welche selektiv chemotaktisch auf die einzelnen Granulozyten wirken (vgl. S. 418).

Lymphokine mit Einfluß auf die Gefäßpermeabilität:

Hierher gehören die *Permeabilitätsfaktoren*, die aus Lymphknoten und Thymusextrakten stammen. Sie bewirken eine erhöhte Gefäßpermeabilität in den postkapillären Venolen sowie in den Kapillaren, was von einer massiven Lymphozytenemigration begleitet wird. Das gleiche gilt für den aus Lymphozytenkulturen gewonnenen »*Skin reactive factor*«.

3.5.1.3. Die Prostaglandine[1]

Nahezu jede menschliche Zelle besitzt die Fähigkeit, Prostaglandine *(= PG)* zu synthetisieren. Die Vorläufer der Prostaglandine sind mehrfach ungesättigte Fettsäuren der Zellmembran und somit ubiquitär vorhanden. Der Syntheseweg führt durch Einwirkung einer Zyklooxigenase von ungesättigten Fettsäuren (vor allem Arachidonsäure) zu den zyklischen Endoperoxiden (PG_2 und PGH_2), aus denen die *klassischen Prostaglandine der E-, F-, D- und A-Reihe* sowie *Thromboxane (TxA_2)* und *Prostazykline (PGI_2)* entstehen. Auf mechanischen oder chemischen Reiz beginnt die Zelle, Prostaglandine zu produzieren. Die meisten Entzündungszellen sezernieren nicht nur Stimuli für die PG-Synthese, sondern sind selbst wichtige PG-Lieferanten.

Je nach Struktur entfalten die freigesetzten Prostaglandine *Wirkungen*, die sich mitunter zu antagonisieren scheinen. PGE_1, $-E_2$ und – viel schwächer PGF_{2a} – steigern die lokale Durchblutung durch Vasodilation und verursachen dadurch die rasche Hyperämie nach Entzündungsreiz. *Prostaglandine der E-Reihe* sensibilisieren Schmerzrezeptoren und vermitteln den Anstieg der Körpertemperatur im Fieber. Ein positiver chemotaktischer Effekt hingegen läßt sich nur für PGF_{2a} nachweisen. *Prostazykline* gelten als Thrombozytenaggregationshemmer und Vasodilatatoren, während die Thromboxane die Thrombzytenaggregation fördern und die Kontraktion glatter Gefäßmuskulatur bedingen.

Für die *Beteiligung der Prostaglandine* als Mediatoren oder besser als Modulatoren der Entzündungsantwort sprechen jedenfalls folgende Fakten:

a) Die Prostaglandinkonzentration ist im entzündlichen Exsudat regelmäßig erhöht.
b) Die meisten Entzündungsparameter lassen sich durch Prostaglandine beeinflussen.
c) Die *nicht-steroiden Entzündungshemmer* wie *Acetylsalicylsäure* und *Indometacin* verhindern die Prostaglandinsynthese durch Hemmung der Zyklooxigenase.

Man weiß, daß Steroide die PG-Produktion unterdrücken, und daß einmal freigesetzte PG sehr rasch metabolisiert werden. Nach den bisher vorliegenden Erkenntnissen scheint es voreilig, den einen Prostaglandinen nur eine pro- den anderen nur eine antiinflammatorische Wirkung zuzusprechen. Jedenfalls bilden die Prostaglandine ein biologisch wirksames System, das darauf ausgerichtet ist, den Schaden im entzündeten Organismus so klein wie möglich zu halten.

3.5.1.4. Die SRS-A

Die Slow reacting substance of anaphylaxis (SRS-A), wurde während einer anaphylaktischen Antigenperfusion einer zuvor sensibilisierten Lunge gefunden. Neben seiner bronchokonstriktorischen Wirkung verstärkt SRS-A die Gefäßpermeabilität, besitzt aber keinen Einfluß auf die Chemotaxis. SRS-A ist zwar gegen proteolytische Enzyme resistent, wird aber durch eine in den *eosinophilen Granulozyten* vorkommende Arylsulfatase-B inaktiviert. Dies spricht für die Kontrollfunktion der Eosinophilen während der anaphylaktischen Reaktion (vgl. S. 433).

---

[1] Prostatäs (gr.) Vorsteher; glandula (lat.) Drüse, da zuerst im Prostatasekret entdeckt.

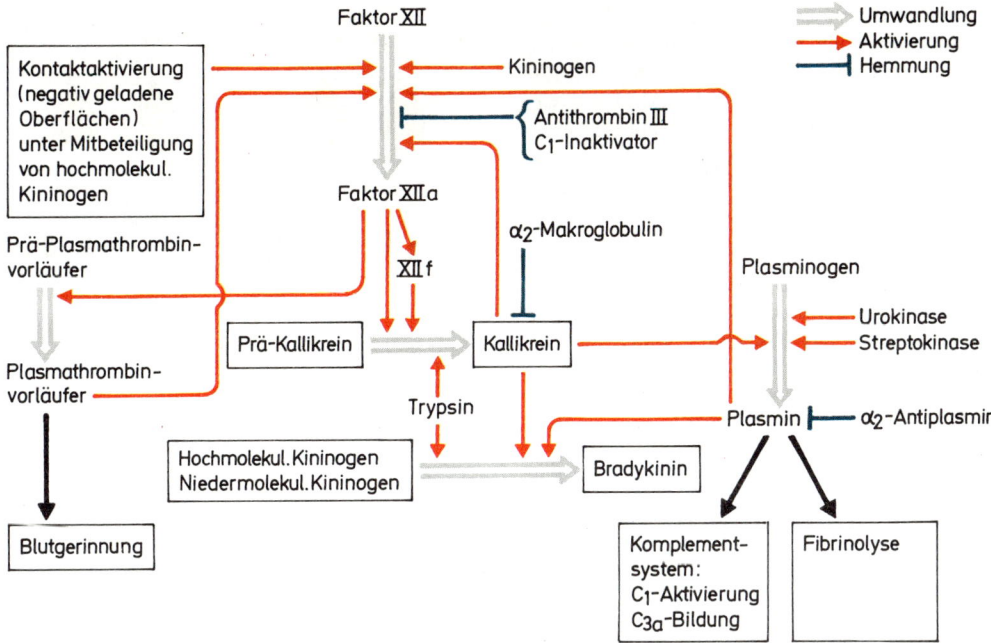

F. – Abb. 58. Kininsystem und seine Wechselwirkungen mit anderen Systemen.

3.5.2. Plasma-Mediatorensysteme (= serogene Mediatoren)

3.5.2.1. Das Plasma-Kinin-bildende System

Dazu gehören *3 Kinine: Bradykinin, Lysylbradykinin und Methionyllysylbradykinin,* deren biologische Aktivitäten nur quantitativ verschieden sind. *Bradykinin[1]* wird von *Kininogen,* vor allem vom hochmolekularen Typ durch Plasmakallikrein abgespalten. *Kallikrein[2]* wird unter Einwirkung des aktivierten Gerinnungsfaktors XII *(Hagemann-Faktor)* aus *Präkallikrein (= Fletcher-Faktor)* gebildet. Der Plasmafaktor XII wiederum ist aktivierbar durch Kontakt mit einer negativ geladenen Oberfläche wie Gas, Kollagen, Bakterienwand-Lipopolysaccharide oder über einen positiven Feedback-Mechanismus durch Kallikrein unter Mitwirkung des Kininogens vom hochmolekularen Typ als Kofaktor. Auch Plasmin oder PTA (Plasmathromboplastinvorläufer) und Harnsäure sind Aktivatoren des Kininsystems (Abb. 58).

Das Bradykinin hat ein breitgefächertes *Wirkungs-Spektrum:* Es führt zu
a) Permeabilitätssteigerung vom verzögert-anhaltenden Typ (Abb. 54), zu einer

b) Aktivierung der Schmerzrezeptoren,
c) Blutdruckabfall,
d) Bronchokonstriktion und spielt
e) auch eine Rolle im Energiestoffwechsel der Zelle.

Bradykinin[1] und die anderen Kinine werden *durch Kininasen inaktiviert,* deren Mehrzahl Carboxypeptidasen sind. Die *Kininase I* ist eine Carboxypeptidase-N und entspricht dem Anaphylatoxininaktivator. Die *Kininase II* ist eine Dipeptid-Hydrolase und entspricht dem Angiotensin-I-Umwandlungsenzym.

Eine *erhöhte Kininkonzentration* hemmt die Angiotensin-II-Bildung, was indirekt einer Blutdruckbeeinflussung gleichkommt. Außerdem wurde bewiesen, daß die Kininase II durch Insulin gehemmt wird. Das bei der Bradykininabspaltung aus Kininogen freiwerdende Fragment verhindert die Aktivierung des Gerinnungsfaktors XII und hemmt folglich über einen negativen Feed-back-Mechanismus die Kininaktivierung.

Die *aktivierenden Enzyme* des kininbildenden Systems sind *Serinproteinasen* und deshalb durch die meisten *Plasmaproteinase-Inhibitoren* hemmbar. α-2-Makroglobulin bildet mit ver-

---

[1] Bradus (gr.) saumselig, langsam; kineo (gr.) in Bewegung setzen. – [2] Kalos (gr.) schön; krino (gr.) absondern.

schiedenen Enzymen (z. B. Kallikrein) Komplexe, die dann noch Rest-Aktivität besitzen und gegen weitere Inaktivierung geschützt sind. Der C1-Inaktivator hemmt die Faktor XII-Aktivierung, Kallikrein, Plasmin usw., ebenso Antithrombin III. Die Wirkung des α-2-Antiplasmin-Inhibitors betrifft vor allem die Hemmung des Plasmins.

Granulozyten und Makrophagen bilden ein *Leukokinin*, das durch eine zelleigene Leukokininogenase aus Leukokininogen abgetrennt wird und ähnlich wie das Bradykinin wirkt.

3.5.2.2. Das Komplementsystem

Komplement ist ein physiologischer Plasmabestandteil, der auf verschiedenen Wegen aktiviert werden kann. Der Name Komplement stammt noch aus der früheren Vorstellung, daß das Komplementsystem die Antikörperwirkung vervollständige und komplettiere. Das Komplementsystem spielt eine wichtige Rolle bei der Entzündungsvermittlung, der Erregerabwehr und bei der Antigenverarbeitung (siehe Immunpathologie, S. 427).

3.6. Formen der exsudativen Entzündung

Die exsudativen Entzündungen lassen sich aufgrund des Exsudatcharakters unterteilen. Dabei ist es in einigen Fällen möglich, von der Art des Exsudats auf die Entzündungsursache zurückzuschließen.

3.6.1. Die serösen Entzündungen

3.6.1.1. Die reine seröse Entzündung

Bei einer serösen Entzündung (Abb. 59) besteht das entzündliche *Exsudat hauptsächlich aus Blutserum*. Im Exsudat ist die Albuminkonzentration höher, der Globulingehalt niedriger und die Elektrolytmenge gleich wie im Blut.

Vorkommen: Die seröse Entzündung ist oftmals das erste Durchgangsstadium zu anderen Entzündungsformen (z. B. Anschoppungsphase bei der Lobärpneumonie). Sie kann aber auch als selbständige Entzündungsform an serösen Häuten (Pleura, Perikard, Peritoneum), im Gelenk (sog. Reizergüsse) und an Schleimhäuten

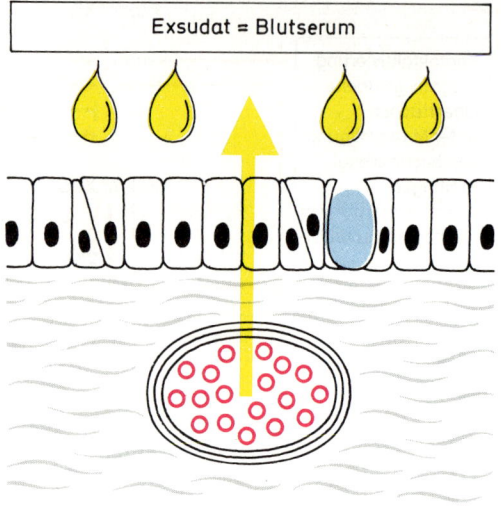

F. – Abb. 59. Seröse Entzündung.

(Cholera) auftreten. Die Existenz seröser Organentzündungen (seröse Hepatitis, seröse Nephritis, seröse Myokarditis) ist umstritten, da sie sich nur schwer von Blutkreislaufstörungen mit Ödem abgrenzen lassen.

Beispiel: Ein Beispiel für die seröse Entzündung ist die durch *Vibrio cholerae* (= gramnegative Sporen) ausgelöste Lokalinfektion des oberen Dünndarmabschnittes in Form *der Cholera*[1]. Erregerreservoir ist der Mensch. Die Übertragung der Cholera erfolgt im wesentlichen durch infiziertes Wasser (z. B. Waschzeremoniell im Ganges) oder direkten Kontakt. Die Choleravibrionen[2] vermehren sich im Lumen des Dünndarms und werden mit dem Fäzes ausgeschieden. Sie durchdringen die Darmwand nicht und fallen im Darmlumen leicht der Autolyse anheim. Dadurch werden *Enterotoxine* (= Exotoxine) frei. Der Schädigungsmechanismus selbst des Intestinums ist im einzelnen noch nicht geklärt. In jedem Falle kommt es zu einer serösen Entzündung des Jejunums mit schweren *wäßrigen Durchfällen*, Elektrolyt- und Flüssigkeitsverlust und oft auch *Schock (vgl. S. 62)*.

3.6.1.2. Die serös-schleimige (serös-katarrhalische)[3] Entzündung

Die serös-schleimige Entzündung läuft *ausschließlich an Schleimhautoberflächen* ab (Abb. 60). Das *Exsudat besteht aus Serum (vgl.*

---

[1] Cholera (hebr.) chaul-rah = böse Krankheit. – [2] Vibrare (lat.) zittern. – [3] Katarrheo (gr.) herabfließen.

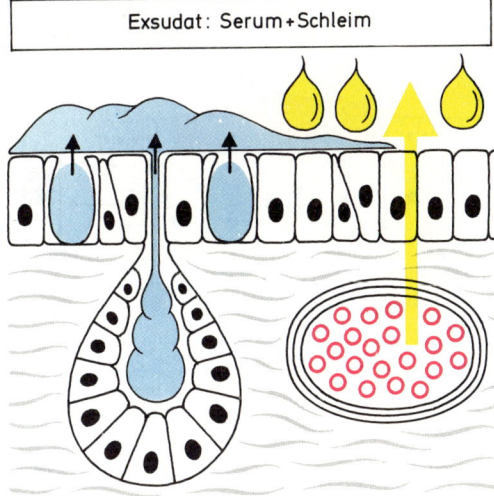

F. – Abb. 60. Serös-schleimige Entzündung.

reine seröse Entzündung) mit einer *Beimischung von Schleim* und abgeschilferten *Epithelien*.

Vorkommen: Die serös-schleimige Entzündung tritt z. B. bei Schnupfen und Enteritiden auf.

Beispiel: Beispiel für eine serös-schleimige Entzündung ist der gewöhnliche **Schnupfen** (Rhinitis catarrhalis acuta = common cold disease). Schnupfen wird durch zahlreiche verschiedene *Virustypen* (s. S. 75 ff.) aus der Gruppe der Reo-, Adeno-, Myxo- und Picornaviren ausgelöst. Kurz nach Beginn der Erkrankung tritt eine Hyperämie der Nasenschleimhaut auf. Darauf folgt eine seröse Exsudation in das Schleimhautstroma mit Behinderung der Nasenatmung sowie eine seröse Exsudation auf die Schleimhautoberfläche (Nase läuft). Durch entzündliche Reizung der schleimbildenden Drüsenzellen erfolgt eine verstärkte Schleimsekretion, so daß das seröse Exsudat einen Zusatz von Schleim erhält. Diese seröse Entzündung klingt meist nach 4–5 Tagen wieder ab. Es kann sich aber darauf eine eitrige Entzündung (bakterielle Superinfektion) aufpfropfen. Nicht selten breitet sich die virusinduzierte Entzündung auch auf andere Gewebe (Konjunktiva, Schleimhaut des oberen Respirationstraktes) aus.

3.6.2. Die fibrinöse Entzündung

Fibrinöse Entzündungen entstehen bevorzugt im Bereiche seröser Höhlen (Pleura, Perikard,

Peritoneum), in der Lunge (Lobärpneumonie) und an Schleimhäuten.

3.6.2.1. Die fibrinöse Entzündung in serösen Höhlen

Bei dieser Entzündungsform kommt es infolge der entzündlichen Gefäßschädigung und Permeabilitätssteigerung zu einer *Ausschwitzung von Blutplasma und Fibrinogen,* das außerhalb der Gefäße zu Fibrin polymerisiert (Abb. 61).

Vorkommen: Fibrinöse Entzündungen der serösen Häute finden sich als Mitreaktion der serösen Häute bei vielen Grundkrankheiten unterschiedlicher Ursache. Hierzu gehören z. B. Urämie, rheumatisches Fieber, rheumatoide Arthritis, Kollagenosen und Sepsis, aber auch unter der Serosa ablaufende krankhafte Organveränderungen wie Entzündungen oder Infarkte. Sie können als fibrinöse Pleuritis, fibrinöse Perikarditis, fibrinöse Peritonitis oder fibrinöse Synoviitis auftreten.

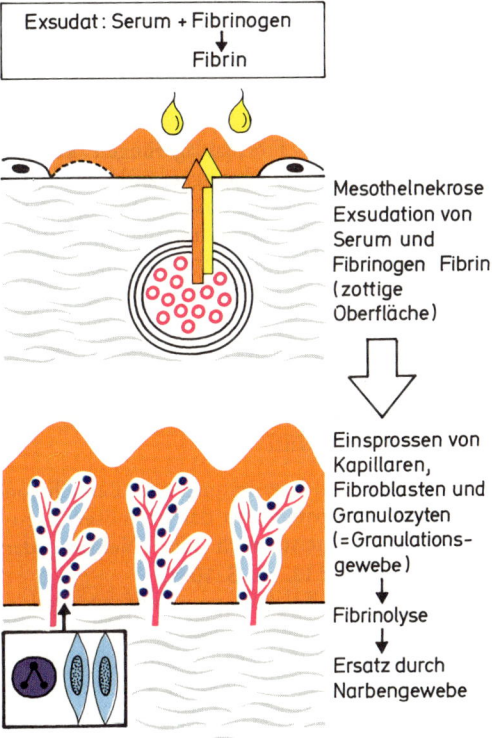

F. – Abb. 61. Fibrinöse Entzündung in serösen Höhlen.

Beispiel: **Fibrinöse Perikarditis:** Das morphologische Bild der fibrinösen Entzündung seröser Häute soll am Beispiel der *fibrinösen Perikarditis* dargestellt werden. *Makroskopisch* ist das Epikard (und Perikard) bei geringer Fibrinauflagerung nur getrübt oder zeigt bei starker Fibrinexsudation zottenartige Auflagerungen von Fibrin, die als Zottenberg imponieren **(s. Ma. S. 42)**. *Mikroskopisch* sind die Mesothelzellen im Bereich der Fibrinauflagerungen größtenteils zerstört. Dem submesothelialen Bindegewebe liegt ein unterschiedlich dichter Fibrinfilz auf, der mit der Zeit immer homogener wird *(homogenisiertes Fibrin)* **(s. Hi. S. 74)**. Die Fibrinauflagerungen können durch das fibrinolytische System des Organismus nicht vollständig aufgelöst werden, obgleich auch die Mesothelzellen fibrinolytisch aktiv sind. Wahrscheinlich reicht es aber nicht aus, um die beträchtlichen Fibrinmassen aufzulösen, zumal die Mesothelzellen schon in frühen Phasen der Entzündung zugrunde gehen.

Etwa 5 Tage nach Entzündungsbeginn sproßt vom submesothelialen Gewebe her ein kapillarreiches Bindegewebe mit Granulozyten, Histozyten und Fibroblasten ins Fibrin ein (= *Granulationsgewebe*). Seine Endothelien haben eine große fibrinolytische Aktivität und lösen das Fibrin auf. Die mitgeführten Fibroblasten füllen die Lücken mit Interzellularsubstanz an: das Fibrin wird organisiert. Bei flachen Fibrinablagerungen entstehen flache Narben, bei ausgedehnten zottigen Fibrinablagerungen können sich Herzbeutelverwachsungen ausbilden. Sind an der Entzündung Bakterien beteiligt, so erfährt die fibrinöse Entzündung eine Variation, indem sich eine granulozytäre (eitrige) Reaktion einstellt.

3.6.2.2. Die fibrinösen Entzündungen der Schleimhäute

Bei fibrinösen Entzündungen im Bereich von Schleimhäuten tritt neben der fibrinösen Exsudation auch meist noch eine Nekrose der Schleimhaut auf **(s. Hi. S. 104)**.

Je nach der Relation von Fibrinexsudation und Nekrose unterscheidet man eine: *pseudomembranöse Entzündung, membranöse (diphtherische, kruppöse) Entzündung* und *ulzerierende (nekrotisierende, verschorfende) Entzündung* (Abb. 62).

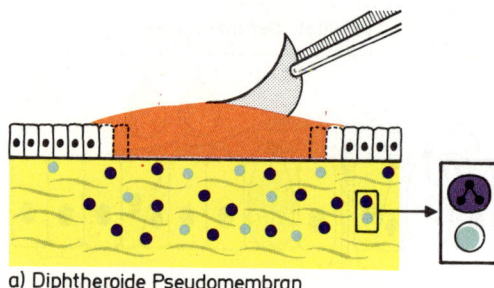

a) Diphtheroide Pseudomembran
   (z.B. Grippe-Tracheitis)

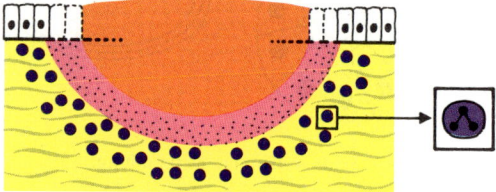

b) Diphtherische Pseudomembran
   (z.B. Diphtherie-Tracheitis)

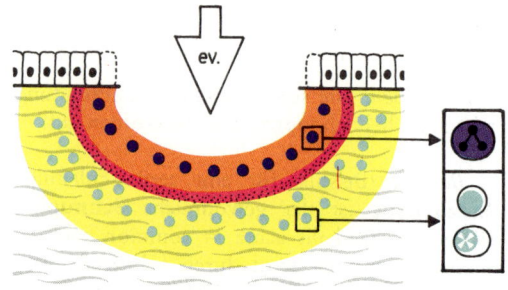

c) Ulzerierende Entzündung
   (z.B. Colitis ulcerosa)

F. – Abb. 62. Formen der fibrinösen Entzündung an Schleimhäuten.

a) Die pseudomembranöse Entzündung

Bei der pseudomembranösen Entzündung entsteht durch die entzündliche Reaktion auf einer Schleimhaut ein *flächenhaftes Fibringerinnsel (Pseudomembran)*. Die darunterliegende *Schleimhaut bleibt meist intakt*, so daß sich das Fibringerinnsel leicht ablösen läßt.

Vorkommen: Pseudomembranöse Entzündungen entstehen z. B. bei der Grippetracheitis, bei der Diphtherie von Kehlkopf und Trachea und bei der Ruhr im Dickdarm.

Beispiel: **Grippetracheitis:** Eine pseudomembranöse Entzündung ist die *Grippetracheitis*. Die Grippe[1] wird durch *Influenzaviren Typ A, B*

---

[1] Grippe (fr.) vgl. gotisch: greipan, althochd. greifan = greifen, ergreifen.

hervorgerufen, die zu den Orthomyxoviren gehören und besonders das Flimmerepithel schädigen. Während in den ersten beiden Tagen der Infektion die Trachealschleimhaut durch die Hyperämie nur diffus gerötet ist, treten danach disseminierte »kleieförmige« Beläge (= *diphtheroide Pseudomembranen)* auf der Schleimhaut auf. *Histologisch* handelt es sich dabei um zarte Fibrinmembranen, die der Basalmembran aufliegen. Dabei sind lediglich die Flimmerepithelzellen, nicht aber die darunterliegenden Basalmembranen zerstört. Diese diphtheroiden Pseudomembranen sind deshalb abstreifbar. Die Nekrose der Epitheldecke bahnt bakteriellen Sekundäreindringlingen den Weg. Folglich muß jede Grippevireninfektion antibiotisch abgedeckt werden. Pyrogene der Influenzaviren sorgen für starke Allgemeinreaktionen des Organismus (z. B. Fieber) (s. Hi. S. 104).

Histologisch ist die Tunica propria der Trachealschleimhaut ödematös geschwollen und lympho-plasmazellulär infiltriert. Wenn die fibrinösen Pseudomembranen nach etwa 5 Tagen abgestoßen werden, kommt es zur vollständigen Regeneration des respiratorischen Epithelbelags, wobei allerdings mindestens transitorisch auch eine Plattenepithelmetaplasie auftreten kann.

b) Die pseudomembranös-nekrotische Entzündung

Diese Entzündungsform (Abb. 62 a, b) zeichnet sich dadurch aus, daß sich ein flächenhaft ausgebreitetes *fibrinöses Exsudat mit einer Nekrose der darunterliegenden Schleimhaut verbindet.* Dadurch entsteht eine *Membran.* Sie wurde früher von den Ärzten mit einem abgehäuteten Tierbalg (= Diphthera) verglichen.

Vorkommen: Die pseudomembranös-nekrotische, diphtherische oder kruppöse[1] Entzündung genannt, findet sich bei Diphtherie und bei verschiedenen Darmentzündungen (z. B. Ruhr[2]).

Beispiel: **Diphtherie:** Das klassische Beispiel für diese Entzündungsform ist die *Diphtherie[3] des Kehlkopfes und der Trachea.* Die Entzündung wird durch das *grampositive Corynebacterium diphtheriae* ausgelöst (s. S. 62). Die Krankheit beginnt meist als Nasendiphtherie, dehnt sich dann aber schnell auf Rachen, Kehlkopf,

Trachea und Bronchien aus. Durch das Ektotoxin der Erreger kommt es zur Nekrose der gesamten Schleimhaut, die nicht nur das Oberflächenepithel, sondern auch die Basalmembran und die Submukosa erfaßt. Die Folge davon ist eine starke Exsudation von Blutplasma und Fibrinogen, so daß fibrinöse Pseudomembranen entstehen. Sie setzen sich histologisch aus Fibrin und nekrotischen Epithelien zusammen und enthalten zahlreiche Corynebakterien. Da die Nekrose tief ins Stroma der Schleimhaut hineinreicht, haften die Pseudomembranen auf ihrer Unterlage und sind nicht abstreifbar.

c) Die ulzerierende Entzündung

Bei der ulzerierenden Entzündung (Abb. 62 c) ist die Fibrinexsudation nur gering im Ulkusgrund zu finden. Im Vordergrund steht eine *herdförmige Nekrose der Schleimhaut.* Ist die Nekrose der Schleimhaut abgestoßen, so bleibt ein kraterförmiger Schleimhautdefekt in Form eines *Ulkus[4]* zurück. Folglich kann eine ulzerierende Entzündung aus einer pseudo-membranösen nekrotischen Entzündung hervorgehen.

Vorkommen: Ulzerierende Entzündungen kommen bevorzugt im Darm vor und finden sich bei Typhus, Ruhr und Colitis ulcerosa.

Beispiel: **Colitis ulcerosa:** Die Morphologie der ulzerierenden Entzündung soll am Beispiel der *Colitis ulcerosa* dargestellt werden.

Die *Ätiologie* der Erkrankung, die meist in Rektum oder Sigmoid beginnen sich im Dickdarm abspielt, ist noch weitgehend unbekannt. Serologisch werden zirkulierende Antikörper gegen ein zytoplasmatisches Mucopolysaccharid-Antigen der Kolon-Becherzellen gefunden, die eine Kreuzreaktivität mit Mucopolysaccharid-Antigenen von Escherichia coli 0 14 (s. S. 54) haben. Bei den Antikörpern handelt es sich um *IgM-Antikörper.* Ferner finden sich zirkulierende Lymphozyten, welche auf Kolonepithelien zytotoxisch wirken. Es wird deshalb diskutiert, daß unter anderem eine zellbedingte Immunreaktion gegen Kolonantigene, möglicherweise infolge Kreuzreaktion mit kolitogenen Bakterien die Kolonschleimhaut zerstört.

In *frühen Phasen* der Entzündung ist die Kolonschleimhaut geschwollen und gerötet. Dann entstehen meist *Kryptenabszesse,* die histo-

---

[1] Krupp (frz.) lautmalerischer Ausdruck für heiser-bellenden Husten. – [2] Ruhr (mhd. ruor) = rühren. – [3] Dipthera (gr.) zubereitete Tierhaut. – [4] Ulkus (lat.) Geschwür.

logisch durch Ansammlungen von neutrophilen Granulozyten in den Lieberkühnschen Krypten der Schleimhaut gekennzeichnet sind und sich über die Begrenzung der Krypten ausdehnen. Die Kryptenabszesse fließen zusammen. Dadurch bilden sie Ulzera, die meist in der Längsachse des Darmes angeordnet sind. Die Ulzera haben unterminierte Ränder und können bis zur Tunica muscularis reichen. Der Ulkusgrund besteht aus nekrotischem Material, das stark von Granulozyten durchsetzt ist. Daran schließt sich eine schmale Fibrinoidzone an. Die umgebende erhaltene Schleimhaut enthält dichte lymphoplasmazelluläre Infiltrate von Lymphozyten und Plasmazellen. An der zellulären Reaktion sind aber auch eosinophile Granulozyten und Mastzellen[1] beteiligt. Diese Ulzera können abheilen. Die *Regeneration* bleibt aber meist *inkomplett*, so daß strukturelle Abnormitäten der Schleimhaut in Form von flachen Schleimhautregeneraten mit atypischen Drüsen oder pseudopolypöser Wucherung der Restschleimhaut zurückbleiben. Auf dem Boden der fehlerhaften Regeneration können sich in 7% der Fälle Dickdarmkarzinome ausbilden (s. Hi. S. 144; s. Ma. S. 130).

3.6.3. Die eitrige Entzündung

Als eitrig bezeichnet man jede Entzündung, bei der die *vorherrschende Komponente des Exsudates neutrophile Granulozyten sind, denen Zelltrümmer (= Detritus) beigemengt sind. Streptokokken bilden dünnflüssigen, Staphylokokken rahmigen Eiter.* Die eitrigen Entzündungen werden fast ausschließlich durch Bakterien hervorgerufen. Die Form einer eitrigen Entzündung hängt von ihrer Lokalisation ab. Man unterscheidet *eitrige Entzündugnen im Schleimhautbereich, in Hohlräumen* sowie in *Organen oder Geweben.*

3.6.3.1. Das Empyem

Das Empyem (Abb. 63) ist definiert als *eitrige Entzündung in einem vorgebildeten anatomischen Hohlraum* wie Pleura, Peritoneum, Herzbeutel, Gelenk, Darm. Das Empyem entsteht meist dadurch, daß eine *eitrige Entzündung eines Organs in den angrenzenden Hohlraum durchbricht.*

Vorkommen: Empyeme kommen am häufigsten als Pleuraempyem und als Peritonealempyem vor.

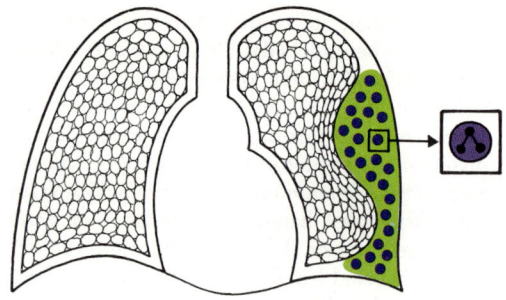

Empyem:
Eitrige Entzündung in einem vorgebildeten anatomischen Hohlraum (z.B. Pleura)

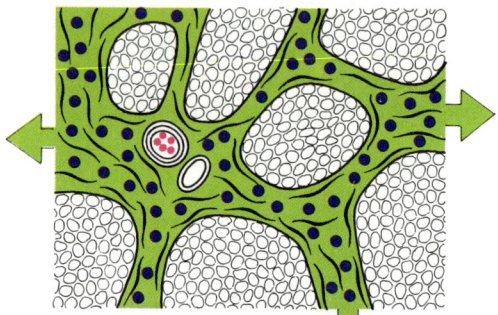

Phlegmone:
Eitrige Entzündung im interstitiellen Bindegewebe (z.B. Perimysium, Skelettmuskulatur)

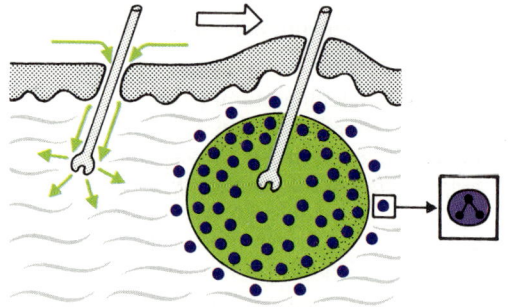

Abszeß:
Eitrige Entzündung im Bereich einer Nekrose (z.B. Haarbalg: Furunkel)

F. – Abb. 63. Empyem, Phlegmone, Abszeß.

Beispiel: Das **Pleuraempyem** entsteht meist infolge Fortschreitens einer bakteriellen Lungenentzündung *(s. Pneumo-, Staphylo-oder Streptokokken,* S. 51 ff.) auf die Pleura. Zuerst bildet sich eine relativ dicke *Fibrinmembran* auf den Pleurablättern aus. Dann sammeln sich haufen-

---

[1] Begriff von PAUL EHRLICH, dtsch. Arzt, Nobelpreis 1906.

weise Granulozyten im Pleuraspalt an. Sie bilden zusammen mit ihrem proteolytischen Abfall (= Detritus) den Eiter und drängen die Pleurablätter auseinander. Der Eiter kann sich an bestimmten Stellen ansammeln und dort abgekapselt werden. Nach Resorption oder therapeutischer Entleerung des eitrigen Exsudates (ubi pus, ibi evacua) repariert ein Granulationsgewebe den Gewebsdefekt, was zu Pleuravermehrung und Vernarbungen in Form von *Pleuraschwarten* führt. Dadurch wird die Atemexkursion des Lungengewebes eingeschränkt.

3.6.3.2. Die Phlegmone[1]

Eine Reihe von Bakterien wie z.B. die *Streptokokken* (s. S. 52) *verfügen über Enzyme, welche die Interzellularsubstanz des Bindegewebes auflösen können* (siehe: Interzellularsubstanz, S. 227). Dadurch ist es ihnen möglich, sich im interstitiellen Bindegewebe von Geweben oder Organen auszubreiten (Abb. 63). Die eitrige Entzündungsreaktion breitet sich somit ebenfalls im *interstitiellen Bindegewebe* dieser Gewebe und Organe aus. *Diese diffuse eitrige Entzündungsform nennt man Phlegmone.*

Vorkommen: Phlegmonöse Entzündungen können im Bindegewebe der Haut (z.B. Erysipel), des Mediastinums (Mediastinalphlegmone), der Skelettmuskulatur (Muskelphlegmone) oder im Stroma von Schleimhäuten (z.B. Appendizitis) entstehen.

Beispiel: Das **Erysipel**[2] **(Wundrose)** ist eine phlegmonöse Entzündung der Haut, die durch β-*hämolysierende Streptokokken* verursacht wird. Die diffuse Erreger- und damit Entzündungsausbreitung wird durch die Hyaluronidase der Streptokokken begünstigt. Die Eintrittsstelle der Streptokokken ist meist nicht nachweisbar. Die Haut, meist im Gesicht und Unterschenkel, ist flächenhaft gerötet und geschwollen. *Histologisch* spielt sich diese phlegmonöse Entzündung im Korium und in der Subkutis ab. Das Bindegewebe zeigt histologisch auseinandergedrängte Kollagenfasern. Zwischen ihnen finden sich streptokokkenreiches Ödem, Fibrin, vor allem aber ein dichtes entzündliches Infiltrat aus Granulozyten, Lymphozyten und Monozyten. Die Blutgefäße sind hyperämisch. Die Entzündung kann sich entlang der bindegewebigen Septen bis in die Muskulatur ausbreiten. Die Streptokok-

ken finden sich dabei in den Lymphspalten (Lymphangitis) *der Haut* und *nicht auf der Haut.* Daher ist die Ansteckungsgefahr nicht sehr groß.

3.6.3.3. Die abszedierende Entzündung (Abszeß)[3]

Die Bildung eines Abszesses (Abb. 63) ist dann möglich, wenn sich zur entzündlichen Reaktion eine schwere Durchblutungsstörung gesellt. Oft entsteht die Kreislaufstörung durch direkte Bakterieneinwirkung. Die *grampositiven Staphylokokken* (S. 51) (vor allem Staphylococcus aureus) sind auf diese Entzündungsform spezialisiert. Sie enthalten nämlich eine Koagulase sowie einen Clumping-factor, welche eine Blutgerinnung und Gefäßthrombosierung verursachen. Sie enthalten ferner in ihrer Wandung Mucoproteine, welche Leukozyten-Chemotaxis blockieren, sowie ein Protein-A, das die Phagozytose und damit ihre Vernichtung aufhält. Folge davon ist eine *Nekrose, die von Granulozyten durchsetzt ist.* Die Granulozyten lösen durch ihre proteolytischen Enzyme das nekrotische Gewebe auf, so daß im Gewebe *ein mit Eiter und Bakterien gefüllter Hohlraum entsteht.* In frühen Phasen wird der Abszeß von Granulozyten und Makrophagen gegen das angrenzende Gewebe in Form einer jungen Abszeßmembran demarkiert. Später entsteht eine *Abszeßmembran* durch ein Granulationsgewebe (s. chron. Abszeß, S. 480).

Vorkommen: Die abszedierende Entzündung kommt vor als: Lungenabszeß, Hirnabszeß, Nierenabszesse bei Pyelonephritis, cholangitische Leberabszesse, septiko-pyämische Ausscheidungsabszesse, perityphlitischer Abszeß bei Appendizitis, Furunkel, Retrotonsillarabszeß, Abszesse bei Osteomyelitis.

Beispiel: **Furunkel:** Eine typische abszedierende Entzündung stellt der *Furunkel*[4] (Staphylodermia follicularis profunda) dar. Er wird durch Staphylokokken verursacht, wobei bestimmte Krankheiten wie Diabetes mellitus seine Entstehung begünstigen. Die *Infektion erfolgt entlang der Haarfollikel.* Durch die Wirkung der Staphylokokken kommt es zu einer umschriebenen Gewebsnekrose und in der Nekrose sowie ihrer unmittelbaren Umgebung zur Eiteransammlung.

---

[1] Phlegmone (gr.) Brand, Hitze, Entzündung, entzündliche Geschwulst. – [2] Erysipel = erythros = rot, pellas = Haut – [3] Abscessus (lat.) Weggang. – [4] Furunculus (lat.) Eitergeschwür, eigentl. kleiner Spitzbube.

Haben sich solche abszedierenden Entzündungen *an mehreren benachbarten Follikeln* ausgebildet, spricht man von einem *Karbunkel*[1]. Ist die Umgebung eines Furunkels wie z. B. Nasolabialbereich stark vaskularisiert, dann kann durch die Wirkung der Staphylokokken in den abszeßnahen Blutgefäßen eine *bakterielle Thrombose* (bakterielle Thrombophlebitis) entstehen. Dies gilt auch für andere abszedierende Entzündungsformen und stellt einen gefährlichen Ausgangspunkt für eine bakterielle Sepsis oder Septikopyämie dar.

3.6.4. Die hämorrhagische[2] Entzündung

Bei einer hämorrhagischen Entzündung *enthält das entzündliche Exsudat größere Mengen von Erythrozyten* (Abb. 64). Im Rahmen der entzündlichen Reaktion ist es also zu einer Gefäßschädigung mit Erythrozyten-Ausstrom gekommen (zur Pathogenese s. auch S. 435).

Vorkommen: Hämorrhagische Entzündungen treten im Stadium der roten Hepatisation bei Lobärpneumonie, als Grippepneumonie und als hämorrhagische Pleuritis bei Rotzinfektion auf.

Beispiel: Die **Lobärpneumonie** wird durch die *grampositiven Pneumokokken* (s. S. 53) am häufigsten vom Typ I, III, IV und VI hervorgerufen. Dabei werden die Erreger aus dem oberen Respirationstrakt aspiriert und gelangen durch die Schwerkraft in die basalen Lungenteile. Die Lobärpneumonie *verläuft stadienhaft* (s. Hi. S. 100). Ein Stadium wird als *rote Hepatisation* bezeichnet. In diesem Stadium kommt es im Rahmen der entzündlichen Reaktion durch die Bakterientoxine zu einer Schädigung der alveolären Kapillaren, so daß massenhaft Erythrozyten in die Alveolen gelangen. *Histologisch* sind die Alveolen von Erythrozyten und wenig Fibrin ausgefüllt, wodurch das Bild der roten Hepatisation (Konsistenz wie Lebergewebe) entsteht. Bei der Lobärpneumonie ist die hämorrhagische Entzündung meist nur eine vorübergehende entzündliche Reaktion im gesamten Entzündungsablauf (s. Ma. S. 78).

3.6.5. Die gangräneszierende Entzündung

Haben sich zu einer nekrotisierenden oder abszedierenden Entzündung anaerobe Fäulnis-

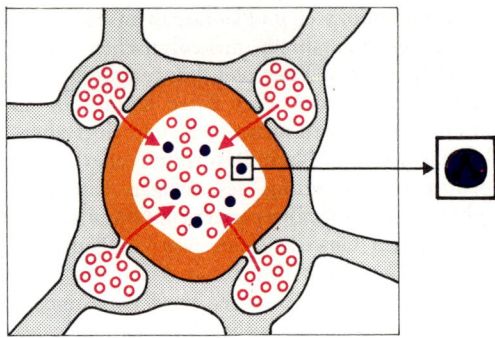

F. – Abb. 64. Hämorrhagische Entzündung (z. B. Lobärpneumonie, rote Hepatisation).

keime hinzugesellt, dann wird das Gewebe faulig zersetzt. Es entstehen entweder Amine und Merkaptane mit Fäulnisgeruch oder Gase im Gewebe bei Gasbrandinfektion.

Vorkommen: Die gangräneszierende Entzündung kann als Lungengangrän, putride Endometritis, Plaut-Vincent-Angina, Noma oder Gasbrand (= Clostridium perfringens) vorkommen.

Beispiel: Die **Lungengangrän**[3] entsteht dadurch, daß *anaerobe Bakterien* entweder embolisch oder durch Aspiration in die Lunge gelangt sind. Sie enthalten zytologische und kollagenolytische Enzyme, so daß ähnlich wie beim Abszeß das *Gewebe eingeschmolzen* wird. Die Gangränhöhle wird von einer zundrigen und meist braungrünen Wand unregelmäßig begrenzt und enthält eine *stinkende* Brühe. Die gangräneszierende Entzündung schreitet in der Lunge meist sehr schnell fort. Die Gangränhöhle dehnt sich aus und kann entweder an größere Bronchien Anschluß finden oder in die Pleurahöhle durchbrechen (Abb. 65).

3.7. Folgen der exsudativen Entzündung

Das Schicksal der exsudativen Entzündungsreaktion kann folgende *Verläufe* einschlagen (Abb. 66):
a) Auflösung des Exsudates,
b) Regeneration im Entzündungsgebiet,
c) Auslösung immunologischer Vorgänge,
d) Ausbreitung im Gesamtorganismus.

---

[1] Carbunculus (lat.) fressendes Geschwür. – [2] haimorrhages (gr.) blutausströmend. – [3] Gangraina (gr.) Krebsschaden, kalter Brand, aus dem indogerm. gra = fressen, nagen.

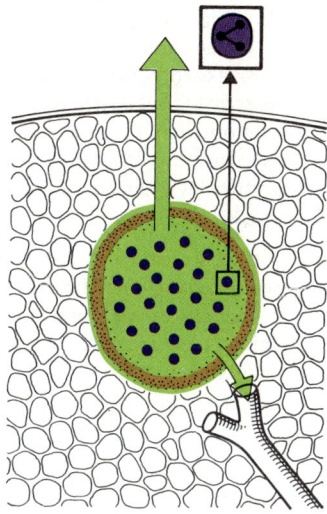

F. – Abb. 65. Gangräneszierende Entzündung (z. B. Lungengangrän).

3.7.1. Auflösung des entzündlichen Exsudates

Solange keine Komplikationen eintreten und keine Defekte im Abwehrsystem vorliegen, wird das entzündliche Exsudat aufgelöst, woran *zwei wesentliche Mechanismen* beteiligt sind:
a) Clearance durch das lymphatische System,
b) Clearance durch Makrophagen.

3.7.1.1. Clearance[1] durch das lymphatische System

Durch die Lymphgefäße werden die gelösten Bestandteile des entzündlichen Exsudates mit der interstitiellen Flüssigkeit in die regionalen Lymphknoten transportiert. Klappen in den Lymphgefäßen steuern dabei die Flußrichtung. Auch Entzündungserreger, die im Entzündungsgebiet selbst nicht phagozytiert und zerstört werden, können über die Lymphgefäße in die regionären Lymphknoten transportiert werden. Entlang ihrer Abtransportroute erzeugen sie eine entzündliche Reaktion in Form einer *Lymphangiitis*, die im Bereich der Haut als *roter Streifen* auffällt. Die nichtgelösten Bestandteile im Entzündungsgebiet werden von Makrophagen phagozytiert und durch sie teilweise auch über die Lymphgefäße in die regionären Lymphknoten transportiert. In den *Lymphknoten* werden kleinere Mengen wenig virulenter Erreger abgebaut. Dabei entsteht eine resorptive Reaktion in Form einer *unspezifischen Lymphadenitis*. *Histologisch* sind in diesem Falle die Sinus erweitert und mit Histiozyten angefüllt (= Sinushistiozytose), die Lymphfollikel vergrößert mit Ausbildung von Keimzentren (Stimulation des B-Zellsystems). Wenn aber größere Mengen virulenter Erreger hineingelangt sind, kann im Lymphknoten eine echte Entzündung entstehen (z. B. eitrig abszedierende Lymphadenitis bei Staphylokokkeninfektionen).

3.7.1.2. Clearance durch Makrophagen

Der größte Anteil des entzündlichen Exsudates einschließlich zerstörter Zell- und Gewebsbestandteile wird im Entzündungsgebiet *von Makrophagen phagozytiert*. Sie bauen das phagozytierte Material entweder schon im Entzün-

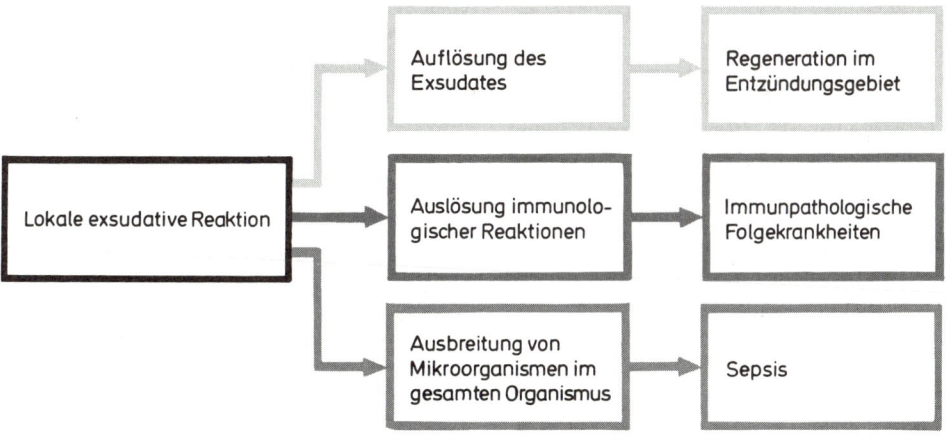

F. – Abb. 66. Folgen der exsudativen Reaktion.

---

[1] Clearance (engl.) Reinigung.

dungsgebiet oder erst nach Abtransport in die regionären Lymphknoten ab.

3.7.2. Regeneration im Entzündungsgebiet

Bei einer großen Anzahl von exsudativen Entzündungen wird ortsständiges Gewebe zerstört. Meist tritt, wenn keine Komplikationen entstehen, bereits während der Auflösung des Exsudates die Regeneration ein. Die Regeneration kann entweder zur vollständigen Wiederherstellung des Gewebes (= *restitutio ad integrum*) oder zur Bildung eines *Ersatzgewebes* (= *Defektheilung*) führen (siehe: Wundheilung, S. 628).

3.7.3. Auslösung immunologischer Vorgänge

Im Rahmen der Entzündung können immunologische Vorgänge ausgelöst werden (s. S. 436, 441). Diese wiederum sind imstande, immunpathologische Reaktionen und damit Zweitkrankheiten auszulösen.

Beispiel: Eine **Streptokokkenangina**[1] kann als immunpathologisch bedingte Folgekrankheit eine Poststreptokokkenglomerulonephritis oder ein rheumatisches Fieber (s. S. 491) hervorrufen.

3.7.4. Sepsis, Septikopyämie

Gelangen die Entzündungserreger direkt oder indirekt über das lymphatische System in das Blutgefäßsystem, dann entwickelt sich daraus unter bestimmten Bedingungen eine *Erregeraussaat im Organismus mit metastatischen Entzündungsherden* (= *septikopyämische Ausscheidungsherde*) oder *mit allgemeiner Gewebsschädigung ohne entzündliche Reaktion* (= *Sepsis*), was früher auch als alternative[2] Entzündung bezeichnet wurde. Ob es dazu kommt oder nicht, hängt einerseits von der Virulenz, Pathogenität und Toxinproduktion des Erregers und andererseits von der Resistenz des Organismus ab.

a) Die **Virulenz**[3] eines Erregers drückt die *Aggressivität* und *Vermehrungstendenz* des Erregers aus.

b) Die Erreger produzieren **Toxine**[4]. Die *grampositiven Bakterien* bilden *Ektotoxine* (z.B.

Diphtheriebakterien), die hochgradige Antigen-Eigenschaften haben und sich leicht durch spezifische Antikörper neutralisieren lassen. Die *gramnegativen Bakterien bilden Endotoxine* (z.B. Salmonellen). Sie haben eine geringgradige Antigenwirkung, lösen aber dafür Allgemeinreaktionen wie Fieber, Hautreaktionen und Schock aus.

c) Schließlich bestimmt die **Resistenz** des Organismus den weiteren Ausgang eines Erregerkontaktes. Dabei handelt es sich um die unspezifische Fähigkeit des Organismus, einer Infektion zu widerstehen.

d) Gelangen Erreger in die *Blutbahn,* spricht man von einer **Bakteriämie.** Dieser Vorgang ist häufiger, als man vermuten möchte. So kommt es beispielsweise nach jeder Tonsillektomie zu einer kurzfristigen Bakteriämie, die aber ohne Folgen bleibt. Wird aber die Blutbahn eines wenig resistenten Organismus von einem Entzündungsherd aus mit virulenten Erregern überschwemmt, so kann sich je nach Zustand der zellulären und humoralen Immunität (s. S. 432) des Organismus eine *Sepsis* oder eine *Septikopyämie*[5] entwickeln.

3.7.4.1. Sepsis

Die Sepsis ist eine *klinische Diagnose.* Sie stützt sich auf den *Nachweis pathogener Keime im Blut* (Blutkulturen vor Antibiotikatherapie) bei entsprechender Allgemeinsymptomatik (Fieber). Die Sepsis läßt sich pathologisch-anatomisch erst nachweisen, wenn sich entsprechende morphologische Korrelate in Form des septischen Schocks gebildet haben (Schockorgane, s. Ma. S. 258, Hi. S. 101). Pathogenetisch entscheidend ist dabei die *Freisetzung von Endotoxin* ins Blut (= *Endotoxinämie*), das die Gefäßendothelien schädigt und zu einer Störung der Mikrozirkulation überleitet (MITTERMAYER, 1980).

3.7.4.2. Septikopyämie

Die Septikopyämie ist eine *pathologisch-anatomische Diagnose.* Damit wird derjenige Zustand bezeichnet, bei dem es von einem Streuherd aus nach der Einschwemmung von Erregern in die Blutbahn zu einer *Absiedlung der Erreger mit reaktiver eitriger Entzündung in verschiedenen Organen* kommt.

---

[1] Angcho (gr.) verengen – dtsch. Lehnwort Angst (Psychosomatik!). – [2] Alterieren (lat.) jemand aufregen, ändern. – [3] Virus (lat.) Gift – Virulenz = »Giftigkeit«. – [4] Toxon (gr.) Pfeil → Pfeilgift. – [5] Pyon (gr.) Eiter; haima (gr.) Blut.

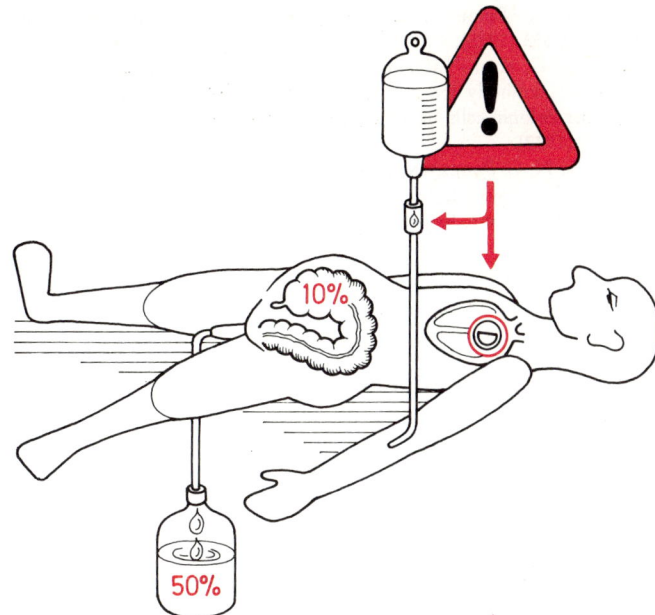

F. – Abb. 67. Wichtige Sepsiseingangspforten.

Dieser Prozeß fällt in Organen mit Austauschfunktion (Niere, Lunge) als septikopyämische Ausscheidungsherde auf.

3.7.4.3. Eintrittspforten

Etwa 50% der Septikopyämien haben eine Eintrittspforte im Urogenitalsystem (Katheter), 10% gehen vom Gastrointestinaltrakt aus (Cholangitis, Divertikulitis). Hochgradig gefährdet sind Patienten mit Venenkathetern, die bereits nach 3 Tagen in 25% der Fälle bakteriell kontaminiert sind. Das gleiche gilt für alloplastische Implantate wie Herzschrittmacher, Klappenprothesen und Hämodialyse-Shunts. Sie haben eine Infektionsrate von 5–20% (Abb. 67).

Literatur

Bessis, M.: Living blood cells and their ultrastructure. Springer, Berlin – Heidelberg – New York 1973.

Di Rosa, M. et al.: Studies of the mediators of the acute inflammatory response induced in rats in different sites by carrageenan and turpentine. J. Path. *104:* 15–29 (1971).

Gallin, J. J., P. G. Quie (eds.): Leukocyte chemotaxis. Methods, physiology, and clinical implications. Raven Press, New York 1978.

Movat, H. Z. (Hsg.): Inflammatory reaction. Curr. Top. Path. *68* (1979).

Müller-Eberhard, H. J.: Chemistry and function of the complement system. Hosp. Pract. *12:* 33–43 (1977).

Murphy, P.: The neutrophil. Plenum Med. Book Co., New York – London 1974.

Ryan, G. B., G. Majno: Acute inflammation. Amer. J. Path. *86:* 185–276 (1977).

Schmid-Schönbein, H.: Microrheology of erythrocytes and thrombocytes. Blood viscosity and the distribution of blood flow in the microcirculation. Hdb. Allg. Pathologie III. Band, 7. Teil, 289–384. Springer, Berlin – Heidelberg – New York 1977.

Weissmann, G. (Hsg.): Mediators of inflammation. Plenum Press, New York – London 1974.

Zweifach, B. W., L. Grant, R. T. McCluskey (Hsg.): The inflammatory process. 2. Aufl. Vol. 1–3. Academic Press, New York 1974.

Übersicht und weiterführende Literatur

Buchner, F.: Allgemeine Pathologie u. Ätiologie. Aufl. Urban u. Schwarzenberg. München, Berlin, Wien 1975.

Cohen, J. V.: The staphylococci. Wiley, New York 1972.

Gsell, O., W. Mohr (Hsg.): Infektionskrankheiten. Springer, Berlin 1968.

Jeljaszewicz, J.: Stapholococci and staphylococced diseases, Fischer, Stuttgart 1976.

Lennert, K.: Lymphknoten. Bandteil A: Cytologie und Lymphadenitis. In: Lubarsch, O., F. Henke, R. Rössle, E. Uehlinger: Handbuch der Speziellen Pathologischen Anatomie und Histologie. Springer, Berlin, Göttingen, Heidelberg 1961.

MELNICK, J. L.: Taxonomy of viruses. Progr. med. Virol. *19*, 353 (1975).

SHORTER, R. G. et al.: Inflammatory bowel disease. Cytophilic antibody and the cytotoxicity of lymphcytes for colonic cells in vitro. Amer. J. dig. Dis. *16:* 673 (1972).

SMITH, J. B., N. C. PEDERSEN, B. MORRIS: The role of the lymphatic system in inflammation, Vol. 3/2, 17–61. Munksgaard, Kopenhagen 1970.

WHO: Guide-lines for the laboratory diagnosis of cholera. WHO, Genf 1974.

3.8. Chronische Entzündungen

Im Vorherigen wurde die akute Entzündungsreaktion als eine lokale Abwehrreaktion des Organismus auf einen Entzündungsreiz geschildert. Dies bedeutet für den Fall einer bakteriellen Entzündung, daß die Erreger durch Hämostase und Fibrinausschwitzung in ihrer Ausbreitung gehemmt und durch chemotaktisch angelockte Granulozyten vernichtet werden. Nützt aber diese Großoffensive im Abwehrkampf nichts, sei es, daß die Abwehrlage des Organismus insuffizient ist, oder daß der Erreger die akute Entzündungsreaktion übersteht, oder daß der Erreger in immer wiederkehrenden Attacken den Organismus überfällt, so schlägt der Organismus die Taktik des Guerillakampfes ein. Der Entzündungserreger wird mit spezialisierten Einzelkämpfern (= *Granulozyten-Makrophagen*) umstellt und schrittweise niedergerungen. Im einfachsten Falle imponiert dieser Prozeß als *chronisch-eitrige* oder *nicht-eitrige Entzündung* (z. B. chron. Pyelonephritis). Kommt es dabei aber zur Ausbildung eines kapillarreichen mesenchymartigen Gewebes, spricht man von einer *granulierenden Entzündung*. Wird das entzündliche Agens von Zellen mit Abwehr- oder Reparationseigenschaften knötchenförmig umgeben, so liegt eine *granulomatöse Entzündung* vor. Überwiegt jedoch ein narbenbildender Reparationsprozeß, so wird dies als *proliferative Entzündung* bezeichnet.

3.8.1. Die granulierende Reaktion

Die granulierende Reaktion ist durch die *Neubildung von Granulationsgewebe* gekennzeichnet. Sie tritt immer dann auf, wenn größere Gewebsdefekte entstanden sind. Sie kommt deshalb bei Entzündungen, bei Wundheilung und Nekrose vor. Das wesentliche morphologische Substrat der granulierenden Reaktion ist das *Granulationsgewebe*. Seine Histogenese ist auf S. 626 dargestellt.

Bei Entzündungen spielt die granulierende Reaktion eine Rolle bei der *Resorption* und *Demarkation* von Abszessen, Fisteln[1] und Schleimhautulzera.

3.8.1.1. Chronische Abszesse

Werden Abszesse im akuten Stadium nicht spontan oder iatrogen[2] entleert, dann entsteht um die Abszeßnekrose eine *Abszeßmembran* (Abb. 68). Diese entwickelt sich aus dem Granulationsgewebe, das den Abszeß gegen das nicht veränderte Gewebe abgrenzt und zeigt folgende *3 Schichten: die Resorptionszone, die Zone der Bindegewebsneubildung* und die *Zone des ausgereiften Bindegewebes.*

a) *Die* **Resorptionszone** ist die innerste Zone und grenzt direkt an die Abszeßnekrose an. Sie besteht hauptsächlich aus vollgefressenen *Makrophagen,* deren Zytoplasma mit lipidhaltigen Heterophagievakuolen angefüllt ist. Sie imponieren histologisch als *Schaumzellen.* Dies bedingt die meist schon makroskopisch wahrnehmbare gelbe Farbe der Abszeßmembran.

b) *Die* **Zone der Bindegewebsneubildung** besteht aus dem *kapillarreichen* Granulationsgewebe.

c) *Die* **Zone des ausgereiften Bindegewebes** stellt die äußerste und älteste Gewebsschicht dar. In ihr hat sich das Granulationsgewebe zu einem ausgereiften *faserreichen Bindegewebe* umgewandelt. In diesem Gewebe finden sich meist noch herdförmig angeordnete Lymphozyteninfiltrate. Diese Zone grenzt an das normale Gewebe an.

Vorkommen: Abszesse bei Aktinomykose, bei Aspergillusinfektion (= Aspergillom), Abszesse im Zahnwurzelbereich (= Zahnwurzelgranulome), bei älteren Organabszessen (Tab. 8) (s. Hi. S. 324).

3.8.1.2. Fistelgewebe

Besonders bei abszedierenden Entzündungen kann sich der Abszeßinhalt über eine *Hautfistel*

---

[1] Fistula (lat.) Röhre. – [2] Iatros (gr.) Arzt

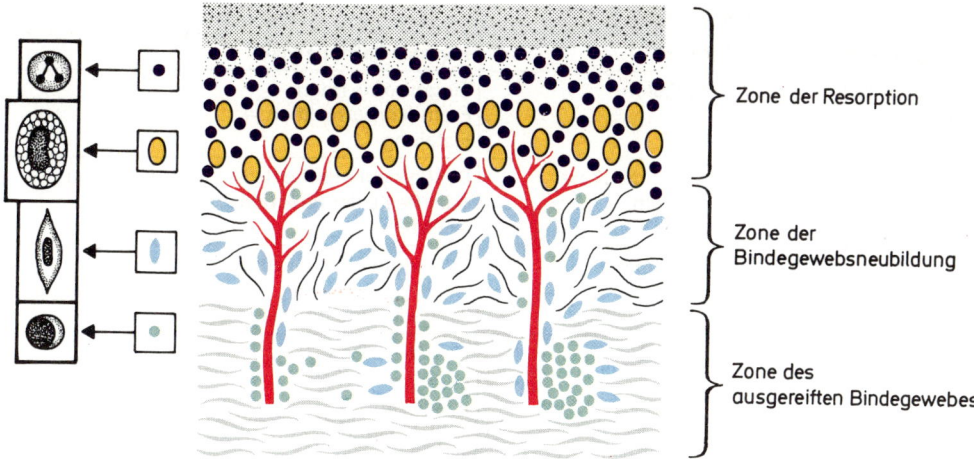

Zone der Resorption

Zone der Bindegewebsneubildung

Zone des ausgereiften Bindegewebes

F. – Abb. 68. Granulationsgewebe (Zonen der Organisation).

spontan nach außen oder über eine *innere Fistel in ein Hohlorgan* entleeren. Auch nach Operationen entzündlicher Organveränderungen können im Bereich der Operationswunde Fisteln entstehen. *Fisteln sind also pathologische Verbindungen, die Entzündungsherde mit einer äußeren oder inneren Körperoberfläche verbinden.* Aus ihnen entleert sich permanent ein meist eitriges Exsudat. Die Fistel wird durch ein Granulationsgewebe begrenzt, das aus *2 histologisch verschiedenen Schichten* besteht (Abb. 68, Tab. 9).

a) *Die* **Zone der Bindegewebsneubildung** *ist die* Schicht, die unmittelbar den Fistelkanal be-

grenzt. Sie besteht aus einem *kapillarreichen Granulationsgewebe,* das meist auch sehr viele neutrophile Granulozyten und oft Fremdkörperriesenzellen sowie ungeordnete Riesenzellen enthält. Sie sind meist reaktiv durch in die Fistel gelangte Fremdkörper wie Puder, Haare, Kohle, Hornschuppen entstanden.

b) *Die* **Zone des ausgereiften Bindegewebes** *ist die äußere Schicht eines Fistelkanals und besteht aus einem faserreichen Bindegewebe, das aus dem Granulationsgewebe hervorgegangen ist. Der Fistelkanal kann von seiner Öffnung her durch ein wachsendes Epithel überhäutet werden.*

F. – Tab. 8. Beispiele chronischer Abszesse.

Krankheit	Ätiologie	Riesenzellen	Abszeßaufbau
Älterer Organabszeß	Abszeß bei reduzierter Abwehr	selten	Chron. Abszeß mit Abszeßmembran
Zahnwurzelgranulom (=periapikales Granulom)	Dysontogenetische Epithelinseln sek. infiziert	ungeordnete Riesenzellen	Chron. Abszeß mit Abszeßmembran Cholesterinkristallücken, Epithelreste
Aktinomykose	Myobactericum actinomyces	selten	Chron. Abszeß mit Abszeßmembran Cholesterinkristall-Zentrum, Aktinomyzesdrusen, sog. Strahlenpilz
Aspergillose	Aspergillusarten (Schimmelpilze) Mykotoxine	ungeordnete Riesenzellen + +	Aspergillom: mit septierten, dichten verzweigten Hyphen, Lymphogranulozytäres Infiltrat mit Eosinophilen

F. – Tab. 9. Beispiele der Fistelbildungen.

Grundkrankheit	Fistelart	Formale Pathogenese
Sakraldermoid = Pilonidalsinus	Sakralfistel	Eingepreßte Haare → Fremdkörperreaktion → Fistelung
Anale Kryptitis	Innere und äußere Analfisteln	Dysontogenetische Reste der Analkrypten oder Reste der Proktodäaldrüsen → Fistelung
Ileitis regionalis	Darmfisteln	Granulomatöse Entzündung ↓ Abszedierung und Fistelung
Zahngranulom	Zahnfistel	Chron. Abszeß ↓ Fistelung
Chron. Osteomyelitis	Hautfistel	Chron. Abszeß ↓ Fistelung

Vorkommen: Fisteln bei chronischer Osteomyelitis, Analfisteln, Zahnfisteln, Darmfisteln (besonders bei Ileitis regionalis), Hautfisteln.

3.8.1.3. Chronisches Ulkus

Chronische Gewebsschädigungen gehen im Bereich der inneren und äußeren Körperoberfläche mit chronischen Ulzera einher. Sie führen im Magen-Duodenum-Abschnitt zum Ulcus pepticum, im Dünn- und Dickdarm zu Darmulzera, im Bereich der unteren Extremitäten zum Ulcus cruris (Tab. 10). In all diesen Fällen wird der Oberflächendefekt *durch eine granulierende Re-* *aktion denaturiert.* Auch hier lassen sich *histologisch* verschiedene Gewebszonen unterscheiden (Abb. 62). Der Ulkusgrund wird durch die *Zone der fibrinoiden Nekrose* (s. S. 229) bedeckt. Daran grenzt die *Zone der Bindegewebsneubildung* an, und in der Peripherie schließlich findet man die *Zone des ausgereiften Bindegewebes.* Bleibt die gewebsschädigende Noxe bestehen, so können die narbenbildenden Reparationsprozesse überwiegen. Dadurch werden die Ulkuswände verdickt und imponieren makroskopisch als Kraterränder. Diese chronischen Ulzera werden *kallöse[1] Ulzera* genannt.

F. – Tab. 10. Beispiele des chronischen Ulkus.

Ulkustyp	Ätiologie	Pathologie
Peptisches Ulkus	Dyskrinie der Magensäfte durch Vagusstimulation und/oder Gastrinausschüttung Prädisposition: Blutgruppe 0, selten auch Gefäßmißbildung	Ulcus ventriculi: Komplikation: Perforation, Stenose, Karzinom
		Ulcus duodeni: Komplikation: Penetration in Pankreas, Stenose, Karzinom
Ulkus im Dünn- und Dickdarm	Enteritis terminalis, Colitis ulcerosa Infektion mit Shigellen, Entamoeba histolytica	s. Hi. S. 144
Ulcus cruris	Venös: Varikose mit Abflußstörung (Thrombose)	Große (10 cm ∅) Hautdefekte mit sklerosierten pigmentierten Rändern: Kallöse Ulzera
Trophisches Ulkus	Arteriell: entzündliche und/oder degenerative Gefäßverschlüsse mit Einbeziehung der Nerven in Grundkrankheit (z.B. Diabetes, Lepra, Tabes dorsalis)	Tiefer ausgestanztes Ulkus z.T. bis auf Knochen penetrierend. Neigung zu Gangrän

---

[1] Callosus (lat.) dickhäutig, schwierig.

Literatur

LEUTZE, F. A.: Aktinomykose und die Nokardiose In: GRUMBACH, A., O. BONIN, (Hsg.): Infektionskrankheiten des Menschen und ihre Erreger. Thieme, Stuttgart 1969.

MAY, R.: Funktionelle Pathologie der Venen. Langenbecks Arch. Klin. Chir. *325*: 828–839 (1969).

MITTERMAYER, Ch.: Oralpathologie. Schattauer, Stuttgart – New York 1976.

REINHARDT, K.: Das Myzetom. Enke, Stuttgart 1968.

WASTELL, C.: Chronic duodenal ulcer. Butterworth, London 1972.

ZATOUROFF, M., R. LICK: Farbatlas zur Blickdiagnostik in der Allgemeinmedizin. Schattauer, Stuttgart – New York 1977.

3.8.2. Granulomatöse[1] Entzündungen

Die granulomatöse Entzündungsreaktion kann als eine Variante der exsudativen Entzündung angesehen werden. Ihre Bezeichnung kommt daher, daß sie zur *Bildung morphologisch nachweisbarer Granulome im Gewebe* führt. Unter einem Granulom versteht man *knötchenförmige Zellansammlung,* die im Verlaufe einer Entzündung entsteht und sich hauptsächlich aus *Makrophagen* rekrutiert.

3.8.2.1 Histogenese eines Granuloms

3.8.2.1.1. Makrophagen

Diese leiten sich von den *Blutmonozyten* her. Sie haben *3 wichtige Funktionen:*

a) Sie nehmen extrazelluläres Material durch Phagozytose oder Pinozytose (s. Lysosomen, S. 205) auf.

b) Sie können sich aktiv bewegen und auf chemotaktive Reize hin gezielt in ein Gewebe einwandern.

c) Schließlich bilden die Makrophagen eine Reihe von Substanzen, die im Entzündungsgeschehen eine wichtige Rolle spielen. Dazu gehören das *Interferon* (s. S. 410), Komponenten des Komplementsystems, Proteasen und zytotoxische Substanzen.

Im Gegensatz zu den *Granulozyten* müssen die *Blutmonozyten* zuerst *stimuliert* werden, damit sie ihre Funktion voll aufnehmen. Dazu reicht der Kontakt mit Antikörpern oder Nucleotiden. Die *Makrophagen* können sich bei längerer Stimulation in *Epitheloidzellen* umwandeln.

3.8.2.1.2 Epitheloidzellen

Die Makrophagen haben sich als Abkömmlinge der Monozyten in den Granulomen zu einer besonderen Form differenziert und werden Epitheloidzellen genannt. Ihr Name kommt daher, daß sie fast so dicht wie Epithelzellen zusammenliegen. Sie enthalten einen großen »Katzenzungen«-ähnlichen Zellkern mit locker verteiltem Chromatin und ein schlecht abgrenzbares Zytoplasma. Die *Ultrastruktur* ihres Zytoplasmas deckt ein gut entwickeltes endoplasmatisches Retikulum auf und zeigt bei den Epitheloidzellen eine *lebhafte Sekretionsleistung,* was sich am ausgeprägten Golgi-Apparat (siehe S. 198) und zahlreichen Sekretvakuolen ablesen läßt. Als *Sekretprodukte* sind Makroglykoproteine nachgewiesen, denen man eine Lymphokin-Wirkung zuschreibt. In der Zellperipherie fallen zahlreiche Tentakel[2]-artige *Zellausstülpungen* auf, mit denen sich die Epitheloidzellen gegenseitig berühren. Dies ist auch der Grund für die epithelähnliche Zusammenlagerung dieser Makrophagensonderformen (Abb. 69).

3.8.2.1.3. Mehrkernige Riesenzellen

Sie entstehen durch *Fusion[3] mehrerer mononukleärer Makrophagen.* Voraussetzung dafür sind Veränderungen der Zellmembran, die durch Alterung der Zelle oder durch Einwirkung von Lymphokinen oder Komplementfaktoren (vgl. Opsonierung) erzeugt werden. Dies bestätigt sich aus der Tatsache, daß immer dort Makrophagenfusionen auftreten, wo mehrere Phagozyten am »Fressen« sind. Ältere Riesenzellen scheinen dabei »Herbergen für Einwanderer« zu sein, indem sie mit frisch im Entzündungsgebiet angelangten Makrophagen *zu einem Synzytium fusionieren.* Auf diese Weise entstehen Riesenzellen, die bis zu 40 Kerne aufweisen. Im Synzytium selbst finden *keine* Mitosen mehr statt. Mit der Zeit, wenn keine neuen Makrophagen mehr aufgenommen werden, wird das Zytoplasma der jungen Fusions-Riesenzellen in ein hochorganisiertes Synzytium umstrukturiert. Überflüssige Synzytiumanteile werden sequestiert.[4] Sie können teilweise als Einschlußkörperchen im Synzytium liegen bleiben oder ausgestoßen werden. Im Synzytiuminnern entwickelt sich nun ein funktionell ausgerichtetes Zytoplasma mit *großer Phagozytose- und Sekretionsleistung* (Abb. 70).

---

[1] Granulum (lat.) Körnchen. – [2] Tentus (lat.) ausgespannt. – [3] Fundere (lat.) verschmelzen. – [4] Sequestare (lat.) absondern.

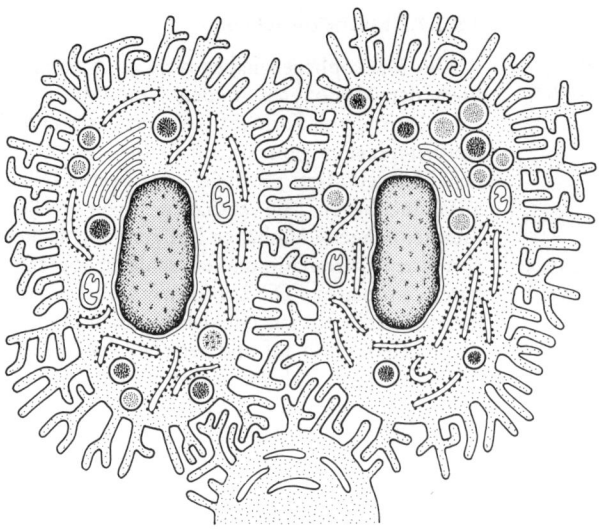

F. – Abb. 69. Ultrastruktur der Epitheloidzellen.

Der *Morphogenese der Riesenzellen* entsprechend lassen sich in Granulomen *zwei Riesenzelltypen* unterscheiden (CAIN, 1980); *ungeordnete und geordnete Riesenzellen:*

a) *Die ungeordneten Riesenzellen* können sich in geordnete Riesenzellen umwandeln. Der Prototyp einer ungeordneten Riesenzelle ist die *Fremdkörperriesenzelle.* Bei ihr sind die Kerne ungleichmäßig im Zytoplasma zerstreut; das Zytoplasma ist teils locker granulär, teils homogen.

b) *Die geordneten Riesenzellen* haben die *Langhansschen*[1] *Riesenzellen* als Prototyp. In diesen Zellen liegen die Kerne in der Zellperipherie. Je nach Schnittebene kann dabei der Eindruck eines Kernkranzes oder Kernringes entstehen. Im Zytoplasmainnern finden sich gelegentlich Zellsequester in Form von *Konchoid-* oder *Asteroid-Körperchen.* Die Konchoid-Körperchen[2] (= *Schaumann-K.)* stellen muschelartige Einschlüsse dar, die 25 μm groß und mit Kalksalzen inkrustiert sind. Bei den Asteroid-Körperchen[3] handelt es sich um sequestrierte Spindelapparate. Sie sind sternförmig und bestehen fast ausschließlich aus Mikrotubuli und Zentriolen. Die mehrkernigen Riesenzellen haben die Freß- und Wanderlust (= Migration, Phagozytose) ihrer Makrophagenzeit verloren und haben sich ganz auf die *Sekretion lysosomaler Enzyme* spezialisiert.

3.8.2.2. Das Granulom

Ein Granulom entwickelt sich im Verlaufe einer Entzündung abhängig vom Entzündungsagens und von der Abwehrlage des Organismus. Nach der Verabreichung von lebender BCG-Vakzine sind 3 Wochen notwendig, bis sich das reife Epitheloidzellgranulom gebildet hat (vgl. S. 442). Ist das Granulom erst mal entstanden, unterhält es sich durch exsudative und proliferative Prozesse selbst. Unter dem Blickwinkel der Kinetik[4] lassen sich die Granulome einteilen in *Granulome mit hohem* und *mit niedrigem Umsatz (= Turn-over).*

a) *Granulome mit niedrigem Turn-over* werden durch *inerte*[5] *Substanzen* wie Kohle hervorgerufen. Sie entsprechen den *Fremdkörpergranulomen.* Nahezu alle darin vorhandenen Makrophagen sind mit dem Reizstoff beladen. In diesen Granulomen ist der Zuwachs an Makrophagen durch Einwanderung und durch Proliferation gering, die Lebensdauer der Makrophagen (mehrere Wochen) entsprechend lang.

b) *Granulome mit hohem Turn-over* werden durch relativ *toxische Substanzen* wie Par-

---

[1] LANGHANS, TH. (1839–1915), Pathologe in Gießen, Bern. – [2] Konchä (gr.) Muschel. – [3] Aster (lat.) Stern. – [4] Kineo (gr.) bewegen. – [5] Iners (lat.) faul, träge.

Ungeordnete RZ   ⟶   geordnete RZ

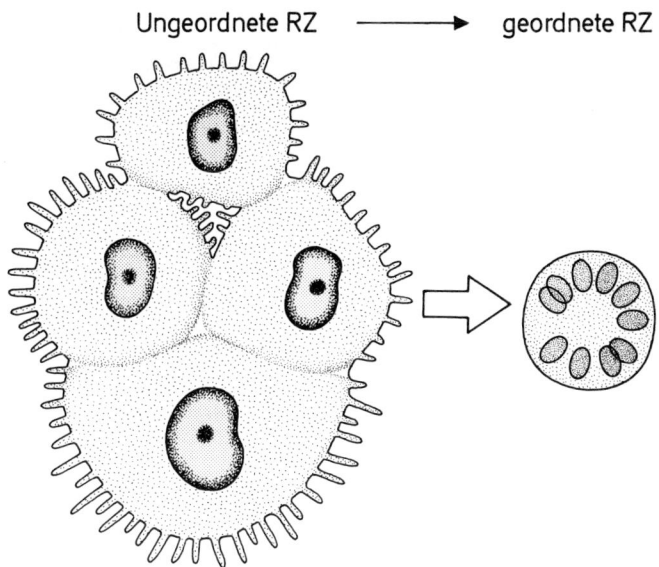

F. – Abb. 70. Morphogenese der ungeordneten und geordneten Riesenzellen (vereinfachte Ultrastruktur links und Histologie rechts).

affinöl oder Mykobakterien hervorgerufen. Sie entsprechen den *Epitheloidzellgranulomen.* Nur wenige Makrophagen enthalten den Entzündungsauslöser. Die Makrophagen leben nur wenige Tage. Dementsprechend ist der Makrophagennachschub in den Epitheloidzellgranulomen durch Proliferation vor allem aber durch Zelleinwanderung groß (SPECTOR, 1969).

Granulominduktion: *Die Histogenese eines Granuloms erfolgt in 3 Schritten:*
1. Monozyteninfiltrat,
2. Aggregation der Makrophagen zu einem Granulom,
3. Granulomreifung zu einem epitheloidzelligen Granulom.

1. *Monozyteninfiltration:* Die zelluläre Zusammensetzung eines Monozyteninfiltrates hängt vom Ausmaß der Chemotaxis, von der Einwirkung von Chemotaxisinhibitoren, Wanderungsgeschwindigkeit und Lebensdauer der *Leukozyten* ab. So wird beispielsweise bei einer Antigen-Antikörper-Reaktion bei Antigenüberschuß eine Neutrophilen-Chemotaxis erreicht, während bei Antikörperüberschuß Granulome entstehen. Mykobakterienverabreichung bewirkt anfänglich eine Neutrophilen- später eine Monozytenchemotaxis. Ferner wandern die Neutrophilen rascher als die Monozyten.

2. *Granulombildung:* Ob eine Substanz Granulome hervorrufen kann, hängt von der Fähigkeit ab, *Makrophagen* reifen zu lassen. Dieser Vorgang ist z. B. für Streptokokkenwandanteile bewiesen. Dabei ist die Tatsache maßgebend, daß die Substanz permanent auf die Makrophagen einwirkt. Sobald nämlich das entzündliche Agens von den Makrophagen vertilgt und abgebaut ist, verschwinden die Granulome wieder.

3. *Granulomreifung:* Substanzen, welche die Makrophagen rasch reifen lassen, bewirken die Umwandlung eines Granuloms in ein *Epitheloidzellgranulom.* Dazu gehören die Lipid- und Wachsfraktion der Tuberkelbazillen sowie auch eine Hyperergie vom verzögerten Typ, die allerdings nur verstärkend und beschleunigend wirkt.

Granulomveränderung: Die Granulome werden oft durch *granulozytäre Infiltrate* oder *Nekrosen* verändert.

1. *Nekrosen:* Eine allergische Reaktion vom *verzögerten* Typ bewirkt in vielen Fällen, so auch bei der Tuberkulose, eine Nekrose im Granulom. Zytotoxische Substanzen von Lymphozyten, Gefäßspasmen und eine verlängerte Makrophagenlebenszeit sind dabei auslösende Faktoren. Daneben kann aber durch Entotoxin, bestimmte Bakterien und Antigen-Antikörper-

F. – Tab. 11. Granulome vom Sarkoidosetyp.

Krankheit	Ätiologie	Riesenzelltyp (RZ)	Granulom-Besonder-heiten
Morbus Boeck	?	geordnete RZ + + + ungeordnete RZ +	Zentripetale Fibrosie-rungstendenz
Berylliose	Beryllium in Wunde	geordnete RZ + ungeordnete + + +	Zentripetale Fibrosie-rung nekrot. Gefäß-schatten im Zentrum
Ileitis terminalis M. Crohn	Virus? zytotoxische Lymphozyten gegen Kolonepithel	geordnete RZ + + ungeordnete + +	Peripher: lymphoplas-mazelluläres Infiltrat, einzelne eosinophile Granulozyten
Lymphogranulomato-se Hodgkin	?	Hodgkin-Zellen Sternbergsche RZ	Epitheloidzellreiche Sonderformen
Granulome in Lnn. Karzinomabflußge-biet	Tumorzerfallmaterial	selten ungeordnete RZ	Meist kleinherdig
Kleinherdige Epithe-loidzellreaktion (*Piringer*)	Toxoplasma gondii		

komplexe die Freisetzung lysosomaler Proteasen aus den Makrophagen (s. Lysosomen, S. 207) ausgelöst werden, die ja bekanntlich das Gewebe zerstören.

2. *Begleitende Leukozyteninfiltrate:* Lymphozyten finden sich bei Granulomen immer dann in Form eines »Lymphozytenwalls«, wenn eine allergische Reaktion vom *verzögerten* Typ ins Entzündungsgeschehen eingeschaltet ist.

»Sinn« einer granulomatösen Entzündung: Eine *Hauptfunktion eines Granuloms* besteht darin, vom Organismus unliebsame »Gäste« (= Parasiten), Eindringlinge (= Erreger) und Fremdlinge (= Fremdkörper) fernzuhalten. Das Granulom ist dabei imstande, resistente Mikroorganismen durch die Makrophagen zu zerstören. Bleibt dies ohne Erfolg, entwickelt sich eine *allergische Reaktion vom verzögerten Typ* und es entstehen Epitheloidzellgranulome. Schließlich vermögen Granulome auch die *Immunität zu steigern,* was bei der Behandlung maligner Melanome mit BCG (= abgeschwächte Tuberkelbazillen) klinisch verwendet wird.

Entzündungen, bei denen Granulome nachweisbar sind, bezeichnete man früher auch als *spezifische Entzündungen.* Man war damals der Meinung, die Morphologie der Granulome sei für eine bestimmte Ätiologie der Erkrankungen spezifisch.

Diese Ansicht ist heute nicht mehr haltbar, da bekannt ist, daß verschiedene ätiologische Faktoren histologisch gleichartige Granulome erzeugen können. Trotzdem sind auch heute noch von der Granulomstruktur orientierende Rückschlüsse auf die Entzündungsursache möglich. Die genaue Ätiologie der Granulombildung muß aber mit Hilfe besonderer mikroskopischer (z. B. Nachweis Doppelbrechung von Fremdkörpern) oder mikrobiologischer Analysen (z. B. Nachweis von Myobacterium tuberculosis) ermittelt werden. In mehreren Fällen läßt sich die Ätiologie gar nicht klären.

Die *wichtigsten Granulomformen bei den granulomatösen Entzündungen* sind: Sarkoidosegranulom, Tuberkulosegranulom, retikuloabszedierendes Granulom, rheumatisches Granulom, Rheumatoidgranulom, Fremdkörpergranulom. Ihre kausale und formale Pathogenese wird im folgenden, so weit bekannt, einzeln besprochen.

3.8.2.2.1. Granulome vom Sarkoidosetyp

Vorkommen: Granulome vom Sarkoidosetyp treten bei folgenden Krankheiten auf: Sarkoidose (Morbus Boeck), Berylliose[1], Ileitis terminalis, Lymphogranulomatose, (Epitheloidzellgranulome). Lymphknoten, die im Abflußgebiet von Karzinomen liegen, können ähnliche Granulome aufweisen (Tab. 11).

---

[1] Beryllos (gr.) Edelstein. Der röm. Kaiser Nero benutzte geschliffenen Beryll → Brille.

Experimentelle Bedingungen: Granulome von diesem Typ lassen sich durch säurefeste Substanzen aus Kieferpollen, Bestandteilen der Kapsel von Tuberkulosebakterien (Phthiolsäure, Phtiozerolester), Zirkonium aus Desodoranzien und Beryllium aus Leuchtröhren erzeugen.

Histologie: Das Sarkoidosegranulom (Abb. 71) besteht beim *M. Boeck*[1] aus einer *herdförmigen Ansammlung von Epitheloidzellen und geordneten Riesenzellen vom Langhans-Typ* (s. Hi. S. 268).

Die Epitheloidzellen enthalten, ultrastrukturell nachweisbar, zahlreiche Sekretvakuolen. In den Riesenzellen finden sich häufiger als bei anderen granulomatösen Entzündungen asteroide und konchoide Einschlußkörperchen im Zytoplasma. Sie sind aber nur Hinweise und keine Beweise für das Vorliegen einer Sarkoidose.

In der Peripherie der Granulome finden sich Ansammlungen von Lymphozyten. Die Sarkoidosegranulome zeigen eine deutliche Tendenz zur Fibrosierung, die von der Granulomperipherie ausgeht. Ihnen *fehlt* aber die für die Tuberkulosegranulome typische *zentrale Nekrose.*

Pathogenese: Die kausale Pathogenese der Granulome vom Sarkoidosetyp ist beim M. Boeck immer noch *unklar.* Die Ätiologie der anderen Erkrankungen, die derartige Granulome hervorrufen, ist in Tab. 11 wiedergegeben.

Bei der Sarkoidose scheinen die Epitheloidzellen eine wichtige Rolle zu spielen. Sie sind sekretorisch tätig und *setzen vermutlich Lymphokine frei,* die bekanntlich T-Lymphozyten zur Proliferation anreizen. Ob ein von den Epitheloidzellen sezernierter Stoff, oder ob ein antigener Insult (Erreger, chem. Stoff?) für die Blockierung und/oder Erschöpfung der T-Zellenfunktion verantwortlich ist, muß noch geklärt werden. Diese ist auf jeden Fall für die unterdrückte allergische Reaktion vom verzögerten Typ mit gedrosselter zellulärer Immunität maßgebend und steht vielleicht auch im Zusammenhang mit der *Proliferation der B-Zellen und der Bildung von High-turn-over-Granulomen.*

Eine wesentliche Hilfe bei der Diagnostik der Sarkoidose ist der Kveim-Test (= Extrakt aus Sarkoidosegranulom erzeugt Sarkoidosegranulom) (s. Ma. S. 88).

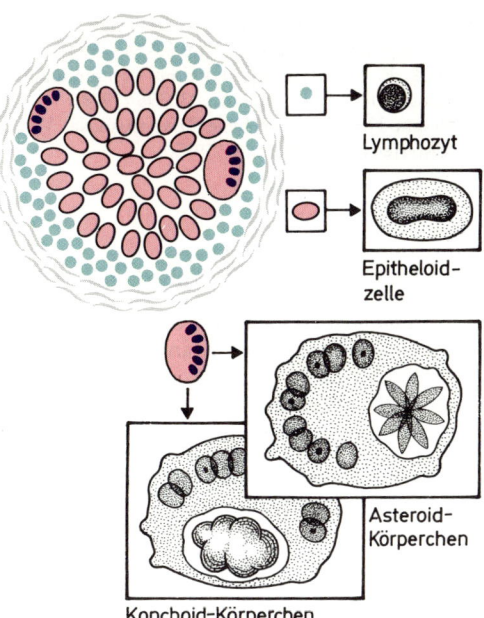

Lymphozyt

Epitheloid-zelle

Asteroid-Körperchen

Konchoid-Körperchen

F. – Abb. 71. Sarkoidosegranulom bei M. BOECK.

Literatur

ADAMS, D. O.: The granulomatous inflammatory response. Amer. J. Path. *84:* 164 (1976).

CAIN, H., B. KRAUS: Mehrkernige Riesenzellen in Granulomen. Virchows Arch. A *385:* 309 (1980).

CAVE, D. R. et al.: Observations on the transmissibility of Crohn's disease and ulcerative colitis. Gastroenterology *67:* 871 (1975).

EPSTEIN, W. L.: Granuloma formation in man. Pathobiol. Ann. 1–30 (1977).

FREIMAN, D., H. L. HAIDY: Beryllium disease. Human Path. *1:* 25–44 (1970).

JAMES, D. G., E. NERILLE: Pathobiology of sarcoidosis. Pathobiol. Anm. 31–61 (1977).

JAMES, E. M. V., W. JONES-WILLIAMS: Fine structure and histochemistry of epitheloid cells in sarcoidosis. Thorax *29:* 115–120 (1974).

JONES-WILLIAMS, W., E. M. V. JONES: The fine structure of Beryllium granulomas. Acta path. microbiol. Scand. A *80,* Suppl. *233:* 195–202 (1972).

JONES-WILLIAMS, W.: Sarcoidosis – 1977. Beitr. Path. *160:* 325–336 (1977).

LEVINE, P. H.: The etiology of Hodgkin's disease. Pathobiol. Annual *143* (1977).

PAGE, R. C., P. DAVIES: The macrophage as a secretory cell. Int. Rev. Cytology *52:* 119–157 (1978).

PRIVE, A. B., B. C. MORSEN: Inflammatory bowel disease. The surgical pathology of Chron's disease and ulcerative colitis. Human Path. *6:* 7–29 (1975).

QUEISSER, W., W. SANDRITTER, K. LENNERT: Cytophotometrische Untersuchungen an Histiozyten, Epitheloidzellen und Langhansschen Riesenzellen bei Sarkoidose des Lymphknotens. Virchows Arch. Abt. B Zellpath. *1:* 49–61 (1968).

---

[1] BOECK, C. W. Dermatologe, 1845–1917.

Spector, W. G.: The macrophage: its origins and role in pathology. Pathobiol. Ann. 33–64 (1974).

Uname, E. R.: Secretory functions of mononuclear phagocytes. Amer. J. Path. *83:* 396 (1976).

Werner, H.: Die erworbene Toxoplasmose. Verlag Österreich. Ärztekammer 1975.

3.8.2.2.2. Granulome vom Tuberkulosetyp

Vorkommen: Granulome vom Tuberkulosetyp treten bei folgenden Krankheiten auf: Tuberkulose, Lepra[1], Syphilis[2] und werden entsprechend der Krankheit Tuberkulom[3], Leprom, Gumma[4] genannt (Tab. 12).

Experimentelle Bedingungen: Granulome vom Tuberkulosetyp lassen sich tierexperimentell durch Verabfolgung von Tuberkelbakterien erzeugen.

Histologie: Die Granulome vom Tuberkulosetyp (Abb. 72) haben eine große Ähnlichkeit mit den Granulomen vom Sarkoidosetyp. Betrachten wir uns ein Tuberkel (= Tuberkulum), dann fällt aber im Zentrum des Granuloms eine *käsige Nekrose* auf. Damit wird der makroskopische Aspekt der *Koagulationsnekrose* bezeichnet, der an krümeligen Käse erinnert. Um diese käsige Nekrose ist ein Wall von Epitheloidzellen angeordnet, in dem auch einzelne geordnete, mehrkernige Riesenzellen vom Langhanstyp vorkommen. Das Granulom selbst ist von einem Lymphozytenmantel umhüllt. Der wesentliche Unterschied zwischen einem Granulom vom Sarkoidosetyp und einem Granulom vom Tuberkulosetyp besteht in der zentralen käsigen Nekrose. Bei der Sepsis tuberculosa acutissima (Landouzy) stößt man auf eine Sonderform des Tuberkuloms. In diesem Falle entsteht zwar eine käsige Nekrose, aber um die Nekrose keine zelluläre Reaktion (s. Hi. S. 268).

Pathogenese: Die Granulome dieses Typs entstehen im wesentlichen durch *fakultativ intrazelluläre Bakterien.* Sie bewirken eine Entzündungsreaktion, in deren Verlauf Makrophagen ins Entzündungsgebiet einwandern. Nun werden die ins Gewebe eingedrungenen Erreger von den Phagozyten aufgenommen, sind aber wegen einer biologischen Fehlinstruktion im Phagozytosevorgang (s. Lysosomen, S. 206) noch nicht wirksam abbaubar. Sie werden später von den Phagozyten wieder »ausgespuckt« und freigesetzt. Dies kann einerseits an der besonderen *Hüllstruktur der Erreger* (Wachshülle der Mykobakterien), andererseits an der *Katalasebildung durch die Erreger* selbst liegen, die damit die bakteriziden Peroxide der Phagozyten außer Gefecht setzen. Die Erreger gewinnen in dieser Anfangsphase der Entzündung sogar die Oberhand und töten die Makrophagen mit zelltoxischen Stoffen (z. B. Tuberkulin).

Nun setzen die Makrophagen lymphozytenaktivierende Stoffe frei. Außerdem gelangen

F. – Tab. 12. Granulome vom Tuberkulosetyp.

Krankheit	Ätiologie	Riesenzellen (RZ)	Granulombesonderheiten
Tuberkulose (S. 66)	*Mycobact. tuberculosis* statt Zellmembran Wachshülle (Antigen)	meist nur geordnete RZ	Peripherie: Lymphozyten Zentrum: verkäsende Nekrose
Lepra (Aussatz) (S. 67)	*Mycobact. leprae* geringe Abwehr ⟶ gute Abwehr ⟶	1. lepromatöse Form: verfettete Makrophagen = Schaumzellen 2. tuberkulöse Form: geordnete RZ	perivaskuläre Lymphozyteninfiltrate + Schaumzellen wie Tuberkulom
Syphilis (Lues) (S. 69)	*Treponema pallidum* (resistente Membran) (Antigen)	ungeordnete + geordnete + +	Konsistenz: gummiartig Peripherie: Plasmazellen Zentrum: Nekrose + Gefäß

---

[1] Lepro (gr.) abschälen. – [2] Sifl (arab.) Weltkrankheit. – [3] Tuberculum (lat.) Höckerchen. – [4] Kommi (gr.) ägypt. Lehnwort für Gummi.

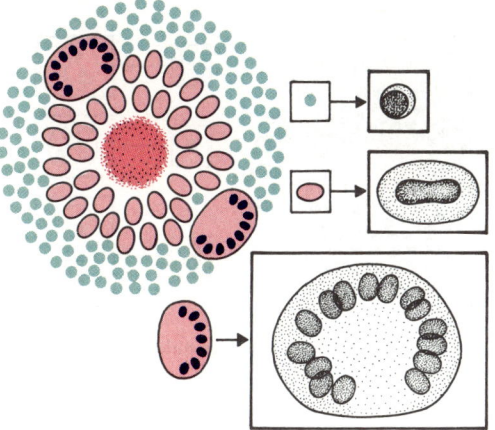

– Abb. 72. Tuberkulosegranulom bei Tbc.

wie die Zelleichen von Makrophagen. Darum sieht man in Abwehrstellung den Wall aus bakterizid-aktiven Makrophagen (= Epitheloidzellen) und außen schließlich findet man die Lymphozyten, welche die Makrophagen zur Abwehr anfeuern (aktivieren).

Bei der *Infektion mit Mycobacterium leprae* kommt es, je nach Immunantwort, zu einer unterschiedlichen Entzündungsform. Bei geringer Resistenz trifft man die lepromatöse Reaktion an; sie ist mit durch ein massives Makrophageninfiltrat gekennzeichnet. Die Makrophagen sind vollgepackt mit Lepra-Erregern. Bei großer Resistenz ist die Hyperergie vom verzögerten Typ beteiligt. Es kommt zur tuberkuloiden Reaktion. Die Makrophagen enthalten nur noch wenige Erreger.

Literatur

ANDO, M. et al.: Histochemical studies relating the activation of macrophages to the intracellular destruction of tubercle bacilli. Amer. J. Path. *86:* 623–634 (1977).

ARMSTRONG, J. A., P. D'ACRY HART: Phagosome-lysosome interactions in cultured macrophages infected with virulent tubercle bacilli. J. exp. Med. *142:* 1–16 (1975).

FORSCHBACH, E.: Nichttuberkulöse Infektionen durch Mykobakterien. Internist *16:* 393–400 (1975).

MASAYUKI, A. et al.: Macrophage accumulation, division, maturation and digestive and microbicidal capacities in tuberculous lesions. J. Immunol. *109:* 8–19 (1972).

SELL, ST.: Immunopathology (teaching monograph). Amer. J. Path. *90:* 214–280 (1978).

SUGIMOTO, M. et al.: Extracellular hydrolytic enzymes of rabbit dermal tuberculous lesions and tuberculin reactions collected in skin chambers. Amer. J. Path. *90:* 583–608 (1978).

auch zirkulierende T-Lymphozyten mit ihren zellgebundenen Antikörpern in Kontakt mit dem unlöslichen Erregerantigen. Infolgedessen geben die T-Lymphozyten *Lymphokine* ab, welche die Makrophagen dazu bringen, vermehrt ins Entzündungsgebiet einzuwandern, zu proliferieren und sich sekretorisch umzuwandeln. Derartig stimulierte Makrophagen imponieren *histologisch* als *Epitheloidzellen*. Die Antwort des Organismus besteht in einer knötchenförmigen Epitheloidzellanhäufung *(= Epitheloidzelltuberkel)*. Noch ist die Erregerabtötung nicht effizient genug, so daß über den Lymphweg allmählich auch das B-Zellsystem mit dem Erreger und seinem Antigen in Kontakt kommen. Die Plasmazellen bilden darauf *humorale Antikörper*, die im Falle der Tuberkulose spezifisch gegen die Mykobakterien gerichtet sind. Dies hat zur Folge, daß das *Komplementsystem aktiviert* wird, und daß die Freßvakuolen mit lebenden Erregern (= Heterophagievakuolen) Anschluß an die Enzymbehälter des Lysosomensystems bekommen (s. S. 205). Nun wird die Phagozytosetätigkeit der Makrophagen effizienter, die Erregerabtötung setzt ein und die Makrophagen setzen Kollagenasen, Elastasen, fibrinolytische und bakterizide Substanzen ins Gewebe frei. Das histologische Resultat sind *gewebeeinschmelzende Nekrosen (= allergische Reaktion vom verzögerten Typ)*. Die *Histologie des Tuberkuloms* spiegelt den Ablauf des Entzündungsgeschehens wider: Die Nekrose im Tuberkelzentrum enthält z. T. abgetötete Erreger, so

3.8.2.2.3. Granulome vom Pseudotuberkulosetyp

Vorkommen: Bei einigen Krankheiten treten in Lymphknoten retikulozytär abszedierende Granulome im Rahmen bestimmter infektiöser Lymphadenitiden auf. Man findet diesen Granulomtyp bei Pseudotuberkulose, Tularämie[1], Typhus abdominalis[2], Lymphogranuloma inguinale und bei Katzenkratzkrankheit (Tab. 13).

Experimentelle Bedingungen: Einige der Erkrankungen (Pseudotuberkulose, Tularämie[1], Katzenkratzkrankheit) kommen auch bei Tieren vor.

---

[1] Tulare County, Ort in Californien, in dem »Hasenpest« zuerst beschrieben wurde. – [2] Typhlos (gr.) Rauch, Nebel. Patient ist wegen Fieber »umnebelt«.

Histologie: Die Granulome vom Pseudotuberkulosetyp bestehen histologisch aus einem *Zentrum von neutrophilen Granulozyten, die teilweise zerfallen sein können.* Die Nekrose der Granulozyten kann so weit fortschreiten, daß mikroskopisch eine zellfreie zentrale Nekrose entsteht, die der tuberkulösen Verkäsung gleicht. Um diese zentralen Granulozytenansammlungen befindet sich ein Wall von unreifen Histiozyten. Besteht ein Granulom längere Zeit, bilden sich die unreifen histiozytären Makrophagen in Epitheloidzellen um und demarkieren

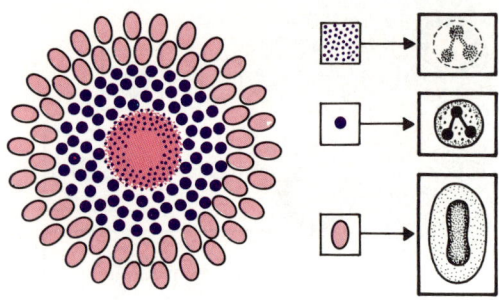

F. – Abb. 73. Pseudotuberkulosegranulom bei Infektion mit Yersinia pseudotuberculosis.

F. – Tab. 13. Granulome vom Pseudotuberkulosetyp.

Krankheit	Ätiologie	Riesenzellen[1]	Granulomstruktur
Pseudotuberkulose (gramneg. Stäbchen) (S. 59)	*Yersinia pseudotuberculosis* Körper-Hüll- und Geisselantigene	keine RZ	Zentrale Nekrosen mit granulozytärer Demarkation, peripherer Epitheloidzellwall
Tularämie (gramneg. Stäbchen) (S. 59)	*Francisella tularensis* 25 Keime machen Infekt!	ungeordnete RZ + geordnete RZ + +	Zentrale (Kolliquations-) Nekrose, granulozytäre Demarkation peripherer Epitheloidzellwall mit einsprossendem Granulationsgewebe → Vernarbung
Brucellose (gramneg. Stäbchen) (S. 60)	*Brucellen* (4 Arten) Körperantigene	ungeordnete RZ +	Zentrale Nekrose, Demarkation mit Granulozyten, Epitheloidzellwall = Bang-Granulom
Lymphogranuloma venerum (inguinale) (gramneg.) (S. 71)	*Chlamydia lymphogranulomatosis* Mucopeptidhaltige Zellmembran (ähnl. gramneg. Bakterien)	ungeordnete RZ + geordnete RZ +	Zentrale Nekrose, Demarkation mit Granulozyten und Plasmazellen, peripherer Epitheloidzellwall
Listeriose (grampos. Stäbchen) (S. 64)	*Listeria monocytogenes* β-Hämolyse Körperantigene Geisselantigene	keine RZ	Früh: areaktive Nekrose ↓ Histiozytengranulom mit sekundärer zentraler Nekrose granulozytäre Demarkation ↓ Vernarbung
Katzenkratzkrankheit (S. 70)	*Chlamydien* (noch nicht definiert)	ungeordnete RZ (+)	Zentrale Nekrose (z. T. verkäsend), granulozytäre Demarkation, peripherer Epitheloidzellwall mit einsprossendem Granulationsgewebe → Vernarbung

Tab. 13 (Fortsetzung).

Krankheit	Ätiologie	Riesenzellen[1]	Granulomstruktur
Histoplasmose Hefepilz (S. 47	*Histoplasma capsulatum* mukoide Hüllkapsel!	ungeordnete RZ (+)	Selten zentrale Nekrose, granulozytäre Demarkation, peripherer Epitheloidzellwall, Abheilung mit Verkalkung!
Kokzidioidomykose Pilz (S. 49)	*Coccidioides immitis* dicke Pilzkapsel mit Coccidioidien	geordnete RZ (+)	Zentrale Nekrose (Eiter), Demarkation mit Granulozyten, peripherer Epitheloidzellwall, Abheilung mit Verkalkung!
Typhus abdominalis (gramneg. Stäbchen) (S. 55)	*Salmonella typhi* Körperantigene aus Lipopolysacchariden (kochfest) Geisselantigene aus Proteinen	keine RZ	Zentrale Nekrose (klein), Demarkation mit Granulozyten und Histiozyten (= Rindfleischzellen) = »Typhom«

[1] (+) wenige, + einige, + + mehrere.

meist in palisanderförmiger Anordnung die zentrale Nekrose (Abb. 73).

Pathogenese: Die femorale Pathogenese dieser Granulombildung ist im einzelnen noch nicht geklärt. Neben dem direkten Erregereinfluß spielen sicher auch immunpathologische Prozesse (Allergie vom verzögerten Typ) für die Entstehung der Granulome vom Pseudoberkulosetyp eine Rolle, zumal bei diesen Erkrankungen eine Reihe immunologischer Reaktionen auch für die Diagnose herangezogen werden können.

Literatur

GÄRTNER, H.: Salmonellen-Infektion. Therapiewoche *19:* 471–483 (1969).

GRAYSTON, J. TH., S. WANG: New knowledge of chlamydiae and the diseases they cause. J. infect. Dis. *132:* 87–94 (1975).

GSELL, O.: Katzenkratzkrankheit. In: O. GSELL, W. MOHR (Hrsg.): Infektionskrankheiten, Bd. 1, 859–877. Springer, Berlin 1968.

KNAPP, W.: Pseudotuberkulose. In: O. GSELL, W. MOHR (Hrsg.): Infektionskrankheiten, Bd. 2, 369–383. Springer, Berlin 1968.

KNOTHE, H.: Tularämie. In: A. GRUMBACH, O. BONIN (Hrsg.): Die Infektionskrankheiten des Menschen und ihre Erreger, Bd. 2. Thieme, Stuttgart 1969.

SCHWARZ, J., G. L. BAUM: Infection in histoplasmosis. Arch. Path. *75:* 475–479 (1963).

SEELIGER, H. P. R., J. POTEL: Listeriose. In: A. GRUMBACH, O. BONIN (Hrsg.): Die Infektionskrankheiten des Menschen und ihre Erreger, Bd. 2. Thieme, Stuttgart 1969.

3.8.2.2.4. Rheumatisches Granulom

Vorkommen: Die rheumatischen[1] Granulome treten ausschließlich beim akuten, fieberhaften Rheumatismus *(rheumatisches Fieber)* auf (besonders im Myokard) (s. Hi. S. 70).

Experimentelle Bedingungen: Typische rheumatische Granulome lassen sich durch tierexperimentelle Modelle hervorrufen, die einer Serumkrankheit entsprechen.

Histologie: Das rheumatische Granulom (Abb. 74) tritt bei rheumatischem Fieber, besonders im Myokard auf und erhielt den Namen *Aschoff[2]-Knötchen.* Sie liegen dort bevorzugt perivaskulär. Im Zentrum enthalten die rheumatischen Granulome eine *fibrinoide Nekrose der Kollagenfasern* (s. S. 229), *die von besonderen Zellen demarkiert wird.* Dazu gehören spezielle Makrophagen, sowie ein spärliches Infiltrat aus Lymphozyten, Plasmazellen und vereinzelte Granulozyten.

Bei den Makrophagen handelt es sich um mesenchymale Zellen mit einer eigentümlichen

---

[1] Rheuma (gr.) Fließen, Gliederreißen, Gicht! – [2] L. ASCHOFF, Pathologe in Freiburg i. Br. (1866–1942).

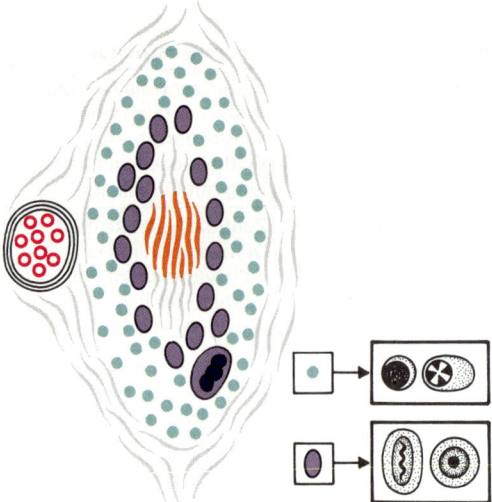

F. – Abb. 74. Rheumatisches Granulom (Aschoff-Knötchen).

Strukturierung des Kernchromatins. Ultrastrukturell läßt es sich mit einer Flaschenbürste vergleichen (Abb. 75). *Histologisch* imponiert das Chromatin dieser Makrophagen je nach Schnittebene (Abb. 75) als Eulenaugenzelle oder Raupenzelle.

Diese Makrophagen werden nach dem Erstbeschreiber als *Anitschkow[1]-Zellen* benannt. Sie sind reich an lysosomalen Enzymen, was gut mit ihrer Makrophagenfunktion übereinstimmt. In einzelnen Aschoff-Knötchen findet man auch ungeordnete Riesenzellen mit 3–4 Kernen. Die Granulombildung vollzieht sich ebenso wie seine Rückbildung in Phasen. Die *erste Phase* umfaßt eine fibrinoide Nekrose (= Frühinfiltrat), darauf folgt die Entwicklung eines typischen Aschoff-Knötchens (= blühendes Granulom, Abb. 74). Dieser granulomatöse Prozeß schwelt schließlich ab und hinterläßt in Gefäßnähe spindelförmige Narben, kann aber wieder aufflammen, so daß in der Narbe ein Granulomrezidiv entsteht.

Pathogenese: Das rheumatische Fieber führt nach einer *Infektion* (meist Angina) mit *β-hämolysierenden Streptokokken der Gruppe A,* die sich aufgrund von Proteinantigenen (M- und T-Substanz) in 52 Stämme einteilen lassen, nach 1–2 Wochen zu einer akuten Polyarthritis der großen Gelenke mit Organbeteiligung. Der *Myokardbefall* ist dabei am bedeutendsten. Es gilt der medizinische Spruch: »Das rheumatische Fieber sticht ins Knie und beißt ins Herz«. Für die Auslösung der granulomatösen Entzündung ist das gruppenspezifische *C-Polysaccharid* so-

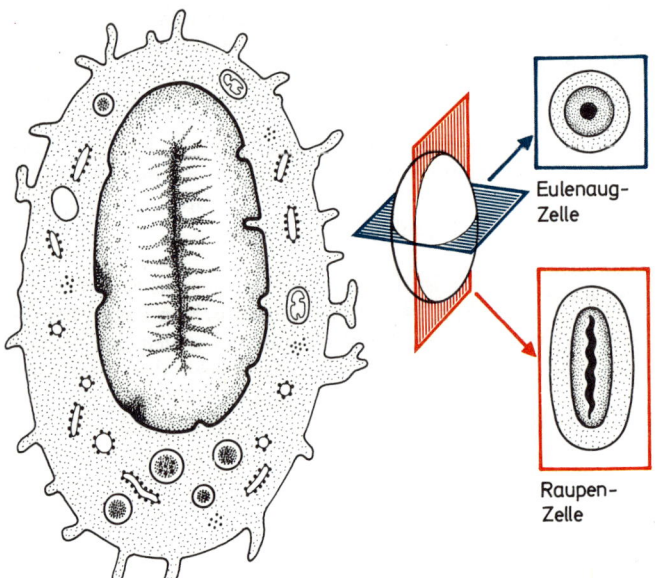

Eulenaug-Zelle

Raupen-Zelle

F. – Abb. 75. Ultrastruktur einer Anitschkow-Zelle (Makrophage) mit histologischen Schnittaspekten.

---

[1] ANITSCHKOW, N.: Russischer Pathologe (Schüler ASCHOFFS).

wie das *M-Protein* ausschlaggebend. Diese Substanzen stimmen das Gewebe derartig um, daß ein erneuter Kontakt mit Streptokokken oder auch nur mit einem ihrer Toxine (= 0-Streptolysin) genügt, um den Entzündungsprozeß (Kreuzallergie, S. 436) an den Gelenken und Myokard in Gang zu bringen. Coxsackie-B4-Viren können dabei vermutlich mitwirken. Von zunehmender Bedeutung sind bei der formalen Pathogenese des rheumatischen Fiebers die *Blutgruppenantigene*, sowie die *Histokompatibilitätsantigene*.

Literatur

ANITSCHKOW, N.: Experimentelle Untersuchungen über die Neubildung des Granulationsgewebes im Herzmuskel. Beitr. path. Anat. *55*: 373–415 (1913).

ASCHOFF, L.: Zur Myocarditisfrage. Verh. dtsch. Ges. Path. *8*: 46–53 (1904).

DAWSON, M. H.: A comparative study of subcutaneous nodules in rheumatic fever and rheumatoid arthritis. J. exp. Med. *57*: 845–858 (1933).

DOERR, W.: Morphologie der Myokarditis. Verh. dtsch. Ges. inn. Med. *77*: 301–335 (1971).

KAPLAN, M. H., R. BOLANDE, L. RAKITA, J. BLAIR: Presence of bound immunoglobins and complement in the myocardium in acute rheumatic fever. New Engl. J. Med. *271*: 637–645 (1964).

KEMPLE, K., E. BLUESTORE: The major histocompatibility complex and rheumatic diseases. Pathobiol. Ann. *7*: 305–326 (1977).

POMERANCE, A., M. DAVIES (eds.): The pathology of the heart. Blackwell Sci. Publ., Oxford-London, Edinburgh-Melbourne 1975.

WAGNER, B. M., S. SIEW: Studies in rheumatic fever. V. Significance of the human Anitschkow cell. Human Path. *1*: 45–71 (1970).

WEDUM, B. G., J. W. McGUIRE: Origin of the Aschoff body. Ann. rheuma. Dis. *22*: 127 (1963).

3.8.2.2.5. Rheumatoides Granulom

Vorkommen: Rheumatoidgranulome (= *Rheumaknoten*) (siehe auch S. 774) finden sich bei der rheumatoiden Arthritis, die wegen ihres schleichenden Beginns auch primär chronische Polyarthritis genannt wird. Die Rheumaknoten werden in diesem Fall meist in der Subkutis mechanisch exponierter Hautstellen (z. B. Ellbogen), aber auch im Herzen, Lunge, Sklera, Speicheldrüsen und Gefäße beobachtet. *Histologisch* ähnliche Granulome lassen sich beim Rheumatismus nodosus, Granuloma anulare[1], sowie beim Lupus erythematodes[2] erkennen.

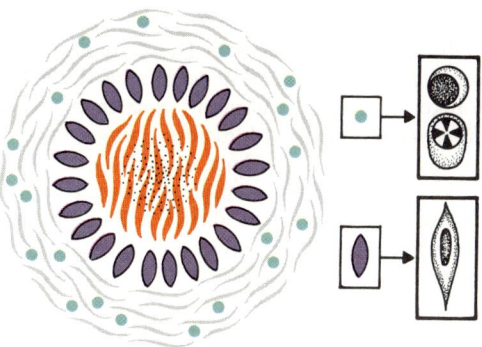

F. – Abb. 76. Rheumatoides Granulom (= Rheumaknötchen). Zentrum = fibrinoide Nekrose, Wall aus Histiozyten mit langgestreckten Kernen.

Experimentelle Bedingungen: Die Rheumatoid-Granulome lassen sich tierexperimentell noch nicht hinreichend erzeugen.

Histologie: Die rheumatoiden Granulome (Abb. 76) sind wesentlich größer als die rheumatischen Granulome und bereits makroskopisch sichtbar. Sie enthalten ein *großes nekrotisches Zentrum mit fibrinoider Nekrose*. Darin findet man Trümmer untergegangener Zellen, Kollagenfasern mit fibrinoider Nekrose (s. S. 229), sowie Fibrin. Diese zentrale Nekrose wird von einem Histiozytenwall umgeben, wobei die einzelnen Histiozyten palisadenartig zur Nekrose angeordnet sind. An den Histiozytenwall schließt sich nach außen hin eine Umkapselung von meist noch jungem Bindegewebe.

Pathogenese: Die eigentliche auslösende Ursache der rheumatoiden Arthritis ist noch spekulativ. Defekte in der zellulären Immunität möglicherweise durch Mikroorganismen (z. B. Viren) bei Patienten mit einer Achillesferse im Immunsystem werden diskutiert. Die Tatsache, daß bei 70% aller Fälle mit rheumatoider Arthritis das Histokompatibilitätsantigen *HLA Dw4* vorhanden ist, stützt diese Hypothese einer Autoimmun-Pathogenese (vgl. S. 451).
　　Die formale Pathogenese der rheumatoiden Arthritis beginnt damit, daß in der Synovia frisch entzündeter Gelenke ein lympho-plasmazelluläres Infiltrat auftritt, dessen Zellelemente[3] Immunoglobuline vor allem vom *IgM-Typ*

---

[1] Anulus (lat.) Ring. – [2] Lupus (lat.) Wolf; erythäma (gr.) Röte → »Zehrrose«. – [3] L, M, N waren früher der Anfang des A, B, C resp. Alphabets → elementa.

(= *Rheumafaktoren*) produzieren und in die Gelenkflüssigkeit abgeben. Die Lymphozyten proliferieren derart, daß in der Synovia Lymphfollikel-ähnliche Strukturen entstehen. Die *Rheumafaktoren sind Autoantikörper gegen körpereigenes IgM* und bilden folglich in der Gelenkflüssigkeit Immunkomplexe. Dadurch wird das Komplementsystem aktiviert. Folge davon ist eine Permeabilitätssteigerung der Gefäße, Granulozyten, Chemotaxis und Lysosomenlabilisierung. Die angelockten Granulozyten sowie auch die Synoviozyten vertilgen die Immunkomplexe und setzen im Rahmen der Phagozytose *Proteasen* frei. Diese bauen die in der Synovialflüssigkeit vorhandenen Kollagenaseinhibitoren ab, so daß die Kollagenase (s. S. 227) aktiviert wird und die *Zerstörung des Gelenkknorpels* beginnt. Die danach folgende Phase der rheumatoiden Arthritis umfaßt die Umwandlung der Synoviozyten in ein aggressiv wachsendes Mesenchym (= *Pannus*), das in die Gelenkhöhle einwächst und den Gelenkknorpel endgültig zerstört. Diese Phase entspricht einer *proliferativen Entzündungsreaktion* (s. S. 496).

Im subkutanen Bindegewebe führt der Entzündungsprozeß zur *Ausbildung von Rheumaknoten.* Ob die Antikörper gegen Kollagen Typ I, II und III ursächlich oder konkommittierend am Entzündungsgeschehen beteiligt sind, ist noch unklar.

Literatur

BACON, P. A.: Zirkulierende Immunkomplexe bei rheumatoiden Krankheiten. Therapiewoche *29:* 451–457 (1979).

BYWATERS, E. G. L.: Lokalisierungsfaktoren bei rheumatoider Arthritis. Therapiewoche *29:* 442–449 (1979).

DRYLL, A. et al.: Lymphocyte tubular structures in rheumatoid arthritis J. clin. Path. *30:* 822–886 (1977).

FASSBENDER, H. G.: Die Rolle der Bindegewebszellen im Synovialgewebe. Therapiewoche *29:* 439–440 (1979).

LOEWI, G.: Die mononukleären Zellen der entzündeten Synovialmembran. Therapiewoche *29:* 450–451 (1979).

MAINI, R. N.: Immunpathologische Mechanismen bei der rheumatoiden Arthritis. Therapiewoche *29:* 466–472 (1979).

PANAYI, G.: Genetische Determination, B-Lymphozyten-Alloantigene und rheumatoide Arthritis. Therapiewoche *29:* 458–465 (1979).

WILLIAMS, R.: Rheumatoid arthritis. Hosp. Pract. *14 (8):* 57–63 (1979).

WOOLEY, D. E. et al.: Collagenase at sites of cartilage erosion in the rheumatoid joint. Arthr. Rheum. *20:* 1231 (1977).

3.8.2.2.6. Fremdkörper-Granulome

Vorkommen: Fremdkörpergranulome können beim Menschen immer dann entstehen, wenn korpuskuläre Gebilde in den Organismus gelangen, die entweder kristallin, metallisch, zellulose- oder kunststoffhaltig sind. Die Aufnahme derartiger Fremdkörper kann dabei per inhalationem (z. B. Silikose), per injectionem (z. B. Silikonmastitis), traumatisch (z. B. Holzspreissel[1]) und iatrogen (z. B. Metallose) sein. Neben diesen echten, von außen in das Gewebe gelangten Fremdkörpern können auch im Organismus selbst Substrate mit Kristallcharakter entstehen, die auf das Gewebe ebenfalls wie Fremdkörper wirken. Zu diesen Substraten gehören (s. Tab. 14) *Uratkristalle* (Gicht), *Cholesterinkristalle* (z. B. Cholezystitis) und *Pyrophosphate* (Chondrokalzinose).

Experimentelle Bedingungen: Im Tierexperiment lassen sich mit den gleichen Fremdkörpern die Granulome erzeugen wie beim Menschen.

Histologie: Das Fremdkörpergranulom besteht aus einer *Ansammlung von ungeordneten Riesenzellen* (= Fremdkörperriesenzellen), die teilweise riesengroß werden können. Sie enthalten teilweise Fremdkörperpartikel oder sind an solche angelagert. Die Kristallnatur der Fremdkörper läßt sich polarisationsoptisch nachwei-

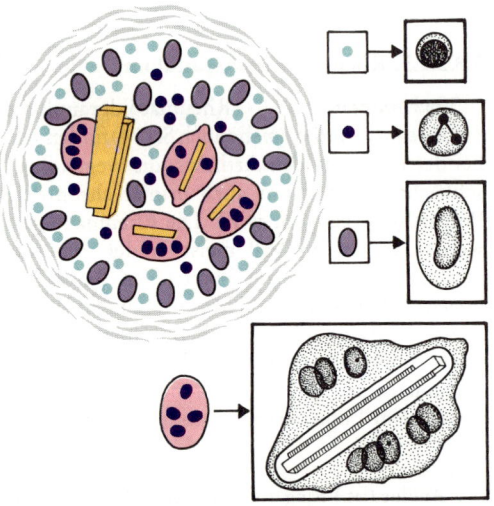

[1] Von ahd. splitil = Splitter.

F. – Abb. 77. Fremdkörpergranulom.

F. – Tab. 14. Fremdkörpergranulome.

Fremdkörper (= FK)	Pathogenese der Granulome	Granulomstruktur, Folgekrankheit
1. Kristalline FK		
a) Glasfasern	traumatisch inhalagen	Fremdkörpergranulome
b) Silikatstaube	inhalagen	Silikosegranulom → Silikose Zentrum: narbige Sklerose darum Koniophagen = Staubphagozyten, perifokale Entzündungzone mit Lymphozyteninfiltrat, keine Riesenzellen
c) Asbeststäube (komplexe Silikate)	inhalagen	Asbestose hantelförmige Asbestkörperchen keine Fremdkörpergranulome, aber Lungenfibrose → malignes Mesotheliom
d) Talkum (Magnesium- silikat)	iatrogen (Puder für Handschuhe)	Fremdkörpergranulome → Fistelung Fibrosen
e) Urate	Hyperurikämie	Gichttophi (s. S. 256)
f) Cholesterin	Cholelithiasis	Schaumzellengranulom (= Cholegranulom)
g) Metalle	iatrogen traumatisch	Fremdkörpergranulom → Metallose Spätfolge: Sarkome
2. Nicht-kristalline FK		
a) Stärke	per injectionem (Heroinspritze)	Stärkegranulom mit FK-Riesezellen, Makrophagen und zentraler Nekrose
b) Holz	traumatisch	⎫
c) Faden	iatrogen	⎬ Fremdkörpergranulom
d) Silicon	iatrogen	⎭

sen. In unmittelbarer Umgebung zu den Riesenzellen sieht man die eingewanderten Makrophagen, die von einem lymphoplasmazellulären Infiltrat zusammen mit einsprossenden Kapillaren und Fibroblasten umringt werden.

Pathogenese: Überall dort, wo das Fremdkörpermaterial im Gewebe liegenbleibt, sammeln sich *Makrophagen* an. Sind die Fremdkörper kleiner als die Makrophagen, werden sie zwar phagozytiert, können aber nicht intrazellulär abgebaut werden. Dadurch bleiben sie für längere Zeit in den Heterophagievakuolen der Makrophagen liegen. Je nach Oberflächenbeschaffenheit der Fremdkörper kommt es zu einer »Verklebung« der Fremdkörper mit der Wandung der Heterophagievakuolen (siehe Lysosomen S. 207) und schließlich zur Zerreißung der Lysosomen. Infolgedessen werden die *gewebezerstörenden lysosomalen Enzyme freigesetzt*. Sie versuchen den Fremdkörper aufzulösen, lösen damit eine Entzündungsreaktion aus, in deren Rahmen es zur Gewebezerstörung, meist auch zu einer überschießenden Reparation und später sogar zur malignen Entartung des Gewebes kommt. Sind die Fremdkörper größer als die Makrophagen, können sie durch sie nicht phagozytiert werden. In diesem Falle fusionieren die Makrophagen in der Umgebung des Fremdkörpers zu Fremdkörperriesenzellen. Dies sind außerordentlich große und bizarr gestaltete mehrkernige Riesenzellen *(= ungeordnete Riesenzellen)*. Sie lagern wie Blutegel an den großen Fremdkörperpartikeln an und setzen dabei lysosomale Enzyme frei, wie dies die physiologischen Resorptionsriesenzellen (z. B. Osteoklasten) beim extrazellulären Gewebeabbau tun (Abb. 77). Auf eine im einzelnen noch ungeklärte Weise *(Haptenbildung)* wird auch das *T-Zellsystem aktiviert*, so daß es zu einer *Hyperergiereaktion vom verzögerten Typ* kommt, in deren Verlauf sich stenosierende Vaskulitiden bilden. Diese dürften mit der *Sklerosierung* (vgl. kallöses Ulkus) des Entzündungsgebietes in Zusammenhang stehen.

Fremdkörpergranulome bleiben über Jahre bestehen, es sei denn, es kommt zu einer Abszedierung und Fistelung mit Durchbruch an eine Körperoberfläche. Dies erklärt die *Gefahr der Fremdkörpergranulome, maligne zu entarten.*

Literatur

KANNERSTEIN, M. et al.: Asbestose and mesothelima. Path. Ann. *13/1:* 81–129 (1978).

MATSUDO, H. et al.: Japanese gastric cancer. Potentially carcinogenetic silicates (talc) from rice. Arch. Path. *97:* 366–368 (1974).

PRITZKER, K. P. H.: The ultrastructure of urate crystals in gout. J. Rheumatol. *5:* 7–18 (1978).

RIEDE, U. N. et al.: Quantitative und morphologische Erfassung der Gewebereaktion auf Metallimplantate (Osteosynthesematerial). Arch. orthop. Unfall-Chir. *78:* 199–215 (1974).

SUNDERMAN, F. W.: Carcinogenic effect of metals. Fed. Prod. *37:* 40–46 (1978).

3.8.3. Die proliferative entzündliche Reaktion

Definition: Die proliferative Entzündungsreaktion ist durch eine *Umsatzänderung der Interzellularsubstanz* gekennzeichnet, die mit einer Proliferation[1] von Fibroblasten oder mesenchymalen Zellen wie Myozyten (Gefäße), Mesangiumzellen (Niere) oder Synoviozyten (Gelenke) einhergeht. In ihrem Verlauf kommt es zu einer *Anhäufung von kollagenhaltiger Interzellularsubstanz in Form von Kollagenfasern* (= Sklerosierung) *oder Basalmembran* (z. B. epimembranöse Glomerulonephritis).

Bei der proliferativen Entzündungsreaktion läßt sich eine direkte Abhängigkeit der Fibrozytenzahl und der Dichte des lymphoplasmazellulären Infiltrates feststellen: Je dichter das Rundzelleninfiltrat desto geringer die Fibroblastenproliferation und/oder die Fibroplasie (= Kollagenfaserbildung).

3.8.3.1. Vorkommen

a) Eine proliferative Reaktion kann als *Reparationsphase nach einer exsudativen Entzündung* auftreten. Sie ist zeitlich begrenzt und führt zur Wiederherstellung des entzündlich veränderten Gewebes. Das Resultat ist entweder eine vollständige Heilung oder Defektheilung mit Narben.

b) Kommt es im Ablauf einer exsudativen Reaktion zu einer *Störung in der Auflösung des fibrinreichen Exsudates,* so entwickelt sich daraus oft eine proliferative Reaktion. Das Exsudat wird dabei in Bindegewebe umgewandelt (z. B. chronische Pneumonie, fibrinöse Perikarditis). Die proliferative Reaktion hört auf, wenn das Exsudat bindegewebig organisiert worden ist.

c) Bei einer Reihe entzündlicher Krankheitsbilder steht dagegen die proliferative Reaktion im Vordergrund des pathologischen Geschehens und schreitet meist in *Schüben* fort. Diese Form der Entzündung hat einen *chronischen Verlauf* und dauert meist Jahre und führt zu einem vollständigen Umbau der Organe oder Gewebe. Sie ist für die primär-chronischen Krankheitsbilder vor allem des *rheumatischen Formenkreises* typisch (Tab. 15).

Die proliferative Reaktion kann auf einzelne Organe beschränkt sein (z. B. Leberzirrhose) oder an mehreren verschiedenen Geweben bzw. Organen ablaufen (z. B. rheumatoide Arthritis).

Als *Zeichen der Bindegewebsschädigung* sind bei systemischen Erkrankungen, die mit einer proliferativen Entzündungsreaktion einhergehen, *fibrinoide Nekrosen* und *Granulombildungen* nachweisbar. Vermutlich lösen die fibrinoiden Nekrosen die proliferative Bindegewebsreaktion nicht aus, sondern entstehen als eine Art »Nebengleis« durch immunpathologische Vorgänge. Dies drückt sich in *Kollagenantikörpern* aus (siehe S. 229).

Der eigentliche Schlüssel zu der proliferativen Reaktion liegt wahrscheinlich in einer *funktionellen Transformation der Bindegewebszellen,* was sich darin äußert, daß sie vermehrt andere Kollagentypen sowie gewebezerstörende Lysosomenenzyme bilden. Ferner haben diese Bindegewebszellen auch einen schnelleren Turn-over und gleichen ultrastrukturell Zellen aus gutartigen Bindegewebstumoren.

Die *morphologisch* nachweisbare Störung bleibt bei den systemischen proliferativen Entzündungen aber nicht nur auf die Bindegewebszellen beschränkt, sondern erfaßt auch andere Zell- und Gewebssysteme wie Gefäße, Pleura, Perikard, Leber, Niere, Myokard.

---

[1] Proles (lat.) Sprößling, Nachkomme; ferre (lat.) tragen, bringen.

F. – Tab. 15. Systemische Erkrankungen mit proliferativer Entzündungsreaktion.

Krankheit	Ätiolog. Faktoren	Pathologie
Rheumatoide Arthritis	Slow-virus-Infektion (?) Autoantigene	Arthritis – Ankylose
Lupus erythematodes disseminatus Pseudolupus	Anti-DNS-Antikörper mitochondriale Antikörper	LE-Phänomen Arthritis, Hautaffektion, Lupusnephritis, Myokarditis, parietale Endocarditis (Libmann-Sachs) lupoide Hepatitis
Sklerodermie	70% Auto-Nucleoprotein-Antikörper 30% pos. Rheumafaktoren	Beginn mit Vaskulitis Endstadium: prolif. Reaktion
Dermatomyositis	Autoantikörper?	Beginn mit Vaskulitis Endstadium: prolif. Reaktion

3.8.3.2. Histologie

Der Prototyp einer proliferativen Entzündungsreaktion ist die **rheumatoide Arthritis.** In ihrem Verlauf kommt es zu einer proliferativen Entzündungsreaktion, die sich auf dem Schauplatz »Synoviagewebe« besonders deutlich verfolgen läßt. In diesem Gewebe liegen bereits physiologischerweise in Form der Synoviozyten Typ A und B Zellen mit Eigenschaften von Makrophagen (Phagozyten) und Zellen mit Epitheloidzellcharakteristika (lysosomale Enzymsekretion) in einem Gewebeverband vor. Die fibrinös-exsudative Entzündungsreaktion löst dabei keine granulierende sondern eine *proliferierende Entzündungsreaktion* aus. Dies hat eine mesenchymoide Transformation der synovialen Bindegewebszellen zur Folge, in deren Verlauf ein proliferierendes Gewebe entsteht, das außergewöhnlich *aggressiv* wächst und (ähnlich wie Tumorgewebe!) in das Knorpelgewebe der Gelenke eindringt und zerstört. Danach reifen die Zellen aus und bilden ein vernarbendes fibroplastisches Gewebe, das als *Pannus* bezeichnet wird. Was bleibt zurück? *Gelenkdestruktion, Gelenkversteifung und Verkrüppelung.* Zwischen der Lokalisation der proliferativen Gelenkentzündung und der Stelle, an der Rheumaknoten (= rheumatoide Granulome) auftreten, gibt es eine gesetzmäßige Abhängigkeit (= *Bywaters-Gesetz):* Bei Patienten mit seropositiver rheumatoider Arthritis der einen Schulter entwickeln sich am Ellbogen der anderen Seite Rheumaknoten (Abb. 78) **(s. Hi. S. 304).**

3.8.3.3. Pathogenese

Für die Pathogenese der Erkrankungen, bei denen die chronische progrediente proliferative Entzündungsreaktion im Vordergrund des Geschehens steht, müssen besondere Mechanismen angenommen werden, welche den Entzündungsprozeß selbst unterhalten (= *self perpetuation).*

Konzepte über mögliche Mechanismen der Self-perpetuation sind besonders für die rheumatoide Arthritis entwickelt worden und sollen daher exemplarisch an diesem Krankheitsbeispiel näher erläutert werden.

a) **Slow-virus-Infektion:** Eine Theorie geht davon aus, daß wie bei der Aleutenkrankheit der

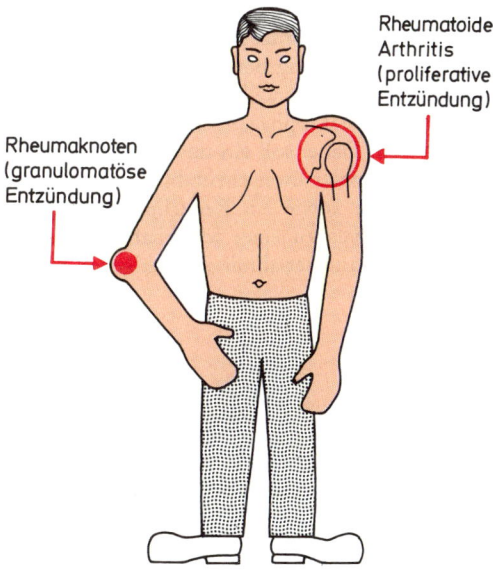

F. – Abb. 78. Gesetzmäßigkeit der Lokalisation von proliferativer und granulomatöser Reaktion bei der rheumatischen Arthritis.

Nerze, welche große Ähnlichkeit zu menschlichen Krankheiten des rheumatischen Formenkreises hat, eine Infektion mit »slow virus« zugrunde liegt. Bei derartigen Erkrankungen kommt es in den erkrankten Zellen allmählich zu einer *Genomänderung,* wodurch die Zellen funktionell transformiert werden. Dafür könnte sprechen, daß Zellen des synovialen Gewebes in der Gewebekultur sehr leicht chromosomal aneuploid werden. Ferner findet man im erkrankten Synovialgewebe Riesenzellen mit Ähnlichkeit zu virusinfizierten Kernen. Im gleichen Sinne sprechen auch die ultrastrukturell nachgewiesenen tubulären Ergastoplasmaeinschlüsse (siehe S. 196).

b) Autoantigene: eine andere Theorie basiert auf der Tatsache, daß bei einer Reihe von Erkrankungen des rheumatischen Formenkreises, besonders bei der rheumatoiden Arthritis, sog. *Rheumafaktoren* auftreten, welche Antikörper gegen qualitativ veränderte körpereigene Immunglobuline *(IgG)* des Erkrankten darstellen. Bei anderen Bindegewebserkrankungen mit proliferativer Reaktion wurden auch Antikörper gegen Zellkernbestandteile, gegen körpereigene Zellen sowie *Antikörper gegen körpereigenes Kollagen* nachgewiesen.

Schließlich sind auch die *genetisch determinierten B-Lymphozyten-Antigene* (HLA-B27) zu erwähnen, die bei 75% aller Patienten mit rheumatoider Arthritis gefunden werden. Diese genetische Belastung beruht wahrscheinlich auf einer im einzelnen noch nicht geklärten Unfähigkeit der Makrophagen, bestimmte Antigene abzubauen. Dabei soll ein unvollständiger und/oder lysosomaler Zweischrittabbau der Interzellularsubstanz sowie ein Recycling (S. 208) des Abbaumaterials zu einer fehlerhaften Neusynthese an Fasermaterial mit autoantigenen Eigenschaften führen.

3.8.3.4. Folgen der proliferativen Reaktion

Die floride proliferative Reaktion schreitet meist *in Schüben progredient* fort. Dadurch kann ein Studium des Organumbaues erreicht werden, das mit dem Leben nicht mehr vereinbar ist. Relativ selten kommt es aus noch unbekannten Gründen zu einem spontanen Stillstand des Prozesses. Die proliferative Reaktion kann aber auch an weniger lebenswichtigen Organen progredient fortschreiten, bis die gewebs- und organspezifischen Strukturen völlig zerstört sind und ein *Narbengewebe* entsteht. Dieses Narbengewebe unterscheidet sich in nichts mehr von einem Narbengewebe anderer Herkunft. Es ist das morphologische Substrat der »ausgebrannten« chronischen Entzündung (vgl. S. 744).

Literatur

BENEKE, G.: Pathologische Anatomie der chronisch-entzündlichen rheumatischen Erkrankungen und anderer Bindegewebskrankheiten. In: BRÜGEL, H.: Fortschritte auf dem Gebiet der rheumatischen Erkrankungen und der degenerativen Gelenkerkrankungen. Schattauer, Stuttgart, New York 1972.

BYWATERS, E. G. L.: Lokalisierungsfaktoren bei rheumatoider Arthritis. Therapiewoche *29:* 442–448 (1979).

DEICHER, H.: Lupus erythematodes disseminatus. In: BRENDEL, W., U. HOPF, (Hrsg.); Autoimmunerkrankungen, Klinik und Therapie, Schattauer, Stuttgart 1969.

GARDNER, D. L.: The pathology of rheumatoid arthritis. Edward Arnold, London 1972.

MOHR, W. et al: Proliferation of synovial lining cells and fibroblasts. Ann. Rheum. Dis. *34:* 219–224 (1975).

NARAYANAN, A. S. et al.: Collagens synthesized in vitro by diploid fibroblasts obtained from chronically inflamed human connective tissue. Lab. Invest. *39:* 61 (1978).

PANAYI, G.: Genetische Determination, B-Lymphozyten-Alloantigene und rheumatoide Arthritis. Therapiewoche *29:* 458–464 (1979).

SCHUERMANN, H.: Dermatomyositis und Sklerodermie. Verh. dtsch. Ges. inn. Med. *65:* 116 (1959).

G. Störungen der Entwicklung (Human-Genetik)

Von W. ENGEL

1. Einleitung

Entwicklung bedeutet in der Biologie Wachstum und Differenzierung. Beide Prozesse greifen eng ineinander. Dabei versteht man unter Wachstum die *Vermehrung* von Zellen, unter Differenzierung die *Spezialisierung* von Zellen und Zellverbänden auf bestimmte Funktionen und deren Integration im Organismus (morphologisch-funktionelle Einheit des Organismus). Die *Zelldifferenzierung* kann als das *Ergebnis differentieller Genaktivitäten* beschrieben werden.

Störungen der Entwicklung sind während des gesamten individuellen Lebens möglich. Sie können *angeboren* sein oder sich im Laufe des postnatalen Lebens erst *entwickeln*. Dabei können *prä-* und *postnatal* auftretende Entwicklungsstörungen *genetisch* bedingt, *umweltbedingt* sein oder auch durch das Zusammenspiel *beider* Faktoren entstehen (Abb. 1).

Mindestens jedes 20. Neugeborene ist mit einer mehr oder weniger schweren Fehlbildung behaftet. Entwicklungsstörungen des Menschen haben vielfältige *Ursachen.* 20% aller Entwicklungsstörungen sollen durch Genmutationen, 5% durch Chromosomenmutationen bedingt sein. Die Chromosomenmutationen können in vielen Fällen lichtmikroskopisch erkannt werden, während die Genmutationen zumeist nur über Stammbaumanalysen oder den Nachweis veränderter oder fehlender Genprodukte diagnostiziert werden können. Solche Veränderungen des genetischen Materials können in den zur Befruchtung kommenden Gameten *spontan* auftreten (Neumutationen) oder von den Eltern auf die Nachkommen *übertragen* werden. 5–10% der angeborenen Entwicklungsstörungen sind rein *umweltbedingt,* etwa durch uterine Faktoren, Chemikalien und Strahlen, die auf den Keim einwirken. Bei 65–70% aller angeborenen Anomalien ist die Ursache bislang unbekannt. Sie dürften teils erblich, teils umweltbedingt sein; bei einer großen Zahl dürften Erbe und Umwelt bei der Ausprägung der Anomalien zusammenwirken.

Postnatal auftretende Entwicklungsstörungen sind häufiger umweltbedingt (z. B. durch Krankheiten, Unfälle) als die Folge von Mutationen. Dabei kann eine Mutation bereits in der Zygote vorhanden gewesen sein, aber erst während eines bestimmten postnatalen Entwicklungsstadiums sichtbar werden, z. B. die autosomal-dominant erbliche Chorea Huntington wird erst im höheren Lebensalter (35–45 Jahre) manifest. Andere genetische Störungen werden erst erkannt, wenn das Individuum ganz bestimmten Umweltsituationen ausgesetzt wird, z. B. Diabetes mellitus. Mutationen, die erst *postnatal* entstehen, betref-

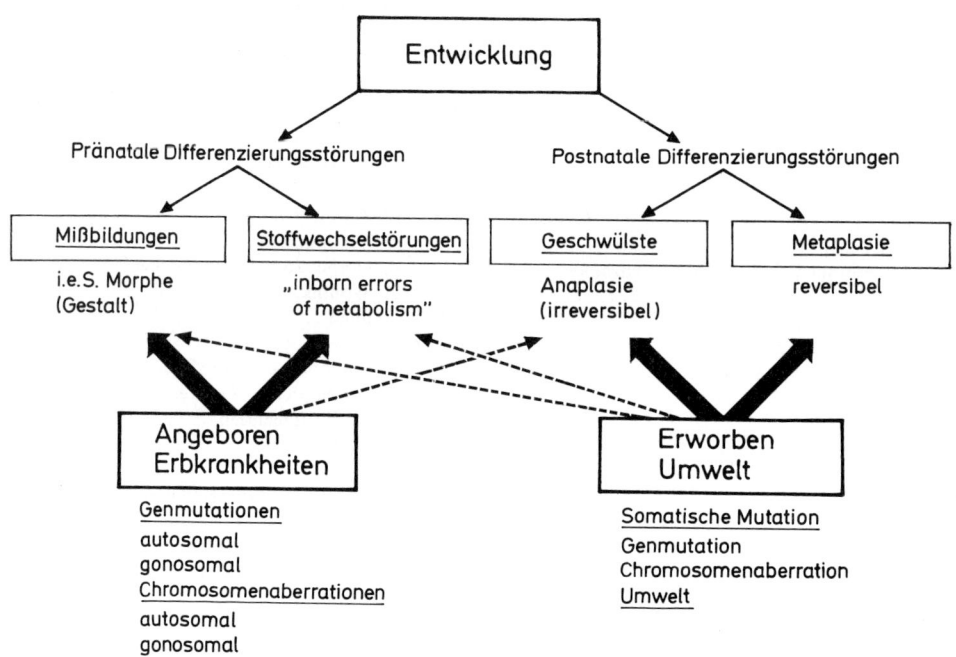

G. – Abb. 1. Entwicklungs- und Differenzierungsstörungen.

Doppelmißbildungen

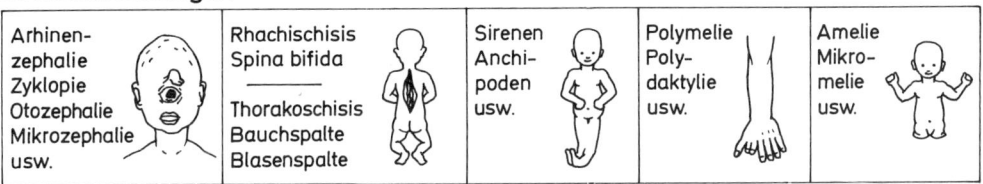

Eineiige Zwillinge und Mehrlinge	Normaler Embryo +Amorphus	Normaler Embryo +Akardius	Duplicitas anterior Diprosopus Dizephalus Pygopagus usw.
Dipygus usw. Duplicitas posterior	Autosit+Parasit Kraniopagus Epignathus Epigastrius Pygopagus par. usw.	Zephalo- thorako- pagus Janus Ischio- pagus	Sakral- parasit Teratom

Einzelmißbildungen

Arhinen- zephalie Zyklopie Otozephalie Mikrozephalie usw.	Rhachischisis Spina bifida ———— Thorakoschisis Bauchspalte Blasenspalte	Sirenen Anchi- poden usw.	Polymelie Poly- daktylie usw.	Amelie Mikro- melie usw.

G. – Abb. 2. Schematische Darstellung einzelner Doppel- und Einzelmißbildungen (s. Ma. S. 334 f.)

fen *stets nur Einzelzellen* eines Individuums (z. B. myeloische Stammzelle im Knochenmark bei chronisch-myeloischer Leukämie, Einzelzelle bei monoklonalem Ursprung von Tumoren) und können auf die Nachkommen dieses Individuums *nicht* vererbt werden *(somatische Mutationen).*

Formal hat man die *pränatalen* Entwicklungsstörungen im engeren Sinne *(= Mißbildungen) nach den Phasen der Entstehung eingeteilt in:*

1. **Gametopathien** = Störungen, die durch *aberrante Gameten* bedingt sind, z. B. Gameten mit Chromosomenanomalien oder Genmutationen.

2. **Blastopathien** = *Störungen in der Entwicklung vom Tage der Befruchtung bis etwa zum 18. Tag.* Es entstehen meist Doppelbildungen (eineiige Zwillinge) bzw. Doppelmißbildungen (Pagus = zusammenhängende Doppelmißbildung (s. Abb. 2 und Makropath.) bis zum Teratom (= Zwillingsanteil aus rudimentären Gewebsbestandteilen).

3. **Embryopathien** = *Störungen in der Entwicklung vom 18. Tag bis zum Ende des 3. Monats.* Es entstehen Einzelmißbildungen, wobei die zur Mißbildung führende Schädigung vor dem Abschluß der Organentwicklung eingetreten sein muß *(Terminationspunkt).* Je früher die Schädigung, desto schwerer die Mißbildung. Es handelt sich meist um Hemmungsmißbildungen (z. B. Atresien, Spaltbildungen [siehe Abb. 2]), Überschußbildungen (z. B. Verdopplungen, Verlagerungen), Verwachsungen, Verschmelzungen (z. B. Sirenen), fehlerhafte Entwicklungen von Hohlorganen (z. B. Zystennieren), Heterotopien (z. B. Hamartom = Fehlbildung aus dem gleichen Keimblatt → kavernöses Hämangiom der Leber, Naevi der Haut), Chorestom[1] (= Fehlbildungen aus einem anderen Keimblatt → Sakraldermoid) oder Persistenzen (z. B. offener Ductus arteriosus).

4. **Fetopathien** = *Störungen der Entwicklung nach dem Ende des 3. Schwangerschaftsmonats,* die meist exogen bedingt sind. Sie führen zu örtlichen Wachstumsstörungen und Anpassungsreaktionen.

---

[1] Choreo (gr.) weichen, sich zurückziehen.

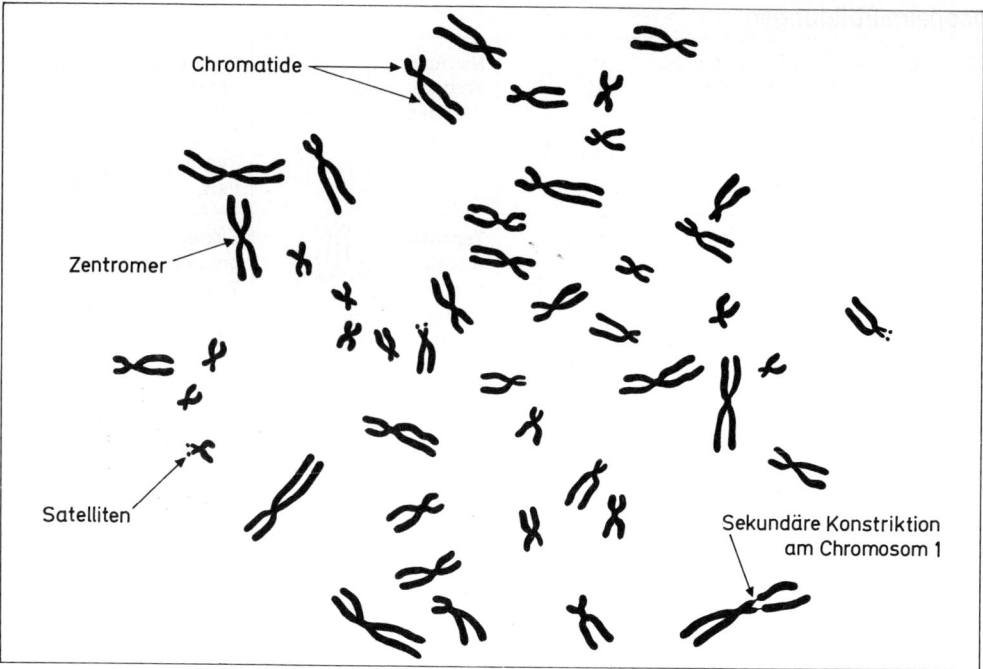

G. – Abb. 3. Lymphozytenmetaphase einer normalen Frau. Luftgetrocknetes Präparat: Orzeinfärbung. Vergrößerung 8000fach. Der Nachweis der Satelliten und sekundären Konstriktionen gelingt in guten Präparationen.

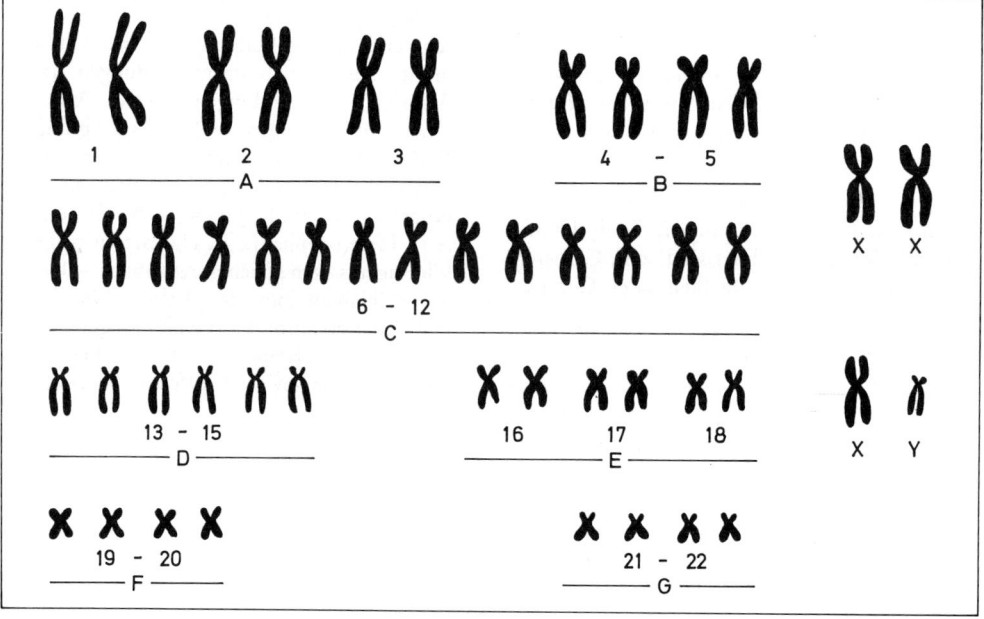

G. – Abb. 4. Karyotypus des Menschen: Die 44 Autosomen sind paarweise geordnet und den Gruppen A–G zugeordnet, die Geschlechtschromosomen XX bei der Frau und XY beim Mann sind besonders herausgestellt.

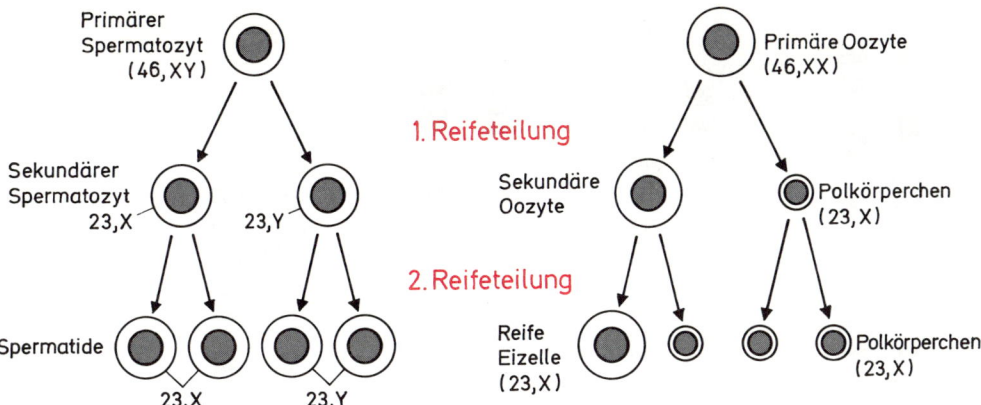

G. – Abb. 5. Schematische Darstellung der Vorgänge während der 1. und 2. Reifeteilung. 1. Reifeteilung = Reduktionsteilung, 2. Reifeteilung = Äquationsteilung. Aus den primären Spermatozyten entstehen 4 Spermatiden, die sich zu 4 Spermien entwickeln. Aus der primären Oozyte bildet sich nur 1 reife Eizelle.

2. Entwicklungsstörungen aufgrund von Chromosomenaberrationen

2.1. Die Chromosomen[1] des Menschen

Zum Verständnis der Chromosomenpathologie ist es erforderlich, zunächst die normalen Chromosomenverhältnisse beim Menschen darzustellen. Seit 1956 ist die exakte Chromosomenzahl des Menschen bekannt (Tjio u. Levan, 1956). In allen Körperzellen finden sich normalerweise **46** Chromosomen (**diploider** *Chromosomensatz*) (Abb. 4), und zwar **44** sog. **Autosomen,** die sich paarweise anordnen lassen, und **2** *Geschlechtschromosomen* (**Gonosomen**). Die Gonosomen umfassen bei der Frau **2 X-***Chromosomen,* beim *Mann dagegen* **1 X-** *und* **1 Y-***Chromosom. In Spermien* und in unbefruchteten Eizellen *(Gameten)* sind jedoch infolge der stattgehabten Reduktionsteilung *(Meiose)* nur **23** Chromosomen (**haploider** *Chromosomensatz).* Dabei können Spermien **23, X** oder **23, Y** haben, *sämtliche Eizellen hingegen haben* **23, X** (Abb. 5).

In der Metaphase ist das längste menschliche Chromosom, das Chromosom Nr. 1, 6,8 ± 1,4 μm lang, das kürzeste Chromosom 1,36 ± 0,3 μm lang. Das Chromosom Nr. 1 enthält etwa 7,3 cm DNS-Doppelhelix; diese Länge wird durch Komplexierung der DNS mit Histon auf 1:6 bis 1:7 verkürzt. In der Metaphase der

Mitose (Abb. 3) kann man die Chromosomen im Lichtmikroskop identifizieren. Die Metaphasen werden dabei bei ca. 100facher Vergrößerung aufgesucht und dann bei ca. 1200facher Vergrößerung analysiert. Die geordnete, paarweise Aufreihung der Chromosomen bezeichnet man als *Karyotypus* (Abb. 4). Die *autosomalen Chromosomenpaare werden mit den arabischen Zahlen* **1–22** *bezeichnet,* Paare ähnlicher Morphologie werden jeweils zu einer Gruppe zusammengefaßt, wobei sich *sieben Gruppen,* **A–G,** ergeben.

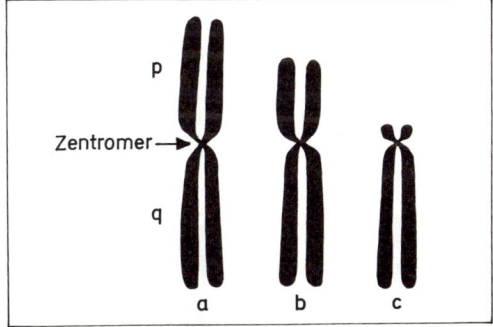

G. – Abb. 6. Unterscheidung der Chromosomen nach der Position des Zentromers. a = metazentrisch, b = submetazentrisch, c = akrozentrisch, p bedeutet kurzer, q langer Arm des Chromosoms.

---

[1] Chroma (gr.) Farbe; soma (gr.) Leib, Körper.

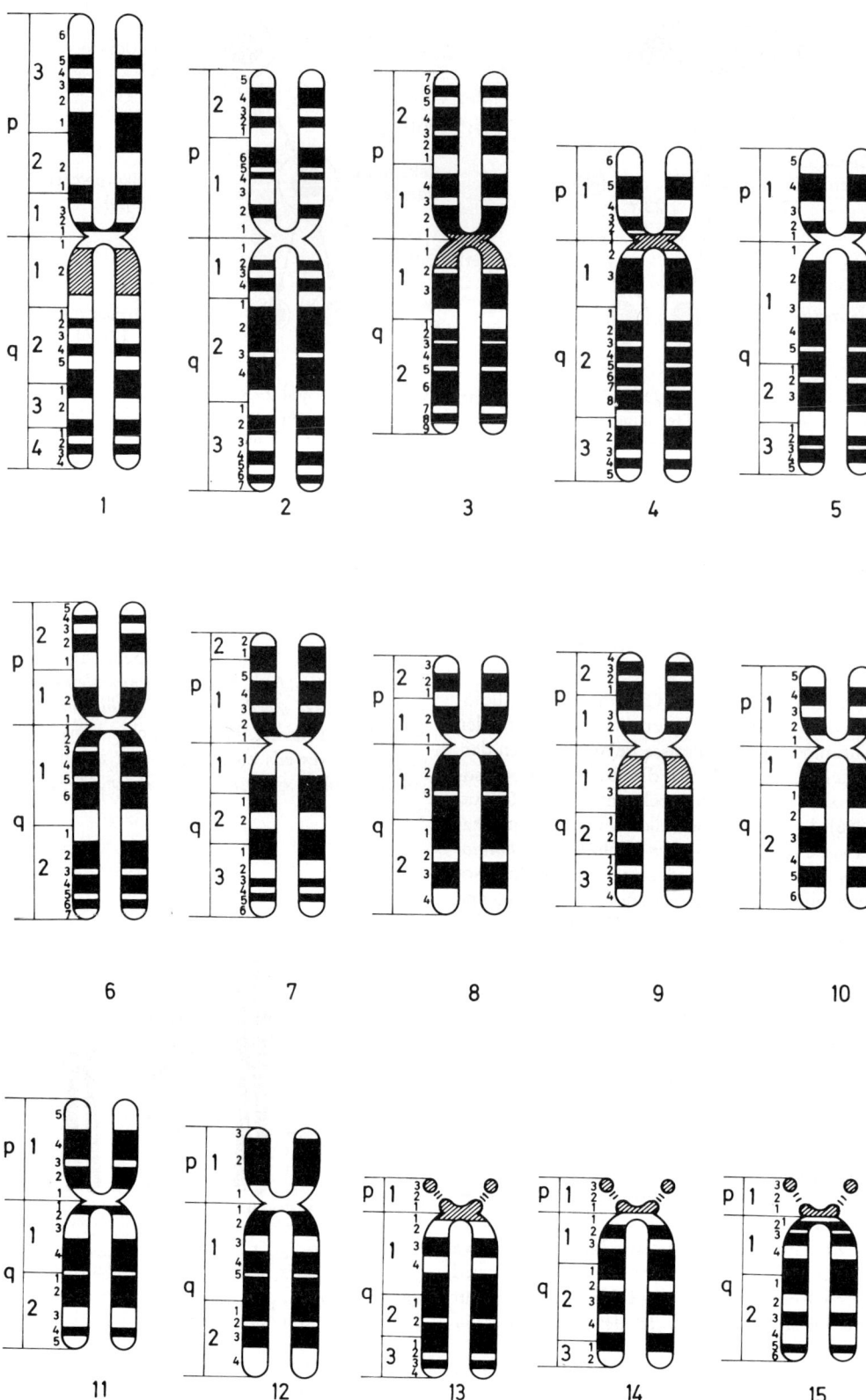

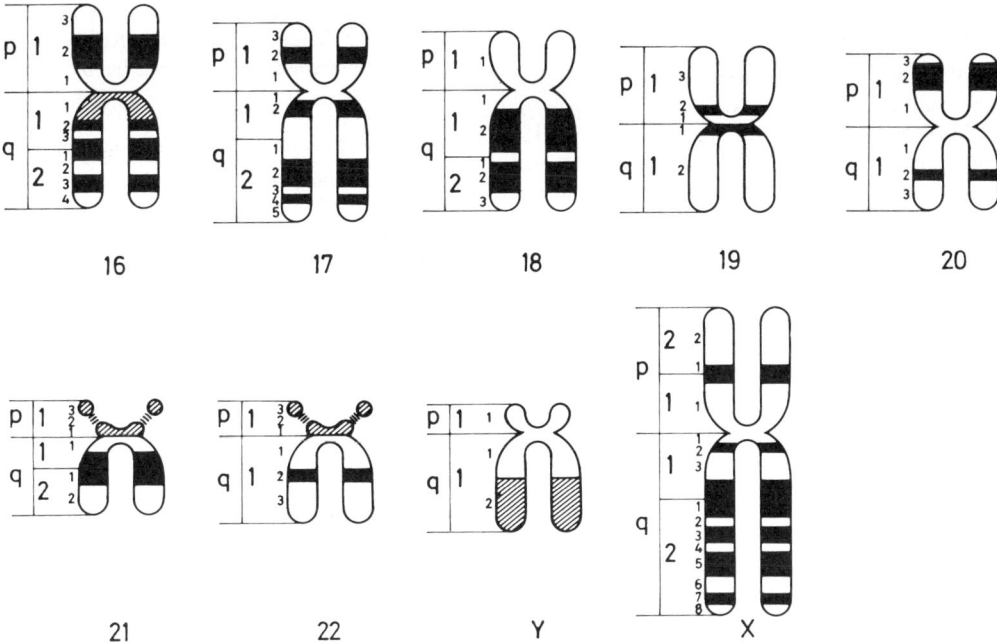

G. – Abb. 7. Schematische Darstellung der Chromosomenbanden bei Anwendung der Q-, G- oder R-Bandentechniken. □ = keine oder sehr schwache Anfärbung (R-Banden). ■ = G- und Q-Bänder. ▨ = variable Bänder. Die Banden auf den kurzen und langen Armen der Chromosomen werden mit Zahlen bezeichnet.

2.1.1. Methoden zur Identifizierung der Chromosomen

a) Morphologische Methode

Im lichtmikroskopischen Präparat lassen sich die Chromosomen nach *Größe* und *Zentromerlage* klassifizieren (Abb. 4, 6). Dabei können die Chromosomen Nr. 1, 2, 3, 16, 17, 18 voneinander unterschieden werden. Als weitere morphologische Kriterien zur Identifizierung der Chromosomen können die *sekundären Konstriktionen* und die *Satelliten* herangezogen werden (Abb. 3). Bei den sekundären Konstriktionen handelt es sich um Einschnürungen auf den Chromosomenarmen, die bei den Chromosomen Nr. 1, 9, 16 und Y besonders ausgeprägt sind. Satelliten kann man an den kurzen Armen der Chromosomen Nr. 13–15, 21 und 22 beobachten. *Bei jedem Chromosom unterscheidet man zwischen dem kurzen* (**p**) *und dem langen* (**q**) *Arm.*

b) Fluoreszenz- und Giemsa-Bandentechniken

Die *Basenpaare* Adenin-Thymin *(AT)* und Guanin-Cytosin *(GC)* sind in den Chromoso-

men nicht gleichmäßig verteilt, sondern regional angehäuft. Es lassen sich daher in den Chromosomen nach spezifischer Vorbehandlung und Färbung mit AT- bzw. GC-spezifischen Farbstoffen klar definierte Banden ausmachen. *Jedes Chromosom hat ein charakteristisches Bandenmuster* (Abb. 7). Die Bandentechniken erlauben daher die eindeutige Identifizierung normaler und aberranter Chromosomen; kleinste strukturelle Veränderungen der Chromosomen können so erkannt werden. Die vor der Einführung dieser Techniken benutzte Möglichkeit der Identifizierung einzelner Chromosomen mit Hilfe der Tritium-Autoradiographie ist heute nahezu verlassen worden und wird nur für spezielle Fragestellungen durchgeführt. – Die wichtigsten Bändertechniken sind die *Q-, G-, C- und R-Bandentechniken.*

Bei der *Q-Bandentechnik* werden die Chromosomenpräparate mit Quinacrinmustard oder Quinacrindihydrochlorid behandelt; die Chromosomen weisen im UV-Licht charakteristische Fluoreszenzbänder auf; beim Y-Chromosom fluoresziert der größte Teil des langen Armes.

Zur Erzeugung der *G-Banden* werden die Präparate zunächst mit proteolytischen Enzymen (z.B. Trypsin, Pronase) behandelt und dann mit Giemsa gefärbt.

Bei der *C-Bandentechnik* werden die Präparate zunächst mit einer alkalischen Lösung (z. B. 0,07 N NaOH) inkubiert, dann in einer Salzlösung (z.B. SSC = 0,15 M NaCl, 0,015 M Na-citrat) bei 60° C inkubiert und anschließend mit Giemsa gefärbt; es wird das konstitutive Heterochromatin (insbes. zentromernahes Heterochromatin) dargestellt.

Bei der *R-Bandentechnik* werden die Präparate in einer Salzlösung bei 87° C inkubiert und dann mit Giemsa gefärbt. Das Bandenmuster, das man erhält, entspricht dem umgekehrten G-Bandenmuster; die Stellen, die bei der G-Bandentechnik hell sind, werden bei der R-Bandentechnik dunkel.

Für die Untersuchung bestimmter Chromosomenregionen sind *weitere Techniken* etabliert worden, etwa die AgNO$_3$-Methode für die Darstellung der Nukleolusorganisator-Regionen auf den kurzen Armen der Chromosomen 13–15, 21 und 22, die T-Bandentechnik für die Darstellung der telomerischen Chromosomenregionen oder die Distamycin-Technik zur Darstellung des Y-Heterochromatins. (Im Hinblick auf die Vorgehensweise bei den verschiedensten Bandentechniken und deren Anwendungsbereiche wird verwiesen auf: DUTRILLAUX u. LEJEUNE, 1975; EVANS, 1977; COMINGS, 1978; PASSARGE, 1979; SCHMID, 1979).

2.1.2. Chromosomenpräparation und Sexchromatindarstellung

a) Chromosomenpräparation

Die Indikationen zur Chromosomenanalyse sind in Tab. 1 zusammengestellt. *Zur Darstellung der Chromosomen eignen sich alle teilungsfähigen Körperzellen.* Im allgemeinen werden dazu jedoch Lymphozyten aus peripherem Blut, Knochenmarkpunktate und Fibroblasten aus Haut oder Faszie in die Zellkultur genommen und zur Teilung gebracht (SCHWARZACHER u. WOLF, 1974). Eine Chromosomenanalyse aus verschiedenen Zelltypen ist angezeigt, wenn ein Zelltyp allein, in der Regel die Lymphozyten, keine eindeutige Aussage zuläßt.

Methode: Bei der Verwendung von Blut wird Vollblut des Patienten in einer Nährlösung, die ein Phytohämagglutinin *(PHA)* enthält, aufgeschwemmt. PHA dient als Mitogen, es transfor-

miert reife periphere Lymphozyten in Blasten, die sich in der Zellkultur teilen. Die Kultivierung erfolgt unter sterilen Bedingungen bei 37° C für

G. – Tab. 1. Indikationen zur Chromosomenanalyse.

I. Chromosomenanalyse
Material: Peripheres Blut, Knochenmark, Fibroblasten aus Bindegewebe
1. Bestätigung der klinischen Diagnose »angeborenes chromosomales Syndrom«
2. Kombination von allgemeiner Gedeihstörung, geistigem Entwicklungsrückstand, körperlichen Fehlbildungen und Hautleistenanomalien
3. Divergenz zwischen klinischem Bild und Sexchromatinbefund
4. Familiärer Mongolismus und Eltern mongoloider Kinder unter 30 Jahren
5. Eltern mit auffälliger Schwangerschaftsanamnese (normale und mißgebildete Kinder, Aborte in der Frühschwangerschaft); habituelle Aborte; Männer mit Astheno-, Oligo-, Terato-Spermie
6. Eltern und Verwandte von Kindern mit unbalanciertem Karyotypus
7. Chromosomenbrüchigkeitssyndrome
8. Chronisch myeloische Leukämie, andere maligne Erkrankungen des Blutes Nachweis klonaler Entwicklung durch Marker-Chromosomen bei soliden Tumoren, u.a.
9. Retinoblastom, Burkitt-Lymphom, Aniridie mit Wilms-Tumor, u.a.
10. Belastung mit Strahlen und chemischen Mutagenen

II. Chromosomenanalyse (pränatal)
Material: Amnionzellen
1. Erhöhtes Alter von Vater oder Mutter (Vater > 39 Jahre; Mutter > 35 Jahre)
2. Junge, chromosomal unauffällige Mutter mit einem Kind mit Trisomie
3. Mütter mit D/D-, D/G- oder G/G-Fusionstranslokation
4. Balancierte reziproke Translokation bei einem Elternteil
5. Schwangerschaften bei Frauen mit Trisomie 21
6. Vorausgegangene Strahlenexposition, mutagene Belastung, Virusinfektionen

III. X- und Y-Chromatinbestimmung
Material: Schleimhautepithel, Haarwurzelzellen, Fibroblasten, peripheres Blut (»drumsticks«)
1. Minderwuchs bei Mädchen
2. Primäre Amenorrhö
3. Unklares äußeres Genitale
4. Männliche Infertilität
5. Geistige Retardierung unklarer Genese und Psychosen

48 oder 72 Stunden. Während dieser Zeit durchlaufen die Lymphozyten 2–3 Mitosen. Vor Abbrechen der Kultur gibt man dem Medium Colchicin zu, welches die Ausbildung der mitotischen Spindel verhindert und die Mitose in der Metaphase stoppt; dadurch werden Metaphasezellen angereichert. Zur Präparation von Chromosomen werden die Zellen vor der Fixierung durch eine hypotone Lösung geführt, die die Zellen zum Anschwellen bringt und so die Ausbreitung der Chromosomen erleichtert. Nach Fixierung der Zellen mit einem Gemisch aus Eisessig und Methanol (1:3) wird die Zellsuspension auf Objektträger aufgetropft und mit saurem Orcein, Giemsa, Diamantfuchsin oder anderen ausgewählten Farbstoffen gefärbt. Die Chromosomen können jetzt unter dem Mikroskop begutachtet und fotografiert werden. Bei Erkrankung des hämopoetischen Systems führt in vielen Fällen nur die Chromosomenanalyse aus Knochenmarkzellen (myeloische Reihe!) zur Diagnose. Dabei wird das Knochenmarkpunktat für 4 Stunden ohne Zusatz von PHA kultiviert. Sind genügend unreife myeloische Zellen im peripheren Blut vorhanden, so kann die Chromosomendiagnose auch aus Blut gestellt werden.

Amnionzellen, die durch Amniozentese[1] entnommen werden, können ebenfalls kultiviert werden. Aus diesen Zellen ist dann eine prä-natale Chromosomenanalyse bereits in der 16. Schwangerschaftswoche möglich.

Die Untersuchung meiotischer Chromosomen ist beim Mann aus Testisbiopsien relativ einfach, aus Ovarbiopsien bei der Frau dagegen bislang noch sehr schwierig. Die Biopsien werden fein zerkleinert, einer hypotonen Salzlösung ausgesetzt, fixiert und unter dem Deckglas auf einem Objektträger gequetscht (SCHWARZACHER u. WOLF, 1974). Meioseuntersuchungen beim Mann dürften in Zukunft auch aus dem Sperma direkt möglich sein. SPERLING und KADEN (1971) haben Meiosefiguren im Ejakulat gefunden. Die verschiedenen Stadien der Meiose können auf diese Weise untersucht werden.

b) Sexchromatindarstellung (X- und Y-Chromatin)

Die *Anzahl der X-Chromatinkörper* gibt Aufschluß über die *Anzahl X-Chromosomen* eines Individuums (Abb. 8) und kann in allen Körperzellen (auch in Granulozyten: »*drumstick*«[2], Diagnose schwierig, setzt außerordentlich erfahrene Untersucher voraus) nachgewiesen werden. Zumeist werden dazu Epithelzellen aus Mundschleimhaut oder Haarwurzel verwendet. Man fährt mit einem Spatel über die gereinigte Wangeninnenseite und streicht das gewon-

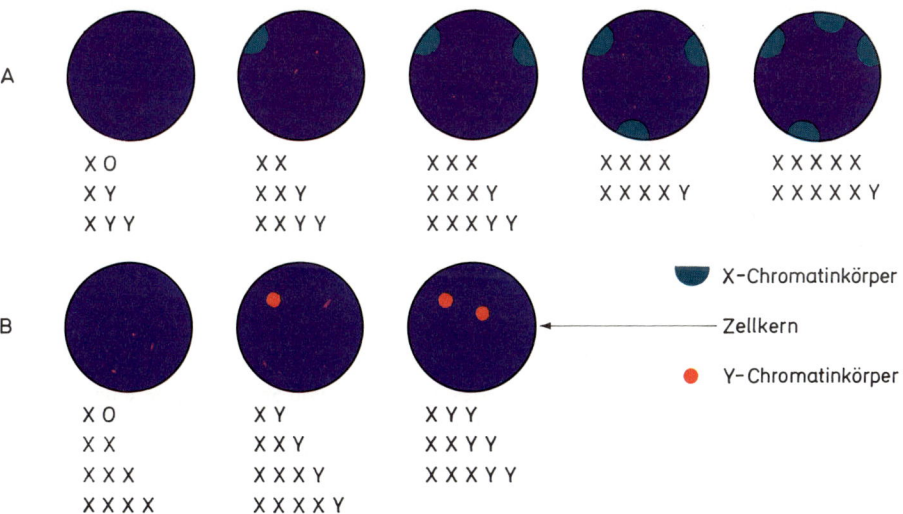

G. – Abb. 8. Beziehung zwischen der Zahl der X-Chromatinkörper und der Anzahl der X-Chromosomen im Karyotypus (A) und zwischen Y-Chromatinkörper und Y-Chromosomen im Karyotypus (B).

---

[1] Amnos (gr.) Lamm (Schafshaut → Eihaut); kenteo (gr.) steche (Amnionpunktion). – [2] Drumstick (engl.) Trommelschlegel.

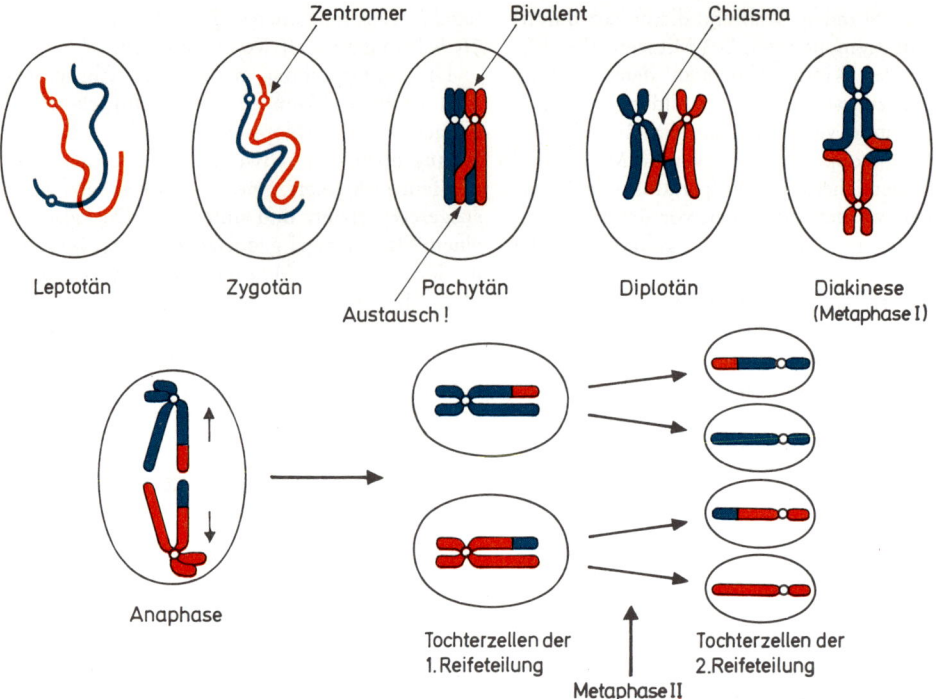

G. – Abb. 9. Schematische Darstellung zweier homologer Chromosomen während der 1. und 2. Reifeteilung. Im Leptotän (Teil der meiotischen Prophase I) besteht jedes Chromosom bereits aus 2 Chromatiden.

nene Material über alkoholgereinigte Objektträger aus. Nach Fixierung mit Äthanol-Äther (1:1) oder Haarspray können die trockenen Präparate gefärbt und mikroskopisch begutachtet werden. Bei der normalen Frau findet man in 19–30% aller Zellen ein X-Chromatin. Die Darstellung des X-Chromatins in Haarwurzelzellen wird als noch einfacher und zuverlässiger angesehen, da dabei Verunreinigungen der Präparate entfallen.

Auch *das Y-Chromosom* kann in Interphasezellen sicher erkannt werden. Nach Färbung der Zellen mit Quinacrinderivaten erhält man das fluoreszierende *Y-Körperchen*. Dieses fluoreszierende Y-Körperchen (Y-Body; F-Körperchen; Y-Chromatin) entspricht dem bei der Q-Bandentechnik nachweisbaren, hellfluoreszierenden distalen Abschnitt des langen Armes des Y-Chromosoms (Y-chromosomales Heterochromatin) und hat einen Durchmesser von 0,3–1,0 µm. Dieser Abschnitt kann beim Mann sehr stark variieren, er kann sogar ganz fehlen. Bei 5,6% der männlichen Bevölkerung finden

sich Längenvarianten des Y-Chromosoms, die auf Vermehrung oder Verlust von Y-chromosomalem Heterochromatin zurückgeführt werden können. Durch die Untersuchung des Y-Körperchens können Individuen mit zusätzlichem Y-Chromosom relativ leicht erkannt werden (Abb. 8).

2.2. Die Chromosomen in der Meiose

2.2.1. Ablauf der Meiose[1]

Eine große Anzahl von Chromosomenaberrationen hat in Meiosestörungen und in den Besonderheiten von Spermatogenese und Oogenese ihre Ursache. Auch hier muß daher zunächst *der normale Ablauf der Meiose* dargestellt werden (Abb. 9). *Während der Meiose wird die Chromosomenzahl der Keimzellen auf die Hälfte reduziert,* und es findet ein Austausch im Chromosomenmaterial zwischen homologen Chromosomen statt (**»crossing-over«** Abb. 10).

---

[1] Meiosis (gr.) das Verringern, Verkleinern.

Kurz *vor* Beginn der Meiose *verdoppeln* die primären Oozyten und Spermatozyten ihre DNS. Sie *entsprechen dann einer G₂-Zelle.*

Die erste Reifeteilung ist eine **Reduktions***teilung, die zweite im Prinzip eine Mitose (*Äquations*teilung).*

Erste Reifeteilung: Im *Leptotän*[1] bestehen die Chromosomen aus je zwei Chromatiden. Im weiteren Verlauf der Prophase, und zwar im *Zygotän,* paaren sich die homologen Chromosomen miteinander, außer in den Zentromerbereichen. Jedes Paar stellt *ein* Bivalent dar. Jedes Bivalent besteht demnach aus *4 Chromatiden.* X- und Y-Chromosomen assoziieren sich an den Enden, sie bilden das morphologisch erkennbare Sexvesikel (bläschenartige Erscheinungsformen der Geschlechtschromosomen X und Y). Im Verlauf der Chromosomenpaarung kommt es während des *Pachytäns*[2] zum Austausch von Chromosomenabschnitten zwischen homologen Chromosomen (*»crossing-over«* = genetische Rekombination). Im *Diplotän*[3] beginnen die gepaarten Chromosomen auseinanderzuweichen. An den Stellen, an denen »crossing-over« stattgefunden hat, bleibt die Paarung jedoch noch längere Zeit bestehen, es sind *Chiasmata* (Überkreuzungen) sichtbar. Es werden zwischen 43 und 60 (im Durchschnitt 50 ± 3,9) Chiasmata pro Zelle gefunden, in den meiotischen Zellen des Mannes vermutlich mehr als in denen der Frau. Da X- und Y-Chromosomen *nur endständig* assoziieren, fehlen Chiasmata. In der *Metaphase I (Diakinese)* sind die homologen Chromosomen nur noch an den Enden gepaart und werden nun zu den Polen angezogen. Mit dem Abschluß der ersten meiotischen Teilung hat jede Tochterzelle nur die Hälfte jedes Bivalents erhalten und besitzt damit einen *haploiden Chromosomensatz,* der DNS-Gehalt entspricht jedoch dem in den übrigen Somazellen.

Während der sich anschließenden **zweiten Reifeteilung** werden die Chromosomen wie bei der Mitose aufgeteilt: Die *Chromosomen spalten sich am Zentromer* und die Chromatiden werden auf zwei Zellen verteilt; diese Zellen haben dann nur *den halben DNS-Gehalt der normalen Somazelle.* Aus der prämeiotischen Keimzelle sind *vier haploide* Tochterzellen hervorgegangen, die aufgrund der Rekombination genetisch verschieden sind. Die genetische Rekombination ist von

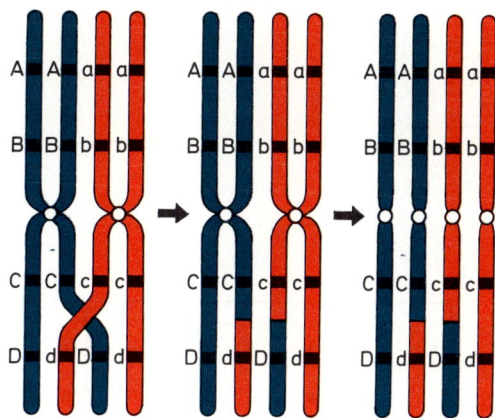

G. – Abb. 10. Schematische Darstellung des »crossing-over« zwischen 2 homologen Chromosomen.

entscheidender Bedeutung für die Variabilität zwischen den Menschen. Die Wahrscheinlichkeit, daß zwei Europäer an 48 der bisher als variabel beschriebenen Genorte eine identische Allelenkombination besitzen, ist $1,26 \times 10^{-16}$. Wenn Variabilität an den beim Menschen anzunehmenden etwa 40 000–60 000 Genloci vorkommt, dann wird es wohl außer den eineiigen Zwillingen, die genetisch identisch sind, keinen Menschen auf der Welt geben, der mit irgendeinem anderen Menschen genetisch identisch ist (*Problem:* Organtransplantationen!).

2.2.2. Unterschiede zwischen Spermatogenese und Oogenese

1. Nach Ablauf der Meiose entstehen aus einer primären Spermatozyte *vier geschlechtsreife Spermien,* aus einer primären Oozyte jedoch nur *eine reife Eizelle,* die das gesamte Zytoplasma der primären Oozyte enthält, *sowie drei normalerweise nicht zur Befruchtung kommende Polkörperchen* (Abb. 5).

2. Sämtliche Oozyten, die bei der Frau zu *Graafschen*[4] Follikeln heranreifen können, sind bereits bei der Geburt vorhanden (*primäre Oozyten*). Die Zahl dieser Oozyten wird auf 700 000–2 Millionen geschätzt, davon sind allerdings zu Beginn der Pubertät nur noch etwa 40 000 vorhanden. Sie haben die erste Reifeteilung noch nicht beendet, sondern verharren nach Erreichen des Diplotäns in diesem Stadium (*»Diktyotän«*)[5]. Mit

---

[1] Leptos (gr.) klein; taenia (lat.) Band, Streifen. – [2] Pachys (gr.) dick. – [3] Diploos (gr.) zweifach, doppelt. –
[4] Raijnier de Graaf (1641–1673) Anatom. – [5] Diktyon (gr.) Netz.

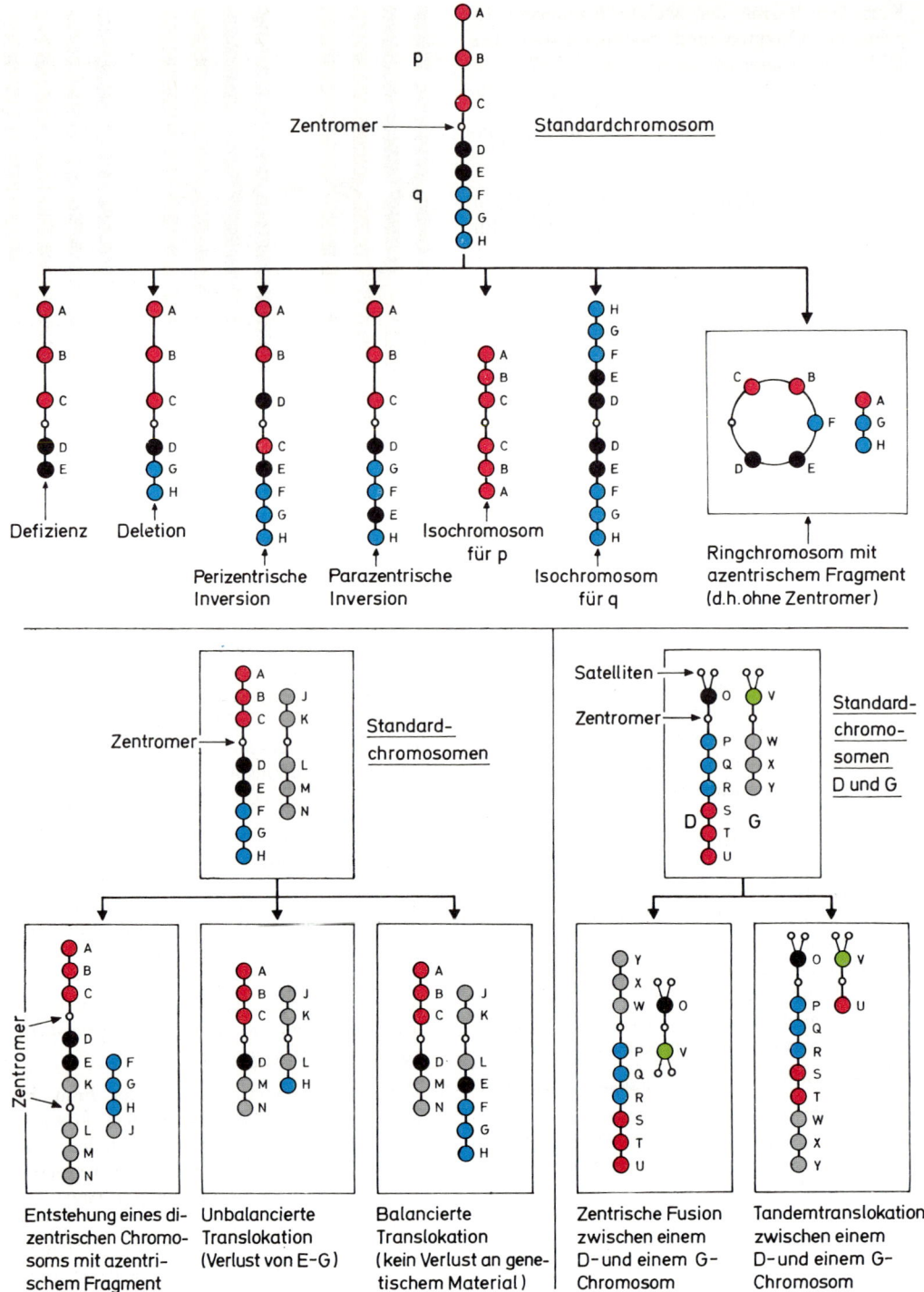

G. – Abb. 11. Schematische Darstellung verschiedener struktureller Chromosomenaberrationen.

jedem Ovarialzyklus reifen mehrere Oozyten zu Primärfollikeln, aber in der Regel entsteht nur aus einem ein Graafscher Follikel und damit eine reife Eizelle. Erst im reifen Graafschen Follikel vollendet die Oozyte die erste Reifeteilung und tritt dann in die zweite Reifeteilung ein. Die *Oozyte wird im Stadium der Metaphase II ovuliert, die zweite Reifeteilung wird erst nach der Befruchtung abgeschlossen*. Demnach verbleibt eine Oozyte, die von einer 40jährigen Frau ovuliert wird, 40 Jahre im Diktyotänstadium. Im Gegensatz zu den Eizellen der Frau werden die Spermatiden des Mannes bis ins hohe Alter laufend neugebildet und durchlaufen sämtliche Meiosestadien in kurzer Zeit (etwa 74 Tage). Die stetige Neubildung von Spermatiden kann in einen Zusammenhang gebracht werden mit der Beobachtung, daß bestimmte genetisch bedingte Defekte mit dem Alter des Vaters ansteigen (s. S. 566).

2.3. Chromosomale Aberrationstypen

Populationszytogenetische Untersuchungen haben gezeigt, daß der menschliche Karyotypus sehr polymorph ist (JACOBS, 1977). Ungefähr 5–7% der menschlichen Bevölkerung sind für mindestens eine, in der Metaphase lichtmikroskopisch erkennbare strukturelle autosomale Änderung heterozygot. Nimmt man auch Bändermuster hinzu, dann sind es weit mehr als 50%. Diese Änderungen sind in der Regel für die Träger und deren eventuellen Kinder ohne Bedeutung, sie werden aber nach den Mendelschen Gesetzen vererbt und können daher bei bestimmten Fragestellungen (z. B. Vaterschaftsgutachten) als Markierer verwendet werden.

Chromosomenaberrationen führen im allgemeinen zu **Mißbildungen,** wenn sie ein Ungleichgewicht der genetischen Information (Duplikation/Defizienz) bedingen. Man kann zwischen *Aberrationen der Autosomen und der Geschlechtschromosomen* unterscheiden. Die Chromosomenaberrationen lassen sich weiterhin in solche der Zahl (**numerische *Aberrationen***) und solche der Struktur (**strukturelle *Aberrationen***, Abb. 11) unterteilen. Dabei kann es sich um **Duplikationen** und **Defizienzen** handeln. Unter Duplikation versteht man allgemein die

Gegenwart von zusätzlichem genetischen Material, unter Defizienz fehlendes genetisches Material. Strukturelle und numerische Aberrationen können auch gemeinsam vorkommen. So kann etwa durch die Fusion zweier akrozentrischer Chromosomen ein Karyotypus statt 46 nur 45 Chromosomen haben (Beispiel: D/D-, D/G- und G/G-Fusionstranslokation). Von einer **Translokation** spricht man immer dann, wenn zwei Chromosomen heterologe Abschnitte miteinander austauschen. Ist dabei keine genetische Information verlorengegangen, dann spricht man von einer *balancierten Translokation* oder einem balancierten Karyotypus. Der Phänotypus des Trägers ist dabei im allgemeinen unauffällig. Der Träger hat jedoch ein erhöhtes Risiko für Nachkommen mit unbalancierten Translokationen (Abb. 12). Dabei wird die Menge an genetischer Information verändert; bestimmte Krankheiten oder Mißbildungskomplexe sind die Folge.

Eine *Abweichung von der normalen Chromosomenzahl* bezeichnet man als *Aneuploidie* oder *Heteroploidie*, z. B.: 1 Chromosom fehlt = **Monosomie**, 1 Chromosom ist zusätzlich vorhanden = **Trisomie**. Allgemein: die Chromosomenzahl ist vermindert = **hypo**diploid, die Chromosomenzahl ist vermehrt = **hyper**diploid. Eine ganzzahlige Vervielfachung des haploiden Chromosomensatzes wird als **euploid** bezeichnet, z. B. *diploid* (**2n**), *triploid* (**3n**), *tetraploid* (**4n**) oder zusammenfassend als *polyploid* (**Polyploidie**).

Findet man eine Chromosomenanomalie nur in einem bestimmten Prozentsatz der Zellen eines Individuums, während die übrigen Zellen normale Karyotypen aufweisen, dann handelt es sich um ein **Mosaik** oder eine *Chimäre*[1]. Die chromosomal verschiedenen Zellen beim Mosaik stammen alle von einer Zygote ab, während bei der Chimäre eine Mischung verschiedener Zygotengenotypen vorliegt.

In der Abb. 11 sind die bekanntesten strukturellen Chromosomenaberrationen dargestellt. Sie können entstehen, wenn es nach Auftreten von Brüchen in den Chromosomen nicht zu einer Wiederherstellung der Ausgangslage kommt, sondern die Bruchstücke neu kombiniert werden.

---

[1] Chimaira (gr.) Ziege, Untier der griechischen Mythologie.

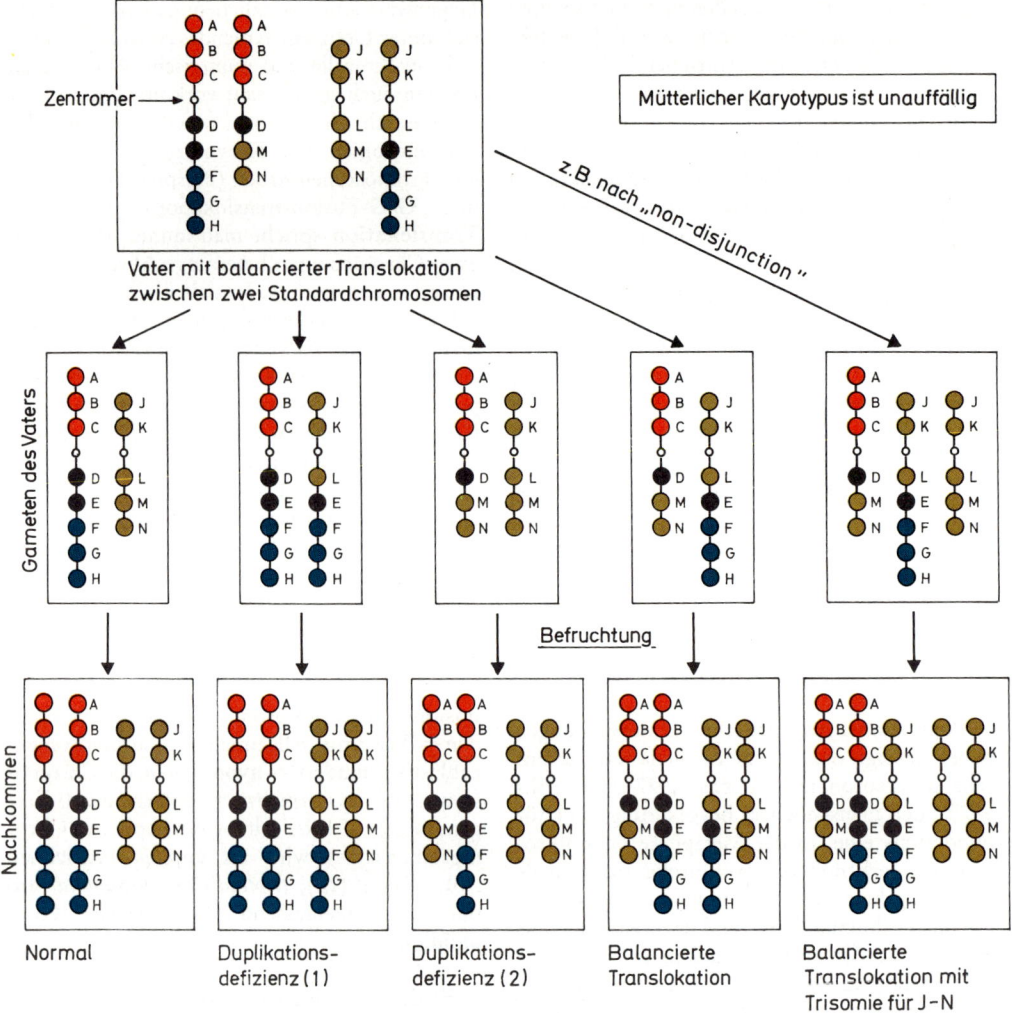

G. – Abb. 12. Schematische Darstellung einer reziproken Translokation und deren genetischen Konsequenzen. Duplikationsdefizienz (1) = Duplikation für E–H (Partialtrisomie) und Defizienz für M–N. Duplikationsdefizienz (2) = Duplikation für M–N (Partialtrisomie) und Defizienz für E–H.

2.4. Chromosomenaberrationen bei Aborten[1]

Von einem Abortus spricht man, wenn der Fetus vor der 22. Woche oder mit einem Geburtsgewicht unter 500 g geboren wird. Die Angaben in der Literatur über die Rate der Spontanaborte schwanken stark, die Schätzungen liegen bei 24–29%. Diese Unsicherheit ist bedingt durch eine Dunkelziffer artifizieller Aborte und durch Frühestaborte, die nicht zur klinischen Erfassung kommen. Die Rate der klinisch erfaßbaren Spontanaborte wird mit 15% angegeben. Bei Müttern über 44 Jahren beträgt der Anteil sogar 36%. Der frühe Zygotenverlust wird mit insgesamt 30% angegeben. Demnach führen also mindestens 45% aller Konzeptionen zum Spontanabort. 40–50% aller Embryonen und Feten aus spontanen Aborten sind mißgebildet.

Die *Häufigkeit von Chromosomenaberrationen bei Aborten* nach der Implantation kann mit 36–37% angegeben werden (CARR u. GEDEON,

---

[1] Abortus (lat.) Fehl-, Frühgeburt [von Aborire (lat.) abgehen].

1977; Geissler u. Kleinebrecht, 1978). Nimmt man als Rate der Spontanaborte 15% an, dann beträgt der Zygotenverlust, der durch Chromosomenstörungen bedingt ist, 5–6% (Vogel u. Motulsky, 1980). Diese Zahl dürfte in Wirklichkeit weit höher sein, wenn man nämlich den Zygotenverlust vor der Implantation berücksichtigen könnte. Eine Aussage über den Anteil der Chromosomenaberrationen bei den klinisch nicht erfaßbaren Frühestaborten ist jedoch bislang noch nicht möglich. Nach Boué u. Boué (1969) sollen 70% aller Embryonen, die vor Ende der 6. Woche abgestoßen werden, eine Chromosomenanomalie haben. Chromosomenaberrationen sind wesentlich häufiger bei Aborten im ersten als im zweiten Trimester. Der Endpunkt der Entwicklung bei chromosomal veränderten Embryonen wird nach Giroud u. Mitarb. (1973) zwischen dem 38.–70. Embryonaltag erreicht, nach anderen Autoren jedoch schon wesentlich früher, nämlich um das Ende der 5. Embryonalwoche. Embryonen mit abnormen Karyotypen sind wesentlich häufiger mißgebildet (53,4%) als solche mit normalen Karyotypen (14,6%).

Bei *Neugeborenen* beträgt die Häufigkeit sichtbarer Chromosomenaberrationen 0,5–0,6% (jedes 200. Neugeborene hat eine Chromosomenaberration, 4,3% aller klinisch auffälligen Neugeborenen weisen abnorme Chromosomen auf), bei Aborten ist diese Zahl also mindestens 70mal so hoch. Obwohl grundsätzlich alle Chromosomen an Aberrationen beteiligt sein können, werden bei Neugeborenen nur einige wenige, bei Spontanaborten jedoch alle möglichen Chromosomenaberrationen gefunden. Gegen Zygoten mit Chromosomenanomalien wird offensichtlich streng selektiert. Man kann annehmen, daß 90% aller Konzeptionen mit Chromosomenaberrationen abortiert werden. Bei Aborten mit Chromosomenanomalien findet man etwa in der Hälfte der Fälle *autosomale Trisomien*, in etwa 25% der Fälle *X-Monosomien (X0; Turner-Syndrom)*, in etwa 12–15% der Fälle *Tri-* und *Tetraploidien* (4:1) und in 10% der Fälle *autosomale Monosomien* und *strukturelle Anomalien* (z. B. Translokationen) (Boué u. Mitarb., 1975). – *Die Rate von Aborten mit Trisomien nimmt mit dem Alter der Mutter zu.*

Bei Aborten wurden *Trisomien* für nahezu alle Chromosomen gefunden (Creasy u. Mit-

arb., 1976, Tab. 2), am häufigsten jedoch die Trisomie 16, die bislang bei Neugeborenen nicht nachgewiesen werden konnte. Jede 7. spontane Fehlgeburt weist eine autosomale Trisomie auf. Bei Abortiveiern (Früchte mit hydropischen Zotten und Fruchtsack, aber ohne Embryo) findet sich sogar in fast 40% der Fälle eine autosomale Trisomie. Spontanaborte mit Trisomien sind fast doppelt so häufig weiblichen wie männlichen Geschlechts. Es ist auffällig, daß auch Feten abortiert werden, deren chromosomale Defekte in einzelnen Fällen Lebensfähigkeit zulassen, z. B. werden 63% aller Zygoten mit *Trisomie 21 (Down-Syndrom; Mongolismus;* s. S. 533; 2% aller Spontanaborte) und 99% aller Zygoten mit 45[1], X (Turner-Syndrom, s. S. 527) abortiert. Andere Geschlechtschromosomenaberrationen fehlen bei Aborten.

Über die *Entstehung triploider (3n) und tetraploider (4n) Feten* gibt Abb. 13 Auskunft. Polyploidien finden sich gehäuft bei Aborten in der Frühschwangerschaft. Bei *tetraploiden Aborten* hat man bislang noch keinen ausgebildeten Embryo beobachtet, bei triploiden Aborten sind

G. – Tab. 2. %-Anteil der Chromosomen des Karyotypus an Trisomien bei Spontanaborten (Creasy u. Mitarb., 1976).

Chromosom	Prozentualer Anteil
1	–
2	4,48
3	1,12
4	1,90
5	–
6	0,53
7	1,60
8	3,72
9	3,72
10	2,13
11	–
12	–
13	2,36
14	6,50
15	10,04
16	32,11
17	–
18	5,58
19	–
20	1,90
21	12,54
22	9,76

---

[1] Die Zahl gibt immer die Gesamtzahl aller Chromosomen (Autosomen + Gonosomen) an.

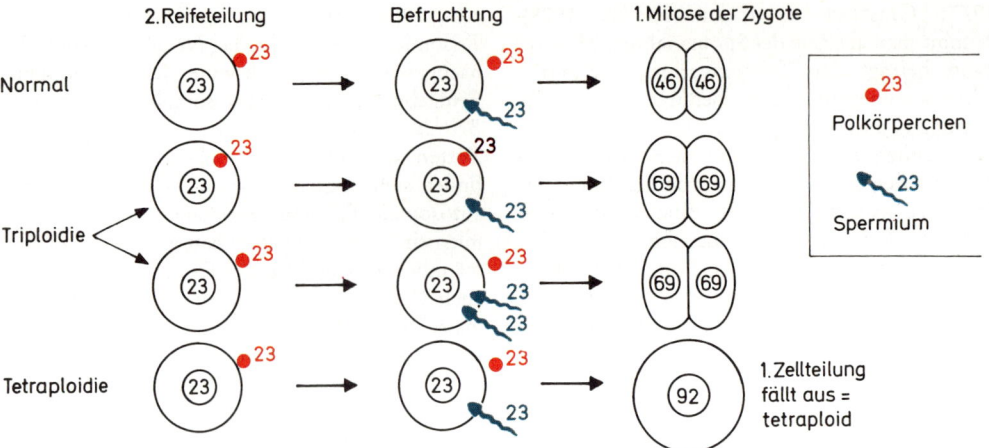

G. – Abb. 13. Mechanismen, die zur Entstehung von triploiden und tetraploiden Embryonen führen. Die triploiden Zygoten dürften in erster Linie väterlicher Herkunft sein (2 väterliche, 1 mütterlicher Chromosomensatz).

die Feten häufig fehlgebildet (Syndaktylien, Intersexualität, Iriskolobome[1], Neuralrohrdefekte). Die Plazenta zeigt schwere Veränderungen: hydatiforme[2] Degeneration (70–75% aller Aborte mit solchen Plazentaveränderungen sind triploid). Neugeborene mit triploiden Zellen im Mosaik mit chromosomal normalen Zellen sind beobachtet worden, Mißbildungen waren stets vorhanden.

Bei der *partiellen Blasenmole* (Teil der Zotten durch Hyperplasie und Anaplasie des Trophoblasten, Stromaödem, Fehlen fetaler Kapillaren charakterisiert; Amnionsack erhalten), findet man meist Triploidie oder Trisomie 16, bei der *vollständigen Blasenmole* (*alle* Zotten verändert, kein Embryo vorhanden, kein Amnion) findet man durchgehend den Karyotypus 46, XX. Es konnte nachgewiesen werden, daß *sämtliche* Chromosomen dieser vollständigen Blasenmolen väterlicher Herkunft sind. Man kann hier an die Befruchtung eines kernlosen Eies durch ein Spermium denken, wobei das Spermium entweder durch Ausbleiben der zweiten Reifeteilung der Meiose oder durch Verdopplung seiner DNS nach der Befruchtung zwei haploide Sätze beigetragen hat. Diese vollständigen Blasenmolen zeigen eine hohe Neigung zu maligner Entartung und Chorionkarzinom[3].

Mosaike, Translokationen, Deletionen, Defizienzen und insbesondere *autosomale Monoso-*

mien kommen bei den klinisch erfaßbaren Spontanaborten *selten* vor. Monosomien sollten aber so häufig sein wie Trisomien (tatsächliches Verhältnis 1 : 20). Es ist auch von anderen Spezies bekannt, daß Monosomien weniger gut mit dem Leben vereinbar sind als Trisomien. Sie könnten demnach bei den klinisch nicht erfaßbaren Frühestaborten besonders häufig sein.

Abortion bei familiärer Translokation und habitueller Abort:

Die meisten Chromosomenanomalien, die bei Aborten gefunden werden, treten sporadisch auf. Boué und Boué (1973) weisen jedoch darauf hin, daß bei aufeinanderfolgenden Aborten nach chromosomal normalem Abort häufiger wieder ein chromosomal normaler Abort beobachtet wird, nach einer Chromosomenanomalie beim ersten Abort häufiger beim zweiten Abort ebenfalls eine Chromosomenanomalie gefunden wird, als bei zufälliger Verteilung zu erwarten ist. Wenn bei einem ersten Abort eine Chromosomenanomalie gefunden wird, dann ist das Abortrisiko für die nächste Schwangerschaft 16,5%, wurde ein normaler Karyotypus gefunden, sogar 23%. – Bei Eltern mit Spontanabort finden sich nicht häufiger Chromosomenanomalien als in der Durchschnittsbevölkerung. Individuen mit balancierten Translokationen haben jedoch, entsprechend den zu erwartenden unba-

---

[1] Kolobóo (gr.) verstümmele. – [2] Hydatis (gr.) Wasserblase. – [3] Chorion (gr.) Lederhaut (hier: Eihaut).

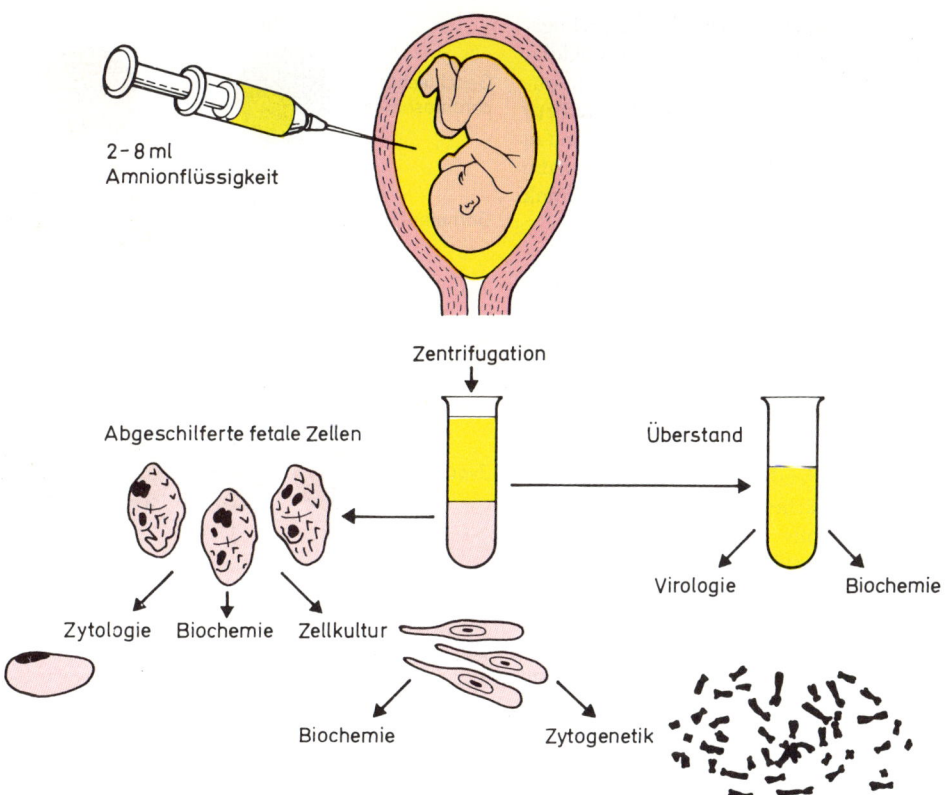

2 – 8 ml
Amnionflüssigkeit

Zentrifugation

Abgeschilferte fetale Zellen

Überstand

Virologie   Biochemie

Zytologie   Biochemie   Zellkultur

Biochemie   Zytogenetik

G. – Abb. 14. Diagnostische Möglichkeiten aus dem Fruchtwasser nach Amniozentese in der 14.–16. (18.) Schwangerschaftswoche.

lancierten Zygoten (Abb. 12) ein erhöhtes Abortionsrisiko, z. B. war in einer großen Familie mit einer 3/B-Translokation die Abortionsrate in zwei Generationen 30%. Familien, in denen drei oder mehr Aborte vorgekommen sind, sollten stets ausführlich zytogenetisch untersucht werden.

2.5. Pränatale Chromosomendiagnostik

Bei einer Geburtenrate von derzeit (1979) etwa 600 000 Kinder im Jahr in der BRD werden etwa 3000 Kinder mit Chromosomenanomalien geboren. Darunter sind allein etwa 800 Kinder mit Trisomie 21 (Down-Syndrom; Mongolismus). Die pränatale Chromosomendiagnostik nach *Amniozentese*[1] erlaubt es, die Chromosomenaberration des Feten bereits in der ersten Hälfte der Schwangerschaft zu erkennen. Durch

Schwangerschaftsunterbrechung kann dann die Geburt eines in der Regel geistig und körperlich schwerstens entwicklungsgestörten und oft nicht überlebensfähigen Kindes verhindert werden. Ähnliches trifft auch für eine Reihe von Entwicklungsstörungen aufgrund von Gendefekten zu. Aus dem Fruchtwasser wird stets auch das *Alpha-Fetoprotein (AFP)* (S. 449) bestimmt, um eine eventuelle Fehlbildung des Neuralrohres (Spina bifida[2], Anenzephalie) zu erkennen. Die pränatale Diagnose stellt eine wichtige Möglichkeit bei der *genetischen Beratung* dar.

Methode: Durch sterile, transabdominale Punktion der Amnionhöhle werden je nach Schwangerschaftsdauer etwa 6–20 ml Fruchtwasser gewonnen. Bevor die Amniozentese vorgenommen werden kann, müssen verschiedene Untersuchungen durchgeführt werden, z. B. Bestimmung der Lage der Plazenta durch Ultra-

---

[1] Amnos (gr.) Lamm; Kenteo (gr.) steche. – [2] Spina (lat.) Dorn, Stachel; bifidus (lat.) zweigeteilt.

schall, Bestimmung einer möglichen Mehrlingsschwangerschaft (ansonsten Gefahr der Fehldiagnose, wenn bei der Punktion nur eine Amnionhöhle anpunktiert wird). Die Möglichkeiten zur weiteren Verarbeitung des Fruchtwassers sind in der Abb. 14 dargestellt. Das Fruchtwasser kann auch steril über mehrere Tage im Kühlschrank aufbewahrt oder verschickt werden.

Die Amniozentese ist vor der 14. Schwangerschaftswoche kaum möglich: Der Uterus ragt noch nicht über die Symphyse, die Fruchtwassermenge beträgt weniger als 50 ml (kann zwischen 10 und 100 ml variieren). Der *geeignetste Zeitpunkt* ist die 15.–17. Schwangerschaftswoche (Fruchtwassermenge etwa 150 ml). Die im Fruchtwasser schwimmenden Zellen stammen vom Amnion, der fetalen Haut, verschiedensten epithelialen Oberflächen oder aus dem Gastrointestinal-, Respirations- und Urogenitaltrakt. Der relative Anteil lebensfähiger Zellen geht mit dem Alter der Schwangerschaft zurück. Da die Zellen im Fruchtwasser vom Feten abstammen, entspricht ihre genetische Konstitution der des Feten. – An den Amnionzellen kann die X- und Y-Chromatindiagnose direkt durchgeführt werden. Dabei sind Fehldiagnosen des Geschlechts möglich; eine Chromosomenanalyse an den kultivierten Amnionzellen sollte daher stets angeschlossen werden. – Die Zellen wachsen in der Kultur mit unterschiedlicher Morphologie: es werden epitheloide, fibroblastoide, gemischte und andere Klone beobachtet. In günstigen Fällen können die Chromosomen aus diesen Zellen bereits nach 2 Wochen, in ungünstigen Fällen erst nach 3 bis 4 Wochen analysiert werden. Das Risiko für Mutter und Kind ist bei sachgerechter Durchführung der Amniozentese durch einen erfahrenen Gynäkologen geringer als 1%. (Indikationen zur pränatalen Chromosomenanalyse: Tab. 1.)

2.6. Störungen der Geschlechtsentwicklung

Individuen mit *Aberrationen* der Geschlechtschromosomen zeigen im allgemeinen kaum Mißbildungen. Dies kann darauf zurückgeführt werden, daß bei *Polysomien* der Geschlechtschromosomen die zusätzlichen X-Chromosomen bereits sehr früh in der Embryonalentwicklung inaktiviert werden. Bei *Monosomien* der Geschlechtschromosomen ist jedoch offensichtlich die Lebensfähigkeit der Träger erheblich eingeschränkt. Das X-Chromosom des Menschen macht etwa 6% des weiblichen Ge

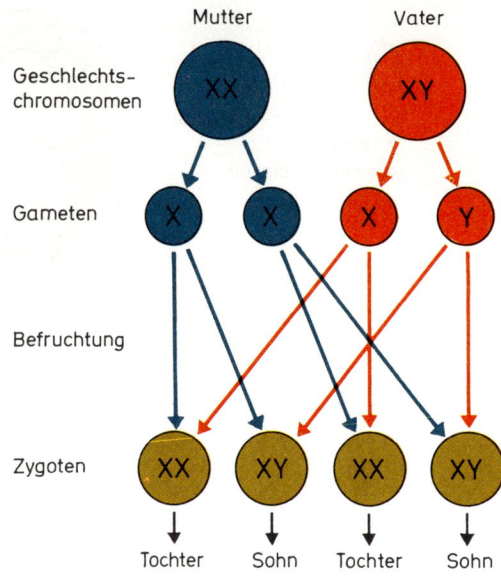

G. – Abb. 15. Geschlechtsdetermination. Aus einer Zygote mit einem Y-Chromosom entsteht in der Regel ein männliches Individuum, gleichgültig, wieviele X-Chromosomen vorhanden sind (z. B. XXXY ist männlich). Männliche und weibliche Zygoten werden gleich häufig gebildet. Das Geschlechtschromosom im Spermium bestimmt das Geschlecht des gezeugten Kindes.

noms aus, dem entsprechen $0{,}22 \times 10^{-12}$ g DNS, wenn die Gesamtmenge an DNS pro haploider Säugerzelle mit $3{,}65 \times 10^{-12}$ g angesetzt wird. 45,Y0-Individuen sind überhaupt nicht lebensfähig, sie werden bereits in den frühen präimplantativen Stadien eliminiert (bei der Maus gesichert).

2.6.1. Geschlechtsdetermination und Gonadendifferenzierung

Mit der Befruchtung der Eizelle ist das genetische Geschlecht des Individuums eindeutig festgelegt. Erfolgt die Befruchtung durch ein *Y-tragendes Spermium,* dann entsteht ein *genetisch männliches* Individuum, erfolgt die Befruchtung durch ein *X-tragendes Spermium,* dann entsteht ein *genetisch weibliches* Individuum (Abb. 15).

Es gilt die Regel: *Aus einer Zygote mit einem Y-Chromosom entsteht ein männliches Individuum (gleichgültig wieviele X-Chromosomen vorhanden sind), fehlt dagegen ein Y-Chromosom, dann entsteht* ein *phänotypisch weibliches Individuum.*

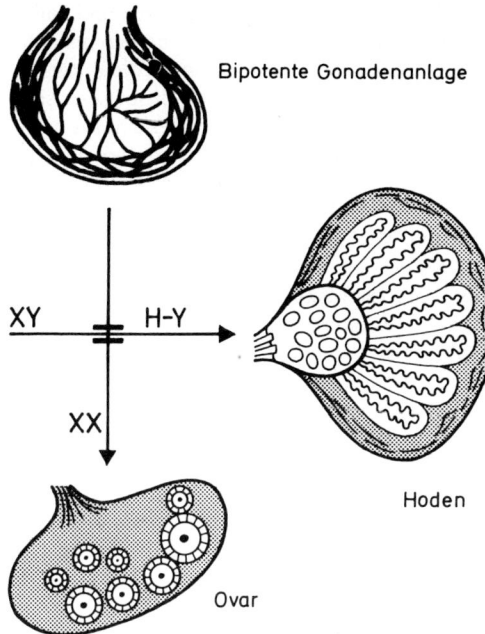

Bipotente Gonadenanlage

XY — H-Y →

XX ↓

Hoden

Ovar

G. – Abb. 16. Aus der bipotenten Gonadenanlage entsteht testikuläres Gewebe, wenn ein Y-Chromosom vorhanden ist. Für die Testisdetermination ist das H-Y-Antigen verantwortlich. Fehlt das Y-Chromosom, dann entsteht ein Ovar. 20% Zellen mit XY-Karyotypus in einem Mosaik 45, X0/46 XY sind für die Entwicklung von testikulärem Gewebe ausreichend. Das Ausmaß der Gonadenstörung bei diesem Mosaik ist abhängig vom %-Anteil der X0-Zellen in der Gonadenanlage.

Während der Embryonalentwicklung sind die Gonadenanalagen bei beiden Geschlechtern zunächst identisch *(bipotente Gonadenanlage).* Das Y-Chromosom induziert in der Medulla der Gonadenanlage die Entwicklung des Hodens, während bei Abwesenheit eines Y-Chromosoms, aber bei Vorhandensein zweier X-Chromosomen aus dem Kortex der Gonadenanlage ein Ovar entsteht (Abb. 16). Die *Induktion des Testis* beginnt um den *35. Tag* nach Befruchtung. Die Differenzierung der Gonadenanlage in Richtung *Ovar* erfolgt erst zwischen der *10. und 12. Woche* nach Befruchtung. Erst seit kurzem weiß man, welches Genprodukt die Determination der bipotenten Gonadenanlage zu Testis steuert. Es handelt sich hierbei um ein Histokompatibilitäts-Antigen auf der Zelloberfläche, welches als **H-Y-Antigen** bezeichnet wird. Es ist bislang unklar, ob die Gene für das H-Y-Antigen auf dem Y-Chromosom selbst lokalisiert sind oder ob nur die Expression dieser

Gene vom Y-Chromosom kontrolliert wird. Die Untersuchung des H-Y-Antigens bei Menschen und Tieren, bei denen gonadales Geschlecht und chromosomales Geschlecht nicht miteinander übereinstimmen (z. B. XX-Männer mit Testes, XY-Frauen mit reiner Gonadendysgenesie) haben gezeigt, daß in der Regel testikuläre Strukturen immer dann vorhanden sind, wenn funktionsfähiges H-Y-Antigen vorhanden ist; testikuläre Strukturen fehlen, wenn H-Y-Antigen fehlt (OHNO, 1979; WACHTEL, 1979). – H-Y-Antigen ist auf *allen* Zellen im männlichen Organismus nachweisbar und über das globuläre Protein β_2-*Mikroglobulin* (β_2-m) *in der Zellmembran verankert.* Die Gonadenzellen zeichnen sich gegenüber den anderen somatischen Zellen nun noch durch das Vorhandensein spezifischer *Rezeptoren* für H-Y-Antigen aus. *Auf sämtlichen Zellen der Frau fehlt das H-Y-Antigen, die ovariellen Zellen sind jedoch ebenso wie die testikulären Zellen mit H-Y-Antigen-Rezeptoren ausgestattet.* Damit entscheidet also Fehlen oder Vorhandensein von H-Y-Antigen in der bipotenten Gonadenanlage darüber, ob sich die Zellen dieser Anlage zu tubulären Strukturen (Testis) oder ovariellen Strukturen organisieren (Abb. 17). Daraus folgt aber auch, daß sich die Gonadenanlage eines XX-Embryos bei Vorhandensein von H-Y-Antigen zu testikulären Strukturen differenzieren kann, und, daß sich die Gonadenzellen eines XY-Embryos bei Fehlen oder Unwirksamkeit des H-Y-Antigens (defektes H-Y-Antigen oder defekter Rezeptor auf den Gonadenzellen) zu ovariellen Strukturen differenzieren können. Ersteres nimmt man bei den H-Y-Antigen-positiven *XX-Männern* mit Testes (Histologie wie beim Klinefelter-Syndrom) an. Bei *XY-Frauen* mit reiner Gonadendysgenesie sind H-Y-Antigen-negative Individuen (Mutation am H-Y-Antigen-Gen?) und H-Y-Antigen-positive Individuen (Rezeptordefekt?) gefunden worden (WOLF, 1979). – *XX-Männer* sind steril, XX-Spermatogonien zeigen keine Spermatogenese. *XY-Frauen* mit reiner Gonadendysgenesie haben Stranggonaden, für die normale Ovarentwicklung sind zwei intakte X-Chromosomen notwendig. Solche Frauen entwickeln in 30% der Fälle Gonadoblastome und Dysgerminome.

Normalerweise stimmen chromosomales, gonadales und genitales Geschlecht miteinander überein. Das *Gonadengeschlecht* wird dabei *chromosomal eindeutig festgelegt* d.h. ist ein Y-Chromosom vorhanden, dann ist in der Regel auch H-Y-Antigen vorhanden, es entstehen Te-

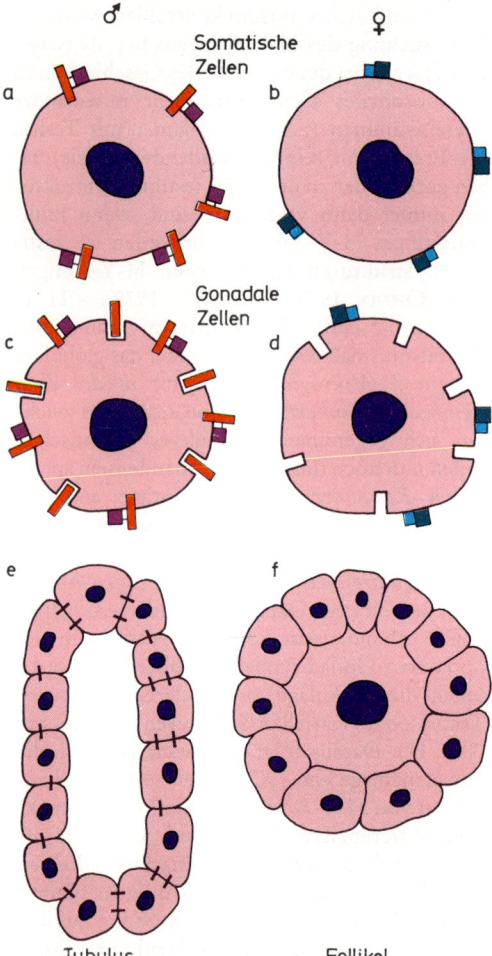

Tubulus   Follikel

G. – Abb. 17. Gegenwärtige Vorstellung über die H-Y-Wirkung in der bipotenten, embryonalen Gonadenanlage. – Die somatischen Zellen männlicher Tiere sind H-Y-Antigen-positiv, das H-Y ist über β_2-Mikroglobulin in der Zellmembran verankert (a). Die somatischen Zellen weiblicher Tiere sind H-Y-Antigen-negativ (b). – Die gonadalen Zellen des männlichen Tieres besitzen ebenfalls das über β_2-Mikroglobulin in der Membran verankerte H-Y-Antigen, dieses fehlt an den gonadalen Zellen weiblicher Tiere. Sowohl die gonadalen Zellen des männlichen als auch des weiblichen Tieres zeichnen sich durch das Vorhandensein des H-Y-Antigen-Rezeptors aus (c, d). An diesem Rezeptor kann sezerniertes H-Y-Antigen gebunden werden, hierfür ist **kein** β_2-Mikroglobulin notwendig. Ist in der bipotenten Gonadenanlage daher H-Y-Antigen vorhanden, so schließen sich deren Zellen zu tubulären Strukturen zusammen (e), fehlt das H-Y-Antigen, so entstehen follikuläre Strukturen (f).

stes. Die *Differenzierung* der inneren und äußeren Geschlechtsorgane ist *hormonell* bedingt. Von entscheidender Bedeutung für die Entwicklung der männlichen Geschlechtsorgane sind dabei das in den Leydig-Zellen des embryonalen Testis gebildete *Testosteron* und der in den Sertolizellen gebildete *»Mullerian Inhibiting Factor« (MIF)*. Über die Wirkung von Testosteron und MIF auf die embryonalen Wolffschen und Müllerschen Gänge im männlichen Embryo gibt Abb. 18 Auskunft. *Im weiblichem Embryo werden Testosteron und MIF nicht gebildet,* die Wolffschen Gänge regredieren, die Müllerschen Gänge differenzieren sich konstitutiv zu Ovidukten, Uterus und $^1/_3$ der Vagina. Aus dem Sinus urogenitalis und den Geschlechtsfalten entstehen ebenfalls konstitutiv etwa $^2/_3$ der Vagina und die Labien. Man hat dementsprechend das männliche Geschlecht als das *induzierte*, das weibliche Geschlecht als das *konstitutive Geschlecht* bezeichnet.

Es sind eine Reihe von **Entwicklungsstörungen** bekannt, bei denen gonadales, chromosomales und genitales Geschlecht nicht miteinander übereinstimmen (STEINBERGER, 1979; CONTE u. GRUMBACH, 1979). Die *XX-Männer* mit Testes und die *XY-Frauen* mit reiner Gonadendysgenesie (Swyer-Syndrom[1]) wurden bereits genannt. Der durch das H-Y-Antigen induzierte Testis bei den XX-Embryonen produziert sowohl Testosteron als auch MIF, die genitalen Strukturen werden daher männlich differenziert. Bei XY-Frauen mit Swyer-Syndrom wird kein Testis determiniert, Testosteron und MIF fehlen, die embryonalen Anlagen für die inneren und äußeren Sexualorgane werden weiblich differenziert (Regression der Wolffschen Gänge, Differenzierung der Müllerschen Gänge). – Bei der ebenfalls bekannten *XX-reinen Gonadendysgenesie* handelt es sich ebenfalls um phänotypisch weibliche Patienten, die neben normalen inneren und äußeren weiblichen Genitalorganen, Stranggonaden und daraus resultierende Amenorrhö und mangelhafte Entwicklung der sekundären Geschlechtsmerkmale aufweisen. Der molekulare Defekt, der für die Dysgenesie der embryonalen Gonaden (Ovarien?) verantwortlich ist, ist unbekannt. Eventuell könnte man an einen Defekt für ein dem H-Y-Antigen analoges Ovar-determinierendes Antigen der Zelloberfläche (H-X?) denken.

---

[1] G. J. M. SWYER, zeitgen. brit. Endokrinologe.

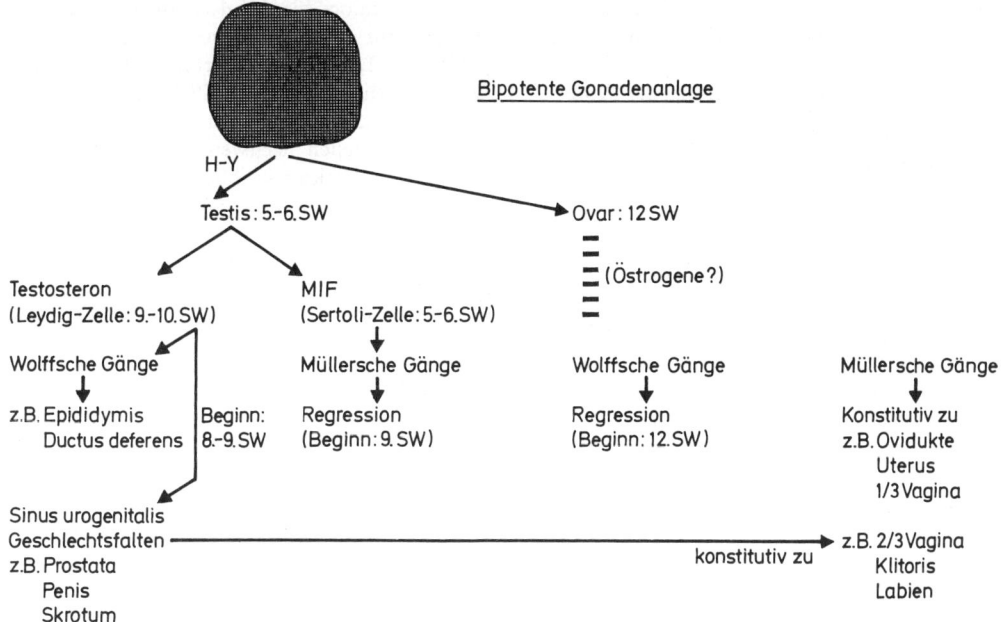

G. – Abb. 18. Schematische Darstellung der Differenzierung der Wolffschen und Müllerschen Gänge beim menschlichen Embryo. Für die Differenzierung der männlichen Sexualorgane sind Testosteron und Mullerian-Inhibiting-Factor (MIF) notwendig, während die Differenzierung der weiblichen Sexualorgane konstitutiv erfolgt. MIF ist ein Glykoprotein mit einem Molekulargewicht von 280000 und wird während der Embryonalentwicklung in den Sertoli-Zellen produziert. – In der frühen Embryonalentwicklung werden auch im Ovar des Menschen Östrogene produziert; ihre Funktion ist unbekannt.

2.6.2. Monogen erbliche Syndrome mit Störungen der Geschlechtsentwicklung

2.6.2.1. Pseudohermaphroditismus und Hermaphroditismus[1] verus

Pseudohermaphroditismus und Hermaphroditismus verus sind Störungen der Geschlechtsentwicklung, bei denen eine *Diskrepanz zwischen dem morphologischen Befund an den Gonaden und den äußeren und/oder inneren Genitalien* besteht. Das äußere Genitale kann dabei eine Zwischenform zwischen rein weiblicher und rein männlicher Ausbildung aufweisen, also intersexuell sein oder aber dem Gonadenbefund völlig entgegengesetzt ausgebildet sein.

Beim *Pseudohermaphroditismus* ist die Gonade stets eindeutig differenziert, und zwar bei P. masculinus als Hoden, bei P. femininus als Ovar, ganz gleich, in welcher Weise das äußere Genitale ausgebildet ist (P. masculinus bzw.

femininus externus, internus oder externus et internus).

Beim *Hermaphroditismus verus* sind bei ein- und demselben Individuum stets Hoden- und Ovarstrukturen gleichzeitig vorhanden, entweder als Ovar und Testis getrennt oder in einer Gonade als Ovotestis. Die beiden Gonaden liegen meist intraabdominal, auch ein Uterus ist meist vorhanden. Der äußere *Phänotypus* kann ganz männlich oder ganz weiblich sein, ist jedoch in den meisten Fällen intersexuell. Zur Zeit der Pubertät tritt eine Gynäkomastie auf, die Patienten haben Menstruationen, die sich bei männlichen Patienten als zyklische Hämaturie bemerkbar machen.

Pseudohermaphroditismus und Hermaphroditismus verus kommen im Verhältnis 80:1 vor. Beim *P. masculinus* ist der chromosomale Befund 46,XY, beim *P. femininus* 46,XX. Bei *H. verus* sollte man eigentlich das Chromosomenmosaik 46,XY/46,XX erwarten. Dies wurde je-

---

[1] Hermaphroditos (gr.) Zwitter, Sohn von Hermes und Aphrodite.

doch nur in einem kleineren Teil der Fälle beobachtet, zumeist ist der Karyotypus 46,XX.

a) Pseudohermaphroditismus bei der Frau

Die bedeutsamsten genetischen Ursachen für den Pseudohermaphroditismus bei der Frau sind wohl die *Störungen in der Cortisol-Biosynthese* (Abb. 19), und zwar der *21-Hydroxylasemangel* und der *11 β-Hydroxylasemangel. Karyotypus, gonadales Geschlecht* und die *inneren Genitalien* sind *weiblich,* je nach dem Ausmaß der Enzymdefekte und abhängig vom Beginn der Therapie kommt es zu unterschiedlich schweren Virilisierungen der äußeren Genitalien. Beim 21-Hydroxylasemangel unterbleibt die Bildung von 11-Desoxicortisol aus 17-OH-Progesteron und es entsteht das klassische Bild des *Adrenogenitalen Syndroms (AGS).* Dabei werden beim 21-Hydroxylasemangel *zwei genetische Formen* unterschieden, und zwar eine Form *ohne* Defekt der Mineralocorticoidsynthese *(unkompliziertes AGS;* Elektrolytstoffwechsel normal) und eine Form *mit* Defekt der Mineralocorticoide *(AGS mit Salzverlust).*

Bei *weiblichen* Feten mit 21-Hydroxylasemangel (autosomal rezessives Leiden) kommt es aufgrund der extrem gesteigerten Androgenproduktion in der Nebennierenrinde (Nebennierenrindenhypertrophie) zu *Virilisierungserscheinungen* (Klitorishypertrophie, Fusion der Labioskrotalfalten und andere), die trotz Substitutionstherapie mit Cortisol ab der Geburt kaum noch korrigierbar sind. Die Häufigkeit des unkomplizierten AGS beträgt 1 auf 7000 Neugeborene. Der Genlocus für die 21-Hydroxylase ist mit den Genloci für *HLA (Human Leucocyte Antigen)* auf dem Chromosom 6 *eng* gekoppelt (Abb. 20) (LEVINE u. Mitarb., 1978; GROSSE-WILDE u. Mitarb., 1979). AGS-kranke Geschwister sind HLA-identisch. Da die HLA-Antigene auf Amnionzellen nachweisbar sind, kann ein homozygot defekter weiblicher Foet bereits in der 16.–18. Schwangerschaftswoche erkannt werden.

Bei *männlichen* Neugeborenen mit unkompliziertem AGS kann durch eine Cortisolsubstitutionstherapie von Geburt an eine ansonsten eintretende Pubertas praecox und ein vorzeitiger Epiphysenschluß (Minderwuchs) verhindert werden.

Bei Kindern mit 21-Hydroxylasemangel und defekter Mineralocorticoid-Synthese kommt es neben den Virilisierungserscheinungen zu Hyponatriämie und Hyperkaliämie. Die Virilisierung der weiblichen Feten ist stets stärker ausgeprägt wie beim unkomplizierten AGS. Hier ist eine lebenslange Substitution mit Mineralocorticoiden (Aldosteron) und Cortisol notwendig. – Beim 11 β-Hydroxylasemangel (autosomal rezessiv vererbtes Leiden) sind die Cortisol- und Corticocosteron-Synthese blockiert. Das Genitale beim weiblichen Neugeborenen ist intersexuell, bei männlichen Neugeborenen im Sinne der Pseudopubertas praecox verändert. Die Patienten leiden unter Bluthochdruck.

b) Pseudohermaphroditismus beim Mann

Karyotypus, Gonaden und *innere Geschlechtsmerkmale* sind *männlich,* die äußeren Genitalien sind jedoch intersexuell bis weiblich.

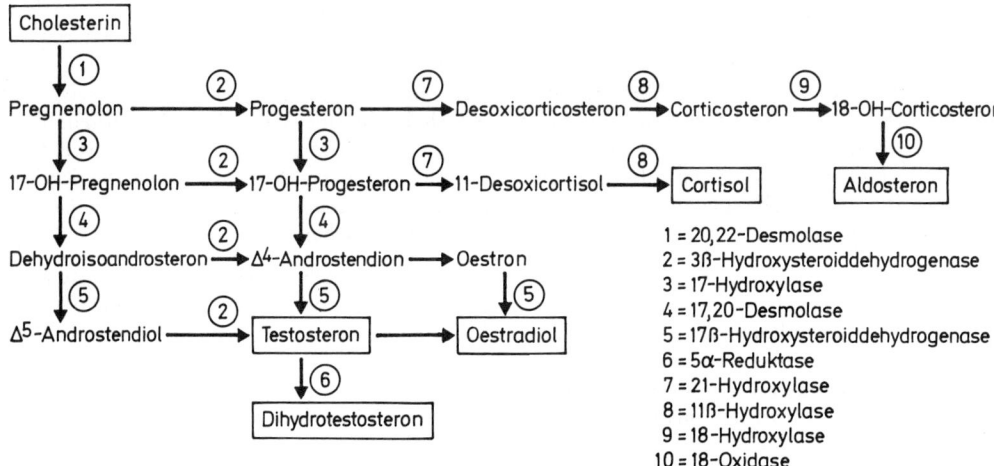

G. – Abb. 19. Vereinfachtes Schema der Steroidhormonbiosynthese aus Cholesterin.

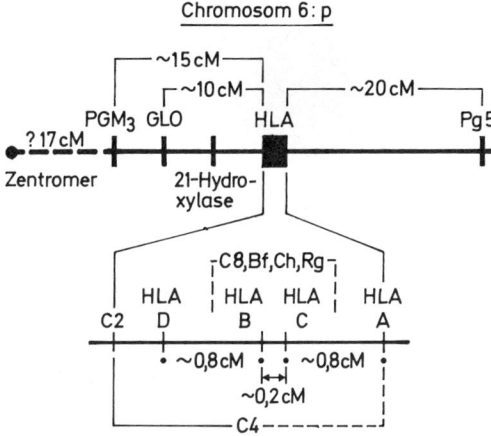

Chromosom 6: p

G.– Abb. 20. Die Gene des HLA-Gen-Komplexes und das Gen der 21-Hydroxylase als Kopplungsgruppe auf dem kurzen Arm des Chromosoms Nr. 6. – In dieser Region sind auch noch andere Genloci, die an der Immunantwort beteiligt sind, lokalisiert, z. B. solche für Komplementfaktoren (C2, C4, C8, Bf). PGM = Phosphoglucomutase, GLO = Glyoxalase.

Eine Reihe von *Enzymdefekten in der Androgen-Biosynthese* (Abb. 19), die *autosomal rezessiv* vererbt werden, resultieren in unterschiedlich schweren Formen des P. masculinus, so z.B. Defekte der 20,22-Desmolase, der 3β-Hydroxysteroiddehydrogenase, der 17α-Hydroxylase, der 17,20-Desmolase, der 17β-Hydroxysteroiddehydrogenase und der 5α-Reduktase. Es ist auffällig, daß die XY-Individuen mit diesen Enzymdefekten viele Symptome mit XY-Frauen mit Swyer-Syndrom bzw. mit Testikulärer Feminisierung gemeinsam haben (MADAN und SCHOEMAKER, 1980).

Eine *embryonale Gonadenagenesie* oder *Leydigzellagenesie* führen zum P. masculinus. Bei der embryonalen Gonadenagenesie mit 46,XY haben die betroffenen Individuen Stranggonaden, Fehlen von Differenzierungsprodukten des Wolffschen Ganges, Vorhandensein von Tuben und Uterus als Abkömmlinge der Müllerschen Gänge und sekundäre Stigmata aufgrund der hormonellen Inkompetenz, etwa primäre Amenorrhö, eunuchoide Körperproportionen. Zum P. masculinus gehören auch die *Testikuläre Feminisierung* (Tfm) und in gewissem Maße auch die *Oviduktpersistenz beim Mann.*

Testikuläre Feminisierung: *Karyotypus 46,XY mit weiblichem Phänotypus* und kleinen, keimzellfreien Testes, zumeist in den Leistenbeugen lokalisiert. Achsel- und Schambehaarung

fehlen oder sind spärlich. Das Krankheitsbild wird X-chromosomal rezessiv vererbt. Es fehlt der zytoplasmatische Testosteronrezeptor (OHNO, 1979). Damit sind alle Zielorgane für Testosteron insensitiv. *XY, Tfm-Embryonen* sind *H-Y-Antigen-positiv* und determinieren daher Testes, die auch Testosteron und MIF produzieren. Durch das Fehlen des Testosteronrezeptors in den Zellen der Wolffschen Gänge unterbleibt deren weitere Differenzierung, sie regredieren. Ebenso kommt es über die Wirkung des MIF zu einer Regression der Müllerschen Gänge. Es entstehen damit äußerlich weibliche Individuen, denen Uterus und Tuben fehlen, bei blindendender Vagina. Die in den Leistenbeugen vorhandenen Testes müssen nach der Pubertät entfernt werden, da sie in einem hohen Prozentsatz der Fälle maligne entarten. Die Patienten müssen mit Östrogen substituiert werden.

Oviduktpersistenz beim Mann: *Karyotypus 46,XY.* Das Erbleiden wird sehr wahrscheinlich *autosomal rezessiv* vererbt. Die Patienten haben unauffällige männliche Genitalorgane, aber daneben Uterus und Tuben. Das Krankheitsbild selbst dürfte heterogen sein. Die Mutation könnte in manchen Fällen das Gen für den MIF selbst betreffen (Sertoli-Zellen bilden dann keinen MIF), in anderen Fällen jedoch den für die Interaktion zwischen MIF und den Zellen der Müllerschen Gänge notwendigen Rezeptor an diesen Zellen.

2.6.3. X- und Y-Chromatin

Die Entdeckung des *X-Chromatins* geht auf BARR und BERTRAM (1949) zurück, die an Interphasekernen aus dem Gehirn der weiblichen Katze ein Chromatinkörperchen beobachteten, welches in den Kernen männlicher Tiere fehlte. Auch in Interphasekernen verschiedenster Gewebe der Frau kann dieser Chromatinkörper nachgewiesen werden (s. a. S. 506). Es handelt sich dabei um ein *inaktiviertes X-Chromosom* (s. S. 507). Die *Zahl der X-Chromatinkörper pro Kern* variiert in Abhängigkeit von der Anzahl der X-Chromosomen im Karyotypus. Sie beträgt *n-1*, wenn n die Zahl der X-Chromosomen pro diploidem Kern ist. In polyploiden Zellen richtet sich die Anzahl der nachweisbaren X-Chromatinkörper nach der Anzahl diploider Chromosomensätze im Zellkern. Der Durchmesser des X-Chromatinkörpers ist etwa 1 µm, er liegt zumeist der Kernmembran an und hat die Form eines kurzen Stäbchens oder eines Dreiecks. Im Mundschleimhautabstrich beträgt der Anteil an Zellen mit sichtbarem X-Chromatin bei der Frau je nach Labor 19–30%. Bei Neugeborenen ist dieser Anteil in den ersten zwei Lebenstagen herabgesetzt. In kultivierten Fibroblasten weiblicher Spender beträgt die Häufigkeit 50–80%, in Abhängigkeit von der Art der Kultivierung, Wachstumsaktivität und Dichte der Zellen. Zur Beurteilung des X-Chromatins sind der prozentuale Anteil, die Zahl pro Zelle, die Größe und Struktur festzustellen; hierzu müssen aus Mundschleimhautabstrichen mindestens 200–400 Kerne begutachtet werden. Die Größe des X-Chromatins ist abhängig von der Größe des inaktivierten X-Chromosoms. Deletierte X-Chromosomen ergeben kleinere, Iso-X-Chromosomen größere X-Chromatinkörper.

Das *Y-Chromosom* bildet ebenfalls ein Chromatinkörperchen im Interphasekern. Es ist jedoch recht klein und wenig auffällig. Größe und Anzahl der *Y-Chromatinkörper* können nach Behandlung der Zellen mit Quinacrinderivaten als fluoreszierende Körperchen diagnostiziert werden. Es finden sich ebensoviele fluoreszierende Y-Körperchen wie Y-Chromosomen vorhanden sind (Abb. 8).

2.6.4. Die Lyon-Hypothese

Das X-Chromosom macht 6% der Gesamtlänge des haploiden Chromosomensatzes aus. Von mehr als 100 Genen ist die *X-chromosomale Lokalisierung* gesichert, für weitere 100 Gene kann eine solche Lokalisation angenommen werden (McKusick, 1978; Edinburgh Conference, 1979). Für einige Gene ist die Lokalisation bereits genauer bekannt, z. B. sind die Gene für Phosphoribosylpyrophosphatsynthetase (PRPS), Phosphoglyceratkinase (PGK), α-Galaktosidase (GLA), Hypoxanthinguaninphosphoribosyltransferase (HGPRT) und Glucose-6-Phosphatdehydrogenase (G-6PD) wie folgt auf dem langen Arm des X-Chromosoms angeordnet: Zentromer-PGK-GLA-PRPS-HGPRT-G-6PD. Eng gekoppelt mit G-6PD ist das Gen für Hämophilie A. Auf dem kurzen Arm des X-Chromosoms soll die Blutgruppe Xg liegen, welche eng gekoppelt ist mit dem Gen für die X-chromosomal vererbte Ichthyosis (Steroidsulfatase).

Im Unterschied zu den autosomalen Genen, die jeweils doppelt vertreten sind, sind die auf dem X-Chromosom lokalisierten Gene nur im weiblichen Geschlecht doppelt, im männlichen

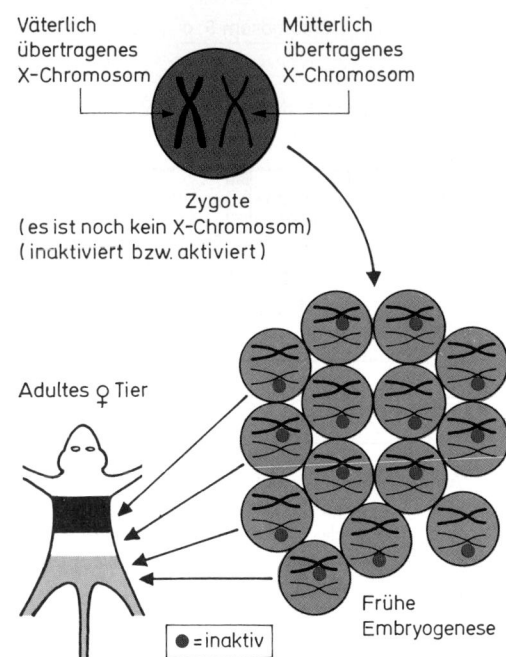

G. – Abb. 21. Schematische Darstellung der Lyon-Hypothese. In den *schwarzen* Fellpartien ist in sämtlichen Zellen das mütterlich übertragene X-Chromosom inaktiviert, in den *weißen* Fellpartien dagegen das väterlich übertragene X-Chromosom. In den *grauen* Fellpartien kommen Zellen mit aktiviertem väterlichem und Zellen mit aktiviertem mütterlichem X-Chromosom eng zusammengepackt nebeneinander vor.

Geschlecht hingegen einfach vertreten *(hemizygot)*. Trotzdem ist die männliche Zelle in ihrer Funktion nicht beeinträchtigt. Der Grund hierfür liegt in einem Mechanismus, der die unterschiedliche Gendosis zwischen den Geschlechtern ausgleicht, die *Dosiskompensation.* Dieser Mechanismus ist Gegenstand der *Lyon-Hypothese* (Lyon, 1961), die folgendes beinhaltet:

a) Eines der beiden X-Chromosomen weiblicher Zellen ist *genetisch inaktiv* (Ausnahme: primäre Oozyten: beide X-Chromosomen sind aktiv).

b) Die *Inaktivierung* erfolgt *zufallsmäßig,* d.h., in einem Teil der Zellen ist das mütterlich übertragene, in dem anderen Teil das väterlich übertragene X-Chromosom inaktiviert (Abb. 21).

c) Die *Inaktivierung erfolgt früh in der Embryonalentwicklung* und wird konservativ auf alle Tochterzellen übertragen. Beim weiblichen

Embryo liegt der Zeitpunkt der Inaktivierung um den 12. Entwicklungstag.

Morphologischer Ausdruck dieser *Inaktivierung eines X-Chromosoms* sind das *X-Chromatin* und die *späte Replikation*. Bei Polysomien des X-Chromosoms werden die überzähligen X-Chromosomen inaktiviert, bei Patienten mit Defizienzen, Isochromosomen und anderen Anomalien in einem X-Chromosom werden in der Regel die abnormen X-Chromosomen inaktiviert.

Die Lyon-Hypothese hat *Konsequenzen* bei Heterozygotie X-gebundener Gene, wie am Beispiel der G-6PD illustriert werden kann. Männer mit einem defekten Allel für G-6PD haben keine oder nur geringe G-6PD-Aktiviät in ihren Zellen. Heterozygote Frauen stellen ein funktionelles Mosaik dar. In einem Teil der Zellen ist das normale X-Chromosom inaktiviert und das Enzym fehlt, in anderen Zellen ist das mutierte X-Chromosom inaktiviert und die Enzymaktivität ist normal. Dieses Mosaikphänomen kann an Erythrozyten heterozygoter Frauen durch eine Nilblausulfatreaktion unmittelbar gezeigt werden: nur etwa die Hälfte der Zellen färbt sich an; es sind die Zellen, in denen das defekte X-Chromosom inaktiv ist (Abb. 22).

Offensichtlich werden in der XX-Zelle nicht alle Gene des zweiten X-Chromosoms inaktiviert. Die vermutlich auf dem kurzen Arm des X-Chromosoms lokalisierten Gene für die Blutgruppe Xg und für die Steroidsulfatase (Defekt des Enzyms führt zur X-gebundenen Ichthyosis) werden offensichtlich *nicht* inaktiviert (SHAPIRO u. Mitarb., 1979). Sollten noch mehr Gene des zweiten X-Chromosoms nicht der Inaktivierung unterliegen, z.B. solche Gene, die für die Ovardifferenzierung und auch für bestimmte Körpermerkmale verantwortlich sind, dann könnten die beim Turner-Syndrom (45,X) bislang nicht erklärbaren Mißbildungen verständlich werden.

2.6.5. Das Y-Chromosom

Über die *genetische Komposition des Y-Chromosoms* ist bislang wenig bekannt (Edinburgh Conference, 1979). Über die exakte Lokalisation des Strukturgens für H-Y-Antigen bzw. des für die Expression von H-Y-Antigen verantwortlichen regulatorischen Gens kann nichts Definitives gesagt werden (kurzer oder langer Arm, zentromernah). Auf dem Y-Chromosom sollte es ein weiteres Gen geben, welches für die nach

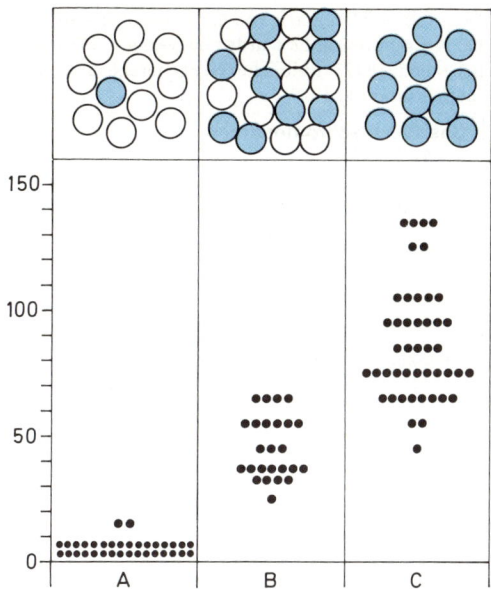

G. – Abb. 22. Verteilung der G-6PD-Aktivitäten bei Männern mit G-6PD-Defizienz (A), heterozygoten Frauen (B) und normalen Männern und Frauen (C); entsprechend dazu die Reaktion der Erythrozyten nach Nilblausulfatfärbung.

der Determination der Gonadenanlage zu Testis stattfindende weitere Differenzierung des Testis verantwortlich ist (Lokalisation: kurzer *oder* langer Arm). Die Ergebnisse aus Untersuchun-

G. – Tab. 3. Zusammenstellung der Chromosomenaberrationen mit definierbarer Karyotypus-Phänotypus Korrelation bei Neugeborenen. Zur Zytogenetik und Klinik der verschiedenen Chromosomenaberrationen: HIENZ, 1971; YUNIS, 1977; DE GROUCHY u. TURLEAU, 1977; PASSARGE, 1979; SCHINZEL, 1979.

Aberrationstyp	Chromosomen betroffen
Autosomale Trisomie	8, 9, 13, 18, 21, 22
Autosomale Duplikation (partielle Trisomie)	1q, 2p, 2q, 4p, 4q, 5p, 5q, 7q, 8p, 8q, 9p, 9q, 10p, 10q, 11p, 11q, 12p, 13q, 14q, 15q, 20p, 21q, 22p, 22q
Autosomale Defizienz (partielle Monosomie)	4p, 5p, 9p, 11q, 12p, 13q, 18p, 18q, 21q
Komplette Monosomie	X
Tetrasomie, Pentasomie	X
Isochromosom	Xq, Xp, Yq, 18

G. – Tab. 4. Häufigkeit von Chromosomenanomalien bei Neugeborenen. Es wurden insgesamt 37 779 männliche und 19 173 weibliche Neugeborene untersucht (nach PASSARGE, 1979).

Geschlechtschromosomen: ♂	
47, XYY	1 : 1075
47, XXY	1 : 1075
Andere	1 : 1350
Geschlechtschromosomen: ♀	
45, X	1 : 10 000
47, XXX	1 : 960
Andere	1 : 2700
Autosomale Trisomien	
13	1 : 20 000
18	1 : 8330
21	1 : 800
Andere	1 : 50 000
Balancierte strukturelle Veränderungen	
Fusionstranslokation DqDq	1 : 1390
Fusionstranslokation DqGq	1 : 5260
Reziproke Translokationen	1 : 1100
Inversionen	1 : 7140
Unbalancierte strukturelle Veränderungen	
Fusionstranslokationen	1 : 14 280
Reziproke Translokationen	1 : 8330
Inversionen	1 : 50 000
»Zusätzliche« Chromosomen	1 : 5550
Deletionen	1 : 11 100
Andere	1 : 8330
Gesamt	1 : 161 (0,62%)

gen über die Körpergröße bei Individuen mit verschiedenen Aberrationen der Geschlechtschromosomen X und Y lassen die Annahme zu, daß ein oder mehrere Gene, die die Körpergröße beeinflussen, auf dem Y-Chromosom lokalisiert sind. Es liegen weiterhin Befunde vor, die auf Y-chromosomale Gene für die Skelettentwicklung und die Zahnlänge hinweisen. Klinische Untersuchungen bei 6 Patienten mit einer Deletion des hellfluoreszierenden, heterochromatischen Abschnittes auf dem langen Arm des Y-Chromosoms haben zur Lokalisation von einem oder mehreren Genen geführt, die für die normale Spermatogenese wichtig sind; sämtliche Patienten haben eine Azoospermie.

Man kann annehmen, daß etwa 10% aller Ehen wegen Infertilität kinderlos bleiben und daß in 30 bis 40% dieser Ehen der männliche Partner dafür verantwortlich ist. Bei der Untersuchung von 1599 infertilen Männern fanden CHANDLEY u. Mitarb. (1975) bei 2% der Männer Chromosomenanomalien; das sind viermal mehr Chromosomenanomalien als man sie in der durchschnittlichen männlichen Bevölkerung finden kann. Bei Patienten mit einer Spermienzahl unter 20 Millionen/ml war die Häufigkeit von Chromosmenanomalien 6%, bei Männern mit Azoospermie sogar 15%.

2.6.6. Aberrationen der Geschlechtschromosomen

Die gut charakterisierten Syndrome mit Aberrationen der Geschlechtschromosomen sind in der Tab. 3 zusammengestellt. Die wichtigsten

G. – Tab. 5. Typische Fehlbildungen bei den wichtigsten numerischen und strukturellen Chromosomenaberrationen des Menschen.

	In **über 90%** der Fälle	In **weniger als 90%** der Fälle
Trisomie 21	Schräge Lidachse, breiter Nasenrücken, Hypertelorismus, Epikanthus, Makroglossie	Brachyzephalie, breiter kurzer Hals, kurze Finger, Vierfingerfurche, Iliumindex < 62, Infektanfälligkeit
Trisomie 18	Gedeihstörung, fünfeckige Ohren mit Darwin-Höcker, Mikrognathie, Zeigefinger über Mittelfinger flektiert, Bogenmuster auf Fingerbeeren, Ventrikelseptumdefekt, Ösophagusatresie, Radiusaplasie	Langer Schädel, schildartige Brust mit kurzem Sternum, eingeschränkte Hüftabduktion, kurze dorsalflektierte Großzehe, Hypotonie der Muskulatur, kleine Plazenta, solitäre Umbilikalarterie, Mekkelsches Divertikel
Trisomie 13	Gedeihstörung, Erstickungsanfälle, Taubheit, Mikrophthalmie und Kolobome, Genitalmißbildung, Spaltbildung in der Mittellinie des Gesichtsschädels	Mikrozephalie, Polydaktylie, Vitium, hyperkonvexe Fingernägel, Nierenmißbildungen, Persistenz von HbF, Hypersegmentierung der neutrophilen Granulozyten

G. – Tab. 5. (Fortsetzung).

	In **über 90%** der Fälle	In **weniger als 90%** der Fälle
Trisomie 8	Kraniofaziale Dysmorphie, verdickte Handflächen und Fußsohlen, Wirbelmißbildungen, Phänotypus variabel.	
Trisomie 9p	Schwere geistige Retardierung, tiefliegende Augen, Hypertelorismus, betont runde Nasenkuppe, anomale Anthelix	Hypoplasie der 2. und 3. Phalangen, Fehlen oder Fusion der palmaren Triradien b und c, abnorme Handfurchenbildung
Partial-Trisomie 22	Geistige Retardierung, Kolobom, Analatresie, Nierenmißbildungen	Präaurikuläre Fisteln, antimongoloide Lidachsenstellung, Herzfehler
18p-	Geistige Retardierung, Mikrozephalie, retrahiertes Mittelgesicht mit eingesunkener Nasenwurzel, Karpfenmund, Hypertelorismus, Gehörgangshypoplasie	Tiefe Stimme, prominente Anthelix und Antitragus, Genitalhypoplasie, akromiale und metakarpale Weichteilgrübchen
18q-	Geistige Retardierung, Minderwuchs	Ptose des Oberlids, große, abstehende Ohren, Sattelnase, abfallende Mundwinkel, Zahnkaries, große Hände mit plumpen Fingern und hohem Daumenansatz
5p- (Cri-du-chat-Syndrom)	Schwere geistige Retardierung, Gedeihstörung, Mikrozephalie, katzenähnlicher Schrei	Rundes Gesicht, Hypertelorismus, Epikanthus, tiefer Ohrenansatz, antimongoloide Lidachsenstellung, Mikrognathie, große Augen
4p-	Schwere Gedeihstörung und geistige Retardierung, extremer Hypertelorismus, Gesichtsschädelasymmetrie, Spaltbildung	Augenanomalien, Skelettanomalien, antimongoloide Lidachsenstellung
13q-	Geistige Retardierung, Gedeihstörung, Trigonozephalie, prominente Nasenwurzel, Hypertelorismus	Mikrophthalmie, Vitium cordis, Skelettanomalien (fehlende Daumen), Retinoblastom
21q-	Antimongoloide Lidachsenstellung, Hypertonie der Muskulatur, geistige Retardierung, Mikrognathie (Antimongolismussyndrom)	
22q-	Geistige Retardierung, Hypertelorismus, Epikanthus, Syndaktylie der Zehen	
45, X ♀ (Turner)	Minderwuchs, primäre Amenorrhö, Skelettanomalien, mangelhafte sekundäre Geschlechtsmerkmale bei Ovarialdysgenesie, erhöhte Gonadotropinausscheidung im Urin	Lymphödeme, Flügelfell und tiefer Haaransatz, Schildthorax, Vitium (Aortenisthmusstenose), Nierenmißbildungen
47, XXY ♂ (Klinefelter)	Infertilität	Gynäkomastie, kleine Testes, lange Extremitäten bei leicht adipösem Rumpf, Verhaltensstörungen
49, XXXXY ♂	Geistige Retardierung, Hypogonadismus	Skelettanomalien, Klinodaktylie, Minderwuchs
47, XYY ♂		Hoher Körperwuchs, bereits präpubertär Verhaltensstörungen (?)
47, XXX ♀	Geistige Retardierung	

numerischen Aberrationen der Geschlechtschromosomen sind:

a) Das *Turner-Syndrom* mit dem Karyotypus *45,X*.

b) Das *Klinefelter-Syndrom,* zumeist mit *47,XXY,* aber auch mit mehr als einem zusätzlichen X-Chromosom und mindestens einem Y-Chromosom.

c) Das *XYY-Syndrom* mit *47,XYY*.

d) Das *Triplo-X-Syndrom* mit *47,XXX*.

Über die *Häufigkeiten* dieser Chromosomenanomalien bei Neugeborenen unterrichtet Tab. 4. Die bei den Syndromen bestehenden körperlichen und geistigen Anomalien sind in Tab. 5 zusammengestellt. Bei Patienten, bei denen diese Chromosomenanomalien im Mosaikzustand mit normalen XX-bzw. XY-Zellen vorkommen, sind die Mißbildungen stets geringgradiger ausgeprägt als bei Patienten mit der Chromosomenaberration in allen Zellen. Interessant ist der Zusammenhang, der offensichtlich zwischen der Anzahl der X-Chromosomen und dem *Intelligenzgrad* besteht. Bei 3% aller Schwachsinnigen finden sich Anomalien der Ge-

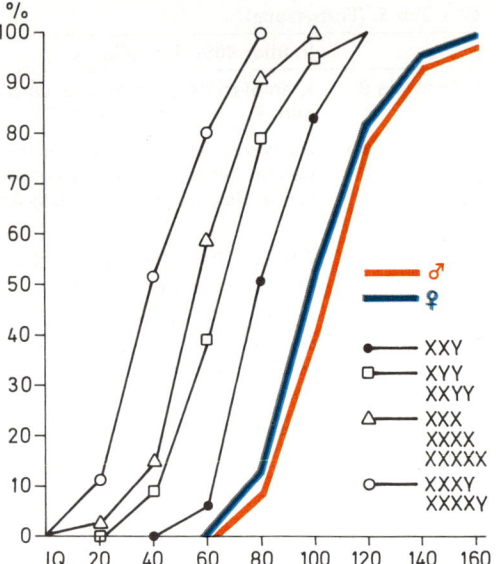

G. – Abb. 24. Verteilung der Intelligenzquotienten (IQ) bei Kindern mit numerischen Anomalien der Geschlechtschromosomen und 11jährigen schottischen Kindern (nach LENZ, 1970). – Je größer die Anzahl zusätzlicher X-Chromosomen ist, desto stärker ist die geistige Retardierung ausgeprägt.

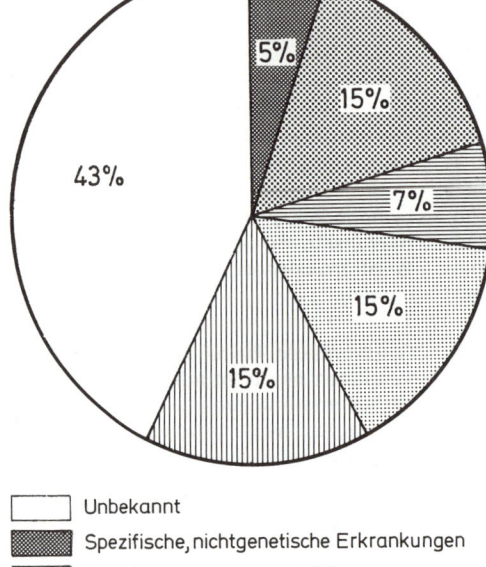

G. – Abb. 23. Ursachen für Schwachsinn.

schlechtschromosomen (Abb. 23). Je größer die Anzahl zusätzlicher X-Chromosomen ist, desto stärker ist die geistige Retardierung (Abb. 24). Dementsprechend beobachtet man Individuen mit zusätzlichen X-Chromosomen häufig unter Schwachsinnigen und in Anstalten für geistig retardierte Personen. In solchen Anstalten finden sich bei etwa 1,4% der männlichen und 0,6% der weiblichen Schwachsinnigen numerische Aberrationen des X-Chromosoms. Von den betroffenen männlichen Patienten haben mehr als zwei Drittel ein Klinefelter-Syndrom, von den weiblichen Insassen mit Chromosomenanomalie haben 90% den Karyotypus 47,XXX. Patienten mit Turner-Syndrom werden in Anstalten selten gefunden: 0,05%. Sie zeigen in der Regel eine normale Intelligenz, nur 10% sind geistig retardiert. Nicht jeder Klinefelter-Patient ist schwachsinnig: es werden Individuen mit Intelligenzquotienten (IQ) bis 120 beobachtet (durchschnittlicher IQ 96).

Bei Individuen mit numerischen Geschlechtschromosomenanomalien finden sich häufig verschiedenste *Verhaltensstörungen,* auch Kriminalität. Die auffälligste Beziehung besteht hier beim XYY-Syndrom. JACOBS u. Mitarb. (1968) fanden unter männlichen Zuchthausinsassen in 3,5% der Fälle diese Chromosomenanomalie.

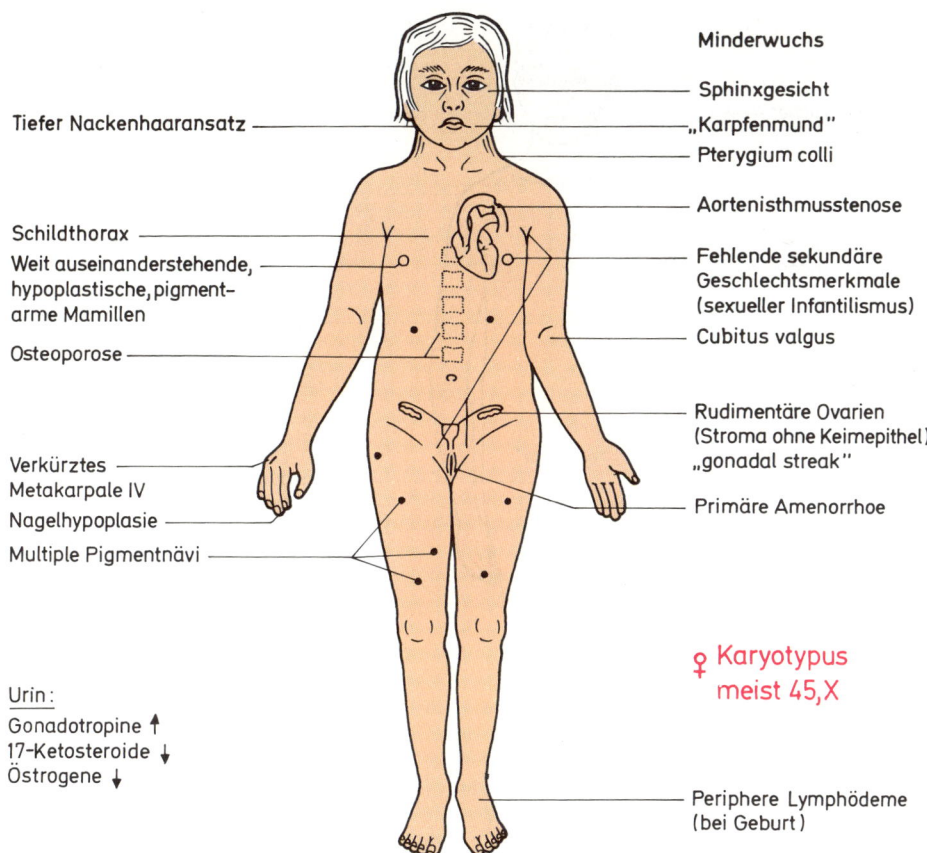

Minderwuchs

Sphinxgesicht

Tiefer Nackenhaaransatz

„Karpfenmund"

Pterygium colli

Aortenisthmusstenose

Schildthorax

Weit auseinanderstehende,
hypoplastische, pigment-
arme Mamillen

Fehlende sekundäre
Geschlechtsmerkmale
(sexueller Infantilismus)

Osteoporose

Cubitus valgus

Rudimentäre Ovarien
(Stroma ohne Keimepithel)
„gonadal streak"

Verkürztes
Metakarpale IV

Primäre Amenorrhoe

Nagelhypoplasie

Multiple Pigmentnävi

♀ Karyotypus
meist 45,X

Urin:
Gonadotropine ↑
17-Ketosteroide ↓
Östrogene ↓

Periphere Lymphödeme
(bei Geburt)

G. – Abb. 25. Schematische Darstellung der wichtigsten klinischen Anomalien beim Turner-Syndrom (modif. nach HIENZ, 1971).

a) Turner[1]-Syndrom

Es handelt sich um *phänotypisch weibliche Individuen*. Die Häufigkeit des Syndroms bei weiblichen Neugeborenen und die charakteristischen klinischen Zeichen sind in den Tab. 4, 5 und Abb. 25 angegeben. Bei 45,X-Embryonen entwickeln sich Ovarien mit primordialen[2] Eiern und Prägranulosazellen, die bis zum Ende des 3. Embryonalmonats nicht von Ovarien normaler 46,XX-Embryonen zu unterscheiden sind. Die rudimentären Gonaden ohne Keimzellen (strangförmige Gebilde; faserreiche Tunica albuginea fehlt; im Rindenbereich: zellreiches und wirblig angeordnetes kollagenes Bindegewebe mit zahlreichen Gefäßen, Nervensträngen, Anteile des hyperplastischen Rete ovarii), die man nach der Geburt findet, sind das Ergebnis eines degenerativen Prozesses, nicht einer primären Agenesie.

Ein Turner-Syndrom beobachtet man bei folgenden *Chromosomenanomalien:*

1. *Monosomie X*   55%
   45,X   der Fälle
2. *Mosaike*
   46,XX/45,X
   47,XXX/45,X
   47,XXX/46,XX/45,X
3. *Isochromosom X*   45%
   46,X,i (Xq)   der Fälle
4. *Deletion X*
   46,X,del (Xqi)
5. Ring X
   46,X,r(X)

---

[1] H. H. TURNER (*1892) amerik. Endokrinologe. – [2] Primordialis (spätlat.) von Anfang an bestehend.

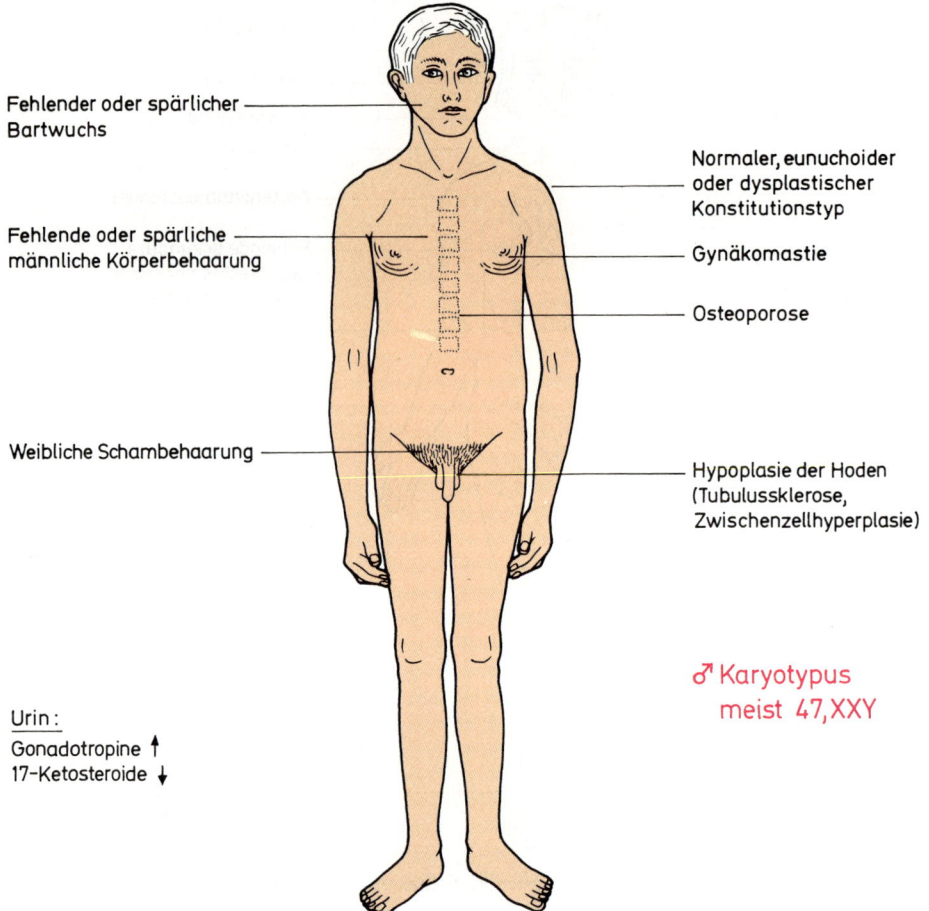

Fehlender oder spärlicher Bartwuchs

Fehlende oder spärliche männliche Körperbehaarung

Weibliche Schambehaarung

Normaler, eunuchoider oder dysplastischer Konstitutionstyp

Gynäkomastie

Osteoporose

Hypoplasie der Hoden (Tubulussklerose, Zwischenzellhyperplasie)

♂ Karyotypus meist 47,XXY

Urin:
Gonadotropine ↑
17-Ketosteroide ↓

G. – Abb. 26. Schematische Darstellung der wichtigsten klinischen Anomalien beim Klinefelter-Syndrom (modif. nach HIENZ, 1971).

Bisweilen findet man Mädchen oder Knaben, die bei normalem weiblichen oder männlichen Karyotypus Turner-Stigmata aufweisen. Diese Konstitution nennt man *Noonan[1]-Syndrom*. Die Funktion der Gonade ist variabel (Gonadenagenesie bis normale Fertilität).

b) Klinefelter[2]-Syndrom

Individuen mit dieser Entwicklungsstörung sind *phänotypisch männlich;* über die charakteristischen körperlichen Anomalien bei den Patienten und über die Häufigkeit des Syndroms bei männlichen Neugeborenen unterrichten die Tab. 4, 5 und Abb. 26. Das klinische Bild schwankt stark; es gibt kein Symptom, das

obligat ist, so der Konstitutionstyp: er kann normal, eunuchoid oder dysplastisch sein. Bis zur Pubertät sind die Individuen bis auf mögliche intellektuelle Minderung und Verhaltensstörungen (mangelnde Vitalität; reaktive, agressive Ausbrüche) oft unauffällig. Zum Zeitpunkt der Pubertät fällt die ungenügende sexuelle Entwicklung auf. Die meisten Patienten mit Klinefelter-Syndrom kommen in der andrologischen Sprechstunde wegen Infertilität zur Beobachtung. Das Beobachtungsalter liegt daher zwischen 20 und 25 Jahren. Die auffälligsten *histologischen Veränderungen* finden sich an den Samenkanälchen. Man beobachtet: disseminiert einsetzende, progredient verlaufende hyaline Tubulussklerose, peritubuläre Vermehrung des

---

[1] A. NOONAN, zeitgen. amerik. Kardiologin. – [2] H. F. KLINEFELTER (*1912) amerik. Arzt.

Bindegewebes, Germinalzellaplasie und zumeist Aspermie. Es sind jedoch Fälle mit teilweiser oder sogar voller Spermatogenese bekannt. Die Symptome des Klinefelter-Syndroms finden sich bei folgenden Chromosomenanomalien:

1. 47,XXY   80%
                                  der Fälle

2. 48,XXXY
   49,XXXXY

3. *Mosaike*   20%
   47,XXY/46,XY   der Fälle
   47,XXY/46,XX
   47,XXY/46,XY/45,X
   47,XXY/46,XY/46,XX

c) 47,XYY-Syndrom

Die Patienten sind zumeist auffallend groß. Die bei XYY-Männern festgestellten kriminellen Delikte erlauben nicht den Schluß, daß zu dieser Konstitution kriminelle Veranlagung gehört. Es wurden eine Reihe von Männern mit XYY gefunden, die sozial völlig angepaßt waren. Ferner müßte die Rate an XYY-Deliquenten in Gefängnissen wesentlich höher sein, wenn man bedenkt, daß diese Chromosomenkonstitution bei etwa jedem 1000. männlichen Neugeborenen vorliegt. Man geht davon aus, daß Individuen mit diesem Syndrom in bestimmten Umweltsituationen besonders schnell aggressiv reagieren, und bringt dies in Zusammenhang mit der überdurchschnittlichen Körpergröße der Patienten von Jugend an. Die Häufigkeit der 47,XYY-Konstitution steigt in Kollektiven mit steigender Körpergröße (5% bei Männern über 2 Meter). In Sicherheitsverwahranstalten für geistig Behinderte findet man die Aberration in 2% der Fälle. – Die Nachkommen von XYY-Männern sind zumeist chromosomal unauffällig.

d) Triplo-X-Syndrom

Körperliche Anomalien finden sich bei diesem Syndrom nicht; die Intelligenzminderung ist im allgemeinen erheblich. Im Mundschleimhautabstrich beobachtet man gegenüber normalen Frauen mehr Zellen mit einem X-Chromatin, ein hoher Prozentsatz der Zellen hat zwei X-Chromatinkörper (z. B. 28% ohne X-Chromatin, 45% mit 1 X-Chromatin, 27% mit 2 X-Chromatinkörper). Bei Triplo-X-Frauen ist die Fertilität nicht eingeschränkt. Ihre Kinder zeigen zumeist normale Karyotypen.

2.7. Aberrationen der Autosomen

Aberrationen der Autosomen kommen bei Neugeborenen etwa ebenso häufig vor wie Aberrationen der Geschlechtschromosomen. Während jedoch Aberrationen der Geschlechtschromosomen die Lebensfähigkeit der Betroffenen nicht wesentlich beeinträchtigen (Ausnahme: 45,X), führen Autosomenaberrationen zumeist zu *schweren Fehlbildungen,* die entweder mit dem Leben überhaupt nicht vereinbar sind (s. Chromosomenaberrationen bei Aborten S. 512) oder die postnatale Lebensfähigkeit stark beeinträchtigen. 12% aller Schwachsinnigen haben eine autosomale Chromosomenanomalie, davon entfallen allein 10% auf das *Down-Syndrom* (Trisomie 21, Mongolismus).

Etwa 30 autosomale Chromosomenaberrationen haben bisher den Status »eines Syndroms« erreicht, d. h., es ließ sich anhand der »bekannten Fälle ein einheitliches, immer wiederkehrendes Muster von klinischen Befunden« zusammenstellen (Tab. 3). Bei Patienten mit autosomalen Chromosomenaberrationen lassen sich in der Regel die folgenden *5 Kardinalbefunde* erheben:

1. Prä- und postnataler Minderwuchs
2. Geistiger Entwicklungsrückstand
3. Multiple, dysmorphe Zeichen
4. Fehlbildungen
5. Auffälligkeiten der Hautleisten.

1. Prä- und postnataler Minderwuchs: Die meisten Neugeborenen sind bei Geburt zu klein, und diejenigen, die ein durchschnittliches Geburtsgewicht aufweisen, sind in der Regel immer noch deutlich kleiner als ihre gesunden Geschwister. Eine Verzögerung des postnatalen Wachstums erfahren nicht nur alle bereits zu klein geborenen Patienten, sondern auch über die Hälfte der Normalgewichtigen. Das Wachstum verläuft harmonisch und liegt meist 2–4 Standarddeviationen unter der Altersnorm.

2. Geistiger Entwicklungsrückstand: Bei den meisten Syndromen ist der geistige Entwicklungsrückstand ohne Ausnahme in allen Fällen schwer (IQ[1] unter 50). Nur beim *Down-Syndrom* können Patienten mit IQ-Werten bis 90 gefunden werden. Dabei sind die Unterschiede zwischen den Patienten auf unterschiedliche Umwelten (Erziehung im Heim oder in der Familie) und auf familiäre genetische Unterschiede zurückzuführen.

---

[1] IQ = Intelligenzquotient (»normal« = 100).

3. Multiple, dysmorphe Zeichen: Charakteristisch für das äußere Erscheinungsbild der Patienten mit Chromosomenaberrationen ist in erster Linie ein *bestimmtes Muster* multipler, dysmorpher Zeichen. Darunter versteht man geringere funktionelle, meist bedeutungslose körperliche Auffälligkeiten, die meist die Folge von unharmonischem Wachstum in der 2. Hälfte der Fetalperiode sind und vor allem Strukturen des Gesichtes, der distalen Gliedmaßen und der Genitalien betreffen. Fast jeder Gesunde zeigt ein oder mehrere Dysmorphiezeichen. Das Vorkommen solcher Zeichen in großer Zahl bei Patienten mit körperlichen und geistigen Entwicklungsstörungen weist auf eine Chromosomenaberration hin. Dysmorphien sind bei Neugeborenen am auffälligsten und verschwinden oft im Laufe der Entwicklung, d. h., das unharmonische Wachstum wird nach der Geburt wieder ausgeglichen. Beispiele für häufig anzutreffende *Dysmorphien* im Bereich des *Gesichtes* sind: weiter Augenabstand, nicht horizontale Stellung der Lidachsen, enge Lidspalten, eingesunkene Nasenwurzel, knollige Nasenspitze, stark geschwungene Oberlippe, kleines Kinn und ungewöhnlich geformte Ohrmuscheln. Dysmorphien der *Hände und Füße:* Syndaktylien, Hammerzehen, Fehlen des Fußgewölbes, Hallux valgus, abnorme Form oder Hypoplasie der Nägel. Typisch für jede Chromosomenaberration ist ein bestimmtes Dysmorphiemuster, wobei jeder einzelne Befund fehlen kann, ohne daß das charakteristische Bild dadurch entscheidend verändert wird.

4. Fehlbildungen: Jede Chromosomenaberration zeichnet sich durch ein bestimmtes Fehlbildungsmuster aus, die Häufigkeit der einzelnen Fehlbildungen schwankt von Patient zu Patient. Weist ein Patient das für eine bestimmte Chromosomenaberration typische Fehlbildungsmuster *ohne* deren Dysmorphiemuster auf, so ist es sehr unwahrscheinlich, daß diese Chromosomenaberration tatsächlich vorliegt. Bestimmte *Fehlbildungen* sind bei autosomalen Chromosomenaberrationen sehr häufig, etwa Lippenspalte, Lippen-Kiefer-Gaumenspalte, Holoprosenzephalie, Ösophagusatresie, angeborene Herzfehler, Rotationsanomalien der Eingeweide, Zystennieren, Analatresie und Radiusaplasie. Wiederum ist eine Kombination bestimmter Fehlbildungen typischer als die einzelne. So ist das Muster Iriskolobom, Herzfehler, Nierenanoma-

lien, Analatresie sehr charakteristisch für die Trisomie 22 (Cat-eye-Syndrom) oder Herzfehler, Malrotation, Ösophagusatresie, Radiusaplasie für Trisomie 18.

5. Auffälligkeiten der Hautleisten: Fingerbeerenmuster, Handlinien und Handfurchen zeigen bei Patienten mit Chromosomenstörungen Abweichungen von der normalen Variabilität und weisen für die einzelnen Aberrationen typische Musterkombinationen auf. So kann das Down-Syndrom beispielsweise nicht nur durch die Vierfingerfurche sondern auch durch eine Häufung von Ulnarschleifen bzw. den sehr seltenen Radialschleifen auf dem 4. Finger, hochsitzenden axialen Triradius, Hypothenar[1]-bemusterung und Fehlen einer Beugefurche auf dem kleinen Finger diagnostiziert werden (Abb. 27: Vergleich der Handlinien bei einem Patienten mit Down-Syndrom und einem chromosomal normalen Menschen).

2.7.1. Beziehungen zwischen Karyotypus und Phänotypus

Auf der molekularen Ebene bleiben die Phänotypen bei den verschiedenen autosomalen Chromosomenaberrationen bislang unverstanden. Störungen der genetischen Regulation dürften jedoch die entscheidende Rolle spielen. Für die Unterschiede zwischen den Patienten mit identischen autosomalen Chromosomenaberrationen dürften verantwortlich sein: familiäre

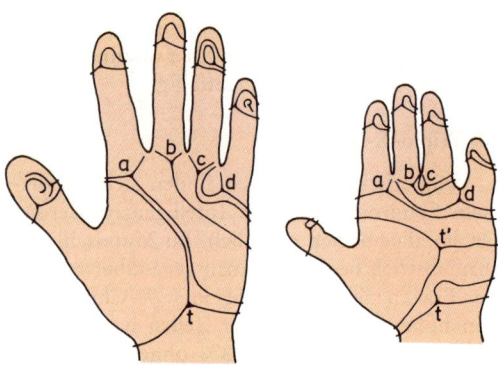

G. – Abb. 27. Lage der Handlinien in der Hand eines Patienten mit Down-Syndrom (rechts) und in der Hand eines chromosomal normalen Menschen (links) (nach PENROSE, 1949).

---

[1] Thenar (gr.) flache Hand; hypothenar = Kleinfingerballen.

genetische Faktoren, das intrauterine Milieu und die Funktion der Plazenta. – Bei einer Reihe von Trisomien und Partialtrisomien konnte ein *Gen-Dosiseffekt* für die auf diesem trisom vorliegenden Chromosom bzw. Chromosomenabschnitt lokalisierten Gene festgestellt werden (KRONE und WOLF, 1978).

Codieren diese Gene für Enzyme, dann verhalten sich die Enzymaktivitäten bei Normalpersonen zu Patienten mit Trisomie wie 1:1,5. Diese Erhöhung der Aktivitäten bestimmter Enzyme könnte zu Störungen im Ablauf des Stoffwechsels allgemein oder auch in ganz bestimmten Stoffwechselwegen führen. Von entscheidender Bedeutung für die Entwicklungsstörungen bei Chromosomenanomalien könnten die dabei auftretenden *Dysbalancen zwischen Strukturgenen und den, an deren Regulation beteiligten regulatorischen Genen* sein.

Ein anderer Hinweis auf die Störung der genetischen Regulation bei autosomalen Chromosomenaberrationen ergibt sich aus den Hämoglobinuntersuchungen bei Trisomie 13. – Das Entwicklungsmuster der verschiedenen Hämoglobine ist in der prä- und postnatalen Entwicklung streng genetisch fixiert. Bei den Trisomien 18 und 21 ist dieses Entwicklungsmuster unverändert, bei der Trisomie 13 ist jedoch das fetale Hämoglobin (HbF; $\alpha_2 \gamma_2$) bei der Geburt erhalten; es sind auch noch geringe Mengen des embryonalen Hämoglobins (Hb Bartz; γ_4) nachweisbar. Diese Abnormität der Hämoglobinsynthese bei Trisomie 13 dürfte auf einer Störung in der Kontrolle des genetischen Programmes für die verschiedenen Gene für Hämoglobinketten beruhen. Offensichtlich ist der genetisch fixierte Umschaltmechanismus von ε-Ketten zu γ-Ketten und von γ-Ketten zu β- und δ-Ketten gestört. In entsprechender Weise könnten bei Chromosomenaberrationen genetisch fixierte übergeordnete und auch organspezifische Entwicklungsprogramme gestört sein.

Anhand der bislang vorliegenden Fehlbildungssyndrome bei Chromosomenaberrationen können folgende *allgemeingültige* Aussagen herausgearbeitet werden:

1. *Jedes* im aneuploiden Zustand vorliegende autosomale Segment hat einen *spezifischen Einfluß auf den Phänotypus des Trägers.* Gewisse seltene Befunde lassen sich sogar auf Trisomie oder Monosomie eines relativ kleinen Segmentes zurückführen (Beispiele:

postaxiale Hexadaktylie auf Trisomie des Segmentes 13q3 innerhalb von Chromosom 13; Retinoblastom auf Monosomie der Bande 13q14, Aniridie mit Wilms-Tumor und geistiger Retardierung auf eine interstitielle Deletion von 11p13).

2. *Trisomie* eines bestimmtes Segmentes hat *weniger schwerwiegende Folgen* für den Phänotypus und die Entwicklung *als Monosomie desselben Segmentes.* Wenn Monosomie eines bestimmten Segmentes beim Menschen lebensfähig ist, dann auch dessen Trisomie, aber nicht notwendigerweise umgekehrt.

3. Je größer *der Umfang des autosomalen Segmentes, für das Trisomie oder Monosomie vorliegt,* desto hochgradiger ist im allgemeinen die Entwicklungsverzögerung und desto schwerer sind die Mißbildungen. Von einer bestimmten Größe an ist für das gegebene Chromosomensegment eine partielle Trisomie oder Monosomie nicht mehr mit dem intrauterinen Überleben vereinbar. Monosomien für ganze Chromosomen sind in der Regel nicht mit dem Leben vereinbar.

2.7.2. Duplikationen

Trisomien der meisten Autosomen führen zum Abort. Beim Menschen sind nur *6 autosomale Trisomien* bekannt, die eine, allerdings reduzierte, postnatale Entwicklung zulassen, nämlich die *Trisomien 13, 18, 21* und seit kurzem die *Trisomien 8, 9 und 22.* Die typischen Anomalien bei den häufigeren Trisomien 13, 18 und 21 sind in Tab. 5 zusammengestellt.

a) Trisomie 13 (Patau[1]-Syndrom)
(Tab. 5 u. Abb. 28)

Die Häufigkeit der Trisomie unter Lebendgeborenen wird auf 1:10000–20000 geschätzt. Mädchen werden etwas häufiger betroffen als Knaben. Eine Woche nach Geburt sind bereits 28%, nach einem Monat 44%, nach 4 Monaten 73% und nach einem Jahr 86% verstorben.

Pathologisch-anatomische Befunde: Stets Gehirnmißbildungen, in 50% der Fälle eine Arhinenzephalie mit Agenesie der peripheren Riechbahn, ferner Verschmelzung der Frontallappen, Hypoplasie oder Fehlen des Balkens, des Septum pellucidum und des rostralen Fornixanteils und Kleinhirnveränderungen. Herz: Scheidewanddefekte, vor allem Ventrikelseptumdefekt;

---

[1] K. PATAU, zeitgen. amerik. Pädiater.

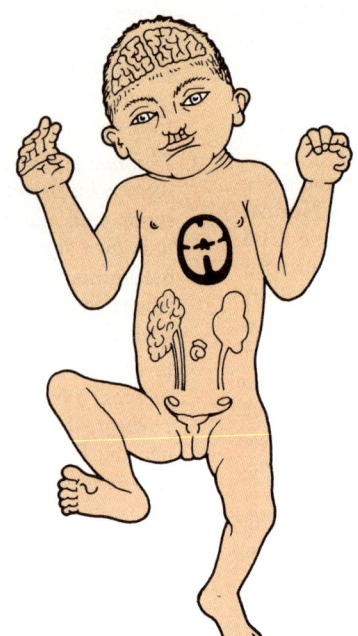

Mikrozephalie
Galeadefekte
Arhinenzephalie
Hypotelorismus
Ein- oder beidseitige
Lippen-Gaumen-Spalte
Polydaktylie
Flexionsdeformitäten
der Finger
Nagelveränderungen

Hydronephrose und
Hydroureter
Nabelbruch

Uterus subseptus, septus
oder bicornis
(Kryptorchismus)

Kolobom, Mikrophthalmus
Tiefstehende, deformierte
Ohren (Taubheit)
Vierfingerfurche
Distaler axialer Triradius

Vorhofseptumdefekt
Ventrikelseptumdefekt
Dextropositio cordis

Nierenzysten
doppelter Ureter

S-förmiger fibularer
Halluxbogen

Verstärkte Segmentierung
der neutrophilen Granulozyten

Schwerste körperliche
und geistige Retardierung

Karyotypus 47,XX,13+
oder 47,XY,13+

G. – Abb. 28. Schematische Darstellung der wichtigsten klinischen Anomalien bei Trisomie 13 (modif. nach HIENZ, 1971).

Störungen der physiologischen Herzdrehung. Weiterhin Fehlbildungen der Niere, des Uterus (Uterus subseptus, septus und bicornis) und der Hoden (Kryptorchismus).

Die freie Trisomie 13 ist nicht der einzige zytogenetische Befund, der bei diesem Syndrom gefunden wird. In 20% der Fälle werden Mosaikkonstitutionen oder Translokationstrisomien gefunden. Bei den meisten Fällen war die Translokation spontan aufgetreten, in einigen Fällen war sie auch familiär übertragen. Bei sämtlichen Fällen mit D/D-Fusionstranslokation und Trisomie 13 handelt es sich um Kinder junger Mütter (häufig 13/14-Translokation). Patienten, die eine Trisomie 13 im Mosaik mit einem normalen Karyotypus haben oder infolge einer Translokation eine partielle Trisomie 13 aufweisen, zeigen geringgradiger ausgebildete Mißbildungen und auch eine höhere Lebenserwartung.

b) Trisomie 18 (Edwards[1]-Syndrom)
(Tab. 5 u. Abb. 29).

Das *klinische Bild variiert stark,* die Häufigkeit dieser Chromosomenaberration wird auf 1:8000 Neugeborene geschätzt. Die Überlebenszeit der betroffenen Individuen ist stark herabgesetzt, der Tod tritt meist in den ersten Tagen nach der Geburt ein, die durchschnittliche Lebenserwartung beträgt 70,85 ± 21,5 Tage. Es finden sich viermal häufiger weibliche als männliche Neugeborene mit diesem Syndrom. Möglicherweise ist die intrauterine Absterberate bei männlichen Feten höher als bei weiblichen Feten. Die Individuen werden in der Regel termingerecht, aber mit einem zu niedrigen Geburtsgewicht (2242 ± 35 g) geboren. Mosaike und Partialtrisomien werden beobachtet, die Mißbildungen sind bei diesen Patienten geringgradiger als bei kompletter Trisomie 18, die Lebenserwartung ist erhöht.

---

[1] J. EDWARDS, zeitgen. amerik. Pädiater.

Dolichozephalie mit
ausladendem Hinterkopf

Nackenflexion

Bogenmuster auf drei
oder mehr Fingerbeeren,
Fehlen der distalen
Gelenkfurchen,
Vierfingerfurche

Thoraxdeformitäten
(kurzes Sternum)

Fehlen einer Nabelarterie

Hufeisenniere

Abduktionshemmung
im Hüftgelenk

Hypertonus der Muskulatur

Pes equinovarus
Prominenter Kalkaneus
("Wiegenkufenfüße")
Dorsalflexion der Großzehe

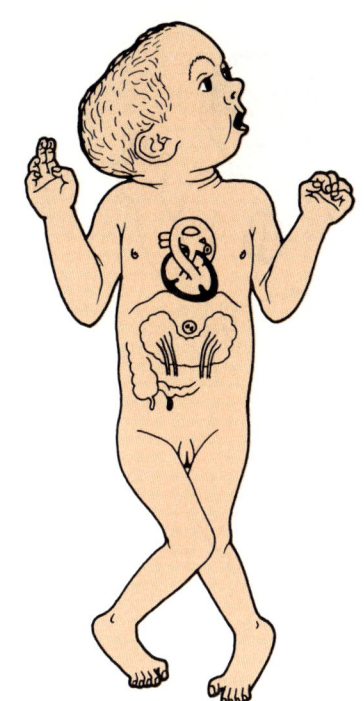

Klaffende Nähte und weite
Fontanellen bei Geburt,
Hypertelorismus,
hoher Augenbrauenbogen,
tiefstehende, deformierte
Ohren,
Mikro- und Retrogenie

Flexionsdeformitäten
der Finger

Persistierender
Ductus arteriosus

Ventrikelseptumdefekt

Meckelsches Divertikel

Fehlen der großen Labien
(prominentes äußeres Genitale)

(Hydramnion und
kleine Plazenta)

Schwere geistige und
körperliche Retardierung

Karyotypus 47,XX,18+
oder 47,XY,18+

G. – Abb. 29. Schematische Darstellung der wichtigsten klinischen Anomalien bei Trisomie 18 (modif. nach HIENZ, 1971).

c) Trisomie 21 (Mongolismus, Down-Syndrom)[1]

Die Trisomie 21 ist mit 1:800 die *häufigste Chromosomenanomalie* bei Neugeborenen. Die wichtigsten Mißbildungen bei diesem Syndrom sind in Tab. 5 und Abb. 30 angegeben. Die geistige Entwicklung der Patienten ist erheblich eingeschränkt; der durchschnittliche IQ liegt bei 40–50, er kann im Einzelfall jedoch auch 90 erreichen. Mongoloide Patienten haben eine *verminderte Lebenserwartung*. Nach CARTER (1958) waren von 698 Patienten im 1. Lebensmonat bereits 30%, im 1. Lebensjahr 53% und bis zum 10. Lebensjahr 60% verstorben. Diese erhöhte Mortalität ist bedingt durch eine verminderte Resistenz gegenüber Infekten und die Häufigkeit von Herzmißbildungen (in 40% der Fälle Herzfehler: atrioventrikuläre oder interventrikuläre Septumdefekte; 5% aller angeborenen Herzfehler sind chromosomal bedingt). Auffällig ist auch das erhöhte Risiko für das Auftreten einer *Leukämie* (20fach erhöht). Ins-

gesamt hat sich die Lebenserwartung der Patienten jedoch infolge verbesserter medizinischer Maßnahmen gesteigert. Bei beiden Geschlechtern tritt eine *normale Pubertät* ein. Mädchen sind fertil und sollten zur Hälfte normale, zur Hälfte wiederum mongoloide Kinder bekommen. Mongoloide Väter sind bislang nicht bekannt, mongoloide Männer sind steril. Der Mongolismus zeigt *zytogenetisch ein breites Spektrum an Befunden:* 92% der Fälle zeigen eine reguläre, freie Trisomie 21, 3% zeigen ein Mosaik aus trisomen und normalen Zellen und 5% eine Translokationstrisomie (zumeist Fusionstranslokationen zwischen einem D- und einem Chromosom 21 bei zwei freien Chromosomen 21; das beteiligte D-Chromosom ist meist das Chromosom 14). Der Translokationsmongolismus zeigt, daß es für das Vollbild des Mongolismus nicht einer Trisomie des ganzen Chromosoms 21 bedarf, sondern lediglich der Duplikation des langen Armes oder des distalen Abschnittes des langen Armes von Chromosom 21 (partielle Trisomie 21).

---

[1] J. C. DOWN (1828–1896) engl. Arzt.

Flaches Hinterhaupt
(erhöhter Schädelindex)

Dysplasie der Ohrmuschel

Bevorzugung von Schleifen-
mustern auf den Fingerbeeren,
Vierfingerfurche

Medialer axialer Triradius t"

Ein- oder beidseitiges
Fehlen einer Rippe

Stenosen im Magen-Darm-Trakt

Nabelbruch

Dysplastisches Becken
(erniedrigter Iliumindex)

Muskuläre Hypotonie
Überstreckbarkeit der Gelenke

Abspreizung der Großzehe

Breites, flaches Gesicht,
schräge Lidspalte,
Epikanthus, „Knopfnase",
hoher, schmaler Gaumen,
offener Mund; große, gefurchte
Zunge, Zahnanomalien

Kurze, plumpe, breite Hände,
verkürzter, gebogener 5. Finger
(Brachymesophalangie
und Klinodaktylie)

Vitium cordis (Ventrikelseptumdefekt)

„Hühnerbrust"

Megacolon congenitum

(Vermehrung bestimmter Enzyme,
Segmentierungshemmung der
neutrophilen Leukozyten)

Allgemeine geistige und körperliche Entwicklungsverzögerung

Karyotypus 47, XX, 21+
oder 47, XY, 21+

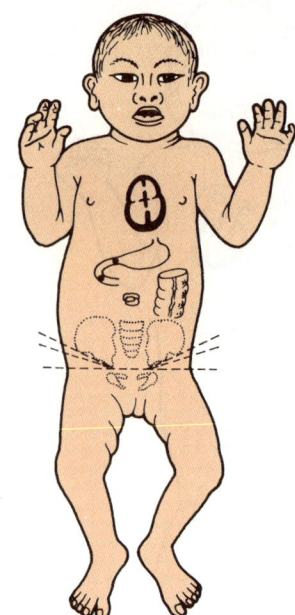

G. – Abb. 30. Schematische Darstellung der wichtigsten klinischen Anomalien beim Down-Syndrom (Trisomie 21) (modif. nach Hienz, 1971).

In Abhängigkeit vom Anteil trisomer Zellen hat man beim *Mosaikmongolismus* ein sehr *variables Krankheitsbild.* Es sind sogar phänotypisch völlig unauffällige Frauen bekannt, bei denen nach Geburt eines mongoloiden Kindes ein solches Mosaik festgestellt wurde (der Anteil trisomer Zellen war weniger als 3%).

2.7.3. Defizienzen[1]

Individuen mit autosomalen Defizienzen zeigen in der Regel schwere körperliche und insbesondere geistige Störungen *(Imbezillität).* Für die 5 häufiger zu beobachtenden Defizienzsyndrome sind die typischen Fehlbildungen in Tab. 5 angegeben. Spontane Defizienzen zeigen bis auf die Defizienz 18p – keine Abhängigkeit vom Alter der Mutter. – Die Gesamthäufigkeit der bekannten Defizienzen bei Neugeborenen ist nicht sicher bekannt. Für das häufigste Defizienzsyndrom, das »cri-du-chat«[2]-Syndrom wird die Häufigkeit auf 1 : 50 000–100 000 Neugeborene geschätzt. Insbesondere bei diesem

Syndrom sind familiäre Translokationen beobachtet worden; die Defizienz ist dann eine Duplikationsdefizienz.

2.7.4. Translokation mit unbalancierten Nachkommen

Eine Translokation *setzt mindestens zwei Brüche voraus.* Die Träger solcher Translokationen *(balancierte Translokationen)* haben 46 Chromosomen und sind gesund, denn es ist kein genetisches Material verlorengegangen. Ein Sonderfall der balancierten Translokation ist die *Fusionstranslokation* (Robertsonsche Translokation), bei der die Chromosomenzahl auf 45 reduziert ist.

Die *Häufigkeit* von Translokationen bei Neugeborenen beträgt etwa 1,6‰. Am häufigsten finden sich Fusionstranslokationen: 1 : 1000 in der Durchschnittsbevölkerung. Grundsätzlich können alle Chromosomen des Karyotypus an Translokationen beteiligt sein. Die *Bruchstellen bei Translokationen sind jedoch in bestimmten*

---

[1] Deficere (lat.) abnehmen, ausfallen, schwinden. – [2] Cri du chat (franz.) Katzenschrei.

Chromosomenabschnitten gehäuft; besonders oft sind die *akrozentrischen* Chromosomen an Translokationen beteiligt. Individuen mit balancierten Translokationen haben ein Risiko von bis zu 50% für Nachkommen mit Duplikationsdefizienz (Abb. 12). Diese Individuen haben dann sowohl die Mißbildungen der Defizienz als auch der Duplikation. Wenn in einer Familie gehäuft Mißbildungen neben Aborten vorkommen, so muß man in erster Linie an eine familiäre Translokation denken. Da die Zahl möglicher verschiedener Translokationen sehr hoch ist, ist auch eine außerordentliche Vielfalt von dadurch bedingten Mißbildungskombinationen zu erwarten.

2.7.5. Somatische Chromosomenaberrationen

Somatische Chromosomenaberrationen werden in der Regel *nicht vererbt.* Sie können zu irgendeinem Zeitpunkt *nach* der Befruchtung der Eizelle auftreten. In Abhängigkeit von dem Zeitpunkt, zu dem sie in der prä- oder postnatalen Entwicklung auftreten, können die aberranten Zellen einen mehr oder weniger großen Anteil des Organismus ausmachen. Treten Mutationen zu sehr frühen Keimstadien auf, und beteiligen sich die betroffenen Zellen auch an der Bildung von Spermatogonien oder Oogonien (z. B. Mosaiktrisomien), dann können diese Mutationen auch vererbt werden.

In beinahe allen *malignen Geweben* (s. S. 660) findet man strukturelle und/oder numerische Chromosomenaberrationen (GERMAN, 1974; KNUDSON, 1977; HARNDEN u. TAYLOR, 1979), die sich auch in *Abweichungen vom DNS-Gehalt* ausdrücken können. Es ist bislang aber

nur bei bestimmten Tumoren möglich, eine spezifische Chromosomenaberration nachzuweisen (z. B. Retinoblastom, Burkitt-Lymphom, Meningeom, chronisch-myeloische Leukämie). Es ist bislang auch nicht möglich, die Frage zu beantworten, ob die Karzinogenese oder die Chromosomenstörung bei der Tumorentstehung das primäre Ereignis ist.

Bei *akuten Leukämien* und anderen *Systemerkrankungen* findet man eine Vielzahl aberranter Stammlinien in den pathologisch veränderten Zellen, allerdings weisen nur 40–60% der Fälle Chromosomenanomalien auf. Eine spezifische Chromosomenanomalie ist für die *chronisch-myeloische Leukämie* gesichert, das sogenannte *Philadelphia (Ph^1)-Chromosom.* Dabei handelt es sich nicht, wie ursprünglich angenommen, um eine Deletion am langen Arm des Chromosoms 22, sondern meistens um eine Translokation zwischen den Chromosomen 22 und 9 (Abb. 31). Es wird diskutiert, ob die Positionsveränderung der Chromosomensegmente die Tumorentstehung begünstigt oder auslöst. Das Ph^1-Chromosom ist bei den Patienten in allen Vorläuferzellen der Blutzellen, also auch in den myeleopoetischen, megakaryozytischen und erythropoetischen Zellen nachweisbar.

Bei *Meningeomen* fehlt charakteristischerweise das Chromosom 22 oder es hat eine Deletion, beim Retinoblastom findet man eine typische Deletion am kurzen Arm von Chromosom 13, beim *Burkitt-Lymphom* beobachtet man eine Verlängerung am Chromosom 14. Weitere Beispiele sind: Translokation 15/17 bei der *Promyelozytenleukämie* und Trisomie 10 beim *papillären Zystadenom des Ovars.* Bei der autosomaldominant vererbten Aniridie ist häufig (1 : 3) ein

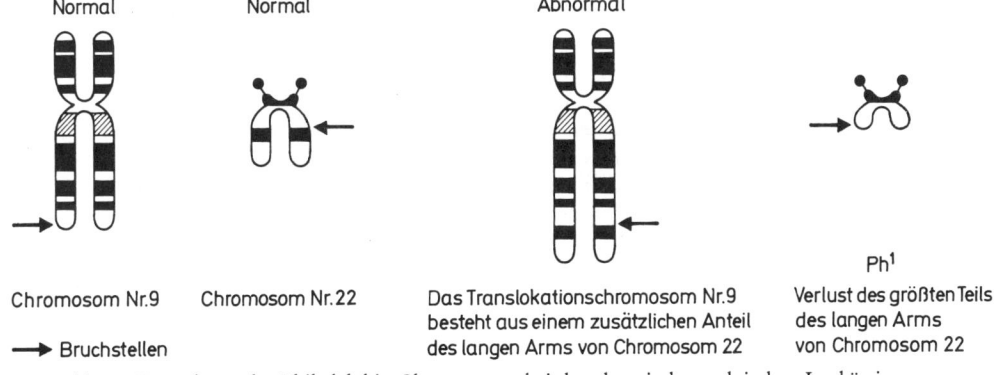

Chromosom Nr.9   Chromosom Nr.22

➔ Bruchstellen

Das Translokationschromosom Nr.9 besteht aus einem zusätzlichen Anteil des langen Arms von Chromosom 22

Ph^1
Verlust des größten Teils des langen Arms von Chromosom 22

G. – Abb. 31. Entstehung des Philadelphia-Chromosoms bei der chronisch-myeloischen Leukämie.

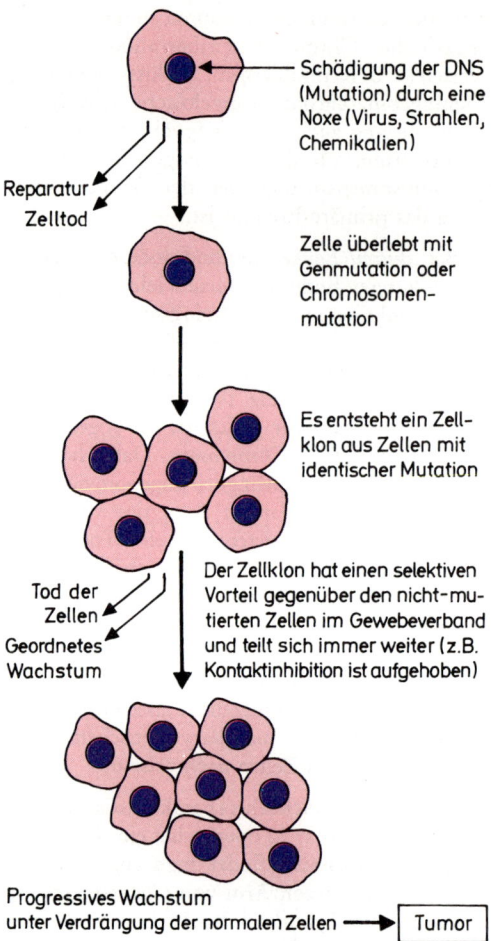

Schädigung der DNS (Mutation) durch eine Noxe (Virus, Strahlen, Chemikalien)

Reparatur
Zelltod

Zelle überlebt mit Genmutation oder Chromosomenmutation

Es entsteht ein Zellklon aus Zellen mit identischer Mutation

Tod der Zellen

Geordnetes Wachstum

Der Zellklon hat einen selektiven Vorteil gegenüber den nicht-mutierten Zellen im Geweberverband und teilt sich immer weiter (z.B. Kontaktinhibition ist aufgehoben)

Progressives Wachstum unter Verdrängung der normalen Zellen ⟶ Tumor

G. – Abb. 32. Somatische Mutation in einer Zelle im Gewebeverband. Aus der Zelle entsteht ein Zellklon, der sich stufenweise zu einem malignen Tumor entwickelt.

Wilms[1]-Tumor assoziiert. Dabei beobachtet man eine interstitielle Deletion auf dem kurzen Arm von Chromosom 11.

Für eine Reihe verschiedener Tumoren ist der Nachweis der *monoklonalen Entstehung* (Entstehung aus einer Zelle) erbracht worden. Heterozygote weibliche Patienten für Varianten der G-6PD exprimieren in sämtlichen Zellen ihres Tumors ein- und dasselbe G-6PD-Allel. Das Gen für die G-6PD ist auf dem X-Chromosom lokalisiert. Da in allen Zellen des Tumors stets dasselbe X-Chromosom aktiv ist, spricht dies in Übereinstimmung mit der Lyon-Hypothese für den monoklonalen Ursprung des Tumors. Monoklonaler Ursprung ist auch für alle Tumoren anzunehmen, in denen in sämtlichen Tumorzellen ein- und dasselbe Markiererchromosom (zusätzliches oder strukturell verändertes Chromosom) beobachtet wird. In Abb. 32 ist monoklonale Entstehung eines Tumors schematisch dargestellt (s. a. S. 327, Arteriosklerose).

Somatische Chromosomenaberrationen können durch *ionisierende Strahlen, chemische Agenzien* und eine Reihe *biologischer Noxen* ausgelöst werden. Nach diagnostischer und therapeutischer Strahlenexposition sowie bei medizinischer Radioisotopenanwendung, bei Strahlenunfällen, beruflicher Strahlenexposition können Chromosomenaberrationen in den peripheren Lymphozyten nachgewiesen werden. Innerhalb einer bestimmten Zeit nach therapeutischer Bestrahlung findet man in etwa 25–35% der Lymphozyten strukturelle Chromosomenanomalien. 10 Jahre nach der Bestrahlung sind solche Anomalien bei den Patienten noch 4mal häufiger als bei unbestrahlten Kontrollpersonen (Vogel u. Motulsky, 1979). In den Lymphozytenkulturen von Personen, die in Nagasaki und Hiroshima im Mutterleib von den Strahlen der Atombombe getroffen worden sind, wurden von Bloom u. Mitarb. (1968) verschiedenste Typen von Chromosomenaberrationen beobachtet (Tab. 6). Auch für eine Reihe von chemischen Substanzen konnte nachgewiesen werden, daß sie strukturelle Chromosomendefekte auslösen (Gebhart, 1977). Solche Substanzen sind etwa Pestizide, Benzol, Schwermetalle, verschiedene Alkaloide, Aflatoxine, Antibiotika, alkylicrende Substanzen. Für mehr als 20 Virusarten (z. Windpocken, Masern, Herpes simplex, Röteln) aber auch Schimmelpilze und Mykoplasmen ist nachgewiesen worden, daß sie in menschlichen Zellen Chromosomenaberrationen, insbesondere Brüche in den Chromosomen, in vivo und in vitro auslösen können.

2.7.6. Chromosomenbrüchigkeit

Die *Chromosomenmorphologie wird genetisch kontrolliert.* Beim Menschen sind Beispiele dafür bekannt, daß einzelne mendelnde Gene den Phänotypus bestimmter Chromosomen beeinflussen. Das proximale Segment des langen Arms von Chromosom 1 kann bei einigen Individuen in der Metaphase aufgelockert sein. Die-

---

[1] M. Wilms (1867–1918) Heidelberger Chirurg; Wilms-Tumor: embryonales Adenomyosarkom.

G. – Tab. 6. Chromosomenaberrationen in Lymphozytenkulturen von Personen, die in Hiroshima und Nagasaki in utero von den Strahlen der Atombomben getroffen worden waren (nach BLOOM u. Mitarb., 1968).

	Vergleichs-personen	Geschätzte Strahlenmenge	
		24 bis 85 rad	104 bis 477 rad
Personen	48	20	38
Untersuchte Zellen	4678	2000	3643
Anzahl von Zellen mit einzelnen Chromatiden-lücken	84	28	79
Isochromatidenlücken	9	7	22
Ringchromosomen	0	0	2
Dizentrische Chromosomen	0	0	4
Fragmente	2	2	11
Translokationen	0	1	3
Deletionen	0	0	4
Zentromerbrüche	0	0	4
% Personen mit komplexen Aberrationen, Ringchromosomen, dizentrischen Chromo-somen, Fragmenten und Translokationen	4%	15%	39%

ses Merkmal wird dominant vererbt, das zugrunde liegende Gen wird *Un 1 (uncoiler 1)* genannt und ist eng mit dem Duffy-Blutgruppengen gekoppelt. Träger solcher Chromosomenvarianten sind gesund.

Es sind eine Reihe von Krankheiten bekannt, bei denen angenommen werden kann, daß einzelne mutierte Gene zu Defekten im DNS-Reparatursystem und zu gestörter chromosomaler Stabilität oder gestörter Zellproliferation führen. Diesen genetisch bedingten Leiden gemeinsam sind gestörte körperliche und auch geistige Entwicklung, Prädisposition für maligne Tumoren, unspezifische Störungen der Immunfunktion und erhöhte Strahlenempfindlichkeit (UV-Licht bzw. Röntgenstrahlen).

Monogen bedingte Krankheiten mit gestörter Zellproliferation sind das Werner-Syndrom, das Progerie-Syndrom und das Cockayne-Syndrom. Diese Syndrome werden *autosomal rezessiv* vererbt und zeichnen sich durch *vorzeitigen Alterungsprozeß* aus.

Syndrome mit *gestörter chromosomaler Stabilität* sind etwa das Xeroderma pigmentosum, das Bloom[1]-Syndrom, die Fanconi[2]-Anämie und die Ataxia telangiectasia (Louis-Bar[3]-Syndrom). Die letzten drei Syndrome werden auch als *Chromosomenbrüchigkeitssyndrome bezeichnet* (ARLETT u. LEHMANN, 1978; SETLOW, 1978; PATERSON u. SMITH, 1979; VOGEL u. MOTULSKY, 1979). Bei Patienten mit diesen Chromosomenbrüchig-

keitssyndromen finden sich in den Metaphasen der Blutkultur charakteristische, strukturelle Chromosomenanomalien, etwa hohe Bruchfrequenzen und verschiedenste Rearrangements der Bruchstücke. Man kann davon ausgehen, daß die genetisch bedingte Chromosomenbrüchigkeit ursächlich für die bei den Patienten in einem hohen Prozentsatz der Fälle auftretenden malignen Tumoren verantwortlich ist.

Bei Patienten mit *Xeroderma pigmentosum* findet sich keine vermehrte Chromosomenbrüchigkeit, sie ist jedoch in der Zellkultur nach Bestrahlung der Zellen mit UV-Licht nachweisbar. Patienten mit Xeroderma pigmentosum entwickeln die verschiedensten Typen von multiplen, malignen Hauttumoren. Alle Syndrome mit gestörter chromosomaler Stabilität dürften ihre *Ursache in genetisch bedingten Defekten des DNS-Reparatursystems* haben.

Schädigungen der DNS sind *nicht irreversibel;* eine *enzymatische Reparatur* bestimmter DNS-Schäden kann erfolgen. Die drei wichtigsten Mechanismen der DNS-Reparatur sind in der Abb. 33 zusammengestellt.

Fanconi-Anämie, Bloom-Syndrom und Ataxia telangiectasia werden *autosomal-rezessiv* vererbt. Bei der Fanconi-Anämie dürften *Enzymdefekte im Exzision-repair* (Exonuclease, Ligase) für die Störungen verantwortlich sein. Beim Bloom-Syndrom und bei der Ataxia telangiectasia werden Enzymdefekte im Exzision-repair bzw. im Rekombinationsrepair diskutiert. Der

---

[1] D. BLOOM, zeitgen. amerik. Dermatologe. – [2] G. FANCONI, zeitgen. schweizer Pädiater. – [3] D. LOUIS-BAR, zeitgen. franz. Ärztin.

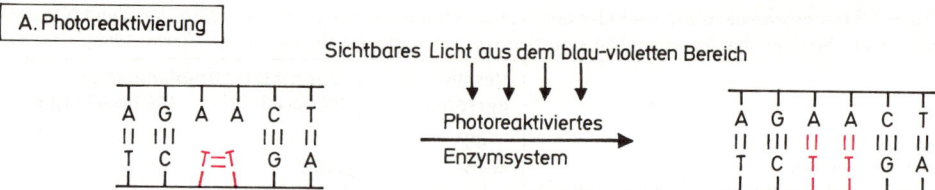

A. Photoreaktivierung

Sichtbares Licht aus dem blau-violetten Bereich

Photoreaktiviertes Enzymsystem

Durch ein photoreaktiviertes Enzymsystem werden die nach UV-Bestrahlung entstehenden Thymin- oder Cytosin-Dimere wieder getrennt und der ursprüngliche Zustand wiederhergestellt

B. Exzisionsrepair

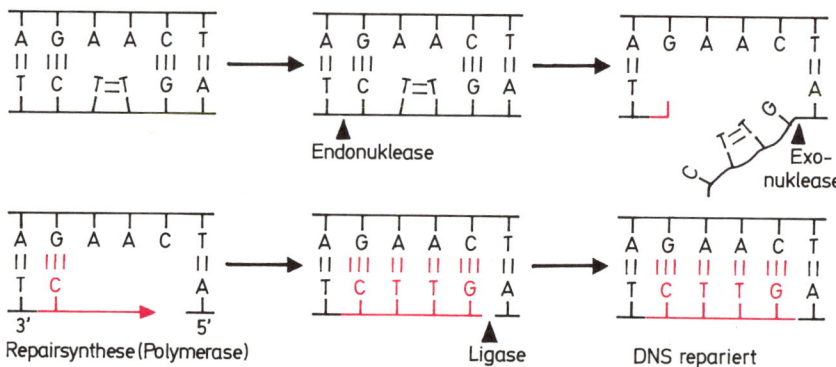

Endonuklease

Exo-nuklease

Repairsynthese (Polymerase)

Ligase

DNS repariert

Der DNS-Strang wird durch spezifische Endonukleasen in der Nähe der UV-induzierten Dimere geöffnet und das veränderte DNS-Stück durch eine Exonuklease entfernt. Über die Polymerase wird die passende Nukleotidsequenz synthetisiert und über eine Ligase verknüpft

C. Postreplikationsrepair (Rekombinationsrepair)

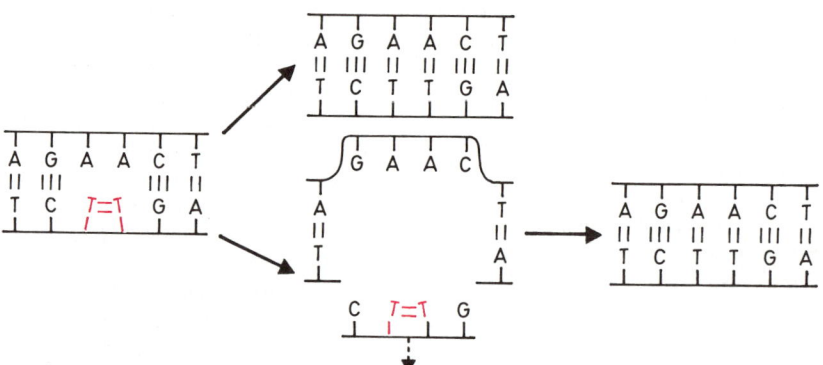

Der genaue Vorgang ist nicht bekannt. Das Repairsystem entfernt ein Thymin-Dimer durch Rekombination mit dem bereits replizierten homologen Schwesterstrang

G. – Abb. 33. Die 3 Typen der DNS-Reparatur.

Ataxia telangiectasia könnte auch eine grundsätzliche Verzögerung der normalen DNS-Replikation aufgrund einer Reduktion der Aktivität der DNS-Polymerase zugrundeliegen.

Beim *Xeroderma pigmentosum* besteht sicher *genetische Heterogenität.* Es gibt Anhaltspunkte dafür, daß genetische *Defekte in allen drei bekannten DNS-Reparatursystemen* zum

Krankheitsbild des Xeroderma pigmentosum führen können. Bei den meisten Patienten liegen jedoch vermutlich *Enzymdefekte im Exzision-repair-System vor. Die Untersuchungen von* CLEAVER und BOOTSMA (1975) weisen darauf hin, daß unterschiedliche Enzyme des Exzisionrepairs betroffen sein können oder gar ein und dasselbe Enzym in diesem System unterschiedlich mutiert sein kann. Diese Heterogenität spiegelt sich auch im klinischen Bild wieder, z. B. im Ausmaß gleichzeitig vorhandener neurologischer Symtome, wie Mikrozephalie, progressive geistige Retardierung, Taubheit, Ataxie, Choreoathetose,[1] und Areflexie.

Bei den *Chromosomenbrüchigkeitssyndromen* entstehen infolge der Chromosomenbrüchigkeit *in vivo* eine Vielzahl von Zellen mit den verschiedensten *Aneuploidien.* Die meisten dieser Zellen sterben sofort ab, es entstehen aber auch einzelne Zellen, die aufgrund einer strukturellen Chromosomenveränderung einen selektiven Vorteil haben, d. h. ihre Zellteilungsrate ist nicht länger inhibiert (Aufhebung oder Erniedrigung der Kontaktinhibition). Aus diesen Zellen entstehen dann *Klone,* die ungehemmt weiterwachsen, die normalen Zellen ersetzen und damit als *maligner Tumor* imponieren (Abb. 32).

Bei der Analyse der Chromosomenbrüchigkeitssyndrome und auch bei deren *Diagnostik* hat sich die *Untersuchung der Schwesterchromatid-Austauschraten in Metaphasechromosomen* bewährt. – Die DNS wird in der Synthesephase des Zellzyklus (S-Phase) repliziert, d. h. aus einem DNS-Molekül entstehen zwei identische DNS-Moleküle. Nach Öffnung der DNS-Doppelhelix wird je ein neuer DNS-Strang *komplementär* zu jedem der beiden ursprünglichen DNS-Stränge synthetisiert *(semikonservative Replikation).* Dabei beginnt an einem DNS-Strang die Replikation an mehreren verschiedenen, festgelegten Stellen *(Replikons).* Die örtlich diskontinuierliche DNS-Replikation entlang der Chromosomen bedingt eine für jeden Chromosomenabschnitt spezifische, zeitliche Asynchronie. Wenn man während eines Teils der S-Phase markierte DNS-Bausteine zeitlich so anbietet, daß man bereits replizierte und nichtmarkierte gegenüber anschließend replizierter und dann markierter DNS unterscheiden kann, so entstehen definierte Muster nichtmarkierter und markierter Chromosomenabschnitte. Wenn die markierten DNS-Bausteine während der gesamten

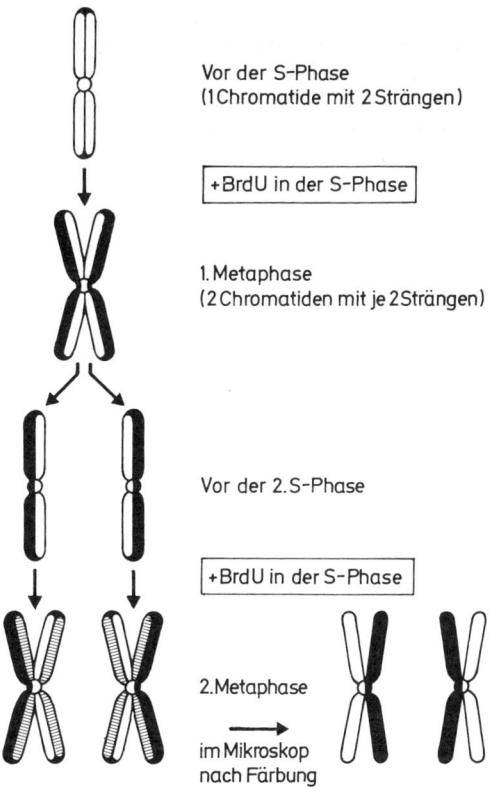

Vor der S-Phase
(1 Chromatide mit 2 Strängen)

+BrdU in der S-Phase

1. Metaphase
(2 Chromatiden mit je 2 Strängen)

Vor der 2. S-Phase

+BrdU in der S-Phase

2. Metaphase

im Mikroskop
nach Färbung

im Mikroskop nach Färbung
bei erfolgtem Schwesterchromatidaustauschen

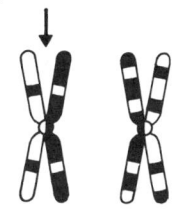

G. – Abb. 34. Prinzip der Differentialfärbung von Chromatiden nach Markierung mit 5-Bromdesoxiuridin (BrdU) zum Nachweis von Schwesterchromatidaustauschen.

S-Phase vorhanden sind, dann ist der gesamte frisch replizierte, komplementäre Strang markiert.

Wenn man nun 5-Bromdesoxiuridin (BrdU) in die Kulturflüssigkeit der Zellen während zwei aufeinanderfolgenden Synthesephasen hinzugibt, und im Stadium der 2. Metaphase mit bestimmten Färbesubstanzen, z. B. Giemsa, Hoechst 33258 oder *Acridinorgane* die Chromo-

---

[1] Choreia (gr.) Tanz → Hypokinese.

somen färbt, dann werden die Chromatiden, die in *beiden* DNS-Strängen BrdU eingebaut haben und die Chromatiden, die nur in *einem* Strang BrdU eingebaut haben, sich durch ihre Färbeintensität voneinander unterscheiden (Abb. 34). Bei Chromosomenbrüchigkeit kommt es ja zu Chromatidenbrüchen und die entstehenden Fragmente können zwischen den Chromatiden ausgetauscht werden *(Schwesterchromatidaustausch)*. Damit entstehen nach Anwendung der BrdU-Technik und Färbung sog. harlekinartige, longitudinal unterschiedlich gefärbte Chromatiden (Abb. 34). Die normale Rate von Schwesterchromatidaustauschen beträgt zwischen 3–10 pro Metaphase, sie ist z. B. beim Bloomsyndrom um den Faktor 10 erhöht. – Bei Fanconi-Anämie werden üblicherweise nicht beobachtbare Triradialfiguren und di- und trizentrische Chromosomen, beobachtet (Abb. 35). Für Ataxia telangiectasia ist die spontan vorhandene hohe Bruchrate der Chromosomen (auch pseudodiploide Klone mit Translokationen unter Beteiligung des langen Arms von Chromosom 14) und erhöhte Schwesterchromatidaustauschraten nach UV-Exposition von Lymphozytenkulturen in der G_2-Phase charakteristisch.

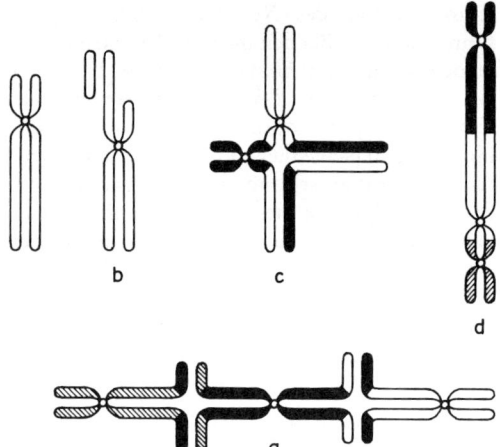

G. – Abb. 35. Chromosomenfiguren in Metaphasen von Patienten mit Fanconi-Anämie: a) Austauschfigur zwischen 3 Chromosomen, b) Chromosomenbruch, c) Austauschfigur zwischen nicht-homologen Chromosomen, d) trizentrisches Chromosom (nach VOGEL u. MOTULSKY, 1979).

3. Entwicklungsstörungen aufgrund von Genmutationen

3.1. Einleitung

Das menschliche **Genom** umfaßt etwa $7,3 \times 10^{12}$ g DNS ($\sim 7,1 \times 10^9$ Nucleotidpaare; Gesamtlänge des DNS-Fadens etwa 2 m), die auf 46 Chromosomen verteilt ist. Bekanntlich wird *der Abschnitt* eines Chromosoms als **Gen** bezeichnet, der die genetische Information für *eine Polypeptidkette* enthält. Wenn die gesamte DNS aus Strukturgenen für Polypeptidketten bestünde und man die Länge einer Hämoglobinkette (α-Kette = 141 Aminosäuren; β-Kette = 146 Aminosäuren) als durchschnittliche Länge einer Polypeptidkette nähme, dann könnten im menschlichen Genom etwa 6–7 Millionen Gene untergebracht werden. Verschiedenste Untersuchungen, wie etwa die über die Raten spontaner und induzierter Mutationen, lassen den Schluß zu, daß die *Zahl der Gene im menschlichen Genom nur 40000–60000 beträgt* (VOGEL u. MOTULSKY, 1979). Dies bedeutet aber, daß *nur etwa 1–2% des Genoms* in Proteine übersetzt werden.

In den Genomen von Tieren und Pflanzen finden sich sog. **repetitive** *DNS-Sequenzen*, die im menschlichen Genom etwa 42% der DNS ausmachen und eine durchschnittliche Länge von 400 Nucleotiden haben. Diese DNS-Sequenzen kommen im Genom in *bis* zu Hunderttausenden von Kopien vor und sind musterartig im Genom verteilt. Für einige repetitive DNS-Sequenzen sind Funktionen bekannt: die *Gene für die ribosomale RNS sind repetitiv* (416–443 Gene pro Genom), *ebenso die Gene für die Histone*. Für die meisten repetitiven DNS-Sequenzen ist keine Funktion bekannt, es werden ihnen von DAVIDSON und BRITTEN (1979) *genregulatorische Funktionen* zugeschrieben.

Zusätzlich zu den repetitiven DNS-Sequenzen weiß man seit kurzem von weiteren, offenbar nicht-codierenden DNS-Sequenzen innerhalb der Gene, den sog. *»Introns«* oder *»Intervening DNA-sequences«*. Die **Strukturgene** enthalten Nucleotidsequenzen, die zwar transkribiert, aber nicht in der messenger-RNS (m-RNS) des Strukturgens auftauchen (Abb. 36). Die transkribierten und auch die in der m-RNS vorhandenen Anteile des Strukturgens werden *»Exons«* genannt (ABELSON, 1979; SCHMIDTKE u. EPPLEN, 1980). Diese völlig neue Sicht über die Struktur der Gene bedeutet natürlich auch, daß jedes Gen aus wesentlich mehr Nucleotiden besteht, als etwa aus der Zahl der Aminosäuren des Genproduktes errechnet werden kann.

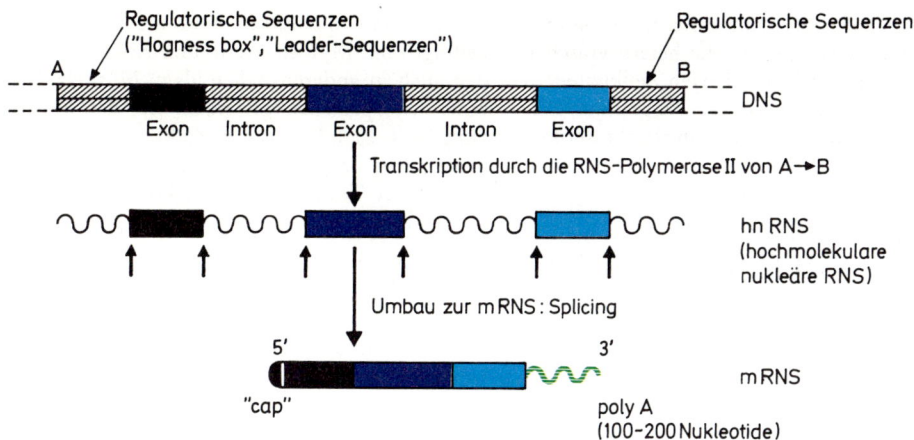

G. – Abb. 36. Vereinfachtes Schema eines Gens und der m-RNS-Synthese bei Eukaryonten. Zunächst wird die gesamte Nukleotidsequenz des Gens (A–B) transkribiert, es entsteht eine hochmolekulare nukleäre RNS (hn-RNS). Die Exons werden endonukleolytisch herausgespalten und durch eine RNS/RNS-Ligase miteinander verbunden (»splicing«). An das 3'-Ende der entstandenen m-RNS wird in der Regel eine 100–200 Nukleotide lange Poly-A-Kette gehängt (Stabilisierung der m-RNS). Diese m-RNS steht zur Translation zur Verfügung (Übersicht bei SCHMIDTKE u. EPPLEN, 1980).

Die Menge und die Organisation der genetischen Information in jeder somatischen Zelle eines Individuums ist gleich, gleichgültig welchen morphologischen und funktionellen Differenzierungszustand diese Zellen besitzen. Transplantationen von Kernen somatischer Zellen in entkernte Oozyten haben eindeutig gezeigt, daß die *Kerne totipotent sind und die Entwicklung eines vollständigen Organismus ermöglichen* (GURDON u. Mitarb., 1975).

Differenzierung einer totipotenten, embryonalen Zelle bedeutet: Inaktivierung des größten Teils der genetischen Information und *Expression* von *bestimmten* Genen, oder *Aktivierung* von *bestimmten* Genen in einem ansonsten inaktiven Genom (DEUCHAR, 1976; DAVIDSON, 1977; GRANT, 1978).

DNS/RNS-Hybridisierungen unter Verwendung von RNS aus verschiedenen Geweben zeigen zweierlei:

1. in den verschiedenen Zelltypen werden unterschiedlich große Anteile des Genoms transkribiert (bei der Maus: Gehirn 8–11%; Leber: 2–4%; Niere: 3–5%; Milz: 2%; Gesamtembryo 8–12%), und

2. in den verschiedenen Zelltypen werden RNS-Transkripte produziert, die identisch sind, aber auch solche, in denen sie sich voneinander unterscheiden; die Gewebe desselben Organismus enthalten qualitativ verschiedene m-RNS.

Aus dem zuletzt genannten Befund kann abgeleitet werden, daß alle Zellen eines Organismus sowohl dieselben Gene exprimieren (z. B. Gene, die für Proteine codieren, die *für den allgemeinen Stoffwechsel oder das Wachstum jeder Zelle notwendig sind*, sog. »House-keeping-proteins«) als auch spezielle Gene für sog. »Luxury-proteins«, die den Phänotypus der Zellen festlegen. Solche Luxusproteine sind etwa das Hämoglobin in den erythropoetischen Zellen des Knochenmarks, das Insulin in den Langerhansschen Zellen des Pankreas oder das follikelstimulierende Hormon (FSH) bzw. das Luteinisierungshormon (LH) in bestimmten Zellen der Hypophyse. Die *Expression von bestimmten Luxusgenen charakterisiert das Stadium der* **Determination** *einer Zelle.* Dementsprechend können verschiedene Zelltypen auch durch ihr Proteinmuster eindeutig voneinander unterschieden werden.

Die *Differenzierung von Zellen* (Inaktivierung *oder* Aktivierung bestimmter DNS-Abschnitte) kann als soziales Phänomen aufgefaßt werden. Zellen sind Mitglieder einer Population *(Zellklon)*, sie interagieren miteinander und auch mit Zellen, in denen ein anderes genetisches Programm festgelegt wird. Signale, die in einem Zellklon aus noch nicht-differenzierten Zellen ein bestimmtes genetisches Programm und damit Differenzierung dieser Zellen auslösen, können innerhalb des Zellklons selbst entstehen *(homo-*

typisches Signal) oder von außerhalb kommen *(heterotypisches Signal).* Solche heterotypischen Signale können von benachbarten Zellklonen, in denen ein anderes genetisches Programm realisiert ist, kommen oder sogar von weit entfernten Zellen.

Homotypische Signale können zytoplasmatische Faktoren, zellspezifische, hormonartige Substanzen (z. B. H-Y-Antigen bei der Determination der Zellen der bipotenten Gonadenanlage zu Testis), der Zellkontakt, die Zelldichte, Oberflächenproteine und andere Faktoren sein.

Besonders eindeutige *heterotypische Signale* sind die verschiedensten Hormone, die über Diffusion von benachbarten Zellklonen oder über die Blutbahn ihre Zielzellen erreichen.

Typische *Beispiele* für die Differenzierung von Zellen und Organen durch Hormone sind die Differenzierung der Wolffschen und Müllerschen Gänge unter dem Einfluß von Testosteron und MIF, die Induktion von Genen für verschiedenste Enzyme durch Cortisol in der Leber oder die Induktion der Erythropoese im Knochenmark durch Erythropoetin (s. Chalone S. 597).

Wie Differenzierung und Determination von Zellen und Geweben auf der Stufe des Genoms stattfinden, ist noch weitgehend unverstanden.

Die **Chromosomen** *bestehen aus dem Chromatin des Zellkerns.* Chromatin besteht nun aus *DNS*, kleinen basischen Proteinen von 11 000 bis 22 000 Molekulargewicht (*Histone:* die 5 Klassen H_1, H_{2A}, H_{2B}, H_3 und H_4) und den sog. *Nichthistonproteinen* (Molekulargewicht: 8000 bis 80 000). Wir wissen zwar nicht wie DNS, Histone und Nichthistonproteine auf der Stufe des Gens miteinander interagieren, aber es scheint so zu sein, daß der Besatz der DNS durch die Nichthistonproteine entscheidend für die Festlegung des genetischen Programmes einer Zelle ist. Der *Phänotypus einer Zelle* dürfte jedoch nicht nur das Ergebnis ihres genetischen Programmes sein, sondern auch auf nachgeschalteten Stufen reguliert werden *(epigenetische Kontrolle).* Bestimmte Proteine könnten nur darum als zellspezifisch imponieren, weil ihre Synthese- und Akkumulationsrate in den Zellen eines Gewebes größer ist als in den Zellen eines anderen Gewebes. Die Anwesenheit von bestimmten Luxusproteinen in einer Zelle, die damit als eine Zelle mit einem determinierten Phänotypus imponiert (z. B. Myosin und Actin in der Muskelzelle; Hämoglobin in der erythropoetischen Zelle, verschiedene Kollagene in der Knorpelzelle)

könnten nur quantitativ und nicht qualitativ bedingt sein. Myosin, Actin und Kollagen wurden auch in anderen Zellen als in Muskelzellen bzw. Knorpelzellen gefunden. Bei der Festlegung des Zellphänotypus sollten neben dem genetischen Programm auch Regulationsmechanismen wie Translations- und Posttranslationskontrolle eine entscheidende Rolle spielen.

Ein interessantes *Modell* im Zusammenhang mit der Frage, wie erfolgt *Determination des zellulären Phänotypus* (= Differenzierung), stellt die antikörperproduzierende Plasmazelle (reifer B-Lymphozyt) dar. Die B-Lymphozytenpopulation kann eine nicht abschätzbare Anzahl verschiedenster Antikörper produzieren, ein einzelner B-Lymphozyt kann nach Umwandlung in eine Plasmazelle jedoch nur einen *einzigen* spezifischen Antikörper produzieren. Da die B-Lymphozyten aus totipotenten Stammzellen hervorgegangen sind, ist also der einzelne B-Lymphozyt determiniert worden und kann nur noch ein festgelegtes genetisches Programm realisieren. Diese Determination erfolgt auf der Stufe der DNS, nämlich durch die selektive Verbindung zwischen einem der vielen Gene für variable Teile mit einem Gen für den konstanten Teil der Immunglobulinkette (Übersichten bei HILSCHMANN u. Mitarb., 1978; LEDER und Mitarb., 1979). Ob diese Art der Determination der Plasmazelle einen Spezialfall darstellt oder auch bei der Differenzierung anderer Zellen eine Rolle spielen kann, ist bislang unbekannt.

3.2. Genlokalisation und Genkopplung

Von den 40 000 bis 60 000 Genen im menschlichen Genom sind etwa 3000 näher bekannt, sei es über den Nachweis spezifischer Genprodukte oder über Mutationen an diesen **Genloci,** die zu genetisch bedingten Krankheiten führen (McKUSICK, 1978). Von diesen 3000 Genloci können 264 Genloci bestimmten Chromosomen zugeordnet werden (Edinburgh Conference, 1979). Damit sind also etwa 10% der bekannten Gene und nur 0,44 bis 0,66% der vermuteten Zahl menschlicher Gene bestimmten Chromosomen zugeordnet. Für eine Reihe von Genen ist auch deren Lagebeziehung zueinander auf den verschiedenen Chromosomen bekannt (Feinlokalisation). Als Beispiel für eine solche Feinlokalisation ist in der Abb. 37 das Chromosom Nr. 1 dargestellt. Auf dem Chromosom 1 sind bislang 20 Genloci lokalisiert worden.

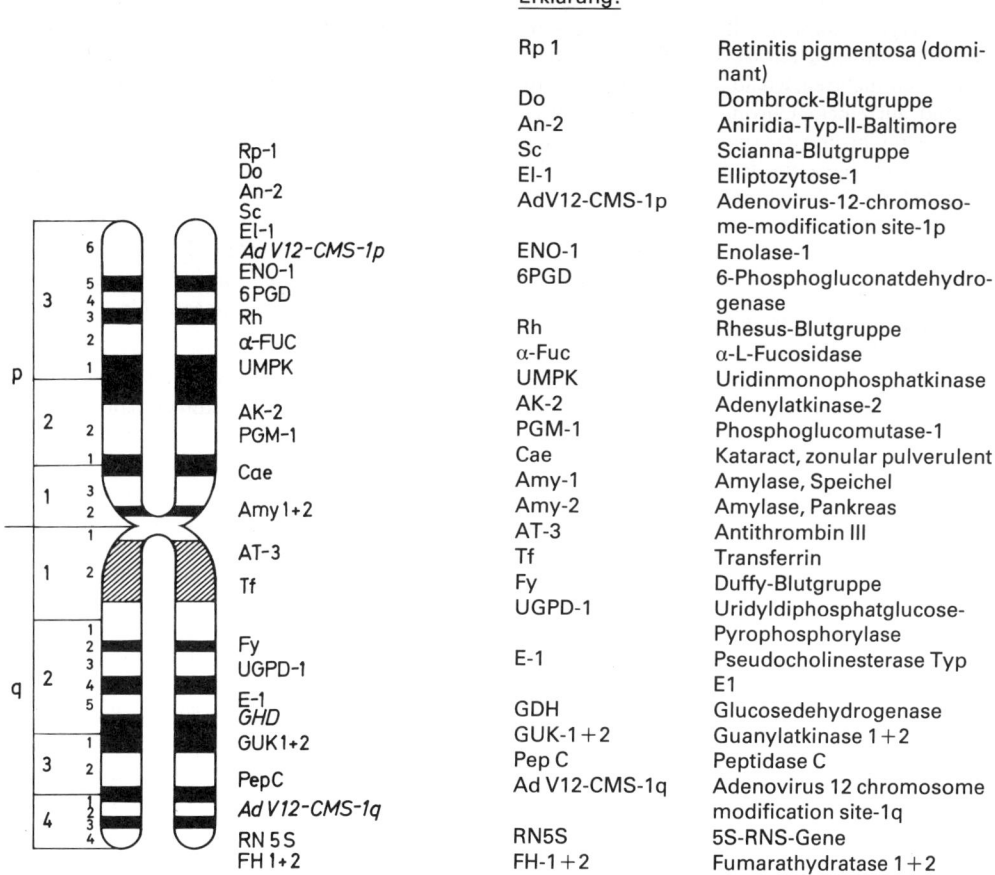

Erklärung:

Rp 1	Retinitis pigmentosa (dominant)
Do	Dombrock-Blutgruppe
An-2	Aniridia-Typ-II-Baltimore
Sc	Scianna-Blutgruppe
El-1	Elliptozytose-1
AdV12-CMS-1p	Adenovirus-12-chromosome-modification site-1p
ENO-1	Enolase-1
6PGD	6-Phosphogluconatdehydrogenase
Rh	Rhesus-Blutgruppe
α-Fuc	α-L-Fucosidase
UMPK	Uridinmonophosphatkinase
AK-2	Adenylatkinase-2
PGM-1	Phosphoglucomutase-1
Cae	Kataract, zonular pulverulent
Amy-1	Amylase, Speichel
Amy-2	Amylase, Pankreas
AT-3	Antithrombin III
Tf	Transferrin
Fy	Duffy-Blutgruppe
UGPD-1	Uridyldiphosphatglucose-Pyrophosphorylase
E-1	Pseudocholinesterase Typ E1
GDH	Glucosedehydrogenase
GUK-1+2	Guanylatkinase 1+2
Pep C	Peptidase C
Ad V12-CMS-1q	Adenovirus 12 chromosome modification site-1q
RN5S	5S-RNS-Gene
FH-1+2	Fumarathydratase 1+2

G. – Abb. 37. Genlokalisation auf dem Chromosom Nr. 1 (Edinburgh Conference, 1979).

Für die *Genkartierung* werden Familienuntersuchungen mit Analyse segregierender genetischer Markierer und somatische Zellgenetik herangezogen. – Kommt in einer Familie ein chromosomaler Polymorphismus vor, dann kann durch Testung einer möglichst großen Zahl polymorpher genetischer Marker (z. B. Blutgruppen, Serumproteine, Enzyme, Antigene der Zelloberfläche) in dieser Familie geprüft werden, ob einer dieser Markierer mit dem chromosomalen Polymorphismus *stets gemeinsam* weitervererbt wird. In diesem Zusammenhang ist an das 3. Mendelsche Gesetz zu erinnern: dieses Gesetz besagt, daß die Aufspaltung für zwei verschiedene Genpaare Dd und Ee in der Nachkommenschaft unabhängig voneinander erfolgt. Das Gesetz gilt nur dann, wenn diese zwei Genpaare auf verschiedenen Chromosomen liegen oder aber auch auf demselben Chromosom soweit voneinander entfernt sind, daß häufiges Cross-ing-over zwischen ihnen zu praktisch freier Kombination führen kann. Liegen die beiden Gene auf einem Chromosom jedoch eng zusammen, dann ist die *freie Rekombination eingeschränkt (genetische Kopplung)*. Merkmale, die durch gekoppelte Gene determiniert werden, tendieren dazu, von Generation zu Generation *gemeinsam weitervererbt* zu werden. *Die Entfernung zwischen zwei Genen ist demnach korreliert mit der Häufigkeit der Crossing-over zwischen ihnen.* Ein Maß für das Crossing-over ist die Anzahl der Austauschindividuen unter den Nachkommen von Eltern, von denen wenigstens ein Partner für beide zu testende Genloci heterozygot ist. Hat man unter den Nachkommen 5% Individuen, bei denen die beiden Gene neu kombiniert wurden, dann sind die Gene 5 Austauscheinheiten = 0,05 *Morgan*, bzw. 5 Zentimorgan (cM) voneinander entfernt. Sind es 50%, dann heißt das, daß zwischen den beiden Genen die Crossing-over-Häufigkeit 50% beträgt. In diesem Fall können die Gene in der Nachkommenschaft frei kombiniert werden; es läßt sich nicht entscheiden, ob sie in großem Abstand auf einem Chromosom oder auf verschiedenen Chromosomen liegen. – Über Familienuntersuchungen wurde das erste menschliche Gen lokalisiert, nämlich das Gen für die Duffy-Blutgruppe auf dem Chromosom 1 (Kopplung mit Uncoiler-1).

Die meisten heute chromosomal lokalisierten Gene sind mit den *Methoden der somatischen Zellgenetik* lokalisiert worden. Mit Hilfe von Viren (z. B. Sendai-Viren) oder Chemikalien (z. B. Polyethylenglycol) werden menschliche Zellen mit tierischen Zellen (z. B. von Maus, Hamster, Ratte) fusioniert (Zellhybride). Nach der ersten Zellteilung der miteinander fusionierten Zellen (Heterokaryon) beinhaltet der Zellkern die Chromosomen beider Ausgangszellen (z. B. 46 menschliche Chromosomen und 40 Mäusechromosomen). Während der weiteren Kultivierung werden nun selektiv menschliche Chromosomen eliminiert. Die Bändertechniken erlauben es, die verbleibenden menschlichen Chromosomen eindeutig zu identifizieren. Werden an diesen Zellen *Markierer* (z. B. Enzyme, Oberflächenproteine) untersucht, die an den menschlichen Zellen *vor* der Fusion nachweisbar waren, dann kann aus dem gleichzeitigen Fehlen eines bestimmten Markierers *und* eines bestimmten menschlichen Chromosoms oder aus dem gleichzeitigen Vorhandensein eines be-

stimmten Markierers *und* eines bestimmten Chromosoms die chromosomale Lokalisation des Markierers erschlossen werden. Durch die Verwendung von menschlichen Zellen mit bestimmten Translokationen und anderen chromosomalen Aberrationen kann dann sogar eine Zuordnung des für den Markierer verantwortlichen Gens zu einem bestimmten Chromosomenabschnitt erreicht werden. Mit Hilfe solcher Zellhybriden zwischen Mensch und Maus konnte bereits 1968 das Gen für das Enzym Thymidinkinase auf dem Chromosom Nr. 17 lokalisiert werden.

Durch *Familienuntersuchungen* ist die genetische Kopplung einer Reihe autosomaler Genloci festgestellt worden, deren chromosomale Lokalisation bislang aber noch nicht gelungen ist (McKusick, 1978). Solche *Kopplungsgruppen* sind etwa die Gene für Lutheran-Blutgruppe-Sekretoreigenschaft/Dystrophia myotonica oder für die lösliche Form der Glutamattransaminase/Epidermolysis bullosa (Typ Ogna). Die Kenntnis der Kopplung zwischen Genen für serologische oder enzymatische Markierer und Krankheiten ist für die genetische Familienberatung ganz entscheidend wichtig. Dieser Sachverhalt ist in der Abb. 38 am Beispiel der Kopplung zwischen den Genloci für die Rhesusblutgruppen und die dominant vererbte Elliptozytose dargestellt. Wenn der Markierer auch an Amnionzellen nachweisbar ist, dann kann in betroffenen Familien über die pränatale Diagnostik in der 15.–17. Schwangerschaftswoche ein Fet mit

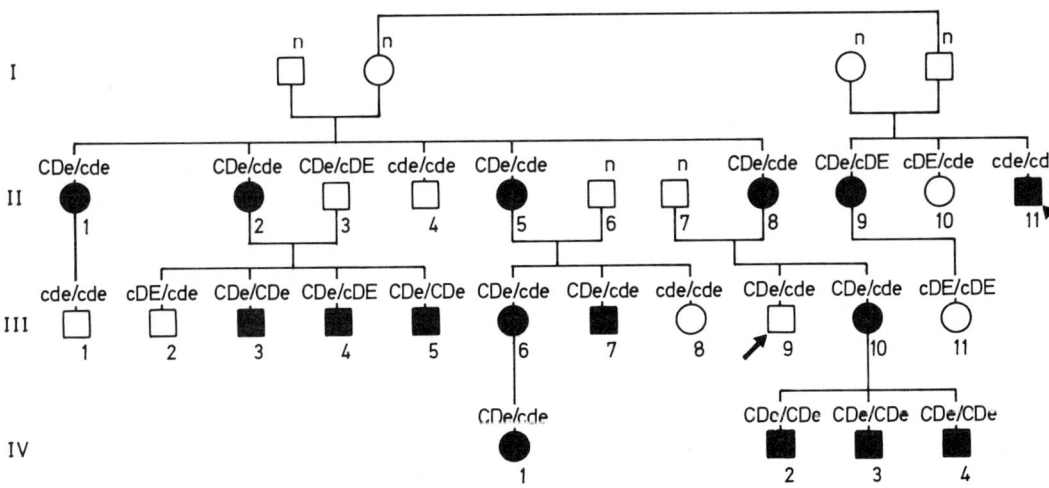

G. – Abb. 38. Stammbaum einer Familie, in der autosomale Kopplung zwischen dem Rhesus-Genlocus und der dominant vererbten Elliptozytose (● ■) nachgewiesen werden kann. Bis auf zwei Mitglieder der Familie (II/11 und III/9) (»crossing-over«) sind alle Personen mit Elliptotytose CDe.

dem genetisch bedingten Leiden erkannt werden (z. B. Kopplung zwischen den Genen für HLA und 21-Hydroxylase oder HLA und zerebellare Ataxie).

Die Genkarte des menschlichen Genoms zeigt, daß die *Genloci relativ willkürlich über die Chromosomen verteilt* sind. Nur für wenige funktionell zusammengehörige Gene des Menschen kann man, ähnlich wie etwa bei E. coli, eine Lokalisation auf ein und demselben Chromosom oder Chromosomenabschnitt feststellen (*Beispiele:* Gene für β-, γ-, δ-Globinketten auf Chromosom 11; Gene für die Immunantwort, der sog. *»Major Histokompatibility Complex«, MHC,* auf Chromosom 6; MHC benachbart sind die Gene für verschiedene Komplementfaktoren, wie C2, C4, C8, Bf, die ebenfalls an der Immunantwort beteiligt sind; Abb. 20). – Durch die Verteilung von Genen, deren Genprodukte verschiedene Schritte in einem Stoffwechselweg oder in einem Differenzierungsablauf kontrollieren, über mehrere Chromosomen, kann eine *feinere und komplexere Regulation* erreicht werden. Aberrationen von Chromosomen, die zum Verlust oder zur Vermehrung bestimmter Gene führen, werden jedoch zu schweren *Dysbalancen* dieser Regulation Anlaß geben können.

3.3. Typen von Genmutationen – Hämoglobine

Von einer *Genmutation* spricht man, wenn die *Nucleotidsequenz eines Gens abgeändert* ist. Betrifft diese Änderung nur *ein* Nucleotid, dann spricht man von einer **Punktmutation**. Die Untersuchungen an den mehr als 300 bekannten, verschiedenen Hämoglobinmutanten weisen darauf hin, daß die meisten Genmutationen **Substitutionen** sind, d. h. eine Pyrimidin- bzw. Purinbase wird durch je eine andere ersetzt. Die meisten Substitutionen sind dabei **Transitionen** (Ersatz von Adenin durch Guanin bzw. umgekehrt, oder von Thymin durch Cytosin bzw. umgekehrt), *seltener* **Transversionen** (Ersatz einer Purinbase durch eine Pyrimidinbase, einer Pyrimidinbase durch eine Purinbase). Verlust **(Deletion)** oder Einschub **(Insertion)** von einer oder mehreren Basen ist beobachtet worden, aber gegenüber Punktmutationen selten.

Die *Funktion eines Proteins ist durch die Aminosäuresequenz in der Polypeptidkette und durch seine räumliche Struktur festgelegt.* Da die Aminosäuresequenz aus der Abfolge der Nucleotide im Gen folgt, wird sich eine Mutation

auch auf das Genprodukt auswirken. Es kann zu einer Änderung der Funktion des Proteins oder dessen Mangel oder gänzlichen Ausfall kommen. Die verschiedenen Mutationstypen und ihre Konsequenzen für das Genprodukt sollen am Beispiel der Hämoglobinmutanten beim Menschen näher erläutert werden (KAZAZIAN u. Mitarb., 1977; MCKUSICK, 1978; PERUTZ, 1979; WINTER u. Mitarb., 1979; VOGEL u. MOTULSKY, 1979; WEATHERALL u. CLEGG, 1979; FLAVELL u. Mitarb., 1979; CHANG u. KAN, 1979). VOGEL und MOTULSKY (1979) schreiben: »The hemoglobin system currently is a paradigm for our understanding of gene action at the molecular level.«

3.3.1. Hämoglobine in der Entwicklung

Im Verlauf der embryonalen, fetalen und postnatalen Entwicklung des Menschen werden mindestens *6 verschiedene Hämoglobine* produziert, deren Globinketten von mindestens 8 verschiedenen Genen transkribiert werden (Abb. 39). Die verschiedenen Hämoglobine zeigen streng genetisch kontrollierte Entwicklungsspezifität und werden zudem in verschiedenen Organen produziert (Abb. 40). Das funktionsfähige Hämoglobinmolekül ist stets ein *tetrameres Molekül, z. B.* **HbA** = $\alpha_2\beta_2$, *als das typische Hämoglobin des Erwachsenen oder* **HbF** = $\alpha_2\gamma_2$, *als fetales Hämoglobin.* Die Gene für die α-Ketten sind auf dem Chromosom 16, die Gene für die β-, γ- und δ-Ketten sind eng gekoppelt auf dem kurzen Arm des Chromosoms 11 lokalisiert worden (LEBO u. Mitarb., 1979). Die chromosomale Lokalisation der ε- und ξ-Ketten ist nicht bekannt. Soweit die Aminosäuresequenz dieser Ketten bekannt ist, hat die ξ-Kette große Ähnlichkeit mit der α-Kette, die ε-Kette hat Ähnlichkeit mit der β-Kette.

3.3.2. Hämoglobin-Mutanten

Am *Sichelzellhämoglobin* (**HbS**) wurde zum ersten Mal der direkte Beweis dafür erbracht, daß eine Genmutation für die Synthese eines veränderten Proteins verantwortlich sein kann. Die Erythrozyten von Patienten mit Sichelzellanämie zeigen eine typische Sichelzellform, die Patienten leiden an hämolytischer Anämie und immer wiederkehrenden abdominalen und muskulären Schmerzen. Bereits 1949 hat NEEL und unabhängig von diesem auch BEET (1949) gezeigt, daß diese Patienten *homozygot für einen*

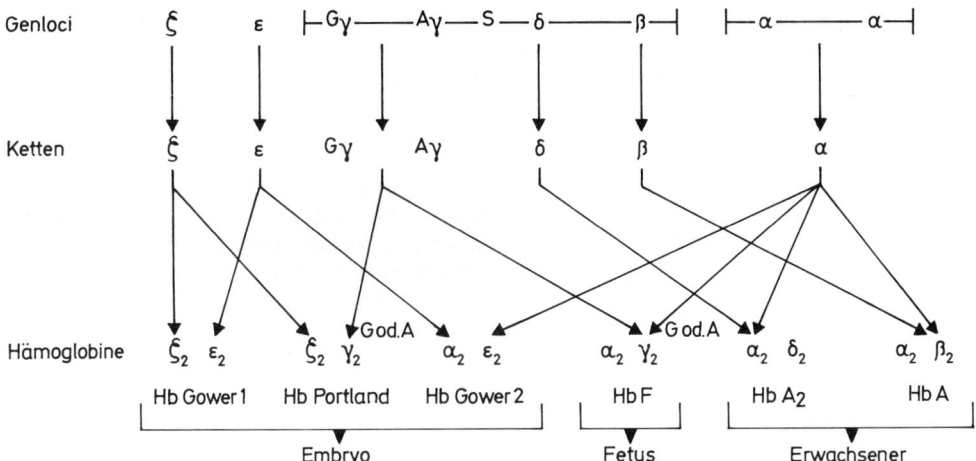

G. – Abb. 39. Genetische Kontrolle der menschlichen Hämoglobine. S stellt eine Sequenz in der DNS dar, die für die Regulation der verschiedenen Gene des β-Globinclusters in der prä- und postnatalen Entwicklung verantwortlich ist.

genetischen Defekt sein müssen, der im heterozygoten Zustand wesentlich leichtere oder gar keine Symptome bewirkt. Die heterozygoten Personen machen in Zentralafrika bis zu 20%, bei den amerikanischen Negern bis zu 8% der Bevölkerung aus. PAULING und Mitarb. (1949) haben gezeigt, daß sich das Hämoglobin aus Sichelzellen von dem normaler Erythrozyten elektrophoretisch (Trennung der Moleküle nach elektrischer Ladung) unterscheidet. 1956 hat dann INGRAM den molekularen Defekt aufgeklärt: das Hämoglobin der Sichelzellen *(HbS)* unterscheidet sich von dem des normalen Erythrozyten in der *6. Position der β-Kette des Globins.* Beim normalen, adulten Hämoglobin, HbA, steht dort Glutaminsäure, beim HbS jedoch *Valin.* Die Aminosäure Glutaminsäure wird codiert von den Basentriplets GAA oder GAG (auf der DNS-Ebene: GAA = CTT, GAG = CTC), Valin dagegen von GUU, GUC, GUA oder GUG (auf der DNS-Ebene: GUU = CAA, GUC = CAG, GUA = CAT, GUG = CAC) (Abb. 41). Die Mutation einer einzigen Base, und zwar von *GAA* nach *GUA* (auf der DNS-Ebene: CTT → CAT) oder von *GAG* nach *GUG* (auf der DNS-Ebene: CTC → CAC) führt zu Valin (Heterozygote haben 25–40% HbS).

HbS war das erste Beispiel einer genetisch determinierten *Proteinvariante infolge der* **Substitution** einer Aminosäure. Mehr als 300 verschiedene *allelische* Hämoglobinvarianten sind bis heute nachgewiesen worden, die sich vom normalen Hämoglobin nur durch einen einzigen

Aminosäureaustausch an irgendeiner Stelle der verschiedenen Globinketten voneinander unterscheiden. Aus der Degeneration des genetischen Codes (Abb. 41) kann unmittelbar abgeleitet werden, daß nicht jeder Basenaustausch in einem Gen zu einer Hb- bzw. Proteinvariante führt.

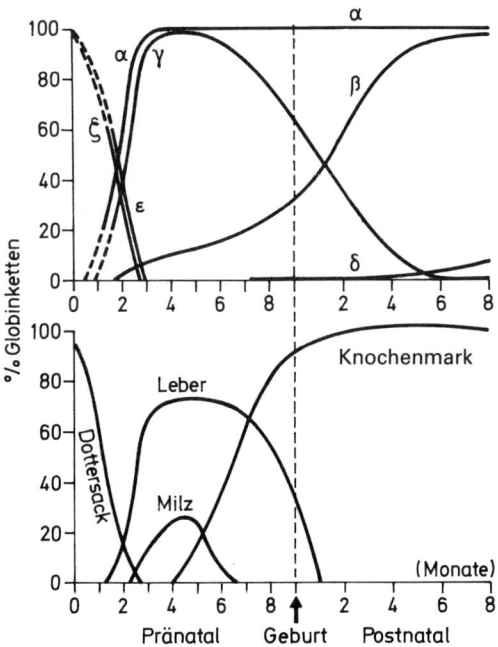

G. – Abb. 40. Die Hämoglobinketten und ihre bevorzugten Syntheseorte während der prä- und postnatalen Entwicklung beim Menschen.

Der genetische Code

U = Uracil,   C = Cytosin,
A = Adenin, G = Guanin,
term. = Basentriplett für
      Kettentermination

Aminosäuren:

Ala : Alanin	Leu : Leucin
Arg : Arginin	Lys : Lysin
Asn : Asparagin	Met : Methionin
Asp : Asparaginsäure	Phe : Phenylalanin
Cys : Cystein	Pro : Prolin
Gln : Glutamin	Ser : Serin
Glu : Glutaminsäure	Thr : Threonin
Gly : Glycin	Try : Trypsin
His : Histidin	Tyr : Tyrosin
Ile : Isoleucin	Val : Valin

2. Base

1. Base	U	C	A	G	3. Base
U	UUU UUC } Phe UUA UUG } Leu	UCU UCC UCA UCG } Ser	UAU UAC } Tyr UAA term. UAG term.	UGU UGC } Cys UGA term. UGG Try	U C A G
C	CUU CUC CUA CUG } Leu	CCU CCC CCA CCG } Pro	CAU CAC } His CAA CAG } Gln	CGU CGC CGA CGG } Arg	U C A G
A	AUU AUC AUA } Ile AUG Met	ACU ACC ACA ACG } Thr	AAU AAC } Asn AAA AAG } Lys	AGU AGC } Ser AGA AGG } Arg	U C A G
G	GUU GUC GUA GUG } Val	GCU GCC GCA GCG } Ala	GAU GAC } Asp GAA GAG } Glu	GGU GGC GGA GGG } Gly	U C A G

G. – Abb. 41. Der genetische Code (auf der DNS-Ebene ansprechen: U = A, G = C, A = T und C = G). Mehrere Basentripletts codieren für dieselbe Aminosäure (Degeneration des genetischen Codes).

25% aller einfachen *Basensubstitutionen* führen zu keiner Veränderung der Aminosäuresequenz. Die meisten Punktmutationen an den Hämoglobingenen haben *keine* Auswirkungen auf die Funktion des Hämoglobins, die Träger solcher Mutationen sind gesund. Dabei gilt, daß Mutationen, die zu Aminosäuresubstitutionen in den äußeren Bereichen der Hb-Ketten führen, seltener zu Funktionsstörungen des Hb führen als Substitutionen in den inneren Anteilen der Ketten oder in der Nähe der Anlagerungsstelle des Globins für das Häm.

Die *Punktmutationen an den Globingenen*, die zu **klinischen** *Auffälligkeiten* führen, lassen sich *vier Kategorien* zuordnen, nämlich:

a) *Sichelzellerkrankungen:* Im Gegensatz zu allen anderen Mutationen werden die Löslichkeit und die Kristallisierung des Hämoglobins unter Hypoxiebedingungen betroffen.

b) *Instabile Hämoglobine:* Es sind etwa 70 verschiedene, instabile Hämoglobine bekannt. *Die meisten betreffen die β-Kette.* Die Instabilität ist häufig bedingt durch die *vorzeitige Dissoziation des Häm und der Globinketten*, oder der Kontakt zwischen den 4 Ketten des Moleküls ist verändert, so daß $\alpha_1\beta_1$- oder $\alpha_1\beta_2$-Moleküle entstehen.

2 paarweise einander zugeordnete Gene nennt man **Allele**. Allele nehmen homologe Orte auf einem Chromosomenpaar ein, ihre Genprodukte haben im Normalfall die gleiche Funktion. Codieren Allele für identische Polypeptidketten, dann spricht man von *Homozygotie*. Unterscheiden sich die Allele in ihrer Nucleotidsequenz, dann unterscheiden sich in vielen Fällen auch die von ihnen codierten Polypeptidketten in ihrer Aminosäuresequenz, man spricht von *Heterozygotie*. Jedes Individuum ist für etwa 30% seiner Genloci heterozygot.

c) *Methämoglobinämien:* Es sind bislang 5 verschiedene Mutationen bekannt, und zwar 2 in der α-Kette und 3 in der β-Kette, die zur Methämoglobinämie führen. Der Ersatz von Histidin durch Thyrosin bei 4 der 5 Mutationen, und zwar in den Positionen 58 oder 87 der α-Kette oder in den Positionen 63 oder 92 der β-Kette, führt zu einer irreversiblen Umwandlung des Fe^{2+} zu Fe^{3+}. Die Aminosäuresubstitutionen an speziell diesen Positionen in der α- bzw. β-Kette führen zu einer Beeinträchtigung der Hämbindung im Hämoglobinmolekül.

d) *Hämoglobine mit erhöhter bzw. erniedrigter Sauerstoffaffinität:* Es sind 20 verschiedene Hämoglobine bekannt, die zu erhöhter Sauerstoffaffinität des Hämoglobins führen, bei drei weiteren Hämoglobinen ist die Sauerstoffaffinität reduziert.

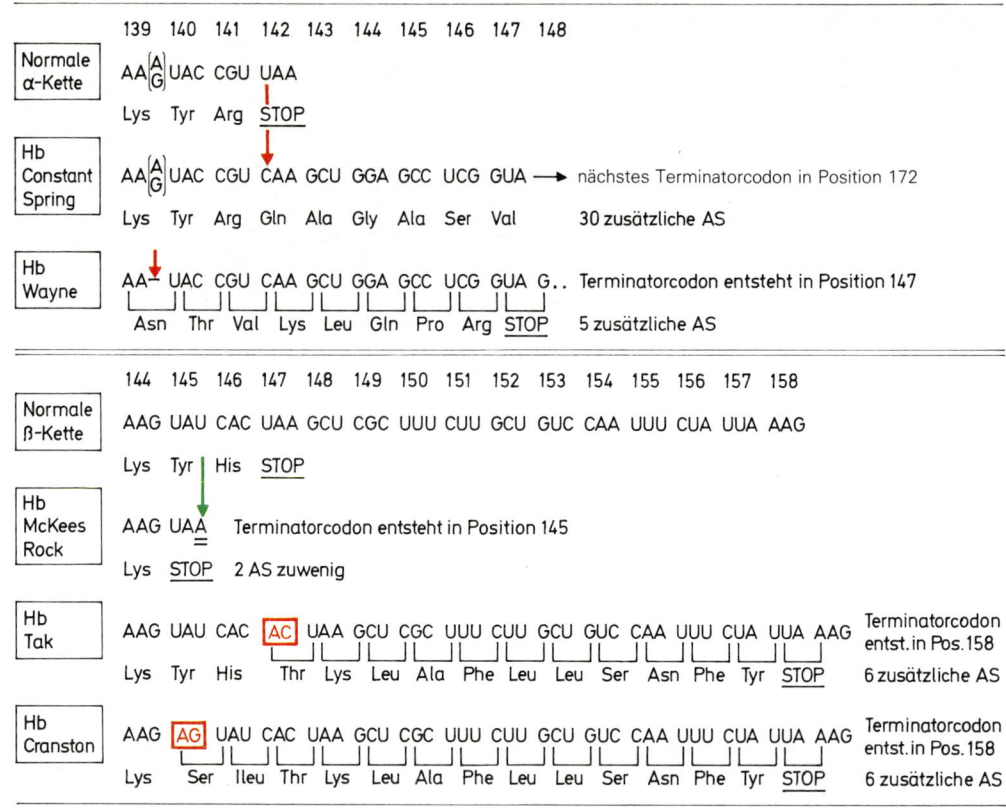

G. – Abb. 42. Entstehung der Hämoglobine Constant Spring und Wayne durch eine Punktmutation bzw. die Deletion eines Nukleotids in der α-Kette. Entstehung des Hämoglobins McKees Rock durch eine Punktmutation und der Hämoglobine Tak und Cranston durch die Insertion von je 2 Nukleotiden in der β-Kette.

Die meisten Genmutationen, die die Grundlage für die normale Variabilität *(allelische Varianten)* als auch für genetische Defekte, z. B. Stoffwechseldefekte, darstellen, sind wie bei den Hb-Ketten **Punktmutationen.** Am Beispiel des Hämoglobins kann aufgezeigt werden, daß auch andere Mutationstypen vorkommen. – Es gibt 4 α-Kettenvarianten mit verlängertem C-terminalem Ende, die über eine Mutation des kettenterminierenden Basentripletts UAA (Terminatorcodon; Position 142) entstehen (Abb. 42), z. B. *Hb Constant Spring (CS)* mit einer Kettenlänge von 172 anstatt 141 Aminosäuren; weitere sind *Hb Icaria, Hb Seal Rock* und *Hb Koya Dara.* Aufgrund der Basensubstitution im Terminatorcodon stoppt die Translation der m-RNS für die α-Kette nicht in der Position 142, sondern erst beim nächsten Terminatorcodon der Kette, nämlich in der Position 173. Die Aminosäuresequenzen der α-Ketten bei den vier genannten Hämoglobinen zwischen 142 und 172

beinhalten also Aminosäuren, die in der normalen α-Kette nicht vorkommen, da die zugehörigen m-RNS-Sequenzen normalerweise nicht translatiert werden. Die Aminosäuresequenzen der verlängerten α-Ketten sind in den Positionen 143–172 identisch. Bei diesen Hämoglobinkrankheiten kommt es zu einer Suppression der Hämoglobinsynthese, die m-RNS für die α-Ketten ist relativ instabil. – Beim *Hämoglobin McKees-Rock* liegt eine Verkürzung der β-Kette vor (144 anstatt 146 Aminosäuren), die dadurch zustandekommt, daß das Codon in der Position 145 von UAU nach UAA mutiert ist. UAU kodiert für Thyrosin, UAA ist ein Terminatorcodon.

Es sind Hämoglobine bekannt, bei denen es aufgrund von **Deletionen** oder **Insertionen** zu Kettenverlängerungen kommt: z. B. *Hb Wayne* (α-Kette; Deletion des letzten Nucleotids in Codon 139; die Translation wird fortgeführt bis zum Nucleotid 147, welches aufgrund der Deletion zu UAG zu einem Terminatorcodon geworden ist; die α-Kette hat 5 zusätzliche Aminosäuren), *Hb Tak* (β-Kette; Insertion der beiden Nucleotide AC in Codon 147; damit ist das Codon 147 kein Terminatorcodon mehr, sondern kodiert jetzt Threonin; die Translation wird weitergeführt bis zum Codon 158, welches mit UAA als Terminatorcodon fungiert; die β-Kette ist um 11 Aminosäuren verlängert) (Abb. 42).

Deletionen und **Insertionen** lassen kaum funktionsfähige Hämoglobine zu, wenn sie nicht drei Nucleotide oder Vielfache davon betreffen. In diesen Fällen fehlen Aminosäuren in der Kette bzw. es kommt zum Einbau zusätzlicher Aminosäuren; die Sequenz der Aminosäuren in der Kette bleibt weitgehend erhalten. Deletion oder Insertion von weniger als drei Nucleotiden kann zur Verlängerung oder Verkürzung der Ketten führen, es kommt aber meist gleichzeitig zur Codierung völlig anderer Aminosäuren *(Frame-shift-Mutation)*. Solche Mutationen dürften nur dann zu einem noch funktionsfähigen Hämoglobin führen, wenn die Deletion oder Insertion das Genende betreffen. Deletionen und Duplikationen dürften über Fehlpaarung homologer Gensequenzen und ungleiches Crossing-over (es werden ungleich große Stücke zwischen den homologen Chromosomen ausgetauscht) während der Meiose entstehen. Findet das ungleiche Crossing-over nicht nur zwischen homologen Genen statt, sondern zwischen längeren Chromosomenabschnitten, dann entstehen neue Gene, die etwa im Falle des Hämoglobins aus Teilen verschiedener Globingene bestehen. Da die Gene für β-, γ- und δ-Ketten eng gekoppelt sind, können so die verschiedenen *Lepore-Hämoglobingene* entstehen (die neuen Gene bestehen aus unterschiedlichen Anteilen des β- und des δ-Globingens) (Abb. 43).

Am Beispiel der **Hämoglobinkrankheiten** kann auch aufgezeigt werden, daß Mutationen nicht nur *zu Veränderungen der Struktur eines Proteins* sondern auch dessen *Synthese* führen können, wie etwa bei den *α- und β-Thalassämien[1]*. Während normalerweise die Synthese von α- und β-Globinketten sinnvoll aufeinander abgestimmt ist, werden bei den α- und β-Thalassämien zu wenig (α^+- oder β^+-Thalassämien) oder gar keine α- bzw. β-Ketten (α°- oder β°-Thalassämien) gebildet.

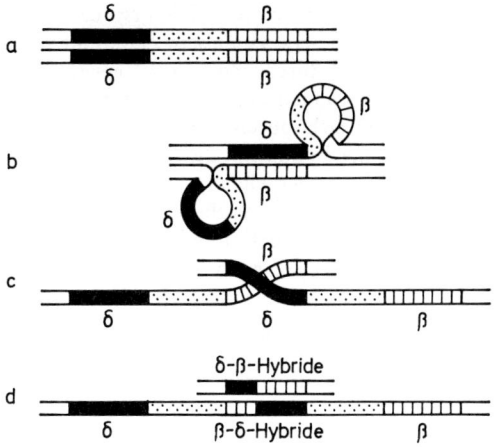

G. – Abb. 43. Schematische Darstellung der Entstehung der Lepore- und Anti-Lepore-Hybridgene über Paarung und itracistronales Crossing-over der Gene für β- und δ-Ketten des Hämoglobins. (a) Normale Synapsis, (b) Paarung der nichtallelen Gene Hb β und Hb δ, (c) intracistronales Crossing-over, (d) die beiden resultierenden Crossing-over-Produkte.

α-Thalassämien: Bei der α°*-Thalassämie* (α-Thalassämie 1) sind beide α-Globingene deletiert, bei der α^+-Thalassämie (α-Thalassämie 2) ist 1 α-Gen deletiert, es werden zu wenig α-Ketten gebildet. Das Fehlen oder die Reduktion von α-Ketten kann auf das Fehlen bzw. die Reduktion von m-RNS für α-Ketten zurückgeführt werden. Es gibt weiterhin eine Form der α-Thalassämie, bei der ebenfalls die α-Kettensynthese reduziert ist, bei der jedoch beide Gene für α-Globinketten im Genom vorhanden sind (regulatorische Mutante?). Je nach dem Ausmaß der Reduktion der α-Kettensynthese ist die Entwicklung der betroffenen Individuen eingeschränkt bis weitgehend normal. Da α-Ketten bereits für die Bildung des fetalen Hämoglobins notwendig sind ($HbF = \alpha_2\gamma_2$), sterben homozygote Feten mit α°-Thalassämie bereits in utero ab (Hydrops fetalis). Da der Mensch auf jedem seiner homologen Chromosomen Nr. 16 zwei α-Globingene besitzt, gilt in etwa: weitgehend normale Hämoglobinsynthese bei Fehlen 1 α-Globingens, leichte Anämie bei Fehlen von 2 Genen, schwere Anämie bei Fehlen von 3 Genen, Hydrops fetalis bei Fehlen von allen α-Genen.

---

[1] Thalassa (gr.) Meer; Thalassämie = Mittelmeeranämie.

β-Thalassämien wirken sich erst nach der Geburt aus, denn erst zu diesem Zeitpunkt wird das *HbF* ($α_2γ_2$) durch *HbA* ($α_2β_2$) ersetzt. Bei den $β^+$-Thalassämien unterscheidet man die Typen 1–3, die sich durch ein unterschiedliches Ausmaß in der Reduktion der β-Globinsynthese, und damit einhergehend, einer unterschiedlich erhöhten γ-Globinsynthese *(HbF)* auszeichnen; die m-RNS für β-Ketten ist vermindert. Es kann davon ausgegangen werden, daß der $β^+$-Thalassämie unterschiedliche molekulare Defekte zugrunde liegen können (z. B. Defekt im Prozessieren der hn-RNS in reife m-RNS, instabile m-RNS infolge Verlängerung oder Verkürzung des Moleküls; Störung bei der Anlagerung der Polyadenylsäurekette am 3'-Ende der m-RNS). Bei den $β^0$-Thalassämien sind in der Mehrzahl der Fälle die β-Globingene vorhanden. Es wird keine m-RNS gebildet, oder sie wird nicht translatiert, oder es kommt infolge einer strukturellen Veränderung am 3'-Ende der m-RNS nicht zur β-Kettensynthese. Bei homozygoten $β^0$-Thalassämikern besteht 98% des Hämoglobins aus *HbF*. – Die β-Thalassämie kommt relativ häufig in Süditalien und Griechenland vor. Die Homozygoten erkranken an einer schweren Anämie (Thalassaemia major oder Cooley-Anämie), die kurz nach der Geburt auftritt. Zu diesem Zeitpunkt werden β-Ketten zur Bildung von *HbA* gebraucht; diese sind bei Homozygoten nicht vorhanden. Es wird weiter *HbF* gebildet. Ferner kommt es zu einer Überproduktion von α-Ketten, die jedoch äußerst instabil sind, präzipitieren und mit dem Erythrozytenstroma assoziieren. Dies führt zu einer vermehrten Zerstörung der Erythrozyten in der Milz. Die Anämie ist also sowohl bedingt durch das fehlende *HbA* als auch durch die instabilen Erythrozyten. *Heterozygote Individuen* zeigen eine milde Anämie (Thalassaemia minor), vermehrte Mikro- und Anisozytose; *HbA_2* ($α_2δ_2$) nimmt von 2–3% bei normalen Individuen auf 4–7% zu.

Es gibt eine weitere Gruppe von Thalassämien, bei denen aufgrund einer *Deletion* weder *β-Ketten* noch *δ-Ketten* produziert werden. Es kommt zu einer *Persistenz des fetalen Hämoglobins*. Unter Berücksichtigung der Anordnung der Gene des β-Clusters[1] nach Gγ – Aγ – S – δ – β (Abb. 39) kann es nun zu unterschiedlichen Deletionen in diesem Cluster kommen. Bei den *δ/β-Thalassämien (F-Thalassämie)* fehlen zwar

die δ- und β-*Globingene*, der für den geregelten Aktivierungsprozeß der Gene des Clusters während der Fetal- und Postnatalperiode verantwortliche S-Genlocus soll jedoch erhalten geblieben sein. – Bei den Krankheiten mit hereditärer Persistenz des fetalen Hämoglobins *(HBFH)* ist auch der S-Locus oder evtl. auch noch das Aγ-Globingen deletiert. Diese molekularen Unterschiede zwischen F-Thalassämien und HPFH sollen für das unterschiedliche Ausmaß der Anämie bei beiden Deletionstypen verantwortlich sein.

Folgerungen: Die Erkenntnisse, die bei den verschiedensten genetisch bedingten Hämoglobinkrankheiten erhalten wurden, können auf andere genetisch bedingte Erkrankungen übertragen werden:

1. Mutationen können *im Strukturgen* selbst oder in den *benachbarten* evtl. auch auf *anderen Chromosomen lokalisierten Kontrollsequenzen* vorkommen und zu einer *Synthesestörung des Strukturgenproduktes* führen.

2. Die *meisten* Mutationen führen zum *Austausch von nur einer Base,* in einigen Fällen kommt es jedoch auch zur *Deletion* oder *Duplikation* einzelner oder mehrerer Basen. Etwa 25% aller einfachen Basenaustausche führen zu keiner Veränderung der Aminosäuresequenz, 2–3% führen zu einer Verkürzung.

3. Die Kenntnis der bislang mehr als 300 Hämoglobinvarianten *ohne* phänotypischen Effekt weisen darauf hin, daß die meisten Mutationen *nicht zu Entwicklungsstörungen* und damit aberranten Phänotypen führen.

4. Mutationen können sich *auf verschiedenen Stufen zwischen Gen und Protein auswirken* (z. B. Sturkturgene sind vorhanden, es wird aber keine m-RNS produziert; Strukturgene sind vorhanden, die zugehörige m-RNS wird gebildet, dennoch entsteht kein Protein; es wird ein Protein gebildet, dessen Funktion ist jedoch eingeschränkt oder es ist funktionslos.

5. Die *Schwere des entstehenden Krankheitsbildes* hängt entscheidend davon ab, *welche Aminosäure substituiert ist und an welcher Stelle in der Aminosäuresequenz die Substitution erfolgt ist.* Bei *HbC* ist wie beim *HbS* die 6. Position der β-Kette betroffen, dabei wird

---

[1] Cluster (engl.) Traube, Kruppe.

jedoch Glutaminsäure durch *Lysin* ersetzt (**HbC:** $\alpha_2\beta_2^{6\ Glu\ \rightarrow\ Lys}$; **HbS:** $\alpha_2\beta_2^{6\ Glu\ \rightarrow\ Val}$). Individuen mit *HbC* haben jedoch im Gegensatz zur schweren Sichelzellanämie bei *HbS* nur eine geringgradige Anämie oder sind sogar klinisch unauffällig. – Beim *HbM Boston* ist in der α-Kette in Position 58 Histidin durch Tyrosin ersetzt, dies führt zur Methämoglobinämie. Beim *Hb Norfolk* ist ebenfalls in der α-Kette, aber in Position 57, ein Austausch erfolgt, von Glycin nach Asparaginsäure; dies führt jedoch nicht zur Methämoglobinämie.

6. Zwei verschiedene Mutationen in der α-Kette und drei verschiedene Mutationen in der β-Kette des Hämoglobins führen zur *Methämoglobinämie* (s. S. 547). – Normalerweise liegen 0,5% des gesamten Hb des Menschen als Methämoglobin vor. Dieses einseitige Gleichgewicht zwischen dem mit Sauerstoff beladenen *HbA* (Fe^{2+}) und Methämoglobin (Fe^{3+}) wird durch reduzierende, enzymatische Systeme in den Erythrozyten aufrechterhalten. Ist dieses Gleichgewicht gestört, dann kommt es zur Methämoglobinämie. Über die Mutationen in der α- bzw. β-Kette des Hämoglobins kommt es zu einer verminderten Stabilität des Fe^{2+} (Mutation der α-Kette: Cyanose bereits pränatal; Mutation in der β-Kette: Cyanose erst in der postnatalen Entwicklung). Die Mutationen werden autosomal dominant vererbt. Es gibt jedoch auch Enzymdefekte, z. B. die Defizienz der Methä-

moglobinreduktase (autosomal rezessiv), die zur Methämoglobinämie führen. Am Beispiel der Methämoglobinämien zeigt sich, daß *Mutationen an verschiedenen Genen zu Erkrankungen führen können, die sich sehr ähnlich oder sogar gleichartig sind.* Die verschiedenen Mutationen in der α- bzw. β-Kette zeigen, *daß ein und derselben Krankheit auch Mutationen an verschiedenen Stellen des gleichen Gens zugrunde liegen können.* – Für eine Vielzahl von genetisch bedingten Erkrankungen (z. B. Elliptozytose, Glykogenosen, Mukopolysaccharidosen, Taubstummheit) hat sich gezeigt, daß Mutationen an verschiedenen Genloci zu phänotypisch ähnlichen Krankheiten führen. Man spricht von *genetischer Heterogenität.* Der Beweis für genetische Heterogenität eines Erbleidens kann durch Aufklärung unterschiedlicher biochemischer Basisdefekte und/oder den Nachweis möglicherweise unterschiedlicher Erbgänge erbracht werden.

7. Bei der *Sichelzellanämie* treten eine Reihe verschiedenster klinischer Symptome auf (Abb. 44). Sie lassen sich alle auf die Mutation in der β-*Kette* des Hämoglobins zurückführen. Das zugrundeliegende Gen hat *pleiotrope* oder *polyphäne Wirkung.* Pleiotropie beruht also nicht auf mehreren voneinander unabhängigen Primärwirkungen eines Gens, sondern darauf, daß ein *primär einheitlicher Defekt chemischer Natur vielfältige Auswirkungen* hat. Auch für andere Mutationen,

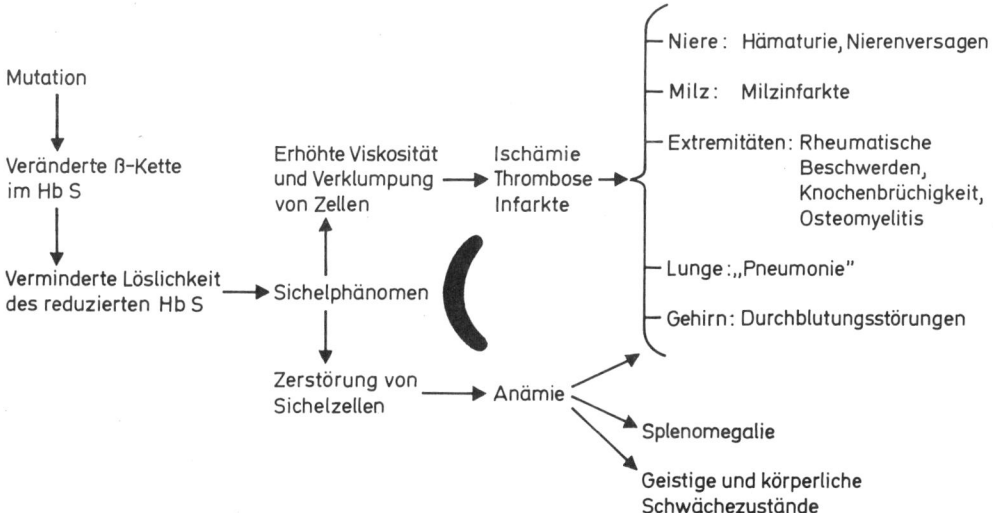

G. – Abb. 44. Der pleiotrope Effekt des Sichelzellgens.

etwa die genetisch bedingten Stoffwechselstörungen durch Enzymopathien, gilt:

a) *Stoffwechselstörungen* treten niemals isoliert auf, sondern haben stets Störungen abhängiger Stoffwechselwege im Gefolge.

b) *Enzymopathien* gehen zumeist mit schweren körperlichen und geistigen Anomalien einher.

3.3.3. Hämoglobin-Mutanten: Analyse auf der DNS-Ebene

Die Hämoglobinkrankheiten können auch als Modell dafür gelten, wie zukünftig die Analyse genetisch bedingter Defekte auf der Stufe der DNS selbst betrieben werden kann. Es ist bei einigen dieser Hämoglobinopathien gelungen, den Defekt auf der DNS-Ebene unmittelbar aufzuklären.

Methode: Isoliert man DNS aus irgendwelchen kernhaltigen Zellen und behandelt man diese DNS mit sogenannten *Restriktionsendonukleasen,* dann wird die DNS an ganz bestimmten Nucleotidsequenzen zerschnitten. Etwa 200 solcher Endonukleasen sind aus Mikroorganismen isoliert worden, jede spaltet die DNS an *spezifischen* Sequenzen (Tab. 7). Mit Hilfe der Gelelektrophorese können die DNS-Fragmente entsprechend ihrer unterschiedlichen Längen voneinander getrennt werden. Die DNS-Fragmente werden aus dem Gel in ein Nitrozellulose-Filterpapier gesogen (vergleichbar mit einem Filterpapier) und darin fixiert. Da Gesamt-DNS verwendet wurde, müssen bestimmte Fragmente die Globingene tragen (in der DNS *jeder* Zelle sind die Globingene vorhanden). – In einem zweiten Schritt isoliert man die m-RNS für alle oder einzelne Hämoglobinketten. Beim Hämoglobin ist dies relativ einfach, da erythropoetische Zellen im wesentlichen Hämoglobin produzieren und daher auch ein großer Anteil der Gesamt-RNS m-RNS für Globinketten ist. Diese m-RNS kann mit Hilfe eines aus Hühner-Erythroblastosevirus gewonnenen Enzyms, der

G. – Tab. 7. Beispiele von Restriktionsendonukleasen und ihren Erkennungssequenzen in der DNS.

Endonuklease	Herkunft	Erkennungssequenz
Bam HI	Bacillus amyloliquefaciens H	5′-GGATCC-3′ 3′-CCTAGG-5′
Bgl II	Bacillus globigii	5′-AGATCT-3′ 3′-TCTAGA-5′
Bal I	Brevibacterium albidum	5′-TGGCCA-3′ 3′-ACCGGT-5′
Eco RI	Escherichia coli	5′-GAATTC-3′ 3′-CTTAAG-5′
Hha I	Haemophilus haemolyticus	5′-GCGC-3′ 3′-CGCG-5′
Hind III	Haemophilus influenzae d	5′-AAGCTT-3′ 3′-TTCGAA-5′
Hinf I	Haemophilus influenzae Rf	5′-GANTC-3′ 3′-CTNAG-5′
Hpa II	Haemophilus parainfluenzae	5′-CCGG-3′ 3′-GGCC-5′
Pst I	Providencia stuartii	5′-CTGCAG-3′ 3′-GACGTC-5′
Taq I	Thermus aquaticus	5′-TCGA-3′ 3′-AGCT-5′

reversen *Transkriptase,* und Zusatz von radioaktiv markierten DNS-Bausteinen (z. B. [$\alpha^{-32}P$] α CTP) in eine *komplementäre DNS* übersetzt werden *(cDNS).* Bringt man nun diese radioaktiv markierte cDNS mit den DNS-Fragmenten auf dem Filterpapier zusammen, dann wird sich die cDNS nur mit solchen Fragmenten zusammenlagern (hybridisieren), die Gene für Globinketten tragen. Auf diese Weise kann die Gesamt-DNS eines Patienten auf das Vorhandensein oder Fehlen der verschiedenen bekannten Globingene untersucht werden (Abb. 45). Mit Hilfe dieser Methoden ist etwa bei Thalassämien das Fehlen von Genen für α- bzw. β-Ketten nachgewiesen worden.

Bei *jeder* genetisch bedingten Erkrankung, bei der eine **Gendeletion** zugrunde liegt, kann man zu einer Diagnose auf der DNS-Ebene und damit auch an Amnionzellen kommen, wenn man die vom intakten Gen codierte m-RNS zur Verfügung hat.

Bei den meisten *monogen bedingten Erbkrankheiten* ist jedoch nicht eine Deletion, sondern eine **Punktmutation,** d. h. ein einfacher Basenaustausch, Ursache der Erkrankung. Wie am Beispiel der Sichelzellanämie gezeigt wurde (KAN u. DOZY, 1978; NIENHUIS, 1978), können die Methoden der Molekularbiologie auch hier diagnostische Möglichkeiten (prä- u. postnatal) eröffnen:

(1) Geht nämlich infolge des Basenaustausches in einem Gen eine Schnittstelle für eine bestimmte Restriktionsendonuklease verloren, dann entstehen längere DNS-Fragmente, die nach elektrophoretischer Auftrennung eine andere Position im Gel einnehmen als DNS-Fragmente, die aus der unveränderten DNS entstehen. Die unterschiedlichen Positionen der Fragmente können mit Hilfe der cDNS nach Hybridisierung erkannt werden. Auch die Heterozygoten für den Defekt können erkannt werden. Aus ihrer DNS erhält man normal lange Fragmente (Allel *ohne* Basenaustausch, Schnittstelle ist erhalten) und längere Fragmente (defektes Allel *mit* Basenaustausch, Schnittstelle ist verloren gegangen).

(2) Die Nucleotidsequenzen *außerhalb* eines Gens sind häufig polymorph. So ist die Schnittstelle für die Restriktionsendonuclease Hpa I in 3'-Richtung der eigentlichen β-Globin-Sequenz in menschlichen Populationen variabel; es können nach Hpa I-Behandlung der DNS verschiedener Menschen unterschiedlich lange β-Globingen-tragende Fragmente entstehen (7, 7,6 oder 13 kilobasen lange Fragmente). Es wurde

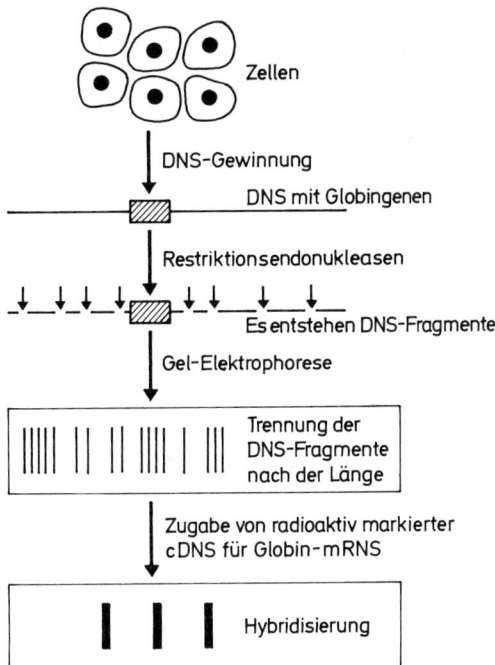

entdeckt, daß die HbS-Mutation viel häufiger auf einem 13 kilobasen (kb) langen Hpa I-Fragment verkommt als auf einem 7 kb oder 7,6 kb langen Fragment.

Es scheint, daß Untersuchungen dieser Art Kopplung von neutralen DNS-Varianten außerhalb eines Gens mit krankmachenden Veränderungen innerhalb eines Gens ein besonders aussichtsreiches Verfahren für die pränatale Erkennung von genetischen Defekten in Risikofamilien darstellt. Benötigt wird dafür jedoch stets die für das jeweilige Gen spezifische *m-RNS,* die in eine *cDNS* übersetzt werden muß.

G. – Abb. 45. Darstellung der Globingene nach Behandlung der Gesamt-DNS mit Restriktionsendonukleasen, Gelelektrophorese der DNS-Fragmente und Hybridisierung mit radioaktiv markierter komplementärer DNS (cDNA) für Globin-m-RNS.

3.4. Vererbung von Gendefekten

Nach der von MCKUSICK (1978) gegebenen Zusammenstellung sind 1489 (736 sicher, 753 vermutet) **dominant** vererbte, 1117 (521 sicher, 596 vermutet) **rezessiv** vererbte und 205 (107 sicher, 98 vermutet) **X-gebunden** vererbte Gen-

Beispiele für
a) **autosomal rezessiven**
b) **autosomal dominanten**
c) **X-chromosomal rezessiven**
d) **X-chromosomal dominanten**
   Erbgang

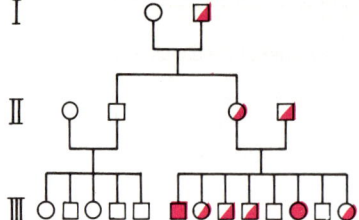

a) **Autosomal rezessiver Erbgang:** Die Eltern betroffener Patienten sind im allgemeinen gesund, sie sind heterozygot. 25% der Kinder solcher Eltern sind phänotypisch und genotypisch unauffällig, 25% sind homozygot defekt und 50% sind heterozygot. Bei sehr seltenen autosomal rezessiven Erbleiden sind die Eltern oft miteinander verwandt. Die meisten genetisch bedingten Stoffwechseldefekte folgen diesem Erbgang.

○ □ = genotypisch und phänotypisch gesund
◐ ◪ = heterozygot
● ■ = homozygot krank

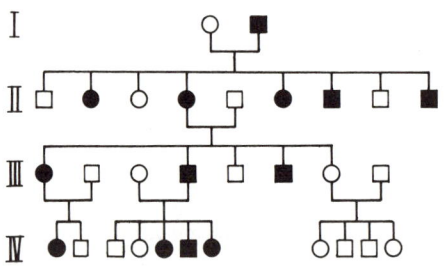

b) **Autosomal dominanter Erbgang:** Einer der Eltern ist Träger der Krankheit; die Hälfte der Kinder solcher Eltern ist ebenfalls krank.

   Beispiele: Marfan-Syndrom
   Achondroplasie

○ □ = genotypisch und phänotypisch gesund
● ■ = krank

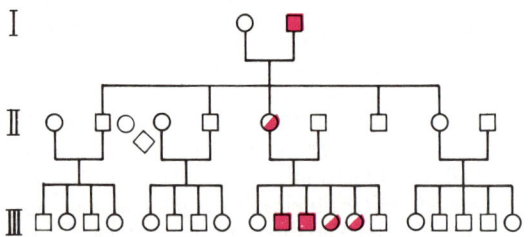

c) **X-chromosomal rezessiver Erbgang:** Es erkranken nahezu ausschließlich Männer. Gesunde Frauen übertragen den Defekt auf 50% ihrer Söhne. 50% der gesunden Töchter solcher Frauen sind wieder Überträgerinnen des Defekts. Söhne kranker Väter sind immer gesund.

   Beispiele: Hämophilie
   Lesch-Nyhan-Syndrom

= genotypisch und phänotypisch gesund
◐ = Überträgerinnen
■ = hemizygot krank

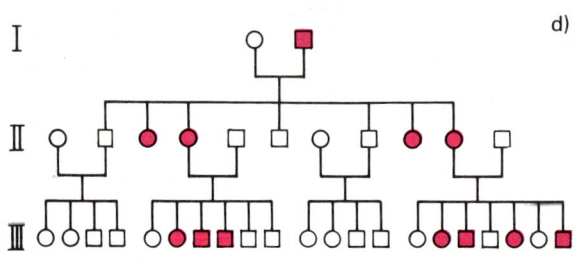

d) **X-chromosomal dominanter Erbgang:** Sämtliche Individuen, die das defekte X-Chromosom haben, sind krank. 50% der Töchter oder Söhne kranker Mütter und sämtliche Töchter kranker Väter sind betroffen; die Söhne kranker Väter sind gesund.

   Beispiel: Incontinentia pigmenti
   (Bloch-Sulzberger)

G. – Abb. 46.

defekte bekannt, also insgesamt 2811 genetisch bedingte Defekte. Diese Zahl nimmt laufend zu. Der Vererbungsmodus von Genmutationen kann sich rezessiv oder dominant manifestieren; es sind *autosomale* und *X-chromosomale Erbgänge* bekannt (Abb. 46). Wenn sich eine Mutation, die *nur eines der beiden Allele* betrifft, bereits *phänotypisch* manifestiert, dann spricht man von *dominant*. Wirkt sich die Mutation erst *phänotypisch* aus, wenn *beide homologen Gene betroffen* sind, dann spricht man von *rezessiv*. Diese Klassifizierung gilt für X-gebundene Merkmale nur im weiblichen Geschlecht, im für das X-Chromosom hemizygoten männlichen Geschlecht wirkt sich die Mutation naturgemäß immer dominant aus (Männer haben XY). Die Begriffe dominant und rezessiv verlieren im molekularen Bereich ihren Sinn, da hier Heterozygote für rezessive Gendefekte durchaus von homozygot normalen Personen unterschieden werden können.

Beispiel: Bei der G-6PD-Defizienz läßt sich bei heterozygoten Frauen eine verminderte Enzymaktivität nachweisen (Abb. 22), die Frauen sind jedoch klinisch gesund. Molekulare Unterschiede zwischen homozygot Gesunden und Heterozygoten lassen sich für eine Reihe verschiedenster genetischer Defekte auffinden; darauf beruhen die sogenannten Heterozygotentests.

Die *Ursache von* **rezessiv vererbten** Erkrankungen ist in der Regel eine **Enzymdefizienz,** die auf eine Mutation des Strukturgens für das Enzym zurückzuführen ist. Es ist auffällig, daß im Gegensatz zu den Enzymdefizienzen bei Bakterien, beim Menschen zumeist qualitativ veränderte Enzyme vorliegen und wesentlich seltener ein kompletter oder nahezu kompletter Verlust des Enzymproteins. Bei Bakterien finden sich häufiger Enzymdefizienzen aufgrund von Mutationen in regulatorischen Genen. Bei den menschlichen Enzymdefekten liegen häufig *strukturell veränderte Enzymproteine* vor, deren katalytische Eigenschaften defekt sind (bei einer Reihe von Enzymdefekten ist inaktives, aber immunologisch durch antigene Eigenschaften nachweisbares Enzymprotein gefunden worden, sogenanntes »cross-reacting material« = *CRM),* oder die extrem instabil sind und darum schnell degradiert werden. Dementsprechend findet man bei nahezu allen Enzymdefizienzen eine Residualaktivität für das Enzym bei homozygoten Patienten. Nur in seltenen Fällen hat der Gendefekt einen vollständigen Verlust der Enzymsynthese zur Folge. Da Heterozygote in der Regel 50% der normalen Enzymaktivität besitzen und klinisch zumeist unauffällig sind, muß angenommen werden, daß Enzyme eigentlich immer im Überschuß vorhanden sind. Eventuell reicht auch eine noch geringere Enzymaktivität als 50% aus, z. B. 10% der Phenylalaninhydroxylase-Aktivität des homozygot Normalen reichen aus, um das Krankheitsbild der Phenylketonurie *(PKU)* zu verhindern.

Unsere Kenntnisse über die *molekulare Wirkungsweise* **dominanter Mutationen** ist bislang bruchstückhaft. Man könnte daran denken, daß bei dominant vererbten Erkrankungen in erster Linie Proteine betroffen sind, die am Aufbau von Strukturen der Zelle, der Gewebe und Organe beteiligt sind. In der Tab. 8 sind einige Mechanismen dominanter Erkrankungen nach VOGEL und MOTULSKY (1979) zusammengestellt. Die Mechanismen dürften wesentlich heterogener sein, wenn man bedenkt, daß es auch einige Enzymdefizienzen gibt, die dominant vererbt werden, z. B. die C1-Inhibitor-Defizienz beim hereditären Angioödem (C1 = Komplementfaktor 1 im Komplementsystem) oder die Antithrombindefizienz. Bei den meisten dominanten Genen, die zur Entstehung von Fehlbildungen in der Embryonalentwicklung führen (z. B. Brachydaktylie, Syndaktylie, Chon-

G. – Tab. 8. Einige Mechanismen bei dominanten Erkrankungen (nach VOGEL u. MOTULSKY, 1979).

Mechanismus	Beispiel
1. Abnorme Aggregation von Proteinuntereinheiten	Abnorme Fibrinogene
2. Störung der Proteinfunktion infolge veränderter Untereinheiten	Instabile Hämoglobine
3. Reduzierte Feedback-Inhibition durch das Endprodukt bei Enzymdefizienzen	Uroporphyrinogen-Synthetase-Defizienz bei der akuten intermittierenden Porphyrie
4. Zellmembrandefekte	Hereditäre Sphärozytose
5. Rezeptordefekte	LDL-Cholesterolrezeptor-Defekt bei familiärer Hypercholesterinämie
6. Ablagerung veränderter fibrillärer Proteine	Hereditäre Amyloidose

drodystrophie) oder gar erst im postnatalen Leben wirksam werden z. B. Chorea Huntington, Neurofibromatose Recklinghausen) ist der molekulare Defekt nicht bekannt. Häufig ist bei dominanten Erbleiden die Expressivität schwankend (quantitative Unterschiede in der Ausprägung des einem Gen zugeordneten Phäns). Schwere Veränderungen (Vollbild der Erkrankung) können in derselben Familie neben ganz leichten Veränderungen vorkommen. Das normale Allel kann das defekte Allel beeinflussen. Rezessive Erbleiden sind gewöhnlich innerhalb einer Familie gleichförmig ausgeprägt.

3.5. GARROD[1] und das Konzept der »inborn errors of metabolism«

1908 entwickelte GARROD das Konzept der angeborenen Stoffwechselstörungen und prägte für diese Krankheiten den Terminus »inborn errors of metabolism«. Die charakteristischen klinischen, pathologischen und biochemischen Abnormitäten bei den Kranken können auf den *angeborenen Mangel jeweils eines Enzyms* zurückgeführt werden. Die **Enzymopathien** *sind bedingt durch Genmutationen.* GARROD entwikkelte sein Konzept insbesondere durch die Untersuchungen eines sehr seltenen Stoffwechseldefektes, nämlich der *Alkaptonurie*[2] (s. S. 301). Individuen mit Alkaptonurie scheiden von Geburt an täglich im Urin mehrere Gramm Homogentisinsäure aus. Der Urin hat zunächst eine normale Farbe, nimmt aber nach längerem Stehen infolge Oxidation der Homogentisinsäure eine dunkle bis schwarze Farbe an. Die Individuen selbst sind gesund, im späteren Alter kommt es jedoch häufig infolge der Einlagerung von Homogentisinsäure und dem daraus entstehenden schwarzen Pigment in die Gelenkknorpel zu Arthrose. Auch in anderen Geweben des Organismus beobachtet man dieses Pigment (Ochronose). GARROD stellte ferner fest, daß die mit der Nahrung zugeführte Homogentisinsäure bei Alkaptonurikern wieder ausgeschieden wird, während sie bei normalen Individuen metabolisiert wird. Die Homogentisinsäurekonzentration im Urin stieg bei den Kranken auch nach Zufuhr von Proteinen oder Phenylalanin und Tyrosin an. Aus solchen Stoffwechselexperimenten schloß GARROD, daß die Homogentisinsäure ein Zwischenprodukt im Stoffwechsel von Phenylalanin und Tyrosin darstellt und daß bei Alkaptonurie infolge eines Enzymdefektes diese beiden Aminosäuren nicht normal abgebaut werden können. Homogentisinsäure wird aufgrund des Enzymdefektes in der Leber angehäuft, gelangt ins Blut und wird dann über die Niere ausgeschieden.

Die spezifische Enzymdefizienz bei Alkaptonurie konnte zu diesem Zeitpunkt noch nicht nachgewiesen werden. Fünfzig Jahre später, 1958, zeigten LA DU u. Mitarb. an Leberbiopsien von Alkaptonurikern, daß von sämtlichen Enzymen, die für die Oxidation von Phenylalanin und Tyrosin zu Acetessigsäure verantwortlich sind, bei Kranken lediglich das Enzym Homogentisinsäureoxidase erheblich vermindert war (Abb. 47). Damit war gezeigt, daß GARRODS klassische Interpretation der Biochemie der Alkaptonurie voll zutraf.

GARRODS Konzept ging noch weiter. Er zeigte anhand von Stammbaumuntersuchungen, daß die sehr seltene Alkaptonurie in den untersuchten Familien gehäuft auftrat und die Eltern der Patienten häufig miteinander blutsverwandt waren (Vettern und Basen 1. oder 2. Grades). GARROD schloß daraus, daß die Alkaptonurie einem *rezessiven Mendelschen Erbgang* folgt, die betroffenen Individuen waren *für das defekte Allel homozygot.* Auch bei Albinismus, Zystinurie und Pentosurie nahm GARROD spezifische Enzymdefekte an und schloß aufgrund von Stammbaumuntersuchungen auf rezessive Erbgänge. Mehr als 170 Stoffwechseldefekte, bei denen genetisch bedingte Enzymopathien bestehen, sind heute beim Menschen bereits bekannt. Diese Erkrankungen können damit als »inborn errors of metabolism« im klassischen Sinne von GARROD angesehen werden (Zusammenstellung bei MCKUSICK, 1978). Die *Enzymdefekte betreffen die verschiedensten Stoffwechselwege* (STANBURY u. Mitarb., 1978; SINCLAIR, 1979; LENZ, 1979; PASSARGE, 1979; GALJAARD, 1980): z. B. Kohlehydratstoffwechsel, Aminosäurestoffwechsel, Lipidstoffwechsel, Steroidstoffwechsel, Purin- und Pyrimidinstoffwechsel. Innerhalb ein und desselben Stoffwechselweges können infolge unterschiedlicher Enzymdefekte die *verschiedensten Stoffwechselschritte blockiert* sein. Es entstehen dabei unterschiedliche, genetisch bedingte Stoffwechselkrankheiten (Abb. 47). Als Ergebnis des Enzymdefektes kommt es *vor* dem blockierten Stoffwechselschritt zur *Anhäufung*

---

[1] Sir ARCHIBALD E. GARROD (1857–1936) engl. Internist. – [2] Al-Kalij (arabisch) Alkali; hapto (gr.) ergreifen; uron (gr.) Harn.

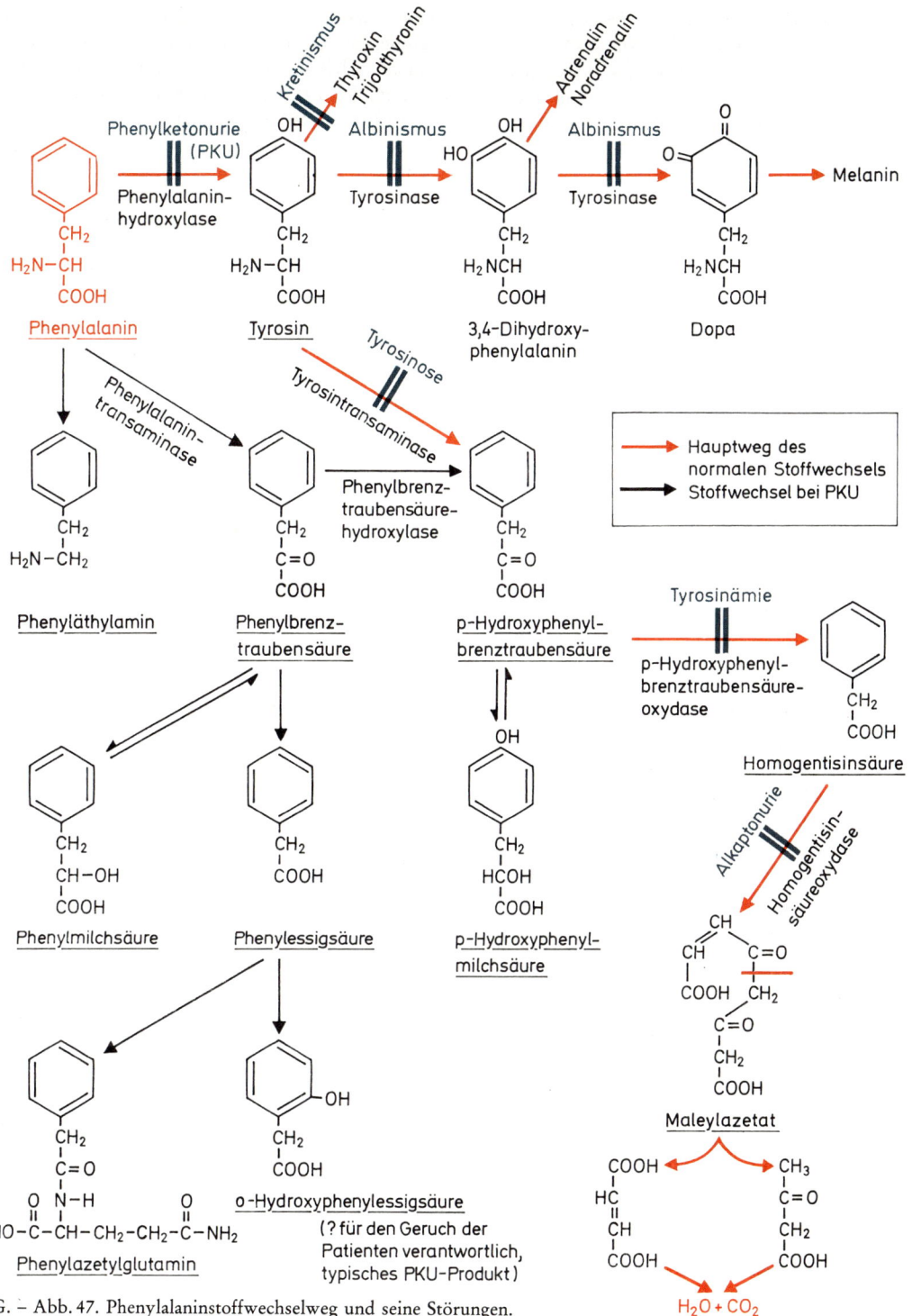

G. – Abb. 47. Phenylalaninstoffwechselweg und seine Störungen.

G. – Tab. 9. Häufigkeiten der bekannteren erblich bedingten Stoffwechseldefekte beim Menschen.

Krankheit	Häufigkeit der Kranken	Häufigkeit der Hetero- zygoten
Mukoviszidose	1 : 2000	1 : 22
Phenylketonurie	1 : 8000	1 : 44
Galaktosämie	1 : 20 000	1 : 70
Albinismus	1 : 20 000	1 : 70
Homozystinurie	1 : 100 000	1 : 160
Ahornsirupkrank- heit	1 : 200 000	1 : 220
Alkaptonurie	1 : 1 Million	1 : 500

von Metaboliten, während Metabolite nach dem Block nur noch in geringer Menge oder gar nicht mehr gebildet werden können.

Die einzelnen genetisch bedingten Stoffwechseldefekte sind *selten,* etwa jedes 1500. Neugeborene soll jedoch an irgendeinem genetisch bedingten Stoffwechseldefekt leiden (der häufigste Stoffwechseldefekt ist die Mukoviszidose[1] mit 1 auf 2000 Neugeborene). *3–4% der Bevölkerung sind heterozygot für irgendeinen der bekannten Stoffwechseldefekte.* Die einzelnen Defekte kommen unterschiedlich häufig vor, für einige Defekte sind die Häufigkeiten in Tab. 9 zusammengestellt.

Die *Schwere des Krankheitsbildes* ist bei den verschiedenen genetisch bedingten Stoffwechselstörungen unterschiedlich. Die Ahornsirupkrankheit führt zumeist im frühen Kindesalter zum Tod, bei der Phenylketonurie beobachtet man einen zunehmenden, irreversiblen Schwachsinn, die Pyruvatkinasedefizienz führt zu chronisch-hämolytischen Anämien, die Alkaptonurie verläuft gutartig und eine Fructokinasedefizienz ist harmlos. Ein weiterer wichtiger Gesichtspunkt soll hier noch dargestellt werden:

Für eine Reihe von Enzymen gibt es im Genom *mehrere Genloci,* die im Laufe der *Evolution* Mutationen durchgemacht haben, deren Funktion aber erhalten geblieben ist, und die zudem nur in bestimmten Zelltypen oder Organen exprimiert werden. Man spricht von multiplen molekularen Formen eines Enzyms, *Isoenzyme.* Das am besten untersuchte *Beispiel* in diesem Zusammenhang ist die *Laktatdehydrogenase,* für die die drei Gene, A, B und C im menschlichen Genom kodieren. Die Gene A und B werden in nahezu allen Zellen exprimiert, das

Gen C jedoch nur in den primären Spermatozyten des geschlechtsreifen Hodens. Mutationen in einem solchen Isoenzymsystem haben *unterschiedliche Effekte,* je nachdem, ob ein Gen betroffen ist, welches in allen Zellen oder nur in einem oder in wenigen Zelltypen exprimiert wird. Für das *Enzym Phosphofructokinase (PFK)* gibt es Isoenzyme, Muskel und Erythrozyten unterscheiden sich in ihren elektrophoretischen Mustern für die PFK. Dementsprechend lassen sich Patienten finden mit PFK-Defizienz und Anämie, aber ohne Myopathie und solche Patienten, bei denen die Myopathie im Vordergrund steht. Man kann davon ausgehen, daß bei den Patienten verschiedene Genloci für die PFK mutiert sind.

3.6. Zum Nachweis genetisch bedingter Stoffwechselstörungen

Bei vielen genetisch bedingten Stoffwechselstörungen kennt man die gestörte biochemische Reaktion nicht, so etwa bei dem häufigsten Defekt, der *Mukoviszidose* (s. S. 245). Man kann hier nur aus den Krankheitserscheinungen auf einen Stoffwechseldefekt schließen. Bei anderen genetisch bedingten Stoffwechselstörungen ist der Enzymdefekt nur in ganz bestimmten Zellen oder Geweben nachweisbar, wie etwa bei der *PKU;* die Defizienz des Enzyms Phenylalanin-

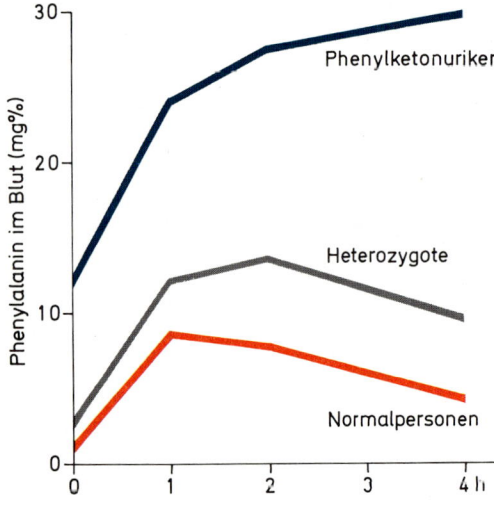

G. – Abb. 48. Phenylalaninbelastungstest bei Normalpersonen, Heterozygoten und Phenylketonurikern.

---

[1] Mucus (lat.) Schleim; viscosus (lat.) zähflüssig.

hydroxylase kann nur in den Leberzellen gesichert werden. Die Diagnose wird mit Hilfe von *Belastungstests* der Patienten mit L-Phenylalanin gestellt. Man gibt eine einmalige Menge von 100 bis 200 mg Phenylalanin/kg Körpergewicht oral und bestimmt dann quantitativ in regelmäßigen Abständen Phenylalanin und Tyrosin im Blut (Abb. 48). Routinemäßig werden heute alle Neugeborenen auf PKU, Ahornsirupkrankheit, Homozystinurie und Galaktosämie untersucht. Dabei kommen *mikrobiologische Hemmtests* zur Anwendung: Bei 4–7 Tage alten Neugeborenen werden einige Tropfen Blut auf eine Testkarte aufgetropft und an zentrale Untersuchungsstellen verschickt. Gibt man die ausgestanzten Blutstropfen auf eine Agarplatte, die den Phenylalaninantimetaboliten β-2-Thienylalanin enthält, so können zugesetzte Bacterium-subtilis-Sporen nur wachsen, wenn der Blutstropfen Phenylalanin enthält. Je höher die Phenylalaninkonzentration im Blut des Patienten ist, desto größer ist der Wachstumshof um den Blutstropfen herum.

Exakte Nachweise einer genetisch bedingten Stoffwechselstörung gelingen in der Regel dann, wenn der Enzymdefekt selbst nachgewiesen werden kann, etwa an Zellen des Blutes (Erythrozyten, Leukozyten) oder an kultivierten Fibroblasten und Amnionzellen. An diesen Zellen können alle *die* Enzyme untersucht werden, die bei gesunden Personen darin exprimiert werden. Mehr als 50 verschiedene Enzymdefekte können heute an kultivierten Fibroblasten (Fibroblasten wachsen aus kleinen Hautstückchen in der sterilen Kulturflüssigkeit aus und vermehren sich über etwa 52 Generationen) getestet werden. In der Regel können Enzymdefekte, die in Fibroblasten untersucht werden können, auch über die Analyse an Amnionzellen pränatal erkannt werden (Tab. 10).

Die Methoden, die zur Analyse genetisch bedingter Enzymdefekte angewandt werden, sind die **Methoden der Enzymologie**. Dabei müssen sowohl *quantitative* (Bestimmung der Enzymaktivität) als auch *qualitative* Methoden (Bestimmung der physiko-chemischen Eigenschaften) herangezogen werden. Die Enzymaktivität wird entweder nach Aufschluß der Zellen direkt gemessen oder aus dem Einbau von spezifischen Substanzen, die man den Zellen in der Kultur zugibt, kalkuliert.

Der Defekt des Enzyms Hypoxanthin-Guaninphosphoribosyltransferase beim X-chromosomal rezessiv vererbten *Lesch-Nyhan-Syndrom* kann wie folgt erkannt werden: Die Zellen der

Patienten können infolge des Enzymdefektes die Purinbasen Hypoxanthin und Guanin nicht in Inosinsäure bzw. Guanylsäure umwandeln, damit diese für die Nucleinsäuresynthese verwendet werden können. Gibt man daher diese Purinbasen, und zwar radioaktiv markiert, zu den Fibroblasten oder Amnionzellen des Patienten und beobachtet keinen radioaktiven Einbau in die Zellen, dann ist die Diagnose gesichert; bei heterozygoten Frauen sind nur etwa die Hälfte aller Zellen markiert (Heterozygotentest; nur die Zellen, in denen das intakte X-Chromosom aktiv ist, können einbauen; Lyon-Hypothese!).

Bei den *Mukopolysaccharidosen* (s. S. 247) werden Mucopolysaccharide in den Zellen akkumuliert. Bei Zugabe von $^{35}SO_4$ in die Zellkultur von Patienten mit einem der heute bekannten mindestens 10 verschiedenen Typen von Mukopolysaccharidose wird $^{35}SO_4$ ebenfalls in den Zellen akkumuliert. Die verschiedenen Mukopolysaccharidosen sind auf verschiedene Enzymdefekte zurückzuführen und können aufgrund der gemeinsamen Kultur der Zellen *verschiedener* Patienten voneinander getrennt werden: z. B. die gemeinsame Kultur von Zellen eines Patienten mit einer Mukopolysaccharidose Typ Hurler (autosomal rezessiv) mit Zellen eines Patienten mit dem Typ Hunter (X-chromosomal rezessiv) führt zu einer Reduktion des $^{35}SO_4$-Einbaus in die Zellen beider Patienten auf das normale Niveau. *Daraus folgt:* Bei den Typen Hurler und Hunter liegen verschiedene Enzymdefekte vor, die Zellen sind in der Lage zur metabolischen Kooperation (Austausch der ansonsten fehlenden Enzyme als Korrekturfaktoren). Die Mukopolysaccharidosen sind ein weiteres, sehr einsichtiges Beispiel für das Phänomen der *genetischen Heterogenität*.

Bei den rezessiv vererbten Erkrankungen kommt den sog. *Heterozygotentests* größte praktische Bedeutung für die genetische Beratung zu. Die Strategien bei der Erkennung von Heterozygoten sind letztlich dieselben, wie sie auch bei den homozygot Kranken selbst angewendet werden, z. B. Reduktion der Enzymaktivität auf 50%, verzögerter Abbau zugeführter Substanzen wie etwa von Phenylalanin bei der PKU, Nachweis von funktionell abnormem Protein neben intaktem Protein (z. B. bei den Hämoglobinopathien), Nachweis eines Proteins, welches bei Gesunden nicht oder nur in geringer Quantität nachgewiesen werden kann (z. B. erhöhte Kreatinphosphokinaseaktivität im Serum heterozygoter Frauen für Duchennsche Muskeldystrophie). Bei einer Reihe von rezessiv vererbten Krankheiten lassen sich bei den Heterozygo-

G. – Tab. 10. Hereditäre Stoffwechseldefekte infolge spezifischer Enzymdefekte, die an Amnionzellen (pränatal) diagnostiziert werden können. AR = autosomal rezessiv; AD = autosomal dominant; X = X-chromosomal.

Stoffwechseldefekt	Enzym	Erbgang
Kohlenhydratstoffwechsel		
Fucosidose	Fucosidase	AR
Galaktokinasedefizienz	Galaktokinase	AR
Galaktosämie	Galaktose-1-phosphat-uridyltransferase	AR
Glykogenspeicherkrankheiten:		
II (Pompe)	α-1,4-Glucosidase	AR
III (Cori)	Amylo-1,6-glucosidase	AR
IV (Andersen)	Amylo-(1,4 nach 1,6)-transglucosidase	AR
Hämolytische Anämie:		
II	Phosphohexose-isomerase	AR
VIII	Glucose-6-phosphat-dehydrogenase	X
Mannosidose	Mannosidase	AR
Nekrotisierende Enzephalomyelopathie (Leigh)	Pyruvatcarboxylase	AR
Pyruvatdehydrogenasedefizienz	Pyruvatdehydrogenase	AR
Ahornsirupkrankheit I	Leucin-, Isoleucin-, Valindecarboxylase	AR
Ahornsirupkrankheit II	Leucin-, Isoleucin-, Valindecarboxylase, partiell	AR
Ahornsirupkrankheit III	Thiamin-responsive Form	AR
Aspartylglukosaminurie	Aspartylglucosaminhydrolase	AR
Zystathioninurie	Cystathionase	AR
Histidinämie	Histidase	AR
Homozystinurie I	L-Serin-hydrolase	AR
Homozystinurie II und andere Formen	L-Homoserin-hydrolase	AR
Hyperlysinämie (versch. Typen)	Lysin: α-Ketoglutaratreduktase u. a.	AR
Hyperphenylalaninämie II und andere Formen	Dihydropteridinreduktase	AR
Isovalerianazidämie	Isovaleryl-CoA-dehydrogenase	AR
Methylmalonazidämie	Methylmalonyl-CoA mutase	AR
– Typ I	– Vit. B_{12} responsive	
– Typ II	– Vit. B_{12} non-responsive	AR
Propionazidämie	Propionyl-CoA carboxylase	AR
– Typ I	– Biotin responsive	
– Typ II	– Biotin non-responsive	AR
Sulfitoxidasedefizienz	Sulfit-oxidase	AR
Nucleinsäurestoffwechsel		
Hämolytische Anämie XIII	Adenylatkinase	AR
Lesch-Nyhan Krankheit	HGPRT	X
Immundefizienz	Adenosindesaminase	AR
Orotazidurie 1	Orotidyl-pyrophosphorylase und -decarboxylase	AR
Orotazidurie 2	Orotidyl-decarboxylase	AR
Xanthinurie	Xanthinoxidase	AR
Störungen im Harnstoffzyklus		
Argininsukzinazidämie	Argininosuccinase	AR
Zitrullinämie	Argininosuccinat-synthetase	AR
Hyperlipidämien		
Hypercholesterinämie	Hydroxymethylglutaryl-CoA-reduktase	
– Typ I	– LDL Rezeptor negativ	AD
– Typ II	– LDL Rezeptor mutant	AD
– Typ III	– Compound vom Typ I+II	?

G. – Tab. 10. (Fortsetzung).

Stoffwechseldefekt	Enzym	Erbgang
Lipidstoffwechsel		
Ceramid-Lactosyl-Lipidose	β-Galaktosidase	AR
Cholesterinesterdefizienz	Lecithin-Cholesterin-acyltransferase	AR
Fabry-Krankheit	Ceramid-trihexosidase	X
Gaucher	β-Glucosidase	AR
G_{MI} Gangliosidose	β-Galaktosidase	AR
G_{M2} Gangliosidose (Tay-Sachs)	Hexosaminidase A	AR
G_{M2} Gangliosidose (Sandhoff)	Hexosaminidase A + B	AR
Krabbe	Galaktocerebrosid-β-Galaktosidase	AR
Metachromatische Leukodystrophie	Arylsulfatase A	AR
Niemann-Pick	Sphingomyelinase	AR
Refsum	Phytansäureoxidase	AR
Wolman	Saure Lipase	AR
Mucopolysaccharid-Stoffwechsel		
Typ I (Hurler)	α-L-Iduronidase	AR
Typ II (Hunter) (A, B)	Sulfo-Iduronat-Sulfatase	XR
Typ III (Sanfilippo)		
III A	Lysosomale Heparansulfat-Sulfatase	AR
III B	N-Acetyl-α-D-Glucosaminidase	AR
III C	α-Glucosaminidase	AR
Typ V (Scheie)	α-L-Iduronidase	AR
Typ VI (Maroteaux-Lamy)	Arylsulfatase B	AR
Typ VII	β-Glucuronidase	AR

ten morphologische Mikrosymptome auffinden (z. B. beim X-chromosomal vererbten okkulären Albinismus ein abnormes Pigmentierungsmuster der Retina).

Bei einer Reihe genetisch bedingter Erkrankungen kann durch rechtzeitige **Behandlung** die körperliche und geistige Fehlentwicklung verhindert werden (Zusammenstellung bei PASSARGE, 1979; VOGEL und MOTULSKY, 1979). Der Gendefekt selbst wird jedoch von diesen gesunden Individuen auf die Kinder übertragen. Typische Beispiele behandelbarer genetisch bedingter Stoffwechseldefekte sind die Phenylketonurie und die Galaktosämie. Je früher dabei die diätetische Behandlung einsetzt, um so geringgradiger sind die Störungen bei den betroffenen Kindern. Bislang ist es *nicht* möglich, die Ursache der Erkrankung, nämlich das defekte Gen selbst zu reparieren.

Andere bekannte *Beispiele* behandelbarer genetisch bedingter Defekte sind etwa die Hämophilie A (Substitution mit Faktor VIII), daß Adrenogenitale Syndrom (Substitution mit Cortisol), der juvenile Diabetes mellitus (Substitution mit Insulin), Defizienzen für das Enzym G-6PD (Vermeidung bestimmter Medikamente), die Polyposis coli oder die hereditäre Sphärozytose (Kolektomie bzw. Splenektomie).

4. Ursachen von Entwicklungsstörungen

Die *Gesamthäufigkeit* angeborener Entwicklungsstörungen beim Menschen kann mit 4–5% angegeben werden, wobei es sich bei 0,5–1% der Fälle um schwerwiegende, bei 3–4% um weniger schwere oder leichte Fehlbildungen handelt. Man muß sich darüber im klaren sein, daß die Rate an Fehlbildungen, die man bei Neugeborenen findet, nur die Spitze eines Eisberges darstellt. WITSCHI (1970) hat darauf hingewiesen, daß nur 30% aller Oozyten, die mit Spermien zusammentreffen, zu körperlich und geistig gesunden Kindern führen, d. h. 70% aller Konzeptionen gehen pränatal oder postnatal verloren bzw. sind nach der Geburt mit Fehlbildungen behaftet. Offensichtlich wird gegen fehlgebildete Keime *streng selektioniert*, auch gegen Keime, die leichtere Fehlbildungen aufweisen. Auf diesen Sachverhalt wurde im Rahmen der Chromosomenanomalien bei Aborten bereits hingewiesen. NISHIMURA u. Mitarb. (1968) haben die Häufigkeit einiger spezieller körperlicher Mißbildungen bei Embryonen im 2. Embryonalmonat und bei Neugeborenen miteinander verglichen. Polydaktylie, Lippen- bzw. Lippen-Kiefer-Gaumen-Spalten oder Spina bifida werden bei Embryonen im 2. Embryonalmonat etwa

9mal häufiger gefunden als bei Neugeborenen, Zyklopie sogar 46mal häufiger. – Die *Häufigkeit der einzelnen Fehlbildungen* zeigt regionale Unterschiede, in Wales werden etwa 20mal mehr Kinder mit Spina bifida geboren als in Deutschland, in USA etwa 9mal mehr Kinder mit Herzfehler als in Mexiko. Die beiden häufigsten Fehlbildungen, die man bei fehlgebildeten Neugeborenen findet, sind der Klumpfuß (18,5%) und die Lippen-Kiefer-Gaumen-Spalte (16%).

25% aller Entwicklungsstörungen beim Menschen sind ausschließlich genetisch bedingt (Gen- und Chromosomenmutationen), 5–10% sind vermutlich rein umweltbedingt, während bei 65–70% aller Entwicklungsstörungen genetische Faktoren und Umweltfaktoren zu unterschiedlichen Anteilen an der Fehlbildungsentstehung beteiligt sein dürften.

4.1. Polygen bedingte Merkmale

Polygen bedingte Merkmale sind solche Merkmale, an deren Ausprägung *mehrere bis viele Gene beteiligt* sind. Die einzelnen Gene können sich dabei *dominant, rezessiv* oder *intermediär* zueinander verhalten. VOGEL und

G. – Tab. 11. Anteil der aufgrund der Abstammung gemeinsamen Gene.

Verwandtschaftsgrad	Anteil der durch Abstammung gemeinsamen Gene
Eineiige Zwillinge	1
Eltern, Kind, Geschwister, zweieiige Zwillinge	$^1/_2$
Großeltern, Enkel(in), Onkel, Tante, Neffe, Nichte, Halbgeschwister, »double first cousin«	$^1/_4$
Vetter (Base) 1. Grades	$^1/_8$
Vetter (Base) 1. Grades mit Generationenverschiebung (»first cousin once removed«)	$^1/_{16}$
Vetter (Base) 2. Grades	$^1/_{32}$
Vetter 3. Grades	$^1/_{128}$

MOTULSKY (1979) gehen davon aus, daß bei polygen bedingten Merkmalen ein oder wenige sogenannte Hauptgene vorhanden sind, die im wesentlichen zur genetischen Ätiologie des

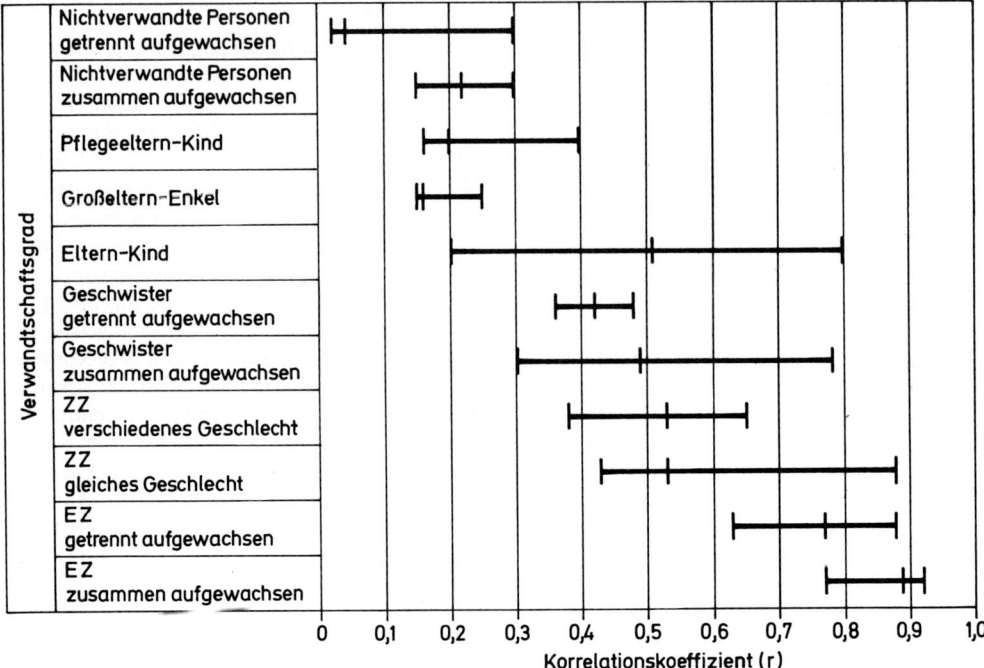

G. – Abb. 49. Korrelationskoeffizient (r) für den IQ zwischen Personen unterschiedlicher Verwandtschaftsgrade. Je näher zwei Personen miteinander verwandt sind, desto mehr genetisches Material haben sie gemeinsam, desto größer ist auch r. (EZ = eineiige Zwillinge, ZZ = zweieiige Zwillinge.)

Merkmals beitragen, deren Effekte durch andere Gene (genetischer Hintergrund) beeinflußt werden. – Zu Merkmalen, deren Ausprägung von vielen Genen abhängt, sollten viele biochemische Reaktionen beitragen. Da biochemische Reaktionen durch exogene Faktoren beeinflußt werden können, wird auch klar, warum polygen bedingte Merkmale durch Umweltfaktoren beeinflußt werden können.

Die nähere Analyse polygen bedingter Merkmale erfolgt mit Hilfe von Familienuntersuchungen und insbesondere Untersuchungen an eineiigen (EZ) und zweieiigen (ZZ) Zwillingen. Polygen bedingte Merkmale sind etwa Körpergröße, Intelligenz, arterieller Blutdruck, Haut- und Haarfarbe, aber auch verschiedene Erkrankungen. Soweit polygen bedingte Merkmale meßbar sind, zeigen sie eine erhebliche Variabilität und sind in der Bevölkerung in Form der Gaußschen Normalverteilung verteilt. Man kann bislang für kein polygen bedingtes Merkmal genauer angeben, wieviele Gene an seiner Ausprägung beteiligt sind. Die *Umwelt* ist an der Ausprägung des Merkmals in hohem Maße beteiligt.

Beispiel Intelligenz: Die Gene legen fest, welcher Intelligenzquotient (IQ) überhaupt erreicht werden kann, die Umwelt (Erziehung, Ausbildung) realisiert den IQ dann innerhalb dieser genetisch festgelegten Reaktionsbreite. Ein Individuum mit Trisomie 21 wird jedoch in jeder beliebigen Umwelt an schweren geistigen Störungen und körperlichen Mißbildungen leiden. – Da verwandte Personen mehr genetisches Material gemeinsam haben als nicht verwandte Personen (Tab. 11), werden sie sich in polygen bedingten Merkmalen um so ähnlicher sein, je näher sie miteinander verwandt sind. Diese Ähnlichkeit wird mit dem Korrelationskoeffizienten (r) angegeben; er ist 1, wenn zwei Individuen sich in einem Merkmal völlig gleichen, etwa EZ, deren genetisches Material identisch ist. r ist am niedrigsten bei nichtverwandten Personen (Abb. 49).

Während *monogen bedingte Erbleiden* selten eine Häufigkeit von 1:1000 oder mehr erreichen, sind *polygen bedingte Krankheiten* sehr viel häufiger in der Durchschnittsbevölkerung anzutreffen (Tab. 12), noch häufiger in den Familien von Personen, die selbst an einer polygen bedingten Krankheit leiden.

Zur Erklärung des Auftretens eines polygen bedingten Leidens bei einem Individuum bietet sich die Normalverteilung quantitativer Merkmale wie Blutdruck, Körpergröße oder Intelligenz nicht ohne weiteres an, weil ein bestimmtes Individuum entweder als krank oder nicht krank anzusehen ist. Krank oder nicht krank als Folge polygener Genwirkung wird verständlich, wenn man der Gesamtwirkung der beteiligten Gene die Funktion der »Disposition« für eine Erkrankung zuweist. Damit wird ein *Schwellenwert* festgestellt, der im Falle, daß er überschritten wird (etwa durch die Einwirkung exogener Faktoren), Krankheit zur Folge hat. Die genetisch festgelegte Disposition für ein polygen bedingtes Leiden kann aber von Familie zu Familie erheb-

G. – Tab. 12. Empirisches Risiko für einige häufige, angeborene Erkrankungen (in Prozent); LENZ (1979) weist darauf hin, daß bei polygenen Krankheiten die Häufigkeit unter den Verwandten 1. Grades gleich der Wurzel aus der Häufigkeit aus der Bevölkerung ist.

Erkrankung	Häufigkeit (%)	Geschlechts-verhältnis ♂:♀	Risiko (%) gesunder Eltern für ein 2. krankes Kind	Risiko (%) kranker Eltern für ein 1. 2. krankes Kind	
Spina bifida	0,30	2:3	4	10	–
Schizophrenie	1,00	1:1	14	16	–
Pylorustenose	0,30	5:1			
♂			2	4	13
♀			10	17	38
Hüftgelenks-luxation	0,07	1:6	4	4	10
Spaltgaumen	0,04	2:3	2	7	15
Spaltlippe±Spalt-gaumen	0,10	3:2	4	4	12
Klumpfuß	0,10	2:1	3	3	10
Diabetes mellitus (im Kindesalter)	0,10	1:1	3	3	10

lich schwanken, d.h., der Schwellenwert kann von Familie zu Familie unterschiedlich hoch oder niedrig sein. Der Schwellenwert in einer Familie ist um so niedriger anzusetzen, je häufiger kranke Personen mit demselben polygen bedingten Leiden in der Familie vorkommen, d.h. die *Dispositon für die Erkrankung* ist demnach sehr stark. Daraus folgt: in einer Familie steigt das Risiko für weitere Betroffene mit der Zahl der bereits erkrankten Personen an, sehr im Gegensatz zum konstanten genetischen Risiko bei monogenen Erbleiden. – Das Risiko für das Wiederauftreten eines bestimmten polygen bedingten Leidens in einer Familie kann nur empirisch ermittelt werden (Tab. 12). Das so an einer ausgewählten Stichprobe von Familien, in denen das Leiden ein oder mehrmals vorgekommen ist, ermittelte Wiederholungsrisiko berücksichtigt nicht die von Familie zu Familie sehr unterschiedliche Disposition. Die Risikozahlen sind daher nur Anhaltspunkte, also sehr ungenau.

Für die *genetische Beratung* sind diese Risikozahlen äußerst wenig zufriedenstellend, wenn auch das *Wiederholungsrisiko bei polygen bedingten Leiden* im allgemeinen *unter 5%* liegt. Bei einigen Fehlbildungen des Feten, die polygen vererbt werden oder nur Teile eines polygen vererbten Mißbildungskomplexes sind, ist über die *pränatale Bestimmung des α-Fetoproteins* (*AFP;* wird in der Leber gebildet; analog zum Albumin des Erwachsenen) eine exaktere genetische Beratung möglich. Es handelt sich bei diesen Fehlbildungen z.B. um die Anenzephalie, Spina bifida, die Myelomeningozele, die Exomphalie, die Zystenniere und andere (BROOK, 1977; MURKEN u. Mitarb., 1979; ADINOLFI, 1979). Bei diesen Fehlbildungen sind die AFP-Werte im Fruchtwasser (15.–17. Schwangerschaftswoche) um das 4–6fache gegenüber normalen Feten erhöht. Auch im peripheren Blut der Mutter läßt sich AFP bestimmen. Mindestens 80% aller Fälle mit offener Spina bifida lassen sich über die Erhöhung des AFP im mütterlichen Blut (16. Schwangerschaftswoche) diagnostizieren. Bei *jeder* Schwangeren sollte die AFP-Bestimmung aus dem Blut durchgeführt werden. Mehr als 95% aller Kinder mit Spina bifida werden in Familien geboren, in denen bis dahin kein Fall von Spina bifida vorgekommen ist. – Über eine qualifizierte *Ultraschalldiagnostik* gelingt es, mindestens 40% der schweren Fehlbildungen des Feten zu erkennen, in manchen Fällen kann auch die *Fetoskopie* (unmittelbare Beobachtung des Feten mit Hilfe eines in die Amnionhöhle eingeführten optischen Instrumentes) bei der Mißbildungserkennung in der

G. – Tab. 13. Genetisch bedingte Unverträglichkeiten gegenüber Medikamenten.

Medikament Nahrungsmittel	Defekt Enzymvariante	Symptome	Erbgang	Häufigkeit
Succinyldicholin (Suxamethonium)	Cholinesterase (Serum)	Verlängerte Apnoe (Narkosezwischenfälle)	autosomal rezessiv	1:2500–1:3000
Isoniazid, Phenelzin, Hydralazin, Dapson, Sulfanilamid, Sulfamethazin	N-Acetyltransferase (Leber)	Isoniazid → Polyneuritis Phenelzin → Psychosen	autosomal rezessiv	50–55% aller Europäer sind Langsamazetylierer
Paraoxon	Paraoxonase	Vergiftung	autosomal rezessiv	70% der Europäer sind Langsamausscheider
Phenytoin, Dicoumarol, Guanoxan, Phenacetin, Diphenylhydantoin	Oxidasen (Mikrosomen)	Intoxikationen Methämoglobinämien	autosomal rezessiv	selten
Acetanilid, Primaquin (Malaria), Sulfanilamid, Sulfapyridin, Nitrafurazon, Nitrofurantoin, (Vicia faba)	Glucose-6-phosphatdehydrogenase	Hämolytische Anämie	X-chromosomal rezessiv	Nord- und Mitteleuropa sehr selten; Orient, Süditalien, Thailand, Afrika: 3–35% der Männer

Frühschwangerschaft hilfreich sein (RAUSKOLB, 1977; MURKEN u. Mitarb., 1979).

Es gibt auch Beispiele für monogen bedingte Eigenschaften des Menschen, die sich erst in der entsprechenden *Umwelt* manifestieren: z.B. tritt die Galaktosämie erst bei der Ernährung des Säuglings mit Milch zutage, oder die Fructoseintoleranz wird erst bei der Aufnahme von Fructose mit der Nahrung sichtbar. Es gibt ferner genetisch bedingte Besonderheiten in der Reaktion auf *Medikamente* und *Nahrungsmittel* (Tab. 13). – Untersuchungen der letzten Jahre haben gezeigt, daß bestimmte Erkrankungen mit bestimmten *Blutgruppen* häufiger zusammen auftreten, als der Erwartung entspricht *(Assoziation)* (MOURANT u. Mitarb., 1978). Ein bekanntes Beispiel ist das Ulcus duodeni mit der Blutgruppe 0. Das heißt jedoch nicht, daß alle Individuen mit Blutgruppe 0 auch an einem Ulcus duodeni erkranken müssen. Sie haben jedoch ein um 36% höheres Risiko als Personen mit anderen ABO-Blutgruppen. – Seit 1972 sind beim Menschen eine große Zahl von Erkrankungen bekanntgeworden, die eine hochsignifikante Assoziation mit einem oder mehreren *HLA-Antigenen* aufweisen (MCMICHAEL u. MCDE-VITT, 1977; BODMER, 1978). Diese Assoziationen sind nicht auf die HLA-Gene selbst zurückzuführen, sondern eher auf die diesen Genen unmittelbar benachbarten (gekoppelten) Gene

für die Immunantwort. Daher ist auch die Assoziation zwischen bestimmten HLA-Allelen und Krankheiten nicht absolut, d.h. das Allel kann bei Erkrankten fehlen und bei Nichterkrankten vorkommen. Daraus resultiert der Begriff des »relativen Risikos« (Tab. 14).

4.2. Monogene Merkmale

Die Merkmale, die unter allen Umweltbedingungen konstant gehalten werden, sind im Gegensatz zu den polygen bedingten Merkmalen *streng genetisch fixiert*. Sie sind zumeist durch einzelne Gene (monogen) bedingt und werden, je nach der Lokalisation der Gene, auf einem Autosom oder einem Geschlechtschromosom, autosomal rezessiv, autosomal dominant, X-chromosomal rezessiv oder X-chromosomal dominant vererbt. Daraus lassen sich dann Angaben für das Wiederholungsrisiko einer monogen bedingten Erkrankung machen (Abb. 46).

Das Spektrum der *Folgen von Genmutationen* beim Menschen reicht von Letalität und schweren Mißbildungs- und Defektsyndromen (z.B. im Bereich des Gehirns, des Skeletts, des Herzens) über erbliche Stoffwechseldefekte (z.B. metabolisch bedingte Schwachsinnsformen) und Systemerkrankungen (z.B. der Haut und des Nervensystems), Störungen der Ge-

G. – Tab. 14. Beispiele für Assoziationen zwischen HLA-Antigenen und Krankheiten (nach PASSARGE, 1979).

Erkrankung	HLA-Antigen	Häufigkeit bei		Relatives Risiko
		Kontrollen	Patienten	
Morbus Bechterew	B27	0,08	0,88	81–140
Reiter-Syndrom	B27	0,07	0,78	42
Akute anteriore Uveitis	B27	0,08	0,55–0,74	16–31
Zöliakie	B8	0,23	0,76	10
Diabetes mellitus, juvenil (JOD)	B8	0,24	0,39	2,1
	B15	0,18	0,40	3,0
Chronische Autoimmunhepatitis	B8	0,18–0,24	0,53–0,68	3,6–9,5
Dermatitis herpetiformis	B8	0,26	0,60	4,4
Psoriasis vulgaris	B13	0,04	0,17	4,6
	Bw16	0,05	0,15	2,9
	Bw17	0,08	0,29	4,9
Thyreotoxikose	B8	0,23	0,5	3,5
Myasthenia gravis	B8	0,24	0,55	4,5
Lupus erythematosus	Bw15	0,08	0,33	5,1
Multiple Sklerose	A3	0,24	0,35	1,6
	B7	0,24	0,35	1,6
	Dw2	0,18	0,53	5,0
Hodgkin-Lymphom	A1	0,32	0,39	1,3
	B8	0,24	0,28	1,3
Akute lymphatische Leukämie	A2	0,37	0,61	1,7
	Bw35	0,16	0,25	1,6

schlechtsentwicklung, Minderung oder Verlust der normalen Funktionen der Sinnesorgane (z.B. Taubheit, Störungen des Farbensehens) und viele andere Fehlbildungen bis hin zu leichten, zum Teil nur schwer feststellbaren Varianten ohne Krankheitswert.

Mutationen in einzelnen Genen treten mit einer bestimmten Häufigkeit immer wieder *spontan* auf *(Neumutationen)*. Als *spontane Mutationsrate* wird die Zahl der Mutationen an ein- und demselben Gen pro Gamete und pro Generation bezeichnet. Die Angaben über die Anzahl der Spontanmutationen auf 1 Mill. Gameten liegen je nach Erbleiden zwischen 2–3 (Hämophilie B) und 100 (Neurofibromatose Recklinghausen). In Tab. 15 sind Spontanmutationsraten für verschiedene monogen bedingte, dominante und X-gekoppelte Gene angegeben. Unter Zugrundelegung verschiedener Annahmen hat HARRIS (1975) geschätzt, daß jedes neue Individuum 1,44 neue Strukturvarianten von Genprodukten trägt.

Es gibt eine Reihe *dominanter* und *X-chromosomal* vererbter Defekte, die mit dem *väterlichen Alter* (Achondroplasie, Akrozephalosyndaktylie, Marfan-Syndrom, Myositis ossificans, eventuell auch Treacher-Collins-Syndrom, Waardenburg-Syndrom, Basalzellnaevus-Syndrom, Crouzon-Syndrom) bzw. mit dem *Alter des mütterlichen Großvaters* (Hämophilie A, Lesch-Nyhan-Syndrom, Duchennsche Muskeldystrophie) ansteigen (Abb. 50). Mutationen, die zu den genannten dominanten Erbleiden führen, nehmen zwischen dem 20.–40. Lebensjahr des Vaters um das 5–10fache zu (VOGEL u. MOTULSKY, 1979). Bei den genannten X-chromosomalen Defekten findet sich ein erhöhtes großväterliches Alter: das defekte X-Chromosom wird über die gesunden Töchter (Konduktorinnen) auf die Enkel weitergegeben. – Diese Ergebnisse haben im Zusammenhang mit den Besonderheiten der Spermatogenese gegenüber der Oogenese zu Spekulationen über die molekulare Struktur des Mutationsprozesses Anlaß gegeben. Hierbei spielt eine Rolle, daß die Zahl der Spermatogonienteilungen mit dem Alter des Mannes ansteigt. Die Mutationen können als »Abschreibfehler« während der Replikation der DNS in den Spermatogonien entstehen.

Erbleiden, die *dominant* vererbt werden und bei mehreren Kindern ein- und derselben Familie vorkommen, obwohl beide Eltern gesund sind, könnten auf eine *Mutation während der embryonalen Keimzellbildung* von einem der Eltern zurückgeführt werden. Dominante Mu-

G. – Tab. 15. Schätzung der spontanen Mutationsrate für einige monogen bedingte Erkrankungen beim Menschen.

Merkmal	Mutationsrate	Anzahl der Mutanten pro 10^6 Gameten
Autosomal dominant		
Achondroplasie	$1,4 \times 10^{-5}$	14
Aniridie	$3–5 \times 10^{-6}$	3–5
Dystrophia myotonica	$1,1 \times 10^{-5}$	11
Neurofibromatose	1×10^{-4}	100
Osteogenesis imperfecta	1×10^{-5}	10
Polyposis intestini	$1–3 \times 10^{-5}$	10–13
Chorea Huntington	5×10^{-6}	5
v. Hippel-Lindau-Syndrom	$1,8 \times 10^{-7}$	1,8
Apert-Syndrom	3×10^{-6}	3
Retinoblastom	7×10^{-6}	7
X-chromosomal		
Hämophilie A	$3,2–5,7 \times 10^{-5}$	32–57
Hämophilie B	$2–3 \times 10^{-6}$	2–3
Duchennsche Muskeldystrophie	$3–4 \times 10^{-5}$	30–40
Incontinentia pigmenti	$0,6–2 \times 10^{-5}$	6–20
OFD-Syndrom	5×10^{-6}	5
Autosomal rezessiv		
Albinismus	$2,8 \times 10^{-5}$	28
Achromatose	$0,8 \times 10^{-5}$	8
Phenylketonurie	$2,5 \times 10^{-5}$	25

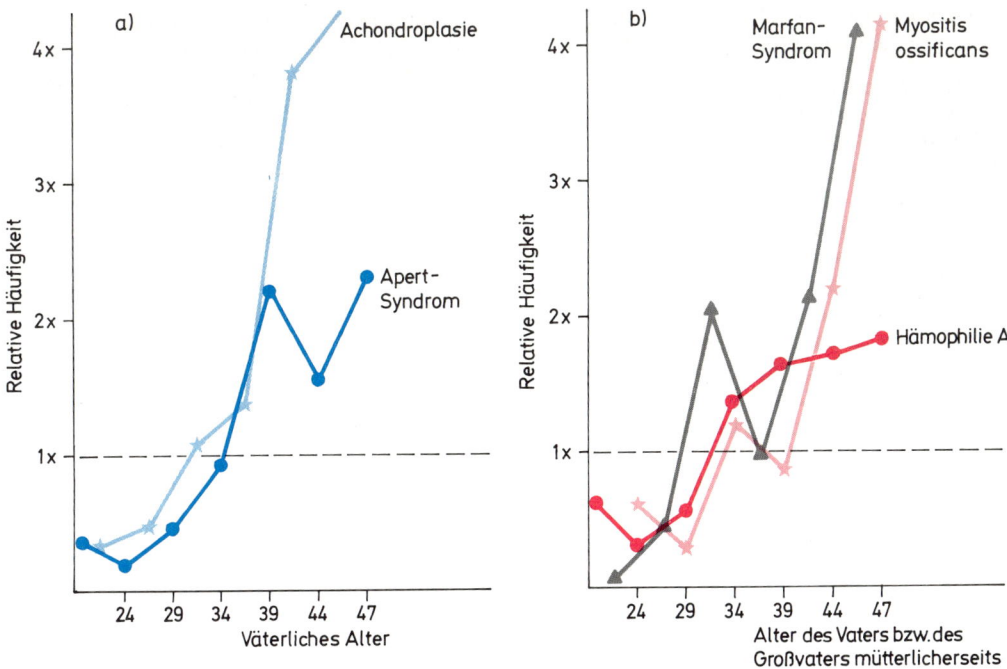

G. – Abb. 50. Relative Häufigkeiten für verschiedene Neumutationen in Abhängigkeit vom Alter des Vaters bzw. des Großvaters mütterlicherseits. (a) Achondroplasie (Chondrodystrophie), Apert-Syndrom. (b) Marfan-Syndrom, Myositis ossificans, Hämophilie A.

tationen, die sich bei einem Patienten nur segmental manifestieren, könnten die Folge von somatischen Mutationen sein. So sind bei der Neurofibromatose Patienten beobachtet worden, bei denen die Erkrankung auf einen Körpersektor (z.B. nur Rücken, nur Extremitäten) beschränkt war.

Energiereiche Strahlen und eine Reihe *chemischer Substanzen* sind bei tierischen oder pflanzlischen Organismus als mutagen erkannt worden und können die Mutationsrate und damit auch den Anteil von Individuen mit Erbkrankheiten erhöhen. Aufgrund verschiedenster Daten hat man geschätzt, daß eine Strahlendosis von 100 R die Mutationsrate beim Menschen verdoppelt. Die Gesamtbelastung beim Menschen liegt in der Größenordnung von 100 bis 200 mrad pro Jahr. Wenn man hiermit die Verdopplungsdosis vergleicht, d.h. die Strahlenmenge, die zu einer Verdopplung der spontanen Mutationsrate führt, so zeigt sich, daß nur ein kleiner Teil aller Neumutationen strahleninduziert sein kann. – Dementsprechend haben auch die Untersuchungen bei Kindern von Eltern mit hoher Strahlenbelastung nach den Atombombenabwürfen in Hiroshima und Nagasaki oder aus Gegenden mit

stark erhöhter natürlicher Radioaktivität keinen Hinweis auf eine Erhöhung der Mortalität oder genetisch bedingter Anomalien erbracht (VOGEL und MOTULSKY, 1979; LENZ, 1979).

Ionisierende Strahlen induzieren in erster Linie *Chromosomenaberrationen*. Diese werden zum größten Teil während der Meiose oder in den frühen Keimstadien eliminiert. Im Hinblick auf die Induktion von Genmutationen unterscheiden sich männliche und weibliche Gameten. Im *männlichen Geschlecht* werden sowohl prä- als auch postmeiotische Stadien betroffen, die Mutationsrate in den postmeiotischen Stadien ist jedoch etwa doppelt so hoch wie in den Spermatogonien. Dementsprechend sollten beim Mann Röntgenbestrahlungen und Röntgenuntersuchungen, bei denen die Gonaden einbezogen sind, in den letzten sechs bis acht Wochen vor der Zeugung eines Kindes unterbleiben. Die Sensitivität der Oogenese gegen *Röntgenstrahlen* ist nicht genau bekannt. Aus den Untersuchungen bei der Maus kann jedoch angenommen werden, daß die Oozyten im Diktyotän-Stadium sehr resistent gegen die Auslösung von Mutationen sind. Bei der weiblichen Maus kann eine Strahlensensibilität nur für die Oozyten nachgewiesen werden, die während der letzten 7 Wochen vor der Ovulation bestrahlt werden.

Beim Menschen sind eine Reihe von *chemischen Substanzen* als sicher mutagen anzusehen (Tab. 16), für eine wesentlich größere Zahl von Substanzen kann die Mutagenität als möglich bis wahrscheinlich angenommen werden (GEBHART, 1977). Aus experimentellen Untersuchungen an geeigneten Versuchstieren darf geschlossen werden, daß auch beim Menschen bestimmte Stadien der Keimzellentwicklung gegenüber der Einwirkung chemischer Agenzien besonders sensibel bzw. resistent sind, wobei sich das Sensibilitätsmuster auch noch von Mutagen zu Mutagen unterscheidet (VOGEL und MOTULSKY, 1979). Offensichtlich sind die postmeiotischen Stadien des Spermatogenese, die Oogonien während der Embryonalentwicklung bis zur Geburt und die Oozyten um die Zeit der Befruchtung gegenüber nahezu allen bekannten Mutagenen besonders sensibel.

Beim Menschen ist eine Reihe *monogen vererbter Tumorsyndrome bekannt*, etwa die Neurofibromatose, das Basalzellnävus-Syndrom, die von-Hippel-Lindausche Erkrankung u.a. (MCKUSICK, 1978). Es handelt sich dabei um *dominant* vererbte Erkrankungen. Entsprechende Tumoren, wie Neurofibrome, Basaliome, Leiomyome, Lipome, Hämangiome kommen auch sporadisch vor und sollten nicht genetisch bedingt sein. Man kann die *Regel* aufstellen, daß das Vorkommen eines singulären benignen oder malignen *Tumors* bei einem Patienten nichtgenetisch, das Vorkommen multipler Tumoren eher genetisch bedingt und häufig autosomal dominant vererbt wird. Es gibt eine Vielzahl von Hinweise, daß die meisten sporadisch vorkommenden Tumoren das Ergebnis somatischer Mutationen sind. Sie sind im Gegensatz zu den familiär vorkommenden Tumorsyndromen in der Regel monoklonalen Ursprungs, ihr Auftreten ist altersabhängig und ihre Inzidenz kann durch Strahlen und Chemikalien erhöht werden. Die Virusätiologie von manchen Tumoren widerspricht nicht der somatischen Mutationshy-

G. – Tab. 16. Mutagene Wirkung einiger Medikamente und Chemikalien auf menschliche Chromosomen *in-vivo* und *in-vitro* (auch Punktmutationen). Hierzu gehören z. B. alkylierende Verbindungen (Lost-Verbindungen, Äthylenimin-Verbindungen, Alkylalkansulfonate, Nitrosoverbindungen, Epoxide, Diazoverbindungen), Nukleinsäureantimetaboliten, DNS-Komplexbildner, bestimmte Metalle und metallorganische Verbindungen (z. B. Quecksilber, Blei, Cadmium), Nitrofurane und Alkaloide (nach Gebhart, 1977).

Stoffklassen und Präparate	in vitro	in vivo
Alkylierende Substanzen		
Cyclophosphamid	(+)	+
Busulfan	+	+
Triaziquon, Tretamin	+	+
Stickstofflostderivate	+	+
Psychotrope Substanzen		
Psilocybin	+	+
Phenothiazine (zum Beispiel Promazin)	(±)	(±)
Lysergid	±	±
Antikonvulsiva	+	+
Nucleinsäureantimetaboliten		
Cytarabin	+	+
Prophylthiouracil	+	+
Methotrexat	–	+
Azathioprin	+	+
Pyrimethamin	+	+
Mercaptopurin	+	+
Antibiotika		
Mitomycin C	+	+
Daunorubicin	+	+
Pestizide		
(organische Phosphorsäureester)	+	+

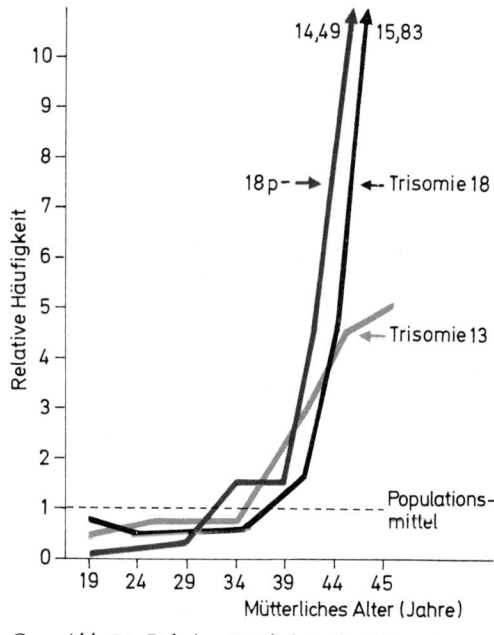

G. – Abb. 51. Relative Häufigkeit der Trisomien 13 und 18 und der Defizienz 18 p – in Abhängigkeit vom Alter der Mutter.

pothese. Viren zeigen häufig Affinitäten zu bestimmten Chromosomenregionen und könnten über eine DNS-Veränderung in diesen Regionen somatische Mutationen auslösen, die dann die Basis für die Tumorentstehung abgeben.

4.3. Chromosomenaberrationen

4.3.1. Alter der Eltern

Das *Alter der Mutter* spielt bei der Entstehung von Chromosomenaberrationen, insbesondere *Aneuploidien*, eine entscheidende Rolle.

Folgende **Chromosomenanomalien** sind eindeutig vom Alter der Mutter abhängig: Die *Trisomien 13, 18* und *21*, das *Klinefelter-Syndrom*, das *Triplo-X-Syndrom* und die *Defizienz 18p-* (Abb. 51 u. Tab. 17). Von den entsprechenden *Mosaiktrisomien* sind 80% ebenfalls vom Alter der Mutter abhängig. Diese Mosaike gehen von einer trisomen Zygote aus: eine Zellinie verliert das Extrachromosom während der Anaphase der Mitose (»anaphase lagging«[1]) (Abb. 52). Trisome Zygoten zeigen eine 40mal größere Tendenz für »anaphase lagging« und eine 70mal größere Rate von *Non-disjunction* (Fehlverteilung) als normale Zygoten. Während weniger als 3% aller Kinder in der BRD von *Frauen über 40 Jahren* geboren werden, beträgt der Anteil, den sie an Kindern mit Trisomie 21 beitragen, nahezu 25%. Mit der zunehmenden Familienplanung und der Herabsetzung des mütterlichen Gebäralters hat die Rate *mongoloider* Kinder bei uns zwischen 1950 und 1964 um 30% abgenommen. Entsprechende Zahlen ergeben sich für das *Klinefelter-Syndrom*. Frauen sollten daher ihre Kinderwünsche vor dem 35. Lebensjahr erfüllen. Wegen des erhöhten Risikos älterer Frauen für Kinder mit Aneuploidien, insbesondere *Down-Syndrom*, sollte bei allen Schwangeren ab dem 35. Lebensjahr eine pränatale Chromosomenanalyse durchgeführt werden. Die frühere Vermutung, daß auch sehr junge Mütter ein erhöhtes Risiko für Kinder mit Trisomien haben, ist weiterhin nicht gesichert.

Die **Ursache** *der Aneuploidien* ist die Fehlverteilung der Chromosomen in der Meiose (bei der Frau zumeist in der 1. meiotischen Teilung; beim Mann etwa gleich häufig in der 1. und 2. meiotischen Teilung, LANGENBECK u. Mitarb., 1976) oder in der Mitose (non-disjunction). In der Meiose können z.B. Gameten mit 24 und mit 22 Chromosomen entstehen. Durch die Befruchtung solcher Eizellen mit normalen Spermien entstehen Zygoten mit 47 und 45 Chromosomen. Aus der Zygote mit 45 Chromosomen entsteht in der Regel kein lebensfähiger Keim (Ausnahme: *Turner-Syndrom*). Die *Ursachen für gehäuftes Auftreten von Non-disjunction bei älteren Frauen* sind bislang ungeklärt. Folgende Möglichkeiten werden diskutiert:

1. Da die primären Oozyten seit dem 7. Embryonalmonat im Diktyotän-Stadium verharren, könnte in einer gealterten primären Oozyte der Meioseablauf so gestört sein, daß sich die Chiasmata zwischen den homologen Chromosomen nicht mehr regelrecht auflösen. Damit könnten 2 homologe Chromosomen in die Eizelle gelangen. Die Eizelle hätte dann 24 statt 23 Chromosomen.

2. Die Oozyten, die während der Fetalperiode zuerst gebildet werden, werden auch zuerst ovuliert, und weisen auch mehr Chiasmata zwischen den Chromosomen auf als die später gebildeten und auch später im Leben der Frau ovulierten Oozyten. Für diese Annahme

G. – Tab. 17. Häufigkeit von Neugeborenen mit Down-Syndrom in Abhängigkeit vom mütterlichen Alter (a). – Häufigkeit von Feten mit Down-Syndrom wie sie bei Schwangeren ab dem 35. Lebensjahr im Rahmen der pränatalen Chromosomenanalyse entdeckt wurde (b). – Die Diskrepanz zwischen a und b weist u.a. darauf hin, daß nach der 16. Schwangerschaftswoche noch ein erheblicher Anteil trisomer Feten abortiert wird.

[a]	Alter der Mutter	Neugeborene mit Down-Syndrom
	<20	1:2370
	20–24	1:1600
	25–29	1:1200
	30–34	1:870
	35–39	1:300
	40–44	1:100
	>45	1:46
[b]	Alter der Schwangeren	Feten mit Down-Syndrom
	35–37	1:110 (0,9%)
	38–39	1:37 (2,7%)
	40–41	1:31 (3,2%)
	42–43	1:18 (5,6%)
	>44	1:9 (11,0%)

---

[1] to lag (engl.) zögern, »bummeln«.

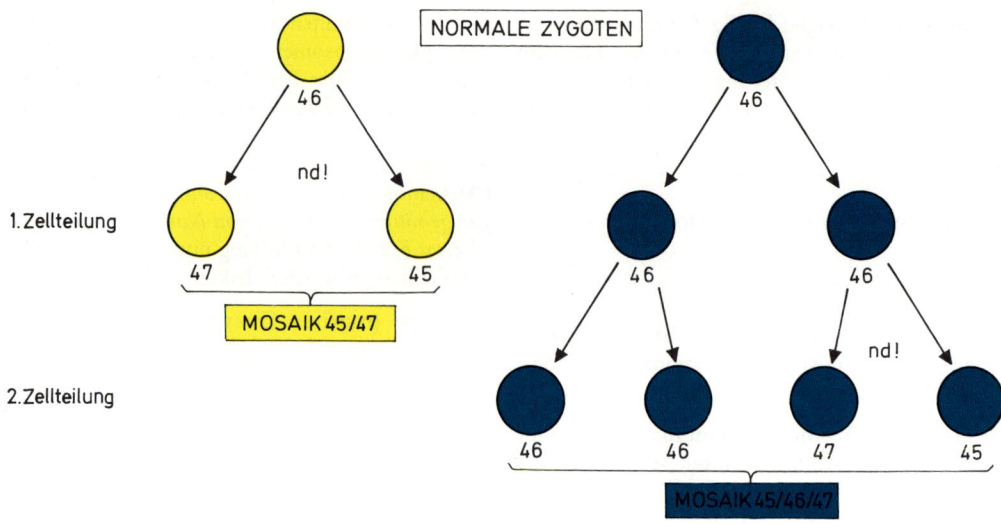

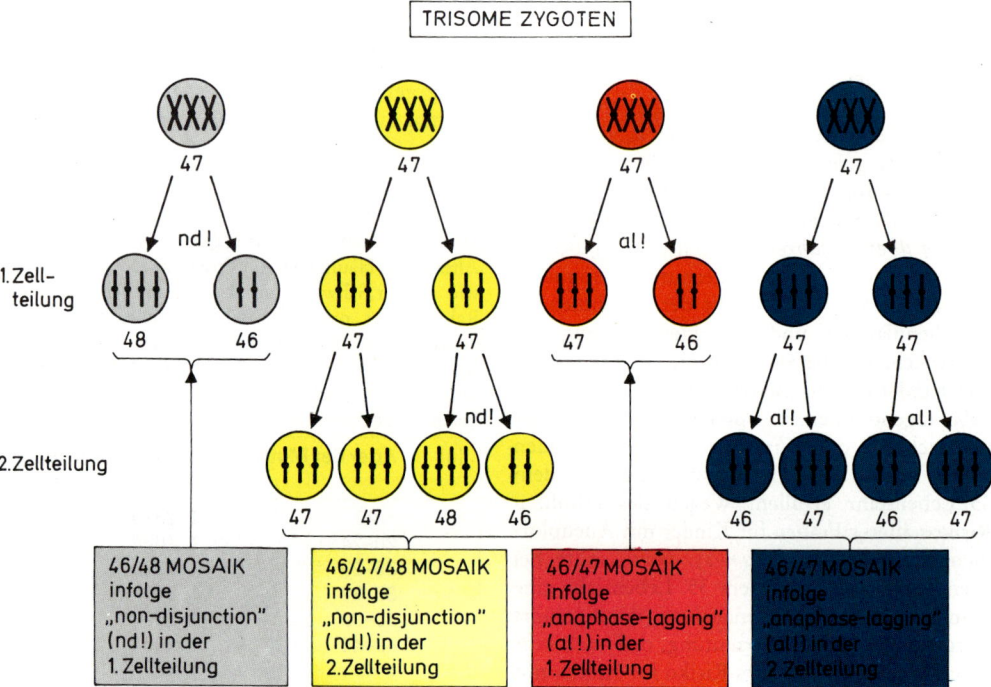

G. – Abb. 52. Mosaikentstehung aus normalen und trisomen Zygoten infolge »non-disjunction« bzw. »anaphase-lagging«.

sprechen Ergebnisse bei der Maus. Je weniger Chiasmata aber zwischen homologen Chromosomen bestehen, desto größer ist die Wahrscheinlichkeit, daß Univalente (ungepaarte Chromosomen) auftreten, die dann zufallsmäßig verteilt werden, so daß Eizellen mit einem Extrachromosom entstehen.

3. Die häufige Beteiligung von D- und G-Chromosomen an Non-disjunction wird in Zu-

sammenhang gebracht mit der Beteiligung dieser Chromosomen an der Bildung des Nukleolus. Auf den kurzen Armen dieser Chromosomen sitzen die Nukleolusorganisatoren. Die nukleoläre RNS könnte in der gealterten Oozyte nun so verändert sein, daß sich bei der Auflösung des Nukleolus in der Meiose diese Chromosomen nicht mehr regelrecht voneinander trennen können. Ein Hinweis auf die mögliche Bedeutung dieses Mechanismus für Non-disjunction gibt die bei mongoloiden Patienten und deren Eltern beobachtete Erhöhung von Assoziationen in der Metaphase gegenüber Kontrollpersonen. Hierunter versteht man die Tendenz der die Nukleolusorganisatoren tragenden Chromosomen, in der Metaphase eng beisammen oder einander gegenüber zu liegen (Abb. 53).

4. Mit zunehmendem Alter der Ehepartner sinkt die Kopulationsfrequenz. Damit erhöht sich das Risiko, daß das Ei nicht kurz nach der Ovulation befruchtet wird, sondern eventuell erst kurz bevor es degeneriert. Da die 2. Reifeteilung erst nach der Befruchtung abgeschlossen wird, könnte die veränderte biochemische Situation im gealterten Ei für Non-disjunction disponieren. – Auch eine verzögerte Ovulation eines reifen Eies könnte einen solchen Alterseffekt haben.

Man ist lange Zeit davon ausgegangen, daß das *väterliche Alter* für die Entstehung von Aneuploidien beim Keim keine Rolle spielt. Mittlerweile gibt es jedoch starke Hinweise dafür, daß Männer über 39 Jahre ein signifikant erhöhtes Risiko haben, ein Kind mit Down-Syndrom zu zeugen. – In 25% aller Fällen mit Trisomie 21 stammt das zusätzliche Chromosom 21 eindeutig vom Vater ab. Dementsprechend wird heute bei Schwangerschaften, bei denen der Vater älter als 44 Jahre ist, ebenfalls die pränatale Chromosomendiagnostik durchgeführt. Eine eindeutige Beziehung zwischen dem Alter des Vaters und einer Chromosomenanomalie besteht auch für das *Turner-Syndrom* mit X-Isochromosom für den langen Arm.

Eine *altersunabhängige Non-disjunction* in der Spermatogenese, und zwar im allgemeinen bei der 2. meiotischen Teilung, ist für den XYY-Zustand verantwortlich. Weiterhin stammt bei Individuen mit 47,XXY das zusätzliche X-Chromosom in 40% der Fälle vom Vater ab. Beim Turner-Syndrom mit 45,X haben 74% der Patienten das mütterliche X-Chromosom und nur 26% das väterliche X-Chromosom. Das fehlende X- bzw. Y-Chromosom dürfte häufig kurz nach der Befruchtung aus der Zygote oder einer daraus entstandenen Zellinie eliminiert werden. Man kann davon ausgehen, daß der 45,X-Karyotypus seltener durch Non-disjunction in der Meiose als durch mitotischen Verlust in postzygotischen Stadien entsteht. Für diese Annahme sprechen die Unabhängigkeit dieser Chromosomenanomalie vom Alter der Mutter und das häufige Auffinden von Mosaiken mit 45,X/46,XX-Zellen.

4.3.2. Strahlen, Chemikalien, Infektionen und andere Faktoren

Die frühere Feststellung, daß Mütter mongoloider Kinder in ihrer Anamnese häufiger Röntgendurchleuchtungen des Abdomens, Röntgenbehandlungen und berufliche Expositionen mit Röntgenstrahlen gehabt haben als andere Mütter vergleichbaren Alters und vergleichbarer Herkunft, muß in Frage gestellt werden (UCHIDA, 1977). Experimente bei der Maus zeigen jedoch eindeutig, daß nach Bestrahlung der Oogenese oder Spermatogenese numerische Chromosomenanomalien als Folge von Non-disjunction in den Keimzellen auftreten; auch Chemikalien wie Trenimon, Endoxan oder Metotrexat können Non-disjunction auslösen (HAUSMANN u. PROBECK, 1979). Bei Bestrahlung von weiblichen Mäusen nach der Paarung nimmt die Rate an Nachkommen mit X0-Karyotypus zu. Ähnliches ist beim Menschen bislang nicht gesichert. – Jahreszeitliche Unterschiede im Hinblick auf die Rate von Neugeborenen mit Chromosomenanomalien wurden diskutiert; sie treffen zumindest für die Trisomie 21 nicht zu. Rassische Unterschiede könnten bestehen (STARK u. WHITE, 1977; HOOK u. PORTER, 1977). – Aus statistischen Untersuchungen wurde gefolgert, daß Infektionen der Mutter für Non-disjunction verantwortlich sein können. Die Häufigkeit mongoloider Neugeborener nahm in einer Population nach einer infektiösen Hepatitis zu. Von anderen Autoren wird jedoch eine Beziehung zwischen Infektionen und Auftreten von

G. – Abb. 53. Schematische Darstellung der Lage der die Nukleolusorganisatoren tragenden Chromosomen in der Metaphase zueinander.

Down-Syndrom bestritten. Ähnliches gilt für Non-disjunction der Geschlechtschromosomen nach Rötelninfektionen. – Mütter von Kindern mit Trisomie 21 bzw. Klinefelter-Syndrom haben etwa doppelt so häufig Schilddrüsen-Autoantikörper wie andere Frauen vergleichbaren Alters. Bei Addisonscher und Cushingscher Erkrankung werden Autoantikörper beobachtet, die mit Eizellen reagieren können. Die Annahme jedoch, daß diese Autoantikörper die Nondisjunction beeinflussen können, etwa indem sie mit homologen Chromosomen oder Chromatiden eine Bindung eingehen und damit die Anaphase während der 1. oder 2. Meiose blockieren, ist unsicher. Autoantikörper fanden sich auch bei Patienten mit Gonadendysgenesie und ihren Eltern, bei Müttern von Patienten mit 46,XX/45,X und von Patienten mit 45,X oder X-Isochromosom. Klinefelter-Patienten sollen häufig Eltern mit Diabetes mellitus haben.

Strahlen, Chemikalien, Medikamente und Viren können zu *Chromosomenbrüchen* in der Zellkultur führen. Erfolgen solche Brüche an den Chromosomen der Keimzellen, so können dadurch Gameten mit Deletionen, balancierten und unbalancierten *Translokationen* entstehen. Soweit Chromosomenaberrationen über Strahlen und Chemikalien in den männlichen oder weiblichen Keimzellen ausgelöst werden, wird gegen solche Keimzellen und den daraus entstehenden Zygoten *streng selektioniert;* 5–10% überleben bis zur Geburt (Mutationsrate für balancierte Chromosomenveränderungen $= 1,78 \times 10^{-4}$ pro Gamete pro Generation, für unbalancierte Chromosomenveränderungen $= 1,1 \times 10^{-4}$ pro Gamete pro Generation). Von größerer Bedeutung dürften solche mutagenen Agenzien, insbesondere Strahlen, für Chromosomenstörungen *nach* der Befruchtung sein, etwa die Bildung von X0-Zygoten.

4.3.3. Familiäre Belastungen

Es gibt *drei häufigere Varianten* des menschlichen Karyotyps, deren Träger *phänotypisch unauffällig* sind: Die *balancierte reziproke Translokation*, die *zentrische Fusion* und die *Tandemtranslokation*. Die individuellen Chromosomen sind dabei unterschiedlich häufig an Translokationen beteiligt, *D-, E-* und *G*-Chromosomen sind bevorzugt betroffen.

Die *balancierte Translokation* führt in einem weit höheren Prozentsatz zu *unbalancierten Nachkommen* als die beiden anderen Varianten.

50% der Nachkommen sind unbalanciert, 25% haben die auch beim Elter bestehende balancierte Translokation, während 25% einen normalen Karyotypus haben (Abb. 12). Da Personen mit balancierter, reziproker Translokation klinisch unauffällig sind, wird die Translokation in über 90% der Fälle erst nach der Geburt eines mißgebildeten Kindes mit unbalancierter Translokation oder bei einer Untersuchung wegen häufigen Aborten entdeckt. Bei Eltern von Kindern mit unbalanciertem Karyotypus ist stets die Chromosomenanalyse angezeigt. Bei eventuellen weiteren Kindern solcher Eltern sollte die Pränataldiagnostik durchgeführt werden.

Für die *zentrische Fusion* (Robertsonsche Translokation) kann angenommen werden, daß sie nach zentromernahen Brüchen auf dem kurzen bzw. langen Arm zweier akrozentrischer Chromosomen entsteht (Abb. 11). *D/D*-Fusionstranslokationen finden sich bei 1‰, *D/G* bei 0,2‰ der adulten Durchschnittsbevölkerung. Angaben über die Häufigkeit von *G/G*-Fusionstranslokationen sind nicht bekannt (Tab. 4). Fusionstranslokationen kommen zwar familiär vor, treten jedoch in den meisten Fällen sporadisch auf. Sie sind zumeist 13/14- und 14/21, seltener 15/21- und 21/22-Translokationen. Individuen mit Translokationen zwischen zwei homologen D- oder G-Chromosomen können keine gesunden Kinder haben, z. B. kann eine Frau mit 21/21-Translokation nur mongoloide Kinder mit Translokationstrisomie 21 gebären. Die ebenfalls zu erwartenden Keime mit Monosomie 21 werden frühzeitig abortiert. In solchen Fällen ist die Sterilisation angezeigt. *Fusionstranslokationen* können über viele Generationen völlig komplikationslos übertragen werden, insbesondere D/D-Translokationen. Sie können jedoch auch Anlaß für das Auftreten von mongoloiden Kindern oder seltener von Kindern mit Trisomie 13 geben.

Kinder mit Translokationstrisomie haben zumeist jüngere Mütter; mongoloide Kinder junger Mütter haben zu 80% eine freie Trisomie 21. Fusionstranslokationen der Mutter begünstigen das Non-disjunction und erhöhen das Risiko für trisome Nachkommen. Das theoretische Risiko einer Frau mit D/G-Fusionstranslokation für ein mongoloides Kind mit Translokationstrisomie ist 33%, das empirische Risiko nur 10%, für einen Mann mit dieser Translokation jedoch nur 2%. Bei einer jungen Frau mit einem mongoloiden Kind muß stets nach einer Fusionstranslokation gefahndet werden. Im positiven Fall ist bei weiteren Schwangerschaften die pränatale Chromosomenanalyse angezeigt.

Strukturelle Varianten der Chromosomen, insbesondere verlängerte kurze Arme der D- und G-Chromosomen und prominente Satelliten, sind bei mindestens 3% der gesunden Durchschnittsbevölkerung zu beobachten. Einige Untersuchungsserien sprechen dafür, daß solche Strukturvarianten für Non-disjunction in der Meiose disponieren.

Hat eine Frau mit unauffälligem Karyotypus ein trisomes Kind geboren, so beträgt das *Wiederholungsrisiko* 0,6–1%. Bei phänotypisch völlig normalen Frauen wurden Mosaike aus normalen und aus trisomen Zellen beschrieben; der Anteil der trisomen Zellen war weniger als 3%. In den Gonaden dieser Frauen könnte jedoch der Anteil an trisomen Zellen wesentlich höher sein. Das Risiko für die Geburt trisomer Kinder ist erhöht, die pränatale Chromosomenanalyse ist daher angezeigt. – Frauen mit Trisomie 21 sind fertil. Da sie ein hohes Risiko für ebenfalls trisome Nachkommen (50%) haben und zumeist eine stark gesteigerte Libido aufweisen, kann zur Sterilisation geraten werden.

4.4. Ursachen aus der Umwelt

Bei 5–10% aller Entwicklungsstörungen des Menschen können *exogene Ursachen* angenommen werden. Dabei gilt, daß der exogene Reiz (z. B. Medikamente, Umweltchemikalien, Strahlen, Genußmittel, Infektionen) in der Regel nicht bei allen Patienten zu Fehlbildungen oder sogar identischen Fehlbildungen führt. Der individuelle Genotypus dürfte dabei eine ganz wichtige Rolle spielen.

Ein *Teratogen* fördert insbesonders das Auftreten solcher Anomalien, die bereits spontan, also ohne besondere Behandlung, häufig vorkommen. Gaumenspalten kommen in manchen Mäusestämmen sporadisch vor. Injiziert man graviden Muttertieren aus verschiedenen Stämmen vom 11. Tag der Trächtigkeit an Cortison, dann erhöht sich zwar die Rate von Nachkommen mit Spaltbildungen bei allen Stämmen, die Häufigkeitsunterschiede zwischen den Stämmen

bleiben jedoch erhalten (Tab. 18). Daraus ergibt sich, daß eine *Wechselwirkung* zwischen Genotypus und einwirkender Noxe besteht.

Beim Menschen sind nur etwa 20 sichere bzw. wahrscheinliche *Teratogene* bekannt (SHEPARD, 1976; MOORE, 1977; PERSAUD, 1979, 1980; KLEINEBRECHT, 1980), während im Tierversuch über 800 solcher teratogenen Noxen nachgewiesen wurden. Neben dem Typus der exogenen Noxe und dem Genotypus sind die Dosis und insbesondere der Zeitpunkt der Embryonalentwicklung, zu dem die Noxe wirkt, für das Ausmaß der Entwicklungsstörung entscheidend.

Man unterscheidet *3 Perioden der Säugetierentwicklung* (Abb. 54):

a) *Vorkeimblattstadium (Blastogenese):* Von der Befruchtung bis zur Ausbildung der Keimblätter. Es erfolgt in erster Linie eine Zellvermehrung, aber kaum Differenzierung (Mensch : bis Tag 13 p. o.).

b) *Embryonalperiode (Embryogenese):* Stadium der intensiven Differenzierung und Ausbildung der Organanlagen (Mensch: 3. bis 9. Woche p. o.).

c) *Fetalperiode (Fetogenese):* Stadium des Größenwachstums der Organsysteme.

Im **Vorkeimblattstadium** werden durch die teratogenen Noxen einzelne Zellen zerstört, die von dem Embryo wieder nachgebildet werden, oder es gehen alle Zellen zugrunde, und der Embryo stirbt ab. Im allgemeinen führen Teratogene im Vorkeimblattstadium daher *nicht* zu Mißbildungen beim entstehenden Individuum. Es kann jedoch nicht ausgeschlossen werden, daß Noxen, die während der Blastogenese in die Mutter gelangen, dort gespeichert oder metabolisiert werden und erst später in der Embryonalperiode dann ihre teratogene Wirkung entfalten.

In der **Embryonalperiode** sind die *teratogenen Substanzen hochwirksam* und erzeugen zahlreiche Mißbildungen *(Embryopathien).* Die Art der Mißbildung ist abhängig vom Zeitpunkt der Einwirkung des Teratogens. Die Organe

G. – Tab. 18. Häufigkeit der Phänokopie von Gaumenspalten durch Cortison-Behandlung in Stämmen mit hoher und niedriger Spontanhäufigkeit der Lippen-Kiefer-Gaumenspalte.

Stamm	Zahl der Inzucht-(Bruder-Schwester-Paarungs)-Generationen	Sporadisches Auftreten Lippen-, Kiefer-, Gaumenspalte	Häufigkeit nach Cortison-Behandlung (Gaumenspalte)
A/Jax	88	5,0%	100%
C57 Bl/6 Jax	45	0,2%	18,7%

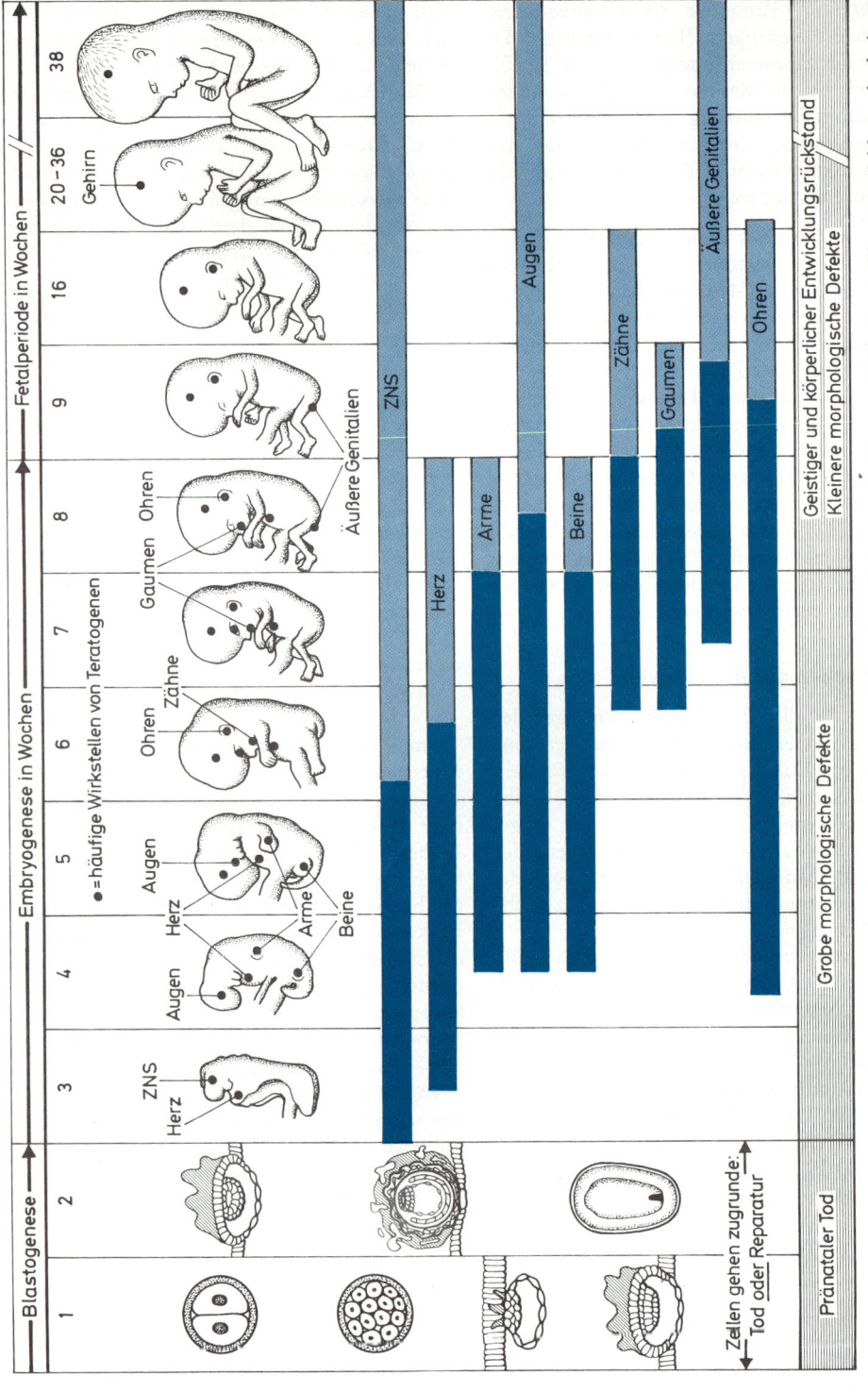

G. – Abb. 54. Schematische Darstellung der »sensiblen Perioden« in der menschlichen Entwicklung (nach MOORE, 1977). *Dunkelblau:* Entwicklungsabschnitt mit höchster Sensibilität für ein teratogenes Agens; *hellblau:* Entwicklungsabschnitte mit geringerer Sensibilität für ein teratogenes Agens.

differenzieren sich zu unterschiedlichen Zeiten während der Embryonalentwicklung (Abb. 54), zu dem jeweiligen *Zeitpunkt* zeigen sie die größte Empfindlichkeit für Schädigungen durch das Teratogen *(sensible Phase; teratogene Terminationsperiode)*. Dies wurde experimentell bei verschiedensten Laboratorien ermittelt; die Beispiele der Rötelnembryopathie und der Schädigung durch Thalidomid[1] bestätigen diese Regel auch für den Menschen. Das *Maximum der Sensibilität des menschlichen Embryos* wird in der *3.–6. Woche p. o.* beobachtet. Ist die sensible Phase für eine Organanlage abgelaufen, dann kann ein Entwicklungsvorgang durch ein teratogenes Agens kaum oder gar nicht mehr gestört werden. Nach der 10. Woche p. o. können gröbere morphologische Entwicklungsstörungen nicht mehr entstehen.

Im dritten Entwicklungsabschnitt, der **Fetalperiode,** nimmt die Empfindlichkeit gegenüber teratogenen Substanzen deutlich ab. Einige Organe, wie *Kleinhirn, Großhirnrinde,* Anteile des *Urogenitalsystems* setzen jedoch ihre Differenzierung noch weiter fort. Diese Organe können demnach auch noch während der Fetalperiode durch verschiedenste Teratogene und Umwelteinflüsse gestört werden *(Fetopathien).* So führen bei der Ratte hohe Dosen von Vitamin A in späten Trächtigkeitsstadien noch zu schweren Schädigungen der Gehirnrinde. Bei Kindern von Frauen, die nach dem 4. Schwangerschaftsmonat eine *Rötelninfektion* durchgemacht haben, findet man in 10% der Fälle funktionelle Defekte, wie etwa geistigen und körperlichen Entwicklungsrückstand. – Die unmittelbar nach der Geburt einsetzende Behandlung der *Phenylketonurie* (PKU; autosomal rezessives Leiden) mit einer phenylalaninarmen Diät garantiert in der Regel die unauffällige körperliche und geistige Entwicklung der homozygoten Kinder. Die Diät wird im Alter von 8–10 Jahren abgesetzt, und es wird eine eiweißarme Diät verordnet. – Ehemals behandelte PKU-Frauen haben Kinder geboren. Diese Kinder sind in der Regel heterozygot am Genlocus für die Phenylalaninhydroxylase und sollten daher gesund sein. Tatsächlich zeigen jedoch 80% dieser Kinder Entwicklungsstörungen, z. B. in 54% der Fälle Mikrozephalie, in 46% der Fälle intrauterine Wachstumsretardierung, in 35% der Fälle neurologische Auffälligkeiten; der IQ ist ausnahmslos unter 90. Dies spricht dafür, daß die pathologischen Stoffwechselprodukte der phenylketonurischen Mutter in den fetalen Kreislauf gelangen und zu Gehirnschädigungen des normalen Feten führen. Die Fehlbildungen des Kindes können durch eine Wiederaufnahme der phenylalaninfreien Diät bei der Mutter vor Beginn der Schwangerschaft verhindert werden. Der Phenylalaninspiegel bei der Schwangeren sollte 20 mg% nicht überschreiten. Da die Plazenta ein aktives Transportsystem für Phenylalanin in den Feten darstellt, sollte die Einstellung auf 6–8 mg% erfolgen. – *Mongoloide Frauen* sind fruchtbar, sie können zur Hälfte Kinder mit normalem Karyotypus und zur anderen Hälfte wieder mongoloide Kinder gebären. Die chromosomal normalen Kinder sind jedoch fast alle geistig retardiert. Die genetische Dysbalance bei der Mutter könnte über die bei ihr selbst bestehenden Stoffwechselveränderungen zu Schädigungen des fetalen Gehirns führen. Es erscheint unwahrscheinlich, daß die geistige Retardierung der Kinder ausschließlich als Folge der gestörten Umwelt anzusehen ist.

Der *Nachweis kritischer Phasen der Differenzierung* kann auch am Zeitplan der Sexualdifferenzierung erbracht werden. Die zentralnervöse Sexualdifferenzierung bei der Ratte erfolgt unter dem Einfluß von Testosteron (sehr wahrscheinlich aber durch das über die Metabolisierung von Testosteron entstehende Östradiol) um den zweiten Tag nach der Geburt (Abb. 55). Dabei werden bei der männlichen Ratte der azyklische Funktionstyp der Gonadotropinausschüttung aus dem Hypophysenvorderlappen und das im Hypothalamus vorhandene »mating center«[2] zum männlichen Funktionstyp (z. B. Verhalten während der Kopulation) festgelegt. Hemmt man die Wirksamkeit des Testosterons durch den Antagonisten Cyproteron oder entfernt man die Testes, dann wird das Sexualzentrum zyklisch wie beim weiblichen Tier und das »mating center« zum weiblichen Funktionstyp geprägt. Ähnliche Verhältnisse dürften bei allen Säugern, auch beim Menschen (bereits im 5. Schwangerschaftsmonat) zutreffen.

4.4.1. Infektiöse Ursachen

Virusinfektionen während der Schwangerschaft kommen bei etwa 5% aller Schwangeren vor. Obwohl etwa ein Dutzend Virusarten mit angeborenen *Mißbildungen* in Zusammenhang

---

[1] Contergan! – [2] to mate (engl.) paaren, sich verbinden.

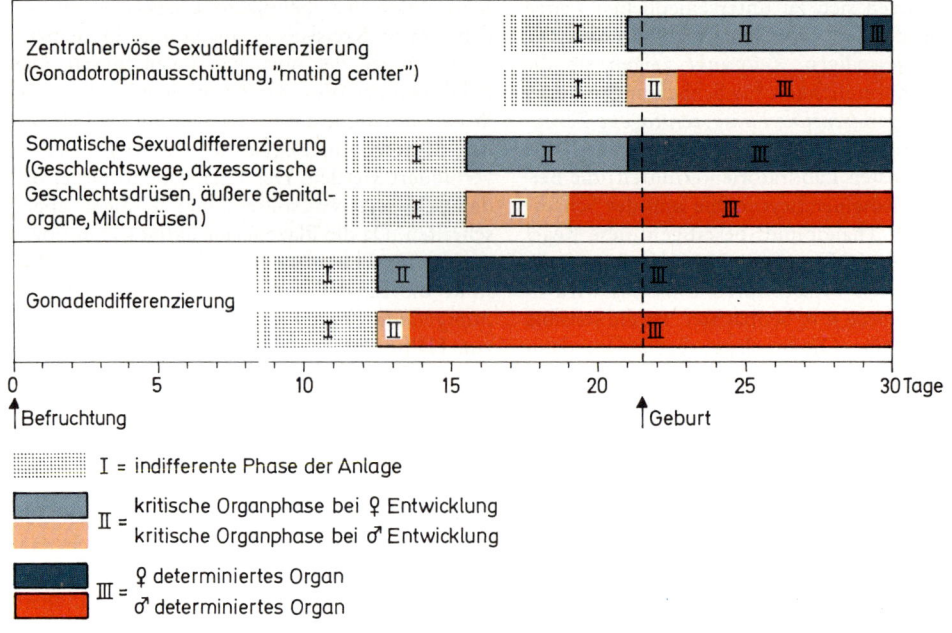

Zentralnervöse Sexualdifferenzierung
(Gonadotropinausschüttung,"mating center")

Somatische Sexualdifferenzierung
(Geschlechtswege, akzessorische
Geschlechtsdrüsen, äußere Genital-
organe, Milchdrüsen)

Gonadendifferenzierung

↑Befruchtung   ↑Geburt

I = indifferente Phase der Anlage

II = kritische Organphase bei ♀ Entwicklung
     kritische Organphase bei ♂ Entwicklung

III = ♀ determiniertes Organ
      ♂ determiniertes Organ

G. – Abb. 55. Zeitplan der Sexualdifferenzierung bei der Ratte.

gebracht worden ist, ist ein solcher Zusammenhang nur für die *Röteln, Zytomegalie-* und eventuell *Herpesviren* nachgewiesen. Mißbildungen nach einer Infektion der Schwangeren mit Masern, Mumps, Hepatitis, Poliomyelitis, Windpocken und anderen Viren sind zwar beschrieben worden, jedoch nicht statistisch gesichert. Die Schädigung des Feten erfolgt über die *transplazentare Infektion.* Bei Tieren konnte nach Virusinfektion des Muttertieres eine Störung der Embryonalentwicklung auch ohne direkte Infektion des Feten beobachtet werden.

Fehlbildungen beim Feten können nach *Toxoplasmose-* und *Syphilisinfektionen* der

G. – Tab. 19. Häufigkeit von Neugeborenen mit Mißbildungen bei Müttern mit Rötelninfektionen während der Schwangerschaft.

	Rötelninfektion im Schwangerschaftsmonat				
	I	II	III	IV	V>
Literaturzusammenstellung (1946–1961) nach *LUNDSTRÖM* (1962)	54,8%	31,4%	7,1%	5,7%	0,6%

G. – Tab. 20. Mißbildungen des Neugeborenen nach Rötelninfektion der Mutter.

Zeitpunkt der Infektion	Art der Mißbildungen
6. Schwangerschaftswoche	Augenlinsenveränderungen (z. B. Katarakte)
9. Schwangerschaftswoche	Veränderungen des Innenohres (bis zur Taubheit)
5.–10. Schwangerschaftswoche	Herzmißbildungen Hypoplasie der Arteria pulmonalis, offener Ductus arteriosus, Septumdefekte
6.–9. Schwangerschaftswoche	Zahnmißbildungen

Schwangeren auftreten. *Bakterielle Infektionen* der Mutter führen in der Regel *nicht* zu Störungen der Embryonalentwicklung.

a) Rötelninfektion (s. S. 86)

Nach Rötelninfektion der Mutter im 1. Trimester der Schwangerschaft können schwere Mißbildungen beim Feten auftreten. Durchschnittlich machen 4,8‰ aller Schwangeren eine Rötelninfektion durch; 30–60% der Rötelninfektionen vollziehen sich unerkannt. In Abhängigkeit vom Zeitpunkt der Infektion variiert sowohl die Häufigkeit von betroffenen Neugeborenen (Tab. 19) als auch die Art der Mißbildungen (Tab. 20). Die *häufigsten Anomalien* sind: Herzläsionen (Persistenz des Ductus arteriosus, Vorhof- und Kammerseptumdefekte, Myokardschäden), Katarakt, Taubheit (Zerstörung des Corti[1]-Organs), Mikrozephalie, geistige Retardierung, Zahnschmelzveränderungen, seltener intrauteriner Wachstumsrückstand, Gehirnmißbildungen, Gefäßanomalien. Auch bei einer Infektion der Mutter im 2. Trimester treten noch Fehlbildungen bei etwa 10% der Feten auf, insbesondere geistige und motorische Retardierung und manchmal Taubheit.

Teratogener Mechanismus: Direkte Virus-Zell-Interaktion in der sensiblen Periode der verschiedenen Organe, dabei Zellzerstörung und Wachstumsverzögerung (Kinder mit Rötelnembryopathie zeigen vermehrt Chromosomenbrüche, reduzierte Zellproliferation in Kultur; die Zellzahl in zahlreichen Organen ist vermindert), ferner indirekte Effekte infolge Gefäßveränderungen. Rötelnbedingte Mißbildungen beim Feten können durch *großangelegte Impfungen* verhindert werden. 3 Monate vor und vor allem während der Schwangerschaft sollten keine Impfungen vorgenommen werden. Es ist bekannt, daß in der Bundesrepublik jährlich 75 000 Frauen *ohne* Rötelnschutz schwanger werden. Es werden jährlich 300 rötelngeschädigte Kinder geboren.

b) Zytomegalie (s. S. 89)

Die Durchseuchungsrate der Bevölkerung mit Zytomegalie kann mit etwa 60% angegeben werden. 3–5% aller Schwangeren machen eine Zytomegalie durch, die aber zumeist symptomlos verläuft. 1% aller Neugeborenen haben eine kongenitale Infektion mit dem Zytomegalievirus durchgemacht, von diesen sind maximal 10% geschädigt. Eine fetale Infektion führt zumeist zum *Absterben des Feten.* Bei infizierten Neugeborenen finden sich folgende *Fehlbildungen:* Mikrozephalie (10–25% aller Patienten mit Mikrozephalie sind Zytomegalie-Virusausscheider), Mikrophthalmie, Chorioretinitis und Optikusatrophie, Enzephalitis, Hepatosplenomegalie, Thrombozytopenie, zerebrale Verkalkungen, Anämie, intrauterine Wachstumsretardierung. Die *Prognose* ist im allgemeinen schlecht.

Neurologische Defekte mit geistiger Retardierung, Krämpfen, Erblindung und spastischer Diplegie bleiben zumeist zurück. Das Virus selbst kann aus Urin, Speichel oder Gewebe isoliert werden. Aus Lymphozytenkulturen kann das Virus auch noch nach mehreren Monaten gewonnen werden. Das *Risiko des Feten für Mißbildungen* nach Infektion der Mutter während der Schwangerschaft kann mit 0,1% angegeben werden.

c) Toxoplasmose[2] (s. S. 41)

Die Durchseuchungsrate der Bevölkerung mit Toxoplasma gondii beträgt, je nach dem Alter der untersuchten Stichprobe, zwischen 40 und 80%. Die Hauptinfektionsquelle ist rohes Fleisch. Weniger als 1% der Schwangeren werden infiziert; die Infektion bleibt zumeist unentdeckt. Infektionen des Embryos führen zu *schwersten Schäden* (zerebrale Verkalkung, Hydrozephalus, Schwachsinn, Chorioretinitis, Mikrophthalmus und andere Augenveränderungen). Etwa 20% der infizierten Neugeborenen zeigen bei Geburt Anzeichen einer Erkrankung, 40% davon sind geschädigt. Die *Sterberate* geschädigter Kinder beträgt 12%. Bei den Überlebenden findet sich in 85% der Fälle geistige Retardierung, in 60% der Fälle spastische Lähmungen, in 50% der Fälle Einschränkung des Sehvermögens und in 20% der Fälle Hydrobzw. Mikrozephalus. Das *Risiko für den Feten* nach Infektion der Schwangeren beträgt weniger als 8%, nach KLEINEBRECHT (1980) um 1%.

d) Herpes zoster, Windpocken (s. S. 88)

Wichtiger als das Risiko für Mißbildungen nach Infektion in der Frühschwangerschaft erscheint beim Herpes zoster die Infektion *unmittelbar vor der Geburt* (0–4 Tage). Bei Infektionen kurz vor der Geburt findet man bei etwa 6% der Kinder schwere Schädigungen, insbesondere *neurologische Schäden.*

e) Syphilis (s. S. 69)

Das Risiko des Feten nach Syphilisinfektion der Mutter kann als *sehr hoch* bezeichnet werden, genaue Angaben sind nicht möglich. Eine *Schädigung des Feten* tritt jedoch nur ein, wenn die Infektion nach der 16. Schwangerschaftswoche erfolgt und keine rechtzeitige Behandlung durchgeführt wird. Das Schädigungsmuster vari-

---

[1] Marquis ALFONSO DE CORTI (1822–1876) ital. Pathologe. – [2] Toxon (gr.) Bogen; Plasma (gr.) Gebilde.

iert von der Sepsis des Neugeborenen mit nachfolgendem Tod bis zum asymptomatischen Zustand in der Kindheit und tertiärer Syphilis im jugendlichen Alter. Bei Kindern syphilitischer Schwangerer beobachtet man Schwachsinn und Taubheit, ferner kommt es zu diffuser Fibrose in Lunge, Leber und anderen Organen.

4.4.2. Strahlen

Strahlen können nicht nur über die Auslösung von Mutation in den Keimzellen zu Anomalien des Embryos führen, sondern auch direkt auf den Embryo einwirken. Dabei hängt die Art der Mißbildung von der *Strahlendosis* und vom *Entwicklungsstadium* ab, in dem die Bestrahlung stattfindet. Mäusefeten können durch eine Bestrahlung der Muttertiere mit Dosen bis unter 5 rad bereits geschädigt werden (geringfügige Wachstumsretardierung, keine Mißbildungen). Beim Menschen ist die minimale Dosis nicht bekannt. Frauen, die während der Atombombenabwürfe über Hiroshima und Nagasaki schwanger waren, hatten zu 28% eine Fehlgeburt, zu 25% starben die Kinder innerhalb des 1. Lebensjahres und 25% der überlebenden Kinder waren mißgebildet, insbesondere im ZNS. Bestrahlungen während der ersten Schwangerschaftswochen mit Dosen in der Größenordnung von *200 rad* haben die Resorption des Feten zur Folge, schwache Dosen zwischen *1* und *5 rad* sind gewöhnlich ohne Wirkung. Bestrahlungen mit *25 bis 200 rad* in der *2.–7. Embryonalwoche* bringen ein erhebliches **Mißbildungsrisiko** mit sich. Bei Neugeborenen solcher Frauen wurden beobachtet: Mikrozephalie, Schädelmißbildungen, Spina bifida, Blindheit, Gaumenspalten und Mißbildungen der Extremitäten. *Nach dem 2. Embryonalmonat* ist das Mißbildungsrisiko nach Strahlenexposition geringer, es besteht jedoch die Möglichkeit einer Beeinträchtigung der Gehirnfunktion. – Eine *embryonale Dosis von 10 rad* ist allgemein als *praktische Grenze der Teratogenität* anzusehen, d. h. unterhalb dieser Dosis ist das Risiko so gering, daß es für eine eventuelle Beratung keine Bedeutung hat. Erst ab *20 rad* ist die *Mißbildungsrate deutlich erhöht*, die auftretenden Mißbildungen sind phasenspezifisch. Die bei der *Röntgendiagnostik* gebräuchlichen Dosierungen überschreiten nur selten den Wert von *1 rad*. Nach diesen Aussagen besteht bei einer Strahlenbelastung von weniger als *10 rad* keine erkennbare Risikoerhöhung für den Embryo, bei mehr als *20 rad* besteht eine absolute, bei *10–20 rad* eine *relative Indikation zum Schwangerschaftsabbruch*.

Radioaktive Isotope werden sowohl in der Diagnostik als auch in der Therapie eingesetzt. Von praktischer Bedeutung ist lediglich das Isotop ^{131}J. Eine teratogene Wirkung ist hier nur bei therapeutischen Dosen zu erwarten, wobei eine Schädigung (Zerstörung der *Schilddrüse*, Hypothyreose) nur zu erwarten ist, wenn das Isotop nach dem 60. Tag p. o. der Schwangeren appliziert wird.

Ionisierende Strahlen können **Leukämien** verursachen. Die Leukämierate in der Durchschnittsbevölkerung wird mit 1:17000 angegeben. Unter den Einwohnern von Hiroshima und Nagasaki traten Leukämiefälle vermehrt auf (Tab. 21). Kinder mit Thymushyperplasie erkranken nach Röntgenbestrahlung in 0,25% der Fälle an Leukämie, unter Patienten mit Bechterewscher Erkrankung betrug die Leukämierate, je nach der zugeführten Dosis, 0,37 bis 2,1%. Nach einer amerikanischen Statistik verstarben früher 4,7% aller Röntgenologen an Leukämie. Die Leukämiehäufigkeit ist linear von der Gesamtdosis abhängig. Es gibt jedoch *keinen Schwellenwert*, unterhalb dessen eine Strahlendosis sicher unschädlich ist. Wenn dies zutrifft, dann sollten 300 rad bei 10000 Menschen ebensoviel Leukämiefälle verursachen wie 3 rad bei 1 Million Menschen. Man kann errechnen, daß als Folge der bis 1958 erfolgten Atomtests 25000 bis 150000 Leukämiefälle auf der Welt aufgetreten sind. *Prinzipiell kann auch jede Röntgenaufnahme zum Tode eines Menschen durch Leukämie führen*. Bei Durchführung von 20000 Schirmbildaufnahmen muß man mit 20 Leukämiefällen rechnen (LENZ, 1970). Das gehäufte Auftreten von Leukämien nach Strahlenbelastung ist vermutlich eine Folge von Chromosomenschädigungen (Tab. 6).

G. – Tab. 21. Leukämiefälle auf 100 000 Einwohner, Hiroshima und Nagasaki (nach BIZZOZERO u. Mitarb., 1966).

Entfernung von der Bombe	1946 – 1949	1950 – 1954	1955 – 1959	1960 – 1964
0–1500 m	6,2	48,1	36,7	14,8
1500 bis 10 000 m	1,2	2,0	4,2	2,2

G. – Tab. 22. Unterschiede in der teratogenen Wirksamkeit verschiedener chemischer Substanzen auf Embryo und Muttertier bei der Ratte (nach NEUBERT u. Mitarb., 1971).

Substanz	Wirksame Dosis bei der Mutter (mg/kg) LD_{50}	Wirksame Dosis beim Embryo (mg/kg) 11. Schwangerschaftstag	Verhältnis Mutter : Embryo
6-Aminonicotinamid	10	8	1,3
Hydroxyurethan	750	600	1,3
Chlorambucil	25	8	3,1
5-Fluor-Desoxyuridin	1500	100	15,0
Cyclophosphamid	200	8	25,0
Azaserin	100	3	33,3
5-Fluor-Desoxycytidin	3000	4	750,0

4.4.3. Chemische Agenzien

Eine Reihe verschiedener chemischer Stoffe kann im Tierexperiment als teratogen identifiziert werden, während beim Menschen eine solche Wirkung bislang nicht sicher nachgewiesen werden konnte. Grundsätzlich sind embryonale Gewebe weitaus empfindlicher gegenüber chemischen Agenzien als die meisten Gewebe adulter Individuen (Tab. 22). *Therapeutische Dosen könnten daher beim Embryo bereits zu Schädigungen führen.* Teratogen wirksame chemische Agenzien greifen in den Stoffwechsel der embryonalen Zellen ein. Darüber ist jedoch noch wenig bekannt, ebenso wie über den normalen Stoffwechsel der embryonalen Gewebe beim Säuger und beim Menschen.

a) Cyclophosphamid (Endoxan)

Alkylierende Substanzen, insbesondere Endoxan, sind klassische embryotoxische Agenzien. Teratogene Effekte werden im Experiment bereits bei *Dosen* erzielt, die weit *unter therapeutischen Dosen* liegen. Alkylierende Substanzen blockieren die DNS-Synthese und insbesondere die Mitose. Jedes Gewebe hat im Verlauf der Embryonalentwicklung Zeiten maximaler Mitosehäufigkeit. Je nachdem, wann das Agens einwirkt, wird das eine oder das andere Organ stärker oder schwächer betroffen sein. In allen embryonalen Geweben beobachtet man nach Cyclophosphamidzufuhr *ausgeprägte Nekrosen.*

b) Aminopterin/Metotrexat

Diese Substanzen sind Folsäure-Antagonisten und werden als Zytostatika benutzt. Die Sub-stanzen bewirken bei der Ratte und bei der Maus bereits nach Injektion von kleinen Dosen den Tod der Embryonen. Aminopterin wurde relativ erfolglos als induzierendes Mittel bei therapeutischen Schwangerschaftsabbrüchen benutzt. 50% der geborenen Kinder waren mißbildet. *Es fanden sich:* kraniale Dysostose, Hydrozephalus, Hypertelorismus[1], Mikrognathie, Ohranomalien und Gliedmaßenbildungen. Schwächere Formen des Folsäuremangels scheinen beim Menschen harmlos zu sein.

c) Antikoagulanzien

Cumarin-Derivate werden beim Menschen als Antikoagulanzien verwendet und können bei der Gabe während der Schwangerschaft Mißbildungen auslösen. Bislang sind mehr als 20 Fälle bekannt, dabei fanden sich ähnliche Fehlbildungen wie man sie bei dem Krankheitsbild der Chondrodystrophia congenita calcificans (Conradi-Hünermann-Syndrom) kennt. Das *Mißbildungsrisiko* bei Cumarinbehandlung während der Embryonalentwicklung wird mit 2–3% oder höher angegeben.

d) Tetracycline

Tetracycline werden in den Röhrenknochen und in den Zähnen abgelagert und führen zu *Zahnverfärbungen* (gelb, braun). Die Tetracycline wirken nur während der Kalzifizierungsphase. Diese dauert bei den ersten Zähnen vom Ende des 4. Schwangerschaftsmonats bis zum 11.–14. Monat postnatal und bei den zweiten Zähnen von kurz vor der Geburt bis zum Alter von 7–8 Jahren. Eine Verfärbung der ersten Zähne kann bereits bei der Gabe der therapeuti-

---

[1] Verbreiterung der Schädelbasis.

schen Dosis von 1 g pro Tag über 3 Tage auftreten. Eine Verfärbung der bleibenden Zähne ist nur nach Langzeittherapie bekannt. Sonstige Fehlbildungen aufgrund von Tetracyclineinnahmen der Schwangeren sind beim Menschen nicht bekannt.

e) Thalidomid

Thalidomid ist das bekannteste Beispiel einer teratogenen chemischen Substanz. Es ist bereits bei Dosen teratogen wirksam, die beim Muttertier ohne Schäden vertragen werden können. Am Thalidomid zeigt sich, was eigentlich für alle teratogenen Stoffe gilt: Das *Ausmaß der Mißbildungen ist dosisabhängig* und insbesondere *abhängig vom Zeitpunkt* des Zusammentreffens zwischen Agens und Embryo (Tab. 23). Nach LENZ (1971) besteht ein *100%iges Risiko für Mißbildungen, wenn Thalidomid in der sensiblen Phase genommen wird,* nach anderen Autoren soll dieses Risiko nur 50% betragen.

Thalidomid *hemmt die DNS-Synthese.* Die Aktivitäten verschiedenster Enzyme sind im Tierexperiment vermindert, insbesondere die Aktivität der Protokollagenprolinhydroxylase. Dieses Enzym ist wichtig in der Kollagensynthese, die offensichtlich bei der Thalidomid-Embryopathie gestört ist (s. Ma. S. 336).

f) Organische Quecksilberverbindungen

Von den organischen Quecksilberverbindungen sind nur solche mit einer Alkylgruppe und

G. – Tab. 23. Beziehung zwischen Zeitpunkt der Thalidomideinnahme und Art der Mißbildungen (nach LENZ, 1972).

Tage post menstruationem	Mißbildungen
35	Anotie, Fazialislähmung, Augenmuskellähmung
37	Aplasie der Daumen bei erhaltenem Radius
38 bis 40	Fehlen oder fast vollständiges Fehlen der Arme
41 bis 43	Analatresie, Nierenmißbildungen
43 bis 45	Schwere Armmißbildungen, Fehlen der Beine, Herzmißbildungen, Duodenalatresie und -stenose
44–47	Schwere Beinmißbildungen, Herzmißbildungen
50	Triphalangie der Daumen, Analstenose

hiervon vor allem *Methylquecksilber* teratogen. Letzteres wurde als Fungizid eingesetzt. Über behandelte Weizenkörner, die eigentlich als Saatgut gedacht waren, aber zu Mehl verarbeitet wurden, kam es im Irak zu einer Endemie. In Japan gelangte Methylquecksilber über die Kette Industrieabwässer – Fische zum Menschen. Es kam zu schweren Störungen der Feten; die Kinder litten an motorischen Störungen, Verhaltensstörungen, Blindheit, Taubheit und anderen Störungen des ZNS. Andere Organe sind nicht betroffen (HARADA, 1978).

g) Antikonvulsiva

Antikonvulsiva werden bei Patienten mit Epilepsie eingesetzt. Es ist bekannt, daß Kinder von Müttern mit Epilepsie etwa doppelt so häufig mit Mißbildungen behaftet sind wie Kinder von Müttern ohne Epilepsie. Damit kann das *Mißbildungsrisiko* von Kindern epileptischer Mütter mit etwa 8–10% angegeben werden. – Es wird die Frage diskutiert, ob diese erhöhte Mißbildungsrate durch die Epilepsie selbst, die Antikonvulsiva oder durch beides bewirkt wird. Die Frage kann derzeit nicht abschließend beantwortet werden. Mißbildungen und Epilepsie könnten einen gemeinsamen genetischen Hintergrund haben. Nach JANZ (1978) ist für keine Störung und kein Muster an Störungen eine Beziehung zu einem bestimmten Antiepileptikum oder zur Dosis bzw. zur Höhe des Blutspiegels dieses Medikamentes während der Schwangerschaft nachgewiesen worden. Für die Annahme spricht auch die Beobachtung, daß die Häufigkeit angeborener Fehlbildungen bei Kindern von Vätern mit Epilepsie nicht signifikant geringer ist als bei Kindern von epileptischen Müttern. Nach anderen Autoren sollen die Antikonvulsiva teratogen sein (RATING und JÄGER, 1979; DIETERICH u. Mitarb., 1979; MAJEWSKI, 1979). 10–14% der Kinder von Frauen mit Epilepsie unter antiepileptischer Medikation sollen im Kleinkindes- und Schulalter einen Mikrozephalus, Untergewicht oder Minderwuchs haben. 31% anstatt der normalerweise zu erwartenden 10% haben einen Kopfumfang unterhalb der 10. Perzentile; niedrigere Intelligenzquotien sollen signifikant häufiger vorhanden sein.

Besonders scharf wird die Möglichkeit der teratogenen Schädigung durch *Hydantoin* und *Trimethadion* diskutiert, wobei spezielle Syndrome aufgestellt wurden. Das von HANSON (1976) beschriebene *Hydantoin-Syndrom* soll bei Kindern von Hydantoin-behandelten epileptischen Vätern nicht auftreten, wohl aber bei

7–10% der Kinder behandelter Mütter; 30% der Kinder sollen ein abgeschwächtes Bild des Syndroms zeigen. Bei *Barbiturat/Primidon-Therapie* wurde das Syndrom nicht beobachtet, bei *Kombinationstherapie von Barbiturat und Hydantoin* war das Syndrom sogar doppelt so häufig. Die *Hauptsymptome* dieses Hydantoin-Syndroms sind: Prä- und postnatale Wachstumsdefizienz, Mikrozephalie, geistige Retardierung, kraniofaziale Dysmorphie (z. B. Ptose, Strabismus, Epikanthus, breite Nase, breiter Mund); seltener beobachtet wurden Lippen- und/oder Gaumenspalten, Hypoplasie der Nägel und der Endphalangen, fingerähnliche Daumen. Ein so ausgeprägter Effekt des Hydantoins wurde in einer großen amerikanischen prospektiven Studie nicht beobachtet (HEINONEN u. Mitarb., 1977). Ähnlich wie für das Hydantoin wird auch für das *Trimethadion* und andere Antikonvulsiva vom *Oxazolidin-Typ* eine teratogene Wirkung diskutiert. Als *Symptome des Syndroms* werden genannt: Intrauterine Wachstumsretardierung, Sprachschwierigkeiten (60%), Entwicklungsverzögerung (50%), V-förmige Augenbrauen, Epikanthus, tiefsitzende Ohren mit nach vorne gefalteter Helix (40%), Gaumenanomalien (40%), unregelmäßige Zähne, Mikrozephalie, Hypospadie und andere Fehlbildungen.

Die Frage, ob Antikonvulsiva tatsächlich teratogen sind, muß *offen bleiben*, fest steht aber, daß epileptische Frauen ein etwa doppelt so hohes Risiko für ein fehlgebildetes Kind haben wie normale Frauen. Dennoch ist es *nicht gerechtfertigt, die Antikonvulsiva-Therapie während der Schwangerschaft zu reduzieren.* Krampfanfälle in der Schwangerschaft würden über die Hypoxie zu einer erheblichen Beeinträchtigung des Feten führen. Die Plasmakonzentrationen des Antikonvulsivums müssen in der Schwangerschaft sehr sorgfältig kontrolliert werden, ebenfalls ist eine Behandlung der Neugeborenen im Hinblick auf das ansonsten auftretende *Entzugssyndrom* dringend erforderlich.

4.4.4. Genußmittel

Nikotinabusus während der Schwangerschaft führt nicht zu einer Steigerung der Mißbildungsrate; es kommt jedoch häufiger zu Fehlgeburten und zur Geburt untergewichtiger Kinder.

Für *Drogen*, wie etwa LSD und Haschisch konnte Teratogenität bislang nicht nachgewiesen werden. Wichtig ist hier die Betreuung der Neugeborenen süchtiger Mütter im Hinblick auf ein auftretendes Entzugssyndrom.

Eine eindeutige teratogene Wirkung ist jedoch für den Alkoholismus bekannt; es entsteht das sogenannte *fetale Alkoholsyndrom* (JONES und SMITH, 1975; LEIBER und OLBRICH, 1976; BIERICH, 1978). Die Untersuchungen zeigen, daß der *Schweregrad der Mißbildungen* beim Neugeborenen eindeutig mit dem Stadium des Alkoholismus der Mutter (Dauer der Trunksucht) korreliert ist, aber nicht mit der Menge getrunkenen Alkohols. Bei schwerem chronischen Alkoholismus ist das Risiko für eine Alkoholembryopathie 25–50%, in der kritischen Phase des Alkoholismus beträgt dieses Risiko etwa 20%, im sogenannten Prodromalstadium der Sucht treten nur vereinzelt und dann auch leichtere Fälle von Alkoholembryopathie auf.

Symptomatik der Alkoholembryopathie: Allgemeine prä- und postnatale Wachstumsretardierung (Geburtsgewicht um 2000 g, Geburtslänge um 44 cm; Körpergröße mit einem Jahr etwa 66 cm, Körpergewicht etwa 5600 g; die entsprechenden Angaben am Ende des 2. Lebensjahres: 72 cm und 6600 g), Dysmorphie des Gesichts: Epikanthus, verkürzte Lidspalten, flache, breite Nasenwurzeln und Hypertelorismus, kleines Kinn, dysplastische Ohren, Hypoplasie der Maxilla, Strabismus, Ptose. Bei über 80% der Neugeborenen mit Alkoholembryopathie findet man einen Mikrozephalus (meist unter der 3. Perzentile). Nur in Ausnahmefällen (<5%), und dann auch nur in leichteren Fällen von Alkoholembryopathie, ist die geistige Entwicklung der Kinder normal (IQ durchschnittlich 70); die statomotorische Entwicklung der Kinder ist um mehrere Jahre verzögert. An weiteren somatischen Störungen beobachtet man Herzfehler, Gaumenspalten, Fehlbildungen des Skeletts und der Genitalien.

Es sei darauf hingewiesen, daß in Deutschland etwa 3–4% der Gesamtbevölkerung alkoholabhängig sind. Jedes Jahr werden in Deutschland mehr als 1000 Neugeborene mit fetalem Alkoholsyndrom geboren.

4.4.5. Hormone

Androgene und *synthetische* **Progestagene** (17-substituierte Steroide) können zur *Vermännlichung weiblicher Feten* führen. Die Maskulinisierung der Feten ist abhängig von dem Beginn, der Dosis und der Dauer der Hormonapplikation. Bei einer Medikation bis zur 12. Embryonalwoche kommt es in unterschiedlichem Ausmaß zur Fusion der Labien; eine Medikation ab der 12. Embryonalwoche führt zu einer unterschiedlich ausgeprägten Klitorishypertrophie. Eine Vermännlichung weiblicher Feten durch die Behandlung schwangerer Frauen mit androgenwirksamen Substanzen vor der 7. Embryonalwoche ist ausgeschlossen.

Die *Progestagene Ethisteron* und *Nor-Ethisteron* sind Bestandteile von manchen Ovulationshemmern. Beim Nor-Ethisteron steigt das Risiko für weibliche Feten bei einer Dosis von 10–14 mg/Tag auf bis zu 15–20% an. Neuere Progestagene scheinen ein Risiko von weniger als 10% zu haben. Diese hohen Risiken gelten für die Langzeittherapie. Wie hoch das Risiko bei kurzfristiger Anwendung, z. B. beim hormonellen Schwangerschaftstest ist, ist ungeklärt. Das Risiko scheint jedoch sehr niedrig zu sein. – Seit längerer Zeit wird die Frage diskutiert, ob Androgene und Progestagene außer der Maskulinisierung weiblicher Feten auch andere Mißbildungen bewirken können. Die Hormone wurden insbesondere mit Fehlbildungen des Neuralrohres, der Extremitäten und des Herzkreislaufsystems in Zusammenhang gebracht. Diese Frage ist zwar bislang noch unentschieden, es kann aber mit Sicherheit festgestellt werden, daß das *Gesamtmißbildungsrisiko* durch einen hormonellen Schwangerschaftstest nicht meßbar verändert wird (WILSON, 1976; NOCKE, 1978).

Cortison kann zu bestimmten Zeiten in der Embryogenese der Maus und des Kaninchens Gaumenspalten bewirken (Tab. 18). Beim Menschen berechtigen die vorliegenden Daten nicht zu der Annahme, daß Cortison Gaumenspalten verursacht.

Insulin: In der Vorinsulinära wurden nur 2–5% der Diabetikerinnen gravide; 25–60% der schwangeren Diabetikerinnen starben. Seit der Insulinbehandlung hat sich die *Konzeptionsfähigkeit* diabetischer Frauen erheblich verbessert, die Sterblichkeit beträgt heute etwa 0,2%. Im Vergleich zu Frauen ohne Diabetes kommen bei schwangeren Diabetikerinnen zweimal häufiger Aborte vor, die *Rate an mißgebildeten Neugeborenen* ist drei- bis viermal häufiger. Etwa 10% der Kinder diabetischer Mütter sterben kurz vor oder nach der Geburt. Die Erwartung eines lebensfähigen, gesunden Kindes bei einer Diabetikerin ist umso größer, *je genauer der mütterliche Diabetes eingestellt ist und je exakter er während der Schwangerschaft überwacht wird.* Prä- und postnataler Verlust gehen mit der Dauer und Schwere des Diabetes bei der Schwangeren parallel. *Vaskulopathien* finden sich nicht nur bei der Mutter, sondern auch in

der Plazenta und beim Kind. Eine Störung der Permeabilität für Glucose führt zum Aufstau von Glucose vor der Zellmembran (Hyperglykämie), jenseits der Zellmembran im Gewebe zum Glucosemangel. Die Vaskulopathien führen zu allgemeiner Anoxie bei dem sauerstoffempfindlichen Embryo, insbesondere in dessen Gehirn. Mit Einsetzen der embryonalen Insulinproduktion im 4. Embryonalmonat kommt es zum relativen *Hyperinsulinismus*, was zu vermehrtem Auf- und Einbau von Glykogen führt. Das beschleunigte Größen- und Längenwachstum könnte auf eine Überfunktion der Nebenniere zurückgeführt werden. Die Kinder diabetischer Mütter (s. S. 274) sind in etwa 30 bis 40% der Fälle sogenannte *Riesenkinder* (mehr als 5000 g). Geburtsmechanische Schwierigkeiten, insbesondere Verletzungen und zerebrale Blutungen sind bei diesen Kindern häufig. Sie sind für den Geburtskanal zu groß, da normalerweise Größe und Gewicht des Neugeborenen mit Gewicht und Größe der Mutter korreliert sind, nicht oder sehr viel schwächer mit der Größe und dem Gewicht des Vaters. Gelegentlich werden von Diabetikerinnen Kinder mit bestimmten *Skelettmißbildungen*, vor allem Defekte der unteren Lendenwirbelsäule und des Sakrums geboren.

4.4.6. Ernährungsstörungen

Ernährungsstörungen, insbesondere Mangel und Überschuß an *Vitaminen* (z. B. Folsäure, Vitamin A, B, E) wirken im Tierexperiment eindeutig teratogen, ebenso *Hypoxie*. Eindeutige Beweise, daß Mangelernährung und Hypoxie auch beim Menschen teratogen wirksam sind, liegen nicht vor. *Jodmangel der Mutter* führt zu *Kretinismus*, chronischer *Eiweißmangel* der Schwangeren könnte die Gehirnentwicklung negativ beeinflussen und für die geistige Retardierung solcher Kinder mitverantwortlich sein. *Hypoxieschäden* im Tierexperiment (z. B. Hühnchenkeime nach 24stündigem Sauerstoffmangel am ersten Bebrütungstag zeigen Anenzephalie, Rachischisis und Zyklopie) zeigen große Ähnlichkeit mit Mißbildungen, wie sie beim Menschen gefunden werden (z. B. Anenzephalie), ohne daß eine Hypoxie während der Schwangerschaft anamnestisch gesichert werden kann. Kinder, die in großen Höhen geboren werden, sind im allgemeinen kleiner als Kinder aus tiefer gelegenen Gebieten; zyanotische Frauen haben ebenfalls im Durchschnitt kleinere Kinder, die jedoch nicht vermehrt Mißbildungen aufweisen.

G. – Tab. 24. Thalidomidembryopathie als Phänokopie des dominanten Oram-Holt-Syndroms und der rezessiven Fanconi-Panmyelopathie (nach LENZ, 1972).

Symptom	Fanconi-Panmyelopathie	Thalidomid-embryopathie	Oram-Holt-Syndrom
Gehörgangsatresie	(+)	+	–
Fazialislähmung	(+)	+	–
Augenmuskellähmung	·+·	+	(+)
Phokomelie mit drei Fingern beiderseits	–	+	+
Radiusaplasie	+	+	+
Triphalangie des Daumens	(+)	+	(+)
Herzfehler	(+)	+	+
Hämangiom an Stirn, Nase und Oberlippe	–	+	(+)
Nierenmißbildungen	+	+	–
Duodenalatresie	(+)	+	–

+ Häufig, (+) selten, – nicht beobachtet.

4.4.7. Antikörper

Bei *Rhesusblutgruppen-Unverträglichkeit*, aber auch bei *Unverträglichkeiten im ABO-Blutgruppensystem* zwischen Mutter und Kind, kommt es zum Krankheitsbild der *Erythroblastosis fetalis*. Die Antikörper im mütterlichen Blut gegen die kindlichen Erythrozyten (die Sensibilisierung der Mutter hat bei vorausgegangenen Schwangerschaften stattgefunden), die über die Plazenta in den kindlichen Organismus gelangen, bedingen die beobachteten verschieden schweren *Reaktionen:*

1. Am leichtesten verläuft die *hämolytische Anämie.*

2. Durch Hämolyse kommt es zum *Icterus gravis neonatorum* mit Kernikterus (Schädigung der Stammganglien) (s. Ma. S. 306).

3. Die schwerste Form ist der *Hydrops fetalis*[1].

Diese Effekte können durch die *Behandlung mit Anti-Rhesus-Gamma-Globulinen* sofort nach jeder rhesuspositiven Geburt einer rhesusnegativen Frau verhindert werden. 200 µg schützen bei 98% der gefährdeten Frauen, bei 2% muß mehr injiziert werden. –
Bei Müttern mit athyreotischen Kretins fanden sich *antithyreoidale Antikörper* und ein thyreotoxischer Faktor. Der Kretinismus könnte also bedingt sein durch die Autoantikörper der Mutter gegen Schilddrüsengewebe. Immunisiert man trächtige Tiere im Experiment mit Antikörpern gegen Extrakte aus Niere und anderen Organen, dann beobachtet man bei den Nach-

kommen ausgeprägte Mißbildungen. Aus der Wechselwirkung zwischen Mutter und Fet heraus wäre es denkbar, daß verschiedenste *Antikörper der Mutter* auch beim Menschen über die Plazenta auf den Feten übergehen und ihn schädigen können. – Eine durch Autoantikörper bedingte *Thrombozytopenie* kann von der Mutter humoral auf das Neugeborene übertragen werden, dies gilt ebenfalls für die nicht-genetische Übertragung der *Myasthenia gravis.*

4.5. Phänokopien

Unter einer Phänokopie versteht man die Imitation einer gewöhnlich genetisch bedingten Mißbildung durch nicht-genetische Ursachen. Angeborene Taubheit wird in vielen Familien vererbt und ist dann einem Gendefekt zuzuschreiben, sie kann jedoch auch bei Erythroblastosis fetalis, mütterlichem Diabetes, Masern und Röteln der Schwangeren oder durch Geburtstraumen entstehen. Eine angeborene Linsentrübung kann rezessiv erbbedingt sein, sie kann aber auch die Folge der Rötelninfektion oder einer Strahlenexposition in der Frühschwangerschaft sein. Die Symptome bei genetisch bedingter Glutathion-Reduktase-Defizienz können imitiert werden durch Riboflavin (Vitamin B_2)-Mangel in der Nahrung. Gewöhnlich läßt sich bei Kenntnis der Familiengeschichte, der Schwangerschaftsanamnese und einer genauen klinischen Untersuchung eine eindeutige Entscheidung treffen, ob es sich um eine *erbbeding-*

---

[1] Hydrops: vermehrte Flüssigkeitsansammlungen in vorgebildeten Höhlen.

te oder eine *exogene Krankheit* handelt. Phänokopien treten zumeist in einer Familie sporadisch auf (*Vorsicht:* rezessive Defekte können
ebenfalls als Einzelfälle auftreten) und *kopieren
zumeist nur Einzelsymptome.* Eine Ausnahme
stellen offensichtlich z.B. die Thalidomid-be-
dingten Mißbildungen dar, die zwei genetisch
bedingten Mißbildungssyndromen in vielen Einzelheiten gleichen (Tab. 24). Auch für chromosomale Trisomiesyndrome (Trisomie 13, 18, 21)
sind Phänokopien mit normalen Karyotypen
beschrieben worden. Es ist zu überprüfen, ob
hierbei nicht doch unerkannte Mosaike oder
Partialtrisomien vorliegen. Phänokopien zeigen
auf, daß Vorsicht geboten ist, eine Anomalie in
einer Familie als genetisch bedingt anzusehen,
weil aus anderen Familien ähnliche Anomalien
als sicher erblich bedingt bekannt sind.

Literatur

ABELSON, J.: RNA processing and the intervening
sequence problem. Ann. Rev. Biochem. *48:*
1035–1069 (1979).

ADINOLFI, M.: Human alphafetoprotein 1956–1978.
Adv. Hum. Genet. *9:* 165–228 (1979).

ARLETT, C. F., A. R. LEHMANN: Human disorders
showing increased sensitivity to the induction of
genetic damage. Ann. Rev. Genet. *12:* 95–115
(1978).

BARR, M. L., E. G. BERTRAM: A morphological
distinction between neurons of the male and fe-
male, and the behaviour of the nucleolar satellite
during accelerated nucleoprotein synthesis. Nature
(Lond.) *163:* 676–677 (1949).

BEET, E. A.: The genetics of the sickle cell trait in a
Bantu tribe. Ann. Eugen. (Lond.) *14:* 279–284
(1949).

BIERICH, J. R.: Pränatale Schädigung durch Alkohol.
Gynäkologe *11:* 142–150 (1978).

BIZZOZERO, O. J., K. G. JOHNSON, A. CIOCCO:
Radiation-related leukemia in Hiroshima and Nagasaki 1946–1964. I. Distribution, incidence and
appearance time. New Engl. J. Med. *274:*
1095–1101 (1966).

BLOOM, A. D., S. NERIISHI, P. G. ARCHER: Cytogenetics in the utero exposed of Hiroshima and
Nagasaki. Lancet *II:* 10–12 (1968).

BODMER, W. F.: The HLA system. Brit. Med. Bull.
34: 213–216 (1978).

BOUÉ, J. G., A. BOUÉ: Fréquence des aberrations
chromosomiques dans les avortements spontanés
humains. C. R. Acad. Sci. (D) (Paris) *269:* 283–288
(1969).

BOUÉ, J. G., A. BOUÉ: Chromosomal analysis of two
consecutive abortuses in each of 43 women. Hum.
Genet. *19:* 275–284 (1973).

BOUÉ, J. G., A. BOUÉ, P. LAZAR: Retrospective and
prospective epidemiological studies of 1500 karyo-
typed spontaneous human abortions. Teratology
12: 11–26 (1975).

BROOK, D. J. H.: Biochemical and cytological methods in the diagnosis of neural tube defects. Prog.
Med. Genet. N. S. *2:* 1–37 (1977).

CARR, D. H., M. GEDEON: Population cytogenetics of
human abortions. In: E. B. HOOK, I. H. PORTER
(Hrsg.). In: Populat cytogenetics. Studies in humans, pp. 1–9. Academic Press, New York – San
Francisco – London 1977.

CHANDLEY, A. C., P. EDWARDS, S. CHRISTIE, L.
GOWANS, J. FLECHTER, A. FRACKIEWICZ, M. NEW-
TON: Cytogenetics and infertility in man. I. Karyo-
type and seminal analysis. Ann. Hum. Genet. *39:*
231–252 (1975).

CHANG, J. C., Y. W. KAN: β° thalassemia, a nonsense
mutation in man. Proc. Natl. Acad. Sci. (USA) *76:*
2886–2889 (1979).

CLEAVER, J. E., D. BOOTSMA: Xeroderma pigmentosum: Biochemical and genetic characteristics. Ann.
Rev. Genet. *9:* 19–38 (1975).

COMINGS, D. E.: Mechanisms of chromosome banding and implications for chromosome structure.
Ann. Rev. Genet. *12:* 25–46 (1978).

CONTE, F. A., M. M. GRUMBACH: Pathogenesis,
classification, diagnosis, and treatment of anomalies
of sex. In: L. J. DE GROOT et al. (Hrsg.): Endocrinology, Vol. III, pp. 1317–1351. Grune & Stratton,
New York – San Francisco – London 1979.

CREASY, M. R., J. A. CROLLA, E. D. ALBERMAN: A
cytogenetic study of human spontaneous abortions
using banding techniques. Hum. Genet. *31:*
177–196 (1976).

DAVIDSON, E. H.: Gene activity in early development.
Academic Press, New York – San Francisco –London 1977.

DAVIDSON, E. H., R. J. BRITTEN: Regulation of gene
expression: A Possible role of repetitive sequences.
Science *204:* 1052–1059 (1979).

DE GROUCHY, J., C. TURLEAU: Clinical atlas of human
chromosomes. John Wiley and Sons, New York –
Chichester – Brisbane – Toronto 1977.

DEUCHAR, E. M.: Cellular interactions in animal
development. Chapman and Hall, London 1976.

DIETRICH, E., A. LUKAS, A. STEVELING, J. SPRANGER:
Art und Ausmaß von Fehlbildungen bzw. Fehlbil-
dungsmustern bei Kindern antiepileptisch behandelter Väter und Mütter. Dtsch. Sekt. Internat. Liga
gegen Epilepsie *65:* 21–22 (1979).

DUTRILLAUX, B., J. LEJEUNE: New techniques in the
study of human chromosomes: Methods and appli-
cations. Adv. Hum. Genet. *5:* 119–156 (1975).

Edinburgh Conference: Human gene mapping 5. Cy-
togent. Cell Genet. *25:* 1–150 (1979).

EVANS, H. J.: Some facts and fancies relating to
chromosome structure in man. Adv. Hum. Genet.
8: 347–438 (1977).

FLAVELL, R. A., G. C. GROSVELD, F. G. GROSVELD, R.
BERNARDS, J. M. KOOTER, P. F. R. LITTLE, E.
DEBOOR: The structure and expression of normal
and abnormal globin genes. Miami Winter Symposium: *15:* 149–165 (1979).

GALJAARD, H.: Genetic metabolic diseases. Early diagnosis and prenatal analysis. Elsevier/North Holland, Amsterdam – New York 1980.

GARROD, A. E.: Inborn errors of metabolism. Oxford University Press, Oxford 1909.

GEBHART, E.: Chemische Mutagenese. Fischer, Stuttgart – New York 1977.

GEISSLER, M., J. KLEINEBRECHT: Cytogenetic and histologic analysis of spontaneous abortions. Hum. Genet. 45: 239–251 (1978).

GERMAN, J.: Chromosomes and cancer. John Wiley and Sons, New York – London – Sydney – Toronto 1974.

GIRAUD A., C. DELUCHAT, J. G. BOUÉ: Aberrations chromosomiques et malformations embryonnaires dans les avortements precoces. In: A. BOUÉ, C. THIBAULT (Hrsg.): Chromosomal errors in relation to reproductive failure, pp. 127, INSERM, Paris 1973.

GRANT, P.: Biology of developing systems. Holt-Saunders Int. Ed., New York 1978.

GROSSE-WILDE, H., K. KRUMBACHER, A. SCHMIDT, E. PASSARGE: Pränatale Diagnose bei Risiko für adrenogenitales Syndrom durch HLA-Typisierung an kultivierten Amnionzellen. 14. Informationsblatt über die Dokumentation der Untersuchungen im Rahmen des Schwerpunktprogrammes »Pränatale Diagnostik genetisch bedingter Defekte« der Deutschen Forschungsgemeinschaft, München, 10. 12. 1979.

GURDON, J. B., R. A. LASKEY, O. R. REEVES: The developmental capacity of nuclei transplanted from keratinized skin cells of adult frogs. Journal of Embryology and Experimental Morphology 34: 93–112 (1975).

HANSMANN, I., H.-D. PROBECK: The induction of nondisjunction by irradiation in mammalian oogenesis and spermatogenesis. Mutation Res. 61: 69–76 (1979).

HANSON, J. W. M.: Fetal hydantoin syndrome. Teratology 13: 185–188 (1976).

HARADA, M.: Congenital Minimata-disease: Intrauterine methylmercury poisoning. Teratology 18: 285–288 (1978).

HARNDEN, D. G., A. M. R. TAYLOR: Chromosomes and neoplasia. Adv. Hum. Genet. 9: 1–70 (1979).

HARRIS, H.: The principles of human biochemical genetics. North-Holland Publishing Co., Amsterdam 1975.

HEINONEN, O. P., D. SLONE, S. SHAPIRO: Birth defects and drugs in pregnancy. Publishing Sciences Group, Littleton 1977.

HIENZ, H. A.: Chromosomenfibel. Thieme, Stuttgart 1971.

HILSCHMANN, N., H. U. BARNIKOL, H. KRATZIN, P. ALTEVOGT, M. ENGELHARD, S. BARNIKOL-WATANABE: Genetic determination of antibody specificity. Gene translocation and fusion, the molecular basis for the differentiation of the antibody-producing cell. Naturwissenschaften 65: 616–639 (1978).

HOOK, E. P., I. H. PORTER: Human population cytogenetics: Comments on racial differences in frequency of chromosome abnormalities, putative clustering of Down's syndrome, and radiation studies. E. B. HOOK, I. H. PORTER (Hrsg.), In: Population cytogenetics. Studies in humans, pp. 353–365. Academic Press, New York – San Francisco – London 1977.

INGRAM, V. M.: A specific chemical difference between the globins of normal human and sickle cell anaemia haemoglobin. Nature (Lond.) 178: 792–794 (1956).

JACOBS, P. A., W. H. PRICE, W. M. COURT BROWN, R. P. BRITTAIN, P. B. WHATMORE: Chromosome studies on men in a maximum security hospital. Ann. Hum. Genet. 31: 339–358 (1968).

JACOBS, P. A.: Human chromosome heteromorphisms. Prog. Med. Genet. N. S. 2: 251–274 (1977).

JANZ, D.: Haben Antiepileptika eine teratogene Wirkung bei Menschen? Dtsch. med. Wschr. 103: 485–487 (1978).

JONES, K. L., D. W. SMITH: The fetal alcohol syndrome. Teratology 12: 1–10 (1975).

KAN, Y. W., A. M. DOZY: Polymorphism of DNA sequence adjacent to the human β-globin structural gene. Its relation to the sickle mutation. Proc. Nat. Acad. Sci. (USA) 75: 5631–5635 (1978).

KAZAZIAN, H. H., S. CHO, J. A. PHILIPPS: The mutational basis of the thalassemia syndromes. Prog. Med. Genet. N. S. 2: 165–204 (1977).

KLEINEBRECHT, J.: Exogene Ursachen menschlicher Entwicklungsstörungen. Dtsch. Ärztebl. 77: 1107–1117 (1980).

KNUDSON, A. G.: Genetics and etiology of human cancer. Adv. Hum. Genet. 8: 1–66 (1977).

KRONE, W., U, WOLF: Chromosomes and protein variation. In: D. S. H. BROCK, O. MAYO (Hsg.); The biochemical genetics of man, pp. 93–154. Academic Press New York – London, 1978.

LA DU, B. N., V. G. ZANNONI, L. LASTER, J. E. SEEGMILLER: The nature of the defect in tyrosine metabolism in alkaptonuria. J. biol. Chem 230: 251–260 (1958).

LANGENBECK, U., I. HANSMANN, B. HINNEY, V. HÖNIG: On the origin of the supernumerary chromosome in autosomal trisomies – with special reference to Down' syndrome: A bias in tracing nondisjunction by chromosomal and biochemical polymorphisms. Hum. Genet 33: 89–102 (1976).

LEBO, R. V., A. V. CARRANO, K., BURKHART-SCHULTZ, A. M. DOZY, L. C. YU, Y. W. KAN: Assignment of human β-, γ- and δ-globin genes to the short arm of chromosome 11 by chromosome sorting and DNA restriction enzyme analysis. Proc. Natl. Acad. Sci. (USA) 76: 5804–5808 (1979).

LEDER, P., J. G. SEIDMAN, E. MAX, Y. NISHIOKA, A. LEDER, B. NORMAN, M. NAU: The arrangement, rearrangement, and origin of immunglobulin genes. Miami Winter Symposium: 15: 133–147 (1979).

LEIBER, B., OLBRICH, G.: Embryopathisches Alkoholismus-Syndrom (Embryopathia alcoholica). Mschr. Kinderheilk. 124: 43–46 (1976).

LENZ, W.: Medizinische Genetik. Thieme, Stuttgart 1970; 1979.

LENZ, W.: How can the teratogenic action of a factor be established in man? South. Med. J. *64:* 41–50 (1971).

LEVINE, L. S., M. ZACHMANN, M. I. NEW, A. PRADER, M. S. POLLACK, G. J. O'NEILL, S. Y. YANG, S. E. OBERFIELD, B. DUPONT. Genetic mapping of the 21-hydroxylase-deficiency gene within the HLA linkage group. New Engl. J. Med. *299:* 911–915 (1978).

LUNDSTRÖM, R.: Rubella during pregnancy. A follow-up study of children born after an epidemic of rubella in Sweden, 1951, with additional investigations on prophylaxis and treatment of maternal rubella. Acta paed. (Uppsala) *51:* Suppl. 133 (1962).

LYON, M. F.: Gene action in the X-chromosome of the mouse (musculus L.). Nature (Lond.) *190:* 372–373 (1961).

MADAN, K., J. SCHOEMAKER: XY females with enzyme deficiencies of steroid metabolism. Hum. Genet. *53:* 291–295 (1980).

McKUSICK, V.: Mendelian inheritance in man. The John Hopkins University Press. Baltimore – London 1978.

McMICHAEL, A., H. McDEVITT: The association between HLA system and disease. Prog. Med. Genet. N. S. *2:* 39–100 (1977).

MAJEWSKI, G.: Zur Teratogenität von Antikonvulsiva. Dtsch. Sekt. Internat. Liga gegen Epilepsie *65:* 23 (1979).

MOORE, K. L.: The developing human. W. B. Saunders Comp., Philadelphia-London-Toronto 1977.

MOURANT, A. E., A. C. KOPEĆ, K. DOMANIEWSKA-SOBCZAK: Blood groups and diseases. Oxford University Press, New York-Toronto 1978.

MURKEN, J.-B., S. STENGEL-RUTKOWSKI, E. SCHWINGER: Prenatal diagnosis. Enke, Stuttgart 1979.

NEEL, J. V.: The inheritance of sickle cell anemia. Science *110:* 64–66 (1949).

NEUBERT, D., H.-J. MERKER, E. KÖHLER, R. KROWKE, H. J. BARRACH: Biochemical aspects of teratology. Adv. Biosci. *6:* 575 (1971).

NIENHUIS, A. W.: Mapping the human genome. New Engl. J. Med. *299:* 195–196 (1978).

NISHIMURA, H., K. TAKANO, T. TANIMURA, M. YASUDA: Normal and abnormal development of human embryos: first report of the analysis of 1213 intact embryos. Teratology *1:* 281–290 (1968).

NOCKE, W.: Sind weibliche Sexualsteroide teratogen? Gynäkologie *11:* 119–141 (1978).

OHNO, S.: Major sex-determining genes. Springer, Berlin – Heidelberg – New York 1979.

PAULING, L., H. A. ITANO, S. J. SINGER, I. C. WELLS: Sickle cell anemia: A molecular disease. Science *110:* 543–548 (1949).

PASSARGE, E.: Elemente der Klinischen Genetik, Fischer, Stuttgart 1979.

PATERSON, M. C., P. J. SMITH: Ataxia telangiectasia: An inherited disorder involving hypersensitivity to ionizing radiation and related DNA-damaging chemicals. Ann. Rev. Genet. *13:* 291–318 (1979).

PENROSE, L. S.: The biology of mental defects. Sidgewick und Jackson, London 1949.

PERSAUD, T. V. N.: Advances in the study of birth defects. Vol. I: Teratogenic mechanisms (1979); Vol. II: Teratological Testing (1979); Vol. III: Abnormal embryogenesis: Cellular and molecular aspects (1979); Vol. IV: Neural and behavioural teratology (1980); MTP Press, Lancaster (England).

PERUTZ, M. F.: Regulation of oxygen affinity of hemoglobin: Influence of structure of the globin on the heme iron. Ann. Rev. Biochem. *48:* 327–386 (1979).

RATING, D., E. JÄGER: Postnatale Entwicklung von Kindern epileptischer Eltern. Dtsch. Sekt. Internat. Liga gegen Epilepsie *65:* 21 (1979).

RAUSKOLB, R.: Fetoskopie unter Sichtkontrolle mit Ultraschall. Dtsch. med. Wschr. *102:* 1341–1344 (1977).

SCHINZEL, A.: Autosomale Chromosomenaberrationen. Arch. Genet. *52:* 1–2 (1979).

SCHMID, M.: Demonstration of Y/autosomal translocation using distamycin A. Hum. Genet. *53:* 107–109 (1979).

SCHMIDTKE, J., J. T. EPPLEN: Sequence organization of animal nuclear DNA. Hum. Genet. *55:* 1–18 (1980).

SCHWARZACHER, H. G., U. WOLF: Methods in human cytogenetics. Springer, Berlin – Heidelberg – New York 1974.

SEIDMAN, J. G., A. LEDER, M. NAU, B. NORMAN, P. LEDER: Antibody diversity. Science *202:* 11–17 (1978).

SETLOW, R. B.: Repair deficient human disorders and cancer. Nature (Lond.) *271:* 713–717 (1978).

SHAPIRO, L. J., T. MOHANDAS, R. WEISS: Noninactivation of an X-chromosome locus in man. Science *204:* 1224–1226 (1979).

SHEPARD, T. H.: Catalog of teratogenic agents. The John Hopkins University Press, Baltimore-London 1976.

SINCLAIR, L.: Metabolic disease in childhood. Blackwell Scientific Publications, Oxford – London – Edingurgh – Melbourne 1979.

SPERLING, K., R. KADEN: Meiotic studies of the ejaculated seminal fluid of humans with normal sperm count and oligospermia. Nature (Lond.) *232:* 481 (1971).

STANBURY, J. B., J. B. WYNGARDEN, D. S. FREDRICKSON: The metabolic basis of inherited disease. McGraw-Hill Book Company, New York 1978.

STARK, C. R., N. B. WHITE: Cluster analysis and racial differences in risk of Down's Syndrome. In: E. B. HOOK, I. H. PORTER (Hsg.): Population cytogenetics. Studies in humans, pp. 275–283. Academic Press, New York – San Francisco – London 1977.

STEINBERGER, E.: Genetics, anatomy, fetal endocrinology. In: L. J. DE GROOT (Hsg.): Endocrinology; Vol. 3, pp. 1309–1316. Grune & Stratton, New York – San Francisco – London 1979.

UCHIDA, I. A.: Maternal radiation and trisomy 21. In: E. B. HOOK, I. H. PORTER (Hsg.): Population cytogenetics. Studies in humans. pp. 285–299.

Academic Press, New York – San Francisco – London 1979.

VOGEL, F., A. G. MOTULSKY: Human Genetics. Springer, Berlin – Heidelberg – New York 1979.

WACHTEL, S. S., S. OHNO: The immunogenetics of sexual development. Prog. Med. Genet N. S. *3:* 109–142 (1979).

WEATHERALL, D. J., J. B. CLEGG: Recent developments in the molecular genetics of human hemoglobin. Cell. *16:* 467–479 (1979).

WILSON, J. G.: Environmental factors: Teratogenic drugs. In: BRENT, R. C., M. J. HARRIS (Hsg.): Prevention of embryonic, fetal and perinatal disease. pp. 147–161. Natl. Institute of Health, Bethesda 1976.

WINTER, W. P., S. M. HANASH, D. L. RUCKNAGEL: Genetic mechanisms contributing to the expression of the human hemoglobin loci. Adv. Hum. Genet. *9:* 229–291 (1979).

WITSCHI, E.: Teratogenic effects from overripeness of the egg. In: F. C. FRASER, V. A. MCKUSICK (Hsg.): Congenital malformations, pp. 157–169. Excerpta Medica, Amsterdam – New York 1970.

WOLF, W.: XY gonadal dysgenesis and the H-Y antigen. Hum. Genet. *47:* 269–277 (1979).

YUNIS, J. J.: New chromosomal syndromes. Academic Press, New York – San Francisco – London 1977.

H. Störungen des Wachstums

Von U. N. Riede, R. Rohrbach, C.-P. Adler, W. Sandritter, C. Thomas und C. Mittermayer

Wachstum ist eine grundlegende Eigenschaft des Lebendigen und ist durch eine Größen- und Gewichtszunahme der Gewebe und/oder Zellen gekennzeichnet. Durch das Wachstum kommt es zu einer *Zunahme von strukturell und funktionell vollwertiger, lebender Masse*. Eine pathologische Substanzeinlagerung (z. B. Glykogen), die unter Umständen auch zur Organ- oder Zellvergrößerung führt, kann daher nicht als Wachstum bezeichnet werden. Jeder Wachstumsprozeß läuft mit einer bestimmten *Wachstumsgeschwindigkeit* ab, die sich im Verlaufe des Lebens ständig ändert. Aus diesem Grunde kann es auch zu einer Größen- oder Gewichtsabnahme der Zellen und Organe (= *Atrophie*) kommen, wenn *katabole* Stoffwechselprozesse überwiegen. Alle Wachstumsprozesse unterliegen einer Steuerung, die wie alle biologischen Prozesse störungsanfällig sind. Die wichtigsten **Störungen** betreffen das *Körperlängenwachstum*, das *Organwachstum*, die *Regeneration und Reparation* sowie das *autonome Wachstum (Tumorwachstum)*.

1. Störungen des Körperlängenwachstums

Das Körperlängenwachstum ist vor allem durch das *Wachstum langer Röhrenknochen* bedingt. Daran sind die *Epiphyse*, die *Epiphysenfuge*, die *Metaphyse* und die *Diaphyse* beteiligt. Für das Verständnis der Störungen des Körperlängenwachstums ist die Kenntnis des Ablaufs des normalen Knochenwachstums eine notwendige Voraussetzung.

1.1. Normales Längenwachstum des Knochens

Alle Knochen, die durch Ersatzknochenbildung entstehen, werden *in der Embryonalentwicklung als Knorpel angelegt*. Später bildet sich um den Knorpel im Bereich der *Diaphyse* durch periostale Knochenbildung eine knöcherne Manschette aus (Abb. 1a). Danach verkalkt die Knorpelgrundsubstanz im Diaphysenbereich (Abb. 1b). Nach Einwachsen von Blutgefäßen bildet sich dort ein *Ossifikationszentrum* aus, in dem der verkalkte Knorpel abgebaut und an seiner Stelle Knochen angebaut wird. Dieser Prozeß wird **Ossifikation** genannt und *schreitet in Richtung auf die Metaphysen fort* (Abb. 1c). Auch im Bereich der Epiphysen kommt es zur Kalzifizierung der Knorpelsubstanz (Abb. 1d). Die hier einwachsenden Blutgefäße bilden das *epiphysäre Ossifikationszentrum, das Epiphysenknochenkern* genannt wird. Die *epiphysären* oder *metaphysären Knochenkerne* treten in den verschiedenen Knochen zu unterschiedlichen, aber recht genau festgelegten Zeiten der Entwicklung auf. Ihr Auftreten ist ein wichtiges Hilfsmittel, den *Reifezustand* oder die Entwicklung eines Kindes zu beurteilen.

Später nähern sich die *Ossifikationszentren der Epiphyse und der Diaphyse*, ohne jedoch miteinander zu verschmelzen (Abb. 1d, e). Dadurch entstehen in den langen Röhrenknochen *zwei Wachstumszonen: Gelenkknorpel – angrenzende knöcherne Epiphyse und Epiphysenfugen knöcherne Metaphyse – Diaphyse*. Für das *Längenwachstum der langen Röhrenknochen ist* die *Epiphysenfuge von entscheidender Bedeu-*

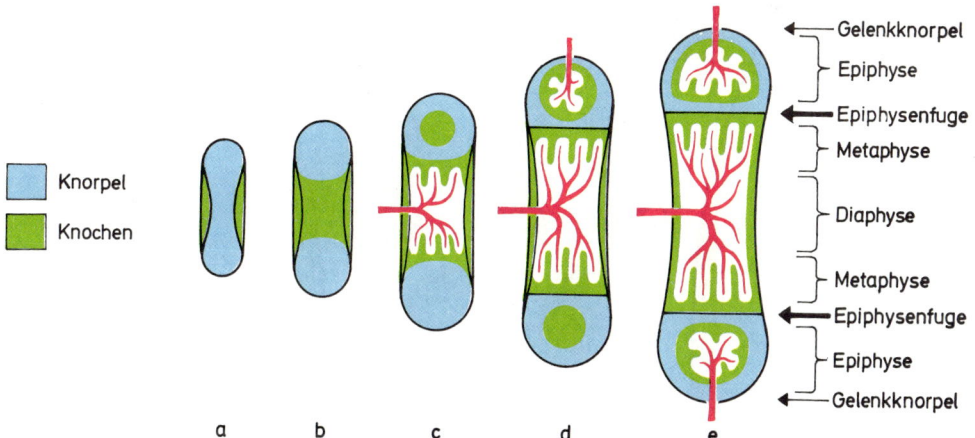

H. – Abb. 1. Entwicklungsstadien langer Röhrenknochen.

tung. Die kurzen Knochen, die knorpelig präformiert werden (z. B. Handwurzelknochen, Wirbelkörper), haben ihre einzige Wachstumszone im Bereich des Gelenkknorpels und des angrenzenden Knochens. In ihnen wird *keine* Epiphysenfuge ausgebildet.

Das Wachstum in den einzelnen Zonen der langen Röhrenknochenzonen wird *durch Hormone gesteuert*. Die *Geschlechtshormone* bewirken in bestimmter Konzentration eine Verlangsamung der Wachstumsvorgänge in der Epiphysenfuge. Deshalb bildet sie sich nach der Geschlechtsreife zurück. Epiphyse und Metaphyse sind dann knöchern miteinander verbunden und das Längenwachstum sistiert.

Die *knorpelige Epiphysenfuge ist das eigentliche Organ des Körperlängenwachstums*

(Abb. 2). An ihr lassen sich verschiedene histologische und funktionell voneinander abhängige Gewebsschichten unterscheiden. Diese zonale Gliederung der Epiphysenfuge spiegelt den Ablauf der enchondralen Ossifikation wider. Durch permanente Umbauprozesse werden hier schließlich die endgültigen mechanisch erforderlichen Knochenstrukturen gebildet (Abb. 2). Dieser komplizierte Prozeß des Knochenwachstums kann in allen Stationen Störungen erleiden, die zu Abweichungen vom Körperlängenwachstum führen.

a) Der Lebenszyklus eines *Chondrozyten* in der Epiphysenfuge beginnt in der **Zone des ruhenden Knorpels** mit der Umwandlung der mesenchymalen Zellelemente zu *spindelförmigen Chondroblasten*. Von ihnen leiten sich durch

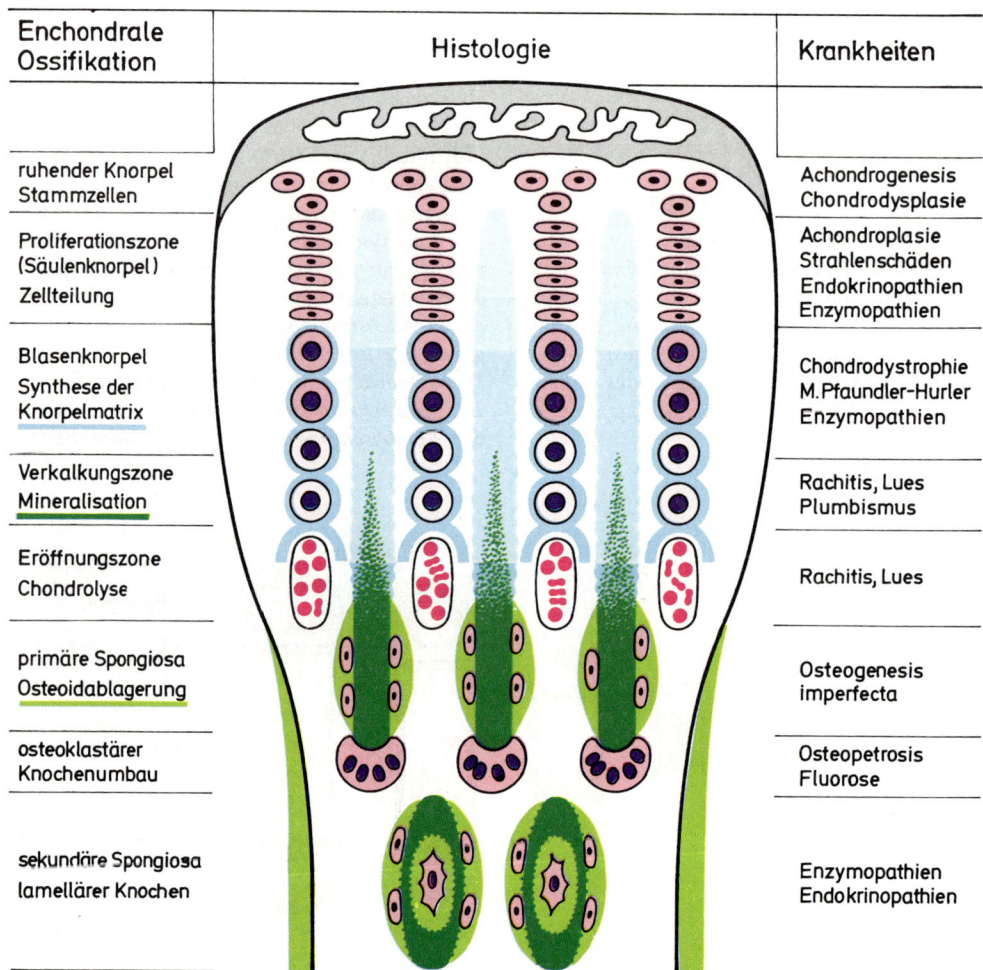

Enchondrale Ossifikation	Histologie	Krankheiten
ruhender Knorpel Stammzellen		Achondrogenesis Chondrodysplasie
Proliferationszone (Säulenknorpel) Zellteilung		Achondroplasie Strahlenschäden Endokrinopathien Enzymopathien
Blasenknorpel Synthese der Knorpelmatrix		Chondrodystrophie M. Pfaundler-Hurler Enzymopathien
Verkalkungszone Mineralisation		Rachitis, Lues Plumbismus
Eröffnungszone Chondrolyse		Rachitis, Lues
primäre Spongiosa Osteoidablagerung		Osteogenesis imperfecta
osteoklastärer Knochenumbau		Osteopetrosis Fluorose
sekundäre Spongiosa lamellärer Knochen		Enzymopathien Endokrinopathien

H. – Abb. 2. Die enchondrale Ossifikation (links) und ihre Störungen (rechts).

Zellteilung die Chondrozyten des Epiphysenknorpels her. Die spindelförmigen Zellelemente
im »ruhenden Knorpel« grenzen unmittelbar an
die Epiphyse an.

b) Auf die Zone des ruhenden Knorpels folgt
die **Zone des proliferierenden Knorpels** und der
Knorpelreifung. Die einzelnen Zellelemente
(Abb. 2) sind zwar immer noch spindelförmig,
aber bereits zu Zellsäulen angeordnet *(= Säu-
lenknorpel)*. Die proliferierenden Chondrozyten
sind für die *Ausdehnung* des Epiphysenknorpels
in der *transversalen* und *longitudinalen* Richtung verantwortlich und bestimmen die *Wachstumsgeschwindigkeit* der Röhrenknochen.

Die einzelnen Knorpelzellsäulen einer Epiphysenfuge sind durch Knorpelgrundsubstanz
in Form der sog. *interlakunären Septen* voneinander getrennt (Abb. 2). In den *longitudinalen
Knorpelsepten* verlaufen die Kollagenfibrillen in
dichter Anordnung und parallel zur Wachstums-
richtung. Gegen die Metaphyse hin werden die
longitudinalen Septen schmaler. Die *transversalen Knorpelsepten* verlaufen quer zu den longitudinalen Septen und bilden die abgrenzenden
Matrixverdichtungen der einzelnen Chondrozyten innerhalb einer Zellsäule.

c) **Blasenknorpelzone:** Die Knorpelzellen
setzen in die longitudinalen Knorpelsepten *en-
zymhaltige Vesikel* frei. Sie bestehen zum einen
Teil aus extrazellulären Lysosomen (= Matrixlysosomen, S. 208) und zum anderen Teil aus
ATP-ase- und Pyrophosphatase-haltigen Matrixvesikeln (s. Verkalkung S. 194).

Gegen die Metaphyse hin rückt der *Funktionsstoffwechsel* der Chondrozyten in den Vordergrund. Durch Anhäufung von Syntheseprodukten
nimmt das Zellvolumen der Chondrozyten zu, so daß die Knorpelzellen blasenförmig
resp. hypertrophisch werden *(= Blasenknorpelzone)*.

d) Der *Mineralisationsprozeß der Knorpelmatrix* setzt in der **Verkalkungszone** ein. Dabei
gehen die hypertrophischen Chondrozyten zugrunde.

Bevor die Knorpelmatrix verkalkt, häuft sich
Calcium in den Chondrozyten an. Die *Grana
mitochondrialia dienen dabei als Calcium-Spei-
cher*. Im Diffusionsbereich der metaphysären
Kapillaren akkumulieren die Proteoglykane und
vor allem Calcium. Das anorganische *Phosphat*
hingegen wird *im fibrillären Anteil der Knorpelgrundsubstanz angereichert*. Durch die Trennung des Calciums vom anorganischen Phosphat

wird zunächst die Ausfällung des Knorpelminerals aufgehalten. Durch den relativ hohen Sauer-
stoffpartikeldruck im Diffusionsbereich der metaphysären Kapillaren werden die *Matrixlysosomen* labilisiert, so daß sie ihre *proteolytischen
Enzyme* freisetzen. Dadurch werden die Proteoglykane partiell abgebaut, was zu einer Wechselbeziehung zwischen den löslichen Proteoglykanen und den Kollagenfibrillen führt. Infolgedessen kommen Calcium-bindende Molekülgrup-
pen mit denjenigen in Kontakt, die anorganisches Phosphat binden. Das Calcium kann nicht
mehr in Lösung gehalten werden und fällt als
Calcium-Phosphat aus. Die Matrixvesikel sind
mit ihren Enzymen an der *Auskristallisierung*
des Knorpelminerals beteiligt, das ja zunächst als
amorphes Calcium-Phosphat ausfällt.

e) Schließlich werden die Knorpelzellhöhlen
(die Lakunen) in der **Eröffnungszone** von den
metaphysären Kapillaren (Abb. 2) arrodiert.
Diese von der Metaphysenseite in die Epiphysenfuge einsprossenden Kapillaren (Abb. 1) en-
digen blind und entstehen durch Aussprossung
der Kapillarendothelin. Nachdem die eine Knor-
pelhöhle eröffnet ist, dringt die Spitze der Kapillarsprossen in die nächste Lakune vor.

Über welchen Mechanismus das Einsprossen
der Kapillaren in den Epiphysenknorpel gesteuert wird, ist noch weitgehend unklar. In Analo-
gie zu ähnlichen Vorgängen bei der Wundheilung und bei akuten Entzündungsprozessen
wird vermutet, die Arrosion der Knorpelzellhöhlen durch die metaphysären Kapillaren beru-
he auf einem chemotropen Mechanismus, wobei
die Kapillaren auf die Anhäufung saurer Metabolite (Laktat und CO_2) im Bereich des Blasen-
knorpels empfindlich seien.

f) **Resorptionszone:** Der eigentliche *Abraum
des enzymatisch angedauten Epiphysenknorpels*
wird durch Makrophagen und Resorptionsriesenzellen *(= Chondroklasten)* bewerkstelligt.
Von den leeren Wänden der Knorpelhöhlen
bleiben normalerweise nur die verkalkten longitudinalen Septen übrig. Auf sie lagern sich
Osteoblasten an, die mit den einsprossenden
metaphysären Kapillaren in die Nähe der Epiphysenfuge gebracht werden. Diese Osteoblasten überziehen die longitudinalen Knorpelsepten mit Knochenmatrix *(= Osteoid)*, welche in
ihrer Gesamtheit die **primäre Spongiosa** bilden.
Ein Teil davon wird dem kortikalen Knochengewebe einverleibt, während der übrige Teil der
primären Spongiosa von Osteoklasten abgebaut
wird (Abb. 2). Damit tritt der *Knochenumbau* in

Gang, der zur Ausbildung des *lamellären Knochens* der diaphysären Spongiosa überleitet (= **sekundäre Spongiosa**).

1.2. Störungen des Körperlängenwachstums

Störungen des Körperlängenwachstums führen zu verschiedenen Erscheinungsbildern:

Als *Riesenwuchs* (Gigantismus)[1] bezeichnet man eine Wachstumsstörung, bei der die Körperlänge eines Menschen 200 cm überschreitet. Ein *Minderwuchs* liegt vor, wenn die Körperlänge um 10–20% unter dem Alterssoll zurückgeblieben ist. Bleibt die Körperlänge mehr als 25% zurück (beim Erwachsenen unter 120 cm), dann bezeichnet man diese Wachstumsstörung als *Zwergwuchs* (Nanosomie)[2].

Das Längenwachstum der kurzen Röhrenknochen funktioniert nur, solange der Epiphysenfugenknorpel vorhanden ist. Man spricht von einer radiologisch *offenen Epiphysenfuge*. Ist der Wachstumsprozeß abgeschlossen, so erlischt die hormonell gesteuerte Mitosetätigkeit der Knorpelzellen in der Proliferationszone, die metaphysären Kapillaren sprossen nicht mehr in den Epiphysenknorpel ein und die Eröffnungszone wird durch angelagertes Knochengewebe versiegelt. Jetzt spricht man radiologisch von einer *geschlossenen Epiphysenfuge*. Dieser Prozeß kann beim Kind auch vorübergehend bei schweren zehrenden Erkrankungen auftreten.

1.2.1. Riesenwuchs

Für den Riesenwuchs sind im wesentlichen *hormonelle* Störungen verantwortlich; die beiden wichtigsten Formen sind der hypophysäre und der eunuchoide Riesenwuchs. Der *hypophysäre Riesenwuchs* ist auf eine übermäßige Produktion von somatotropem Hormon zum Zeitpunkt der offenen Epiphysenfugen zurückzuführen. Dadurch wird die Proliferation der Knorpelzellen angeheizt. Ursache für die übermäßige STH-Produktion sind meist eosinophile Adenome der Hypophyse. *Beim eunuchoiden[3] Riesenwuchs* liegt eine verminderte Testosteronproduktion im Hoden vor. Durch diese endokrine Störung wird der Schluß der Epiphysenfuge verzögert und die Dauer des Körperlängenwachstums verlängert.

1.2.2. Zwergwuchs

Der Zwergwuchs beruht auf einer Reihe von Störungen (Abb. 2). Dazu gehören verschiedene Erkrankungen, die eine **genetische Ursache** haben und auf vererbte Stoffwechselstörungen zurückzuführen sind. Dabei kann entweder der *Proliferations-* oder der *Funktionsstoffwechsel* der Knorpel allein betroffen sein, so daß im Endeffekt eine pathologische Knorpelmatrix entsteht, die nicht regelrecht verkalkt und nicht in Knochengewebe umgebaut werden kann. Bei den Störungen des Proliferationsstoffwechsels handelt es sich meist um schwere multiple Mißbildungen der Extremitäten, die oft mit einem letalen Gen gekoppelt sind. Die Störungen des Funktionsstoffwechsels betreffen entweder gezielte Schritte im Intermediärstoffwechsel (S. 273), oder Synthese der Interzellularsubstanz (S. 247) oder sind Begleiterscheinungen allgemeiner Stoffwechselstörungen.

Andere Formen des Minderwuchses werden durch **hormonelle Störungen** hervorgerufen. Der *hypophysäre Minderwuchs* (Nanosomia pituitaria) tritt auf, wenn vor Beendigung des Körperlängenwachstums die Hypophyse teilweise zerstört wird. Dadurch wird zu wenig somatotropes[4] Hormon gebildet und die Proliferation der Knorpelzellen unterbleibt. Beim *hypothyreotischen Minderwuchs (Hypothyreosen)* ist aufgrund einer Schilddrüsenunterfunktion die Bildung epiphysären Knochens verzögert. Dadurch treten die epiphysären Knochenkerne, aber auch die Epiphysenfuge später auf. Der *dysgenitale Minderwuchs* begleitet bestimmte Formen der Pubertas praecox, weil durch die vorzeitige Produktion von Sexualhormonen die Epiphysenfugen zu früh geschlossen werden. Ein vorzeitiger Epiphysenfugenschluß findet man auch beim *adrenalen Minderwuchs*. In diesem Falle werden in der Nebennierenrinde zuviel androgene Hormone produziert. Folge davon ist neben einer Störung der Genitalentwicklung ein vorzeitiger Abschluß des Körperlängenwachstums.

Schließlich kann ein Minderwuchs auch durch **allgemeine Stoffwechselstörungen** hervorgerufen werden. Beim *intestinalen Minderwuchs* (z. B. Zöliakie) ist die Wachstumsrate bei ungenügendem Nahrungsangebot und Resorp-

---

[1] Gigas (gr.) Riese. – [2] Nanos (gr.) Zwerg; soma (gr.) Körper. – [3] Eunuchizo (gr.) entmannen. – [4] Soma (gr.) Körper.

tionsstörungen reduziert. Das Gemeinsame an diesen Wachstumsstörungen ist, daß dem Organismus zuwenig Substrate (z. B. Proteine) und Vitamine (z. B. Vitamin D) zur Verfügung stehen. Infolgedessen kommt es zu einer vorzeitigen Versiegelung der Epiphysenfuge, so daß das Längenwachstum stillsteht.

Störungen des Calcium-Phosphat-Haushaltes: Für das regelrechte Knochenwachstum ist eine normale Mineralisierung der longitudinalen Knorpelsepten in der Epiphysenfuge sowie der primären Spongiosa eine wichtige Voraussetzung. Störungen der Mineralisation rufen daher Wachstumsstörungen hervor. Die wichtigste Störung dieser Art ist die *Vitamin-D-Mangel-Rachitis*. In diesem Falle liegt entweder eine gestörte Vitamin-D-Resorption aus dem Darm oder eine gestörte Vitamin-D-Hydroxylierung in der Leber (z. B. Antikonvulsia) oder in der Niere (Fanconi-Syndrom) als primäre Ursache vor. Folge davon ist eine verminderte Calcium-Resorption aus dem Darm und eine verzögerte Aktivierung der lysosomalen Proteasen. Dadurch wird der Epiphysenknorpel nicht mineralisiert und nicht resorbiert, so daß radiologisch eine Schwellung der rachitischen Epiphysenfugen auffällt. Eine ähnliche Wachstumsstörung findet man auch bei der konnatalen Lues, wo aufgrund einer Osteochondritis luetica die Knorpelresorption verzögert ist. *Schwermetalle* wie Strontium und Blei konkurrieren mit dem Calcium und werden in Form eines falschen Minerals in den Epiphysenknorpel eingebaut. Auch sie führen zu einer Knorpelresorptionsstörung und zum Minderwuchs (vgl. S. 736).

Literatur

CREMIN, B. J., P. BEIGHTON (eds.): Bone dysplasias of infancy. Springer, Berlin – Heidelberg – New York 1978.
McKUSICK, V. A.: Heritable disorders of connective tissue, 4. Aufl. Mosby, Saint Louis 1972.
RIEDE, U. N.: Experimental aspects of growth plate disorders. Curr. Top. Pathol. *59*: 182–240 (1974).
SCOTT GILMER, W.: Bone and bones. In: J. G. E. A. GALL: Concepts of disease. Macmillan, New York – London – Toronto 1971.

2. Allgemeine Voraussetzungen für das Wachstum von Organen und Geweben

Die *Massenkonstanz* der Organe und Gewebe ist eine der hervorstechendsten Eigenschaften biologischer vielzelliger Organismen. Sie ist das Ergebnis der Bilanz zwischen Zellneubildung und Zellverlust und erfordert Steuerungs- bzw. Regulationsmechanismen.

2.1. Die Verschiedenheit der Zellsysteme im Hinblick auf ihr Wachstumsverhalten

Die Fähigkeit zur Zellneubildung bleibt nicht für alle Zellpopulationen eines Säugetierorganismus postnatal erhalten. Wir unterscheiden: *Ruhegewebe*, *Erneuerungsgewebe* und *Expansionsgewebe*.

2.1.1. Ruhegewebe

Diese bestehen aus *irreversibel postmitotischen Zellen*. Die Zellen dieser Gewebe haben meist kurz nach der Geburt ihre Teilungsfähigkeit verloren, sie sind zwar noch zur DNS-Synthese befähigt, nicht aber zur Mitose. Obwohl ein Teilungswachstum solcher Zellen nicht mehr stattfindet, sind sie aber zum *Funktionswachstum* in der Lage. Darunter versteht man ein Größenwachstum der Zellen, das meist durch Vermehrung der Zellorganellen bedingt ist. Zu den Ruhegeweben gehören z. B. *Ganglienzellen* und *Skelettmuskel*.

2.1.2. Erneuerungsgewebe (Wechselgewebe, Mausergewebe)

Bei diesen Zellsystemen bleibt die *Zellteilungsfähigkeit nur in einer Subpopulation* erhalten. Sie können (z. B. Zellen der blutbildenden Systeme) ein teilungsfähiges Differenzierungskompartiment und ein nicht mehr teilungsfähiges Differenzierungskompartiment haben. Die teilungsfähigen Subpopulationen werden als *intermitotische Zellen*, die nicht teilungsfähigen Subpopulationen als *postmitotische* Zellen bezeichnet. Die Zellen des nicht mehr teilungsfähigen Differenzierungskompartiments haben meist eine kurze Lebensdauer und sterben dann ab. Durch die hohe Zellneubildungsrate der teilungsfähigen Kompartimente wird der Zellnachschub *(Zellmauserung)* gewährleistet. Zu den Erneuerungsgeweben gehören das *blutbildende System*, die Zellen des *lymphatischen Systems*, die Zellen der *Epidermis* und die *Epithelzellen der Schleimhäute*.

2.1.3. Stabile Gewebe (Expansionsgewebe)

Die stabilen Gewebe sind durch *reversible postmitotische oder potentiell teilungsfähige Zellen* gekennzeichnet. Es handelt sich meist um langlebige Zellen. Dadurch zeigen diese Zellsysteme physiologisch nur einen geringen Zellverlust und sind durch eine seltene Zellerneuerung gekennzeichnet. Erfolgt nämlich ein ausreichender Stimulus zur Zellerneuerung, sind *alle* Zellen dieser Systeme zur Zellteilung befähigt. Zu den stabilen Zellsystemen gehören: *Hepatozyten, Nierentubulusepithelien,* Zellen der *exokrinen und endokrinen Drüsen, Bindegewebszellen* und Zellen des *Knochens*. Die spezielle Funktion und Differenzierung dieser Zellen schließt ihre Fähigkeit zur Zellteilung nicht aus.

Literatur

Iversen, O. H.: Arch. Geschwulstforsch. *32:* 322 (1968).

McMinn, R. M. H.: Tissue repair. Academic Press, London 1969.

Rohrbach, R. und O. D. Laerum: Cell Tissue Kinet. *7:* 251 (1974).

2.2. Die Steuerung der Zellerneuerung

Eine Steuerung bzw. Regulation der Zellerneuerung ist notwendig, damit in einem Gewebe oder Organ die Zellzahl per Bilanz aufrechterhalten und, falls nötig, der geänderten Leistungsanforderung angepaßt wird. Unsere Kenntnisse

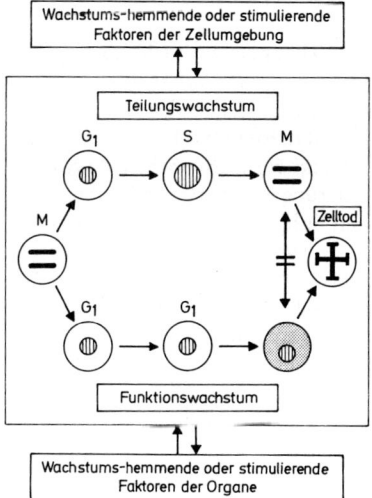

H. – Abb. 3. Steuerung des Zellwachstums im Organismus.

über die Steuerung der Zellerneuerung sind noch lückenhaft. Die Angriffspunkte und der Ablauf dieser Steuerung wird erst langsam verstanden. An ihr wirken intrazelluläre Faktoren, interzelluläre Steuerungsmechanismen des Gewebes oder Organs und Steuerungssysteme des Gesamtorganismus mit (Abb. 3).

2.2.1. Bedeutung intra- und interzellulärer Faktoren

Es ist eine anerkannte Tatsache, daß die Fähigkeit der Zellen zur Einstellung eines Gleichgewichtes zwischen Zellverlust und Zellneubildung weitgehend von ihrem Differenzierungsgrad abhängt. In den Erneuerungsgeweben verlieren die ausdifferenzierten Zellen die Fähigkeit zur Zellerneuerung. Es wird angenommen, daß die Akkumulation intrazellulärer und interzellulär wirkender Differenzierungsprodukte die Zellerneuerung steuert. Die genauen Mechanismen dieser Steuerung sind noch weitgehend unbekannt. Wichtigste Komponenten der lokalen zellulären Steuerung (im Gewebe oder im Organ) über kurze Entfernung sind *Zellkontakte,* die *Chalone,* die *Kolonie-stimulierende Aktivität* (colony stimulating activity, CSA) und das *Mikroenvironment.*

2.2.2.1. Bedeutung der Zellkontakte

Nach der klassischen Vorstellung der Zellenlehre ist man leicht geneigt, Zellen als Individuen zu betrachten, die mit ihren Nachbarzellen einen geringen oder gar keinen Kontakt haben, bzw. keine Information miteinander austauschen. Diese Anschauung muß revidiert werden, da nicht nur morphologisch (elektronenmikroskopisch), sondern auch mit elektrophysiologischen und anderen Methoden eine Verbindung zwischen Zellen (Haftpunkte, Brückenbildung) sowie ein Austausch von »Informationsträgern« nachgewiesen wurden.

Für die Bildung eines Organismus aus Einzelzellen würden wir *3 verschiedene Funktionsgruppen interzellulärer Verbindungen* erwarten:
a) *undurchlässige Verbindungen,* die das innere Milieu des Organismus gegen Änderungen von außen schützen,
b) *adhäsive Verbindungen,* die neben der Adhäsion auch die Integrität des Zellverbandes stärken und
c) *kommunizierende Verbindungen,* die durch den Austausch von Nährstoffen und Infor-

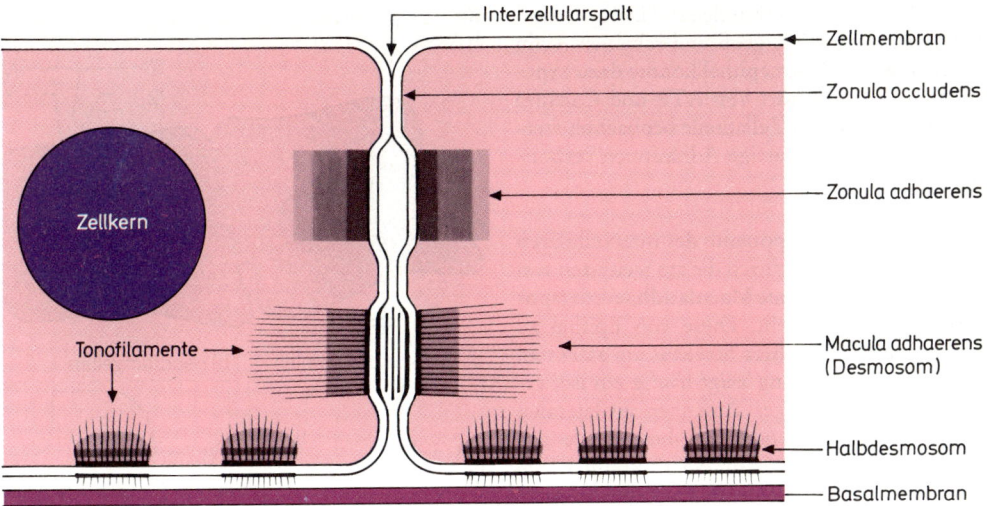

H. – Abb. 4. Schematische Darstellung der elektronenmikroskopisch nachweisbaren epithelialen Zellkontakte.

mationsträgern die Zelleistungen koordinieren.

Erkenntnisse über Form und Auftreten interzellulärer morphologischer Verbindungen wurden hauptsächlich durch elektronenmikroskopische Untersuchungen gewonnen und konnten (in Variation) in verschiedenen Epithelarten unterschiedlicher Differenzierung nachgewiesen werden (Abb. 4). Alle interzellulären Verbindungen erfüllen zunächst die Aufgabe der *Adhäsion der Zellen* untereinander. Epitheliale Zellen haben im lumennahen Anteil der interzellulären Spalten einen meist dreiteiligen Haftkomplex zwischen den benachbarten Zellwänden. Diese als Differenzierungsprodukte der Zellwand (vgl. Abb. 4) anzusehenden Zellkontakte überbrücken oder verschmälern den sonst regelmäßig 150–200 Å breiten Interzellulärspalt. Sie sollen aufgrund elektronenmikroskopischer Untersuchungen überwiegend Stellen einer festeren Zellmembranhaftung sein. Die am weitesten lumenwärts gelegene Funktionseinheit des Haftkomplexes stellt die **Zonula occludens (»tight[1] junction«)** dar, die als Kette aus zwei Reihen dicht gepackter Membranproteine aufgebaut sind. Diese *Proteinpartikel* halten wie ein modifizierter Reißverschluß die beiden Zellmembranen zusammen und verschließen den Interzellularspalt in Form eines um die Zelle laufenden Dichtungsbandes. Je nach dem Grad der erforderlichen Abdichtung finden sich ein bis zwei

(proximale Nierentubuluszellen) oder 6 und mehr Dichtungsbänder (Harnblasenepithel). Zahlreiche dieser Bänder erlauben durch die Abdichtung des Interzellularspalts z. B. in der Harnblase die Aufrechterhaltung eines hohen Konzentrationsunterschiedes zwischen Zytoplasma und Lumeninhalt. Eine Zonula occludens wurde bereits im embryonalen Zwei-Zell-Stadium beobachtet und scheint für eine normale embryonale Entwicklung notwendig zu sein. Die lichtmikroskopisch als Glanzstreifen beschriebenen Kittlinien zwischen den Herzmuskelzellen zeigen eine wesentlich größere Ausbildung der hier als Faszie beschriebenen Haftstelle. Man nimmt an, daß es sich dabei um eine zwischenzellige Verbindung zur besseren Erregungsausbreitung durch verminderten elektrischen Widerstand handelt.

Weiter distal von der Oberfläche folgt unmittelbar auf die vorhergehende Kontaktstelle die **Zonula adhaerens** und erreicht im 200 Å breiten Interzellularspalt eine Tiefe von 0,3 bis 0,5 µ. Ihre Ausdehnung kann fleckartig oder teilweise bandförmig über die gesamte seitliche Oberfläche der Zelle gestaltet sein. Eine vollständige gürtelartige Ausbreitung ist bisher nur im Intestinalepithel sicher nachgewiesen. Das Zytoplasma der benachbarten Zellen zeigt eine starke Kondensation *zytoplasmatischer Fibrillen* entlang dieser interzellulären Verbindung, die einem feinen Filzwerk ähneln. Die mit den gürtel-

[1] Tight (engl.) dicht, abgedichtet, undurchlässig, fest.

artigen Adhäsionen verbundenen Filamente sind im Durchmesser 70 Å groß und scheinen Actin zu enthalten. Im Darmepithel konnte dazu experimentell in Gegenwart von ATP und Calcium eine Kontraktion der Zellanteile beobachtet werden, die durch gürtelartige Adhäsionen verbunden waren.

Eine weitere Komponente des interzellulären Haftkomplexes wird durch die am weitesten von der Oberfläche entfernte **Macula adhaerens (spot desmosome)** dargestellt. Diese von Epithel zu Epithel hinsichtlich ihrer Struktur am stärksten variable Zellverbindung zeigt häufig ein isoliertes und unregelmäßiges Auftreten an lateralen Epithelflächen. *Morphologisch* besteht sie aus zwei streng parallel verlaufenden, knopfartigen 0,2–0,3 µ langen, plattenförmigen Kontaktpunkten der gegenüberliegenden Zellmembranen mit einem schmalen, hellen Medianstreifen im etwa 240 Å breiten Interzellularspalt. Dieser ist hier mit mäßig dichtem amorphem und filamentösem Material gefüllt, bei dem es sich wie in anderen Abschnitten um Mucopolysaccharide handelt. Nach neueren Untersuchungen an Tangentialschnitten zur Zellwand scheinen die *Desmosomen* nicht aus Scheiben, sondern aus einem hexagonalen Netzwerk von Septen zu bestehen. In den durch ein Desmosom verbundenen Zellen konvergieren aus dem Zytoplasma kommende und dort aufgefächerte Filamente zu einer streifenförmigen Verdichtung. Der Desmosomanteil einer Zelle scheint immer die zugehörige Hälfte in der Nachbarzelle zu induzieren. Nur die Basalzellen des mehrschichtigen Plattenepithels z. B. der Portio besitzen auf der der Basalmembran aufliegenden Seite *Halbdesmosomen,* die anscheinend von in der Basalmembran verankerten *Tonofilamenten* durchlaufen werden. Diese Tonofilamente dienen dem Zusammenhang des Zellverbandes besonders bei auf das Epithel wirkenden Scherkräften. Auch die unabhängig von anderen Haftkomplexformen im Glanzstreifen des Herzens auftretenden Desmosomen werden bevorzugt dort beobachtet, wo Myofilamente ansetzen.

Die Entwicklung und die Aufrechterhaltung der Funktion eines Organismus ist von einem *Informationsaustausch* seiner Zellen abhängig. Strukturen, die den Übergang chemischer Informationsträger gewährleisten, werden auch als **Spaltbrücken (gap junctions)** bezeichnet. Verschiedene Befunde sprechen dafür, daß diese Funktion von der Zonula adhärens übernommen wird.

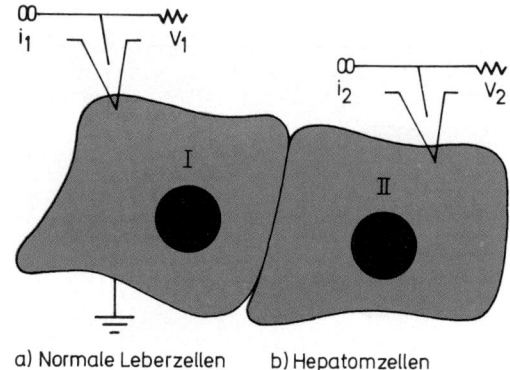

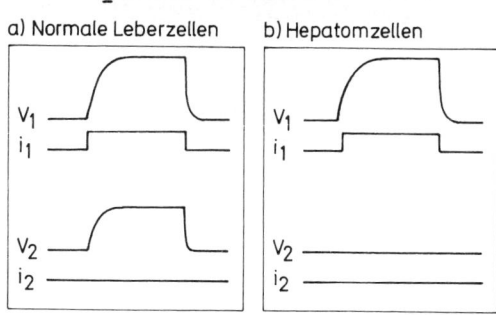

a) Normale Leberzellen   b) Hepatomzellen

H. – Abb. 5. Elektrophysiologischer Nachweis einer interzellulären Kommunikation zwischen normalen Leberzellen und ihr Fehlen zwischen entsprechenden Tumorzellen. Normale Leberzellen (a) zeigen elektrische Kommunikation; wenn Zelle I über eine Mikroelektrode mit einem Strom (i) verbunden wird, ist in Zelle II die Spannung V_2 meßbar. Bei Hepatomzellen (b) ist mit gleicher Versuchsanordnung in Zelle II keine Spannung meßbar, das heißt, es besteht keine elektronische Kommunikation zwischen beiden Zellen.

Elektrophysiologische Messungen der Membranpotentiale und Mikroströme zwischen benachbarten Zellen verschiedener Organe in vivo und in vitro haben zwingende Hinweise für die Existenz von **elektrophysiologisch aktiven Zellverbindungen** ergeben (Abb. 5). Solche Verbindungen fanden sich bei embryonalen Zellen des Huhns und des Tintenfisches, bei Fettzellen des Molches, bei Zellen neugeborener Mäuse, bei Kulturfibroblasten sowie zwischen PHA-stimulierten Lymphozyten in den ersten Stadien der Transformation. Welche der elektronenmikroskopisch beschriebenen interzellulären Verbindungen für eine elektrische Kommunikation verantwortlich ist, muß einstweilen noch offen bleiben. Der Einsatz beider Untersuchungsmethoden am gleichen Material ist technisch schwierig. Aufgrund von experimentellen Untersuchungen ergibt sich eine gewisse Wahrscheinlichkeit, daß die Zonula adhaerens für eine *interzelluläre elektrotonische Koppelung* verantwortlich ist. Die Desmosomen (spot desmosome, Halbdesmosom) scheinen für diese Aufgabe nicht geeignet zu sein, da sie auch zwischen solchen Zellen zahlreich auftreten, zwischen denen sicher keine elektrotonische Verbindung besteht (z. B. Glia-Ganglienzellen). Derartige Verbindungen konnten zwischen Magenkarzinomzellen, experimentellen Lebertumor- und Schilddrüsenkarzinomzellen deutlich vermindert oder überhaupt nicht nachgewiesen werden, im Gegensatz zu ihrem normalen Pendant unter gleichen Versuchsbedingungen.

Interzelluläre elektrotonische Verbindungen (d. h. Verbindungen, über die ein Ionenaustausch erfolgen kann) sind im Normalgewebe von der intakten Zelloberfläche, der perijunktionalen Isolierung, der zytoplasmatischen Ca^{++}-Konzentration, der Zelladhäsion und der Aufrechterhaltung des Zellmetabolismus abhängig. Injiziert man freie Calcium-Ionen ins Zytoplasma, so wird ein Verschwinden der Zellverbindungen beobachtet.

Offensichtlich können aber nicht nur Ionen von Zelle zu Zelle ausgetauscht werden, sondern es gibt eine Vielzahl von Beobachtungen, die für eine *Zell-zu-Zell-Passage großer Moleküle* sprechen (Abb. 6). In eine einzelne Speicheldrüsenzelle von Drosophila injizierte gefärbte Stoffe (Mol.-Gew. 300–900) konnten während ihres Transfers bis über 100 andere Zellen verfolgt werden. Eine Weitergabe des applizierten Stoffes über 10 Zellen war bei den größten die Zellverbindungen passierenden Molekülen (Kälberserumalbumin: Mol.-Gew. 69000) festzustellen, während synthetische, fluoreszierende Polylysine (Mol.-Gew. 127000) nicht weitertransportiert wurden. Die Vorstellung, daß über Zellbrücken ein *Austausch von genetischem Material* vollzogen werden könnte, wird durch die Existenz DNS- und RNS-haltiger »Brücken« zwischen kultivierten Zellen gestützt. Rattenmilz, peritoneale Exsudat- und Thymomzellen zeigen wiederholt auftretende Zytoplasmabrücken, in denen histochemisch Phosphatgruppen (von RNS, selten von DNS) und autoradiographisch ^{3}H-Thymidin-Markierungen nachgewiesen wurden. Auch Fibroblasten tauschen in Kultur in die RNS eingebaute radioaktive Marker (^{3}H- und ^{14}C-Uridin) gegenseitig aus. Wenn man nämlich eine 3T3-Fibroblasten-Kultur in zwei Teile teilt und die eine Hälfte der Zellen Tantalumteile (um ein verändertes Sedimentationsverhalten zu er-

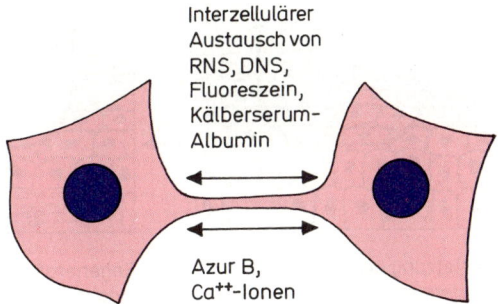

H. – Abb. 6. Interzellulärer Stoffaustausch zwischen Zellen von Drosophila und Fibroblasten in vitro.

halten) und einen radioaktiv markierten RNS-Vorläufer inkorporieren läßt, während die anderen Fibroblasten nichts angeboten bekommen, so ergibt sich nach Wiederzusammengabe beider folgendes: Die bei der RNS-Markierung und der Tantalum-»Fütterung« leer ausgegangenen Fibroblasten enthalten 4 Stunden nach Zusammengabe mit den markierten Zellen 10% und nach 18 Stunden 23% der Radioaktivität. Wird mit Beginn der erneuten Kokultur eine Actinomycinmenge hinzugefügt, die 97% der RNS-Synthese hemmt, so wird dadurch der RNS-Transfer von Zelle zu Zelle nicht beeinflußt. Dies ist ein Hinweis darauf, daß es sich um einen RNS-Austausch handelt und nicht um eine RNS-Neusynthese.

2.2.2.2. Bedeutung der Chalone[1]

Aufbau und Aufrechterhaltung von differenzierten, sich schnell erneuernden Geweben (Wechselgewebe) erfordern von einem Teil der Zellen die Übernahme hochspezialisierter Aufgaben, die mit einem *Verlust ihrer Teilungsfähigkeit* einhergeht. Unter physiologischen Bedingungen besteht in jedem Gewebe eine Homöostase zwischen den differenzierten, nicht teilungsfähigen und den teilungsfähigen Zellen. Dies führte zu der Annahme, daß die differenzierten Zellen eines Gewebes *Hemmstoffe* produzieren, die durch Diffusion die proliferationsbereiten Zellen desselben Gewebes am Wachstum hindern. Am Beispiel einer epidermalen Verletzung entspricht die oberflächliche Entfernung differenzierter Epidermiszellen einer akuten Verminderung von Hemmstoffproduzenten. Durch den *Wegfall der Hemmstoffe* werden die

---

[1] Chalao (gr.) nachlassen, schlaff werden, die Segel einholen, die Fahrt verlangsamen.

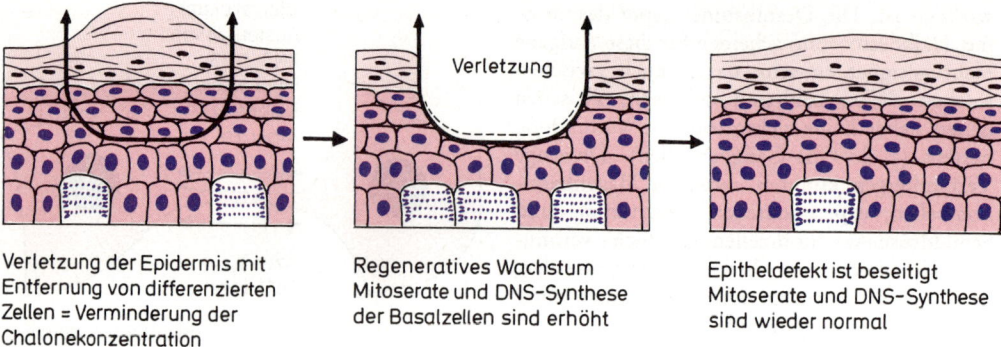

Verletzung der Epidermis mit
Entfernung von differenzierten
Zellen = Verminderung der
Chalonekonzentration

Regeneratives Wachstum
Mitoserate und DNS-Synthese
der Basalzellen sind erhöht

Epitheldefekt ist beseitigt
Mitoserate und DNS-Synthese
sind wieder normal

H. – Abb. 7. Regeneratives Wachstum der Epidermis nach einer Verletzung.

Basalzellen zu gesteigerter Proliferation veranlaßt, bis eine ausreichende Zahl differenzierter Zellen und eine entsprechende Inhibitorkonzentration erreicht sind (Abb. 7). Ein ähnlicher Mechanismus der Wachstumsregulation kommt anscheinend auch in der Leber zur Wirkung, in der nach einer Teilhepatektomie nur so lange eine erhöhte DNS-Synthese- und Mitoserate zu beobachten sind, bis die ursprüngliche Organgröße wieder erreicht ist.

Inzwischen wurden aus mehr als 15 Gewebssystemen gewebsspezifische *Hemmfaktoren (Chalone)* extrahiert – darunter aus Epidermis, Lymphozyten, Fibroblasten, Niere, Lunge, Leber – und ihre Wirkung in vivo und in vitro nachgewiesen. Hierbei stellte sich heraus, daß

diese Faktoren *organspezifisch, aber speziesunspezifisch* sind, das heißt, Extrakte aus menschlichen Geweben wirken auf entsprechende Gewebe von Maus und Ratte; Extrakte aus der Haut des Kabeljaus oder des Huhns wirken auf Hautexplantate der Nager oder des Menschen.

Die *Wirkung der Chalone* besteht darin, daß im Zellzyklus die Zellen gehemmt werden, die sich in der G_1-Phase etwa 9–12 Stunden vor Eintritt in die DNS-Synthesephase befinden. Außerdem werden Zellen in der G_2-Phase unmittelbar vor Eintritt in die Mitosephase gehemmt (Abb. 8). Dies ist auf die Wirkung von verschiedenen Proteinen zurückzuführen, von denen das eine ein Mol.-Gew. von 3000 bis 4000 (*DNS-Synthese-Hemmstoff*), das andere ein

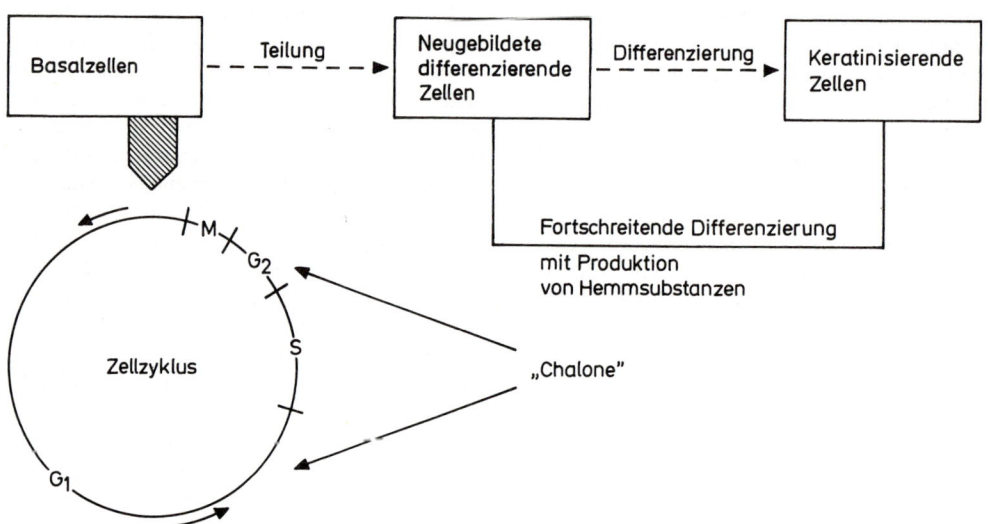

H. – Abb. 8. Die Bildung epidermaler Wachstumshemmstoffe (»Chalone«) und ihre Angriffspunkte im Zellzyklus.

Mol.-Gew. von 30 000–40 000 *(Mitosehemmstoff)* aufweist.

Bei einer experimentellen Trennung der Epidermis in Basalzellen und differenzierte Zellen konnte der DNS-Synthese-Hemmstoff (G_1-Faktor) aus den differenzierten Zellen (einschließlich Keratin), der Mitosehemmstoff aus der Basalzellage extrahiert werden. Andere Versuche zeigen, daß der DNS-Synthese-Hemmstoff erst mit Beginn einer Keratinisierung der Epidermiszellen am 18. embryonalen Lebenstag nachweisbar wird.

Die therapeutisch verlockende Möglichkeit, gewebsspezifisch bestimmte Zellen in ihrer Proliferation zu hemmen, hat frühzeitig dazu geführt, sich mit der *Wirkung der Chalone auf das Tumorwachstum* zu befassen. Bis heute vorliegende Ergebnisse zeigen, daß einzelne transplantable Tiertumoren (hochdifferenzierte epidermale Karzinome des Kaninchens, melanotische und amelanotische Melanome des Hamsters, SHAYS myelozytische Chloroleukämie der Ratte) auf Chalonegaben mit einer Proliferationshemmung reagieren (Tab. 1). Die Tumoren von SHAYS Chloroleukämie zeichnen sich weiter dadurch aus, daß sie pro Zelle nur $^1/_{10}$–$^1/_{40}$ der Chalonemenge des entsprechenden Normalgewebes (Granulozyten) aufweisen.

Überlegungen zum *Wirkungsmechanismus* dieser Hemmfaktoren müssen so lange Spekulation bleiben, bis sie chemisch rein dargestellt sind: So nimmt man u. a. einen gewebsspezifischen Zellmembranrezeptor (Kap. C., S. 189) als Angriffspunkt an. Ähnlich wie bei der inkretorischen Hormonwirkung (z. B. Adrenalin) soll auch hier Adenylcyclase freigesetzt und intrazellulär zyklisches AMP gebildet werden.

2.2.2.3. Wachstumstimulierende Faktoren

Es gibt verschiedene experimentelle Hinweise auf die Existenz von interzellulär wirkenden Faktoren, die eine zu den Chalonen gegensinnige Wirkung auf die Proliferation zeigen. Hier ist zunächst der »loneliness-factor«[1] zu nennen. Wenn normale Fibroblasten in einer Flasche dicht ausgesät werden, können sie unter guten Nährbedingungen kräftig wachsen. Zu dünne Aussaat führt zu mangelhaftem Wachstum trotz guter Nährlösung. Kürzlich ist es nun gelungen, einen Faktor zu isolieren, der von der einzelnen Zelle abgesondert wird und in einem Radius bis zu 1/4 mm ruhende normale Einzelzellen zum Wachstum anregt. Der Faktor ist ein kurzlebiges Glykoprotein mit einem Mol.-Gew. über 100 000. *Krebszellen* sind in ihrem Wachstum auf diesen »loneliness-factor« nicht angewiesen. Diese malignen Zellen wachsen auch ohne ihn und sind auf die »Hilfestellung« der Nachbarzellen nicht angewiesen.

Das **Mikroenvironment** (zelluläre Mikroumgebung) stellt einen weiteren Komplex von die Zellproliferation fördernden und bestimmenden Mechanismen dar. Es gibt viele Anhaltspunkte dafür, daß sich bestimmte Zellen eine *spezifische humorale Umgebung* schaffen, die für die Ausdifferenzierung und das Wachstum günstige Bedingungen schafft. Bestes *Beispiel* dafür sind die Stützgewebszellen des Knochenmarks und anderer hämatopoetischer Organe. Die Blutbildung (Erythro-, Granulo- und Lymphopoese) geht zwar von ubiquitären Stammzellen aus, sie läuft aber nur in bestimmten Zentren und nicht in allen Organen ab. So liegt die Annahme nahe, daß die Stromazellen der hämatopoetischen Organe spezifische lokale Bedingungen (Mikroenvironment) schaffen und aufrechterhalten, die die Proliferation der eingewanderten Stammzellen steuern.

H. – Tab. 1. Chalone-Hemmwirkung auf Tumorzellen in vivo und in vitro (in Kulturmedium).

Chalone-Hemmwirkung auf Tumoren		
Gewebsextrakt aus:	Wirkung auf:	Rückbildung
Granulozyten	Transplantierten leukämischen Tumor bei Ratten	+
Lymphozyten	Lymphomzellen in vitro, Hemmung G_2, Lymphatische Leukämiezellen in vitro, Hemmung G_1	
Epidermis	Plattenepithelkarzinom des Hamsters, Hemmung G_1 80 % – und G_2 34 % in vivo	–
	Epidermalen transplantablen Tumor, G_2 in vitro 70 % gehemmt	+

---

[1] Loneliness (engl.) Einsamkeit, Verlassenheit.

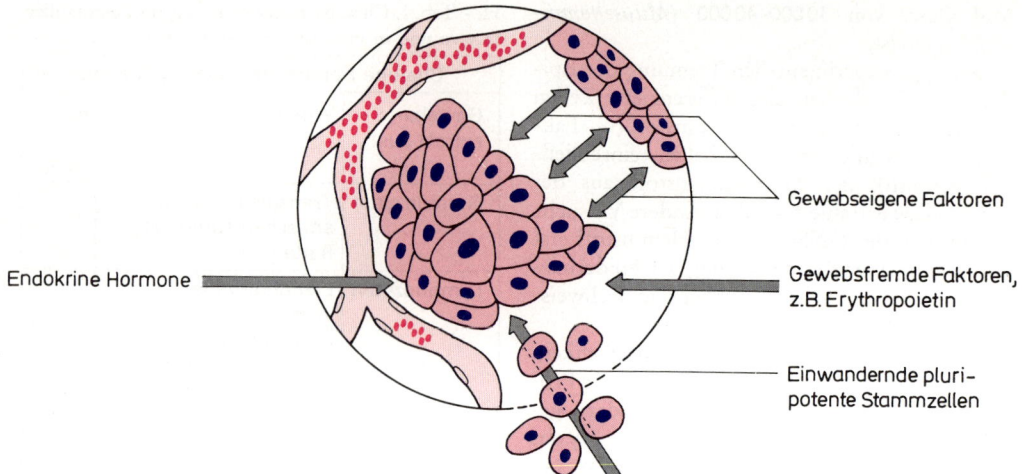

H. – Abb. 9. Darstellung einer zellulären Mikroeinheit des Knochenmarks und die Wirkung verschiedener Faktoren auf seine Umgebung (Mikro-Environment).

Das Mikroenvironment *(ME)* stellt eine *spezialisierte Region im hämatopoetischen Organ* dar, die sich qualitativ von der angrenzenden Region des gleichen Organs und anderer Organe unterscheidet. Die *Ausdehnung* der ME-Region umfaßt Zellpopulationen von wenigen bis vielen Millionen Zellen. Für seine *Aufrechterhaltung* sind das Zusammenwirken humoraler Faktoren und die Funktion der Stromazellen Voraussetzung. Theoretisch muß ein ME in weitester Form in vielen Organen wirksam sein, um die äußeren Vorbedingungen zu schaffen, unter de-

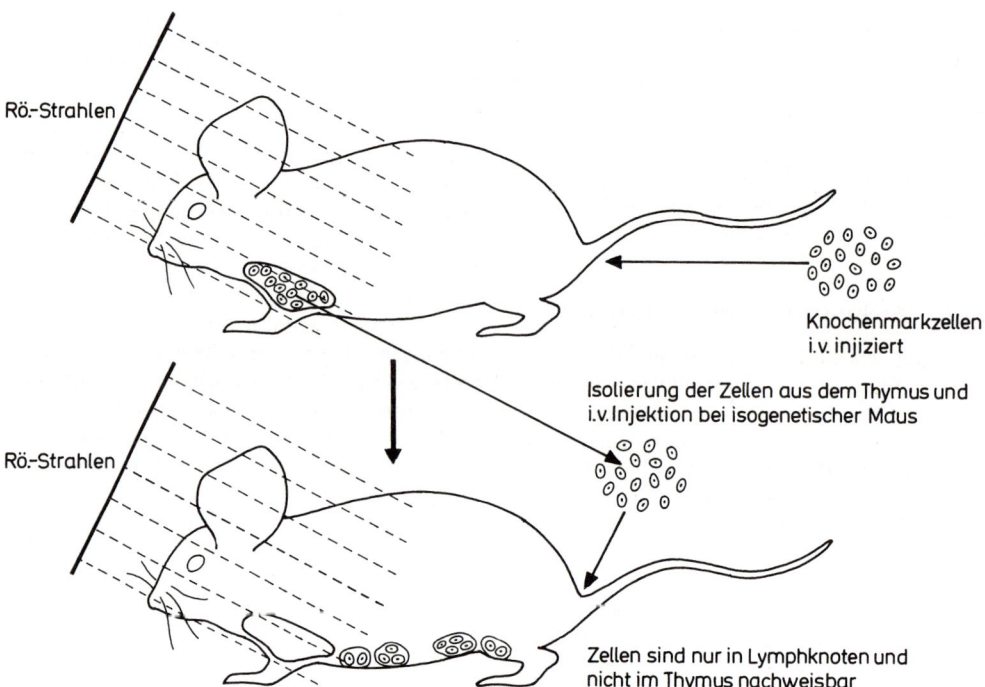

H. – Abb. 10. Induktion einer qualitativen Änderung des Verhaltens multipotentieller Knochenmarkzellen durch den Einfluß des Thymus-Mikro-Environments.

nen die Zellen ihre speziellen Funktionen entfalten können (Abb. 9).

Hinweise darauf, wie verschieden und spezifisch das ME z. B. innerhalb des *lymphatischen Systems* wirkt, haben tierexperimentelle Untersuchungen ergeben:

Knochenmarkstammzellen können sich nach intravenöser Injektion im Thymus eines Rö.-bestrahlten ersten Empfängers ansiedeln (Abb. 10). Werden die Zellen aus diesem Tier isoliert und einem zweiten bestrahlten isogenetischen Empfänger injiziert, so können sie nur in Lymphknoten, nicht aber im Thymus des Empfängers nachgewiesen werden. Die Zellen müssen also im Thymus des ersten Empfängers qualitativ verändert worden sein.

Auch zirkulierende Lymphozyten siedeln sich nicht wahllos in verschiedenen Organen ab. Gewinnt man große, markierte Lymphozyten aus mesenterialen Lymphknoten der Ratte, so siedeln sich diese nur im lymphatischen Gewebe des Darmes an, wenn man sie anderen Ratten injiziert.

Die *hämatopoetischen Mikroenvironments* sind durch folgende *Merkmale und Aufgaben* gekennzeichnet:

a) Sie bestehen als kleine, spezialisierte Einheiten der Gewebe und können je nach dem wechselnden Bedarf an Blutzellen aktiviert oder stillgelegt werden. Das Mikroenvironment ist *jeweils zuständig für eine Zellklasse.*

b) Determinierte Vorläuferzellen (z. B. mit lymphoider Potenz durch das Thymus- und Lymphknoten-ME determiniert) und multipotente Stammzellen werden *selektiv* aus dem Blut abgefangen. Bei den Stammzellen wird dann eine entsprechende *Differenzierung induziert.*

c) Die *hohe Proliferationsrate der Progenitor[1]-Zellen* wird z. T. durch *direkte Wechselwirkung mit humoralen Faktoren* gewährleistet.

d) *Größe, Morphologie* und *Reifezustand* der Zellen werden *kontrolliert* und der Zellausstrom aus dem ME *reguliert.*

Die verstreuten Einheiten des ME scheinen von einer ganzen *Vielfalt von Kontrollsystemen gesteuert* zu werden, z. T. mit *spezifischem Feedback-Mechanismus* (Granulozytenchalone), mit *Stammzellwanderung* und *Rezirkulation* bei lymphoiden Progenitorzellen. Die Differenzie-

rung und Spezialisierung der hämatopoetischen Zellen verlangen eine *Stimulierung.* Humorale Faktoren und Mikroenvironment stellen diesen exogenen Stimulus für die Differenzierung dar. Dabei kann der vielfältige Stimulus mit einer ganzen Kette von Zwischenwirkungen zur Wirkung des ME beitragen.

Eine ähnlich spezialisierte Funktion als ME scheinen die *Basalmembran* und das *Bindegewebe* für das Wachstum und die *Differenzierung von epithelialen Zellen* darzustellen. Die Basalmembran wird als *Produkt einer Kooperation zwischen Bindegewebe und aufliegendem Epithel* angesehen. Sie entsteht in sehr kurzer Zeit (3–6 Std.), wenn eine isolierte Epidermis mit der Dermis kombiniert wird, auch wenn beide durch einen für Makromoleküle durchgängigen Millipore-Filter voneinander getrennt sind. Vom Bindegewebe gebildetes *Kollagen* wird wahrscheinlich durch Einwirken von glucosaminhaltigen Stoffen, die von den Epithelzellen produziert werden, zur Basalmembran polymerisiert (Abb. 11).

Die Orientierung, Proliferation und Differenzierung *embryonaler Epithelzellen* wird in Transplantationsversuchen durch die Basalmembran und das unterliegende Mesenchym gesteuert. Verpflanzt man Extremitätenepidermis 5 Tage alter Hühnchenembryonen auf das gleich alte Mesenchym einer Extremität oder des Magens, so wird die weitere epitheliale *Differenzierung durch das Mesenchym* bestimmt, das heißt, es entsteht verhornendes Plattenepithel (Transplantat auf Mesenchym der Extremität) oder schleimsezernierendes Epithel (Transplantat auf Mesenchym des Magens). Diese die Differenzierung des Epithels entscheidende Wirkung des Mesenchyms scheint jedoch im embryonalen Alter von 9–16 Tagen verloren zu gehen. Dann sind die Epithelzellen hinsichtlich ihrer Differenzierung weitgehend determiniert. Für die weitere Proliferation und epitheliale Orientierung bleiben jedoch Basalmembran und Bindegewebe von entscheidender Bedeutung (Vgl. Abschnitt 4.2.1.).

Unsere Kenntnisse über das ME sind bisher noch lückenhaft. Das ME scheint dabei die *kleinste Einheit einer selbständigen Zellpopulation* zu sein, die sich ihre eigene Mikroumgebung schafft, gleichzeitig aber von auf kurze Distanz wirkenden Gewebshormonen und von der Fernwirkung von Hormonen abhängig ist.

---

[1] Progenitor (lat.) Stammvater, Ahnherr.

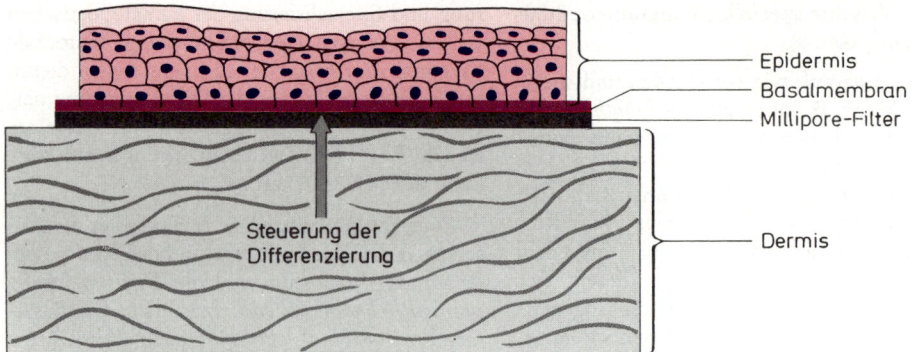

H. – Abb. 11. Die Differenzierung transplantierter embryonaler Epidermiszellen erfolgt unter dem steuernden Einfluß der Dermis.

2.2.3. Bedeutung übergeordneter Steuerungssysteme des Organismus

Eine enge Verbindung mit der Bedeutung und Wirkung des Mikroenvironment hat der »colony-stimulation factor« (CSF) (activity) ein fast ausschließlich in vitro untersuchter Faktor, der als hämopoetischer Faktor (**Hämopoietin**) *die Bildung* von *Granulo- und Monozyten steuert.* Es handelt sich um ein hitzestabiles, nicht dialysierbares Protein mit einem Mol.-Gew. von 45000. Der Faktor wurde aus embryonalem Knochenmark, Nieren- und Thymuszellen sowie aus menschlichem Serum und Urin isoliert. Seine Aktivität ist festgelegt durch die Fähigkeit, in Kultur ausgestrichene Knochenmarkstammzellen zur Bildung proliferierender Zellkolonien

zu stimulieren. Diese Kolonien bestehen aus teilungsfähigen Metamyelozyten sowie aus Makrophagen. Mit steigender Faktorkonzentration werden von einer bestimmten Knochenmarkszellzahl zahlenmäßig mehr und an Zellen reichere Kolonien gebildet. (Abb. 12).

Als *mögliche Wirkungsmechanismen* werden die Induktion einer Differenzierungsrichtung pluripotenter Stammzellen, eine Verkürzung des Zellzyklus und eine Modifizierung der Differenzierung von Zellvorläufern der Granulozytopoese diskutiert. Die Ausscheidung des Faktors im Urin schwankt pro Tag bis um das Zehnfache und erreicht Normwerte von 170 µg/100 l Urin. Nephrektomie oder Ureterligatur bewirkt einen Anstieg des CSF-Blutspiegels. Stark erhöhte

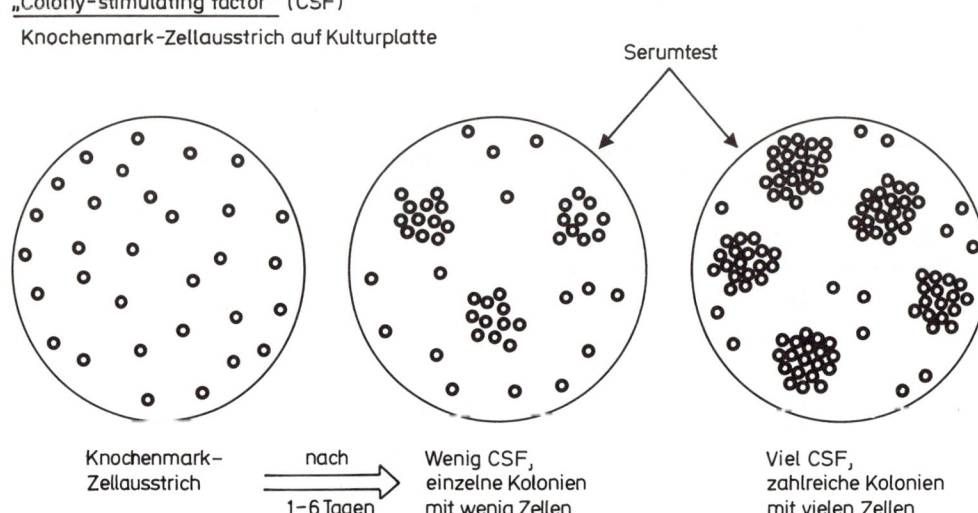

H. – Abb. 12. Aktivitätstest des »colony-stimulating-factor« im Serum mit Knochenmarkzellen in vitro.

Werte im Blut werden im Tierexperiment nach Gabe von Endotoxin und verschiedenen Bakterienvakzinen beobachtet. Beim Menschen ist der CSF-Gehalt des Blutes im akuten Stadium von viralen und bakteriellen Infektionen erhöht. Die infektiöse Mononukleose zeigt häufig bei sehr stark erhöhtem CSF-Spiegel einen kurzen, wenig problematischen Verlauf. Bei nur mäßiger Erhöhung ist der klinische Verlauf eher schwer und langwierig. Der CSF-Gehalt im Serum von Patienten mit granulozytärer Leukämie ist meistens erhöht. Die *primäre Steuerung der Erythrozytenbildung* erfolgt durch die Balance zwischen dem Sauerstoffbedarf des Gewebes und der Sauerstofftransport-Kapazität und wird durch das **Erythropoietin** vermittelt. Dieser die Erythropoese stimulierende Faktor (Hormon) wurde erstmals 1906 beschrieben. Seine Bildung und der Wirkungsmechanismus wurden jedoch erst im vergangenen Jahrzehnt aufgeklärt, obwohl das Protein noch nicht rein dargestellt werden konnte. Die zelluläre Proliferation im erythro-, granulo- und thrombozytären System unterliegt vielfältigen funktionellen Anforderungen und ist deshalb nicht allein mit einem von der Zahl differenzierter Zellen abhängigen negativen Feedback-Mechanismus (wie bei Chalonen) zu steuern. In der Regulierung der Erythropoese nimmt die *Niere* eine zentrale Stellung ein, da sie bei renaler Hypoxie einen erythropoetischen Faktor an das Blut abgibt (Abb. 13). Dieser Faktor wirkt im Serum enzymatisch auf

ein in der Leber von Makrophagen gebildetes α-Globulin und setzt damit das aktive Erythropoietin frei. Neueste Untersuchungen haben allerdings ergeben, daß auch Glomerulumzellen in Kultur direkt Erythropoietin bilden. Erythropoietin ist ein nicht dialysierbares, hitzestabiles Glykoprotein mit einem Mol.-Gew. von etwa 40 000 bis 60 000. Unter seinem Einfluß werden *im Knochenmark folgende Vorgänge induziert:*

a) Die *Differenzierung* funktionell für die Erythropoese determinierter (sonst multipotentieller) *Knochenmarkstammzellen in Pronormoblasten.*
b) Die *Induzierung und Regulierung der Hämoglobinsynthese in den Pronormoblasten* und Normoblasten.

Der *Serumspiegel des Erythropoietin* kann wegen Fehlens einer schnellen, empfindlichen Testmethode nicht im Blut, sondern nur indirekt durch die Harnausscheidung bestimmt werden, die normalerweise 3 Einheiten/Tag entspricht. Der biologisch empfindlichste Aktivitätstest wird an durch Hypoxie und Hypertransfusion polyzythämischen Mäusen durchgeführt. Diese zeigen am 5. Tag nach Hypoxie- bzw. Transfusionsbehandlung keine Erythropoese mehr, die nach Erythropoietininjektion wieder in Gang kommt. Proportional der injizierten Hormoneinheit steigt der Prozentsatz des im peripheren Blut zirkulierenden, von Erythrozyten inkor-

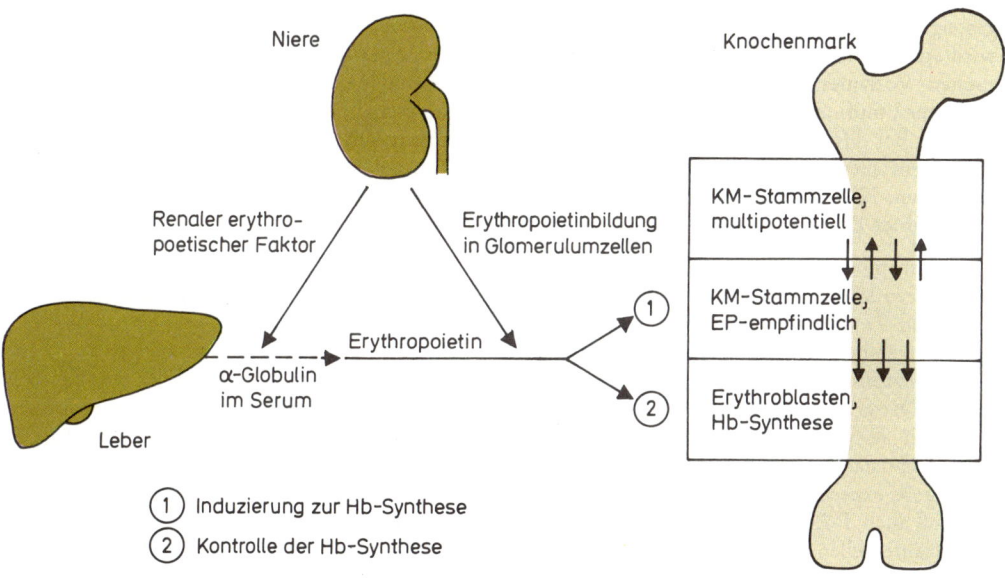

H. – Abb. 13. Darstellung zur Bildung und Wirkung des Erythropoietins.

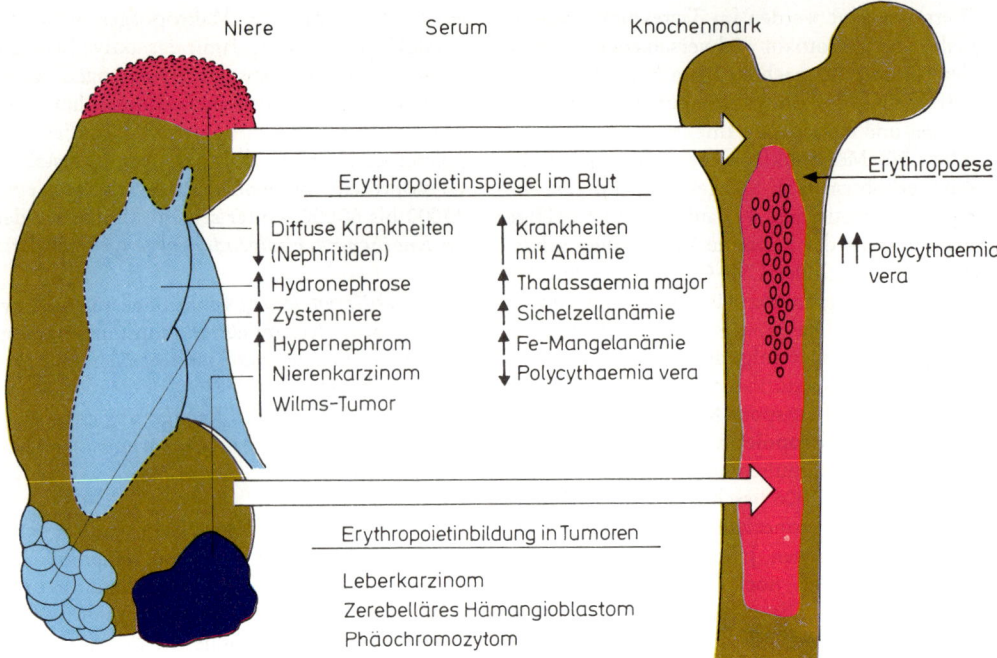

H. – Abb. 14. Erythropoietinspiegel im Blut bei Tumorträgern und bei verschiedenen Blut- und Nierenkrankheiten.

pierten ^{59}Fe. Dieses wurde den Tieren als Indikator für die Hämoglobinsynthese verabfolgt.

Bei Anämie und Hypoxie steigt der Erythropoietinspiegel im Blut an und ruft eine gesteigerte Erythropoese hervor. Bei der Polycythaemia vera mit niedrigem EP-Spiegel, aber sehr stark gesteigerter Erythropoese und Polyglobulie wird ein semimalignes Stadium der erythropoetischen Vorläuferzellen angenommen mit sehr niedriger Empfindlichkeitsschwelle für Erythropoietin. Bei diffusen Nierenerkrankungen wird häufig ein niedriger, bei Hydronephrose, Zystennieren, Nierenkarzinom und Wilms-Tumor ein erhöhter EP-Spiegel beobachtet (Abb. 14).

Erythropoietin oder erythropoietinähnliche Substanzen können auch von nicht in der Niere gelegenen *Tumoren* gebildet werden (Leberkarzinom, zerebelläres Hämangioblastom, Phäochromozytom, vgl. paraneoplastisches Syndrom). Der erhöhte Erythropoietinserumspiegel läßt sich nach der Tumorexstirpation häufig nicht mehr nachweisen.

Neuere experimentelle Befunde sprechen dafür, daß auch *T-Lymphozyten* und ihre Produkte Vorläuferzellen die Erythropoese beeinflussen und über eine Wechselwirkung mit Erythropoietin die Erythrozytenbildung kontrollieren.

2.2.4. Hormone

In die Regulation der Zellerneuerung verschiedener Zielorgane greifen auch verschiedene bekannte Hormone steuernd ein. Eine die Zellproliferation beeinflussende sogenannte *mitogene Wirkung* wird bei den *androgenen* und *östrogenen Sexualhormonen* beobachtet. Diese Hormone sind in die Hierarchie der Regulationsstoffe eingeschaltet und können gelegentlich in der therapeutisch ausnutzbaren Steuerung des Wachstums von malignen Tumoren eine Rolle spielen (z. B. Östrogene beim Prostatakarzinom).

2.2.5. Das diffuse endokrine (parakrine) System

Ausgehend von den hellen Zellen Feyrters wurde das Konzept der »diffusen endokrinen epithelialen Organe« entwickelt und als **APUD** (*A*mine content, *A*mine *p*recursor *u*ptake, Aminoacid-*D*ecarboxylase)-Zellsystem bezeichnet. Dieses Zellsystem umfaßt heute ca. 40 verschiedene Zelltypen, die sich histologisch durch eine Affinität für Silbersalze und funktionell durch die *Produktion hormonell wirkender Polypepti-*

de, lokaler (parakriner) Hormone oder von Neurotransmittern auszeichnen. Die Zellen leiten sich vom Neuroektoderm ab und sind im Magen-Darm-Trakt am besten untersucht. Sie sind z. B. die Produktionsstätten von Insulin, Glucagon, Somatostatin, Gastrin, Cholecystokinin und Sekretin, aber auch von Calcitonin (Schilddrüse) und der hypothalamisch-hypophysären Hormone. Die *Regulation* der Polypeptidsekretion erfolgt wahrscheinlich neural, hormonal oder im Magen-Darm-Trakt auch chemorezeptiv. *Funktionsstörungen* dieses Zellsystem treten in Form von Zellhyperplasien und Tumoren (Zollinger-Ellison-Syndrom, Syndrom *m*ultipler *e*ndokriner *H*yperplasien und *A*denome = MEHA-Syndrom) auf und gehen mit einer endoparakrinen Fehlregulation des Zielorgans einher.

Literatur

CLINE, M. J., D. W. GOLDE: Cellular interactions in haematopoiesis. Nature 277: (1979).

FAWCETT, DON W.: Die Zelle. Ein Atlas der Ultrastruktur. Urban & Schwarzenberg, München, Berlin, Wien 1969.

FISHER, J. W. (Hsg.): Erythropoietin. Ann. N. Y. Acad. Sci. 149 (1968).

HINMAN, J. W.: Prostaglandins. Ann. Rev. Biochem. 41: 161 (1972).

LOEWENSTEIN, W. R.: Permeability of membrane junctions. Ann. N. Y. Acad. Sci. 137: 441 (1966).

METCALF, D., M. A. S. MOORE: Haemopoietic cells. North-Holland Publishing Company, Amsterdam, London 1971.

ROHRBACH, R.: Zur Steuerung der Zellproliferation durch Chalone. Veröff. Pathol. 99 (1975).

STAEHELIN, L. A., B. E. HULL: Junctions between living cells. Scientific American 238: 141 (1978).

WEEKS, J. R.: Prostaglandins. Ann. Rev. Pharm. 12: 317 (1972).

WOLSTENHOLME, G. E. W., J. KNIGHT (Hsg.): Homeostatic regulators. Churchill, London 1969.

3. Störungen des Organwachstums

Ziel des physiologischen Organwachstums ist die Erlangung einer bestimmten Organgröße und die Differenzierung des Gewebes entsprechend der Organfunktion. Störungen des Organwachstums drücken sich in *Größenveränderungen* (Abweichungen von statistischen Normen) aus. Die Größenzunahme eines Organs erfolgt entweder durch *Größenzunahme der vorhandenen Einzelzellen* oder durch *Zunahme*

der Zellzahl. Umgekehrt ist die Größenabnahme eines Organs entweder durch *Verkleinerung der Einzelzellen* oder durch *Abnahme der Zellzahl* bedingt. Welcher Weg jeweils beschritten wird, hängt vom Stimulus einerseits (z. B. Hyperfunktion, Hypofunktion) und von der Wachstumsfähigkeit der betroffenen Zellpopulation andererseits ab. In Abb. 15 sind die krankhaften Abweichungen des normalen Organwachstums dargestellt. Eine funktionelle Mehrbelastung stellt einen Stimulus für eine Organvergrößerung dar. Gewebe mit intermitotischen und reversibel postmitotischen Zellen reagieren vor allem mit einer Zellvermehrung (**Hyperplasie**); irreversibel postmitotische Zellen zeigen eine Zellvergrößerung (**Hypertrophie**, Abb. 16). Das verstärkte Wachstum durch Hypertrophie oder Hyperplasie ist von einem ständig einwirkenden *Stimulus* (z. B. Hyperfunktion) abhängig. Wenn der Stimulus aufhört, kann das Organ seine ursprüngliche Größe wiedererlangen. Die Organvergrößerung durch Hyperplasie oder Hypertrophie ist also *reversibel.* Allerdings kann das hyperplastische Gewebe auch einmal seine Reversibilität verlieren und *autonom*, d. h. unbeeinflußt von den normalen Regulationsmechanismen des Körpers, weiterwachsen. Hierbei handelt es sich um ein autonomes *Tumorwachstum* (s. Abschn. 6).

Nicht jede Organvergrößerung ist auf echtes Wachstum zurückzuführen. »Wachstum« kann durch die massive *Einlagerung bestimmter Stoffe*, wie Amyloid, Glykogen, Fett, Eisen oder Wasser, *vorgetäuscht* werden. Vermindertes Wachstum bedingt eine Verkleinerung des *Organs.* Die Ursache hierfür kann in einer *Fehlentwicklung* liegen (**Agenesie**, kein Organ angelegt; **Aplasie**, sehr kleines Organ; **Hypoplasie**, kleines Organ; **Dysplasie**, fehlgebildetes Organ z. B. Zystennieren) oder nach Abschluß des normalen Wachstums *erworben* sein (**Atrophie**).

3.1. Hypertrophie

Als Hypertrophie wird die *Vergrößerung eines Organes oder Gewebes durch Vergrößerung der Einzelzellen* bezeichnet, wobei es zu einer *Vermehrung der funktionellen Substanz der Zellen* kommt (Abb. 16). Volumen und Trockengewicht der Zellen nehmen zu, im Zytoplasma wird vermehrt Protein gebildet. Der Kern als Stoffwechselzentrum der Zelle ist vergrößert, die *DNS ist vermehrt (Polyploidisierung),* die *Nukleolen* (RNS) sind vermehrt und vergrößert. Die *Mitochondrien* sind vermehrt

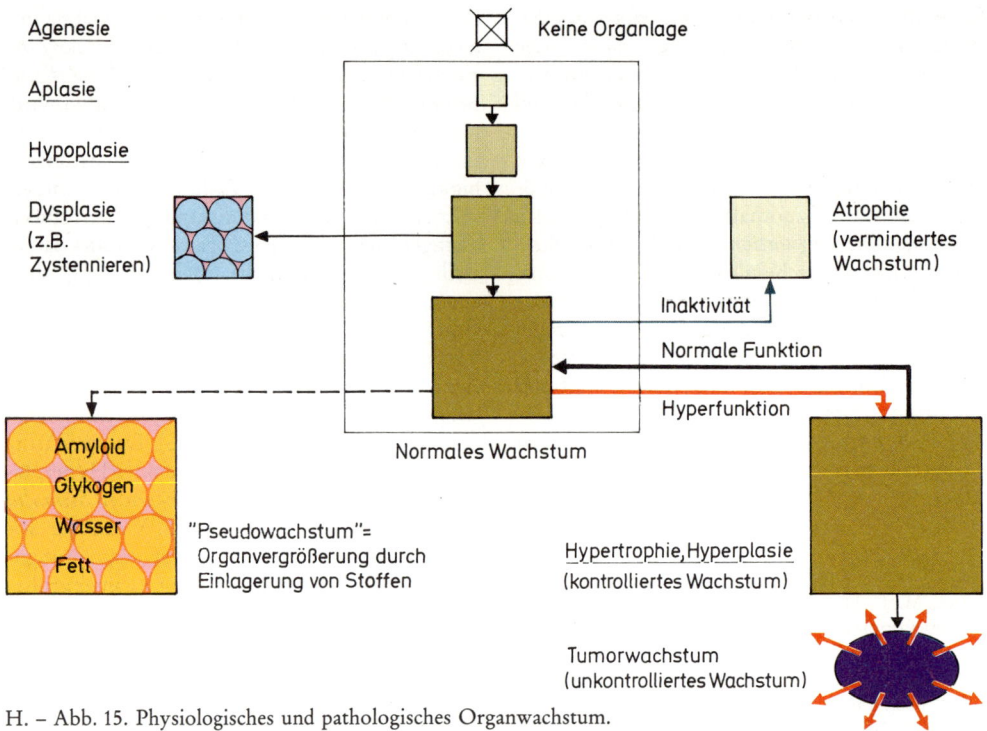

H. – Abb. 15. Physiologisches und pathologisches Organwachstum.

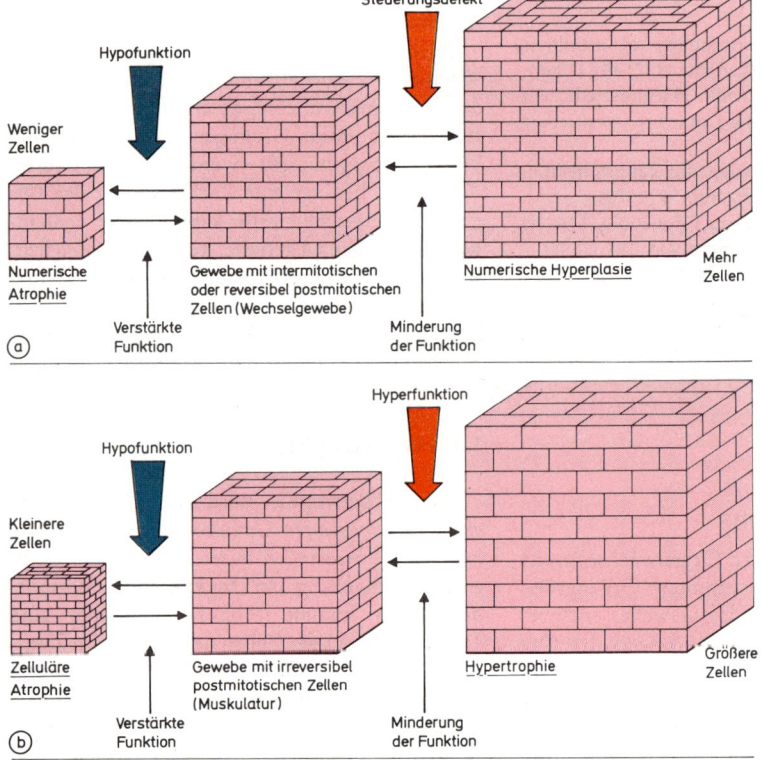

H. – Abb. 16. Größenveränderung von Organen unter dem Einfluß der Funktion.

und geschwollen, ihre Membranen sind verdickt. Bei der *reinen Hypertrophie* bleibt die *Zellzahl des Organs konstant.* Meistens wird die Hypertrophie jedoch von einer Zellvermehrung (Hyperplasie) begleitet. *Ursache* der Hypertrophie ist stets eine *Hyperfunktion des Organs durch Mehrbelastung* (sog. Arbeitshypertrophie).

Ein hypertrophiertes Organ kann zwar eine erhöhte funktionelle Leistung aufbringen, seine *Reserve* ist jedoch *reduziert. Limitierender Faktor einer Hypertrophie ist die Blutversorgung.* Durch Ausweitung und Vermehrung der Kapillaren werden mit dem Blutstrom die für die verstärkte Proteinsynthese nötigen Substanzen (z. B. Aminosäuren) angeliefert. Wenn die Kapillarisierung mit der Hypertrophie nicht schritthalten kann, wird der Hypertrophieprozeß gebremst und die Leistungsbreite des Organs eingeschränkt.

Am anschaulichsten läßt sich der Hypertrophieprozeß am **Herzen** beobachten. In Abb. 17 sind die wesentlichen Grundkrankheiten, die eine Überfunktion des Herzmuskels hervorrufen, dargestellt. *Störungen innerhalb des Herzens* können im Herzklappenapparat gelegen sein: Pulmonalstenose → vermehrte Druckbelastung des rechten Herzventrikels → Hypertrophie der Muskulatur im rechten Herzen. Aortenstenose → Linksherzhypertrophie. Eine Mitralstenose kann durch Rückstau des Blutes im kleinen Kreislauf eine Hypertrophie des mehrbelasteten rechten Herzventrikels nach sich ziehen. Klappeninsuffizienzen haben eine vermehrte Volumenbelastung zur Folge: Aortenklappeninsuffizienz → Erhöhung des ventrikulären Restvolumens → Hypertrophie der Muskulatur des linken Ventrikels. Trikuspidalinsuffizienz → Rechtsherzhypertrophie. – Schädigungen innerhalb des Herzmuskels (z. B. ischämischer Herzinfarkt, Myokarditis) wirken sich belastend auf das Restmyokard aus, was mit einer Hypertrophie beantwortet wird.

Die *extrakardialen Faktoren* der Rechtsherzhypertrophie (sog. Cor pulmonale) sind im Bereich des kleinen Kreislaufs, also in der Lunge, gelegen. Sie führen sämtlich durch Einengung der Lungenstrombahn zur Mehrbelastung des rechten Herzens. Die häufigsten Ursachen, die zu einer Linksherzhypertrophie führen, finden sich im Bereich des großen Kreislaufs (Abb. 17).

Dieser pathologischen Herzhypertrophie gegenüber steht die *physiologische Herzhypertrophie,* die beim sog. »Sportherzen« realisiert ist.

Dabei handelt es sich um funktionell und strukturell gesunde Herzen, die sich bei Hochleistungssportlern an eine erhöhte Leistungsbeanspruchung durch Zunahme der Muskelmasse angepaßt haben.

Makroskopisch ist die Herzhypertrophie durch die Vergrößerung der Muskelmasse und Zunahme des Myokardgewichtes gekennzeichnet. Während des normalen Herzwachstums steigt das Herzgewicht von 20 g nach der Geburt auf 300–350 g im Erwachsenenalter an. Bei einer besonderen funktionellen Beanspruchung (Sportherz) kann das Herzgewicht bis auf 500 g ansteigen, ohne daß eine Herzschädigung entsteht. Damit ist allerdings der physiologische Anpassungsbereich an die Hyperfunktion erschöpft. Jede weitere Steigerung der funktionellen Leistungsbeanspruchung führt zwar zu einer weiteren Zunahme der Herzmuskelmasse und zu Herzgewichten von über 1000 g, wobei der Herzmuskel jedoch überfordert und geschädigt wird (s. Ma. S. 24).

Lichtmikroskopisch manifestiert sich die Herzhypertrophie in einer Faserverdickung: Die normalerweise 10–11 µm dicken Fasern werden bis 25 µm und darüber breit. Ihr Trockengewicht kann auf das Doppelte ansteigen. Die Mengen an Protein und Myoglobin in der Herzmuskelzelle sind signifikant erhöht.

Elektronenmikroskopisch wurde eine Vermehrung und Dickenzunahme der Myofibrillen, die aus den kontraktilen Proteinen Actin und Myosin bestehen, beobachtet. Außerdem kommt es zu einer Vermehrung der Ribosomen, des endoplasmatischen Retikulums und der Mitochondrien. Die Herzmuskelfasern werden nicht nur dicker, sondern auch länger, indem neue Sarkomere gebildet (konstant bleibende Sarkomerenlänge von 1,5 µm) und eingeschoben werden (s. Hi. S. 66).

Auch die *Kerne der Herzmuskelzellen* verändern sich während des physiologischen Herzwachstums und der Herzhypertrophie: Beim Kleinkind sind die Kerne 5–6 µm lang, länglich-oval und glatt begrenzt. Mit dem Herzwachstum nehmen die Muskelkerne an Größe zu und haben beim Erwachsenen einen durchschnittlichen Längendurchmesser von 11,5 µm; sie sind jetzt rechteckig gestaltet. Bei der Herzhypertrophie nimmt die Kernmasse weiterhin zu; der Längendurchmesser kann bis 19,5 µm erreichen. Häufig beobachtet man im hypertrophierten Myokard Doppelkerne, Kernfrakturen, Kernreihen und sog. Leistenkerne mit tiefen,

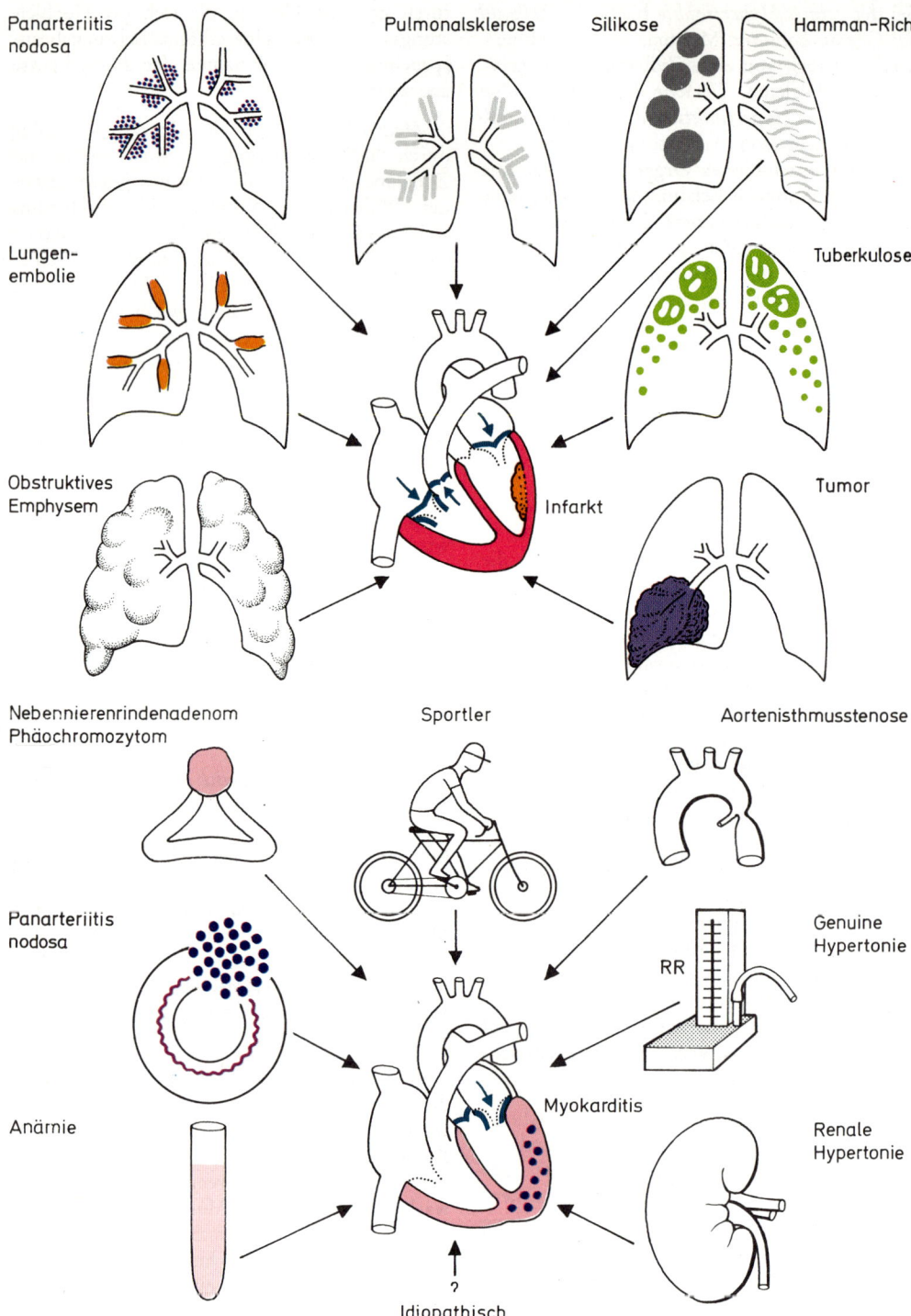

H. – Abb. 17. Zusammenstellung der wesentlichen Grundkrankheiten, die eine Herzhypertrophie hervorrufen können. Im oberen Bildteil sind Störungen der Lungenstrombahn aufgeführt, die ein sog. Cor pulmonale verursachen. Im unteren Bildteil sind Störungen des großen Kreislaufs angegeben, die zu einer vorwiegenden Linksherzhypertrophie führen.

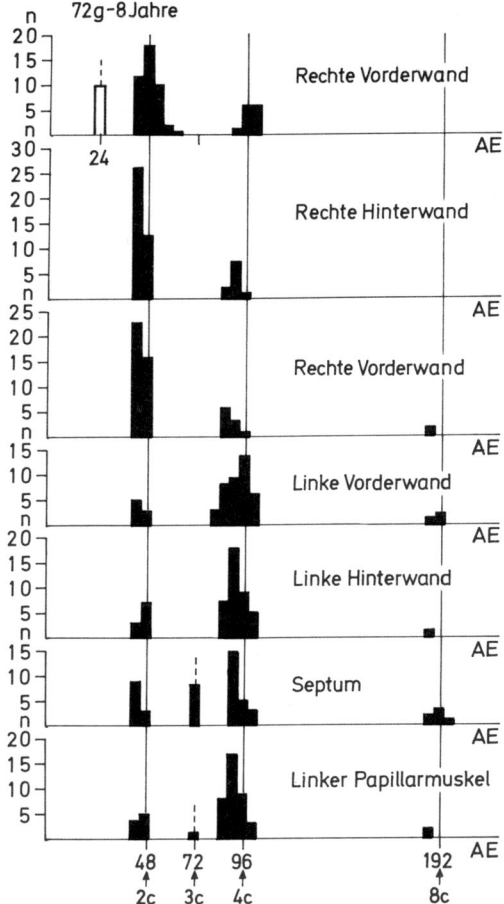

n
20
15
10
5
n
72g–8Jahre
Rechte Vorderwand
AE
30
25
20
15
10
5
24
Rechte Hinterwand
AE
n
25
20
15
10
5
Rechte Vorderwand
n
15
10
5
AE
Linke Vorderwand
n
20
15
10
5
AE
Linke Hinterwand
n
15
10
5
AE
Septum
n
20
15
10
5
AE
Linker Papillarmuskel
48   72   96   192
2c   3c   4c   8c
AE

H. – Abb. 18. DNS-Verteilung von Zellkernen an verschiedenen Stellen eines wachsenden 8jährigen Kinderherzens. Im rechten Ventrikel haben die meisten Muskelkerne diploide DNS-Werte; im linken Ventrikel ist in diesem Lebensalter bereits die physiologische Polyploidisierung erfolgt: Es überwiegen die tetraploiden Zellkerne (ADLER, 1971, 1972).

längsverlaufenden Rinnen (Einbuchtungen der Kernmembran durch die hypertrophierten Myofibrillen im Zytoplasma). Neuere Untersuchungen mit Hilfe der Zytophotometrie haben ergeben, daß die *DNS-Menge* der Herzmuskelkerne während des physiologischen und pathologischen Herzwachstums zunimmt (Abb. 18): Von der Geburt bis zum 7. Lebensjahr sind 90% der Myokardkerne diploid, das heißt, sie haben einen einfachen (diploiden) Chromosomensatz. Im 7. Lebensjahr verdoppelt sich der DNS-Bestand der Herzmuskelkerne – zuerst im linken, wenig später auch im rechten Ventrikel –, so daß das normale Erwachsenenherz des Menschen überwiegend *tetraploide Zellkerne* auf-

weist. Bei einer länger dauernden funktionellen Mehrbelastung, die zu einer pathologischen Herzhypertrophie von über 500 g Herzgewicht (sog. kritisches Herzgewicht) geführt hat, kommt es zu einer weiteren Polyploidisierung der Herzmuskelkerne (bis zum 16fachen des normalen Chromosomensatzes). Die *Polyploidisierung*, die mit einer Kernvergrößerung einhergeht, ist ein Zeichen für die funktionelle Anpassung an die Hyperfunktion des Herzens. – Zusätzlich kommt es hierbei auch zu einer Vermehrung der Zahl der Herzmuskelzellen *(numerische Hyperplasie)*, wobei die Zellzahl (Herzmuskelzellen und Bindegewebszellen) auf über das Doppelte ansteigen kann (Abb. 19).

Die *Leistungsfähigkeit* des Herzmuskels als Pumpe ist durch die Zunahme der Muskelmasse zwar erhöht, die Leistungsreserve ist jedoch vermindert, so daß das hypertrophierte Herz bei zusätzlicher Mehrbelastung leicht in die Insuffizienz kommen kann. Voraussetzung für die Aufrechterhaltung und das Funktionieren der Herzmuskulatur ist eine ausreichende Blutversorgung durch das myokardiale Kapillarsystem (Abb. 20). Eine Vermehrung der Kapillaren findet nur in wachsenden Kinderherzen statt. Im Säuglingsherzen hat eine Kapillare 4–6 Muskelfasern zu versorgen, im Erwachsenenherzen kommt auf 1 Kapillare nur mehr 1Muskelfaser. Bis zu einem Herzgewicht von 500 g werden die Koronarostien weiter, so daß der Blutdurchfluß den gesteigerten Erfordernissen angepaßt werden kann. Dieses Verhältnis von 1:1 bleibt auch bei hochgradiger Herzhypertrophie erhalten, was einen *relativen Sauerstoffmangel* zur Folge hat. Das Fehlen einer entsprechenden Steigerung der Durchblutung des hypertrophierten Herzmuskels stellt eine Begrenzung der Herzhypertrophie dar und führt zur Schädigung des Organs.

Die gleichen Vorgänge spielen sich bei der **Hypertrophie anderer Gewebe** ab (Abb. 21): Häufig findet eine Hypertrophie der *glatten Muskulatur* bei Mehrbelastung verschiedener Organe statt. Die stärkste Hypertrophie tritt während der Schwangerschaft im *Uterus* auf. Teils infolge mechanischer Belastung, teils durch Hormoneinwirkung (Östrogen) kommt es zu einer Verdickung und Verlängerung der Muskelfasern auf das 10fache. Es gibt Hinweise dafür, daß bei der Uterusvergrößerung auch eine Zunahme der Zellzahl eintritt. – Eine Vergrößerung der *Prostata* (myoglanduläre Prostatahyperplasie) führt zu einer Einengung der Urethra und Behinderung des Urinabflusses → Harnrückstau

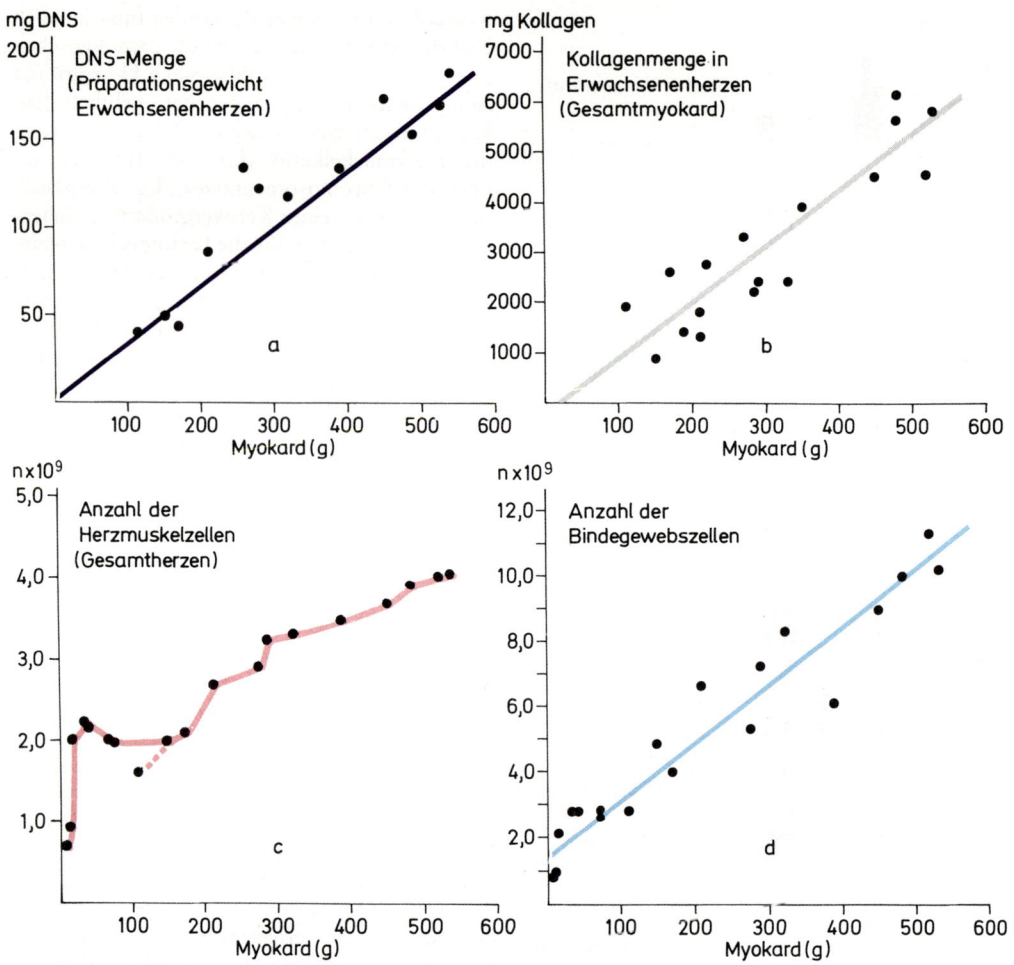

H. – Abb. 19. Mittlere DNS-Menge (a), mittlere Kollagenmenge (b) und Anzahl von Herzmuskelzellen (c) und Bindegewebszellen (d) in normalen und hypertrophierten Menschenherzen in Relation zum reinen Myokardgewicht nach Entfernung des Fett- und Bindegewebes. Die Zahl der Bindegewebszellen steigt von 1×10^9 Zellen nach der Geburt auf 5×10^9 Zellen im Erwachsenenalter an. In stark hypertrophierten Herzen von 700–900 g hat eine Verdopplung der Bindegewebselemente stattgefunden (10×10^9 Zellen). Die Zahl der Herzmuskelzellen von 2×10^9 ist bereits in den ersten Stunden nach der Geburt erreicht. Bei einer Herzhypertrophie ab 200 g Myokardgewicht nimmt die Anzahl der Herzmuskelzellen zu und kann bei hochgradiger Hypertrophie (700–900 g) mit 4×10^9 Muskelzellen doppelt so hoch sein. In atrophischen Herzen (100 g) wird ein Rückgang der Zellzahl auf $1,5 \times 10^9$ festgestellt (ADLER, SANDRITTER, 1971, 1972).

in der *Harnblase*. Die Hyperfunktion der glatten Muskulatur der Harnblasenwand bewirkt eine Hypertrophie der muskulären Wandschichten (sog. Balkenblase). – Häufig begegnet uns die Hypertrophie der glatten Muskulatur im *Ernährungstrakt*, wo jede Passagebehinderung eine verstärkte Muskelkontraktion (Peristaltik) zur Folge hat.

Beispiele: Kardiakarzinom → Hypertrophie der glatten Muskulatur im Ösophagus; Pylorusstenose infolge eines Ulkus oder Karzinoms →

Hypertrophie der Magenwand; Dickdarmkarzinom → Muskelhypertrophie des vorgeschalteten Darmsegments.

Am bekanntesten ist die Hypertrophie der **Skelettmuskulatur** nach verstärkter Arbeitsleistung. Sie wird bei Sportlern durch Training angestrebt, um eine Verbesserung der muskulären Leistung zu erzielen. Die Leistungsbreite (Reserve) ist dabei jedoch eingeschränkt. Es handelt sich hierbei um eine reine Hypertrophie,

Kind

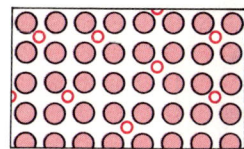

1 Kapillare
auf 4-6 Muskelfasern

Erwachsener

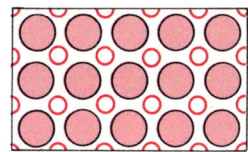

1 Kapillare
auf 1 Muskelfaser
(d.h.Vermehrung
der Kapillaren)

Hypertrophie

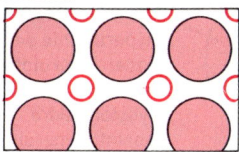

1 Kapillare
auf 1 Muskelfaser
(keine Vermehrung
der Kapillaren ⟶
Durchblutungs-
insuffizienz)

H. – Abb. 20. Verhältnis von Kapillaren zu Herzmuskelfasern.

d. h. Vergrößerung der Einzelzellen bei gleicher
Zellzahl. Bekannt ist der Rückgang der Muskelhypertrophie, wenn der Stimulus der mechanischen Mehrbelastung aufhört (Trainingsrück-
stand).

Eine *kompensatorische* **Nierenhypertrophie**
tritt nach unilateraler Nierenentfernung im kon-
tralateralen Organ auf. Dabei übernimmt die
verbliebene Niere zusätzlich die Funktion der
entfernten Niere. Dieselbe Situation liegt bei
Nierenerkrankungen vor, bei denen funktions-
tüchtiges Parenchym zugrunde gegangen ist
(Pyelonephritis, Glomerulonephritis). Das hypertrophierte Organ kann die doppelte Größe
(bis 300 g) erlangen. Konditionelle Faktoren, die
zu einer doppelseitigen Nierenhypertrophie führen sind: Flüssigkeitsbelastung (Alkoholiker,
Diabetiker), Belastung durch eiweißreiche Kost
oder Belastung durch harnpflichtige Substanzen.
Vorbedingung für die Entwicklung einer Nierenhypertrophie ist eine intakte Hypophyse
(Wachstumshormon). In hypertrophischen Nieren sind die Glomerula vergrößert, ihre Schlingen sind dilatiert und die Zellen sind vermehrt.
Die Lumina der Tubuli sind ausgeweitet, der
Außendurchmesser ist vergrößert. Die Hauptstücke haben an Länge zugenommen. Die Tubulusepithelien sind vergrößert, die Kerne zeigen
eine deutliche Volumenzunahme und eine *Polyploidisierung* (DNS-Synthese). Während des
Hypertrophieprozesses treten zahlreiche Mitosen auf und es kommt zu einer Zunahme der
Zellzahl. Die Zahl der Nephra bleibt in hypertrophierten Nieren gleich; es findet keine Vermehrung von Glomerula und Tubuli statt. In
funktioneller Hinsicht ist die hypertrophische
Niere zwar leistungsfähiger als normal, die Leistungsbreite ist jedoch eingeschränkt und das
Gewebe vermehrt krankheitsanfällig.

3.2. Hyperplasie

Unter Hyperplasie wird die *Vergrößerung
eines Organs oder Gewebes durch Zunahme der
Zellzahl verstanden* (»numerische Hyperplasie«,
Abb. 16). Vermehrt sind dabei die für die Struktur und Funktion spezifischen Zellen *(Parenchymzellen)*. Eine Organvergrößerung durch
Blutstauung, Ödem, Entzündung, Stoffablagerung oder Tumorwachstum muß von der Hyperplasie unterschieden werden. Die Zellvermehrung in hyperplastischen Organen erfolgt
durch *mitotische Zellteilung* der intermitotischen
oder reversibel postmitotischen Zellen, wobei
Größe und Menge an funktioneller Substanz der
Einzelzellen unverändert bleiben. Der Stimulus,
der die Zellteilung auslöst, ist unbekannt (Abnahme der Konzentration eines Mitosehemm-
stoffes? s. S. 599 Chalone). *Hyperfunktion* durch
funktionelle Mehranforderung stellt den wichtigsten ursächlichen Faktor für die Hyperplasie
dar. Daneben ist zusätzlich ein *Steuerungsdefekt
der Zellvermehrung* wirksam (z. B. hormonal
bedingte Hyperplasie). Ziel der Hyperplasie ist
die Erhöhung der Leistung des betreffenden
Organs. Eine Hyperplasie ist reversibel, wenn
der auslösende und unterhaltende Stimulus fort-
fällt (Abb. 22). Der Prozeß kann durch physiologische Regulationsmechanismen *(Hormone)*
gesteuert werden. Darin unterscheidet sich die
Hyperplasie (»sinnvolle« Organ- und Gewebe-
vergrößerung) von autonom wachsendem Tumorgewebe (»sinnlose« Organ- oder Gewebe-
vergrößerung).

Hyperplasien stellen *häufig Vorstufen für ein
Tumorwachstum* dar, insbesondere wenn sie auf
dem Boden eines überschießenden Regenera-
tionsprozesses entstehen *(hyperregeneratorische
Hyperplasie)*.

Beispiele: Narbenkarzinom der Haut; papilläre Epithelhyperplasie der Milchgänge →
Milchgangskarzinom; chronisch-rezidivierendes
Magenulkus → Magenkarzinom; Leberzirrhose
→ hepatozelluläres Leberkarzinom.

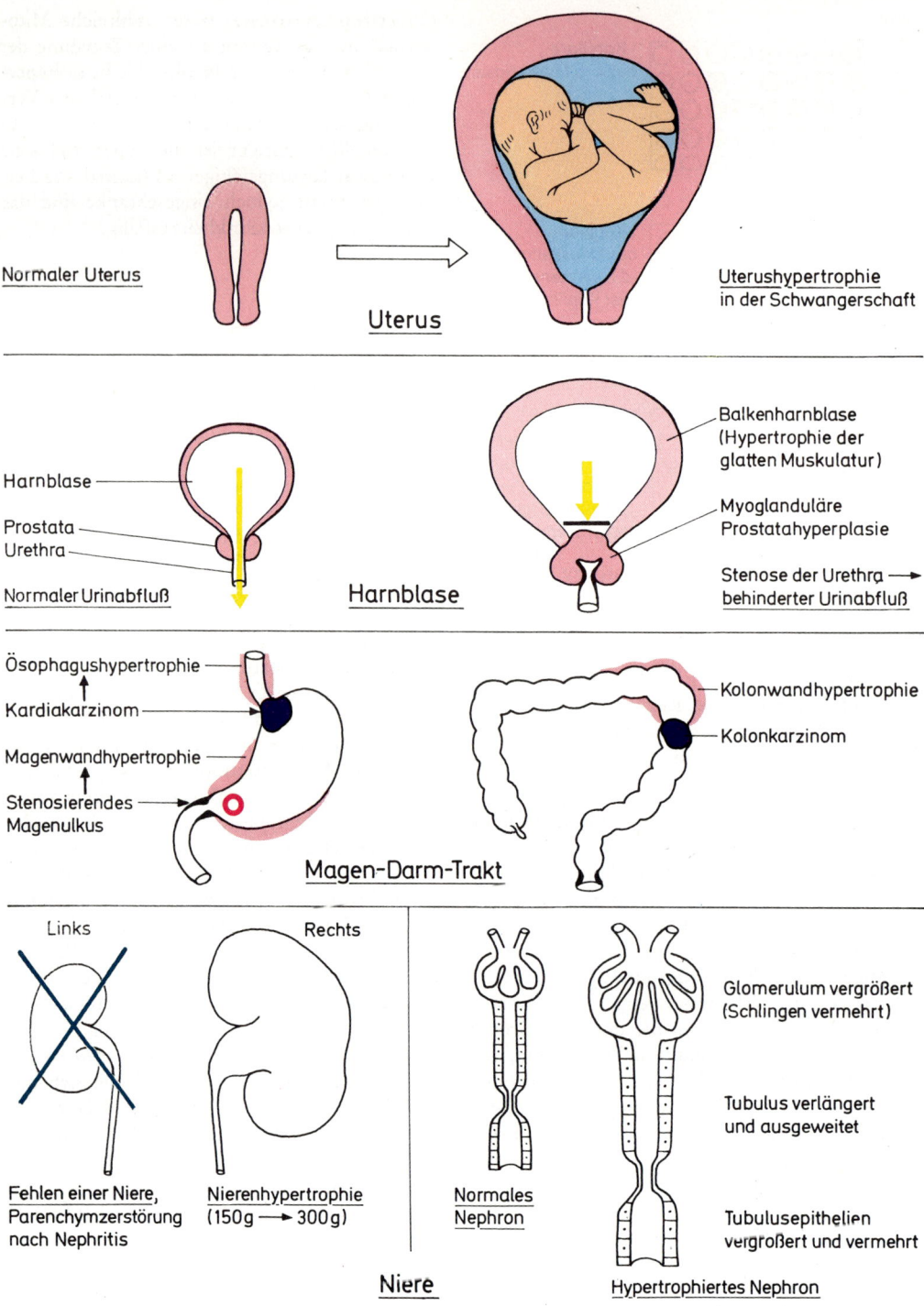

Normaler Uterus

Uterus

Uterushypertrophie
in der Schwangerschaft

Harnblase

Prostata
Urethra

Normaler Urinabfluß

Harnblase

Balkenharnblase
(Hypertrophie der
glatten Muskulatur)

Myoglanduläre
Prostatahyperplasie

Stenose der Urethra →
behinderter Urinabfluß

Ösophagushypertrophie

Kardiakarzinom

Magenwandhypertrophie

Stenosierendes
Magenulkus

Magen-Darm-Trakt

Kolonwandhypertrophie

Kolonkarzinom

Links

Rechts

Fehlen einer Niere,
Parenchymzerstörung
nach Nephritis

Nierenhypertrophie
(150 g → 300 g)

Niere

Normales
Nephron

Hypertrophiertes Nephron

Glomerulum vergrößert
(Schlingen vermehrt)

Tubulus verlängert
und ausgeweitet

Tubulusepithelien
vergrößert und vermehrt

H. – Abb. 21. Beispiele einer Hypertrophie von Organen.

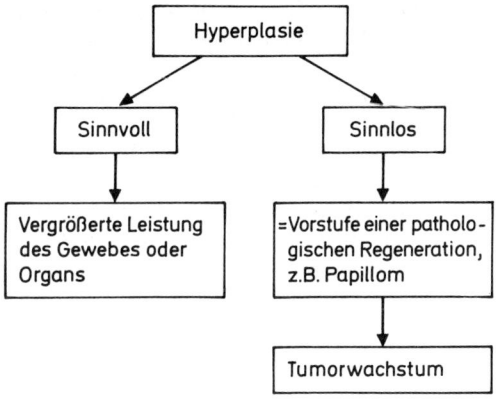

Wie die Hypertrophie ist auch eine hyperplastische Organ- oder Gewebsvergrößerung nur möglich, wenn eine genügende lokale Blutzirkulation erfolgt. Die *Blutversorgung* stellt auch für die Hyperplasie den *limitierenden Faktor* dar.

Die Hyperplasie eines Organs ist mit einer entsprechenden Steigerung seiner Funktion verbunden. Dies läßt sich bei der *Hyperplasie der endokrinen Drüsen* am deutlichsten erkennen. Die stimulierten Drüsen werden zunächst allseits größer (diffuse Hyperplasie); später können sich umschriebene Knoten (knotige Hyperplasie), aus denen autonom wachsende Adenome hervorgehen können, bilden.

Reversibel (rückbildungsfähig)	Irreversibel (nicht rückbildungsfähig)
Gesteuertes Wachstum	Autonomes Wachstum
Abhängig von einem Stimulus	Von einem Stimulus unabhängiges Wachstum
Beispiel: subkutanes Fettgewebe	Beispiel: Lipom

H. – Abb. 22. Eigenschaften von Hyperplasien.

3.2.1. Hyperplasie der Epithelkörperchen (Abb. 23)

Bei einer diffusen Vermehrung der wasserhellen Zellen oder knotigen Hyperplasie der Epithelkörperchen wird vermehrt *Parathyrin* (= Parathormon, PTH) gebildet, welches am Skelett die Freisetzung von Calcium bewirkt (→ Osteodystrophia fibrosa generalisata) und in

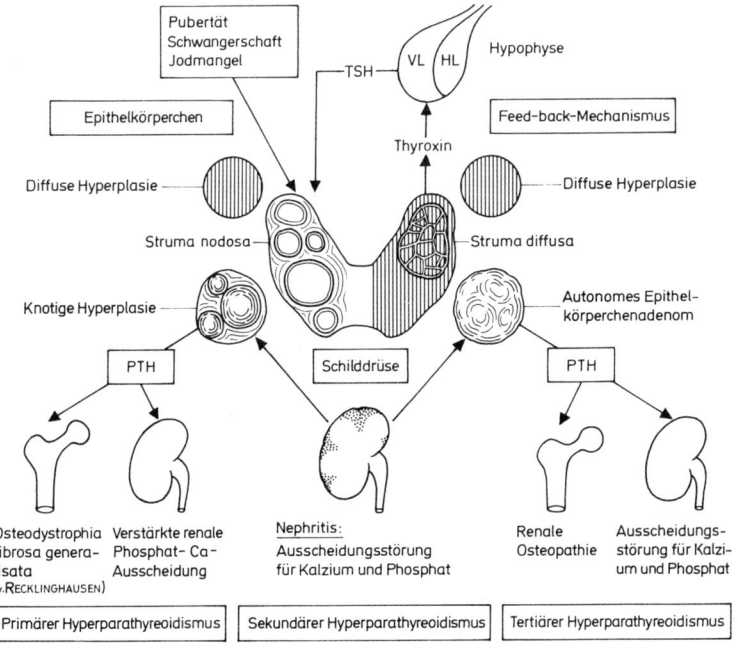

H. – Abb. 23. Hyperplasie von Epithelkörperchen und Schilddrüse und funktionelle Auswirkung auf Niere und Skelett.

der Niere eine verstärkte Phosphatausscheidung hervorruft. Es entwickelt sich das Krankheitsbild des *primären Hyperparathyreoidismus*. Der Stimulus für die primäre Epithelkörperchenhyperplasie ist unbekannt (s. Hi. S. 288).

Eine chronische Nierenerkrankung mit Schädigung der Nephra (Glomerulonephritis, interstitielle Nephritis) führt zu einer Ausscheidungsstörung der Niere für Calcium und Phosphat. Zur Aufrechterhaltung der Phosphat-Clearance ist ein verstärkter Einsatz von Parathyrin erforderlich. Die Mehrsynthese von Parathyrin (Hyperfunktion) löst schließlich eine sekundäre Hyperplasie aller Epithelkörperchen aus, die reversibel sind. Nach Behandlung der Nierenkrankheit und Normalisierung der renalen Clearance kehren Größe und funktionelle Aktivität der Epithelkörperchen zur Norm zurück. Dieses Krankheitsbild wird *sekundärer Hyperparathyreoidismus* genannt. In fortgesetzt so stimulierten Epithelkörperchen kann sich eine knotige Hyperplasie und schließlich ein echtes Epithelkörperchenadenom entwickeln, welches unabhängig vom Serumkalziumspiegel vermehrt Parathyrin bildet. Bei diesem Krankheitsbild, dem sog. *tertiären Hyperparathyreoidismus*, genügt es nicht, die zugrunde liegende Nierenerkrankung zu behandeln; es muß zusätzlich auch das Epithelkörperchenadenom operativ entfernt werden (s. Ma. S. 238).

3.2.2. Hyperplasie der Schilddrüse
(Abb. 23)

Ein häufiges Krankheitsbild ist die diffuse Hyperplasie der Schilddrüse, die sog. *Struma diffusa*. Sie ist in Kropfgegenden mit *Jodmangel* im Trinkwasser (z. B. Schwarzwald) oft angeboren, so daß die Kinder mit vergrößerten Schilddrüsen (Struma neonatorum) auf die Welt kommen. Eine Gewichtsvermehrung von normalerweise 5-6 g auf 30 bis 40 g kann durch Druck auf die Trachea den Erstickungstod des Neugeborenen zur Folge haben. In der Pubertät kommt es zu einer weiteren Gewichtszunahme der Schilddrüse auf etwa 80 g (normal 25 g).

Ursache der Schilddrüsenhyperplasie ist sowohl eine fehlerhafte hormonale Steuerung als auch eine Hyperfunktion. In der Schilddrüse wird hauptsächlich *Thyroxin* gebildet (s. S. 210), welches eine allgemeine Beschleunigung der Stoffwechselvorgänge bewirkt. Die Schilddrü-

senfunktion wird durch das *thyreotrope Hormon* des Hypophysenvorderlappens gesteuert. Der Auswurf dieses Hormons ist wiederum abhängig von der Höhe der Sekretion des Thyroxins (sog. »Feedback-Mechanismus«). In der *Pubertät* und während der *Schwangerschaft* ist der Bedarf an Thyroxin erhöht. Die vermehrte Hormonbildung (Hyperfunktion) hat eine Hyperplasie des Organs zur Folge *(Struma diffusa parenchymatosa adolescentium)*. Durch verminderten Jodgehalt in der Nahrung wird die Synthese des Schilddrüsenhormons behindert. Die Verminderung von Thyroxin im Blutserum führt zu einer vermehrten Ausschüttung des thyreotropen Hormons der Hypophyse, was eine Proliferation der Schilddrüsenepithelien und Neubildung von Schilddrüsenfollikeln zur Folge hat. In Jodmangelstrumen bilden sich häufig Parenchymknoten (Struma diffusa mit knotiger Hyperplasie), aus denen sich echte Adenome entwickeln können (s. Ma. S. 234).

Eine Schilddrüsenhyperplasie kennzeichnet auch die *Basedowsche*[1] *Krankheit*, der eine hochgradige Hyperfunktion der Schilddrüse zugrunde liegt (Thyreotoxikose). Aus dem Blutserum der Patienten wurde ein die Schilddrüse stimulierender Faktor (*LATS* = »long acting thyroid stimulator«) isoliert, der als ein Autoantikörper angesehen wird, ohne daß bislang seine genaue Wirkungsweise geklärt ist.

3.2.3. Hyperplasie der Nebennierenrinde
(Abb. 24)

Die Funktion der Nebennierenrinde wird auf dem Weg eines *Feedback-Mechanismus durch das ACTH der Hypophyse gesteuert*. Jede Erhöhung des ACTH-Spiegels im Blut durch vermehrte Ausschüttung oder therapeutische Zufuhr von ACTH stimuliert die Nebennierenrinde und führt zu einer oft knotigen Hyperplasie der hormonbildenden Zellen. Entwickelt sich ein echtes Adenom (autonomer Tumor) mit hormonaler Aktivität → Feedback-Mechanismus (Hemmung der ACTH-Ausschüttung) → so wird die Nebennierenrinde atrophisch. Die aus der vermehrten ACTH-Ausschüttung resultierende Hyperfunktion hängt von der jeweiligen verstärkten Hormonsekretion der Nebennierenrinde ab.:

a) Wird vermehrt Hydrocortison gebildet, kommt es zum sog. *Cushing*[2]*-Syndrom*. Sym-

---

[1] KARL VON BASEDOW (1799–1854), dtsch. Arzt. – [2] H. W. CUSHING (1869–1939) amer. Neurochirurg.

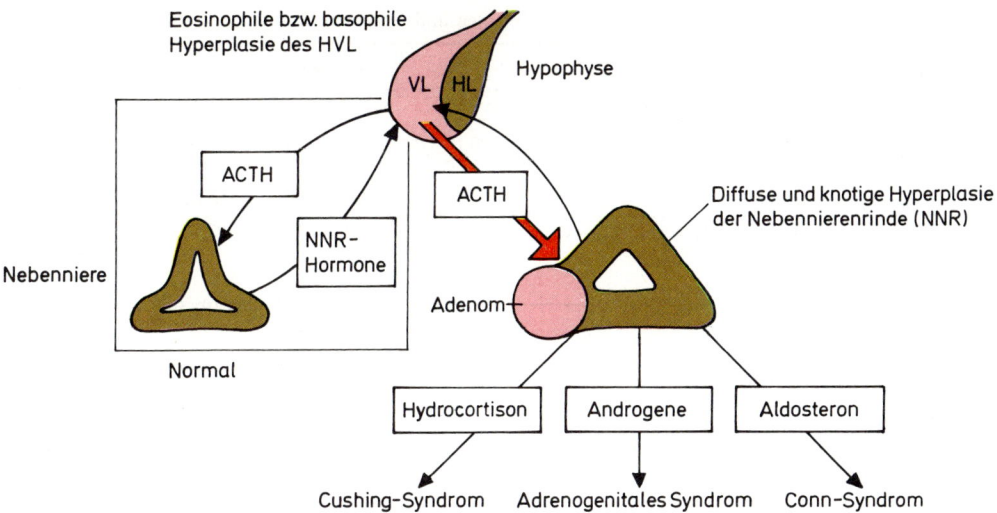

H. – Abb. 24. Hyperplasie bzw. Adenom von Nebennierenrinde und Hypophysenvorderlappen und Folge-krankheiten.

ptome: Stammfettsucht, Hypertonie, abdominale Striae, Glukosurie, Polyzythämie,
Stammesosteoporose; bei Frauen: Amenorrhö und Hypertrichose. Hierbei findet sich
entweder eine bilaterale Nebennierenhyper-
plasie oder ein gutartiges Nebennierenade-
nom (selten ein Karzinom). Alle Cushing-
Symptome können auch durch lange exzessive Gabe von ACTH oder Cortison erzeugt
werden.

b) Eine verstärkte Synthese von Sexualhormonen (meist Androgene) verursacht das *adrenogenitale Syndrom*. Symptome: Pubertas
praecox (bei Jungen), Maskulinisierung (bei
Frauen). Liegt diesem eine Nebennierenrin-
denhyperplasie zugrunde, so können Corti-
songaben durch Unterdrückung der Hypophyse eine Verbesserung der Symptome herbeiführen. Bei Vorliegen eines echten Neben-
nierentumors ist Cortison wirkungslos. Dieses Beispiel zeigt, daß die Hyperplasie von
der Hypophyse (ACTH) kontrolliert wird
und reversibel ist, während der Tumor keiner
Steuerung unterliegt.

c) Eine vermehrte Aldosteronbildung erfolgt
meistens in einem Tumor der Nebennierenrinde (Zona glomerulosa), seltener bei einer
Hyperplasie und führt zum sog. *Conn[1]-Syn-
drom*. Symptome: NaCl-Retention, starker
Kaliumverlust, periodische Muskelschwäche,
Hypertonie **(s. Hi. S. 274).**

3.2.4. Hyperplasie der Hypophyse
(Abb. 24)

Eine hormonal bedingte Hyperplasie der Hypophyse ist meistens Folge einer *Störung des
Feedback-Mechanismus*. Beispiele: Myxödem
(Unterfunktion der Schilddrüse) → Hyperplasie
der eosinophilen Zellen des Hypophysenvorderlappens (Bildner des thyreotropen Hormons);
Cushing-Syndrom → Hyperplasie der basophilen Zellen des Hyperphysenvorderlappens.

3.2.5. Hyperplasie des endokrinen Pankreas

In den β-Zellen der Langerhansschen Pankreasinseln wird Insulin produziert. Die verminderte Insulinbildung führt zum Diabetes mellitus. Bei einer *diabetischen Mutter* kommt es
während der Schwangerschaft zu einer verstärkten Insulinproduktion beim Feten. Diese Hyperfunktion bewirkt eine Hyperplasie der fetalen Langerhansschen Inseln. Die exzessive Insulinbildung wird nach der Geburt fortgesetzt und
kann zu einer lebensbedrohlichen *Hypoglykämie beim Neugeborenen* führen (Therapie: Gabe von Glucose). Die Inselhyperplasie und der
Hyperinsulinismus sind *voll reversibel* (s.
S. 244).

3.2.6. Hyperplasie anderer Organe und
Gewebe

Störungen des inkretorischen Regulationssy-
stems wirken sich auch auf die *Zielorgane der*

---
[1] J. W. C. CONN, zeitgen. amer. Endokrinologe.

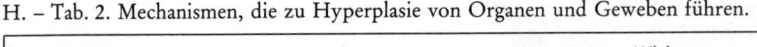

H. – Tab. 2. Mechanismen, die zu Hyperplasie von Organen und Geweben führen.

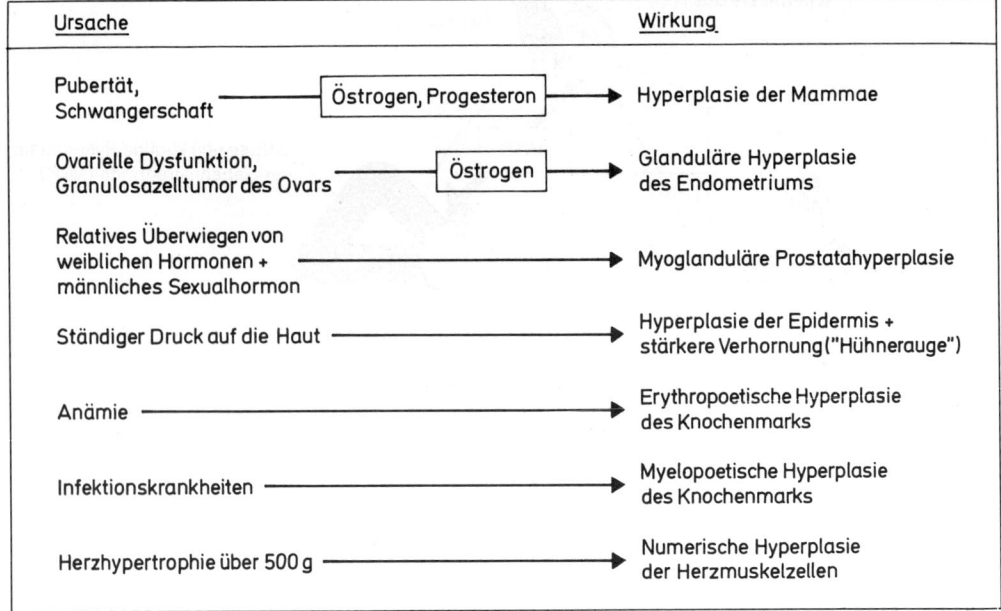

Ursache	Wirkung
Pubertät, Schwangerschaft — Östrogen, Progesteron →	Hyperplasie der Mammae
Ovarielle Dysfunktion, Granulosazelltumor des Ovars — Östrogen →	Glanduläre Hyperplasie des Endometriums
Relatives Überwiegen von weiblichen Hormonen + männliches Sexualhormon →	Myoglanduläre Prostatahyperplasie
Ständiger Druck auf die Haut →	Hyperplasie der Epidermis + stärkere Verhornung ("Hühnerauge")
Anämie →	Erythropoetische Hyperplasie des Knochenmarks
Infektionskrankheiten →	Myelopoetische Hyperplasie des Knochenmarks
Herzhypertrophie über 500 g →	Numerische Hyperplasie der Herzmuskelzellen

endokrinen Drüsen aus (Tab. 2). Dort kommt es durch fehlerhaften Steuerimpuls ebenfalls zu einer numerischen Hyperplasie der ortsspezifischen Zellen. So findet während der *Pubertät* oder *Schwangerschaft* eine verstärkte Bildung von weiblichen Geschlechtshormonen (Östrogen, Progesteron) statt, die in der *Mamma* eine Hyperplasie des Drüsenepithels und des umgebenden Bindegewebes hervorrufen. Eine Imbalance der Ovarialhormone (Überproduktion von Östrogen, Unterproduktion von Progesteron) kann zu einer Adenosis (Neubildung von Drüsenschläuchen) oder zur Mastopathia chronica cystica (Ausweitung der Ausführungsgänge, Bindegewebsvermehrung) führen. Eine therapeutische Östrogengabe bewirkt beim Mann eine *Gynäkomastie* (Hyperplasie der männlichen Brustdrüse). – Eine verlängerte Östrogeneinwirkung auf den Uterus (z. B. infolge eines Granulosazelltumors des Ovars oder einer ovariellen Dysfunktion) stellt einen proliferativen Stimulus für das *Endometrium* dar; es resultiert eine glanduläre Hyperplasie des Endometriums. – Häufig tritt bei Männern über 60 Jahren eine *myoglanduläre Prostatahyperplasie* auf, die eine Behinderung des Urinabflusses nach sich zieht. In den Seitenlappen und im Homeschen Mittellappen der Prostata sind Drüsenschläuche und glatte Muskulatur hyperplastisch vermehrt. Oft findet eine Knotenbildung statt. Die Ätiologie der benignen Prostatahyperplasie ist noch unge-

klärt (relatives Überwiegen der weiblichen Hormone im höheren Mannesalter?). Sie kann sich ohne männliches Sexualhormon nicht entwickeln (Kastration, Hodenatrophie → keine Prostatahyperplasie).

Die Fähigkeit zur Hyperplasie beschränkt sich jedoch nicht auf die Organe des endokrinen Systems. Eine hyperplastische Gewebsvermehrung findet in zahlreichen anderen *Organen mit einem intermitotischen oder reversibel postmitotischen Zellbestand* statt. Eine lang dauernde traumatische Einwirkung auf das mehrschichtige Plattenepithel der *Haut* bewirkt eine Zunahme der Epithelschichten und Vermehrung der oberflächlichen Hornlagen.

Beispiel: ständiger Druck durch einen schlecht passenden Schuh → »Hühnerauge«; Schwielenbildung der Innenhand bei Handwerkern.

Der Druck einer schlecht sitzenden Zahnprothese führt zur Hyperplasie der darunterliegenden *Gingiva*. Die Grenze zwischen einer funktionsbedingten Hyperplasie und einer Hyperregeneration ist fließend. So löst ein Epitheldefekt des Oberflächenepithels von Haut oder Schleimhaut eine reparative Regeneration des Epithels aus, wobei eine vorübergehende hyperregeneratorische Hyperplasie mit überschießender Zellvermehrung auftreten kann.

Häufig läßt sich eine Hyperplasie des *Kno-chenmarks* nachweisen, wenn ein gesteigerter Bedarf an Blutzellen besteht.

Beispiele: Alle Formen der Anämie stimulieren die Proliferation der erythropoetischen Zellen. Beim Kind entstehen extramedulläre Blutbildungsherde in Leber und Milz (Eryhtroblastosis fetalis); beim Erwachsenen breitet sich das blutbildende Mark in den langen Röhrenknochen aus. Eine derartige erythropoetische Hyperplasie kann durch Herzfehler, Lungenkrankheiten oder Aufenthalt in großen Höhen ausgelöst werden und eine sekundäre Polyzythämie zur Folge haben.

Bei *Infektionskrankheiten* wird die weiße Blutkörperchenreihe stimuliert → myeloide Hyperplasie mit polynukleärer Leukozytose. Eine *strenge Trennung von Hyperplasie und Hypertrophie ist nicht möglich.* Bei genauer Untersuchung einer Organvergrößerung zeigt sich in den meisten Fällen, daß beide Wachstumsprozesse gleichzeitig im Spiel sind.

3.3. Atrophie

Als Atrophie wird eine *erworbene Abnahme der Größe eines Organs oder Gewebes durch Verminderung der Zellgröße und Zellzahl* bezeichnet (Abb. 16). Dabei hatte ursprünglich das betroffene Organ oder Gewebe seine normale Größe und Ausformung erlangt. Es handelt sich somit *nicht* um eine Wachstumsstörung, sondern um eine *Störung im Stoffwechsel* eines voll entwickelten Gewebes. Das *Überwiegen kataboler Stoffwechselprozesse* gegenüber dem anabolen Stoffwechsel führt zu Substanzverlusten im Gewebe und Größenabnahme des Organs. Die Atrophie stellt das *Gegenteil einer Hypertrophie oder Hyperplasie* dar. Neben der erworbenen Größenverminderung gibt es Formen der Organverkleinerung, die Folge eines verminderten Wachstums sind. Sie sind von der Atrophie abzugrenzen.

3.3.1. Agenesie

Agenesie ist *Fehlen eines Organs infolge Fehlens der Organanlage* (auch fehlende Anlage der zugehörigen Blutgefäße). Es handelt sich somit um eine *angeborene Mißbildung,* bei der überhaupt kein Organwachstum stattfinden kann.

Beispiel: einseitige Nierenagenesie (Folge: Hypertrophie der anderen Niere).

3.3.2. Aplasie

Hierbei sind die *Organanlage und ein kleines Gefäß zwar vorhanden, es fehlen jedoch das weitere Wachstum und die Fortentwicklung des Organs.*

Beispiele: Aplasie der Hoden bei eindeutig männlichem übrigen Genitale; Aplasie eines Lungenflügels (→ Hypertrophie des anderen Lungenflügels).

Eine Sonderform der Aplasie ist die **Atresie**[1]. Hierbei bleibt die Entwicklung von Lumina in bestimmten *Hohlorganen* aus.

Beispiel: Bei der Ösophagusatresie liegt anstelle des röhrenförmigen Hohlraumes ein solider Bindegewebsstrang vor. – Manchmal wird der Begriff »Aplasie« fälschlicherweise auch für eine erworbene Gewebsreduktion verwendet, z. B. Knochenmarkaplasie nach Bestrahlung oder toxisch → Panzytopenie, aplastische Anämie.

3.3.3. Hypoplasie

Bei einer Hypoplasie ist die Organanlage vorhanden und es hat auch ein Organwachstum stattgefunden. Die *Organentwicklung hat jedoch vorzeitig aufgehört,* so daß die für das Organ typische Größe nicht erreicht ist.

Beispiel: hypoplastische Niere mit verminderter Papillenzahl, Hypoplasie des Zahnschmelzes, Hypoplasie eines Leistenhodens.

3.3.4. Atrophie im eigentlichen Sinne

Die *erworbene Größenverminderung eines Organs oder Gewebes* bei der Atrophie kann entweder durch eine *Verminderung der Zellzahl* oder durch *Verkleinerung der Einzelzellen* erfolgen. In den meisten Geweben steht die Verminderung der Zellzahl im Vordergrund. Diesen Vorgang bezeichnet man als *numerische Atrophie* (Gegensatz: numerische Hyperplasie).

Die Zellen gehen so langsam zugrunde, daß keine Nekrosen sichtbar werden. Ein massiver Zelluntergang mit Nekrosebildung gehört nicht

---

[1] Tresis (gr.) Loch.

zur Atrophie. Eine vorwiegende Verkleinerung der Einzelzellen durch Substanzverlust tritt vor allem in der Muskulatur auf und wird *zelluläre Atrophie* genannt (Gegenteil: Hypertrophie). Meistens kommen bei der Größenverminderung eines Organs beide Atrophieformen zur Wirkung.

In den sog. Wechselgeweben mit intermitotischen Zellen und lebhafter Zellmauserung *überwiegt* die *numerische Atrophie*. In Geweben mit reversibel oder irreversibel postmitotischen Zellen *herrscht die zelluläre Atrophie vor*.

3.3.4.1. Numerische Atrophie

Die *Wechselgewebe* (z. B. mehrschichtiges Plattenepithel der Haut, Zylinderepithel der Schleimhäute von Bronchien oder Magendarmkanal) befinden sich in einem sog. *Fließgleichgewicht der Zellmauserung,* das heißt, es gehen unaufhörlich Zellen verloren, die wieder ersetzt werden (s. Abschn. 4.1.). Durch innergewebliche Regulation (Chalone) oder übergeordnete Steuerungsmechanismen (Hormone, z. B. STH) wird das Fließgleichgewicht aufrechterhalten. Es werden immer so viele Zellen durch Zellteilungsvorgänge nachgeliefert, wie an der Oberfläche abgestoßen sind. Dieser Vorgang läßt sich am Modell eines Wasserbehälters verdeutlichen (Abb. 21). Die Wassermenge in dem Behälter bedeutet den Zellbestand eines Organes, der nur konstant gehalten wird, wenn der Abfluß (durch Abstoßung von Zellen) gleich dem Zustrom von Zellen ist. Erfolgt eine vermehrte Abstoßung von Zellen, so muß der höhere Zellverlust durch

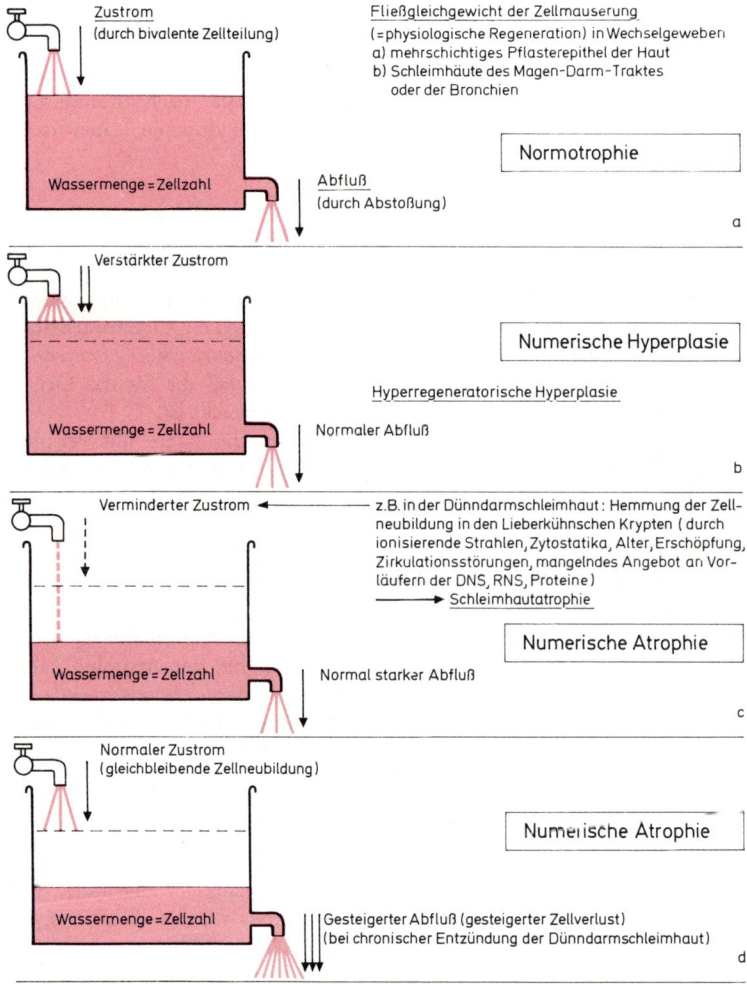

H. – Abb. 25. Numerische Atrophie und Hyperplasie in Wechselgeweben.

verstärkte Zellteilungshäufigkeit (Vermehrung der Mitosen in der Indifferenzzone) wieder ausgeglichen werden. Es resultiert ein verstärkter Zellumsatz des Wechselgewebes, ohne daß es zu einer Veränderung der Gesamtzellzahl kommt. Auf den Wasserbehälter bezogen, wird durch erhöhten Zu- und Abfluß der Durchfluß zwar verstärkt, die Wassermenge im Behälter bleibt dabei jedoch konstant. Dieses Fließgleichgewicht kann durch einseitige Veränderung des Zu- oder Abstromes *gestört* werden:

a) Wird bei normalem Abfluß (Zellverlust) der Zustrom (Zellneubildung) verstärkt, so erhöht sich die Zellzahl des Organs; es resultiert eine *hyperregeneratorische numerische Hyperplasie* (Abb. 25).

b) Wird der Zustrom vermindert, so nimmt bei gleichbleibendem Abfluß die Zellzahl ab (Abb. 25); ebenso nimmt die Zellzahl ab, wenn der Zustrom gleichbleibt und der Abfluß verstärkt wird, in beiden Fällen resultiert eine *numerische Atrophie.*

Beispiele (Abb. 26): Ein besonders großer Zellumsatz wird in der *Dünndarmschleimhaut* beobachtet, wo an der Oberfläche ständig Zellen verlorengehen und durch Zellneubildung in den Lieberkühnschen Krypten ersetzt werden müssen. Jede Schädigung der Krypten, die die Zellneubildung hemmt (Zirkulationsstörungen, Entzündung, Einwirkung von Zytostatika oder ionisierenden Strahlen), führt zu einer Verringerung der Gesamtzellzahl (numerische Atrophie) der Dünndarmschleimhaut (Zottenatrophie) mit Resorptionsstörung. – In der *Magenschleimhaut* sind vor allem die hochdifferenzierten Haupt- und Belegzellen vermindert, so daß eine Hypazidität (Mangel an HCl) und ein Pepsinogenmangel resultieren (s. Ma. S. 122).

3.3.4.2. Zelluläre Atrophie

Diese Atrophieform findet vorwiegend *in Geweben mit einem stabilen oder permanenten Zellbestand* statt: Skelettmuskulatur, Herz, Leber, Pankreas, Knochen. Ihr liegen *intrazelluläre Stoffwechselstörungen* zugrunde, wobei das *Gleichgewicht zwischen anabolem und katabolem Stoffwechsel aufgehoben* ist. Das Resultat ist eine *Abnahme der Zellgröße durch Verminde-*

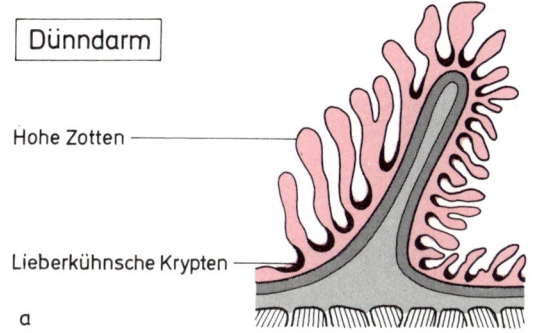

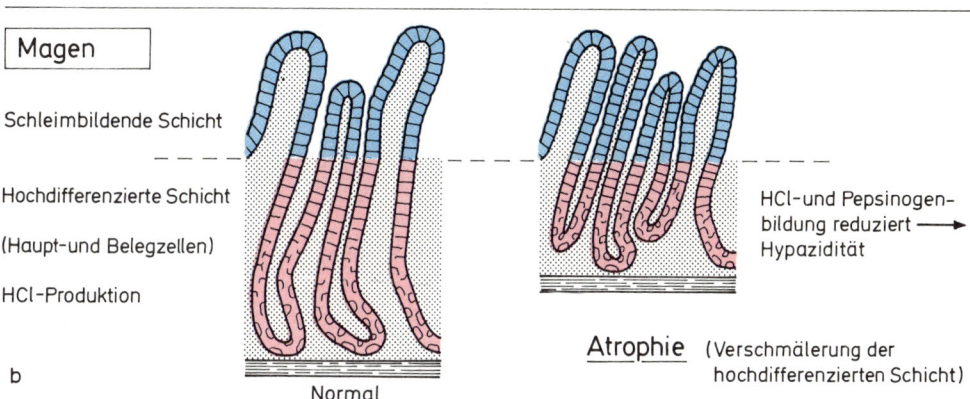

H. – Abb. 26. Struktur atrophierter Gewebe.

rung der funktionellen Substanz. Normalerweise findet in den Parenchymzellen eine ständige Neubildung von zellulärem Protein statt, wofür Aminosäuren und energiereiches Phosphat (ATP) gebraucht werden. Die benötigte Energie bezieht die Zelle vorwiegend aus der Glucose. Wird die *Proteinsynthese gehemmt,* so kommt es zur Größenverminderung der Zelle (zelluläre Atrophie). Als *Ursachen* der intrazellulären Stoffwechselstörungen kommen verminderte Durchblutung, mangelnde Nahrungszufuhr (Mangel an Aminosäuren, ATP, Glucose) oder Hormonmangel in Frage. Auch die zelluläre Atrophie läßt sich am Modell des Wasserbehälters veranschaulichen (Abb. 27):

a) Wird infolge einer Hyperfunktion der Zelle vermehrt funktionelle Substanz (Protein)

synthetisiert, so kommt es zur Größenzunahme der Zelle (*Hypertrophie,* s. Abschn. 3.1).

b) Bei einer Verringerung der anabolen Stoffwechselprozesse infolge mangelhafter Durchblutung oder Substratzufuhr *nimmt die Zellgröße ab* (verminderter Zufluß bei normalem Abfluß → verringerte Füllung des Wasserbehälters).

Beispiele: Altersatrophie (Durchblutungsstörung), Hungeratrophie (Substratmangel).

c) Ein Überwiegen von katabolen Stoffwechselprozessen (verstärkter Abfluß bei normalem Zufluß) führt zu einer *Erschöpfungsatrophie.*

Beispiele: Agranulozytose, Diabetes mellitus, Krebskachexie. Meistens findet in diesen Orga-

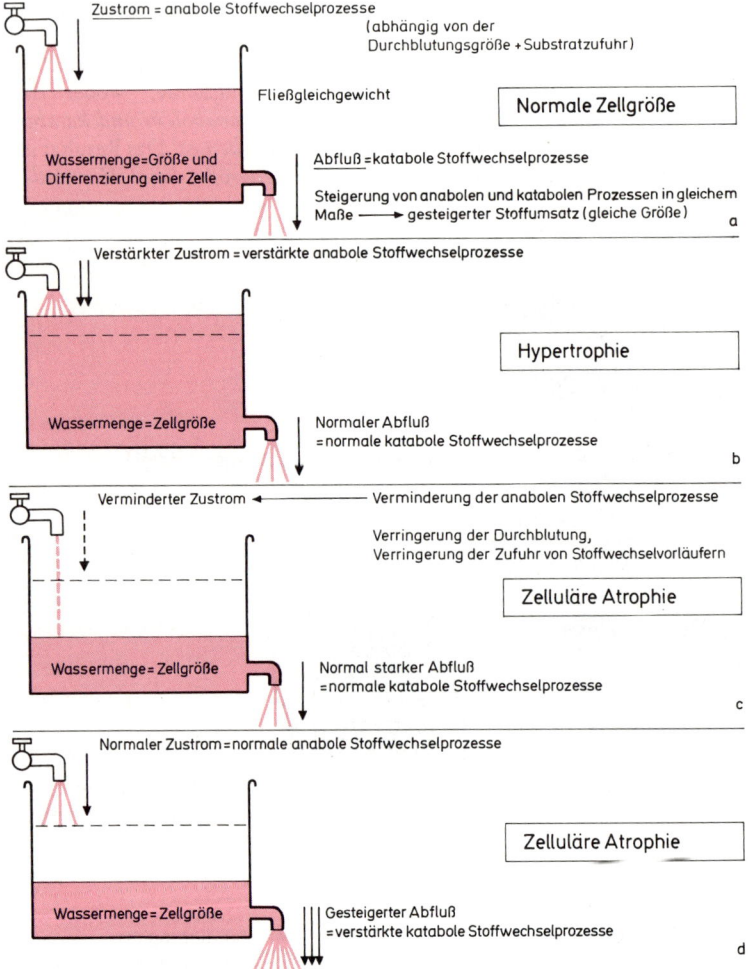

H. – Abb. 27. Einfache oder zelluläre Atrophie und Hypertrophie in Geweben mit einem reversibel postmitotischen Zellbestand.

nen neben der überwiegenden zellulären Atrophie auch eine numerische Atrophie statt. In atrophierten Menschenherzen (unter 200 g Gewicht) konnte ein Rückgang der Zahl der Herzmuskelzellen um 25% nachgewiesen werden.

3.3.4.3. Pathogenese der Atrophie

Die Atrophie ist ein im Organismus weitverbreiteter Umbauprozeß, der in Zusammenwirkung mit dem Wachstum Größe und Form der Organe bestimmt. Man unterscheidet eine *physiologische Atrophie* von einer *pathologischen Atrophie*.

a) Physiologische Atrophie

Schon beim Embryo finden während der Organogenese Atrophieprozesse statt, welche passagere Strukturen wieder abbauen: Metanephra, Wolffscher Gang, Müllerscher Gang, Meckelscher Knorpel. Unmittelbar nach der Geburt kommt es zur Atrophie der Nabelgefäße, im späteren Kindesalter zur Atrophie der Milchzähne. In der Pubertät atrophiert der Thymus. Ohne Befruchtung erfolgen regelmäßig während des Menstruationszyklus die Atrophie des Corpus luteum und seine Umwandlung in einen atretischen Follikel. Die stärkste Atrophie ist nach der Schwangerschaft am Uterus und nach der Laktation an den Brustdrüsen zu beobachten.

b) Pathologische Atrophie

Atrophien können *generalisiert* oder *lokal* in Erscheinung treten. Die bei der Organverkleinerung entstehenden freien Räume werden durch »Füllsubstanz« (z.B. Wasser, Fettgewebe) aufgefüllt.

Beispiel: Vakatfettgewebswucherung bei Nierenatrophie. Beispiele für **generalisierte Atrophien**:

a) *Hunger-* oder *Inanitionsatrophie*[1]. Im Hungerzustand oder bei Unmöglichkeit der Nahrungsaufnahme (z.B. bei Ösophagusatresie, Schleimhautatrophie von Magen oder Dünndarm, Magenkarzinom, Pankreaszerstörung) wird dem Organismus zu wenig Substrat zugeführt → allgemeine Atrophie mehrerer Organe und Gewebe. Es sind besonders das Fettgewebe und die Muskulatur betroffen. Im Fettgewebe

des Epikards und Knochenmarks erfolgt durch Wassereinlagerung eine gallertige Degeneration des Fettgewebes (Abb. 27). Das ZNS bleibt bei dieser Atrophieform unberührt.

b) *Altersatrophie* (senile Atrophie). Im höheren Alter kommt es zu einer allgemeinen Involution der Organe. Als *Ursachen* werden ein Zusammenwirken von Durchblutungsstörungen, Substratmangel durch verminderte Resorption der Nahrung und eine eingeschränkte Hormonbildung angesehen. Auch die Regenerationsfähigkeit läßt im höheren Alter nach. Betroffen sind in erster Linie Gehirn, Knochen, Haut, Leber und Herz. Die Organe sind verkleinert durch Verkleinerung der Einzelzellen (zelluläre Atrophie) und gleichzeitig durch Abnahme der Zellzahl (numerische Atrophie). Am Gehirn sind die Windungen verschmälert, die Windungstäler ausgeweitet. Vor allem an Herz und Leber hat das Parenchym durch Einlagerung von *Lipofuscin* (Abnutzungspigment) (Pathogenese s. S. 210) eine braune Farbe *(braune Atrophie)*. Am Skelett findet sich eine *Involutionsosteoporose* (s. S. 732).

c) *Hormonale Atrophie*. Sie tritt in endokrinen Drüsen auf, wenn der Stimulus nachgelassen hat. Beispiel: lang dauernde Cortisonbehandlung → Atrophie der Nebennierenrinde. Ein postpartaler Infarkt der Hypophyse führt zum Hypopituitarismus und zum Bild der sog. Simmondsschen Kachexie mit ausgeprägter generalisierter Atrophie und Progerie (vorzeitige Vergreisung).

Beispiele für **lokalisierte Atrophien**:
a) *Druckatrophie* (Abb. 28). Durch mechanischen Druck auf ein Gewebe kommt es zu einer lokalen Durchblutungsstörung *(Ischämie)* und zur Atrophie in diesem Bereich.
Beispiele: Langsam und expansiv wachsender Tumor → Atrophie des umgebenden Parenchyms (z.B. Meningeom → lokale Hirnatrophie); chronische Überblähung der Lunge (Lungenemphysem) oder chronische Bronchitis → strangförmige Hypertrophie der Zwerchfellmuskulatur → Druck der Muskelbündel des Zwerchfelles auf die Leber → sagittale Zwerchfellfurchen der Leber; Druck eines Aortenaneurysmas auf die Wirbelsäule → lokale Knochenatrophie durch Aktivierung der Osteoklasten.

---

[1] Inanis (lat.) leer, nüchtern, hungrig.

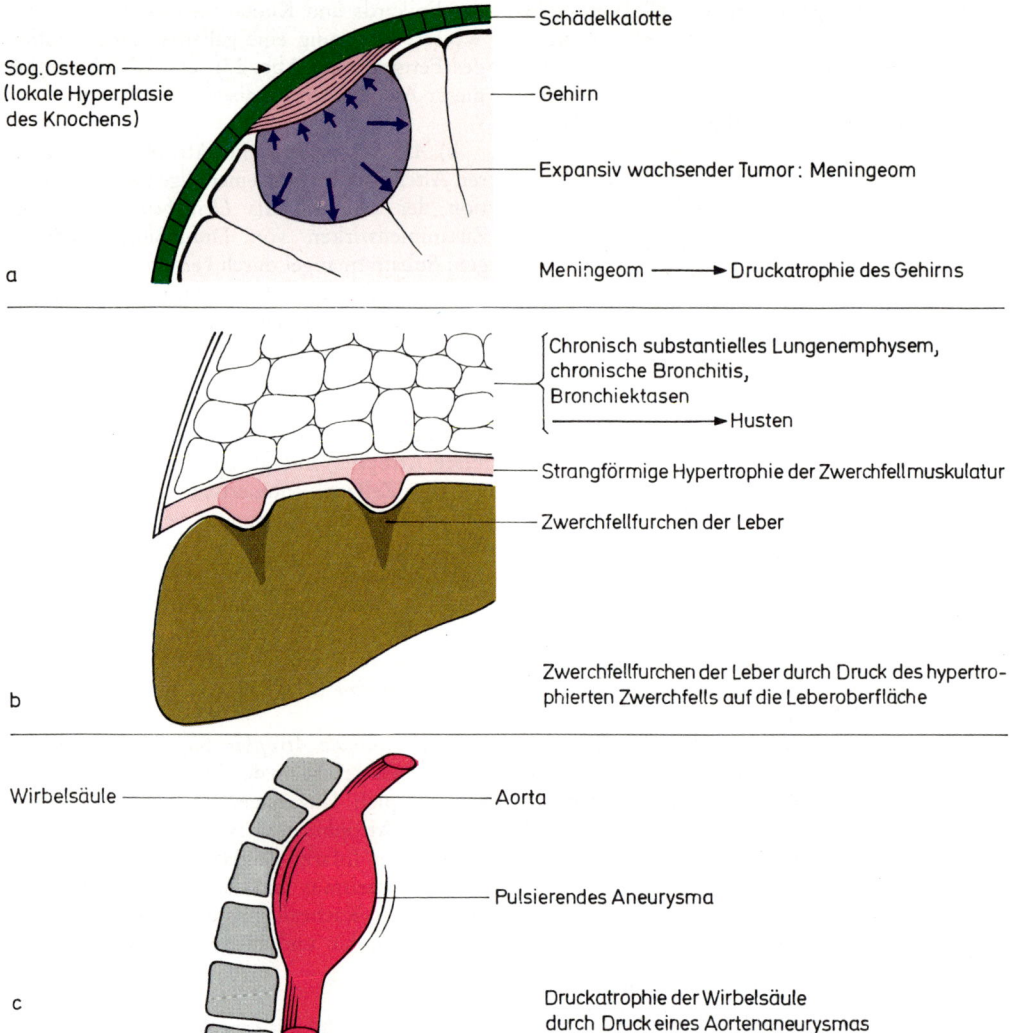

Schädelkalotte

Sog. Osteom
(lokale Hyperplasie
des Knochens)

Gehirn

Expansiv wachsender Tumor : Meningeom

a

Meningeom ⟶ Druckatrophie des Gehirns

Chronisch substantielles Lungenemphysem,
chronische Bronchitis,
Bronchiektasen
⟶ Husten

Strangförmige Hypertrophie der Zwerchfellmuskulatur

Zwerchfellfurchen der Leber

b

Zwerchfellfurchen der Leber durch Druck des hypertrophierten Zwerchfells auf die Leberoberfläche

Wirbelsäule

Aorta

Pulsierendes Aneurysma

c

Druckatrophie der Wirbelsäule
durch Druck eines Aortenaneurysmas

H. – Abb. 28. Beispiele für Druckatrophie.

b) *Inaktivitätsatrophie.* Jede Ruhigstellung eines Gliedes (z. B. durch Gipsverband) führt lokal zu einem Muskelschwund und zur *Immobilisationsosteoporose.* Die Funktion stellt einen wesentlichen Reiz für die anabolen Stoffwechselprozesse in Geweben dar; ihr Ausfall bewirkt eine Atrophie.

c) *Neuropathische Atrophie.* Nach Ausfall der motorischen Nerven (bei Poliomyelitis, progressiver Muskelatrophie, Syringomyelie) oder nach Nervendurchschneidung kommt es zu einer hochgradigen Atrophie von Muskulatur und Knochen im gelähmten Glied. *Ursache* hierfür ist vor allem die Immobilisation. Ob der Ausfall sensorischer Nerven zu einer Atrophie führt, ist

ungewiß. Möglicherweise spielt die Schädigung sensibler Nerven (→ Schmerzen) bei der Entstehung einer eigenartigen fleckigen Osteoporose, der sog. Sudeckschen Knochenatrophie (s. Kap. I, S. 730), eine Rolle.

Literatur

Adler, C.-P., W. Sandritter: Numerische Hyperplasie der Herzmuskelzellen bei Herzhypertrophie. Dtsch. med. Wschr. *48:* 1895–1897 (1971).

Adler, C.-P.: Morphologische Grundlagen der Herzhypertrophie und des Herzwachstums. Med. Welt (N. F.) *23:* 477–482 (1972).

ADLER, C.-P.: Polyploidisierung und Zellzahl im menschlichen Herzen. Fortschr. Med. *90:* 671–675 (1972).

BÖHM, N., B. MOSER: Reversible Hyperplasie und Hypertrophie der Mäuseleber unter funktioneller Belastung mit Phenobarbital. Beitr. Path. *157:* 283–300 (1976).

LAURENCE, E. B., D. J. SPARGO, A. L. THORNLEY: Cell proliferation kinetics of epidermis and sebaceous glands in relation to chalone action. Cell Tissue Kinet. *12:* 615–633 (1979).

LINZBACH, A. J.: Mikrometrische und histologische Analyse hypertropher menschlicher Herzen. Virchows Arch. path. Anat. *314:* 534–615 (1947).

LINZBACH, A. J.: Quantitative Biologie und Morphologie des Wachstums einschließlich Hypertrophie und Riesenzellen. In: F. BÜCHNER, E. LETTERER, F. ROULET (Hsg.): Hdb. der Allgemeinen Pathologie. Bd VI/1, pp. 181–306. Springer, Berlin – Göttingen – Heidelberg 1955.

OEHLERT, W.: Regeneration, Hyperplasie und Cancerisierung am Beispiel der epithelialen Wechselgewebe. Handbuch d. Allgem. Path., 6. Bd, 2. Teil, SS. 244–374. Springer, Berlin – Heidelberg – New York 1969.

POST, J., J. HOFFMAN: Cell renewal patterns. New Engl. J. Med. *279:* 248–258 (1968).

SANDRITTER, W., C.-P. ADLER: Numerical hyperplasia in human heart hypertrophy. Experientia *27:* 1435–1437 (1971).

ZOLLINGER, U.: Niere und ableitende Harnwege. In: DOERR/UEHLINGER: Spezielle pathologische Anatomie. Springer, Berlin – Heidelberg – New York 1966.

4. Reparatives Wachstum (Regeneration)

Die Regeneration[1] ist definiert als *»Ersatz für verlorengegangenes Gewebe«.* Regenerative Vorgänge finden sich im gesamten Tierreich. Im allgemeinen ist die Fähigkeit einer Spezies, Schäden durch Regenerationsprozesse zu beheben, um so größer, je niedriger die Stellung der betreffenden Spezies in der phylogenetischen Reihe ist. Bei Säugetieren sind die Möglichkeiten einer Regeneration schon recht beschränkt. Die Gewebsdifferenzierung und Regenerationsfähigkeit verhalten sich umgekehrt proportional. Deshalb muß sich eine hochdifferenzierte Zelle meist zuerst *entdifferenzieren,* um den Regenerationsprozeß zu durchlaufen. Die verschiedenen Regenerationsarten sind in Tab. 3 aufgeführt.

H. – Tab. 3. Regenerationsarten.

1. Physiologische Regeneration: = Ersatz der beim Zellverschleiß zugrundegehenden Zellen
2. Regeneratorischer Zellersatz: = Ausgleich von pathologischen Zellverlusten
3. Reparative Regeneration: a) In Mausergeweben = Gewebe mit intermitotischen Zellen b) In stabilen Geweben = Gewebe mit reversibel postmitotischen Zellen

4.1. Physiologische Regeneration

Als physiologische Regeneration bezeichnet man den Ersatz von Zellen oder Geweben im Rahmen des normalen »Verschleißes«. Zu einer physiologischen Regeneration sind nur die Zellsysteme befähigt, die zu den *Mausergeweben*[2] *(Wechselgeweben)* gehören. Dies hängt davon ab, daß die Zellen noch *teilungsfähig* sind. Diesbezüglich gibt es *drei Zellkategorien:*

a) die *intermitotischen* Zellen, die während des gesamten Lebens des Individuums in Form eines Mausergewebes ihre Teilungsfähigkeit behalten (z. B. Epidermis).

b) die *irreversibel postmitotischen* Zellen der Ruhegewebe, die aufgrund ihrer hohen zytoplasmatischen Differenzierung sich nicht mehr teilen können (z. B. Ganglienzellen).

c) die *reversibel postmitotischen* Zellen, die unter pathologischen Bedingungen die Teilungsfähigkeit wieder zurückerlangen (z. B. Leber).

Die physiologische Regeneration kann *einmalig, zyklisch* oder *permanent* ablaufen.

4.1.1. Einmalige physiologische Regeneration

Darunter versteht man einen einmaligen Ersatz einer Zell- oder Gewebsart während des Lebens. Ein Beispiel dafür ist der Ersatz des Milchgebißes durch das bleibende endgültige Gebiß. Dieser Ersatz erfolgt einmal in einer bestimmten Entwicklungsphase des Menschen.

---

[1] Re-genero (lat.) wieder hervorbringen, wieder erzeugen. – [2] Muze (mittelhochd.) Federwechsel aus lat. mutuare = wechseln.

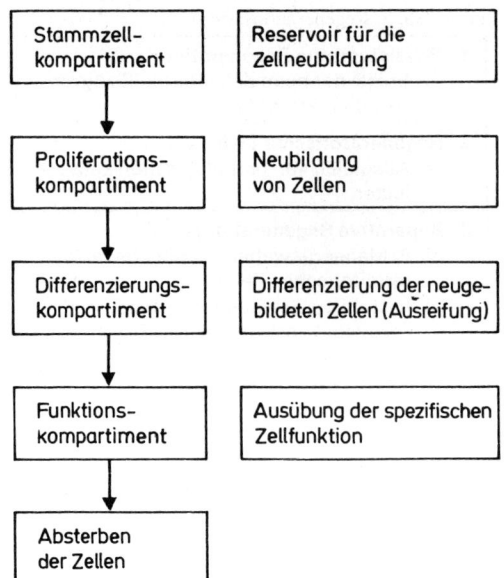

Stammzell-kompartiment	Reservoir für die Zellneubildung
Proliferations-kompartiment	Neubildung von Zellen
Differenzierungs-kompartiment	Differenzierung der neuge-bildeten Zellen (Ausreifung)
Funktions-kompartiment	Ausübung der spezifischen Zellfunktion
Absterben der Zellen	

H. – Abb. 29. Kompartimente in Wechselgeweben (Knochenmark).

4.1.2. Zyklische physiologische Regeneration

Die physiologische Regeneration eines Gewebes kann auch in bestimmten, zeitlich festgelegten Zeitabständen mehrmals auftreten. Dieser Modus der Regeneration trifft zum Beispiel für die hormonell gesteuerte Erneuerung des Endometriums nach der Menstruation während der Fortpflanzungsperiode der Frau zu.

4.1.3. Permanente physiologische Regeneration

In zahlreichen Geweben geht fortwährend Gewebe zugrunde und muß ebenso permanent ersetzt werden (= Mausergewebe). Dies trifft auch für die Gewebe mit reversibel postmitotischen Zellen zu, ist in diesen aber wegen der langen Lebensdauer der Zellen nicht so auffällig. Die Zellsysteme der Mausergewebe bestehen aus einem *Proliferationskompartiment* oder einem *Stammzell-* und *Proliferationskompartiment*, einem *Differenzierungskompartiment* und einem *Funktionskompartiment* (Abb. 29). Nachdem die Zellen eine bestimmte Zeit ihre spezifische Funktion ausgeübt haben, sterben sie ab. Die Lebensdauer für die Zellen der Epidermis be-

trägt etwa 100 Stunden, für die Zylinderepithelzellen der Dünndarmschleimhaut etwa 50 Stunden.

Eine *permanente physiologische Regeneration* findet an folgenden Systemen mit intermitotischen Zellen statt: Epidermis, Gefäßendothel, Plattenepithel der Schleimhäute, Zylinderepithel der Schleimhäute, hämatopoetisches Zellsystem, Zellsystem für die Spermiogenese.

Durch die ständige Notwendigkeit zu einer recht erheblichen Zellneubildung sind diese Zellsysteme auch besonders leicht durch alle Eingriffe zu stören, die die Zellerneuerung beeinflussen (z. B. Zytostatika).

Die physiologische Regeneration, die ein fundamentaler Bestandteil der Lebensvorgänge bei vielzelligen Organismen ist, wird durch Regelungssysteme gesteuert, von denen allerdings bisher nur wenige aufgeklärt sind (S. 596).

4.2. Pathologische Regeneration

Eine pathologische Regeneration liegt dann vor, wenn in einem Zellsystem oder Gewebe durch Zellschädigung Defekte[1] entstanden sind, die durch Regeneration geheilt werden. Man bezeichnet die pathologische Regeneration auch als *reparative Regeneration*. Die pathologische Regeneration muß nicht immer zu einem Ersatz des defekten Zellsystems durch gleichartige Zellen führen (*vollständige* pathologische Regeneration), sondern der Defekt kann auch durch ein *Ersatzgewebe* aufgefüllt werden (*unvollständige* pathologische Regeneration).

4.2.1. Heilung von Defekten durch vollständige Regeneration

Unter einer vollständigen pathologischen Regeneration versteht man denjenigen Vorgang, bei dem nach einem Gewebs- oder Zelldefekt durch Regeneration der Gewebs- oder organspezifischen Zellen die normale Histoarchitektur des Gewebes wiederhergestellt wird. Damit eine vollständige Regeneration möglich ist, müssen aber *2 Bedingungen* erfüllt sein:

a) Der Defekt muß in einem Gewebe aufgetreten sein, dessen gewebs- oder organspezifische Zellen zu den *Mausergeweben* gerechnet werden (z. B. Leberzellen). Gehören die Zellen aber zu den Ruhegeweben (z. B. Ganglienzel-

---

[1] Defectus (lat.) geschwächt, mangelhaft

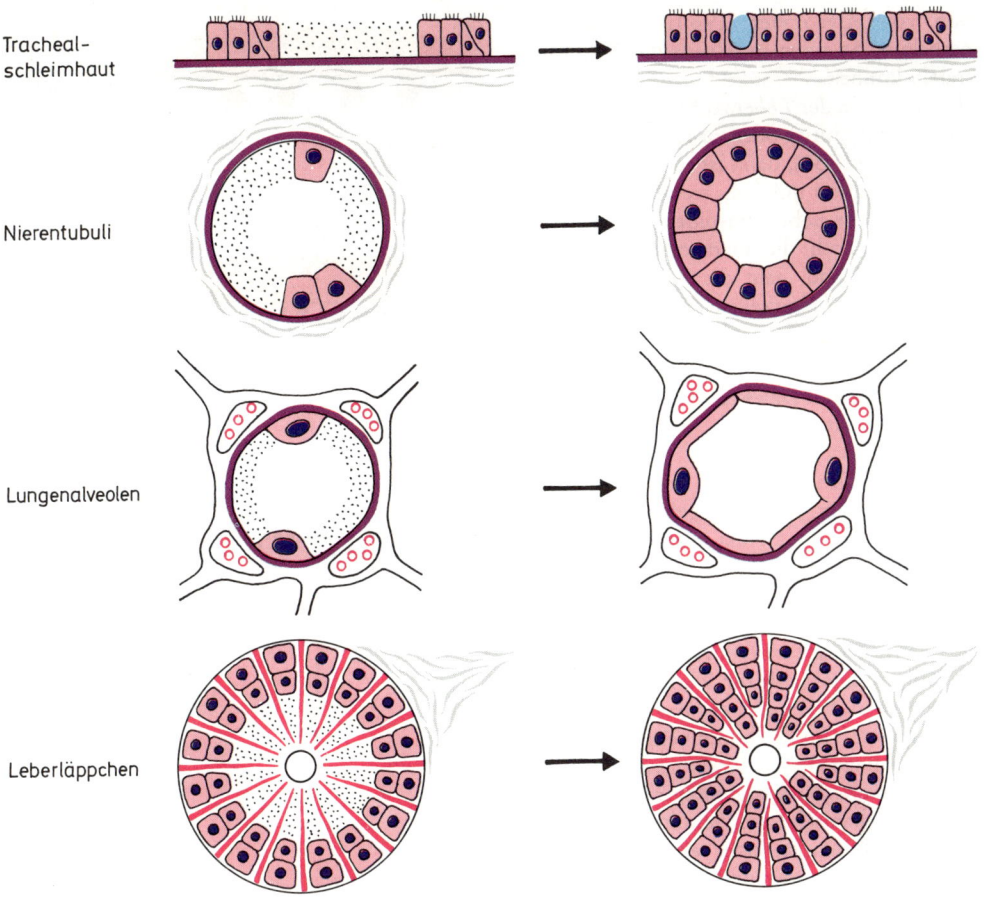

Trachealschleimhaut

Nierentubuli

Lungenalveolen

Leberläppchen

H. – Abb. 30. Beispiele vollständiger Regeneration.

len, Herzmuskelzellen), kann der Defekt *nicht* durch eine vollständige Regeneration behoben werden.

b) Ein Defekt kann nur durch eine vollständige Regeneration wiederhergestellt werden, wenn lediglich die *organspezifischen Zellen zugrunde gegangen* sind und die *Basalmembran und/oder das perivaskuläre Bindegewebsgerüst* (siehe Fibronektine S. 251) *oder das Gefäßbindegewebe noch erhalten* ist.

Beispiele: Bei der *Grippetracheitis* können die Flimmerepithelzellen der Trachealschleimhaut zugrundegehen. Die nekrotischen Flimmerepithelzellen lösen sich zwar von ihrer Unterlage ab (Abb. 30), die Basalmembran der Trachealschleimhaut bleibt aber erhalten. Etwa 7 Tage danach ist die Schleimhaut vollständig regeneriert und mit Flimmerepithel und Becherzellen bedeckt, wobei der Zellersatz von den nichtdifferenzierten Basalzellen ausgeht. In ähnlicher

Weise ist eine vollständige Regeneration an anderen Schleimhäuten und auch an der Haut möglich. Voraussetzung dazu ist aber eine intakte Basalmembran, die gleichsam eine Leitschiene für die regenerierende Zelle bildet. Dies gilt auch für die Epithelregeneration in den parenchymatösen Organen wie Niere, Lunge und Leber. Fallen in den *Nierentubuli* die Epithelien einer Nekrose anheim, ohne daß die Basalmembran zerstört ist, so erfolgt eine vollständige Regeneration. Es bilden sich wieder neue Tubulusepithelzellen aus, die sich in Struktur und Funktion von ihren abgestorbenen Vorgängern nicht unterscheiden. Da die Nierentubuli fakultativ postmitotisch sind, geht die Regeneration von den erhaltenen Tubuluszellen aus. Diese Form der vollständigen Regeneration findet man in vielen drüsigen Organen, sowie auch in der *Lunge,* wo es zu einer vollständigen Regeneration der geschädigten Alveolen kommt, solange die alveoläre Basalmembran intakt ist. Dabei geht Regeneration von Alveozyten Typ II aus, die sich innerhalb 48 Stunden in Alveozyten Typ I umwandeln können.

Kommt es in der *Leber* zu Einzelzellnekrosen (z. B. Virushepatitis) oder zu läppchenzentralen Nekrosen (Abb. 30), dann ist auch eine vollständige Regeneration möglich, wenn das retikuläre Gerüstwerk der Lebersinusoide erhalten geblieben ist. Da auch die Hepatozyten reversibel postmitotisch sind, geht die Regeneration von den erhaltenen Leberzellen der Läppchenperipherie aus.

4.2.2. Heilung von Defekten durch Bildung eines Ersatzgewebes

In allen Fällen, in denen irreversibel postmitotische Zellen von Ruhegeweben untergegangen sind oder der Defekt so erheblich ist, daß Basalmembran und angrenzendes Gefäßbindegewebe zerstört sind, ist eine vollständige Regeneration nicht mehr möglich. Die Heilung solcher Gewebsdefekte wird durch die *Ersatzgewebe* vollzogen. Dies trifft für *Wunden* und *größere Nekrosen* und *Gewebszerstörungen* zu.

Als *Wunde*[1] im herkömmlichen Sinne bezeichnet man eine mit *Substanzverlust einhergehende Zusammenhangstrennung von Geweben.* Sie kann mechanisch (z. B. Schnittwunde), ischämisch (z. B. Infarkt) oder entzündlich (z. B. Abszeß) entstanden sein und löst die Bildung des Ersatzgewebes aus.

4.2.2.1. Prinzip der Wundheilung

Wenn durch die Verwundung im Gewebe ein Spalt oder ein Hohlraum entstanden ist, so tritt Blut in die Wunde aus, das dort gerinnt (Abb. 31). Mit diesem **sofortigen Wundverschluß** wird nicht nur ein unnötiger Blutverlust, sondern auch ein Eindringen von Entzündungskeimen vermieden. Im Bereiche der Wundränder wird das Gewebe in einem schmalen Saum nekrotisch. In der unmittelbaren Umgebung der Nekrose werden die Blutgefäße der terminalen Strombahn durch *Thromben* verschlossen (Abb. 31 s. auch S. 341: Kreislauf). Dadurch wird verhindert, daß weiteres Blut in den Gewebsdefekt austritt. Dieser Mechanismus schützt den Organismus vor einem größeren quoad vitam gefährlichen Blutverlust. Dieser Wundverschluß wird zwar durch den Organismus schnell bereitgestellt, ist aber nicht mechanisch belastbar. Er muß durch stabilere Gewebe ersetzt werden.

Zunächst entsteht im Wundbereich ein **Granulationsgewebe,** das die Aufgabe hat, den Defekt zu organisieren. Das Granulationsgewebe verdankt seinen Namen der Tatsache, daß bei der Heilung von Hautwunden durch Kapillarproliferate an der Oberfläche kleine Granula entstehen. Die Bildung des Granulationsgewebes erfolgt Zug um Zug mit dem Abraum des nekrotischen Gewebes und basiert auf den *Mechanismen einer akuten exsudativen Entzündung.*

Bereits nach wenigen Stunden nach der Verwundung kommt es zu einer örtlichen *Aktivierung des Komplementsystems,* wodurch nach einem Tag die *Granulozyten* chemotaktisch ins

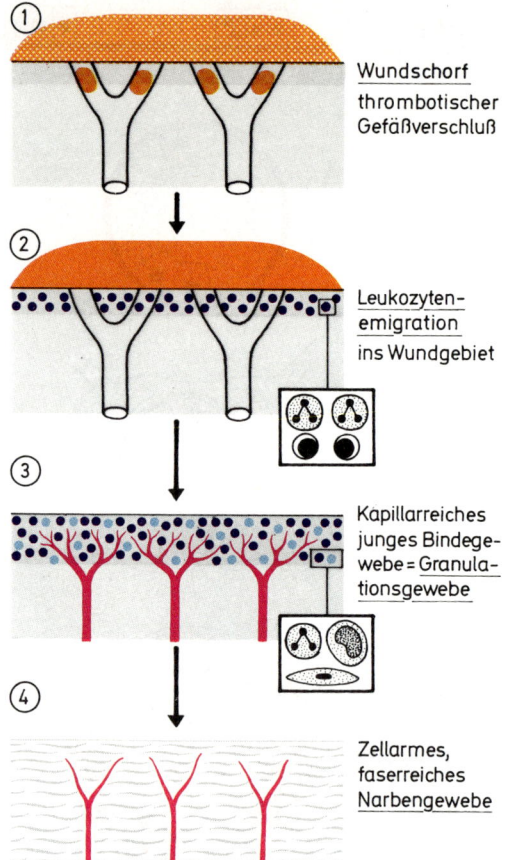

1. Wundschorf
thrombotischer Gefäßverschluß

2. Leukozytenemigration
ins Wundgebiet

3. Kapillarreiches
junges Bindegewebe = Granulationsgewebe

4. Zellarmes,
faserreiches Narbengewebe

H. – Abb. 31. Prinzip der Wundheilung.

---

[1] Wunta (ahd.) Schlag, Verletzung.

Wundgebiet angelockt werden. Nach 2 Tagen tauchen auch die *Makrophagen* und nach 5 Tagen die *Lymphozyten* im Wundgebiet auf. Die Granulozyten und Makrophagen (Monozyten) phagozytieren das nekrotische Gewebe und bauen es mit ihren lysosomalen Enzymen ab (Abraum der Nekrose). Die Makrophagen haben aber im Wundgebiet nicht nur die Aufgabe, zu *phagozytieren,* sie produzieren außerdem noch einen *Faktor,* der die *Proliferation und Fasersynthese der Fibroblasten im Wundgebiet stimuliert.* Die Fibroblasten wandern somit nicht ins Wundgebiet ein sondern entstehen durch mitotische Teilung ortsständiger Fibroblasten. Dieser Vorgang ist am 6. Tag am ausgeprägtesten. Die Fibroblasten des Granulationsgewebes bilden in ihrem Zytoplasma einen myofilamenthaltigen kontraktilen Apparat aus und sind als *Myofibroblasten* zu bezeichnen. Sie haben folglich *2 Funktionen: Fasersynthese* und *Kontraktion der Wundränder.* Damit wird bei der Wundheilung Zeit und Material gespart. Die Bedeutung der emigrierenden Lymphozyten ist noch nicht geklärt. Sie dürften dem Funktionskreis des T-Zellsystems angehören.

Der nächste Schritt in der Bildung des Granulationsgewebes besteht darin, daß nun vom Wundrand her *Kapillaren in den Defekt vorwachsen* (Abb. 32). Dies geschieht durch Aussprossen zunächst solider Zellzapfen. Sie sehen zunächst wie mehrkernige Riesenzellen aus und wandeln sich später zu Endothelzellen und lumenhaltigen Kapillaren um. Die neugebildeten Kapillarendothelzellen haben phagozytotische Fähigkeiten und können in hohem Maße fibrinolytisch tätig sein. Dadurch kann das im Wundbereich gelegene Fibrin aufgelöst und abgeräumt werden. Mit dem Vorwachsen der Kapillaren gelangen nun auch Blutzellen in den zentralen Bereich des Gewebedefektes.

Zwischen den einsprossenden Kapillaren bildet sich als nächstes durch die Proliferation der Myofibroblasten ein **junges Bindegewebe** aus (Abb. 31). Nach einiger Zeit nimmt abhängig von der Größe des Defektes die Proliferation dieser Zellen wieder ab und der Zellumsatz stellt sich auf ein »steady state« ein. Gleichzeitig beginnt auch die *Synthese der Interzellularsubstanz.* Die Myofibroblasten synthetisieren dabei vorwiegend *Kollagen vom Typ III,* das mechanisch wenig stabil ist und einem raschen Umbau unterliegt. Dabei läuft die Synthese der Proteo-

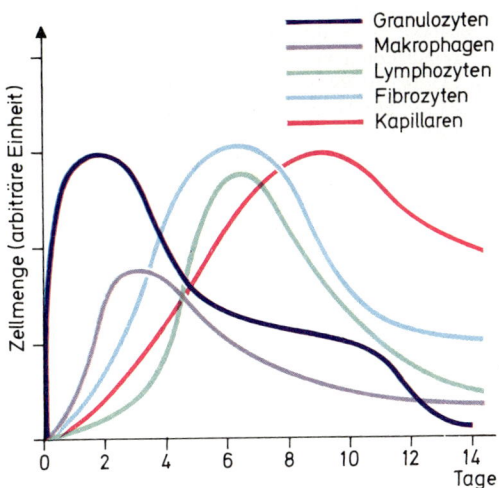

H. – Abb. 32. Zeitliches Auftreten der Zellen bei der Granulationsgewebsbildung.

glykane mit hohem Chondroitinsulfat und Hyaluronatgehalt der Kollagensynthese zeitlich etwas voraus.

Damit entsteht ein **junges kapillarreiches Bindegewebe,** das immer weiter vom Rand her in das Zentrum des Defektes vorwächst und dieses schließlich vollkommen ausfüllt. Während dieser Prozeß noch abläuft, ändert sich bereits, wiederum vom Rand her beginnend, die Zusammensetzung dieses Bindegewebes, es bildet sich zu **Narbengewebe**[1] um. Die Bindegewebszellen ändern ihren Proliferations- und Funktionsstoffwechsel. Sie wandeln sich in *Fibroblasten* um, produzieren vorwiegend stabiles *Kollagen Typ I* und ihre Zellzahl im Gewebe sinkt. Dafür wird nun *verstärkt Interzellularsubstanz* produziert, so daß ein *zellarmes, kapillararmes,* aber *faserreiches Bindegewebe* (Narbengewebe) entsteht, welches das ehemalige ortsständige Gewebe im Defektbereich ersetzt.

Im Prinzip läuft die Wundheilung und/oder der Gewebeersatz nach diesem skizzierten Muster ab, ist aber je nach Gewebe geringen Modifikationen unterworfen. Im folgenden wird daher die Heilung von Hautwunden, Knochenfrakturen und die Defektheilung innerer Organe etwas genauer beschrieben.

Literatur

Dunphy, J. R., H. W. van Winkle: Repair and regeneration. McGraw-Hill, New York 1969.

---

[1] Narbe: westgerm. narwa, vgl. engl. narrow = eng.

Gabbiani, G. et al.: Collage and myofibroblastes of granulation tissue. Virchows Arch. B Cell Path. *21:* 133–145 (1976).

McMinn, H.: Tissue repair. Academic Press, London 1969.

Wahl, S. H. et al.: The effect of complement depletion and wound healing. Amer. J. Path. *74:* 79–90 (1974).

4.2.2.2. Heilungsablauf von Hautwunden

Die Heilung von Hautwunden ist abhängig von der Form der Wunde (Abb. 33) und von der Entstehungsweise der Verletzungen (Abb. 34). Aus klinischen Gründen unterscheidet man *drei Formen der Wundheilung:* Heilung per primam intentionem, Heilung unter dem Schorf und Heilung per secundam intentionem[1].

a) **Primäre Wundheilung** (Heilung per primam intentionem). Eine primäre Wundheilung findet immer dann statt, wenn glatte Wundränder eng aneinandergelegt sind (Abb. 35). Dies trifft vor allem für die chirurgisch mit Adaptationsnähten versorgten Wunden zu. Alle Phasen

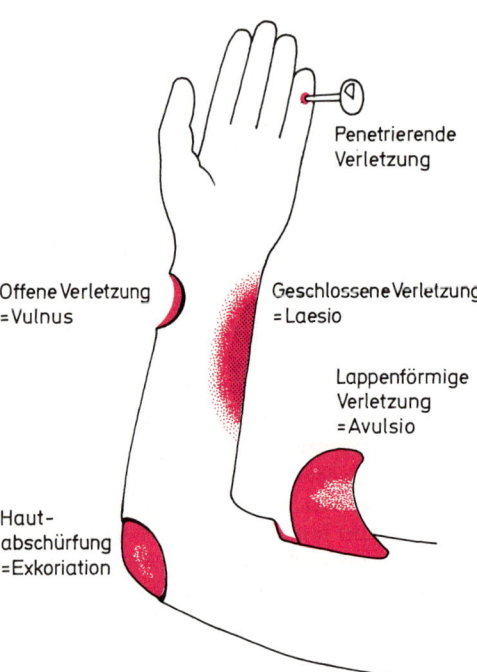

H. – Abb. 33. Arten der Hautwunden nach Morphologie.

Penetrierende Verletzung

Offene Verletzung =Vulnus

Geschlossene Verletzung =Laesio

Lappenförmige Verletzung =Avulsio

Haut- abschürfung =Exkoriation

der Wundheilung laufen in diesem Fall dann relativ schnell ab, weil nur eine geringe Gewebsreparation notwendig ist.

b) **Wundheilung unter dem Schorf.** Die Wundheilung unter dem Schorf (Abb. 35) tritt bei kleineren Hautwunden auf. Die Wunde wird zunächst durch den Schorf abgedeckt. Er verhindert eine Austrocknung und Infektion der Wunde. Unter dem Schorf läuft die Wundheilung ab. Nach Reepithelisierung des ehemaligen Wundbezirks löst sich der Schorf ab.

c) **Sekundäre Wundheilung** (Heilung per secundam intentionem). Diese Form der Wundheilung findet man in Fällen, bei denen (Abb. 35) die Wundränder weit voneinander entfernt sind und zwischen ihnen ein Gewebsdefekt besteht (z.B. infizierte Rißquetschwunde). Dieser Defekt muß durch Granulationsgewebe überbrückt werden, ehe der Defekt durch Narbengewebe aufgefüllt und durch Epithel wieder bedeckt werden kann.

Allen drei Heilungsformen von Hautwunden liegt der gleiche pathobiologische Vorgang zugrunde. Man unterscheidet dabei eine *exsudative* Phase, *resorptive* Phase, *proliferative* Phase und eine *reparative* Phase der Wundheilung. Je nach Verletzungsart sind diese Wundheilungsphasen unterschiedlich stark ausgeprägt und verschieden lang.

a) **Exsudative Phase.** In der exsudativen Phase der Wundheilung füllt sich die frische Wunde mit Wundsekret. Es besteht aus Blut und Lymphe, die aus den verletzten Gefäßen und Gewebsspalten einfließen. Das Fibrinogen des Wundsekretes gerinnt im thrombokinasereichen Milieu der Wunde zu einem festen Gel, dem *Wundschorf.*[2]

Er verhindert das Austrocknen der tieferen Wundschichten und schützt so vor einer mikrobiellen Infektion. Ist der Defekt sehr groß, wird nur der Defektgrund mit geronnenem Blut abgedeckt werden.

Die Traumatisierung, unter Umständen auch die Begleitinfektion der Wundumgebung, löst in der Dermis der Haut eine *Entzündungsreaktion* aus. Sie wird durch lokal abgesonderte Mittlersubstanzen (= *Mediatoren* s. S. 465) in Gang gebracht und gesteuert. Durch die Entzündung der Wundumgebung wird der Blutstrom in den

---

[1] Per primam bzw. per secundam intentionem (lat.) beim ersten bzw. beim zweiten Ansatz. – [2] Scorf (ahd.) zerrissene Haut.

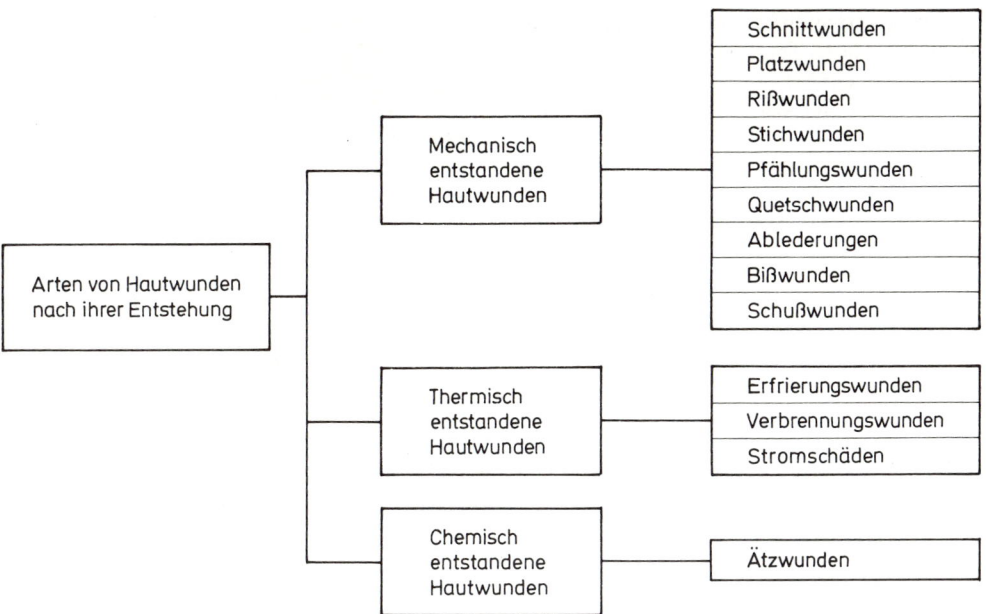

		Schnittwunden
		Platzwunden
		Rißwunden
		Stichwunden
	Mechanisch entstandene Hautwunden	Pfählungswunden
		Quetschwunden
		Ablederungen
		Bißwunden
		Schußwunden

H. – Abb. 34. Arten von Hautwunden nach Entstehung.

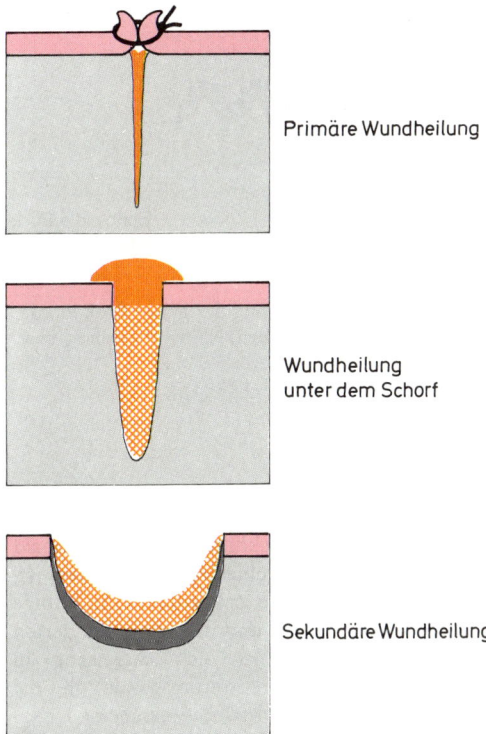

Primäre Wundheilung

Wundheilung unter dem Schorf

Sekundäre Wundheilung

H. – Abb. 35. Heilungsformen der Hautwunden.

nicht verletzten Gefäßen der Wundränder verlangsamt, und das betroffene Gebiet wird hyperämisch. Gleichzeitig nimmt auch die vaskuläre Permeabilität zu, so daß proteinreiches Serum mit Immunglobulinen ins Wundbett abgegeben wird (= molekulare Infektabwehr).

b) **Resorptive Phase.** Nach einem Intervall von 6 Stunden wandern neutrophile Granulozyten im Bereich der Wundränder ins umgebende Gewebe aus. Ihre Aufgabe besteht in der Phagozytose und Abtötung von Erregern (= zelluläre Infektabwehr). Nach einem Intervall von 12 Stunden treten Monozyten und Lymphozyten auf. Mit dem Übertritt ins Wundbett vermehren die Monozyten ihre Ribosomen und ihr rauhes endoplasmatisches Retikulum (Proteinsynthese!) und werden zu Makrophagen, die im Gegensatz zu den Granulozyten (= Mikrophagen) nicht nur Bakterien, sondern auch Gewebsreste und ganze Zellen phagozytieren können. Durch den enzymatischen Abbau der Infektionserreger und des zerstörten Gewebes im Bereich der Wundränder kommt es zu einer Schädigungsazidose. Sie aktiviert die Proteasen und fördert die Exsudation von Plasma, das als Nährmedium für die einwandernden Zellen wichtig ist. In der darauffolgenden Proliferationsphase steigt der pH im Wundgebiet. Dadurch wird der Wundheilungsprozeß beschleunigt.

c) **Proliferative Phase.** Am Ende der Entzündungsphase (ca. 3. Tag) tritt die Bildung eines *Granulationsgewebes* in den Vordergrund, dessen Menge von der Größe und Art der Verletzung abhängt. Diese Wundheilungsphase beginnt mit der Proliferation der ortsständigen *Fibroblasten.*

Als Folge der katalytischen Stoffwechseltätigkeit entsteht im Zentrum des Wundbettes ein Sauerstoffdefizit. Unter dem Einfluß dieses *Sauerstoffmangels* aber auch von Wachstumsfaktoren wuchern gleichzeitig mit den Fibroblasten auch zahlreiche *Kapillaren* ins Wundgebiet ein. Sie entstammen den benachbarten Gefäßen, aus denen sie zunächst in Form von Knospen, später in Form von Schlingen entsprossen. Die Kapillarschlingen dringen in das Wundgebiet vor, verzweigen sich durch Proliferation ihrer Zellen und bilden schließlich ein Netzwerk von Gefäßen.

d) **Reparative Phase.** Obgleich schon bei der Bildung des Granulationsgewebes die Synthese der Interzellularsubstanz beginnt, setzt die quantitativ entscheidende Fasersynthese erst dann ein, wenn der Gewebsdefekt durch *Granulationsgewebe* geschlossen ist. Damit gewinnt der ehemalige Gewebsdefekt die nötige mechanische Stabilität. Die Bildung des Bindegewebes läuft nicht nur im Defektbereich selbst, sondern auch in seiner Umgebung ab.

Neben der reparativen Bildung des Bindegewebes im Defektbereich ist aber auch die reparative *Epithelialisierung* des Defektes von Bedeutung. Damit wird die Kontinuität der Hautoberfläche wiederhergestellt. Diese Reepithelisierung beginnt in der Epidermis (Abb. 36) mit der epithelialen Migrationsphase.

e) **Epitheliale Migrationsphase.** Die intakte Epidermis besteht aus einem Zellverband, der durch *Interzellularbrücken* und *Tonofilamente* zugfest ist. Etwa 3 Tage nach der Verletzung lockern sich im Bereich der Wundränder die Zellverbindungen der basalen Stachelzellen und wandern auseinander. Dabei *verlieren* diese Epidermiszellen vorübergehend ihre *Keratinisierungsfähigkeit* und bilden einen vorübergehenden aktinhaltigen *kontraktilen Apparat* als »Motor«. Sie nehmen aktiv am phagozytotischen Abbau der Wundrandnekrose und des Fibringerinnsels teil. Die Epidermiszellen wandern entlang der Wundränder, auf der verbliebenen Basalmembran unter dem Fibrin des Wundschorfes, proliferieren und verschließen die entstandenen Defekte in der Dermis und Subkutis.

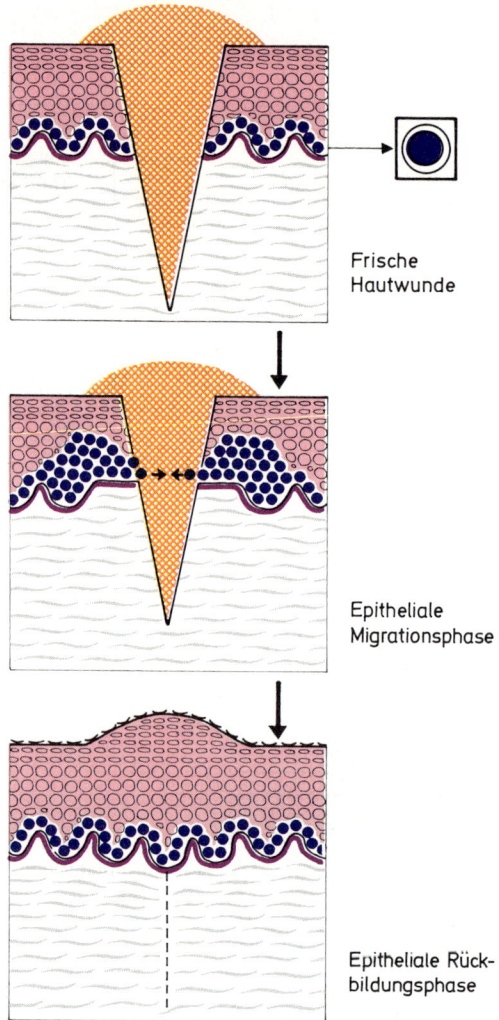

Frische
Hautwunde

Epitheliale
Migrationsphase

Epitheliale Rückbildungsphase

H. – Abb. 36. Wundheilung der Haut: Reaktion der Epidermis. Blau: Zellen in DNS-Synthesephase bzw. Mitose.

f) **Epitheliale Rückbildungsphase.** Sobald das ehemalige Wundgebiet reepithelialisiert ist, löst sich die epitheliale Zellproliferation infolge Kontaktinhibition auf und die »eingewanderten Epidermiszellen« ordnen sich säulenartig an (vgl. Zellanordnung im Stratum basale) und die *zugfesten Interzellularbrücken* erscheinen wieder. Die hypertrophische Epidermis im ehemaligen Wundbett bildet sich zur normalen Schichtdicke und Zellanordnung zurück, und die oberflächlichsten Epidermiszellen beginnen wieder

Keratin[1] zu bilden, so daß die Hautoberfläche wieder mechanisch, chemisch und physikalisch strapazierbar wird.

g) **Narbe.** Das *Ergebnis einer geheilten Hautwunde ist die Narbe.* Bei der primären Wundheilung entsteht nur eine strichförmige, kosmetisch unauffällige Narbe ohne funktionelle Beeinträchtigung. Bei sekundär geheilten Wunden entstehen breite, kosmetisch ungünstige Narben, die durch Schrumpfungsprozesse auch zu Funktionseinschränkungen führen können (z. B. Hautnarben in Gelenknähe).

Die Narbe ist eine *Heilung mit unvollständiger Regeneration.* Dies wird durch verschiedene *Eigenschaften* der Hautnarbe deutlich.

a) Die Epidermis im Bereich der Hautnarbe *bräunt sich nicht* nach Einwirkung ultravioletter Strahlung, sondern bleibt »weiß«. Die Regeneration der Epidermis geht also nicht Hand in Hand mit einer Melanozytenneubildung.

b) *Hautanhangsgebilde* wie Haare, Talgdrüsen oder Schweißdrüsen werden im Narbenbereich nicht regeneriert.

c) In den Hautnarben *überwiegen die mechanisch kaum elastischen Kollagenfasern,* so daß das Narbengewebe zur Schrumpfung und Verziehung der umgebenden Haut neigt.

Andererseits hängt die *Reißfestigkeit* einer geheilten Wunde wesentlich vom Kollagengehalt, gemessen als *Hydroxyprolingehalt,* der Wunde ab.

4.2.2.3. Heilungsstörungen von Hautwunden

Der bisher dargestellte Ablauf der Hautwundenheilung ist Wundheilungsstörungen ausgesetzt, die durch verschiedene Faktoren hervorgerufen werden können (Tab. 4). Alle Störungsfaktoren wirken auf eine oder mehrere Teilphasen des Wundheilungsprozesses ein und verzögern den Heilungsablauf, was sich in einer verminderten Reißfestigkeit der Hautwunden äußert und weitere Komplikationen mit sich bringt.

a) **Wundruptur (Wunddehiszenz).** Als Wundruptur bezeichnet man das Aufgehen einer Wunde, die vorher durch eine chirurgische Naht verschlossen worden ist. Nach dem zeitlichen Auftreten und den Ursachen der Ruptur unterscheidet man mehrere klinische Formen (Tab. 5). Wundrupturen häufen sich mit zunehmendem Lebensalter.

H. – Tab. 4. Störungsfaktoren für die Hautwundenheilung.

Störungsfaktoren für die Heilung von Hautwunden	
Störungen der Nahrungszufuhr oder Nahrungsverwertung	Allg. Mangelernährung, Unterernährung, Eiweißmangel, Vitamin-C-Mangel
Stoffwechselstörungen und Erkrankungen des endokrinen Regulationssystems	Diabetes mellitus, Cushing-Syndrom
Störungen des Blutgerinnungssystems	Faktor-XIII-Mangel
Pharmaka	(Antibiotika) Hormone (Cortison, ACTH, Östrogen) Zytostatika, Antikoagulanzien und Fibrinolytika

b) **Wundinfektion.** Eine Wundinfektion (Abb. 37) entsteht immer dann, wenn sich Bakterien im Wundbereich vermehren und ausbreiten können und eine bakterielle Entzündung hervorrufen. Die Bakterienart bestimmt dabei die Entzündungsform im Wundbereich.

Eine Wundinfektion wird durch folgende Faktoren gefördert (Abb. 38):

α) *Virulenz*[2] *der Bakterien.* In chirurgisch versorgten und später infizierten Wunden wach-

H. – Tab. 5. Formen und Ursachen der Wundruptur.

Klinische Formen der Wundruptur	Zeitliches Auftreten	Ursachen
Frühruptur	bis 5. Tag	Fehlerhaftes Knoten der Nahtfäden
Aseptische Ruptur	8.–15. Tag	Wundheilungsstörungen bedingt durch Stoffwechselstörungen oder durch Pharmaka
Infektiöse Ruptur	8.–15. Tag	Wundheilungsstörungen durch Wundinfektion
Spätruptur	nach 20. Tag	Entstehung aus latent vorhandener inkompletter Ruptur

---

[1] Keras (gr.) Horn. – [2] Virus (lat.) Gift.

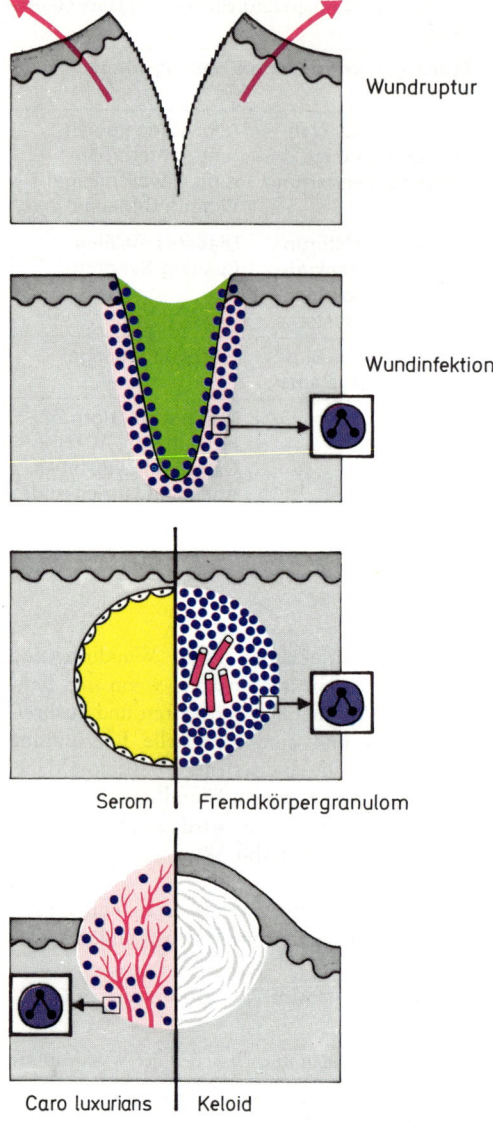

Wundruptur

Wundinfektion

Serom | Fremdkörpergranulom

Caro luxurians | Keloid

H. – Abb. 37. Komplikationen bei der Heilung von Hautwunden.

sen bevorzugt resistente Bakterienstämme (hospitalisierte Keime).

β) *Durchblutung der Gewebe.* Eine Wundinfektion entsteht leichter, wenn die Durchblutung im Wundgebiet beeinträchtigt ist.

γ) *Nekrosen im Wundbereich.* Ausgedehnte Gewebsnekrosen im Wundbereich, Trümmer-

wunden mit Gewebszerreißungen oder -zermalmungen sind gute Nährböden für Bakterien und stellen eine Infektionsgefahr dar.

δ) *Fremdmaterial.* Für die Erzeugung eines subkutanen Abszesses müssen im Tierexperiment 1 Million Keime in das subkutane Gewebe injiziert werden. Werden die Keime zusammen mit einem ungeknoteten Faden eingebracht, sind durch den zusätzlichen Fremdkörperreiz nur 1000 Keime erforderlich. Gelangen die Keime zusammen mit einem geknoteten Faden (Fremdkörperreiz und lokale Ischämie) ins Gewebe, sind sogar nur 100 Keime für die Erzeugung des subkutanen Abszesses notwendig.

c) **Serombildung.** Bleibt im Wundbereich ein größerer Hohlraum bestehen (Abb. 37), füllt er sich mit Blut, Serum[1], Blutplasma und Lymphe an. Dieser gefüllte Hohlraum stört den Ablauf der Wundheilung. Die Blutzellen zerfallen, es entsteht eine gelbliche oder gelblich-braune Flüssigkeit. Der Hohlraum wird durch Bindegewebszellen abgegrenzt, die sich zu einer mesenchymalen Zelldecke umwandeln. Man bezeichnet diesen abgegrenzten, mit Flüssigkeit gefüllten Hohlraum im Wundgebiet als *Serom.*

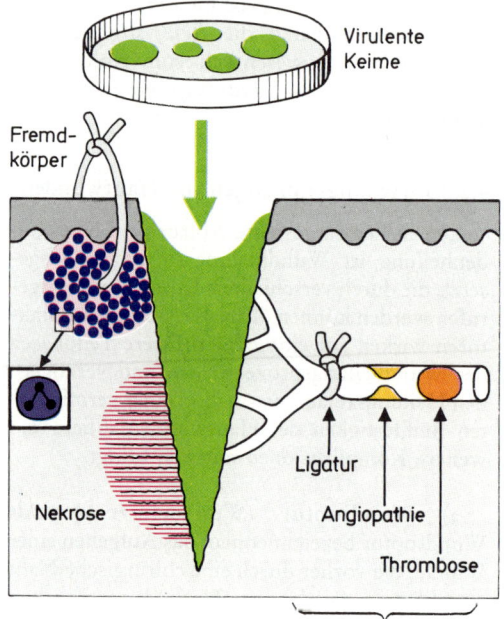

Virulente Keime

Fremd-körper

Ligatur

Angiopathie

Thrombose

Nekrose

Durchblutungsstörungen

H. – Abb. 38. Auslösende Faktoren der Wundinfektion.

---

[1] Serum (lat.) wäßriger Teil der geronnenen Milch, Molke.

d) **Fremdkörpergranulom.** Um nichtresorbierbare Fremdkörper wie Handschuhpuder und Nahtfäden bilden sich Fremdkörpergranulome (siehe S. 494) aus, welche in einigen Fällen die Wundheilung verzögern. Sie können aber auch im Narbenbereich lange bestehen bleiben, ohne Beschwerden hervorzurufen (Abb. 37).

e) **Überschießende Granulationsgewebsbildung.** Die Granulationsgewebsbildung kann manchmal auch überschießend sein (Abb. 37), wobei mehr Granulationsgewebe gebildet wird als eigentlich erforderlich ist. Dies stört den Heilungsablauf. Man bezeichnet diese Veränderung als Caro luxurians (»wildes Fleisch«) und findet sie vor allem im Bereich der Gingiva[1], wo sie Epulis granulomatosa genannt wird.

f) **Keloidbildung[2].** Relativ selten tritt als Wundheilungsstörung eine überschießende Narbenbildung (Abb. 37) auf. Die Narbe wölbt sich dabei über das Niveau der angrenzenden Haut. Beschränkt sich die verstärkte Narbenbildung nur auf das Wundgebiet, spricht man von einer hypertrophen Narbe. In diesem Falle ist die Kollagenvernetzung gedrosselt und die Kollagenfasern sind nur zu einem geringen Teil in Faserbündel aggregiert.

Dehnt sich die überschießende Narbenbildung auch noch über den Wundbereich hinaus auf die angrenzende Haut aus, so bezeichnet man diese Wundheilungsstörung als *Keloid*. Die Entstehungsbedingungen für Narbenkeloide sind noch nicht geklärt. Es scheint sich um lokale Bindegewebsbildungsstörungen zu handeln, bei denen die Myofibroblasten sich nicht zu Fibroblasten differenzieren. Dabei kommt es zu Vernetzungsänderungen der Kollagenfasern (siehe S. 220), indem die Kollagenfasern wirr und ungeordnet abgelagert und durch einen erhöhten Proteoglykananteil verkittet werden. Den eosinophilen Leukozyten soll in diesem Zusammenhang eine entscheidende kollagenolytische Rolle beim Umbau des Wundgebietes zukommen.

Die Epidermis ist über dem Keloid meist atrophisch und daher leicht verletzbar. Dies ist vermutlich auch der Grund dafür, daß im Bereich der Keloide *gehäuft Plattenepithelkarzinome* entstehen. Bestimmte Rassen (Neger, Kauka-

sier) neigen zur Keloidbildung vor allem im Brustbereich.

Literatur

ALLGÖWER, M.: The cellular basis of wound repair. Thomas, Springfield Ill., 1956.

BASSETT, E. G., J. R. BAKER, P. DE SOUZA: A light microscopical study of healing incised dermal wounds in rats, with special reference to eosinophil leucocytes and to the collagenous fibres of the periwound areas. Brit. J. exp. Path. *58:* 581–599 (1977).

HERNANDEZ-RICHTER, H. J., H. STRUCK: Die Wundheilung. Thieme, Stuttgart 1970.

ILLINGWORTH, CH.: Wound healing. Churchill, London 1966.

KNAPP, T. R. et al.: Pathologic scar formation. Ann. J. Path. *86:* 47–70 (1977).

SCHILLING, J. A.: Wound healing. Physiol. Rev. *48:* 374–423 (1968).

STAEDTLER, K., M. ALLGÖWER, L. B. CUENI, G. H. SCHOENBERGER: Pathophysiologische Untersuchungen an einem Verbrennungsmodell der Maus. Res. exp. Med. *158:* 23–33 (1972).

4.2.2.4. Heilungsablauf von Knochenfrakturen

Unter einer Fraktur[3] versteht man eine *vollständige* oder *unvollständige (= Grünholzfraktur)* Kontinuitätstrennung des Knochengewebes[4]. Die Heilung einer derartigen »Knochenwunde« verläuft wie bei der Hautwunde je nach Adaptation der Wundränder per primam oder secundam intentionem.

a) Primäre Frakturheilung

Sind die beiden Frakturenden so eng zusammen, daß sie sich gegenseitig berühren, so kommt es zu einer *Kontaktheilung.* Dabei bohren sich die bereits vorhandenen *Osteone* wie Holzwürmer senkrecht zum Frakturspalt von einem Frakturende zum anderen. Sie enthalten an der »Bohrerspitze« *Osteoklasten,* welchen ein gefäßreiches *Mesenchym mit Osteoblasten* nachfolgt, welche den »Resorptionskanal« besetzen und mit *Osteoid* austapezieren. Dadurch wird auch gleichzeitig die Nekrosezone im Bereiche der Frakturenden abgebaut (Abb. 39). Ein solches neues Osteon bohrt sich pro Tag 50–80 µm weit durch das Knochengewebe.

---

[1] Gingiva (lat.) Zahnfleisch. – [2] Kele (gr.) Geschwulst, Narbengeschwulst. – [3] Fraktura (lat.) Bruch. – [4] Knochen aus mittelhochd. knoche = Schlagwerkzeug – engl. knock = schlagen.

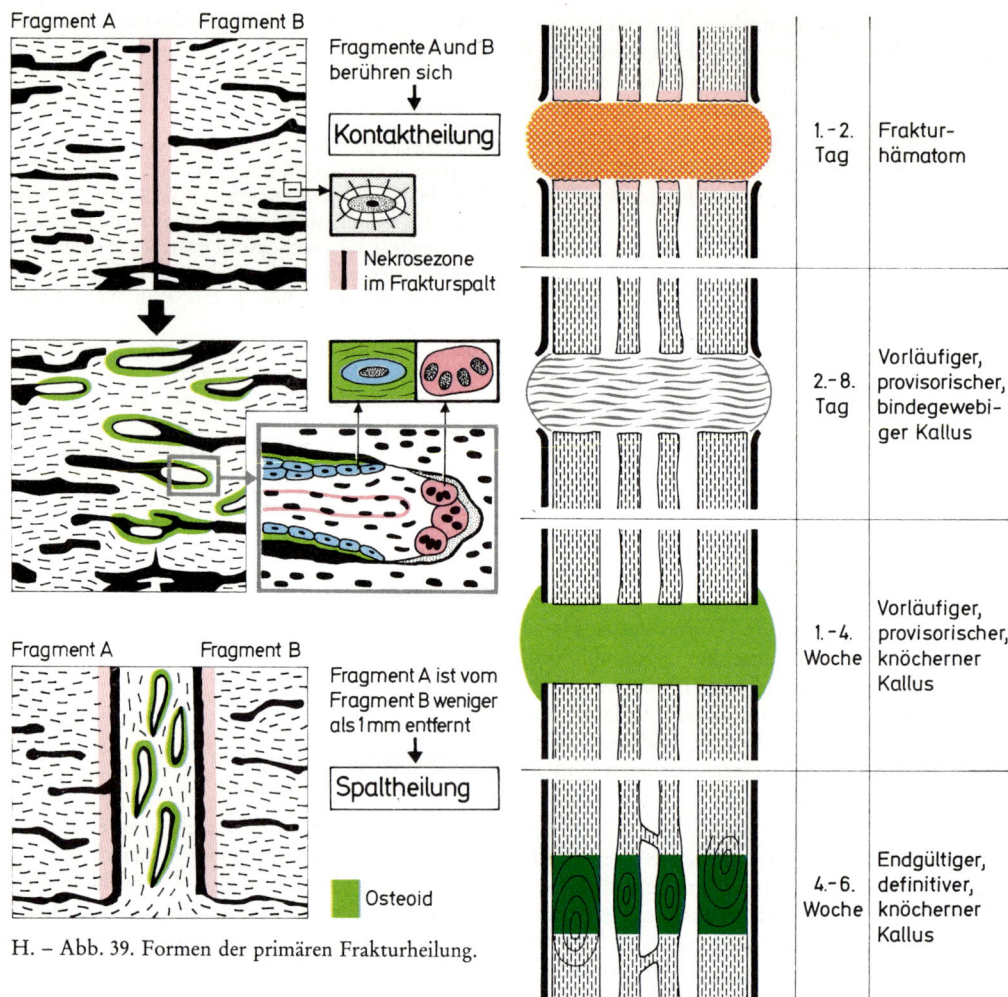

H. – Abb. 39. Formen der primären Frakturheilung.

H. – Abb. 40. Sekundäre Frakturheilung (Kallusbildung).

Sind die Frakturenden weniger als 1 mm auseinander, so wächst ein kapillarreiches Mesenchym in den engen Frakturspalt ein, es kommt zur *Spaltheilung.* Dabei wird innerhalb einer Woche parallel zum Frakturspalt lamelläres Knochengewebe gebildet, das 3 Wochen später durch quer zum Frakturspalt verlaufende Osteone ersetzt wird (Abb. 39).

b) Sekundäre Frakturheilung

Besteht aber zwischen den Frakturenden ein größerer Frakturspalt, so tritt eine sekundäre Frakturheilung mit Ausbildung eines *Frakturkallus* auf (Abb. 40).

Unmittelbar nach der Knochenfraktur entsteht zwischen den beiden Frakturenden ein *Frakturhämatom.* An den beiden Frakturenden fällt eine schmale Gewebszone der *Nekrose* anheim. Sie wird resorbiert, wodurch der Frakturspalt sich radiologisch zunächst verbreitert. Bereits zwei Tage später beginnt die *proliferative zelluläre Reaktion,* die zur Reparation des Defektes führt. Aus dem umgebenden Weichteil- und Knochengewebe sproßt ein kapillarreiches *Mesenchym* in das Frakturhämatom ein. Kurz danach proliferieren die ortsständigen *Fibroblasten* in der Frakturumgebung und bilden eine faserreiche Grundsubstanz, bis der Frakturspalt aufgefüllt ist. Man bezeichnet dieses Füllgewebe als *vorläufigen bindegewebigen Kallus*[1].

---

[1] Callus (lat.) Schwiele, Knochengeschwulst.

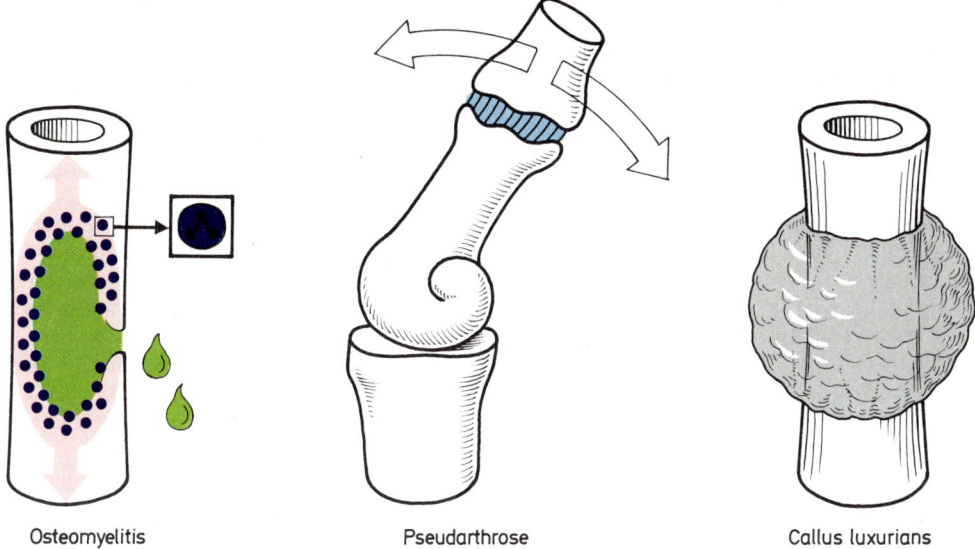

Osteomyelitis   Pseudarthrose   Callus luxurians

H. – Abb. 41. Heilungsstörungen von Knochenfrakturen.

Je nach Lage des Kallus unterscheidet man einen *periostalen, kortikalen* und *endostalen Kallus.* Aus diesem stark vaskularisierten jungen Bindegewebe bildet sich nun *Faserknochen*[1]. Dabei wandeln sich unter dem Einfluß knochen-induzierenden Polypeptids des nekrotischen Knochengewebes die Fibroblasten in *Osteoblasten* um und produzieren *Osteoid.* Diese Knochengrundsubstanz verkalkt, so daß ein *vorläufiger knöcherner Kallus* entsteht, der noch aus Faserelementen besteht. Durch die mechanische Beanspruchung wird der kortikale und endostale Kallus in *lamellären Knochen* umgewandelt. Die dazu benötigten mehrkernigen *Resorptionsriesenzellen* leiten sich von den Blutmonozyten und Makrophagen ab (vgl. Fremdkörperriesenzellen). Der überflüssige periostale Kallus wird abgebaut (s. Hi. S. 292).

Die beiden ehemaligen Frakturenden sind jetzt durch lamelläre[2] Knochen verbunden, der vollständig in das *trajektorielle*[3] *System* des Knochens eingepaßt wird. Damit ist dann der definitive knöcherne Kallus entstanden, der im Rahmen des fortwährenden Knochenumbaus bald nicht mehr von normalem Knochengewebe unterschieden werden kann.

4.2.2.5. Heilungsstörungen von Knochenfrakturen

Die Heilung offener oder geschlossener Frakturen wird durch zahlreiche Faktoren gesteuert. So fördert das *somatotrope Hormon* die Kallusbildung, während das *Thyroxin* die Umwandlung in Knochengewebe beschleunigt. Ferner können bei der Frakturheilung ähnliche Komplikationen auftreten wie bei der Abheilung von Hautwunden: *Infektion, Dehiszenz*[4] und *überschießende Narbenbildung* (Abb. 41).

a) Osteomyelitis

Wird das Frakturhämatom durch *Bakterien* besiedelt, so entsteht eine Entzündung des Knochenmarkes mit Übergriff auf das Knochengewebe und das Periost in Form einer Osteomyelitis. Die Gefahr einer Osteomyelitis besteht besonders bei offenen Frakturen, bei denen so ausgedehnte Weichteilverletzungen entstanden sind, daß eine Verbindung von der Hautoberfläche zum Frakturbereich besteht. Die häufigsten Erreger einer solchen posttraumatischen Osteomyelitis sind *Staphylokokken,* aber auch andere grampositive und gramnegative Erreger (s. Hi. S. 292).

---

[1] Faser aus ahd. faso = Franse, Saum eines Gewebes. – [2] Lamella (lat.) Verkleinerungsform von Lamina = dünnes Blech. – [3] Traicere (lat.) hinüberwerfen. – [4] Deshiscere (lat.) sich klaffend auftun.

b) Pseudarthrose

Werden die Fragmentenden während des Heilungsprozesses nicht ruhiggestellt, so daß das bindegewebige Kallus nicht nur Druck-, sondern auch Scherkräften ausgesetzt ist, so ist die Umwandlung des bindegewebigen Kallus in den vorläufigen knöchernen Kallus gestört. Die Gewebekontinuität zwischen den Fragmentenden ist zwar durch ein Ersatzgewebe wiederhergestellt, die *Frakturenden* bleiben aber gegeneinander *beweglich*. Dies ist die pathologische Definition einer Pseudarthrose[1]. Der Traumatologe aber bezeichnet jede Fraktur, die innerhalb von 8 Monaten nicht abgeheilt ist, als Pseudarthrose, gleichgültig, ob ein bindegewebiger Kallus vorhanden ist oder nicht.

c) Überschießende Kallusbildung

In einzelnen Fällen, vor allem bei Fistelungen nach Osteomyelitiden, bleibt der Abbau des periostalen Kallus aus. Er kann sich sogar noch weiter vergrößern, was man als überschießende Kallusbildung (Callus luxurians) bezeichnet. Dieser überschießende Kallus kann einen permanenten Druck auf Weichteile oder Nerven ausüben und Beschwerden hervorrufen.

Literatur

COLLINS, D. H.: Pathology of bone, Butterworth, London 1966.
DOTY, S. B., B. H. SCHOFIELD: Enzyme histochemistry of bone and cartilage cells. Progr. Histochem. Cytochem. 8, No. 1. Stuttgart 1976.
GÖTHLIN, G., I. L. E. ERICSSEN: On the histogenesis of the cells in fracture callus. Virchows Arch. Abt. B-Zellpath. *12:* 318–329 (1973).
MÜLLER, M. E. et al.: Manual der Osteosynthese. Springer, Berlin – Heidelberg – New York (1977).
SCHENK, R., H. WILLENEGGER: Morphological findings in primary fracture healing. Symp. Biol. Hung. *7:* 75–86 (1967).

4.2.2.6. Heilung innerer Organverletzungen

Als Beispiel für die Defektheilung innerer Organverletzungen soll die Wundheilung in *Leber* und *Niere* dargestellt werden. Die organspezifischen Zellen dieser Organe sind *fakultativ postmitotisch* und nach einem entsprechenden Regenerationsreiz wie einer Verletzung, zu einer verstärkten Zellneubildung fähig. Da aber das Gefäßbindegewebe bei den Verletzungen dieser Organe zerstört ist, kann keine vollständige Regeneration erfolgen. Die Neubildung der organspezifischen Zellen kann den Parenchymverlust nicht ersetzen, so daß die eigentliche Heilung des Wunddefektes durch die Bildung von *Granulations-* und *Narbengewebe* erfolgt.

4.2.2.6.1. Heilung von Leberwunden

Die Organisation von Leberverletzungen wurde im Tierexperiment im wesentlichen nach Schnitt- und Stichverletzungen der Leber, nach Exzisionen keilförmiger Stücke und nach Nadelpunktionen untersucht. Beim Menschen ist vor allem die Abheilung von Leberrissen und Leberpunktion untersucht worden.

Durch die Verletzung wird sehr schnell die lokale Blutzirkulation gestört und der Gewebsdefekt durch geronnenes Blut verschlossen. Bereits 10 Stunden nach der Verletzung sind die Lebersinusoide um die Verletzung herum hyperämisch. Die Ausdehnung dieser Hyperämiezone

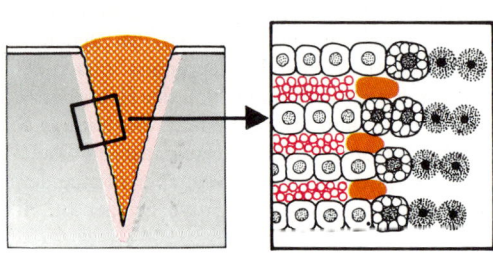

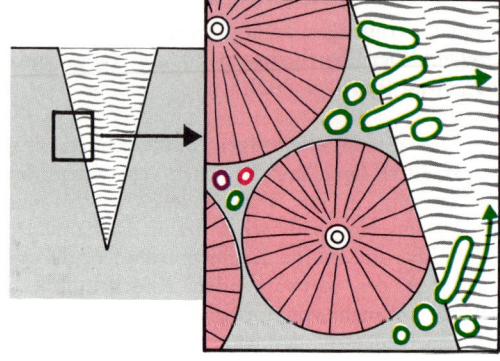

H. – Abb. 42. Heilung einer Leberwunde: Frühphase.

H. – Abb. 43. Heilung einer Leberwunde: Reaktion der Gallengangsepithelien.

---

[1] Pseudarthros (gr.) falsches Gelenk.

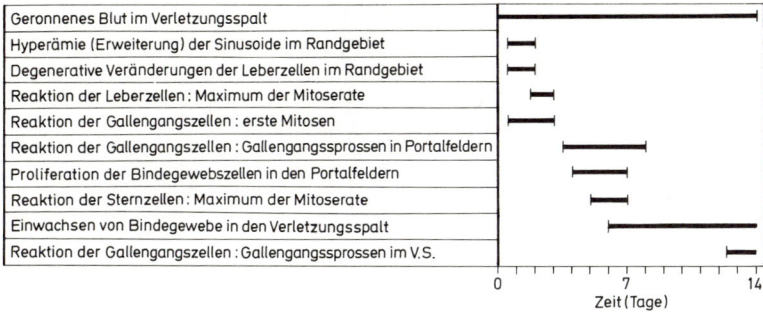

Geronnenes Blut im Verletzungsspalt	
Hyperämie (Erweiterung) der Sinusoide im Randgebiet	
Degenerative Veränderungen der Leberzellen im Randgebiet	
Reaktion der Leberzellen : Maximum der Mitoserate	
Reaktion der Gallengangszellen : erste Mitosen	
Reaktion der Gallengangszellen : Gallengangssprossen in Portalfeldern	
Proliferation der Bindegewebszellen in den Portalfeldern	
Reaktion der Sternzellen : Maximum der Mitoserate	
Einwachsen von Bindegewebe in den Verletzungsspalt	
Reaktion der Gallengangszellen : Gallengangssprossen im V.S.	

Zeit (Tage)

H. – Abb. 44. Zeitliche Beziehungen der Reaktionen des Lebergewebes nach Leberverletzungen.

hängt von der Größe der Verletzung ab. Im Randgebiet der Verletzung *degenerieren die Leberparenchymzellen (= Hepatozyten)* was sich *histologisch* als *hydropische Schwellung, hyalintropfige Entartung, Verfettung* und *Nekrose* manifestiert (Abb. 42). Darauf folgt eine *proliferative Reaktion,* welche die Zellen des Parenchyms und des Stromas erfaßt.

a) Reaktion der organspezifischen Zellen

Die proliferative Reaktion erfaßt zunächst die organspezifischen Zellen der Leber (Abb. 43, 44): Die *Leberparenchymzellen* und die *Gallengangsepithelien.* Von welcher der beiden Zellarten hauptsächlich die Zellerneuerung getragen wird, hängt nicht nur von der Größe der Verletzung, sondern auch von der Spezies ab.

α) *Die Zellerneuerung der Leberzellen*

Sie läßt sich an der Vergrößerung der Zellkerne, der ³H-Thymidin-Markierungsrate und der Mitoserate erkennen. Die *DNS-Synthese,* erkennbar am Einbau von ³H-Thymidin in die Hepatozytenkerne, beginnt 12 Stunden nach der Verletzung und erreicht nach 2 Tagen ihr Maximum. Bereits 1 Tag nach der Leberverletzung teilen sich die ersten Hepatozyten. Die *Mitosewelle* ist zwischen dem 2. und 6. Tag am größten und dauert bis zu 2 Wochen an. Die Größe des Leberbezirkes, in dem Mitosen nachweisbar sind, hängt von der Größe der Verletzung ab. Bei *kleinen Verletzungen* finden sie sich nur im Randgebiet, bei *großen* in der gesamten Leber. Der Zeitpunkt, das Ausmaß und die Dauer der Mitosewelle hängt vom Alter und Ernährungszustand ab. So sind bei alten Individuen die Mitosen selten und bei alten Tieren vermindert. Der Beginn der Mitosewelle wird durch Kachexie und Blutverlust um einige Tage verzögert. Die *Zellerneuerung der Hepatozyten führt aber nicht zu einer vollständigen Wiederherstellung des Organdefektes.*

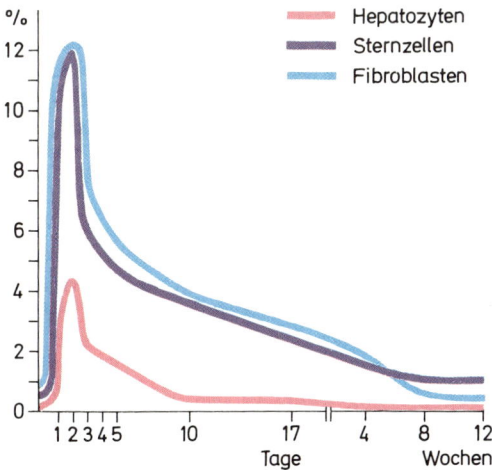

H. – Abb. 45. ³H-Thymidin-Markierungsrate verschiedener Zellen in der Umgebung von Leberverletzungen in ihrer zeitlichen Abhängigkeit (nach HELPAP u. CREMER).

β) *Zellerneuerung der Gallengangszellen*

Die ersten Mitosen von Gallengangsepithelien findet man 2–3 Tage nach der Verletzung in der Umgebung des Organdefektes. 2–3 Wochen später werden die Portalfelder schnell von neugebildeten *Gallengangssprossen* durchsetzt (Abb. 44). Sie wachsen auch in den ehemaligen Verletzungsspalt ein, der zunächst von geronnenem Blut, später durch Bindegewebe ausgefüllt worden ist. Er ist nach einigen Wochen von Gallengangssprossen durchsetzt (Abb. 43). Diese Gallengangssprossen bilden sich im Verlaufe der nächsten Monate wieder zurück.

Da in der Leber bei größeren Organdefekten von Lebergewebe auch das Gefäßbindegewebsgerüst zerstört wird, so daß durch die Hepatozytenproliferation keine vollständige Regeneration erreicht wird, beginnt ein *bindegewebiger Ersatz des defekten Organgewebes.*

b) Reaktion der Bindegewebszellen

Bei größeren Leberverletzungen ist die Bindegewebsproliferation *auf die Umgebung der Verletzungsstelle beschränkt* (Abb. 45).

α) Proliferation der Sternzellen

Einige Tage nach der Leberverletzung proliferieren die *Sternzellen in den Lebersinusoiden*, wobei nach 2 Tagen eine *maximale DNS-Synthese* und nach 5 Tagen eine maximale *Zellteilungsrate* beobachtet werden kann. Die Sternzellproliferation hält länger an als die Hepatozytenproliferation.

β) Proliferation der portalen Bindegewebszellen

Auch in den Portalfeldern, die in der Umgebung der Verletzung liegen, tritt eine Bindegewebsproliferation auf. Diese Zellen haben wie die Sternzellen etwa 5 Tage nach der Verletzung ihr *Proliferationsmaximum*. Etwa 2 Wochen nach der Verletzung ist der Wundschorf sowie die nekrotischen Leberzellen im Randbereich abgeräumt. Jetzt wird der Verletzungsspalt vom Rand her mit Bindegewebe ausgefüllt. 5 Wochen nach der Verletzung ist der Verletzungsspalt vollkommen von Bindegeweben ausgefüllt, so daß der ehemalige Defekt des Lebergewebes mit einem Ersatzgewebe *(Narbengewebe)* ausgefüllt ist. Dies entspricht einer *Defektheilung*.

Die zeitlichen Zusammenhänge der Einzelvorgänge sind tabellarisch in Abb. 44 zusammengefaßt.

4.2.2.6.2. Heilung von Nierenwunden

Die Nieren werden verletzt durch Nadelbiopsien, Keilexzisionen, Stich-, Schnitt- und Rißverletzungen sowie Quetschungen. Bereits wenige Minuten danach ist die Wunde mit geronnenem Blut ausgefüllt. Es ist nach 2 Wochen völlig resorbiert und abgebaut, was sich histologisch darin äußert, daß bereits vom 5. Tag an *hämosiderinbeladene Makrophagen* auftauchen. Wenige Stunden später hat sich in unmittelbarer Umgebung der Verletzung eine *hämorrhagische Zone* gebildet, auf die eine *hyperämische Zone* folgt. Im Gebiet der Wundränder *degenerieren die Tubulusepithelien* 4–12 Stunden nach der Verletzung in Form einer *hydropischen Schwellung, feintropfiger* Verfettung und *Nekrosen* (Abb. 46). Bald danach wandern *Granulozyten* in den Blutpfropf sowie in die Nekrosezone des Verletzungsspaltes ein, und eine proliferative Reaktion setzt ein, welche sowohl

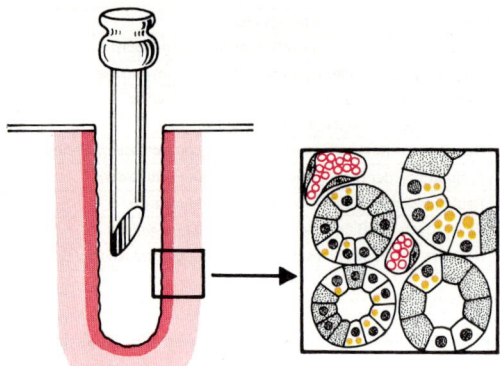

H. – Abb. 46. Wundheilung der Niere: Frühphase (nach Nadelbiopsie).

die Zellen des Parenchyms als auch des Stromas erfaßt.

a) Reaktion der organspezifischen Zellen

Etwa 2 Tage nach der Verletzung weisen die Tubulusepithelien, erkennbar an der ³H-Thymidinmarkierungsrate, eine *maximale DNS-Synthese* auf, auf welche einen Tag später die *Mitosewelle* folgt als Ausdruck der einsetzenden Zellproliferation (Abb. 47). Sie ist im *Nierenmark* stärker als im *Rindenbereich*. Etwa 3 Tage nach der Verletzung sprossen von den Tubulusepithelien der Umgebung *solide Zellzapfen* aus, die in den Wunddefekt einwachsen. Sie bilden ein Lumen und wandeln sich später, da kein Anschluß an die ableitenden Harnkanälchen erfolgt, zu *Zysten* um.

Das gleiche Schicksal trifft auch die *Nierentubuli* im Bereich des Punktionskanals. Bei alten Individuen ist die Proliferation der Tubulusepithelzellen schwächer ausgebildet und läuft langsamer ab als bei jüngeren Patienten.

b) Reaktion der Bindegewebszellen

Die Proliferation der Bindegewebszellen läuft am 3. Tag nach der Verletzung im hämorrhagischen Randsaum des Punktionskanals auf Hochtouren (Abb. 47). Gleichzeitig beginnen auch die Fibroblasten und Kapillarsprossen in Form eines *Granulationsgewebes* in den Verletzungskanal einzuwachsen. Es erreicht je nach Durchmesser der Punktionsnadel, 1 Woche nach der Biopsie das Zentrum des Defektes. Zu diesem Zeitpunkt setzt auch die *Grundsubstanz-* und *Kollagenfaserbildung* ein, die von der *Peripherie zum Zentrum* fortschreitet. Etwa 5 Wochen nach der

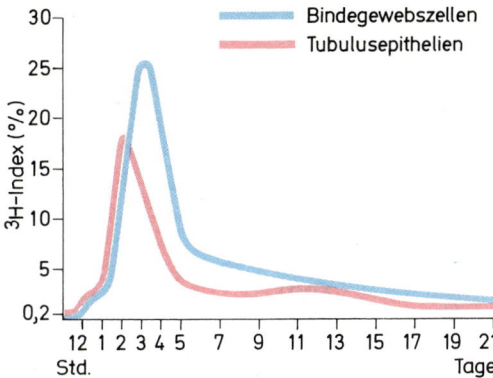

H. – Abb. 47. ³H-Thymidin-Markierungsrate der Bindegewebs- und Tubulusepithelzellen in der Umgebung von Nierenverletzungen in ihrer zeitlichen Abfolge.

Punktion ist der Defekt durch eine vollständige Narbe gedeckt.

Die verschiedenen histologischen Veränderungen sind in ihrem zeitlichen Ablauf in Abb. 48 zusammengestellt.

4.2.2.6.3. Wundheilung im Zentralen Nervensystem (= ZNS)

Die Art der Narbenbildung hängt im ZNS im wesentlichen vom *Ausmaß der Schädigung* ab. Bei *ausgedehnten Nekrosen,* die sowohl die Nervenzelle als auch das gliöse Stützgerüst, die Markscheiden und Gefäßwandzellen umfassen, kommt es zur *Kolliquation des Gewebes (= Erweiterungsherd).* Vom 3. posttraumatischen Tag an tauchen *Makrophagen* auf, welche die Lipide (= Lipophagen) und die Blutung (= Siderophagen) im Wundbereich abräumen. Die Markscheiden sind hier ödematös aufgelockert. Vom 4. posttraumatischen Tag an löst sich der Gewebezusammenhang auf, und es entsteht eine *Resorptionszone.* Die mit Abraummaterial beladenen Makrophagen wandern zu den Gefäßen ab. Nun proliferiert die *Faserglia* und *Kapil-* *laren* aus der Nachbarschaft sprossen samt *Fibroblasten* in die Resorptionszone ein. Nach einigen Wochen entsteht so eine gemischte *gliösbindegewebige Narbe,* die öfter von *Zysten* durchsetzt ist. Allmählich wandern die Makrophagen wieder ab, die Kapillaren bilden sich zurück, und *die stark verfilzten Gliafasern führen einige Monate später zu einer ausgeprägten Narbenschrumpfung.*

Literatur

BENEKE, G.: Altersbestimmung von Verletzungen innerer Organe. Z. Rechtsmedizin *71:* 1–16 (1972).

DITSCHERLEIN, G.: Die Wundheilung nach Nierenpunktion. I. Regenerationsprozeß des Epithels. Zbl. allg. path. Anat. *112:* 343–355 (1969).

DITSCHERLEIN, G., R. DENA: Die Wundheilung nach Nierenpunktion. II. Verhalten des Mesenchyms. Zbl. allg. path. Anat. *112:* 377–384 (1969).

HATTUM, VAN, A. H., J. JAMES, P. J. KLOPPER, J. H. MULLER: A model for the study of epithelial migration in wound healing. Virchows Arch. B Cell Path. *20:* 221–230 (1979).

HELPAP, B., H. CREMER: Proliferationsvorgänge in der traumatisch geschädigten Leber. Virchows Arch., Abt. B. Zellpath. *6:* 365–366 (1970).

KRANZ, D., G. DITSCHERLEIN, J. KUNZ: Autoradiographische Untersuchungen zur Wundheilung nach Nierenpunktion der Ratte. Beitr. path. Anat. *137:* 51–64 (1968).

5. Metaplasie

Unter **Metaplasie** wird die *Umwandlung eines differenzierten Gewebes in ein anderes differenziertes Gewebe* verstanden. Dieser Prozeß kann ausheilen, ist also *reversibel,* im Gegensatz zur **Anaplasie** (HANSEMANN), d.h. der *Umwandlung von normalen Zellen in Tumorzellen.* Unter **Dysplasie** versteht man *Fehldifferenzierungen* (z.B. bei Organen: Zystennieren). Der Terminus wird aber auch auf Veränderungen

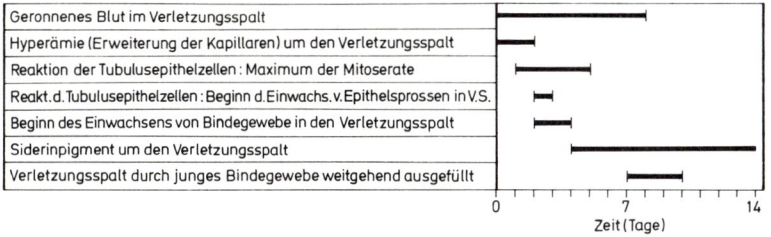

H. – Abb. 48. Zeitliche Beziehungen des Nierengewebes nach Nierenverletzungen.

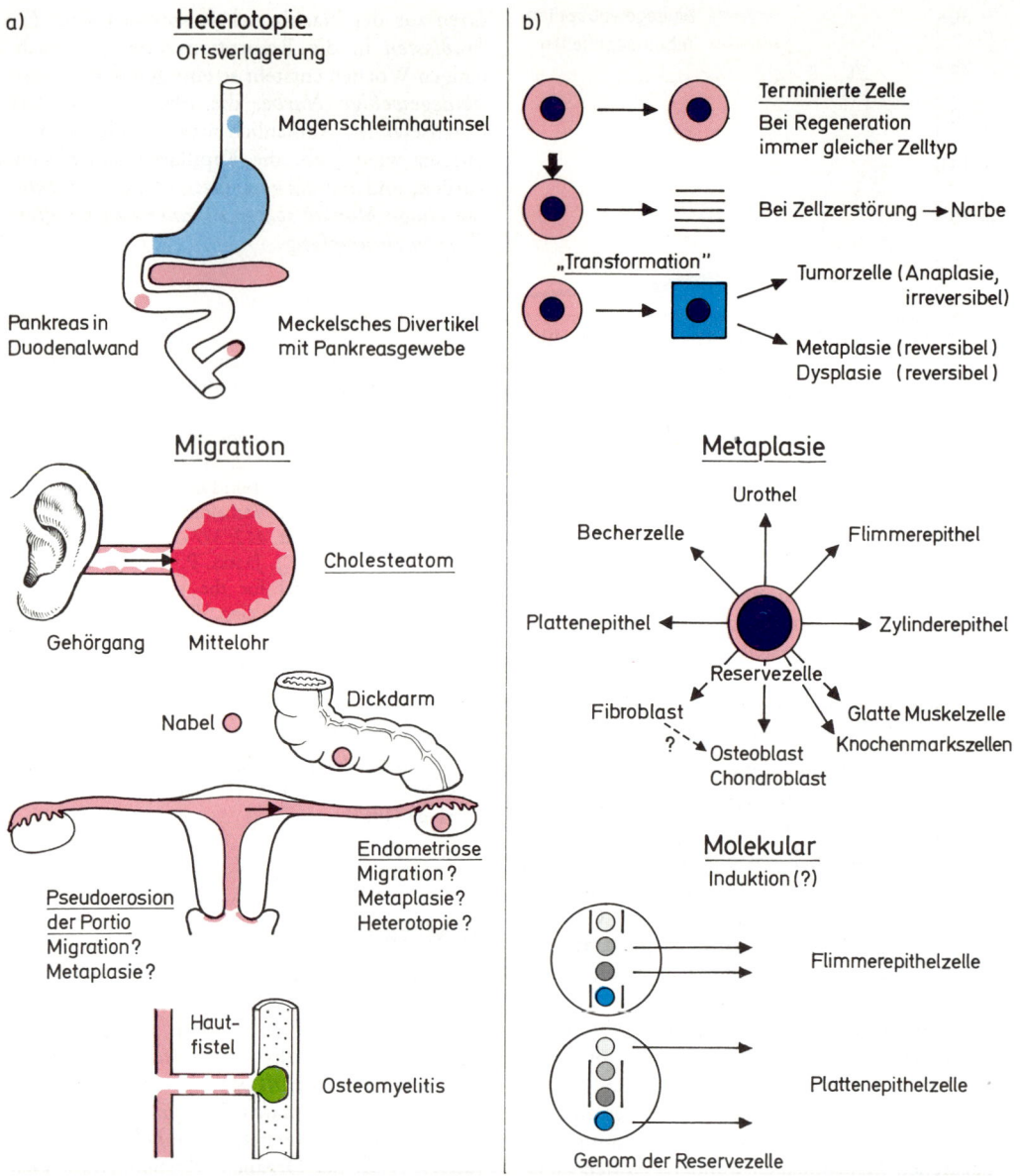

a) **Heterotopie**
Ortsverlagerung

Magenschleimhautinsel

Pankreas in Duodenalwand

Meckelsches Divertikel mit Pankreasgewebe

Migration

Cholesteatom

Gehörgang   Mittelohr

Nabel

Dickdarm

Pseudoerosion der Portio
Migration?
Metaplasie?

Endometriose
Migration?
Metaplasie?
Heterotopie?

Hautfistel

Osteomyelitis

b) Terminierte Zelle
Bei Regeneration immer gleicher Zelltyp

Bei Zellzerstörung → Narbe

„Transformation"

Tumorzelle (Anaplasie, irreversibel)

Metaplasie (reversibel)
Dysplasie (reversibel)

Metaplasie

Urothel

Becherzelle   Flimmerepithel

Plattenepithel ←   → Zylinderepithel

Reservezelle

Fibroblast   Glatte Muskelzelle
    ?   Knochenmarkszellen
        Osteoblast
        Chondroblast

Molekular
Induktion (?)

Flimmerepithelzelle

Plattenepithelzelle

Genom der Reservezelle

H. – Abb. 49. Verschiedene Möglichkeiten einer zellulären Termination.

vom Oberflächenepithel bezogen, wenn atypische Zellen mit Hyperchromasie der Zellkerne, Mitosen und Irregularitäten im Aufbau des Epithels auftreten (reversibel). Kann als *Präkanzerose* auftreten (s. Abb. 50).

Zur *Begriffsbestimmung:* Von der Metaplasie sind einige andere oft ähnliche Veränderungen

abzugrenzen, die aber auf völlig andere Weise zustande kommen (Abb. 49a).

Heteroplasie: Heteroplasie *(Heterotopie)* = *Ortsverlagerung. Entstehung eines differenzierten Gewebes an einer Stelle, an die es nicht hingehört.* Meistens handelt es sich um eine *Keimversprengung (Chorestie[1] bzw. Choreistom*

---

[1] Choreo (gr.) weichen, sich zurückziehen, weggehen, von der Stelle gehen.

Bronchialepithel

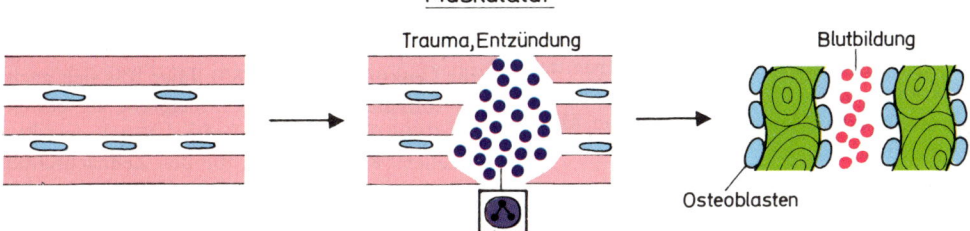

Schädigung
eventuell
Nekrose

Normal

Plattenepithelmetaplasie

Rückbildung einer Plattenepithelmetaplasie

Basalzellhyperplasie

Atypische Plattenepithelmetaplasie
= Dysplasie

Becherzellmetaplasie

Muskulatur

Trauma, Entzündung

Blutbildung

Osteoblasten

Scheinbare Metaplasie
Parotismischtumor (pleomorphes Adenom)

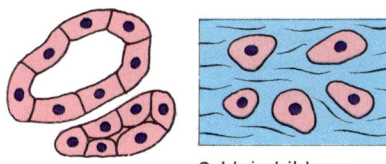
Schleimbildung

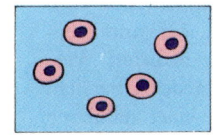
Knorpelähnlich

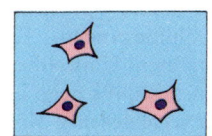
Schleimgewebeähnlich

H. – Abb. 50. Beispiele für Metaplasie und scheinbare Metaplasie.

= Verlagerung von ortsfremdem Gewebe in der Embryonalperiode).

Beispiel: Nebennierenrindengewebe in der Niere, Verlagerung von Pankreasgewebe in die Wand des Duodenums, Pankreasgewebe in einem Meckelschen Divertikel oder eine Magenschleimhautinsel im Ösophagus (Ulkus → Perforation!).

Eine Heterotopie kann auch traumatisch bedingt sein, z.B. nach stumpfer Stichverletzung mit Verlagerung eines Epidermisstückes in das Korium → traumatische Epithelzyste.

Migration: Eine Ortsverlagerung von Geweben kann auch durch *Einwanderung eines benachbarten Gewebes* entstehen. Prädestiniert sind hierfür Haut-Schleimhaut-Grenzen. Ein bekanntes Beispiel ist die Einwanderung von Plattenepithel des äußeren Gehörorganes nach Trommelfellverletzung in das Mittelohr (Zylinderepithel), z.B. nach Otitis media. Das Mittelohr wird dann von verhornendem Plattenepithel ausgekleidet, die Hornmassen können nicht abgeräumt werden, sammeln sich an und bilden ein sog. *Cholesteatom[1]*.

An der Portio kann nach Untergang des nichtverhornten Plattenepithels Zylinderepithel der Zervix auswandern und eine sog. Pseudoerosion bilden. Von manchen Autoren wird allerdings für diesen Fall zumindest teilweise eine Metaplasie vermutet. Das Zylinderepithel kann auch durch Ausstülpung des inneren Muttermundes nach außen verlagert werden (Eversion, HAMPERL). Bei Hautfisteln (Abszesse im Korium, z. B. bei Aktinomykose, Osteomyelitis mit Fisteln) kann das Plattenepithel der Epidermis in den Fistelgang einwandern (Fistelgangskarzinome begünstigt durch die chronische Reizung!).

Bei der *Endometriose*, d.h. der Verlagerung von Uterusschleimhautinseln (Drüsen *und* Stroma) in das Ovar, das Peritoneum, den Nabel, den Dickdarm usw. mit 4wöchentlichen Beschwerden (die Schleimhaut nimmt an dem Zyklus teil!), vermutet man Auswandern von Uterusschleimhaut aus dem Kavum über die Tuben. Der Fall ist umstritten (Endometrioseherde, z.B. in der Pleura!). Es könnte sich auch um eine Heterotopie oder Metaplasie, z.B. vom Mesothel ausgehend, handeln.

Metaplasie: Die Umdifferenzierung eines Gewebes in ein *anderes* Gewebe kann *nicht direkt* erfolgen (direkte Metaplasie, z.B. Flimmerepithelzelle direkt in Plattenepithelzelle), sondern nur über den *Umweg einer Reservezelle* mit hoher »prospektiver« Potenz, d.h. also »schlummernden« Fähigkeiten, die unter bestimmten Umweltbedingungen realisiert werden. Abb. 49 b zeigt in einer einfachen Übersicht die verschiedenen Möglichkeiten einer zellulären Termination: Hochspezialisierte Zellen (Leber, Muskulatur usw.) sind nach unserer heutigen Kenntnis so weit terminiert, daß bei Regeneration immer wieder die gleiche spezialisierte Zelle entsteht.

Ist keine Regeneration möglich, so tritt anstelle der Zellen Narbengewebe. Eine Umwandlung, d.h. eine »Transformation« von einem Zelltyp zum anderen, kennen wir bei der *Tumorzelle* (sog. *Anaplasie, irreversibel*) oder bei der *Metaplasie (reversibel)*.

Die *Metaplasie entwickelt sich immer über Reservezellen (Basalzellen)*, wobei Plattenepithel, Becherzellen, Urothelzellen, Flimmerepithelien oder Drüsenepithelien entstehen können. Im Stützgewebe tritt vielleicht der Fibroblast als Reservezelle auf; eine Ausdifferenzierung in Knochen, Knorpel, glattes Muskelgewebe oder blutbildende Knochenmarkzellen ist möglich.

Auf *molekularer Ebene* kann es sich bei der Metaplasie am ehesten um eine *Induktion[2]* handeln, das heißt, eine Freilegung (Aktivierung) von Genomen, die bisher nicht (oder nur wenig?) aktiv waren und eine Repression anderer vorher aktiver Genome. Für diese Auffassung sprechen die Reversibilität der Metaplasie und die Erzeugung von Metaplasien durch Hormone (z.B. Prostata → Plattenepithelmetaplasie nach Östrogenbehandlung). Dies ist aber hypothetisch.

Abb. 49 b hat schon gezeigt, daß die Metaplasie *fast nur am Oberflächenepithel oder Stützgewebe* vorkommt. Am besten untersucht worden und auch von klinischer Bedeutung sind die *Plattenepithelmetaplasien des Bronchialbaumes* (für Leukoplakie[3] s. S. 680). Hier läßt sich auch der formale Ablauf einer Metaplasie am besten verfolgen. Das Bronchialepithel besteht aus Basalzellen (Reservezellen, die den Zellnachschub liefern. Mitosen!), Flimmerepithelien und wenigen Becherzellen (Abb. 50). Bei einer Schädigung der Flimmerepithelien (Nekrosen bei Grippe oder chronischen Reizen, z.B. SO_2, Zigarettenrauch) kommt es zunächst zur Basalzellhyperplasie, wobei sich später aus den Basalzellen Plattenepithelien entwickeln können (Plattenepithelmetaplasie). Bei längerem Bestehen dieser Plattenepithelmetaplasien können sich hier atypische dysplastische Zellen entwickeln *(Dysplasie)*, so daß manche Forscher in dieser Veränderung eine Präkanzerose vermuten (obligate Stufe zur Entwicklung eines Bronchialkarzinoms?). Diese Plattenepithelmetaplasien sind aber *rückbildungsfähig*. Dabei beobachtet man eine Entstehung von zylindrischen Zellen unter dem Plattenepithel. Sie entstehen aus den Basalzellen und schieben das Plattenepithel nach oben ab. In Fällen von schwerer chronischer Bronchitis (z.B. auch Asthma) können sich aus Basalzellen auch vermehrt Becherzellen entwickeln *(Becherzellmetaplasie)*.

---

[1] Kurzwort aus Cholesterin und Steatom; stear, Gen. steatos (gr.), Fett, Talg. – [2] Inducere (lat.) einführen, einleiten. – [3] Leukos (gr.) weiß; plax, Gen. plakos (gr.), Platte, Fläche.

Den gleichen hier geschilderten formalpathogenetischen Ablauf muß man sich auch bei der Metaplasie an anderen Orten vor Augen halten: Nasenschleimhaut und Nasennebenhöhlen bei chronischer Rhinitis und Sinusitis. Gallenblase bei chronischer Cholezystitis → selten Plattenepithelkarzinome. Uterus und Zervixschleimhaut, Speicheldrüsenausführungsgänge bei Steinbildungen, Nierenbeckenschleimhaut (Urothel) → Umwandlung in Plattenepithel → Cholesteatom des Nierenbeckens, Ureter, Harnblase und Urethra bei chronischen Entzündungen und Steinen.

Von besonderem Interesse ist die intestinale *Metaplasie der Magenschleimhaut* (sog. Umbaugastritis), wobei bei chronischer Gastritis Dünn- oder Dickdarmschleimhaut anstelle der Magenschleimhaut entsteht. *Voraussetzung für Magenkarzinom.*

Im *Stützgewebe* wird eine Metaplasie am häufigsten nach chronischen Muskeltraumen beobachtet, aber auch z. B. in Venen nach Organisation von Thromben. Aus Zellen der chronischen Entzündung bzw. des Granulationsgewebes differenzieren sich Osteoblasten (Knochenbildung → Myositis ossificans), manchmal mit blutbildendem Knochenmark aus.

Auch in bösartigen Tumoren kann es zu Metaplasien kommen *(Tumormetaplasie).* Damit wird deutlich, daß auch Tumorzellen noch eine Möglichkeit zur Differenzierung haben. Beispiele: Adenokarzinom des Uterus mit Plattenepithel (Adenoakanthom); Bronchialkarzinome, die teilweise Ausdifferenzierung von Plattenepithel-, Adenokarzinom- oder schleimbildenden Karzinomstrukturen aufweisen.

In Tumoren, insbesondere bei Parotismischtumoren, kann es auch zu einer *scheinbaren Metaplasie* kommen. Die Epithelzellen produzieren eine schleimige, oft auch hyaline Grundsubstanz, in die die Epithelzellen wie Knorpelzellen oder Mesenchymzellen in Schleimgewebe eingebettet liegen. So entsteht der Eindruck von Knorpel oder Schleimgewebe. In Wirklichkeit handelt es sich aber um abgesprengte Epithelien (sog. Parotismischtumor = pleomorphes Adenom).

Literatur

HAMPERT, H., C. KAUFMANN, K. G. OBER, P. SCHNEPPENHEIM: Virch. Arch. *331:* 51–71 (1958).
v. HANSEMANN, D.: Biol. Zbl. *24:* 189 (1904).

6. Autonomes Wachstum (Tumoren)

6.1. Morphologische Grundlagen

6.1.1. Einleitung (Begriffsbestimmung und Nomenklatur)

Der Krebs hat in den letzten Jahrzehnten ständig an Häufigkeit zugenommen und gehört – neben den Herz-Kreislauf-Erkrankungen und dem Unfall – zu den häufigsten Todesursachen. Heute stirbt bereits jeder 4. oder 5. Mensch an Krebs. Es ist nicht nur der Preis, den wir für eine längere Lebenserwartung zahlen, sondern auch Tribut an die Zivilisation bzw. an die Zivilisationsschäden.

Krebs ist eine Erkrankung der *teilungsfähigen* Zellen; so kommt er nicht nur beim Menschen und den höheren Tieren, sondern auch bei Insekten und Pflanzen vor. Er stellt ein »Morbus sui generis[1]« dar, der sich morpho- und physiopathologisch von allen anderen Krankheitsbildern abgrenzt. Der Begriff Krebs umfaßt aber auch zahlreiche Tumorleiden, die untereinander große Abweichungen zeigen, man vergleiche zum Beispiel ein Magenkarzinom mit einer Leukämie. Aus diesem Grunde ist es schwer, eine Begriffsbestimmung zu finden, die allen Tumorformen gerecht werden soll. Auch heute noch ist die Feststellung von VIRCHOW (1863) aktuell:

»Wollte man jemanden auf das Blut pressen, daß er sagen sollte, was Geschwülste eigentlich seien, so glaube ich nicht, daß man irgendeinen lebenden Menschen finden würde, der in der Lage wäre, dies zu sagen.«

Als **Tumor**[2] bezeichnen wir eine *abnorme Gewebsmasse, die durch eine autonome, progressive und überschießende Proliferation körpereigener Zellen entsteht«* (Tab. 6).

Aus dieser Definition geht hervor:
1. Es liegt eine *abnorme Gewebsmasse* vor.

---

[1] Krankheit eigener Art. – [2] Tumor (lat.) Geschwulst.

H.– Tab. 6. Definition von Tumoren.

Tumordefinition: Abnorme Gewebsmasse, die durch eine autonome, progressive und überschießende Proliferation körpereigener Zellen entsteht.
Ableitungen:
Neoplasma, Neoplasie (Gewebsneubildung): Präneoplasie: Vorstufe eines echten Tumors Paraneoplasie: Tumorbegleiterkrankung
Krebs: allgemeine Bezeichnung für maligne Tumoren Krebskrankheit Krebstherapie Krebsforschung
Cancer: allgemeine Bezeichnung für maligne Tumoren Kanzerologie: Lehre der Krebsentstehung Kanzerogen: krebserzeugend Kokanzerogenese: Verstärkung der krebserzeugenden Wirkung durch eine primär nicht krebserzeugende Noxe Synkanzerogenese: verstärkte krebserzeugende Wirkung durch Summationswirkung von 2 oder mehreren primär krebserzeugenden Noxen Kankroid: ausgereifte maligne Geschwulst (heute gebräuchlich für verhorntes Plattenepithelkarzinom)
Blastom: Bezeichnung für maligne entdifferenzierte Tumoren, z. B. Phäochromoblastom (differenzierte Form: Phäochromozytom)
Karzinom: maligne epitheliale Geschwulst Häufiger werden auch die Begriffe karzinogen, Karzinogenese, Kokarzinogenese und Synkarzinogenese verwendet.
Sarkom: maligne mesenchymale Geschwulst

2. Sie entsteht durch eine *exzessive, unkontrollierte* und *progressive Zellproliferation.* Diese Merkmale grenzen den echten Tumor von einer *Entzündung* (abnorme Gewebsmasse durch Ödem, Blutstauung und Infiltration von Entzündungsstellen), von einer *Regeneration* (keine überschießende Gewebsneubildung) und von einer *Hyperplasie* (vom Organismus kontrollierte, zumindest zeitlich und räumlich begrenzte Zellproliferation) ab.

3. Ein bestimmter Reiz löst beim Tumor die Zellproliferation aus, die später unabhängig *(autonom)* bleibt und keiner hemmenden Wirkung von seiten des Organismus unterliegt. Bei der *Anpassungshyperplasie* dagegen wird die Zellproliferation kontinuierlich stimuliert und führt zu einer erhöhten Zell-, Gewebs- oder Organleistung.

4. Der Tumor entsteht aus *körpereigenen* Zellen. So werden die *parasitären Erkrankungen* (z. B. der Echinococcus cysticus) von Tumoren abgegrenzt.

In Anlehnung an diese Definition lassen sich auch einige Bezeichnungen ableiten. Die Begriffe **Tumor** oder **Geschwulst** gehören auch zu den Kardinalsymptomen der Entzündung (calor, rubor, dolor et tumor). Heute wird der Begriff vorwiegend als Ausdruck einer *echten Gewebsneubildung* verwendet. Mit dem Wort *Gewebsneubildung* weisen wir auf das wichtigste Merkmal eines Tumors hin: auf die Zellproliferation als Ursache einer abnormen Gewebsmasse *(Neubildung, Neoplasie).* Von dem Wort Geschwulst leiten wir die Bezeichnung »onkos« (= geschwollen) ab. Bei zusammengesetzten Wörtern weist die Nachsilbe ». . . om« auf einen Tumor hin (Myom, Papillom, Adenom). Ebenso wie bei den Wörtern *Tumor* und *Geschwulst,* wandelte sich im Laufe der Zeit die Bedeutung des Wortes **Geschwür.** Heute bezeichnen wir auch einen zentral nekrotischen Tumor gelegentlich als Geschwür (»Krebs ist ein nicht heilendes Geschwür«, HIPPOKRATES).

Die Termini »Tumor, Geschwulst, Neoplasie« oder »Neubildung« beinhalten keine Aussage über das biologische Verhalten (Dignität)[1] des Leidens. Die Bezeichnungen **Krebs** oder **Cancer**[2] bleiben dagegen nur den bösartigen Neubildungen vorbehalten, das heißt, es handelt sich um Tumoren, die unbehandelt in der Regel zum Tode führen. Das griechische Wort *Krebs*[3] (Kliniker und Pathologen verwenden Krebs, Cancer und Karzinom häufiger als synonyme Begriffe), geht auf HIPPOKRATES (460 bis 377 v. Chr.), das lateinische Wort *Cancer* auf GALEN (129–199 n. Chr.) zurück. Maligne epitheliale Tumoren werden als **Karzinome,** maligne mesenchymale Neubildungen als **Sarkome**[4], entdifferenzierte Neubildungen, die sich weder morphologisch noch histogenetisch einordnen lassen, als **Blastome** (*Blastem* = Keim) bezeichnet.

---

[1] Dignitas (lat.) Würdigkeit, Tüchtigkeit, Verdienst. – [2] Cancer (lat.) Krebs. – [3] Karkinos (gr.) Krebs. – [4] Sarx, Gen. sarkos (gr.), Fleisch.

6.1.2. Systematik der Tumoren (Abb. 51, 52 und Tab 7, 8)

Eine Systematik der Tumoren sollte Diagnose, Prognose, Therapie und nach Möglichkeit Ätiologie der Tumoren berücksichtigen, aber nicht zuletzt auch eine einheitliche Benennung der Geschwülste ermöglichen.

6.1.2.1. Diagnose

Eine der größten Schwierigkeiten bei einem Vergleich der Untersuchungsergebnisse mehrerer Autoren ist die unterschiedliche Bezeichnung der Tumoren in den verschiedenen Ländern und in den verschiedenen Sprachen. Eine Systematik sollte daher einen Tumor so charakterisieren, daß alle Autoren die gleiche Diagnose (und Benennung) stellen können. Aus diesem Grunde sollte man auch keine Eigennamen verwenden, allerdings sind einige so geläufig, daß wir auf sie heute nicht mehr verzichten können (so z. B. Wilms-Tumor, Krukenberg-Tumor, Kaposi-Sarkom, Ewing-Sarkom u. a.).

In den letzten Jahren haben sich zwei internationale Organisationen um eine einheitliche Tumor-Nomenklatur bemüht. Das *UICC-Komitee* hat einen Atlas vorgelegt (Tumor-Nomenklatur, Springer-Verlag, 1972), in dem etwa 95% aller vorkommenden Geschwülste durch ein histologisches Bild gekennzeichnet werden. Die vorgeschlagene Bezeichnung wird in englischer, deutscher, französischer, russischer und lateinischer Sprache angegeben. Dieses Werk wird durch den 1978 herausgegebenen *Tumor-Histologie-Schlüssel* (mit dem ICD-O-DA-Code) ergänzt, in dem auch synonyme Bezeichnungen aufgeführt sind. Diese beiden Werke sollten alle Mediziner, die sich mit der Onkologie beim Menschen beschäftigen, ansprechen. Die Beiträge der *WHO-Kommission* gehen vorwiegend auf die Tumorsystematik und auf die feingewebliche Diagnostik der verschiedenen Organtumoren ein und sind somit für den diagnostizierenden Routinepathologen gedacht.

Zu den wichtigsten Einteilungsprinzipien eines Tumorleidens zählen die *Organlokalisation*, der *feingewebliche Aufbau*, die *Ausbreitung* und die *Differenzierung*.

a) Tumorlokalisation

Wir unterscheiden *solitäre* und *multiple Tumoren* sowie Neubildungen, die gleichzeitig in einem System vorkommen (*maligne Systemerkrankungen*, z. B. Leukämie). Multiple Tumo-

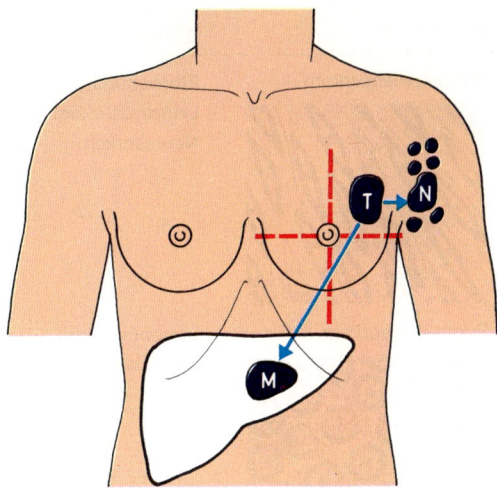

H. – Abb. 51. Beispiel der Codierung eines stark verwilderten (G3), soliden Karzinoms (M: 8230/3) im oberen, äußeren Mammaquadraanten (T: 174.4) mit Lymphknotenmetastasen (N1) und hämatogenen Organmetastasen (M1).

ren können gleichzeitig *(synchron)* oder sukzessiv *(metachron)* in einem Organ, in verschiedenen Organen oder in einem System entstehen (so z. B. bei der Adenomatosis coli oder bei verschiedenen Tumorsyndromen). Die genaue Lokalisation der isolierten oder multiplen Tumoren wird in Anlehnung an den Topographie-Schlüssel vorgenommen, in dem die Organe und die Organregionen durch Code-Nummern gekennzeichnet sind.

b) Tumormorphologie

Die histologische Untersuchung eines Tumors erlaubt uns eine *morphologische* (feingeweblicher Aufbau der Geschwulst) und eine *histogenetische Aussage* (aus welchem Muttergewebe ist die Neubildung hervorgegangen). Die Bezeichnung eines Tumors nach seiner Morphologie ist relativ leicht durchzuführen und wird besonders für die epithelialen Geschwülste verwendet. Es hat sich aber gezeigt, daß Neubildungen mit einem ähnlichen feingeweblichen Aufbau einen sehr unterschiedlichen klinischen Verlauf zeigen können. So gibt es spindelzellige Sarkome von örtlicher Malignität (z. B. das sogenannte Fibrosarkom mit einem lokal infiltrierenden und destruierenden Wachstum) und andere, die schon frühzeitig hämatogene Metastasen setzen (Myosarkom). Aus diesem Grunde hat man in den letzten Jahren versucht, die morphologische Einteilung durch eine histogenetische Sy-

Morphologie	Histogenese
Spindelzellensarkom	Fibrosarkom
	Leiomyosarkom
	Neurosarkom

Rundzellensarkom	Lymphosarkom
	Retikulosarkom

Polymorphzelliges Sarkom	Rhabdomyosarkom
	Liposarkom
	Verwildertes Leiomyosarkom
	Entdifferenziertes Fibrosarkom

H. – Abb. 52.

stematik zu ersetzen und die Tumoren nach dem Muttergewebe, aus dem sie hervorgehen, zu klassifizieren (Abb. 52). Dieses Einteilungsprinzip hat sich bei der Beurteilung der mesenchymalen und neurogenen Geschwülste bewährt, stellt den Pathologen aber häufiger vor diagnostische Schwierigkeiten.

c) Tumorausbreitung

Schon alte Bezeichnungen, wie z. B. »Frühstadium« oder »Spätstadium eines Krebsleidens« wiesen auf die Tumorausbreitung als prognostisches Kriterium hin. Mehrere internationale Organisationen[1] haben sich mit diesem Problem beschäftigt und verschiedene entsprechende Vorschläge vorgelegt. Das **TNM-System** zählt zu den international bekanntesten Stadieneinteilungen des Krebsleidens. Es berücksichtigt die lokale (**T** = Primärtumor), die regionale bzw. juxtaregionale (**N** = Lymphknotenmetastasen) und die Fernausbreitung (**M** = Metastasen). Ein Tumor wird zunächst klinisch, röntgenologisch und/oder endoskopisch stadienmäßig erfaßt und später nach einem operativen Eingriff durch die histologische Untersuchung als postoperatives TNM *(pTNM)* bestätigt, ergänzt oder korrigiert. Hat bereits vor der Operation eine Krebstherapie stattgefunden, dann ist dem TNM das Präfix *y* voranzusetzen. Das Präfix *r* steht bei einem TNM eines Tumorrezidivs. Durch die Kombination der verschiedenen TNM-Befunde (4 für T, 4 für N und 2 für M) kann man 32 verschiedene Tumorkategorien zusammenstellen. Diese werden aus Gründen der Praktikabilität (z. B. um höhere Patientenkollektive zu erzielen) in der Regel zu 4 *TNM*-Gruppen zusammengefaßt (Tab. 7a). Die Aussagekraft eines TNM-Systems hängt von der angewandten Untersuchungsmethode ab und wird durch den *Faktor C* (*c* = certainty) gekennzeichnet (Tab. 7b).

Bei der Bestimmung eines *TNM-Stadiums* oder einer *TNM-Gruppe* sind folgende *Regeln* zu beachten: die *Malignität* des Primärtumors muß *immer* histologisch gesichert sein. Bei einer klinischen Auswertung, z. B. im Rahmen einer Therapie-Studie, ist das *klinische* TNM dem *postoperativen* TNM zu bevorzugen. Die einmal festgesetzten Kategorien sollten im Laufe einer Behandlung unverändert bleiben. Für die verschiedenen Organtumoren gibt es bestimmte Untersuchungsmethoden, die als Minimalforderrnisse anzuwenden sind. Bestehen Zweifel an einem TBM-Stadium, dann ist die *niedrigere* Kategorie (z. B. T 1 statt T 2) anzugeben.

Während das TNM-System vorwiegend klinisch, röntgenologisch oder makroskopisch die Tumorgröße und die Tumorausdehnung erfaßt, kann man diese Parameter auch – z. T. wesentlich genauer – histologisch darstellen. Man spricht dann von einem *Tumormikrostadium* oder von einem *Tumorlevel*. Dies trifft besonders für die Invasionstiefe oder Tumorinfiltration zu, deren Nachweis von erheblicher prognostischer Relevanz sein kann (so z. B. beim malignen Melanom oder beim Harnblasenkarzinom) (Abb. 52).

d) Tumordifferenzierung

Die feingewebliche Differenzierung eines Tumors wird durch das *Grading* erfaßt. Dabei

---

[1] AJC: American Joint Committee for Cancer Staging and End Results Reporting. DSK: deutschsprachiges TNM-Komitee. EORTC: European Organisation for Research on Treatment of Cancer. FIGO: Fédération Internationale de Gynécologie et d'Obstétrique. ICPR: International Commission of Stage Grouping in Cancer and the Presentation of Results of the International Society of Radiology. UICC: Union Internationale Contrede Cancer.

H. – Tab. 7a. Prätherapeutische klinische Klassifikation: TNM.

T – Primärtumor

Folgende allgemeine Definitionen werden grundsätzlich angewendet:

Tis Präinvasives Karzinom (Carcinoma in situ)

T0 Keine Evidenz für einen Primärtumor

T1, T2, T3, T4 Evidenz zunehmender Größe und/oder lokaler Ausdehnung des Primärtumors

TX Die Minimalerfordernisse zur Bestimmung des Sitzes oder Ausbreitungsgrades des Primärtumors liegen nicht vor

---

N – Regionäre Lymphknoten

Folgende allgemeine Definitionen werden grundsätzlich angewendet:

N0 Keine Evidenz für einen Befall regionärer Lymphknoten

N1, N2, N3 Evidenz zunehmenden Befalls regionärer Lymphknoten

N4 Evidenz des Befalls juxta-regionärer Lymphknoten (wo anwendbar)

NX Die Minimalerfordernisse zur Beurteilung der regionären Lymphknoten liegen nicht vor

---

M – Fernmetastasen

Folgende allgemeine Definitionen werden grundsätzlich angewendet:

M0 Keine Evidenz für Fernmetastasen

M1 Evidenz für Fernmetastasen

H. – Tab. 7b. Sicherheitsfaktorkategorien.

C-Faktor-Kategorien

C1 Evidenz aufgrund klinischer Untersuchung allein

C2 Evidenz unter Zuhilfenahme spezieller diagnostischer Hilfsmittel

C3 Evidenz allein aufgrund chirurgischer Exploration

C4 Evidenz der Krankheitsausdehnung nach erfolgter definitiver chirurgischer Behandlung, einschließlich der vollständigen Untersuchung des therapeutisch gewonnenen Resektionspräparates

C5 Evidenz aufgrund der Autopsie

Code-Nummern für die Organlokalisation und dem histologischen Typ sowie aus einer Angabe zur Tumordignität zusammen (siehe Abb. 51)

ICD-O-DA: bedeutet »International classification of diseases for oncology« – deutsche Ausgabe. *T* steht für Topographie (Tumorlokalisation) und *M* für Morphologie (histologischer Tumortyp). Die Zahl hinter dem Querstrich weist auf die Dignität der Neubildung hin und ist nicht zu verwechseln mit dem Grading bzw. Malignitätsgrad: 0 = benigne, 1 = borderline-tumour (potentiell maligne oder semimaligne), 2 = Carcinoma in situ, 3 = maligner Primärtumor, 6 = Metastase und 9 = bösartiger Tumor (unbestimmt ob Primärtumor oder Metastase).

6.1.2.2. Prognose

Der zweite – und vielleicht wichtigste Gesichtspunkt, soll die *Dignität* der Geschwulst berücksichtigen. Unter *Dignität* verstehen wir das *biologische Verhalten des Tumors.* Neubildungen, die das Allgemeinbefinden des Patienten nicht beeinträchtigen, werden als *gutartig* bezeichnet. Tumoren, die unbehandelt immer zum Tode führen, werden als *bösartig* gedeutet. Die verschiedenen diagnostischen und differentialdiagnostischen Kriterien sind in Tab. 9 aufgeführt.

6.1.2.3. Therapie

Eine genaue Bezeichnung und Abgrenzung einer Neubildung erlaubt häufiger auch eine gezielte Therapie (Chirurgie, Chemotherapie oder Strahlenbehandlung). Bestimmte Lymphome sind besonders strahlenempfindlich, andere maligne Tumoren sollten primär chirurgisch oder chemotherapeutisch behandelt werden.

werden histologische und zytologische Kriterien quantitativ oder semi-quantitativ berücksichtigt, wie z. B. die Reife des Tumorgewebes (Ähnlichkeit zum Muttergewebe), Zell- und Kernpolymorphie, Kernhyperchromasie, Zahl der Mitosen u. a. In der Regel berücksichtigt man folgende *Einteilung:*

G 1: Hoher Grad der Differenzierung

G 2: Mittlerer Grad der Differenzierung

G 3: Geringer Grad der Differenzierung

G 4: Undifferenziert oder anaplastisch

GX: Differenzierungsgrad kann nicht bestimmt werden.

e) Die codierte Tumordiagnose

Wie bei der Tumorlokalisation kann man auch den histologischen Typ durch eine Code-Nummer erfassen. Eine vollständige, computergerechte Tumordiagnose setzt sich aus den

H. – Tab. 8. Systematik der Tumoren.

Organ, Muttergewebe oder besonderer Zelltyp	Gutartiger Tumor	Bösartiger Tumor
1. Epitheliale Tumoren		
Plattenepithel	Papillom	Plattenepithelkarzinom mit oder ohne Verhornung
Zylinder -oder Drüsenepithel einer Schleimhaut	Adenom (Polyp: alte Bezeichnung): tubulär, villös oder gemischt	Adenokarzinom
Drüsenepithel (solides Organ)	Adenom: zystisches, follikuläres, alveoläres, trabekuläres, tubuläres, azinäres, papilläres, villöses, hellzelliges, chromophobes	Adenokarzinom: drüsenbildendes, solides, medulläres, szirrhöses, verschleimendes, Siegelringzellkarzinom, Gallertkarzinom, kleinzelliges, riesenzelliges, anaplastisches, entdifferenziertes, spindelzelliges, adenoidzystisches (Zylindrom) lobuläres, intraduktales, kribriformes, psammöses
	Zystadenom: seröses, pseudomuzinöses	
Übergangsepithel	Papillom	Übergangszellkarzinom
Onkozyten	Onkozytom	Malignes Onkozytom
»Helle oder argentaffine Zellen« (APUD-System)	Karzinoid	Metastasierendes Karzinoid
2. Mesenchymale Tumoren und Tumoren der blutbildenden Organe		
Vermehrt fibrilläres Zwischengewebe im Tumor:		
Kollagene Fasern	Fibrom	Fibrosarkom
Elastische Fasern	Elastofibrom	–
Gitterfasern	–	Retikulosarkom, maligne Non-Hodgkin-Lymphome
Histiozyten	Histiozytom, Xanthom, Xanthofibrom	Malignes Histiozytom, Xanthofibrosarkom
Fettgewebe	Lipom	Liposarkom
Fetales Fettgewebe	Hibernom	Malignes Hibernom
Glatte Muskelfasern	Leiomyom Leiomyoblastom	Leiomyosarkom Malignes Leiomyoblastom
Quergestreifte Muskelfasern	Rhabdomyom	Rhabdomyosarkom: polymorphzelliges, alveoläres Sarcoma botryoides
Myogen? (neurogen?)	Myoblastenmyom (granuläres Neurom)	Malignes Myoblastenmyom (malignes granuläres Neurom)
Blutgefäße	Angiom: kapilläres, kavernöses, arteriovenöses	Hämangiosarkom
	Hämangioendotheliom	Malignes Hämangioendotheliom
Lymphgefäße	Lymphangiom	Lymphangiosarkom
Perizyten	Hämangio- odor Lymphangioperizytom	Malignes Hämangio- oder Lymphangioperizytom
Glomus neuromyoarteriale	Glomustumor (Angioneuromyom)	–
Knorpelgewebe	Chondrom Chondroblastom Codman	Chondrosarkom –

H. – Tab. 8. (Fortsetzung).

Organ, Muttergewebe oder besonderer Zelltyp	Gutartiger Tumor	Bösartiger Tumor
Knochengewebe:		
Osteoblasten	Osteom, Osteoid-Osteom	Osteosarkom
Osteoklasten	Riesenzellentumor (Osteoklastom)	Maligner Riesenzelltumor (malignes Osteoklastom)
Lympho-hämopoetisches System		Leukämien: akute, chronische, myeloische, lymphatische monozytäre Mastzellenleukämie, unreifzellige, Megakaryoblastenleukämie, Erythroleukämie
Lymphatisches Gewebe	Lymphozytom Castleman	Maligne Lymphome:
		Hodgkin- und Non-Hodgkin-Lymphome
Plasmazellen	Isoliertes, ossales oder extraossales Plasmozytom	Plasmozytom (multiples Myelom)
3. Tumoren der serösen Höhlen		
Mesothel: Pleura, Perikard oder Peritoneum	Isoliertes Mesotheliom: papilläres, fibröses	Malignes Mesotheliom: papilläres, tubuläres
Gelenkmesothel	Synovialom	Malignes Synovialom
4. Pigmenttumoren Nävoblasten und Melanoblasten	Nävuszell-Nävus Blauer Nävus	Malignes Melanom Maligner blauer Nävus
5. Tumoren des Nervensystems		
Ganglienzellen	Gutartiges Ganglioneurom (Gangliozytom)	Malignes Ganglioneurom (Ganglioneuroblastom)
Neuroepithelien	Ependymom (Ependymozytom) Plexuspapillom –	Malignes Ependymom (Ependymoblastom) Plexuskarzinom Medulloblastom
Neuroglia Astroglia Oligodendroglia	Gliom Astrozytom Oligodendrogliom	Glioblastoma, multiforme Astroblastom Malignes Oligodendrogliom
Nerven (Schwannsche Zellen)	Neurinom (Schwannom) Neurofibrom	Malignes Neurinom Neurofibrosarkom
Paraganglien (Glomus)	Paragangliom (Chemodektom, nicht chromaffines Paragangliom)	Malignes Paragangliom
Sympathikusgewebe	Phäochromozytom	Malignes Phäochromozytom (Phäochromoblastom)
Meningen	Meningeom: fibroplastisches, angioplastisches, psammöses	Meningeales Sarkom
6. Dysontogenetische und embryonale Tumoren		
Dysontogenetische Tumoren	Hamartom Choristom Dermoidzyste	Maligne entartetes Hamartom Maligne entartetes Choristom Maligne entartete Dermoidzyste
	Teratoma adultum	Teratoma embryonale
Embryonale Wirbelsäule	Chordom	Malignes Chordom

H. – Tab. 8. (Fortsetzung).

Organ, Muttergewebe oder besonderer Zelltyp	Gutartiger Tumor	Bösartiger Tumor
Gartnerscher Gang (Yolk-sac, Dotter-Gang)	Gutartiges Mesonephrom	Malignes Mesonephrom
7. Mischtumoren		
Gemischte epitheliale Tumoren	–	Adenokankroid (Adenoakanthom) mukoepidermoides Karzinom
Gemischte mesenchymale Tumoren (mehr als 3 Tumortypen)	Mesenchymom	Malignes Mesenchymom
Epitheliale und mesenchymale Tumoren	Fibroadenom, Adenofibrom	Karzinosarkom Lymphoepitheliom Schmincke-Regaud
8. Besondere Organtumoren		
Haut: Basalzellenschicht	Basalzellenpapillom (senile Keratose)	Basalzellenkarzinom (Basaliom)
Bindegewebe (Cutis)	Dermatofibroma protuberans	Dermatofibrosarcoma protuberans
Schweißdrüsen	Syringom, Porom, Akrospirom Hidradenom	Schweißdrüsenkarzinom
	Mischtumor (chondroides Syringom)	Maligner Schweißdrüsen-Mischtumor
Haarfollikel	Trichofollikulom	–
	Adenoidzystisches Epitheliom (Brooke) Zylindrom (Spiegler-Tumor) Pilomatryxom (Epithelioma calcificans Malherbe)	– – –
Talgdrüsen	Talgdrüsenadenom (Adenoma sebaceum)	Talgdrüsenkarzinom
Mamma:	Brustwarzenadenom	Intraepidermales Mamillenkarzinom (Morbus Paget)
	Fibroadenom, intrakanalikuläres, perikanalikuläres	Cystosarcoma phylloides
Speicheldrüse:	Pleomorphes Adenom (sog. Speicheldrüsenmischtumor)	Entarteter sog. Speicheldrüsenmischtumor
	Adenolymphom	Malignes Adenolymphom
Leber: Leberzelle	Leberzelladenom (Hepatom)	Leberzellkarzinom (malignes Hepatom)
Gallengangszelle	Gallengangsadenom (Cholangiom)	Gallengangskarzinom (malignes Cholangiom)
	–	Hepatoblastom (embryonaler Lebertumor)
Lunge: Bronchiolarepithel	Adenomatose	Bronchioalveoläres Karzinom (maligne Lungenadenomatose)
Pankreas:	Inzelzelladenom	Inselzellkarzinom
Schilddrüse: Onkozyten	Hürthle-Zell-Adenom	Hürthle-Zell-Karzinom

H. – Tab. 8. (Fortsetzung).

Organ, Muttergewebe oder besonderer Zelltyp	Gutartiger Tumor	Bösartiger Tumor
Parafollikuläre Zellen (C-Zellen, Kalzitoninzellen)	–	Medulläres Karzinom mit Amyloidstroma (C-Zellen-Karzinom)
Zirbeldrüse: (Pinealis)	Pinealom (Pinealozytom)	Malignes Pinealom (Pinealoblastom)
Hypophysengang: (Rathkesche Tasche)	Kraniopharyngeom	–
Thymus:	Thymom: epitheliales, spindelzelliges	Malignes Thymom (Thymuskarzinom)
Niere:	–	Wilms-Tumor (Nephroblastom, Adenomyosarkom)
Uterus:	»Stromaendometriose« (Angioblastomatose)	Stromasarkom (maligne Angioblastomatose)
Gonaden:	Gonadoblastom	–
Ovar: Germinatives Epithel und Gonadenstroma	Thekom Brenner-Tumor Arrhenoblastom Hiluszelltumor Tumor der interstitiellen Zellen –	Granulosazellkarzinom Maligner Brenner-Tumor – – – Dysgerminom
Ovarialmetastasen	–	Krukenberg-Tumor
Hoden und Nebenhoden: Germinatives Epithel und Gonadenstroma	– – – Sertoli-Zell-Tumor (tubuläres Adenom) Leydig-Zell-Tumor (Tumor der interstitiellen Zellen) –	Seminom Teratokarzinom Chorionepitheliom – – Orchioblastom
Serosa-Nebenhoden (?)	Adenomatoider Nebenhodentumor	–
Zahn:	Ameloblastom (Adamantinom) Adeno-Ameloblastom ameloblastisches Fibrom ameloblastisches Odontom (weiches Odontom) Dentinom Zementom verkalktes Odontom Fibrom mit Zementbildung Melanotischer neuroektomaler Tumor (Prognom)	Ameloblastisches Sarkom – – – – – – – –

H. – Tab. 8. (Fortsetzung).

Organ, Muttergewebe oder besonderer Zelltyp	Gutartiger Tumor	Bösartiger Tumor
Gefäß:	–	Kaposi-Sarkom
Knochen:	Chondromyxoides Fibrom	–
Knochenmark: (Endothel oder Retikulumzelle)	–	Ewing-Sarkom
Aponeurosen:	–	Hellzelliges Sarkom
Auge: (Epithel der Pars ciliaris retinae)	Diktyom	–
Neuroepithel	–	Retinoblastom
Nervensystem: N. olfactorius	Ästhesioneurozytom	Ästhesioneuroblastom

6.1.2.4. Ätiologie

Letztlich kann die Bezeichnung eine Tumors einen Hinweis zur **Ätiologie** geben: Anilinkrebs, Arsenkrebs, Raucherkrebs, Krebs in Landmannshaut. Mit diesen Bezeichnungen sprechen wir auch den *Berufskrebs* an, als *einen malignen Tumor, der durch eine bestimmte, berufsbedingte Exposition* (chemische Noxen, Strahlen) induziert wurde. Berufskrebse werden vom Gesetzgeber erfaßt und als entschädigungspflichtig angesehen. Für den Forscher sind sie von besonderem Interesse, da man bei ihnen die Einwirkung eines Kanzerogens sowohl mengenmäßig als auch zeitlich verfolgen kann (ein ungewolltes und tragisches Experiment am Menschen selbst!). Diese Tumoren weisen jedoch weder makroskopisch noch feingeweblich pathognomonische Veränderungen auf, die mit letzter Sicherheit auf die Ursache hinweisen könnten.

6.1.3. Dignität von Tumoren

Der Begriff *Dignität* charakterisiert das *biologische Verhalten* eines Tumors und wird durch den Krankheitsverlauf bestimmt. Somit sind die Begriffe *»gutartig und bösartig«* zunächst klinische Bezeichnungen. Die Erfahrung erlaubt es uns jedoch in den meisten Fällen – aufgrund pathologisch-anatomischer Befunde und unter Berücksichtigung klinischer Angaben –, den möglichen Verlauf des Tumorleidens vorauszusagen. Bei der pathologisch-anatomischen Diagnostik werden Gewebsveränderungen erfaßt,

die sich in der Regel nicht objektivieren (d. h. zahlenmäßig erfassen) lassen, so daß die Diagnose letztlich aus der sorgfältigen Beurteilung und Auswertung von Einzelbefunden hervorgeht. So ist die pathologisch-anatomische Diagnose als eine subjektive und in höchstem Maße von der Erfahrung des Diagnostikers abhängige Untersuchungsmethode anzusehen. Trotzdem ist sie bis heute bei der Abgrenzung und Erfassung eines Tumorleidens durch keine andere zu ersetzen.

In Tab. 9 sind die wichtigsten klinischen und pathologisch-anatomischen Merkmale aufgeführt, die bei der Diagnostik und Differentialdiagnostik eines Tumors zu berücksichtigen sind. Sie grenzen die gutartigen von den bösartigen Neubildungen ab, Ausnahmen kommen allerdings häufiger vor.

Das **Geschlecht** ist bei der Beurteilung der Dignität eines Tumors nicht von Bedeutung.

Alter: Der Krebs wird als Erkrankung des erwachsenen und alten Menschen angesehen. Dementsprechend sollte besonders bei jeder Geschwulst, die nach dem 40. Lebensjahr festgestellt wird, an Malignität gedacht werden. Es sollte jedoch nicht übersehen werden, daß der Krebs auch unter den Jugendlichen bereits die zweithäufigste Todesursache (nach dem Unfalltod) darstellt.

Tumorlokalisation: Kleine, langsam wachsende und histologisch gutartige Geschwülste können – wenn sie z. B. lebenswichtige Zentren im Gehirn infiltrieren – ein bösartiges Verhalten zeigen. Auf der anderen Seite kann ein Platten-

H. – Tab. 9. Dignität der Tumoren: Unterschiede zwischen gut- und bösartigen Neubildungen.

Merkmale	Gutartiger Tumor	Bösartiger Tumor
Klinische Befunde		
1. Geschlecht	nicht von Bedeutung	nicht von Bedeutung
2. Alter	vorwiegend bei Jugendlichen	vorwiegend bei älteren Menschen
3. Tumorlokalisation	In allen Organen kommen sowohl gut- als auch bösartige Neubildungen vor. Die Dignität kann durch die Tumorlokalisation bestimmt werden: ein histologisch gutartiger Tumor kann sich (z. B. im Gehirn) bösartig verhalten.	
4. Klinische Symptomatik	eher arm, unspezifisch (zahlreiche Ausnahmen: z. B. endokrine Tumoren)	ausgeprägt, oft erst im fortgeschrittenen Stadium
5. Verlaufsdauer der Erkrankung	lang (Jahre oder Jahrzehnte)	eher kurz (Monate)
6. Spezifische Zelleistung	häufiger vorhanden	fehlt meistens
7. Wachstum	expansiv, verdrängend	infiltrierend, destruierend
8. Metastasen	fehlen	häufiger vorhanden
9. Rezidiv	kann vorkommen	häufig
Pathologisch-anatomische Befunde		
10. Organveränderung	Druckatrophie	Destruktion
11. Tumorkapsel	vorhanden	fehlt
12. Konsistenz	unterschiedlich	meistens weich
13. Schnittfläche	einheitlich	bunt (rote Blutungen, gelbe Nekrosen)
14. Gewebstyp (Vergleich zum Muttergewebe)	homolog, ausgereift	heterolog, unreif
15. Zellreichtum	oft zellarm	zellreich
16. Zellgröße und -form	regelmäßig, isomorph	unregelmäßig, polymorph
17. Zellatypien	fehlen	häufig
18. Mitosen: Zahl und Typ	selten und typisch	häufig und atypisch
19. Chromatin	regelmäßig verteilt	unregelmäßig: teils dicht, teils aufgelockert
20. Chromosomen (DNS-Gehalt)	euploid	häufiger aneuploid mit Chromosomenaberrationen
21. Nukleolus	entspricht den Zellen des Muttergewebes	unterschiedlich groß, häufiger prominent
22. Kern-Zytoplasma-Relation	regelrecht	zugunsten des Kerns verschoben
23. Zytoplasmaanfärbbarkeit	regelrecht	häufiger durch RNS-Vermehrung leicht basophil
24. Enzymausstattung der Zelle	regelrecht	häufiger Enzymausfall

eptihelkarzinom der Haut – frühzeitig diagnostiziert und behandelt – eine relativ gute Prognose aufweisen. Geschwülste, die in klinisch stummen Organen auftreten (z. B. Pankreas), sind in der Regel von schlechter Prognose.

Klinische Symptomatik und Verlaufsdauer: Die *gutartigen Geschwülste* sind häufiger klinisch stumm und rufen nur selten lokale oder allgemeine Beschwerden hervor (Ausnahme: Tumor mit zellspezifischer Leistung, z. B. Geschwülste der endokrinen Organe). Gutartige Neubildungen weisen ein *langsames, verdrängendes* und *expansives Wachstum auf,* das zu einer *Kompression* und *Druckatrophie* der benachbarten Organe führt. Sie bilden eine echte Kapsel oder verdichten das ortsständige Stroma in der Tumorperipherie zu einer Pseudokapsel. Im Laufe von Jahren können sie eine beträchtliche Größe erreichen (20 und mehr kg). *Bösartige Tumoren* zeigen dagegen ein *schnelles, infiltratives* und *destruktives Wachstum.* Die benachbarten Organe werden von Tumorverbänden durchsetzt. In der Peripherie läßt die Neubildung keine oder nur eine unvollständige Kapselbildung erkennen. *Tumorkachexie, Rezidiv* und *Metastasierung* sind die *sichersten Zeichen der Malignität.* Allerdings sind diese Merkmale nicht von klinischer Bedeutung, da sie – bei diagnostischer Anwendung – nur therapeutisch hoffnungslose Geschwulstleiden erfassen würden. Es gibt Tumoren, die keine Metastasen setzen, aber durch ein ausgeprägtes infiltratives und destruktives Wachstum bzw. durch Rezidivneigung gekennzeichnet sind. Sie werden als *semimaligne Tumoren* bezeichnet. Zu ihnen gehören das *Basaliom* (Basalzellenkarzinom) und das *Zylindrom* (adenoidzystisches Karzinom). Bei dem sog. *Speicheldrüsenmischtumor* (korrekte Bezeichnung: pleomorphes Adenom, da nur die epitheliale Komponente eine echte Wucherung darstellt) ist die Rezidivhäufigkeit auf eine unvollständige operative Entfernung des Tumors zurückzuführen.

6.1.4. Krebshäufigkeit

Die Angaben über die Krebshäufigkeit am Beispiel der Mortalitäts-, Morbitätsraten oder der Alters- und Geschlechtsverteilung unterliegen in Abhängigkeit des untersuchten Kollektivs erheblichen Schwankungen. Die Krebsmortalitätsrate beträgt für die Bundesrepublik Deutschland für die Männer 176 bzw. für Frauen 123 Krebstodesfälle pro Jahr und pro 100 000 Einwohner. In der Obduktionsstatistik ist jeder 5. bis jeder 4. Todesfall unmittelbar auf einen bösartigen Tumor zurückzuführen.

Krebszunahme: Vergleicht man die Todesursachenstatistik der Jahre 1900 bis 1975, dann stellt man eine Zunahme der relativen Krebshäufigkeit als Todesursache fest. Diese ist sicher an erster Stelle auf die längere Lebenserwartung (»hohes Lebensalter als krebsfördernder Faktor«) und auf den Rückgang anderer Todesursachen, insbesondere der Infektionskrankheiten,

zurückzuführen. Es bleibt aber ein bestimmter Prozentsatz übrig, der als echte Zunahme der Krebshäufigkeit zu deuten ist. Wenn man die einzelnen Organtumoren auf ihre relative und absolute Häufigkeit während der letzten Dekaden untersucht, dann stellt man fest, daß einige Neubildungen wie z. B. das Lungenkarzinom immer häufiger, andere wie das Magen- oder Portiokarzinom immer seltener auftreten (Abb. 53).

Alter: *Endogene Ursachen* (genetische Faktoren), *Umweltnoxen* und das *Alter* sind die drei für die Krebsentstehung entscheidenden Faktoren. Über 60% der Krebse kommen zwischen dem 50. und dem 70. Lebensjahr vor (Durchschnittsalter der Männer 60 Jahre, der Frauen 59 Jahre, siehe Abb. 54). Im hohen Alter treten sie mit Ausnahme des Prostata- und Hautkarzinoms nur noch seltener auf. Heute nehmen wir an, daß über 80% der malignen Tumoren beim Menschen Folge der Einwirkung einer exogenen Noxe sind, wahrscheinlich im Sinne einer Sum-

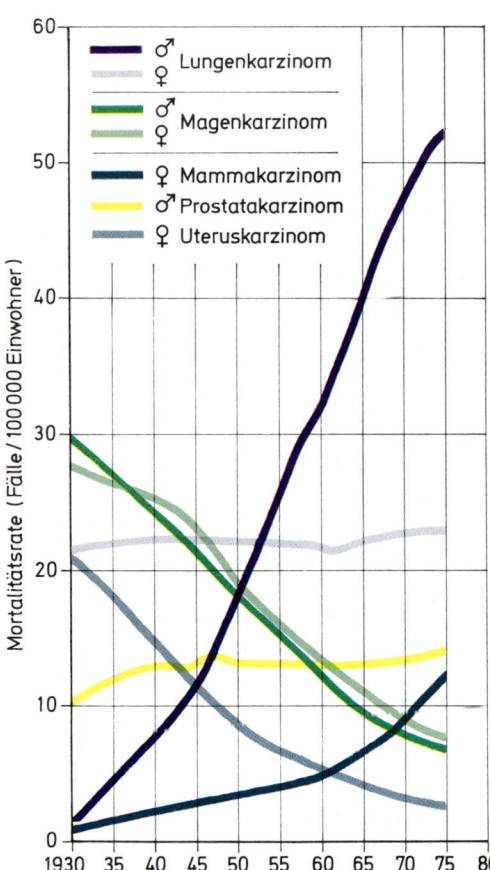

H. – Abb. 53. Tumorhäufigkeit zwischen 1930 und 1975 (aus: Cancer Statistics, 1977).

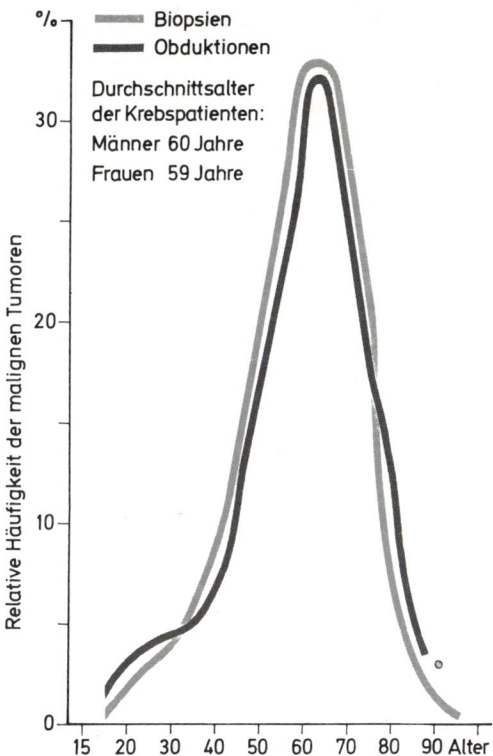

H. – Abb. 54. Relative Häufigkeitsverteilung der malignen Tumoren im Obduktions- und im Biopsiegut des Pathologischen Instituts der Universität Freiburg (1963–1972).

Frau weisen nur geringe Schwankungen auf. Besonders deutlich werden aber die geschlechtsabhängigen Häufigkeitsabweichungen, wenn wir die Tumoren nach ihrer *Lokalisation* auswerten. So treten Lungen- und Ösophaguskrebs besonders häufig beim Mann auf, das Gallenblasenkarzinom bei der Frau (siehe Abb. 55).

Histologischer Tumortyp: Etwa *90%* aller malignen Neubildungen sind *epithelialen Ursprungs,* d. h. Karzinome, die restlichen 10% setzen sich aus Sarkomen, neurogenen Tumoren, malignen Systemerkrankungen und Mischtumoren (Teratomen, Karzinosarkomen) zusammen.

Krebshäufigkeit und Organlokalisation: Die Häufigkeitsangaben sind sehr unterschiedlich, je nachdem, ob wir Obduktionen auswerten und somit bevorzugt die besonders bösartigen, zum Tode führenden Neubildungen erfassen oder ob wir ein bioptisches Untersuchungsgut auswerten. Da letztlich nur anhand der histologischen Untersuchung die Diagnose eines bösartigen Tumors gesichert werden kann, sollte

mationswirkung verschiedener Gifte *(Synkanzerogenese),* so daß das »Alter als krebsfördernde Ursache« im Sinne eines »Realisationsfaktors« zu deuten wäre: Erst durch das höhere Lebensalter kann sich eine maligne Geschwulst klinisch manifestieren. Auf der anderen Seite ist aber zu berücksichtigen, daß auch bei Kindern der Krebs heute die zweite Stelle (nach dem Unfall) in der Todesursachenstatistik einnimmt. In diesen Fällen dürften genetische Faktoren (transplazentare Kanzerogenese?) eine Rolle spielen (Abb. 54).

Sehr unterschiedlich ist die Altersverteilung, wenn wir die bösartigen Geschwülste nach ihrem *histologischen Typ* aufschlüsseln: Neurogene Tumoren (Neuroblastom) sowie bestimmte Sarkome (Osteosarkom, Wilms-Tumor) bzw. maligne Systemerkrankung (Leukämien) können bereits im frühen Kindesalter vorkommen, während die Karzinome erst nach dem 40. Lebensjahr an Häufigkeit zunehmen.

Geschlecht: Die allgemeine Krebsmortalitäts- und Krebsmorbiditätsraten bei Mann und

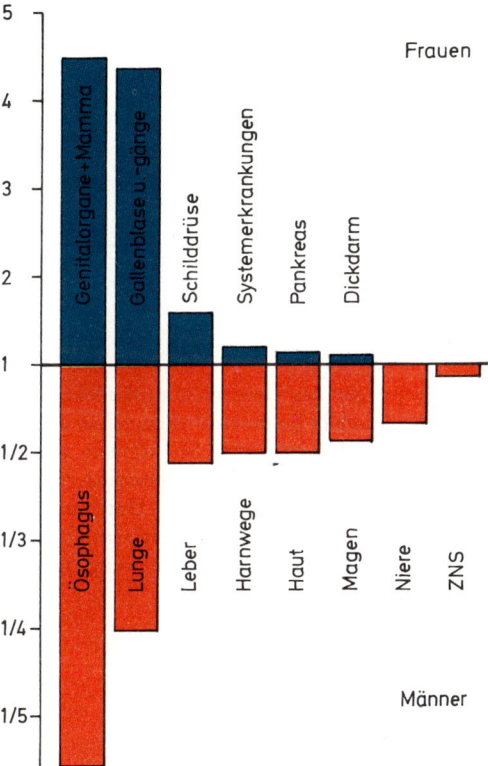

H. – Abb. 55. Sexualquotient (♀/♂) bei den einzelnen Organtumoren (Obduktionsgut des Pathologischen Instituts, Freiburg).

H. – Tab. 10. Lokalisation des Primärtumors (Untersuchungsgut des Pathologischen Instituts Freiburg 1963–1972).

Organ (Obduktionsmaterial)	Häufigkeit abs.	rel.	Organ (Biopsiematerial)	Häufigkeit abs.	rel.
A. Männer					
1. Lunge	191	24,8%	Dickdarm	1227	17,2%
2. Systemerkrankungen	151	19,6%	Lunge	1007	14,1%
3. Magen	67	8,7%	Haut	774	10,9%
4. Dickdarm	51	6,6%	Magen	743	10,4%
5. Zentralnervensystem	43	5,6%	Prostata	663	9,3%
6. Prostata	37	4,8%	Systemerkrankungen	484	6,8%
7. Pankreas	34	4,4%	Larynx	326	4,6%
8. Leber	34	4,4%	Harnblase u. -wege	300	4,2%
9. Ösophagus	25	3,3%	Mundhöhle, Zunge	205	2,9%
10. Niere	20	2,6%	Niere	202	2,8%
11. Schilddrüse	18	2,3%	Zentralnervensystem	198	2,8%
12. Haut	18	2,3%	Ösophagus	171	2,4%
13. Harnblase u. -wege	17	2,2%	Hoden	150	2,1%
14. Hoden	13	1,7%	Nebenhöhlen, Pharynx	112	1,6%
15. Übrige Organe	51	6,6%	Übrige Organe	561	7,9%
gesamt	770	99,9%	gesamt	7123	100,0%
B. Frauen					
1. Systemerkrankungen	126	23,8%	Mamma	3182	32,3%
2. Mamma	69	13,0%	Uterus	1727	17,5%
3. Uterus	56	10,6%	Dickdarm	1266	12,8%
4. Dickdarm	38	7,2%	Haut	807	8,2%
5. Lunge	32	6,0%	Magen	512	5,2%
6. Gallenblase u. -wege	30	5,7%	Ovar	373	3,8%
7. Ovar	26	4,9%	Systemerkrankungen	358	3,6%
8. Pankreas	26	4,9%	Gallenblase u.-wege	283	2,9%
9. Magen	25	4,7%	Niere	197	2,0%
10. Zentralnervensystem	24	4,5%	Schilddrüse	157	1,6%
11. Schilddrüse	20	3,8%	Zentralnervensystem	146	1,5%
12. Leber	11	2,1%	Lunge	143	1,4%
13. Niere	8	1,5%	Harnblase u. -wege	129	1,3%
14. Übrige Organe	39	7,3%	Übrige Organe	583	5,9%
gesamt	530	100,0%	gesamt	9863	100,0%

das Biopsiegut das Untersuchungskollektiv der Wahl sein. Leider kommen aber auch hier erhebliche Abweichungen vor: So können seltene Tumoren durch eine klinische Spezialisierung in der pathologisch-anatomischen Untersuchung überdurchschnittlich häufig repräsentiert sein (z. B. die maligne Systemerkrankung in der Freiburger Statistik [Tab. 10]).

6.2. Kausale Pathogenese der Entstehung von Tumoren

6.2.1. Krebstheorien

In kaum einem Fachgebiet ist die Beeinflussung der zeitgenössischen Forschung durch jeweils hervortretende technische Fortschritte so ins Auge fallend wie bei der Krebsforschung. Dementsprechend haben sich daran auch die Krebstheorien geformt. Viele Krebstheorien haben ihre Wurzel in Mißverständnissen. Es gibt die »chemische Krebstheorie« und die »Strahlentheorie« des Krebses, wobei verkannt wird, daß chemische Maßnahmen oder Strahleneinwirkung nur Instrumente der Kanzerogenese darstellen. Unberücksichtigt bleiben alle Theorien, die keinen Unterschied zwischen Auslösung (Initiation) des Krebses und Fortschreiten (Progression) machen.

Im Verlaufe der Progression des Krebses stellt sich eine starke zytogenetische Inbalance ein, mit Chromosomenaberrationen und Chromosomenvermehrung. Darauf beruht die *Chromoso-*

mentheorie der Krebsentstehung. Im Verlaufe der Progression stellt sich aber auch ein ständig mehr sich vereinfachendes Enzymmuster der Krebszellen unterschiedlicher Provenienz ein *(Konvergenztheorie)*, so daß sich schließlich Krebszellen in der zellulären Zusammensetzung untereinander ähnlicher sind als die jeweilige Krebszelle mit ihrem Muttergewebe. Sämtliche Theorien, die einen Rückfall des Krebsgewebes in frühere, embryonale Entwicklungsstufen zum Mittelpunkt haben, fallen in diese Kategorie. In diese Reihe gehört auch die *Krebstheorie von* WARBURG. Sie besagt, daß im Laufe der Karzinogenese die Zellatmung zugunsten der Glykolyse in der Zelle verlorengeht.

Diese Theorien sind deskriptiv und nehmen sich in teilweise sehr eingehender und suggestiver Weise der Verwilderung der Tumorzellen in späten Stadien der Erkrankung an. Sie lassen aber die Entstehung der Tumorzelle aus der normalen Zelle außer acht.

Für die *Entstehung des Krebses* sind zwei Möglichkeiten denkbar (Abb. 56).

I. Krebs hat seinen Ursprung in einer Veränderung *der genetischen Substanz*, oder

II. Die primären Veränderungen finden in *Proteinen der Zelle* statt.

Beiden Vorstellungen liegen einige *Prämissen* zugrunde:

1. Viele sehr unterschiedliche Reize führen zur Entstehung von Krebs.
2. Krebs ist eine einheitliche Erkrankung.
3. Krebsige Eigenschaften werden von einer Zelle auf die andere vererbt.

Fast alle Arten von Krebs sind beim alten Menschen häufiger als in der Jugend.

Beispielsweise steigt die Todesrate für Dickdarmkrebs zwischen dem 30. Lebensjahr und dem 80. Lebensjahr um das Tausendfache. Diese Risikoerhöhung entspricht etwa dem Unter-

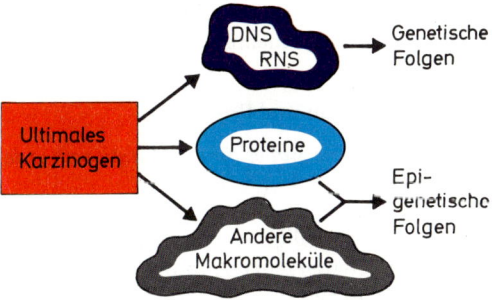

H. – Abb. 56. Mögliche Mechanismen der chemischen Karzinogenese.

schied zwischen Autounfall (häufig) und Tod durch Blitzschlag (selten).

Es gibt zahlreiche Erklärungen dafür, warum Krebs vor allem bei alten Menschen vorkommt. Sie haben alle *eine* Vorstellung gemeinsam: *Krebs entsteht durch eine Serie von Schritten, die im Laufe des Lebens stattfinden.*

Je länger das Leben dauert, desto mehr Schritte vollziehen sich, desto größer wird die Chance, daß das Individuum Krebs entwickelt.

Wie sehen diese Schritte aus?

Sie werden durch *exogene* und *endogene Ereignisse* hervorgerufen:

6.2.1.1. Mutationstheorie (genetische Theorie)

Jede Zelle besitzt ein oder mehrere Gene, die dafür verantwortlich sind, daß sie sich nicht unkontrolliert vermehrt. Krebs entsteht dann, wenn jedes dieser Gene durch einen unabhängigen getrennten Mutationsschritt *inaktiviert* wird.

Da wir ständig *Mutationen* (s. S. 535) ausgesetzt sind und Mutationen bei jeder Zelle oder ihren Vorfahren eintreten können, wird die Wahrscheinlichkeit proportional mit unserem Alter steigen, daß eine Entgleisung der natürlichen »inneren« Proliferationshemmung stattfindet.

Tatsächlich sind Berechnungen angestellt worden, daß die Wahrscheinlichkeit, Krebs zu bekommen, mit der 3. Potenz des Alters ansteigt. Anders ausgedrückt: Der Logarithmus von Krebsvorkommen ist linear zum Logarithmus unseres Alters.

Dies trifft beispielsweise für das Kolonkarzinom zu. Das Modell der exogen hervorgerufenen Mutation würde sehr gut erklären, daß die Nachkommen einer Krebszelle die Krebseigenschaften von der Mutterzelle erhalten haben oder anders ausgedrückt, daß eine Mutterzelle die Krebseigenschaften auf die Tochterzellen vererbt und fortan nur noch Krebszellen entstehen. Eine Rückkehr zum Normalen wäre nicht möglich. Dieses Modell sagt nichts darüber aus, ob die Mutationen durch *äußere* Einflüsse hervorgerufen werden und durch welche. Oder sind sie Resultat eines eingebauten Fehlers, der sich mit der Zeit bemerkbar macht und damit aus *endogenen* Gründen zu Mutationen führt?

6.2.1.2. Endogene Theorie

Die zweite Theorie besagt, daß Krebs nur einen Teil eines vorgefaßten Programmes darstellt, eines Programmes, das in der Evolution

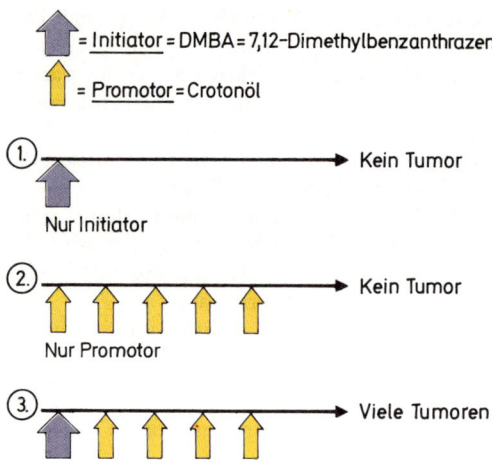

H. – Abb. 57. Zwei-Schritt-Modell der Krebsentstehung (BERENBLUM).

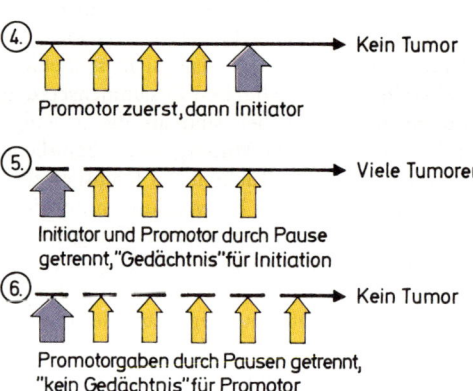

H. – Abb. 58. Zwei-Schritt-Modell der Krebsentstehung.

durch die natürliche Selektion entstanden ist und der betreffenden Spezies Vorteile bringen soll.

Jede Spezies, so auch der Mensch, hat sich entwickelt, um einen besonderen ökologischen Platz auszufüllen.

Dies schließt ein Optimum an Zeit ein, um bis zur Reife heranzuwachsen und sich zu vermehren. Jede Spezies muß daher eine ausreichende Zeitspanne zur Verfügung haben, um sich bis zum reproduktionsfähigen Alter zu entwickeln. Andererseits sollte durch Selektion der Alterungsprozeß ältere Individuen beseitigen, damit die ökologische Nische für die reproduktionsfähigen Mitglieder der Spezies freigegeben wäre. Nach dieser Theorie wären Erkrankungen wie z. B. Krebs, Arteriosklerose, Diabetes und viele andere eingebaute und genetisch geplante Mechanismen, um das Individuum »zur rechten Zeit zu beseitigen«.

Die Ursache dieser Erkrankungen wäre demnach nicht dem von außen zugeführten Zufall und nicht einer besonderen Ernährung und nicht exogenen Karzinogenen überlassen, sondern würde sich von innen heraus vollziehen. Würde diese Theorie stimmen, wäre die Suche nach der Ursache von Krebs aussichtslos. Obwohl diese Theorie immer wieder ins Spiel gebracht wird, gibt es bis heute keine solide Grundlage für ihre Richtigkeit. Es gibt keine Hinweise dafür, daß altern für die Spezies nützlich sei. Altern ist vielmehr ein Prozeß, der den Organismus in einem einheitlich erfassenden Programm ergreift. So nimmt die Vernetzung beispielsweise des Kollagens mit dem Altern zu. Sie ist einfach die Konsequenz aus der Notwendigkeit, ein optimales Produkt herzustellen und damit auch

den vorprogrammierten kontinuierlichen Verfall desselben in Kauf zu nehmen. Eine Selektion im Laufe der Evolution dafür war nicht notwendig. Im Gegensatz dazu ist die *Mutation* ein seltenes, von außen herangetragenes Zufallsereignis.

Es ist sehr wahrscheinlich, daß die erstgenannte Theorie, nämlich die *Ansammlung von Mutationen*, schließlich das Entscheidende für die Krebsentstehung ist. Daß die Ansammlung von gefährlichen Mutationen mit der Zeit – und damit dem Alter – parallel zunimmt, ist rein zufällig. Mit der Ansammlung von Mutationen steigt das Risiko, daß die eine oder andere Zelle maligne entartet. Ähnlich wie Familien von mutierten Zellen die Stammeltern von Krebszellen sein können, ist kürzlich nachgewiesen worden, daß solche mutierte Zellfamilien in der Wand von Arterien die Stammzellen von atheromatösen Beeten sein können.

Arteriosklerose und Krebs stellen zwei Drittel aller Todesleiden bei uns dar. Mit Wahrscheinlichkeit sind sie Folge von Mutationen, die sich im Laufe des Lebens anhäufen. Sie gehen mit dem Altern parallel, ohne mit dem Alterungsprozeß selbst identisch zu sein.

6.2.1.3. Initiation und Promotion

Welche Hinweise gibt es für die Mutationstheorie des Krebses?

Eine der auffälligsten Charakteristika aller Arten von Krebserzeugung ist die *lange Latenzzeit*, die zwischen der *initialen Applikation* des mutmaßlichen Kanzerogens und der *klinischen Manifestation* der Geschwulst verstreicht. Diese lange Ruhephase hat die Interpretation der hier ablaufenden Prozesse sehr erschwert. Welche der zahlreichen Veränderungen im Gewebe während der Latenzzeit ist wirklich wichtig und kausal mit dem sich schließlich entwickelnden Krebs verknüpft? Welche Prozesse sind dagegen unwichtig?

Auf der Suche nach einer Lösung zu diesem Problem ist man auf die Tatsache gestoßen, daß die ungereinigte kanzerogenetische Aktivität eines krebserzeugenden Agens in *zwei Einzelfraktionen* zerlegt werden kann, nämlich in eine Aktivität der **Initiation** und der **Promotion**.

Der Initiator, beispielsweise DMBA (Abb. 57), alleine kann, in geringer Konzentration appliziert, keinen Krebs erzeugen (Fall 1). Auch der Promotor ist nicht in der Lage, Krebs hervorzurufen, auch wenn er wiederholt gegeben wird. Promotoren rufen vielmehr Entzündungserscheinungen, Ödem, Rötung, Schwellung hervor (Fall 2). Wird ein Initiator verabreicht und *danach* in richtigen Abständen der Promotor, so entsteht Krebs (Fall 3). Die umgekehrte Reihenfolge (Abb. 58), zuerst Promotor und dann Initiator, ist nicht in der Lage, Krebs hervorzurufen (Fall 4). Die Zelle besitzt ein *»Gedächtnis«* für den Vorgang der Initiation. Eine einmal umgewandelte Zelle bleibt empfänglich für den Reiz der Promotion, auch wenn eine lange Zeit dazwischen verstreicht (Fall 5). Für den Promotor (Fall 6) besitzt die Zelle dagegen *kein Gedächtnis:* werden Pausen zwischen den Gaben von Promotoren eingelegt, so entsteht kein Tumor.

Die Initiierung ist demnach irreversibel, die Promotion reversibel.

Die Initiation kann *nicht modifiziert* werden. Die Promotion (Abb. 59) dagegen kann durch zahlreiche Aktionen manipuliert werden: Vitamin-A-Defizienz erleichtert die Wirkung des Promotors, Überdosen von Vitamin A verhindern das Wirksamwerden von Promotoren unter bestimmten Umständen.

Die meisten *Krebsinitiatoren* haben sich als kräftige *Mutagene* herausgestellt, sei es, daß sie direkt im Säugetierorganismus mutagen wirken, sei es, daß sie im Organismus enzymatisch so modifiziert werden, daß ihre kurzlebigen Metaboliten zu Mutationen führen. Es besteht heute kein Zweifel daran, daß durch die Tumorinitiatoren bleibende und *vererbbare* Veränderungen im genetischen Bestand der Zelle hervorgerufen werden. Dies paßt genau zu der Forderung, daß eine Krebszelle ihre Eigenschaften auf die Tochterzelle vererbt.

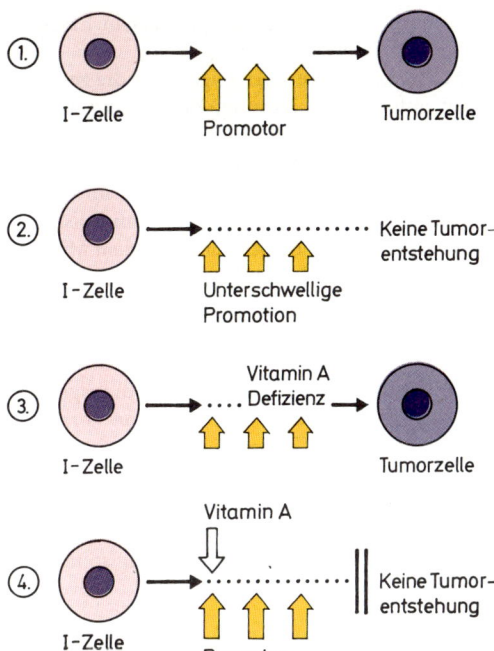

H. – Abb. 59. Verhinderung der Promotion initiierter Tumorzellen.

Tumorinitiatoren haben die Eigenschaft, mit *der DNS des Zellkernes zu reagieren* und eine kovalente Bindung einzugehen (Abb. 56). Wird beispielsweise die Haut eines Versuchstieres mit polyzyklischen aromatischen Kohlenwasserstoffen eingepinselt, kann man feststellen, daß jene Verbindungen, die besonders stark an DNS gebunden werden, auch besonders heftig Krebs verursachen. Eine Bindung des Kanzerogens an Protein oder RNS ist viel geringer und steht in keinem Verhältnis zum Ausmaß der Kanzerogenese. Es ist daher unwahrscheinlich, daß Kanzerogene Repressoren (also Proteine) zerstören oder inaktivieren und dabei die Genexpression modifizieren. Alles spricht dafür, daß der erste Schritt der Krebsentstehung eine Mutation darstellt (s. S. 540 ff.).

Was bedeutet der Vorgang der Promotion?

Die meisten potenten Karzinogene sind so starke Initiatoren, daß oft die mehrmalige oder gar schon einmalige Applikation nach gehöriger Latenzzeit zur Krebsausprägung führt. In natura ist es allerdings so, daß der Organismus nur selten und dann mit sehr kleinen Portionen von Initiatoren in Berührung kommt. Sie reichen allein nicht aus, um manifesten Krebs hervorzurufen. Ein weiterer Faktor tritt hier in Erscheinung: der *Tumor-Promotor*.

Substanzen dieser Art zeigen, auf die gesunde Haut aufgebracht, Rötung, Verdickung, Ödem und vorübergehende Steigerung der Zellteilungsrate. Ganz allgemein wirken Maßnahmen, die zur erhöhten Zellteilungsaktivität im Gewebe führen als Tumorpromotoren zum Beispiel:

Teilhepatektomie mit nachfolgendem Mitoseschub in der verbleibenden Leber führt in der (tumorinitiierten Leber zu Tumoren); initiierte endokrine Organe, wie z.B. Thyreoidea oder das Ovar können durch geeignete hormonelle Stimulierung promoviert werden, vorausgesetzt die Organe sind durch eine Initiation vorbereitet. Bestrahlt man Ratten mit geringsten Dosen von Röntgenstrahlen und läßt daraufhin wiederholt Entblutungen folgen, wird sich eine Leukämie entwickeln. Diese Leukämie entwickelt sich auch dann, wenn die Bestrahlung so niedrig war, daß sie allein keine Leukämie hervorzubringen in der Lage ist.

Auch hier liegt eine *temporäre Steigerung der Zellteilungsaktivität* als Promotor vor.

In der Praxis der Medizin kann man damit eine Reihe von Phänomenen bei der Krebsentstehung des Menschen erklären. Chronische Entzündungen mit erhöhten Zellumsatzraten wie z.B. die Colitis ulcerosa, die chronische Gastritis, chronische Bronchitis gelten als Wegbereiter des Tumors. Alte Narben und Verwun-

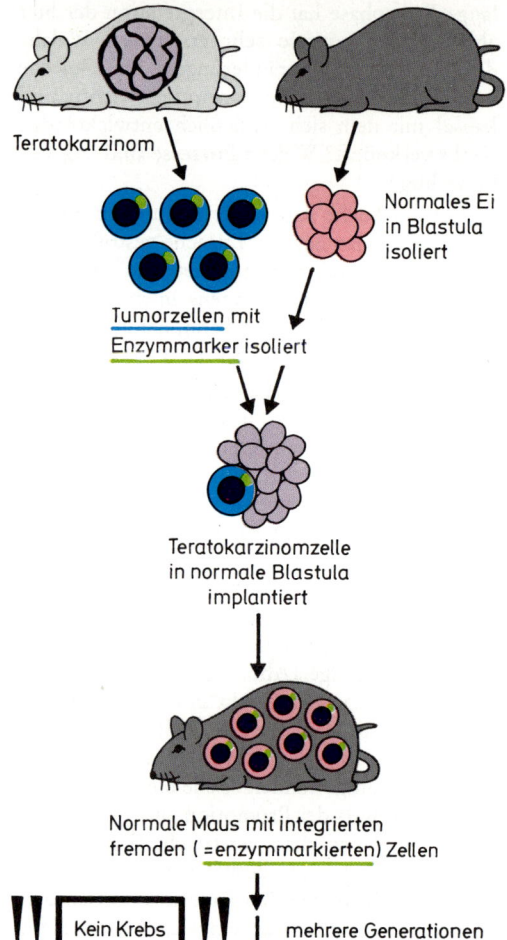

H. – Abb. 61. Epigenetische Mechanismen bei der Karzinogenese.

dungen oder chronische Osteomyelitis mit Umbau des Knochens können als Tumorpromotion verstanden werden.

Die Frage ist nur, warum gerade Gewebe wie die Haut und die Schleimhaut des Magen-Darm-Traktes, welche schon unter normalen Umständen ein stets proliferatives Kompartiment besitzen, unter der artifiziellen Provokation der Zellteilung auf diese verhängnisvolle Weise zum Krebswachstum umgepolt werden.

Mit der Mutationstheorie allein lassen sich viele Phänomene, insbesondere der Tumorpromotion, nicht erklären.

So wird der *genetischen* (= Mutationstheorie) die *epigenetische Theorie* entgegengestellt. Tierexperimente zeigen eindeutig, daß in besonderen Fällen epigenetische Faktoren bei der Krebsent-

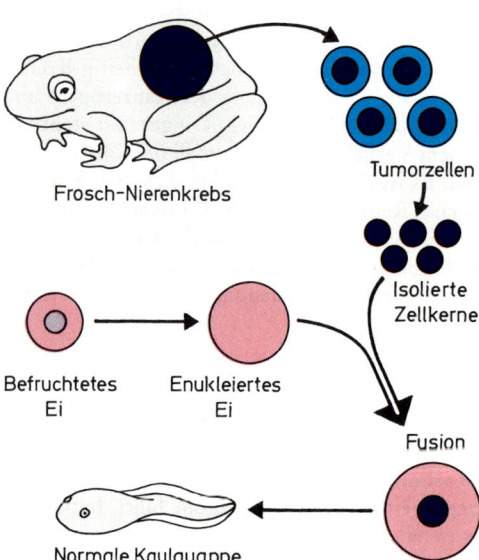

H. – Abb. 60. Epigenetische Mechanismen bei der Karzinogenese.

stehung wirksam sind oder diese vollständig beherrschen (Abb. 60 u. 61). Experimente mit Zellkulturen haben ergeben, (Abb. 56) daß die primäre Veränderung im Zytoplasma als Krankheitsursache des Krebses anzuschuldigen ist. Dieses Konzept ist am klarsten in der *Proteindeletionstheorie* niedergelegt.

6.2.1.4. Proteindeletionstheorie (epigenetische Theorie)

Sie sagt, daß *durch Einwirkung von Karzinogen, beispielsweise DMBA, spezifische Enzyme der Zelle eliminiert werden.* Die Auftrennung zellulärer Proteine erfolgt dabei im elektrischen Feld (Elektrophorese) und kann in unterschiedliche Peaks[1] aufgegliedert werden. *Karzinogene binden spezifisch an die h_2-Proteine,* während chemisch nahe verwandte, nicht karzinogene Substanzen dies nicht tun. Zwischen Grad der Bindungsfähigkeit und Intensität der Karzinogenität von Substanzen besteht ein direktes Verhältnis. Fast das gesamte zugesetzte Karzinogen wird an die h_2-Proteine bis zur Sättigung, und zwar kovalent, gebunden. Mit der Bindung des Karzinogens an die h_2-Proteine geht die *Elimination der spezifischen Proteine aus der Zelle* einher; diese Proteine werden also *deletiert.* h_2-Proteine stellen wasserlösliche basische Proteine dar. Sie enthalten mehrere wachstumshemmende Komponenten. Nach der Vorstellung der Proteindeletionstheorie wäre also der erste Schritt in der Krebsentstehung ein *selektiver Eingriff in Regulatorproteine.* Entfernt man endogene Repressoren des Wachstums (aufgehobenes Pendel loslassen), beginnt ein enthemmtes Wachstum: Es handelt sich also um den Typ: *»Aufhebung einer Hemmung«.* Ebenso führt die Deletion von h_2-Proteinen zur Taubheit für exogene Hemmfaktoren des Wachstums. Das Transportsystem für die Signale ist durch Karzinogen besetzt oder zerstört. Die Krebszelle wird zum gefährlichen Einzelgänger.

So überzeugend Experimente die Proteintheorie stützen, muß doch ein *schwerer Einwand* vorgebracht werden: Wie soll eine erworbene, zytoplasmatische Eigenschaft (Verlust der h_2-Proteine) auf die Tochterzelle vererbt werden? Eine allgemein befriedigende Antwort darauf ist bisher nicht erfolgt.

Zwei überzeugende *Einzelbeispiele* seien genannt: Isoliert man Zellkerne des Nierenkrebses beim Frosch und fusioniert (verschmilzt) diese mit normalen Eizellen des Frosches, so entsteht eine normale Kaulquappe (Abb. 60).

Ein ähnliches Experiment kann mit Teratokarzinomzellen der Maus unternommen werden. Diese eindeutig malignen Zellen sind durch einen Enzym-Marker gekennzeichnet. Vermengt man nun diese Tumorzellen mit einer gesunden Blastula der Maus, so entsteht ein Tier mit integrierten fremden enzymmarkierten Zellen. Tumorzellen sind jedoch nicht zu finden. Krebs entsteht nicht.

Die beiden Experimente zeigen, daß Krebs durch epigenetische Mechanismen beeinflußt wird.

6.2.1.5. Onkogen-Theorie

Sowohl die sehr soliden Resultate der epigenetischen Theorie als auch die Mutationstheorie lassen die Frage aufkommen: Gibt es eine einheitliche Theorie, die allen bisherigen Erkenntnissen gerecht wird? Die Frage kann mit *nein* beantwortet werden. Immerhin: Die *Onkogen-Theorie* (Abb. 62) kommt dem Bedürfnis der Einheitlichkeit am nächsten. Danach sollten in allen somatischen Zellen *Virusgene* seit der Evolution in die Wirts-DNS eingebaut sein (Abb. 62). Durch *Repressionssysteme* sind sie ständig inaktiviert. Das Virogen ist zusammengesetzt aus kleinen Untereinheiten, die, sollen sie für ein komplettes Virus codieren, alle angeschaltet werden. Es ist verantwortlich für die Produktion des transformierenden Proteins, interne und externe Virusantigene und Polymerasen. Wird lediglich ein Teil des Virogens, nämlich das *Onkogen*, angeschaltet, was durch Entfernung des Repressorsystems geschieht, erleidet die Zelle maligne Transformation, insofern kommt die Proteindeletionstheorie hier ins Spiel, da eine Deletion – Elimination – eines Proteins (hier: *Repressor*) notwendig ist, um die Lawine ins Rollen zu bringen. Allerdings können die unterschiedlichsten *Reize* zum Auslösen oder Beschleunigen einer inhärenten Anlage der Säugetierzelle führen. Damit wäre festgestellt, daß wir alle tausendfach den Keim unserer eigenen Zerstörung in uns tragen. Zur Befriedigung aller klassisch eingestellten Mediziner sind wir damit zu VIRCHOW zurückgekehrt: Danach wäre die Klärung des Krebsproblems nicht so sehr bei den krebserzeugenden Faktoren als bei der Zelle selbst zu suchen.

---

[1] Peak (engl.) Gipfel, Spitze, Höhepunkt.

Onkogen-Hypothese

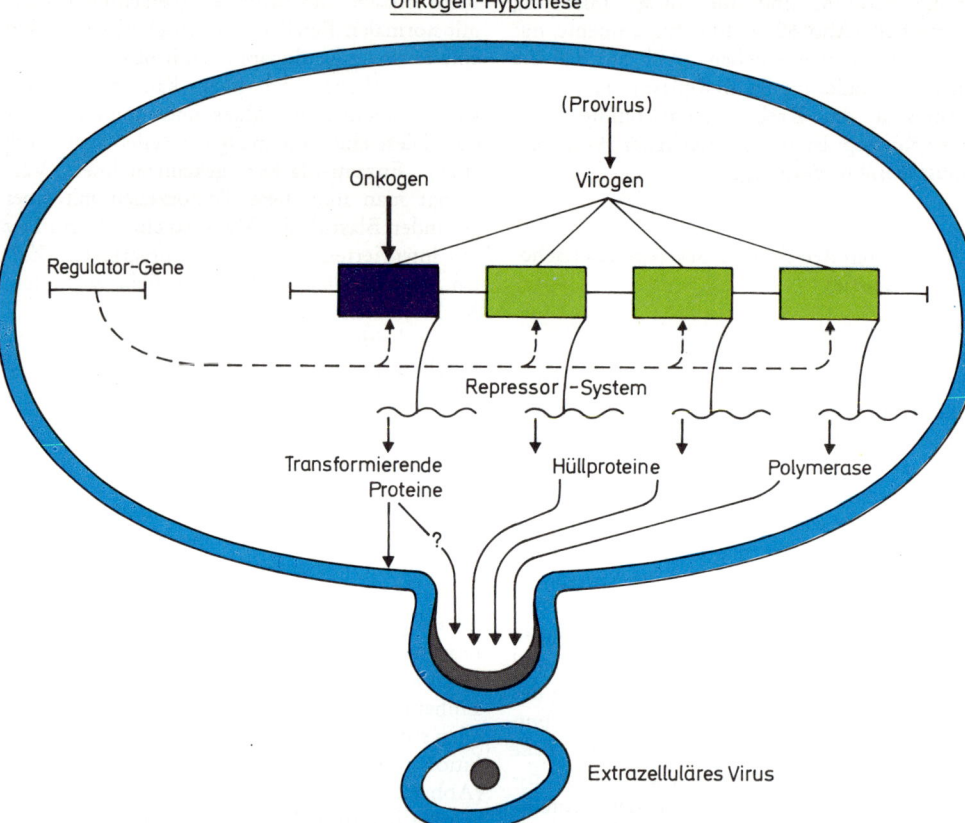

H. – Abb. 62. Die Onkogen-Theorie. Ein Virusgen ist in allen somatischen Zellen eingebaut. Durch Repressorsysteme sind sie ständig inaktiviert. Wegfall des Repressors hat vollständige oder teilweise Expression des Virogens zur Folge. Eine solche Teilaktivierung kann durch Anschalten des Onkogens mit nachfolgender onkogener Transformation geschehen.

6.2.2. Chemische Kanzerogenese

Bis zum Jahre 1940 war die Krebsforschung fast ausschließlich auf die Untersuchung von Zell- und Gewebsveränderungen in Tumoren

H. – Tab. 11. Einteilung der chemischen Kanzerogene.

Einteilung der chemischen Kanzerogene
1. Kanzerogene Kohlenwasserstoffe
2. Aromatische Amine
3. Mustards und Äthylenimine
4. Harnstoffabkömmlinge
5. Halogenierte aliphatische Stoffe
6. Makromolekulare Verbindungen
7. Anorganische Verbindungen
8. N-Nitroso-Verbindungen, Hydrazine und Triazene

fixiert. Als Ursache der Geschwülste wurden genetische, d.h. endogene Störungen angenommen, den exogenen Noxen dagegen kaum eine Bedeutung beigemessen.

Heute stehen uns bereits über 1500 verschiedene chemische Verbindungen zur Verfügung, die krebserzeugend wirken. Sie werden vorwiegend im Laboratorium hergestellt, zum Teil kommen sie aber auch als Naturstoffe vor. Die meisten dieser tumorerzeugenden Stoffe lassen sich in eine der in Tab. 11 aufgeführten Untergruppen einordnen.

6.2.2.1. Kanzerogene Substanzen

a) Die kanzerogenen Kohlenwasserstoffe: Im Jahre 1775 beschrieb der englische Chirurg Pott das besonders häufige Vorkommen von Krebsen der Skrotalhaut bei Schornsteinfegern; er führte schon damals die Entstehung dieser

Chemische Zusammensetzung der kanzerogenen Kohlenwasserstoffe, Sexualhormone und Gallensäuren

Formel 1:
3,4-Benzpyren

Formel 2:
20-Methylcholanthren

Formel 3: 9,12-Dimethyl-
1,2-benzanthrazen

Formel 4:
Desoxycholsäure

Formel 5:
Cholesterin

Formel 6: Grundsystem
der Steroidhormone

Kanzerogene aromatische Amine

Formel 7: Scharlachrot

Formel 8: o-Aminoazotoluol

Kondensierte aromatische Amine

Formel 9: Anilin

Formel 10: ß-Naphthylamin

Formel 11: ß-Anthramin

Nichtkondensierte aromatische Amine

Formel 12:
Dimethylaminoazobenzol

Formel 13:
Dimethylaminostilben

Formel 14:
Dimethylaminodiphenyl

Hydroxylierung des ß-Naphthylamins:

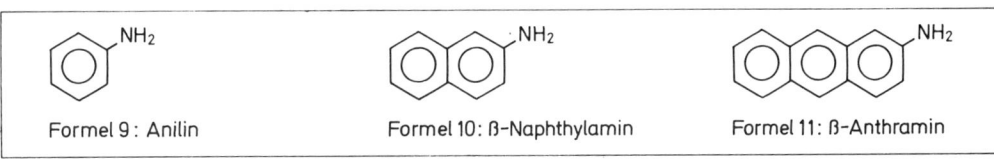
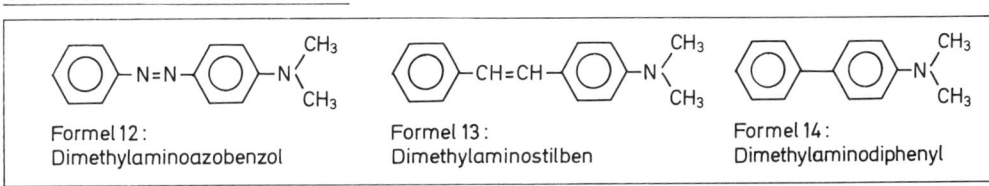

ß-Naphthylamin
(Transportform)

1-Hydroxy-aminonaphthalin
(Wirkform: Formel 15)

H. – Abb. 63. Chemische Zusammensetzung verschiedener kanzerogener Noxen.

Lost-Verbindungen

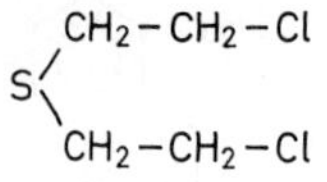

$$S \Big\langle \begin{matrix} CH_2 - CH_2 - Cl \\ CH_2 - CH_2 - Cl \end{matrix}$$

S-Lost (Senfgas: Formel 16)

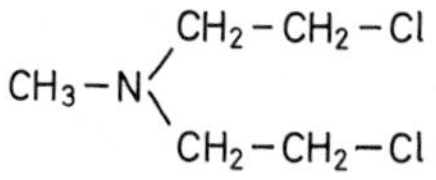

$$CH_3 - N \Big\langle \begin{matrix} CH_2 - CH_2 - Cl \\ CH_2 - CH_2 - Cl \end{matrix}$$

N-Lost („mustardoil": Formel 17)

Äthylenimine (Formel 18)

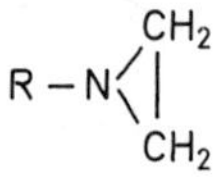

$$R - N \Big\langle \begin{matrix} CH_2 \\ | \\ CH_2 \end{matrix}$$

Kanzerogene Harnstoffabkömmlinge

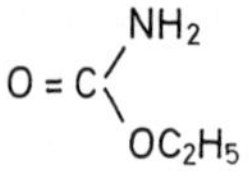

$$O = C \Big\langle \begin{matrix} NH_2 \\ OC_2H_5 \end{matrix}$$

Formel 19: Urethan

$$S = C \Big\langle \begin{matrix} NH_2 \\ NH_2 \end{matrix}$$

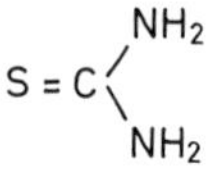

Formel 20: Thioharnstoff

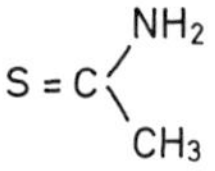

$$S = C \Big\langle \begin{matrix} NH_2 \\ CH_3 \end{matrix}$$

Formel 21: Thioazetamid

Makromolekulare Verbindungen
Kunststoffe und ihre Anwendung in der Humanmedizin (aus K.H. BAUER: Das Krebsproblem)

Kunststoff	Art der Verwendung	Indikation
Polymetakrylat	Plexiglasprothesen	Hüftplastik
Polythen	Ventilprothesen	Herzklappenersatz
Silikonschwamm	Füllmaterial	Kosmetische Chirurgie
Teflon	Gefäß	Gefäßersatz
Polyvinylpyrrolidon	"Periston"	Plasmaersatz
Cellophan	Streifen	Einscheidung von Aneurysmen

Kanzerogene N-Nitroso-Verbindungen

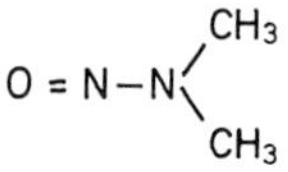

$$O = N - N \Big\langle \begin{matrix} CH_3 \\ CH_3 \end{matrix}$$

Formel 22: Dimethylnitrosamin

H. – Abb. 63. (Fortsetzung).

Geschwülste auf die lokale Einwirkung von Ruß und Teer zurück. Erst 140 Jahre später konnte diese Vermutung durch das Experiment bestätigt werden: den Japanern YAMAGIWA und ISHIKAWA gelang es erstmalig, einen bösartigen Tumor im Tierversuch zu erzeugen. Sie pinselten die Innenseite des Kaninchenohres 2–3mal wöchentlich mit Teer und beobachteten bereits nach 3 Monaten kleine Hautpapillome, die später in echte Hautkarzinome übergingen. Zwischen den Jahren 1932 und 1933 gelang es der Arbeitsgruppe um KENNAWAY, kanzerogene Kohlenwasserstoffe aus dem Teer zu isolieren. Aus 2 Tonnen Teer wurden durch mehrfache Destillation und Kristallisation 50 Gramm *3,4-Benzpyren* (Abb. 63, Formel 1) gewonnen. Später wurden weitere kanzerogene Kohlenwasserstoffe gereinigt bzw. synthetisiert: Zu den wichtigsten Verbindungen gehören, neben dem bereits erwähnten *3,4-Benzpyren (3,4 BP)*, das *20-Methylcholanthren (20-MC;* Abb. 63, Formel 2) und das

Dimethylbenzanthrazen (DMBA; Abb. 63, Formel 3). Alle diese polyzyklischen Kohlenwasserstoffe weisen als gemeinsame Eigenschaft eine Eigenfluoreszenz im ultravioletten Licht auf, außerdem sind sie nur fettlöslich.

Im *Tierversuch* wirken die kanzerogenen Kohlenwasserstoffe vorwiegend *lokal*, d.h. am Ort der Applikation. So entstehen nach epikutaner Gabe epitheliale Hautgeschwülste bei Mäu-

H. – Tab. 12. Vergleich zwischen der Lungenkrebsrate und Gehalt der Luft an 3,4-Benzpyren (aus STOCKS, zit. bei SCHMÄHL).

Ort	3,4-BP in 100 m³ Luft	Lungenkrebsrate (erwartet = 100)
Conway Valley	0,1 Gamma	59
Ormskirk	2,2 Gamma	98
Liverpool	6,7 Gamma	158

sen und Kaninchen, die subkutane Injektion ruft Weichteilsarkome bei Ratten hervor. Auch in Uterus, Leber, Darm, Niere, Gehirn und anderen Organen erzeugt die lokale Applikation eines kanzerogenen Kohlenwasserstoffes Tumoren.

Welche Rolle spielen die kanzerogenen Kohlenwasserstoffe in der *Humanpathologie?* Diese Substanzen kommen als Verunreinigung in Boden, Luft und Wasser vor, sie lassen sich im Tabakrauch nachweisen und kommen auch im geräucherten Fleisch vor. Ein möglicher Zusammenhang zwischen der Entstehung menschlicher Lungenkarzinome und der Einwirkung kanzerogener Kohlenwasserstoffe geht aus Tab. 12 hervor.

Damit wird gezeigt, daß mit zunehmender Konzentration an 3,4-Benzpyren in der Atemluft auch die Karzinomhäufigkeit ansteigt. Es ist bemerkenswert, daß kanzerogene Kohlenwasserstoffe auch von Pflanzen aufgenommen werden. Besonders hohe Mengen dieser Verbindungen treten im Weizen auf, der in der Umgebung von Industriegebieten angebaut wird. Letztlich sei noch auf die Ähnlichkeit der chemischen Zusammensetzung der kanzerogenen Kohlenwasserstoffe, Sexualhormone und Gallensäuren vermehrt (Gallenblasenkarzinome in Steingallenblasen!) hingewiesen (Abb. 63). Eine endogene Bildung eines kanzerogenen Kohlenwasserstoffes ist jedoch bis jetzt noch nicht sicher nachgewiesen worden.

b) Die aromatischen Amine: Ende des 19. Jahrhunderts beschrieb der Frankfurter Chirurg REHN das Harnblasenkarzinom der Anilinarbeiter. 1906 konnten erstmalig experimentell durch subkutane Injektion von *Scharlachrot* (Abb. 63, Formel 7) Papillome in der Kaninchenhaut erzeugt werden. 30 Jahre später entdeckten die Japaner SASACKI und YOSHIDA die krebserzeugende Wirkung des *o-Aminoazotoluols* (Formel 8), ein Baustein des Scharlachrot-Moleküls. Diese Beobachtungen führten zum Auffinden einer neuen Stoffklasse mit krebserzeugenden Eigenschaften, der aromatischen Amine. 1936 wurde auch die leberkrebserzeugende Wirkung des *Dimethylaminoazobenzols* (Formel 12) nachgewiesen, eine Verbindung, die auch unter der Kurzbezeichnung DAB oder unter ihrem Trivialnamen »Buttergelb« bekannt ist. Durch Beimengung dieses Stoffes sollte die Butter einen appetitanregenden gelben Farbton erhalten! 1920 wurde in den USA ein Insektizid patentiert mit einem Fluorenabkömmling, dem *2-Acetylaminofluoren*, als Hauptbestandteil. Spätere Untersuchungen zeigten, daß es sich bei dieser Substanz um eine der stärksten krebserzeugenden Verbindungen handelt, die wir heute kennen.

Krebserzeugend sind sowohl die kondensierten als auch die nicht kondensierten aromatischen Amine. Ihr Grundbaustein ist der *Benzolring*. Bei den *kondensierten aromatischen Aminen* nimmt mit zunehmender Größe des Moleküls (durch Annelierung mehrerer Benzolringe) auch die kanzerogene Wirkung zu. So sind Substanzen mit nur 1 Benzolring (*Anilin*: Formel 9) nur schwach oder nicht, mit 2 Ringen (β-*Naphthylamin*: Formel 10) oder 3 Ringen (β-*Anthramin*: Formel 11) stärker kanzerogen. Eine weitere Annelierung schwächt oder hebt die krebserzeugende Wirkung wieder auf.

Bei den *nicht kondensierten aromatischen Aminen* können 2 Benzolringe durch eine Azobrücke (–N=N–) gebunden werden und den Grundbaustein des Buttergelbs (DAB) bilden. Diese methylierte Verbindung erzeugt im Tierversuch Leberkrebs. Wird die Azobrücke durch eine *Äthylenbrücke* (–CH=CH–) ersetzt, so bleibt zwar die krebserzeugende Wirkung bestehen, es lassen sich aber keine Lebertumoren mehr erzeugen, sondern Mamma- und Darmgeschwülste. Außerdem weist die jetzt vorliegende Verbindung, *das Dimethylaminostilben* (Formel 13), eine brunsthemmende, also eine endokrine Wirkung auf. Durch Fortfall der Äthylenbrücke entsteht das *Dimethylaminodiphenyl* (Formel 14), das bei Ratten Gehörgangstumoren erzeugt.

Die aromatischen Amine zeigen als solche keine krebserzeugende Wirkung, erst *ihre Stoffwechselprodukte* bilden aktivierte Kanzerogene mit direkter tumorerzeugender Aktivität. Daher weisen die aromatischen Amine auch keine primär lokale, sondern eine *resorptive tumorerzeugende Wirkung* auf. Nach Verabreichung von β-Naphthylamin läßt sich der hydroxylierte Metabolit *1-Hydroxy-2-aminonaphthalin* (Abb. 63, Formel 15) aus dem Harn gewinnen. Er zeigt – im Gegensatz zu dem Ausgangsprodukt β-Naphthylamin – eine direkte kanzerogene Wirkung auf die Harnblasenschleimhaut.

c) Mustards (sog. Senfstoffe) und Äthylenimine: Gemeinsam ist diesen Verbindungen eine alkylierende Wirkung. Unter den Mustards sind besonders die *Schwefel- und Stickstofflost-Verbindungen* (Formel 16 und 17) zu erwähnen, die in ihrem biologischen Verhalten den ionisierenden Strahlen vergleichbar sind. Daher bezeichnet man diese Verbindungen auch als »radiomimetische Stoffe«. Im *Tierversuch* erzeugen sie Tumoren, bei Taufliegen (Drosophila) wirken sie mutagen und auf Impftumoren wachstumshemmend. Ähnliche Wirkungen weisen auch die *Äthylenimine* (Formel 18) auf, die als »Ruhekern-Gifte« bezeichnet werden. Zu ihnen gehören *Triäthylenimin* (TEM) und *Triäthyleniminphosphoramid* (TEPA). Diese Substanzen sowie Endoxan, Trenimon und andere sind als Krebschemotherapeutika gut bekannt. Ihre krebserzeugende Wirkung im Tierversuch ist durch SCHMÄHL und seinen Arbeitskreis mehrfach nachgewiesen worden: sie konnten bei Ratten Retikulosen und Leukämien erzeugen. Chemotherapeutika finden heute nicht nur in der Krebstherapie ihre Anwendung, sondern auch in der Behandlung nichtneoplastischer Erkrankungen. So werden z. B. Immunsuppressiva nach Organtransplantationen oder bei Autoaggressionserkrankungen verabreicht. Bei jüngeren, über längere Zeit mit diesen Verbindungen behandelten Menschen muß daher mit einer Tumorinduktion gerechnet werden.

d) Harnstoffabkömmlinge: Aus dieser Stoffklasse ist das *Urethan* (Formel 19) zu erwähnen, das schon seit Jahrzehnten als Narkotikum und als Lösungsmittel bekannt ist. Im *Tierversuch* erzeugt es Hämangioendotheliome der Leber und Lungenadenome. Es ist möglich, daß durch Urethan die Entstehung von Lungenkarzinomen bei Patienten begünstigt wurde, die man wegen einer Leukämie über längere Zeit mit diesem Stoff behandelt hatte. Auch *Thioharnstoff* (Formel 20) und *Thioazetamid* (Formel 21) gehören zu den Harnstoffabkömmlingen, die im Tierversuch Schilddrüsentumoren bzw. Leberzirrhosen und Lebergeschwülste hervorrufen.

e) Zu den halogenierten aliphatischen Verbindungen gehören unter anderem *Chloroform* (CHCl$_4$) und *Tetrachlorkohlenstoff* (CCL$_4$), die im Tierversuch eine vorwiegend hepatotoxische, zirrhogene und eine leberkrebserzeugende Wirkung zeigen.

f) Verschiedene Kunststoffe, als *makromolekulare Verbindungen,* finden als Prothesen oder Plasmaersatz ihre Anwendung in der Humanmedizin (Abb. 63). Im *Tierversuch* zeigen die Kunststoffe eine lokale, allerdings nur sehr schwache krebserzeugende Wirkung. Nach subkutaner Implantation und nach einer Latenzzeit von etwa 2 Jahren entwickeln sich lokale Sarkome bei Ratten. Überträgt man diese Versuchsergebnisse auf den *Menschen,* dann muß man mit einer Induktionszeit von mehr als 30 Jahren rechnen. Kunststoffe werden aber in der Regel älteren Menschen eingesetzt, dementsprechend ist auch kaum mit einer Tumorbildung zu rechnen. Über den Wirkungsmechanismus ist nicht viel bekannt, wahrscheinlich spielt die Oberflächenbeschaffenheit (Porengröße, glatte oder rauhe Oberfläche, Festigkeit des Materials) eine entscheidende Rolle.

g) Zu den im Tierversuch **krebserzeugenden anorganischen Verbindungen** gehören *Arsen, Blei, Nickel, Eisen* und andere. Bei Versuchstieren rufen sie lokale Sarkome, Nasenhöhlentumoren und Nierengeschwülste hervor. Chronische Bleivergiftungen kommen beim Menschen als Berufserkrankung vor, durch Blei induzierte Tumoren sind uns dagegen in der Humanpathologie nicht bekannt. Von besonderer Bedeutung ist das Arsen, das bis zum Jahre 1940 als Insektizid und Vertilgungsmittel verwendet wurde. Chronische Arsenintoxikationen und spätere Arsenkrebse wurden bei Winzern beobachtet. Bei Hauterkrankungen (Psoriasis), Anämien, Appetitlosigkeit, Lues und anderen Leiden sind *anorganisches (Fowlersche Lösung, asiatische Pille)* und *organisches (Salvarsan)* Arsen verabreicht worden. Insbesondere die Medikation (häufiger Selbstmedikation!) mit anorganischem Arsen führte zu chronischen Intoxikationen und Tumorbildungen (Hautkarzinome, Lebergeschwülste und Bronchialkarzinome) beim Menschen, die somit als *iatrogene Krebse* anzusehen sind. Letztlich sei noch erwähnt, daß eine Intoxikation auch durch ein arsenreiches Trinkwasser hervorgerufen werden kann, das in bestimmten Gegenden (Bad Reichenhall, Córdoba/Argentinien) sehr hohe Konzentrationen aufweist. Die auf diese Weise hervorgerufenen Krankheitsbilder waren schon früher als *Reichensteinersche Krankheit* bekannt.

h) N-Nitroso-Verbindungen: Im Jahre 1956 beobachteten MAGEE und BARNES Leberkarzinome unter Arbeitern der Kunststoffindustrie. Sie führten diese Geschwülste auf die Einwirkung eines Lösungsmittels, des *Dimethylnitrosamins* (Abb. 63, Formel 22), zurück, das auch im Tierversuch leberkrebserzeugend wirkt. Diese Beobachtung wurde zunächst von SCHMÄHL und PREUSSMANN bestätigt. Im Laufe der nächsten 10 Jahre prüften DRUCKREY und sein Arbeitskreis die krebserzeugende Wirkung von 65 verschiedenen N-Nitroso-Verbindungen. Später wurden die Untersuchungen auch auf Stoffe der Hydrazin- und Triazenklasse ausgedehnt.

H. – Tab. 13. Lokalisation der durch N-Nitroso-Stoffe erzeugten Tumoren.

Durch N-Nitroso-Verbindungen erzeugte Tumoren bei Ratten	
Diäthylnitrosamin	Leberkarzinom
Äthyl-butyl-nitrosamin	Harnblasenkarzinom
Nitrosopiperidin	Nasenhöhlentumoren
Sarkosinäthylester	Hautkarzinome
Methylnitroso-Harn-stoff	Mamma-, Gehörgangs-, Darmkarzinome, Gliom, Nephroblastome, Retikulosen, Leukämien

Die krebserzeugende Wirkung dieser Stoffe geht aus Tab. 13 hervor. Welche Rolle spielen sie in der Entstehung von Tumoren *beim Menschen?* Zunächst ist festzustellen, daß auch in diesem Falle die Auffindung eines Kanzerogens auf eine Beobachtung aus der Humanmedizin zurückgeht, und zwar auf den Nachweis der krebserzeugenden Wirkung des Dimethylnitrosamins. Chemisch verwandte Stoffe kommen im Zikadenmehl *(Methylazoximethanol)* vor, das von den Einwohnern der Insel Guam als Nahrungsmittel verwendet wird. Letztlich wird noch die Möglichkeit diskutiert, daß Nitrosoverbindungen endogen durch Einwirkung von Nitrosegasen auf körpereigene Amine entstehen könnten.

6.2.2.2. Wirkungsmechanismus chemischer Kanzerogene

Tumoren lassen sich durch Einwirkung physikalischer, chemischer Noxen oder durch Viren erzeugen. Diese Tatsache ist nicht die Grundlage einer Hypothese, umstritten ist lediglich die Frage, *wie* diese Noxen den Tumor hervorrufen. Dementsprechend spricht man auch nicht von einer chemischen oder viralen Theorie der Krebserzeugung, sondern über den *Wirkungsmechanismus der chemischen oder viralen Kanzerogenese.* Mehrere Krebstheorien beziehen sich direkt oder indirekt auf die chemische Kanzerogenese, so die *Deletionstheorie,* die *Zweistufentheorie* von BERENBLUM, die *Mutationstheorie* oder die *Alkylierungstheorie* (s. S. 659f.). Viele Zwischenstufen im Stoffwechsel eines chemischen Kanzerogens sind uns inzwischen bekannt, fraglich bleibt jedoch der letzte Angriffspunkt auf bestimmte Zellbestandteile. Spielt der Verlust an h_2-Proteinen bei der Deletionstheorie eine entscheidende Rolle? Sind die durch Einwirkung von chemischen Kanzerogenen auf Nucleinsäure hervorgerufenen Mutationen von Bedeutung?

Von der Wirkung her unterscheiden wir chemische Kanzerogene, die am *Ort der Applikation* einen Krebs hervorrufen können, und solche, die zunächst resorbiert werden und erst durch Entstehung eines *Metaboliten krebserzeugend* wirken. Somit unterscheiden wir *primär lokal wirkende* und *resorptiv wirkende* chemische Kanzerogene.

a) Lokal wirkende Kanzerogene

Zu diesen gehören die *kanzerogenen Kohlenwasserstoffe,* die am Ort der Applikation einen Tumor induzieren. Nach Hautpinselung rufen sie Hautpapillome und -karzinome, nach subkutaner Injektion Sarkome hervor. Auch nach direkter Applikation in die Leber, Lunge, Nieren, Uterus und in andere Organe bilden sich im Injektionsbereich maligne mesenchymale oder epitheliale Neubildungen. Über den Wirkungsmechanismus der kanzerogenen Kohlenwasserstoffe ist uns nicht viel bekannt. Wir wissen, daß sie mit basischen Proteinen reagieren. Je größer die Reaktionsfähigkeit, um so stärker die kanzerogene Wirkung der Verbindung. Die lokal wirkenden kanzerogenen Kohlenwasserstoffe können gelegentlich auch eine resorptive Wirkung zeigen. Durch orale Verabreichung von 3,4-Benzpyren, 20-Methylcholanthren oder Dimethylbenzanthrazen entstehen Leukämien und Mammakarzinome bei Ratten (Abb. 64).

b) Resorptive Kanzerogene

Unter den resorptiven Kanzerogenen sind die *aromatischen Amine* und die *N-Nitroso-Verbindungen* besonders gründlich untersucht worden. Die Verbindungen dieser Stoffklassen wirken in den meisten Fällen nicht am Ort der Applikation, das heißt, sie sind nicht als primär krebserzeugende Verbindungen anzusehen. So hat man zum Beispiel kleine Kugeln mit β-Naphthylamin in die Harnblasenlichtung eingesetzt, es kam aber zu keiner Geschwulstbildung. Wurde dagegen das Kanzerogen mit dem Futter zugeführt, dann entwickelten sich Harnblasenkarzinome. Bei der Prüfung der kanzerogenen Wirkung des β-Naphthylamins bei verschiedenen Tierarten stellte man fest, daß sie bei den Tieren am stärksten ausfiel, die die größten Mengen 1-Hydroxy-2-aminonaphthalin mit dem Harn ausschieden. Tatsächlich zeigt diese Verbindung eine direkte krebserzeugende Wirkung, wenn man sie in die Harnblasenlichtung einführt. So wurde die *Orthohydroxylierung* eines aromati-

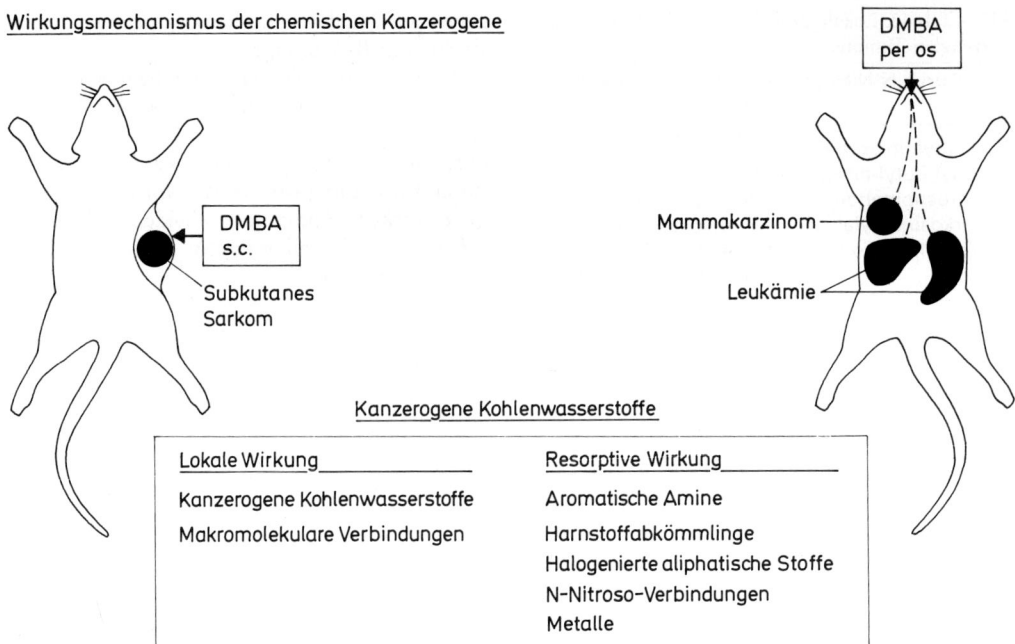

Wirkungsmechanismus der chemischen Kanzerogene

DMBA
per os

DMBA
s.c.

Subkutanes
Sarkom

Mammakarzinom

Leukämie

Kanzerogene Kohlenwasserstoffe

Lokale Wirkung	Resorptive Wirkung
Kanzerogene Kohlenwasserstoffe	Aromatische Amine
Makromolekulare Verbindungen	Harnstoffabkömmlinge
	Halogenierte aliphatische Stoffe
	N-Nitroso-Verbindungen
	Metalle

H. – Abb. 64. Wirkungsmechanismus der chemischen Kanzerogene.

schen Amins als wichtiger Schritt in der Kanzerisierung festgestellt. Auch nach Verfütterung von 2-Acetylaminofluoren konnte N-Hydroxy-2-acetylaminofluoren aus dem Harn der Versuchstiere isoliert werden (Abb. 65). Diese Verbindung bezeichnet man als »proximate carcinogen« (nahes Kanzerogen), also eine dem eigentlichen Wirkstoff nahestehende Verbindung. Bei dem Versuch, auch Buttergelb zu hydroxylieren, traten technische Schwierigkeiten auf. Erst durch Hydrolyse des N-Hydroxybenzoilesters konnte das vorübergehend freie N-Hydroxy-N-

methylaminoazobenzol gewonnen werden. Als nächster Schritt in der Kanzerisierung wurde die *Veresterung* der N-Hydroxy-Verbindung mit einem Zellbestandteil, dem Methionin, festgestellt. Dieser N-Hydroxy-Ester ist stärker kanzerogen als die nicht veresterte Verbindung, wird daher als unmittelbare Wirkform der aromatischen Amine angesehen und als »ultimate carcinogen« bezeichnet.

Die kanzerogene Wirkung der aromatischen Amine ist zunächst an das Vorhandensein einer *Aminogruppe* gebunden. Vergleichen wir die chemische Zusammensetzung der Krebsnoxen Buttergelb, Dimethylaminostilben und Dimethylaminodiphenyl, dann können wir feststellen, daß die *Organotropie (Lokalisation der induzierten Tumoren)* von dem *Grundbaustein* abhängig ist, also von beiden *Benzolringen* und der *Brükke,* die sie untereinander verbindet. Welche Rolle spielen die funktionellen Gruppen, in diesem Fall die Methylgruppen? Die Substitution der Methylgruppen durch andere kann die kanzerogene Wirkung des Stoffes verstärken oder herabsetzen (Abb. 66).

Dieser Zusammenhang zwischen der chemischen Zusammensetzung des Kanzerogens und der krebserzeugenden Wirkung läßt sich auch – mit gewissen Einschränkungen – auf andere

Wirkungsmechanismus kanzerogener aromatischer Amine

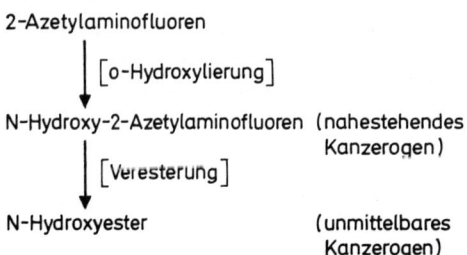

2-Azetylaminofluoren

[o-Hydroxylierung]

N-Hydroxy-2-Azetylaminofluoren (nahestehendes Kanzerogen)

[Veresterung]

N-Hydroxyester (unmittelbares Kanzerogen)

H. – Abb. 65. Wirkungsmechanismus kanzerogener aromatischer Amine.

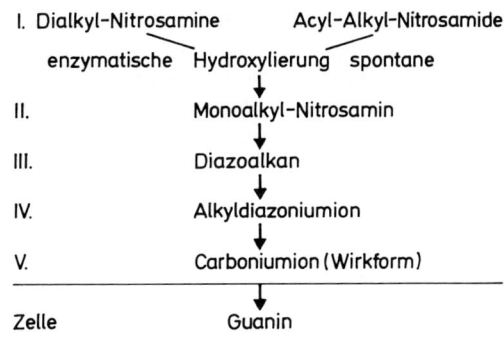

Chemische Formel
des Dimethylaminoazobenzols ("Buttergelb")

A: Benzolring und Brücke:
bestimmen die Organotropie

B: Aminogruppe:
bestimmt die krebserzeugende Wirkung

C: Funktionelle Gruppen (Methylgruppe): steigern
oder vermindern die krebserzeugende Wirkung

H. – Abb. 66. Wirkungsmechanismus kanzerogener aromatischer Amine (Wirkung und chemische Zusammensetzung des Kanzerogens).

I. Dialkyl-Nitrosamine   Acyl-Alkyl-Nitrosamide
   enzymatische   Hydroxylierung   spontane

II.   Monoalkyl-Nitrosamin

III.   Diazoalkan

IV.   Alkyldiazoniumion

V.   Carboniumion (Wirkform)

Zelle   Guanin

H. – Abb. 67. Chemischer Ablauf der Aktivierung der N-Nitroso-Verbindungen (Alkylierungstheorie: DRUCKREY u. Mitarb.).

Stoffklassen (z. B. auf die N-Nitroso-Verbindungen oder auf die kanzerogenen Kohlenwasserstoffe) übertragen. Ausnahmen sind allerdings häufig, auch unter den aromatischen Aminen.

Der letzte Angriffspunkt auf die Zelle ist – wie bereits erwähnt – nicht bekannt. Wahrscheinlich spielt aber bei der Transformation einer normalen Zelle in eine Geschwulstzelle die Veränderung der Proteine (Methionin) eine geringere Rolle als die der Nucleinsäure (Guanin). Von der Bindungsfähigkeit der aromatischen Amine an Leberproteine ist die Deletionstheorie abgeleitet worden (siehe S. 663).

Der volle Ablauf der beschriebenen chemischen Reaktion, d. h. die N-Hydroxylierung durch Oxidation, die Veresterung mit Schwefelsäure und letztlich eine Bindung an Methionin oder an Guanin, ist nicht immer erforderlich. So genügt beim Naphthylamin schon das »proximate carcinogen«, während beim 2-Acetylaminofluoren erst das »ultimate carcinogen« wirksam wird (Abb. 65).

Besonders gründlich wurde der Wirkungsmechanismus der *N-Nitroso-Verbindungen* untersucht. Tab. 13 zeigt uns mehrere Nitrosamide und Nitrosamine mit einer unterschiedlichen organotropen Wirkung, die durch die chemische Zusammensetzung des Kanzerogens bestimmt wird. Es zeigt sich aber am Beispiel des N-Nitrosomethyl-

harnstoffes oder des N-Nitrosomethylurethans, daß die Organotropie auch durch die Dosierung des zugeführten Kanzerogens oder durch die Applikationsart gesteuert werden kann. Die N-Nitroso-Verbindungen sind – wie die aromatischen Amine – vorwiegend *resorptive Krebsnoxen:* Sie sind als solche nicht direkt krebserzeugend, sondern nur »Transportformen« des eigentlichen Kanzerogens. Durch Aktivierung entstehen zunächst Zwischenstufen, erst die Endstufe *(»Wirkform«)* ist als direkt krebserzeugend anzusehen.

Unter den N-Nitroso-Verbindungen unterscheiden wir *Nitrosamine* und *Nitrosamide,* die durch Hydroxylierung in ein Monomethylnitrosamin übergehen und anschließend einen gemeinsamen chemischen Ablauf bis zum eigentlich wirksamen Stoff aufweisen (Abb. 67). Ein wesentlicher Unterschied zwischen beiden Verbindungen ist die Art, wie es zur Hydroxylierung kommt. *Nitrosamine* sind stabile Verbindungen, die nur durch Einwirkung eines Enzyms gespalten werden. So kann man Diäthylnitrosamin mit dem Trinkwasser, intravenös oder per inhalationem dem Versuchstier zuführen, es ruft immer wieder Leberkarzinome hervor, da es nur durch die α-Hydroxylase der Leber zur Spaltung der Verbindung kommt.

Nitrosamide (zum Beispiel N-Nitrosomethylharnstoff oder N-Nitrosomethylurethan) sind dagegen wenig stabile Verbindungen, die durch Gewebe oder Serum in einem alkalischen Milieu zur Spaltung kommen. Sie werden also in dem Organ einen Tumor hervorrufen, mit dem sie erstmalig oder vorwiegend in Kontakt kommen. So ist auch tatsächlich beobachtet worden, daß die lang dauernde Verabreichung kleinster Dosen von Nitrosomethylharnstoff *per os Vormagenkarzinome* und *Hirntumoren* hervorruft. Verabreicht man Nitrosomethylurethan per os, dann entstehen wieder Vormagenkarzinome, intravenös Lungentumoren. Die Entstehung von Hirntumoren nach Gabe von Nitrosomethylharnstoff ist auf die große Affinität des Harnstoffmoleküls zum Nervensystem zurückzuführen. Nach Verabreichung einer einmaligen hohen Dosis von Nitrosomethylharnstoff entstehen gleichzeitig mehrere Geschwülste, und zwar in Mamma, Darm, Leber, Nieren, Nasenhöhle, sowie Leukämien und Retikulosen. In diesem Fall kommt es zu einer resorptiven Wirkung.

c) Die transplazentare Kanzerogenese

Eine besondere Form der resorptiven Wirkung stellt die Kanzerisierung des fetalen Gewebes nach Behandlung eines Muttertieres während der Gravidität mit einem chemischen Kanzerogen dar. Appliziert man trächtigen Ratten *Nitrosoäthyl-Harnstoff,* dann treten bei fast allen Nachkommen neurogene Tumoren (maligne Neurinome und gliösmesodermale Hirngeschwülste), gelegentlich auch Nephroblastome und Leukämien auf, die sich allerdings erst 6 Monate nach der Geburt manifestieren. Dieser Mechanismus der transplazentaren Kanzerogenese spielt wahrscheinlich auch beim Menschen eine Rolle, wenn man berücksichtigt, daß Nephroblastome, Neuroblastome und Leukämien die häufigsten frühkindlichen Geschwülste darstellen. Statistisch gesichert ist auch diese Kanzerisierung bei den Vaginalkarzinomen der jungen Frauen. In diesen Fällen waren die Mütter während der Schwangerschaft mit Diäthylstylböstrol behandelt worden.

d) Dosierung des Kanzerogens

Eine wichtige Rolle bei der *örtlichen und zeitlichen Entstehung* eines induzierten Tumors spielt die *Dosierung des Kanzerogens.* Nehmen wir zum Beispiel *Diäthylnitrosamin (DÄNA)* und verabreichen wir es einer Ratte täglich mit dem Trinkwasser (Abb. 68).
Die 1. Tiergruppe erhält 20 mg DÄNA/kg
    Körpergewicht (KG),
    die 2. Gruppe erhält 10 mg/kg KG,
    die 3. Gruppe erhält 15 mg/kg KG,
    die 4. Gruppe erhält 3 mg/kg KG,
    die 5. Gruppe erhält 0,1 mg/kg KG.
Die Tiere der 1. Versuchsgruppe sterben bereits nach 2 Wochen an schwersten *Lebernekro-*

sen. Die Tiere der 2. Gruppe sterben nach 6 Wochen an den Folgen einer *Leberzirrhose.* Die Tiere der 3. Gruppe sterben nach 100 Tagen an einem *Leberkarzinom* bei *Leberzirrhose.* Die Tiere der 4. Gruppe sterben nach 300 Tagen an einem *Leberkarzinom* in einer *zirrhosefreien Leber,* und die Tiere der 5. Gruppe sterben nach 3 Jahren, die die normale Lebenserwartung darstellen: sie weisen weder einen Tumor noch eine Leberzirrhose auf.

Wir sehen also, daß Diäthylnitrosamin in hohen Dosen hepatotoxisch und zirrhogen wirken kann, die Tiere sterben vorzeitig an den Folgen der Nekrose oder der Zirrhose. Die ersten Tumoren treten bei den Ratten der 3. Versuchsgruppe nach etwa 100 Tagen auf: bei dieser

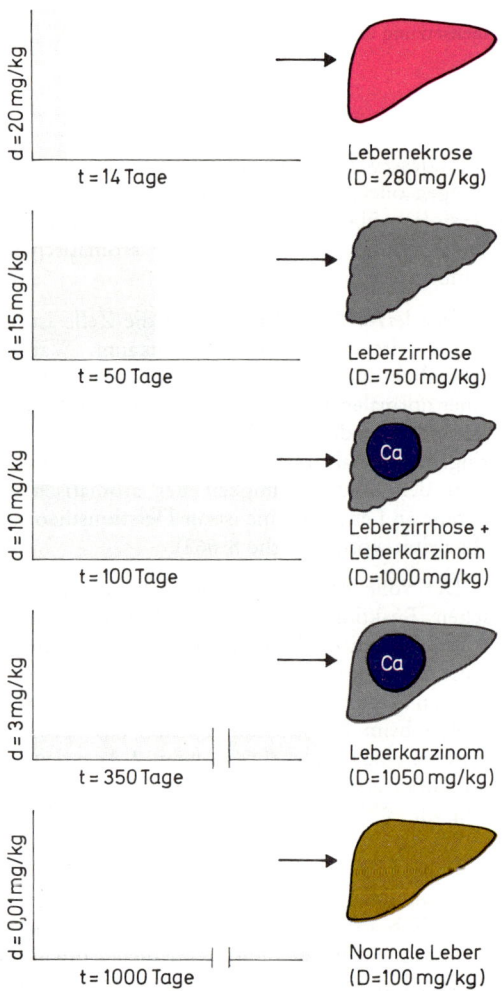

H. – Abb. 68. Dosis-Wirkungs-Beziehungen am Beispiel des Diäthylnitrosamins.

relativ hohen Tagesdosis weist das DÄNA neben der zirrhogenen bereits eine kanzerogene Wirkung auf. Wählt man Tagesdosierungen, die zwischen 14,2 und 0,075 mg/kg liegen, dann kann man eine enge Beziehung zwischen der gewählten Tagesdosis und der *Induktionszeit (Zeit zwischen der ersten Kanzerogenapplikation und dem Auftreten eines Tumors)* feststellen (Abb. 68). Die *Gesamtmenge* (D) eines Kanzerogens, die das Versuchstier angenommen hat, resultiert aus der Multiplikation *Tagesdosis* (d) mal *Zeit* (t). Es ergibt sich bei dem durch DÄNA hervorgerufenen Leberkarzinom eine annähernd gleiche Gesamtdosis, die zur Tumorerzeugung benötigt wird,

Tagesdosis (d) × *Induktionszeit* (t) = *Gesamtdosis* (D).

Korrigiert man die Induktionszeit durch einen Faktor, abhängig von dem verwendeten Kanzerogen (für DÄNA = 2,3), dann stellt die Gesamtdosis eine Konstante dar,

$d \times t^n = K.$

Aus dieser Beobachtung können wir schließen, daß zur Krebserzeugung durch ein langfristig zugeführtes chemisches Kanzerogen eine bestimmte Gesamtdosis oder *Schwellendosis* erreicht werden muß. Auch bei einer Unterbrechung der Kanzerogenzufuhr bleibt diese Konstante weitgehend gleich, das heißt, die Induktionszeit wird sich – entsprechend der Unterbrechung – verlängern. Welche Schlüsse können wir aus diesen Beobachtungen ziehen?

1. Das Kanzerogen zeigt – wie ein gewöhnliches Gift – eine *Summationswirkung,* das heißt, die Wirkung der Einzeldosen wird gespeichert.
2. Im Gegensatz zu einem gewöhnlichen Gift bleibt die Wirkung auch *nach Absetzen der Behandlung latent* weiter bestehen. Die durch das Kanzerogen einmal gesetzte Zellschädigung ist *irreversibel.*

Diese Ergebnisse wurden auch mit mehreren anderen kanzerogenen Noxen bestätigt, so zum Beispiel mit Buttergelb, 3,4-Benzpyren und anderen N-Nitroso-Verbindungen.

Ein Tumor kann also erst durch Aufnahme einer bestimmten *Gesamtmenge* eines chemischen Kanzerogens erzeugt werden und ist somit als *Summationswirkung der Einzeldosen* anzusehen. Was geschieht aber, wenn *gleichzeitig oder hintereinander zwei chemisch verschiedene Krebsnoxen auf eine Zelle* (z.B. auf eine Leberzelle) *einwirken?* Wir können diese Frage am Beispiel des Diäthylnitrosamins (DÄNA) und Buttergelbs (DAB) beantworten.

1. Eine Tiergruppe erhält täglich 33 mg DAB/kg KG,
2. eine Tiergruppe erhält täglich 3 mg DÄNA/kg KG,
3. eine Tiergruppe erhält gleichzeitig 33 mg DAB/kg KG und 3 mg DÄNA/kg KG.

Das Ergebnis dieser Untersuchung:
1. 33 mg DAB/kg KG nach *300 Tagen:* Leberkarzinom,
2. 3 mg DÄNA/kg KG nach *300 Tagen:* Leberkarzinom,
3. 3 mg DÄNA + 33 mg DAB/kg KG nach *150 Tagen:* Leberkarzinom.

Wir sehen, daß es nach der Verabreichung von zwei chemisch verschiedenen Kanzerogenen zu einer Summationswirkung gekommen ist, die an der verkürzten Induktionszeit abzulesen ist. Diesen Mechanismus der Kanzerogene bezeichnen wir als *Synkanzerogenese* (Abb. 69). *Eine erhöhte Ausbeute an Tumoren oder eine Verkürzung der Induktionszeit ist Ausdruck einer Potenzierung der Wirkung eines Kanzerogens.* Wird sie durch zwei verschiedene Krebsnoxen hervorgerufen, dann sprechen wir von einer **Synkanzerogenese.** Wird die Potenzierung durch eine andere, primär nicht krebserzeugende Substanz induziert, dann sprechen wir von einer **Kokanzerogenese.** So kann zum Beispiel die Entstehung eines Hauttumors nach Behandlung mit kanzerogenen Kohlenwasserstoffen durch Krotonöl beschleunigt werden. Krotonöl selbst ist nicht kanzerogen.

Wie lassen sich diese tierexperimentellen Beobachtungen auf die Entstehung und Entwicklung der Tumoren beim Menschen übertragen? Wenn wir den zeitlichen Ablauf der Leberveränderungen nach Verabreichung einer Tagesdosis

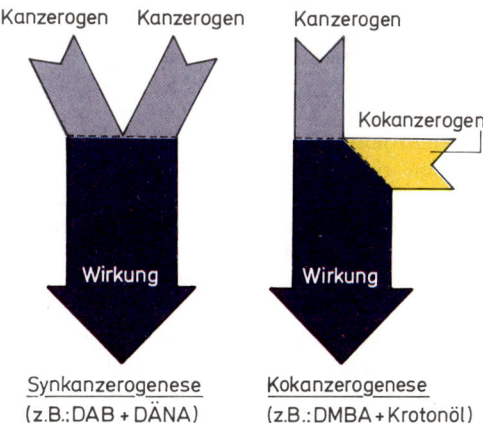

H. – Abb. 69. Potenzierung der kanzerogenen Wirkung.

Chemische Kanzerogenese

Virale Kanzerogenese

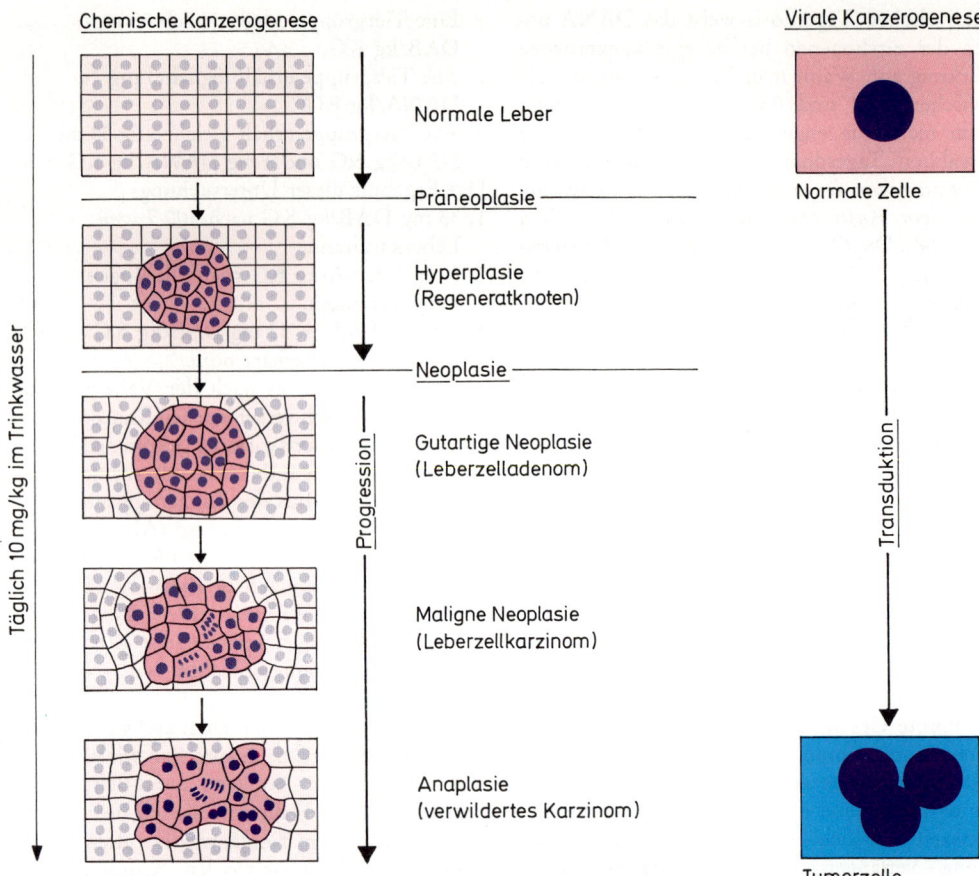

H. – Abb. 70. Progression der Gewebsveränderung bei der Kanzerisierung.

von 10 mg DÄNA/kg KG beobachten (Abb. 70), dann können wir feststellen, daß der Leberkrebs nicht direkt aus einer normalen Leberzelle hervorgeht. Es entstehen vielmehr verschiedene Zell- und Gewebsveränderungen, die letztlich zum Krebs führen. In zeitlicher Reihenfolge beobachten wir zunächst *Leberzellnekrosen,* später umschriebene Zellwucherungen nach Art eines *Regeneratknotens,* wie bei einer Leberzirrhose. Im weiteren Verlauf zeigt dieser Knoten ein expansives Wachstum bei einem zytologisch noch »ruhigen« Bild. Diese Gewebsveränderung können wir als *Leberzelladenom* bezeichnen. Mit dem invasiven Wachstum und dem Nachweis von Zellatypien und Mitosen treten die ersten Zeichen der Malignität bzw. der malignen Entartung auf, so daß wir jetzt diese Gewebsveränderung schon als *Leberzellkarzinom* ansehen müssen. Letztlich verwildert die Geschwulst, im Vordergrund steht dann das *anaplastische Leberzellkarzinom.* Zwischen der normalen Zelle und dem anaplastischen Leber-

zellkarzinom haben wir demnach verschiedene Zwischenstufen. *Den zeitlichen Ablauf der Veränderungen von der normalen Zelle bis zur Karzinomzelle bezeichnen wir als Progression.*

Auch in der Humanpathologie werden wir täglich mit dieser Progression konfrontiert. Häufig lassen sich gut- und bösartige Neubildungen nur schwer voneinander trennen, da sie ineinander übergehen: sie werden als *Grenzfälle* (»borderline cases«) bezeichnet.

Präneoplasien sind Vorstufen der Malignome. Ihre Stellung in der Kanzerogenese geht deutlich aus der Progression hervor.

6.2.3. Virale Karzinogenese

Obschon seit den Untersuchungen der beiden Dänen ELLERMANN u. BANG (1908) bekannt ist, daß Übertragung von Leukämie auf Geflügel im zellfreien Extrakt möglich ist, dauerte es doch bis zum Ende der fünfziger Jahre, daß die Arbeit

H. – Tab. 14. Onkogene Viren.

Onkogene Viren		
RNS-Viren		
1908	Geflügelleukämievirus	ELLERMANN und BANG
1911	Rous-Sarkomvirus (Huhn)	ROUS
1936	Mammatumorvirus (Maus)	BITTNER
1951	Mäuseleukämievirus	GROSS
1964	Katzenleukämievirus	JARETT
DNS-Viren		
1932	Kaninchenfibromvirus	SHOPE
1933	Kaninchenpapillomvirus	SHOPE
1934	Nierenkarzinomvirus des Frosches	LUCKÉ
1953–57	Polyoma-Virus (Maus)	GROSS, STEWART und EDDY
1960–61	Affenvirus 40 (SV 40)	SWEET und HILLEMANN, EDDY
1962	Affenvirus Typ 12	TRENTIN
1964	Burkitt-Lymphom (EB-Virus)	EPSTEIN und BARR

mit Tumorviren von einer Laboratoriumskuriosität zu einer Notwendigkeit der Krebsforschung wurde (Tab. 14).

Hierfür sind im wesentlichen zwei Neuerungen verantwortlich zu machen: Die Entdeckung des bei der Maus endemischen Polyomavirus, womit ein sehr bequemes und billiges experimentelles Modell geschaffen wurde; zweitens, die Ausweitung der Methoden der Zellzucht. Gerade letztere ermöglichte die Einführung molekularbiologischer Methoden in das Feld der Onkogenese.

6.2.3.1. DNS-Viren

RNS- und DNS-enthaltende Viren unterscheiden sich grundlegend in einer Beziehung (Abb. 71): Während bei den *RNS-Tumorviren* die transformierte Zelle in der Lage ist, infektiöse Viruspartikel weiterhin zu produzieren, sind *durch DNS-Tumorviren transformierte Zellen meist virusfrei.* Deshalb mußte die Suche nach Viruspartikeln in DNS-Virus-transformierten Zellen vergeblich bleiben. Viruspartikel waren nur aus lysierten Zellen zu gewinnen. Der negative Ausgang bei der Suche nach Viren in DNS-Virus-transformierten Zellen war gleichzeitig entmutigend und stimulierend. Wo entfaltet das infizierende Virus seine Wirksamkeit? Infizierte es die Wirtszelle überhaupt? Im Falle einer

Infektion, wurde das Virus oder Teile desselben in die Wirtszelle inkorporiert oder wieder ausgestoßen? Diese Fragen wurden im wesentlichen mit Hilfe der »kleinen DNS-Viren« (Polyoma, SV 40) in Angriff genommen. Heute ist das Affenvirus *SV 40* das am besten untersuchte Objekt, so daß eine Besprechung dieses Virus für viele weitere, insbesondere für die potentiellen humanpathologischen Viren exemplarisch ist. Bei den onkogenen RNS-Viren soll ein Vergleich des Mammakarzinom verursachenden *»Bittner-Faktors«* mit präsumtiven karzinogenen Viren beim Menschen die ungeklärte Frage der Existenz von tumorzeugenden Viren beim Menschen beleuchten.

Das **SV 40-Virus** enthält etwa 7 Gene, während eine tierische Zelle schätzungsweise 5–10 Millionen Gene beherbergt. Stellt man weiterhin in Rechnung, daß 3 der Gene des Virus für die Proteinhülle codieren und damit für den Vorgang der onkogenen Transformation wegfallen und daß ein einziges Viruspartikel für die Transformation ausreicht, muß die Präzision verwundern, mit der ein »David« von etwa 3 Genen durch »stille« Umwandlung einen »Goliath« von 5–10 Millionen Genen programmiert. Wie erfolgt dies? Die Infektion mit SV 40-Viren führt beim überwiegenden Teil der Zellen zu einem für Viren »produktiven« Zyklus: Es werden infektiöse Viruspartikel produziert, die Zelle stirbt (Lyse). Bei einem kleinen Teil der Zellen tritt trotz der Virusinfektion keine Lyse ein, sie werden zu Krebszellen (Tab. 15). Im günstigsten Falle können 40% der Zellen in Gewebekulturen onkogen transformiert werden, wobei SV 40-Viren auch menschliche Zellen in vitro zur malignen Entartung bringen. Die Viren werden an die Zelloberfläche *adsorbiert.* Die DNS des Virus dringt in den Zellkern ein und wird kovalent an die DNS gebunden. Diese *Integration in das Wirtsgenom* ist unter Umständen reversibel. Meist ist sie permanent. Das integrierte Virus kann dann nur mehr mit molekularbiologischen Methoden nachgewiesen werden. Unentschieden ist, ob nun das gesamte Virusgenom oder Teile desselben eingebaut werden. Tatsächlich erscheint als erste Leistung der integrierten Virus-DNS ein *Transkriptionsprodukt* in Gestalt einer *Riesen-messenger-RNS,* die für die »stille«, aber entscheidende Frühphase der onkogenen Transformation verantwortlich ist. Unter anderem codiert sie für ein virusspezifisches *zellkernständiges Antigen (T-Antigen).* Die zur selben Zeit auftretenden *Oberflächenantigene (S-Antigene)* werden heute als virusindu-

Vermehrung onkogener RNS- und DNS-Viren

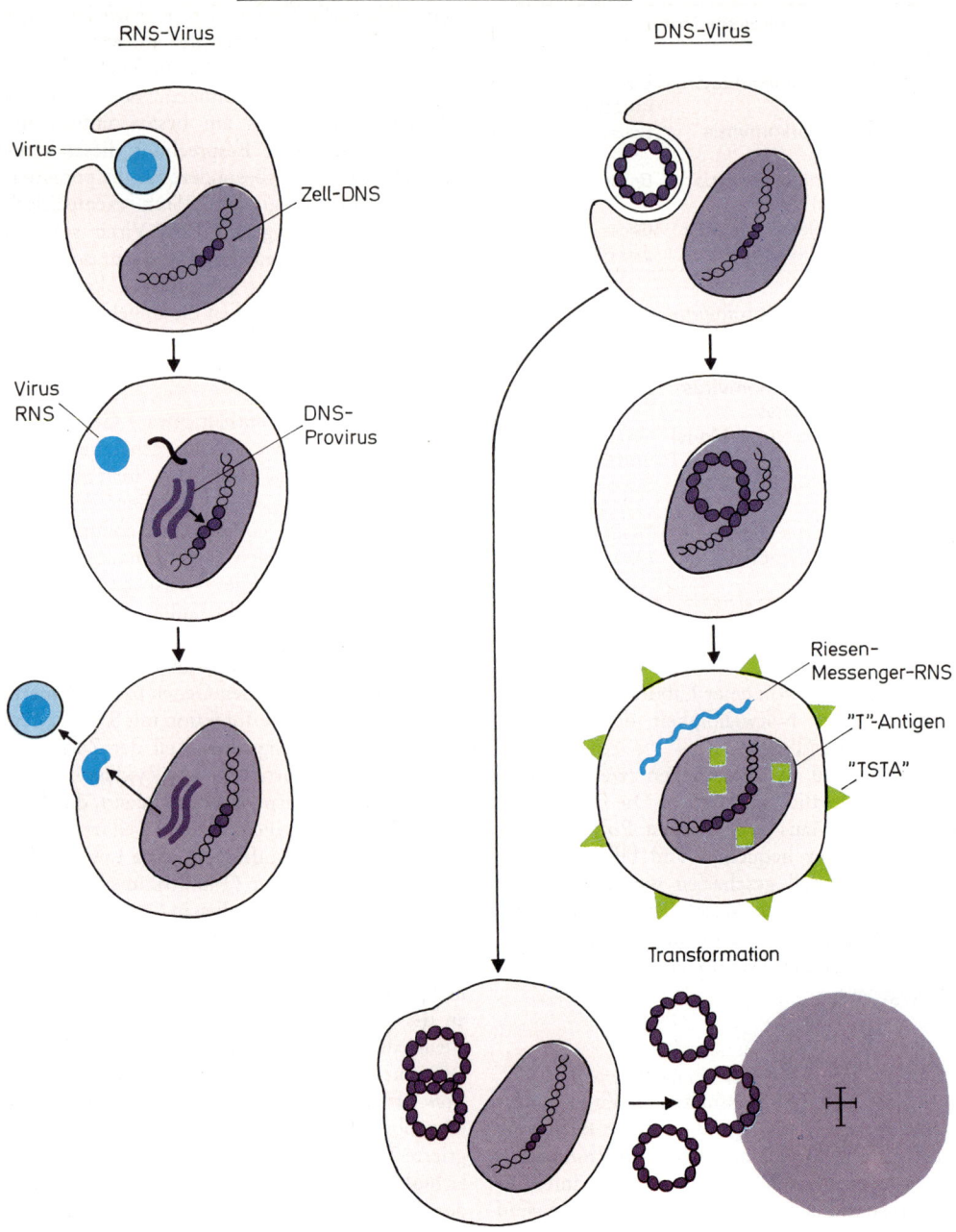

RNS-Virus

Virus

Zell-DNS

Virus
RNS

DNS-
Provirus

DNS-Virus

Riesen-
Messenger-RNS

"T"-Antigen

"TSTA"

Transformation

Virusproduktion

H. – Abb. 71. Vermehrung onkogener RNS- und DNS-Viren. Bei RNS-Viren ist der produktive und der transformatorische Zyklus gleichzeitig möglich. Bei DNS-Viren ist alternativ entweder Virusproduktion oder onkogene Transformation möglich. »TSTA« · tumorspezifisches Oberflächenantigen. Die Vermehrung onkogener RNS-Viren erfolgt über eine DNS-Zwischenform (umgekehrte Transkription). Damit ist das zentrale Dogma DNS → RNS → Protein durchbrochen und modifiziert auf RNS → DNS → RNS → Protein.

H. – Tab. 15. Zeitplan der Onkogenese durch SV 40-Virus.

Zeit	Molekularbiologie	Pathologie
0–12 Stunden	Adsorption von Virus **Eindringen** von Virus-DNS in den Zellkern **Integration** der Virus-DNS (kovalente Bindung der Virus-DNS an die chromosomale DNS) oder produktive Infektion mit nachfolgender Zellyse	Zellnekrosen (zytopathischer Effekt)
12–30 Stunden	**Transkription** von »früher« messenger-RNS (Riesen-messenger-RNS, verantwortlich für T-Antigen) aus integrierter Virus-DNS Auftreten von intranukleärem, virusspezifischem Antigen: **T-Antigen** (Aktivator chromosomaler DNS-Synthese), Auftreten von **Oberflächenantigenen,** S-Antigenen, TSTA-Antigenen	Immunhistologisch nachweisbares intranukleäres **T-Antigen** Hämagglutinationstest: **Neue Oberflächenantigene**
3–4 Wochen	Wirtseigene DNS-Synthesemaschinerie wird angeworfen. Verlust der Kontaktinhibition, vermehrte Proliferation der Wirtszellen	»Criss-cross«-Wachstum, »piling up«. Veränderte Zellsoziologie. Autoradiographisch nachweisbar gesteigerte DNS-Synthese
	Mitotischer Stimulus erlischt bei den meisten Zellen – Nekrosen	Zahlreiche Einzelzellnekrosen
	Kontinuierlicher mitotischer Stimulus, zytogenetische Instabilität	Tumor »Progression« (Foulds), Polymorphie, Anaplasie, abnorme Mitosen, Stammlinien (Sandritter)

zierte Freilegung embryonaler Membranantigene gedeutet. Gerade letztere führen zu einem veränderten Verhalten der Zelle innerhalb der Zellgemeinschaft, das so charakteristisch für Krebs ist. Das *T-Antigen stellt einen Aktivator der wirtseigenen DNS-Synthese* dar. Damit greift das Virus mit einem seiner wenigen Genprodukte an einer entscheidenden Stelle des Zellebens ein: der *DNS-Synthese.* Die Schleusen der ansonsten im Stausee der G_1-Phase ruhenden Zellen werden geöffnet, und eine enthemmte DNS-Synthese der infizierten Zellen mit darauffolgenden Mitosen wird entfesselt.

Unter vielen wachstumsstimulierten Zellen behält aus unerklärten Gründen nur ein kleiner Teil den Stimulus kontinuierlich. Der Rest der Zellen wird eliminiert und erscheint im mikroskopischen Bild als abgestorbene Zellen. *Zellzerstörung und maligne Transformation treten also von Anbeginn der Onkogenese gleichzeitig auf.* Sie sind voneinander nicht zu trennen. Dieses Phänomen ist ebenso in der chemischen wie physikalischen Karzinogenese zu beobachten. Permanent stimulierte Zellen erleiden eine markante *zytogenetische Instabilität,* die sich erst nach einer geraumen Zeit auf ein relativ stabiles Niveau einpendelt (Stammlinien, Sandritter). Bei der Infektion tragen Zellen und Virus gleichermaßen die Verantwortung. Von der Bereitschaft einer Zelle hängt es ab, ob überhaupt eine Infektion stattfindet. So läßt sich der Mäusezellstamm 3T3 mit SV 40 transformieren, ohne daß eine produktive Virusinfektion stattfindet. Andere Zellstämme dagegen erlauben fast nur Virusvermehrung und keine Transformation. *Die Zelle selbst stellt also die Weichen, ob Infektion stattfindet und für den Infektionsmodus: produktive oder onkogene* Infektion. Ist die Weiche auf *»Transformation«* gestellt, wird jede weitere Produktion von Virus-Hüllproteinen, Virus-DNS, also alle Schritte zur Virusvermehrung, von der Zelle aktiv unterdrückt. Die Wirtszelle sorgt dafür, daß nur ein Teil der Virus-DNS abgelesen wird. Die zensierte Information ist kleiner als im »produktiven« Zyklus, aber für das Schicksal der Betroffenen, Zelle und Restvirus, nicht weniger einschneidend. Nicht nur die Natur der infizierten Zelle ist für den Verlauf der Infektion maßgeblich, sondern auch der augenblickliche Funktionsstand. Eine Infektion mit onkogenen Viren kann zur *onkogenen Transformation* nur dann führen, wenn die Zelle gerade DNS redupliziert. Nur solange das Eisen der Wirts-DNS heiß ist, kann die Virus-DNS eingeschmiedet werden.

Durch die aufopfernde und ehrgeizige Suche sind die Anfänger der viralen Onkogenese in dem letzten Jahrzehnt deutlich aufgehellt worden. Immerhin bleiben wesentliche *Fragen unbeantwortet:*

Warum werden nur bestimmte Zellen von onkogenen Viren infiziert? Was reguliert Einbau und Verbleib des Virusgenoms in der chromosomalen DNS des Wirtes?

Wie stellt man sich den selektiven Einbau des Virusgenoms ausschließlich in der S-Phase vor?

Wie wird selektiv die DNS-synthetisierende Maschinerie der Wirtszelle stimuliert und gleichzeitig die Virus-DNS-Synthese gestoppt?

Wie bildet sich nach dem Sturm der ersten Wochen, in dem es nur wenige Überlebende auf beiden Seiten, nämlich den Wirtszellen und den Viren gibt, ein für beide Seiten erquickliches und leidlich stabiles Resultat (Stammlinien) aus, das letztlich auf Kosten des Gesamtorganismus geht und damit zur Selbstzerstörung führt?

6.2.3.2. RNS-Viren

Die onkogenen RNS-Viren *sind in der Lage, sich in infizierten Zellen zu vermehren, ohne sie abzutöten.* Darüber hinaus vermehren sich die RNS-Viren auch in bereits onkogen transformierten Zellen. Insofern erfreuten sich die RNS-Viren, historisch gesehen, anfänglich größerer Beliebtheit in der Krebsforschung: Die infizierenden Viren waren allzeit mit klassischen Methoden nachweisbar und »verschwanden« nicht, wie die DNS-Viren, im Untergrund. Trotzdem mußte natürlich die RNS-Virusforschung derselbe Vorwurf treffen, daß nämlich das Virus selbst eigentlich nicht mit der onkogenen Transformation zu tun habe und nur als unspezifische Verunreinigung zufällig in den entstandenen Tumoren anzutreffen sei. Nichtsdestoweniger wurde gezeigt, daß nach Infektion etwa mit Rous-Sarkom-Virus, ähnliche Veränderungen der Zelloberfläche, der Proliferationsrate, der Kontaktinhibition und der Transplantationsfähigkeit auftreten wie bei DNS-Virusinfektion. Die RNS-Viren sind durchweg komplizierter aufgebaut als die onkogenen DNS-Viren

(Abb. 71) und enthalten ein *schraubenförmiges RNS-Molekül.* Der Virusmantel ist vielschichtig. Bei RNS-Viren konnten Besonderheiten aufgedeckt werden:

Einige von ihnen sind auf »*Helfer-Viren*« angewiesen, um ihre eigene RNS zu vermehren; und sie behelfen sich bei der Onkogenese mit einer *DNS-Zwischenform,* die komplementär der ursprünglichen RNS ist. Erst diese DNS kann, wie ein onkogenes DNS-Virus, seine Wirksamkeit entfalten (Abb. 71).

Humanmedizinische Implikationen: Bei allen Fortschritten auf dem Gebiet der tierischen Virusonkogenese muß man sich fragen: Welchen Nutzen kann die Humanpathologie daraus ziehen? Zuerst ergibt sich die praktische Frage:

Welche menschlichen Tumoren sind nach heutiger Erkenntnis sicher virusbedingt?

Der einzige Tumor des Menschen mit *gesicherter Virusätiologie* ist die *gemeine Hautwarze* (Verruca vulgaris) mit ihren dermatologischen Variationen. In diesen Fällen handelt es sich um DNS-Viren. In letzter Zeit wurde der dringende Verdacht einer viralen Onkogenese auch für ein Lymphom erbracht, das vornehmlich in Äquatorialafrika auftritt *(Burkitt-Lymphom).* Sowohl bei diesem wie beim Nasopharynxkarzinom sind die Tumorzellen mit einem Herpes-Virus (Epstein-Barr-Virus) abortiv infiziert und enthalten virale DNS sowie virusspezifische Proteine, jedoch kein infektiöses Virus. Der endgültige Beweis für die Richtigkeit der Annahme scheitert an dem Postulat von R. KOCH, daß das in Reinkultur gezüchtete Agens beim geeigneten Organismus dieselbe Krankheit erzeugen kann und aus dem infizierten und neu erkrankten Organismus das Agens isolierbar sein muß. Naturgemäß sind solche Versuche am Menschen nicht durchführbar. Es bleibt daher nur die Möglichkeit, die heißen Spuren maskierter Viren aufzuspüren, ohne sie selbst dingfest machen zu können.

Wie geschieht das?

Kreuzt man eine weibliche Maus aus einem krebsbelasteten Stamm mit einem männlichen Tier aus einem krebsfreien Stamm, so erkrankt die Mehrzahl der weiblichen Tiere der Tochtergeneration an Brustkrebs. Umgekehrt: Kreuzt man ein weibliches Tier aus einem krebsarmen Stamm mit einem männlichen Tier aus einem krebsbelasteten Stamm, so bleiben die weiblichen Nachkommen brustkrebsfrei. Das Entstehen eines Mammakarzinoms ist also von dem Muttertier beeinflußt, und hier wieder nur von der Muttermilch. Durch sie wird ein Virus übertragen *(»Bittner-Faktor«)*. Bis zur Geschlechtsreife bleibt das Virus in der Brust der weiblichen F_1-Generation unbemerkt. Während der Schwangerschaft in der Laktationsperiode erscheinen massenhaft Viruspartikel in der Milch. Eine Gegenüberstellung der Verhältnisse bei der Maus mit denen beim Menschen zeigt erstaunliche Analogien auf. Trotzdem kann die virale Ätiologie des menschlichen Brustkrebses keinesfalls als erwiesen gelten. Dasselbe gilt für die menschlichen Leukosen, das Lymphoma malignum Hodgkin (Querverbindung zur Mononukleose), für das lymphoproliferative Syndrom und für das Kollumkarzinom der Frau (Herpes-Virus Typ 2). Heute, knapp 70 Jahre nach der Entdeckung von ELLERMANN und BANG, stehen wir vor eindrucksvollen Befunden, die es sehr wahrscheinlich erscheinen lassen, daß zumindest ein Teil der Krebserkrankungen eine Infektionskrankheit besonderer Art darstellt. Wir stehen bei Abfassung des Textes an der Schwelle großer Veränderungen im medizinischen Weltbild. Somit wäre nicht nur ein Teil der KOCHschen Postulate von der Nachweisbarkeit und Übertragbarkeit des infektiösen Agens in Frage gestellt; denn wir alle, oder ein Großteil von uns, sind permanent Träger von maskierten Viren, ohne daß diese deshalb (auch nicht in der manifesten Krankheit) nachweisbar wären. Auch das Konzept VIRCHOWS, Krebs als eine ausschließlich endogene Erkrankung zu sehen, wäre damit in Frage gestellt.

6.3. Die formale Pathogenese der Entstehung von Tumoren

6.3.1. Präkanzerosen

Maligne Tumoren gehen meistens nicht unmittelbar aus einer normalen Zelle hervor, sondern sind als Endstufe einer Reihe von Gewebsveränderungen anzusehen, die von der Metaplasie und Hyperplasie über einen gutartigen Tumor bis zum malignen Tumor reichen. Diese *Progression* ist uns aus der Humanpathologie gut bekannt und läßt sich auch im Tierversuch reproduzieren. Als *Präkanzerosen (Präblastomatosen)* werden die Vorstufen der malignen Tumoren bezeichnet, die entweder gelegentlich und spät *(fakultative Präkanzerosen)* oder regelmäßig und frühzeitig *(obligate Präkanzerosen)* maligne entarten (Abb. 72). Zu den

Krebsvorstufen zählt das **Carcinoma in situ**[1], eine Veränderung des Oberflächenepithels oder einer Drüse, die zytologisch einem bösartigen Tumor entspricht, histologisch aber keine Zeichen eines malignen Wachstums erkennen läßt (Basalmembran intakt!). Das Carcinoma in situ kommt in verschiedenen Organen vor und ist von unterschiedlicher Dignität. Am häufigsten wird es in der Portio uteri beobachtet (Abb. 72). Hier kann es das bedeckende Plattenepithel ersetzen *(einfacher Ersatz des Oberflächenepithels)*, in Form von breiten Epithelzapfen gegen das darunterliegende Stroma vorwuchern *(plumpes Vorwuchern)* ohne Zerstörung der Basalmembran und letztlich nach intrakanalikulärer Ausbreitung die Lichtung der Zervixdrüsen ausfüllen *(einfacher Ersatz zervikaler Drüsen)*. Erst die Durchbrechung der Basalmembran und die Stromainfiltration *(Frühinfiltration und Mikrokarzinom)* sind sichere Zeichen der malignen Entartung.

Das Carcinoma in situ der Portio, das man zytologisch diagnostizieren und kontrollieren kann, geht nur in etwa 30% der Fälle und nach einer Latenzzeit von 5 und mehr Jahren in ein echtes Plattenepithelkarzinom über. Aus diesem Grund wird es von den meisten Autoren nicht als echtes, d.h. in situ wachsendes Karzinom, sondern als *sogenanntes Carcinoma in situ* bezeichnet. Andererseits haben SANDRITTER u. Mitarb. nachgewiesen, daß der DNS-Gehalt der Zellkerne von Carcinoma in situ dem vom malignen Tumoren entspricht *(aneuploider DNS-Gehalt)*, so daß man aus dieser Sicht annehmen kann, daß es sich um »echte« Tumorzellen handelt.

Ähnliche Schleimhautveränderungen kommen auch in anderen Organen vor, so z.B. in Kehlkopf, Rektum oder Harnblase. Hier breitet sich das Carcinoma in situ zunächst in der Schleimhaut aus, durchbricht später die Basalmembran und infiltriert das Stroma. Da es regelmäßig und frühzeitig in ein echts Karzinom übergeht, wird es als *echtes Carcinoma in situ* (in der Schleimhaut *wachsendes* Karzinom) oder als *Schleimhautkrebs* angesehen.

In den letzten Jahren konnte durch Gastroskopie und gezielte Saugbiopsie eine dem Carcinoma in situ vergleichbare Veränderung der Magenschleimhaut nachgewiesen werden. Man beobachtet eine Proliferation von Siegelringzellen, die zunächst auf die Schleimhaut begrenzt blieb, später aber auf Muscularis mucosae und

---

[1] Situs (lat.) Lage, Stellung.

Fakultative Präkanzerosen	Obligate Präkanzerosen
Entartungsrate: weniger als 20%	mehr als 20%
Latenzzeit : mehr als 5 Jahre	weniger als 5 Jahre
Craurosis vulvae	Senile (solare) Keratose (sog. Landmannshaut)
Proliferierende Mastopathie	Cornu cutaneum
Chronische Ulzera (Haut, Magen)	Morbus Bowen
Leberzirrhose	Leukoplakie
Neurofibromatose	Carcinoma in situ
Paget des Knochens	Schwere Dysplasie
Hyperplasien der Korpusmukosa des Uterus	Melanotische Präblastomatose
	Polyposis intestini
	Erythroplasie
	Xeroderma pigmentosum

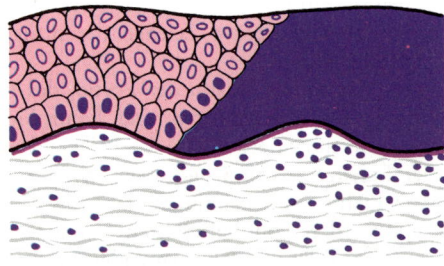
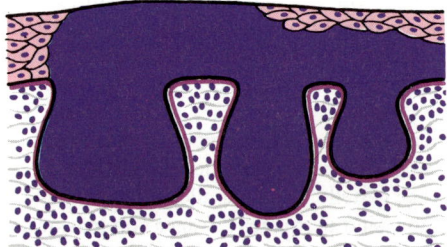
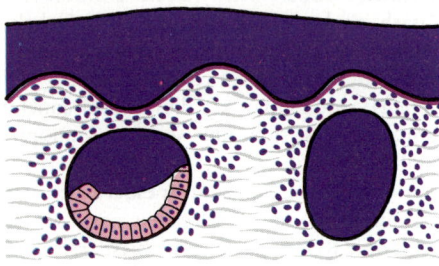
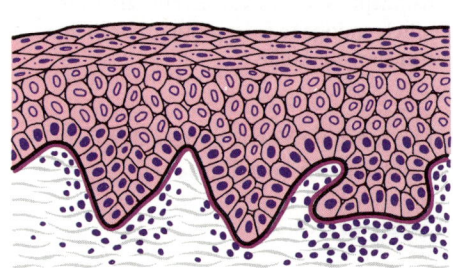

H. – Abb. 72. Präkanzerosen.

Submukosa übergriff. Diese Wucherungen werden heute als **Frühkarzinom** (*»early cancer«*) bezeichnet und – obwohl sie bereits das Stroma infiltrieren – von den echten Magenkarzinomen abgegrenzt, da sie eine wesentlich bessere Prognose aufweisen.

Weitere Präkanzerosen sind:

Die **Dysplasie** (epitheliale Atypie, Reservezellenanaplasie) ist durch große Zellen mit einem chromatindichten Kern (Dyskaryosen) und einem aufgelockerten bis optisch leeren Zytoplasma gekennzeichnet, außerdem zeigen sie eine gestörte Zellpolarität. Bei der *leichten Dysplasie* werden zunächst die oberflächlichen Epithelien ersetzt, später die Zellen der Mittelschicht (*mittelgradige Dysplasie*) und zuletzt das gesamte Epithel (*schwere Dysplasie*). Mittelgradige und schwere Dysplasien (treten etwa 5 Jahre vor dem Carcinoma in situ auf) sind Präkanzerosen, die leichte Dysplasie kann Folge eines entzündlichen Reizes sein.

Die **Leukoplakie** ist charakterisiert durch eine Hyperkeratose, Parakeratose, Hyperplasie der Basalzellenschicht und rundzellige Infiltration des Stromas. Sie kommt in der Mundhöhlen-

Kehlkopf- und Harnblasenschleimhaut (Xerosis vesicae) vor und ist als echte Präneoplasie einzustufen. Die einfache *leukoplakische Schleimhautverdickung*, die häufig in der Ösophagus- oder Portioschleimhaut vorkommt, ist dagegen harmlos.

6.3.2. Wachstum der Tumorzellen

Verallgemeinernd kann hinsichtlich des *Teilungswachstums bei malignen Tumoren* folgendes festgestellt werden:

1. Die meisten Tumorzellen haben *kürzere Generationszeiten als ihre Muttergewebe*.
2. Die Generationszeit zeigt größere *Variationen von Zelle zu Zelle*.
3. Die *Dauer der Mitose* bei malignen Tumoren ist *kürzer* als bei normalen Geweben (Ausnahme: Plattenepithelkarzinom).
4. Tumorzellen weisen gewöhnlich *höhere Trockengewichte* auf (Ausnahme: kleinzelliges Bronchialkarzinom).
5. Das *Verhältnis von Volumen zu Trockengewicht* ist bei Krebszellen verschoben, das heißt, der *Wassergehalt* von Tumorzellen ist größer als in normalen Zellen.
6. Maligne transformierte Zellen sprechen in der Regel auf *wachstumsfördernde Faktoren* schneller und bei geringeren Konzentrationen an als normale Zellen (z.B. Hühnerfibroblasten).

Tumorzellen zeigen *in vitro* unter optimalen Bedingungen eine exponentielle Wachstumskurve. Diese Verhältnisse sind nicht auf Tumoren *in vivo* anwendbar (Abb. 73). Es ist vielmehr bis heute zweifelhaft, ob beim Menschen oder Tier exponentielles Tumorwachstum prinzipiell vorkommen kann. *Klinisch werden häufig unberechenbare, progressive Wachstumsphasen abwechselnd mit stationären Perioden beobachtet.* Es ist fast unmöglich, quantitativ das Wachstum des Tumors aufgrund der Kenntnis der Kinetik des Einzelzellwachstums zu definieren. Tumoren weisen gewöhnlich zu viele heterogene innere Milieufaktoren auf, um dies zu erlauben. So kann z.B. die Ernährung in verschiedenen Teilen des Tumors zu verschiedenen Zeiten unterschiedlich sein. Ein wichtiger Faktor ist die schwankende Abwehrlage des Organismus gegenüber dem Tumor, so daß unterschiedliche Wachstumsraten in verschiedenen Teilen des Tumors beobachtet werden können. Schließlich bestehen viele Tumoren nicht aus einer einheitlichen Population von Zellen, sondern weisen viele Subpopulationen mit starker oder geringer

Wachstum normaler Zellen und Tumorzellen

Normale Zellen

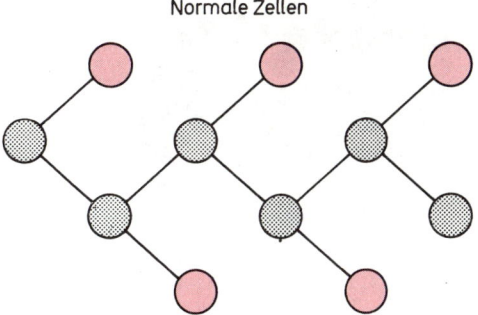

Tumorzellen

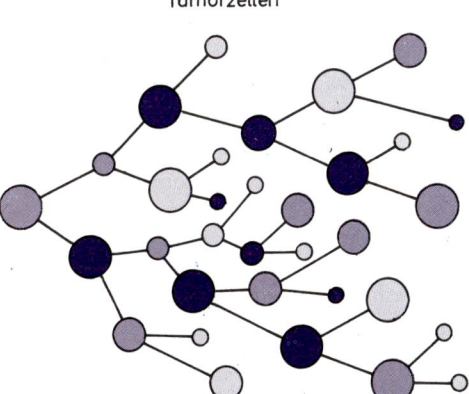

H. – Abb. 73. Wachstum von normalen Zellen und Tumorzellen. Größen der Kreise repräsentieren die Größe der individuellen Zellen. Tönung der Zellen drückt das Verhältnis von Volumen zu Trockengewicht aus. Länge der Linien symbolisiert die Länge der Generationszeiten. Rosa Zellen stellen differenzierte und somit vom Proliferationsgeschehen ausgeschaltete Zellen dar.

Wachstumspotenz auf. Man spricht von einer *»Wachstumsfraktion«* der Tumoren (Abb. 74). Die Wachstumsfraktion wird bei vielen bösartigen Tumoren auf etwa 50–70% berechnet. Es ist nicht ganz entschieden, ob Zellen der »nicht wachsenden Fraktion« teilungsfähig bleiben oder unter geeigneten Umständen wieder in die »Wachstumsfraktion« einrücken können. Weiterhin dürfte interessieren, ob es sich bei der »Wachstumsfraktion« um besonders teilungsfreudige Mutanten von Tumorzellen handelt, die das Resultat einer Selektion in wenig günstigen Ernährungsumständen des inneren Tumormilieus darstellen. In diesem Fall wäre die »Wachstumsfraktion« nur ein Ausdruck einer Progression des Tumors infolge Selektion. Insgesamt

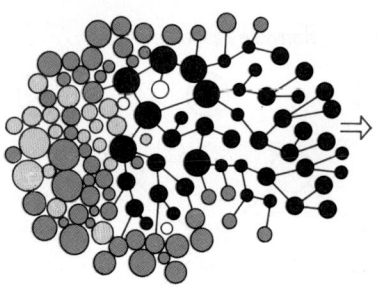

Tumorwachstum-Wachstumsfraktion

H. – Abb. 74. Tumorwachstum – Wachstumsfraktion. In malignen Tumoren ist nur ein kleiner Teil der Zellen teilungsfähig (dunkelviolett), der überwiegende Teil ist »ruhend« (mittlerer Violetton). In zentralen Abschnitten herrschen absterbende Zellen vor (blaßviolett).

gesehen ist das Wachstum der Einzelzelle nur eine von vielen Facetten des Tumorwachstums.

Im *normalen Gewebe* bewirkt das Zusammenspiel verschiedener Faktoren ein dynamisches Gleichgewicht zwischen:
1. Zellwachstum,
2. Zellfunktion und
3. Zellverlust.

Im Tumor ist dieses Gleichgewicht gestört; es ist bis jetzt unklar, an welchem der drei Funktionsabschnitte im Krebsgewebe die Störung vorliegt. Folgende Möglichkeiten müssen in Erwägung gezogen werden:
1. Zellzuwachs bei Tumoren erfolgt dadurch, daß Krebszellen nicht mehr auf *proliferationshemmende Substanzen* in der Zellgemeinschaft antworten.
2. Eine weitere Möglichkeit der Störung besteht in einer *Verzögerung der Reifung und Differenzierung* und damit der Zellfunktion. In diesem Fall wäre die ungehemmte Teilungsfähigkeit der Krebszelle nicht das Primäre, sondern eine Folge der fehlenden Differenzierung.
3. Schließlich wäre denkbar, daß Tumorwachstum durch eine *unter der Norm liegende Absterberate* der Tumorzellen zustande kommt.

6.3.3. Zelltod und Tumorwachstum

Aus der vorausgegangenen Ausführung ist klar geworden, daß der *Zelltod ein wesentlicher Faktor des bösartigen Tumorwachstums sein kann.* Tumorzellen und Wirtszellen gehen zugrunde, damit auf ihren »Leichen« das bösartige

Wachstum gedeihen kann; versklavtes Gefäßbindegewebe wuchert auf dem Boden zerstörten organoiden Gewebes; zytotoxische Substanzen, als Sendboten der bösartigen Tumoren, gebieten dem Leben der Nachbarzellen Einhalt. Das rapide Wachstum bösartiger Tumoren kann und muß zur Selbstzerstörung führen. Nicht nur an der »Front« der Invasion, sondern vor allem im »Hinterland«, können sich die Tumorzellen nicht halten. Sie gehen an Ernährungsschwierigkeiten zugrunde, weil hier der organisierte Nachschub an Nahrungsstoffen nicht funktioniert. Den maßlosen Forderungen des Tumors ist der Organismus schließlich nicht mehr gewachsen. Gefäße thrombosieren, Ödeme und sklerosiertes Bindegewebe verlängern die Diffusionsstrecken; proteolytische Fermente lösen Tumorzellen auf. Der Tumor stirbt in zentralen Anteilen ab.

Die *Volumen- und Gewichtszunahme eines Tumors* ist demnach ein Bilanzproblem und resultiert aus gesteigerter Wachstumsrate im Vergleich zur Absterberate. Da die Absterberate in bösartigen Tumoren oft hart an der Grenze der Zuwachsrate liegt und damit die Zellerneuerung durch Zelltod verlorengeht, wachsen bösartige Tumoren meist bemerkenswert langsam, wenn man ihre Zellteilungsrate in Betracht zieht. Wir sehen oft einen Mitoseindex von 7%, d. h. 7 Mitosen pro 100 Zellen, und registrieren bei der einzelnen Tumorzelle eine Generationszeit von 24 Stunden. Ein Tumor von 1 cm Durchmesser müßte seine Masse demnach in 2 Tagen verdoppelt haben. Tatsächlich bleiben bösartige Tumoren oft erstaunlich lange klein und töten den Tumorträger durch Zerstörung lebenswichtiger Organe, während gutartige Tumoren bei viel geringerer Absterberate ihrer Zellmitglieder gelegentlich monströs groß werden können (z. B. Uterusmyome, Ovarialkystome, Lipome).

Zusammenfassend sei gesagt: Die hohe Absterberate von Zellen im Tumor, die wechselhafte Ernährung der Tumorzellen, das Auftreten von »Wachstumsfraktionen« und »Stammlinien« und die ständig neue Situation der Abwehrlage im Gesamtorganismus gegenüber dem Tumor lassen die unterschiedlichen, oft launischen und bizarren Wachstumstendenzen vieler Tumoren erklärlich erscheinen.

6.3.4. Biochemische Grundlagen

Der Wunsch, Krebs biochemisch zu definieren, ist so alt wie die Abgrenzung des Begriffs

Krebs selbst. Fast alle experimentellen Versuche zur Lösung des Krebsproblems beruhen auf der Annahme, daß es Unterschiede im Stoffwechsel und in der biochemischen Zusammensetzung zwischen normalen Zellen und Krebszellen gibt. Tumoren größter Verschiedenheit können aus einem einzigen Zelltyp entstehen. Die Diversität der Tumoren spiegelt sich wider in der molekularen Zusammensetzung der Tumorzellen. *Krebs ist charakterisiert durch Verlust der Kontrolle des Organismus über die Zellproliferation.* Die Suche nach einer einleuchtenden Verbindung zwischen Proliferationsverhalten der Tumoren und den abartigen Enzymaktivitäten war bisher fruchtlos. Es gibt keine verläßlichen Kriterien der biochemischen Unterscheidung. *Zwei Eigentümlichkeiten* haben sich jedoch bei Krebszellen im Vergleich zu Normalgewebe herausgestellt:

1. Abhängigkeiten im Stoffwechsel infolge *veränderter Blutversorgung.*
2. Auftreten von neuen tumorspezifischen – *fetalen Proteinen* an der Oberfläche der Krebszellen.

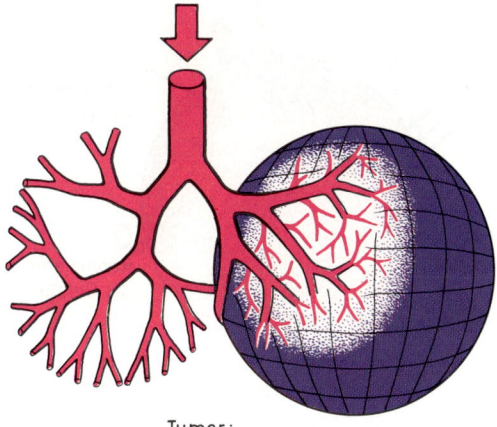

Tumor:
Übernimmt Gefäßnetz des Wirts
"Reorganisiert" es
Überlastet das Netz

Erneuerungsraten:
Tumorzellen ~22 Stunden
Endothelzellen ~60 Stunden

H. – Abb. 75. Blutgefäßnetz von malignen Tumoren.

6.3.4.1. Stoffwechsel und Blutversorgung von Tumoren

a) Vaskularisierung und Durchblutung solider Tumoren

Jeder Tumor ist gekennzeichnet durch sein *parasitenartiges Verhalten.* Es tritt dadurch in Erscheinung, daß Tumoren das Gefäßnetz des Wirtsorganismus übernehmen (Abb. 75), im Verlaufe dieser »Vereinnahmung« des Gefäßnetzes kommt es zu mehr oder minder starker Umgestaltung. Sie kann bei *benignen Tumoren* geringfügig sein, so daß durchaus der Eindruck einer organoiden Blutversorgung erhalten bleiben kann. Die *malignen Tumoren* dagegen induzieren eine *schwerwiegende Umformung* des Gefäßnetzes.

b) Rarefikation der terminalen Strombahn im Tumorgewebe und Reduktion der Durchblutung

Alle *epithelialen Tumoren,* ob gutartig oder bösartige übernehmen das Gefäßnetz des Wirtsorganismus. Die Absonderung von gefäßbildenden Substanzen durch den Tumor fördert diese Gefäßneubildung. Das vorhandene Gefäßnetz wird durch das ungehemmte Wachstum von malignen Tumorzellen so stark ausgeweitet, daß die Anzahl der Gefäße pro Volumeneinheit

Tumormasse abnimmt. Die *relative Durchblutung wird dadurch reduziert* (Abb. 76). Die unzureichende Vaskularisation maligner Tumoren beruht darauf, daß die endothelialen Zellen des Wirtes eine Zellerneuerungsrate von 50–60 Stunden aufweisen, schnell proliferierende Tumoren dagegen eine solche von nur 24 Stunden. Die vermehrte Vaskularisation kann demnach mit dem sich ständig vergrößernden Tumor nicht Schritt halten. Eine negative Bilanz beim »Nachschub« tritt auf.

Morphologisch zeichnet sich demnach ein maligner Tumor durch folgendes aus:

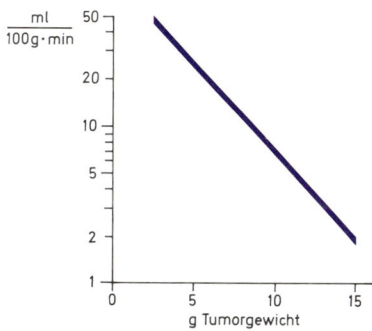

H. – Abb. 76. Abhängigkeit der Tumordurchblutung vom Tumorgewicht (VAUPEL, 1976).

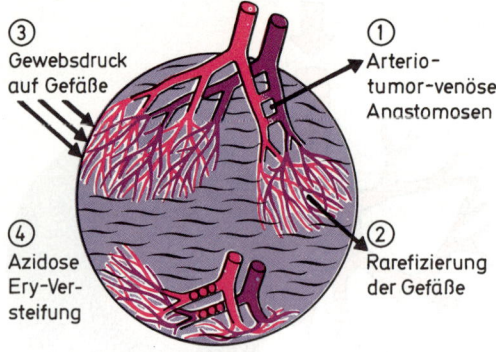

Folgen → **Allgemein verminderte Durchblutung**

Folgen → **Inhomogene Durchblutung**

H. – Abb. 77. Durchblutungseigenschaft von makroskopisch sichtbaren malignen Tumoren. Die Folgen von ① bis ④ sind Tumornekrosen.

1. *Vermehrte Vaskularisation in einem schmalen Saum des peripheren Tumorwandbereichs* infolge Wirkung des Angiogenesisfaktors.
2. *Stark verminderte Kapillarvolumina im überwiegenden Anteil*, insbesondere in zentralen Anteilen des Tumors.
3. *Vergrößerung der interkapillären Distanz im Tumor*, d.h. die Kapillaren liegen weiter auseinander als im Normalgewebe.
4. *Kapillarlängen sind vergrößert*. Die strenge dichothome regelmäßig gabelförmige Aufzweigung normaler Gefäße wird im Krebsgewebe in unregelmäßig bizarre Aufzweigungen umgeformt.

Die relative Durchblutung ist in allen malignen Tumoren geringer als in vergleichbaren Muttergeweben. Die Verminderung der Tumordurchblutung wird besonders bei steigender Tumormasse evident (Abb. 77). Eine weitere Besonderheit maligner Tumoren stellt die *Inhomogenität der Durchblutung* dar. Einzelne Tumorregionen sind besser durchblutet, wie z.B. der *Tumorrand* als das *Zentrum*. Selbst in oberflächlich gelegenen »gut« durchbluteten Arealen kann eine *sehr starke Schwankung* in der Perfusion auftreten. Darüber hinaus bewirken Abnormalitäten im Gefäßverlauf *arterio-venöse Shunts*, *Stasen*, ja sogar *Strömungsumkehr* im bösartigen Tumor. Der funktionelle Vaskularisationsraum, also der für die Versorgung der Zelle maßgebliche Raum, ist kleiner als der zu erwartende Wert. Erschwert wird die Gefäßsituation im malignen Tumor noch dadurch, daß infolge des erhöhten Gewebedrucks Gefäße eingeengt oder gesperrt werden können.

c) Sauerstoffangebot und Sauerstoffverbrauch des Tumorgewebes

Mit steigendem Tumorgewicht nimmt die gewichtsbezogene O_2-Aufnahme des schnell wachsenden malignen Tumors ab. Diese Tatsache beruht auf einer schlechteren Vaskularisierung und folglich auch Durchblutung des Tumorgewebes. Die tumorbedingte Anämie wirkt sich in einem ähnlichen Sinn negativ aus. Mit Zunahme des Tumorgewichtes findet sich in der Regel ein *exponentieller Abfall der O_2-Aufnahme*. Sehr kleine Tumoren liegen mit ihrem Sauerstoffverbrauch noch über demjenigen anderer normaler Gewebe (Abb. 78). Sehr schnell wendet sich jedoch das Blatt und der Tumor nimmt weniger als normal auf. Die mangelnde O_2-Aufnahme von makroskopisch sichtbaren Tumoren beruht auf *mangelhafter Bereitstellung von Sauerstoff* und *nicht* auf Hemmung der oxidativen Phosphorylierung (bei ausreichender O_2-Versorgung). Werden dem Tumor nämlich normale O_2-Quantitäten angeboten, so verbraucht er sie auch. Die geringe Sauerstoffaufnahme läßt sich demnach aus der *Diskrepanz* zwischen normalem Sauerstoffbedarf und einem nicht ausreichenden Sauerstoffangebot erklären.

Die WARBURG-Hypothese von dem defekten Oxidationsstoffwechsel der Krebszelle ist nur mehr mit großen Einschränkungen gültig. Denn viele Faktoren können den Sauerstoffverbrauch der Krebszelle beeinflussen. Der nutritiven Durchblutung kommt dabei die größte Bedeutung zu.

Der *kritische Sauerstoffdruck der Tumorzellen*, also jener Sauerstoffpartialdruck, bei dessen Unterschreitung die O_2-Aufnahme reduziert wird, zeigt bei normalen und bei Tumorzellen ähnliche Werte. Untersucht man überdies Tumorzellen biochemisch, so findet man eine voll

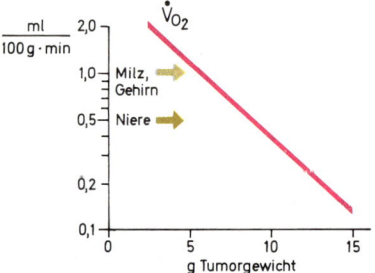

Der verringerte Sauerstoffverbrauch älterer Tumoren ist <u>Folge</u> des mangelnden O_2-Angebotes

H. – Abb. 78. Sauerstoffverbrauch maligner Tumoren.

aktive und in ihrer Konzentration *regelrecht dimensionierte Atmungskette.*

Mit Hilfe von Mikroelektroden kann gezeigt werden, daß nur in unmittelbarer Umgebung von Kapillaren eine ausreichende Sauerstoffversorgung der Tumorzellen möglich ist. In einem gewissen Abstand von der Kapillare erfolgt ein *steiler O$_2$-Druckabfall,* so daß für die weiter entfernt liegenden Zellen nur noch niedrige O$_2$-Drücke zur Verfügung stehen. Schließlich wird der kritische O$_2$-Druck unterschritten. In diesen Zonen der O$_2$-Mangelversorgung, insbesondere im Bereich des venösen Kapillarendes kann der örtliche Sauerstoffdruckgradient schließlich so niedrig sein, daß die Zellen absterben. Maligne Tumoren bis 5 g Frischgewicht zeigen noch normale O$_2$-Versorgung.

Bei Tumoren ab 10 g hat sich die Versorgungssituation so weitgehend verschlechtert, daß nur noch etwa die Hälfte des Gewebes ausreichend versorgt ist. Die Gold-Mikroelektrodenuntersuchungen zeigen aber auch noch, daß die O$_2$-Drücke im Tumor monoton niedrig und ohne Schwankungen sind, während im normalen Gewebe die O$_2$-Drücke den funktionellen Anforderungen entsprechend stark schwanken.

Die Gewebshypoxie im Tumorgewebe ist demnach *nicht Ursache,* sondern *Folge* des malignen Wachstums. Die WARBURG-Hypothese von der aeroben Glykolyse als Ursache des bösartigen Wachstums ist also in dieser Form nicht haltbar. Da schon unter normalen Bedingungen eine maximale O$_2$-Extraktion des Blutes während der Gewebepassage vorliegt, führt Sauerstoffmangel im Blut oder eine vaskulär-anatomisch bedingte Durchblutungsminderung zur Abnahme der O$_2$-Aufnahme des Gewebes. Eine Verschlechterung des arteriellen Angebotes im Tumor kann daher nicht über eine Steigerung der O$_2$-Extraktion des Blutes ausgeglichen werden.

d) Glucoseverbrauch des Tumorgewebes

Mit steigendem Tumorgewicht *nimmt die gewichtsbezogene Glucoseaufnahme exponentiell ab* (Abb. 79). Infolge der progressiven Einschränkung der Vaskularisation im Verlauf des Tumorwachstums nimmt das Angebot von Glucose an die kapillarfernen Zellen ab. Als Folge der insuffizienten Gefäßversorgung ist nicht nur ein steiler Abfall der O$_2$-Drücke, sondern auch der Glucosekonzentration zu messen. Die mittlere aktuelle Glucosekonzentration im malignen Gewebe ist in sehr kleinen Tumoren (unter 5 g)

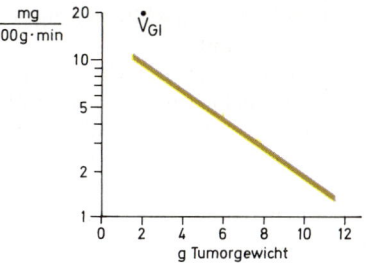

— Glucoseverbrauch bei Tumor höher als in Normalgewebe

— Maligner Tumor, wenn kein hoher Verbrauch, wenn groß: "Glucosehunger"

H. – Abb. 79. Glucoseverbrauch bei malignen Tumoren (VAUPEL, 1976).

nahezu normal. Sie ist in größeren Tumoren hochgradig erniedrigt. Dieser sehr niedrige Glucosespiegel weist auf eine *hohe Verbrauchsrate bei eingeschränktem Angebot* hin. Das Glucoseangebot ist mit dem rapiden Wachstum schnell erschöpft. Ein maligner Tumor lebt *ständig im »Glucosehunger«.* Verbessert man das Glucoseangebot, so steigt die Glucoseaufnahme der Zelle. Maligne Tumoren sind »ein Faß ohne Boden« für Glucose. Die vermehrt aufgenommene Glucose wird vorwiegend *glykolytisch abgebaut. Laktatazidose* folgt. Sie ihrerseits hemmt den Glucoseabbau. Dies kann so weit führen, daß ein maligner Tumor, trotz eines gewissen Glucoseangebotes, verminderte Glucoseverbrauchsraten aufweist.

Als *Folgen der mangelhaften Substratversorgung* des malignen Tumors ist eine Funktions- und Strukturerhaltung der Zelle nicht mehr gewährleistet. Schließlich tritt *Zytolyse* und *Gewebsnekrose* auf. Diese Tumorzellnekrosen müssen von denjenigen durch genetische Irrtümer unterschieden werden, die im Verlaufe der chromosomalen Imbalance auftreten.

Zusammenfassend läßt sich demnach folgern:
1. Die für das Tumorwachstum *limitierenden Substrate* sind *Sauerstoff* und *Glucose.*
2. Die anaerobe Glykolyse ist *nicht Ursache,* sondern *Folge* malignen Wachstums.

Für die *Praxis und Therapie* ergeben sich folgende *Konsequenzen:*

Chemotherapie und *Strahlentherapie* trifft überwiegend mangelhaft durchblutetes Tumorgewebe und ist damit *unwirksam.* Entgegen früheren Annahmen hängen Sauerstoff- und Glucoseverbrauch der Krebszellen nicht von der Stoffwechselkapazität der Tumorzelle ab, sondern die geringe Umsatzrate wird vor allem von einer wachstumsbedingten Verschlechterung des Substrattransportes bestimmt.

Die Tumorzelle kann auch nicht dadurch selektiv getroffen werden, daß man sich Stoffwechselbesonderheiten zunutze macht. Der *Tumor unterscheidet sich stoffwechselmäßig nicht von normalen Zellen.* Versuche, den malignen Tumor mit hyperbarem Sauerstoff oder ein Überangebot von Glucose »auf Schwung« zu bringen, um ihn dann um so wirksamer zu bekämpfen, sind fehlgeschlagen.

6.3.4.2. Tumorspezifische fetale Proteine

Im Verlaufe der Karzinogenese kommt es zu einem *Verlust von Proteinen,* die normalerweise im erwachsenen Organismus vorherrschen. *Neue Proteine,* die fetalen Proteinen ähneln oder mit ihnen identisch sind, treten auf (s. S. 447). Diese neuen Proteine sind *antigen* und können daher auch mit immunbiologischen Methoden festgestellt werden. Die *Ursache* des Erscheinens dieser embryonalen Proteine in Tumoren ist bisher ungeklärt: Sind sie ein abartiges Genprodukt oder sind sie in reifen Zellen präformiert und werden erst durch den Vorgang der Karzinogenese offengelegt? Allerdings treten die Antigene und Isoenzyme weder absolut neu auf noch werden alte total eingebüßt. Immer finden sich, auch in vollständig undifferenzierten Tumoren, Spuren der alten normalen Enzymausstattung. Umgekehrt: Neue Antigen- und Isoenzymausstattung ist nicht nur bei Krebsgeweben, sondern in geringem Umfang in regenerierenden Organen (z. B. Leber), bei chronischen Entzündungen (z. B. Hepatitis und Leberzirrhose) und vor allem im Gewebe des alternden Individuums zu finden. In bestimmten Phasen des Zellzyklus können normale Zellen vorübergehende Oberflächenveränderungen zeigen, die denen von onkogen transformierten Zellen oder fetalen Zellen gleichen. Offenbar werden die strengen Regeln des »read out«-Mechanismus bei normalen und bei Krebszellen unter bestimmten Bedingungen gelockert und »schlampig«, wobei die Dysfunktion der Gene bei Krebs permanent, irreversibel und progressiv wird.

Die beschriebenen embryonalen Manifestationen sind unvorhersehbar und *sporadisch.* Ihr Auftreten ist ungeordnet – unprogrammiert. Man spricht auch von »*derepressiver Dedifferenzierung*« oder »*retrogenetischer Expression*«, indem man eine genetische Basis für das Phänomen annimmt oder unverbindlicher von: Retrodifferenzierung bei der Onkogenese. In jedem Fall ist eine, im übrigen bereits seit mehr als 100

Jahren beschriebene, *Reversion der Tumorzelle in einen embryonalen Status gemeint.*

6.3.5. Chromosomen und Krebs

Die meisten menschlichen malignen Tumoren weisen abnorme und überzählige Chromosomen auf *(Aneuploidie).* Eine Ausnahme bilden einzelne Mammakarzinome mit normalem Chromosomensatz. Oft treten in malignen Tumoren ein oder mehrere *Marker-Chromosomen* auf. Es handelt sich um morphologisch auffällige, von allen anderen unterscheidbare Chromosomen. Das Marker-Chromosom ist in der Regel stabil und für den individuellen Tumor und den individuellen Patienten charakteristisch und konstant. Das Marker-Chromosom des Primärtumors tritt jeweils *auch in den Metastasen* auf. Seit HANSEMANN (1890) sind die Chromosomenabnormitäten Gegenstand ausgedehnter Untersuchungen und Spekulationen, ohne daß bisher eine befriedigende Erklärung für ihr Auftreten und den Zusammenhang mit der Krebsentstehung gegeben werden konnte. *Zwei Möglichkeiten* sind denkbar:

Chromosomale Veränderungen sind für die Karzinogenese verantwortlich, oder Chromosomenveränderungen sind lediglich Begleiterscheinungen der Krebsentstehung und treten erst im Verlaufe der Tumorprogression auf.

Diese Möglichkeiten auseinanderzuhalten verbietet die augenblicklich verfügbare Methodik. Man muß daher einige praktische Vorstellungen erwägen (Abb. 80):

1. Eine Mutation findet statt. Sie verursacht durch intra- und interchromosomales Rearrangement, Translokation, Deletion und perizentrische Inversion schließlich das aneuploide Bild mit Auftreten von Marker-Chromosomen.

2. Eine Mutation findet statt. Sie verursacht aber an den Chromosomen keine mit den üblichen Methoden nachweisbaren Veränderungen. Die Zellen werden dennoch maligne transformiert. Erst im späteren Verlauf treten sichtbare Chromosomenabnormitäten auf. Beispiel: Virusonkogenese in vitro.

3. Eine angeborene oder erworbene Instabilität der Chromosomen führt zur Bildung von Chromosomenbrüchen und Rearrangement von Chromosomen. Damit wird die Empfänglichkeit für andere onkogene Faktoren erhöht (Tab. 16).

Chromosomen und Krebs

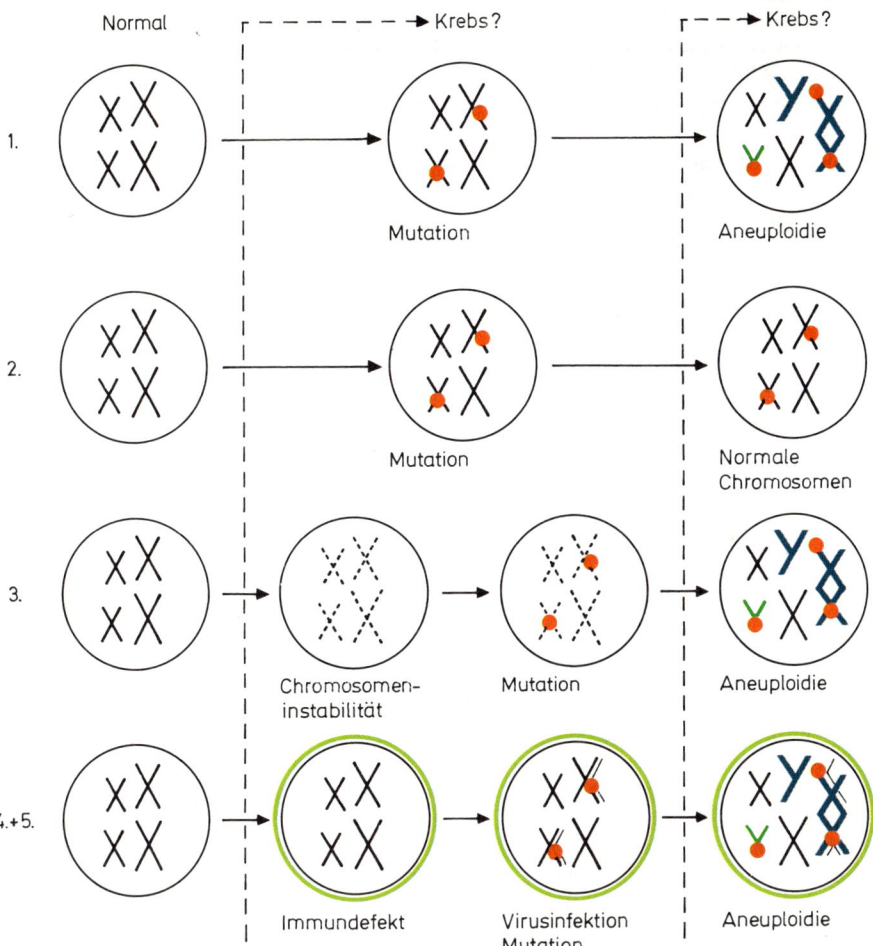

H. – Abb. 80. Chromosomen und Krebs.

4. Zur Zeit eines chromosomalen Rearrangements kann sich ein virales Genom mit dem Zellgenom vereinigen und damit zur malignen Transformation führen. Beispiel: Beschleunigung der viralen Karzinogenese in vitro bei vorbestrahlten Zellen und bei Zellen von Fanconi-Anämie.

5. Immunologische Defizienzen erlauben die Infektion mit einem onkogenen belebten Agens und bewirken damit Chromosomenabnormitäten. Beachte: Die meisten in Tab. 16 aufgeführten Bedingungen gehen einher mit exogen oder endogen verursachter Immunsuppression.

Was spricht dafür, daß die chromosomale Veränderung ätiologisch mit der Karzinogenese zusammenhängt?

Es gibt krebsfördernde Umweltfaktoren und genetische Erkrankungen, die gleichzeitig chromosomale Instabilität und Chromosomenschäden hervorrufen. Derartige Faktoren sind in der *Umwelt* zu suchen (a) oder können *genetischen Ursprungs* sein (b).

Auf der Tabelle ist zu erkennen, daß Chromosomeninstabilitäten für Krebs prädisponieren. Umgekehrt zeigen bei weitem nicht alle Krebsträger eine Chromosomeninstabilität.

Von den zahlreichen beschriebenen Marker-Chromosomen ist das bekannteste das *Philadelphia-Chromosom* (vgl. S. 535). Das Philadelphia-Chromosom (Ph[1]) entsteht durch Verlust des langen Armes im Chromosom 22 (oder 21?). Diese Chromosomenaberration ist typisch für die *chronische myeloische Leukämie*. Totalver-

H. – Tab. 16. Chromosomeninstabilität und -abnormität und Krebs.

a) Exogene Ursachen	b) Genetische Ursachen
1. Atombombenopfer; Leukosenhäufigkeit proportional der Strahlenexposition.	1. **Blooms Syndrom**
	Homozygotie eines seltenen autosomalen Genes (bl): Zwergwuchs; sonnenempfindliche Teleangiektasien (Schmetterlingsfigur im Gesicht), IgA- und IgM-Verminderung im Serum.
2. Röntgenbestrahlte Arthritiker: erhöhte Leukosehäufigkeit.	
3. Angiographie mit radioaktivem Thorium ^{232}Th (Thorotrastangiographie): vermehrt Leberkarzinom. Sarkome an der Injektionsstelle.	2. **Fanconi-Anämie**
	Panzytopenie, Knochenmarkshypoplasie, Skelettdeformitäten, braune Hautpigmentierung, Hexokinasemangel.
4. Thymusbestrahlte Kinder: vermehrt Leukosen.	3. **Louis-Barr-Syndrom**
5. Chronische Benzolinhalation: vermehrt Leukosen.	Ataxia teleangiectatica, zerebellare Ataxie, bilateral symmetrische Teleangiektasien der Konjunktiven. Braune Hautflecken, IgA-Defizienz. Maligne lymphatische Tumoren.
6. Intrauterine Röntgenbestrahlung führt zu hoher Krebshäufigkeit in späteren Jahren.	4. **Xeroderma pigmentosum**
	Braune Hautpigmentierung im Gesicht. Nach UV-Exposition: multiple maligne Hauttumoren, aber auch andere Tumoren. Kombiniert mit Schwachsinn: **De Sanctis-Cacchione-Syndrom**.

lust von Chromosom 22 ist letal. Der Defekt entsteht in der primordialen Stammzelle im myeloischen System, denn jede Knochenmarkzelle (weiße und rote Reihe und Thrombopoese) enthält den Defekt. Die Lymphozyten sind frei von der Chromosomenabnormität. Auch während Remissionen bleibt der Chromosomendefekt erhalten. Die chronisch-myeloische Leukämie hat ihren Ursprung in einer einzigen Zelle (sog. *monoklonale Tumoren*, vgl. S. 536). Das Philadelphia-Chromosom entsteht durch einen einmaligen Bruch und Verlust des distalen Chromosomensegmentes am kleinen akrozentrischen Chromosom. Ob das Philadelphia-Chromosom Ursache oder Folge der Malignität ist, kann bisher nicht sicher gesagt werden; wahrscheinlich ist die Abnormität Folge, denn die Ursache liegt möglicherweise in einer rezessiven Mutation im Bereich struktureller oder regulatorischer Gene am langen Arm des 22er Autosoms.

Die entstandene Mutante hat einen selektiven Vorteil ihren Mitzellen gegenüber: Die Zellen mit Philadelphia-Chromosomen überholen die normalen Zellen in der Teilungsgeschwindigkeit. Der Chromosomendefekt Philadelphia kann exogen induziert werden oder bei genetischen Erkrankungen bevorzugt auftreten (Tab. 16). Außer dem Philadelphia-Chromosom kann sich ein charakteristisches Marker-Chromosom bei

Seminomen des Menschen und bei dem durch Geschlechtsverkehr übertragenen *Lymphosarkom des Hundes* finden. Die Beobachtungen mit Marker-Chromosomen haben Hinweise für den *monoklonalen Ursprung* vieler Tumoren gegeben, das heißt, daß Krebs aus einer einzelnen Mutterzelle entsteht.

Welche weiteren *Hinweise* gibt es heute für die monoklonale Entstehung des Krebses?

1. Marker-Chromosomen bei *chronisch-myeloischer Leukämie* und beim *Seminom* des Menschen. Da Chromosomenbrüche und folgende Fusion der Bruchenden zufällig erfolgen, ist die Wahrscheinlichkeit, daß ein erneutes identisches Ereignis in derselben zeitlichen Reihenfolge passiert und zu demselben Marker-Chromosom führt, außerordentlich gering. Daher ist Auftreten eines Marker-Chromosoms ein entscheidender Hinweis für den monoklonalen Ursprung eines Tumors.

2. *Hemizygote Expression* von nur *einer* Variante der Glucose-6-Phosphatdehydrogenase, deren Gen am X-Chromosom lokalisiert ist, kann bei der chronisch-myeloischen Leukämie als Hinweis für die Entstehung aus einer Mutterzelle gewertet werden.

3. Bei benignen *Uterusmyomen* ist die monoklonale Entstehung durch die Glucose-6-

Phosphatdehydrogenase-Varianten ebenfalls nachgewiesen worden.

4. *Plasmozytomzellen produzieren Immunglobuline.* Da jede atypische Plasmazelle eine durch Aminosäuresequenz festgelegte typische leichte und schwere Kette synthetisiert und im Plasmozytom nur *eine* Zellrasse vorkommt, muß angenommen werden, daß das Plasmozytom von *einer* pathologischen Plasmazelle abstammt.

Von allen Methoden, das maligne Wachstum zu charakterisieren und quantifizieren, hat sich die *Messung der DNS im Zellkern* am besten bewährt.

Voraussetzung für diese neuartige Form der Beurteilung von Krebs sind folgende Erkenntnisse:

1. Der Zellkern aller Säugetiere *enthält konstant 6×10^{-12} g DNS,* unabhängig davon, auf wie viele Chromosomen innerhalb des Zellkernes diese Masse verteilt ist.

2. *In verschiedenen Organen und Geweben* ist der DNS-Gehalt der Zellen *gleich.*

3. *Spezies* mit niedriger Chromosomenzahl, wie z.B. der Mensch (2 n = 46), besitzen daher Chromosomen mit hohem DNS-Gehalt, solche mit hoher Chromosomenzahl, wie z.B. das Pferd (2 n = 64), weniger DNS pro Chromosom.

4. Zwischen *Chromosomenzahl und DNS-Gehalt* besteht demnach unter normalen Umständen eine *strenge Proportionalität.* Diese ist *bei Krebs aufgehoben.* Tumorchromosomen enthalten im Durchschnitt 22% mehr DNS als normale Chromosomen.

5. *Tumorchromosomen erscheinen daher oft abnormal groß* und auffällig gestaltet. Eine morphologische Analyse kann manchmal wichtige Hinweise für das Tumorleiden geben (siehe Kapitel G, S. 535 ff.).

6. Eine bessere und sichere Analyse des DNS-Gehaltes im Zellkern erbringt die *quantitative Zytophotometrie.*

6.3.5.1. Tumorwachstum und DNS-Gehalt der Tumorzellen

Der normale DNS-Gehalt einer menschlichen Zelle wird als *diploid = euploid* (2 c) bezeichnet. Während des Zellzyklus verdoppelt sich der DNS exakt *(Chromosomenploidie)* auf 4c.

Benigne Tumoren des Menschen besitzen Zellen mit diploidem Charakter (Abb. 81). Sie sind damit nicht von normalem Gewebe unterscheidbar. Je nach proliferativer Aktivität finden sich in der 4c-Region Zellen, die den doppelten DNS-Gehalt als Ausdruck für die Vorbereitung zur Zellteilung besitzen.

Die überwiegende *Mehrheit maligner Tumoren* besitzt DNS-Werte, die mehr oder weniger *über* dem normalen diploiden DNS-Wert liegen (Abb. 81 D, E). Nur etwa 4% maligner Tumoren machen davon eine Ausnahme.

Darüber hinaus streuen die DNS-Werte stärker als bei normalen Geweben und Organen. *Aneuploidie und allgemein erhöhter nukleärer DNS-Gehalt stellen mithin verläßliche und meßbare Zeichen der Malignität dar.*

Hochdifferenzierte *bösartige Tumoren* wie beispielsweise das Adenokarzinom des Kolons oder des Endometriums bilden eine »Stammlinie« aus (SANDRITTER). Die »Stammlinie« liegt

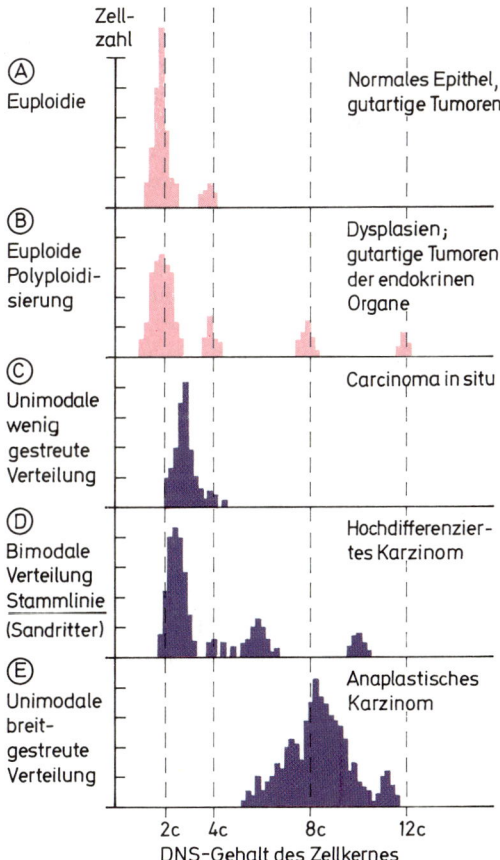

H. – Abb. 81. DNS-Verteilungsmuster in Tumoren.

meist im *hyperdiploiden* (2,5 c) oder *triploiden* (3 c) Bereich und zeigt als Ausdruck der Zellproliferation einen *Duplikationsgipfel bei 5 c* bzw. *6 c* (Abb. 81 D). Es handelt sich demnach um maligne Tumorzellen, die eine überwiegend geregelte »ordentliche« Zellteilung aufweisen.

Lediglich ihr erhöhter DNS-Gehalt *(Hyperchromasie) und* die breit gestreuten DNS-Werte *(Aneuploidie)* verraten den malignen Charakter der Wucherung. Daß solche differenzierten, wenngleich malignen Tumoren *zur Polyploidisierung fähig* sind, zeigt ein *Ploidierungsgipfel bei 10 c* dieser aneuploiden Tumorstammlinie.

Undifferenzierte *maligne Tumoren bilden keine Tumorstammlinie aus.* Man findet einen weitgestreuten Gipfel meist in der Gegend des *4 c-Wertes (hypertetraploid).*

Die Entwicklung eines malignen Tumors erfolgt gewöhnlich *in Stufen* über einen langen Zeitraum. An zahlreichen Organen, wie z. B. an der Portio des Uterus oder in der Mundhöhle, bewahrheitete sich dies.

Jede Krebsentwicklung geht primär mit einer Vermehrung des DNS-Gehaltes einher. Die früheste diesbezügliche Veränderung ist die *euploide Ploidisierung* (Abb. 81 B). Euploide Ploidisierung resultiert aus geregelter DNS-Synthese ohne nachfolgende Zellteilung. Schon unter normalen gesteigerten funktionellen Anforderungen an die Zelle, wie z. B. bei vermehrter Herzarbeit, kann Polyploidisierung der Herzmuskelzellen erfolgen. Desgleichen haben gutartige Tumoren endokriner Organe eine Neigung zur Polyploidie, wenn sie endokrin aktiv sind. Wichtig ist die Tatsache, daß gleichermaßen die früheste Vorstufe der Malignität, die *Dysplasie,* ebenfalls eine Vermehrung der DNS-Werte im Zellkern über den Weg der Polyploidisierung aufweist. Als nächster Schritt wird durch Reduktion der Ploidie dann ein Carcinoma in situ entstehen oder ein hochdifferenziertes Karzinom (Abb. 81 C, D).

Ploidiereduktion: Durch die Ploidiereduktion entsteht eine weniger DNS-reiche, aber stärker aneuploide Zellrasse. Diese Zellen weisen demnach alle Merkmale der Malignität auf, obwohl sie sich *noch* in den ihnen zugewiesenen Gewebsschichten, der Epithelschicht, befinden. *Das Carcinoma in situ besitzt demnach alle zytologischen Eigenschaften eines malignen Tumors* (SANDRITTER), *ohne im histologischen Sinn Krebs zu sein.*

Im Zuge der Eskalation in Richtung Malignität bildet sich eine besonders aggressiv wachsende Tumorpopulation heraus. Sie ist gekennzeichnet durch eine weitere Reduktion des DNS-Gehaltes und Ausbildung einer einheitlichen, meist *hyperdiploiden Stammlinie* (SANDRITTER) (Abb. 81 D). Jetzt überschreiten die Tumorzellen die Basalmembranen und brechen in das anliegende Territorium ein. Ein manifester Krebs ist da. Aus dem Pool von »untüchtigen«, wenig fortpflanzungsfähigen, nichtsdestotrotz aber malignen Zellen des Carcinoma in situ hat sich nun eine äußerst bösartige radikal-invasive uniforme Truppe *(Stammlinie)* gebildet, die sich in den Bereitschaftsräumen des eigenen Territoriums ansammelt und schließlich durch ungehemmte Fortpflanzungsfähigkeit soweit Druck auf die *Grenze (Basalmembran)* ausübt, daß diese nicht mehr standhält. Die Invasion von Tumorzellen in umgebendes fremdes Territorium geht *immer* mit einer solchen Veränderung einher. Sie ist so charakteristisch, daß sie im histologischen Schnitt mit Regelmäßigkeit zu beobachten ist.

Die meisten bösartigen Tumoren verharren in dem Stadium der *hyperdiploiden* oder *triploiden Stammlinie.* Nahe diploide Tumorzellinien deuten eine bessere Prognose für den Patienten an als höher ploide Linien (Tab. 18). Im Verlaufe der Tumorprogression kann eine weitere Veränderung in der DNS-Menge und Verteilung stattfinden: Die Stammlinie geht verloren (Abb. 81 E) und ein *unimodales, weit gestreutes Verteilungsmuster* erscheint. Es entspricht histologisch dem *anaplastischen Stadium* des malignen Tumors. Der anaplastische Tumor stellt so gut wie immer das therapieresistente Endstadium des Tumorleidens dar.

Metastasen enthalten in der Regel identische zytophotometrisch meßbare DNS-Werte wie der Primärtumor.

Innerhalb des Primärtumors beherrscht in der Regel ein und dieselbe Zellpopulation das Zellbild. Sogenannte *»Zellmosaike«* sind selten.

Die Progression der Krebsbildung kann demnach vom zytologisch-histologischen Aspekt zusammengefaßt werden wie in Tab. 17 dargestellt.

6.3.5.2. Chromosomenanomalien und Krebs

Die meisten Tumoren weisen Chromosomenanomalien auf. Nicht selten deuten solche Anomalien darauf hin, daß sich eine bestimmte Krebszellenpopulation entwickelt. Manchmal geben solche Chromosomenanomalien einen Hinweis für die Entstehung des Tumors *aus*

H. – Tab. 17.

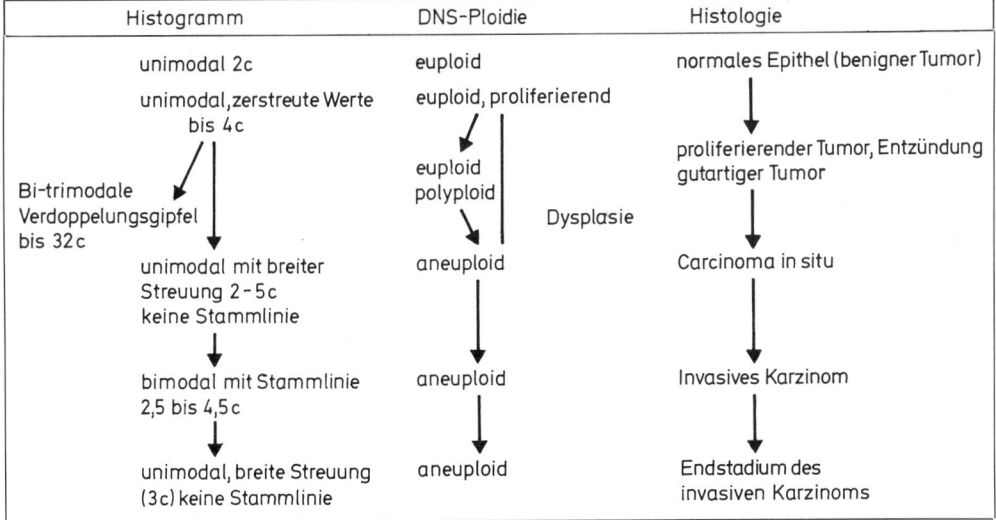

Histogramm	DNS-Ploidie	Histologie
unimodal 2c	euploid	normales Epithel (benigner Tumor)
unimodal, zerstreute Werte bis 4c	euploid, proliferierend	
Bi-trimodale Verdoppelungsgipfel bis 32c	euploid polyploid Dysplasie	proliferierender Tumor, Entzündung gutartiger Tumor
unimodal mit breiter Streuung 2 – 5c keine Stammlinie	aneuploid	Carcinoma in situ
bimodal mit Stammlinie 2,5 bis 4,5c	aneuploid	Invasives Karzinom
unimodal, breite Streuung (3c) keine Stammlinie	aneuploid	Endstadium des invasiven Karzinoms

einer einzigen Tumorzelle, einem *Klon.* Die Entstehung einer solchen Tumorzellkolonie aus einer mit einer sichtbaren chromosomalen Anomalität ausgestatteten Zelle deutet darauf hin, daß die Chromosomenveränderung selbst bei der Entstehung der Tumorzelle aus einer normalen Zelle beteiligt ist. Darüber hinaus sind heute, mehr denn je, *Noxen aus der Umwelt* bekannt mit zerstörender Wirkung auf die Chromosomen *und* krebserzeugender Potenz. Die Liste erweitert sich ständig.

Für die Volksgesundheit ist die Erforschung der *Umweltklastogene* (Chromosomengifte) und *Mutagene* von vordringlicher Bedeutung. Die virusinduzierten Chromosomenveränderungen

H. – Tab. 18. Beziehung zwischen Tumordignität und Ploidieverteilung.

1. Eine größere Streuung der Meßwerte um einen Häufigkeitsgipfel geht mit einer schlechteren Prognose einher als eine geringere Streuung.
2. Ein erhöhter Anteil von Zellen in G_2-Phase des Zellzyklus bedeutet oft eine schlechtere Prognose.
3. Eine Tumorstammlinie im 2c- und im 4c-Bereich bedeutet meist eine bessere Prognose als eine Stammlinie im 3c- oder 5c-Bereich.
4. Eine höhere mittlere Ploidie bedeutet häufig eine schlechtere Prognose.
5. Einzelne, sehr hohe Ploidiewerte oder zunehmende Zahl von Häufigkeitsgipfeln der DNS-Verteilung bedeuten häufig eine Verschlechterung des Leidens.

sind für die Krebsforschung wichtig, weil hier ein schlaglichtartiger Einblick in die Pathogenese der Krebserkrankung möglich sein könnte.

Viren können *drei Arten von Schädigung an Chromosomen* hervorrufen:

a) *Chromosomenfragmentierung ohne Rearrangement,* z.B. bei Infektion mit lytischen RNS-Viren wie Masernviren.

b) *Bildung von Gaps, Brücken* und *Rearrangements* nach Infektion mit Tumorviren. Adenovirus 12 bewirkt spezifischen Bruch des menschlichen Chromosoms 17. Die Bruchstelle ist identisch mit dem Genlocus für Thymidinkinase und anderen Genen, die den Nucleinsäurestoffwechsel und damit die Zellteilung regulieren.

c) *Aberrationen am langen Arm des Chromosoms 1.* Diese Region ist eindeutig mit Proliferation der myeloischen Reihe befaßt. Auch bei Karzinom der Mamma, des Ovars und anderen. Der lange Arm des Chromosoms 1 ist der interessanteste Kandidat für zukünftige Krebsforschung.

Zusammenfassend ist folgendes festzustellen: Zwischen Induktion von Chromosomenveränderungen und Krebsentstehung besteht bisher kein nachweisbarer Zusammenhang im strengen Sinn. Allerdings lassen sich in den zahlreichen Chromosomenveränderungen folgende *Muster* verfolgen:

1. Verlust oder Gewinn bestimmter Chromosomen.

2. Spezifische chromosomale Rearrangements.

3. Spezifische Regionen eines Chromosoms mit hochfrequentem Chromosomenrearrangement.

1. Beispiel: Gewinn von Chromosom 8 in chronisch-myeloischer Leukämie. Verlust von Chromosom 7 in akuter myeloischer Leukämie.

2. Beispiel: Philadelphia Ph[1]-Chromosom und Isochromosomen für die langen Arme von 17 in chronisch myeloischer Leukämie.

6.3.6. Lokale gewebliche Faktoren bei der Realisierung bösartigen Tumorwachstums

Bei der stufenweisen progressiven Entstehung von Krebs stellt die Veränderung der chromosomalen DNS nur einen, wenn auch sehr wichtigen, Schritt dar. Die Umwandlung von normalen Zellen über die Stufenleiter der dysplastischen Zellen zu einer Krebszelle in der Art eines Carcinoma in situ bedeutet jedoch nicht, daß unbedingt und sicher tatsächlich Krebs resultieren muß. Die mit zytologischen Methoden erkannte *Krebszelle kann,* aber muß nicht in klinisch manifesten Krebs übergehen.

Welche *Faktoren* spielen bei diesem Übergang eine Rolle?

Der *Angiogenesis-Faktor* stellt ein tumorassoziiertes Produkt dar, welches die ortsständigen Gefäße zur Proliferation anregt. Genauer gesagt werden die Endothelzellen des Menschen durch Tumorzellextrakte in Gewebekulturen zur Zellteilung stimuliert. Bringt man maligne Tumor-

zellen in die vorderen Augenkammern von Kaninchen ein, so verbleiben diese stationär wie ein Carcinoma in situ. Erst wenn Gefäße von der Umgebung einwuchern und die Tumorzellen erreichen, beginnt das Carcinoma in situ invasiv und destruktiv zu wachsen: Ein klinisch manifester Krebs entsteht. Durch Zwischenschalten von semipermeablen Membranen zwischen Tumor und Augenkammern wurde der Angiogenesisfaktor entdeckt. Dieser Faktor verursacht eine Steigerung der Zellerneuerungsrate (Abb. 82) von normalerweise einigen Monaten in normalen Geweben bis zu 50 Stunden in Geweben in Krebsnähe. Im Knorpel des Menschen existiert ein *»Anti-Angiogenesis-Faktor«.* Maligne Tumoren wachsen erfahrungsgemäß nur selten im Knorpel.

Der *osteoklastenstimulierende Faktor* wird, ähnlich dem Angiogenesisfaktor, von manchen bösartigen Tumoren in mehr oder minder starkem Ausmaß gebildet. Dieser Faktor regt den osteoklastären Knochenabbau an und verhilft somit einem regional oder einem in situ wachsenden Krebs zu dem Austausch zu dem klinisch manifesten Krebs.

Der *Verlust von ABH-Isoantigenen* korreliert in den bisher untersuchten Fällen gut mit der Neigung eines Tumors, aus dem *»in-situ«* in das *»infiltrative Stadium«* überzugehen. Beispielsweise zeigen papilläre Harnblasenkarzinome im Stadium des Oberflächenwachstums noch deutlich die ABH-Isoantigene. Grad-3-Tumoren verlieren diese Blutgruppenantigene allmählich. Parallel damit beginnt der Tumor die Basalmembranen zu durchbrechen und invasiv zu wachsen.

6.4. Die Ausbreitung von Tumoren

6.4.1. Tumorausbreitung in vitro

Die Ausbreitung von Tumoren manifestiert sich in *Tumorinvasion, Expansion* und *Metastasierung.* Bei diesen Phänomenen spielt die Zelloberfläche eine ausschlaggebende Rolle. Durch Zellkontakte im Zellverband werden die Einzelindividuen zu einem geordneten Ganzen gefügt. Veränderungen der Zellperipherie führen zu abartigem Verhalten im Gewebsverband.

Welche *zellulären Phänomene* liegen der Tumorausbreitung zugrunde?

Zellbewegung: Die Zellbewegung der Säugetierzellen erfolgt durch Pseudopodien. Die

Tumor-Angiogenesis-Faktor

Krebs: 50 Stunden

Wochen benigner Tumor

Normal. Monate

H. – Abb. 82. Zellerneuerungsrate des Endothels.

Lokomotion ist ungerichtet. Die Pseudopodien haften der Unterlage fest an und lösen sich im Verlauf der regenwurmartigen Kriechbewegung wieder von der Unterlage unter Zurücklassung kleinster Zytoplasmaanteile. Mit dieser Markierung zeigt eine Zelle der anderen, wie durch eine Fährte, ihre Wege an. Mikrokinematographische Untersuchungen haben gezeigt, daß die Zellbewegung bei normalen Zellen und Tumorzellen prinzipiell gleich ablaufen. *Maligne Tumorzellen bewegen sich meist jedoch schneller* (Ausnahme: normale Lymphozyten) als normale Zellen.

Gerichtete Zellbewegung: Das infiltrative Wachstum von malignen Tumoren setzt eine Bewegung in einer bestimmten Richtung, vom Primärherd hin weg, voraus. Für dieses Phänomen ist lange *Chemotaxis* (S. 464) verantwortlich gemacht worden. In Wirklichkeit ist Chemotaxis nur bei Granulozyten sicher nachgewiesen, nicht jedoch für die gerichtete Ausbreitung von Tumoren. Dagegen ist die *Kontaktausbreitung (Thigmotaxis)*[1] für die gerichtete Bewegung von Tumorzellen von großer Wichtigkeit. Damit ist die Zellbewegung entlang von soliden Oberflächen, entlang von Fäden, Fibrillen, Ritzen und Rillen gemeint. Durch »contact guidance«, wie das Phänomen auch genannt wird, ist erklärlich, daß *Tumorzellen oft an Fibrinfäden oder kollagenen Fasern angetroffen werden* und oft *kleine Hohlräume tapetenförmig auskleiden*. Als indirekter Beweis für die Wichtigkeit der Thigmotaxis bei der Ausbreitung von Tumorzellen sind folgende Beobachtungen zu werten:

a) Antikoagulantientherapie und Fibrinolyse senkt die Rate der Infiltration und Metastasierung bösartiger Tumoren.
b) Experimentell erzeugte Hyperkoagulabilität steigert die Aussaat maligner Zellen.

Kontaktinhibition (Abb. 83): Unter Kontaktinhibition versteht man *Stillstand der Zellbewegung und Aufhören der Zellteilung nach gegenseitiger, allseitiger Berührung der Zellen untereinander.*

Bei *normalen Zellen* wird dieser Zustand durch ständige Zellteilungsaktivität und aufeinanderzu gerichtete Zellbewegung erreicht. Ist eine Zelle von allen Seiten von anderen Zellen umgeben, erlischt sowohl Zellbewegung als auch Zellteilung. Normale Zellen respektieren ihre Zellgrenzen. Ein stationärer Zustand tritt ein.

Erst Wegfall eines oder mehrerer Zellindividuen löst erneut Zellbewegung und Zellteilung aus, um das verlorengegangene Terrain zu ersetzen.

Anders bei *Tumorzellen:* Hier findet sich eine teils ungerichtete Zellbewegung, wobei vielfach auch auf thigmotaktische Reize verzichtet werden kann. Diese Tumorzellen lösen sich dann ab und können in Suspensionskultur, entsprechend einem Aszites, leben. Oder die Tumorzellen folgen weiterhin thigmotaktischen Reizen und wachsen übereinander. Sie respektieren ihre Zellgrenzen nicht. Die oben liegenden erdrücken die darunter befindlichen. Massenzelltod erscheint neben hemmungslosem Wachstum. Allerdings ist die *fehlende Kontaktinhibition* nicht nur bei malignen Zellen, sondern als Ausnahme auch bei normalen Lymphozyten gefunden worden. Umgekehrt gibt es einige maligne Tumoren, deren Zellen eine vollständige Kontaktinhibition in vitro aufweisen und dennoch infiltrierend und destruierend in vivo wachsen. Offenbar bietet das Phänomen der fehlenden Kontaktinhibition nicht die einzige, immer zutreffende Erklärung für die Ausbreitung maligner Tumoren.

Zelladhäsion, Zellsegregation[2]: Adhäsive Kräfte an der Zelloberfläche sind meist durch *Proteine* bedingt. Abstoßende Kräfte entstehen in der Regel durch *negative elektrische Oberflächenladungen* der Zellen. Diese Ladungen sind zum größten Teil durch Carboxylgruppen der Sialsäure (neuraminidaseempfindlich), weniger durch Phosphorlipide (kalziumbindend) bedingt. Die meisten bösartigen Tumoren besitzen eine *erhöhte negative Oberflächenladung*. Im Verlaufe der viralen Onkogenese erfolgt schlagartig eine Zunahme der negativen Oberflächenladung. Die abstoßenden Kräfte überwiegen damit. Die Tumorzellen stoßen einander ab. *Stark invasiv wachsende Tumoren weisen besonders starke repulsive Oberflächenkräfte auf.*

Neben Ladungsunterschieden an der Zelloberfläche besteht noch ein Mosaik von Proteinen, die eine *sterische Spezifität* bedingen. Aus dem Zusammenhang gerissene Zellen »erkennen« sich bei Schütteln einer Zellsuspension. Es setzen sich spontan muttergewebsartige Strukturen wieder zusammen. Solche, bei normalen Geweben, z.B. Retina, gefundene *»Selbstaggregate« können bei Tumorzellen nicht gefunden werden*. Die spezifische Landschaft ist bei ihnen an der Zelloberfläche deformiert. Tumorzellen stehen also untereinander und mit normalen

---

[1] Thigma (gr.) Berührung; tasso (gr.) ordne – [2] Segregare (lat.) absondern, abtrennen.

Phänomene der Tumorausbreitung in vitro

<u>Normale Zellen</u>   <u>Tumorzellen</u>

Einzelzellwachstum   Einzelzellwachstum

Kontaktinhibition   "Criss-cross"-Wachstum
Schab"wunde"

Gerichtete Zellbewegung,   Zellablösung
lokalisierte Zellteilung

Konfluierter Zellrasen,   Zelltod
Kontaktinhibition

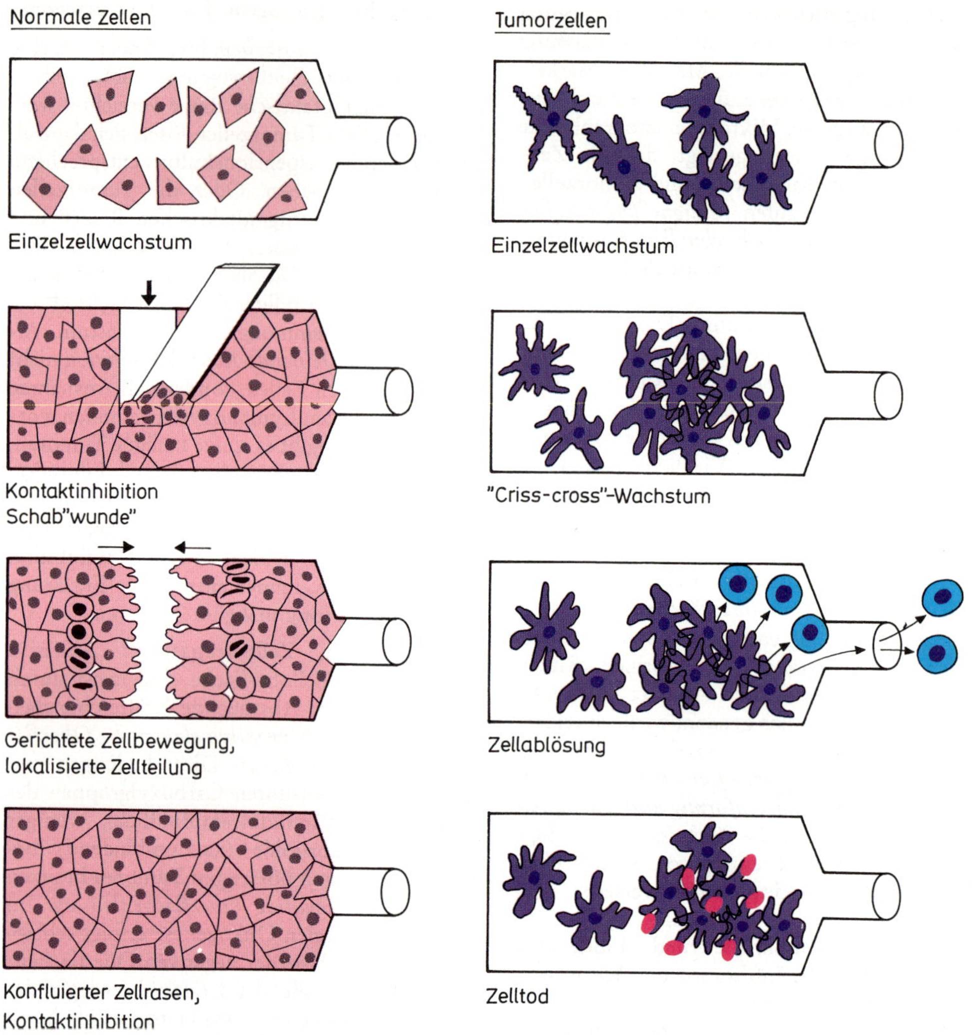

H. – Abb. 83. Phänomene der Tumorausbreitung in vitro: Normale Zelle: Einzelzellwachstum, führt zu konfluenten Zellrasen. Eine Zelle berührt die andere Zelle, ohne übereinanderzuwachsen. Die Zellen sind kontaktinhibiert. Abschaben des Zellrasens führt zu Wachstumsstimulation der restlichen Zellen, bis erneut ein einschichtiger Zellrasen erreicht ist. Tumorzellen: Tumorzellen wachsen auch bei sehr dünner Aussaat an. Ihre Zellbewegung ist verstärkt und ungerichtet. Verlust der Kontaktinhibition führt zu Übereinanderwachsen, Zellablösung und vermehrtem Zelltod.

Nachbarzellen in gestörtem »ausgestoßenem« Verhältnis. Sie erkennen sich selbst und ihren Platz in der Zellgemeinschaft nicht ausreichend. Dieser Eigenschaft verdankt das Fach der »exfoliativen Zytologie« ihre Existenz: Krebszellen lösen sich bereitwilliger als normale Zellen vom Mutterboden ab und können dann z. B. in der Vagina und im Bronchialsekret nachgewiesen werden. Bei der Zellablösung spielen *mechani-* *sche Kräfte* eine Rolle: Muskelbewegung, Peristaltik, Traumata und Operationen haben Ausschüttung von Tumorzellen zur Folge.

Der niedrige *Kalziumgehalt* von Tumoren im Vergleich zu normalen Geweben steht mit der geringen Haftfähigkeit der Tumorzellen in Zusammenhang. Die *erhöhte negative elektrische Oberflächenladung* bei Krebszellen und damit die elektrophorometrische Beweglichkeitszunahme trägt zum Verlust der Zelladhäsion bei. Der Zusammenhalt zwischen Zellen im Gewebe kann auch durch *proteolytische Fermente* gestört werden.

6.4.2. Tumorwachstum im Gewebsverband

Vereinfachend gesehen, läßt sich das Tumorwachstum in *expansives und infiltratives Wachs-*

Expansives und infiltratives Wachstum

Expansives Wachstum

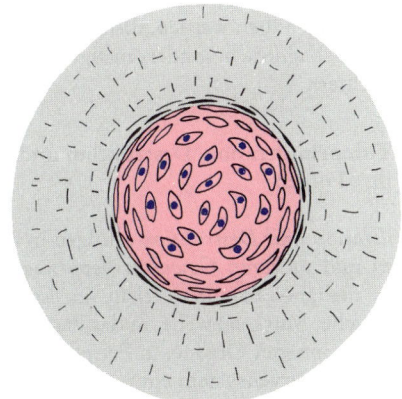

Infiltratives Wachstum

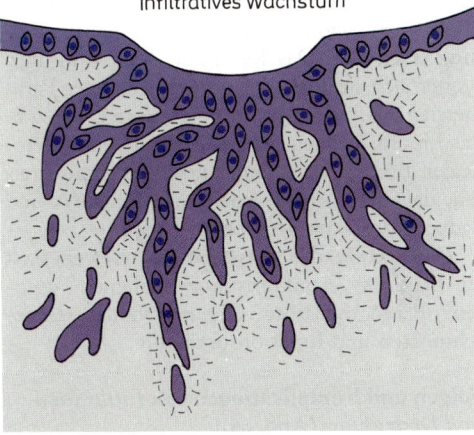

H. – Abb. 84. Expansives und infiltratives Wachstum von Tumoren. Expansives Wachstum erfolgt im wesentlichen durch erhöhten Tumorinnendruck und passives Vorpressen der Tumorzellen; es ist bei benignen Tumoren zu finden. – Infiltratives Wachstum erfolgt durch Zellbewegung, fehlende Kontakthemmung, Thigmotaxis und Zerstörung der Nachbargewebe; es ist bei malignen Tumoren zu finden.

tum einteilen (Abb. 84). Der *expansive* Wachstumsmodus gleicht dem einer Kartoffel. Die Tumorzellen wachsen nach allen Seiten gleichmäßig. Das umgebende Gewebe wird durch den Wachstumsdruck des Tumors zusammengedrückt. Die hochdifferenzierten Parenchymteile gehen zuerst zugrunde. Es bleibt ein bindegewebiges Gerüst übrig und bildet eine Art Kapsel um den Tumor. Als entscheidende Kräfte beim expansiven Tumorwachstum werden *intratumorale Drucksteigerung* und *passives Vorpressen der Tumorzellen* in präformierte Gewebespalten angesehen. *Expansives Wachstum* ist meist bei *gutartigen Tumoren* zu beobachten. Demgegenüber ist das *infiltrative* Wachstum mit den Wurzeln einer Pflanze zu vergleichen. Die Ausläufer des Tumors »wühlen« sich in das umgebende Gewebe vor. Die biologische Grundlage der *aktiven* Tumorinvasion sind in der Eigenbeweglichkeit der Tumorzellen zu suchen, der fehlenden Kontaktinhibition, der Kontaktausbreitung, der fehlenden Zelladhäsion und Zellaggregation und der bevorzugten Zellablösung. Das aktuelle Tumorwachstum im Organismus muß das Endergebnis von zahlreichen synergistisch und antagonistisch wirkender Faktoren sein.

Bösartige Tumoren zerstören ihre Umgebung. Durch *Absonderung von Wirkstoffen* kann sich die Textur des Wirtsgewebes auflösen (Abb. 85). Im Randbereich von malignen Tumoren wurden unter anderem folgende *strukturauflösende Fermente* gefunden: Kollagenase, Proteinasen und Hyaluronidasen (S. 207). Letztere depolymerisieren die interfibrillären Grundsubstanzen von Mucopolysacchariden. Darüber hinaus führt die *vermehrte Milchsäureproduktion* maligner Tumoren zu Schwellung, Degeneration und Auflösung des Bindegewebes und stellt damit einen Wegbereiter für das Angreifen gewebezerstörender Fermente dar.

Schließlich seien *zytotoxische Substanzen* erwähnt, die von Tumorzellen gebildet werden.

Die Tumorzellinvasion ist also ein Kampf zwischen ortsständigen normalen Zellen und eindringenden Tumorzellen. In den ersten Stadien des Kampfes unterliegen die Tumorzellen: Sie weisen defekte Zytoplasmamembranen auf; der Tumorzellinhalt ergießt sich in das Interstitium. Man kann Zelltrümmer beobachten, die von zugrunde gegangenen Tumorzellen stammen. Anfangs profitieren die normalen Nachbarzellen von dem Untergang der Tumorzellen. Infolge gesteigerter Mikropinozytose entwickelt sich eine *hypertrophierte Marginalzone*. Überdi-

Tumorwachstum und Gewebsverband

H. – Abb. 85. Tumorwachstum im Gewebsverband. Durch Absonderung von Milchsäure, Enzymen und Zytotoxinen zerstört der infiltrativ wachsende maligne Tumor seine Umgebung. Der Tumor entzieht dem normalen Gewebe Nahrungsstoffe.

mensionierte Mitochondrien, Golgi-Apparate und sehr dichte zytoplasmatische Ribosomen treten auf. In den normalen Zellen finden sich phagozytierte Chromatinreste, frakturierte Mitochondrien und anderer Zelldebris der Tumorzellen. Schließlich gehen auch die normalen Zellen zugrunde. Es resultiert ein See von Zelltrümmern. Diese Anhäufung von Zelleichen hat zwei Effekte: Sie stimuliert das Wachstum normaler Zellen, und sie verbessert die Einpflanzungsbedingungen des vordringenden Tumors. Es entsteht damit eine bessere Ernährungsbasis für die implantierten Tumorzellen (*»feederlayer effect«*). Die Verhältnisse ähneln hier einem Wald, in dem auf vermoderten Baumstämmen neues Leben wächst.

Sehr wichtig sind die Phänomene des *Zellkontaktes zwischen normalen Zellen und Tumorzellen* während der Invasion. Man beobachtet mannigfaltige *Verschmelzungen der Zellmembranen* (**Fusion**) mit Ausbildung von Zellbrücken und Austausch von zytoplasmatischen

Substanzen. Bis heute ist es noch nicht geklärt, welche Zellart bei der Fusion (Zellhybriden) Oberhand behält: Ob die normale Zelle maligne wird oder die maligne Zelle wieder normal wird. Die Fusion kann so weit gehen, daß der Inhalt einer ganzen Zelle von der anderen verschluckt wird. Eindrucksvoll sind auch Bilder, wo eine Tumorzelle eine ganze normale Zelle phagozytiert – oder umgekehrt. Hier muß der alte Streit wieder aufleben, ob die Tumorzellen normale Zellen »anstecken« und zu Tumorzellen tranformieren können.

Aus den Darlegungen vorausgegangener Kapitel ist es zu erwarten, daß sich Tumoren in ihrem Erscheinungsbild dem Arzt und Patienten in unberechenbarer Weise darstellen. Trotzdem können einige Besonderheiten und Regelhaftigkeiten herausgehoben werden, die das Verständnis und die Diagnose besonders maligner Tumoren erleichtern.

6.4.3. Tumorinfiltration, Destruktion und ihre Folgen

Infiltration und Destruktion erfolgen in allen *weichen* und *lockeren Geweben bevorzugt.* So dringen maligne Tumoren leicht in lockeres Bindegewebe, Muskelgewebe, in das Parenchym der meisten inneren Organe, in Fettgewebe und in das Zentralnervensystem ein und breiten sich auf serösen Oberflächen aus. In straffem Bindegewebe dagegen, in Faszien, Sehnen, Dura, Zwischenwirbelscheiben, in elastischem Gewebe und in Knochen oder Knorpeln ist die Ausbreitung erschwert. Das Karzinom der Portio uteri breitet sich im lockeren Bindegewebe der Parametrien aus. Selbst gutartige Tumoren, wie z. B. das Lipom, können sich im lockeren retroperitonealen Bindegewebe derart ungehemmt ausbreiten, daß der Truncus coeliacus ummauert und dadurch der Tumor inoperabel wird.

Destruktion des ortsständigen Gewebes ist ein häufiges Charakteristikum maligner Tumoren. Parenchymatöse Organe werden eingeschmolzen und funktionsuntüchtig.

Folgen und Komplikationen *von Infiltration und Destruktion* (Abb. 86):

a) Infiltration und Zerstörung von normalem Gewebe kann mit *Verlust der spezifischen Funktionen* der Organe einhergehen. Beispiel: Gehirn: Primärtumoren und Sekundärtumoren des Gehirns können zu Ausfallserscheinungen führen; Tumormetastasen der Leber ziehen Leberinsuffizienz nach sich, wenn die Tumorknoten eine gewisse Dichte erreicht haben; Knochenbrüche, sog. pathologische Frakturen, entstehen bei Knochentumoren.

Verdrängung des Knochenmarks durch Knochenmetastasen kann zu Knochenmarkinsuffizienz führen.

Leukämische Infiltrate der Nieren ziehen mitunter Urämie nach sich.

b) *Kreislaufstörungen:* Tumoren können in Gefäße infiltrieren, wobei *Arterien* der Infiltration *größeren Widerstand* entgegensetzen (elastische Membranen!) als *Venen.*

Tumoren können durch Druck auf die Gefäße direkt oder durch Ödem der Umgebung zu Ernährungsstörungen führen. Erhöhter venöser Druck und Ödem treten beispielsweise in Erscheinung bei Bronchialkarzinomen, venöse Stauung entsteht im Kopf und Armbereich durch Verschluß oder Druck auf die V. cava. Beinvarizen sind bei Uterusmyomen zu sehen, Varizen des paraprostatischen Venenplexus bei Prostata-Adenomyomatose.

c) *Thrombose und Embolie:* Sie sind Begleiterscheinungen oder *erste Signale von Tumoren (Paraneoplasien).* Besonders schleimbildende Karzinome führen zu einer allgemeinen Hyperkoagulabilität, die bei lokaler Strömungsverlangsamung des Blutes (V. portae bei Pankreaskarzinom) zur Thrombenbildung führen.

d) *Nekrosen:* Nekrosen entstehen nach Verlegung von Arterien durch Thromben, durch passiven Druck von außen oder durch Stieldrehung von Tumoren, z.B. bei Ovarialkystomen.

e) *Blutungen:* Sind *häufige Komplikationen* maligner Tumoren. Teerstühle können bei Magenkarzinom, Hämatemesis bei Ösophaguskarzinom, Hämoptyse bei Bronchialkarzinom und Hämaturie bei Harnblasen- und beim Nierenkarzinom beobachtet werden. Hämorrhagische Diathesen werden auch als paraneoplastische Manifestation (Fibrinogenverbrauch, Thrombozytensequestration) beobachtet.

f) *Ulzerationen:* Sie sind ähnlich wie Blutungen die Folge von Ernährungsstörungen, bakterieller Infektion, Zellkannibalismus oder der Therapie. Zu Ulzeration neigen besonders das Magenkarzinom (wenn es nicht primär aus einem Ulkus entstanden ist), das Dickdarmkarzinom und das Hautkarzinom.

g) *Fisteln und Perforationen:* Im Bereich von Tumoren können anormale Verbindungen zwischen zwei oder mehreren anatomisch vorgebildeten Hohlräumen (z.B. Vesikorektalfistel, Vesikovaginalfistel, Rektovaginalfistel) oder anormale Verbindungen zwischen anatomisch vorgebildeten Hohlräumen und der Körperoberfläche (spontane Dickdarm- oder Dünndarmfistel; spontane oder operationsbedingte Gallenblasenfistel usw.) entstehen. Viele Krebspatienten sterben infolge Penetration und Perforation eines Tumors in die Nachbarschaft. Besonders Ösophaguskarzinome perforieren in die Trachea mit folgender Aspirationspneumonie oder in die Aorta mit schwallartigem Verbluten durch den Mund; es gibt Perforation eines Magenkarzinoms mit folgender Peritonitis, Perforation eines Gallenblasenkarzinoms mit nachfolgender galliger Peritonitis, Perforation eines Harnblasenkarzinoms und aszendierte Pyelonephritis sowie Perforation eines Bronchialkarzinoms in die Pleurahöhle mit Pleuritis.

h) *Einengung oder Verlegung von Hohlorganen:* Sie kann durch Infiltration des Tumors in die Wand des Hohlorganes oder durch Druck von außen durch Tumorwachstum erfolgen. Das Lumen des Hohlorganes kann durch einen intraluminal wachsenden Tumor verlegt werden. Folgende Beispiele mögen das illustrieren:

Lungenatelektasen durch Kompression vom Pleuraraum her oder durch Verlegung eines Bronchus.

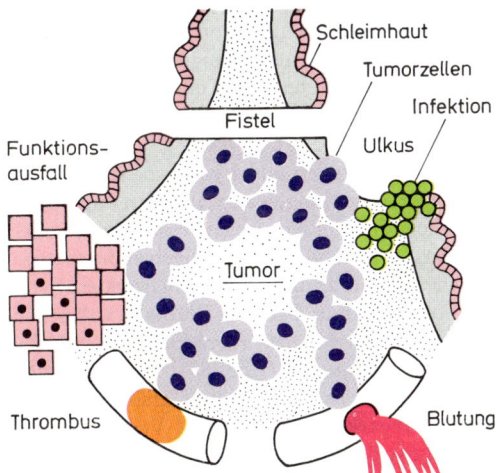

Folgen und Komplikationen
von Infiltration und Destruktion

Schleimhaut

Tumorzellen

Infektion

Fistel

Ulkus

Funktions-
ausfall

Tumor

Thrombus

Blutung

H. – Abb. 86. Folgen und Komplikationen von Infiltration und Destruktion. Durch Infiltration und Destruktion können auftreten: Ulzera, Fisteln, Thromben und Blutungen. Zerstörung von Parenchym hat Funktionsausfall zur Folge.

Pylorusstenose bei Magenkarzinom.

Ersticken bei Kehlkopfkarzinom.

Ikterus bei Galleabflußbehinderung durch Pankreaskopfkarzinom.

Hydrozephalus durch Verlegung des Aquädukts infolge Hirntumors.

Hydronephrose durch Verlegung des Ureters.

Ileus bei Darmtumoren.

i) *Sekundäre Infektionen:* Nekrosen, Ulzera, Fisteln und Perforationen bilden einen vortrefflichen Nährboden und Ausbreitungsweg für Mikroorganismen. Infektionen werden gefördert durch Aufstau von Sekreten. Beispiel: Pyelonephritis bei Prostatatumor und bei Harnblasentumoren. Poststenotische Pneumonien bei Bronchialkarzinom, Endometritis und Salpingitis bei Zervixkarzinom.

j) *Nervensystem:* Druck auf Nerven und Zerstörung durch Tumorinfiltration bewirken: Parese, Paralyse, Parästhesien, neurogene Muskelatrophien und vor allem Schmerzen.

6.4.4. Absiedlung von Tumorzellen (Metastasierung)

6.4.4.1. Tumorzellen und Blutbahn

Der Schauplatz der Tumordurchwanderung ist in den *kleinen Venen* und *kleinen Lymph-*

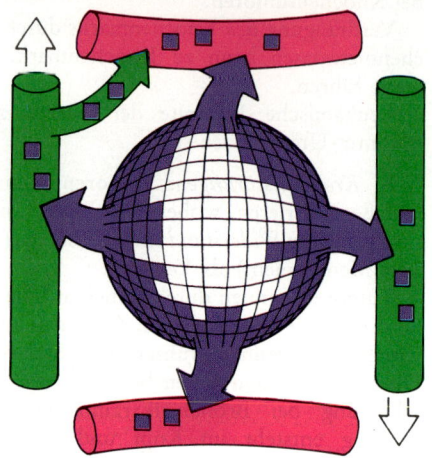

Eindringen von Tumorzellen in Blut- oder Lymphgefäße

Regel: Eindringen von Tumorzellen aus wachsender Randzone des Tumors
Zeit: 24 Stunden

H. – Abb. 88. Eindringen von Tumorzellen in Blut oder Lymphe.

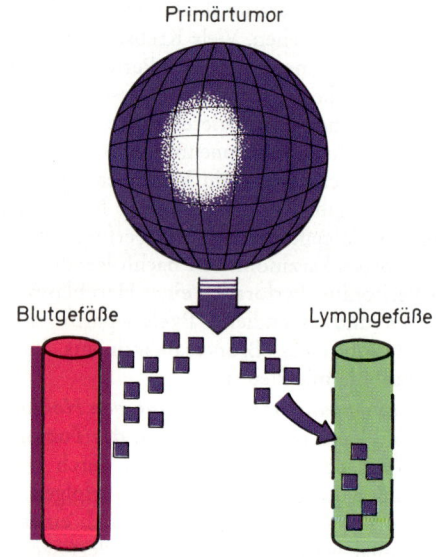

Primärtumor

Blutgefäße   Lymphgefäße

Wenig Endothel-Gaps
deutliche Basalmembran
hoher Blutdruck

Zahlreiche Gaps
keine Basalmembran
Niederdruck

H. – Abb. 87. Tumorzellausbreitung.

gefäßen zu suchen, obwohl dem Eindringen der Tumorzellen vom Interstitium in die Blutbahn ein Blutdruck von mehreren mmHg entgegensteht. Zahlreiche *»Gaps« (Lücken) im Endothel der Blut-* und *Lymphbahnen* und das *Fehlen von Basalmembranen* prädestiniert diese für den Tumorzelleinbruch (Abb. 87). Die Zeit, die zwischen dem Einwachsen von Tumorzellen aus dem Randgebiet eines malignen Tumors und dem ersten Auftreten von Tumorzellen im Blut bzw. der Lymphe verstreicht, beträgt etwa 24 Stunden (Abb. 88).

Da kleine Venen und Lymphspalten zahlreiche Querverbindungen aufweisen, ist eine strenge Scheidung von hämatogener oder lymphogener Ansaat zumindest im Quellgebiet der Gefäße schwierig. Eindringen und Auswandern von Tumorzellen in und aus der Blutbahn vollziehen sich *unter identischen Erscheinungen wie bei einer Entzündung* (Abb. 89). Granulozyten schlagen eine Bresche in die Gefäßwand. Eine lokale Hyperkoagulabilität und Verlangsamung der Blutströmung sind für die Bewegung der Tumorzellen durch die Gefäßwand hindurch notwendige Voraussetzung. Ähnlich wie polymorphkernige Granulozyten müssen auch Tumorzellen die Gefäßwand durchwandern, um in den extrazellulären Raum zu gelangen. Hier bilden Thrombenabscheidung und Granulozytenwanderungen die wichtigsten Hilfsmechanismen. Eine Lücke zwischen zwei Endothelzellen nützen Tumorzellen, um zuerst pseudopodienartige Fortsätze durchzustrecken und später vollständig durchzuschlüpfen. Die Endothelverbindungen werden gelockert und geöffnet, wobei die *Mitwirkung lysosomaler Enzyme aus Granulozyten* entscheidend ist (s. S. 208).

Transport der Tumorzellen im Organismus:

Diskontinuierliches Tumorwachstum impliziert Loslösung von Tumorzellen oder Verbänden derselben vom Mutterboden. Abgelöste Tumorzellen gelangen sehr leicht in *Lymphspalten* und werden von dort weitertransportiert. Die *interstitielle Gewebsflüssigkeit* bildet ein mageres Nährmedium für normale Bindege-

Beteiligung von Thromben bei der Tumorabsiedelung

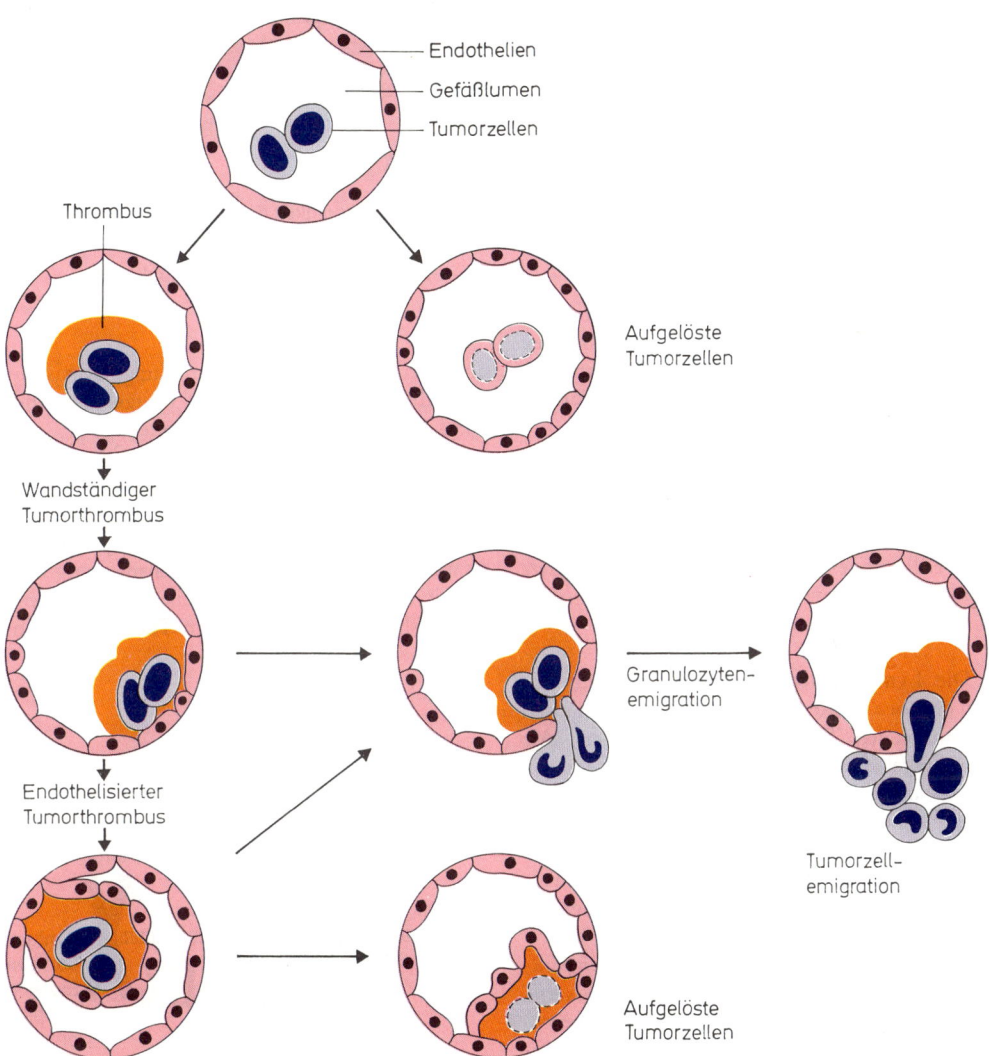

H. – Abb. 89. Beteiligung von Thromben bei der Tumorabsiedlung. Frei im Blut zirkulierende Tumorzellen sind meist nur kurz lebensfähig. Wenige Minuten nach Eintritt in die Blutbahn sind sie nur noch als Schatten erkennbar. Die Oberfläche der Tumorzellen ist thromboplastisch. Nach kurzer Zeit bilden sich Thromben um Tumorzellen. In Gerinnsel eingehüllt können Tumorzellen meist besser überleben und aus dem Gefäßrohr auswandern. Dies geschieht meist unter Mithilfe der Granulozytenemigration.

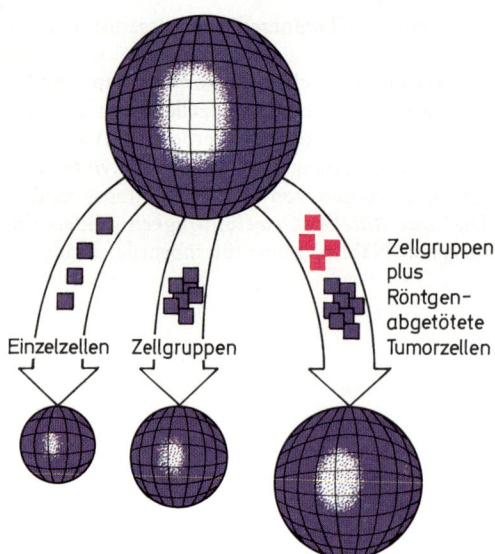

H. – Abb. 90. Bildung von Metastasen.

Prinzip: Befall von außen nach innen

1.Randsinus

2.Interfolli-
kularsinus

3.Marksinus

Wandergeschwindigkeit der Tumorzellen
von Primärtumor zu regionären Lymphknoten ~4 Tage

H. – Abb. 91. Tumorzellen in Lymphknoten.

webszellen. Tumorzellen dagegen können darin überleben und sich sogar teilen. Gewebsspalten erweitern sich zu Lymphgefäßen. Tumorzellen können mit dem **Lymphstrom** transportiert werden.

Entscheidend ist jetzt, ob die Tumorzellen einzeln oder in Gruppen auftreten (Abb. 90). Gruppen von Zellen haben eine größere Chance des Überlebens und Anwachsens. Werden mit den Zellgruppen noch zusätzlich *abgetötete Tumorzellen* ausgeschwemmt, tritt ein *Verstärkungseffekt der Tumoraussaat* auf.

Die **Lymphknoten** werden als nächste Station des loco-regionalen Lymphsystems mit den ankommenden Tumorzellen konfrontiert. Als Grundregel muß gelten: der *Befall erfolgt von außen nach innen.* Randsinus (Abb. 91) sind als erste befallen, es folgen die Interfollikularsinus und schließlich die Marksinus. Die Wandergeschwindigkeit der Tumorzellen vom Primärtumor zu regionalen Lymphknoten beträgt im Mittel 4 Tage.

Die Lymphknoten haben in den *Anfangsstadien* der lymphogenen Ausbreitung von bösartigen Tumoren eine *hemmende,* in *fortgeschrittenen Stadien* eine für die Ausbreitung der Tumormassen *fördernde* Funktion.

Allein die mechanische, nicht immunologische *Filterfunktion eines lokalen Lymphknotens* für Tumorzellen ist *beträchtlich* (Abb. 92). Sie beträgt etwa 40%. Diese nützliche Filterfunk-

tion wird durch Röntgenbestrahlung, Cortisonbehandlung, Lymphographie weitgehend und durch Exzision gänzlich aufgehoben.

Hat das Krebswachstum erst einmal den Lymphknoten vollständig eingenommen (Abb. 93), ist ein geregelter Lymphfluß nicht mehr gewährleistet. Die *Umkehr des Lymphflusses* und die darauf folgende Wegbarmachung von lymphatiko-venösen Kommunikationen *fördert* die Ausbreitung des malignen Tumors um ein Vielfaches.

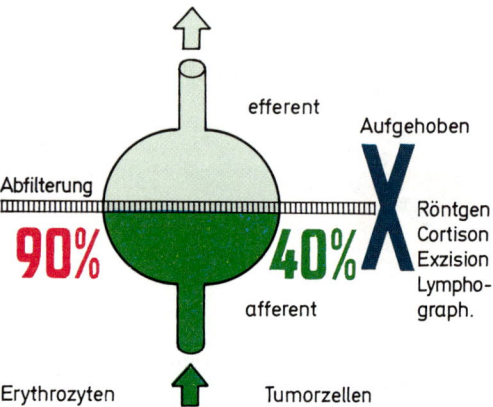

efferent

Aufgehoben

Abfilterung

90%   40%

afferent

Erythrozyten   Tumorzellen

Röntgen
Cortison
Exzision
Lympho-
graph.

H. – Abb. 92. Nicht-immunologische Filterfunktion der Lymphknoten.

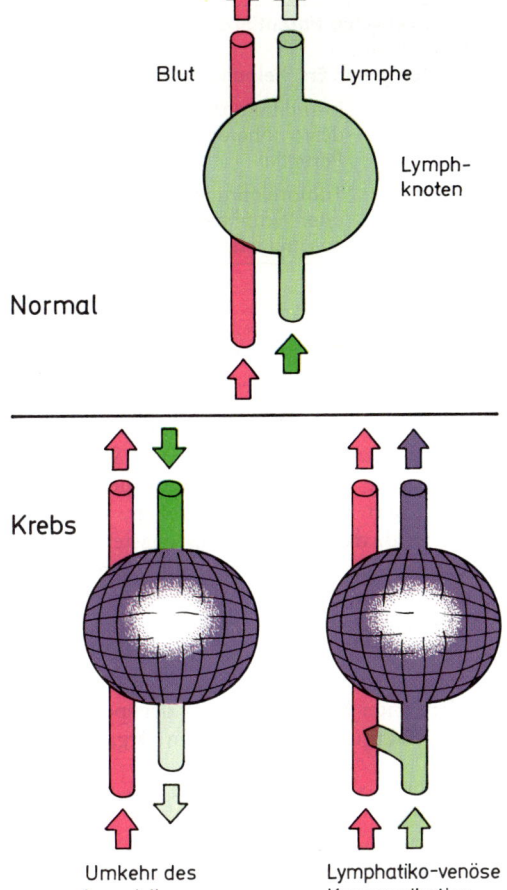

Blut

Lymphe

Lymph-
knoten

Normal

Krebs

Umkehr des
Lymphflusses

Lymphatiko-venöse
Kommunikation

H. – Abb. 93. Spätkonsequenzen von Lymphknotenmetastasen.

In *lockerem Gewebe* ist die Tumorzellausbreitung innerhalb des Lymphsystems *erleichtert,*
während in *festen und straffen Texturen,* wie
z. B. Sehnen, Knorpeln und Skleren, ausbrei-
tungsfördernde Lymphspalten *selten* zu sehen
sind.

Neben den Lymphbahnen kommt die **Blutbahn** als Transportmöglichkeit in Betracht.
Tumorzellen sind im Blut sehr häufig nachzuweisen. Bei fortgeschrittener Krebserkrankung
sind Tumorzellen im Blut häufiger als in Anfangsstadien. Es gibt einen Zusammenhang zwischen Zunahme der Tumorgröße, der Zahl der
Metastasen und der Zahl der Tumorzellen im
Blut. Manipulationen wie Pressen und Trauma-
tisieren des Tumors führen zu erhöhten Tumor-
zellzahlen im Blut. Tumorzellen werden in *zeit-
abhängigen Schüben* im Blut beobachtet, wobei

am Morgen die höchsten Zahlen gesehen werden. Nur ein sehr kleiner Teil der Tumorzellen
im Blut überlebt. Von 1000 experimentell in die
Blutbahn eingebrachten Tumorzellen überlebt
höchstens eine. Mit dem Überleben von einzelnen Tumorzellen ist noch nicht gewährleistet,
daß diese kleine Fraktion von Tumorzellen auch
anwächst und sich vermehrt. Die überlebenden
Tumorzellen können sich entweder direkt an die
Gefäßwand anlagern oder unter Vermittlung
von Thromben *Kontakt zur Gefäßwand* aufnehmen.

Die Bildung von *Thromben* kann bei der
Absiedlung von Tumorzellen folgende *Konsequenzen* haben (Abb 87):
1. Die Anheftung der Tumorzellen an die Gefäßendothelien wird durch Thromben *gefördert.*
2. Der Thrombus *schützt* Tumorzellen vor den
   lytischen Eigenschaften des Blutplasmas.
3. Dadurch können Tumorzellen lange Zeit »*latent*« in Thromben vital bleiben. Sie können
   in dieser Form *Anlaß zu Spätmetastasen*
   geben.

Viele Versuche sind unternommen worden,
die Zahl der Tumorzellen im Blut als prognosti-
schen Test auszuwerten – ohne Erfolg. Vor
allem muß offenbleiben, ob und wie viele der
zirkulierenden Tumorzellen im Blute überhaupt
lebensfähig sind. Denn der *Eintritt der Tumorzellen aus dem wachstumsfreundlichen Milieu
des Interstitiums in die Blutbahn führt überwiegend zum Untergang der Tumorzellen.*

Auch Zölomhöhle, Zerebrospinalraum und
epitheliale Räume können den Tumorzellen als
Ausbreitungsweg dienen. Der **intrakanalikuläre
Ausbreitungsweg** ist jedoch vergleichsweise *selten.* In der *Bauchhöhle* kann sich ein Magenkarzinom intrakanalikulär ausbreiten und zu
Tumorabsiedlungen an den Ovarien führen
(Krukenberg-Tumor). In diesem Fall imponieren diagnostisch oft Ovarialtumoren vor der
Entdeckung des Magenkarzinoms. Im *Zerebrospinalraum* können sich besonders Medulloblas-
tome und Retinoblastome ausbreiten, wobei
natürlich der Einbruch des Tumors in das Ventrikelsystem eine Voraussetzung bildet. Die
Transplantation von Metastasen auf *epitheliale
Oberflächen* ist häufig beschrieben worden,
kann aber, wie im Falle der Mundhöhle, des
Larynx, der Konjunktiven und der Vulva, oft
von Metastasierung über Lymph- und Blutweg
nicht unterschieden werden. Nur wenige verläßliche Beispiele *intrabronchialer Aussaat* und in-

H. – Tab. 19.

Primäre Metastasenwege	
Karzinome:	lymphogen
Ausnahme:	Melanom
	Teratom
	Neuroblastom
Sarkome:	hämatogene
Ausnahme:	Rhabdomyosarkom
	Leiomyosarkom

H. – Tab. 21.

Metastatisches Potential des Primärtumors beurteilt am histologischen Erscheinungsbild	
1. Regel:	je undifferenzierter der Tumor, desto höheres metastatisches Potential
2. Regel:	Tumoreinbruch in Blutgefäße oder Lymphbahnen zeigen hohes metastatisches Potential an

trakanalikulärer Aussaat in *abführenden Harnwegen* sind bekannt. Auch stromabwärts gelegene Metastasenimplantation im *weiblichen Genitale* sind möglich, aber selten. Es besteht aber kein Zweifel, daß sich Tumorzellen in der Tube oder dem Endometrium ansiedeln können.

6.4.4.2. Typen der Metastasierung

Die Metastasen können sich prinzipiell auf *drei Wegen* ausbreiten:
Blutweg, Lymphweg und innerhalb der Körperhöhlen.
Als Faustregel gilt: (Tab. 19). Das *metastatische Potential eines Primärtumors* kann nach folgenden *morphologischen Kriterien* beurteilt werden: (Tab. 20). Bei der Beurteilung des *metastatischen Potentials* eines Primärtumors nach seinem *histologischen Erscheinungsbild* sind zwei Regeln zu beachten: (Tab. 21). Diese Regeln sind nicht ohne Ausnahmen. (Tab. 22).

Obwohl Metastasen in allen Organen des menschlichen Körpers beschrieben worden sind (außer Augenlinse), ist es doch auffällig, daß bestimmte Organe von metastasierenden Tumoren *bevorzugt befallen* werden. Für die Ursache der organspezifischen Absiedlung sind *2 grundsätzliche Vorstellungen* entwickelt worden. Daneben gibt es eine Anzahl von Hilfsursachen, die die Absiedlung negativ oder positiv beeinflussen.

1. Die anatomische Beschaffenheit *lokaler Blutzufuhr* ist für die Metastasierung maßgeblich (VON RECKLINGHAUSEN);

H. – Tab. 20.

Metastatisches Potential des Primärtumors
1. Lokalisation
2. Größe
3. Ausmaß der lokalen Infiltration
4. Ursprungsgewebe
5. Histologisches Erscheinungsbild

2. ein *»soil factor«*[1] (PAGET) ist für die *Organspezifität* der Tumorabsiedlung verantwortlich.

Nach der *ersten Vorstellung* soll eine *mechanische Filterwirkung der terminalen Strombahn* das selektive Element darstellen. Diese Erklärung verliert an Wahrscheinlichkeit, wenn bedacht wird, daß Arteriolen als engster Teil der Strombahn am seltensten von Tumorabsiedlung betroffen sind. Auch bieten Organe, die geradezu als Filterorgane gelten, z.B. Milz, selten Metastasen. Trotzdem ist der mechanischen Theorie nicht jeder Wert abzusprechen, insbesondere unter Berücksichtigung der spezifischen Gefäßversorgung jedes einzelnen Organes.

H. – Tab. 22.

Ausnahmen zu den Regeln bei Beurteilung des metastatischen Potentials von Primärtumoren

1. Ausnahme:
Ein offenkundig maligner Tumor metastasiert nicht oder selten.
Beispiele: Basalzellkarzinom
          Gliome
          Thymome

2. Ausnahme:
Ein hochdifferenzierter «benigner» Tumor metastasiert dennoch.
Beispiele: »Adenom« der Schilddrüse
          (follikuläres Karzinom)
          »Adenom« der Nebenniere
          Tumoren des Ovars
          (Border-line-Tumor)

3. Ausnahme:
Ein hochmaligner Tumor mit anfänglich großer Neigung zu Metastasierung »reift« allmählich und verliert Potential zu Metastasierung
Beispiele: Neuroblastom
          Teratome
          Retinoblastome
          und andere kindliche Tumoren

Metastasierungstypen

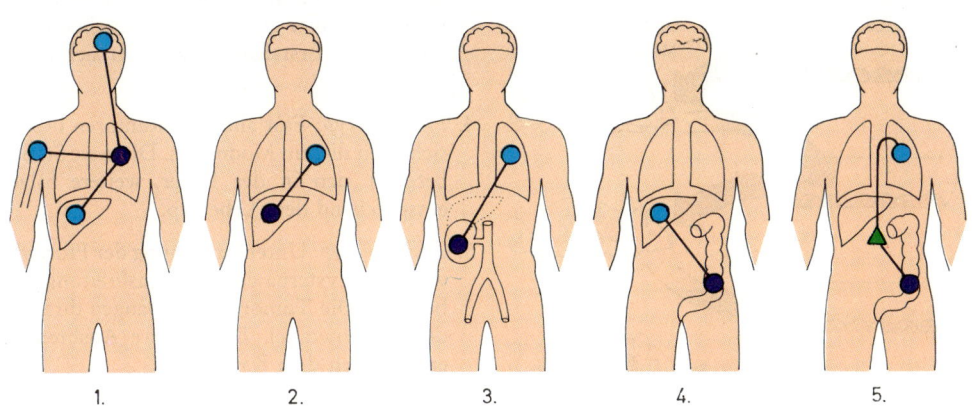

H. – Abb. 94. Metastasierungstypen: 1. Lungentyp, 2. Lebertyp, 3. Kavatyp, 4. Pfortadertyp, 5. Zysternentyp.
Rote Kreise: Primärtumor, blaue Kreise: Sekundärtumor, gelbes Dreieck: Cysterna chyli.

Demgegenüber besagt die *»soil«-Theorie,* daß in jedem Organ ein *»milieu interne«* vorherrsche, das die Tumorabsiedlung begünstige oder verhindere. Diese Theorie hat eine Entsprechung in der *Vorstellung der Komplementarität und Antigengemeinschaft* bestimmter Zellen untereinander. Eine große Zahl von Hinweisen für die Richtigkeit dieser Theorie existiert heute.

Bestimmte Melanomzellinien verursachen bei der Maus exklusive Metastasierung in der Lunge. In keinem anderen Organ kann Metastasierung nachgewiesen werden. Eine in den Oberschenkel implantierte Lunge (Abb. 95) wird ebenfalls Melanommetastasen zeigen.

Die Melanomzellinie, von der hier gesprochen wird, wurde auf folgende Weise gewonnen (Abb. 96): Ein gewöhnliches Melanom besteht aus einer gemischten Zellpopulation von Tumorzellen, die eine »niedrige« Metastasierungsneigung in fast allen Organen der Maus zeigt. Man entnimmt jene Zellen, die in der Lunge metastasiert haben und bringt sie in Zellkultur. Diese gezüchteten Zellen werden erneut Mäusen injiziert. Jetzt zeigen sich bereits verstärkte Metastasen in den Lungen. Wieder werden die Zellen der Lungenmetastasen in Zellkultur gebracht und in Mäuse injiziert. Der Zyklus Maus → Gewebekultur → Maus wird wiederholt.

Es resultiert eine Zellinie, die sehr hohe Metastasierungsrate ausschließlich in den Lungen zeigt.

Diese Versuche zeigen eindeutig, daß es eine *zelluläre Basis der Metastasierung* gibt (Tab. 23) und daß diese *auf einer Veränderung der Zelloberfläche beruht.* Dies kann aber nicht der

alleinige Mechanismus der selektiven Metastasierung sein, wenn auch ein wichtiger.

Für die praktische Medizin und Forensische Medizin ist die Erkenntnis wichtig (Abb. 97), daß *latente Tumorzellen durch Trauma, immunologische Veränderungen, Laparotomie und chemische Noxen, wie z. B. Chloroform bei einer*

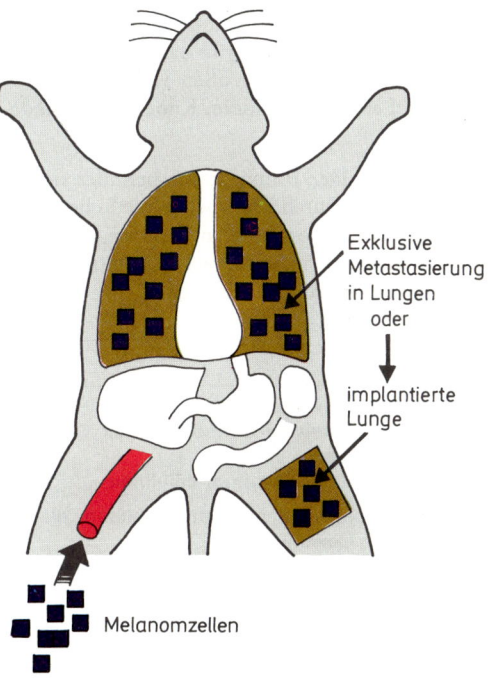

Exklusive Metastasierung in Lungen oder

implantierte Lunge

Melanomzellen

H. – Abb. 95. »Soil-and-seed«-Theorie der Metastasierung.

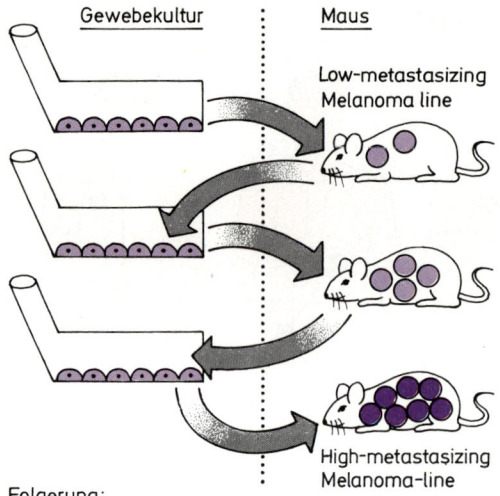

Gewebekultur   Maus

Low-metastasizing Melanoma line

High-metastasizing Melanoma-line

Folgerung:

Primärtumor besteht aus einer gemischten Zell-population: Solche Zellen mit geringer Neigung und solche mit großer Neigung zu Metastasierung.

H. – Abb. 96. Zelluläre Basis der Metastasierung.

Narkose, zu manifesten Metastasen auswachsen können.

Man kann **5 Grundtypen der Metastasie-rung** unterscheiden (Abb. 94):

1. *Lungentyp:* Von der Lunge ausgehend (Bron-chuskarzinom) gelangen Tumorzellen in die Lungenvenen, von hier in das linke Herz und von dort über den großen Kreislauf in Ge-hirn, Leber, Nebenniere, Knochen und ande-re Organe.

2. *Lebertyp:* Der Primärtumor befindet sich in der Leber. Durch Einbruch in die Lebervenen gelangen Tumorzellen in die Lunge und als Enkelmetastasen, entsprechend dem Lungen-typ, in den großen Kreislauf.

H. – Tab. 23.

Eigenschaften der »high-metastasizing-tumor-cell-line« im Vergleich zu »low-metastasizing-tumor-cell-line«

1. Haften bevorzugt an homotypischen Zell-linien in Gewebekultur
2. Wenn in Blutzirkulation gebracht, bleiben bevorzugt in Lunge haften
3. Veränderung der elektrophoretischen Mobilität
4. Veränderungen der Oberflächen-Glyko-proteine, Glykosyltransferasen, Glykosida-sen, Proteasen.

3. *Kavatyp:* Der Primärtumor sitzt im Einfluß-gebiet der V. cava (Beispiel: Nierenkarzi-nom). Von hier gelangen Tumorzellen in die Lunge. Die Erstabsiedlung findet sich in der Lunge.

4. *Pfortadertyp:* Fast alle Darmtumoren breiten sich nach diesem Modus aus. Die erste Station befindet sich in der Leber, weitere folgen entsprechend dem Lebertyp.

5. *Zysternentyp:* Unter Umgehung der Pfortader wird die Cysterna chyli als Ausbreitungsweg benutzt. Die Tumorzellen gelangen direkt in den Venenwinkel. Die weitere Ausbreitung erfolgt nach dem Kavatyp.

6.5. Tumor und Gesamtorganismus

6.5.1. Allgemeine Reaktionen des Organismus; Kachexie

Kachexie ist die *häufigste Manifestation des malignen Tumorwachstums.* Es ist *das* klinische Symptom malignen Tumorwachstums schlecht-

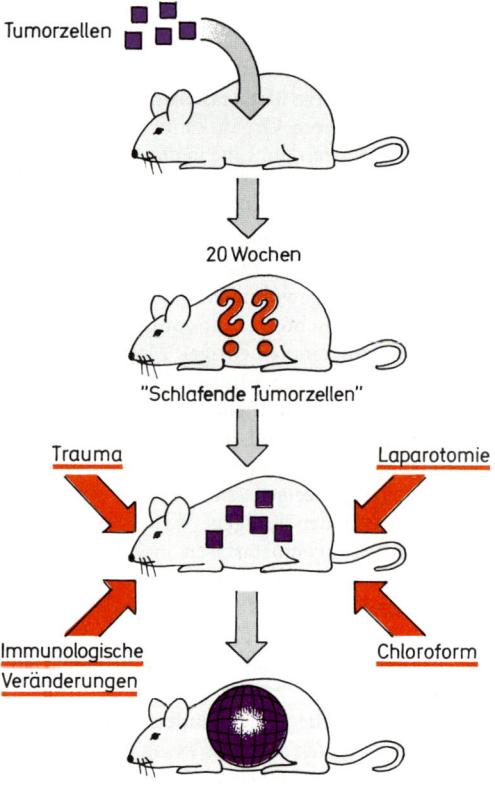

Tumorzellen

20 Wochen

"Schlafende Tumorzellen"

Trauma   Laparotomie

Immunologische Veränderungen   Chloroform

H. – Abb. 97. »Anwachsen« von Tumorzellen.

hin. Mit dem Ausdruck ist ursprünglich »schlechter Zustand« oder »Auszehrung« (griechisch) gemeint.

Klinisch geht Kachexie mit Gewichtsverlust, Appetitlosigkeit, Erbrechen, Malabsorption, Diarrhö, Muskelschlaffheit, Anämie und Veränderungen des Stoffwechsels einher.

Vielfach werden Arzt und Patient auf das überraschende Auftreten dieser Symptome aufmerksam gemacht und maligne Tumoren erst dadurch erstmals diagnostiziert. Kachexie ist auch heute noch die wichtigste und *häufigste Todesursache* des Krebspatienten (Tab. 24). Im Durchschnitt leiden 40% aller Patienten mit malignen Tumoren im Endstadium an Kachexie. Aber Kachexie ist nicht nur als direkte Todesursache von Bedeutung. In jüngerer Zeit wird immer deutlicher, daß Kachexien die Wirkungsbreite von Chemo- und Radiotherapie stark einschränkt. Die immunologische Antwort des Organismus auf Krebswachstum wird durch Kachexie abgeschwächt. Kurz, die Tumorkachexie ist von einer eminenten Bedeutung für den Patient und Arzt.

Die *Ursache der Tumorkachexie* ist bis heute unklar. Es handelt sich offenbar um eine Kombination von verschiedenen *Faktoren,* die oft *synergistisch* zusammenwirken können. Unter diesen sind die wichtigsten die Beeinflussung von:
1. Nahrungsaufnahme
2. Intestinale Absorption
3. Grundumsatz und Energiestoffwechsel
4. Metabolismus der Tumorzellen
5. Tumorprodukte
6. Stoffwechsel des tumortragenden Organismus.

6.5.1.1. Nahrungsaufnahme

Die Nahrungsaufnahme kann aus verschiedenen Gründen bei dem Krebspatienten gestört sein.

a) Verlegung oder Zerstörung des Gastrointestinaltraktes durch Tumormassen

Große Tumormassen können den Magen-Darm-Kanal soweit verlegen, daß Nahrungsaufnahme unmöglich wird *(Dysphagie).* Ein klassisches Beispiel stellt das Ösophaguskarzinom dar.

H. – Tab. 24. Vorkommen der Kachexie bei Krebspatienten (nach STRAIN, 1979).

Primärtumor	% Vorkommen
Zervix	16
Kolon	22
Mamma	33
Niere	35
Leber	34
Lunge	40
Pankreas	73
Magen	84

b) Anorexie
(Appetitlosigkeit)

Die Appetitlosigkeit kann das Ergebnis unterschiedlicher Störungen sein. Die Steuerung von Nahrungs- und Flüssigkeitsaufnahme erfolgt durch hypothalamische Zentren. Sensoren liegen im Magen und Darm mit Rezeptoren für osmotische, volumetrische und chemische Reize. In der Blutstrombahn befinden sich Rezeptoren für Glucosesensitivität, Liposensitivität und Aminosäuresensitivität. Aus Impulsen dieser peripheren Sensoren resultiert der komplexe Mechanismus des Appetits. In allen genannten Stationen kann bei Krebspatienten ein Defekt auftreten und somit der Appetit gehemmt werden.

Zahlreiche »anorexigene« Substanzen wurden bei Patienten isoliert und angeschuldigt, den Appetit zu beeinflussen. Oligopeptide, Nucleotide und andere niedermolekulare Metabolite zeigen diesbezügliche Wirkungen auf periphere Neurorezeptorzellen wie auch auf die hypothalamischen Kerne. Schließlich wirken sich Schmerz, Fieber und Angst, die regelmäßige Begleiterscheinungen von Krebs sind, negativ auf den Appetit aus.

6.5.1.2. Intestinale Absorption

a) Ektope Produktion von Peptidhormonen

Eine *funktionelle Beeinträchtigung der resorptiven und glandulären Oberfläche des Gastrointestinaltraktes* bei Krebskranken ist vielfach erwiesen. Diese Veränderungen betreffen nicht die Zerstörung der Mukosa durch Tumoren, sondern stellen eine *Fernwirkung* von nichtgastrointestinalen Tumoren auf den Magen-Darm-Kanal dar. Ganz offenkundig wird diese Fernwirkung bei *Tumoren der endokrinen Or-*

---

[1] Kachexia (gr.) schlechter Zustand, bes. des Körpers.

ganen. So führen Tumoren mit Produktion von »Vasoaktivem Intestinalen Peptid VIP« zu wässerigen Durchfällen und massiver Abmagerung. Auch Tumoren des Bronchus, der Nebennierenrinde und Non-Beta-Zell-Tumoren des Pankreas produzieren durch Absonderung u. a. von Gastric Inhibitory Peptide oder Sekretin massive Durchfälle. Andere Tumoren können Gastrin, Serotonin, Glucagon, Calcitonin und Prostaglandine hervorbringen, wobei die unkontrollierte Ausschüttung häufig Durchfälle bewirkt und dadurch zum Kräfteverfall des Tumorträgers führt.

b) Proteinverlust – Enteropathie

Seltene gastrointestinale Tumoren sezernieren in das Darmlumen Albumin. Hypalbuminämie und Kachexie folgen. Solche aktiven Sekretionen werden vor allem bei villösen Adenomen und den auf ihnen sich entwickelnden papillären Adenokarzinomen des Dickdarmes beobachtet.

6.5.1.3. Grundumsatz und Energiestoffwechsel

Der Grundumsatz ist bei Patienten im *frühen Stadium* malignen Krebswachstums in der Regel *erhöht*, vor allem bei Leukämien und bei Karzinomen. Im *Spätstadium* und im Zustand der Kachexie ist der Grundumsatz in der Regel *erniedrigt*. Gleichermaßen verhält sich der Energieverbrauch des Organismus. Bei dem gesteigerten Energieverbrauch des Krebskranken spielt eine *Entkoppelung der oxidativen Phosphorylierung* eine Rolle. Die Suche nach den von Tumoren abgesonderten Substanzen, die diese Entkoppelung bewirken, geht weiter. Sie ist bis zum heutigen Tage nicht voll geklärt.

6.5.1.4. Tumorzellmetabolismus

a) »Stickstoffalle«

Die älteste metabolische Theorie zu Erklärung der Tumorkachexie ist die der *»Stickstoffalle«*. Danach soll der maligne Tumor mehr als seine Umgebung Aminosäuren aufnehmen und an sich ziehen und schließlich *Aminosäuren auch von einem gesteigerten Proteinkatabolismus des Organismus beziehen.* Daraus resultiert schließlich Kachexie.

Diese Theorie wurde in verschiedensten Abwandlungen bis in die jüngste Zeit durch experimentelle Resultate und am Menschen untermauert. Vieles spricht dafür, daß hier ein wesentlicher pathogenetischer Mechanismus für die Kachexie vorliegt. Dagegen spricht, daß menschliche maligne Tumoren selten mehr als 5% des Gesamtkörpergewichtes des Patienten ausmachen und damit bilanzmäßig als »Stickstoffalle« nicht in Betracht gezogen werden müssen. Bei Tieren kann das Tumorgewicht bis zu 60% des Körpergewichtes ausmachen. In solchen Fällen ist die »Stickstoffalle = nitrogen trap« sicher wirksam und eindeutig erwiesen.

b) Gluconeogenese als Energievergeudung

Durch eine *hohe Glykolyserate maligner Tumoren* fallen große Mengen von *Milchsäure* während des Tumorwachstums an. Durch den Blutstrom in Leber und Niere transportiert wird sie dort über den Cori-Zyklus wieder zu Glucose synthetisiert. Diese Resynthese benötigt 6 Mol ATP. Wenn man bedenkt, daß der tumorbefallene Organismus durch das Vorherrschen der Glykolyse nur 2 netto Mol ATP per Mol Glucose erhält (anstelle 36 netto Mol ATP per Mol Glucose über die aerobe Atmung bei normalem Gewebe), wird klar, warum er sich in ständiger energetischer Notlage befindet. Selbst der verzweifelte Versuch des krebsbefallenen Organismus, von dem vorhanden Müll (= Milchsäure) durch Recycling über den Weg der Gluconeogenose zur Glucose zu kommen, ist energiefressend.

Dieser Weg führt um so tiefer in die Energieschuld, je stärker er in Anspruch genommen wird. Neuerdings wurde festgestellt, daß eine *Korrelation zwischen Cori-Zyklus-Aktivität und Gewichtsverlust* bei Tumorpatienten besteht. Die Kachexie ist demnach eine *Folge einer Energiekrise des Körpers infolge schlechter Energieverwertung und unökonomische Energiebereitstellung.*

6.5.1.5. Tumorprodukte

Eine verwirrende Anzahl von Polypeptiden, Proteinen und anderen Substanzen, die von malignen Tumoren synthetisiert oder abgesondert werden, sind nachgewiesen. Der exakte Stellenwert dieser Produkte für die Pathogenese der Kachexie ist aber unbekannt.

a) Toxhormone
(Nakahara und Fukuoka, 1949)

Dieses Material kann aus malignen Tumoren extrahiert werden und führt nach Injektion in gesunde Tiere zur *Verminderung der Leberfunktion* und insbesondere der Katalaseaktivität und schließlich zu Abmagerung.

b) Zytotoxisches Polypeptid
(SYLVEN und HOHNBERG, 1965)

Dieser Faktor *begünstigt selektiv das Wachstum von Tumorzellen* und führt aber gleichzeitig zum Zelluntergang und Funktionsausfall normaler Körperzellen, beispielsweise von Leberzellen.

c) Lipolytischer Faktor
(LIEBELT, 1974)

Ein Lipid-mobilisierender Faktor wurde in den letzten Jahren aus zahlreichen menschlichen und tierisch-experimentellen Tumoren isoliert. Dieser Faktor übt eine *spezifische Wirkung auf die Fettdepots* aus und könnte dadurch zur Kachexie beitragen. Injektion in gesunde Individuen hatte rapide Abmagerung zur Folge.

6.5.1.6. Stoffwechsel des tumortragenden Organismus

Der intermediäre Stoffwechsel des tumorbefallenen Wirtsorganismus ist am schwierigsten von allen bisher aufgeführten Faktoren zu beurteilen. Zwei Besonderheiten sind besonders hervorzuheben.

a) Herabsetzung der Glucosetoleranz

Das verlangsamte Verschwinden von Glucose aus der Blutstrombahn nach intravenöser Glucosegabe ist ein langbekanntes und immer wieder beschriebenes Phänomen. Wahrscheinlich liegt der Grund dafür in einer *herabgesetzten Rezeptoraffinität für Insulin.*

b) Störungen im »Fettverbrennungshaushalt«

Die Stoffwechseladaptation beim normalen hungernden Menschen sieht vor, daß Glucose zuerst aus dem Leberglykogen, später aus dem Abbau von Proteinen bezogen wird. Würde der Proteinkatabolismus ungehemmt fortlaufen, wären 30% der Gesamtmuskelmasse des Menschen in 3 Wochen verbraucht. Der normale hungernde Organismus schaltet daher auf Verbrennung von Ketokörpern, Acetatcetat und Beta-Hydroxybutyrat als Glucoseersatz um. Die Leber-Gluconeogenese wird gleichzeitig eingeschränkt. Proteinabbau wird gebremst, Muskelmasse bleibt dem Organismus erhalten. In Krebspatienten findet diese ökonomische Stoffwechselumschaltung *nicht* oder *nur ungenügend* statt. *Statt Ketokörper wird Protein verbrannt.* Der Patient magert durch Schwund der Muskulatur ab. Diese Stoffwechselsituation erinnert erstaun-

lich an die Vorgänge bei *Schock* (siehe S. 359). Ist dort die Umschaltung von ökonomischem Energie- und Stoffwechselhaushalt *akut durch Katecholamine* bedingt, so ist die Umschaltung beim Krebspatienten auf lange Dauer also *chronisch* erfolgt. In beiden Fällen, Krebs und Schock, »verzehrt« der Körper sich selbst. In beiden Fällen läuft der Prozeß mit unterschiedlicher Geschwindigkeit und unterschiedlicher Intensität ab.

6.5.2. Weitere Allgemeinreaktionen

Fieber: Fieber bei Krebskranken kann verschiedene Ursachen haben; die wichtigste ist eine *sekundäre Infektion.* Resorption von Nekrosen führt zum *Resorptionsfieber.* Bei einer tumorbedingten Anämie kann es zu Fieber kommen.

Anämie: Vielfach wird ein Tumorleiden erst durch eine Anämie entdeckt. Schon der äußere Aspekt eines Tumorträgers läßt die Diagnose durch das *aschfahle Hautkolorit* zu. Beim Tumorpatienten ist die *Lebenszeit der Erythrozyten vermindert.* Gelegentlich sorgen *Autoantikörper gegenüber Erythrozyten* mit nachfolgender hämolytischer Anämie für eine vorzeitige Beseitigung funktionsfähiger Erythrozyten. Sehr häufig liegen der Tumoranämie nichtentdeckte *(okkulte) Blutungsquellen*, insbesondere im Magen-Darm-Bereich, zugrunde.

In seltenen Fällen ist die Tumoranämie bedingt durch eine fast vollständige Durchsetzung des Knochenmarks mit Metastasen. Derartige Fälle sind bei Prostatakarzinom, Plasmozytom und Leukämie bekannt.

Abwehrschwäche des tumortragenden Organismus: Der Ernährungsmangel des Tumorpatienten führt zu *Hypo-γ-Globulinämie;* auch durch Proteinverlust kann es zur Hypo-γ-Globulinämie kommen. Tumorinvasion des lymphatischen Gewebes und Unterbrechung der lymphatischen Gefäße durch Metastasen, besonders bei diffuser Lymphangiosis carcinomatosa oder bei generellem Befall des lymphatischen Gewebes (Lymphosarkom, Lymphoma malignum Hodgkin), behindern die zelluläre Immunität und *fördern damit Infektionen mit opportunistischen Keimen* wie Candidapilzen oder mit Herpes-Virus. Die *wesentlichste Quelle der Abwehrschwäche* heutzutage ist aber die *zytostatische* und *Corticoidtherapie* bei Krebspatienten. Diese überläßt den Patienten schutz- und wehrlos mit der ohnedies tumorbedingten herabgeminderten Abwehr den dauernden Gefahren der belebten Umwelt und damit der sekundären Infektion (s. Abb. 86).

6.5.3. Immunsystem und Tumoren (vgl. S. 447)

Spontane und experimentell erzeugte Tumoren lassen sich unter bestimmten Verhältnissen auch von einem erbgleichen Tier auf ein anderes transplantieren. Dies stellt eine Ausnahme des normalen Transplantationsverhaltens dar. Abstoßung von Transplantaten erfolgt gewöhnlich, wenn homologe Transplantationen zwischen nicht erbgleichen Tieren vorgenommen werden. Die Abstoßung ist abhängig von der Funktion spezifischer Gene. Sie codieren für Proteine, die sich von Tier zu Tier unterscheiden, ausgenommen bei eineiigen Zwillingen. Diese Proteine sind antigen wirksam und rufen die Abstoßungsreaktion durch das Immunsystem hervor (*Histiokompatibilitätsantigene*). Warum setzt sich nun der Organismus nicht gegen das Wachstum von Tumoren zur Wehr? Schon am Beginn der fünfziger Jahre konnte gezeigt werden, daß künstlich induzierte Tumoren sehr wohl antigen sind. Die Antigenität ist jedoch so schwach, daß man sie nur mit besonderen Techniken nachweisen kann. Transplantiert man nämlich methylcholanthrenerzeugte Tumoren von einem Tier auf ein anderes innerhalb eines Inzuchtstammes und entfernt den transplantierten Tumor wieder durch Operation, so bildet sich eine Immunität gegen Entstehung oder Überimpfung desselben Tumors. Ein neuerlich implantierter Tumor wächst in den immunen Tieren nicht mehr an. Abstoßungsreaktion verhindert das Anwachsen. Auch Vorimmunisierung mit abgetöteten oder totbestrahlten Tumorzellen ist möglich. Allerdings kann der immunisierte Organismus mit nur sehr wenigen Tumorzellen bei der zweiten Herausforderung fertig werden. Die *Abwehr der Tumorzellen durch den Organismus muß verstanden werden als Abstoßungsmechanismus eines Transplantates. Immunaktive Lymphozyten* spielen dabei eine führende Rolle (Abb. 98).

Die *Histiokompatibilitätsantigene* (identisch mit Transplantationsantigenen) sind ein Teil des Erkennungssystems, mit dessen Hilfe an Oberflächen von Zellen artgleiche oder artfremde, organgleiche oder organfremde Zellen unterschieden und aussortiert werden. *Transplantationsantigene* spielen eine entscheidende Rolle für die Kontrollfunktion der Zelle in der Zellgemeinschaft. Treten nun Veränderungen der Antigenität der Zelloberfläche ein, kann abartige Reaktion der Zelle auf die Nachbarzelle folgen. *Wachstums- oder Differenzierungssignale der Nachbarzelle können von derartig veränderten Zellen nicht mehr aufgenommen werden.* Umgekehrt, die veränderten Zellen werden nicht mehr als »gute Nachbarn« anerkannt, sondern als Fremdlinge verfolgt. Wie kann dieses »Anderssein« der Krebszelle definiert werden?

Krebszellen weisen in der Regel eine veränderte, meist *verminderte Antigenität* auf. Wenn die maligne Transformation auf somatischer Mutation beruhte, so wäre das Auftreten von malignen Zellen viel häufiger, als Tumorzellen tatsächlich registriert werden. Offenbar erkennt der gesunde, junge Organismus Zellen mit veränderter Antigenität und eliminiert sie.

Neben Verlust von Transplantationsantigenen und damit Verlust der Fähigkeit, auf Signale der Wachstumskontrolle zu reagieren, kann auch ein *Gewinn von neuen Antigenen erfolgen.* Alle *chemisch induzierten Tumoren* besitzen neue Antigene. Sie sind jedoch individuell verschieden, auch wenn der Tumor von ein und demselben Karzinogen an genetisch einheitlichen Tieren hervorgerufen wird. Anwendung des gleichen chemischen Karzinogens zeitlich hintereinander bei ein und demselben Tier läßt zwei verschiedene Antigene entstehen. Anders ist es mit den *virusinduzierten Tumoren.* Hier finden sich gleiche Antigene bei Tumoren, die von ein und demselben Virus hervorgerufen werden. Selbst unterschiedliche Spezies, auch der Mensch, weisen gleiche Antigene auf. Unter-

---

H. – Abb. 98. Zelluläre Abwehr von Tumorzellen. Tumorzellen sind oft transplantierbar. Werden einer Maus ▸ große Mengen von Tumorzellen eingespritzt, so erliegt das Tier dem Tumorleiden, weil nicht schnell genug ausreichend Antikörper gegen den Tumor gebildet wurden. Kleine Tumorzellmengen können jedoch zur Immunisierung des Tieres führen. Einige Tage nach Injektion lassen sich immunreaktive Lymphozyten aus der Milz immunisierter Tiere isolieren. Diese Lymphozyten werden mit radioaktiv markierten Tumorzellen vermischt. Die Abnahme der Zahl radioaktiv markierter Tumorzellen läßt sich nicht feststellen. Werden Tumorzellen – auch eine große Anzahl –, die im Reagenzglas mit aktiven Lymphozyten reagiert hatten, auf ein Tier rücktransplantiert, so gelingt die Rücktransplantation nicht mehr. Die Abwehr gegen diese Tumorzellen ist aus dem lebenden Organismus in das Reagenzglas verlegt worden.

Zelluläre Abwehr von Tumorzellen

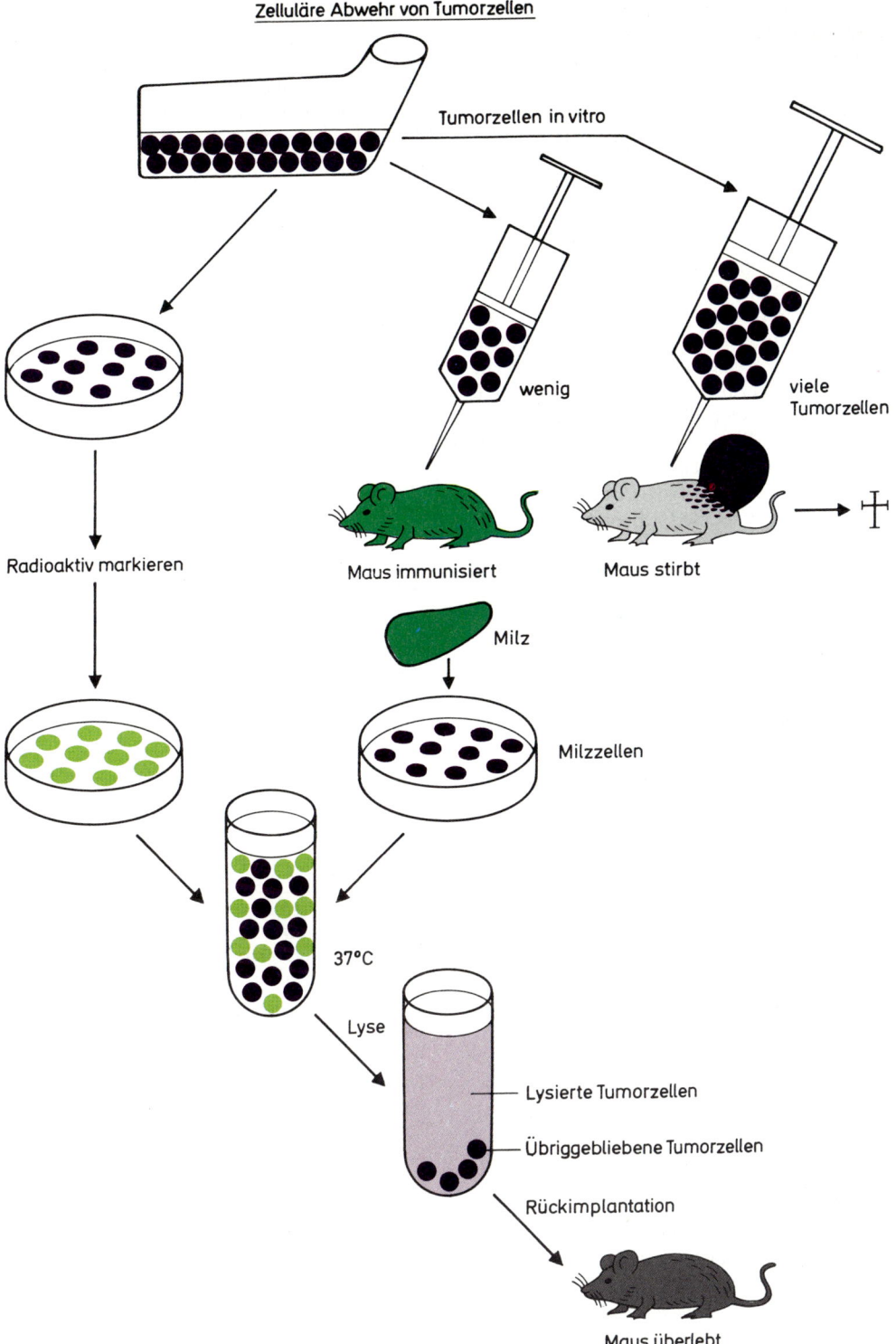

Tumorzellen in vitro

wenig

viele Tumorzellen

Maus immunisiert

Maus stirbt

Radioaktiv markieren

Milz

Milzzellen

37°C

Lyse

Lysierte Tumorzellen

Übriggebliebene Tumorzellen

Rückimplantation

Maus überlebt

schiedliche Viren erzeugen jedoch unterschiedliche Antigene. Auch bei *Spontantumoren* können regelmäßig neue Antigene nachgewiesen werden. Meistens finden sie sich in der Mehrzahl. Eine Systematik bezüglich der Organe oder Organsysteme, des Alters, des Geschlechts oder der geographischen Verteilung läßt sich nicht aufstellen.

Ist die Unterscheidung zwischen Verlust oder Gewinn von neuen Antigenen der Zelloberfläche wirklich berechtigt? Diese Frage kann im Augenblick noch nicht mit absoluter Sicherheit beantwortet werden. Es wäre durchaus denkbar, daß Veränderungen der gegenseitigen Anordnung einzelner Bausteine an der Zelloberfläche eine Neugruppierung bewirkte und dadurch Gewinn vorgetäuscht würde. Andererseits kann man sich vorstellen, daß in dem Mosaik der Zelloberfläche tatsächlich ein oder mehrere Bausteine fehlten. Auch diese »Löcher führen zu Veränderungen des Oberflächenbildes. Schließlich wäre denkbar, daß das »Zellgesicht« durch Neueinfügung von bisher nicht vorhandenen Teilen verändert wird, so daß Erkennungssignale, also komplementäre Oberflächenstrukturen, mit den Nachbarzellen und vor allem mit Lymphozyten, nicht mehr harmonieren. Sicher nachgewiesen ist, daß Tumorzellen eine *veränderte Membran gegenüber Normalzellen* haben. Die Veränderung schließt neue, fremde, nicht mehr

vom Immunsystem tolerierte Antigenstrukturen ein.

Welche direkten Beweise und welche Hinweise gibt es für die Wirksamkeit von immunologischen Prozessen bei Tumorwachstum, im Tierexperiment und bei menschlichen Tumoren (Tab. 25)?

6.5.3.1. Reaktionen des lymphatischen Systems auf malignes Wachstum

Noch *bevor* ein maligner Tumor sich in die regionalen Lymphknoten ausbreitet, reagiert der Organismus. Diese Reaktion ist sehr kompliziert. Eine vollständige Analyse ist bis heute nicht geglückt. Trotzdem lassen sich einige wichtige Prinzipien herausheben. Die Reaktion kann folgendermaßen gegliedert werden:
1. allgemein-systemisch
2. loko-regional.

a) Die allgemein-systemische Reaktion des Organismus

Tierexperimente mit Plattenepithelkarzinomen haben folgendes gezeigt:

Die Antitumor-Aktivität in der *Lymphe*, welche Lymphknoten in einem tumorbefallenen Gebiet verlassen (Abb. 99) ist in der 2. Woche nach Inokulation des bösartigen Tumors am

H.-Tab. 25. Wirksamkeit von immunologischen Prozessen beim Tumorwachstum.

Beobachtung beim Patienten	Experiment
Gelegentliche Regression von Metastasen nach Entfernung eines Primärtumors.	Ein gegen einen bösartigen Tumor immunisiertes Tier kann etwa 1000 Tumorzellen/Tag i.v. widerstehen, nicht dagegen einer Million Tumorzellen/Tag.
Starke Anhäufung von Lymphozyten und Plasmazellen im Invasionsbereich langsam wachsender Karzinome.	Lymphozyten von Tieren, die gegen einen bestimmten bösartigen Tumor immun sind, lysieren ebendiese Tumorzellen in vitro.
Erhöhte zelluläre Aktivität in regionalen Lymphknoten mit Schwellung bis zur Bildung von tuberkuloiden Granulomen.	Nachweis von nicht zellständigen humoralen Antikörpern gegen Tumorzellen in der Lymphe tumortragender Tiere.
Anwesenheit großer Mengen von Tumorzellen im Blut, ohne daß Metastasenbildung auftreten muß.	Nachweis von nicht zellständigen humoralen Antikörpern gegen Tumorzellen im Serum tumortragender Tiere.
Zytostatika und Antilymphozytenserum fordern Tumorwachstum und Tumorentstehung infolge Immunsuppression.	Chemische Karzinogene sind durchweg immunsuppressiv.
Plötzliches, explosives Wachstum eines lange Zeit gering proliferierenden Tumors.	Enhancement: Paradoxe Verstärkung des Tumorwachstums durch Immunisierung. Lösliche Antikörper besetzen die Oberfläche der Tumorzellen und schützen sie vor Attakken der Lymphozyien.

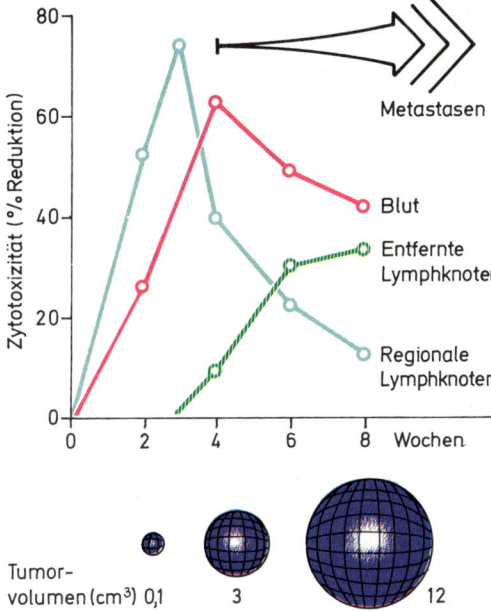

H. – Abb. 99. Antitumoraktivität im lymphatischen System.

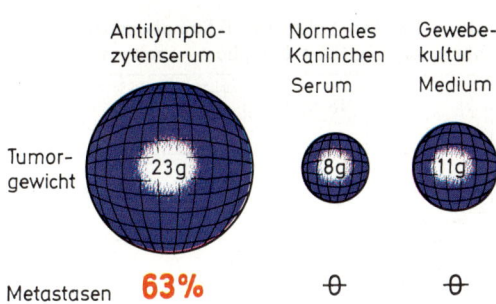

H. – Abb. 100. Wirkung von Antilymphozytenserum auf Wachstum des Primärtumors (in Gramm) und auf Metastasenhäufigkeit.

höchsten. Die Antitumor-Aktivität wird so gemessen, daß die aus dem Lymphknoten austretende Lymphe in Gewebekultur mit den Tumorzellen in Kontakt gebracht werden. Der Grad des Absterbens dieser Zellen bezeichnet die *Zytotoxizität der untersuchten Lymphe.* Schon nach 4, mehr noch nach 8 Wochen setzen *lokoregionale Lymphknoten* dem Tumoreinbruch keinen wirksamen Widerstand entgegen. Die zytotoxische Aktivität ist später im Blut und den entfernten Lymphknoten zu finden. Die lokale Abwehr gegen den Tumor verlagert sich jetzt also in der 6. Woche und später auf die systemisch-allgemeine Ebene, bis schließlich nach 3 Monaten auch sie zusammenbricht. Die Tumoraussaat erfolgt dann ungehemmt und widerstandslos.

Daß die *T-Lymphozyten* in den regionalen Lymphknoten des Einflußgebietes eines malignen Tumors beim Tumorwachstum eine Rolle spielen, ist sicher. Der genaue Mechanismus ihrer Abwehrfunktion ist jedoch nicht klar.

Die *Wirkung von Antilymphozytenserum* (Abb. 100) auf das Tumorwachstum ist dieser Richtung zu verstehen. Durch Antilymphozytenserum wird die Aktivität von T-Lymphozyten gehemmt. Tiere, die mit derartigen Seren behandelt werden, lassen ein massives Tumorwachstum eines implantierten Tumors erkennen. Die »normale« Tumorentwicklung ist dagegen

langsam. T-Lymphozyten helfen unter anderem auch den *Ort der Metastasierung zu bestimmen.* Eine besondere Form des Lymphoms der Mäuse metastiert bevorzugt in die Weichteile des Organismus. Die *Überlebenszeit* beträgt im Durchschnitt 45 Tage (Tab. 26). Tiere mit experimentell erzeugter T-Zellendefizienz sterben bereits nach 15 Tagen und weisen ausschließlich Metastasen in parenchymatösen Organen auf. Dieser Effekt kann verhindert werden, wenn man den T-Zellen-defizienten Tieren zuvor T-Zellen substituiert.

Diese und zahlreiche andere Beobachtungen zeigen mithin, daß dem lymphatischen System bei der Tumorzellausbreitung eine große wenn auch noch nicht voll verstandene Rolle zukommt.

b) Lokoregionale histologische Reaktionen der Lymphknoten

Es gibt keinen Zweifel darüber, daß das lymphatische System auf Tumorwachstum reagiert. Mit Wahrscheinlichkeit ist diese Abwehrreaktion nur kurz und spielt sich in der *Frühphase* der Tumorentwicklung ab. Damit entzieht sie sich der klinischen Beobachtung. Die immunologische Reaktion läuft im »klinisch stummen« Stadium des malignen Wachstums ab.

Gerade deshalb wird immer wieder versucht, aus dem histologischen Bild der Lymphknoten im Abflußgebiet eines Tumors Rückschlüsse auf die Prognose zu ziehen. Wenn auch heute noch nicht von einer sicheren Beurteilung gesprochen werden kann, so lassen sich doch einige Grundregeln aufstellen (Abb. 101).

Unstimulierte oder lymphozytenarme Lymphknoten lassen eine *rasche* Tumorausbreitung erwarten. Solche Lymphknoten findet man vor allem nach *Röntgenbestrahlung,* nach *immosuppressiver* oder *zytostatischer Behandlung.* Dage-

H. – Tab. 26. Rolle der T-Lymphozyten bei der Metastasierung (EL4-Lymphom – intravenös, Maus).

	Normal	T-Zellen defizient	T-Zellen substituiert
Überlebens-zeit	45 Tage	15 Tage	48 Tage
Metastasen	75%	100%	60%
Ort der Metastasen	Weichteile	Eingeweide	Weichteile

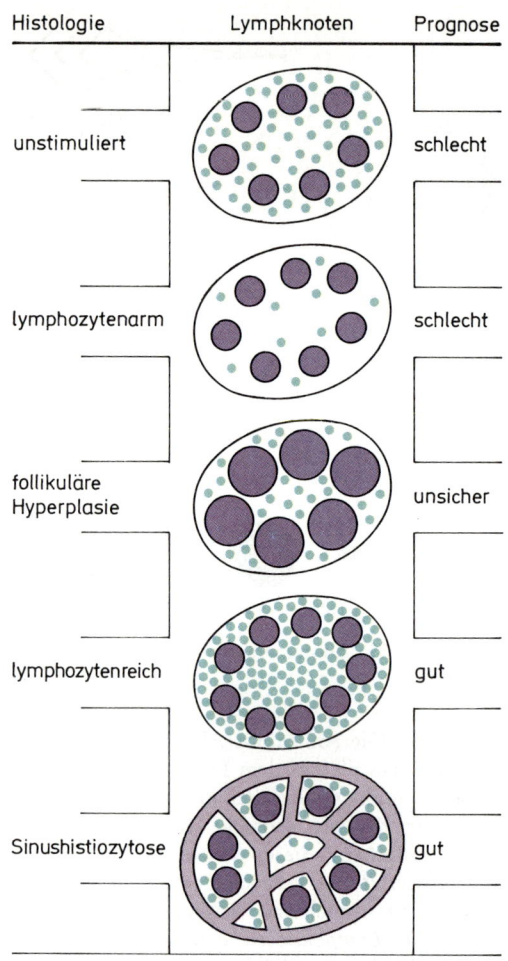

H. – Abb. 101. Lymphknotenreaktion bei Krebs.

gen lassen *lymphozytenreiche oder stimulierte (histozytenreiche) Lymphknoten eine bessere lokale Abwehrlage* und damit bessere Prognose des Geschwulstleidens erwarten.

Lymphknotenvergrößerung im Abflußgebiet eines bösartigen Tumors *muß nicht* gleichbedeutend sein mit Tumormetastase sondern, *kann* ein positives Zeichen der Tumorabwehr sein.

Zusammenfassend kann gesagt werden: Die erfolgreiche Überwachung des Tumorwachstums durch das körpereigene Immunsystem hängt ab von der *Stärke* und *Qualität* der *Immunreaktion des Wirtes* und der *Antigenität des Tumors.* Hohe und vielfältige neue Antigenität der Tumorzelle und intakte humorale und zelluläre Abwehr des Wirtsorganismus können Entstehung und Ausbreitung eines Tumors in Schach halten. Die neuentstehende Tumorzahl pro Zeiteinheit muß niedrig sein, das heißt, das Proliferationsvermögen des Tumors muß gering sein, damit der Organismus mit dem Tumor fertig wird.

6.5.4. Spätrezidiv und das Problem der »Ruhenden Tumorzellen«

Dieses Phänomen ist durch einen Zustand der *Koexistenz von Tumorzellen in einem klinisch gesunden Organismus* über längere Zeitperioden gekennzeichnet.

Die *Ursache* für dieses Phänomen kann auf zweierlei beruhen:
1. Die Tumorzellen werden durch die natürlichen Abwehrmechanismen des Organismus *nicht vernichtet.*
2. Die Tumorzellen *wachsen nicht oder nur extrem langsam,* so daß sie keinen klinisch manifesten Krebs bilden können.

»*Ruhende Tumorzellen*« sind die Quelle der gefürchteten *Spätmetastasierung* (Abb. 102). Sie bilden somit einen der vielen unberechenbaren Faktoren bei der Prognose der Krebserkrankung. Das Phänomen wird bisher fast ausschließlich in der Klinik beobachtet. Nur wenige experimentelle Modelle existieren. Unter den zahlreichen beobachteten Fällen sind Tumorrezidive 20–40 Jahre nach »Radikalentfernung« des Ersttumors bekannt. Unter diesen ragt das *Mammakarzinom* hervor.

Spätrezidive können nach Jahr und Tag in der chirurgischen Narbe auftreten, während Schwangerschaft oder auch nach chirurgischen Eingriffen an anderen Organen des Körpers. *Bestrahlung* kann Spätrezidive provozieren.

Auffallend ist das *Überwiegen von hormonabhängigen Tumoren* unter denjenigen, die Spätrezidive verursachen wie Mammatumoren und Nebennierentumoren. Möglicherweise spielt bei der Spätstimulierung der Tumorzellen und Ausbildung eines klinisch manifesten Krebses die *Wirkung von Östrogenen* eine Rolle. *Nichtimmunogene oder nur schwach immunogene Tumoren* haben eine größere Chance, im Körper in Koexistenz zu überleben als stark immunogene Tumoren.

Schließlich scheint die Frage der *Vaskularisierung* eine Rolle zu spielen. In die vordere Augenkammer implantierte Tumorzellen bleiben so lange ruhend, bis sie schließlich Blutgefäße erreichen. Dann wachsen sie selbst nach langer Pause zu manifestem Krebs aus. Somit spielen *vier Faktoren* bei dem Phänomen des Spätrezidivs eine Rolle:
1. Anatomische Lokalisation
2. Hormonstimulierbarkeit von Tumorzellen
3. Vaskularisierung
4. Immunogenität.

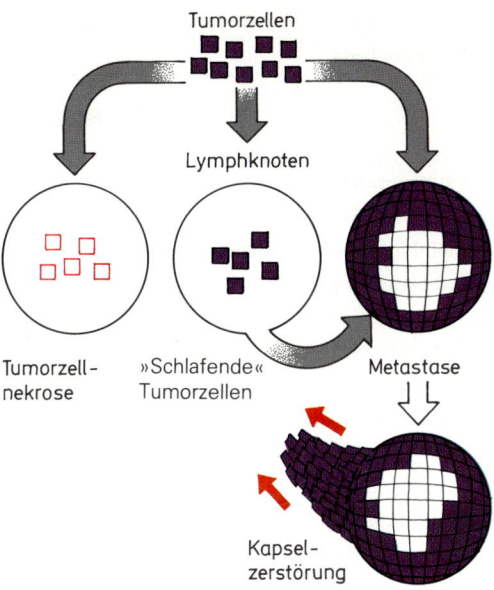

H. – Abb. 102. Schicksal von Tumorzellen.

6.5.5. Tumorsyntropie, Tumordystropie und Paraneoplasie

Etwa 70% der Patienten mit einem internen, 25% mit einem chirurgischen oder dermatologischen Leiden weisen gleichzeitig zwei oder mehrere untereinander unabhängige Krankheiten auf. Dieses Zusammentreffen wird als **Syntropie** bezeichnet. Schließen sich dagegen zwei Krankheiten gegeneinander aus, dann sprechen wir von einer **Dystropie,** bei einem gegenseitigen neutralen Verhalten von einer **Neutropie.** Bei den Syntropien können die Krankheiten gleichzeitig *(simultane Syntropie)* oder hintereinander *(sukzessive Syntropie)* auftreten. Eine besonders häufige Syntropie von zwei oder mehreren Krankheiten führt zu einer syndromalen Koppelung, das heißt, die verschiedenen Leiden werden zu einem **Syndrom** zusammengefaßt (z. B. Neurofibromatose Recklinghausen). Zu den häufigsten *Tumorsyntropien* zählen die Kombinationen Down-Syndrom und Leukämie, Tuberkulose und Lymphogranulomatose bzw. Lungenkarzinom (Narbenkrebs). *Tumordystropien* sind dagegen Raritäten (es wird behauptet, daß Patienten mit Asthma bronchiale seltener an Krebs erkranken). Bei anderen Krankheiten, wie z. B. bei Diabetes mellitus, Arteriosklerose oder Hochdruck, konnte bis jetzt keine syntrope Beziehung zu einem malignen Tumor nachgewiesen werden.

Bei den *Tumorsyntropien* werden zwei eigenständige, d. h. untereinander unabhängige Geschwulstleiden manifest. Gelegentlich treten bei Tumoren Symptome oder Gewebsveränderungen auf, die zwar nicht unmittelbar durch die Neubildung hervorgerufen werden, aber doch kausal- oder formalpathogenetisch mit ihr zusammenhängen. Diese Kombinationsformen werden als *paraneoplastisches Syndrom* bezeichnet.

Paraneoplasien können *vor, während* oder *nach* einem Tumorleiden klinisch manifest werden und – nach Entfernung des Tumors – sich auch wieder zurückbilden. In einzelnen Fällen kann die Paraneoplasie schon Monate vor dem Tumor auftreten und ihn sozusagen ankündigen, bei anderen Patienten tritt sie erst im Endstadium des Geschwulstleidens auf und führt unmittelbar zum Tode.

Als **paraneoplastisches Syndrom** (Tab. 27) werden hämatologische, endokrine oder neurologische Störungen, Haut-, Gelenk- und Knochenveränderungen beschrieben. Gemeinsam ist allen diesen Symptomen, daß sie mit einem Tumor auftreten, aber *nicht durch direkte* (lokale) Einwirkung der Geschwulst oder ihrer Metastasen hervorgerufen werden. Der *Entstehungsmechanismus* dieser Paraneoplasien ist noch unbekannt. Bei den *neurologischen Formen* werden diskutiert: Aktivierung einer latenten Viruser-

H. – Tab. 27. Beispiele eines paraneoplastischen Syndroms.

Paraneoplasie	Tumorlokalisation
Neurologische Störung	
Progressive multifokale Leukoenzephalopathie	Lympho-, myeloproliferative Erkrankungen
Limbische Enzephalitis	Bronchialkarzinom
Kleinhirnrindendegeneration	Bronchus-, Ovarial- und Mammakarzinom
Subakute zerebellare Degeneration	Bronchialkarzinom
Amyotrophische Lateralsklerose	Bronchus-, Mammakarzinom
Subakute nekrotisierende Myelopathie	Bronchialkarzinom
Sensorische Neuropathie	Bronchialkarzinom
Sensorimotorische Neuropathie	Plasmozytom, Morbus Hodgkin Bronchialkarzinom
Endokrine Störung	
ACTH (Cushing-Paraneoplasie)	Bronchialkarzinom
Serotonin (Karzinoid-Paraneoplasie)	Bronchialkarzinom
Hypoglykämie	
Doege-Potter-Syndrom	Fibrosarkom
Nadler-Wollfer-Syndrom	Leberkarzinom
Anderson-Syndrom	Nebennierenrindentumor
Rosenfeld-Syndrom	Pseudomyxom
Hyperkalzämiesyndrom	Lungen-, Nierenkarzinom
ADH (Hyponatriämie)	Bronchialkarzinom
Hämatologische Störung	
Aplastische Anämie	Thymom
Hämolytische Anämie	Leukämien, Morbus Hodgkin
Polyglobulie	Nierenkarzinome
Leukämoide Reaktion	Magen-, Bronchialkarzinome
Thrombosen	Pankreas-, Bronchus-, Magenkarzinome
Verbrauchskoagulopathie	Leukämie
Hautveränderungen	
Acanthosis nigricans maligna	Magenkarzinom
Paraneoplastische Akrokeratose	Zungen-, Tonsillenkarzinom
Erythema gyratum repens	Unspezifisch
Dermatomyositis	Genital-, Mamma-, Magenkarzinom

krankung, Autoimmunprozesse oder tumorbedingter Verbrauch von Metaboliten, die das Nervengewebe benötigt. *Endokrine* paraneoplastische Störungen können durch die Produktion von Hormonen oder hormonähnlicher Substanzen durch die Tumorzelle hervorgerufen werden: ACTH (Cushing-Paraneoplasie) oder Serotonin (Karzinoid-Paraneoplasie) beim kleinzelligen Bronchialkarzinom, Erythropoetin (paraneoplastische Polyglobulie) beim Hypernephrom, insulinähnliche Stoffe (paraneoplastische Hypoglykämie) beim Leberkarzinom oder Fibrosarkom. Ungeklärt ist auch die Pathogenese der paraneoplastischen *hämatologischen Störungen:* die aplastische Anämie (Autoimmunprozeß?) beim Thymom, die hämolytische Anämie bei myelo- und lymphoproliferativen Systemerkrankungen oder die Thromboseneigung beim Ovarialkarzinom (Eindringen von Tumorschleim in die Blutbahn?). Der Nachweis eines paraneoplastischen Syndroms kann von diagnostischer, prognostischer oder therapeutischer Bedeutung sein. Einzelne Paraneoplasien (z. B. die paraneoplastische aplastische Anämie) kommen selektiv bei bestimmten Tumoren (Thymom) vor und erlauben den sicheren Nachweis einer klinisch noch stummen Geschwulst *(Frühdiagnose)*.

Literatur

ALSABTI, E. A. K.: Tumor dormancy. J. Cancer Res. Clin. Oncol. *95:* 209–220 (1979).

ATKIN, N. B., R. KAY, R.: Prognostic significance of modal DNA value and other factors in malignant tumours, based on 1465 cases. Brit. J. Cancer *40:* 210–221 (1979).

BARNA-LOYD, G.: »Enviromentally« caused cancers. Science *202:* 469 (1978).

BAUER, K. H.: Das Krebsproblem. Springer, Berlin, Göttingen, Heidelberg 1963.

BINDER, U. G.: Zur Häufigkeit, Alters- und Geschlechtsverteilung der malignen Tumoren im Obduktions- und Biopsiegut des Pathologischen Instituts der Universität Freiburg. Inaug. – Diss. Freiburg 1977.

BÖHM, N., W. SANDRITTER: DNA in human tumors: A cytophotometric study. Current Topics in Pathology. Vol. *60:* 151–219 (1975).

CARTER, R. L.: General pathology of the metastatic process. In: Secondary spread of cancer. pp. 1–52. R. W. BALDWIN (Hrsg.). Academic Press, London – New York – San Francisco 1978.

CARTER, R. L.: Some lymphoreticular reactions and the metastatic process. In: Secondary spread of cancer. p.p. 53–72. R. W. BALDWIN (Hrsg.). Academic Press, London – New York – San Francisco 1978.

Cancer Statistics, 1977. Hrsg. American Cancer Society. USA 1977.

DONTENWILL, W.: Probleme der Frühdiagnostik und -erfassung maligner Tumoren. Aus: Krebs-Dokumentation und Statistik maligner Tumoren. Hrsg. G. WAGNER. Schattauer, Stuttgart 1966.

DRUCKREY, H., R. PREUSSMANN, S. IVANKOVIC, D. SCHMÄHL: Organotrope carcinogene Wirkung bei 65 verschiedenen N-Nitrose-Veränderungen an BD-Ratten. Z. Krebsforsch. *69:* 103–201 (1967).

FOLKMAN, J.: The vascularization of tumors. Scientific American *234:* 58–73 (1976).

GERMAN, J.: Genes which increase chromosomal instability in somatic cells and predispose to cancer. Progr. med. Genet. *8:* 61–101 (1972).

HAMPERL, H.: Morphologie der Tumoren: Aus: Hdb. Allg. Path. Hrsg. F. BÜCHNER, E. LETTERER u. F. ROULET. B. 6, T. 3. Springer, Berlin – Göttingen – Heidelberg 1956.

HARNDEN, D. G., A. M. R. TAYLOR: Chromosomes and neoplasia. In: Advances in human genetics. HARRIS & HIRSCHORN (Hrsg.) p.p. 1–70, Plenum Press, New York and London 1976.

HECKER, E.: Biochemische und molekular-biologische Probleme der Tumorgenese. Arzneimittel-Forsch. *18:* 978–989 (1968).

HERZBERG, J. J.: Paraneoplasien der Haut. Therap. Umsch. *9:* 587–591 (1972).

HUEPER, W. C., W. D. CONWAY: Chemical carcinogenesis and cancer. Thomas, Springfield, Ill., USA 1964.

JACOB, W., D. SCHEIDA et al.: Tumor-Histologie-Schlüssel ICD-O-DA. Springer, Berlin–Heidelberg – New York 1978.

JAHN, U., R. GROSS, G. JAMHOOM: Die Beteiligung von DNS-Viren an der Entstehung menschlicher Neoplasmen. Dtsch. Ärztebl. *50:* 3424-3426 (1975).

LEIBER, B.: Über Syntropie, Dystropie und Interferenzerscheinungen von Krankheiten. Internist *11:* 210–216 (1970).

LEIGHTON, J.: The spead of cancer. Pathogenesis, experimental methods, interpretations. Academic Press, New York – London 1967.

MITTERMAYER, C., W. SANDRITTER: Tumorwachstum. In: Gynäkologie und Geburtshilfe, Bd. III. Hrsg. O. KÄSER, V. FRIEDBERG, K. G. OBER, K. THOMSEN u. S. ZANDER. S. 166–191. Thieme, Stuttgart 1968.

POSTE, G., I. J. FIDLER: The pathogenesis of cancer metastasis. Nature *283:* 139–146 (1980).

RAFFERTY jr., K. A.: Herpes viruses and Cancer. Sci. Amer. *229* (4): 26–32 (1973).

SANDRITTER, W.: Cytophotometrische Untersuchungen am Portiocarcinom und seinen Vorstufen. Verh. dtsch. Ges. Path. *48:* 34–43 (1964).

SANDRITTER, W., G. KIEFER, R. KIEFER, R. SALM, G. W. MOORE, H. GRIMM: DNA in heterochromatin. Cytophotometric pattern recognition image analysis among cell nuclei in duct epithelium and in carcinoma of the human breast. Beitr. Path. *151:* 87–96 (1974).

SANDRITTER, W., H. GRIMM: Non-Hodgin-Lymphome. Med. Welt *28* (N. F.): 1533–1538 (1977).

SCHMÄHL, D.: Entstehung, Wachstum und Chemotherapie maligner Tumoren. 2. Aufl. Editio Cantor, Aulendorf i. W. 1970.

SCHRAMM, T., H. BIELKA, A. GRAFFI: Geschwulsterzeugung durch chemische Substanzen. Aus: Erzeugung von Krankheitszuständen durch das Experiment. Hdb. experiment. Pharmakologie. Vol. XVI/12. Springer, Berlin – Heidelberg – New York 1966.

SOBIN, L. H., L. B. THOMAS, C. PERCY, D. E. HENSON: A coded compendium of the international histological classification of tumors. WHO. Geneva (1978).

SPIESSL, B., O. SCHEIBE, G. WAGNER: TNM. Klassifikation maligner Tumoren. 3. Aufl. UICC. Springer, Berlin – Heidelberg – New York 1979.

VAUPEL, V., G. THEWS, P. WENDLING: Kritische Sauerstoff- und Glucoseversorgung maligner Tumoren. Dtsch. med. Wschr. *101:* 1810–1816 (1976).

WAGNER, G. (Hrsg.): Tumor-Lokalisationsschlüssel. 2. Aufl. Springer, Berlin – Heidelberg – New York 1979.

WHO: Technical Reports, Serial No. 276. World Health Organization Expert Committee on the Prevention of Cancer 1964.

WHO: International histological classification of tumors. (Serie 1 bis 20: Tumoren der Lunge, Mamma, Weichteilgewebe, orale und oropharyngeale Tumoren, odontogene Tumoren, Knochentumoren, Speicheldrüsentumoren, Zytologie des weiblichen Genitaltraktes, Ovarialtumoren, Harnblasentumoren, Schilddrüsentumoren, Hauttumoren, Tumoren des weiblichen Genitaltraktes, hämopoetische und lymphopoetische Neubildungen, Darmtumoren, Hodentumoren, Zytologie der nicht-genitalen Regionen, Magen- und Ösophagustumoren, Tumoren des oberen Respirationstraktes, Tumoren der Leber, der Gallenwege und des Pankreas. Genf (1967 bis 1979).

ZUR HAUSEN, H.: Oncogenic herpes viruses. Bioch. biophys. *417:* 25–53 (1975).

I. Störungen der Fortbewegungsorgane

Von C.-P. ADLER und U. N. RIEDE

Die aktive Fortbewegung ist eine fundamentale Funktion vieler Organismen. Sie wird durch die Entwicklung spezieller Systeme ermöglicht (knöchernes Skelett, Gelenke, Muskulatur und ihre nervale und vaskuläre Versorgung). Diese Systeme können vielfältige Störungen erleiden, von denen im folgenden die wichtigsten Störungsprinzipien für Knochen und Gelenke dargestellt werden sollen.

1. Störungen der Funktion des Knochens

Der Knochen ist das am höchsten differenzierte Stützgewebe und hat eine *Doppelaufgabe* zu erfüllen: *Stütz-* und *Speicherfunktion* (Abb. 1). Durch diese beiden Funktionen werden Struktur und Umsatz des Knochengewebes bestimmt.

Die *Stützfunktion* des Skeletts wird durch die Struktur der Knochen ermöglicht, die einem *Verbundbau* entspricht. Die Knochenstruktur kann durch den Stoffwechsel des Knochengewebes der jeweiligen statisch-dynamischen Aufgabe sinnvoll angepaßt werden. Hierbei finden Umbau- und Erneuerungsvorgänge vor allem in

der Kortikalis statt. Unter physiologischen Bedingungen ist in stark belasteten Skelettabschnitten (Wirbelsäule, Beckenknochen, langen Röhrenknochen) der Umbau intensiver als in weniger belasteten Knochen (Schädelkalotte).

Das Skelett dient darüber hinaus als *Speicher* für *Calcium* und *Phosphat,* wobei ein Gleichgewicht mit den Calcium- und Phosphationen des Serums besteht. Die Konstanterhaltung des Serumkalziumspiegels ist eine lebensnotwendige Aufgabe, an dem das Knochengewebe entscheidend beteiligt ist. Extraossäre Regulationsmechanismen steuern diese Stoffwechselvorgänge im Knochen.

Störungen der Funktion des Knochens bestehen einerseits in einer veränderten physikalischen Belastbarkeit des Skeletts und andererseits in Veränderungen des Kalziumstoffwechsels.

1.1. Struktur und Funktion des Knochengewebes

1.1.1. Die Strukturen der Knochen

Man unterscheidet 4 verschiedene Strukturebenen: Die **Struktur 1. Ordnung** beschreibt die verschiedenen *topographischen* und *strukturellen* Untereinheiten eines Knochens (Abb. 2:

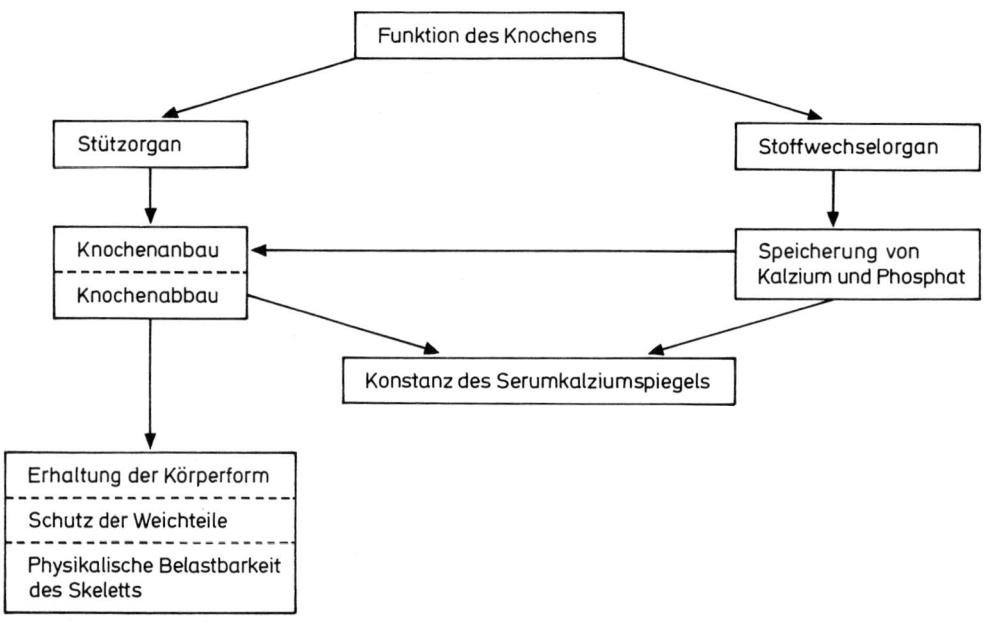

I. – Abb. 1. Schema der Knochenfunktion.

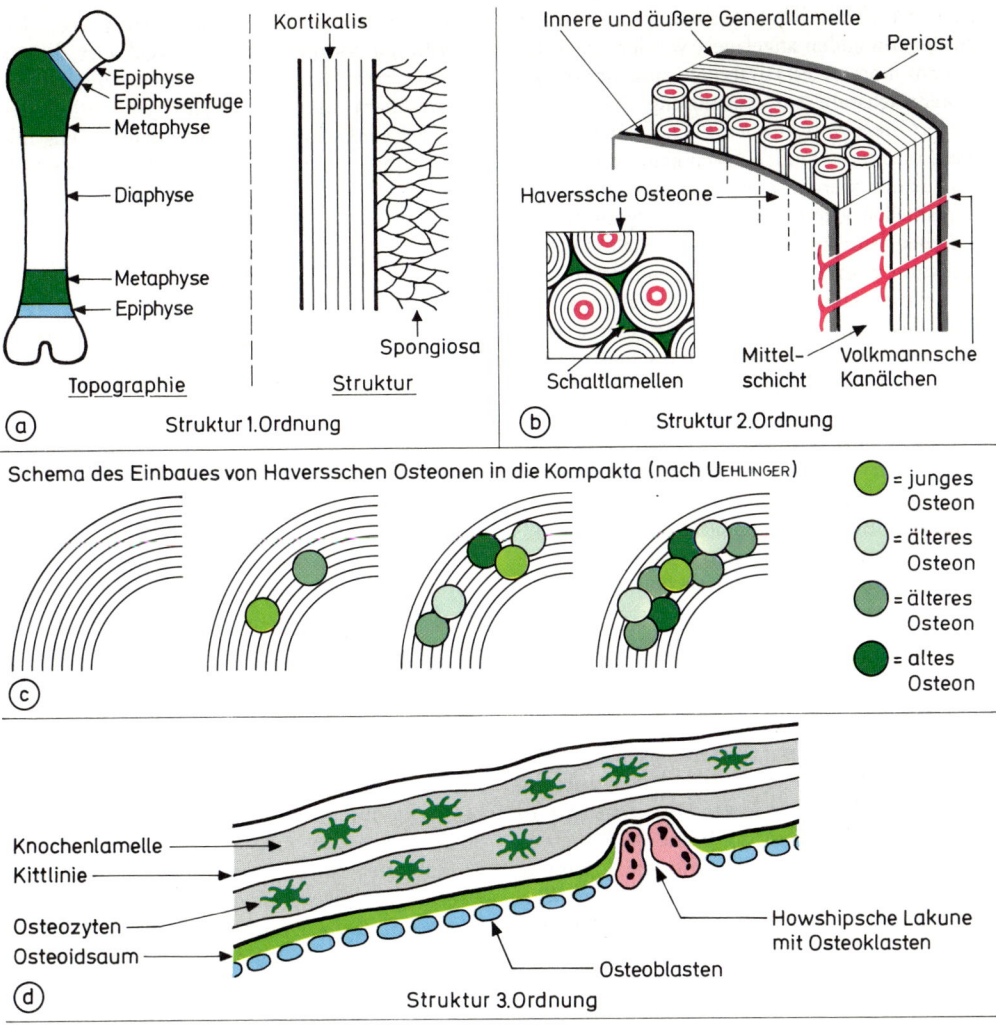

a Topographie | Struktur
Struktur 1.Ordnung

Kortikalis
Epiphyse
Epiphysenfuge
Metaphyse
Diaphyse
Metaphyse
Epiphyse
Spongiosa

b Struktur 2.Ordnung

Innere und äußere Generallamelle
Periost
Haverssche Osteone
Schaltlamellen
Mittel-schicht
Volkmannsche Kanälchen

c Schema des Einbaues von Haversschen Osteonen in die Kompakta (nach UEHLINGER)

= junges Osteon
= älteres Osteon
= älteres Osteon
= altes Osteon

d Struktur 3.Ordnung

Knochenlamelle
Kittlinie
Osteozyten
Osteoidsaum
Osteoblasten
Howshipsche Lakune mit Osteoklasten

I. – Abb. 2. Schema der Knochenstrukturen.

Diaphyse, Metaphyse und Epiphyse). Die Kenntnis dieser verschiedenen Knochenabschnitte ist wichtig, da sich entsprechend der unterschiedlichen topographisch-funktionellen Gewebsdifferenzierung bestimmte Knochenkrankheiten bevorzugt an bestimmten Orten innerhalb der Knochen manifestieren. Das physiologische Längenwachstum der Knochen erfolgt in den *Epiphysenfugen* (S. 591); Wachstumsstörungen werden folglich Strukturveränderungen dieser Wachstumszonen zur Folge haben. Auch Lokalisation und Form bestimmter Knochengeschwülste sind abhängig von den vorherrschenden Umbauvorgängen, die sich in der normalen Ontogenese am Ort der Geschwulst abspielen. Weiterhin sind am Knochen

die stark belastbare *Kortikalis*, der vorwiegend die Stützfunktion zukommt, und die trabekuläre *Spongiosa* zu unterscheiden. Die Spongiosa ist vorwiegend der Ort pathologischer Reaktionen und bildet eine große Fläche für den Kalziumaustausch. Die Spongiosabälkchen unterstützen außerdem mechanisch die Kortikalis gegenüber mechanischen Belastungen.

Die **Struktur 2. Ordnung** stellt das eigentliche *mechanische Konstruktionsprinzip* des Knochens dar, welches am besten in der Kompakta von langen Röhrenknochen ersichtlich ist (Abb. 2 b). Im jungen, wachsenden Skelett werden die Schäfte der Röhrenknochen von periostalen Osteoblasten angelegt, indem baumrindenartig mehrere Ringschichten von Knochengewebe von außen angelagert werden. Im 2. Lebensjahr kommt es zusätzlich zum periostalen Dickenwachstum zur Ausbildung von *Haversschen Osteonen* (Abb. 2c): Die axial in der Kompakta verlaufenden Gefäßkanälchen weiten sich aus und werden nun von einem geordneten Ringlamellensystem wieder ausgefüllt. Im 18. Lebensjahr kommt das periostale Dickenwachstum zum Stillstand, während der Einbau von Haversschen Osteonen in verlangsamter Form bis zum Lebensende fortgesetzt wird. Durch Abbau alter Osteone und Osteonenneubildung entsteht schließlich in der Kompakta ein eigenartiges Mosaikmuster aus kompletten und angeschnittenen oder Bruchstücken von Osteonen mit dazwischenliegenden Resten der periostalen Ringlamellensysteme (sog. *Schaltlamellen*). Je vollständiger ein Osteon im histologischen Schnitt ist, um so jünger ist es; je vielgestaltiger Osteone angeschnitten sind, um so älter sind sie. Diese physiologischen Umbauvorgänge führen zu einer *strukturellen Dreischichtung der Kompakta:* Wie in Abb. 2b dargestellt, finden wir eine *endostale Ringschicht* (innere Generallamelle), eine *Mittelschicht* aus Haversschen Osteonen und eine *subperiostale Ringschicht* (äußere Generallamelle). Durch den Einbau von Haversschen Osteonen in der Mittelschicht wird die physikalische Belastungsbreite des Knochens beträchtlich vergrößert. Die für die Erhaltung und Funktion des Knochengewebes nötige *Blutzufuhr* erfolgt von den Blutgefäßen des Periosts aus, die durch die perforierenden *Volkmannschen Kanälchen* in den Knochen gelangen.

Der *mikroskopische Knochenaufbau* wird in der **Struktur 3. Ordnung** zusammengefaßt (Abb. 2d). Im Zentrum steht hier das Knochenbälkchen, welches durch die Knochenanbauzonen lamellär geschichtet ist. Die Grenzen zwischen den Schichten werden als *Kittlinien* bezeichnet. Lebendes Knochengewebe ist durch das Vorhandensein von *Osteozyten* gekennzeichnet, die in kleinen *Lakunen* gelegen sind. Die Knochenbälkchen werden von einem 8–10 μm breiten *Osteoidsaum* begrenzt, an dem Reihen von einkernigen *Osteoblasten* angrenzen. In geringerer Zahl findet man hier auch ein- und mehrkernige *Osteoklasten*, die oft in tiefen Resorptionsbuchten, den sog. *Howshipschen Lakunen*, gelegen sind. Funktionell stehen diese Strukturelemente in einem ausgewogenen Gleichgewicht zueinander. Jede Störung dieses Gleichgewichtes führt zu mehr oder weniger starken Veränderungen des Knochenaufbaues.

Die **Struktur 4. Ordnung** wird von den *Baustoffen des Knochengewebes* gebildet, die aus organischem Material *(Knochenmatrix)* und anorganischem Material *(Hydroxylapatit)* bestehen. Sie sind quantitativ und qualitativ eng mit den Umbauvorgängen im Knochengewebe verknüpft.

1.1.2. Die Zellen des Knochens

Die Knochenzellen sind *mesenchymalen Ursprungs* und haben die Fähigkeit zur Proliferation und zur Differenzierung (Abb. 3). Bereits in einem undifferenzierten Mesenchym entstehen die *Stammzellen der Knochenzellen*, die **Präosteoblasten**. Es sind kleine, runde oder sternförmige Zellen mit einem dunkel gefärbten Kern. In diesem Zellkompartiment erfolgt eine Zellvermehrung, was sich durch die reichlichen Mitosen nachweisen läßt. Aus diesen Stammzellen differenzieren sich die **Osteoblasten,** die die *eigentlichen Knochenbildner* sind. Ihre Aufgabe ist die *Bildung von kollagenen Fibrillen und von Osteoid* (unverkalkte Knochengrundsubstanz). Jede Zelle (Osteoblast) bildet etwa das Dreifache ihres eigenen Volumens an Knochenmatrix. Die Kollagenbildung der Osteoblasten erfolgt nur basal, wodurch der Aufbau einer geordneten Struktur möglich wird. Kennzeichnend für die Osteoblasten ist ihr *hoher Gehalt an alkalischer Phosphatase;* dieses Enzym ist für den Verkalkungsprozeß des Knochengewebes erforderlich. *Ruhende* Osteoblasten sind *spindelig* gestaltet, *aktive* Osteoblasten *epithelartig* konfiguriert. Osteoblasten können sich *nicht* mehr durch Zellteilung vermehren. In die Knochenmatrix eingemauert, werden die Osteoblasten zu **Osteozyten,** die für die weitere Lebensfähigkeit des Knochens verantwortlich sind. Sie liegen innerhalb des Knochengewebes in kleinen Lakunen und sind mit vielen Zytoplasmafortsätzen durch *Canaliculi* miteinander und mit den Osteoblasten verbunden (Abb. 2d). Die Canaliculi durchdringen jedoch nicht die Kittlinien, die die äußeren Begrenzungslinien der Osteonen darstellen. Dieses Kanälchensystem beginnt immer in der Nachbarschaft von Blutgefäßen und bildet ein feines Netz von kommunizierenden Röhren. Dadurch steht im gesamten Knochengewebe eines erwachsenen Menschen zwischen den Osteozyten und der Interzellularflüssigkeit eine Kontaktfläche von etwa 250 m^2 zur Verfügung, die der *schnellen Regulation des Kalziumspiegels* dient. *Jugendliche* Osteozyten setzen den *Knochenanbau* der Osteoblasten fort, *alte*

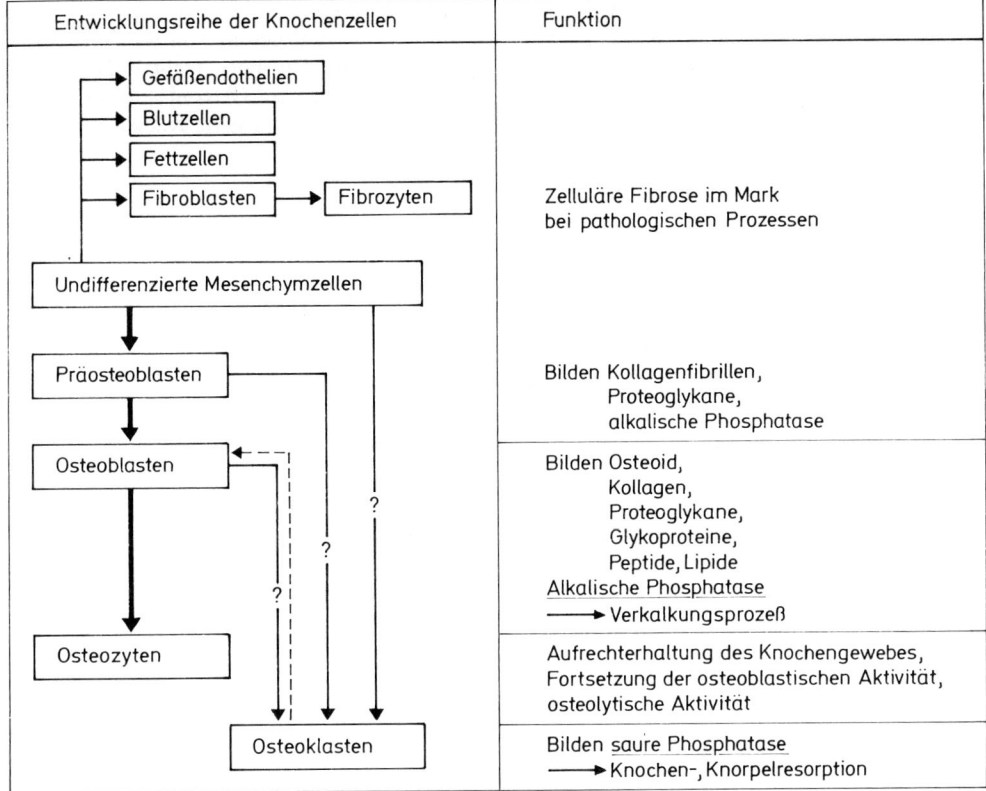

Entwicklungsreihe der Knochenzellen	Funktion
Gefäßendothelien	
Blutzellen	
Fettzellen	
Fibroblasten → Fibrozyten	Zelluläre Fibrose im Mark bei pathologischen Prozessen
Undifferenzierte Mesenchymzellen	
Präosteoblasten	Bilden Kollagenfibrillen, Proteoglykane, alkalische Phosphatase
Osteoblasten	Bilden Osteoid, Kollagen, Proteoglykane, Glykoproteine, Peptide, Lipide _Alkalische Phosphatase_ ⟶ Verkalkungsprozeß
Osteozyten	Aufrechterhaltung des Knochengewebes, Fortsetzung der osteoblastischen Aktivität, osteolytische Aktivität
Osteoklasten	Bilden saure Phosphatase ⟶ Knochen-, Knorpelresorption

I. – Abb. 3. Funktion und Entwicklungsreihe der Knochenzellen.

Osteozyten haben vorwiegend eine *osteolytische* Aktivität. Die Lebensdauer der Osteozyten ist unbekannt. Ihre Zahl in Relation zur Menge der Matrix wechselt mit dem Lebensalter; die meisten Osteozyten werden in kindlichen Knochen angetroffen, die wenigsten im hohen Alter.

Noch ungeklärt ist die Herkunft der **Osteoklasten,** die bei der *Knochenresorption* eine wichtige Rolle spielen. Trotz sehr rascher zahlenmäßiger Zunahme bei osteolytischen Prozessen (z. B. unter dem Einfluß von Parathyrin = Parathormon) kann *keine mitotische Zellteilung* nachgewiesen werden. Man nimmt an, daß Osteoklasten Abkömmlinge der Präosteoblasten sind oder sich durch Zusammenfluß von Osteoblasten, Mesenchymzellen Fibroblasten oder Retikulumzellen bilden. Es wird auch angenommen, daß die Osteoklasten in Osteoblasten übergehen können. Die *einkernigen* Osteoklasten sind *spindelförmig* gestaltet und liegen in flachen Erosionen der Knochendeckfläche; die *mehrkernigen* Osteoklasten von 10–100 μm Größe haben 10–30 bläschenförmige Kerne und liegen in

tiefen Howshipschen Resorptionslakunen. Sie zeigen eine beträchtliche *Aktivität des Enzyms saure Phosphatase.* An der knochenwärts gelegenen Seite besitzen sie einen Bürstensaum, dessen Zytoplasmaausläufer zungenförmig zwischen die Kollagenfasern eindringen und sie auffasern. Durch diesen Bürstensaum und eine peripher gelegene Abdichtungszone entsteht gegenüber dem Knochen eine Art »Saugglocke«, worin ein *saures* Ionenmilieu vorliegt, das für die Knochenresorption von Bedeutung ist. Osteoklasten sind zu *amöboider Fortbewegung* befähigt. Der genaue Mechanismus der osteoklastären Knochenresorption ist noch nicht aufgeklärt. Wahrscheinlich bilden die Osteoklasten proteolytische Enzyme (Lysosomen, S. 208), die den Knochen auflösen können. Osteoklasten sind viel »fleißiger« als Osteoblasten. Die einkernigen Osteoklasten bauen in der Zeiteinheit 6–8mal soviel Knochenmasse ab, wie von den Osteoblasten aufgebaut wurde. Ein Osteoklast leistet pro Zeiteinheit gleich viel wie 100–150 Osteoblasten. Mehrkernige Osteoklasten erreichen innerhalb von 24 Stunden einen Vortrieb von 100–400 μm.

Dagegen haben die Osteoklasten gegenüber den Osteoblasten eine viel kürzere *Lebensdauer* von nur 48 Stunden. Sie werden durch die vordrängenden Osteoblasten von der Knochendeckfläche abgedrängt und sterben ab, wenn sie den Kontakt mit dem mineralisierten Knochengewebe verloren haben. Dadurch wird ein Ausgleich zu dem wesentlich langsameren Knochenaufbau geschaffen und eine allzu rasche Auflösung des Skeletts verhindert. Bei gleichzeitiger Stimulation der Osteoblasten und Osteoklasten (z. B. beim primären Hyperparathyreoidismus) überwiegt jedoch immer der osteoklastäre Knochenabbau; es resultiert eine *Osteoporose*.

1.1.3. Die Interzellularsubstanz (Matrix) des Knochens

Der strukturelle Verbundbau des Knochengewebes besteht aus der *organischen und anorganischen Matrix* und unterliegt während des ganzen Lebens einer steten Erneuerung. Die Knochenmatrix enthält zu 77% anorganisches und zu 23% organisches Material.

Die **organische Knochenmatrix** enthält 89% Kollagen, 5% Protein, 1% Proteoglykane, 1% Citrat und 4% sonstige organische Substanzen (Glykoproteine, Chondroitinsulfat, Lipide, Peptide usw.) (s. Pathologie der Interzellularsubstanz, S. 215 ff.).
Die Kollagenfibrillen bilden *Ablagerungsstätten der Apatitkristalle* (sog. Nukleationszentren). Sie sind gegenüber Zugkräften widerstandsfähig, während sie Druck- und Scherkräfte erst durch die Einlagerung von Kalziumkristallen standhalten. Die noch nicht mineralisierte Knochensubstanz wird **Osteoid** genannt. Dieses wird an bereits mineralisierte Knochenbälkchen angelagert (Abb. 2 d). Von Osteoblasten und jungen Osteozyten wird täglich eine 1 μm breite Osteoidschicht gebildet (Abb. 4). Diese rückt pro Tag um 1 μm vom Zelleib ab. Die Gesamtbreite des Osteoidsaumes beträgt 6 μm.

Es werden *2 Formen des Osteoids* unterschieden:

1. Große polyedrische Osteoblasten mit einem ausgedehnten rauhen endoplasmatischen Retikulum, einem Golgi-Feld, zahlreichen intrazytoplasmatischen Vesikeln und einem intrazellulären Kalziumreservoir in den Mitochondrien *bilden Kollagen* und steuern die »primäre Mineralisation«.

2. Flache, inaktive Mesenchymzellen bilden das sog. *inaktive Osteoid*, dessen »sekundäre Mineralisation« unabhängig von der Zellaktivität erfolgt.

Die *normale Mineralisation* beginnt mit einer intrazellulären Calciumphosphat-Anreicherung (s. Pathologie der Mitochondrien). Für die Mineralisation der organischen Grundsubstanz ist eine *Reifung der Matrix* nötig, die etwa 10 Tage dauert. Dadurch entsteht in der Nähe der Osteoblasten eine »Hemmzone«, die eine Verkalkung erst in 6–10 μm Entfernung von der Zelle zuläßt. Im Anschluß an den Osteoidsaum findet sich eine 4 μm breite *präparatorische Verkalkungszo-*

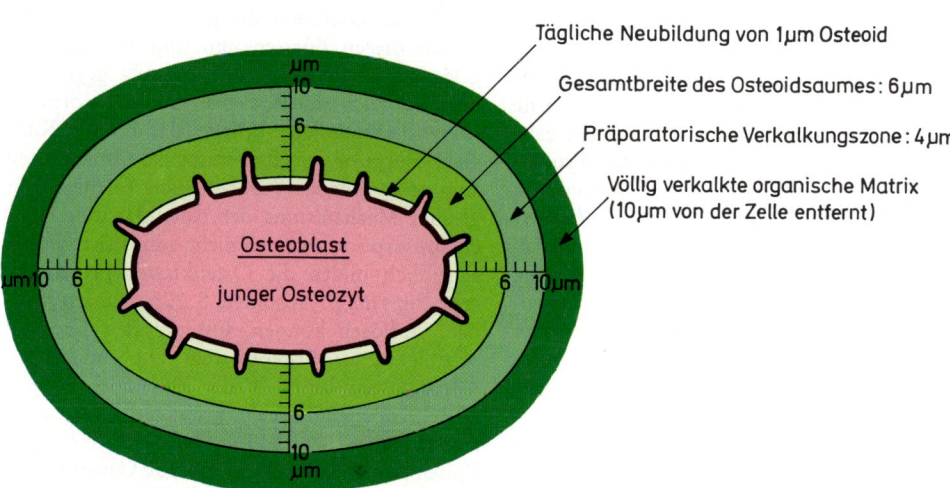

I. – Abb. 4. Normale Ossifikation in der Umgebung eines Osteoblasten oder junger Osteozyten.

ne, und erst 10 μm von der Zelle entfernt ist die organische Matrix völlig verkalkt. Unter dem Einfluß des bereits mineralisierten Knochengewebes kommt es nach dem Auftreten von Kristallisationskeimen in der präparatorischen Verkalkungszone zu einem sehr raschen Wachstum der Hydroxylapatitkristalle, so daß innerhalb von 3–4 Tagen das Osteoid bis zu 70% des Endwertes verkalkt ist. Die *Restmineralisation* geht danach viel langsamer vor sich (innerhalb von 6 Wochen). Die schubweise Mineralisation des Osteoids ist im histologischen Schnittbild durch dunkle Kittlinien markiert. Das *Auftreten von verbreiterten Osteoidsäumen* zeigt eine Funktionsstörung des Knochens an und wird entweder durch eine überschießende Osteoidbildung (z. B. beim hyperplastischen Frakturkallus oder Osteosarkom) oder durch eine gestörte Mineralisation (z. B. Rachitis, Osteomalazie) hervorgerufen.

Der **anorganische Anteil** des Knochengewebes (Knochenmineral) besteht aus 90% Calciumphosphat und 10% Calciumcarbonat. Das wichtigste Mineral im Knochengewebe ist das *Calcium,* welches zusammen mit *Phosphat* als *Hydroxylapatitkristalle* in die organische Matrix eingelagert wird. Die Kristalle sind hexagonal gestaltet und haben einen Durchmesser von etwa 50 Å und eine Länge von einigen 100 Å. Sie sind entlang den kollagenen Fibrillen in gleichen Abständen angeordnet, die der Periodik der Fibrillen von 680 Å entspricht. Durch sie wird das Skelett gegenüber Druck- und Scherkräften stabilisiert. Chemisch handelt es sich um eine Verbindung von Calcium und Phosphat:
$Ca_{10} (PO_4)_6 (OH)_2$.

Im gesamten Skelett sind etwa 100 g Calcium als Ion mit Carbonat oder Phosphat in der *Wasserhülle* an der Kristalloberfläche absorbiert. Die Hydroxylapatitkristalle bilden im Knochen ein *riesiges Oberflächengitter* von 100–200 m²/ g⁻¹ Knochengewebe, was etwa der inneren Oberfläche der Lunge entspricht. Damit ist die Grundvoraussetzung für einen *lebhaften Ionenaustausch* geschaffen, der für die Aufrechterhaltung des Serumkalziumspiegels notwendig ist. Etwa 27% des ossären Calciums stehen für Austauschvorgänge zur Verfügung.

Der *Ionenaustausch* läuft *in 2 Stufen* ab:

Stufe 1: Rascher Austausch der Serumkalziumionen mit den an der Kristalloberfläche absorbierten Ionen.

Stufe 2: Langsamer und geringerer Austausch mit den oberflächlich im Kristallgitter eingebauten Calcium-Ionen.

Je größer die Kristalle werden, desto mehr stabilisiert sich das Kristallgitter; die Wasserhülle wird verdrängt, und der Ionenaustausch mit dem Kristallgitter wird schließlich unmöglich. Der größte Teil der Skelettkristalle steht daher für den Ionenaustausch nicht zur Verfügung. Der ständige physiologische Knochenumbau dient der Regulierung des Mineralhaushaltes, wobei der Umbau in der Spongiosa 7mal schneller vor sich geht als in der Kompakta. Es stehen immer etwa 5 g Skelettkalzium für den Ionenaustausch zur Verfügung.

Die Verkalkung des Knochens (vgl. S. 194) ist *an die Funktion der Osteoblasten gebunden.* Sie beteiligen sich aktiv am Calcium-Transport aus dem Blutstrom in die Knochenmatrix und bilden die *alkalische Phosphatase.* Dieses Enzym entfernt den Inhibitor der Verkalkung, das Pyrophosphat, aus der organischen Matrix und ermöglicht dadurch die Präzipitation von Calcium- und Phosphationen als Hydroxylapatit.

1.1.4. Der Knochenumbau

Während des ganzen Lebens findet im Skelett ständig eine Erneuerung von Knochenstrukturen statt. Die jährliche Umsatzquote beträgt 1–2%; innerhalb von 40–50 Jahren wird das Skelett vollständig erneuert. Mit Hilfe histomorphometrischer Untersuchungen wurde festgestellt, daß die Knochenmasse (Volumendichte der Spongiosa) vom 1.–3. Lebensjahrzehnt von 35% auf 23% abnimmt; danach bleibt dieser Wert bis zur 5. Lebensdekade konstant. Anschließend erfolgt ein zweiter Abfall bis auf 10% im 8. Lebensjahrzehnt. Der Verlust an Knochenmasse geht mit einer kontinuierlichen Abnahme der Osteozyten und Verzögerung der Mineralisation einher, während die osteoklastäre Resorption während des ganzen Lebens unverändert bleibt. Somit laufen die stärksten physiologischen Umbauvorgänge des Knochens während bestimmter Lebensabschnitte ab.

1.1.4.1. Knochenumbau während der Skelettentwicklung

Der größere Teil des Skeletts entwickelt sich *aus Knorpelgewebe,* welches später durch Knochen ersetzt wird *(enchondrale Ossifikation).* Nur wenige Knochen (Schädeldach, Mandibula, Klavikula) werden direkt aus fibröser Matrix gebildet *(intramembranöse Ossifikation).* Die Umbauprozesse des Knochengewebes in der Entwicklungsphase (s. S. 591).

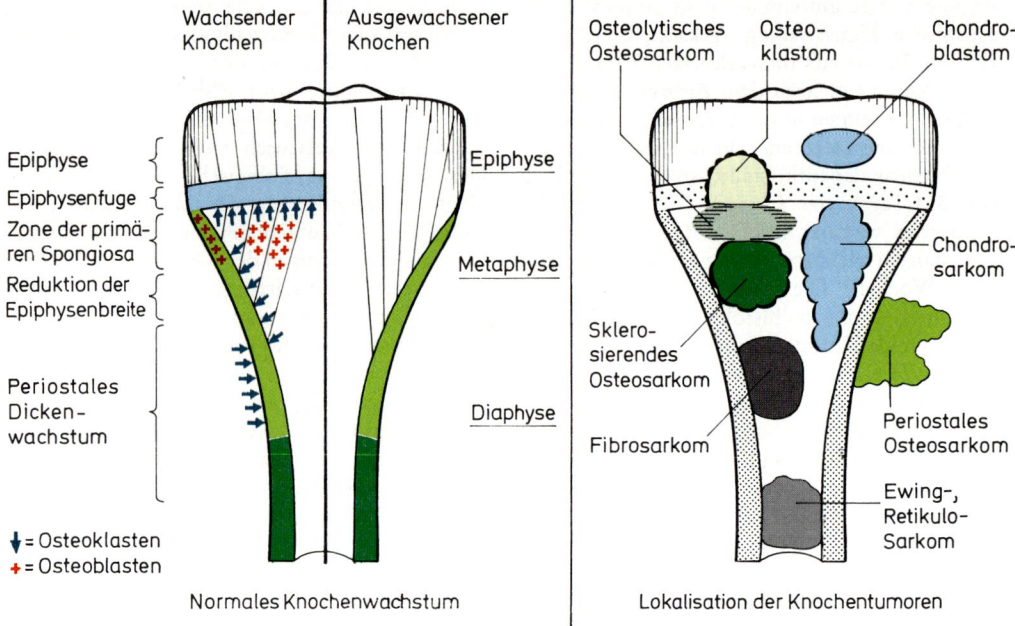

I. – Abb. 5. Schema der topographisch-funktionellen Gewebsdifferenzierung (nach L. C. JOHNSON, 1953) im normalen wachsenden (*linke* Bildhälfte) und erwachsenen (*rechte* Bildhälfte) Knochen. *Rechtes* Bild: topographische Lokalisation einiger primärer Knochentumoren.

Am *wachsenden Skelett* lassen sich folgende Wachstumsformen unterscheiden:

Längenwachstum durch Proliferation der Zellen der Epiphysenplatten (z. B. lange Röhrenknochen);

Flächenwachstum von Bindegewebsknochen während des endesmalen Osteogenese (z. B. Mandibula, Schädelkalotte, Klavikula);

Wachstum, das von den *Apophysen* ausgeht und zur endgültigen Ausmodellierung der Knochen führt (z. B. lange und kurze Röhrenknochen);

Dickenwachstum der Knochen durch periostale Knochenneubildung.

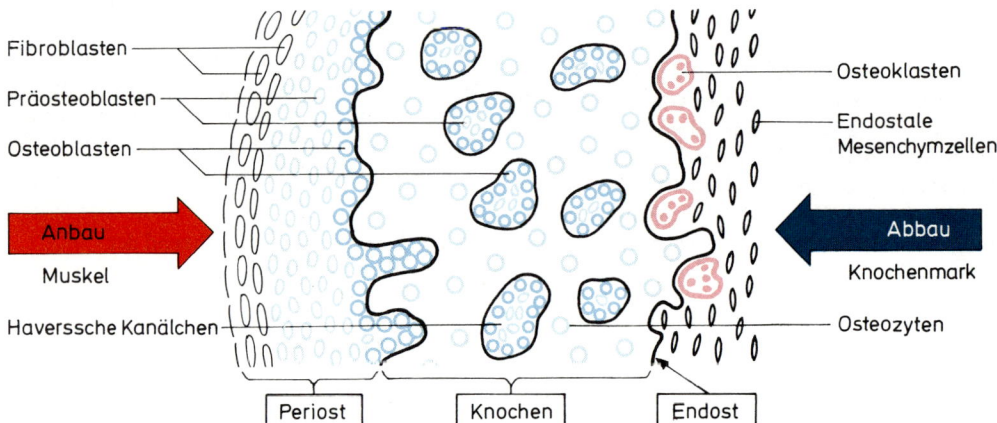

I. – Abb. 6. Wachstum des Schaftdurchmessers eines Röhrenknochens durch Knochenumbau. An der Periostoberfläche findet der Knochenanbau durch Osteoblasten statt. An der endostalen Oberfläche erfolgt die Knochenresorption durch Osteoklasten.

1.1.4.2. Knochenumbau in späteren Lebensabschnitten

Mit fortschreitendem Lebensalter nimmt das Knochenwachstum ständig an Intensität ab. Der in der Epiphysenfuge neugebildete Knochen entfernt sich während des Wachstums immer weiter von der Epiphyse und wird schließlich in die Diaphyse eingebaut (Abb. 5). Es ist eine erhebliche periostale Knochenresorption notwendig, um die viel dickere Epiphyse auf den schmaleren Durchmesser der Diaphyse zu reduzieren. Dies wird durch die zahlreichen Osteoklasten im Periost der Metaphyse bewirkt. Die enchondrale Knochenresorption in dieser Zone wird von einer endostalen Aktivität der Osteoblasten begleitet, wodurch eine neue Kortikalis und metaphysäre Spongiosa gebildet werden. Durch diesen graduellen Umbauprozeß erfolgt trotz Größenzunahme ein harmonisches Knochenwachstum mit Aufrechterhaltung der Form des Knochens. Störungen dieses Knochenumbaues können einmal zur Entstehung *primärer Knochengeschwülste* führen, deren Lokalisation innerhalb des Knochens von den entsprechenden topographisch-funktionellen Gewebsdifferenzierungen bestimmt wird (Abb. 5). Zum anderen können *multiple (hereditäre) osteokartilaginäre Exostosen* oder eine *Osteopetrosis*[1] *Albers-Schönberg* entstehen, wenn die Reduktion des Metaphysendurchmessers gehemmt ist. Beim Wachstum des Schaftdurchmessers durch periostale Knochenbildung wird die Markhöhle durch osteoklastischen Abbau der inneren Knochenanteile ständig erweitert (Abb. 6). Bei der *Osteopetrose* fehlt die Osteoklastenaktivität, wodurch der Umbauprozeß gehemmt ist. Der Umbau der Kortikalis erfolgt durch den Umbau der Haversschen Osteonen, woran besonders die Osteoblasten beteiligt sind. Bei zu geringer Osteoblastenaktivität wird der Umbauprozeß der Osteonen stark verzögert, wie es bei der *Osteogenesis imperfecta* zu beobachten ist (vgl. S. 594).

Während des ganzen Erwachsenenlebens bleibt das Gleichgewicht zwischen osteoblastischer und osteoklastischer Aktivität erhalten, wenn auch der Umbauprozeß im Alter mit abnehmender Geschwindigkeit vor sich geht. In Knochen älterer Menschen, besonders aber bei pathologischer Akzeleration dieses Umbauprozesses wie bei der *Ostitis deformans Paget*, kommt es zu einem verstärkten Auftreten von Mosaikstrukturen des Knochengewebes.

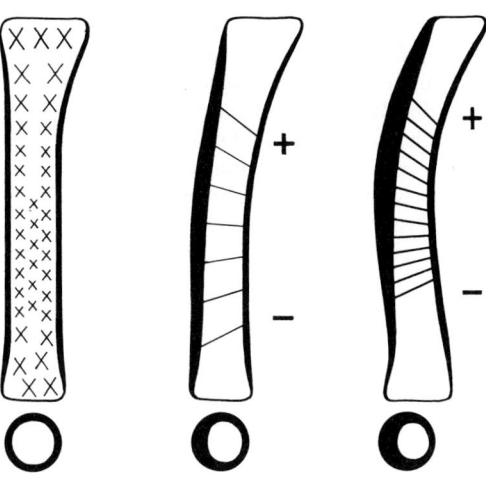

I. – Abb. 7. Tibia recurvata: exzentrische Verlagerung der Diaphyse durch endostalen Anbau an der Außenseite im anterioren Quadranten (nach UEHLINGER, 1970).

1.1.4.3. Knochenumbau durch Änderungen der Funktion

Die Innenstruktur eines Knochens wird durch die funktionelle Beanspruchung bestimmt. Hierbei verstärken die dynamischen Kräfte der Muskeln und Bänder die statische Belastung durch die Gewichtseinwirkung und absorbieren einen Teil der auf den Knochen einwirkenden Kräfte. Die maximale Dicke der Kortikalis im Mittelschaft der langen Röhrenknochen fällt zusammen mit der maximalen Biegungsbelastung (Abb. 7). Nahe den Knochenenden, wo der axiale Druck vorherrscht, findet sich der Hauptanteil des spongiösen Knochens. Durch die mechanische Beanspruchung werden *piezoelektrische* Kräfte freigesetzt, die Osteoblasten und Osteoklasten aktivieren. Positive und negative Ladungen an der Oberfläche der Hydroxylapatitkristalle führen bei jeder Kristallverbiegung durch Druck und Zug zur *elektrischen Polarisation*. Dadurch entsteht zwischen Kristallspitzen und Kristallmitte ein Spannungsgefälle von 2 Millivolt und 10^{-15} Ampère. Die unter Druck stehenden Kristallanteile werden zur Kathode, die unter Zug stehenden zur Anode. In diesem Spannungsgefälle wandern die Kalziumionen von der Anode zur Kathode und werden dort in die von den Osteoblasten neugebildete Matrix eingebaut. Solange das Spannungsgefälle andauert, werden Ionenwanderung und Knochenumbau an der Seite der Kathode

---

[1] Petros (gr.) Fels, Stein.

fortgesetzt. Die Adaptation der Knochenstruktur an die Funktion zeigt sich besonders deutlich bei ungewöhnlicher mechanischer Belastung: Bei der *Wirbelsäulenskoliose* kommt es an der gewichtstragenden konkaven Seite zu einer starken Verdichtung der Spongiosa *(Osteosklerose)*, an der wenig belasteten konvexen Seite zur Knochenatrophie *(Osteoporose)*.

Bei asymmetrischer Belastung der Tibia infolge Achsenabweichung *(Tibia recurvata)* ist die Kortikalis an der konkaven Seite stark verdickt, an der konvexen Seite dagegen erheblich verschmälert (Abb. 7). Zwischen beiden Kortikalisanteilen bilden sich *transversale Trabekeln* aus, die in der Spongiosa radiär zur Biegung ausgerichtet sind.

Der formative Reiz eines lang dauernden verstärkten Druckes auf das Knochengewebe tritt häufig auch nach einer operativen *Osteosynthese* in Erscheinung. Im Kontaktbereich zweier durch Schrauben und Platten zusammengepreßter Knochenfragmente kommt es zur Ausbildung eines dichten, bizarren *Gitterkallus* (vgl. S. 635).

1.1.5. Mechanismus der Mineralisation

1.1.5.1. Der Kalziumstoffwechsel

Der *Serumkalziumspiegel* ist eine der am strengsten kontrollierten und stabilisierten biologischen Konstanten. Er ist auf *9–11 mg%* (= 5 mval) einreguliert; davon ist jedoch nur die *ionisierte Fraktion* von 3–6 mg% (= 60%) für die biologische Aktivität entscheidend. Die Gesamtkalziummenge eines erwachsenen Menschen beträgt etwa 1100 g; davon sind 99% im Skelett lokalisiert, das restliche Calcium verteilt sich auf das Blutserum (0,4–0,5 g) und die Körperflüssigkeit (0,7–0,9 g). Täglich wird etwa 1 g Calcium (zusammen mit 1 g Phosphat) mit der Nahrung aufgenommen. In der Kindheit (wachsendes Skelett), und während der Schwangerschaft liegt der Kalziumbedarf höher. 700 mg des aufgenommenen Calciums werden unter Mitwirkung von *Vitamin D* im Dünndarm resorbiert. Wahrscheinlich wird unter dem Einfluß von Vitamin D im Duodenum und oberen Jejunum ein *Trägerprotein* synthetisiert, welches einen aktiven *Kalziumtransport* ermöglicht. Bei einem Überangebot von Calcium in der Nahrung spielen auch passive Diffusionsvorgänge eine Rolle. Mit den Sekreten von Magen, Pankreas und Leber werden 600 mg Calcium in den Darm ausgeschieden. Im Stuhl finden sich pro Tag 900 mg Calcium. Das ergibt zunächst eine

positive Kalziumbilanz von 100 mg. Zusätzlich werden etwa 100 mg Calcium/Tag durch die Nieren ausgeschieden. Die Konzentration des Calciums im Schweiß liegt bei etwa 6 mg%; es gehen täglich etwa 40 mg Calcium mit dem Schweiß verloren. Damit ist die tägliche Kalziumbilanz ausgeglichen. Die intestinale Phosphatresorption und Phosphatausscheidung erfolgen im Schlepptau des intestinalen Kalziumtransportes. Der *Phosphatspiegel* im Blutserum beträgt *3–4 mg%*. Etwa 85% davon werden im Knochengewebe aufgenommen. Die *Phosphatausscheidung* durch die Nieren liegt pro Tag bei etwa 660 mg (vgl. S. 267).

Das ionisierte Calcium wirkt an folgenden biologischen Funktionen mit:
- elektrische Impulsübertragung (Nerven, Herzmuskulatur, glatte Muskulatur);
- Regulation der Permeabilität der Blutgefäße;
- Ausgleich der Säure-Basen-Regulation (Azidose, Alkalose);
- intravasale Blutgerinnung (s. S. 335).

1.1.5.2. Regulation des Kalziumstoffwechsels und des Knochenumbaus

Kalziumstoffwechsel und Knochenumbau sind funktionell eng miteinander korreliert. Eine große Anzahl verschiedener Regulationsmechanismen steuern oder stören den Ausgleich zwischen diesen beiden Systemen: *Innere Einflüsse* kommen über die Blutzirkulation, nervöse Impulse und vor allem durch Hormone zur Wirkung. Zu *äußeren Einflüssen* zählen Störungen der Nahrungsaufnahme und abnorme mechanische Beanspruchungen.

1.1.5.2.1. Innere Faktoren für die Störungen des Knochenstoffwechsels

In Abb. 8 sind die regulativen Einwirkungen verschiedener Organe und Organsysteme auf den Knochen dargestellt. Die Beziehungen zwischen dem Kalziumstoffwechsel und dem Skelett werden vor allem durch das *Parathyrin (PTH)* und das *Calcitonin* vermittelt.

Parathyrin (= Parathormon), ein Proteohormon, wird von den **Epithelkörperchen** gebildet und hat *drei Wirkungsmechanismen:* Die Kalziumaufnahme in den Epithelien des Magen-Darmtraktes und die Kalziumausscheidung in den Nierentubuli werden endokrin durch Parathyrin, Calcitonin und Vitamin D reguliert. Im Knochen werden die Osteoklasten aktiviert, und

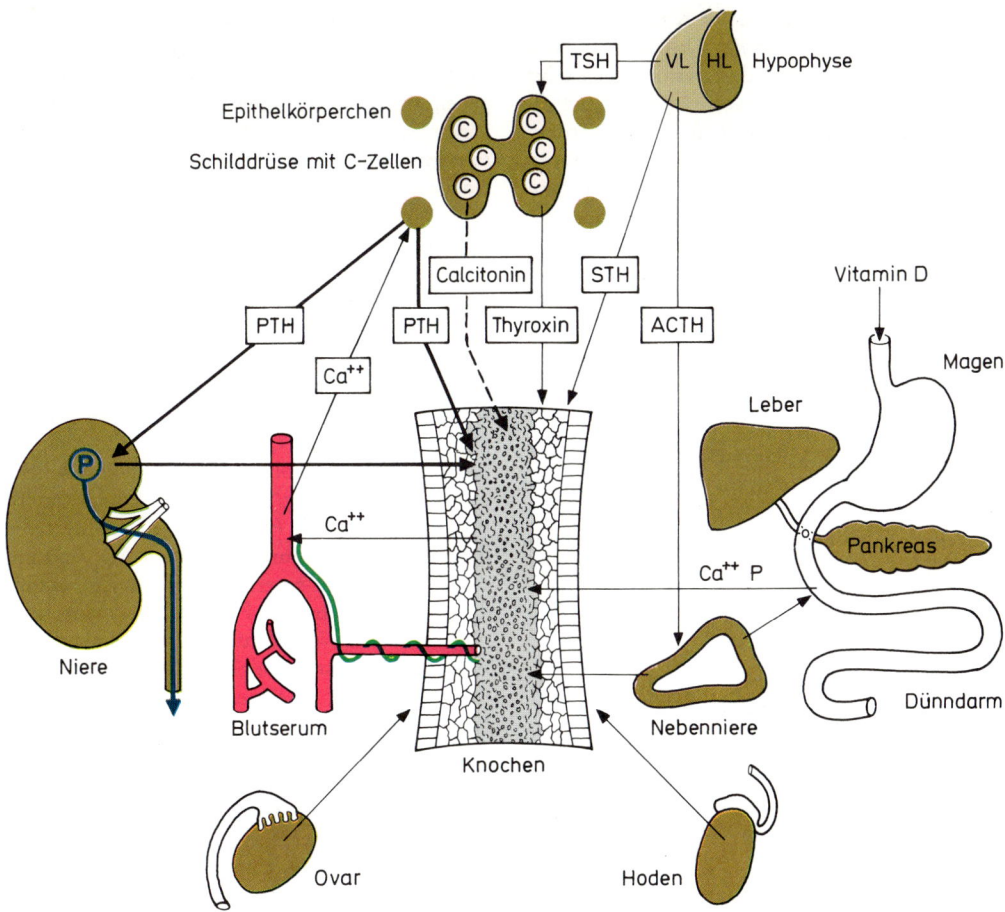

I. – Abb. 8. Regulative Einwirkungen verschiedener Organe und Organsysteme auf den Knochen. TSH = Follikelstimulierendes Hormon des Hypophysenvorderlappens (VL), PTH = Parathyrin, STH = somatotropes Hormon des Hypophysenvorderlappens.

in der Niere wird die Phosphatausscheidung gefördert.

Durch die Wirkung des Parathyrins wird das Leben der Osteoklasten verlängert und damit ihre Zahl erhöht. Außerdem kommt es unter dem Einfluß des Parathyrins zu einer *Transformation von Osteoblasten in Fibroblasten.* Damit stimuliert Parathyrin den Knochenumbau und führt dosisabhängig und nach längerer Einwirkung auf den Knochen zum histologischen Strukturbild der *Fibroosteoklasie.* Für die Wirkung des Parathyrins am Knochen ist *Vitamin D* erforderlich. Durch diesen ossären Umbauprozeß werden Hydroxylapatitkristalle aufgespalten und Kalzium- und Phosphationen freigesetzt. Der *osteoklastäre Effekt* des Parathyrins ist verhältnismäßig langsam: Frühestens nach 6 Stunden führt er zu einer Erhöhung des Blut-

kalziumspiegels; er ist dabei unbegrenzt wirksam. Der *renale Effekt* des Parathyrins wird hingegen schnell erzielt, und schon nach 15 min kommt es zur Erhöhung des Serumkalziumspiegels; diese Wirkung ist jedoch erschöpfbar. Am *Darm* bewirkt Parathyrin eine verstärkte Kalziumresorption. Wahrscheinlich wird diese Wirkung durch Vitamin D vermittelt. Parathyrin stimuliert die Bildung des für die enterale Kalziumresorption wesentlichen Vitamin-D-Metaboliten (1,25-Dihydroxycholecalciferol) in der Niere.

Das **Calcitonin** ist ein *Antagonist zum Parathyrin.* Es wird in den parafollikulären Zellen der Schilddrüse (sog. C-Zellen) gebildet und bewirkt eine *Senkung des Kalzium- und Phosphatspiegels* im Blutserum, besonders bei Vorliegen einer Hyperkalzämie. Im Knochen *hemmt* Calcitonin die *Aktivität der Osteoklasten*, wodurch ihre Zahl vermindert wird. Umgekehrt wird die *Zahl der Osteoblasten erhöht* und die Mineralisation der Knochenmatrix gefördert. Damit wird der ossäre Effekt des Parathyrins durch Calcitonin gehemmt. Allerdings hat Parathyrin eine stärkere Wirkung, da es durch Stimulation der Osteoklasten aktiv in den Knochenumbau eingreift, während sich die Wirkung des Calcitonins in der Lähmung der Osteoklasten erschöpft. In der *Niere* fördert Calcitonin die renale Phosphatausscheidung zusammen mit der Kalziumausscheidung.

Vitamin D$_3$ (1,25-Dihydroxycholecalciferol) reguliert mit dem Parathyrin und Calcitonin den *Serumkalziumspiegel*. Es induziert ein Carrier-Protein, wodurch die Resorption von Calcium im Dünndarm beschleunigt wird. Der Wirkungsmechanismus ähnelt dem der Steroidhormone, weshalb Vitamin D heute den Hormonen zugerechnet wird.

Dieses Regulationssystem dient der Erhaltung der *Konstanz des Serumkalziumspiegels*. Diese läßt sich definieren als das Produkt aus ionisiertem Serumkalzium und Serumphosphat:

$$Ca^{++} \times HPO_4^{--} = konstant$$
(oder: $10 \times 4 = 40$; $40 =$ Howardsche Konstante).

Jede *Steigerung des Serumkalziumspiegels* führt zwangsläufig über eine vermehrte renale Phosphatausscheidung zur Senkung des Phosphatspiegels. Andererseits wird eine *Erhöhung des Phosphatspiegels* mit einer Absenkung des Kalziumspiegels durch Hemmung der renalen Phosphatausscheidung beantwortet. Im einzelnen spielt sich diese Balance folgendermaßen ab: Die Regulation des *Basiskalziumspiegels* auf *7 mg%* wird durch Ionenaustausch zwischen Skelett und Gewebsflüssigkeit erzielt (physikalisch-chemisches Ausgleichssystem). Nur die Regulation der Konzentrationsstufe *zwischen 7 mg% und 10 mg%* ist Aufgabe des Parathyrins und Calcitonins. Sie erfolgt über einen Feedback-Mechanismus zwischen ionisiertem Serumkalzium und Epithelkörperchen. Wenn der Serumkalziumspiegel unter 10 mg% absinkt *(Hypokalzämie)*, so wird in der Parathyreoidea vermehrt Parathyrin ausgeschieden. Bei einer langdauernden, verstärkten Parathyrineinwirkung auf das Skelettsystem – in zu spät erkannten Fällen – entwickelt sich eine Fibroosteoklasie mit Freisetzung von Calcium. Dadurch kann der Serumkalziumspiegel wieder auf 10 mg%

($= 5$ mval) einreguliert werden. Bei einer *Hyperkalzämie* über 10 mg% wird die Ausschüttung von Parathyrin in den Epithelkörperchen gehemmt. In den C-Zellen der Schilddrüse wird vermehrt Calcitonin gebildet, was die Osteoklasten im Knochengewebe lahmlegt und die ossäre Kalziumfreisetzung verhindert.

Wirkungsweise des **Parathyrins** *in der* **Niere** *und ihre Störungen: Calcium* wird in den Glomerula isoionisch filtriert. Im Ultrafiltratharn finden sich täglich 12,5 g Calcium, welches bis auf einen Rest von 100–200 mg im tubulären System rückresorbiert wird. Bei größeren Belastungen *(Hyperkalzämie)* können wesentlich größere Mengen an Calcium tubulär zurückgenommen werden, wobei der maximale Ausscheidungswert von 1 g/24 Stunden jedoch nicht überschritten wird. *Phosphat* wird größtenteils im proximalen Nephron rückresorbiert und im distalen Nephron sezerniert. Parathyrin hemmt die proximal-tubuläre Phosphatrückresorption und fördert die distal-tubuläre Phosphatsekretion. Dadurch ist es möglich, über die Parathyrinausschüttung rasch eine große Menge an Phosphat zu eliminieren und das Ionenprodukt von Calcium und Phosphat (Howardsche Konstante) konstant zu halten. *Störungen dieser Balance* können im Skelett, in den Epithelkörperchen oder in der Niere ihre primäre Ursache haben, wobei der Calcium-Phosphat-Spiegel im Blutserum die Relaisstation darstellt.

Beispiele: Bei *osteolytischen Prozessen* (z.B. Knochenmetastasen) wird Calciumphosphat aus dem Skelett herausgelöst und dadurch der Serumkalziumspiegel über 10 mg% erhöht. Unter Aktivierung der parafollikulären Zellen der Schilddrüse und vermehrter Calcitoninausscheidung wird durch vermehrte renale Phosphat- und Kalziumausscheidung der Ausgleich des Ionenproduktes ($Ca^{++} \times HPO_4^{--} = 40$) wiederhergestellt. Ein *primäres Epithelkörperchenadenom* bildet in verstärktem Maße Parathyrin. Durch die ossäre Wirkung (Fibroosteoklasie) dieses Hormons kommt es zu einer *Hyperkalzämie*. Gleichzeitig wird der Phosphatspiegel gesenkt *(Hypophosphatämie)*, indem das Parathyrin eine Hemmung der Rückresorption im proximalen Nephron und eine Förderung der direkten Phosphatsekretion im distalen Nephron hervorruft. Im Urin ist die ausgeschiedene Menge an Calcium und Phosphat erhöht. Dieses Krankheitsbild wird *primärer Hyperparathyreoidismus* genannt.

Bei *chronischer Glomerulonephritis* und *interstitieller Nephritis* werden die Nephra geschädigt. Dadurch kann es zu einer *renalen Hyperphosphatämie* und *Hypokalzämie* kommen, da die Ausscheidung in der Niere gestört ist. Zur Aufrechterhaltung der Phosphat-Clearance ist ein verstärkter Einsatz von Parathyrin erforderlich. Langfristig führt die Mehrsynthese von Parathyrin zu einer *sekundären Hyperplasie* aller Epithelkörperchen. Dieses Krankheitsbild wird *sekundärer Hyperparathyreoidismus* genannt.

Wie aus Abb. 8 hervorgeht, haben noch andere endokrine Organe einen Einfluß auf die Knochenstruktur und den Kalziumstoffwechsel. Ihre Bedeutung und Wirksamkeit stehen jedoch weit hinter denen von Epithelkörperchen und Nieren zurück. Dem Parathyrin kommt im Rahmen der Ordnungskräfte eine übergeordnete Stellung zu. Eine *durch Hormone bedingte Einflußnahme* auf das Skelett haben folgende Systeme:

Der **Hypophysenvorderlappen.** Eine übergeordnete zentrale Regulation des Kalziumstoffwechsels und Knochenumbaues durch die Hypophyse ist nicht nachgewiesen. Einen direkten Einfluß auf das Skelett hat lediglich das *somatotrope Hormon* (STH), welches in den azidophilen α-Zellen des Hypophysenvorderlappens gebildet wird. Es *kontrolliert das Skelettwachstum* (enchondrale und periostale Ossifikation). *Folge eines STH-Mangels:* hypophysärer Zwergwuchs. – *Folge der Überproduktion von STH* (bei einem azidophilen Hypophysenadenom): Gigantismus bei Kindern, Akromegalie bei Erwachsenen (vgl. S. 594). – Andere Hypophysenhormone sind über andere endokrine Drüsen wirksam: Das *follikelstimulierende Hormon* (thyrotropes Hormon = TSH) stimuliert die Schilddrüse, das ACTH die Nebennierenrinde.

Die **Schilddrüse.** Die Wirkung des Thyroxins besteht in einer allgemeinen *Beschleunigung der Stoffwechselvorgänge.* Ein *Thyroxinmangel* führt zu einem Zwergwuchs mit infantilen Skelettproportionen und begleitender Idiotie; es resultiert ein Kretin. Bei *Überproduktion* kommt es im Kindesalter zu einer beschleunigten Ossifikation und verfrühtem Schluß der Epiphysenfugen; es resultiert ein Minderwuchs. Eine Thyreotoxikose ist bei Kindern jedoch selten; dabei kann es auch zu einer Akzeleration des Körperwachstums und der Knochenentwicklung kommen. Während Wachstumshormone vorwiegend auf die Chondrogenese wirken und zu einem Längenwachstum der Knochen führen, haben Schilddrüsenhormone ihre hauptsächliche *Wirkung auf die Osteogenese* und steuern die Differenzierung und Reifung von Knorpel- und Knochengewebe. Beim Erwachsenen führt der Hypothyreoidismus lediglich zu einer gering verminderten Knochenbildung im Verlauf der physiologischen Umbaukinetik, was keine prägnanten Auswirkungen auf die Knochenstruktur und den Serumkalziumspiegel hat. Der *Hyperthyreoidismus* (toxischer Kropf) hat beim Erwachsenen eine Osteoporose zur Folge (verstärkte osteoklastische Resorption der Kortikalis und Spongiosa, Fibroosteoklasie, Osteomalazie, Loosersche Umbauzonen).

Die **Nebenniere.** Nur die Nebennierenrindenhormone (Androgene, Mineralocorticoide, Glucocorticoide) haben eine Wirkung auf das Skelett. Bei Kindern hemmt *Cortison* das enchondrale Wachstum durch *Unterdrückung der Knorpelproliferation und Matrixbildung.* Es handelt sich hierbei um eine Teilerscheinung einer unspezifischen Hemmung der allgemeinen Mitosehäufigkeit. Dies löst *mehrere Folgen* aus: Verschmälerung der Epiphysenfuge, relative Verbreiterung der präparatorischen Verkalkungszone und der Zone der primären Spongiosa, Reduktion der zusammengesetzten Knorpelsäule, Verlängerung der Dauer der DNS-Synthese im Verhältnis zur Lebensdauer der Zellen (^{3}H-Index im Autoradiogramm). Durch die Mitosehemmung der Knorpelzellen und der Präosteoblasten wird die Chondrozytolyse stark verlangsamt, was eine Verzögerung des enchondralen Längenwachstums zur Folge hat. Die Cortisonwirkung kann *teilweise durch Testosteron aufgehoben* werden. Beim Erwachsenen bewirkt ein *Hyperkortizismus* folgende klinische Manifestationen: Stammosteoporose mit Kyphose und Fischwirbelbildung, Spontanfrakturen mit hyperplastischer Kallusbildung, anämische Knocheninfarkte und Hemmung der enteralen Kalziumresorption.

Nach der Theorie von ALBRIGHT erfolgt durch die Überproduktion von Glucocorticoiden in der Nebennierenrinde (Morbus Cushing) eine übermäßige Transformation von Eiweiß in Glucose. Dadurch steht dem Skelett zu wenig Eiweiß zur Matrixbildung zur Verfügung, und es resultiert eine Knochenatrophie (Osteoporose). Ein gleichartiger Knochenabbau entsteht bei vermehrter ACTH-Ausschüttung aus dem Hypophysenvorderlappen (z. B. basophiles Hypophysenadenom) und nachfolgender Aktivierung der Nebennierenrinde.

Die **Gonaden.** Die Hormone von Ovar *(Östrogen)* und Hoden *(Testosteron)* haben eine *allgemeine anabole Wirkung.* Ihre *Verminderung* ruft vorwiegend eine Osteoporose des Stammskeletts hervor. Beim weiblichen Geschlecht tritt infolge des Ausfalles der Östrogene nach der Menopause die Osteoporose früher und intensiver auf als beim männlichen Geschlecht. Am wachsenden Skelett bewirken die Geschlechtshormone eine *Akzeleration der Skelettreifung.* Ihre Wirkungsweise ist nicht geklärt (Hemmung der Knorpelproliferation in den Epiphysen, verstärkte Osteoblastenaktivität, verminderte Osteoklastenresorption). Die Behandlung der postmenopausischen Osteoporose mit Östrogen läßt eine subjektive Besserung beim Patienten erwarten; aber strukturell passiert dabei im Skelett sehr wenig.

Zu den inneren Einflüssen auf die Knochenstruktur und den Kalziumstoffwechsel gehören auch die des *neurovaskulären Systems,* die **Blutversorgung des Skeletts.** Epiphysen, Metaphysen und Diaphysen haben eine separate Gefäßversorgung. Die Schäfte der langen Röhrenknochen werden durch endostale und periostale Gefäße versorgt.

Eine *aktive Hyperämie* (z. B. in der Umgebung eines akuten Osteomyelitisherdes oder einer frischen Fraktur) führt zu einer Knochenresorption (Osteoporose); eine *passive Hyperämie* (z. B. bei chronischer Blutstauung) bewirkt eine verstärkte Knochenbildung (Osteosklerose). Das Knochengewebe ist sehr empfindlich gegenüber einer Hypoxie. Eine *Ischämie* führt zu *fokalen Knochennekrosen:*
Arteriosklerotische Ischämie: herdförmige Kortikalisnekrosen;
Gasembolie bei Caissonarbeitern: umschriebene Knocheninfarkte;
Zirkulationsstörungen bei Frakturen: Knochennekrosen; Zirkulationsstörungen bei Jugendlichen: aseptische Knochennekrosen (Morbus-Perthes = Femurkopfnekrose; Morbus Kienböck = Lunatummalazie; Morbus Osgood-Schlatter = Nekrose der Tuberositas tibiae; Morbus Calvé = Vertebra plana; Morbus Scheuermann = Adoleszentenkyphose).

Eine *abnorme Durchblutung der Knochen* (Neubildung von Arteriolen, Entstehung von arteriovenösen Fisteln) wird für die Entstehung der *Ostitis deformans Paget* angeschuldigt, wobei es zu einem überstürzten Knochenumbau kommt. Durch verstärkten Knochenabbau bei gleichzeitig verstärkter Knochenneubildung entstehen unter der mechanischen Skelettbelastung breite, knorrige Knochenbälkchen (Osteosklerose). Der schubweise Verlauf des Knochenumbaues zeigt sich histologisch im Auftreten eines unregelmäßigen, abgehackten Musters der Kittlinien, den sog. Mosaikstrukturen. Der Knochen-Paget tritt bei etwa 3% aller Klinikpatienten über 50 Jahren auf und stellt somit einer der häufigsten Knochenkrankheiten dar.

Störungen der **Innervation** der Blutgefäße im Knochen können eine Knochenatrophie nach sich ziehen. Bei der *neuralen Lepra* führt die Zerstörung der vasomotorischen Fasern zu einer Osteoporose. Nach Verletzung und Ruhigstellung einer Extremität entwickeln sich eine venöse Stase (Versacken des Blutes in den sinusoidalen Räumen des Knochens) und eine starke Osteoporose, die als *Sudecksche Knochenatrophie* bezeichnet wird. Ein Trauma kann eine lokale Knochenatrophie und Knochenhypertrophie nach sich ziehen, die als »*remaniement pagétoïde posttraumatique Lièvre*« bezeichnet wird.

1.1.5.2.2. Äußere Faktoren für die Störungen des Knochenstoffwechsels

Ernährungsstörungen wirken sich vor allem durch *Mangel* an **Proteinen** und **Aminosäuren** auf die Knochenstruktur aus. In der Wachstumsperiode kann es dadurch zu *Entwicklungsstörungen* des Skeletts (Verschmälerung der Epiphysenfugen, verstärkte Osteoklastenresorption, völliger Wachstumsstillstand) kommen. Beim Erwachsenen entsteht eine *Hungerosteoporose.*

Ein *Mangel* an **Phosphor** und **Calcium** in der Nahrung erzeugt eine *Rachitis.*

Auch **Vitamine** haben einen Einfluß auf die Skelettentwicklung. *Vitamin-A-Mangel* bewirkt eine Unterdrückung des Knorpelwachstums und Verzögerung des Skelettumbaues. Die Hypervitaminose A hat eine periostale Hyperostose der langen Knochen zur Folge. Mangel an *Vitamin B* wirkt sich mißbildend auf die fetale Skelettentwicklung aus. Beim Skorbut infolge *Vitamin-C-Mangels* wird nicht genügend Knochenmatrix (Osteoid) gebildet; es resultiert eine Osteoporose. Von besonderer Bedeutung für das Skelett ist das *Vitamin D.* Vitamin D *steuert* den *Kalziumspiegel,* indem es die Kalziumresorption im Darm fördert und den Kalziumeinbau in den Knochen beschleunigt. Ohne Vitamin D kann der normale Serumkalziumspiegel nicht aufrechterhalten werden, da Parathyrin nur in Anwesenheit des Vitamins seine Wirkung auf das Skelett entfaltet. Die verschiedenen Vitamine der D-Gruppe werden heute den Hormonen zugerechnet, da sie durch aktive Stoffwechselprozesse im menschlichen Organismus zu den eigentlich biologisch aktiven Derivaten umgewandelt werden. Vitamin D_3 (Cholecalciferol) wird in der Leber zu 25-Hydroxycholecalciferol hydrolysiert; durch erneute Hydrolysierung in der Niere entsteht dann das auf den Knochen- und Kalziumstoffwechsel wirksame 1,25-Dihydroxycholecalciferol. Auf diese Synthese haben der Serumkalziumspiegel und das Parathyrin einen steuernden Einfluß.

Für die Bildung von *Vitamin D₂ (Calciferol)* und *Vitamin D₃ (Cholecalciferol)* ist die Einwirkung ultravioletten Lichts erforderlich. Der tägliche Bedarf an Vitamin D ist individuell unterschiedlich. Im Wachstumsalter und in der Schwangerschaft ist der Bedarf erhöht. *Vitamin-D-Mangel* führt bei Kindern zur *Rachitis*[1], bei Erwachsenen zur *Osteomalazie*[2]. Eine *Überdosierung von Vitamin D₂* verursacht eine metastatische Verkalkung von Blutgefäßen und Organen (z. B. Nephrokalzinose).

Einige **Chemikalien** rufen charakteristische Veränderungen der Knochenstruktur hervor. *Weißer Phosphor* verstärkt die Aktivität der Osteoblasten und hemmt die Osteoklasten; es bilden sich dadurch transversale Zonen dichter Knochenstrukturen in den Metaphysen von wachsenden Knochen. *Fluor* erzeugt eine diffuse Osteosklerose der Spongiosa und des periostalen Knochens.

Strukturveränderungen der Knochen werden auch nach Einwirkung von **ionisierenden Strahlen** beobachtet. Es treten osteosklerotische Linien, eine fleckenförmige Osteoporose und Knochennekrosen auf, die zu Spontanfrakturen führen können. Außerdem besteht die Gefahr der Entstehung von malignen Knochentumoren nach Bestrahlung.

1.2. Störungen der Knochenstruktur und des Mineralstoffwechsels

1.2.1. Osteoporose[3]

Die Osteoporose ist eine *Atrophie des Knochengewebes,* wobei die *Kortikalis verschmälert* und die Zahl und Dicke der *Spongiosabälkchen vermindert* ist. Das Verhältnis von Knochensub-

stanz zu Markraum ist zugunsten des Markraumes verschoben. Die Reduktion des Knochengewebes ist hierbei nicht mit einer Änderung der Knochenqualität verbunden. Im Röntgenbild ist eine Abnahme der Knochendichte und Knochenstruktur erst erkennbar, wenn mindestens 30–60% des mineralisierten Knochengewebes verlorengegangen ist. Heute lassen sich durch histomorphometrische Untersuchungen einer Beckenkammbiopsie Knochenverlust und Knochenumbau frühzeitig und mit großer Genauigkeit erfassen. Die Osteoporose ist die häufigste Knochenveränderung am Skelett des Erwachsenen. Ihr liegt eine *negative Umbaubilanz als Ergebnis eines fortdauernden Knochenabbaues bei reduziertem Knochenanbau (herabgesetzte Osteoblastenfunktion)* zugrunde. Die Umbaubilanz des Knochengewebes ist bis zum 10. Lebensjahr positiv, bis zum 50. Lebensjahr ausgeglichen und nach dem 50. Lebensjahr negativ.

Im höheren Alter ist mit dem Auftreten einer sog. *Involutionsosteoporose* zu rechnen, die als *physiologisch* angesehen werden kann. Daneben gibt es eine Reihe von pathologischen Osteoporoseformen, die ihre Ursache in endokrin und enteral bedingten Stoffwechselstörungen sowie in konsumierenden Erkrankungen haben können. Die Osteoporose ist dabei als *Symptom* dieser Leiden aufzufassen. Wegen der großen Häufigkeit dieser Knochenfunktionsstörung und der Möglichkeit einer gezielten Therapie ist die Kenntnis der Osteoporose für den Arzt von großer Bedeutung. Unbehandelt führt die Osteoporose häufig zu starken Skelettdeformierungen und Knochenfrakturen.

Die Verminderung des Knochengewebes beginnt bei der Osteoporose auf der Seite des Markraumes und schreitet gegen das Periost (Peripherie) fort (sog. *exzentrische Knochenatrophie*). Die Reduktion der Knochenstrukturen erfolgt zuerst in denjenigen Knochen, die normalerweise die größte Umbauquote aufweisen, nämlich in Wirbeln, Rippen und Becken. In der Schädelkalotte mit sehr geringen Umbauvorgängen tritt eine Osteoporose nicht auf. Die Osteoporose läuft zunächst so ab, daß die mechanische Belastbarkeit des Skeletts noch erhalten bleibt. Es werden immer zuerst die sog. *Sicherheitsstrukturen geopfert,* während die Trabekeln in den Zug- und Drucklinien zunächst noch erhalten bleiben (Abb. 9). Dadurch werden die Trägerstrukturen des Skeletts als Gerüst im Rönt-

---

[1] Rhachis (gr.) Rücken. – [2] Malakos (gr.) weich. – [3] Poros (gr.) Öffnung, Durchgang.

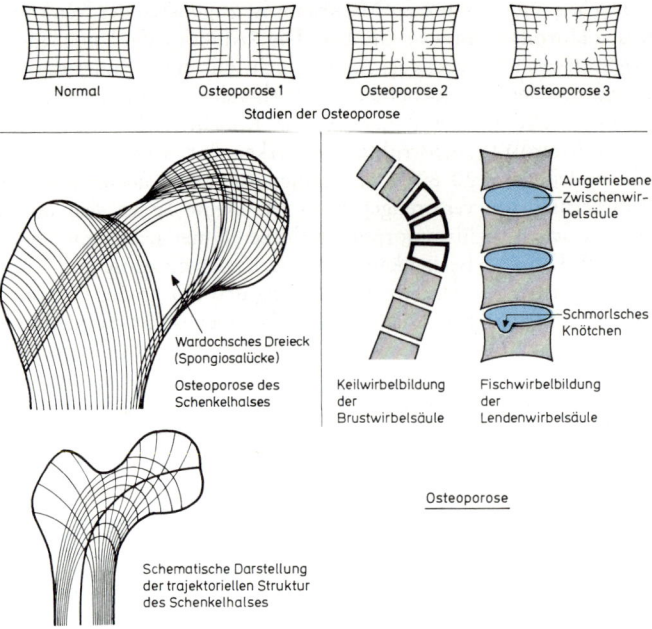

Normal   Osteoporose 1   Osteoporose 2   Osteoporose 3

Stadien der Osteoporose

Wardochsches Dreieck
(Spongiosalücke)

Osteoporose des
Schenkelhalses

Keilwirbelbildung
der
Brustwirbelsäule

Fischwirbelbildung
der
Lendenwirbelsäule

Aufgetriebene
Zwischenwir-
belsäule

Schmorlsches
Knötchen

Osteoporose

Schematische Darstellung
der trajektoriellen Struktur
des Schenkelhalses

I. – Abb. 9. Formen der Osteoporose.

genbild ungemein prononciert hervorgehoben. Der fortschreitende Verlauf einer Osteoporose läßt sich recht gut am *Wirbelkörper* verfolgen: Bei der Osteoporose *1. Grades* wird zuerst die Querspongiosa (Sicherungssystem) geopfert. Die Atrophie beginnt im Zentrum des Knochens und breitet sich gegen die Peripherie aus. Bei der Osteoporose *2. Grades* sind mehr Querbälkchen verschwunden; außerdem gehen zentral auch die vertikalen Trägerbalken verloren. Später (Osteoporose *3. Grades)* kommt es zu einem weitgehenden Schwund auch der Zug- und Druckstrukturen. Das Skelett wird insuffizient und bricht zusammen. In der Brustwirbelsäule entstehen dorsoventrale *Keilwirbel* (meistens 8., 9. und 10. BWK) mit Ausbildung eines Buckels (sog. *Kyphose*[1]). Die Lendenwirbel werden zusammengedrückt; es bilden sich bikonkave *Fischwirbel*. Durch den inneren Turgor des Nucleus pulposus verbreitern sich die Zwischenwirbelscheiben und können durch Deckplatteneinbrüche der Wirbel hernienartig in den Knochen eindringen. Diese Veränderungen werden als *Schmorlsche Knötchen* bezeichnet. Der systematische Knochenabbau bei der Osteoporose tritt auch sehr deutlich am *Schenkelhals* in

Erscheinung. Hier bilden sich durch Abbau der Sicherungsstrukturen große Spongiosalücken im seitlichen Schenkelhalsdreieck (dem sog. Wardschen Dreieck) und im Trochanter major. Die Trägerspongiosa bleibt lange verschont und kommt röntgenologisch markant zur Darstellung. Reicht ihre Belastungsfähigkeit nicht mehr aus, dann erfolgt schließlich eine Schenkelhalsfraktur.

Man unterscheidet folgende *Formen der Osteoporose* (s. Hi. S. 286):

1.2.1.1. Senile Osteoporose

(Altersosteoporose, Involutionsosteoporose; Abb. 10a)

Sie manifestiert sich zuerst in den Wirbelkörpern und dem übrigen Stammskelett. In fortgeschrittenen Stadien sind Rippen, Schenkelhals, Fuß- und Handwurzelknochen am stärksten betroffen. Die *Ursache* für die senile Osteoporose ist eine *herabgesetzte Osteoblastenfunktion*.

---

[1] Kyphos (gr.) gebückt, gekrümmt.

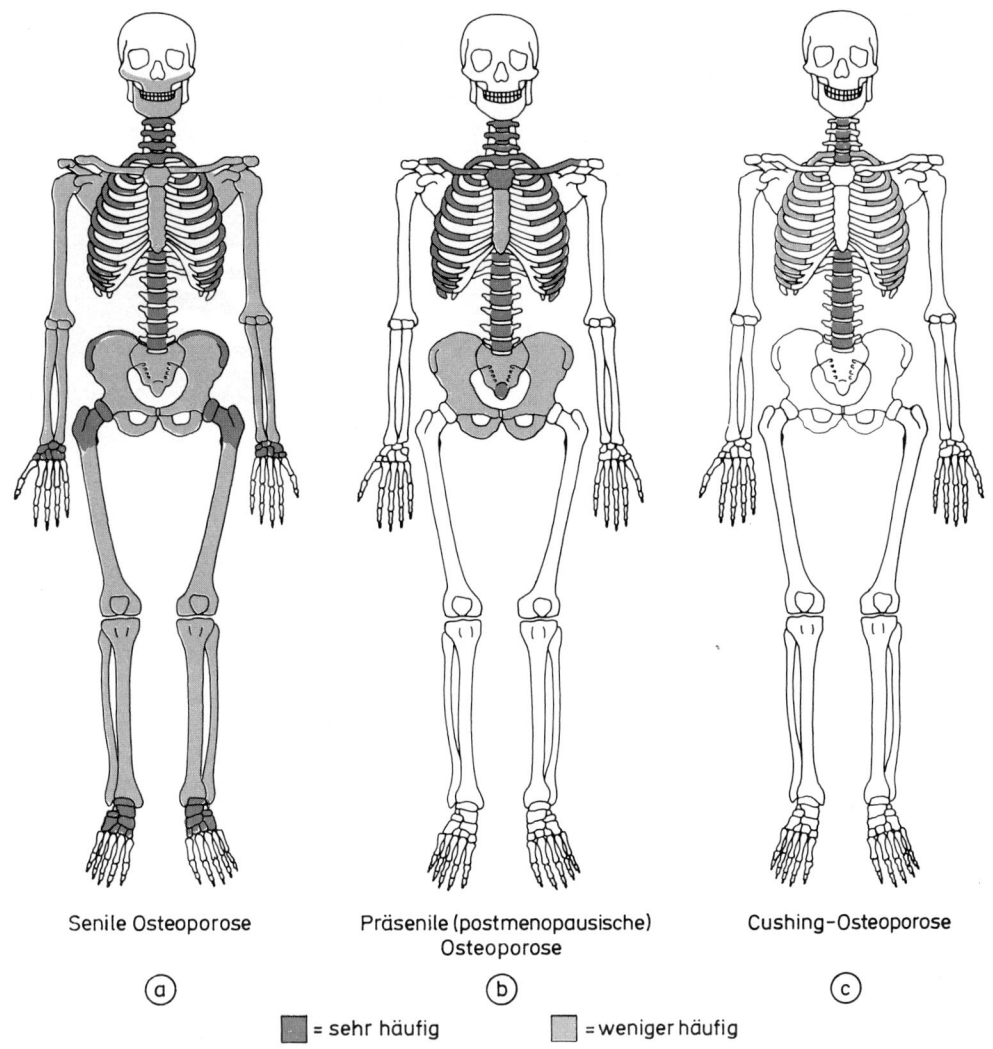

Senile Osteoporose   Präsenile (postmenopausische) Osteoporose   Cushing-Osteoporose

(a)   (b)   (c)

■ = sehr häufig   ▨ = weniger häufig

I. – Abb. 10. Häufigste Lokalisation der verschiedenen osteoporotischen Skelettveränderungen.

1.2.1.2. Präsenile Osteoporose

(Postmenopausische Osteoporose; Abb. 10b)

Es handelt sich hierbei um eine Osteoporose-form, die vor allem bei Frauen etwa 10 Jahre nach der Menopause in Erscheinung tritt und auf *Östrogenmangel* zurückgeführt ist. Sie wird jedoch auch bei Männern beobachtet. Es kommt zu einem rasch fortschreitenden Knochenabbau im Bereich der Wirbelsäule, des Brustkorbes und des Beckens. Die Knochen der Extremitäten und des Schädels bleiben verschont. *Klinische Symptome:* Rückenschmerzen, Verformungen der Wirbelsäule (Kyphose), Rippenbrüche.

1.2.1.3. Cushing-Osteoporose

(Steroidosteoporose, adrenokortikale Osteoporose; Abb. 10c)

Sie ist vorwiegend auf das Stammskelett konzentriert, kann jedoch auch periphere Knochen (Femur, Humerus) befallen. Sie führt zu Spontanfrakturen von Wirbeln und Rippen, die mit hypertrophischer Kallusbildung heilen. Nach Behandlung der *endokrinen Störung* (z.B. Cushing-Syndrom) ist beim Jugendlichen eine vollständige Restitution der Knochenstrukturen möglich; beim Erwachsenen bleibt eine hyper-

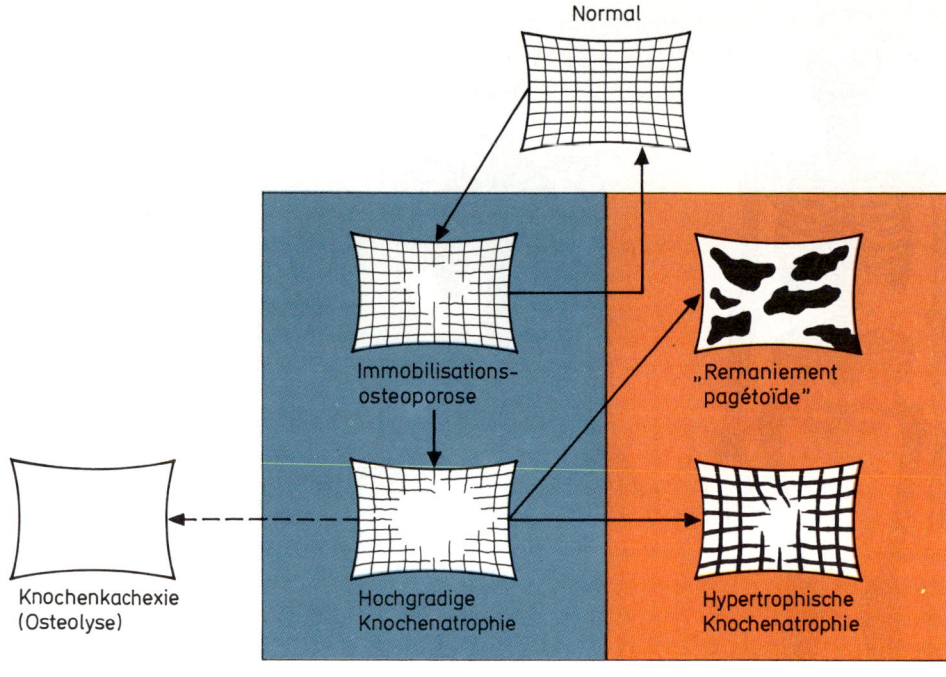

I. – Abb. 11. Schematische Darstellung des Effektes der Inaktivierung (Immobilisierung) auf den Knochen. Völlige Restitution der Immobilisationsosteoporose ist möglich, wenn Bälkchen zwar verdünnt, die wesentlichen Trabekeln als Leitstrukturen aber noch verschont geblieben sind. Schwere Atrophie mit Abbruch der Leitstruktur wird durch Knochenneuanlagerungen zur hypertrophischen Atrophie. Entgleisung des An- und Umbaues kann zum »remaniement patégóide« führen. Osteolyse als Immobilisationsfolge kommt praktisch nicht vor.

trophische Atrophie (d.h. Verstärkung der restlichen Knochenbälkchen) zurück. Diese Form der Osteoporose kann auch durch eine Steroidtherapie ausgelöst werden.

1.2.1.4. Immobilisations-Osteoporose

(Inaktivitätsosteoporose; Abb. 11)

Wie der Name aussagt, entsteht dieser Typ der Osteoporose nach jeder *Ruhigstellung einer Gliedmaße* infolge einer Fraktur, Entzündung oder Muskellähmung. Es handelt sich dabei um eine *lokalisierte Osteoporose*. Im *Frühstadium* kommt es zu einer Hyperämie der ossären Kapillaren und Sinusoide. Die Tätigkeit der Osteoblasten wird auf das Doppelte, die der Osteoklasten auf das Dreifache erhöht. Dadurch resultiert ein fortschreitender verstärkter Knochenabbau (Osteoklasten-Ostcoporose), der mit einer Hyperkalziurie bis zu 335 mg in 24 Stunden einhergehen kann. Im *chronischen* Stadium stabilisieren sich die Knochenanbau- und -abbauvorgänge, und die negative Kalziumbilanz ist wieder ausgeglichen. Bei frühzeitiger Mobilisation des betroffenen Gliedes ist eine vollständige Wiederherstellung der ursprünglichen Knochenstrukturen möglich, solange keine Spongiosabälkchen verlorengegangen sind. Bei *hochgradiger* Osteoporose mit Verlust von Knochenbälkchen nach längerer Immobilisation ist die *Rückbildung* nur unvollkommen. Da die Leitstrukturen fehlen, kann neugebildetes Knochengewebe nur noch an die verbliebenen Spongiosatrabekeln angelagert werden, die in den Zug- und Drucklinien liegen. Es entsteht ein Knochengerüst mit weniger, aber verdickten Trabekeln. Dieser Umbau wird als *hypertrophische Knochenatrophie* bezeichnet. Bei der Immobilisationsosteoporose kommt eine vollständige Osteolyse nicht vor. Der Knochenabbau kann jedoch so weit fortschreiten, daß nur noch die Rahmenstrukturen stehenbleiben, was *Knochenkachexie* genannt wird. Schon geringe Belastungen führen zu Frakturen solcher Knochen. Bei mechanischer Überlastung im Anschluß an eine Immobilisationsosteoporose kann ein völlig ungeordneter Knochenumbau stattfinden, wobei die Kompakta durch Knochenabbau in einzelne Fragmen-

I. – Tab. 1. Ursachen für Osteoporose, Osteomalazie, Osteosklerose und Osteodystrophie.

	Verminderung der verkalkten Knochenmasse	**Vermehrung** der verkalkten Knochenmasse
Vaskulär:	**Aktive Hyperämie** – Umgebung eines akuten Osteomyelitisherdes – progressive komplette Resorption von Knochen nach kleinen Traumen (Klavikula, Rippen)	**Passive Hyperämie** – arteriovenöse Fistel – chronisches Osteomyelitis – Naevus vasculosus osteohypertrophicus
Neurovaskulär:	**Sudecksche Atrophie** **»Remaniement pagétoïde« (Lièvre)** **Neurale Lepra**	**Ostitis deformans Paget**
Hormonell:	**Chronischer Hyperparathyreoidismus:** Ostitis fibrosa generalisata v. Recklinghausen	
	Ovarialinsuffizienz: **postmenopausische Osteoporose** Hodeninsuffizienz: **präsenile Osteoporose**	hohe Östrogengabe (beim Tier) Testosterongabe (beim Tier)
	Glucocorticoide **Cushing-Osteoporose** Diabetes mellitus	Calcitonin
Genetisch:	**Osteogenesis imperfecta** Dysostosis multiplex (Gargoylismus v. Pfaundler-Hurler)	**Osteopetrosis Albers-Schönberg** (Marmorkrankheit) Osteomyelosklerose multiple osteokartilaginäre Exostosen Osteopoikilose Melorheostose
Nutritiv:	Proteinmangel: **Hungerosteoporose** Vitamin-C-Mangel: **Skorbut** Vitamin-D-Mangel: **Rachitis** **Osteomalazie** Kalziummangel: Osteomalazie	Fluorose Hypervitaminose A
Funktionell:	**Involutionsosteoporose** **Immobilisationsosteoporose**	»Ostéoarthropathie hyperthrophiante pneumique«

te zerlegt wird. Es entsteht eine Knochenstruktur, die röntgenologisch der Ostitis deformans Paget ähnlich ist und als *»remaniement pagétoïde posttraumatique«* (Lièvre) bezeichnet wird.

1.2.2. Osteosklerose[1]

Der Osteoporose steht die Osteosklerose gegenüber, die eine *Vermehrung von Knochengewebe* (endostale Hyperostose) darstellt (Tab. 1). Dadurch wird der Markraum eingeengt und das blutbildende Knochenmark verdrängt. Diesen Zustand finden wir bei folgenden Erkrankungen:

Osteopetrosis *Albers-Schönberg* (Marmorknochenkrankheit). Durch einen Osteoklastendefekt wird die primäre Spongiosa nicht aufgelöst und kein Markraum gebildet. Für die gestörte Kalziummobilisation wird eine Überempfindlichkeit gegenüber Calcitonin vermutet. *Symptome:* pathologische Frakturen, aplastische Anämie, hämorrhagische Diathese. Die frühinfantile Form ist maligne, die Spätform benigne (vgl. S. 222).

Osteopoikilose[2] (Enostosis multiplex). Harmlose Entwicklungsanomalie mit multiplen rundlichen und streifenförmigen Verdichtungsher-

---

[1] Skleros (gr.) trocken, spröde, hart. – [2] Poikilos (gr.) bunt, mannigfaltig, gesprenkelt.

den, die nur beim männlichen Geschlecht auftritt.

Melorrheostose. Der Knochen sieht wie eine Kerze aus, an deren einer Seite Wachs hinuntergeflossen ist (melas = schwarz, rhein − fließen). Der Markraum des betroffenen Knochens ist durch Kortikalisknochen eingeengt. Die fortschreitende Hyperostose verursacht Funktionsstörungen der Gliedmaße.

Andere Formen der Osteosklerose weisen keinen Erbgang auf: »*Ostéoarthropathie hypertrophiante pneumique*« (PIERRE-MARIE-BAMBERGER). Erworbene periostale Hyperostose bei Lungenkrankheiten mit Behinderung der Ventilation (Bronchiektasen, Lungenabszeß, Pleuraempyem, Lungenkarzinom). Es entwickeln sich sog. Trommelschlegelfinger und eine nichteitrige Polyarthritis. Nach Sanierung des Grundleidens verschwinden die Knochenveränderungen wieder.

Ostitis deformans Paget. Häufige Skelettaffektion bei älteren Menschen, der ein überstürzter An- und Abbau des Knochengewebes zugrunde liegt. Morphologische Kennzeichen: verstärkte Osteoklasten- und Osteoblastenaktivität, Mosaikstrukturen der Knochenbälkchen, verstärkte Vaskularisation der Knochen. Serumveränderungen zeigen stark erhöhte alkalische Phosphatase. Ca und P normal (vgl. S. 228).

Die **Osteomyelosklerose** beginnt mit einer Markfibrose und endet mit einer massiven endostalen Knochenneubildung. Es handelt sich um eine Fehlbildung des Knochenmarkmesenchyms infolge einer unklaren toxischen Knochenmarksschädigung und wird als myeloproliferative Erkrankung aufgefaßt. Im Röntgenbild besteht eine fleckige Osteosklerose.

1.2.3. Osteodystrophie

(Primärer Hyperparathyreoidismus)

Das Grundleiden besteht in einem *primären Hyperparathyreoidismus,* hervorgerufen durch ein Epithelkörperchenadenom (80%), eine wasserhelle Epithelkörperchenhyperplasie (10%), eine Hauptzellhyperplasie der Epithelkörperchen (8%) oder ein Epithelkörperchenkarzinom (2%). In etwa 25% der Fälle entwickelt sich eine *Osteodystrophia fibrosa generalisata cystica* (v. Recklinghausen). Sie ist histologisch durch eine *Fibroosteoklasie* und *dissezierende Markfibrose* gekennzeichnet. Die durch Parathormon gesteuerte Knochenresorption führt zu einer »Aufblätterung« der Kortikalis und zu Kortikaliszysten,

die für die Krankheit pathognomonisch sind. Frühsymptome sind Usuren an den Schäften der Mittelphalangen (Finger) und ein Schwund der Lamina dura der Zähne (Abb. 12 a). Die Fibroosteoklasie ist im Kiefer besonders stark ausgeprägt. Außer den Wirbelkörpern sind auch die langen Röhrenknochen sehr häufig betroffen. Neben dem verstärkten Knochenabbau findet auch ein verstärkter Neubau von Faser- und Lamellenknochen statt. Dieser Umbau führt in den Wirbelkörpern zu einer horizontalen Dreischichtung mit einer engmaschigen Spongiosa zu beiden Seiten der Zwischenwirbelscheibe und einer ausgeprägten Porose der Mittelschicht. In den Röhrenknochen entwickelt sich eine hypertrophische Atrophie der metaphysären Spongiosa (sog. pagetoide Hyperostose). Im Gegensatz zur Osteoporose findet sich die Osteodystrophie auch in der Schädelkalotte. Durch Verlust der Lamina externa entsteht dort eine sog. granuläre Atrophie (»Bimssteinschädel«). Die statisch-dynamische Insuffizienz des Skeletts führt zu wahllos verteilten Spontanfrakturen mit intraossären Blutungen, aus denen resorptive Riesenzellgranulome (sog. »*braune Tumoren*«) hervorgehen.

Die ständige Erhöhung des Parathyrinspiegels im Blut bewirkt in der Niere eine Hemmung der Phosphatrückresorption im proximalen Nephron. Es bestehen eine *Hyperkalzämie* und *Hyperkalziurie* (Abb. 13), die neben der Osteolyse das Krankheitsbild maßgebend bestimmen. In den Nieren kommt es zur Kalziumausfällung und zum Bild der *Nephrokalzinose.* Es entwickeln sich nephrokalzinotische Schrumpfnieren und schließlich eine anhypertonische Niereninsuffizienz mit Urämie. Die häufigste Komplikation beim primären Hyperparathyreoidismus ist das Auftreten von Nierensteinen *(Nephrolithiasis)* in etwa 10% der Fälle. Nierenkoliken und pyelonephritische Infekte sind deshalb häufig. Im Rahmen des Hyperkalzämiesyndroms können auch in anderen Organen Kalkmetastasen entstehen. In 15% der Fälle entwickeln sich Magen- und Duodenalulzera und häufig auch eine Pankreatitis (s. Hi. S. 288).

1.2.4. Osteomalazie

Die Osteomalazie stellt eine Verkalkungsstörung des Knochengewebes beim Erwachsenen dar und ist deshalb mit der Rachitis des Kindes vergleichbar. Als *Ursachen* für eine Osteomalazie kommen folgende Störungen in Frage:

Vitamin-D-Mangel. Mangelnde Vitamin-D-Zufuhr mit der Nahrung, ungenügende Sonnen-

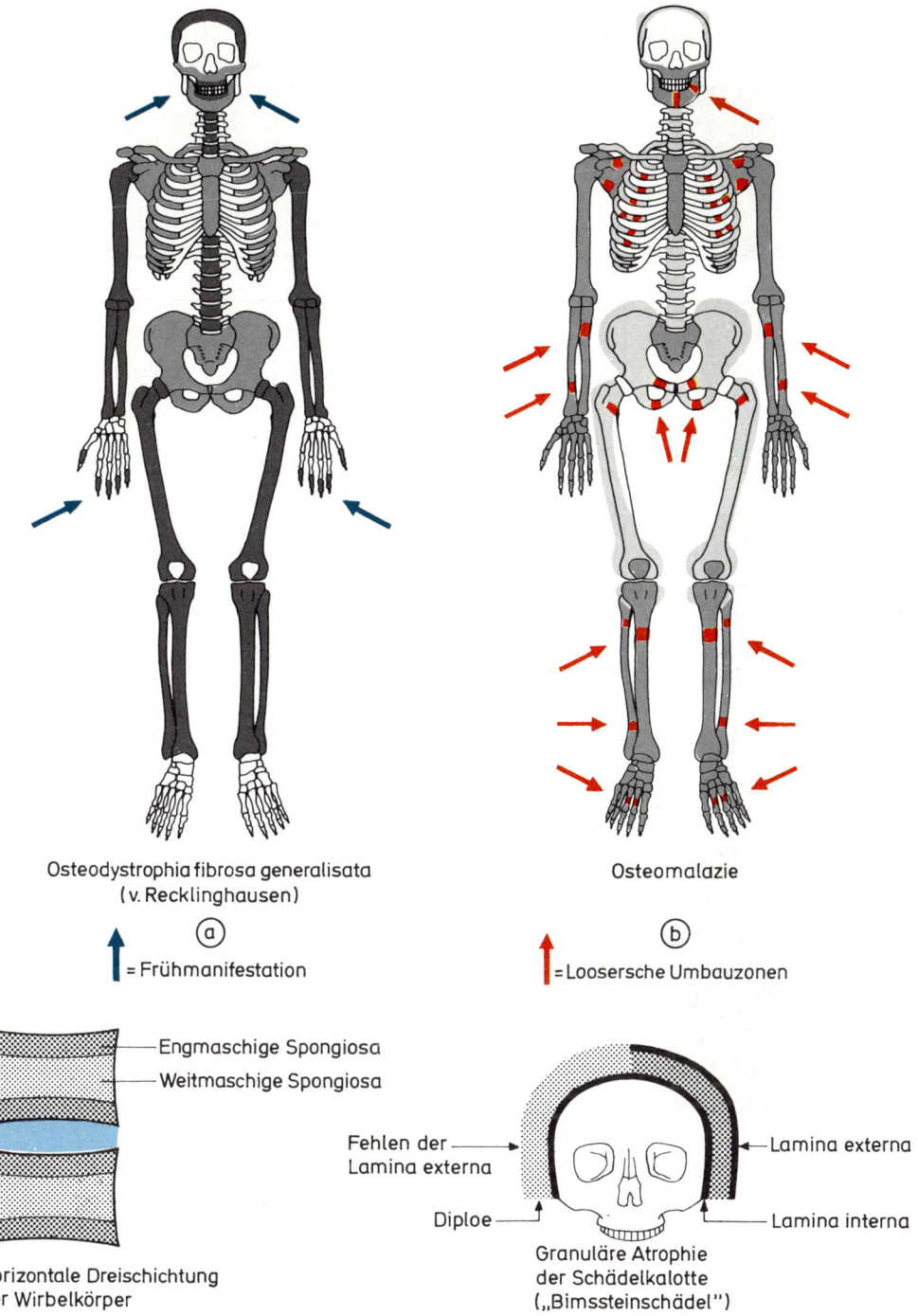

Osteodystrophia fibrosa generalisata
(v. Recklinghausen)

ⓐ

↑ = Frühmanifestation

Osteomalazie

ⓑ

↑ = Loosersche Umbauzonen

Engmaschige Spongiosa
Weitmaschige Spongiosa

Horizontale Dreischichtung
der Wirbelkörper

Fehlen der
Lamina externa

Diploe

Lamina externa

Lamina interna

Granuläre Atrophie
der Schädelkalotte
(„Bimssteinschädel")

I. – Abb. 12. Manifestation der Knochenveränderungen bei Osteodystrophie und Osteomalazie.

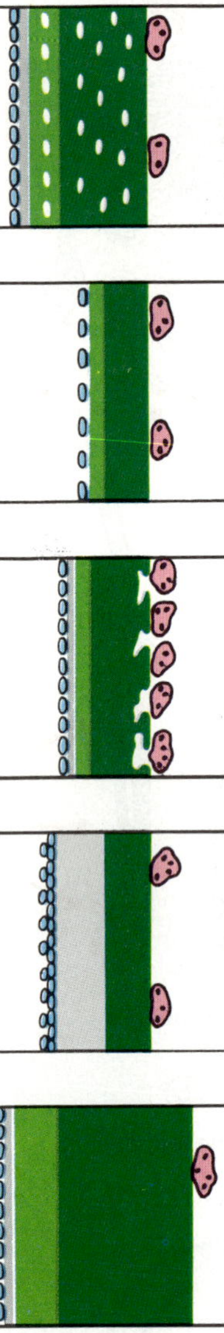

	Blutserum			Urin		
	Ca^{++}	HPO_4^{--}	Alkalische Phosphatase	Ca^{++}	HPO_4^{--}	Erkrankung
Normal	N	N	N	N	N	
Osteo-porose	N	N	N	N	N	Senile Osteoporose (Involutionsosteoporose)
Osteo-dystrophie	↑	↓	↑	↑	↑	Primärer Hyperparathyreoidismus a) mit Skelettbeteiligung
	↑	↓	N	↑	↑	b) ohne Skelettbeteiligung
	↑	↑	↑	↑↓	↑↓	c) mit Niereninsuffizienz
Osteo-malazie	↓N	↑N↓	↑	↓N↑	↑	Osteomalazie
	↓(N)	↑	↑(N)	↓↑	↓↑	Renale Osteopathie (sekundärer Hyperparathyreoidismus)
Osteo-sklerose	↓	↑	N	↓	↓	Reaktive Osteosklerose
	N	N	↑	N	N	Ostitis deformans Paget

■ = mineralhaltiges älteres Knochengewebe   = Osteoklasten   N = normal

■ = neugebildetes Knochengewebe   = Osteoblasten   ↑ = vermehrt

▨ = unverkalktes Osteoid   ↓ = vermindert

I. – Abb. 13. Zusammenstellung der morphologischen und klinisch-chemischen Veränderungen bei verschiedenen Knochenerkrankungen.

belichtung (alte Mütterchen, Nonnen), mangelnde Vitamin-D-Resorption infolge Darmatrophie, Achylie, Sprue oder Magenresektion.

Kalziummangel. Resorptionsinsuffizienz, Gravidität.

Nierenerkrankungen. Angeborener tubulärer Nierenschaden (z. B. Fanconi-Syndrom), tubuläre Azidosen, erworbene Nierenerkrankungen (z. B. Glomerulonephritis, Pyelonephritis).

Das mineralisierte Knochengewebe wird durch das weiche verformbare Osteoid ersetzt. Dadurch treten typische Verbiegungen des Skeletts auf, jedoch nur selten Knochenbrüche. *Röntgenologisch* ist das Bild durch verwaschene Knochenstrukturen gekennzeichnet. *Histologisch* findet man rarefizierte mineralisierte Knochenbälkchen mit außerordentlich breiten Osteoidsäumen. Die *Laboruntersuchungen* ergeben keine charakteristischen Befunde (Abb. 13): Der Serumkalziumspiegel ist leicht erniedrigt (8–9 mg%), der Phosphatspiegel mäßig erhöht; häufig findet sich eine starke Erhöhung der alkalischen Phosphatase. Entscheidend für die Diagnose ist die histologische Begutachtung einer Knochenbiopsie aus dem Beckenkamm.

Die Osteomalazie kann in allen Knochen nachgewiesen werden, am ausgeprägtesten jedoch im Stammskelett (Abb. 12b). Am Schädeldach ist die überschießende Osteoidbildung besonders markant. Die starke Verkrümmung der Knochen führt zu folgenden *Skelettveränderungen:* Kyphose der Brustwirbelsäule, Fischwirbelbildung der Lendenwirbelsäule, Coxa vara infolge Verkleinerung des Femurwinkels von 135° auf 90° mit nachfolgendem Dauerschmerz der Adduktorengruppe (Muskulatur) durch Dauerkontraktion, glockenförmige Verformung des Thorax, osteomalazisches Schnabelbecken mit kartenherzförmigem Beckeneingang, granuläre Atrophie des Schädeldaches.

Häufig entwickelt sich im Verlaufe einer hypophosphatämischen Osteomalazie das sog. *Milkman-Syndrom.* Es handelt sich hierbei um symmetrische Aufhellungen an bestimmten Skelettabschnitten, die röntgenologisch einer Fraktur ähnlich sind (Abb. 12b). Diese sog. *Looserschen Umbauzonen,* die in Spannungsspitzen des Skeletts lokalisiert sind, werden als Dauerfrakturen gedeutet, die mit einer Kortikalisfissur eingeleitet und durch Osteoidkallus zusammengehalten werden. Das Endergebnis gleicht einer postfrakturellen Pseudarthrose.

Veränderungen im Sinne der Osteoporose, Osteodystrophie und Osteomalazie treten zusammen bei der *renalen Osteopathie* (sekundärer Hyperparathyreoidismus) in Erscheinung. Der Ausgangsschaden besteht in einer chronischen Glomerulonephritis, interstitiellen Nephritis oder Pyelonephritis. Der primäre Nierenschaden führt zu einem *Phosphatrückstau* (Abb. 13: *Hyperphosphatämie*), der zwangsläufig ein Absinken des Blutkalziumspiegels nach sich zieht. Zur Aufrechterhaltung der Phosphat-Clearance werden die Epithelkörperchen aktiviert, und es wird vermehrt Parathyrin ausgeschüttet. Langfristig hat das eine Hyperplasie aller Epithelkörperchen zur Folge. Im Skelett entwickelt sich das klassische Bild der *Osteodystrophie* mit Fibroosteoklasie. Der Organismus reagiert auf diese hormonelle Osteolyse mit einer vermehrten Knochenneubildung: Es werden neue Osteonen in die osteoklastische Matrix eingebaut und breite Osteoidsäume angelagert, die infolge des gestörten Ca/P-Verhältnisses *nicht* verkalken. Dies entspricht dem Bild der *Osteomalazie.* Da Osteoid von den Osteoklasten nicht angegriffen werden kann, ist ein Schutz des Skeletts gegenüber einem übermäßigen osteoklastären Abbau entstanden. Schießt die Knochenneubildung über das Ziel hinaus, so entwickelt sich noch zusätzlich eine eigenartige *Osteosklerose* mit rosettenartigen Konturlinien der Anbaufronten (»Rosettenmuster« der Kittlinien). Der renale Eiweißverlust ist Ursache der *Osteoporose.* Bei diesen komplizierten Umbauvorgängen des Skeletts stellen die *Nierenfunktionsstörungen* einen wesentlichen modellierenden Faktor dar. Der Umfang der Osteomalazie wird einerseits vom Schwund des Nierenparenchyms bei fortschreitender Nierenerkrankung bestimmt, wodurch die Bildung aktiver Vitamin-D-Metaboliten (1,25-Dihydroxycholecalciferol) reduziert ist und damit der intestinale Kalziumtransport und die Mineralisation des Skeletts über eine intrazelluläre Kalziumtransportstörung vermindert wird. Die gleichzeitig bei der chronischen Niereninsuffizienz bestehende Azidose scheint keinen Einfluß auf das Ausmaß der Osteomalazie zu haben. Die Fibroosteoklasie ist vorwiegend vom Grad der sekundären Epithelkörperchenhyperplasie abhängig und unabhängig vom Grad der Nierenschädigung (s. Hi. S. 286).

Literatur

Arnott, H. J., F. G. E. Pautard: Isr. J. med. Sci. *3:* 657 (1967).

Bourne, G. H.: The biochemistry and physiology of bone. Academic Press, New York–London 1972.

Brookes, M.: The blood supply of bone. An approach to bone biology. Butterworths, London 1971.

CAMERON, D. A.: The fine structure of bone and calcified cartilage. A critical review of the contriction of electron microscopy to the understanding of osteogenesis. Clin. Orthop. *26:* 199–228 (1963).

COLLINS, D. H.: Pathology of bone. Butterworths, London 1966.

DELLING, G.: Endokrine Osteopathien. Veröfftlg. Path. *98:* Fischer, Stuttgart 1975.

EASTOE, J. E., B. EASTOE: The organic constituents of mammalian compact bone. Biochem. J. *57:* 453–459 (1954).

FLEISCH, H.: Role of nucleation and inhibition in calcification. Clin. Orthop. *32:* 170–180 (1964).

FRANK, R. M., P. FRANK: Autoradiographie quantitative de l'osteogénèse en microscopie électronique à l'acide de la proline tritiée. Z. Zellforsch. *99:* 121–133 (1969).

FROST, H. M.: Measurement of the diffusion pathway between osteocyte lacuna and blood. Henry Ford Hosp. med. Bull. *9:* 137–144 (1961).

FROST, H. M.: Bone remodeling dynamics. Thomas, Springfield, Ill. 1963.

FROST, H. M.: Tetracycline-based histological analysis of bone remodeling. Calcif. Tiss. Ress. *3:* 211–237 (1969).

HAAS, H. G., M. A. DAMBACHER, J. GUNCAGA, T. LAUFENBURGER: Renal effects of calcitonin and parathyroid extract in man. Studies in hypoparathyroidism. J. Clin. Invest. *50:* 2689 (1971).

HEUCK, F.: Allgemeine Morphologie und Biodynamik des Knochens im Röntgenbild. Röntgenfortsch. *112:* 354–365 (1970).

JOHNSON, L. C.: A general theory of bone tumors. Bull. N. Y. Acad. Med. *29:* 164–171 (1953).

JOWSEY, J.: Metabolic diseases of bone. W. B. Saunders Comp., Philadelphia – London – Toronto 1977.

LACROIX, P.: In: McLEAN, F. C., A. M. BUDY, P. LACROIX: Radioisotopes and bone. CIOMS Symposium, Blackwell, Oxford 1961.

MACH, J.: Die Inaktivitätsosteoporose. VEB Verlag Volk u. Gesundheit, Berlin 1971.

PAUTARD, F. G. E.: In: Calcified tissues. Davos 1965. Proc. Third Europ. Symp., Springer, New York 1966.

PUTSCHAR, W. G. J.: General pathology of the muscoskeletal system. Handb. Allg. Path., Bd. 3/2, 363–488, Springer, Heidelberg 1960.

SCHENK, R. K., W. A. MERZ, J. MÜLLER: A quantitative histological study on bone resorption in human cancellous bone. Acta anat. (Basel) *74:* 44–53 (1969).

UEHLINGER, E.: Umbauzonen. Melsunger med. Mitt. *40:* 109–117 (1966).

UEHLINGER, E.: Strukturwandlungen des Skelettes im Ablauf des Lebens, bei Über- und Unterbelastung und bei metabolischen Erkrankungen. Nova acta Leopoldina *35:* 217–237 (1970).

UEHLINGER, E.: Pathogenese und Struktur der Systemerkrankungen des Skeletts. Radiol. *13:* 88–93 (1973).

VAUGHAM, J. M.: The physiology of bone. 2. Aufl., Clarendon Press, Oxford 1975.

VITALLI, H. P.: Knochenerkrankungen. Histologie und Klinik. Sandoz 1970.

WILLERT, H. G.: Immobilisationsosteoporose. Melsunger med. Mitt. *40:* 123–155 (1966).

2. Störungen der Gelenkfunktionen

Die Gelenkserkrankungen stehen mit an erster Stelle der Morbiditätsstatistiken aller Länder. In der Bundesrepublik Deutschland mit etwa 60 Millionen Einwohnern leiden 20 Millionen Bürger an Gelenkschäden des rheumatischen Formenkreises. Für Staat und Gesellschaft entstehen dadurch infolge Arbeitsausfall, Renten und Behandlungskosten Ausgaben von jährlich 10 Milliarden D-Mark. Sie verlaufen zwar meist nicht tödlich, schränken aber durch Schmerzen und Immobilisierung den Lebensgenuß des Patienten ein und sind eine der häufigsten Ursachen für die Frühinvalidität. Zum leichteren Verständnis der Gelenkserkrankungen wird im folgenden der prinzipielle Aufbau der Gelenke der Gelenkpathologie vorangestellt.

2.1. Die Normalstruktur eines Gelenkes (Diarthrosen)

Die echten Gelenke (= Diarthrosen) bestehen aus den *artikulierenden Gelenkkörpern* und der *Gelenkkapsel.* Sie bilden zusammen mit den Bändern, Sehnen und Muskeln eine Funktionseinheit.

2.1.1. Die artikulierenden Gelenkkörper

In den echten Gelenken werden die artikulierenden Gelenkkörper von *hyalinem Gelenkknorpel* überzogen. Der Gelenkknorpel ist zwar in den verschiedenen Gelenken und auch. an verschiedenen Stellen eines Gelenkes unterschiedlich breit, zeigt aber immer eine charakteristische Schichtung (Abb. 14), die sich durch seine mechanische Aufgabe erklärt. In der oberflächlichen *Schicht 1 (Tangentialzone)* finden sich zahlreiche *längliche Chondrozyten,* die *parallel* zur Gelenkoberfläche ausgerichtet sind. Sie bilden die *germinative Zone des Gelenkknorpels,* haben einen hohen Proliferations- und einen geringen Funktionsstoffwechsel. Die Kollagenfi-

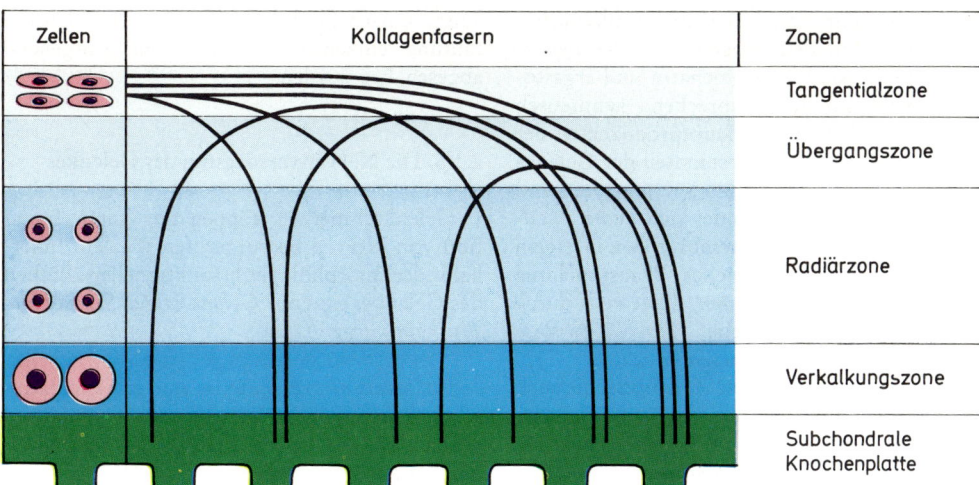

Zellen	Kollagenfasern	Zonen
		Tangentialzone
		Übergangszone
		Radiärzone
		Verkalkungszone
		Subchondrale Knochenplatte

I. – Abb. 14. Gelenkknorpelzonen.

brillen sind wie die *Chondrozyten tangential* zur Gelenkoberfläche angeordnet. In dieser Schicht erfolgen die wesentlichsten *Altersveränderungen des Gelenkknorpels.* Die *nächste Schicht* des Gelenkknorpels stellt die *Übergangszone* dar. Sie enthält Gruppen *rundlicher Chondrozyten.* Die kollagenen Fasern biegen hier zu dem weiteren radiären Verlauf in der *Schicht 3* um. In der *Radiärzone* finden sich große blasenförmige Chondrozyten, die teilweise säulenartig senkrecht zur Knorpeloberfläche angeordnet sind. Die kollagenen Fasern verlaufen in dieser Schicht radiär zur Gelenkknorpeloberfläche. Die *Verkalkungszone* stellt die Verbindung des Gelenkknorpels zur knöchernen Deckplatte her. Hier *verkalkt* die Knorpelgrundsubstanz in ähnlicher Weise wie im Epiphysenfugenknorpel (S. 591). Die *knöcherne Deckplatte* der artikulierenden Gelenkkörper ist mit der seitlich den Knochen begrenzenden Kompakta verbunden und steht mit den Spongiosabälkchen des Markraumes in Verbindung. Sie bildet den eigentlichen Abschluß des Knochens zum Gelenk hin.

2.1.2. Die Gelenkkapsel

Die Gelenkkapsel ist strukturell und funktionell in *2 verschiedene Schichten,* das *Stratum synoviale* und das *Stratum fibrosum* aufgegliedert.

Die Bedeutung des **Stratum synoviale** für Gelenkerkrankungen wurde erst in den letzten Jahren erkannt. Das Stratum synoviale stellt eine *Filtrationsmembran* (Abb. 15) für die Bildung der Synovialflüssigkeit *(Synovia[1])* dar. Sie wird gegen die Gelenkhöhle hin von Synovialzellen *(Synoviozyten)* begrenzt. Sie sind in *zwei Subpopulationen* gegliedert: Die *Typ-A-Synoviozy-*

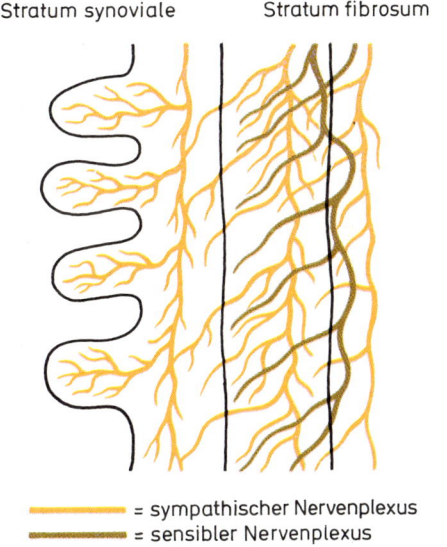

Stratum synoviale　　　　Stratum fibrosum

= sympathischer Nervenplexus
= sensibler Nervenplexus

I. – Abb. 15. Nervenversorgung des Stratum synoviale und des Stratum fibrosum.

[1] Synovia: Gelenkschmiere. Der Begriff wurde von PARACELSUS (1493–1541) geprägt.

ten sind lysosomenreich und ergastoplasmaarm und gehören zu den Phagozyten. Die *Typ-B-Synoviozyten* sind lysosomarm und ergastoplasmareich und dementsprechend synthetisch aktiv. Sie sind auch die Hauptproduzenten der *Hyaluronsäure*, die ein Bestandteil der Gelenkflüssigkeit ist. Zwischen den Synoviozyten und dem Stratum fibrosum findet sich *keine Basalmembran*. Die Synovialmembran hat in einem Gelenk je nach funktioneller Beanspruchung verschiedene Formen: *Zotten*, die jeweils durch ein lockeres Bindegewebe *(alveolär-fibröser Typ)* oder Fettgewebe *(alveolär-adipöser Typ)* gebildet werden, oder *glatte Abschnitte*, die auch aus lockerem Bindegewebe *(fibröser Typ)* oder Fettgewebe *(adipöser Typ)* bestehen können. Dieses Gewebe ist sehr *reich* an Blut- und Lymphgefäßen, die bis unter die Synovialzellschicht reichen. Hier erfolgt die *Filtration* der Bestandteile des Blutserums, die in die Synovialflüssigkeit übertreten.

Nach außen schließt sich an das Stratum synoviale das **Stratum fibrosum** an. Diese Schicht bildet die eigentliche Gelenkkapsel. Sie besteht aus faserreichem Bindegewebe und erfüllt im wesentlichen *mechanische* Aufgaben.

2.1.3. Die Gelenkhöhle

Die Gelenkhöhle ist ein abgeschlossener Raum. Sie wird vom Stratum synoviale und dem Gelenkknorpel begrenzt. In der Gelenkhöhle findet sich die *Gelenkflüssigkeit*. Sie verdankt ihren Namen der makroskopischen Ähnlichkeit mit Eiklar. Die chemische Zusammensetzung der Gelenkflüssigkeit ist das Produkt eines Ultrafiltrats des Blutes und der Syntheseleistung der Synovialzellen. Die Synovialflüssigkeit erfüllt *2 Aufgaben: Ernährungsflüssigkeit* für den avaskulären Gelenkknorpel und *Schmierflüssigkeit* für die Gelenkbewegung. Ändert sich durch eine Schädigung des Stratum synoviale ihre Zusammensetzung, wird auch die Gelenkfunktion beeinträchtigt.

2.1.4. Die Blutgefäßversorgung des Gelenkes

In der Gelenkkapsel gibt es *2 Blutgefäßstromgebiete:* eines für die Gelenkkapsel und ein zweites für die Synovialmembran. Zwischen beiden besteht *keine Kommunikation*. Die Blutgefäße für die Synovialmembran haben arteriovenöse Kurzschlüsse und im Kapillarbereich ein dichtes Netzwerk von Anastomosen. Dadurch

kann, je nach Funktion und Bedarf, die Durchblutung einzelner Synovialzotten weitgehend abgeschaltet werden.

2.1.5. Die Nervenversorgung des Gelenkes

Gelenkschmerzen können nur durch Irritation von Nerven hervorgerufen werden. Innerhalb der morphologisch-funktionellen Einheit des Gelenkes sind nur *Gelenkkapsel, Sehnen und Muskeln nervenhaltig.*

Im *Stratum synoviale* ist nur ein sympathischer Nervenplexus (marklose Nervenfasern) vorhanden. Die Fasern dieses Plexus reichen bis unter die Synovialzellen.

Im *Stratum fibrosum* findet sich ein sensibler Nervenplexus (markhaltige Nervenfasern), der innerhalb des Stratum fibrosum mit intrakapsulär gelegenen Endkörperchen endet. Außerdem findet sich auch dort ein sympathischer Nervenplexus (marklose Fasern), der mit dem sympathischen Plexus im Stratum synoviale in Verbindung steht (Abb. 15).

Da der *Gelenkknorpel selbst keine Nerven enthält*, müssen Irritationen des Nervenplexus in der Gelenkkapsel oder in Sehnen und Muskeln für die Entstehung der Schmerzen bei Gelenkerkrankungen verantwortlich gemacht werden.

Literatur

AMTMANN, E.: Allgemeine Gelenklehre, Arthrologie. In: BENNINGHOFF, GÖRTTLER, Lehrbuch der Anatomie des Menschen. S. 226ff. Vol. I. Allgemeine Anatomie, Zytologie und Bewegungsapparat. J. STAUBESAND (Hsg.). Urban & Schwarzenberg, München – Wien – Baltimore 1978.

DAVIES, D. V., C. H. BARNETT: Struktur und Funktion der Synovialgewebe. In: Medizinische Grundlagenforschung. Thieme, Stuttgart 1960.

DAVIES, D. V.: The anatomy and physiology of joints. In: COPEMAN, W. S. C.: Textbook of the rheumatic disease. Livingstone, Edinburgh, London 1964.

GHADIALLY, F. N., S. ROY: Ultrastructure of synovial joints in health and disease. Butterworths, London 1969.

LINSTRÖM, J.: Microvascular anatomy of synovial tissue. Acta rheum. scand. Suppl. *7* (1963).

2.2. Die Gelenkerkrankungen

Erkrankungen der Gelenke können dadurch entstehen, daß *primär* entweder die *Gelenkkapsel* oder der *Gelenkknorpel* oder aber der *subkartilaginäre Knochen* geschädigt werden. Erst wenn die primäre Schädigung längere Zeit besteht, werden *sekundär* auch die anderen Strukturbestandteile des Gelenkes in den Krankheitsprozeß mit einbezogen.

2.2.1. Gelenkerkrankungen durch primäre Gelenkkapselschädigung (Arthritiden)

Bei einer Reihe von Gelenkerkrankungen liegt die primäre Störung in einer Veränderung der Gelenkkapsel, wobei sich der meist entzündliche Krankheitsprozeß *zunächst im Stratum synoviale als Arthritis* etabliert. Die Arthritiden können entweder durch *Erreger* aus dem Stratum synoviale oder durch *immunpathologische Prozesse* im Stratum synoviale ausgelöst werden. Durch diese pathogenetischen Mechanismen wird auch verständlich, daß oft nicht nur einzelne, sondern meist mehrere Gelenke *(Polyarthritis)* erkranken.

2.2.1.1. Infektiöse Arthritiden

Bestimmte *Erreger* wie Bakterien, Pilze und Viren können in ein Gelenk gelangen und dort eine Entzündung (Arthritis) hervorrufen. Am besten sind die *bakteriellen Arthritiden* untersucht worden. Sie treten besonders nach Infektion mit Mykobakterien, Gonokokken, Streptokokken, Staphylokokken und Menigokokken auf. Diese Keime können dabei entweder direkt durch eine offene Gelenkverletzung oder von einem benachbarten infektiösen Herd über den Blutweg ins Gelenk gelangen. Im Falle einer

Gelenkinfektion mit *Streptokokken* entsteht zunächst eine durch die Bakterien ausgelöste *eitrige Synoviitis* (Abb. 16). Dabei kommt es im Stratum synoviale zur entzündlichen Hyperämie, Exsudation und Granulozytentransmigration. Dadurch schwillt die Synovialmembran an, und in der Gelenkhöhle sammelt sich ein granulozytenreicher Gelenkerguß an (=Pyarthros). Dadurch wird die Gelenkkapsel angespannt, was zu Schmerzen und Bewegungseinschränkung führt.

Der punktierte Gelenkerguß zeichnet sich bei der bakteriellen Arthritis durch einen hohen Leukozytengehalt (um 100 000 Zellen/mm³) mit mehr als 90% Granulozyten sowie durch einen starken Fibringehalt aus. In diesem Gelenkerguß lassen sich meist mikrobiologisch auch die Erreger nachweisen. Die zunächst phlegmonös-eitrige Entzündung im Stratum synoviale kann im weiteren Verlauf unter Gewebseinschmelzung zur *Abszeßbildung* führen und sich auch in das periartikuläre Gewebe ausbreiten. Durch den Einfluß der bakteriellen Toxine sowie die granulozytären Lysosomenenzyme in der Ergußflüssigkeit wird *sekundär der Gelenkknorpel zerstört.* Es entstehen *Gelenkknorpelnekrosen,* die abgestoßen werden, so daß Knorpelstücke in die Gelenkhöhle gelangen. Die dadurch entstandenen *Knorpeldefekte* können bis an die knöcherne Deckplatte und in den Knochenmarkraum reichen.

Klingt die bakterielle Entzündung nicht in einer frühen Phase ab, dann geht vom Stratum synoviale eine *Granulationsgewebsbildung* aus. Dieses wächst in den geschädigten Gelenkknorpel und den subchondralen Knochen vor. Da-

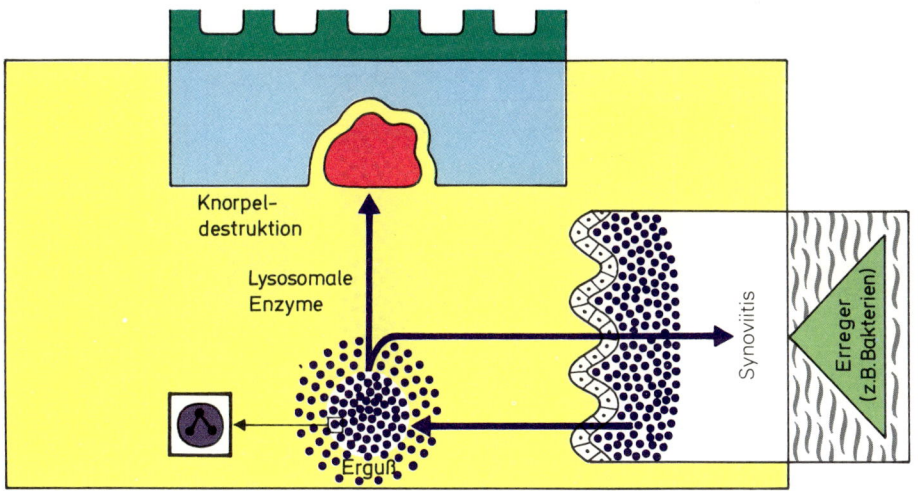

I. – Abb. 16. Pathogenese infektiöser Arthritiden.

durch werden diese Gewebe zerstört, und es entwickelt sich eine *fibröse Ankylose*[1], indem beide Gelenkkörper durch Bindegewebe miteinander verbunden sind, so daß die Gelenkbeweglichkeit dauerhaft aufgehoben ist. Bildet sich im Bindegewebe der fibrösen Ankylose neuer Knochen, entsteht eine *knöcherne Ankylose*. Das Gelenk ist dadurch völlig zerstört und bewegungsunfähig. Bei *Tuberkulose* und *Bruzellose* wird das morphologische Bild der Synovitis durch eine granulomatöse Entzündung vom Tuberkulosetyp geprägt (vgl. S. 488).

Von diesen eitrigen Arthritiden sind die *nicht-eitrigen Arthritisformen* abgegrenzt worden, wie sie als Begleiterscheinung bei Gonokokken-, Pneumokokken-, Meningokokken- und Salmonelleninfektion vorkommen sollen.

Literatur

GARDNER, D. L.: Pathology of the connective tissue diseases. Arnolds, London 1965.
HUTH, F., W. KLEIN (eds): Punktionsdiagnostik von Gelenken. ENKE, Stuttgart 1977.
LANG, F. H., J. THURNER: Erkrankungen der Gelenke. In: KAUFMANN, E.: Lehrbuch der Speziellen Pathologischen Anatomie. Band II/4. de Gruyter, Berlin 1962.

2.2.1.2. Durch Fremdallergene ausgelöste Arthritiden (= Rheumatoide)

Die Gelenkkapsel reagiert nicht nur, wenn Entzündungserreger in das Gewebe gelangen, sondern auch auf *körperfremde Antigene*. Zu diesen immunologisch ausgelösten Arthritiden gehören:

a) die *parainfektiösen Arthritiden* nach Streptokokkeninfektion (= rheumatisches Fieber) und Bakterieninfektionen wie Salmonellosen, Bruzellosen, Gonorrhö, Scharlach, Virushepatitis, Grippe und Mumps.

b) die *allergischen Arthritiden*, wie sie im Rahmen der Serumkrankheit, bei Nahrungsmittel- und Arzneimittelallergie vorkommen.

Das *Wesen der Rheumatoide* besteht darin, daß sich Immunkomplexe aus Antikörpern gegen Fremdantigene gebildet haben. Im Falle der Serumkrankheit sind es kleine lösliche Antigen-Antikörper-Komplexe im Antigenüberschuß, die mit dem Blutstrom in alle Kreislaufabschnitte transportiert werden können und unter anderem auch im Stratum synoviale eine Entzündungsreaktion auslösen, in deren Rahmen es zur Aktivierung des Komplementsystems und der Entzündungsmediatoren kommt. Folge davon sind *Ödem* und *Entzündung in der Gelenkkapsel* sowie ein *serofibrinöser Erguß in der Gelenkhöhle* (= Hydarthros). Die Reaktion des Gelenkes klingt meist sehr schnell ab, wenn keine Antigen-Antikörper-Komplexe mehr gebildet werden. Nur selten bleiben Gelenkschäden zurück (Abb. 17).

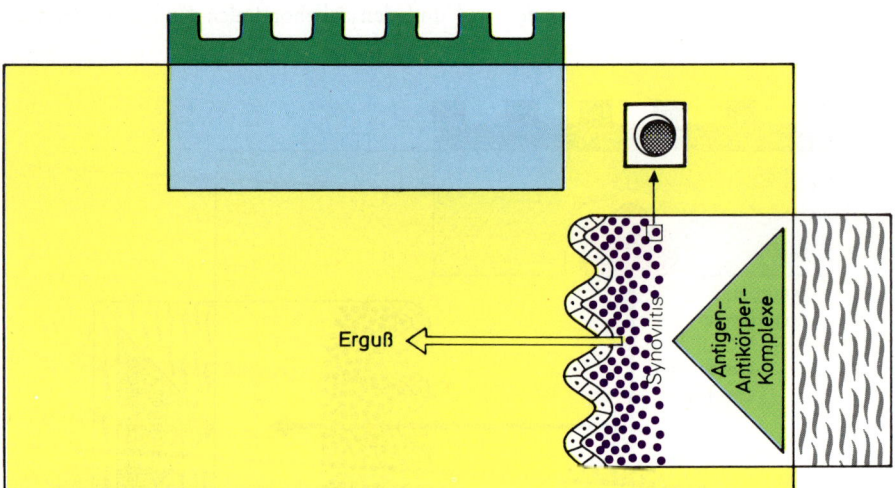

I. – Abb. 17. Pathogenese einer durch Fremdallergen ausgelösten Arthritis.

---

[1] Ankylos (gr.) gekrümmt.

Literatur

GARDNER, D. L.: Pathology of the connective tissue disease. Arnolds, London 1965.

HUTH, F., W. KLEIN (Hsg.): Punktionsdiagnostik von Gelenken. Enke, Stuttgart 1977.

2.2.1.3. Idiopathische Arthritiden

Einige Gelenkentzündungen entstehen zunächst weitgehend unbemerkt mit uncharakteristischen Symptomen und haben einen chronischen Verlauf. Ein wesentlicher Vertreter dieser Arthritisgruppe ist die *rheumatoide Arthritis* (primär-chronische Polyarthritis). Die kausale Pathogenese dieser Erkrankung ist nach wie vor unbekannt. Die formale Pathogenese wurde bereits im Rahmen der granulomatösen und proliferierenden Entzündungen besprochen (S. 493).

Es ist anzunehmen, daß die *Synoviitis,* welche als erstes pathomorphologisches Substrat auftritt, bereits eine *immunpathologische Reaktion* auf einen bislang noch nicht geklärten Entzündungsreiz darstellt. Die Synoviitis ist bei der rheumatoiden Arthritis je nach Aktivität des Prozesses durch *exsudative* und *proliferative Veränderungen* gekennzeichnet. Die *exsudative Komponente* manifestiert sich in der Fibrinausschwitzung und der Granulozytentransmigration sowie der fibrinoiden Nekrosen der Synovialzellschicht (Abb. 18). Die *Proliferation* erfaßt im Stratum synoviale der Gelenkkapsel die Synoviozyten, die Kapillarendothelien sowie die Fibroblasten. Darüber hinaus erfahren diese proliferierten Fibroblasten eine mesenchymoide Transformation (FASSBENDER, 1979), indem diese Zellen gleichermaßen eine histogenetische *»Entdifferenzierung«* erfahren und ein aggressiv wachsendes Gewebe bilden, welches den Ge-

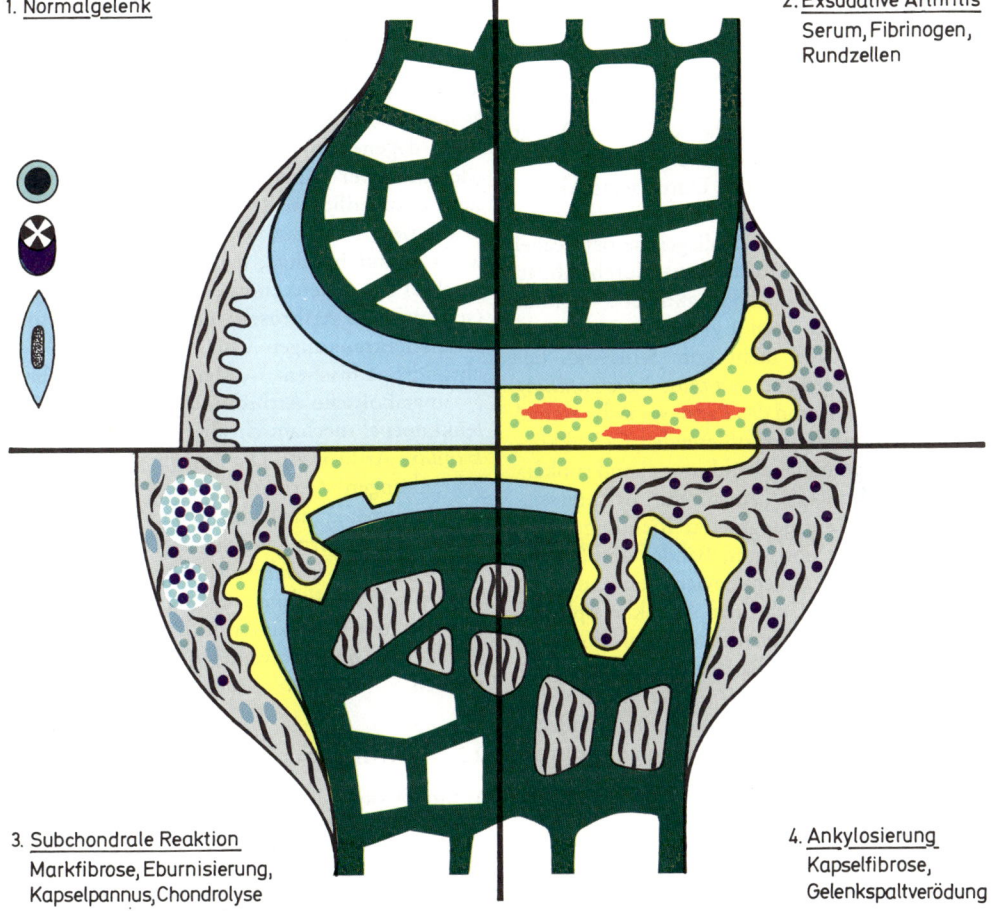

1. Normalgelenk

2. Exsudative Arthritis
   Serum, Fibrinogen, Rundzellen

3. Subchondrale Reaktion
   Markfibrose, Eburnisierung, Kapselpannus, Chondrolyse

4. Ankylosierung
   Kapselfibrose, Gelenkspaltverödung

I. – Abb. 18. Chronologischer Ablauf der Gelenkveränderungen bei der rheumatoiden Arthritis.

lenkknorpel zerstört. Dieses Gewebe wird *Pannus* genannt. Außerdem treten im Stratum synoviale perivaskuläre follikelartige *Lymphozyteninfiltrate* auf, die gelegentlich sogar Reaktionszentren bilden und in der Peripherie meist aus Plasmazellen bestehen. Damit wird die Synovialmembran bei der rheumatoiden Arthritis zu einem *ektopischen lymphatischen Organ.* Mit Gewebekultur und histoserologisch wurde nachgewiesen, daß darin *Immunglobuline (IgA, IgG, IgM)* gebildet werden können. Diese sind zwar im Grunde genommen Antikörper, wirken aber wie Fremdantigene und bilden nach Reaktion mit körpereigenem IgM Immunkomplexe, welche *Rheumafaktoren* genannt werden (siehe S. 494). Diese Immunkomplexe aktivieren das Komplementsystem und werden von den angelockten Granulozyten sowie Synoviozyten phagozytiert. Im Rahmen der Phagozytose werden *lysosomale Proteasen freigesetzt*, welche einerseits eine Synoviitis mit Hydrarthros enthalten und andererseits die Kollagenaseinhibitoren der Synovialflüssigkeit abbauen. Die Kollagenase selbst wird nicht von den Granulozyten, sondern von Zellen des Pannus gebildet und kommt nur im Synergismus mit dem *Kathepsin-D* zur vollen Wirkung. Denn das Kathepsin-D liegt strukturgebunden in der Knorpelgrundsubstanz in Nähe der Chondrozyten. Durch seine Aktivität wird einerseits die *Knorpelgrundsubstanz aufgelockert* und für die Kollagenase permeabel und andererseits die Kollagenase durch Abbau der Kollagenaseinhibitoren aktiviert. Kommt dieser letztlich von den Lysosomen gesteuerte Entzündungsprozeß nicht zum Stillstand, beginnt die gefährliche *pannöse Entzündung* (Abb. 18). Dabei kann das Pannusgewebe einmal in Richtung auf die artikulierenden Gelenkkörper vorwachsen und Gelenkknorpel und subkartilaginären Knochen zerstören. Andererseits kann es in die entgegengesetzte Richtung wachsen und Stratum fibrosum, Bänder und Sehnen zerstören, was zu Gelenkdeviationen und -subluxationen führt. Geht der Krankheitsprozeß weiter, und werden Gelenkknorpel und Gelenkinnenraum nahezu völlig zerstört, dann resultiert eine *fibröse Ankylose.* Die artikulierenden Knochen sind in diesem Stadium durch Bindegewebe miteinander verwachsen und versteift (s. Ma. S. 215).

Literatur

BENEKE, G.: Pathologische Anatomie der rheumatoiden Arthritis. Therapiewoche *21:* 709–721 (1971).
BENEKE, G.: Pathologische Anatomie der chronisch-entzündlichen rheumatischen Erkrankungen und anderer Bindegewebskrankheiten. In: BRÜGEL, H.: Fortschritte auf dem Gebiet der rheumatischen Erkrankungen und der degenerativen Gelenkerkrankung. Schattauer, Stuttgart 1972.
FASSBENDER, H. G.: Die Rolle der Bindegewebszelle im Synovialgewebe. Therapiewoche *29:* 439–440 (1979).
GARDNER, D.: The pathology of rheumatoid arthritis. Arnolds, London 1972.
GHADIALLY, F. N., S. ROY: Ultrastructure of synovial joints in health and disease. Butterworths, London 1969.
RIEDE, U. N.: Die Rolle der Lysosomen bei Erkrankungen des Bindegewebes. Verh. dtsch. Ges. Path. *60:* 133–148 (1976).
WOOLLEY, D. E. et al.: Collagenase of sites of cartilage erosion in the rheumatoid joint. Arthr. Rheumatism *20:* 1231–1239 (1977).

2.2.2. Gelenkerkrankungen durch primäre Knorpelschädigung (Arthrosen)

Die häufigsten Gelenkerkrankungen werden dadurch hervorgerufen, daß *primär* der Gelenkknorpel geschädigt wird. Diese Gelenkerkrankungen werden auch als Arthrosen *(Arthrosis deformans)*, degenerative Gelenkerkrankungen oder degenerativ rheumatische Erkrankungen (degenerativer Rheumatismus als Alternative zum entzündlichen Rheumatismus) bezeichnet. Die *primäre Schädigung* des Gelenkknorpels kann darauf beruhen, daß entweder der Stoffwechsel des Gelenkknorpels selbst verändert ist (sog. primäre Arthrosen), daß allgemeine Stoffwechselerkrankungen zur Ablagerung von chrondropathischen Metaboliten führen (= metabolische Arthrosen), oder daß der Gelenkknorpel mechanisch überlastet wird (= *sekundäre* Arthrosen). Die degenerativen Gelenkerkrankungen (Arthrosen) sind somit keine schicksalsmäßig unabänderlichen Gelenkveränderungen, sondern Krankheiten, deren *Pathogenese* entweder in *allgemeinen Stoffwechselstörungen* oder in *Fehlbelastungen* zu suchen sind. Die kurative Medizin sollte folglich in diesen Fällen von einer präventiven Medizin abgelöst werden.

2.2.2.1. Arthrosis deformans

a) Einleitung

Die Arthrosis deformans kann an *verschiedenen Gelenken* auftreten, deren Erscheinungsformen in Tab. 3 zusammengestellt sind. Man teilt die Arthrosen in *primäre* und *sekundäre Formen* ein (Tab. 2). Für die primären Formen ist die

I. – Tab. 2. Formen der Arthrosis deformans nach Pathogenese.

Formen der Arthrosis deformans	Ursache
1. Primäre Arthrosis deformans	Unbekannt

2. Sekundäre Arthrosis deformans	a) **Stoffwechselstörung des Gelenkknorpels**
	  – Ochronose
	  – Gicht
	  – Diabetes mellitus
	  – traumatisch: Kompressionstrauma
	b) **Gelenkinkongruenz:**
	  α) hereditäre Enzymopathien mit Skelett-mißbildungen (z. B. M. Morquio)
	  β) kongenitale Entwicklungsstörung mit Gelenkfehlstellung (z. B. Hüftluxation)
	  γ) erworbene Gelenkfehlstellung:
	    – traumatisch: Fraktur
	                Luxation
	    – Meniskusläsion
	    – Muskelkontraktion

Ursache noch weitgehend unbekannt. Bei den sekundären Formen ist die Arthrosis deformans die Folge einer anderen vorausgegangenen Erkrankung, in deren Mittelpunkt die Gelenkinkongruenz steht (Tab. 3).

Der *pathologisch-anatomische Begriff* der Arthrosis deformans ist mit dem klinischen Begriff dieser Erkrankung nicht ganz deckungsgleich. Dies hat folgende Gründe: Der *formalpathogenetische Ablauf* der Arthrosis deformans beginnt mit einer Degeneration des Gelenkknorpels und führt über eine Begleitsynovitis zu reaktiven

I. – Tab. 3. Formen der Arthrosis deformans nach der Lokalisation des erkrankten Gelenks.

Gelenk	Form der Arthrosis deformans
Schultergelenk	Omarthrose
Proximale Interphalangealgelenke	Bouchardsche Knoten
Distale Interphalangealgelenke	Heberdensche Knoten
Daumenwurzelgelenk	Rhizarthrose
Hüftgelenk	Koxarthrose
Kniegelenk	Gonarthrose
Wirbelsäule	Osteochondrose
	Spondylosis deformans
	Spondylosis hyperostatica
	Spondylarthrosis deformans

Veränderungen an Sehnen und Muskeln. Dieses »Vollbild« einer Arthrosis deformans entsteht aber nicht immer. Der pathologisch-anatomische Begriff der Arthrosis deformans umfaßt also den Gesamtprozeß.

Der *röntgenologische Begriff* der Arthrosis deformans umschließt im wesentlichen die fortgeschrittenen Gelenkknorpeldegenerationen sowie die degenerativen und reaktiven Veränderungen zum subchondralen Knochen.

Der *klinische Begriff* der Arthrosis deformans umfaßt Teile der reaktiven und schmerzhaften Veränderungen an Gelenkkapsel, Sehnen und Muskeln, die auch den Patienten veranlassen, den Arzt aufzusuchen (Abb. 19).

b) Pathogenese

Die *Entstehung aller Arthroseformen* ist auf ein weitgehend *einheitliches pathogenetisches Prinzip* zurückzuführen:

Die Druckbelastung bildet für die Chondrozyten den Anreiz zu vermehrter Grundsubstanzsynthese. Die *Chondrozyten der Tangentialzone hypertrophieren* deshalb unter dem Einfluß des zunehmenden Körpergewichtes und werden größer. Sie umgeben sich mehr und mehr mit einer breiten Proteoglykan-Kollagen-haltigen Grundsubstanzkapsel, rücken auseinander, und die Gelenkknorpelschicht wird dicker. Dadurch wird aber gleichzeitig die *Diffusionsernährung des gefäßlosen Gelenkknorpels erschwert*, so daß das physiologische Knorpelwachstum bereits den Anfang der Degeneration bedeutet. Beim Kind ist im Gelenkknorpel das

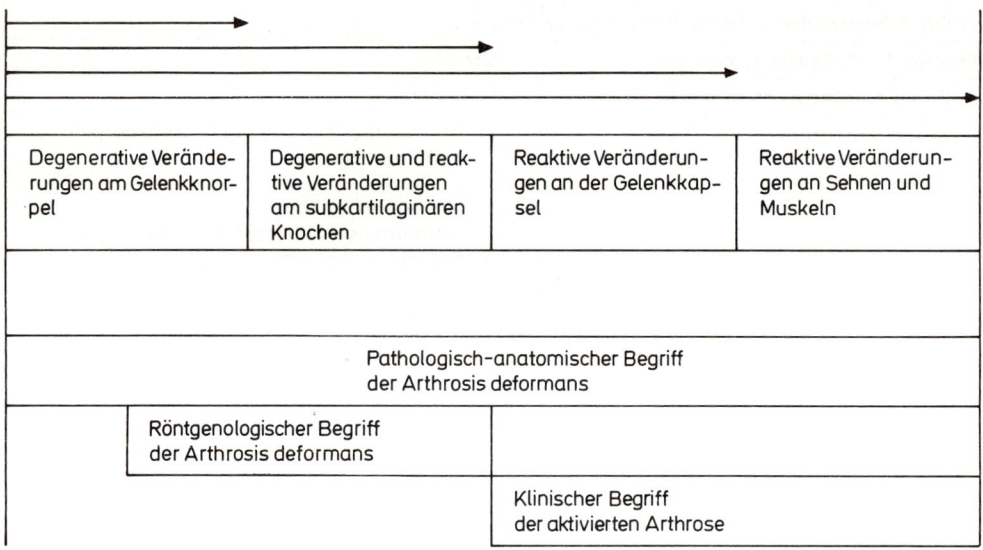

Degenerative Veränderungen am Gelenkknorpel	Degenerative und reaktive Veränderungen am subkartilaginären Knochen	Reaktive Veränderungen an der Gelenkkapsel	Reaktive Veränderungen an Sehnen und Muskeln
Pathologisch-anatomischer Begriff der Arthrosis deformans			
Röntgenologischer Begriff der Arthrosis deformans			
		Klinischer Begriff der aktivierten Arthrose	

I. – Abb. 19. Beziehung zwischen den verschiedenen Begriffen der Arthrosis deformans.

Gleichgewicht zwischen Wachstum und Degeneration durchaus stabil. Dafür spricht die Tatsache, daß beim Kind die Chondrozyten im Gelenkknorpel wesentlich kleiner und zahlreicher sind als beim Erwachsenen oder beim Greis. Mit zunehmendem Alter wird im Gelenkknorpel dieses Gleichgewicht zwischen Wachstum und Degeneration labil. Der Größenzuwachs der Knorpelzellen von der germinativen Tangentialzone bis zur Knorpel-Knochen-Grenze beruht nun nicht mehr auf einer Hypertrophie sondern auf einer *hydropischen Degeneration.* Infolgedessen nimmt die Zellzahl auch in dieser Knorpelzone ab. Dadurch wird mit fortschreitendem Alter die Toleranzgrenze des Gelenkknorpels bezüglich zusätzlich belastender Faktoren herabgesetzt. Diese Grenze ist bereits mit dem 15. Lebensjahr kritisch (RIEDE, 1975).

Im Rahmen der Zellschädigung produzieren die Chondrozyten des Gelenkknorpels eine *andersartige Grundsubstanz mit wenig Proteoglykanen,* viel Nichtkollagenprotein und *Kollagen Typ I* anstatt Kollagen Typ II (S. 221). Dies wirkt sich über einen Circulus vitiosus wieder auf die Knorpelzelle selbst aus, und zwar aus folgendem Grund:

Der Gelenkknorpel wird einerseits durch arkadenförmig tangential zur Gelenkoberfläche verlaufende Kollagenfasern in der subchondralen Knochenplatte in vertikaler Richtung verankert und andererseits durch horizontal verlaufende Faserschlingen verfestigt. Dadurch hält der Gelenkknorpel den Druckbelastungen bei der Bewegung stand. Eine Zerstörung dieser Fasertextur, sei es durch eine Störung der Kollagensynthese oder durch mikrotraumatische Faserschädigung, führt zu einer *Zerstörung der*

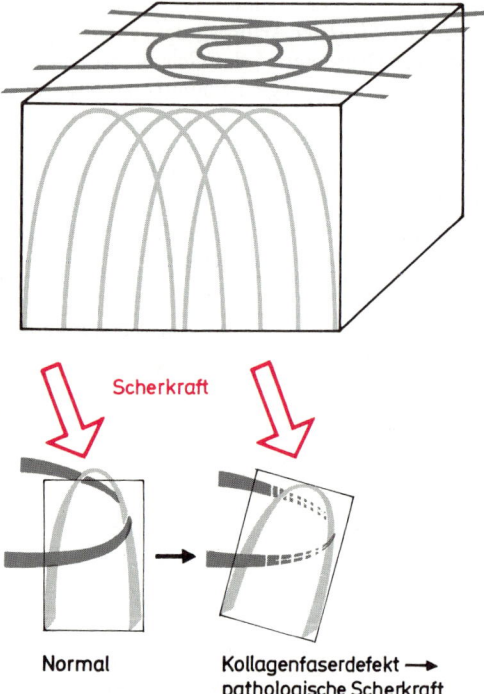

I. – Abb. 20. Fasertextur im Gelenkknorpel, pathologische Scherkräfte und Knorpelinstabilität.

Viskoelastizität (siehe S. 244) und zu einer *Instabilität im Knorpelgewebe*, so daß bei der Gelenkbewegung *pathologische Scherkräfte* auftreten, welche die Knorpelzelle irreversibel schädigen (Abb. 20).

Durch diese Zellnekrosen wird der Gelenkknorpel *zellarm*, und seine Diffusionsernährung wird zusätzlich verschlechtert. Hand in Hand damit werden Matrixvesikel chondrozytären Ursprungs in die Knorpelgrundsubstanz freigesetzt (siehe S. 206). Sie enthalten teilweise alkalische, teilweise auch saure Phosphatase und sind somit zum Teil extrazelluläre Lysosomen. Dies hat einerseits eine *proteolytische Andauung der Knorpelgrundsubstanz* und andererseits eine *Auflösung der Pyrophosphate* und damit den Beginn der *Knorpelverkalkung* zur Folge (vgl. S. 194). Die Kalkablagerungen können ebenso wie die lysosomalen Enzyme in die Synovialflüssigkeit gelangen und dort einen chronischen Entzündungsprozeß aufrechterhalten.

Sowie aber im Rahmen der Arthrose die Viskoelastizität des Gelenkknorpels zerstört ist, treten im Gelenkknorpel und subchondralen Knochengewebe pathologische *Druckspitzen* auf, was entsprechende *Umbauvorgänge* des kortikalen und lamellären Knochens nach sich zieht.

c) Pathologie

Die Pathologie der Arthrosis deformans umfaßt *degenerative* nd *reaktive Veränderungen* an den artikulierenden Gelenkflächen, reaktive Veränderungen an der Gelenkkapsel sowie an den dem Gelenk zugeordneten Sehnen und Muskeln.

α) Degenerative und reaktive Veränderungen an den artikulierenden Gelenkflächen

Die Arthrosis deformans zeichnet sich durch einen *stadienhaften Ablauf* mit einem Nebeneinander von Zerstörung und Reparation aus, wobei die Reparation mehr als ungenügend bleibt.

Der **Grad I** der Arthrosis deformans (Abb. 21) stellt sich makroskopisch als eine Aufrauhung und histologisch als eine oberflächliche Auffaserung *(= Fibrillation)* des Gelenkknorpels dar. Die Fibrillation entsteht dadurch, daß zwischen den an der Gelenkoberfläche parallel und tangential verlaufenden Kollagenfasern Spalten auftreten, die sich in das darunter gelegene Knorpelgewebe fortsetzen. Sie beruht auf einer *Störung des chondrozytären Funktionsstoffwechsels* mit gesteigerter Synthese abartiger

Proteoglykane. Damit verbunden ist eine vermehrte Freisetzung lysosomaler Enzyme, welche die *Proteoglykanolyse* einleiten.

Diese Vorgänge spiegeln sich in der histochemischen Beobachtung, daß im Bereich der Fibrillation die sauren Mucopolysaccharide fehlen, dafür aber in vermehrtem Maße ein Nichtkollagenprotein eingelagert wird. Dies kann entweder aus den Proteinanteilen der lysosomal abgebauten Proteoglykane stammen, oder es handelt sich um eingesickerte Proteine der Synovialflüssigkeit (s. Ma. S. 214).

Bei dem **Grad II** der Arthrosis deformans (Abb. 21) finden sich bereits makroskopisch sichtbare *Ulzerationen des Gelenkknorpels*. Die Fibrillationen sind weiter fortgeschritten und reichen bis zur Zone des verkalkten Knorpels. Die oberflächlichen Anteile des fibrillierten Gelenkknorpels sind jetzt teilweise aufgelöst oder werden mechanisch abgerieben. In diesen stark fibrillierten Gelenkknorpelanteilen (Abb. 21) finden sich nestförmige Chrondrozytenregenerate. Sie werden als *»Brutkapseln«* bezeichnet. Die darin enthaltenen Knorpelzellen sowie deren Grundsubstanzkapsel sind lysosomenreich und verfügen somit selbst über ein knorpelzerstörendes katalytisches Potential.

In dem Stadium II *proliferiert* auch das *Gefäßbindegewebe im Markraum* unter der subchrondralen Deckplatte und dringt teilweise bis in die Zone des verkalkten Knorpels vor und leitet den Abbau aber auch den Aufbau der subchrondralen Deckplatte und der angrenzenden Spongiosa ein. Überwiegt der Knochenabbau, entstehen Pseudozysten und Ulzera, die bis in die Spongiosa hineinreichen. Überwiegt die Knochenneubildung, entsteht eine Hyperostose, was aber bereits zum Stadium III überleitet.

Bei der Arthrosis deformans **Grad III** (Abb. 21) ist der *Gelenkknorpel vollkommen zerstört*. Als Begrenzung der artikulierenden Gelenkflächen findet sich stattdessen eine *hyperostotisch umgebaute knöcherne Deckplatte*. In ihrem Bereich finden sich besonders in den gelenkspaltnahen Bereichen regelmäßig kleinere, gelegentlich auch größere *Nekrosen*. Durch Abstoßung oder Abbau solcher Nekroseherde kann der spongiöse Markraum nachträglich freigelegt werden. Das nekrotische Material kann aber auch in die Spongiosa eingepreßt und dort von *Resorptionsriesenzellen* abgebaut werden. Übrig bleiben *Geröllzysten* (= Detrituszysten), die mit Blut- und Nekroseresten angefüllt und später mit verknöcherndem Fasergewebe ausgekleidet sind (s. Hi. S. 302).

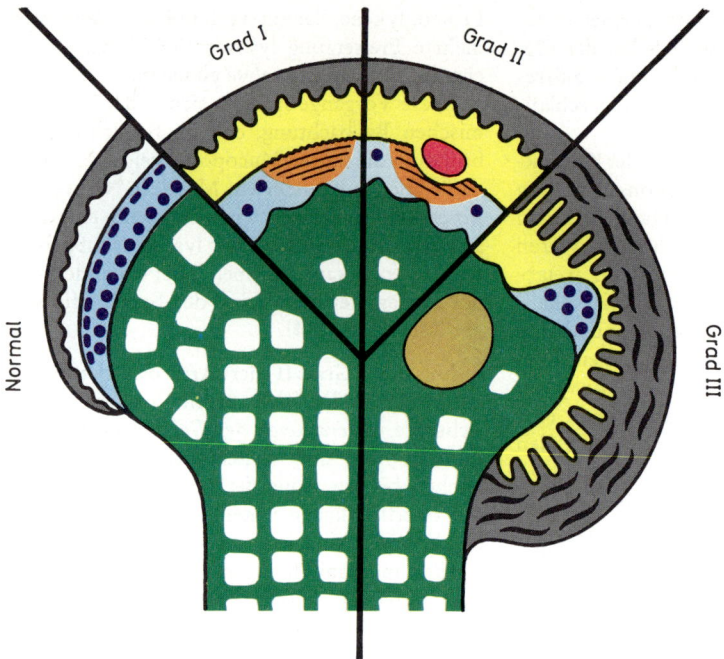

I. – Abb. 21. Chronologischer Ablauf der Gelenkveränderungen bei der Arthrosis deformans: 1. Normalgelenk, 2. Frühphase: Asbestfaserung des Gelenkknorpels (= Fibrillation), Knorpelulzerationen und subchondrale Spongiosahypertrophie. 3. Spätphase: mit hyperplastischer fibrosierter Gelenkkapsel, subchondralen Geröllzysten und Knorpelregenerationen (= »Brutkapseln«).

Bei der Arthrosis deformans **Grad IV** liegt ein *Ulkus im Bereiche der subchondralen Knochenplatte* mit *direkter Eröffnung des spongiösen Markraumes* und *freier Kommunikation mit der Gelenkhöhle* vor. Vom subchondralen Spongiosaraum ausgehend entwickelt sich ein zellreiches Gefäßbindegewebe. Es enthält zahlreiche *Resorptionsriesenzellen,* die das nekrotische Knorpel- und Knochengewebe abbauen. Dieses Gefäßbindegewebe führt aber auch Fibroblasten mit, welche über eine »Narbenbildung« zur Reparation der ulzerierten Gelenkoberfläche im besten Fall in Form eines *Faserknorpels* überleitet. Der hyaline Gelenkknorpel selbst *regeneriert nicht.*

Wenn durch die Arthrose der Gelenkknorpel so zerstört ist, daß er seine Funktion als Druckauffanglager nicht mehr erfüllen kann, so bilden sich im Randbereich des erkrankten Gelenkes sogenannte Randwülste *(= Osteophyten)* aus, welche die Gelenkoberfläche vergrößern und so der Überlastung der Gelenkkörper entgegenwirken. Sie entstehen dadurch, daß vom Knochenmark her Blutgefäße in den Restknorpel im Randbereich eindringen und der Vorgang der enchondralen Ossifikation (obschon mit Ab-

schluß des Körperwachstums erloschen) wieder aufflackern lassen. Dadurch entsteht ein *lamellärer Knochen,* der in die gesamt trajektorielle Struktur der knöchernen Gelenkenden einbezogen wird.

Dabei wächst der Gelenkknorpel dem vordringenden Knochengewebe gleichsam voraus, so daß die Randwülste zum Gelenkraum hin mit Knorpel überzogen sind.

β) Reaktive Veränderungen der Gelenkkapsel

Im Rahmen der degenerativen Veränderungen des Gelenkknorpels kann, wie bereits erwähnt, eine *sekundäre Synoviitis* auftreten. Sie wird entweder durch chondrozytäre Lysosomenenzyme oder durch lysosomale Knorpelabbauprodukte und/oder durch abgeriebene Knorpel-Knochen-Sequester ausgelöst.

Diese Synoviits wird meist von einem *Gelenkerguß* (sog. arthrotischer Reizerguß) begleitet und führt bei längerem Bestehen zu einer *Fibrosierung des Stratum synoviale.* Die anfänglich hyperplastischen Synoviazotten atrophieren, die Synoviagefäße obliterieren, und die Synoviozyten gehen zugrunde. Die Synovia erfährt schließlich die gleiche Veränderung wie die serösen Häute der chronischen Entzündungen (vgl. Zuckergußmilz, S. 230): sie wird knorpelähnlich *hyalinisiert* und dadurch *funktionsuntüchtig.*

γ) Reaktive Veränderungen der Sehnen und Muskeln

Da ein Gelenk mit den zugehörigen Sehnen und Muskeln eine funktionelle Einheit bildet, können bei einer Arthrosis deformans auch in diesen Geweben reaktive Veränderungen auftreten. Dazu gehört ein Teil der sekundären Fibrositisformen. Der Begriff *Fibrositis* ist allerdings unglücklich, weil man nicht immer morphologisch nachweisbare Veränderungen und noch viel weniger entzündliche Veränderungen finden muß. In etwa 25% der Fälle von Arthrosis deformans finden sich in der dem erkrankten Gelenk funktionell zuzuordnenden Muskulatur *perivaskuläre Rundzellinfiltrate,* die als *interstitielle noduläre Myositis* bezeichnet werden. Die reaktiven (auch morphologisch nicht nachweisbaren) Veränderungen der Muskulatur tragen zur Bewegungseinschränkung der Gelenke bei.

2.2.2.2. Metabolische Arthrosen

Bei einigen Stoffwechselerkrankungen (Ochronose, Gicht, Pseudogicht) kommt es zu Gelenkveränderungen. Der pathogenetische Ablauf für die Gelenkbeteiligung bei diesen Stoffwechselerkrankungen ist in Abb. 22 dargestellt. Der wesentliche *formalpathogenetische Mechanismus* besteht darin, daß Metabolite wie Urate,

Homogentisinsäure oder Pyrophosphate durch das Stratum synoviale in die Gelenkhöhle (Synovia) gelangen und in den Gelenkknorpel diffundieren. Dort fallen diese *Metabolite in Kristallform* (z.B. Urate) aus oder gehen chemische Reaktionen mit den Bestandteilen des Knorpels ein (z.B. Homogentisinsäure). Dadurch wird die Kollagenvernetzung und auch das viskoelastische System des Gelenkknorpels beeinträchtigt und der Arthrosemechanismus in Gang gesetzt.

Die kristallinen Metabolite sammeln sich zum Teil auch in der Synovialmembran an und lösen ein akut-entzündliches Erscheinungsbild in *Form einer Synoviitis* aus. Daneben kann bei diesen Erkrankungen auch durch die Abbauprodukte aus dem degenerativ veränderten Gelenkknorpel eine reaktive Synoviitis ausgelöst werden (Abb. 22).

2.2.3. Arthrosen bei primären Knochenschäden

Die Funktion des Gelenkes wird auch erheblich eingeschränkt, wenn primäre Teile des subchondralen Knochens als Träger des Gelenkknorpels geschädigt werden (Abb. 22). Solche Veränderungen können in Form von chondralen Knochennekrosen z.B. bei Hyperlipidämien oder nach Corticosteroidtherapie oder beim idiopathischen Osteolysesyndrom auftreten. Die Folge davon ist eine inadäquate Belastung des zunächst noch normal gestalteten Gelenkknorpels, der nun degenerativ verändert wird. Damit

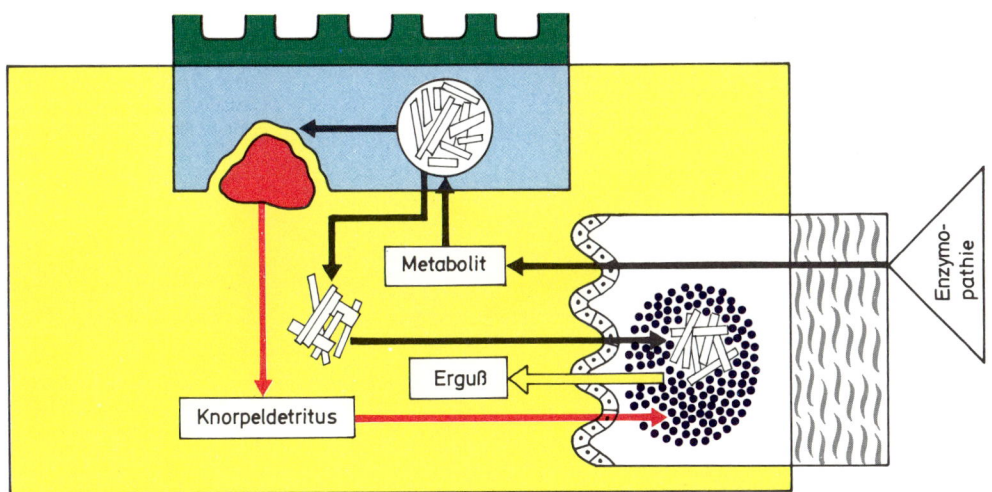

I. – Abb. 22. Pathogenese metabolischer Arthrosen (z. B. Gicht).

wird der bereits besprochene formalpathogenetische Prozeß in Gang gesetzt, der schließlich zur Arthrosis deformans führt.

Literatur

ALI, S. Y., L. EVANS: Enzymatic degradation of cartilage in osteoarthritis. Tel. Proc. *32:* 1494–1594 (1973).

BENEKE, G.: Pathologie der Arthrose. In: MATHIES, H.: Arthrosen, Aktuelle Rheumaprobleme. Banaschewski, München-Gräfelfing 1971.

DINGLE, J. T.: The role of lysosomal enzymes in skeletal tissues. J. Rare Jt. Surg. *55 B:* 87–95 (1973).

HARDEGGER, F., G. SEGMÜLLER: Das idiopathische Osteolysesyndrom. Schweiz. med. Wschr. *109:* 1218–1224 (1979).

HIROHATA, K., K. MORIMOTO (Hsg.): Ultrastructure of bone and joint diseases. Igaka Shoin Ltd. Excerpta Medica, Tokyo-Amsterdam 1974.

LANG, F. J., J. THURNER: Erkrankungen der Gelenke. In: KAUFMANN, E.: Lehrbuch der Speziellen Pathologischen Anatomie Band II/4. de Gruyter, Berlin 1962.

MUIR, H.: Molecular approach to the understanding of osteoarthrosis. Amer. rheumat. Dis. *36:* 199–208 (1977).

PRITZKER, K. et al.: The ultrastructure of urate cristalls in gout. J. Rheumatol. *5:* 1–18 (1978).

RIEDE, U. N. et al.: Gelenkmechanische Untersuchungen zum Problem der posttraumatischen Arthrosen im oberen Sprunggelenk. Langenbecks Arch. Chir. *333:* 91–107 (1973).

RIEDE, U. N. et al.: Funktionelle morphometrische Analyse des alternden Gelenkknorpels. Verh. dtsch. Ges. Path. *59:* 313–317 (1975).

RIEDE, U. N.: Die Rolle der Lysosomen bei Erkrankungen des Bindegewebes. Verh. dtsch. Ges. Path. *60:* 133–148 (1976).

TEITELBAUM, S. L., P. G. BULLOUGH: The pathophysiology of bone and joint disease. Amer. J. Path. *96:* 283–353 (1979).

Sachverzeichnis

Von U. N. Riede